Uuufz ACff
0177-2573696

Thieme

Chirurgische Onkologie

Herausgegeben von

Horst Dieter Becker
Werner Hohenberger
Theodor Junginger
Peter Michael Schlag

Unter Mitarbeit von

Andreas Bembenek
Tahar Benhidjeb
Thomas Böttger
Philip Dutkowsky
Lope Estevez-Schwarz
Rudolf Fahlbusch
Hans Fischer
Raimund Forst
Jonas Göhl
Ursula Gönner
Gerhard-G. Grabenbauer
Martin Gramatzki
Werner Haupt
Achim Heintz
Thomas Horbach
Ekkehard C. Jehle
Wolfgang Kemmner
Christoph Kettelhack
Peter Klein
Thomas Kratt
Martin Kreis
Oliver Kumpf
Ulrich Liebeskind
Gerhard Maier
Christiane Mehl
Thomas Meyer
Ulf Niemann
Rudolf Ott
Thomas Papadopoulos
Volker Papstein
Morand Piert
Jürgen Pinocy
Thomas Reck
Bertram Reingruber
Christoph Schick
Peter Schmidt-Peter
Ignaz Schneider
Karin Schumacher
Joachim Kai Seifert
Uwe Stadelmeier
Christian Stremmel
Reinhard Teichmann
Per-Ulf Tunn
Richard Viebahn
Knut Völke
Wolfgang Walther
Axel Wein
Tilmann Zittel

289 Abbildungen
294 Tabellen

Georg Thieme Verlag
Stuttgart · New York

Die Deutsche Bibliothek – CIP-Einheitsaufnahme

Chirurgische Onkologie : 294 Tabellen / hrsg. von Horst Dieter Becker … Unter Mitarb. von Andreas Bembenek … - Stuttgart ; New York : Thieme, 2002

Wichtiger Hinweis: Wie jede Wissenschaft ist die Medizin ständigen Entwicklungen unterworfen. Forschung und klinische Erfahrung erweitern unsere Erkenntnisse, insbesondere was Behandlung und medikamentöse Therapie anbelangt. Soweit in diesem Werk eine Dosierung oder eine Applikation erwähnt wird, darf der Leser zwar darauf vertrauen, dass Autoren, Herausgeber und Verlag große Sorgfalt darauf verwandt haben, dass diese Angabe **dem Wissensstand bei Fertigstellung des Werkes** entspricht.

Für Angaben über Dosierungsanweisungen und Applikationsformen kann vom Verlag jedoch keine Gewähr übernommen werden. **Jeder Benutzer ist angehalten**, durch sorgfältige Prüfung der Beipackzettel der verwendeten Präparate und gegebenenfalls nach Konsultation eines Spezialisten festzustellen, ob die dort gegebene Empfehlung für Dosierungen oder die Beachtung von Kontraindikationen gegenüber der Angabe in diesem Buch abweicht. Eine solche Prüfung ist besonders wichtig bei selten verwendeten Präparaten oder solchen, die neu auf den Markt gebracht worden sind. **Jede Dosierung oder Applikation erfolgt auf eigene Gefahr des Benutzers.** Autoren und Verlag appellieren an jeden Benutzer, ihm etwa auffallende Ungenauigkeiten dem Verlag mitzuteilen.

Rüdigerstraße 14, D-70469 Stuttgart
Unsere Homepage: http://www.thieme.de

Printed in Germany

Zeichnungen: Christiane und Dr. Michael von Solodkoff, Neckargemünd
Wolfgang Hanns, Schriesheim
Umschlaggestaltung: Thieme Verlagsgruppe
Umschlagfoto: Bildmaterial ® Copyright 1999 PhotoDisc 18, Inc.
Satz: Robert Hurler GmbH, Notzingen
gesetzt auf Textline mit HerculesPro
Druck: J. P. Himmer GmbH, Augsburg

ISBN 3-13-126111-0 1 2 3 4 5 6

Herausgeber

Prof. Dr. med. Dr. h.c. Horst Dieter Becker
Klinikum Schnarrenberg
Universitätsklinik für Allgemeine Chirurgie
Hoppe-Seyler-Str. 3, 72076 Tübingen

Prof. Dr. med. Werner Hohenberger
Chirurgische Universitätsklinik
Krankenhausstr. 12, 91054 Erlangen

Prof. Dr. med. Theodor Junginger
Universitätsklinik für Allgemein-
und Abdominalchirurgie
Langenbeckstr. 1, 55101 Mainz

Prof. Dr. med. Dr. h.c. Peter M. Schlag
Universitätsklinikum Charité
Klinik für Chirurgie und Chirurgische Onkologie
Robert-Rössle-Klinik am MDC
Lindenberger Weg 80, 13125 Berlin

Autoren

Dr. med. Andreas Bembenek
Universitätsklinikum Charité
Klinik für Chirurgie und Chirurgische Onkologie
Robert-Rössle-Klinik am MDC
Lindenberger Weg 80, 13125 Berlin

Priv.-Doz. Dr. med. Tahar Benhidjeb
Universitätsklinikum Charité
Klinik für Chirurgie und Chirurgische Onkologie
Robert-Rössle-Klinik am MDC
Lindenberger Weg 80, 13125 Berlin

Prof. Dr. med. Thomas Böttger
Universitätsklinik für Allgemein-
und Abdominalchirurgie
Langenbeckstr. 1, 55101 Mainz

Priv-Doz. Dr. med. Philip Dutkowsky
Universitätsklinik für Allgemein-
und Abdominalchirurgie
Langenbeckstr. 1, 55101 Mainz

Dr. med. Lope Estevez-Schwarz
Universitätsklinikum Charité
Klinik für Chirurgie und Chirurgische Onkologie
Robert-Rössle-Klinik am MDC
Lindenberger Weg 80, 13125 Berlin

Prof. Dr. med. Rudolf Fahlbusch
Universitätsklinik für Neurochirurgie
Schwabachanlage 6, 91054 Erlangen

Dr. med. Hans Fischer
Klinikum Schnarrenberg
Universitätsklinik für Allgemeine Chirurgie
Hoppe-Seyler-Str. 3, 72076 Tübingen

Prof. Dr. med. Raimund Forst
Orthopädische Universitätsklinik
im Waldkrankenhaus St. Marien
Rathsbergerstr. 57, 91054 Erlangen

Prof. Dr. med. Jonas Göhl
Chirurgische Universitätsklinik
Krankenhausstr. 12, 91054 Erlangen

Dr. med. Ursula Gönner
Universitätsklinik für Allgemein-
und Abdominalchirurgie
Langenbeckstr. 1, 55101 Mainz

Prof. Dr. med. Gerhard-G. Grabenbauer
Klinik für Strahlentherapie der Universität
Universitätsstr. 27, 91054 Erlangen

Prof. Dr. med. Martin Gramatzki
Medizinische Universitätsklinik III
Krankenhausstr. 12, 91054 Erlangen

Priv.-Doz. Dr. med. Werner Haupt
Chirurgische Universitätsklinik
Krankenhausstr. 12, 91054 Erlangen

Prof. Dr. med. Achim Heintz
Universitätsklinik für Allgemein-
und Abdominalchirurgie
Langenbeckstr. 1, 55101 Mainz

Dr. med. Thomas Horbach
Chirurgische Universitätsklinik
Krankenhausstr. 12, 91054 Erlangen

Priv.-Doz. Dr. med. Ekkehard C. Jehle
Klinikum Schnarrenberg
Universitätsklinik für Allgemeine Chirurgie
Hoppe-Seyler-Str. 3, 72076 Tübingen

Priv.-Doz. Dr. rer. nat. Wolfgang Kemmner
Universitätsklinikum Charité
Klinik für Chirurgie und Chirurgische Onkologie
Robert-Rössle-Klinik am MDC
Lindenberger Weg 80, 13125 Berlin

Dr. med. Christoph Kettelhack
Universitätsklinikum Charité
Klinik für Chirurgie und Chirurgische Onkologie
Robert-Rössle-Klinik am MDC
Lindenberger Weg 80, 13125 Berlin

Prof. Dr. med. Peter Klein
Chirurgische Universitätsklinik
Krankenhausstr. 12, 91054 Erlangen

Dr. med. Thomas Kratt
Klinikum Schnarrenberg
Universitätsklinik für Allgemeine Chirurgie
Hoppe-Seyler-Str. 3, 72076 Tübingen

Dr. med. Martin Kreis
Klinikum Schnarrenberg
Universitätsklinik für Allgemeine Chirurgie
Hoppe-Seyler-Str. 3, 72076 Tübingen

Dr. med. Oliver Kumpf
Universitätsklinikum Charité
Klinik für Chirurgie und Chirurgische Onkologie
Robert-Rössle-Klinik am MDC
Lindenberger Weg 80, 13125 Berlin

Dr. med. Ulrich Liebeskind
Universitätsklinikum Charité
Klinik für Chirurgie und Chirurgische Onkologie
Robert-Rössle-Klinik am MDC
Lindenberger Weg 80, 13125 Berlin

Dr. med. Gerhard Maier
Klinikum Schnarrenberg
Universitätsklinik für Allgemeine Chirurgie
Hoppe-Seyler-Str. 3, 72076 Tübingen

Dr. med. Christiane Mehl
Klinikum Schnarrenberg
Universitätsklinik für Allgemeine Chirurgie
Hoppe-Seyler-Str. 3, 72076 Tübingen

Priv.-Doz. Dr. med. Thomas Meyer
Chirurgische Universitätsklinik
Krankenhausstr. 12, 91054 Erlangen

Dr. med. Ulf Niemann
Klinikum Lippe-Detmold
Klinik für Viszeral- und Thoraxchirurgie
Röntgenstr. 18, 32756 Detmold

Priv.-Doz. Dr. med. Rudolf Ott
Chirurgische Universitätsklinik
Krankenhausstr. 12, 91054 Erlangen

Prof. Dr. med. Thomas Papadopoulos
Pathologisches Institut
Klinische Pathologie
Krankenhausstr. 8–10, 91054 Erlangen

Dr. med. Volker Papstein
Universitätsklinikum Charité
Klinik für Chirurgie und Chirurgische Onkologie
Robert-Rössle-Klinik am MDC
Lindenberger Weg 80, 13125 Berlin

Dr. med. Morand Piert
Klinikum Schnarrenberg
Universitätsklinik für Allgemeine Chirurgie
Hoppe-Seyler-Str. 3, 72076 Tübingen

Dr. med. Jürgen Pinocy
Klinikum Schnarrenberg
Universitätsklinik für Allgemeine Chirurgie
Hoppe-Seyler-Str. 3, 72076 Tübingen

Prof. Dr. med. Thomas Reck
Chirurgische Universitätsklinik
Krankenhausstr. 12, 91054 Erlangen

Dr. med. Bertram Reingruber
Chirurgische Universitätsklinik
Krankenhausstr. 12, 91054 Erlangen

Dr. med. Christoph Schick
Chirurgische Universitätsklinik
Krankenhausstr. 12, 91054 Erlangen

Dr. med. Peter Schmidt-Peter
Universitätsklinikum Charité
Klinik für Chirurgie und Chirurgische Onkologie
Robert-Rössle-Klinik am MDC
Lindenberger Weg 80, 13125 Berlin

Priv.-Doz. Dr. med. Ignaz Schneider
Chirurgische Universitätsklinik
Krankenhausstr. 12, 91054 Erlangen

Dr. med. Karin Schumacher
Universitätsklinikum Charité
Klinik für Chirurgie und Chirurgische Onkologie
Robert-Rössle-Klinik am MDC
Lindenberger Weg 80, 13125 Berlin

Priv.-Doz. Dr. med. Joachim Kai Seifert
Universitätsklinik für Allgemein-
und Abdominalchirurgie
Langenbeckstr. 1, 55101 Mainz

Dr. med. Uwe Stadelmeier
Chirurgische Universitätsklinik
Krankenhausstr. 12, 91054 Erlangen

Dr. med. Christian Stremmel
Chirurgische Universitätsklinik
Krankenhausstr. 12, 91054 Erlangen

Prof. Dr. med. Reinhard Teichmann
Klinikum Schnarrenberg
Universitätsklinik für Allgemeine Chirurgie
Hoppe-Seyler-Str. 3, 72076 Tübingen

Dr. med. Per-Ulf Tunn
Universitätsklinikum Charité
Klinik für Chirurgie und Chirurgische Onkologie
Robert-Rössle-Klinik am MDC
Lindenberger Weg 80, 13125 Berlin

Priv.-Doz. Dr. med. Richard Viebahn
Klinikum Schnarrenberg
Universitätsklinik für Allgemeine Chirurgie
Hoppe-Seyler-Str. 3, 72076 Tübingen

Dr. med. Knut Völke
Klinikum Schnarrenberg
Universitätsklinik für Allgemeine Chirurgie
Hoppe-Seyler-Str. 3, 72076 Tübingen

Dr. rer. nat. Wolfgang Walther
Universitätsklinikum Charité
Klinik für Chirurgie und Chirurgische Onkologie
Robert-Rössle-Klinik am MDC
Lindenberger Weg 80, 13125 Berlin

Dr. med. Axel Wein
Medizinische Universitätsklinik I
Krankenhausstr. 12, 91054 Erlangen

Dr. med. Tilmann Zittel
Klinikum Schnarrenberg
Universitätsklinik für Allgemeine Chirurgie
Hoppe-Seyler-Str. 3, 72076 Tübingen

Vorwort

Die Behandlung bösartiger Tumoren, insbesondere der soliden Tumoren, stellt auch heute noch eine der Kernaufgaben der operativen Medizin dar. Häufig bietet die chirurgische Intervention die einzige therapeutische Möglichkeit für ein kuratives Vorgehen. Aus diesem Grunde haben sich die Herausgeber des vorliegenden Werkes entschlossen, systematisch die onkologische Chirurgie solider Tumoren darzustellen, die hierbei notwendigen diagnostischen Maßnahmen zu analysieren und die Ergebnisse kritisch zu hinterfragen. Obwohl die Zahl hochvalider Studien für chirurgische Verfahren auch in der onkologischen Chirurgie eher begrenzt ist, wird insbesondere versucht, den heute gesicherten Wissensstandard im Sinne evidenzbasierter Chirurgie herauszuarbeiten.

Chirurgische Onkologie umfasst neben dem operativen Verfahren jedoch alle prä- und postoperativen therapeutischen Ansätze für die Behandlung der soliden Tumoren. Gerade auf dem Gebiet der interdisziplinären Behandlungskonzepte mit neoadjuvanten und adjuvanten Verfahren haben sich in den letzten Jahren hochinteressante Entwicklungen ergeben, die erhoffen lassen, dass in Zukunft auch bei fortgeschritteneren Tumorerkrankungen kurative Therapieansätze möglich sein werden. Eine kritische Darstellung der neoadjuvanten und adjuvanten interdisziplinären Therapieansätze findet sich in jedem Kapitel.

Von der Deutschen Krebsgesellschaft und der Deutschen Gesellschaft für Chirurgie sind Leitlinien für die Diagnostik und Therapie von soliden Tumoren erstellt worden, die in die hier vorgestellten Konzepte eingearbeitet wurden. Bei den meisten Tumoren sind speziell die von der Deutschen Krebsgesellschaft vorgelegten Leitlinien in wesentlichen Teilen eingefügt worden.

Eine Besonderheit des jetzt fertig gestellten Buches stellt die Tatsache dar, dass vier große Universitätskliniken (Berlin-Buch, Erlangen, Mainz, Tübingen) ihr therapeutisches Vorgehen bei den einzelnen Tumorentitäten aufeinander abgestimmt haben und gemeinsam vorstellen. Der Vorteil einer derartigen Darstellungsweise dürfte in einer größeren Objektivität bestehen, da viele persönliche Aspekte und Gewohnheiten durch die kollegiale Diskussion, die insgesamt sehr intensiv verlief, ausgeschlossen werden konnten, sodass in den beschriebenen Vorgehensweisen die Erfahrungen mehrerer ausgewiesener Kliniken „kondensiert“ wurden.

Eine chirurgische Onkologie in dieser Form existierte im deutschsprachigen Raum bisher nicht, weshalb die Herausgeber hoffen, mit diesem Werk dem praktischen Chirurgen eine wesentliche Hilfe zur Seite stellen zu können. Ziel war die Darstellung der interdisziplinären Tumorbehandlung. Daher sollte das Buch auch für internistische Onkologen, Gastroenterologen, Strahlentherapeuten, Pathologen, interventionelle und diagnostische Radiologen etc. von Interesse sein.

Im November 2001

Horst Dieter Becker
Werner Hohenberger
Theodor Junginger
Peter Michael Schlag

Inhaltsverzeichnis

Allgemeiner Teil

1 Tumorgenese

1.1 Molekulargenetische Grundlagen der Tumorgenese

1.1.1 Molekulargenetik

Krebs ist eine Krankheit primär genetischen Ursprungs. Die initialen Veränderungen in einer Zelle, welche die Entstehung eines malignen Tumors auslösen, bestehen immer aus DNA-Mutationen in einem von einer begrenzten Anzahl von Gentypen. Zurzeit werden die Gene, deren Mutationen die Entstehung und den natürlichen Verlauf eines Tumors beeinflussen, in 2 verschiedene Kategorien eingeteilt:

Kategorie I: Gene, die das Zellwachstum regulieren

Die erste Kategorie, die sowohl Onkogene wie auch Tumorsuppressorgene beinhaltet, ist direkt in die Kontrolle der Zellproliferation involviert. Onkogene und Tumorsuppressorgene wirken aber auf genau gegensätzliche Weise:

- Das Endresultat der Aktion der Onkogene besteht in einer direkten Stimulation des Tumorwachstums, sei es durch Stimulierung der Zellproliferationsrate, sei es, indem sie die Zellmortalität hemmen. Das Proteinprodukt eines Onkogens muss definitionsgemäß immer exprimiert bzw. überexprimiert werden, wenn durch dieses Gen ein Krebs verursacht wird. Die Krebs verursachenden Genmutationen in den Onkogenen sind *aktivierende* Mutationen, und sie agieren auf zellulärer Ebene autosomal dominant, da es genügt, dass eines der beiden Allele des Onkogens eine Überfunktion aufweist, damit das Zellwachstum stimuliert wird.
- Tumorsuppressorgene (früher „Antionkogene" genannt) hingegen spielen im Normalzustand eine Rolle bei der Inhibition der Proliferation: Solange ihr Proteinprodukt exprimiert wird, ist eine exzessive Zellproliferation gehemmt, und ein eventuelles Tumorwachstum wäre somit verhindert. Krebs verursachende Mutationen in Tumorsuppressorgenen sind auf zellulärer Ebene rezessiv, da ein einzelnes funktionierendes Allel in der Regel ausreicht, um einer unkontrollierten Zellproliferation vorzubeugen. Erst wenn beide Allele eines Tumorsuppressorgens durch Mutationen *inaktiviert* sind, kann ein Tumor wachsen.

Kategorie II: DNA-Reparaturgene

Die zweite Kategorie der in die Tumorgenese involvierten Gene beinhaltet solche, die nicht direkt an der Kontrolle der Zellproliferation beteiligt sind, sondern die Reparaturmechanismen der DNA kodieren. In Zellen mit defekten DNA-Reparaturgenen werden spontan entstehende Mutationen in Onkogenen oder Tumorsuppressorgenen nicht repariert, was leicht zu einer erhöhten Zellproliferation bzw. malignen Entartung führen kann.

Onkogene

In ihrer Urform, als Protoonkogene, sind es normale Gene, die größtenteils in Signalwege involviert sind, welche den Zellzyklus aktivieren oder ihn beschleunigen. Die Aktivierung dieser Protoonkogene bzw. ihre Umwandlung zu Onkogenen durch eine Mutation veranlasst die Zelle zu einer kontinuierlichen Proliferation. Manche der bekannten Protoonkogene kodieren Wachstumsfaktoren, manche Wachstumsfaktorrezeptoren, andere wiederum kodieren Signalproteine, Transkriptionsfaktoren usw. Eine permanente Überproduktion eines dieser Proteine, sei es durch Punktmutation des Gens im Promoter- oder Regulierungsbereich, durch retrovirale Insertion eines fremden Genpromoters, durch chromosomale Translokation oder durch einfache Genamplifikation, würde direkt oder indirekt eine kontinuierliche Zellproliferation bedingen.

Es genügt ein einzelnes mutiertes Allel eines Onkogens, um eine gesunde Zelle in eine Tumorzelle zu verwandeln. Ein Onkogen kann aber nicht jede beliebige Zelle transformieren, sondern jedes Onkogen hat ein sehr reduziertes Spektrum von „sensiblen" Zelltypen, in denen es seine transformierende Aktivität entfalten kann. Typische Repräsentanten der Onkogene sind z. B. die *RAS*-Onkogene: In normalen Zellen kodieren die *RAS*-Protoonkogene membrangebundene GTPasen aus einer das Zellwachstum kontrollierenden Signalkaskade. Die RAS-Proteine existieren in einer aktiven (GTP-RAS) und einer inaktiven (GDP-RAS) Konformation, zwischen denen ein dynamisches Gleichgewicht besteht. Eine Punktmutation in den Codons 12, 13, 59 oder 61 verhindert die GTPase-Aktivität der RAS-Proteine und blockiert somit das Protein in seiner aktiven Konformation, wodurch eine permanente Aktivation des Signalweges erfolgt.

K-RAS ist das am häufigsten mutierte Gen in Pankreaskarzinomen, die beschriebenen Mutationsraten variieren zwischen 71 % und 100 %. Die meisten beschriebenen Mutationen fanden sich im Codon 12, und sie scheinen ein relativ frühes Ereignis während der Tumorgenese darzustellen. Die Analyse des *K-RAS*-Gens aus dem Pankreassekret von Patienten mit Verdacht auf Pankreaskarzinom wird zur Zeit auf ihre Wertigkeit als diagnostisches Hilfsmittel erprobt.

Tumorsuppressorgene

Der erste Hinweis auf die Existenz dieser „Antionkogene" wurde bei Zellhybridisierungsversuchen gefunden: Die Fusion einer Tumorzelle mit einer normalen Zelle zeigte unerwartet oft eine Suppression der Tumorigenität, solange die Chromosomendotation der Normalzelle im Hybrid intakt war. Das Wiederauftreten des malignen Phänotyps war an den Verlust spezifischer Chromosomen oder Chromosomenteile gekoppelt. Der genaue Wirkungsmechanismus von Tumorsuppressorgenen ergab sich jedoch erst aus dem Studium der Tumoren aus Familien mit hereditären Tumorerkrankungen.

Das heute gültige Modell wurde zum ersten Mal 1971 von Alfred Knudson am Beispiel der Entstehung des *Retinoblastoms* postuliert: Dieser Tumor tritt sowohl in sporadischer wie auch in erblicher Form auf. Die hereditäre Variante vererbt sich nach dem Muster einer autosomal dominanten hereditären Krankheit. Die betroffenen Familienmitglieder erkranken oft schon im Kindesalter, und die Tumoren treten häufig bilateral auf. Bei sporadisch auftretenden Tumoren hingegen liegt das durchschnittliche Erkrankungsalter deutlich höher, und eine Bilateralität der Erkrankung kommt praktisch nie vor.

Der zugrunde liegende Mechanismus der Tumorentstehung besteht in beiden Varianten in der Inaktivation beider Allele ein und des gleichen Tumorsuppressorgens, bloß sind in der sporadischen Variante zur Tumorentstehung 2 voneinander unabhängige Mutationsereignisse innerhalb desselben Gens in der gleichen Zelle notwendig (was statistisch gesehen einen Ausnahmefall darstellt), während in der erblichen Variante eines der Allele bereits in der Keimbahn in mutierter (inaktiver) Form vorliegt und auch so weitervererbt wird (s. Abb. 1.**1**).

Somit ist eine sporadische Mutation des verbleibenden Allels in einer einzigen Zelle ausreichend, um ein Tumorwachstum auszulösen. Durch die relativ hohe Wahrscheinlichkeit solch einer Mutation in irgendeiner der zahlreichen „anfälligen" Zellen des Zielorgans ergibt sich das Paradoxon, dass eine auf zellulärer Ebene rezessive Mutation auf somatischer Ebene eine nach dem autosomal dominanten Muster vererbbare Tumorerkrankung bewirkt.

Die Knudson-Hypothese wurde Ende der 80er-Jahre durch die Klonierung des für das erbliche Retinoblastom verantwortlichen *RB1*-Gens bestätigt (47). Ein Allel des *RB1*-Gens liegt bei den Patienten mit erblichem Retinoblastom in der Keimbahn mutiert vor, das andere wird in den Tumoren durch Mutation, Deletion oder Chromosomenverlust inaktiviert. In ca. 70% der untersuchten Tumoren wurde das gesunde Allel durch den Verlust des ganzen Chromosoms, mit oder ohne Duplikation des verbleibenden Chromosoms, bei der Mitose eliminiert.

Bei der Entstehung verschiedener individueller Tumoren können verschiedene zytogenetische Mechanismen der Geninaktivierung stattfinden, selbst wenn diese Tumoren bei ein und demselben Patienten entstehen sollten. Entweder Verlust oder Inaktivation des intakten *RB1*-Allels ist jedoch bei allen hereditären Retinoblastomen der gemeinsame Faktor.

Ein weiteres, für die chirurgische Praxis vielleicht relevanteres Beispiel eines Tumorsuppressorgens wäre das auf dem langen Arm des Chromosoms 5 (5q22) lokalisierte *APC*-Gen (adenomatöse Polyposis coli): Bei Patienten aus Familien mit *familiärer adenomatöser Polyposis coli* (FAP) wird eines der Allele des *APC*-Gens bereits im inaktivierten Zustand vererbt. Wenn in vereinzelten Zellen des Kolons das zweite Allel ebenfalls inaktiviert wird, kommt es zu unkontrollierter Zellproliferation und zur Ausbildung eines adenomatösen Polyps. Bei FAP-Patienten entstehen so Hunderte bis Tausende von Polypen im gesamten Kolorektum. Eine Entartung jedes einzelnen dieser Adenome zum invasiven Karzinom ist nicht notwendigerweise genetisch vorprogrammiert; die Wahrscheinlichkeit, dass im Laufe des Patientenlebens irgendeiner dieser Polypen zum Karzinom entartet, liegt aber praktisch bei 100%.

Genau wie es bei den Onkogenen der Fall ist, scheint die Wirkung der Tumorsuppressorgene gewebsspezifisch zu sein, d. h. bei Trägern angeborener Keimbahnmutationen in einem Tumorsuppressorgen beschränken sich die auftretenden Tumoren zumeist auf ein oder wenige Organe.

Das Modell der „Gatekeeper" und „Caretaker"

Die „Zwei-Treffer"-Theorie von Knudson ist als Wirkungsmechanismus für alle Tumorsuppressorgene akzeptiert, trotzdem verbleiben noch große Unterschiede in der Inzidenz und Auftrittsform hereditärer Tumoren, was eine weitere Subklassifizierung der Tumorsuppressorgene in „Gatekeeper" und „Caretaker" veranlasste. Diese Einteilung wurde 1997 von Kenneth W. Kinzler und Bert Vogelstein vorgeschlagen (44). Die Bezeichnung „Gatekeeper" (Torwächter) entspricht in dieser Klassifikation den traditionellen Tumorsuppressorgenen, die direkt das Wachstum der Tumoren regulieren. Erst wenn beide Kopien dieses Gens inaktiviert sind bzw. beide Allele von inaktivierenden Mutationen betroffen sind, kommt es zu einem Funktionsausfall eines Proteins und zu einer unkontrollierten Zellproliferation, da die Kontrolle der Zellproliferation entfällt. Es entsteht ein zunächst benigner Tumor (z. B. ein kolorektales Adenom).

„Caretaker" (Hüter, Beschützer) hingegen wären Gene, die nicht direkt den Zellzyklus kontrollieren, deren Proteinprodukte aber eine Reparaturfunktion der DNA innehaben. Eine inaktivierende Mutation beider Allele eines solchen Gens würde zu einer fehlenden Re-

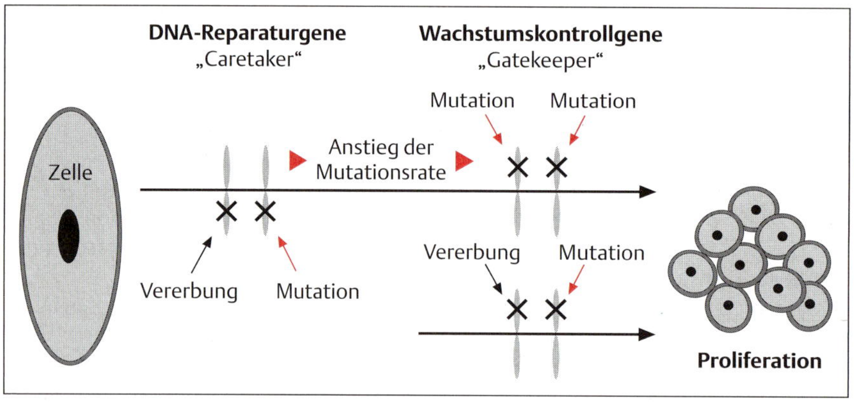

Abb. 1.**1** Das Knudson-Modell der Inaktivation von Tumorsuppressorgenen unter dem Gesichtspunkt der „Gatekeeper/Caretaker"-Hypothese von Vogelstein und Kinzler. Bei Familien mit hereditären Tumorerkrankungen wird eines der Allele des entsprechenden Tumorsuppressorgens bereits in inaktivierter Form vererbt (Einzelheiten im Text).

paraturfähigkeit des Genoms führen, da die Reparaturmechanismen der DNA ausfallen. Es häufen sich demnach Mutationen in der (prinzipiell wohl schon als „maligne" einzustufenden) Zelle. Daraus folgt ein viel häufigeres Auftreten von (nicht reparierten) Mutationen in anderen Genen (z. B. „Gatekeeper", Onkogene, etc.) und eine wiederum daraus resultierende maligne Entartung der Zelle.

Da außer den Mutationen in den „Caretakern" noch zusätzliche Mutationen in anderen Genen für die Entstehung eines malignen Tumors notwendig sind (Abb. 1.**1**), ist die Penetranz der Tumorerkrankungen bei „Caretaker"-Mutationsträgern geringer als bei „Gatekeeper"-Mutationsträgern.

Mismatch-Reparaturgene

Paul Ehrlich, Pionier der immunologischen Forschung und Träger des Nobelpreises, war einer der ersten Wissenschaftler, der die These aufstellte, dass eine mangelhafte Überwachungsfunktion des Immunsystems Krebserkrankungen begünstigt. Er postulierte bereits im Jahre 1909, dass die maligne Entartung der Körperzellen ein häufig auftretendes Phänomen wäre, und dass bloß die Existenz von „körpereigenen Abwehrkräften" uns vor der Entstehung multipler Tumoren im Verlauf des Lebens schützen würde. Ehrlich dachte bei der Formulierung „Abwehrkräfte" wohl zuerst an das Immunsystem, heute nehmen wir aber eher an, dass die hauptsächlichen Schutzbarrieren gegen die Entstehung von Tumoren die DNA-Reparaturmechanismen sind.

Die Gene, welche die für diese Reparaturmechanismen notwendigen Enzyme kodieren, stellen die so genannten „Caretaker" nach der Klassifikation von Kinzler und Vogelstein dar. Typische Beispiele für „Caretaker" wären z. B. die Gene, deren Mutationen als ursächlich für das HNPCC-(hereditäres nichtpolypöses kolorektales Karzinom-)Syndrom angesehen werden: HNPCC entsteht durch vererbte Mutationen in einem der so genannten Mismatch-Reparaturgene (MMR: mismatch repair), von denen bis jetzt 5 bekannt sind: *hMSH2*, *hMLH1*, *hPMS1* und *hPMS2* und *hMSH6* (56). Wenn in einer Kolonzelle die Produkte eines dieser Gene, bedingt durch eine Inaktivation beider Allele, ausfallen, werden bei der Mitose zufällig entstehende Basen-Fehlpaarungen („mismatches") nicht mehr korrigiert. Dieses führt zu einer stark erhöhten Zahl von Mutationen in der Zell-DNA, von denen die Mehrzahl in repetitiven Sequenzen (Mikrosatelliten) der nicht kodierenden DNA stattfindet.

Dieses gehäufte Auftreten von Mutationen innerhalb der Mikrosatelliten (so genannte Mikrosatelliten-Instabilität, auch Replication Error positive (RER+)-Phänotyp genannt) bei Tumoren wird zu diagnostischen Zwecken genutzt. Etliche der stattfindenden Mutationen betreffen jedoch kodierende DNA und können die Tumorgenese initiieren. Auch bei „Caretaker"-Genen entsteht ein Tumor nur nach Inaktivation beider Allele des Gens, aber anders als bei den *APC*- oder *RB1*-Mutationen ist die Penetranz der Tumorerkrankung nicht 100%, sondern liegt eher zwischen 60 und 80% (wobei möglicherweise Mutationen in verschiedenen Genen ein unterschiedliches Risiko bedingen), da außer der MMR-Inaktivation noch andere zusätzliche Mutationen in Onkogenen und „Gatekeepern" für eine maligne Entartung der Zelle notwendig sind.

1.1.2 Multistep-Karzinogenese

Die Aktivation eines Onkogens oder die Inaktivation beider Allele eines Tumorsuppressorgens ist zwar genug um die Tumorgenese auszulösen, aber zur Entwicklung des voll ausgeprägten invasiven, aggressiven malignen Phänotyps, wie er typisch für z. B. ein Kolonkarzinom ist, sind noch weitere Mutationen in anderen Genen notwendig. Diese Mutationen entstehen meistens, bedingt durch den äußeren Selektionsdruck, in einer bestimmten Reihenfolge (Abb. 1.**2**) (15, 45).

In den letzten Jahren setzt sich zunehmend das Denkmodell durch, dass Entstehung und Entwicklung eines malignen Tumors wahrscheinlich *analog zur Evolution im darwinistischen Sinne* verlaufen. Im Verlauf der Tumorgenese beginnt eine einzelne Zelle sich zu verändern, um sich „besser" an ihre äußere Umwelt zu adap-

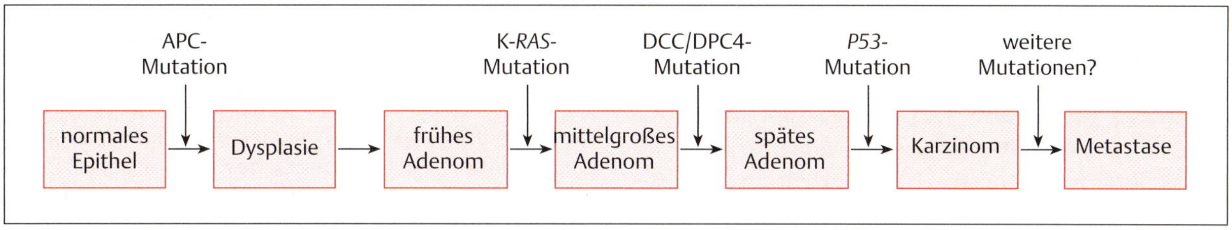

Abb. 1.**2** Die Adenom-Karzinom-Sequenz mit den für jedes Stadium zugehörigen Mutationen in Onkogenen und Tumorsuppressorgenen nach Kinzler und Vogelstein. Diese Mutationen finden nicht hintereinander in einer einzigen Zelle statt, sondern sie entstehen nach dem Zufallsprinzip in einer Zelle des Adenoms. Die hier abgebildete Reihenfolge ist nicht die einzige mögliche, und innerhalb eines Tumors können verschiedene Zellklone mit jeweils unterschiedlich mutierten Genen untereinander konkurrieren (Einzelheiten im Text).

tieren. Diese Zelle proliferiert und gibt ihr verändertes Genom an ihre Tochterzellen weiter. Da ein maligner Tumor aus einer einzigen Zelle entsteht, wäre er prinzipiell definitionsgemäß klonal. Experimentelle Daten belegen jedoch, dass diese „Klonalität“ nicht bedeutet, dass der Tumor genetisch homogen sei, denn die Tochterzellen fahren ihrerseits damit fort ihr Genom zu mutieren, um sich an ihre unmittelbare Umgebung zu adaptieren und möglichst auch um sich einen *selektiven Überlebensvorteil* gegenüber ihren Schwesterzellen zu sichern.

Somit besteht ein maligner Tumor nicht aus einem einzelnen Klon genetisch homogener Zellen, sondern eher aus einem Miteinander mehrerer Subklone, die zwar etliche gemeinsame, aber auch individuell verschiedene Genmutationen und Genexpressionsmuster in sich tragen. Wenn in einer Zelle eine weitere Mutation stattfindet, die einen weiteren selektiven Wachstums- bzw. Überlebensvorteil zur Folge hat, so proliferiert diese Zelle schneller und besser als ihre Schwesterzellen, und bringt so einen neuen Subklon ihr genetisch identischer Zellen hervor, der sich innerhalb des Originaltumors ausbreitet.

Da diese Zellen in kurzer Zeit zahlenmäßig den größten Teil des Tumors ausmachen, vergrößert sich auch die Wahrscheinlichkeit, dass eine weitere Neumutation in einer dieser Zellen stattfindet, die, wenn die neue Mutation wieder einen neuen selektiven Überlebensvorteil bietet, ihrerseits „expandiert“, bis ihre Tochterzellen ihrerseits fast die gesamte Masse des stetig wachsenden Tumors ausmachen. Auf diese Weise häufen sich die genetischen Mutationen im Tumor an, und es werden stetig neue, „aggressivere“ Varianten aus den bestehenden Tumorzellen herangezüchtet (46).

Durch die Analyse der verschiedenen Subklone in einem Tumor wäre es prinzipiell möglich, eine Art Stammbaum des Tumors zu erstellen, in dem man die ältesten Mutationen (bei allen Subklonen vorhanden), die später aufgetretenen (bei vielen Subklonen) und danach die jeweils verschiedenen, für den Subklon spezifischen Genveränderungen identifiziert. Diese Untersuchungen werden aber durch den in dem Tumor vorhandenen Selektionsdruck erschwert (Immunsystem, Mangel an Blutzufuhr und Nahrungsstoffen etc.), da die überlebensfähigeren Subklone schnell die anderen verdrängen.

Obwohl es banal erscheint, muss in diesem Zusammenhang nochmals darauf hingewiesen werden, dass die „Evolution“ der DNA während dieses Prozesses nicht „zielgerichtet“ ist. Mutationen erfolgen auf Grund der thermodynamischen Eigenschaften des DNA-Moleküls mit einer Frequenz von 1 Basenaustausch pro 10^9 Basen pro Zellgeneration. In einer normalen, „gesunden“ Zelle wäre eine Hypermutabilität dem Überleben der Zelle eher abträglich, da die Wahrscheinlichkeit einer destruktiven Mutation ungleich höher ist als die einer „nützlichen“ Mutation. Nichtsdestotrotz ist genomische Instabilität ein Merkmal praktisch aller Tumoren, welches darauf hinweist, dass Genome mit einer höheren Instabilität während der Tumorprogression selektiert werden. Diese Instabilität bringt demnach einen klaren und sofortigen Wachstums- oder Überlebensvorteil für diese Zellen.

Zurzeit scheinen sich 2 unterschiedliche Formen des Auftretens genetischer Instabilität abzuzeichnen: Mikrosatelliteninstabilität (MIN) und chromosomale Instabilität (CIN) (14).

Mikrosatelliteninstabilität

Die Mikrosatelliteninstabilität (MIN) ist Zustand, in dem auf dem ganzen Genom Veränderungen in kurzen, repetitiven DNA-Sequenzen auftreten. Die meisten dieser repetitiven DNA-Sequenzen (so genannte Mikrosatelliten) liegen in den nichtkodierenden Bereichen der DNA, die ca. 90 % der Gesamt-DNA ausmachen. In praktisch allen Tumoren, die im Rahmen eines HNPCC-Syndroms auftreten, findet sich eine MIN, desgleichen in ca. 15 % aller sporadisch auftretenden Darmtumoren. MIN aufweisende Tumoren sind in der Regel diploid und weisen keine größeren chromosomalen Aberrationen auf, da sie ihre genetische Variabilität bereits durch die MIN gesichert haben.

Chromosomale Instabilität

Die meisten soliden Tumoren, wie z. B. Mammakarzinome, weisen hingegen Anomalien der Anzahl oder der Zusammensetzung von Chromosomen auf, eine Tatsache, die auf eine evtl. zugrunde liegende Chromosomeninstabilität (CIN) hinwies. Die Ursachen dieser Chromosomeninstabilität werden zurzeit erforscht. Eine mögliche Theorie ist es, dass analog zu dem Prozess in MIN-Tumoren eine erste inaktivierende Mutation in einem das Chromosom stabilisierenden Gen stattfindet, die eine CIN hervorruft, die ihrerseits einen selektiven Überlebensvorteil bringt (14).

Sowohl die MIN als auch die CIN könnten einen praktischen Überlebensvorteil für die mutierte Zelle bringen, wenn die ganze umgebende Zellpopulation z. B. einem Karzinogen ausgesetzt wäre, der bei nicht mutierten Zellen einen Wachstumsstopp bzw. den Übergang in die Apoptose einleiten würde, während genetisch instabile Zellen sowohl durch ihre größere Variabilität wie auch durch die Abwesenheit bzw. den Defekt der Kontrollmechanismen lediglich einen Selektionsdruck hin zu höherer Instabilität empfinden würden. So gibt es z. B. experimentelle Daten, die darauf hinweisen, dass MMR-defiziente Zellen resistenter gegenüber methylierenden Substanzen sind und dass CIN-aufweisende Zellen einen Überlebensvorteil in einem mit den Karzinogenen kontaminierten Medium haben (9).

1.2 Zellzyklus und Apoptose

1.2.1 Regulation des Zellzyklus

Die Zellteilung wird durch einen komplexen Kontrollapparat reguliert, an dem zahlreiche Aktivatoren, Inhibitoren und Kinasen beteiligt sind. Diese molekulare Maschinerie entscheidet darüber, ob sich eine Zelle teilt, ob sie in einen reversiblen Ruhezustand eintritt oder eine postmitotische Differenzierung durchmacht. Dabei hat dieser Kontrollapparat eine Vielzahl unterschiedlicher Wachstumssignale zu verarbeiten und besteht im Wesentlichen aus 2 Hauptkomponenten (Abb. 1.**3**):

- den Cyclinen und
- den cyclinabhängigen Kinasen (CDKs).

Die CDKs sorgen für die Signalweiterleitung, indem sie Serin- oder Threoninreste spezifischer Proteine phosphorylieren und auf diese Weise eintreffende mitogene Signale amplifizieren. Diese Kinaseaktivität können die CDKs jedoch nur mit ihren Partnern, den Cyclinen, entfalten. Die Cycline assoziieren mit den CDKs. Sie aktivieren damit die Kinasen und führen sie zu ihren spezifischen Substraten.

Auf diese Weise bilden sich jeweils verschiedene Cyclin-CDK-Komplexe, die ihre spezifische Aufgabe in den einzelnen Zellzyklusphasen erfüllen. Die Menge der CDKs ist während der Zellzyklusphasen relativ konstant, während die der Cycline periodischen, also zyklischen Schwankungen unterworfen ist (24). Daher ist die Aktivität der Cyclin-CDK-Komplexe weitestgehend über die jeweilige Verfügbarkeit der Cycline reguliert. Die Bildung der verschiedenen Cyclin-CDK-Komplexe bestimmt den Weg einer Zelle durch die einzelnen Zellzyklusphasen. Bewegt sich eine Zelle also aus der G_0-Ruhephase durch die Stimulation mitogener Signale in Richtung der G_1-Phase, werden D-Typ-Cycline syntheti-

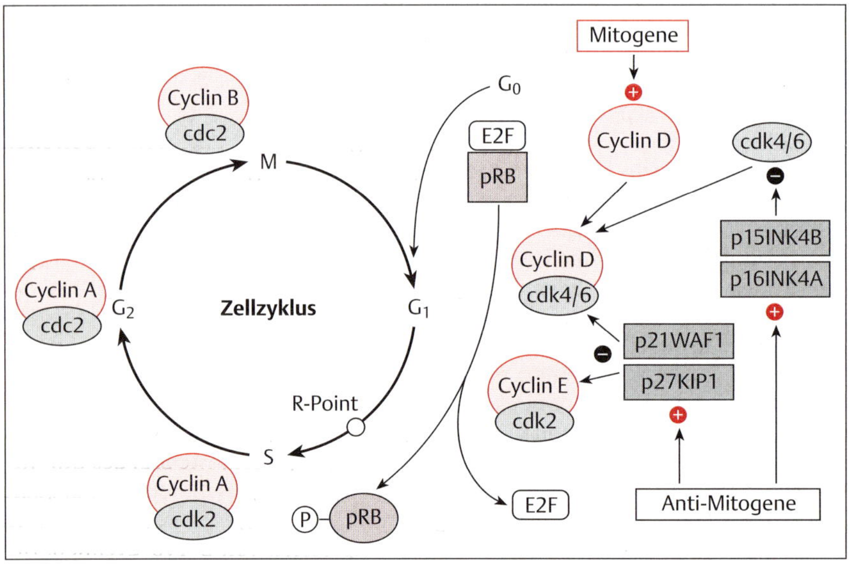

Abb. 1.**3** Schematische Darstellung der einzelnen Zellzyklusphasen: Mitogene Signale stehen am Anfang der Signalkaskade, die dann in der Hauptsache durch die Cyclin-CDK-Komplexe kontrolliert wird. Als Schlüsselprotein steuert das Retinoblastoma Protein pRB über seine Phosphorylierung (pRB-P) den Restriction-Point (R-Point). Nach Passage dieses R-Points durchläuft die Zelle die DNA-Synthese Phase (S) und erreicht über die G_2-Phase schließlich die Mitose (M). Antimitogene Signale können am Beginn des Zellzyklus diese Signalkaskade über spezifische Inhibitorproteine (p15, p16, p21, p27) blockieren.

siert. Deren Niveau bleibt über den weiteren Zellzyklus erhöht, wenn anhaltend mitogene Signale auf die Zelle einwirken.

Während der mittleren und späten G_1-Phase, einige Stunden vor Eintritt der Zelle in die DNA-Synthese (S-Phase), wird die Produktion des E-Typ-Cyclins eingeleitet, das mit der Kinase CDK2 assoziiert. In der S-Phase tritt gleichzeitig mit Beginn der DNA-Synthese ein anderes Cyclin, das A-Typ-Cyclin auf. Dieses Cyclin assoziiert zunächst mit der Kinase CDK2 und später mit der *cdc2*-Kinase (*cdc2*: celldivision cycle 2 related). In der späten G_2-Phase werden weitere Cycline, die B-Typ-Cycline, synthetisiert. Sie bilden ebenfalls mit der *cdc2*-Kinase Komplexe und lösen jene Ereignisse aus, die mit der Mitose verbunden sind.

Die Zelle ist während des Zellzyklus nur für eine sehr begrenzte Zeit von äußeren mitogenen Stimuli abhängig, die sich auf etwa nur ein Drittel der G_1-Phase beschränkt. Danach können Zellen ohne weitere mitogene Stimuli ihren Zellzyklus fast automatisch bis hin zur Mitose durchlaufen. Dieser Ablauf im Zellzyklus wird maßgeblich durch den so genannten *Restriction-Point* (R-Point) beeinflusst, an dem entschieden wird, ob die Zelle in den Zellzyklus eintritt oder in die G_0-Ruhephase zurückkehrt oder aber in ein postmitotisches, differenziertes Stadium eintritt (66).

Somit ist der R-Point ein Schlüsselereignis im Zellzyklus, der vor allem durch das Retinoblastom-Protein, dem pRB-Protein, kontrolliert wird (86) (Abb. **1.3**). Dieses auch als Tumorsuppressor (identifiziert in Retinoblastomen) bezeichnete Regulatorprotein entscheidet über die Passage des R-Points. Das geschieht über seine Modifikation mit Hilfe der Phosphorylierung: Ist das pRB nicht phosphoryliert oder nur hypophosphoryliert, blockiert das Protein den R-Point. Das vollständig phosphorylierte pRB-Protein jedoch initiiert den Eintritt der Zelle in die späte G_1-Phase und macht damit den Weg für eine Mitose frei.

Aufgrund dieser wichtigen Schlüsselstellung des pRB muss eine Deregulation/Mutation dieses Proteins unweigerlich zu einem Verlust der Kontrolle des R-Points und zu unkontrolliertem Wachstum führen, wie es in Tumorzellen auch der Fall ist. Für die Phosphorylierung und damit die Regulation des pRB sind die Cycline des D-Typs und des E-Typs und ihre assoziierten CDKs verantwortlich (Abb. **1.3**). Die D-Typ-Cycline D1, D2 oder D3 initiieren in Verbindung mit den Kinasen CDK4 oder CDK6 die Phosphorylierung des pRB, das die vollständige Phosphorylierung dieses Proteins durch den Cyclin-E-CDK2-Komplex vorbereitet und den Weg der Zelle in die späte G_1-Phase öffnet (54).

Das pRB kontrolliert am R-Point vor allem die Aktivität von Transkriptionsfaktoren, die in der Hauptsache der E2F-Familie angehören (E2F1, E2F2 und E2F3) (63). Das inaktive, hypophosphorylierte pRB nämlich bindet an diese Faktoren und blockiert damit die durch diese Faktoren vermittelte Aktivierung von bestimmten Responder-Genen, die später für die S-Phase benötigt werden.

Die Regulation der pRB-Aktivität kann direkt durch exogene mitogene Signale gesteuert werden. So können derartige Mitogene die Expression des D1-Cyclins induzieren, das in Verbindung mit seinen Partnern, den Kinasen CDK4 oder CDK6 das pRB inaktiviert. Diese mitogeninduzierte Cyclin-D1-Expression wird u. a. durch die auch für das Tumorgeschehen wichtige RAS-RAF-MAP-Kinasen-Kaskade reguliert. Die entsprechenden Gene dieser Proteine, wie z. B. die RAS- und RAF-Proteine, werden auch zu den Proto-Onkogenen gerechnet (53).

Auch die D-Typ-Cycline D2 und D3 vermitteln, analog zum Cyclin D1, die Inaktivierung des pRB. Jedoch reagieren diese Cycline auf andere positive Regulatoren als das Cyclin D1, sodass auf diese Weise in unterschiedlichen Zelltypen auf verschiedene Mitogene reagiert werden und der R-Point gesteuert werden kann.

Ebenso wie es positive Regulatoren des Zellzyklus gibt, existieren natürlich auch negative Regulatoren, die den Zellzyklus stoppen können oder die Zelle in der G_0-Phase festhalten. Diese negativen Regulatoren sind z. B. Inhibitoren der CDKs, wie die Proteine $p15^{INK4B}$, $p16^{INK4A}$, $p21^{WAF1}$ und $p27^{KIP1}$. So erhöht sich z. B. das Niveau des $p27^{KIP1}$ Proteins unter serumarmen, also mitogenarmen Bedingungen. Die Inhibitorproteine, wie das $p27^{KIP1}$ Protein, assoziieren mit Cyclin-CDK-Komplexen und hemmen deren Aktivität (71).

Das $p15^{INK4B}$ Protein hingegen blockiert vor allem die Aktivität der Cyclin-D-CDK4/6-Komplexe und verhindert so den Eintritt der Zelle in die späte G_1-Phase. Dieser Prozess kann u. a. durch den Wachstumsinhibitor TGF-β (TGF: transforming growth factor) als exogenem Signal induziert werden (32). In Zellen, die in der G_0-Phase verharren, sorgen hohe Mengen an $p21^{WAF1}$ und $p27^{KIP1}$ Proteinen dafür, dass jegliche potenziell gebildeten Cyclin-CDK-Komplexe in der Zelle inaktiv bleiben. Erst mitogene Stimulation kann z. B. die Konzentrationen des Inhibitors $p27^{KIP1}$ vermindern und den Zellzyklus in Gang halten (71).

1.2.2 Zellzyklus und Tumor

Da dem R-Point in der Regulation des Zellzyklus eine besondere Rolle zukommt, ist seine Deregulation für das Krebsgeschehen von Bedeutung. Viele Veränderungen der Zellzyklusregulation in Tumorzellen betreffen diesen Kontrollpunkt der Mitogen-Aktivierung, der auf verschiedene Weise verändert sein kann. Durch autokrine Mechanismen können Tumorzellen z. B. Wachstumsfaktoren sezernieren, die an auf Tumorzellen exponierte Rezeptoren binden und so für eine exogene Mitogen-Stimulation sorgen. Auf diese Weise wird in den Tumorzellen eine kontinuierliche Überexpression von D-Typ-Cyclinen, vor allem von Cyclin D1 sichergestellt. Sie halten den aktiven Zellzyklus aufrecht.

Eine Überexpression und/oder Mutation der Gene von Wachstumsfaktor-Rezeptoren, wie z. B. des EGF-Rezeptors oder *HER2-neu/ERBB-2*, macht eine inadäquate Weiterleitung derartiger mitogener Signale möglich und führt zur Überexpression von D-Typ-Cyclinen. De-

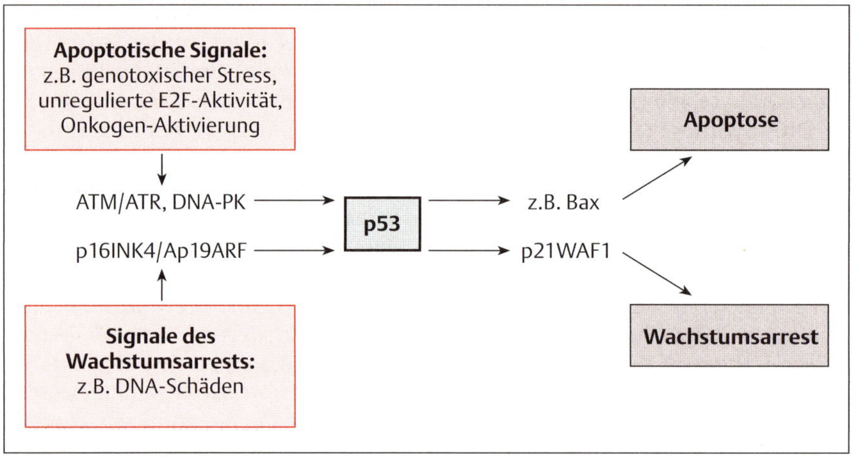

Abb. 1.**4** Zentrale Rolle des P53-Proteins. Je nach eintreffenden Signalen reguliert P53 den Eintritt der Zelle in Wachstums-Arrest oder Apoptose.

fekte an Signalkaskaden auf der den Rezeptoren nachgeordneten Regulationsebene führen zu gleichen unkontrollierten Abläufen des Zellzyklus. So ist z. B. das RAS-Protein in mehr als 25% der humanen Tumoren mutiert, damit ständig aktiv, und entkoppelt durch Induktion der Cylin-D1-Expression den Zellzyklus von mitogenen Signalen.

Darüber hinaus kann eine Überexpression der D-Typ-Cycline selbst Ursache für unkontrolliertes Wachstum von Tumoren sein, die durch Verlust der Expressionskontrolle oder Genamplifikation der Cycline verursacht wird. Der Ausfall der Regulation des Tumorsuppressor-Proteins *pRB* scheint ein anderes wesentliches Ereignis im Tumorgeschehen zu sein. Mutationen des *pRB* und die damit verbundene Inaktivierung des Proteins sind in allen Retinoblastomen und zu einem hohen Prozentsatz von kleinzelligen sowie nichtkleinzelligen Bronchialkarzinomen, Sarkomen, Blasenkarzinomen und Mammakarzinomen identifiziert worden (87). Die Karzinogenese in Zervix-Karzinomen ist zu einem hohen Prozentsatz dieser Tumoren mit der Expression des Papillom-Virus-(HPV-)Proteins E7 verbunden, das durch Bindung an pRB dieses Protein inaktiviert (60).

Neben einer Regulation des Zellzyklus über exogene Mitogen-Stimuli kommt der intrazellulären Kontrolle des jeweiligen Zustandes einer Zelle eine wichtige Rolle zu, da sie der Zelle Auskunft über die Funktion des Zellstoffwechsels und Intaktheit des Zellgenoms geben. Dies sind wichtige Voraussetzungen für den kontrollierten, normalen Ablauf des Zellzyklus. Im Zusammenhang mit der Tumorbiologie ist vor allem der *Einfluss der Genomstabilität und Integrität* auf die Regulation des Zellzyklus untersucht worden.

Innerhalb dieses Kontrollsystems kommt dem P53-Protein, ein ebenfalls als Tumorsuppressor eingestuftes Protein, eine Schlüsselrolle zu. Dieses Kontrollprotein wird schon bei geringen Schäden an der zelleigenen DNA aktiviert. Treten derartige Schäden in der G_1-Phase auf, sichert ein Ansteigen des P53-Niveaus den Zellzyklus-Arrest. Die Funktion des P53 wird dabei maßgeblich durch das ATM/ATR(kinase mutated in ataxia teleangiectasia)- und DNA-Proteinkinase-System gesteuert (31) (Abb. 1.**4**).

Das P53-Protein agiert als Transkriptionsfaktor, der die Expression von Responder-Genen, wie z. B. dem $p21^{WAF1}$-Inhibitorprotein reguliert. Wie bereits erwähnt, blockiert dieses Protein die Aktivität von Cyclin-CDK-Komplexen und führt zur Blockade des Zellzyklus in der G_1- und auch der G_2/M-Phase (1). Auf diese Weise wird sichergestellt, dass normalerweise massive Schäden an der DNA nicht repliziert und an Tochterzellen weitergegeben werden bzw. geringere Schäden durch die Zelle repariert werden können.

1.2.3 Der kontrollierte Zelltod: Apoptose

Es existieren für die Zelle einschneidende Ereignisse, die eine Reparatur ausschließen und bei denen nur der kontrollierte Zelltod, die Apoptose, die einzig mögliche Option ist. Derartige Situationen können durch massive, irreparable Schäden des Genoms, anoxische Zustände oder Imbalancen des zellulären Stoffwechsels hervorgerufen werden. Auch für diese Aufgabe führt P53 eine wichtige Kontrollfunktion aus und entscheidet über Wachstumsstopp der Zelle oder Apoptose.

Das Kontrollprotein P53 wird aktiv, wenn dem Grad der DNA-Schädigungen oder der Entkopplung der normalen Zellzylus-Regulation durch die Zelle nicht mehr gegenzusteuern sind. In dieser Situation wird durch P53 die Expression des pro-apoptotischen Bax-Proteins induziert (Proteine der Bax-Familie: Bax, Bak, Bok), dessen Gegenspieler das Bcl-2 Protein ist (Proteine der Bcl-2 Familie: Bcl-2, Bcl-X_L, Bcl-W) (59). Ein derartiger Mechanismus verhindert offenbar auch das Überleben transformierter, potenziell maligner Zellen (90). Daher ist für Tumorzellen das *Umgehen der Apoptose* von entscheidender Bedeutung für ihr Überleben.

Wie bereits zuvor dargelegt, ist die Deregulation des R-Points sowie anderer Regulationsebenen (RAS-RAF-Signalkaskade) essenzielle Voraussetzung für das unkontrollierte Tumorwachstum. Genomveränderungen (Mutationen, Translokationen, Deletionen etc.) provozieren in der normalen Zelle Kompensationsmechanismen, die oftmals eine Apoptose einleiten. So ist z. B. bekannt, dass normalerweise die Aktivierung des *RAS*-Onkogens Zell-Seneszenz, die Aktivierung des *MYC*-Onkogens Apoptose auslöst – Ereignisse, die jedoch in Tumorzellen nicht eintreten (78, 23).

Die Umgehung dieser Ereignisse ist in Tumorzellen eng mit der Inaktivierung der Gene für die Inhibitoren $p16^{INK4A}$ und $p19^{ARF}$ verbunden. Das $p16^{INK4A}$ ist für die Inhibition von Cyclin-D-CDK-Komplexen verantwortlich und blockiert die Aktivität der Kinase CDK4 und CDK6. Das $p19^{ARF}$ Protein hingegen blockiert die Aktivität von MDM2, einem P53-Antagonist (91). Diese beiden Gene sichern also zusammen mit $p21^{WAF1}$ den normalen Ablauf von Zellzyklus und Apoptose. Interessanterweise sind gerade für diese 3 Gene in einem hohen Prozentsatz von Tumoren Veränderungen identifiziert worden, die zur Inaktivierung dieser Inhibitoren führen. Ist $p19^{ARF}$ inaktiviert, kann MDM2 ungehindert den Abbau von P53 einleiten, das dann nicht mehr für die Zellzykluskontrolle zur Verfügung steht. In ähnlicher Weise verursacht der Verlust der Funktion des $p16^{INK4A}$-Inhibitors die Deregulation des R-Points und kann P53 nicht aktivieren. Auf diese Weise entkommen Tumorzellen der Seneszenz oder Apoptose.

Ein alternativer Weg für die Umgehung der Apoptose in Tumorzellen sind Veränderungen des Gens BCL2 (BCL: B cell lymphoma), denn dessen entsprechendes Protein ist als Bax-Antagonist anti-apoptotisch wirksam und sichert das Überleben der Tumorzellen. Auch für dieses Gen konnten in Tumoren mutative Veränderungen gefunden werden, die jedoch seltener auftreten.

Wie bereits erwähnt, ist der normale Ablauf der zellulären Apoptose die Antwort der Zelle auf genotoxischen Stress, die Aktivierung von Onkogenen oder auch auf die Aktivierung von so genannten Todes-(Death-)Rezeptoren, dem das CD-95/Fas/Apo1-System (Apo1: apoptosis inducing receptor 1) zuzurechnen ist (4). Solche Death-Rezeptorsysteme haben die Aufgabe des geordneten, koordinierten Abbaus von Zellen/Zellpopulationen, die nicht mehr benötigt werden. Die prominentesten Liganden für Death-Rezeptoren sind z. B. das Zytokin Tumornekrosefaktor α (TNF-α) und der Fas-Ligand.

Die Aktivierung der *Death-Rezeptoren* führt zur Formierung multimerer Komplexe, bei denen im Fas-System das FADD-Adapter-Molekül (FADD: Fas-associated death domain) und im TNF-Rezeptor-Komplex das TRADD-Molekül (TRADD: TNF-receptor-associated death domain) involviert sind. Wesentliches Ereignis in der Death-Rezeptor gesteuerten Apoptose ist die nachgeordnete Aktivierung der Caspase 8, einer intrazellulären Protease. Sie aktiviert andere Caspasen, wie z. B. die Caspase 3, durch proteolytische Spaltung und sichert so die intrazelluläre Amplifikation des vom Death-Rezeptor ausgelösten Apoptose-Signals.

Die Aktivierung der Caspasen aus ihren inaktiven Pro-Enzymen, den Zymogenen, ist ein Schlüsselprozess in der Apoptose und unterliegt sehr komplexen Regulationsmechanismen. Offenbar sind Caspasen, die über lange Pro-Domänen verfügen, in die initiale Aktivierung der Kaskade involviert, während Caspasen mit kurzen Pro-Domänen den eigentlichen Zelltod auslösen (81).

Die strikte Kontrolle von solchen komplexen Vorgängen wie dem Zellzyklus und der Apoptose sichern dem Organismus ein sinnvolles Gleichgewicht an Zellregeneration und Zellverlust, kontrolliertem Wachstum und Differenzierung. Sind jedoch Schlüsselfunktionen in diesem Netzwerk gestört oder aber ausgefallen, führt dies unter bestimmten Umständen zum unkontrollierten malignen Wachstum. Nicht zuletzt deshalb sind detaillierte Kenntnisse über den Ablauf dieser Prozesse von großem Interesse und bilden die Grundlage zur Erkenntnis der mit Tumorwachstum und Metastasierung verbundenen Vorgänge.

1.3 Invasion und Metastasierung

1.3.1 Einführung

Die Metastasierung ist ein komplexer Vorgang, der aus vielen Stufen besteht und von einer Reihe unterschiedlicher Interaktionen zwischen den Tumorzellen, der extrazellulären Matrix (ECM) und dem Zielgewebe abhängt. Spezifische Adhäsionseigenschaften der Tumorzellen sind daher von zentraler Bedeutung.

Während die Reifung oder die Differenzierung einer Zelle komplexen Regulationsmechanismen unterliegt, gilt dies nicht für die Entstehung einer Tumorzelle. Vielmehr scheint die Transformation einer hochdifferenzierten Zelle zur Tumorzelle aus sehr unterschiedlichen Gründen erfolgen zu können. Der unregulierte, in gewisser Weise chaotische Vorgang der Transformation führt dazu, dass die einheitliche Zellpopulation, die für gesundes Gewebe charakteristisch ist, im Karzinom in eine Vielzahl von Zellsubpopulationen zerfällt. Daraus resultiert die charakteristische Heterogenität des Karzinomgewebes (62), die einer adjuvanten systemischen Therapie, die alle Zellen eines Primärtumors gleichermaßen erfasst, entgegensteht.

Die Rolle der *extrazellulären Matrix* für die Stabilisierung der Differenzierung der epithelialen Zellen ist noch nicht vollständig verstanden. Klar ist aber, dass die ECM eine wesentliche Funktion für die Gewebshomöostase hat, und dass Wachstum, Differenzierung und Apoptose der epithelialen Zellen davon bestimmt werden. Darüber hinaus konnte gezeigt werden, dass Störungen der Zell-ECM-Interaktionen ein wichtiger Faktor für die Entstehung von Karzinomen sind. Umgekehrt war es möglich, durch eine Wiederherstellung solcher Interaktionen Tumorzellen *in vitro* zum normalen Phänotyp zu revertieren (85).

Ursprünglich ging man davon aus, dass ein so genanntes Metastasierungsgen existiert, das für die Bildung des metastasierenden Phänotyps verantwortlich ist. Durch Transfektion spezieller Onkogene, wie z. B.

von *RAS*, ist es möglich in Zellen eine Genexpression zu induzieren, die der Zelle die Fähigkeit verleiht zu metastasieren (17). Allerdings ist eine Vielzahl von „downstream" regulierten Genen in diesen Prozess involviert, darunter Adhäsionsproteine, Zellzyklusregulatoren und proteolytische Enzyme. Inzwischen ist klar, dass es eine Fülle von phänotypischen Eigenschaften gibt, die zur Metastasierung einer Zelle führen können. Daher geht man heute davon aus, dass es kein übergeordnetes Metastasierungsgen gibt, das allen Zellen gemeinsam ist, sondern dass gewebsspezifische Faktoren für diesen Prozess verantwortlich sind.

1.3.2 Zell-Zell-Adhäsion

Natürlich sind nicht alle dieser Zellpopulationen eines Tumors in der Lage Fernmetastasen zu bilden. Aus Tierexperimenten ist bekannt, dass nur etwa eine von 10^6 Zellen des Primärtumors diese Fähigkeit hat (25). Der erste Schritt der Metastasierung ist die Ablösung einzelner Zellen oder Zellpopulationen aus dem Tumorgewebe, begründet durch den Verlust von Zell-Zell-Interaktionen (29). Eine entscheidende Rolle für die Aufrechterhaltung der Zell-Zell-Adhäsion der Epithelzellen spielen die *Cadherine*, eine Familie von kalziumabhängigen Zelladhäsionsmolekülen (review siehe z. B. [18]).

Von besonderer Bedeutung ist das epitheliale (E-) Cadherin, ein 120 kDa großes Transmembran-Glykoprotein der Zonula adhaerens. E-Cadherin vermittelt hauptsächlich die Zell-Zelladhäsion der Epithelzellen durch homotypische Interaktionen seiner extrazellulären Domäne. Die zytoplasmatische Domäne stellt über die so genannten Catenine eine Verbindung mit intrazellulären Strukturen wie den Aktinfilamenten des Zytoskeletts her.

Diese *Catenine* wiederum sind wichtige Komponenten von intrazellulären Signalketten (7) Sie interagieren mit Wachstumsrezeptoren wie dem epidermal growth factor-(EGF-)Rezeptor, mit Onkogenen wie *c-ERBB2*, mit dem Produkt des Tumorsuppressorgens der adenomatösen Polyposis coli (APC), das zugleich ein negativer Regulator der WNT-Signalkette (WNT: wingless-intercellular) ist, und mit LEF/TCF-Transkriptionsfaktoren (LEF/TCF: the lymphoid enhancer factor-1/T cell factor). APC ist wahrscheinlich ein indirekter Regulator der durch E-Cadherin vermittelten Zell-Zell-Adhäsion, da es mit E-Cadherin um die Bindung an β-Catenin konkurriert (36). Ein weiterer Bindungspartner von APC und β-Catenin ist das Conductin (6).

Der Ausfall der normalen Funktion des Cadherin-Catenin-Komplexes ist mit einem Verlust der epithelialen Differenzierung, der normalen Gewebsarchitektur und der Entwicklung eines invasiven Phänotyps verbunden. In kolorektalen Karzinomen werden häufig Mutationen des APC-Gens und von β-Catenin gefunden (30). Veränderungen der Expression und der zellulären Lokalisation von E-Cadherin korrelieren mit späten Tumorstadien, infiltrativem Wachstum und der Bildung von Lymphknotenmetastasen.

Die Zell-Zell-Adhäsion kann auch durch Wechselwirkungen von Lektinen, zuckerbindenden Rezeptoren auf der Membran von Tumorzellen, mit Kohlenhydratgruppen auf Glykoproteinen benachbarter Zellen ausgelöst werden. Von besonderer Bedeutung für die Metastasierung sind Lektine aus der Gruppe der Galektine (38). Damit in Zusammenhang stehen vermutlich Beobachtungen, die zeigen, dass der Nachweis bestimmter tumorassoziierter Kohlenhydratketten auf der Membran von Tumorzellen von hohem prognostischem Wert sein kann (72, 69, 77).

1.3.3 Invasion

Die Invasion der Tumorzellen aus dem Primärtumor in Submukosa und Gefäße hängt davon ab, ob der Tumor in der Lage ist, proteolytische Enzyme zu aktivieren, die Basalmembran und Bindegewebe auflösen (52). Dabei scheint es für die prognostische Relevanz keinen Unterschied zu machen, ob die Proteasen von der Tumorzelle oder dem umliegenden Stroma produziert werden. Eine erhöhte Aktivität von *Matrix-Metalloproteinasen* (MMP), wie der Kollagenase IV, verbessert die Chancen einer Tumorzelle die Basalmembran zu überwinden.

Unter physiologischen Bedingungen, wie z. B. während der Wundheilung, ist die Regulation dieser Enzyme wichtig für den gesteuerten Umbau der extrazellulären Matrix. Daher werden diese Metalloproteinasen, aufgrund ihrer hohen degradierenden Potenz, durch spezifische Inhibitoren wie dem TIMP (tissue inhibitor of metalloproteinases) reguliert. Der Verlust der Expression von TIMP in den Tumorzellen führt zu einer erhöhten Aktivität der Proteinasen und verstärkt dadurch das aggressive Potenzial der Zellen (43).

Für die klinische Therapie wichtig sind daher synthetische Inhibitoren der MMPs wie Batimastat, mit deren Hilfe das Wachstum der Tumorzellen verringert werden kann (67). Neben ihrer Rolle in der Tumorinvasion können MMP-Inhibitoren aber auch eingesetzt werden, um die Angiogenese zu blockieren und dadurch einer Metastasierung entgegenzuwirken (88).

Neben den MMPs ist das *Urokinase-Typ-Plasminogen-Aktivator-System* (u-PA) von Bedeutung. Dieses besteht aus der Serinprotease Plasmin, ihren Aktivatoren t-PA und u-PA sowie den Inhibitoren α2-Antiplasmin, PA1 und PA2 (PA: plasminogen activator) (21). Plasmin ist in der Lage, außer Fibrin auch eine Reihe von Substanzen der ECM zu verdauen. Daneben kann es Metalloproteinasen aktivieren und so seine die Matrix degradierende Funktion noch verstärken. Plasmin wird durch u-PA aktiviert, das wiederum von den beiden Inhibitoren PA1 und PA2 kontrolliert wird. Ein Ausfall dieser Inhibition begünstigt die Tumorzellinvasion und Metastasierung. Daher gilt, dass eine hohe u-PA-Konzentration im Tumorgewebe ein prognostisch ungünstiger Faktor ist (3).

1.3.4 Extravasation

Nach erfolgreicher Invasion in die Mukosa dringen die Zellen in Lymph- und Blutgefäße ein. Dort wandern sie entweder mit dem Flüssigkeitsstrom mit oder sie setzen sich fest und proliferieren. Maligne Tumorzellen sind in der Lage, die Aktivität von Blutplättchen zu induzieren (35). Die daraus resultierende Bildung von Mikrothromben verlangsamt die Wanderung der Tumorzellen im Gefäßsystem und ermöglicht ihnen, über die Induktion spezifischer *Adhäsionsmoleküle*, wie der Selektine, an endotheliale Zellen zu binden, um dann in das Zielgewebe einzudringen.

Die *Selektine* sind Glykoproteine, die am aminoterminalen Ende eine Lektindomäne tragen, gefolgt von einer Domäne, deren Struktur dem epidermal growth factor und einer Reihe von Komplement-analogen Domänen ähnelt (Übersicht in [50]). Während Leukozyten L-Selektin tragen, wird E-Selektin nur auf Endothelien gefunden. P-Selektin kommt dagegen sowohl auf Endothelzellen als auch auf Blutplättchen vor.

Die Liganden der Selektine sind Kohlenhydratantigene wie Sialyl-LeX und Sialyl-LeA (70, 80). Dabei spielt es keine wesentliche Rolle, auf welchen Proteinen diese Oligosaccharidgruppen präsentiert werden. Eine wichtiger Ligand von P-Selektin, aber auch von L-Selektin, ist z. B. der P-Selektin-Glykoprotein-Ligand-1 (PSGL-1), ein 250 kDa großes dimeres Sialomucinprotein, das Sialyl-LeX Gruppen trägt.

Die Expression der Selektine kann durch Zytokine wie TNF-α oder Interleukin-(IL-)1β induziert werden. Untersuchungen von Entzündungsreaktionen zeigen, dass innerhalb von wenigen Minuten nach Auslösung einer solchen Reaktion P-Selektin an die Oberfläche der Endothelzellen und Thrombozyten transloziert wird (83). Die Konzentration an P-Selektin fällt aber rasch wieder ab, zugunsten eines Anstiegs von E-Selektin.

Allerdings sind nicht nur Selektine an der Adhäsion von Leukozyten beteiligt, sondern auch bestimmte *Integrine* der Leukozytenmembran, wie LFA-3 (49). Diese Integrine reagieren mit ICAM-1 (intercellular adhesion molecule-1) und ICAM-2, Adhäsionsmolekülen aus der Gruppe der Immunglobuline, auf der Membran der Endothelzellen. Daher schließt sich an die oben beschriebene Expression der Selektine ein langsamer Anstieg der ICAM-1-Dichte an, die über einen Zeitraum von einigen Tagen erhöht bleiben kann.

Die Selektine initiieren zwar die Wechselwirkungen der Leukozyten mit dem Endothel, für die eigentliche Extravasation der Leukozyten sind aber weitere Aktivatoren notwendig. Eine wesentliche Rolle spielt dafür die Aktivierung der oben erwähnten Integrine (22) durch Wechselwirkungen von so genannten *Chemokinen* auf der Oberfläche der endothelialen Zellen mit Chemokin-Rezeptoren auf den Leukozyten. Die Chemokine sind eine Familie kleinerer Moleküle (ca. 8–12 Da) mit bedeutenden chemotaktischen Fähigkeiten gegenüber verschiedenen Leukozytenpopulationen. Neben ihrer Bedeutung für die Aktivierung der Integrine sind sie an der Wanderung von Leukozyten in lymphatische Organe (27) beteiligt. Möglicherweise spielt auch das Glykoprotein CD44, das auf der Oberfläche von Tumorzellen exprimiert werden kann, eine Rolle für die Aktivierung der Integrine (28).

Die Selektine sind nicht nur Adhäsionsmoleküle, sondern auch wichtige Komponenten verschiedener intrazellulärer Signalketten. So führt z. B. die Bindung von L-Selektin an das PSGL-1 von Neutrophilen zu einem Anstieg des intrazellulären Kalziumspiegels und zur Expression von TNF-α und IL-8. Außerdem konnte gezeigt werden, dass L-Selektin zu einer Signalkette gehört, die über p56 die G-Proteine RAS und RAC2 zur Aktivierung der MAP-Kinasen (MAPK: mitogen activated protein kinase) führt (10).

Natürlich spielen diese Prozesse auch eine wichtige Rolle für die Adhäsion von Karzinomzellen an das Endothel (57). Sicherlich ist die Sialylierung der Tumorzellmembran dabei von besonderer Bedeutung (11). Unter anderem wurde eine positive Korrelation zwischen der Sialylierung der Tumorzellmembran und der tumorinduzierten Aggregation der Blutplättchen gefunden (68).

Vermutlich führt also der erste Kontakt zwischen Tumorzellen und Thrombozyten, über Wechselwirkungen noch unbekannter membrangebundener Oligosaccharidstrukturen, zu einer *Aktivierung der Thrombozyten*. Dadurch wird die Translokation von P-Selektin an die Oberfläche der Thrombozyten ausgelöst, und es kommt über die Reaktion von P-Selektin mit Sialyl-LeX-Gruppen auf der Oberfläche der Tumorzellen zur Bildung von Zell-Zell-Aggregaten in den Kapillaren. Die dadurch entstehenden Mikrothrombosen sind möglicherweise notwendig für die Bindung Sialyl-LeX/LeA tragender Glykoproteine der Tumorzellen an E-Selektin auf den Endothelzellen (51).

Als Folge dieser Adhäsionsprozesse wird eine *Retraktion der Endothelzellen* ausgelöst (34), die Wechselwirkungen der Tumorzellen mit der darunter liegenden Basalmembran erlaubt. Zum Verlassen des Gefäßsystems müssen die Tumorzellen in der Lage sein, an die Basalmembran zu binden und diese aufzulösen.

Nach dem erfolgreichem Eindringen der Tumorzellen in das subendotheliale Gewebe beobachtet man häufig die Bildung kleiner Kolonien, so genannter *Mikrometastasen*, entlang der Blutgefäße (35). Diese Vorgänge sind von hoher klinischer Bedeutung. So konnte Nakamori (61) zeigen, dass Patienten, deren Tumorzellen in Bezug auf die Expression von Sialyl-LeX-Antigenen positiv sind, vergleichsweise geringere Überlebenszeiten aufweisen. Auch die Expression von Sialyl-LeA ist ein wichtiger prognostischer Faktor (41).

Das Beispiel zeigt darüber hinaus, dass Kohlenhydrate zwar nur an einem Teil von Zell-Zell-Interaktionen beteiligt sind, dass von Kohlenhydraten abhängige Adhäsionsvorgänge aber häufig am Anfang solcher Kaskaden stehen, die dann nach einigen Schritten über Protein-Protein-Wechselwirkungen zu einer stabilen Adhäsion von z. B. Tumorzellen an andere Zellen führen.

Ein anderes Beispiel ist die *Metastasierung kolorektaler Karzinomzellen* in die Leber. Hepatozyten tragen an ihrer Oberfläche Lektine wie die Asialoglykoprotein-Rezeptoren (ASGPR), die an desialylierte Serumproteine binden und dadurch deren Verweildauer im Blut regulieren (5). Diese Lektine sind für Tumorzellen, die im Blut zirkulieren, unmittelbar erreichbar, da die Leber-Sinusoide Fenster haben. Die Bedeutung der Rezeptoren auf den Hepatozyten für eine Ansiedlung von Tumorzellen in der Leber lässt sich durch die Abwesenheit von funktionellen ASGPR bei zirrhotischer Leber indirekt zeigen, da eine zirrhotische Leber fast nie von Metastasen befallen wird.

Im Maus-Modell konnte gezeigt werden, dass die Metastasierung eines transplantablen Kolonkarzinoms (C-26) in die Leber von der Konzentration des *Thomsen-Friedenreich-Antigens* (TF) auf der Zelloberfläche abhängt (64). Das TF ist ein Tumormarker von ausgezeichneter Spezifität (79). Humane kolorektale Karzinome exprimieren zu etwa 60 % TF, während Lebermetastasen von Patienten mit kolorektalen Karzinomen zu über 90 % TF-positiv sind. Diese Befunde waren der Ausgangspunkt für eine retrospektive Pilotstudie, die ergab, dass Patienten mit TF-positiven primären Karzinomen ein signifikant höheres Risiko tragen, Lebermetastasen zu entwickeln (16). Die Ergebnisse legen nahe, dass TF die Adhärenz der Tumorzellen an Zellen der Leber vermittelt.

Inzwischen konnte im oben genannten Mausmodell durch Inkubation mit einem TF-spezifischen Antikörper die Metastasierungsrate drastisch reduziert werden. Diese Ergebnisse sind zum einen eine Bestätigung der Hypothese, dass die Metastasierung kolorektaler Karzinome in die Leber durch TF vermittelt werden kann; zum anderen zeigen sie einen möglichen neuartigen Weg zur Prophylaxe von Lebermetastasen bei zeitlich begrenzten Tumorzell-Ausschwemmungen, wie sie bei chirurgischen Eingriffen nahezu unvermeidbar auftreten. Gegenüber dem Ansatz, die Metastasierung durch konkurrierende Liganden des ASGPR wie Galaktose zu unterbinden (8), bietet die Inhibition durch einen Antikörper gegen TF offensichtliche Vorteile.

1.3.5 Angiogenese

Ursprünglich wurde angenommen, dass die Mehrzahl der Zellen während der Wanderung im Gefäßsystem, der Dissemination, durch verschiedene Prozesse eliminiert wird, und dass nur wenige Tumorzellen in der Lage sind, das Wirtsgewebe zu erreichen und dort einzudringen. Neue Studien haben aber gezeigt, dass es in Bezug auf die Extravasation, dem Verlassen des Gefäßsystems, keine Unterschiede zwischen metastasierenden und nicht metastasierenden Zellen gibt (48).

Dagegen zeigen sich deutliche Unterschiede im Wachstumsverhalten der Zellen nach der Extravasation. Entweder ist die Proliferation der Zellen blockiert und sie sind nach einiger Zeit nicht mehr nachweisbar oder die Proliferation steht im Gleichgewicht mit der Apoptose, sodass sich die Zellkolonie nicht vergrößert. Solche „ruhenden" Kolonien werden als schlafende Metastasen (tumor dormancy) bezeichnet, da sie unter bestimmten Umständen noch nach Jahren in der Lage sind, wieder zum Ausgangspunkt der Entwicklung von Makrometastasen zu werden (55).

Für die schließliche Bildung von Makrometastasen sind neben Faktoren, die von den Tumorzellen selbst stammen, auch Faktoren wichtig, die in dem Gewebe gebildet werden, das den Tumor umgibt. Vor allem sind dies Wachstumsfaktoren, die von den Tumorzellen, aber auch dem umgebenden Stroma gebildet werden können, und die das Tumorwachstum über parakrine und autokrine Schleifen regulieren (42). Dazu gehören Moleküle wie der transforming growth factor β (TGF-β) und die fibroblast growth factors aFGF und bFGF, aber auch Inhibitoren der Angiogenese wie Angiostatin und Endostatin (65).

Das Gleichgewicht zwischen positiven und negativen Wachstumsfaktoren entscheidet letztendlich darüber, ob die den Tumor umgebenden Endothelien in einer vaskulären Homöostase bleiben oder ob die Neovaskularisation einsetzt. Zunächst können die metastatischen Tumorzellen in einer ersten avaskulären Phase ausschließlich durch Diffusion ernährt werden. Sobald das proliferierende Gewebe aber eine Größe von 1–2 mm^3 überschreitet, werden die Diffusionsstrecken für Nährstoffe und Sauerstoff für ein weiteres Wachstum zu lang. Wenn in dieser Phase, aufgrund von Angiogenese induzierenden Faktoren, die vom Tumor oder dem umgebenden Gewebe ausgeschüttet werden, eine Aussprossung der Gefäße in Richtung des Tumors stimuliert wird, entwickelt sich durch die verbesserte Versorgung der Tumorzellen eine klinisch manifeste Metastase (26).

Neben den oben erwähnten Wachstumsfaktoren sind noch andere Angiogenese induzierende Faktoren wie Matrix degradierende Enzyme (13) aus der Gruppe der Matrix-Metalloproteasen (MMP) oder bestimmte Integrine der Zelloberfläche an der Neovaskularisation beteiligt. Von besonderer Bedeutung ist das *Integrin* $\alpha_v\beta_3$, das vor allem auf Endothel- und glatten Muskelzellen nach Aktivierung durch Zytokine z. B. während der Wundheilung exprimiert wird (12). Dieses Integrin ist ein Rezeptor verschiedener ECM-Faktoren, wie von Fibronektin, Vitronektin, Laminin und dem Willebrand-Faktor. Im Tierexperiment ließ sich eine durch Tumorzellen verursachte Neoangiogenese durch Gabe von $\alpha_v\beta_3$-Antagonisten verhindern. Diese Antagonisten blockierten das Wachstum neuer Blutgefäße, ohne die bereits bestehenden Gefäße zu beeinflussen.

Darüber hinaus stoppte die Unterdrückung der Bildung neuer Gefäße nicht nur das Tumorwachstum, sondern führte sogar zur Tumorregression durch die Induktion der Apoptose. Diese Untersuchungen zeigen, dass das Integrin $\alpha_v\beta_3$ spezifische Signale übermittelt, die für die Proliferation der Blutgefäße notwendig sind. Die onkotherapeutischen Möglichkeiten von gegen α_v-Integrine gerichteten Antagonisten wie Vitaxin, einem Antikörper gegen das $\alpha_V\beta_3$-Integrin, werden zurzeit in klinischen Prüfungen der Phasen I und II untersucht.

1.3.6 Therapieoptionen

Aus klinischer Sicht ist besonders eine Suppression des Metastasenwachstums mit Hilfe von antiangiogenen und/oder antiproteolytischen Therapieansätzen sinnvoll. Beide Therapieansätze sind geeignet, das Wachstum von schon vorhandenen Mikrometastasen zu hemmen, da dieses von der Angiogenese und der durch Proteasen unterstützten Invasion der Tumorzellen in das umliegende Gewebe bestimmt wird. Ein besonderer Bonus dieser Verfahren ist es, dass sie nicht den Tumor selbst angreifen, sondern dass die Therapie auf Faktoren zielt, die aus dem Gewebe stammen, das den Tumor umgibt und versorgt. Dadurch wird das Problem der Tumorheterogenität umgangen, das dem Erfolg vieler derzeit eingesetzter Therapieverfahren im Wege steht.

1.4 Immunologische Tumorabwehr

Bereits im Jahre 1796 fand Edward Jenner heraus, dass Kuhpockenviren oder Vacciniaviren in der Lage waren, einen Schutz vor der oft tödlich verlaufenden menschlichen Pockenerkrankung zu bewirken. Jenner nannte diese Prozedur Vakzinierung. Obwohl seine Experimente erfolgreich verliefen, dauerte es 2 Jahrhunderte bis zur Ausrottung der Pocken, wie sie von der WHO im Jahre 1979 bekannt gegeben wurde. 1890 entdeckten Emil von Behring und Shibasaburo Kitasato, dass Serum vakzinierter Individuen Substanzen enthält – welche sie Antikörper nannten –, die in der Lage waren, spezifisch an das relevante Pathogen zu binden.

Bereits in dieser Pionierzeit wurde die Hoffnung geäußert, das körpereigene Immunsystem auch gegen entartete Zellen zu lenken. Es gelang jedoch erst in den letzten 2 Jahrzehnten, vor allem durch die Entwicklung der molekularen Immunologie, auf menschlichen Tumoren eine Vielzahl von Antigenen zu charakterisieren, die von Antikörpern oder T-Lymphozyten erkannt werden.

Parallel hierzu wuchs allerdings auch die Einsicht in Mechanismen, die von der Tumorseite einer wirksamen Immunabwehr entgegenstehen. Diese verhindern, dass Tumoren trotz ihrer Antigenität immunogen sind, indem sie im Laufe der Zeit Moleküle verlieren, die mittel- oder unmittelbar für die Erkennung durch das Immunsystem mit notwendig sind oder bestimmte Substanzen freisetzen, welche infiltrierende T-Lymphozyten in den programmierten Zelltod treiben oder sie in einen Zustand der Anergie versetzen.

Das Wissen um immunologische Zielstrukturen auf malignen Zellen und die Kenntnis der Gründe für das Ausbleiben einer effizienten Immunantwort eröffnen neue Möglichkeiten für gezielte Eingriffe in das komplexe immunologische Abwehrsystem.

1.4.1 Tumorimmunität

Tumorzellen unterscheiden sich biologisch wesentlich von ihren nichtmalignen Ursprungszellen. Diese Unterschiede sind durch während der Tumorentwicklung erworbene Veränderungen bedingt, die zur Ausbildung qualitativ und quantitativ veränderter molekularer Strukturen in den Krebszellen führen. Diese tumorassoziierten Strukturen können vom spezifischen Immunsystem des tumortragenden Wirtes erkannt werden. An der spezifischen Erkennung dieser Antigene sind humorale und zelluläre Mechanismen beteiligt, die funktionell miteinander kooperieren. So erkennen $CD4^+$- und $CD8^+$-T-Lymphozyten prozessierte Antigene, die auf den Molekülen der MHC-Klassen II bzw. I (MHC: Major Histocompatibility Complex = Haupthistokompatibilitätskomplex) präsentiert werden, während B-Lymphozyten zirkulierende Antikörpermoleküle produzieren, welche direkt an unprozessierte Antigene binden.

Daraus ergibt sich die klinisch-therapeutische Bedeutung der Tumorantigene, deren Erkennung auf Tumorzellen zur darauf folgenden Eliminierung des Tumors durch das körpereigene Immunsystem führen kann. Es sind dabei tumorspezifische Antigene, die nur von den Tumorzellen exprimiert werden zu unterscheiden von tumorassoziierten Antigenen, welche auch in normalen Geweben vorkommen können. Eine weitere Gruppe stellen die von Viren kodierten Antigene dar. Diese Antigene können entweder spezifisch für nur einen individuellen Tumor sein oder auf verschiedenen Tumoren vorkommen (Tab. 1.**1**).

Die zytotoxischen T-Lymphozyten (CTL) sind wichtige Effektoren in der Tumorzerstörung. Sie erkennen antigene Peptide gebunden an MHC-Klasse-I-Moleküle – vermittelt durch ihren spezifischen T-Zell-Rezeptor (TCR). Der Korezeptor CD8 der CTL bindet MHC-Klasse-I-Moleküle, stabilisiert die Bindung und ist an der T-Zell-Aktivierung beteiligt. Die Tötung der Tumorzelle kann über sezernierte Proteine wie Perforin und Granzyme oder membranständige Fas-Liganden erfolgen (76). Die Aktivierung der $CD8^+$-CTL kann einerseits direkt erfolgen („direct priming", z. B. gegenüber einigen viralen Antigenen), sie ist in der Regel jedoch von anderen Zellen und deren Interaktionen abhängig. Dieser Vorgang des „indirect priming" kann über antigenpräsentierende Zellen (APC), die – durch Tumorzelllyse freigesetzte oder von Tumoren sezernierte – Tumorantigene aufnehmen und prozessieren, und/oder über MHC-Klasse-II gebundene $CD4^+$-T-Helferzellen erfolgen (2).

APC können dendritische Zellen, aber auch Makrophagen und aktivierte B-Lymphozyten sein. Wird der Peptid/MHC-Komplex durch den TCR erkannt (1. Signal) und geraten die antigenspezifischen $CD8^+$-T-Zellen in Kontakt mit den APC und/oder binden kostimulatorische Moleküle wie B7 an den Rezeptor CD28 der T-Zellen (2. Signal) (74), kann die T-Zelle proliferieren und zur CTL differenzieren, die dann nach spezifischer Bindung an die Tumorzelle deren Tod durch Lyse bzw. Apoptose hervorruft (Abb. 1.**5a**).

Tabelle 1.1 Gruppen der Tumorantigene

Gruppe	Antigen	Charakteristika
Cancer/Testis-Antigene	MAGE-Familie, NY-ESO-1, BAGE, GAGE, SSX-2	Expression auf einer Vielzahl verschiedener Tumoren mit unterschiedlicher Frequenz und in menschlichen Hoden.
Differenzierungsantigene	gp100, Melan A, Tyrosinase	Expression auf Tumoren und Normalgeweben, in der Regel auf Melanomen. Im Normalgewebe beschränkt auf Zellen einer bestimmten Entwicklungsstufe.
Überexprimierte Antigene	HER2/neu, PRAME	Eine verstärkte Transkription oder Genamplifikation bewirkt eine Überproduktion des Proteins.
Mutierte Genprodukte	P53, CDK4, CASP-8	Die Mutation einer Gensequenz bedingt eine Veränderung in der Aminosäureabfolge, die zur Änderung der Funktion dieses Gens und/oder zur Bildung neuer antigener Epitope führen kann.
Virale Antigene	E6/E7	Von Viren kodierte Antigene, die sowohl tumorigen als auch antigen sein können.

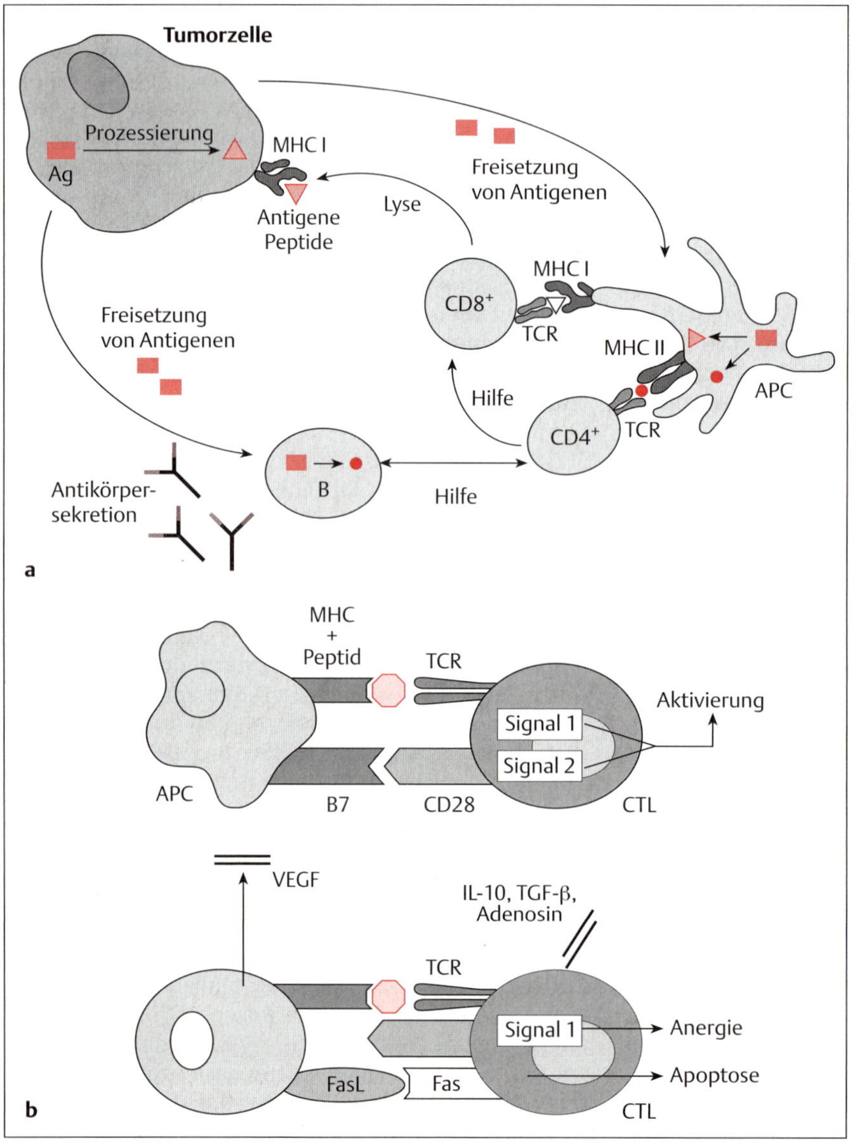

Abb. 1.**5a**, **b** Prinzipien der integrierten Immunantwort gegen Tumorantigene (**a**). Zellproteine werden zu Peptidfragmenten degradiert, ins endoplasmatische Retikulum (ER) gebracht, auf HLA-Klasse-I-Moleküle geladen und an die Zelloberfläche transportiert. Diese Peptid-HLA-Klasse-
120 I-Komplexe können von $CD8^+$ zytotoxischen T-Lymphozyten anhand ihres spezifischen T-Zell-Rezeptors (TCR) erkannt werden. Spezifische B-Lymphozyten können von Tumorzellen freigesetzte Proteinantigene über membrangebundenes Immunglobulin aufnehmen und nach Stimulierung spezifische Immunglobuline der IgG-Klasse sezernieren (weitere Einzelheiten im Text).
Beispiele für „Immune-escape"-Mechanismen von Tumoren, um der Aktivierung von Effektorzellen durch professionelle APC zu entgehen (**b**). Tumorzellen können sich der Kontrolle der T-Zell-vermittelten Immunantwort durch defiziente MHC-Klasse-I- und -II-Antigenprozessierung und -präsentation, inadäquate Kostimulation, Sekretion immunsuppressiver Zytokine oder Modulation des Fas/Fas-Ligand-Systems (Fas/FasL) entziehen.

Viele Tumoren verfügen jedoch über Mechanismen, der Immunabwehr zu entgehen (immune escape) (Abb. 1.**5b**). So kann es während der Tumorprogression zu einer Selektion von Epitopverlust-Varianten kommen, die dann nicht mehr von den CTL erkannt werden (37, 39). Weitere Mechanismen, der Immunabwehr zu entkommen, sind die Herabregulierung von MHC-Klasse-I-Molekülen, Defekte in der Antigenprozessierung und -präsentation und die Sekretion immunsuppressiver Faktoren, darunter TGF-β, M-CSF, IL-6, IL-10 und der vaskuläre endotheliale Wachstumsfaktor (v-EGF). Das von Tumorzellen sezernierte IL-6 und/oder M-CSF inhibieren die Differenzierung von dendritischen Zellen und damit ihre Funktion als APC (58). Die Faktoren IL-10, TGF-β und vEGF induzieren Toleranz von Tumoren gegenüber tumorreaktiven MHC-Klasse-I- und -II-restringierten T-Zellen.

1.4.2 Immuntherapie

Immuntherapeutische Strategien zielen zum einen auf die Entwicklung von Behandlungsmöglichkeiten höherer Spezifität, welche die Nebenwirkungsbreite der Chemotherapie umgehen, zum anderen sollen sie effizienter sein und die Rezidivrate senken. Vor allem an eine Operation sich anschließende adjuvante Therapiekonzepte sollen im Körper verbliebene maligne Zellen (minimal residual disease) eliminieren. Obgleich viele immuntherapeutische Strategien im syngenen Mausmodell z. T. sehr erfolgreich waren, konnten nicht alle dieser Strategien im humanen System nachvollzogen werden.

Die immuntherapeutischen Ansätze umfassen 3 Gruppen:

- die aktive Vakzinierung,
- die Antikörpertherapie und
- den adoptiven Transfer von T-Zellen.

Vom derzeitigen Standpunkt ist die Immuntherapie durch aktive antigenspezifische Vakzinierung als Hauptgebiet für den therapeutischen Einsatz von Tumorantigenen zu sehen. Es werden Peptide verschiedener Tumorantigene, modifizierte Peptide mit stärkerer MHC-Bindung oder Tumorproteine mit verschiedenen Adjuvanzien (z. B. Bacille Calmette-Guérin [BCG], Newcastle Disease Virus [NDV]) zur Auslösung einer unspezifischen, die CTL-Antwort unterstützenden Entzündungsreaktion eingesetzt.

Auch werden verschiedene Zytokine zur zusätzlichen Aktivierung spezifischer CTL (IL-2, IL-7, IL-12) und zur Verbesserung der Antigenpräsentation (GM-CSF: granulocyte macrophage colony-stimulating factor) getestet (40). Weiterhin werden „nackte" Antigen-DNA und APC inkubiert mit Tumorpeptiden zur aktiven Immunisierung eingesetzt. Mit Adjuvans gemischte Tumorzellen oder Tumorzelllysate führten zu einer Verbesserung der Überlebensraten bei vakzinierten Patienten mit Kolonkarzinomen oder Melanomen (82).

Ein anderer immuntherapeutischer Ansatz ist die Antikörpertherapie gegen verschiedene membranständige Antigene, bei der sowohl murine als zunehmend mittels gentechnischer Verfahren teilweise oder ganz humanisierte Antikörper eingesetzt werden. Beachtenswerte Ergebnisse konnten hierzu erzielt werden, darunter durch Therapie mit Anti-EpCam Antikörper (EpCam: epithelial cell adhesion molecule) (17–1A, Panorex), der gegen das Co-17–1A gerichtet ist, das auf der Oberfläche von Adenokarzinomzellen und normalen epithelialen Zellen exprimiert wird (75).

Bispezifische monoklonale Antikörper sind Immunkonjugate, die Bindungsstellen für 2 unterschiedliche Antigene enthalten. Dadurch ist es möglich, immunologische Effektorzellen mit Tumorzellen zu vernetzen und die Zielzelle über unterschiedliche Mechanismen zu lysieren. Die am häufigsten verwendeten Effektorzellen sind T-Zellen, natürliche Killerzellen (NK-Zellen), Monozyten/Makrophagen und dendritische Zellen. Bisher durchgeführte Studien mit bispezifischen monoklonalen Antikörpern, z. B. Anti-CD16/CD30-Therapie bei ansonsten therapierefraktären Hodgkin-Lymphomen, zeigten nur wenig Nebenwirkungen und ein Ansprechen auf die Therapie in einigen Fällen (73).

Bei dem therapeutischen Ansatz des adoptiven T-Zell-Transfers werden periphere Blutlymphozyten (PBL) oder tumorinfiltrierende Lymphozyten (TIL) isoliert, in vitro mit IL-2 stimuliert und anschließend als lymphokinaktivierte Killerzellen (LAK) reinfundiert (84). Es ist möglich, tumorspezifische CTL-Klone in vitro in Kultur mit autologen Tumorzellen zu generieren, die nach Expansion und Reinfusion in den Donor ihr antigenspezifisches Potenzial umsetzen (89). Ein interessanter Weg ist die Klonierung des T-Zell-Rezeptors (TCR) solcher tumorspezifischer T-Zell-Klone und die folgende Übertragung der TCR-DNA in Lymphozyten eines anderen Donors im Sinne eines tatsächlichen adoptiven Transfers (19, 20).

Literatur

1. Agarwal ML, Agarwal A, Taylor WR, Stark GR. p53 controls both the G2/M and the G1 cell cycle check points and mediates reversible growth arrest in human fibroblasts. Proc Nat Acad Sci USA 1995; 92: 8493–8497
2. Albert ML, Sauter B, Bhardwaj N. Dendritic cells acquire antigen from apoptotic cells and induce class I-restricted CTLs. Nature 1998; 392: 86–89
3. Allgayer H, Heiss MM, Schildberg FW. Prognostic factors in gastric cancer. Br J Surg 1997; 84: 1651–1664
4. Ashkenazi A, Dixit VM. Death receptors: signaling and modulation. Science 1998; 281: 1305–1308
5. Ashwell G, Harford J. Carbohydrate-specific receptors of the liver. Ann Rev Biochem 1982; 51: 531–54
6. Behrens J, Jerchow BA, Wurtele M, et al. Functional interaction of an axin homolog, conductin, with beta-catenin, APC, and GSK3beta. Science 1998; 280: 596–599
7. Behrens J, von-Kries JP, Kuhl M, et al. Functional interaction of beta-catenin with the transcription factor LEF-1. Nature 1996; 382: 638–642
8. Beuth J, Ko HL, Pulverer G, Uhlenbruck G, Pichlmaier H. Importance of lectins for the prevention of bacterial infections and cancer metastases. Glycoconj J 1995; 12: 1–6

9. Breivik J, Gaudernack G. Genomic instability, DNA methylation and natural selection in colorectal carcinogenesis. Semin Canc Biol 1999; 9: 245–254
10. Brenner B, Gulbins E, Schlottmann K, et al. L-selectin activates the ras pathway via the tyrosine kinase p56lck. Proc Nat Acad Sci USA 1996; 93: 15376–15381
11. Bresalier RS, Ho SB, Schoeppner HL, Kim YS, Sleisenger MH, Brodt P, et al. Enhanced sialylation of mucin-associated carbohydrate structures in human colon cancer metastasis. Gastroenterology 1996; 110: 1354–1367
12. Brooks PC, Clark RA, Cheresh DA. Requirement of vascular integrin alpha v beta 3 for angiogenesis. Science 1994: 264: 569–571
13. Brooks PC, Silletti S, von-Schalscha TL, Friedlander M, Cheresh DA. Disruption of angiogenesis by PEX, a noncatalytic metalloproteinase fragment with integrin binding activity. Cell 1998; 92: 391–400
14. Cahill D. P., Kinzler K.W., Vogelstein B., Lengauer C. Genetic instability and darwinian selection in tumours. Trends Cell Biol 1999; 12: M57–60
15. Cahill DP, Lengauer C, Yu J, et al. Mutations of mitotic checkpoint genes in human cancers. Nature 1998; 392: 300–303
16. Cao Y, Karsten U, Liebrich W, Haensch W, Springer GF, Schlag PM. Expression of Thomsen-Friedenreich-related antigens in primary and metastatic colorectal carcinomas. A reevaluation. Cancer 1995; 76: 1700–1708
17. Chambers AF, Tuck AB. Ras-responsive genes and tumor metastasis. Crit Rev Oncol 1993; 4: 95–114
18. Christofori J, Semb H. The role of the cell-adhesion molecule e-cadherin as a tumour-suppressor gene. TIBS 1999; 24: 73–76
19. Clay TM, Custer MC, Sachs J, Hwu P, Rosenberg SA, Nishimura MI. Efficient transfer of a tumor antigen-reactive TCR to human peripheral blood lymphocytes confers anti-tumor reactivity. J Immunol 1999; 163: 507–513
20. Cole DJ, Weil DP, Shilyansky J, Custer M, Kawakami Y, Rosenberg SA, Nishimura MI. Characterization of the functional specificity of a cloned T-cell receptor heterodimer recognizing the MART-1 melanoma antigen. Cancer Res 1995; 55: 748–752
21. Dano K, Romer J, Nielsen BS, Bjorn S, Pyke C, Rygaard J, et al. Cancer invasion and tissue remodeling – cooperation of protease systems and cell types. APMIS 1999; 107: 120–127
22. Ebnet K, Vestweber D. Molecular mechanisms that control leukocyte extravasation: the selectins and the chemokines. Histochem Cell Biol 1999; 112: 1–23
23. Evan GI, Wyllie AH, Gilbert CS, et al. Induction of apoptosis in fibroblasts by c-myc protein. Cell 1992; 69: 119–128
24. Evans T, Rosenthal ET, Youngblom J, Distel D, Hunt T. Cyclin: a protein specified by maternal mRNA in sea urchin eggs that is destroyed at each cleavage division. Cell 1983; 33: 389–396
25. Fidler IJ. Metastasis: quantitative analysis of the distribution and fate of tumor emboli labeled with 125-I-5-iodo-2'-deoxyuridine. J Natl Cancer Inst 1970; 45: 773–782
26. Folkman J. Antiangiogenic gene therapy. Proc Natl Acad Sci USA 1998; 95: 9064–9066
27. Forster R, Mattis AE, Kremmer E, Wolf E, Brem G, Lipp M. A putative chemokine receptor, BLR1, directs B cell migration to defined lymphoid organs and specific anatomic compartments of the spleen. Cell 1996; 87: 1037–1047
28. Fujisaki T, Tanaka Y, Fujii K, et al. CD44 stimulation induces integrin-mediated adhesion of colon cancer cell lines to endothelial cells by up-regulation of integrins and c-Met and activation of integrins. Cancer Res 1999; 59: 4427–4434
29. Gabbert HE, Meier S, Gerharz CD, Hommel G. Tumor-cell dissociation at the invasion front: a new prognostic parameter in gastric cancer patients. Int J Cancer 1992; 50: 202–207
30. Ghadimi BM, Behrens J, Hoffmann I, Haensch W, Birchmeier W, Schlag PM. Immunohistological analysis of E-cadherin, alpha-, beta- and gamma-catenin expression in colorectal cancer: implications for cell adhesion and signaling. Eur J Cancer 1999; 35: 60–65
31. Giaccia AJ, Kastan MB. The complexity of p53 modulation: emerging patterns from divergent signals. Genes Dev 1998; 12: 2973–2983
32. Hannon GJ, Beach D. $p15^{INK4B}$ is a potential effector of TGF-beta-induced cell cycle arrest. Nature 1994; 371: 257–261
33. Schneider F, Kemmner W, Haensch W, Franke G, Gretschel S, Karsten U, Schlag PM. Overexpression of sialyltransferase ST6GalNAc-II is related to poor patient survival in human colorectal carcinomas. *Cancer Res* 2001;61:4605–4611
34. Honn KV, Tang DG, Crissmann JD. Platelets and cancer metastasis: a causal relationship? Cancer Metastasis Rev 1992; 11: 325–351
35. Honn KV, Tang DG. Adhesion molecules and tumor cell interaction with endothelium and subendothelial matrix. Cancer Metastasis Rev 1992; 11: 353–375
36. Hulsken J, Birchmeier W, Behrens J. E-cadherin and APC compete for the interaction with beta-catenin and the cytoskeleton. J Cell Biol 1994; 127: 2061–1069
37. Ikeda H, Lethe B, Lehmann F, et al. Characterization of an antigen that is recognized on a melanoma showing partial HLA loss by CTL expressing an NK inhibitory receptor. Immunity 1997; 6: 199–208
38. Inohara H, Raz A. Functional evidence that cell surface galectin-3 mediates homotypic cell adhesion. Cancer Res 1995; 55: 3267–3271
39. Jäger E, Ringhoffer M, Altmannsberger M, et al. Immunoselection in vivo: independent loss of MHC class I and melanocyte differentiation antigen expression in metastatic melanoma. Int J Cancer 1997; 71: 142–147
40. Jäger E, Ringhoffer M, Dienes HP, et al. Granulocyte-macrophage-colony-stimulating factor enhances immune responses to melanoma-associated peptides in vivo. Int J Cancer 1996; 67: 54–62
41. Kannagi R. Carbohydrate-mediated cell adhesion involved in hematogenous metastasis of cancer. Glycoconj J 1997; 14: 577–584
42. Kerbel RS. Expression of multi-cytokine resistance and multi-growth factor independence in advanced stage metastatic cancer. Malignant melanoma as a paradigm. Am J Pathol 1992; 141: 519–524
43. Khokha R, Waterhouse P, Yagel S, et al. Antisense RNA-induced reduction in murine TIMP levels confers oncogenicity on swiss 3T3 cells. Science 1989; 243: 947–950
44. Kinzler KW, Vogelstein B. Cancer-susceptibility genes. Gatekeepers and caretakers. Nature 1997; 386: 761–763
45. Kinzler KW, Vogelstein B. Colorectal Tumors. Aus: The genetic basis of human cancer. McGraw Hill 1998
46. Klein G. Foulds dangerous idea revisited: The multistep development of tumors 40 years later. Adv Canc Res 1998; 72: 1–23
47. Knudson AG. Mutation and cancer: a personal odyssey. Adv Cancer Res 1995; 67: 1–23
48. Koop S, Schmidt EE, MacDonald IC, et al. Independence of metastatic ability and extravasation: metastatic ras-transformed and control fibroblasts extravasate equally well. Proc Natl Acad Sci USA 1996; 93: 11080–11084
49. Larson RS, Springer TA. Structure and function of leukocyte integrins. Immunol Rev 1990; 114: 181–217
50. Lasky LA. Selectin-carbohydrate interactions and the initiation of the inflammatory response. Ann Rev Biochem 1995; 64: 113–139
51. Lauri D, Needham L, Martinpadura I, Dejana E. Tumor cell adhesion to endothelial cells – endothelial leukocyte adhesion molecule-1 as an inducible adhesive receptor specific for colon carcinoma cells. J Natl Cancer Inst 1991; 83: 1321–1324
52. Liotta LA, Tryggvason K, Gabrisa S, Hart I, Foltz CM, Shafie S. Metastatic potential correlates with enzymatic degradation of basement membrane collagen. Nature 1980; 284: 67–68
53. Liu JJ, Chao JR, Jiang MC, Ng SY, Yen JJ, Yan-Yen HF. Ras transformation results in an elevated level of cyclin D1 and acce-

leration of G1 progression in NIH 3T3 cells. Mol Cell Biol 1995; 15: 3654–3663
54. Lundberg AS, Weinberg RA. Functional inactivation of the retinoblastoma protein requires sequential modification by at least two distinct cyclin-cdk complexes. Mol Cell Biol 1998; 18: 753–761
55. Luzzi KJ, MacDonald IC, Schmidt EE, et al. Multistep nature of metastatic inefficiency: dormancy of solitary cells after successful extravasation and limited survival of early micrometastases. Am J Pathol 1998; 153: 865–873
56. Lynch HT, de la Chapelle. Genetic susceptibility to non-polyposis colorectal cancer: Am J Med Genet 1999; 36: 801–818
57. Matsushita Y, Yonezawa S, Nakamori S, Irimura T, Sato E. Carbohydrate antigens aberrantly expressed in colorectal carcinoma. Crit Rev Oncol Hematol 1997; 25: 27–54
58. Menetrier-Caux C, Montmain G, Dieu MC, et al. Inhibition of the differentiation of dendritic cells from CD34(+) progenitors by tumor cells: role of interleukin-6 and macrophage colony-stimulating factor. Blood 1998; 92: 4778–4791
59. Miyashita T, Reed JC. Tumor suppressor p53 is a direct transcriptional activator of the bax gene. Cell 1995; 80: 293–299
60. Munger K. The molecular biology of cervical cancer. J Cell Biochem Suppl 1995; 23: 55–60
61. Nakamori S, Kameyama M, Imaoka S, et al. Increased expression of sialyl Lewis^{x} antigen correlates with poor survival in patients with colorectal carcinoma: Clinicopathological and immunohistochemical study. Cancer Res 1993; 53: 3632–3637
62. Nakasaki H, Mitomi T, Noto T, Ogoshi K, Hanaue H, Tanaka Y, et al. Mosaicism in the expression of tumor-associated carbohydrate antigens in human colonic and gastric cancers. Cancer Res 1989; 49: 3662–3669
63. Nevins JR. Toward an understanding of the functional complexity of the E2F and retinoblastoma families. Cell Growth Different 1998; 9: 585–593
64. Okuno K, Shirayama Y, Ohnishi H, Yamamoto K, Ozaki M, Hirohata T, et al. A successful liver metastasis model in mice with neuraminidase treated colon 26. Surg Today 1993; 23: 795–799
65. O'Reilly MS, Boehm T, Shing Y, Fukai N, Vasios G, Lane WS, et al. Endostatin: an endogenous inhibitor of angiogenesis and tumor growth. Cell 1997; 88: 277–285
66. Pardee AB. A restriction point for control of normal animal cell proliferation. Proc Natl Acad Sci USA 1974; 71: 1286–1290
67. Parsons SL, Watson SA, Steele RJ. Phase I/II trial of batimastat, a matrix metalloproteinase inhibitor, in patients with malignant ascites. Eur J Surg Oncol 1997; 23: 526–531
68. Pearlstein E, Salk PL, Yogeeswaran G, Karpatkin S. Correlation between spontaneous metastatic potential, platelet aggregating activity of cell surface extracts, and cell surface sialylation in 10 metastatic-variant derivatives of a rat renal sarcoma line. Proc Natl Acad Sci USA 1980; 77: 4336–4339
69. Petretti T, Kemmner W, Schulze B, Schlag PM. Altered mRNA expression of glycosyltransferases in human colorectal carcinomas and liver metastases. Gut 1999; 46: 359–366
70. Phillips ML, Nudelman E, Gaeta FCA, et al. ELAM-1 mediates cell adhesion by recognition of a carbohydrate ligand, sialyl-LeX. Science 1990; 250: 1130–1132
71. Polyak K, Lee MH, Erdjument-Bromage H, et al. Cloning of p27Kipl, a cyclin-dependent kinase inhibitor and a potential mediator of extracellular antimitogenic signals. Cell 1994; 78: 59–66
72. Recchi MA, Hebbar M, Hornez L, Harduin LA, Peyrat JP, Delannoy P. Multiplex reverse transcription polymerase chain reaction assessment of sialyltransferase expression in human breast cancer. Cancer Res 1998; 58: 4066–4070
73. Renner C, Hartmann F, Pfreundschuh M. Treatment of refractory Hodgkin's disease with an anti-CD16/CD30 bispecific antibody. Cancer Immunol Immunother 1997; 45: 184–186
74. Ridge JP, Di Rosa F, Matzinger P. A conditioned dendritic cell can be a temporal bridge between a CD4+ T-helper and a T-killer cell (see comments). Nature 1998; 393: 474–478
75. Riethmüller G, Holz E, Schlimok G, et al. Monoclonal antibody therapy for resected Dukes' C colorectal cancer: seven-year outcome of a multicenter randomized trial. J Clin Oncol 1998; 16: 1788–1794
76. Schreiber H. Tumor immunology, New York, Raven Press, 1993; 3rd ed.: 1143–1178
77. Seelentag WK, Li WP, Schmitz SF, et al. Prognostic value of beta1,6-branched oligosaccharides in human colorectal carcinoma. Cancer Res 1998; 58: 5559–5564
78. Serrano M, Lin AW, McCurrach ME, Beach D, Lowe SW. Oncogenic ras provokes premature cell senescence associated with accumulation of p53 and p16INK4A. Cell 1997; 88: 593–602
79. Springer GF. T and Tn, general carcinoma autoantigens. Science 1984; 224: 1198–1206
80. Srinivas U, Pahlsson P, Lundblad A. E-selectin: sialyl Lewis, a dependent adhesion of colon cancer cells, is inhibited differently by antibodies against E-selectin ligands. Scand J Immunol 1996; 44: 197–203
81. Thornberry NA, Lazebnik Y. Caspases, enemies within. Science 1998; 281: 1312–1
82. Vermorken JB, Claessen AM, van Tinteren H, et al. Active specific immunotherapy for stage II and stage III human colon cancer: a randomised trial [see comments]. Lancet 1999; 353: 345–350
83. Von Andrian UH, Chambers JD, McEvoy LM, Bargatze RF, Arfors KD, Butcher EC. Two-step model of leukocyte-endothelial cell interaction in inflammation: Distinct roles for LECAM-1 and the leucocyte b2 integrins in vivo. Proc Natl Acad Sci USA 1991; 88: 7538–7542
84. Wang RF, Rosenberg SA. Human tumor antigens for cancer vaccine development. Immunol Rev 1999; 170: 85–100
85. Weaver VM, Petersen OW, Wang F, et al. Reversion of the malignant phenotype of human breast cells in three-dimensional culture and in vivo by integrin blocking antibodies. J Cell Biol 1997; 137: 231–245
86. Weinberg RA. The retinoblastoma protein and cell cycle control. Cell 1995; 81: 323–330
87. Weinberg RA. Tumor suppressor genes. Science 1991; 254: 1138–1146
88. Wylie S, MacDonald IC, Varghese HJ, et al. The matrix metalloproteinase inhibitor batimastat inhibits angiogenesis in liver metastases of B16F1 melanoma cells. Clin Exp Metastasis 1999; 17: 111–117
89. Yee C, Riddell SR, Greenberg PD. Prospects for adoptive T cell therapy. Curr Opin Immunol 1997; 9: 702–708
90. Yin C, Knudson CM, Korsmeyer SJ, Van Dyke T. Bax suppresses tumorigenesis and stimulates apoptosis in vivo. Nature 1997; 385: 637–640
91. Zhang Y, Xiong Y, Yarbrough WG. ARF promotes MDM2 degradation and stabilizes p53: ARF-INK4A locus deletion impairs both the Rb and p53 tumor suppression pathways. Cell 1998; 92: 725–734

2 Die Bedeutung tumorpathologischer Untersuchungen für die chirurgische Onkologie

2.1 Einleitung

Bei den malignen soliden Tumoren ist eine zunehmend differenzierte Behandlung unverkennbar. Sie stützt sich ganz wesentlich auf pathomorphologische Befunde und nimmt den Arzt für Pathologie in eine herausgehobene Verantwortung. Von seiner richtigen Diagnose bezüglich benigne und maligne sowie Typisierung und Stadienzuteilung bösartiger Tumoren hängen wesentliche, z. T. eingreifende Therapieentscheidungen ab. Diese Verantwortung zieht sich mit der präoperativen Diagnosesicherung, der intraoperativen Schnellschnittuntersuchung bis zur Klärung zweifelhafter Befunde in der Nachsorge über lange Phasen der Behandlung von Tumorpatienten hin. Sie wird erschwert durch den zunehmenden Einsatz adjuvanter Therapieverfahren und dem damit verbundenen Ersatz von Tumor- durch Narbengewebe.

2.2 Biopsie-Methoden

Sowohl aus medizinischen als auch aus juristischen Gründen muss aus dem Körper entferntes Gewebe der histopathologischen Untersuchung zugeleitet werden. Für die chirurgische Onkologie gilt, dass jeder maligne Tumor vor der Behandlung möglichst mikroskopisch gesichert, d. h. der histologische Typ definiert (Typing) und der Differenzierungsgrad (Grading) festgelegt werden sollte. Für die präoperative mikroskopische Tumordiagnose stehen verschiedene Biopsiemethoden zur Verfügung (Tab. 2.1), die je nach Anwendungsbereich, Menge und Qualität des gewonnenen Materials, Art der histopathologischen Aufarbeitung etc. unterschiedliche Aussagekraft besitzen.

Tabelle 2.**1** Biopsiemethoden zur mikroskopischen Tumordiagnose

Verfahren	Anmerkung
Feinnadelbiopsie	zur zytologischen Untersuchung (Aspirationszytologie), zur histologischen Untersuchung
Stanz-(Grobnadel-)Biopsie	
Inzisionsbiopsie	Zangenbiopsie, chirurgische Inzisionsbiopsie
Exzisionsbiopsie	Probeexstirpation, totale Biopsie, Lymphknotenexstirpation

Eine Feinnadelbiopsie z. B. der Schilddrüse kann unter Umständen die präoperative Diagnose eines papillären, medullären oder anaplastischen Schilddrüsenkarzinoms ermöglichen, erlaubt aber nicht die Dignitätsbestimmung follikulärer Neoplasien (Adenom – Karzinom). In diesem Fall ist das Karzinom nur durch den histologischen Invasivitätsnachweis zu diagnostizieren.

Weitere Anwendungsbereiche der konventionellen Zytologie sind z. B. der Tumorzellnachweis in Pleura- und Aszites-Punktaten bzw. Spülflüssigkeit. Im Vergleich zur histologischen Diagnostik ist hier mit einem höheren Anteil von Befunden mit unsicherer bzw. ungeklärter Dignitätsbeurteilung zu rechnen, weshalb auch häufiger Mehrfachuntersuchungen erforderlich sind. Immunzytologische Zusatzuntersuchungen (z. B. BerEP4) können die Treffsicherheit solcher Untersuchungen erheblich verbessern.

2.3 Schnellschnitt-Diagnostik

Die wichtigste Frage an die Schnellschnitt-(SS-)Diagnostik ist die Dignitätsbeurteilung. Ergänzende Angaben zur Tumorausdehnung sind unter Umständen gegebenenfalls möglich, unterliegen aber nicht zuletzt aufgrund der nicht gesicherten Repräsentativität (sampling error) des beurteilten Schnitts einer höheren Fehlerquote als die Ergebnisse der abschließenden histopathologischen Beurteilung am mit Formalin fixierten Material (Fehlerquote 3–4 %, organabhängig falsch positiv in 1 %, falsch negativ in 2–3 % [6, 13]).

Der höhere Unsicherheitsgrad bzw. die höhere Rate an Fehlbeurteilungen bei der SS-Diagnostik beruht auf folgenden Gründen:

- Gefrierschnitte sind im Vergleich zu Schnittpräparaten von in Paraffin eingebettetem Untersuchungsmaterial von minderer morphologischer Qualität.
- Ergänzende Spezialfärbungen bzw. immunhistochemische Analysen sind nicht oder nur begrenzt einsetzbar. Auf Schnellschnitt-Untersuchungen adaptierte Spezialfärbungen, wie z. B. die Schnell-PAS-Färbung sind für manche Fragestellungen, wie z. B. der Detektion von Zellen eines Siegelringzellkarzinoms besonders hilfreich und erhöhen deutlich die Treffsicherheit der SS-Diagnostik.
- Das vom Chirurgen bzw. Pathologen entnommene Untersuchungsmaterial ist nicht mit Sicherheit re-

präsentativ (sampling error). Naturgemäß kann die SS-Diagnostik sich nur auf einen oder wenige repräsentative Schnitte beschränken. Beispiele:

- Untersuchung des falschen Knotens in einer Struma multinodosa;
- Untersuchung der falschen Stelle aus einer großen follikulären Neoplasie der Schilddrüse ohne Erfassung von Kapsel- oder angioinvasiven Tumorabschnitten oder
- Untersuchung eines großen Lymphknotens mit kleiner Metastase, die nicht im Schnellschnitt, aber anschließend bei der ausgiebigen Aufarbeitung des Lymphknotens in mehreren Ebenen zur Darstellung kommt.

Die Fehlerquote lässt sich minimieren, indem der Chirurg dem Pathologen bereits zum Zeitpunkt der SS-Untersuchung suffiziente Angaben über für die Diagnose relevante Daten bzw. histopathologische Vordiagnosen macht. Sollen Absetzungsränder hinsichtlich des R-Status beurteilt werden, so ist auf eine ausreichende Markierung der relevanten bzw. klinisch suspekten Stellen zu achten. Eine ausreichende Markierung, insbesondere bei Weichteiltumoren bzw. -metastasen ist auch deshalb relevant, da bei eventuellem Nachweis von Tumorgewebe auf der Präparatoberfläche die genaue Lokalisation der Tumorinfiltration vom Pathologen beschrieben wird und vom Chirurgen im OP-Situs identifiziert werden kann. Jeder Chirurg sollte wissen, dass die anatomischen Verhältnisse im OP-Situs viel klarer zur Darstellung kommen als später im entnommenen OP-Präparat. Grundsätzlich dient die SS-Diagnostik ausschließlich der intraoperativen Entscheidungsfindung. Für das intraoperative Vorgehen irrelevante Fragestellungen sind aus diagnostischen (größere Fehlerquote) als auch aus Gründen der Zeitersparnis und nicht zuletzt aus ökonomischer Sicht zu vermeiden.

2.4 Immunhistochemie

Immunhistochemische Zusatzuntersuchungen sind inzwischen ein fester Bestandteil der histopathologischen Diagnostik. Da Expressionsprofile von Markermolekülen zu den Typisierungskriterien mancher maligner Tumoren gehören, ist ohne immunhistochemische Zusatzanalysen eine differenzierte Diagnostik, z. B. von Lymphomen, bestimmten Sarkomen, aber auch von Karzinomen (z. B. großzelliges endokrines Lungenkarzinom) nicht mehr möglich.

Immunhistochemische Analysen dienen neben der sicheren Typisierung histomorphologisch definierter Tumorentitäten auch der Identifizierung des Primärsitzes bei Metastasen von unbekannten Primärtumoren ebenso wie dem Nachweis von minimalen Tumorinfiltraten in einem durch Entzündung oder Vorbehandlung veränderten Gewebe. Auch für die Therapie relevante Rezeptoren (z. B. Östrogen-, Progesteron-Rezeptoren und HER/2neu bei Mammakarzinomen) werden durch immunhistochemische Zusatzuntersuchungen analysiert. Schließlich tragen sie auch zur Diagnose von erblichen, für einen Tumor prädisponierenden Erkrankungen (z. B. HNPCC) bei.

Die meisten für die Diagnostik relevanten Antigene lassen sich heute im formalinfixierten und in Paraffin eingebetteten Material nachweisen. In seltenen Fällen wird für die Diagnostik auch eine immunhistochemische Analyse von nativem Material erforderlich sein. Gegebenenfalls sollte daher in Rücksprache mit dem Pathologen Tumorgewebe tiefgefroren im Nativzustand asserviert werden.

2.5 Zytogenetik und Molekularbiologie

Molekularbiologische Untersuchungen gewinnen zunehmend an Bedeutung in der histopathologischen Diagnostik. Weit verbreitet ist der molekularbiologische Klonalitätsnachweis von lymphoiden T- oder B-Zell-Infiltraten als Hinweis für eine lymphatische Neoplasie. Die Zytogenetik stellt heute einen Grundstein in der Diagnostik von Leukämien und myeloproliferativen Erkrankungen dar. Hingegen ist die Detektion charakteristischer genetischer Aberrationen für bestimmte Lymphom- bzw. Sarkomentitäten nur in größeren, hierfür spezialisierten Referenzzentren üblich, wie auch die molekularbiologische Diagnostik von erblichen für einen Tumor prädisponierenden Erkrankungen (z. B. Mikrosatelliteninstabilität bei HNPCC). Molekularbiologische Untersuchungen (Polymerasenkettenreaktion (polymerase chain reaction, PCR), In-Situ-Hybridisierung) werden schließlich bei der Erreger-Detektion (Bakterien, Mykobakterien, Viren) im Gewebe angewandt.

2.6 Grundsätze der Tumorklassifikation

2.6.1 Allgemeines

Grundsätzlich führt die Erkennung und Behandlung von Frühstadien maligner Tumoren zu den besten Ergebnissen. Diese Tatsache lässt sich für jede einzelne Tumorentität belegen, wenn auch von vornherein deutliche organspezifische Prognoseunterschiede bestehen (Tab. 2.2).

Die Erkennung früher Tumorformen schließt die Suche nach präkanzerösen Bedingungen und Läsionen ein. Eine *präkanzeröse Bedingung* ist ein klinisch oder anamnestisch definierter Zustand, der mit erhöhter Wahrscheinlichkeit mit präkanzerösen Läsionen und malignen Tumoren einhergeht. Beispiele hierfür sind das familiäre Auftreten von Karzinomen oder chronische Entzündungen, wie etwa die Colitis ulcerosa.

Unter *präkanzerösen Läsionen* versteht man histopathologische Gewebsveränderungen, aus denen sich im Vergleich zum entsprechenden Normalgewebe häufiger

Tabelle 2.2 Prognose von Karzinomen des Rektum, Kolon, Magen, Pankreas und Ösophagus in Abhängigkeit vom Primärtumorstatus nach kurativer Resektion (N+/−, M0) (Chirurgische Universitätsklinik Erlangen 1978–1994, Kaplan-Meier)

	Rektum		Kolon		Magen		Pankreas		Ösophagus	
	n	5-JÜL	n	5-JÜL	n	5-JÜL	n	5-JÜL	n	5-JÜL
pT1	190	84	151	80	192	77	27	48	57	50
pT2	409	79	146	82	352	51	105	9	39	31
pT3	927	56	793	69	165	21	26	8	112	11
pT4	84	35	169	53	31	16				

n: Anzahl der Patienten
5-JÜL: 5-Jahres-Überlebensrate

maligne Tumoren entwickeln, wie z. B. die Dysplasie im Kolon und Rektum.

Die *Dysplasie* ist definiert als zweifelsfrei neoplastische Epithelproliferation ohne Invasion, d. h. zelluläre Epithelatypien mit gestörter Differenzierung und Abweichung in der Gewebsarchitektur. Das Konzept der Dysplasie-Karzinom-Sequenz gilt heute für den Großteil der Tumoren des Gastrointestinaltrakts als gesichert (4). Die Entfernung der (noch) gutartigen Vorstufen, z. B. durch die Schlingenabtragung eines polypösen oder flachen Adenoms als häufigste Erscheinungsform der Dysplasie im Kolorektum, ist eine gute präventive Maßnahme, um den Übergang in ein invasives Karzinom zu verhindern. Die Häufigkeit der Karzinomentwicklung in Adenomen wird auf 5–10% geschätzt.

Die moderne Tumorklassifikation umfasst die histomorphologische Beschreibung des Tumors (Typing und Grading) und die Festlegung der anatomische Ausbreitung (Staging) vor der Behandlung sowie posttherapeutisch die Einordnung in die R-Klassifikation. Vorbehandelte oder Rezidivtumoren werden speziell gekennzeichnet (s. u.).

2.6.2 Typing

Die Tumoren werden zuerst nach ihrem Ursprungsgewebe unterteilt:

Karzinome	maligne Tumoren epithelialen Ursprungs
Sarkome	solide maligne Tumoren nicht epithelialen Ursprungs
Lymphome/lymphatische Leukämien	Tumoren des lymphatischen Gewebes
Myeloproliferative Erkrankungen/ myeloische Leukämien	Tumoren des hämatopoetischen Systems
Keimzelltumoren	Tumoren der Keimzellen (gonadal oder extragonadal)
Blastomatöse Tumoren	Nicht-Keimzelltumoren mit embryonaler Differenzierung (z. B. Nephroblastom, Hepatoblastom)
Mesotheliome	Tumoren mit gemischter, teils epithelialer, teils mesenchymaler Differenzierung

Besteht keine Ähnlichkeit mit dem Ausgangsgewebe, werden sie als undifferenziert bezeichnet. Danach erfolgt die histologische Typenbestimmung nach den Empfehlungen der WHO (International Histological Classification of Tumours), die seit 1967 in den so genannten „blue books" niedergelegt werden und eine Standardisierung der histologischen Klassifikation ermöglichen.

2.6.3 Grading

Neben der Festlegung der anatomischen Ausdehnung der Tumorerkrankung ist der Differenzierungsgrad eine wichtige therapeutisch und prognostisch relevante Größe. Prinzipiell werden 4 Differenzierungsgrade unterschieden:

G1	gut differenziert
G2	mäßig differenziert
G3	schlecht diferenziert
G4	undifferenziert

Dabei werden G1- und G2-Tumoren als „low grade"
von G3- und G4-Tumoren als „high grade" unterschieden.

So wirkt sich beispielsweise beim Rektumkarzinom der histologische Differenzierungsgrad signifikant auf Lokalrezidiv- und 5-Jahres-Überlebensrate aus, wie Tabelle 2.3 zeigt.

Für bestimmte Tumorentitäten werden konkurrierend auch andere Graduierungssysteme verwendet, z. B. für endokrine Karzinome (G1–G4 und Malignitätsgrad niedrig – hoch). Für die Lymphome ist der Malignitätsgrad (niedrig- – hochmaligne) definiert, nicht jedoch eine Graduierung nach G1–G4.

Während morphologische Graduierungskriterien für manche Tumoren (z. B. Mammakarzinom, Prostatakarzinom und Neuroblastom) genau definiert sind, sind die Kriterien für die häufigsten Tumoren (z. B. Kolon, Lunge etc.) nicht einheitlich festgelegt, sodass gewisse „Inter-Observer"-Variabilitäten in der Beurteilung auftreten können. Für Sarkome bestehen unterschiedliche Graduierungsvorschläge (French Federation of Cancer Centres, National Cancer Institute, Centre for Bone and

Soft Tissue Tumours Aarhus/Denmark, TNM-Klassifikation). Schließlich ist die Graduierung nicht bei jeder Tumor-Entität sinnvoll (z. B. malignes Melanom). In manchen Fällen, z. B. beim medullären Mammakarzinom, beinhaltet die Typisierung gleichzeitig auch die Graduierung (gute Prognose).

2.6.4 Staging – Das TNM-System

Das TNM-System zur Klassifikation der malignen Tumoren wurde von P. Denoix (Frankreich) in den Jahren 1943–1952 entwickelt. Die inzwischen vorliegende 5. Auflage (19) enthält Regeln für die Klassifikation und Stadiengruppierung, die denen der 5. Auflage des AJCC Cancer Staging Manual (1) entsprechen und welche die Zustimmung aller nationalen TNM-Komitees haben. Ohne Frage hat die weite Verbreitung des TNM-Systems in den letzten 30 Jahren wesentlich dazu beigetragen, die Klassifikation maligner Tumoren zu standardisieren und prognostische Schätzungen zu verbessern.

Die Beschreibung der Ausbreitung des Primärtumors (T), des Fehlens oder Vorhandenseins und der Ausbreitung von regionären Lymphknotenmetastasen (N) und von Fernmetastasen (M) erfolgt in so genannten *Kategorien*. Für spezielle Fälle werden weitere Suffixe verwendet, z. B. „y" zur Klassifikation während oder nach initialer multimodaler Therapie (Chemotherapie, Radiotherapie, Radiochemotherapie) oder „r" für Rezidivtumoren nach krankheitsfreiem Intervall. Fakultativ können Lymphgefäß- (L) und Veneninvasion (V) angegeben werden (fakultative Deskriptoren).

Gruppen von Patienten mit möglichst gleicher Prognose werden als *Stadien* bezeichnet, definiert durch Tumoren einer oder (meist) mehrerer TNM-Kategorien; gegebenenfalls mit weiteren Parametern. Die Neuerungen der aktuellen TNM-Version beabsichtigen u. a. eine exaktere Definition der Prognose in den jeweiligen Tumorstadien.

Unter praktischen Gesichtspunkten wird, basierend auf *vor* der Behandlung erhobenen Befunden, im Hinblick auf die Therapieplanung zunächst die *klinische Klassifikation* (prätherapeutisch) nach TNM bestimmt (TNM oder cTNM). Der chirurgischen Therapie folgt die *pathologische Klassifikation* (pTNM). Das definitive Stadium stellt die Basis für klinisch epidemiologische Erhebungen und für die statistische Analyse der Therapieergebnisse dar. Für die Verlässlichkeit der Befunde zur Einstufung in das TNM-System wurde der C-Faktor („certainty") definiert (Tab. 2.**4**).

Dennoch ist zu betonen, dass innerhalb einzelner Stadien durchaus noch weiter zu hinterfragende Prognoseunterschiede vorhanden sind, sodass empfohlen wird, bei der Analyse von Therapie-Ergebnissen eine Unterteilung nach einzelnen TNM-Kategorien vorzunehmen, sofern es die Patientenzahlen erlauben (12). Wie die Daten der SGKRK-Studie (Studiengruppe Kolorektales Karzinom) nach R0-Resektion kolorektaler Karzinome zeigen, schwankt die 5-Jahres-Überlebensrate im Stadium III in Abhängigkeit von der N-Kategorie zwischen 50 % (pN1) und 34 % (pN2, 3; entsprechend pN2 nach TNM 1997) für das Kolonkarzinom und zwischen 47 % und 34 % für das Rektumkarzinom (5).

Tabelle 2.**3** Lokalrezidivrate und 5-Jahres-Überlebensrate von R0-resezierten Rektumkarzinomen (Chirurgische Universitätsklinik Erlangen 1988–1994)

	Lokalrezidivrate	5-Jahres-Überlebensrate
G1	2/23 (8,7 %)	84 +/- 4 %
G2	41/354 (11,6 %)	68 +/- 2 %
G3/4	13/63 (20,6 %)	42 +/- 4 %

(n = 440, Stichtag 31.12.1997, postop. Letalität nicht ausgeschlossen)

Tabelle 2.**4** Verlässlichkeit von Befunden entsprechend den angewandten diagnostischen Verfahren: so genannter C-(Certainty-)Faktor

C-Faktor	Definition
C1	Ergebnisse aufgrund von diagnostischen Standardmethoden, z. B. Inspektion, Palpation und Standardröntgenaufnahmen, intraluminale Endoskopie bei bestimmten Organen
C2	Ergebnisse aufgrund spezieller diagnostischer Maßnahmen, z. B. bildgebende Verfahren: Röntgenaufnahmen in speziellen Projektionen, Schichtaufnahmen, CT, Sonographie, Lymphographie, Angiographie; nuklearmedizinische Untersuchungen, Kernspintomographie, Endoskopie, Biopsie, Zytologie
C3	Ergebnisse aufgrund chirurgischer Exploration einschließlich Biopsie und zytologischer Untersuchungen
C4	Ergebnisse nach definitiver Chirurgie und pathologischer Untersuchung des Tumorresektats
C5	Ergebnisse aufgrund einer Autopsie

Im TNM-Supplement 1993 wurde für die verschiedenen Organtumoren eine Zahl von regionären Lymphknoten festgelegt, die histologisch zu untersuchen sind und tumorfrei sein müssen, um eine verlässliche Diagnose von pN0 zu ermöglichen (Tab. 2.**5**).

Unter dem Gesichtspunkt der Qualitätssicherung müssen am Dissektionspräparat alle vorhandenen Lymphknoten untersucht werden. Die Anzahl der registrierten Lymphknoten liegt in der Regel wesentlich über der geforderten Mindestzahl von zu untersuchenden Lymphknoten. Dann lässt sich auch die Zahl befallener im Verhältnis zur Zahl der untersuchten Lymphknoten angeben, die in vielen Fällen prognostische Bedeutung besitzt (18). Eine ungenaue pN-Klassifikation führt dazu, dass die Therapie-Ergebnisse in den einzelnen Stadien schlechter werden (so genannte „stage migration" oder Will-Rogers-Phänomen). Allerdings wird die Bedeutung des Phänomens häufig überschätzt, da die

Tabelle 2.5 Notwendige Mindestanzahl von zu untersuchenden Lymphknoten, um bei Tumoren verschiedener Lokalisationen pN0 klassifizieren zu können (zitiert 18)

Lokalisation des Tumors	Mindestanzahl zu untersuchender Lymphknoten
Kopf-Hals-Tumoren	eingeschränkte Neck-Dissektion: 6 radikale Neck-Dissektion: 10
Schilddrüse	6
Ösophagus	6
Magen	15
Dünndarm	6
Kolorektum	12
Analkanal (perirektal/pelvin)	12 (6 inguinal)
Leber	3
Gallenblase, extrahepat. Gallengänge	3
Ampulla Vateri, Pankreas	10
Lungen, Pleuramesotheliom	6
Knochen, Weichteiltumoren	6
Haut (Karzinom, malignes Melanom)	6
Brust	6 (wenigstens Lymphknoten des Level I)
Vagina (obere 2/3), Cervix uteri, Corpus uteri, Ovar	10
Urologische Tumoren	Penis: 6 andere: 8
Augentumoren	6
Tumoren bei Kindern (Neuro-/Nephroblastom, Weichteilsarkome)	3

Tabelle 2.6 Mit dem Patienten, dem Tumor und der Behandlung assoziierte Prognosefaktoren (Auswahl, nach 10)

Patienten-assoziierte Faktoren	Alter Geschlecht Leistungsfähigkeit (performance status) klinische Symptome Komorbidität
Tumor-assoziierte Faktoren	Histologischer Typ Differenzierungsgrad vaskuläre und perineurale Invasion Rezeptoren genetische Anomalien (strukturelle Chromosomenanomalien) Ploidiegrad Proliferationsmarker
Behandlungs-assoziierte Faktoren	chirurgische Technik Dosis und Intensität der Bestrahlung Dosis und Intensität der Chemotherapie

hierdurch verursachte Veränderung, z. B. der 5-Jahres-Überlebensrate, für einzelne Tumorstadienstadien nur geringfügig (< 10 %) ausfällt (3).

Trotz der herausragenden Bedeutung des TNM-Systems wird die Prognose eines Tumorpatienten von einer Vielzahl weiterer Faktoren beeinflusst (Tab. 2.**6**). Parallel zu dem Fortschritt in der Entwicklung der Labortechnik wurde in den letzten Jahren die prognostische Aussagekraft einer Reihe von molekularbiologischen Markern untersucht. Für die meisten Tumoren, u. a. auch für das kolorektale Karzinom (7), konnte die Bedeutung eines Nachweises solcher Marker bisher nicht abschließend geklärt werden. Eine fehlende Standardisierung der Methoden und Untersuchungen an nicht ausreichenden Patientenzahlen mit meist nur univariater Datenanalyse gehört zu den Gründen.

Kann der Stellenwert dieser Variablen in multivariaten Analysen umfangreicher Patientenkollektive abgesichert werden, wird die prognoseorientierte Klassifikation maligner Tumoren in Zukunft vermutlich weitere Modifikationen erfahren.

2.6.5 R-Klassifikation (Residualtumor)

Durch die Anwendung von TNM und pTNM wird zwar die Ausbreitung des Tumors beschrieben, die Behandlung aber nicht berücksichtigt. Die R-Klassifikation erfasst den Tumorstatus nach Behandlung und spiegelt somit Therapieeffekte wider, die die weitere Therapie und Prognose beeinflussen. Bei gastrointestinalen Karzinomen und den meisten soliden Tumoren wird die Prognose *nach* Behandlung primär durch die R-Klassifikation bestimmt, während pTNM den zweitwichtigsten unabhängigen prognostischen Faktor darstellt. Obwohl aus historischen Gründen die R-Klassifikation nicht obligater Bestandteil der TNM-Klassifikation ist, ist sie aufgrund ihrer prognostischen Bedeutung unerlässlich und deshalb auch im Dokumentationssystem der Arbeitsgemeinschaft Deutscher Tumorzentren essenzieller Bestandteil der Tumorklassifikation.

Prinzipiell haben nur Patienten ohne verbleibenden Residualtumor (R0) Aussicht auf Heilung (Tab. 2.**7**), sofern nicht durch zusätzliche Therapiemodalitäten Tumorreste effektiv zerstört werden können.

Die Bestimmung der R-Klassifikation setzt die gemeinsame Beurteilung durch den Chirurgen wie auch den Pathologen voraus. Nur wenn der Chirurg dokumentiert hat, dass nach der Resektion des Tumors makroskopisch kein Residualtumor verbleibt, und zwar weder lokoregionär noch in Form von Fernmetastasen, kann der Pathologe die Kategorisierung in R0 oder R1 treffen. Erst dann kann die *definitive* R-Klassifikation festgelegt werden, in die klinische *und* pathologische Befunde eingehen:

Tabelle 2.7 5-Jahres-Überlebensrate für R0-resezierte kolorektale Karzinome im Stadium I–III (Chirurgische Universitätsklinik Erlangen, 1988–1994)

	n	Kolon 5-JÜL (%)	n	Rektum 5-JÜL (%)	n	Kolorektum 5-JÜL (%)
R0	648	73 (±2)	884	68 (±2)	1532	70 (±1)
R1/R2/RX	14	29 (±12)	43	26 (±7)	57	26 (±6)

(postop. Letalität nicht ausgeschlossen)
n: Anzahl der Patienten JÜL: Jahres-Überlebensrate

R0 kein Residualtumor
R1 mikroskopisch Residualtumor
R2 makroskopisch Residualtumor
R2 a makroskopischer Residualtumor, mikroskopisch nicht bestätigt*
R2 b makroskopischer Residualtumor, auch mikroskopisch bestätigt*

* Erweiterung nach Vorschlägen der ADT (Arbeitsgemeinschaft Deutscher Tumorzentren) (16)

Von Seiten des Chirurgen ist insbesondere darauf zu achten, dass die potenziellen Metastasenlokalisationen entweder intraoperativ beurteilt oder, sofern aufgrund des Operationszugangs nicht beurteilbar, durch entsprechende bildgebende Verfahren abgeklärt wurden.

Andererseits kann nicht immer eine Metastase von einer gutartigen fokalen Läsion rein klinisch unterschieden werden, z. B. verkalkte Lymphknoten als Folge einer chronischen Entzündung oder benigne fokale Herde in der Leber. Sofern sich nicht durch eine Biopsie spätere negative Auswirkungen ergeben, z. B. bei Gefahr der Tumorzelldissemination durch Inzisionsbiopsie einer evtl. durch eine weitere Operation resektablen Lebermetastase, ist makroskopisch verbleibender Residualtumor durch entsprechende Biopsieverfahren histologisch zu sichern.

2.7 Minimal residual disease

Während die Häufigkeit lokoregionärer Rezidive nach R0-Resektion weitgehend ein Ausdruck der Qualität der Chirurgie ist, spricht das Auftreten von Fernmetastasen für eine prä- bzw. perioperative Dissemination von Tumorzellen. Dem Nachweis von Tumorzellen in Knochenmark, Pleura- und Peritonealhöhle wird erst seit Ende der 80er Jahre zunehmende klinische und prognostische Bedeutung zugemessen. Für Lungen-, Corpus-uteri- und Ovarialkarzinome ist der (nicht durch Lavage-Techniken, sondern durch Flüssigkeitsaspiration gewonnene) zytologische Tumorzellnachweis seit 1992 Bestandteil der T-Kategorie.

Auffällig ist die große Varianz im Nachweis von Tumorzellen, die ihre Ursache in *methodischen Unterschieden* zwischen den verschieden Zentren findet (Entnahme und Aufarbeitung der Peritoneallavage, untersuchte Zellzahl im Knochenmark, verwendete Antikörper bzw. -kombinationen, Verwendung molekularbiologischer Methoden zum DNA- oder RNA-Nachweis etc.) (14, 15).

Hinzu kommt die *variierende Spezifität* der immunzytochemisch verwendeten Antikörper zum Nachweis epithelialer, zytokeratinpositiver Zellen (z. B. im Knochenmark), die als Karzinomzellen identifiziert werden. Eine Standardisierung und Qualitätssicherung der auch stark von der Erfahrung des Untersuchers abhängigen Methoden ist in jedem Fall dringend erforderlich.

In den meisten Studien kann eine mehr oder weniger starke Korrelation des Nachweises isolierter Tumorzellen in verschiedenen Kompartimenten zur Prognose für die betreffenden Tumorentitäten hergestellt werden (Übersicht (17)), wobei weiterhin unklar bleibt, ob einzelne Tumorzellen tatsächlich metastatische Absiedelungen verursachen können.

Es ist gezeigt worden, dass der immunzytochemische Nachweis einer minimal residual disease bei vielen Tumoren ein prognostischer Faktor ist. Bei den meisten Tumoren ist allerdings noch nicht abschließend geklärt, ob der immunzytochemische Nachweis einen *unabhängigen* prognostischen Faktor darstellt (2). Anhand der derzeitigen Datenlage lässt sich deshalb noch keine zwingende therapeutische Konsequenz bei derartigen Befunden ableiten. Bevor solche Therapiestrategien unter Studienbedingungen verfolgt werden, sollte man zunächst den Nachweis disseminierter Tumorzellen als unabhängigen prognostischen Faktor unter standardisierten Entnahme- und Analysebedingungen in prospektiv randomisierten Studien mittels multivariater Analyse weiter absichern.

Nach den Empfehlungen der UICC (9) muss auch klar zwischen einer *Mikrometastase* (≤ 0,2 cm in größter Ausdehnung) und *isolierten (disseminierten oder zirkulierenden) Tumorzellen* unterschieden werden. Mikrometastasen werden ausschließlich durch *histologische Untersuchung* diagnostiziert und je nach Lokalisation mit dem Zusatz „mi" gekennzeichnet (z. B. pN1(mi), pM1(mi)).

Für das Mammakarzinom mit ausschließlichen lymphogenen Mikrometastasen gilt bereits eine eigenständige Kategorie (pN1a). Isolierte Tumorzellen können *morphologisch (Immunhistochemie – Zytokeratine) oder nichtmorphologisch (Flowzytometrie, PCR)* diagnostiziert werden. Um den Stellenwert als unabhängigen prognostischen Faktor zu untersuchen, wird die Beschreibung des Nachweises isolierter Tumorzellen in Lymphknoten, Knochenmark, Blut, anderen Fernlokalisationen, pleuralen und peritonealen Lavagesekreten und in der R-Klassifikation mit entsprechenden Zusätzen (i+, i–; mol+, mol–; cy+, cy–) *empfohlen.*

Literatur

1. Fleming ID, Cooper JS, Henson DE et al. AJCC Cancer Staging Manual. 5th ed. Philadelphia: Lippincott; 1997
2. Funke I, Schraut W. Meta-analysis of studies on bone marrow micrometastases: an independent prognostic impact remains to be substantiated. J Clin Oncol 1998; 16: 557–566
3. Hermanek P. Das Will-Roger's-Phänomen – Fakt oder Fiktion? Chirurg 1996; 67: 769–770
4. Hermanek P. Die Dysplasie-Karzinom-Sequenz im Kolorektum. Zentralbl Chir 1992; 117: 476–482
5. Hermanek P. Long-term results of a German prospective multicenter study on colo-rectal cancer. In: Takahashi T, ed. Recent advances in management of digestive cancers. Tokyo: Springer; 1993
6. Hermanek P. Schnellschnittuntersuchung. Leistungsfähigkeit, Indikationen. Chir Praxis 1985; 34: 375–380
7. Hermanek P, Gospodarowicz MK, Henson DE, Hutter RVP, Sobin LH. Prognostic factors in cancer. Berlin Heidelberg New York: Springer; 1995
8. Hermanek P, Hohenberger W, Wittekind CH. Klassifikation und Behandlung von Tumoren. In: Siewert JR, Hrsg. Chirurgie. 6. Aufl. Berlin Heidelberg New York: Springer; 1998: 135–152.
9. Hermanek P, Hutter RVP, Sobin LH, Wittekind Ch. Classification of isolated tumor cells and micrometastasis. Cancer 1999; 86: 2668–2673
10. Hermanek P, Sobin LH, Fleming ID. What do we need beyond TNM? Cancer 1996; 77: 815–817
11. Hermanek P, Wiebelt H, Staimmer D, Riedl S and the German Study Group Colo-Rectal Carcinoma (SGCRC). Prognostic factors of rectum carcinoma. Experience of the German Multicentre Study SGCRC. Tumori 1995; 81 (Suppl.): 60–64
12. Hermanek P, Wittekind CH, Seib HJ. TNM Aktuell. 5. TNM-Klassifikation und Stadiengruppierung. Zentralbl Chir 1997; 122: 934–937
13. Howanitz PJ, Hoffman GG, Zarbo RJ. The accuracy of frozen-section diagnoses in 34 hospitals. Arch Pathol Lab Med 1990; 114: 355–359
14. Pantel K, v. Knebel-Doeberitz M, Izbicki JR, Riethmüller G. Disseminierte Tumorzellen: Diagnostik, prognostische Relevanz, Phänotypisierung und therapeutische Strategien. Chirurg 1997; 68: 1241–1250
15. Schmidt O, Tannapfel A, Wittekind CH, Hohenberger W. Wertigkeit zytologischer Untersuchungen beim Staging solider Tumoren. Chirurg 1997; 68: 90–93
16. Wagner G, Hermanek P. Organspezifische Tumordokumentation. Berlin Heidelberg New York: Springer; 1995
17. Weitz J, Koch M, v. Knebel-Doeberitz. Bedeutung disseminierter Tumorzellen bei gastrointestinalen Tumoren. Chir Gastroenterol 1999; 15: 173–180
18. Wittekind Ch, Hermanek P, Seib HJ. TNM – Aktuell. 2. Allgemeine Regeln des TNM Systems. Zentralbl Chir 1996; 121: 503–506
19. Wittekind Ch, Wagner G. TNM-Klassifikation maligner Tumoren. 5. Aufl. Berlin Heidelberg New York: Springer; 1997

3 Prinzipien der chirurgischen Tumortherapie

3.1 Einleitung

Die Prinzipien der chirurgischen Tumortherapie unterscheiden sich entsprechend der Zielsetzung der zur Anwendung kommenden Maßnahmen: *Operationen in kurativer Absicht* haben die Heilung des Patienten, d. h. die Tumorentfernung unter Vermeidung eines Rezidivs zum Ziel, wobei mitunter ergänzend nichtoperative tumorspezifische Maßnahmen präoperativ (neoadjuvant) und/oder postoperativ (adjuvant) zum Einsatz kommen.

Palliativmaßnahmen beseitigen, bessern oder vermeiden Symptome in inkurabler Situation. Hierzu stehen neben operativen vielfach auch andere Verfahren zur Verfügung. Die *zytoreduktive Chirurgie* hat die weitgehende Entfernung des Tumorgewebes (Debulking) zum Ziel, um die Ausgangssituation für andere (additive) tumordestruierende Verfahren zu verbessern.

Ob eine Tumorresektion kurativen oder palliativen Charakter hat, wird von der Art, der Lokalisation und dem Stadium des Tumorsleidens, der Art des operativen Eingriffs und anderen Faktoren bestimmt. Der Übergang ist fließend. Entscheidend ist die Tumorbiologie, die derzeit nur eingeschränkt bestimmbar ist:

> In the world of surgical oncology:
> biology is King,
> selection is Queen,
> technical maneuvers are the Prince and Princess.
> Occasionally the Prince or Princess tries to usurp the throne; they almost always fail to overcome the powerful forces of the King and Queen *B. Cady 1997*

Daher gibt häufig erst der postoperative Krankheitsverlauf Aufschluss über den kurativen oder palliativen Charakter der erfolgten Therapie.

Die Anwendung der chirurgischen Maßnahmen setzt, abgesehen von Notfallsituationen, neben der Abklärung der Belastbarkeit des Patienten für einen operativen Eingriff ein tumorspezifisches, präoperatives Staging sowie die genaue intraoperative Beurteilung der Tumorausdehnung voraus (siehe jeweilige Organkapitel).

3.2 Chirurgische Therapie mit kurativer Zielsetzung

Voraussetzung für ein operatives Vorgehen mit kurativer Zielsetzung ist in der Regel ein lokoregional begrenztes Tumorwachstum. Eine begrenzte Metastasierung schließt unter bestimmten Voraussetzungen einen kurativen Eingriff nicht aus (s. u.). Der Eingriff beinhaltet die Tumorentfernung im Gesunden (R0-Resektion). Die Absicht, eine vollständige Tumorentfernung zu erzielen, führte in der Vergangenheit zu immer ausgedehnteren Eingriffen mit entsprechender Morbidität und Einbuße an Lebensqualität, ohne dass das Behandlungsziel in jedem Fall erreicht worden wäre. Dies begründete bei einigen Organtumoren das Konzept, begrenzte, weniger mutilierende Eingriffe mit adjuvanten Therapiemaßnahmen zu kombinieren, um bei gleichem Langzeitergebnis den Verlust an Lebensqualität zu begrenzen.

Beispielsweise hat bei der Behandlung des Mammakarzinoms die brusterhaltende Tumorentfernung mit adjuvanter Strahlentherapie unter bestimmten Voraussetzungen die modifizierte radikale Mastektomie abgelöst (17). Ebenso hat bei peripheren Weichteiltumoren die mit einer Radiotherapie kombinierte weite Tumorexzision die Amputation der Gliedmaße abgelöst (24, 36).

3.2.1 Onkologische Tumorentfernung

Die operationstechnischen Grundsätze des onkologisch-kurativen Vorgehens sind:

- die Tumorentfernung im Gesunden einschließlich potenziell befallener Nachbarstrukturen,
- die anatomieorientierte Dissektion des regionären Lymphabflusses und
- die Vermeidung einer Tumorzellverschleppung.

Ziel ist die vollständige Entfernung des Tumorgewebes beim Ersteingriff (R0-Resektion). Die Heilungsaussichten bei einem Zweiteingriff wegen Tumorpersistenz oder wegen eines lokoregionären Rezidivs sind ungleich ungünstiger.

Tumorentfernung im Gesunden

Um die Tumorentfernung im Gesunden sicherzustellen, ist über den makroskopisch sichtbaren Tumorbereich hinaus eine der dreidimensionalen Tumorausbreitung entsprechende *Sicherheitszone* mitzuentfernen. Dies ist nur durch Einhaltung von seitlichen und zirkumferenziellen Sicherheitsrändern möglich und trifft für parenchymatöse Organe und Tumoren der Weichteile ebenso zu wie für Tumoren des Gastrointestinaltrakts. Die Größe der notwendigen Sicherheitszone ist bei den einzelnen Organtumoren unterschiedlich und abhängig vom Tumortyp und vom Tumorstadium. Angaben zur Ausdehnung leiten sich aus histologischen Untersuchungen und der Häufigkeit von Lokalrezidiven in Abhängigkeit vom Sicherheitsabstand ab, wobei allerdings teilweise differente Daten vorliegen.

Intraoperativ ist die notwendige Sicherheitszone nicht erkennbar, sondern muss, ausgehend von der präoperativen Diagnostik und dem makroskopischen Befund, festgelegt und der Planung des Resektionsausmaßes zugrunde gelegt werden. Bei frühen Tumorstadien ist die Einhaltung eines ausreichenden Sicherheitsabstandes naturgemäß einfacher als bei fortgeschrittenen Tumoren, worauf auch die Zunahme lokoregionärer Rezidive mit steigendem Primärtumorstadium hinweist.

Anatomische Strukturen sind für die Wahl der Resektionsebene hilfreich. Beispielweise ist die vollständige Entfernung des Mesorektums durch Präparation in der avaskulären Schicht zwischen Fascia pelvis parietalis und visceralis neben dem distalen Sicherheitsabstand wesentlich für eine der räumlichen Tumorausdehnung adäquate Radikalität (15). Ähnliches gilt für Weichteiltumoren, die sich innerhalb eines Muskelkompartments ausbreiteten. Hier sichert die vollständige Entfernung der befallenen Muskelgruppe mit der umgebenden Faszie (Kompartmentresektion) die größtmögliche Radikalität (10).

Multiviszerale Resektion

Hat der Tumor benachbarte Strukturen erfasst, ist deren Mitentfernung, soweit möglich und sinnvoll, gemeinsam mit dem Primärtumor anzustreben (multiviszerale En-Bloc-Resektion), da das Lösen der Verwachsungen zu einer Zellverschleppung führen kann und der Beurteilung der Diginität im Schnellschnitt Grenzen gesetzt sind. Die Entscheidung über das Vorgehen im Einzelfall ist von der Beurteilung der Gesamtsituation und unter Berücksichtigung der Tumorbiologie, des Operationsrisikos und der Prognose abhängig: Kolontumoren, die einen benachbarten Dünndarmabschnitt, das Blasendach oder die Adnexe erfasst haben, werden durch multiviszerale Resektion entfernt, und zwar ohne vorheriges Lösen der Verwachsungen und ohne intraoperative Schnellschnittuntersuchung (18).

Andererseits gibt es Situationen, bei denen es sinnvoller ist, durch eine Vorbehandlung eine Tumorverkleinerung vorzunehmen (neoadjuvante Therapie) und dann die (vollständige) Resektion anzuschließen als einer ausgedehnten Resektion mit entsprechendem hohen Risiko eine Nachbehandlung folgen zu lassen. Beispiele für eine Vorbehandlung sind die präoperative Radiochemotherapie eines fortgeschrittenen Rektumkarzinoms (T4) (6) und die präoperative Chemotherapie eines nichtresektablen Magenkarzinoms (44).

3.2.2 Entfernung des regionalen Lymphabflussgebiets

Mit zunehmender Tumorausdehnung nimmt – von wenigen Ausnahmen abgesehen – die Wahrscheinlichkeit des Befalls der drainierenden (regionären) Lymphknoten zu. Dabei ist davon auszugehen, dass der Lymphabfluss konstanten, anatomisch definierbaren Wegen folgt. Das Ausmaß des Lymphknotenbefalls kann sehr diskret sein und unter Umständen erst durch subtile Untersuchungsmethoden nachweisbar werden. Diese Aspekte begründen die so genannte *elektive (prophylaktische) Lymphknotendissektion*, bei der das tumorabhängige Lymphabflussgebiet im Rahmen der Operation mit kurativer Zielsetzung routinemäßig mitentfernt wird, auch wenn zum Zeitpunkt der Operation weder klinisch noch histologisch ein Lymphknotenbefall vorliegt.

Wird die Indikation zur Lymphknotendissektion dagegen aufgrund eines nachgewiesenen Lymphknotenbefalls gestellt, wird dies als selektive oder *therapeutische Lymphknotendissektion* bezeichnet.

Die elektive Lymphnotendissektion erfolgt aus diagnostischen Gründen zur besseren Beurteilung des Tumorstadiums und der Prognose. Für bestimmte Tumoren (z. B. Mammakarzinom) ist die Zahl der befallenen Lymphknoten ein wichtiger Prognoseparameter (17). Der Lymphknotenstatus dient auch bei bestimmten Tumoren als Kriterium für adjuvante Therapiemaßnahmen (Kolonkarzinom [23], Mammakarzinom). Die Lymphknotendissektion erfolgt aber auch unter therapeutischem Aspekt, um durch Entfernung möglichst aller befallener Lymphknoten das Auftreten eines lokoregionären Rezidivs zu verhindern. Inwieweit die Lymphknotendissektion die Heilungschance beeinflusst, wird kontrovers eingestuft (38).

Das Ausmaß der Lymphknotendissektion kann sich auf die tumornahen Lymphknoten oder auch auf die nächsten Stationen beziehen. Die Diskussion über diese *erweiterte Lymphknotendissektion* hinsichtlich des therapeutischen Gewinns und des möglichen Risikos ist nicht abgeschlossen (3, 38). Für die Mehrzahl der soliden Tumoren fehlen widerspruchsfreie klinische Studien zur Wertigkeit des Ausmaßes der Lymphknotendissektion, sodass pathohistologische Befunde und Angaben der lokoregionären Rezidivhäufigkeit die Lymphknotendissektion begründen.

Unstrittig ist bei den meisten soliden Tumoren die Mitentfernung der ersten Lymphknotenstation bei einem Eingriff mit kurativer Zielsetzung. Unter der Annahme, dass zumindest Subgruppen von Patienten aus einer erweiterten Lymphknotendissektion Gewinn ziehen, ist diese dann gerechtfertigt, wenn sich hierdurch das operative Risiko nicht erhöht und therapeutische Alternativen fehlen (s. entsprechende Organkapitel).

Tabelle 3.1 Nachweis isolierter Tumorzellen in Knochenmark und histologischen tumorfreien regionalen Lymphknoten (N_0) (nach 16)

	Knochenmark	Regionäre Lymphknoten
Mammakarzinom	~30%	~15%
Magenkarzinom	~30%	~30%
Kolorektales Karzinom	~30%	~25–50%
Prostatakarzinom	~35%	~45%
Nichtkleinzelliges Karzinom	~50%	~15%
Duktales Pankreaskarzinom	~50%	~75%
Ösophaguskarzinom	~40%	~50%

Selektive Lymphknotendissektion

Die selektive (therapeutische) Lymphknotenentfernung erfolgt beim Nachweis vergrößerter oder befallener Lymphknoten. Beispiel für dieses in der onkologischen Chirurgie eher seltene Vorgehen ist das therapeutische Konzept bei *differenzierten Schilddrüsenkarzinomen*, insbesondere beim papillären Karzinom. Der Tumor neigt zwar zu frühzeitiger lymphogener Metastasierung, jedoch ist bislang der prognostische Gewinn einer routinemäßigen Dissektion der lateralen Halslymphknoten nicht erwiesen, sodass diese nur bei nachgewiesenem Tumorbefall indiziert ist und zumeist zweizeitig erfolgt. Die zentralen Lymphknoten sollten demgegenüber schon mit der Thyreoidektomie beim Ersteingriff zum genaueren Staging entfernt werden.

Auch bei *malignen Weichteiltumoren* erfolgt die Lymphknotendissektion in den meisten Fällen selektiv, d. h. nur beim Nachweis befallener Lymphknoten.

Mikrometastasen und isolierte Tumorzellen in Lymphknoten

Durch immunhistochemische und molekulare Untersuchungen wurden isolierte Tumorzellen in histologisch unauffälligen Lymphknoten nachgewiesen und dies als Vorstufe einer späteren Metastasierung gedeutet. Diese Zellen oder Zellgruppen sind von so genannten *Mikrometastasen* (okkulte Metastasen) zu unterscheiden. Mikrometastasen sind histologisch nachgewiesene Metastasen bis zu einem maximalen Durchmesser von 2 mm und zeigen Invasion des lymphoretikulären Gewebes, meist mit Proliferation und Stromareaktion. Sie sind histologisch nachweisbar und werden abhängig von der Schnittdicke bei den einzelnen Tumoren in unterschiedlicher Häufigkeit gefunden (16).

Isolierte Tumorzellen werden durch verschiedene Verfahren (immunhistochemischer Zytokeratinnachweis, Flusszytometrie, mRNA tumorassoziierter oder -spezifischer Proteine) identifiziert. Die Methoden sind derzeit nicht standardisiert, sodass die Nachweisraten schwanken (Tab. 3.1), ebenso wie die Angaben zur Häufigkeit falsch positiver Befunde. Die prognostischen und therapeutischen Konsequenzen dieser Befunde sind nur in prospektiven Studien mit klarer Klassifikation der erhobenen Befunde zukünftig zu klären.

Sentinel-Lymphonodektomie

Ausgehend von der Annahme eines konstanten Lymphabflusses wurde das Konzept der Sentinel-Node-Biopsie entwickelt. Der Befund des ersten drainierenden Lymphknoten des Tumors gilt als repräsentativ für das regionäre Lymphknotengebiet und wird der Entscheidung über die Entfernung oder Belassung des regionären Lymphabflussgebiets zugrunde gelegt. Erfahrungen liegen bisher vor allem für das Mammakarzinom und das maligne Melanom, erste Ergebnisse auch für Tumoren des Gastrointestinaltrakts vor (40). Das Verfahren wird wahrscheinlich zukünftig klinische Bedeutung erlangen (Kapitel 9 u. 24).

Onkologisch-chirurgische Regeleingriffe

Aus der Einhaltung der dargestellten Grundsätze ergeben sich unter Berücksichtigung der Tumorausbreitung bei den einzelnen Organtumoren Regeleingriffe, die von der Tumorexzision ohne Lymphknotenentfernung bis zur Resektion (Organverkleinerung) oder Ektomie (Organentfernung) mit Lymphknotendissektion reichen. Grundsatz aller Eingriffe ist es, eine bestehende Heilungschance nicht zu vermindern, andererseits aber auch die Ausdehnung des Eingriffs auf das notwendige Maß zu beschränken, um das operative Risiko sowie funktionelle Folgen oder Folgeerkankungen möglichst zu begrenzen.

Die Wahl des Eingriffs richtet sich nach der Art des Tumors, der Tumorlokalisation, der Tumorausdehnung und dem regionären Lymphgebiet. Bei früheren Tumorstadien können lokal begrenzte Eingriffe ausreichend sein, insbesondere wenn das Risiko eines Lymphknotenbefalls deutlich unter dem Risiko des radikalen Eingriffs mit Lymphknotenentfernung liegt (z. B. lokale Exzision eines Low-Risk-T1-Karzinoms des Rektums statt abdominoperinealer Exstirpation).

Bei fortgeschrittenen Tumoren beinhaltet der Eingriff neben der Tumorentfernung im Gesunden in der Regel die Ausschaltung des regionalen Lymphabflussgebiets. Dieses orientiert sich an anatomischen Strukturen und umfasst die tumornahen Lymphknoten, meist auch die sich anschließende 2. Lymphknotenstation. Weitergehende Eingriffe, wie die grundsätzliche Organentfernung oder Erweiterungen der Lymphknotendissektion sind in ihrer onkologischen Wirksamkeit nicht erwiesen, meist mit einem höheren Risiko belastet und damit derzeit nicht gerechtfertigt.

3.2.3 Radioimmunoguided Surgery

Ziel der Radioimmunoguided Surgery (RIGS) (28) ist die Bestimmung der genauen intraabdominellen Tumorausdehnung mithilfe radioimmunologischer Methoden, um das operative Vorgehen entsprechend anzupassen. Durch einen radioaktiv markierten Tumorantikörper, der mehrere Tage bis 24 Stunden präoperativ intravenös verabreicht wird, wird intraoperativ mit einer handgeführten Gammasonde die Aktivität in der Bauchhöhle registriert. Erfahrungen liegen für das kolorektale Karzinom vor, aber auch für das Magen-, Pankreas-, Ovarial-, Prostasta-, Mammakarzinom und für endokrine Tumoren (1, 2, 25, 28).

Die Zahl der hierdurch belegten Befunde ist in der Regel höher als bei der konventionellen Exploration oder bei der traditionellen Resektion mitentfernt werden. Bei Belassen der Herde ist die Prognose ungünstig (28). Berichtet wird aber auch über falsch positive und unklare Befunde (7, 35).

Vor einer breiteren klinischen Anwendung sind technische und methodische Weiterentwicklungen (Entwicklung von Antikörpern mit höherer Spezifität und schneller Bindungsgenetik, intraoperative Applikationen) und klinische Studien zur prognostischen Bedeutung dieses Vorgehens erforderlich.

3.2.4 Vermeidung einer Tumorzellverschleppung

Zur Vermeidung einer intraoperativen Tumorzellverschleppung dienen eine Reihe von Maßnahmen, wie die tumorferne Isolierung der Geschwulst, die Mitentfernung tumoradhärenter Strukturen ohne intraoperative Lösung vom Tumor durch En-Bloc-Resektion und die Vermeidung einer intraoperativen Tumoreröffnung. Nicht durch randomisierte Studien belegt, jedoch zumindest theoretisch begründet und ohne Risiko für den Patienten sind:

- die frühe Ligatur der abführenden Venen (so genannte No-Touch-Isolation-Technik),
- bei Darmtumoren die Ligatur des Darms proximal und distal des Tumors, um einer intraluminalen Zellverschleppung vorzubeugen und
- die intraoperative Spülung des Darmlumens und der Bauchhöhle.

3.2.5 Rekonstruktive Therapie

Die Rekonstruktion nach vollständiger oder teilweiser Organentfernung hat die funktionelle Wiederherstellung zum Ziel. Die Entwicklung der Tumorchirurgie in den letzten Jahren ist durch einen Rückgang der Operationsletalität trotz Ausdehnung der Radikalität gekennzeichnet, sodass Fragen der Lebensqualität durch Wahl des geeigenten Organersatzes insbesondere bei Patienten mit guter Langzeitprognose in den Vordergrund treten.

Besondere Bedeutung kommt rekonstruktiven Maßnahmen nach ausgedehnten Haut- und Muskeldefekten an den Extremitäten zu. Gefäßrekonstruktionen, Nervennähte und Hautplastiken erlauben den Verschluss ausgedehnter Defekte und zumindest teilweise die Erhaltung der Funktionsfähigkeit der Extremität. Im Bereich der Viszeralchirurgie hat sich bei der Behandlung des Magenkarzinoms die subtotale Magenresektion der Gastrektomie, auch bei Magenersatz durch Dünndarmpouch, als funktionell überlegen erwiesen (37).

In der Chirurgie des Pankreaskarzinoms hat die magenerhaltende partielle Duodenopankreatektomie bei gleicher Radikalität funktionelle Vorteile (29) und im Bereich der kontinenzerhaltenden Rektumchirurgie kann durch einen Dickdarmpouch die Funktion zumindest während des ersten postoperativen Jahres verbessert werden (14). Dies sind erste Ansatzpunkte auf dem Weg, die funktionellen Folgen nach Organverlust zu begrenzen und die Lebensqualität möglichst wenig zu mindern.

3.3 Neoadjuvante und adjuvante Therapie mit kurativer Zielsetzung

Neoadjuvante und adjuvante Maßnahmen kommen zur Anwendung, um die Heilungschancen der operativen Therapie zu erhöhen. Neoadjuvante Maßnahmen gehen der operativen Therapie voraus, adjuvante Maßnahmen schließen sich an eine vollständige Tumorentfernung (R0-Resektion) an. Beide Verfahren können kombiniert werden.

Ziele *neoadjuvanter Maßnahmen* sind u. a. die Verkleinerung eines primär nichtresektablen Tumors (Reduktion des Tumorvolumens, „down staging"), um die Chancen einer vollständigen Tumorentfernung und damit die Heilungschance zu erhöhen, und die Senkung des lokoregionären Rezidivrisikos. Bei einigen Tumorentitäten konnte die prinzipielle Wirksamkeit nachgewiesen werden, ohne dass umfangreiche Studien den Einfluss auf das Langzeitergebnis belegen (Kapitel 13 u. 22).

Nicht erwiesen ist bisher der Wert neoadjuvanter Maßnahmen bei Patienten mit resektablem oder nichtresektablem Pankreaskarzinom, bei Patienten mit resektablem Magenkarzinom, Bronchialkarzinom und Weichteilsarkomen. Neoadjuvante Maßnahmen sind eine viel versprechende Ergänzung der operativen Therapie, der Nachweis einer Prognoseverbesserung ist bislang vielfach nicht erbracht.

Adjuvante Maßnahmen haben das Ziel, nach vollständiger Tumorresektion (R0-Resektion), beurteilt nach Einsatz aller relevanten diagnostischen Verfahren, mikroskopisch vorhandene Tumorabsiedlungen auszuschalten und damit einem Rezidiv vorzubeugen. Adju-

Tabelle 3.2 Autosomal dominant erbliche Tumorerkrankungen

Erkrankung	Gen	Funktion	Konsequenz der molekularen Diagnostik
Familiäre adenomatöse Polyposis coli (FAP)	*APC*	Tumorsuppressorgen	Proktokolektomie
Hereditäres nichtpolypöses Kolonkarzinom (HNPCC)	*MSH2, MLH1, PMS2, PMS1*	Mismatch-Reparaturgen	engmaschige Koloskopien, bei Polypen frühzeitige Resektion
MEN-II-Syndrom	*RET*	Onkogen	Thyreoidektomie
Hereditäres Mammakarzinom	*BRCA1, BRCA2*	Tumorsuppressorgen	engmaschige Vorsorge, evtl. prophylaktische Operation

vante Maßnahmen umfassen ein weites Spektrum chemotherapeutischer, immunologischer und weiterer Maßnahmen, wobei nur für wenige Situationen die Wirksamkeit in Phase-3-Studien erwiesen ist. Eine von vielen anerkannte Indikation für eine *adjuvante Chemotherapie* sind Patienten mit Kolonkarzinomen des Stadiums UICC III (23).

Eine *adjuvante Radiochemotherapie* ist – sofern keine totale Mesorektumexzision erfolgte – anerkannt bei Patienten mit Rektumkarzinomen des Stadium II und III (23). Eine *adjuvante Radiotherapie* ist nach brusterhaltender Operation eines Mammakarzinoms (17) und nach weiter Exzision peripherer Weichteilsarkome angezeigt (24). Eine *adjuvante Hormon- und/oder Chemotherapie* erfolgt abhängig von Lymphknoten, Rezeptor- und Menopausenstatus beim Mammakarzinom.

Nicht erwiesen ist bislang der Wert adjuvanter Therapiemaßnahmen bei Patienten nach R0-Resektion eines Ösophagus-, Magen-, Pankreas-, Dünndarm-, Kolonkarzinoms des UICC Stadium I und II, des Rektumkarzinoms Stadium I und von Bronchialkarzinomen.

3.4 Präventive Chirurgie

Die Verbesserung der molekularbiologischen Diagnostik führt in zunehmendem Maße zur Identifizierung von Krankheitsträgern vor der klinischen Manifestation des Tumors. Dazu gehören u. a. die familiäre Polyposis coli, das hereditäre Non-Polyposis-Colorectal-Cancer-(HNPCC-)Syndrom, das im Rahmen eines MEN-II-Syndrom auftretende medulläre Schilddrüsenkarzinom und andere familiär gehäufte Malignome (Mamma-, Magen-, Kolon-, Pankreaskarzinom).

Die Ergebnisse der mit diesen Untersuchungsmethoden durchgeführten präoperativen Diagnostik begründen situationsabhängig spezielle Vorsorgemaßnahmen oder operative Konsequenzen (Tab. 3.2).

3.5 Chirurgie bei Fernmetastasen

Fernmetastasen schließen einen kurativen Eingriff nicht grundsätzlich aus. Unter folgenden Voraussetzungen ist ein operatives Vorgehen mit kurativer Zielsetzung möglich:

- der Primär- oder Rezidivtumor ist entfernt oder entfernbar,
- weitere, nicht entfernbare Fernmetastasen fehlen,
- eine vollständige Metastasenentfernung ist möglich und das Operationsrisiko ist vertretbar,
- gleichwertige therapeutische Alternativen fehlen.

Metastasenresektionen werden vor allem bei Lungen- und Lebermetastasen von kolorektalen Karzinomen, von Weichteil- und Knochensarkomen, von Hypernephromen bei malignem Melanom durchgeführt, können unter den genannten Voraussetzungen jedoch auch an anderen Organen oder bei anderen Primärtumoren angezeigt sein. Anatomiegerechte Resektion und eine an der Tumorlokalisation orientierte Resektion sind unter der Voraussetzung der vollständigen Tumorentfernung gleichwertig, sodass die Metastasenlokalisation die Wahl zwischen beiden Verfahren bestimmt.

Das Risiko der Metastasenentfernung liegt abhängig vom Ausmaß des Verfahrens und der Erfahrung des Operateurs zwischen unter 5 % und 30 %, die Fünfjahresüberlebensraten schwanken zwischen 20 und 30 %, wobei in den einzelnen Patientenkollektiven unterschiedliche Prognoseparameter ermittelt werden. Das sich nach 5 Jahren abzeichnende Plateau der Überlebensrate bestätigt die Annahme einer begrenzten Tumorgeneralisierung bei einem Teil der Patienten.

Weitgehende Übereinstimmung herrscht darüber, dass Patienten mit solitären Metastasen eine günstigere Prognose aufweisen als diejenigen mit multiplen Tumorabsiedlungen. Auch wiederholte Metastasenentfernungen, insbesondere an der Leber, können indiziert sein. In neuer Zeit kommen neben der operativen Entfernung andere lokal destruierende Verfahren wie die Kryo- oder Laserablation zur Anwendung, ohne dass der therapeutische Wert derzeit abschließend zu beurteilen wäre.

Bei nichtresektablen, auf die Leber beschränkten Metastasen erwies sich die *lokoregionäre Chemotherapie* über einen intrarteriellen Port-Katheter hinsichtlich der Remissionsrate, möglicherweise auch der Überlebensrate, der systemischen Chemotherapie als überlegen. Die Behandlung ist jedoch infolge möglicher Katheterkomplikationen nicht ohne Risiko, zudem sind mit neueren systemisch applizierbaren Chemotherapeutika hohe Remissionsraten erzielbar, sodass das Einbringen eines Port-Katheters als primäre Behandlungsmaßnahme bei Lebermetastasen allenfalls unter Studienbedingungen gerechtfertigt ist.

3.6 Palliative Operationen

Der Übergang zwischen kurativen und palliativen Maßnahmen ist fließend. Trotz kurativer Zielsetzung ist eine Heilung nur bei etwa der Hälfte der Patienten mit gastrointestinalen Tumoren möglich. Palliativmaßnahmen in engerem Sinn haben in inkurabler Situation die Verbesserung des Befindens des Patienten durch Linderung oder Beseitigung von Symptomen der Tumorerkrankung oder gleichzeitig bestehender Erkrankungen zum Ziel. Daneben erfolgen Palliativeingriffe prophylaktisch, um bei einem metastasierten Tumorleiden Komplikationen vorzubeugen und das gute Befinden der oft asymptomatischen Patienten möglichst lange zu erhalten.

Zur Anwendung kommen die Entfernung des Primärtumors, selten von Metastasen, tumorbelassende Eingriffe, endoskopische Maßnahmen oder Eingriffe, die supportive Maßnahmen vorbereiten (z. B. Port-Katheter). Die Wahl des Eingriffs ist abhängig vom Ausmaß der Beeinträchtigung der Lebensqualität durch das Tumorleiden, der anzunehmenden Prognose, dem Risiko des Eingriffs, seiner Wirksamkeit und von seinen unerwünschten Folgen. Die Entscheidung kann nur individuell getroffen werden, abhängig von der Situation des Kranken, seiner Einstellung und seiner Motivitation, aber auch unter Berücksichtigung der nichtoperativen, therapeutischen Möglichkeiten, was auf die Notwendigkeit der interdisziplinären Abstimmung auch und gerade in der Palliativsituation hinweist.

Die *Entfernung des Primärtumors* gewährleistet meist den besseren Palliativeffekt, ist jedoch bei lokal fortgeschrittenem Prozess oft nicht, zumindest nicht im Gesunden möglich und bei reduziertem Allgemeinzustand mit einem hohem Risiko oder infolge des Organverlusts mit unerwünschten Folgen belastet. Indikationen für eine palliative Tumorentfernung sind das metastasierte, kolorektale Karzinom, um einem Ileus bzw. einer weiteren Ausdehnung des Tumors und seiner Verjauchung vorzubeugen.

Anzustreben ist dabei eine dem kurativen Vorgehen entsprechende Resektion, um ein lokales Rezidiv im weiteren Verlauf zu vermeiden. Trotz eingetretener Metastasierung haben bei den derzeit therapeutischen Möglichkeiten zumindest einzelne Patienten eine langjährige Überlebenschance. Prospektive Untersuchungen, die die Überlegenheit dieses Vorgehens gegenüber einer abwartenden, symptomorientierten Haltung belegen, liegen allerdings nicht vor.

Bei einer *Magenausgangsstenose* durch ein resektables Magenkarzinom ist die distale Magenresektion einer Gastroenterostomie überlegen. Weitere Beispiele für palliative Tumorresektionen sind eine Lobektomie bei *abszedierendem Bronchialkarzinom* oder die *Mastektomie* bei einem ulzerierten, metastasierten Mammakarzinom.

Lebensbedrohliche Komplikationen des Tumors können u.U. ausgedehnte Tumorresektionen, selbst unter Inkaufnahme eines hohen Risikos, rechtfertigen, wenn nur auf diese Weise die Notsituation beherrscht werden kann (z. B. Gastrektomie bei massiver Blutung aus einem Magenkarzinom mit Fernmetastasen). Hormonaktive, nichtresektable Tumoren rechtfertigen in besonderem Maße *tumorverkleinernde Eingriffe*, um durch Beseitigung von Symptomen die Lebenqualität zu verbessern. Auch kann die Entfernung des Zielorgans (z. B. beidseitige Adrenalektomie) bei nicht resektalem Hormon produzierendem (ACTH) Primärtumor aus palliativen Gründen indiziert sein.

Häufig ist bei lokal fortgeschrittenem Tumor nur ein *tumorbelassendes Vorgehen* möglich, wobei neben operativen Maßnahmen meist medikamentöse, endoskopische, interventionell radiologische und strahlentherapeutische Verfahren zur Verfügung stehen, die unterschiedliche Vor- und Nachteile besitzen und individuell und situationsabhängig zur Anwendung kommen. Ein operatives Vorgehen ist dann angezeigt, wenn weniger belastende Alternativen nicht zur Verfügung stehen.

Zur Behandlung eines nichtresektablen oder metastasierten Pankreaskarzinoms wird in der Regel die endoskopische oder interventionell radiologische Gallenableitung wegen des geringeren Risikos zu bevorzugen sein. Ergibt sich jedoch die lokale Inoperabilität erst bei einer Probelaparotomie, ist die biliodigestive Anastomose infolge ihrer im Langzeitverlauf geringeren Komplikationsrate zu bevorzugen.

Besondere Bedeutung in inkurabler Situation haben *supportive Maßnahmen*, vor allem eine adäquate Schmerztherapie. Diese erfolgt meist medikamentös nach dem WHO-Schema (Kapitel 6). Bei Patienten mit inoperablem Pankreaskarzinom hat auch die intraoperative Schmerzausschaltung durch Blockade des Ganglion coeliacum durch Applikation von 50 %igem Alkohol eine Berechtigung, wenn die Inoperabilität anlässlich einer Probelaparotomie festgestellt wird (27).

3.7 Zytoreduktive Chirurgie

Die zytoreduktive Chirurgie hat die Entfernung eines Großteils der Tumormassen (Senkung der Tumorlast) zum Ziel, um hierdurch die Chancen, das restliche nichtresezierbare Gewebe durch andere tumorspezifische Maßnahmen auszuschalten, zu erhöhen. Dieses Debulking ist abgesehen von Notfallsituationen nur sinnvoll, wenn neben der operativen Therapie effektive, additive Maßnahmen zur Verfügung stehen, beispielsweise bei weit fortgeschrittenem Ovarialkarzinom. Auch die Thyreoidektomie bei metastasiertem, differenzierten Schilddrüsenkarzinom als Vorbereitung für eine Radiojodtherapie der Metastasen kann zu den zytoreduktiven Maßnahmen gerechnet werden. Bei fortgeschrittenen, gastrointestinalen Tumoren kommt das Konzept bei

Pseudomyxoma peritonei zur Anwendung, ohne dass bisher überzeugende Ergebnisse vorliegen.

3.8 Dokumentations- und Qualitätskontrolle

Wesentliche Voraussetzung für eine Optimierung der chirurgischen Therapie ist die Kontrolle der Behandlungsqualität. Dies setzt ein standardisiertes Vorgehen, die Definition von einzelnen messbaren Qualitätsindikatoren sowie die Erfassung ausreichender Daten des peri- und postoperativen Verlaufs voraus, um insbesondere die Rezidivraten, die Folgeerkrankungen und die Beeinträchtigung der Lebensqualität einschließlich der Patientenzufriedenheit zu erfassen.

Die unter dem Aspekt der *Lebensqualität* zusammengefassten Aspekte beziehen sich auf das physische und psychische Befinden sowie auf psychosoziale Faktoren (Familie, Berufsleben). Zur Bewertung der Lebensqualität dienen vom Patient auszufüllende Fragebogen, die Befragung des Patienten nach strukturierten Vorgaben oder auch ein Patiententagebuch und zahlreiche Klassifikationen. Für die Bestimmung des physischen Befindens wird der Karnofsky-Index vielfach verwendet, zur Bestimmung der Lebensqualität der Quality of Life-Fragebogen der EORTC (European Organisation for Research and Treatment of Cancer), der im Gegensatz zu anderen Fragebogen gut validiert ist.

Wesentliche Aufgabe der Nachsorge nach operativer Therapie von Tumoren ist die Erfassung der Behandlungsergebnisse als Grundlage einer Qualitätssicherung.

Neben diesen qualitätsverbessernden Maßnahmen dienen auch *prospektive Studien* der Qualitätsverbesserung, um auf wissenschaftlicher Basis eine Beantwortung klinisch relevanter Fragestellungen zu erzielen.

Literatur

1. Badellino F. Radioimmunoguided surgery in Italy: a 2-year experience (1996–1998). Semin Surg Oncol 1998; 15: 203–204
2. Bakalakos EA, Burak WE Jr. The Radioimmunoguided surgery (RIGS) system as a diagnostic tool. Surg Oncol Clin N Am 1999; 8: 129–144
3. Bonenkamp J, Hermans J, Sasako M, von de Velde JH. Extended lymph-node dissection for gastric cancer. N Engl J Med 1999; 908: 1989
4. Bosset JF, Gignoux M, Triboulet JP, et al. Chemoradiotherapy followed by surgery compared with surgery alone in squamous-cell cancer of the esophagus. N Engl J Med 1997; 337: 161–67
5. Bozzetti F, Marubini E, Bonfanti G, Miceli R, Piano C, Gennari L, and the Italian Gastrointestinal Tumor Study Group. Subtotal versus total gastrectomy for gastric cancer. Ann Surg 1999; 2: 170–178
6. Budach W, Hoffmann W, Bamberg M. Stellenwert der Radiochemotherapie beim Rektumkarzinom. Verdauungskrankheiten 1998; 16: 156–166
7. Cornelius EA, West AB. False tumor-positive lymphnodes in radioimmunodiagnosis and radioimmunoguided surgery: etiologic mechanisms. J Surg Oncol 1996; 63; 23–35
8. Cushieri A, Weeden S, Fielding J et al. Patient survival after D1 and D2 resections for gastric cancer: long term results of the MRC randomized surgical trial. Br J Cancer 1999; 79; 1522–1530
9. Edelstein GJ, Cleton-Jansen AM, van DE Velde CJH, Hermans J, van Krieken JHJM, Corneliise GJ et al. Micrometastasis and survival in stage II colorectal cancer. N Engl J Med 1998; 339: 223–228
10. Enneking WF, Spanier SS, Malawer MM. The effect of the anatomic setting on the results of surgical procedures for soft parts sarcoma of the thigh. Cancer 1981; 47: 1005–1022
11. Fellbaum Ch, Kestlmeier R, Busch R, Böttcher K, Siewert JR, Höfler H. Prognostic relevance of microcarcinosis („microinvolvement") in lymph nodes in gastric cancer. In: Siewert JR, Roder JD, eds. Progress in gastric cancer research 1997. Bologna, Italy: Monduzzi Editore 1997; 235–236
12. Grace PA, Pitt HA, Longmire WP. Pylorus preserving pancreatoduodenectomy: an overview. Br J Surg 1990; 9: 968–974
13. Greenson JK, Isenhart CE, Rice R, Mojzisik C, Houchens D, Martin EW Jr. Identification of occult micrometastases in pericolic lymph nodes of DukesB colorectal cancer patients using monoclonal antibodies against cytokeratin and CC 49. Cancer 1994; 73: 563–569
14. Hallböök O, Pahlman L, Krog M, Wexner SD, Sjödahl R. Randomized comparison of straight and colonic J pouch anastomosis after low anterior resection. Ann Surg 1996; 1: 58–65
15. Heald RJ, Husband EM, Ryall RDH. The mesorectum in rectal cancer surgery – the clue to pelvic recurrence? Br J Surg 1982; 69: 613–616
16. Hermanek P, Hutter RVP, Sobin LH, Wittekind Ch. Classification of isolated tumor cells and micrometastasis. Am Cancer Soc 1999; 12: 2668–2673
17. Hölzel D, Engel J, Schmidt M, Sauer H. Modell zur primären und sekundären Metastasierung bei Mammakarzinom und dessen klinische Bedeutung. Strahlenther Onkol 2001; 1: 10–23
18. Hohenberger W, Meyer Th. Grundzüge der chirurgischen Onkologie. Zentralbl Chir 2000: 125: W39
19. Hosch StB, Knoefel WT, Metz S, et al. Early lymphatic tumor cells dissemination in pancreatic cancer: frequency and prognostic significance. Pancreas 1997; 15: 154–159
20. Izbicki JR, Hosch StB, Pichlmeier U, et al. Prognostic value of immunohistochemically identifiable tumor cells in lymph nodes of patients with completely resected esophageal cancer. N Engl J Med 1997; 337: 1188–1194
21. Jaques DP, Coit DG, Hajdu StI, Brenna MT. Management of primary and recurrent soft-tissue sarcoma of the retroperitoneum. Ann Surg 1990; 212; 51–59
22. Juhl H, Stritzel M, Wroblewski A, et al. Immunocytological detection of micrometastatic cells: comparative evaluation of findings in the peritoneal cavity and the bone marrow of gastric, colorectal and pancreatic cancer patients. Int J Cancer 1994; 57: 330–335
23. Junginger Th, Hossfeld DK, Sauer R. Aktualisierter Konsensus der CAO, AIO und ARO zur adjuvanten Therapie bei Kolon- und Rektumkarzinom vom 1.7.1998. Dtsch Ärztebl 1999; 96: 698–700
24. Junginger Th, Kettelhack Ch, Schönfelder M, et al. Therapeutische Strategien bei malignen Weichteiltumoren des Erwachsenen. Ergebnisse der Weichteiltumor-Registerstudie der CAO und Ansatzpunkte für eine Verbesserung der Behandlungsqualität. Chirurg 2001; 72: 138–140.
25. La Valle GJ, Martinez DA, Sobel D, De Young B, Martin EW Jr. Assessment of disseminated pancreatic cancer: a comparison of traditional exploratory laparotomy and radioimmunoguided surgery. Surgery 1997; 122: 867–871

26. Liefers GJ, Cleton-Jansen AM, von De Velde GJH, et al. Micrometastasis and survival in stage II colorectal cancer. N Engl J Med 1998; 339: 223–228
27. Lillemoe KD, Cameron JL, Kaufmann HS et al. Chemical splanchnicectomy in patients with unresectable pancreatic cancer – a prospective randomized trial. Ann Surg 1993; 217: 447
28. Martin Jr.EW, Thurston MO. Intraoperative radioimmunodetection. Semin Surg Oncol 1998; 15: 205–208
29. Mosca F, Giulianotti PC, Balestracci T, et al. Long-term survival in pancreatic cancer: pylorus-preserving versus Whipple pancreaticoduodenectomy. Surgery 1997; 122: 553–566
30. Oberneder R, Kriegmair M, Pantel K, Staudte A, Hofstetter A, Riethmüller G. Prognostic relevance of micrometastatic tumor cells in bone marrow of patients with genitourinary tract tumors. J Urol 1994; 151: 413A
31. Pantel K, Izvicki J, Passlock B, et al. Frequency and prognostic significance of isolated tumor cells in bone marrow of patients with non-small-cell lung cancer without overt metastases. Lancet 1996; 347: 649–653
32. Pantel K, Schlimok G, Braun S, et al. Differential expression of proliferation-associated molecules in individual micrometastatic carcinoma cells. J Natl Cancer Inst 1993; 85: 1419–1424
33. Passlick B, Izbicki JR, Kubuschok B, Thetter O, Pantel K. Detection of disseminated lung cancer cells in lymph nodes: impact on staging and prognosis. Ann Thorac Surg 1996; 61: 177–183
34. Patel AG, Toyama MT, Kusske AM, Alexander P, Ashley SW, Reber HA. Pylorus-preserving Whipple resection für pancreatic cancer. Is it any better? Arch Surg 1995; 130: 838–842
35. Renda A, Iovino F, Capasso L, Ricciardelli L, Tammaro V, Acampa W. Radioimmunoguided surgery in colorectal cancer: a 6-year experience with four different solutions. Semin Surg Oncol 1998; 15: 226–230
36. Rosenberg SA, Tepper J, Glatstein E, et al. The treatment of soft-tissues sarcomas of the extremities. Ann Surg 1982; 196: 305–315
37. Svedlund J, Sullivan M, Liedmann B, Lundell L, Sjödin I. Quality of life after gastrectomy for gastric carcinoma: controlled study of reconstructive procedures. World J Surg 1997; 21: 422–433
38. Taat CW, van Lanschot JB, Gouma DJ, Obertop H. Role of extended lymph node dissection in the treatment of gastrointestinal tumours: a review of the literature. Scand J Gastroenterol 1995; 212: 109–116
39. Thorban S, Roder JD, Nekarda H, Funk A, Pantel K, Siewert JR. Disseminated epithelial tumor cells in bone marrow of patients with esophageal cancer: detection and prognostic significance. World J Surg 1996; 20: 567–573
40. Tsioulias GJ, Wood ThF, Morton DL, Bildnik AJ. Lymphatic mapping and focused analysis of sentined lymph nodes upstage gastrointestinal neoplasms. Arch Surg 2000; 135: 926–932
41. Urba S, Orringer M, Turrisi A, Whyte R, Lannettoni M, Forastiere A. A randomized trial comparing surgery (S) to preoperative concomitant chemoradiation plus surgery in patients (pts) with resectable esophageal cancer (CA): updated analysis. Proc ASCO 1997; 16: 277a
42. Walsh ThN, Noonan N, Hollywood D, Kelly A, Keeling N, Hennessy PJ. A Comparison of multimodal therapy and surgery for esophageal Adenocarcinoma. New Engl J Med 1996; 335: 462–467
43. Wells CA, Herget A, Brochier J, Gatter KC, Mason DY. The immunocytochemical detection of axillary micrometastases in breast cancer. Br J Cancer 1984; 50: 193–197
44. Wilke H, Meyer HJ, Stahl M et al. Aktueller Stand der neoadjuvanten Chemotherapie bei Magenkarzinom. Onkologe 1998; 4: 310–316

Allgemeine Maßnahmen

4 Palliative Therapie/Supportive Maßnahmen

4.1 Einleitung

Das Ziel der onkologischen Therapie – vollständige Beseitigung des Tumorleidens und definitive Heilung – wird auch mit der Vielzahl der aktuell zur Verfügung stehenden Therapiemodalitäten bei der Mehrzahl aller Patienten nicht erreicht. Daraus erwächst die Notwendigkeit einer symptomorientierten palliativen Therapie. Kriterien zur Bewertung der Effizienz palliativer Maßnahmen sind:

- Verbesserung der Lebensqualität und Aufrechterhaltung über einen möglichst langen Zeitraum,
- Linderung der tumorbedingten Symptome,
- Vermeidung tumorbedingter Komplikationen und
- Verlängerung der Überlebenszeit.

Die WHO definiert Palliativmedizin als die aktive, ganzheitliche Behandlung von Patienten mit einer progredienten, weit fortgeschrittenen Erkrankung und einer begrenzten Lebenserwartung zu der Zeit, in der die Erkrankung nicht mehr auf eine kurative Behandlung anspricht und die Beherrschung von Schmerzen, anderen Krankheitsbeschwerden, psychologischen, sozialen und spirituellen Problemen höchste Priorität besitzt (4).

Während in der Vergangenheit palliative Interventionen in der Chirurgie eher als Niederlage des kurativen Therapieansatzes gewertet wurden und einen reduzierten Stellenwert genossen, hat sich diese Einstellung mit der zunehmenden Bedeutung des Fachgebiets Chirurgie als „Drehscheibe" der Behandlungsplanung des onkologischen Patienten deutlich verändert: „Palliative Tumorbehandlung gehört zu den großen Aufgaben der Chirurgie" (Herfarth 1998).

Entscheidend für die Auswahl geeigneter Methoden ist die Kenntnis der Möglichkeiten der einzelnen klinischen Arbeitsbereiche und der anderen Fachgebiete. Der interdisziplinäre Dialog ist unter palliativem Ansatz ebenso wie bei der Planung kurativer Maßnahmen unverzichtbar. Synergieeffekte der Fachgebiete Chirurgie, Innere Medizin, Strahlentherapie, Interventionelle Radiologie und Anästhesie sind zum Wohle des Patienten zu nutzen.

Eine kritische Auseinandersetzung mit ethischen Grundwerten und eine Reflexion der Grenzen medizinischer Möglichkeiten ist besonders unter dem Gesichtspunkt der Therapiebegrenzung erforderlich. Mehr denn je gewinnt die individuelle Anpassung eines Behandlungskonzepts an die spezielle Situation des jeweiligen Patienten an Bedeutung.

4.2 Palliative Operationen

Ziel dieser Interventionen sind Behandlung von Symptomen (z. B. Ikterus) bzw. die Beherrschung des Notfalls (z. B. Ileus).

Bei geschätzten 350 000 Malignom-Neuerkrankungen in Deutschland 1995 ist ein kurativer Therapieansatz nur in 40 % aller Fälle möglich. Es resultiert eine Anzahl von über 200 000 Patienten, bei denen Bedarf für palliative Maßnahmen besteht (39). Ca. 75 % dieser Patienten sind solchen Maßnahmen zugänglich, allein für die Malignome des Verdauungstrakts bedeutet dies, dass ca. 50 000 Patienten pro Jahr versorgt werden müssen (Abb. 4.**1**).

An die *Aufklärung* vor palliativen Eingriffen werden besondere Anforderungen gestellt. Die Problematik, dass keine Kuration mit der Intervention verbunden ist, muss Patienten und Angehörigen angemessen vermittelt werden. Ausmaß und Prognose der Erkrankung muss in Relation zu den erreichbaren Zielen des Eingriffs gesetzt werden. Dabei muss ein Abgleich der Erwartungshaltung des Patienten und seiner Angehörigen mit den tatsächlich bestehenden Möglichkeiten erfolgen.

Bezüglich der *Indikationsstellung* ist jeweils dem effektivsten Behandlungsverfahren mit dem geringsten eingriffsbezogenen Risiko für den Patienten der Vorzug zu geben. Die Gefahr komplikationsbedingter Wiederholungseingriffe sollte möglichst niedrig sein.

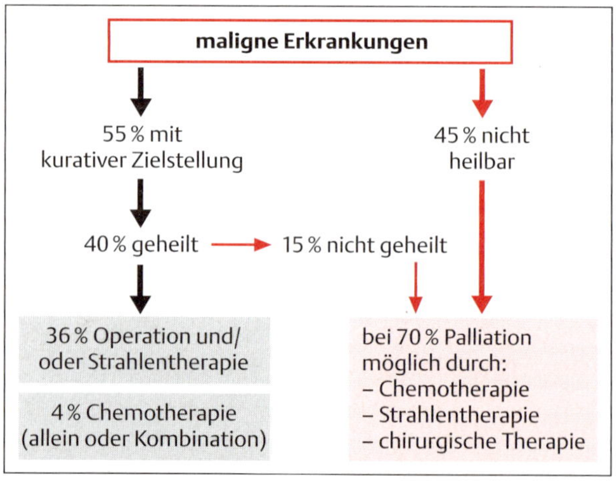

Abb. 4.**1** Anteil der palliativen Therapien an etwa 350 000 an einem Malignom pro Jahr neuerkrankten Patienten in Deutschland.

Tabelle 4.1 Notfall- bzw. Elektivindikationen zur Operation mit palliativer Zielsetzung (modifiziert nach G. M. Fleischer 1998)

Notfallindikation zur Operation	Alternative	Elektive Indikation zur Operation	Alternative
Blutung	endoskopische Blutstillung	chronisches Passagehindernis	endoskopische Rekanalisierung: • Argon-Beamer • Laser • Stent PEG/PEJ/PEG-J/PLG/PLJ
Perforation	CT-gesteuerte Drainage endoskopische Spülung	Ikterus	Stent PTD
Ileus	Stent-Implantation Ableit-PEG	Schmerzen	erweitertes Stufenschema der WHO zur Tumorschmerztherapie kontinuierliche subkutane Analgesie CT-gesteuerte Plexusblockade rückenmarksnahes Dauerapplikationssystem
		Stomakomplikation	konvexe Versorgungssysteme, Hautschutz
		Fistel	ummantelter Stent
		Exulzerationen, Oberflächentumor	–
		Serviceeingriffe: • Port-Katheter • Hickman-Katheter	
		Atemwegsverlegung	Dilatationstracheostomie

PEG: perkutane endoskopische Gastrostomie
PEJ: perkutane endoskopische Jejunostomie
PEG-J: PEG mit jejunaler Sonde
PLG: perkutane laparoskopische Gastrostomie
PLJ: Perkutane laparoskopische Jejunostomie
PTD: perkutane transhepatische Gallengangsdrainage

Projektiert werden sollten kurzer stationärer Aufenthalt oder ambulante Therapie und der Verzicht auf invasive anästhesiologische Verfahren. Operations- und Narkosezeiten sollten kurz gehalten werden. Durch die Wahl des kleinstmöglichen Eingriffs soll das Komplikationsrisiko reduziert werden. So kann beispielsweise die chronische Tumorblutung aus einem fortgeschrittenen Magenkarzinom mit Fernmetastasierung durchaus eine Indikation zur palliativen Gastrektomie darstellen. Der Verzicht auf ausgedehnte Lymphdissektion oder eine multiviszerale Resektion hält sowohl das perioperative Komplikationsrisiko niedrig als auch die eingriffsbezogene Rekonvaleszenz kurz.

Minimal-invasiven Verfahren ist bei Gleichwertigkeit der Vorzug zu geben (38).

Die Eingriffe sollten grundsätzlich an dem Ort durchgeführt werden, an dem sämtliche Therapiemodalitäten zur Verfügung stehen.

Die Lebenszeit bzw. -qualität darf nicht durch unangemessene Radikalität oder hohe postoperative Morbidität beeinträchtigt werden. Synergieeffekte anderer therapeutischer Möglichkeiten sollten immer mit bedacht werden (z. B. Anlage einer jejunalen Ernährungssonde im Rahmen einer explorativen Laparotomie).

Von Jong (22) wurde die Voraussetzung für eine palliative Operation auf einen prägnanten Anspruch reduziert: Operationserfolg mindestens 60 Tage, Lebenserwartung größer als 60 Tage, postoperative Entlassung in häusliche Umgebung.

Spezifische chirurgische Palliativeingriffe sind in den einzelnen Organkapiteln näher ausgeführt. Die nachfolgende Tabelle (Tab. 4.1) stellt symptomorientiert die Indikationen zur chirurgischen Therapie und mögliche minimal-invasive Alternativeingriffe in Relation.

4.3 Supportive palliative Verfahren

Erstes Ziel ist die Rekanalisierung zur Wiederherstellung der Passage für Verdauungsflüssigkeiten und Nahrung bzw. die Wiedereröffnung der Atemwege. Sollte dies nicht mehr oder nicht in kurzer Zeit erreichbar sein, sind Umgehungsverfahren indiziert.

Ist aufgrund einer intestinalen Passagebehinderung keine ausreichende enterale Ernährung und Medikation möglich, wird die Schaffung eines geeigneten parenteralen Applikationswegs nötig. Eine situationsadaptierte Schmerztherapie rundet die Palette der erforderlichen palliativen Maßnahmen ab.

Generell sollten Verfahren eingesetzt werden, die eine Pflege des Patienten in häuslicher Umgebung über einen möglichst langen Zeitraum erlauben. Die Einbeziehung ambulanter Pflegedienste, spezieller Ernährungs- und Schmerztherapieteams, ambulanter Palliativmediziner und Hospizeinrichtungen sollte rechtzeitig erfolgen.

4.3.1 Rekanalisierende Maßnahmen

Die Rekanalisierung lässt die äußere Integrität des Patienten unangetastet. Gerade in einer palliativen Behandlungssituation ist dieses Vorgehen psychisch für den Patienten weniger belastend. Der Erfolg einer solchen Maßnahme wird durch möglichst geringe Patientenbelastung pro Therapiesitzung und eine möglichst geringe Zahl von Repetitionen bestimmt.

Gewebedestruierende Verfahren

Argon-Plasma-Koagulation

Das Verfahren der Argon-Plasma-Koagulation (argon plasma coagulation: APC) beruht auf dem in der Chirurgie fest integrierten Prinzip der Diathermie. Die geringen Investitions- als auch Betriebskosten stellen einen relevanten ökonomischen Vorteil dar. Für die Anwendung sind – im Gegensatz zur Laserapplikation – keine speziellen räumlichen Vorkehrungen erforderlich.

Der gewebezerstörende Effekt ist in der Tiefenausdehnung durch Karbonisierung begrenzt und durch die Geräteparameter steuerbar. Die dreidimensionale Ausbreitung des Plasmastrahls erlaubt die Behandlung auch ungünstiger Tumorlokalisationen (37).

Bei tief sitzenden Rektumstenosen und rezidivierender Tumorblutung bei Patienten mit nur kurzer verbleibender Lebenserwartung kann durch die technisch einfache rektoskopische Anwendung eine ausreichende Kontrolle der Symptome erreicht werden (17).

Laser

Die Gewebezerstörung durch Laser ist bezüglich der Effektivität der APC vergleichbar. Hoher technischer Aufwand, hohe Kosten und Bindung an spezielle Therapieräume lassen die Wertigkeit im palliativen Sektor zunehmend in den Hintergrund treten.

Die erreichbare Besserung von Dysphagiebeschwerden ist im Vergleich zur Stentanlage geringer, die Anzahl der Therapiesitzungen wesentlich höher (1).

Photodynamische Therapie

Die Hauptindikation für die photodynamische Therapie (PDT) liegt in der Behandlung von dysplastischen Läsionen bzw. Frühkarzinomen im oberen Gastrointestinaltrakt oder Bronchialsystem. Nach intravenöser Gabe eines Photosensibilisators (Hämatoporphyrinderivat) wird über Sonden Licht definierter Wellenlänge in die Zielregion eingestrahlt. Durch Bildung von Radikalen kommt es zur Zellnekrose. Der gewebedestruierende Effekt ist begrenzt, eine Eignung für die Palliativtherapie besteht in Ausnahmefällen (9, 11, 32).

Injektionstherapie

Durch lokale endoskopische Injektion von reinem Alkohol, Beta-Interferon oder an Trägersubstanzen gebundenen Chemotherapeutika wird ebenfalls eine lokale Tumordestruktion erreicht. Die Ergebnisse gerade der kostengünstigen Alkoholinjektion sind dabei durchaus mit denen aufwändigerer Verfahren wie der Lasertherapie vergleichbar (33). Die Kontrolle des Ausmaßes der Tumorablation gestaltet sich aber schwierig. Anwendungserfahrungen bestehen überwiegend für Malignome von Ösophagus und Magen.

Platzhalter (Stent)

Rigide und semirigide Systeme

Klassische starre Rohrsysteme wie der Häring- oder Celestintubus sind nur noch in Ausnahmefällen indiziert. Von Manegold wird bei Ösophagusstenosen bei Patienten mit sehr kurzer Lebenserwartung aus ökonomischer Sicht noch zur Verwendung dieser Tuben geraten (30).

Die Wiederherstellung des Lumens beginnt bronchial in der Regel immer mit Tumordestruktion durch Laser bzw. Argonplasma-Ablation. Das Offenhalten des Lumens kann durch Stentimplantation erfolgen (28). Neben selbstexpandierenden Metallgitterprothesen in verschiedenen Ausführungen stehen Spezialprothesen (z. B. Silikon-Bifurkationsprothese mit flexibler Hinterwand nach Freitag zur Erleichterung der mukosalen Clearance) zur Verfügung.

Insgesamt ist allerdings festzustellen, dass bronchiale Platzhaltersysteme durch die Patienten wesentlich schwieriger tolerierbar sind (Fremdkörpergefühl, Hustenreiz) und z. B. durch Mukusokklusion anfälliger sind (13) als intestinale Stents.

Die Stenosetherapie des Gallengangsystems findet in der Regel in gleicher Sitzung wie die Diagnostik der Stenose selbst statt. Neben der Papillotomie (EPT) bei Mündungsstenosen ist die Implantation eines einfachen Kunststoffstents Verfahren der ersten Wahl (18). Die Verwendung von dünnerkalibrigen Stents (Ch 7) macht diese Erstimplantation auch über das diagnostische Duodenoskop ohne Gerätewechsel möglich.

Das weitere Vorgehen richtet sich nach dem Therapieziel. In rein palliativer Intention gewährleistet das Einsetzen eines oder mehrerer möglichst großlumiger Kunststoffstents (> Ch 10), gegebenenfalls mit selektiver Drainage des linken und rechten intrahepatischen Gallengangsystems, den zuverlässigsten Abfluss. Zur Vermeidung einer frühzeitigen Stentokklusion kann die Gabe von Medikamenten (z. B. Ursodesoxycholsäure in Kombination mit gallegängigen Antibiotika) beitragen (3). Ein programmierter Stentwechsel im Abstand von

4–6 Monaten ist erforderlich, unter medikamentöser Prophylaxe kann die Okklusionsrate innerhalb von 6 Monaten um 10% gehalten werden (12).

Sollte das Gangssystem nicht mehr von duodenal endoskopisch erreichbar sein, bleibt die Möglichkeit der perkutanen transhepatischen Cholangiographie (PTC). Über die schrittweise Steigerung des Durchmessers der Außenableitung (z. B. Yamakawa-Prothese) kann ein ausreichend weiter Sinustrakt geschaffen werden. Über diesen ist wiederum ein endoskopisches Zugehen möglich. Die gezielte Darstellung des intrahepatischen Gallengangsystems macht unter Umständen eine Sondierung bis in das Duodenum möglich. Auf diesem Weg kann dann eine transhepatische Stentimplantation erfolgen. Nachteil dieses therapeutischen Verfahrens ist die Erfordernis repetitiver Untersuchungen und Interventionen.

Aufgrund der relativ hohen Reokklusionsraten von Gallengangsplatzhaltern ist bei einer erwarteten Überlebenszeit von mehr als 6 Monaten auch unter ökonomischem Aspekt die Anlage einer biliodigestiven Anastomose zu erwägen (21).

Selbstexpandierende Systeme

Die breite Auswahl der verfügbaren flexiblen selbstexpandierenden *Metallgitterstents* mit oder ohne äußere Umhüllung bzw. *Kunststoffstents* macht eine individuelle Anpassung an die jeweilige Behandlungserfordernis möglich (31). Die Stentimplantation bietet den schnellsten Rekanalisierungseffekt. Es ist üblicherweise nur eine Behandlungssitzung erforderlich. Die Verwendung von ummantelten Modellen verhindert zuverlässig ein Einwachsen von Tumorgewebe. Die Abdichtung von Fisteln (z. B. ösophagotracheale Fisteln) ist zuverlässig möglich. Durch Modifikationen der Oberflächenstruktur (äußeres Gittermuster, Häkchen) ist die Dislokationsgefahr deutlich reduziert.

Der Rückstelleffekt ist je nach Typ unterschiedlich und ermöglicht damit die Anpassung an die Tumorkonsistenz. Verschiedene Applikationssysteme (distal release, proximal release, Freisetzung durch Rückzug eines Übertubus, TTS „through the scope") mit teilweise sehr geringen Eigendurchmessern sind auch bei hochgradigen Stenosen in praktisch allen Gangsystemen (Ösophagus, Magenausgang, Duodenum, Gallengang, oberes Jejunum, Kolon, Rektum, Trachea, Bronchus) verwendbar.

Die Elastizität der intestinalen Stents ermöglicht eine relativ physiologische Nahrungspassage, die Okklusionsrate ist damit niedrig. Durch diese Eigenschaft wird auch das Fremdkörpergefühl durch den liegenden Stent reduziert.

Eine Besonderheit der Stentapplikation bei Tumorstenosen im Mageneingangsbereich ist die Refluxproblematik. Durch die Außerkraftsetzung des unteren ösophagealen Sphinkters wird einem Reflux von Mageninhalt in die Speiseröhre Vorschub geleistet. Abhilfe kann hier die Verwendung von ummantelten Stents mit Anti-Reflux-Ventilmechanismen bieten. Die Verlängerung des Stentüberzugs um einige Zentimeter über den gastralen Stentrand hinaus lässt zwar eine orthograde Nahrungspassage zu, durch Kollabieren des Kunststoffschlauchs wird ein Reflux jedoch wirkungsvoll verhindert (25).

Der Rekanalisationseffekt des sich expandierenden Stents am ösophagogastralen Übergang ist in der Regel schmerzhafter als bei ösophagealer Platzierung. Eine angepasste *Schmerztherapie* in der ersten Zeitphase nach Implantation ist erforderlich. Da nur eine präzise Stentpositionierung eine Vermeidung eines „Reusen-Effekts" durch ein zu weit in den Magen reichendes aborales Stentende möglich macht, ist Stentmodellen, deren Freisetzung von aboral nach oral stattfindet, der Vorzug zu geben für diese anatomische Region. Die Dislokationsgefahr am ösophagogastralen Übergang ist größer als bei rein ösophagealer Platzierung, die Oberflächenbeschaffenheit des Platzhalters muss entsprechend gestaltet sein (nur partielle Ummantelung, Häkchen an der Außenseite, Oberflächenaufrauung).

Endoskopische Therapiesysteme erlauben den Einsatz von *Dilatationsballons* unter endoskopischer Sicht durch den Arbeitskanal des Endoskops, damit werden auch Stenosen im aboralen Magenanteil bzw. Duodenum und Tumorrezidive nach vorausgegangenen Resektionen behandelbar. Seit kurzem stehen auch Stentsysteme zur Verfügung, die durch das Endoskop unter Sichtkontrolle platziert werden können (TTS). Der Einsatzbereich hat sich damit bis in das obere Jejunum erweitert.

Die TTS-Stentimplantation kann gemäß den Maßgaben der Palliativmedizin mit geringer therapiebezogener Morbidität für eine ausreichende Rekanalisierung sorgen. Die offene oder laparoskopische Gastroenterostomie, deren Ergebnisse funktionell oft unbefriedigend waren, kann vermieden werden. Vergleichende Untersuchungen stehen allerdings noch aus (23, 46).

Gallengangs-Metallstents bieten den Vorteil einer längeren Standzeit, sind aber mit wesentlich höheren Kosten verbunden (7, 29). Im Einzelfall ist die Verfahrenswahl von der erwarteten Überlebenszeit des Patienten abhängig zu machen (35).

Die Bereitstellung von auch für das Kolon geeigneten Metallgitterstentsystemen (Durchmesser über 30 mm) auf kleinkalibrigen Applikatoren lässt auch für das Einsatzgebiet aboral der linken Kolonflexur die minimal invasive Rekanalisierung zu. Ziel ist im Wesentlichen die Vermeidung von notfallmäßigen Kolostomieanlagen (8). Des Weiteren stellt die Stentimplantation eine gute Alternative zur Stomaanlage bei Rektumkarzinom-Rezidiven mit Umgebungsinfiltration oder bei umschriebenen Einengungen durch eine peritoneale Aussaat gynäkologischer Tumore dar, bei denen eine Tumorbeseitigung nicht mehr oder nur unter unangemessen großem Aufwand (Exenteration) möglich wäre (40). Die Stentposition kann bis maximal 3 cm an die Linea dentata heranreichen.

4.3.2 Umgehungsverfahren

Endoskopische Verfahren

Die Schaffung eines funktionsfähigen Zugangswegs zum Intestinum ist eines der Ziele der palliativen Therapie mit höchster Priorität. Ist eine Rekanalisierung nicht möglich oder peristiert eine Passagestörung durch dauerhafte funktionelle Störung (z. B. Plexusinfiltration mit konsekutiver Magenentleerungsstörung), stellen Sonden einen alternativen Zugangsweg dar. Im Rahmen palliativer Behandlungssituationen besteht die Erfordernis für Sonden üblicherweise über einen längeren Zeitraum. Nasogastrale oder nasojejunale Sonden sind für den Patienten unkomfortabel, mit Komplikationsrisiken verbunden (Druckulzera, Aspiration) und grenzen ihn sozial aus. Frühzeitig sollte daher die Indikation zur transkutanen Sondenanlage gestellt werden.

Die perkutane endoskopische Gastrostomie (PEG) ist seit ihrer Erstbeschreibung 1980 als Fadendurchzugsmethode das am weitesten verbreitete und am besten dokumentierte Verfahren (14). Eine Vielzahl von Variationen dieses Verfahrens lässt eine minimal invasive Sondenanlage in praktisch jeder Situation zu.

Perkutane endoskopische Gastrostomie und Jejunostomie

Die PEG unter Verwendung von Standardsondensets ist bei über 90 % aller Patienten platzierbar. Die methodenassozierte Mortalitätsrate liegt unter 1 %. Relevante Komplikationen wie Peritonitis, Blutung oder Fasziitis werden auch in großen Sammelstatistiken in unter 3 % der Fälle beobachtet (2). In Deutschland sind ca. 100 000 Patienten mit PEG-Sonden versorgt. Jährlich finden ca. 20 000 Neuanlagen statt.

In palliativer Behandlungssituation ist die perkutane Sonde meist nicht nur zur Ernährung, sondern auch zur Gabe von Medikamenten erforderlich. Es sollten daher Durchmesser ab 14 Charriere verwendet werden, um einer Sondenokklusion vorzubeugen. Die hohe Verbreitung der Methode stellt sicher, dass eine Heimversorgung problemlos möglich ist (5).

Nach resezierenden Eingriffen im oberen Gastrointestinaltrakt kann die Sondenanlage in gleicher Technik auch in das Jejunum (PEJ) erfolgen.

Ist eine sichere Identifikation einer geeigneten Punktionsstelle nicht möglich, hat sich die Kombination aus Endoskopie und Computertomographie bewährt. Die CT-gesteuerte Punktion sorgt für eine exakte Platzierung der Sonde und schließt eine Verletzung von Oberbauchorganen aus (CAT-PEG/CAT-PEJ).

Die perkutane endoskopische Sondenanlage kann gerade bei chronischen Ileuszuständen bei fortgeschrittenen Tumorleiden zur Dekompression verwendet werden. Bei den regelhaft voroperierten Patienten ist in 85 % der Fälle die Applikation von 18–28 Charriere durchmessenden Systemen möglich. Die Rate von relevanten Komplikationen liegt dabei unter 5 % (41).

Perkutane endoskopische Gastrostomie mit jejunaler Sonde

Hierunter versteht man die Anlage eines jejunalen Schenkel durch eine PEG-Sonde ab 15 Charriere (PEG-J). Dadurch kann beispielsweise bei malignen Magenausgangsstenosen eine jejunale Sondenkosternährung erfolgen, während der gastrale Schenkel der Sonde zur Dekompression dient.

Austauschsonden

Diese Sonden erhöhen den Patientenkomfort dadurch, dass nur eine wenige Quadratzentimeter große äußere Abschlussplatte dauerhaft getragen werden muss. Nur zur Ernährung bzw. Medikamentengabe wird die Sonde mit einem Schlauchsystem konnektiert. Üblicherweise werden bereits liegende PEG-Sonden durch diese Systeme ausgetauscht (10). Neuere Systeme sehen eine direkte Umwandlung der PEG-Sonde vor, diese wird nur auf Hautniveau zurückgekürzt und mit einem Konnektor versehen (Genie).

Punktionstracheostomie

Die Anlage eines Tracheostomas bei Tumorpatienten in palliativer Behandlungssituation wird bei irresektablen HNO-Tumoren oder von außen in die oberen Atemwege infiltrierenden Tumoren erforderlich. Die Voraussetzung für Punktionstracheostomieverfahren ist ein freier bronchoskopischer Zugang zur Trachea. In Seldinger-Technik kann nach Trachealpunktion und Einlage eines Führungsdrahts ein Stomakanal ausreichender Dimension aufbougiert werden, durch den die Trachealkanüle eingelegt wird. Durchzugsverfahren, bei denen eine oropharyngeale Passage der Trachealkanüle erforderlich wird, kommen für diese Patientengruppen nicht in Betracht.

Die Punktionstracheostomie ist bei Intensivpatienten ein komplikationsarmes Verfahren (Gesamtkomplikationsrate 10 % [48]) mit Interventionszeiten unter 10 Minuten; Erfahrungen mit großen Kollektiven von Tumorpatienten liegen nicht vor.

Laparoskopische Verfahren

Perkutane laparoskopische Gastrostomie

Ist eine perkutane endoskopische Gastrostomie aufgrund auch interventionell nicht überwindbarer Stenosen im HNO-Bereich bzw. Ösophagus nicht möglich bzw. gelingt die sichere Hohlorganpunktion auch mit CT-Unterstützung nicht, kann die Sondenanlage auch laparoskopisch durchgeführt werden. Dabei wird ein konventionelles PEG-System über eine Inzision in den Magen eingebracht oder ein Ballonkatheter durch Punktion unter Sicht in den Magen eingeführt.

Die Methode ist sehr sicher und wenig patientenbelastend (20, 36). Die Verwendung eines konventionellen PEG-Sets erleichtert die Versorgung durch ambulante Pflegeteams.

Perkutane laparoskopische Jejunostomie

Nach Gastrektomie, ausgedehnten Magenresektionen oder Ösophagusresektion kann eine perkutane endoskopische Jejunostomie durch Verwachsungen, Verlagerung der oberen Jejunalschlingen unter die linke untere Thoraxapertur oder Interposition des Querkolons unmöglich sein. Die laparoskopische Darstellung einer hohen Jejunalschlinge und Applikation einer Feinnadelkatheterjejunostomie durch Direktpunktion (44) oder das Einnähen einer PEG-Sonde kann in solchen Fällen einen enteralen Zugangsweg herstellen.

Direktpunktionsverfahren

Wesentlicher Nachteil der Direktpunktionsverfahren ist die Erfordernis einer zusätzlichen Fixierung des Magens an der Bauchwand. Sie verbinden hohen technischen Aufwand und deutlich höhere Sondensystemkosten mit einer unter dem Niveau der laparoskopischen Techniken liegenden Sicherheit. Die Methoden bleiben Ausnahmeindikationen und speziellen Zentren vorbehalten.

Sonographisch gesteuerte Gastrostomie

Voraussetzung für eine sonographisch gesteuerte Gastrostomieanlage (PSG) in die ausgiebige Wasserfüllung des Magens. Ein Restlumen im oberen Gastrointestinaltrakt muss hierfür vorhanden sein. Da die transkutane Magendirektpunktion mit einem ausreichend kaliberstarken Peelaway-Katheter zur Einbringung eines Ballonkatheters in den Magen schwierig ist, wird die Fixierung des Magens an der vorderen Bauchwand mit T-Fixierern oder einem transkutanen Nahtsystem empfohlen (24). Langfristige Komplikationen durch Durchwanderung der T-Fixierer sind beschrieben (6).

Radiologisch gesteuerte Gastrostomie

Das Vorgehen der PRG gestaltet sich analog zur PSG unter computertomographischer Sicht (43).

Perkutane transhepatische Gallengangsdrainage

Bei endoskopisch retrograd nicht mehr versorgbaren Gallengangsstenosen ist mittels perkutaner transhepatischer Cholangiographie und Drainage eine Dekompression der Gallenwege möglich. Die Versorgung mit einem externen Beutelsystem ist allerdings für den Patienten belastend: Ein regelmäßiger Ersatz des Flüssigkeitsverlusts ist nötig. Das Behandlungsziel sollte wenn möglich die Schaffung einer Drainage nach innen sein (rigide und semirigide Stents) (42).

4.3.3 Katheter

Venöse Katheter

Da in der palliativen Behandlungssituation regelhaft eine längerfristige Nutzung des Gefäßzugangs erforderlich ist, sind transkutane Punktionssysteme nicht geeignet. Deren infektfreie Liegezeit überschreitet meist 14 Tage nicht.

Die Auswahl eines geeigneten Langzeitkathetersystems ist im Wesentlichen von der geplanten Verwendung und den ambulanten Versorgungsstrukturen abhängig. Ist eine dauerhafte Applikation von parenteralen Ernährungslösungen nötig oder ist eine Konnektion des Systems durch den Patienten oder nicht speziell geschultes Pflegepersonal erforderlich, sind Hickman- oder Broviac-Katheter vorzuziehen. Bei diesen Kathetern erfolgt die Konnektion über den nach subkutaner Tunnelung ausgeleiteten Lueranschluss (27).

Die Gesamtkomplikationsfrequenz liegt bei ca. 20% (davon Infektion 60%, Thrombosen 26%). Die zusätzliche Verwendung eines Filters kann das Infektionsrisiko noch reduzieren und somit die Liegezeit verlängern.

Wird der venöse Zugang nur zur Chemotherapie oder intermittierenden Ernährungs- oder Schmerztherapie genutzt bzw. handelt es sich um einen sehr mobilen Patienten mit optimalem ambulantem Behandlungsumfeld (Ernährungsteam, enge Anbindung an den palliativmedizinisch geschulten Hausarzt) ist ein Portkathetersystem zu präferieren. Die komplett subkutan gelegene Reservoirkapsel bietet bestmöglichen Infektionsschutz. Bei entsprechender Pflege (Punktion unter sterilen Kautelen mit Huber-Nadeln, regelmäßiges Spülen) sind sehr lange Standzeiten zu erreichen (26). Relevante Komplikationen sind mit insgesamt 5,5% selten (davon Infektion 47%, Thrombose 27%).

Die Implantation der Katheter kann ambulant und in Lokalanästhesie vorgenommen werden.

Arterielle Katheter

Portkatheter mit Anschluss an das arterielle Gefäßsystem werden nur in Ausnahmeindikationen, z. B. zur lokalen Chemotherapie von Lebermetastasen, eingesetzt (16).

Intrakavitäre Katheter

Das Stufenschema der Analgetikaapplikationswege (34, 45) sieht die intrathekale oder peridurale Gabe als „ultima ratio" vor. Gründe hierfür sind die Erfordernis komplexer ambulanter Versorgungsstrukturen (enge Anbindung an eine Schmerzambulanz) und das relativ hohe Komplikationsrisiko.

Die Implantation erfolgt in Kooperation von anästhesiologischem Schmerztherapeuten und Chirurgen ambulant und in Lokal- oder Allgemeinanästhesie. Nach rückenmarksnahem Platzieren des Katheters über einen paraspinalen Zugang erfolgt nach subkutaner Tunnelung die transkutane Ausleitung in der Bauchregion.

4.3.4 Schmerztherapie

Grundlage der Tumorschmerztherapie ist das erweiterte Stufenschema der WHO (Kap. 6) (Abb. 4.2). In Deutschland bedürfen ca. 100 000 Patienten pro Jahr einer kontinuierlichen Schmerzbehandlung (19), im Endstadium von Karzinomerkrankungen sind ca. 80 % aller Patienten von Tumorschmerzen betroffen (47). Unter Kenntnis der geplanten onkologischen Therapie und dem zu erwartenden Krankheitsverlauf ist eine bedarfsgerechte Analgesie zu konzeptionieren. Unmittelbar tumorbedingt sind 60–90 % aller Schmerzsymptome; Tumorwachstum, Organinfiltration, Nervenkompression, Knochendestruktion oder Hirnödem sind hierfür verantwortlich.

10–25 % der Schmerzen entstehen behandlungsassoziiert. Indirekt durch die Malignomerkrankung werden 5–20 % der Algesien ausgelöst, z. B. durch Dekubitalulzera oder Venenthrombosen. Die kleinste Zahl der Schmerzsymptome entwickelt sich tumorunabhängig durch vorbestehende degenerative Erkrankungen des Skelettsystems, Migräne etc..

Die frühzeitige Einbindung eines schmerztherapeutisch geschulten Anästhesisten ist sinnvoll. Die Auswahl der Verfahren erfolgt nach pathophysiologischer Schmerzursache und Schmerzstärke. Die Schulung des Patienten in der Verwendung von Schmerzmessskalen (z. B. visuelle Analogskala [Kap. 6]) erleichtert dies.

Die bevorzugte Applikationsform von Medikamenten ist oral bzw. enteral. Durch Einhaltung eines festen Zeitschemas und die Verwendung von Retardpräparaten soll eine adäquate Basisanalgesie sichergestellt werden. Schmerzspitzen können mit Bedarfsmedikation koupiert werden.

Koanalgetika wie Antidepressiva oder Kortikoide wirken über Beeinflussung von Neurotransmitterregelkreisen sowohl stimmungsaufhellend als auch schmerzlindernd.

Eine prophylaktische Behandlung der Analgetika-Nebenwirkungen (Nausea, Obstipation, gastroduodenale Ulzera) erhöht die Patientencompliance und Zufriedenheit.

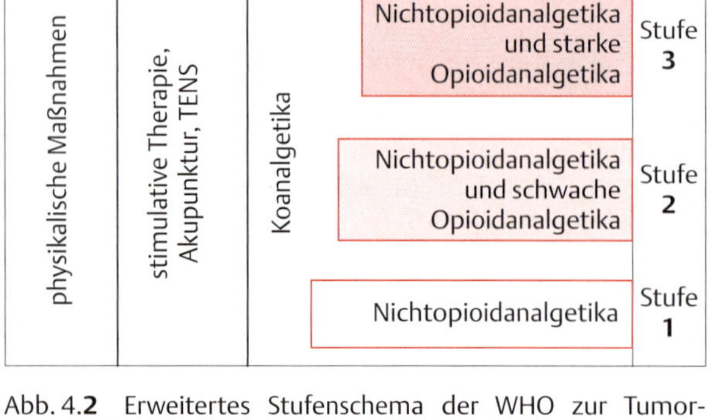

Abb. 4.2 Erweitertes Stufenschema der WHO zur Tumorschmerztherapie (TENS: transkutane elektrische Nervenstimulation).

Spezielle Verfahren wie die kontinuierliche subkutane Opiodgabe über Mikropumpen, transdermale Systeme oder die rückenmarksnahe Dauerapplikation bieten Optionen auch bei ausgeprägten Schmerzen (15).

Die Möglichkeit zur Neurolyse auch sympatischer Nervengeflechte wie des Plexus coeliacus nach CT-gesteuerter Punktion sollte gerade bei Palliativpatienten mit erwogen werden (49).

Literatur

1. Adam A, Ellul J, Watkinson AF, Tan BS, Morgan RA, Saunders MP, Mason RC. Palliation of inoperable esophageal carcinoma: a prospective randomized trial of laser therapy and stent placement. Radiology 1997; 202: 344–348
2. American Gastroenterological Association. Technical review on tube feeding for enteral nutrition. Gastroenterology 1995; 108: 1982–1301
3. Barrioz T, Ingrand P, Besson I, Ledinghen de V. Randomized trial of prevention of biliary stent occlusion by ursodesoxycholic acid plus norfloxacin. Lancet 1994; 344: 1757–1759
4. Bausewein C, Roller S, Voltz R, Hrsg. Palliativmedizin. München: Urban & Fischer; 2000: 2
5. Beyer A, Groß B, Richter G, Wienbeck M. Die perkutane endoskopische Gastrostomie –Erfahrungen nach 1000 Implantationen. Tips für die gastroenterologische Praxis 1998; 26: 32–38
6. Collure DWD, Bumpers HL, Hoover EL. A complication of T-fasteners in percutaneous endsocopic gastrostomy (PEG) placement. Surg Endosc 1996; 10: 938–939
7. Davids P, Groen A, Rauws E, Tytgat G. Randomized trial of self-expanding metal stents versus polyethylene stents for distal malignant biliary obstruction. Lancet 1992; 340: 1488–1492
8. De Gregorio MA, Mainar A, Tejero E, et al. Acute colorectal obstruction: stent placement for palliative treatment – results of a multicenter study. Radiology 1998; 209: 117–120
9. Dohmoto M, Hünerbein M, Schlag PM. Palliative endoscopic therapy of rectal carcinoma. Eur J Cancer 1996; 32: 25–29
10. Dormann AJ, Wigginghaus B, Grünewald T, Huchzermeyer H. Erste Erfahrungen mit dem Freka-Button. Endoskopie heute 1998; 4: 19–22
11. Ell C, Gossner L. Photodynamic therapy. Recent Results. Cancer Res 2000; 155: 175–181
12. Frakes JT, Johanson JF, Stake JJ. Optimal timing for stent replacement in malignant biliary tract obstruction. Gastrointest Endosc 1993; 39: 164–167
13. Freitag L, Eicker R, Linz B, Greschuchna D. Theoretical and experimental basis for the developement of a dynamic airway stent. Eur Respir J 1994; 7: 2038–2045
14. Gauderer MWL, Ponsky JL, Izant RJ. Gastrostomy without laparotomy: a percutaneous endoscopic technique. J Pediatr Surg 1980; 15: 872–875
15. Griessinger N, Huber H, Sittl R. Behandlung chronischer Schmerzsyndrome in chirurgischen Einheiten mit Schmerzambulanz. Anästhesist 1996; 45 Suppl 3: 79–81
16. Grosso M, Zanon C, Zanon E, et al. The percutaneous placement of intra-arterial catheters with reservoirs for subcutaneous infusion. Radiol Med 1997; 94: 226–232
17. Grund KE, Zindel C, Farin G. Argon Plasma Koagulation durch das flexible Endoskop. Evaluierung einer neuen Methode nach 1606 Anwendungen. Dtsch Med Wochenschr 1997; 122: 432–438
18. Holstege A. Gastroenterologische Endoskopie. München: Urban & Schwarzenberg; 1995: 146–154
19. Hoos A, Rust M. Schmerztherapie und Depression bei Karzinompatienten. Fortschr Med 1990; 108: 462–466

20. Horbach T, Reck T, Köckerling F. Perkutane laparoskopische Gastrostomie (PLG) unter Verwendung einer laparoskopischen Tabaksbeutelnahtklemme. Minimal Invasive Chirurgie 1994; 4: 179–184
21. Hyoty MK, Nordback ICH. Biliary stent or surgical bypass in unresectable pancreatic cancer with obstructive jaundice. Acta Chir Scan 1990; 156: 391–396
22. Jong P, Sturgeon J, Jamieson CG. Benefit of palliative surgery for bowel obstruction in advanced ovarian cancer. Can J Surg 1995; 38: 454–457
23. Jung GS, Song HY, Kang SG, et al. Malignant gastroduodenal obstructions: treatment by means of a covered expandable metallic stent-initial experience. Radiology 2000; 216: 758–763
24. Kadota T, Tamakuma S. Endoscopic gastrostomy. Clin Gastroenterol Surg 1987; 2: 737–742
25. Kocher M, Dlouhy M, Neoral C, et al. Esophageal stent with antireflux valve for tumors involving the cardia. J Vasc Interv Radiol 1998; 9: 1007–1010
26. Kock HJ, Krause U, Pietsch M, Rasfeld S, Walz MK. Implantierbare Kathetersysteme – Erfahrungen bei 1000 Patienten mit zentralvenösen Ports. Dtsch Med Wschr 1996; 121: 47–51
27. Krupski G, Fröschle GW, Weh FJ, Schlosser GA. Zentralvenöse Zugangssysteme in der Behandlung von Malignompatienten: Venöser Port, ZVK, Hickman-Katheter. Chirurg 1995; 66: 202–207
28. Laack E, Hossfeld DK. Therapie des nichtkleinzelligen Bronchialkarzinoms. Deutsches Ärzteblatt 2000; 97: 333–339
29. Lee BH, Choe DH, Lee JH, Kim KH, Chin Sy. Metallic stents in malignant biliary obstruction: prospective long-term clinical results. Am J Roentgenol 1997; 168: 741–745
30. Manegold BCM. Eigene Mitteilung 1997
31. May A, Hahn EG, Ell C. Self-expanding metal stents for palliation of malignant obstruction in the upper gastrointestinal tract. Comparative assessment of three stent types implemented in 96 implantations. J Clin Gastroenterol 1996; 22: 261–266
32. Marcon NE. Photodynamic therapy and cancer of the esophagus. Semin Oncol 1994; 21(Suppl 15): 20–23
33. Nwokolo CU, Payne-James JJ, Silk DB, Misiewicz JJ, Loft DE. Palliation of malignant dysphagia by ethanol induced tumor necrosis. Gut 1994; 35: 299–303
34. Ohlsson L, Rydberg T, Eden T, Persson Y, Thulin L. Cancer pain relief by continuous administration of epidural morphine in a hospital setting and the home. Pain 1992 Mar; 48: 349–53
35. O'Brien S, Hatfield AR, Craig PI, Williams SP. A three year follow up of self expanding metal stents in the endoscopic palliation of longterm survivors with malignant biliary obstruction. Gut 1995; 36: 618–621
36. Peitgen K, Walz MK, Krause U, Eigler FW. First results of laparoscopic gastrostomy. Surg Endosc 1997; 11: 658–662
37. Robertson GSM, Thomas M, Jamieson J, Veitch PS, Dennison AR. Palliation of oesophageal carcinoma using the argon beam coagulator. Br J Surg 1995; 83: 1769–1771
38. Saeger HD, Wehrmann U. Minimal-invasive Chirurgie und Tumorchirurgie – palliative laparoskopische Techniken. Chirurg 1997; 68: 225–230
39. Sauer H. Symptomorientierte Chemotherapie. Onkologe 1996; 2: 531–539
40. Saunders BP, Bartram C. Self-expanding metal stents for malignant colonic obstruction. Clin Radiol 1998; 53: 237–238
41. Scheidbach H, Horbach T, Groitl H, Hohenberger W. Percutaneous endoscopic gastrostomy/jejunostomy (PEG/PEJ) for decompression in the upper gastrointestinal tract. Surgical Endoscopy 1999; 13: 1103–1105
42. Schölmerich J, Holstege A, Hohenberger W, Zirngibl H, Hrsg. Gastroenterologische Therapie. München: Urban & Schwarzenberg; 1994: 229–230
43. Seitz J, Gmeinwieser J, Strotzer M, et al. CT-geführte Gastrostomie, Jejunostomie und Gastrojejunostomie. Eine verlässliche nicht-chirurgische Methode bei Kontraindikationen oder Versagen der PEG. Dtsch Med Wochenschr 1997; 122: 1337–1342
44. Senkal M, Bauer KH, Kemen M, Zumtobel V. Laparoskopische Feinnadelkatheterjejunostomie. Zentralbl Chir 1998; 123: 1306–1308
45. Sittl R, Grießinger N, Märkert D. Schmerztherapeutisches Manual. Erlangen 1998: 78–90
46. Soetikno RM, Lichtenstein DR, Vandervoort J, et al. Palliation of malignant gastric outlet obstruction using an endoscopically placed wallstent. Gastrointest Endosc 1998; 47: 267–270
47. Striebel HW. Therapie chronischer Schmerzen. Stuttgart: Schattauer; 1997: 47–79
48. Walz MK, Peitgen K, Thurauf N, et al. Percutaneous dilatational tracheostomy – early results and long-term outcome of 326 critically ill patients. Intensive Care Med 1998; 24: 685–690
49. Wörz R. Differenzierte medikamentöse Karzinomschmerztherapie. In: Wörz R, Hrsg. Differenzierte medikamentöse Schmerztherapie. Stuttgart: Fischer; 1994: 284–307

5 Ernährung onkologischer Patienten

5.1 Einleitung

20–50% der onkologischen Patienten befinden sich in schlechtem Ernährungszustand (17, 25). Die praktikabelste Definition des Ernährungszustandes bezieht sich auf das Körpergewicht (< 75% des Normalgewichts [18]) bzw. den unbeabsichtigten Gewichtsverlust in den Monaten zuvor (65) (Tab. 5.1). Ein Gewichtsverlust von über 10% findet sich bei 45% der Patienten (stationär aufgenommene erwachsenen Karzinompatienten); 25% der Patienten verlieren sogar 20% ihres Gewichts oder mehr vor der stationären Aufnahme (71).

Den Einfluss des Ernährungszustandes auf die postoperative Mortalität und Morbidität von Tumorpatienten beschrieb z. B. Buzby (14) (Tab. 5.**2**). Die Studie zeigte einen Anstieg der Letalität von 3% bei Patienten in gutem Ernährungszustand auf 33% bei sehr schlechtem Ernährungsstatus. Heslin beschrieb die Unterernährung als Risikofaktor für postoperative Komplikationen wie Infektionen und Wundheilungsstörungen (30). Die Toleranz (z. B. Verminderung des weiteren Gewichtsverlusts, verlängertes Überleben) nichtchirurgischer onkologischer Therapiemaßnahmen ist bei gutem Ernährungszustand besser (10, 21).

Wesentlich ist die korrekte Selektion der Patienten zur künstlichen Ernährung – enteral oder parenteral. Mit der künstlichen Ernährung können Komplikationen verbunden sein. Auch der Kostenfaktor (z. B. Kosten der Ernährung versus Verlängerung des stationären Aufenthalts) spielt bei der Entscheidung zur künstlichen Ernährung zunehmend eine Rolle (14).

5.2 Bestimmung des Ernährungszustandes

5.2.1 Klinische Untersuchung

Der Ernährungszustand lässt sich durch eine Anamnese und körperliche Untersuchung bestimmen. Periphere Ödeme und Muskelatrophien können auf eine Mangelernährung hinweisen. Patienten mit Proteinmangel zeigen Ödeme, Aszites und Hepatomegalie, bei Patienten mit Kalorien- und Proteinmangel (einfaches Hungern) findet man eine Verminderung der Muskelmasse und Aufbrauch des Fettdepots. Bei Tumorpatienten sind häufig Zeichen des Mangels an Vitaminen und Spurenelementen zu sehen (Schleimhautveränderungen im Mund, Hautveränderungen und Veränderungen der Hautanhangsgebilde, Geschmacksstörungen, Störungen des zentralen Nervensystems und der peripheren Nerven, Blutbildveränderungen) (18).

5.2.2 Körpergewicht, Veränderungen des Körpergewichts, Body mass index

Ein Maß zur Bestimmung des Ernährungszustandes ist das Körpergewicht, das verschieden bestimmt werden kann:

- Ein *Körpergewicht* von weniger als 75% der Norm gilt als pathologisch (18).
- Das *Normgewicht* errechnet sich nach der Broca-Formel: Körpergröße (in cm) – 100.
- Häufig verwendet wird auch der *Body mass index:* Körpergewicht (in kg) : Körpergröße^2 (in m^2).

Das Körpergewicht allein ist jedoch nicht ausreichend, den Befund des Patienten zu beschreiben. Eine höhere Aussagekraft besitzt die Veränderung des Körpergewichts (8, 65) (Tab. 5.**1**). Als mögliche Fehlerquellen sind akute Gewichtsveränderungen durch Verschiebungen im Wasserhaushalt (Ödeme, Dehydratation, Ergüsse/Aszites) zu berücksichtigen.

5.2.3 Laborchemische Bestimmungen

Ein Blutwert ist das *Serumalbumin:* Werte unter 2,4 mg/dl gelten als pathologisch (18). Jedoch ist dieser Wert von vielen anderen Faktoren abhängig (u. a. Stressreaktion, Flüssigkeitsverschiebungen, nephrotisches Syndrom, Enteropathie mit Eiweißverlust, Hepatopathie). Mit einer Serumhalbwertszeit von 20 Tagen ist es zudem ein träger Index, der akute Veränderungen nicht widerspiegelt (18).

Tabelle 5.**1** Gewichtsverlust in verschiedenen Zeiträumen (65)

Zeit	Gewichtsverlust (in % des Ausgangsgewichts) signifikant	schwer
1 Woche	12	> 2
1 Monat	5	> 5
3 Monate	7,5	> 7,5
6 Monate	10	>10

An *weiteren laborchemischen Bestimmungen* stehen Transferrin, Präalbumin, retinolbindendes Protein mit einer kürzeren Halbwertszeit zur Verfügung. Sie könnten akute Veränderungen besser wiedergeben, wären auch sie nicht von anderen Parametern abhängig. In der klinischen Routine haben sie sich nicht etabliert (18, 19).

Die absolute Zahl der Lymphozyten ist bei der Unterernährung reduziert. Diese wird jedoch zusätzlich durch Infektionen und Immunsuppression beeinflusst. Werte unter $0{,}8 \times 10^9/l$ gelten beim nicht immunsupprimierten Patienten als pathologisch (18). Ebenso findet sich eine Anergie in Hauttestungen, welche die Immunkompromittierung widerspiegelt (18, 49). Eine detailliertere Bestimmung des Immunstatus beschrieb Monson (52) – er fand eine vermehrte Blastogenese der Lymphozyten und T-Helfer-Zellen. In der klinischen Praxis konnte sich dieses aufwändige Verfahren jedoch nicht durchsetzen.

5.2.4 Anthropometrische Maße

Einfach zu bestimmende und seit langem bekannte Verfahren sind die anthropometrischen Maße. Die Hautfaltendicke über dem M. trizeps spiegelt die Fettspeicher, der Umfang des Unterarms die lean body mass wider (18). Es wurden Normwertbereiche für das Alter und Geschlecht aufgestellt (18), wobei diese jedoch sehr stark interindividuell schwanken. Die anthropometrischen Maße sind ein sich sehr langsam veränderndes Maß (73).

5.2.5 Prognostic nutritional index

Aus verschiedenen Parametern wurde von Mullen (58, 59) ein Gesamtindex (prognostic nutritional index: PNI) zusammengestellt:

> PNI(%) =
> $158 - (16{,}6 \times ALB) - (0{,}78 \times TSF) + (0{,}2 \times TFN) - (5{,}8 \times DH)$
> Dabei stehen PNI für prognostic nutritional index, ALB für Serumalbumin (g/dl), TSF für Trizepshautfaltendicke (mm), TFN für Serumtransferrin (g/dl), DH für verzögerte Hautreaktion.

Orientierende Werte für den PNI sind: < 40 %: niedriges Risiko; ≥ 50 %: hohes Risiko.

Der PNI korreliert mit dem Risiko eines Patienten, eine Komplikation (z. B. Sepsis, Tod) zu erleiden (14, 73) (Tab. 5.2).

5.2.6 Nutritional Index

Der nutritional index (NI) (61) besteht aus laborchemischen Werten (IgM, Präalbumin, Komplement C3, Fibrinogen, Cholesterol, retinolbindendes Protein, thyroxinbindendes Globulin) und zeigt bei fallenden Werten ein erhöhtes allgemeines postoperatives Risiko. Die benötigten Werte stehen jedoch nicht mit dem Routinelabor zur Verfügung.

5.2.7 Weitere Messinstrumente

Weitere Maße sind in der Literatur beschrieben, welche sich jedoch nicht in der klinischen Praxis einführen ließen und nur vereinzelt für wissenschaftliche Zwecke Verwendung finden. Dies gilt z. B. für das Gesamt-Körper-Kalium, welches von vielen anderen Bedingungen abhängig ist (Hydratationszustand, Glykogen-Speicher, Insulin- und Katecholamin-Spiegel). Die Bestimmung des Gesamt-Körper-Stickstoffs mit dem Kalium-Stickstoff-Verhältnis (K/N) lässt ebenfalls Rückschlüsse auf den Anteil von Fett- und Muskelgewebe zu, da sich das Verhältnis in den verschiedenen Geweben unterscheidet (K/N-Verhältnis: Muskel: 3 mol K/kg N; Fett: 1 mol K/kg N).

Werte wie „total body electrical conductivity", „bioelectrical impedance assessment" oder die Stickstoffaufnahme seien hier nur erwähnt (10, 18).

5.3 Pathophysiologie

5.3.1 Ursachen der Kachexie

Die Ursachen der Tumorkachexie können vielfältig sein. Als eine Ursache kommt die verminderte Nahrungszufuhr infrage, z. B. bedingt durch Stenosen oder Motilitätsstörungen im Gastrointestinaltrakt oder durch vermehrtes Erbrechen, Übelkeit oder Schmerzen des Patienten bei der Nahrungsaufnahme unter Chemotherapie. Auch verminderter Appetit durch gestörtes Geschmacksempfinden (17, 20) und erhöhten Laktatspiegel bei Leberfiliae wurde beschrieben (17).

Ein erhöhter Energiebedarf durch das Wachstum des Tumors wird diskutiert. Zur Deckung des Energiebedarfs werden bei onkologischen Patienten Protein- und

Tabelle 5.**2** Postoperative Komplikationen in Abhängigkeit vom Ernährungszustand (PNI: prognostic nutritional index) (14)

Risiko	Anzahl der Patienten	Alle Komplikationen	Sepsis	Schwere Sepsis	Tod
Niedriger PNI (<40 %)	38	3 (8 %)	2 (5 %)	1 (3 %)	1 (3%)
Mittlerer PNI (40–49%)	23	7 (30 %)	5 (22 %)	2 (9 %)	1 (4 %)
Hoher PNI (≥ 50 %)	39	18 (46%)	11 (28 %)	10 (26 %)	13 (33%)
Gesamt	100	28	18	13	15
p (chi-Quadrat)		< 0,0005	< 0,025	< 0,005	< 0,0005

Fettspeicher in gleichem Maß abgebaut – im Gegensatz zum Gesunden, welcher zuerst auf die Fettspeicher zurückgreift (17, 78).

Schwieriger zu erklären sind Veränderungen im Stoffwechsel durch abnormen Metabolismus (17). Shike (70) stellte einen erhöhten Energiebedarf bei Patienten mit nachgewiesenem Lungenkarzinom fest. Eine ineffektive Energienutzung durch einen gesteigerten Cori-Zyklus (Muskelglykogen → Milchsäure → Leberglykogen → Blutglukose → Muskelglykogen) beschrieb Holroyde (35).

Es wurde eine erhöhte Glukoseintoleranz durch Insulinresistenz beobachtet (27, 35, 68) sowie eine fehlende Drosselung der Glukoneogenese bei erhöhten Blutzuckerwerten (77). Im Fettstoffwechsel fand sich eine Verminderung des Fettdepots bei gesteigerter Lipolyse (38, 46, 76). Im Proteinstoffwechsel wurde bei verminderter Muskelproteinsynthese und Erschöpfung der Stickstoffspeicher eine veränderte Aminosäurenzusammensetzung im Plasma beschrieben (12). Norton beschrieb eine vermehrte Aminosäurenaufnahme durch den Tumor bei erhöhtem Proteinumsatz (64).

5.3.2 Effekte der künstlichen Ernährung

In mehreren Studien wurde die Wirkung der Ernährung auf unterschiedliche Parameter getestet – biochemische oder anthropometrische Messwerte, metabolische Indizes (Übersicht bei [10]). Diese Effekte sind bei Tumorpatienten weniger ausgeprägt als bei aus anderen Gründen schlecht ernährten Patienten (10). Zudem wurde besonders in den letzten Jahren der Einfluss der Ernährung auf relevante klinische Parameter (Komplikationen, Länge des stationären Aufenthalts) untersucht. Die Komplikationsraten der heutigen onkologischen Chirurgie sind niedrig, sodass zum statistischen Nachweis einer Verbesserung große Kollektive benötigt werden (n = 800 [6]).

Bei der Durchführung der künstlichen Ernährung sind auch damit verbundene ***Komplikationen*** zu berücksichtigen (z. B. Katheterinfektionen) sowie die Tatsache, dass sich der stationäre Aufenthalt verlängert und zusätzliche Kosten anfallen (14). Eine Verzögerung der Operation durch eine präoperative Vorbereitung um länger als etwa 3 Tage kann zu Akzeptanzproblemen bei Patienten und Chirurgen führen (36).

Eine immer wieder geäußerte Befürchtung ist, dass durch die künstliche Ernährung auch das Tumorwachstum begünstigt werde. Tierversuche nähren diesen Verdacht, wobei fraglich ist, ob diese Ergebnisse auf den Menschen übertragbar sind (10): Patienten müssten über Wochen und Monate eine künstliche Ernährung erhalten.

5.4 Durchführung der künstlichen Ernährung

5.4.1 Zusammensetzung der Ernährung

Die Zusammensetzung der *parenteralen* Ernährung ist nicht einheitlich – so wird von verschiedenen Arbeitsgruppen Fett verabreicht, von anderen dagegen nicht. Den immer wieder beschriebenen Nachteil einer fetthaltigen Ernährung konnte Bozzetti (10) nicht nachvollziehen. Er schlug eine Gabe von 35–55 kcal/kg/d mit 1,2–2,0 g Aminosäuren/kg vor. Ebenso sollte die enterale Ernährung ca. 25 kcal/kg/d anbieten, die nicht aus Proteinen stammen (63). Die Gabe kann mit Einzelkomponenten (Glukose, Aminosäuren, Fett, Vitamine, Spurenelemente) durchgeführt werden oder mit industriell gefertigten Mischbeuteln, in denen die nötigen Substrate bereits alle zugeführt sind. Der Bedarf an Wasser beträgt je nach Alter 25–40 ml/kg/d.

Die Sondennahrung zur *enteralen* Ernährung ist ebenfalls industriell gefertigt und die nötigen Substrate bereits zugeführt. Für spezielle Erkrankungen gibt es auch modifizierte Präparate (unter anderem nierenadaptiert, leberadaptiert, für Diabetiker geeignet).

Erkenntnisse bezüglich der Reaktion des Körpers auf äußere Reize und Verständnis der immunologischen Reaktion führten dazu, dies mit der Ernährung modulieren zu wollen. So gibt es gute Daten zur Wirkung der Substrate der so genannten *Immunonutrition* (28, 75). Zu diesen Substraten zählen Antioxidanzien, Arginin, Glutamin, Glycin, Nukleinsäuren und Omega-3-Fettsäuren. Es sind auch verschiedene Präparate auf dem Markt, welche die genannten Substanzen in unterschiedlicher Konzentration enthalten (Tab. 5.3).

Bezüglich Einzelheiten der technischen Durchführung siehe entsprechendes Kapitel.

Tabelle 5.**3** Substrate in enteralen Fertigprodukten

Präparat	Glutamin (g)	Arginin (g)	Nukleotide (g)	Omega-3-Fettsäuren (g)	Andere
Impact	3,5	12,5	1,26	3,32	
Rekonvan	10	7	?	3	Selen
Nutricomp Immun	11	?	?	2,1	Ballaststoffe, Antioxidanzien
Perative	5	6,3	?	1,6	
Stresson	15,3	9	?	2,3	Ballaststoffe

5.4.2 Präoperative Ernährung mangelernährter Patienten

Die perioperative Mortalität und Morbidität korreliert mit der Schwere der Mangelernährung (14, 22, 30).

In einer prospektiv randomisierten Studie mit unterernährten Patienten (25) wurde die Wirkung einer totalen parenteralen Ernährung gegen reinen Flüssigkeitsersatz 7–15 Tage präoperativ bis 3 Tage postoperativ untersucht. Es wurden Patienten eingeschlossen, welche laparotomiert oder thorakotomiert wurden (exklusive Herzchirurgie). Bei der Subgruppe der schwer unterernährten Patienten ließ sich eine Verminderung der infektiösen Komplikationen (5% versus 43%; odds ratio (OR): 0,12, 95%-Konfidenzintervall [CI]: 0,02–0,91) nachweisen. Die Autoren schlossen daraus, dass die präoperative parenterale Ernährung auf schwer unterernährte Patienten beschränkt werden sollte.

In einer weiteren Studie von Bellantone et al. (7) wurde bei 100 chirurgischen Patienten randomisiert eine präoperative parenterale Ernährung getestet. Bei unterernährten Patienten fand sich eine signifikante Verringerung der septischen Komplikationen (2/15 versus 7/14; OR: 0,15, 95%-CI: 0,02–0,95; number needed to treat [NNT]: 2,7).

Auch eine Metaanalyse zeigte einer Verringerung der Komplikationen bei unterernährten Patienten durch eine parenterale Ernährung. Heyland (32) beschrieb bei chirurgischen und kritisch kranken Patienten eine Verringerung der Komplikationen in dieser Patientengruppe (relatives Risiko [RR]: 0,52, 95%-CI: 0,30–0,91). Bei normal ernährten Patienten fand sich kein Unterschied (RR: 1,02, 95%-CI: 0,75–1,40). Einen Einfluss auf die Mortalität ließ sich ebenfalls nicht aufzeigen (unterernährte Patienten: RR: 1,13, 95%-CI: 0,75–1,71; normal ernährte Patienten: RR: 1,00, 95%-CI: 0,71–1,39).

In einer aktuellen Studie wurde dies bestätigt. Bozzetti (11) konnte in einer prospektiven, randomisierten, klinischen Studie bei schlecht ernährten Tumorpatienten (Magen- und Kolonkarzinom, Gewichtsverlust > 10%) mit einer 10 Tage präoperativ begonnenen und postoperativ fortgeführten parenteralen Ernährung eine Verringerung der nichtinfektiösen Komplikationen (6/43 versus 23/47; OR: 0,17, 95%-CI: 0,06–0,45) nachweisen.

Bauer et al. (4) untersuchten den Einfluss einer *zusätzlichen parenteralen Substitution* bei enteraler Ernährung. In einer prospektiven, doppelblinden, randomisierten, plazebokontrollierten Studie beobachteten die Autoren die ersten 7 Tage auf einer Intensivstation. Ihr Patientengut bestand aus chirurgischen und internistischen Patienten, von denen 60% normal ernährt waren. Bei den Serum-Markern mit kurzer Halbwertszeit (retinolbindendes Protein, Präalbumin) fand sich ein Anstieg bei zusätzlicher parenteraler Ernährung. Ein Unterschied im klinischen „outcome" konnte nicht aufgezeigt werden. Bemerkenswert ist die lange Nachbeobachtung von 2 Jahren. Die Autoren kamen zu dem Schluss, dass in der ersten Woche eine zusätzliche parenterale Ernährung nicht notwendig sei.

Der Effekt eines *postoperativen, enteralen Zusatzes* wurde bei präoperativ unterernährten Patienten sowie bei Patienten, die während des stationären Aufenthalts mehr als 5% des Ausgangsgewichts an Gewicht abnahmen, untersucht (5). In einer randomisierten, prospektiven, kontrollierten Studie wurde bei chirurgischen Patienten (Gastrointestinal- und Gefäßchirurgie) die Gabe einer zusätzlichen oralen Formulardiät (1,5 kcal/ml; 0,06 g Protein/ml; 200–400 ml/d) zum sonst üblichen Ernährungsregime getestet. Patienten, welche eine parenterale Ernährung benötigten, wurden nicht eingeschlossen.

Es fand sich ein signifikanter Unterschied in der Lebensqualität (bemessen mit UK SF-36 Fragebogen) zu Gunsten der Patienten mit zusätzlicher enteraler Formulardiät. Die Anzahl der infektiösen Komplikationen war mit 6 von 52 Patienten in der Therapiegruppe niedriger als mit 12 von 49 in der Kontrollgruppe (OR: 0,33; 95%-CI: 0,11–0,96).

Einen positiven Effekt (Reduktion der Komplikationen) bei unselektionierten (normal und unterernährten) Patienten ließ sich nicht nachweisen, wie auch MacFie erst kürzlich aufzeigte (47). Nur 5 von 100 Patienten hatten einem BMI unter 19. Unterernährte Patienten profitierten jedoch im Sinne einer Verringerung der Komplikationen. Die nicht durchgeführte Auswahl der geeigneten Patienten (unterernährt) könnte der Grund sein, dass die Effektivität einer artifiziellen Ernährung in anderen Studien nicht gezeigt werden konnte (45, 67, 72).

5.4.3 Enterale Ernährung

Pathophysiologie

Ergebnisse der neueren Sepsis-Forschung zeigten, dass der Gastrointestinaltrakt und die Integrität der Mukosa bei der Entstehung und Unterhaltung der Sepsis eine wesentliche Rolle spielen (56, 57).

Hernandez (29) zeigte, dass es nach mindestens 4-tägigem (im Schnitt 7,8 Tage) enteralen Fasten bei Intensivpatienten (Acute Physiology and Chronic Health Evaluation (APACHE) II: 12±4) zu einer signifikanten Atrophie der Darmschleimhaut und damit gestörten Permeabilität des Darms kommt. Ob allein das Fasten die Ursache der Mukosaatrophie ist, muss in dieser Studie offen bleiben – auch andere Ursachen sind möglich (Postaggressionstoffwechsel, intestinale Ischämie).

Im Tierversuch (43, 44) fand sich nach parenteraler gegenüber enteraler Ernährung eine Atrophie der Peyer-Plaques sowie eine Reduktion des IgA im Darm neben weiteren Veränderungen.

Studien zur enteralen Ernährung

Kompan et al. (41) verabreichten Traumapatienten in einer randomisierten, prospektiven Studie eine *enterale Ernährung* entweder innerhalb von 6 Stunden oder erst nach mehr als 24 Stunden. Sie konnten einen Unterschied der intestinalen Permeabilität (Laktulose/Manitol-Clearance [L/M]) und des späten Multi-Organversagen-Scores (late MOF) (an Tag 4 und 14) nachweisen, und zwar zu Gunsten der frühzeitig enteral ernährten Patienten (L/M: 0,024 (25–75%-Quartile: 0,011–0,048) versus 0,045 (25–75%-Quartile: 0,017–0,13), p = 0,02; late MOF: 1,8 ± 1,0 versus 2,8 ± 0,8; p: 0,002).

Die frühzeitige postoperative enterale Ernährung führt zu einer Reduktion insbesondere infektiöser Komplikationen bei Patienten mit stumpfem oder penetrierendem Trauma. Kudsk et al. (42) konnten eine Reduktion der Pneumonien und Abszesse aufzeigen (8/51 versus 17/45; OR: 0,31, 95%-CI: 0,12–0,80, NNT: 4,5). Auch die Häufigkeit einer Kathetersepsis war geringer (1/51 versus 6/45; OR: 0,13, 95%-CI: 0,02–1,13).

In weiteren Studien zeigten Moore et al. (54) eine Reduktion der infektiösen Komplikationen (Abszesse, Pneumonien: 1/29 versus 8/30; OR: 0,10, 95%-CI: 0,01–0,85, NNT: 4,3) bei enteraler gegenüber parenteraler Ernährung.

In einer Metaanalyse (8 Studien, 230 Patienten, nur Traumapatienten in 4 Studien, 4 Studien traumatologische oder sonstige chirurgische Patienten) zeigte Moore et al. (55) einen Vorteil der frühzeitigen postoperativen enteralen Ernährung gegenüber der parenteralen Ernährung auf. Die infektiösen Komplikationen waren signifikant seltener (19/118 versus 39/112; OR: 0,34, 95%-CI: 0,19–0,67; NNT: 5,3).

Voraussetzung für eine enterale Ernährung ist die Magen-Darm-Passage. Staut der Magen relevante Mengen zurück (> 300 ml/d [39]), kommt es zu Durchfällen oder einer ausgeprägte Distension des Abdomens, so muss die enterale Zufuhr vermindert werden. Die Erfahrung zeigt, dass auch ein Umsetzen der Sondenkost auf ein anderes Präparat Erfolg haben kann. Es empfiehlt sich die Verwendung eines Protokolls, da somit am schnellsten der Kostaufbau erreicht werden kann (3, 9, 53, 63, 74). In Tabelle 5.**4** findet sich ein Vorschlag eines enteralen Kostaufbaus.

Tabelle 5.**4** Vorschlag einer Protokolls zum enteralen Kostaufbau

Orale Ernährung	
1. Stufe	schluckweise Flüssigkeit
2. Stufe	Brei, Suppe, Joghurt
3. Stufe	Breikost
4. Stufe	Basisdiät/Schonkost
Sondenernährung	
1. Stufe	500 ml/d Tee
2. Stufe	500 ml/d Sondenkost (hypoosmolar)
3. Stufe	500 ml/d Sondenkost (normal)
4. Stufe	tägliche Steigerung um 500 ml/d nach klinischem Befund bis 2000–3000 ml/d

Bei 50–60% der Patienten finden sich gastrointestinale Komplikationen (31, 51) – am häufigsten (39%) eine gestörte Magenentleerung, Obstipation (15,7%) und Durchfall (14,7%). Bei 15,2% der Patienten musste in dieser Studie (53) die enterale Ernährung zurückgenommen werden. Wesentlich ist hierbei eine regelmäßige Kontrolle des klinischen Befundes und ein Anpassen der Ernährung. In Kasuistiken wurden Dünndarmperforationen beschrieben, welche auf die enterale Ernährung über einen jejunalen Katheter zurückgeführt wurden (40, 62). Die Unverträglichkeit der enteralen Ernährung korrelierte mit dem klinischen Ergebnis (Verlängerung des Intensivaufenthalts, erhöhte Mortalität) (53). Aber auch bei parenteraler Ernährung sind gastrointestinale Komplikationen nicht ausgeschlossen (1).

Die Umsetzbarkeit des Konzepts der frühen enteralen Ernährung in der klinischen Praxis wurde in einer prospektiven Kohortenstudie getestet (9): Bei Patienten mit Operationen des unteren Gastrointestinaltrakts (Dünn- und Dickdarm, einschließlich Rektum) wurde der orale Kostaufbau nach folgendem Protokoll vorgenommen: Am 1. Tag postoperativ wurde der Kostaufbau mit Flüssigkeit eingeleitet und gesteigert, bis zum 4. Tag postoperativ eine Basisdiät erreicht war. Eine Modifikation wurde nach dem klinischen Befund durchgeführt – der Kostaufbau wurde verlangsamt oder wieder reduziert bei Auftreten von Motilitätsstörungen oder starken abdominalen Beschwerden.

Das bisherige Behandlungskonzept mit Einleitung des Kostaufbaus nach Einsetzen der Darmtätigkeit wurde von den Autoren verlassen. Ergänzt wurde das Protokoll mit fixer Analgesie und einer prokinetischen Medikation (Cisaprid), welches inzwischen jedoch vom Markt genommen wurde. Bei 39 von 100 Patienten konnte der Kostaufbau exakt nach dem Protokoll durchgeführt werden, bei 54 Patienten war der Aufbau verzögert, bei 3 musste die orale Ernährung zurückgenommen werden. Am 3. Tag wurden 60%, am 5. Tag 88% der Patienten mindestens mit pürierter Kost ernährt. Bei jeweils einem Patienten trat eine Anastomoseninsuffizienz (1%, CI: 0–3%) bzw. ein Ileus auf. Das erneute Legen einer Magensonde war bei 2 Patienten notwendig.

Eine frühzeitige orale Ernährung ist auch bei Anastomosen des unteren Gastrointestinaltrakts in den meisten Fällen möglich.

5.4.4 Immunonutrition

Die aktuelle Hypothese einer Veränderung des Immunsystems nach einem „Trauma“ mit einer primären hyperinflammatorischen Phase, gefolgt von einer hypoinflammatorischen Phase (57) legt den Versuch nahe, in diesen Verlauf einzugreifen. Hierzu stehen die (oben genannten) Substanzen der Immunonutrition zur Verfügung (Tab. 5.**3**).

Senkal et al. (69) untersuchten die Wirkung der Immunonutrition (Arginin, Nukleinsäuren, Omega-3-Fettsäuren) gegenüber einer normalen enteralen Ernährung in einer prospektiven, randomisierten, doppelblinden,

Tabelle 5.**5** Immunonutrition versus enterale Ernährung gemäß Standard (33)

Patientengruppe	Anzahl der Patienten	OR	95%-CI
Wesentliche infektiöse Komplikationen bei allen Patienten	63/335 versus 101/353	0,47	0,32–0,70
Wesentliche infektiöse Komplikationen bei GI-Karzinom	32/243 versus 61/244	0,47	0,30–0,73
Pneumonie bei allen Patienten	51/293 versus 52/292	0,91	0,53–1,56
Pneumonie bei GI-Karzinom	11/176 versus 15/176	0,71	0,32–1,60
Mortalität bei allen Patienten	36/512 versus 20/496	1,77	1,00–3,12
Mortalität bei GI-Karzinom	6/246 versus 4/251	1,53	0,44–5,37
	Gewichtete Differenz der Mittelwerte		**95%-CI**
Krankenhausaufenthalt bei allen Patienten	−2,491		(−3,993)–(−0,9901)
Krankenhausaufenthalt bei GI-Karzinom	−2,365		(−3,94)–(−1,171)
Aufenthalt auf Intensivstation	−0,251		(−1,380)–(+0,878)

OR: odds ratio
95%-CI: 95%-Konfidenzintervall
GI: Gastrointestinaltrakt

multizentrischen Studie an Patienten (n=155) mit Tumoren des oberen Gastrointestinaltrakts. Es fand sich eine signifikante Verringerung der infektiösen Komplikationen (Komplikationen: 14/78 versus 27/76; OR: 0,40, 95%-CI: 0,19–0,84 bei 10/78 versus 18/76 Patienten; OR: 0,47, 95%-CI: 0,20–1,11). Ebenso konnte ein Vorteil bezüglich der Kosten aufgezeigt werden (10 Patienten verursachten Kosten von 75.172 DM versus 18 Patienten verursachten Kosten von 204.273 DM.).

In einer prospektiven, randomisierten multizentrischen Studie bei septischen Patienten untersuchten Galban et al. (23) aktuell den Einfluss einer enteralen Ernährung, angereichert mit Arginin, Nukleinsäuren und Omega-3-Fettsäuren, gegenüber einer herkömmlichen enteralen Ernährung. Die Autoren konnten eine Reduktion der Mortalität (OR: 0,50, 95%-CI: 0,25–1,0; NNT: 7,6), der Bakteriämien (OR: 0,31, 95%-CI: 0,12–0,77; NNT: 7,2) und der Anzahl der nosokomialen Infektion (OR: 0,30, 95%-CI: 0,16–0,58; NNT: 3,8) nachweisen. Bei Patienten mit einem APACHE-II-Score zwischen 10 und 15 war die Senkung der Mortalität (OR: 0,11, 95%-CI: 0,01–0,91; NNT: 4,2) besonders deutlich.

Atkinson et al. (2) untersuchten in einer prospektiven, randomisierten, doppelblinden Studie Patienten einer gemischten (internistischen, chirurgischen) Intensivstation. In der Subgruppe der Patienten, welche früh ausreichend enteral ernährt werden konnten, zeigte sich im Vergleich zu den anderen eine signifikante Reduktion der Dauer der Beatmung (6 versus 10,5 Tage, p=0,007), der Therapeutic Intervention Scoring System (TISS)-Punkte (265 versus 380, p=0,01), Länge des Aufenthalts auf Intensivstation (7,5 versus 12 Tage, p=0,02) und im Krankenhaus (15,5 versus 20 Tage, p=0,03).

In einer prospektiven, randomisierten Studie von Heslin (30) konnte kein Vorteil einer frühen enteralen Immunonutrition aufgezeigt werden – keine Veränderung der Häufigkeit der Komplikationen, Mortalität, Länge des Aufenthalts. Die Patienten verloren präoperativ lediglich ca. 5% an Gewicht, es handelte sich nicht um schwer unterernährte Patienten. Die Autoren schlossen daraus, dass dies der Grund war, weshalb keine Vorteile der enteralen Ernährung aufgezeigt werden konnten.

In einer Metaanalyse konnten Heys et al. (33) den positiven Effekt (Verringerung der infektiösen Komplikationen) einer Immunonutrition im Vergleich zu einer konventionellen enteralen Ernährung nachweisen. Sie schlossen 11 prospektive, randomisierte Studien (Immunonutrition versus enterale Ernährung gemäß dem Standard) mit insgesamt 1009 kritisch kranken Patienten ein (chirurgische Patienten mit Operationen am oberen Gastrointestinaltrakt, Sepsis, Trauma, Verbrennung). Die Ergebnisse sind in Tabelle 5.**5** dargestellt.

Ein bisher ungelöstes Problem ist die Festlegung des Immunstatus des Patienten. Befindet er sich in der hyper- oder hypoinflammatorischen Phase? Die bisherig verwendete Immunonutrition beinhaltet antiinflammatorische Substrate. So könnte zu erklären sein, wieso Galban (23) besonders bei Patienten mit niedrigem APACHE-II-Score (Frühphase der Erkrankung mit Hyperinflammation) einen positiven Effekt (Senkung der Mortalität) durch die mit Arginin, Nukleinsäuren und Omega-3-Fettsäuren angereicherte gegenüber einer herkömmlichen enteralen Ernährung (s.o) nachweisen konnte. Ebenso waren die Patienten von Atkinson et al. (2), welche früh enteral ernährt werden konnten, vermutlich auch in der hyperinflammatorischen Phase.

Ebenfalls noch nicht geklärt ist die genaue Zusammensetzung der Immunonutrition. Es sind einige Präparate bereits auf dem Markt, deren Zusammensetzung unterschiedlich ist (Tab. 5.**3**).

5.4.5 Parenterale Ernährung

Kann eine enterale Ernährung aufgrund der Art der Operation oder postoperativer Komplikationen nicht durchgeführt werden, muss als Alternative die parenterale Ernährung eingesetzt werden. Diese scheint jedoch in der ersten Woche postoperativ/interventionell keine Vorteile für den normalernährten Patienten (Reduktion der Morbidität oder Mortalität) zu bieten. Bei präoperativ schlecht ernährten Patienten ließ sich eine signifikante Reduktion der Komplikationen durch eine perioperative parenterale Ernährung nachweisen (Abschnitt 5.4.2).

5.4.6 Ernährung bei konservativer Therapie

Die Toleranz nichtchirurgischer onkologischer Therapiemaßnahmen ist bei gutem Ernährungszustand besser (10, 21).

Hill und Daly (34) konnten keinen Vorteil einer parenteralen Ernährung bei Patienten unter Radio- oder Chemotherapie aufzeigen. Clamon (15) fand keinen Vorteil bezüglich des Überlebens und dem Ansprechen auf die Chemotherapie bei intravenöser Hyperalimentation gegenüber normaler oraler Ernährung mit ausreichender Energiezufuhr. Dabei wurde für die Hyperalimentation nach folgendem Schema vorgegangen:

- normal ernährte Patienten:
  - 1. Woche: 32 kcal/kg/d, 1,0 g Protein/kg/d;
  - 2.–4. Woche: 40 kcal/kg/d, 1,25 g Protein/kg/d;
- mangelernährte Patienten:
  - 1. Woche: 48 kcal/kg/d, 1,5 g Protein/kg/d;
  - 2.–4. Woche: 56 kcal/kg/d, 1,75 g Protein/kg/d.

Hingegen zeigte Ghavimi (24), dass bei *Kindern unter Radiochemotherapie* die alleinige orale Ernährung bei einem Drittel der Patienten nicht ausreichend ist. Rickard (66) konnte mit einer parenteralen Ernährung bei Kindern einen Gewichtsverlust unter der Chemotherapie verhindern.

Sikora (72) verglich bei Patienten mit Ösophaguskarzinom und präoperativer Radiochemotherapie den klinischen Verlauf mit und ohne parenterale Ernährung. Er konnte keinen Unterschied in der Häufigkeit von Komplikationen zwischen den beiden Gruppen nachweisen. Das Patientenkollektiv war jedoch klein (n=45) und ein Studienarm mit enteraler Ernährung wurde nicht aufgenommen.

Daly (16) fand bezüglich des Ansprechens des Tumors keine Unterschiede bei Sondenkost oder oraler Ernährung. Es fanden sich jedoch trotz einer Energieaufnahme von 30 kcal/kg/d in der oral ernährten Gruppe vermehrt Zeichen der Mangelernährung. Macia (48) hingegen konnte einen positiven Effekt (Verbesserung anthropometrischer und laborchemischer Messwerte) einer parenteralen Ernährung bei Patienten mit Tumoren im Kopf-/Hals- und abdominalen Bereich aufzeigen. Das Problem ist auch bei diesen Patienten die korrekte Selektion derjenigen, denen eine künstliche Ernährung Vorteile bietet (37).

Die Datenlage ist bezüglich der Ernährung unter nichtchirurgischer Tumortherapie schlecht, sodass man lediglich die Daten der postoperativen Ernährung übertragen kann.

5.5 Zusammenfassende Empfehlung

Mangelernährte Tumorpatienten sollten *präoperativ*, möglichst enteral, für ca. 3–7 Tage ernährt werden; ansonsten parenteral (Tab. 5.**6**).

Die Kalorienzufuhr sollte ca. 35 kcal/kg/d mit einem Eiweiß-Anteil von 1,5 g/kg/d betragen (Tab. 5.**7**). Eine Empfehlung zur generellen künstlichen (enteralen oder parenteralen) Ernährung kann nicht gegeben werden. Es sind die entsprechenden (unterernährten) Patienten zu selektieren – klinische Untersuchung mit sorgfältiger Anamnese (Gewichtsverlust: Tab. 5.**1**) oder durch Berechnung von Scores – z. B. des PNI (Tab. 5.**2**).

Postoperativ kann die enterale Ernährung entsprechend dem in Tabelle 5.**4** beschriebenen Protokoll am Abend des Operationstags oder am ersten postoperativen Tag begonnen werden (normaler oraler Kostaufbau; falls dieser nicht möglich ist, Aufbau einer Sondenkost). Anastomosen des oberen Gastrointestinaltrakts können bei Bedarf mit Sonden überbrückt werden. Bei Patienten mit Anastomosen des unteren Gastrointestinaltrakts kann die enterale Ernährung normal aufgebaut werden.

Tabelle 5.**6** Durchführung der Ernährung (Literatur siehe Text)

Klinische Situation	Ernährungsplan
Pat. *ohne* Gewichtsverlust/Unterernährung	keine spezielle präoperative Ernährung nötig
Pat. *mit* Gewichtsverlust/Unterernährung *ohne Obstruktion*	enterale Ernährung
Pat. mit Gewichtsverlust/Unterernährung mit Obstruktion des *oberen GI-Trakts*	Überbrücken mit Sonden und enterale Ernährung, falls nicht möglich totale parenterale Ernährung
Pat. mit Gewichtsverlust/Unterernährung mit Obstruktion des *unteren GI-Trakts*	totale parenterale Ernährung
Postoperative, (neo)adjuvante Therapie begleitend	frühzeitige enterale Ernährung, ggf. über Sonden
Falls enterale Ernährung nicht möglich bis 10. Tag	totale parenterale Ernährung
Möglichst immer enterale Ernährung	

GI-Trakt: Gastrointestinaltrakt

Tabelle 5.**7** Zusammensetzung der präoperativen Ernährung (Literatur siehe Text)

Dauer	5–7 Tage
Kalorien	35 kcal/kg/d
Eiweiß	1,5 g/kg/d

Tabelle 5.8 Literaturübersicht bezüglich des Effekts der Ernährung

Zitat	Randomisierung	Ergebnisse
(4)	Zusätzlich parenterale Substitution	kein Vorteil nachgewiesen
(5)	Enteraler Zusatz	infektiöse Komplikationen 6/52 versus 12/49 (OR: 0,33; 95%-CI: 0,11–0,96).
(7)	Parenteral versus enteral	schwer unterernährte Patienten: septische Komplikationen 2/15 versus 7/14 (OR: 0,15, 95%-CI: 0,02–0,95; NNT: 2,7)
(11)	Parenteral versus orale Ernährung (Standard)	bei unterernährten Patienten: • Komplikationen: infektiös: 37% versus 57%, p=0,03 • nichtinfektiöse Komplikationen: 6/43 versus 23/47 (OR: 0,17, 95%-CI: 0,06–0,45) • Mortalität: 0/43 versus 5/47 (p=0,05)
(13)	Postoperativ parenterale Ernährung vs. Flüssigkeitsersatz	Major Kompl.: • 27/60 versus 13/57 (OR: 2,77, 95%-CI: 1,24–6,17) Minor Kompl.: • 32/60 versus 24/57 (OR: 1,57, 95%-CI: 0,76–3,26)
(23)	Immunonutrition versus EN	• Mortalität: 17/89 versus 28/87 (OR: 0,50, 95%-CI: 0,25–1,0; NNT: 7,6) • Bakteriämien: 7/89 versus 19/87 (OR: 0,31, 95%-CI: 0,12–0,77; NNT: 7,2) • nosokomiale Infektion: 5/89 versus 17/87 (OR: 0,30, 95%-CI: 0,16–0,58; NNT: 3,8) Patienten mit APACHE-II-Score 1015: • Mortalität: 1/26 versus 8/29 (OR: 0,11, 95%-CI: 0,01–0,91; NNT: 4,2)
(26)	Präoperativ parenteral versus enteral	Wundinfektionen: • 3/38 versus 11/36 (OR: 0,19, 95%-CI: 0,05–0,77; NNT: 4,4)
(32)	Präoperativ TPN	unterernährte Patienten: • Komplikationen (RR: 0,52, 95%-CI: 0,30–0,91)
(42)	Postoperativ enteral versus parenteral	Pneumonien und Abszesse: • 8/51 versus 17/45 (OR: 0,31, 95%-CI: 0,12–0,80, NNT: 4,5)
(45)	Präoperativ enteral versus parenteral	keine signifikanten Unterschiede (n=24)
(50)	Präoperativ TPN versus normale orale Ernährung	Postoperative Komplikationen: • 10/32 versus 19/34 (OR: 0,36, 95%-CI: 0,13–0,98; NNT: 4,1)
(51)	Präoperative TPN versus normale orale Ernährung	gestörte Wundheilung: • 0/10 versus 4/5
(54)	Postoperative enterale Ernährung versus Standard	Abszesse, Pneumonien: 1/29 versus 8/30 (OR: 0,10, 95%-CI: 0,01–0,85, NNT: 4,3)
(55)	Postoperative EN versus Flüssigkeitsersatz	Infektiöse Komplikationen: 19/118 versus 39/112 (OR: 0,34, 95%-CI: 0,19–0,67; NNT: 5,3)
(60)	Präoperative TPN versus Flüssigkeitsersatz	• Major Kompl: 11/66 versus 19/59 (OR: 0,42, 95%-CI: 0,18–0,98) • Mortalität: 3/66 versus 11/59 (OR: 0,21, 95%-CI: 0,06–0,79; NNT: 7,1)
(69)	Immunonutrition versus EN	• infektiöse Komplikationen 14/78 versus 27/76 (OR: 0,40, 95%-CI: 0,19–0,84) bei 10/78 versus 18/76 Patienten (OR: 0,47, 95%-CI: 0,20–1,11) • 10 Patienten verursachen Kosten 75 172 DM versus 18 Patienten verursachen 204 273 DM
(72)	Parenterale Ernährung bei Chemotherapie	kein Vorteil
(73)	Präoperativ TPN versus Flüssigkeitsersatz	High-Risk-Patienten (nach PNI): • Komplikationen (alle) 12/92 versus 35/92 (OR: 0,24, 95%-CI: 0,12–0,51) • Mortalität: 6/92 versus 21/92 (OR: 0,24, 95%-CI: 0,09–0,62)
(25)	Prä- und postoperative TPN	schwer unterernährte Patienten: • infektiöse Komplikationen 5% versus 43% (OR: 0,12, 95%-CI: 0,02–0,91)

OR: odds ratio
NNT: number needed to treat
minor Kompl.: geringgradige Komplikationen
TPN: totale parenterale Ernährung (nutrition)
95%-CI: 95%-Konfidenzintervall
major Kompl.: schwere Komplikationen
EN: enterale Ernährung (nutrition)
PNI: prognostic nutritional index;

Der Kostaufbau muss durch regelmäßige klinische Untersuchungen dem Patienten angepasst und gegebenenfalls modifiziert werden. Für den Fall, dass eine enterale Ernährung nicht möglich ist, sollte nach ca. 1 Woche eine parenterale Ernährung eingeleitet werden. Die Immunonutrition hat Vorteile (Verringerung der Morbidität und Mortalität) bei Beginn der enteralen Ernährung in der Frühphase der Erkrankung (Hyperinflammation). Offen bleiben muss zur Zeit jedoch, wie der Immunstatus des Patienten bestimmt werden kann.

Bei *(neo)adjuvanter Therapie* sollte, wenn möglich, enteral (oral oder per Sonden) ernährt werden. Ist dies nicht möglich, muss (nach etwa 1 Woche) eine totale parenterale Ernährung durchgeführt werden. Eine Übersicht über die Studien zur Auswirkung der Ernährung auf den Krankheitsverlauf bietet Tabelle 5.**8**.

Literatur

1. Adams S, Dellinger EP, Wertz MJ, Oreskovich MR, Simonowitz D, Johansen K. Enteral versus parenteral nutritional support following laparotomy for trauma: a randomized prospective trial. J Trauma 1986; 26: 882–888
2. Atkinson S, Sieffert E, Bihari D. A prospective, randomized, double-blind, controlled clinical trial of enteral immunonutrition in the critically ill. Guy's Hospital Intensive Care Group. Crit Care Med 1998;26(7):1164–72
3. Basse L, Hjort Jakobsen D, Billesbolle P, Werner M, Kehlet H. A clinical pathway to accelerate recovery after colonic resection. Ann Surg 2000; 232: 51–57
4. Bauer P, Charpentier C, Bouchet C, Nace L, Raffy F, Gaconnet N. Parenteral with enteral nutrition in the critically ill. Intensive Care Med 2000; 26: 893–900
5. Beattie AH, Prach AT, Baxter JP, Pennington CR. A randomised controlled trial evaluating the use of enteral nutritional supplements postoperatively in malnourished surgical patients. Gut 2000; 46: 813–818
6. Bellantone R, Doglietto GB, Bossola M, et al. Preoperative parenteral nutrition in the high risk surgical patient. J Parenter Enteral Nutr 1988; 12: 195–197
7. Bellantone R, Doglietto G, Bossola M, et al. Preoperative parenteral nutrition of malnourished surgical patients. Acta Chir Scand 1988; 154: 249–251
8. Blackburn GL, Gibbons GW, Bothe A, Benotti PN, Harken DE, McEnany TM. Nutritional support in cardiac cachexia. J Thorac Cardiovasc Surg 1977; 73: 489–496
9. Bohm B, Haase O, Hofmann H, Heine G, Junghans T, Muller JM. Verträglichkeit eines frühen oralen Kostaufbaus nach Operationen am unteren Gastrointestinaltrakt. Chirurg 2000; 71: 955–962
10. Bozzetti F, Gavazzi C, Mariani L, Crippa F. Artificial nutrition in cancer patients: which route, what composition? World J Surg 1999; 23: 577–583
11. Bozzetti F, Gavazzi C, Miceli R, et al. Perioperative total parenteral nutrition in malnourished, gastrointestinal cancer patients: a randomized, clinical trial. J Parenter Enteral Nutr 2000; 24: 7–14
12. Brennan MF, Burt ME. Nitrogen metabolism in cancer patients. Cancer Treat Rep 1981; 65(Suppl 5): 67–78.
13. Brennan MF, Pisters PW, Posner M, Quesada O, Shike M. A prospective randomized trial of total parenteral nutrition after major pancreatic resection for malignancy. Ann Surg 1994; 220: 436–4-41
14. Buzby GP, Mullen JL, Matthews DC, Hobbs CL, Rosato EF. Prognostic nutritional index in gastrointestinal surgery. Am J Surg 1980; 139: 160–167
15. Clamon GH, Feld R, Evans WK, et al. Effect of adjuvant central iv hyperalimentation on the survival and response to treatment of patients with small cell lung cancer: a randomized trial. Cancer Treat Rep 1985; 69: 167–177
16. Daly JM, Hearne B, Dunaj J, et al. Nutritional rehabilitation in patients with advanced head and neck cancer receiving radiation therapy. Am J Surg 1984; 148: 514–520
17. Daly JM, Redmond HP, Gallagher H. Perioperative nutrition in cancer patients. J Parenter Enteral Nutr 1992; 16(6 Suppl): 100s–105s
18. Delmore G. Assessment of nutritional status in cancer patients: widely neglected? Support Care Cancer 1997; 5: 376–380
19. Dempsey DT, Mullen JL, Buzby GP. The link between nutritional status and clinical outcome: can nutritional intervention modify it? Am J Clin Nutr 1988; 47(2 Suppl): 352–356
20. Dewys WD, Walters K. Abnormalities of taste sensation in cancer patients. Cancer 1975; 36: 1888–1896
21. Dewys WD, Begg C, Lavin PT, et al. Prognostic effect of weight loss prior to chemotherapy in cancer patients. Eastern Cooperative Oncology Group. Am J Med 1980; 69: 491–497
22. Directors ASPENBo. Guidelines for the use of enteral nutrition in the adult patient. J Parenter Enteral Nutr 1987; 11: 435–439
23. Galban C, Montejo JC, Mesejo A, et al. An immune-enhancing enteral diet reduces mortality rate and episodes of bacteremia in septic intensive care unit patients. Crit Care Med 2000; 28: 643–648
24. Ghavimi F, Shils ME, Scott BF, Brown M, Tamaroff M. Comparison of morbidity in children requiring abdominal radiation and chemotherapy, with and without total parenteral nutrition. J Pediatr 1982; 101: 530–537
25. Group TVATPNCS. Perioperative total parenteral nutrition in surgical patients. The Veterans Affairs Total Parenteral Nutrition Cooperative Study Group. N Engl J Med 1991; 325: 525–532
26. Heatley RV, Williams RH, Lewis MH. Pre-operative intravenous feeding–a controlled trial. Postgrad Med J 1979; 55: 541–545
27. Heber D, Chlebowski RT, Ishibashi DE, Herrold JN, Block JB. Abnormalities in glucose and protein metabolism in noncachectic lung cancer patients. Cancer Res 1982; 42: 4815–4819
28. Heller A, Koch T. Immunonutrition mit Omega-3 Fettsäuren. Sind neue anti-inflammatorische Strategien in Sicht? Zentralbl Chir 2000; 125: 123–136
29. Hernandez G, Velasco N, Wainstein C, et al. Gut mucosal atrophy after a short enteral fasting period in critically ill patients. J Crit Care 1999; 14: 73–77
30. Heslin MJ, Latkany L, Leung D, et al. A prospective, randomized trial of early enteral feeding after resection of upper gastrointestinal malignancy. Ann Surg 1997; 226: 567–577
31. Heyland D, Cook DJ, Winder B, Brylowski L, Van deMark H, Guyatt G. Enteral nutrition in the critically ill patient: a prospective survey. Crit Care Med 1995; 23: 1055–1060
32. Heyland DK, MacDonald S, Keefe L, Drover JW. Total parenteral nutrition in the critically ill patient: a meta-analysis. JAMA 1998; 280: 2013–2019
33. Heys SD, Walker LG, Smith I, Eremin O. Enteral nutritional supplementation with key nutrients in patients with critical illness and cancer: a meta-analysis of randomized controlled clinical trials. Ann Surg 1999; 229: 467–477
34. Hill AD, Daly JM. Current indications for intravenous nutritional support in oncology patients. Surg Oncol Clin N Am 1995; 4: 549–563
35. Holroyde CP, Reichard GA. Carbohydrate metabolism in cancer cachexia. Cancer Treat Rep 1981; 65(Suppl 5): 55–59
36. Holter AR, Fischer JE. The effects of perioperative hyperalimentation on complications in patients with carcinoma and weight loss. J Surg Res 1977; 23: 31–34

37. Iestra JA, Fibbe WE, Zwinderman AH, Romijn JA, Kromhout D. Parenteral nutrition following intensive cytotoxic therapy: an exploratory study on the need for parenteral nutrition after various treatment approaches for haematological malignancies. Bone Marrow Transplant 1999; 23: 933–939
38. Jeevanandam M, Horowitz GD, Lowry SF, Brennan MF. Cancer cachexia and the rate of whole body lipolysis in man. Metabolism 1986; 35: 304–310
39. Jolliet P, Pichard C, Biolo G, et al. Enteral nutrition in intensive care patients: a practical approach. Working Group on Nutrition and Metabolism, ESICM. European Society of Intensive Care Medicine. Intensive Care Med 1998; 24: 848–859
40. Jorba R, Fabregat J, Borobia FG, Torras J, Poves I, Jaurrieta E. Small bowel necrosis in association with early postoperative enteral feeding after pancreatic resection. Surgery 2000; 128: 111–112
41. Kompan L, Kremzar B, Gadzijev E, Prosek M. Effects of early enteral nutrition on intestinal permeability and the development of multiple organ failure after multiple injury. Intensive Care Med 1999; 25: 157–161
42. Kudsk KA, Croce MA, Fabian TC, et al. Enteral versus parenteral feeding. Effects on septic morbidity after blunt and penetrating abdominal trauma. Ann Surg 1992; 215: 503–511; discussion 11–13
43. Kudsk KA, Li J, Renegar KB. Loss of upper respiratory tract immunity with parenteral feeding. Ann Surg 1996; 223: 629–635; discussion 35–38
44. Li J, Kudsk KA, Gocinski B, Dent D, Glezer J, Langkamp-Henken B. Effects of parenteral and enteral nutrition on gut-associated lymphoid tissue. J Trauma 1995; 39: 44–51
45. Lim ST, Choa RG, Lam KH, Wong J, Ong GB. Total parenteral nutrition versus gastrostomy in the preoperative preparation of patients with carcinoma of the oesophagus. Br J Surg 1981; 68: 69–72
46. Lundholm K, Edstrom S, Ekman L, Karlberg I, Schersten T. Metabolism in peripheral tissues in cancer patients. Cancer Treat Rep 1981; 65(Suppl 5): 79–83
47. MacFie J, Woodcock NP, Palmer MD, Walker A, Townsend S, Mitchell CJ. Oral dietary supplements in pre- and postoperative surgical patients: a prospective and randomized clinical trial. Nutrition 2000; 16: 723–728
48. Macia E, Moran J, Santos J, Blanco M, Mahedero G, Salas J. Nutritional evaluation and dietetic care in cancer patients treated with radiotherapy: prospective study. Nutrition 1991; 7: 205–209
19. Meakins JL, Christou NV, Shizgal HM, MacLean LD. Therapeutic approaches to anergy in surgical patients. Surgery and levamisole. Ann Surg 1979; 190: 286–296
50. Meguid MM, Curtas MS, Meguid V, Campos AC. Effects of pre-operative TPN on surgical risk–preliminary status report. Br J Clin Pract Suppl 1988; 63: 53–58
51. Moghissi K, Hornshaw J, Teasdale PR, Dawes EA. Parenteral nutrition in carcinoma of the oesophagus treated by surgery: nitrogen balance and clinical studies. Br J Surg 1977; 64: 125–128
52. Monson JR, Ramsden CW, MacFie J, Brennan TG, Guillou PJ. Immunorestorative effect of lipid emulsions during total parenteral nutrition. Br J Surg 1986; 73: 843–846
53. Montejo JC. Enteral nutrition-related gastrointestinal complications in critically ill patients: a multicenter study. The Nutritional and Metabolic Working Group of the Spanish Society of Intensive Care Medicine and Coronary Units. Crit Care Med 1999; 27: 1447–1453
54. Moore FA, Moore EE, Jones TN, McCroskey BL, Peterson VM. TEN versus TPN following major abdominal trauma–reduced septic morbidity. J Trauma 1989; 29: 916–923
55. Moore FA, Feliciano DV, Andrassy RJ, et al. Early enteral feeding, compared with parenteral, reduces postoperative septic complications. The results of a meta-analysis. Ann Surg 1992; 216: 172–183
56. Moore FA, Moore EE. The benefits of enteric feeding. Adv Surg 1996; 30: 141–154
57. Moore FA. Common mucosal immunity: a novel hypothesis. Ann Surg 2000; 231: 9–10
58. Mullen JL, Buzby GP, Waldman MT, Gertner MH, Hobbs CL, Rosato EF. Prediction of operative morbidity and mortality by preoperative nutritional assessment. Surg Forum 1979; 30: 80–82
59. Mullen JL, Buzby GP, Matthews DC, Smale BF, Rosato EF. Reduction of operative morbidity and mortality by combined preoperative and postoperative nutritional support. Ann Surg 1980; 192: 604–613
60. Muller JM, Brenner U, Dienst C, Pichlmaier H. Preoperative parenteral feeding in patients with gastrointestinal carcinoma. Lancet 1982; 1: 68–71
61. Muller JM, Keller HW, Brenner U, Walter M, Holzmuller W. Indications and effects of preoperative parenteral nutrition. World J Surg 1986; 10: 53–63
62. Munshi IA, Steingrub JS, Wolpert L. Small bowel necrosis associated with early postoperative jejunal tube feeding in a trauma patient. J Trauma 2000; 49: 163–165
63. Napolitano L, Bochicchio G. Enteral feeding of the critically ill. CO Crit Care 2000; 6: 136–142
64. Norton JA, Stein TP, Brennan MF. Whole body protein synthesis and turnover in normal man and malnourished patients with and without known cancer. Ann Surg 1981; 194: 123–128
65. Ottery FD. Rethinking nutritional support of the cancer patient: the new field of nutritional oncology. Semin Oncol 1994; 21: 770–778
66. Rickard KA, Loghmani ES, Grosfeld JL, et al. Short- and long-term effectiveness of enteral and parenteral nutrition in reversing or preventing protein-energy malnutrition in advanced neuroblastoma. A prospective randomized study. Cancer 1985; 56: 2881–1897
67. Sako K, Lore JM, Kaufman S, Razack MS, Bakamjian V, Reese P. Parenteral hyperalimentation in surgical patients with head and neck cancer: a randomized study. J Surg Oncol 1981; 16: 391–402
68. Schein PS, Kisner D, Haller D, Blecher M, Hamosh M. Cachexia of malignancy: potential role of insulin in nutritional management. Cancer 1979; 43(5 Suppl): 2070–2076
69. Senkal M, Zumtobel V, Bauer KH, et al. Outcome and cost-effectiveness of perioperative enteral immunonutrition in patients undergoing elective upper gastrointestinal tract surgery: a prospective randomized study. Arch Surg 1999; 134: 1309–1316
70. Shike M, Russel DM, Detsky AS, et al. Changes in body composition in patients with small-cell lung cancer. The effect of total parenteral nutrition as an adjunct to chemotherapy. Ann Intern Med 1984; 101: 303–309
71. Shils ME. Principles of nutritional therapy. Cancer 1979; 43: 2093–2102
72. Sikora SS, Ribeiro U, Kane JM, 3rd, Landreneau RJ, Lembersky B, Posner MC. Role of nutrition support during induction chemoradiation therapy in esophageal cancer. J Parenter Enteral Nutr 1998; 22: 18–21
73. Smale BF, Mullen JL, Buzby GP, Rosato EF. The efficacy of nutritional assessment and support in cancer surgery. Cancer 1981; 47: 2375–2381
74. Spain DA, McClave SA, Sexton LK, et al. Infusion protocol improves delivery of enteral tube feeding in the critical care unit. J Parenter Enteral Nutr 1999; 23: 288–292
75. Standen J, Bihari D. Immunonutrition: an update. Curr Opin Clini Nutr and Metab Care 2000; 3: 149–157
76. Waterhouse C, Kemperman JH. Carbohydrate metabolism in subjects with cancer. Cancer Res 1971; 31: 1273–1278
77. Waterhouse C, Jeanpretre N, Keilson J. Gluconeogenesis from alanine in patients with progressive malignant disease. Cancer Res 1979; 39(6 Pt 1): 1968–1672
78. Young VR. Energy metabolism and requirements in the cancer patient. Cancer Res 1977; 37(7 Pt 2): 2336–2347

6 Tumorschmerztherapie

6.1 Einleitung

6.1.1 Problembeschreibung

In der Onkologie ist die Behandlung akuter und chronischer Schmerzen ein wichtiger Bestandteil eines integrierten Therapiekonzepts. Neben dem Ziel „Behandlung der Erkrankung“ ist die Behandlung der Symptome, und hier vordringlich der Schmerzen mit ihren Begleitphänomenen wie Angst, Depression und vegetativen Symptomen, erforderlich.

Insbesondere bei fortgeschrittenem Tumorleiden ist die Schmerzbeseitigung und Linderung essenziell für eine ausreichende Lebensqualität der Patienten. In diesem Kapitel sollen deswegen die schmerztherapeutischen Ansätze aufgezeigt und vornehmlich die Möglichkeiten der pharmakologischen Behandlung dargestellt werden.

6.1.2 Epidemiologische Daten

Zu diesem Themengebiet liegen aus dem deutschsprachigen Raum bisher noch relativ wenige Daten vor. Nach den vorliegenden Zahlen ist von einer deutlichen Unterversorgung in der Schmerztherapie auszugehen. Das bedeutet, dass in Deutschland schätzungsweise 300 000 Patienten mit einer malignen Erkrankung nur unzureichend mit einer angemessenen Analgesie versorgt werden. Beispielsweise zeigte sich in einer Analyse von 1,1 Millionen Patienten über 3 Jahre, von denen 16 630 onkologische Patienten waren, dass nur 1,9 % starke Opioide erhielten (31, 38).

Wenn man zur Einschätzung des Problems auch Daten aus anderen Industrieländern zugrunde legt, ist die Häufigkeit einer ungenügenden Schmerztherapie in einer Größenordnung von ungefähr 60–70 % der Patienten im späten oder Terminalstadium zu suchen (15, 40). Bei Patienten in früheren Tumorstadien sind es immerhin noch 35–40 %. Dabei sind Schmerzen in 40 % der Fälle ein Frühsymptom der Erkrankung, in 70 % der Fälle ein Spätsymptom. Es ist bemerkenswert, dass nur 15 % aller verschriebenen Opioide so genannte starke Opioide (WHO-Stufe III) sind (38). Im Vergleich zu anderen europäischen Staaten liegt der Morphinverbrauch in die Bundesrepublik Deutschland deutlich niedriger. So werden hierzulande pro 1 Million Patienten 5,2 kg Morphin verschrieben, in Großbritannien sind es 21 kg, in Dänemark 58 kg.

Man rechnet mit einer möglichen Linderung der Schmerzsymptome bei 75–90 % der Patienten allein bei richtiger Anwendung des WHO-Schemas (37). Faktoren, die dem entgegenstehen, liegen in verschiedenen Bereichen: Zum einen ist es die unzureichende Ausbildung in schmerztherapeutischem Basiswissen bei Ärzten und Pflegepersonal. Diese führt zu falschen Vorstellungen bei der Einschätzung der Schmerzintensität der Patienten. Fehlerhafte Anwendung der erhältlichen Präparate führt zu Misserfolgen in der Therapie und Frustration bei Arzt und Patient. Häufigster Grund für ein Versagen der Therapie ist die Unterdosierung insbesondere starker Opioide sowie zu lange Dosierungsintervalle oder die Anwendung „bei Bedarf“ bei chronischen Schmerzen. Zum anderen sind die vielfältigen organisatorischen Hemmnisse bei der Verschreibung der entsprechenden Opiatanalgetika durch die Betäubungsmittel-Verschreibungsverordnung (BtMVV) hierfür verantwortlich.

6.2 Pathophysiologische Grundlagen des Schmerzes

Schmerz als Phänomen wird allgemein nach einer Konsensuskonferenz aus dem Jahre 1979 folgendermaßen definiert (1):

> ! „Schmerz ist ein unangenehmes Sinnes- und Gefühlserlebnis, das mit aktueller oder potenzieller Gewebeschädigung verknüpft ist oder mit Begriffen einer solchen Schädigung beschrieben wird.“

In dieser sehr weit gefassten Definition kommt zum Ausdruck, dass Schmerz einerseits als Warnsignal möglicher Gewebsschädigung zu verstehen ist. Bei längerer Dauer des Schmerzes geht diese Warnfunktion jedoch verloren. Andererseits wird er vom Patienten als Warnsignal empfunden, obwohl keine aktuelle oder besser bedrohliche Gewebsschädigung vorliegt. Für den Patienten ist dieser Unterschied auch nicht relevant, da er außer dem Schmerz kein geeignetes System zur Messung einer Schädigung hat. Das bedeutet, dass der Schmerz, den der Patient angibt – unabhängig von der Plausibilität seiner Entstehung – das zu behandelnde Symptom darstellt.

Schmerzlinderung und Schmerzbeseitigung stellen die Behandlungsziele dar. Die subjektiv vom Patienten empfundene Besserung ist wichtiger als die Medika-

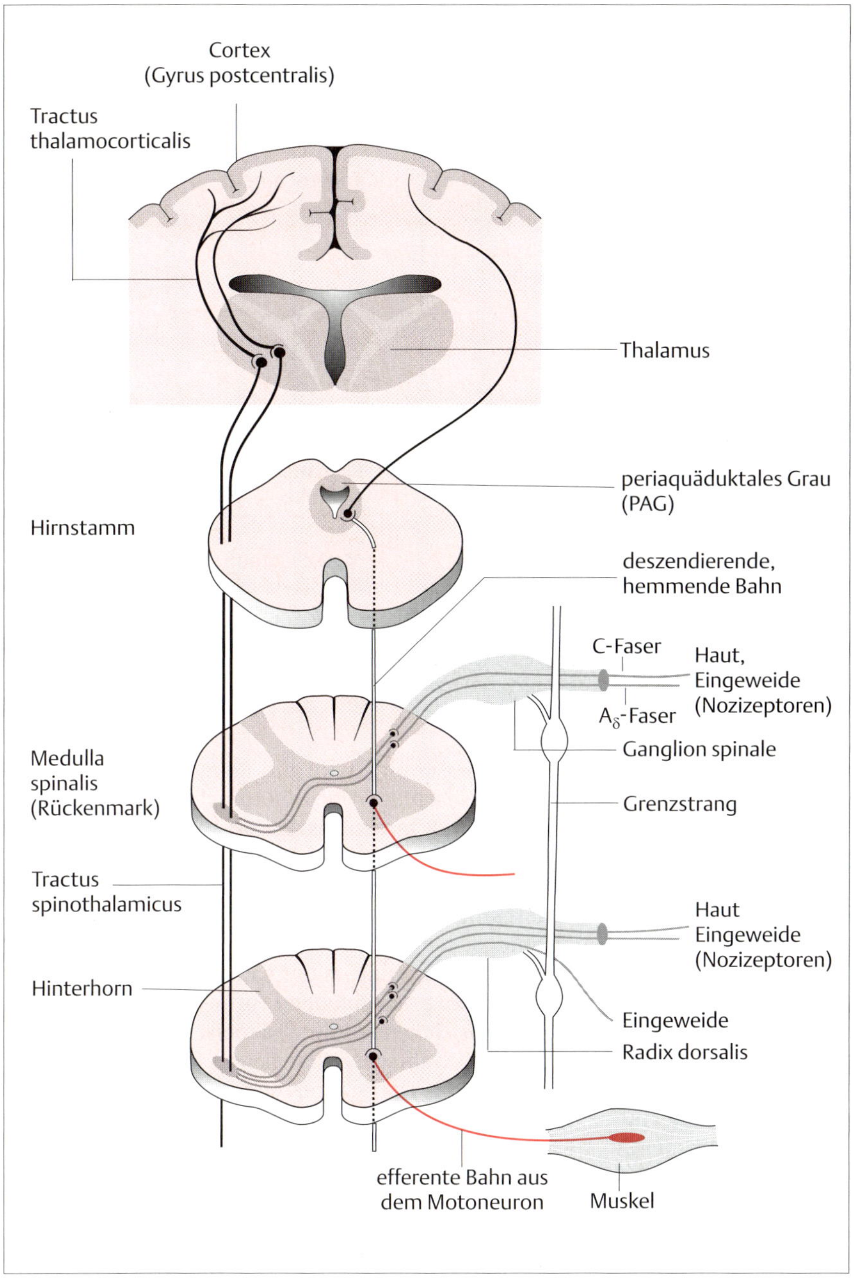

Abb. 6.**1** Schematische Darstellung der Schmerzleitung zum Gehirn und der motorischen und inhibierenden Efferenzen (verändert nach Forth et al.).

mentendosis, solange die unerwünschten Wirkungen der analgetischen Substanzen in einem akzeptablen Verhältnis zu ihr stehen.

6.2.1 Nozizeption

Nozizeption umschreibt ganz allgemein den Begriff der Schmerzwahrnehmung. Anatomisches Substrat der Schmerzwahrnehmung sind freie Nervenendigungen in den Geweben. Sie kommen fast in jedem Gewebe vor und dienen dem Organismus als Warnsystem für potenziell schädliche äußere und innere Noxen. Daher bezeichnet man sie als Nozizeptoren. Sie werden durch starke mechanische, thermische oder chemische Reize erregt. Diese Reize müssen überschwellig sein. Bei Entzündungsprozessen kann durch Entzündungsmediatoren (Prostaglandine und andere) diese Schwelle erniedrigt werden, sodass auch normalerweise nicht schmerzhafte Noxen zu einer Erregung führen und eine Schmerzwahrnehmung erzeugen. Bis zu 30% aller Nozizeptoren werden durch eine Entzündung überhaupt erst zu einer Signalübertragung befähigt.

Eine Erregung gelangt durch afferente Fasern in das Hinterhorn des Rückenmarks (Abb. 6.**1**). Man unterscheidet schnell leitende myelinisierte A_δ-Fasern von unmyelinisierten C-Fasern. A_δ-Fasern leiten die Erregung mit einer Geschwindigkeit von bis zu 15 m/s und erzeugen den so genannten ersten Schmerz. Er ist gut lokalisierbar. Die langsam leitenden C-Fasern (Leitgeschwindigkeit 1 m/s) sind für den eher langsamen zweiten Schmerz verantwortlich.

Im Hinterhorn werden sie auf den Tractus spinothalamicus umgeschaltet. Von dort ziehen die Fasern einerseits in die lateralen Thalamuskerne. Nach Umschalten auf thalamokortikale Bahnen kommt es zur bewussten Wahrnehmung des Schmerzes im somatosensorischen Kortex. Vom medialen Thalamus ziehen andererseits Bahnen in das limbische System und in den Frontalkortex (Abb. 6.1). Dies führt zu entsprechenden psychischen und kognitiven Begleitreaktionen (28, 39).

6.2.2 Ursachen des Tumorschmerzes

Die Ätiologie von Tumorschmerzen ist unterschiedlich und kann in 4 Kategorien eingeteilt werden (35, 39):
- *Tumorbedingte Schmerzen:* In ca. 60–90% der Fälle sind Schmerzzustände wahrscheinlich direkte Folge des Tumors oder der Metastasen.
- *Therapiebedingte Schmerzen:* 10–25% der Schmerzen entstehen infolge der unterschiedlichen Maßnahmen zur Behandlung der Grundkrankheit. Sie umfassen Nebenwirkungen von Zytostatika oder Strahlentherapie und postoperative Schmerzsyndrome. Auch die Schmerztherapie selbst kann schmerzhafte Nebenwirkungen hervorrufen.
- *Tumorassoziierte Schmerzen:* Nach dieser Definition sind 5–20% der auftretenden Schmerzen nicht durch den Tumor selbst hervorgerufen, sondern durch seine Begleiterscheinungen. Als Beispiel seien eine Pankreatitis bei Pankreaskarzinom oder eine pathologische Fraktur bei Knochenmetastasen genannt.
- *Tumor- bzw. therapieunabhängige Schmerzen:* Bei 3–10% der Patienten treten Schmerzen ohne Bezug zur Tumorerkrankung auf. Sie sind von ihrer Inzidenz mit den Häufigkeiten von Schmerzen in der Normalbevölkerung vergleichbar.

6.2.3 Formen des Tumorschmerzes

Allgemein lässt sich Schmerz nach seiner Qualität (somatisch und viszeral), nach seinem Entstehungsort (oberflächlich und tief) sowie nach seiner Dauer unterscheiden (akut und chronisch) (Abb. 6.2). Pathophysiologisch sind nozizeptiver Schmerz und neuropathischer Schmerz zu unterscheiden. Diese Unterscheidung ist wichtig, da sie wesentlichen Einfluss auf die Therapieform hat.

Nozizeptiver Schmerz

Der nozizeptive Schmerz entsteht durch Stimulation von freien Nervenendigungen. Durch die Freisetzung von Schmerzmediatoren (Prostaglandine, Bradykinin, Serotonin, Histamin) wird die Reizschwelle der Nozizeptoren gesenkt. Der hierdurch hervorgerufene Schmerz ist z.B in den Viszeralorganen und im Periost lokalisiert. Seine Qualität ist eher dumpf, bohrend, zuweilen stechend. Hierdurch erklärt sich der Kapselspannungsschmerz der Viszeralorgane und der Schmerz bei prästenotischer Dehnung der Hohlorgane verursacht.

Beim Nozizeptorschmerz kann man je nach Lokalisation der Noxe verschiedene Formen unterscheiden:
- *Knochenschmerzen:* Sie sind meist durch Mediatoren bedingt, wahrscheinlich hauptsächlich durch Prostaglandine. Die Schmerzen werden als hell und oft gut lokalisierbar, anfänglich belastungsabhängig und später auch in Ruhe beschrieben. Begleitend bestehen oft Muskelverspannungen.
- *Weichteilschmerzen:* Diese sind ebenfalls durch Mediatoren bedingt. Meist besteht ein diffuser, bohrender, dumpfer Schmerz, der belastungsunabhängig ist.
- *Viszerale Schmerzen:* Nozizeptorschmerz des Respirations-, Gastrointestinal- oder Urogenitaltrakts. Dieser Schmerz ist in der Tiefe des Körpers lokalisiert, diffus und dumpf. Häufig tritt eine kolikartige Exazerbation bei stenosierenden Prozessen der Hohlorgane auf.
- *Ischämieschmerz:* Dieser Schmerz wird durch Kompression von Blutgefäßen hervorgerufen und imponiert zunächst als Claudicatio intermittens oder anginöse Beschwerden, später als Dauerschmerz bis zu stärkstem Dauerschmerz bei nekrotisierenden Prozessen.

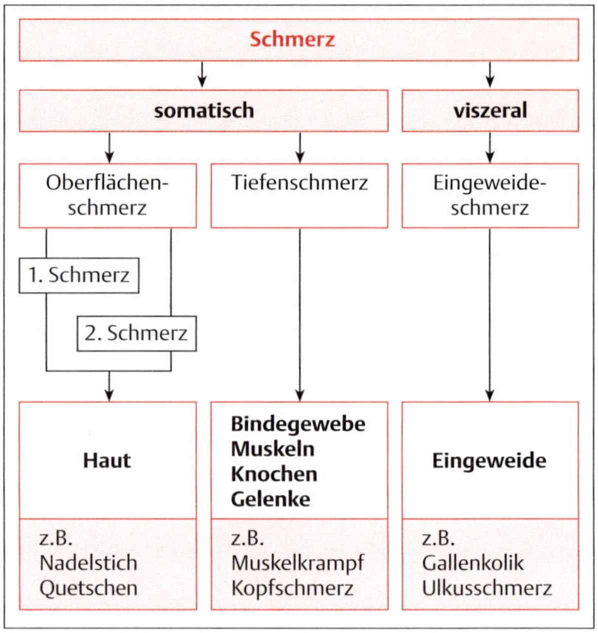

Abb. 6.2 Qualitäten des Schmerzes nach dessen Entstehungsort mit Schmerzbeispielen (nach 28).

Neuropathischer Schmerz

Der neuropathische Schmerz entsteht durch Dysfunktion der Nerven, entweder hervorgerufen durch Tumorinvasion mit folgender organischer Störung oder mechanisch durch Nervenkompression oder selten durch neurotoxische Wirkungen im Sinne eines paraneoplastischen Syndroms. Diese Mechanismen führen zu einer abnormen (ektopen) Erregbarkeit der Nervenfasern auch durch unterschwellige Reize. Die Impulsmuster der ektop erregten Nervenfasern sind oft irregulär, sodass Empfindungen wie Dysästhesien und Parästhesien die Folge sind. Bei Beteiligung sympathischer Nervenbahnen ist häufig eine Kausalgie oder eine sympathische Reflexdystrophie die Folge. Ursache hierfür ist möglicherweise eine gesteigerte Erregbarkeit der Nerven durch die Wirkung von Katecholaminen.

Neben der direkten Erregung der Nervenbahnen spielen weitere Faktoren eine Rolle. Die nichtelektrische Signalübertragung mittels axonalen Transports (antegrad oder retrograd) spielt wahrscheinlich eine wichtige Rolle bei der Modifikation der Schmerzreize auf Rückenmarkebene. Sie kann zur vermehrten Transkription von Genen führen, die möglicherweise eine vermehrte Bildung von Neurotransmittern oder Vermehrung von Rezeptoren zur Folge hat (39).

Qualitativ zeichnet sich der neuropathische Schmerz durch 2 Hauptkomponenten aus:
- brennender oder bohrender Dauerschmerz,
- einschießende, blitzartige Schmerzattacken.

Begleitend treten erstens oft starke Dysästhesien und zweitens dazu gelegentlich eine Beteiligung des sympathischen Nervensystems mit trophischen Störungen, Ödemen und anderem auf.

Da insbesondere der neuropathische Schmerz häufig schlecht auf starke Opioide anspricht, ist es in der Praxis sinnvoll, den Schmerz in Bezug auf seine Opiatempfindlichkeit zu unterscheiden. Hier lässt sich der *opiatempfindliche* vom *unempfindlichen* Schmerz abgrenzen. Dazwischen ist der *teilweise empfindliche* Schmerz anzusiedeln, der nur in Kombination mit einem Koanalgetikum gut wirksam zu behandeln ist.

Schmerzchronifizierung

Länger anhaltende Schmerzempfindungen bezeichnet man als chronischen Schmerz. Neben der wünschenswerten Wahrnehmung von potenziell gefährlichen Noxen durch einen akuten Schmerz ist das dauerhafte Empfinden von Schmerzen, ohne dass eine Noxe erkennbar ist, wahrscheinlich ohne „biologischen Wert".

Bei der Entstehung chronischer Schmerzen spielen mehrere Mechanismen eine Rolle. Die Chronifizierung der Tumorschmerzen erfolgt erstens durch eine ständige Reizung im Bereich der freien Nervenendigungen, z. B. durch chronische Entzündungsprozesse mit nachfolgender Sensibilisierung der Nozizeptoren. Dadurch verringert sich die Reizschwelle des Nozizeptors, und an sich nicht zu einer Schmerzwahrnehmung führende Reize können schmerzhaft werden.

Lang anhaltende Noxen können zweitens auf Rückenmarkebene im Bereich der Spinalganglien zu einer Veränderung der Signalübertragung führen. So wird die für die Schmerzleitung notwendige Substanz P vermehrt gebildet und in die Synapsen abgegeben. Dies führt zu einer leichteren Erregbarkeit. Eine weitere Rolle spielen die N-Methyl-D-Aspartat-(NMDA-)Rezeptoren. Eine Aktivierung dieser Rezeptoren kann zum so genannten „wind-up"-Phänomen führen, bei dem eine erhöhte Sensibilisierbarkeit gegenüber schmerzhaften Stimuli an diesen Rezeptoren beobachtet wird.

Zahlreiche psychische und vegetative Abläufe sind an diesen zu einer Chronifizierung von Schmerzen führenden Phänomenen beteiligt. Die neurophysiologischen Grundlagen sind jedoch noch nicht ausreichend erforscht.

Dauernde chronische Schmerzen sind daher nicht – wie häufig falsch angenommen – psychogen schmerzhaft, sondern stellen Schmerzreize dar, welche der Körper auch als solche wahrnimmt. Durch zentralnervöse Prozesse, beispielsweise durch die Bildung von Schmerzengrammen (Schmerzgedächtnis), kann diese chronische Erregung weiter verstärkt werden, sodass in diesem Zustand des chronifizierten Schmerzes eine Mischung verschiedener neurophysiologischer Phänomene das Leiden des Patienten bestimmt. Nur durch frühzeitige und ausreichende – das bedeutet ausreichend dosierte – Medikation kann dieser Prozess der Chronifizierung aufgehalten oder zumindest verlangsamt werden (24, 39).

6.2.4 Besonderheiten der Schmerzwahrnehmung bei Tumorpatienten

Die Schmerzwahrnehmung an sich ist ein vielschichtiges Phänomen. Naturgemäß existieren interindividuelle Unterschiede. Bei der Entstehung von Tumorschmerz muss über die eigentliche Nozizeption hinaus eine Vielzahl von begleitenden Mechanismen bei dieser Patientengruppe als schmerzaggravierend angesehen werden. Es ist wichtig zu betonen, dass keine lineare Beziehung zwischen einzelnen Schmerzursachen und der entsprechenden Schmerzäußerung existiert. Bei Tumorpatienten sind häufig Inappetenz, Schwäche, Insomnie, Atemnot, Übelkeit und Erbrechen begleitende Symptome und können schmerzverstärkend wirken. Diese Nebeneffekte der Tumorerkrankung müssen bei der supportiven Behandlung entsprechend berücksichtigt werden (Abb. 6.**3**).

Auch weitergehende psychosoziale Aspekte einer Tumorerkrankung wie Angst vor dem Tod, ungenügende soziale Funktionsfähigkeit, Verlust von Fähigkeiten, familiäre Konflikte und andere spielen bei der Schmerzentstehung und -unterhaltung eine Rolle (4, 30).

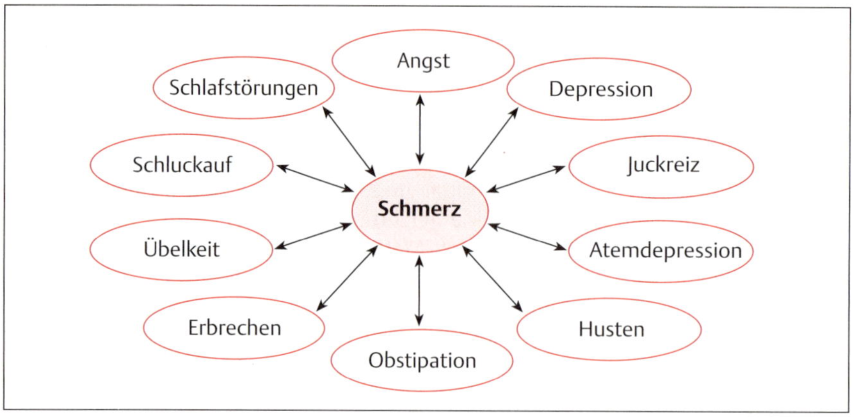

Abb. 6.**3** Symptome, die häufig mit Tumorschmerzen verbunden sind bzw. sie verstärken können (nach 25).

6.2.5 Tumorschmerz und Lebensqualität

Es ist wohl offenkundig, dass ungenügend behandelter Tumorschmerz zu einer deutlichen Einschränkung der Lebensqualität führt. Hierbei ist eine klare Trennung zwischen persönlicher oder psychosozialer Komponente kaum möglich. Ungenügend therapierter Tumorschmerz hat einen negativen Einfluss auf folgende Bereiche:

- Stimmungslage,
- soziale Aktivitäten,
- tägliche Verrichtungen,
- Schlaf,
- kognitive Funktionen
- Überwindung existenzieller Ängste.

Umgekehrt kann eine Verbesserung der äußeren Umstände, und somit eine Verbesserung der Lebensqualität, zur Verbesserung der Schmerzsymptomatik führen. Entsprechend liegt es nahe, bei Tumorschmerzpatienten die oben genannten psychosozialen Aspekte bei der Therapie zu berücksichtigen und begleitend zu therapieren (4, 7, 30).

6.3 Grundansätze der Therapie

In der Tumorschmerztherapie stehen mehrere Behandlungsmodalitäten zur Verfügung, deren abgestufte Anwendung in einem interdisziplinären Konzept erfolgt. Im Vordergrund steht die pharmakologische Therapie, die durch invasive Verfahren und die der Strahlentherapie erweitert wird.

Die korrekte Diagnose des Tumorschmerzes unter Berücksichtigung der Ätiologie ermöglicht erst seine kausale Zuordnung und ist die wichtigste Grundlage einer suffizienten Therapie. Sie bildet die Voraussetzung für ein differenziertes, patientenorientiertes Behandlungskonzept. Eine ungenügende Schmerztherapie hat häufig eine unkorrekte Diagnose als Ursache.

6.3.1 Diagnose des Tumorschmerzes

An erster Stelle der algologischen Diagnostik steht die exakte Schmerzanamnese. Sie umfasst neben der Art und Lokalisation des Schmerzes seine Stärke sowie eventuelle (tageszeitliche) Schwankungen und Ausstrahlungen. Zur Intensitätserfassung sind verschiedene nummerische und analoge Schmerzskalen eingeführt worden, die es dem Patienten ermöglichen sollen, anhand von Zahlen, Streckenlängen oder verbaler Beschreibung sein Schmerzempfinden auszudrücken (Abb. 6.**4**). Das für nummerische Skalen notwendige Abstraktionsvermögen ist allerdings bei älteren Patienten häufiger herabgesetzt.

Wichtig zur Einschätzung des Schmerzgeschehens sind darüber hinaus Auslöser bzw. Verstärker des Schmerzes sowie vegetative und psychische Begleiterscheinungen, wie z. B. Schlafmangel, Kachexie, Depression. Zur Datenerhebung gehört neben der Evaluierung des Schmerzes die genaue onkologische Diagnose mit Tumorstadium, Ausbreitungsgrad und bisherigen Behandlungen. Vegetative Störungen, wie Schlafmangel oder allgemeine Schwäche durch Unterernährung, müssen auch erfasst werden. Psychische Begleiterscheinungen – insbesondere eine Depression – sind für eine weitere Einschätzung der Schmerzen von großer Bedeutung (Abb. 6.**5**). Die Erfassung von Nebenerkrankungen ist wichtig, um nichttumorassoziierte Schmerzen differenzieren zu können.

Durch das Führen eines Schmerztagebuchs kann der Patient durch detaillierte Erfassung des Schmerzverlaufs mit möglicher Begleitsymptomatik sowohl zur Verifizierung der Diagnose als auch zur Therapiekontrolle selbst beitragen. Am Ende der Diagnosestellung werden dann die Behandlungsziele festgelegt.

6.3.2 Pharmakologische Therapie des Tumorschmerzes

Da es sich bei Tumorschmerzen fast immer um chronische Schmerzen handelt, darüber hinaus die psychovegetativen Folgen der Schmerzen einen circulus vitiosus aus Erschöpfung, Schlaflosigkeit und Depression her-

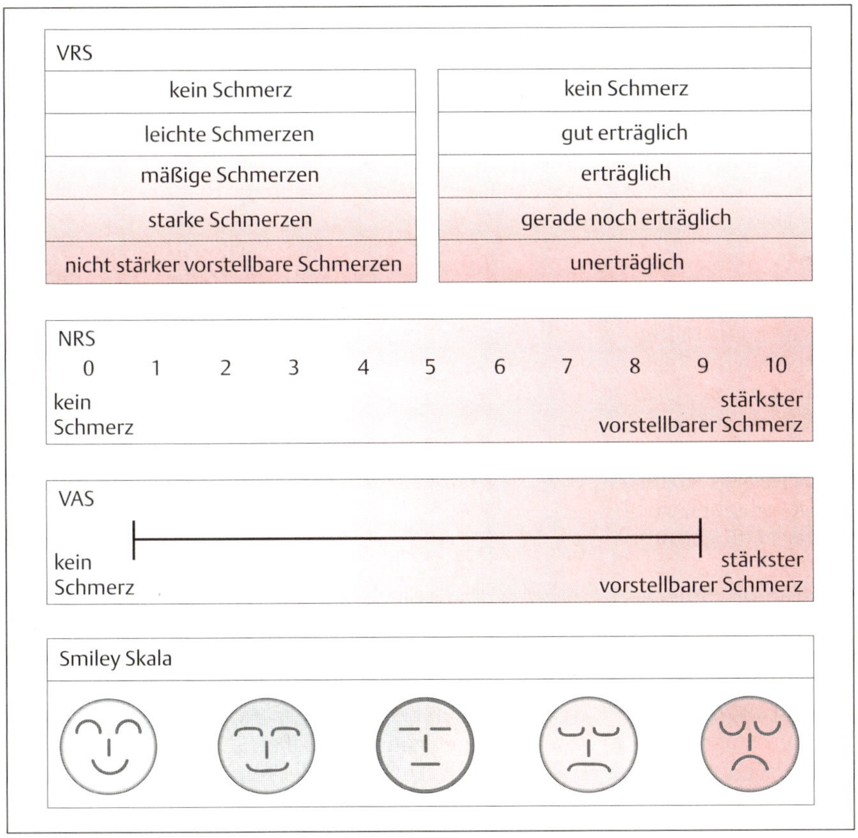

Abb. 6.**4** Verschiedene Skalen zur Einschätzung der Schmerzintensität. Smiley-Skala zur Einschätzung der Schmerzintensität bei Kindern (VRS: verbal rating scale; NRS: numeric rating scale; VAS: visuelle Analogskala) (aus 23).

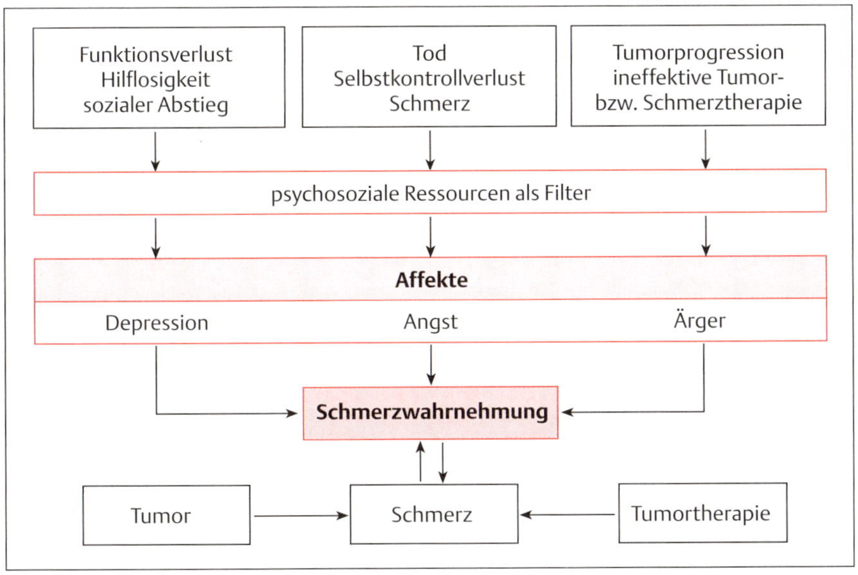

Abb. 6.**5** Beziehung zwischen Schmerz und Tumorerkrankung und -therapie sowie begleitende psychosoziale Aspekte (nach 23).

vorrufen, ist hier die prophylaktische Schmerztherapie angezeigt. Sie sollte, wann immer möglich, als orale, medikamentöse Therapie erfolgen. Die Verordnung sollte in festen Zeitintervallen erfolgen. Eine Schmerztherapie „bei Bedarf" ist bei chronischen Schmerzen obsolet, allerdings kann eine Zusatzmedikation bei Schmerzattacken zur Anfallskupierung so verordnet werden. Die Applikation von Koanalgetika als begleitende Medikation ergänzt die reine Analgetikagabe.

Neben der symptomatisch orientierten Gabe von analgetischen Substanzen lässt sich auch durch die antineoplastische Chemotherapie in einem größeren Prozentsatz der Fälle eine Reduktion des Schmerzes wahrscheinlich durch Tumorreduktion erzielen. Bei hormonsensitiven Tumoren wie Mammatumoren, Prostatatumoren oder Endometriumtumoren kann durch verschiedene Substanzen nicht nur eine Tumorregression erzielt, sondern auch in bis zu 50% eine Schmerzreduktion erreicht werden (4).

6.3.3 Invasive Therapieverfahren

Bei den invasiven Verfahren werden regionalanästhetische oder chirurgische Methoden angewandt. Die Beeinflussung von Schmerzen durch Methoden der Regionalanästhesie ist aus mehreren Aspekten heraus wichtig. Die verschiedenen Techniken eröffnen diagnostische und therapeutische Möglichkeiten. Zur Anwendung kommen Blockaden peripherer Nerven ebenso wie rückenmarksnahe Anästhesien. Sie erlauben auch Aussagen über die Effektivität möglicher neurochirurgischer Interventionen.

Bei der chirurgischen Therapie des Tumorschmerzes stehen die Methoden der Neurochirurgie im Vordergrund. Sie kommen zum Einsatz, wenn mit den Medikamenten oder der Regionalanalgesie keine hinreichende Schmerzlinderung mehr zu erzielen ist. Man unterscheidet 2 wesentliche Formen bei diesen Eingriffen:
- destruktiv-ablativen Eingriffe,
- nichtablative Verfahren.

Bei den destruierenden Eingriffen entfernt oder durchtrennt man die anatomischen Strukturen der Schmerzleitung mittels thermischer oder chemischer Verfahren. Bei den nichtablativen oder modulierenden Eingriffen wird mittels elektrophysiologischer Verfahren direkt am Nerven oder in seiner Nähe eine Linderung erzielt.

6.3.4 Radiotherapie des Tumorschmerzes

Die Radiotherapie bietet bei Tumorschmerzen aufgrund ihrer Nichtinvasivität und guter Wirksamkeit bei niedrigen Nebenwirkungsraten eine wertvolle Alternative.

Eine Domäne stellt die Behandlung von Knochenmetastasen dar. Besonders häufig treten diese bei Mamma-, Prostata- und Bronchialkarzinomen auf. Daneben sind auch Nierenzell-, Schilddrüsen- und gastrointestinale Karzinome sowie Lymphome oft ursächlich. In ca. 80% ist die Wirbelsäule befallen, hierbei vor allem die Brustwirbelsäule.

In über 75% der ossären Metastasen ist der Schmerz das Leitsymptom und zwingt zur Behandlung. Der Ansatz ist fast ausschließlich palliativ, da bei Sicherung der Knochenmetastasen die Überlebenszeit im Mittel weniger als 12 Monate beträgt. Sehr gute Erfolge werden mit der lokalen konventionellen Fraktionierung erzielt (Einzeldosis 3 Gy bis Gesamtdosis 30 Gy). Darunter bessert sich die Schmerzsymptomatik in 80–90% der Fälle. Diffuse Schmerzen bei ausgedehnten Knochenmetastasen sprechen oft auf Halbkörperbestrahlungen gut an. Meist wird eine rasche Linderung innerhalb von 2 Tagen beobachtet. Allerdings sind die Nebenwirkungen, insbesondere am Gastrointestinaltrakt und der Lunge, vergleichsweise häufiger und stärker. In Fällen ausgeprägter ossärer Metastasierung können auch Radionuklide (Phosphor-32, Strontium-89) appliziert werden. Die Verfügbarkeit dieses Verfahrens ist zurzeit noch beschränkt.

Zur Behandlung neuropathischer Schmerzen bei Tumorinfiltrationen in periphere Nerven, bei diffuser pleuraler Metastasierung sowie beim Pankreaskarzinom kann die Strahlentherapie ebenfalls eine wertvolle Ergänzung sein (13).

6.4 Praxis der Tumorschmerztherapie

6.4.1 Das WHO-Stufenschema

Im Jahre 1986 wurde von der WHO ein Konzept vorgestellt, welches universell einsetzbar und kostengünstig ist und somit auch in Ländern mit schlechter medizinischer Infrastruktur eingeführt werden kann. Grundlage ist ein 3 Stufen beinhaltendes Schema zur medikamentösen Therapie von chronischen Schmerzen. Das Prinzip besteht darin, zunehmende Tumorschmerzen mit zunehmend potenten Analgetika zu behandeln (36).

Je nach Schmerzstärke kann dann über eine weitere Erhöhung der Dosis bzw. eine Kombination verschiedener Substanzen versucht werden eine Analgesie zu erzielen. Dieses Stufenschema gibt auch dem schmerztherapeutisch wenig Erfahrenen eine ausreichende Handlungsanweisung vor (Abb. 6.6).

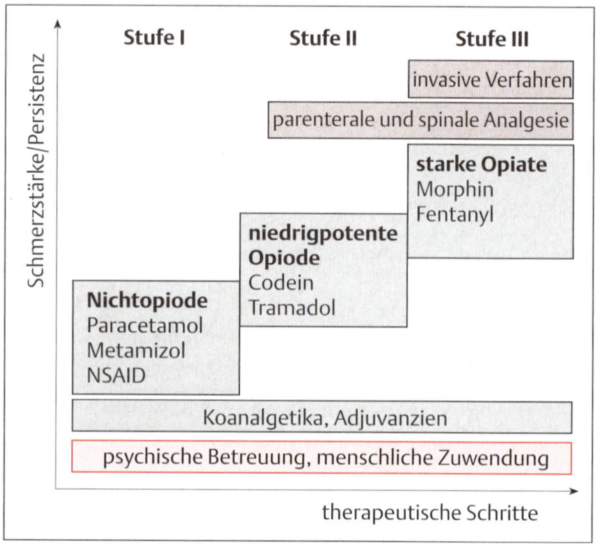

Abb. 6.6 Das WHO-Stufenschema zur Schmerztherapie (farbig unterlegt, nach 36) mit den Möglichkeiten der begleitenden Therapiemaßnahmen.

Leichte bis mäßig starke Schmerzen werden entsprechend der niedrigsten Stufe, WHO-Stufe I, mit Analgetika therapiert, die keine Opioide enthalten. Dazu stehen in Deutschland Metamizol, Paracetamol, Acetylsalicylsäure und verschiedene antinflammatorische Analgetika (nonsteroidal antiinflammatory drugs, NSAID) zur Verfügung. Bei der Auswahl sind die verschiedenen Nebenwirkungs-Profile zu beachten.

Ist mit Medikamenten der Stufe I keine ausreichende Schmerzlinderung bzw. -beseitigung zu erreichen, werden Opioide eingesetzt. Dabei finden auf der WHO-Stufe II, mittelstarken Schmerzen entsprechend, so genannte „schwache" Opioide Anwendung. Die zu dieser Gruppe zählenden Substanzen (Tramadol, Codein, Dihydrocodein, Dextropropoxyphen und Tilidin) werden insgesamt am häufigsten bei Tumorschmerzen verordnet und liegen meist sowohl in schnell wirksamer als auch in retardierter Form vor. Unter pharmakologischen Gesichtspunkten sind alle Substanzen in ihrer Wirkstärke etwa gleichwertig und weisen einen „ceiling effect" auf. Codein wird fast nur in Kombinationspräparaten/-zubereitungen angewendet und Tilidin ist nur in Verbindung mit dem Antagonisten Naloxon verfügbar.

Die bestimmenden Analgetika der WHO-Stufe III sind die stark wirksamen Opioide. Als Referenzsubstanz gilt das Morphin. Außerdem finden sich hier Fentanyl, Methadon, Hydromorphon, Pethidin und Buprenorphin (ein Partialantagonist). Außer Buprenorphin weisen diese Substanzen keinen „ceiling effect" auf.

Auf den Stufen II und III des WHO-Schemas ist die Anwendung von nichtopioidhaltigen Substanzen nicht nur möglich, sondern auch sinnvoll. Dadurch lassen sich die Wirkungen gegenseitig verstärken und die Nebenwirkungen reduzieren.

Zusätzlich können so genannte Adjuvanzien oder Koanalgetika auf jeder Stufe des WHO-Stufenplans eingesetzt werden. Obwohl sie pharmakologisch nicht zu den Analgetika gehören, ist durch diese Medikamente eine Schmerzlinderung oder eine Reduktion der Nebenwirkungen der Analgetika möglich. Die gebräuchlichsten Medikamente werden im Abschnitt unten erläutert. Des Weiteren kann das WHO-Schema z. B. auch durch neurochirurgische Methoden erweitert werden (Abb. 6.**6**).

6.4.2 Pharmakologie einzelner Analgetika

Die nachfolgende Aufzählung umfasst die gängigen Pharmaka u. a. mit Dosierungsempfehlungen sowie relevanten Nebenwirkungen (4, 8, 10, 22, 25). Die zur Verfügung stehenden Analgetika in der Tumorschmerztherapie lassen sich wie oben erwähnt zunächst in 3 Hauptklassen einteilen:

Nichtopioide Analgetika (WHO-Klasse I)

Unter diese Substanzgruppe fallen verschiedene Medikamente, welche zum Großteil über eine Hemmung der Prostaglandin-Synthese wirken. Hauptvertreter ist hier die Acetylsalicylsäure sowie eine größere Anzahl weiterer nichtsteroidaler Antiphlogistika (NSAID). Weiterhin zählt hierzu das Acetaminophen und das Metamizol.

Tabelle 6.**1** Dosierung der Acetylsalicylsäure:

Substanz	Applikation	Einzeldosis (mg)	Dosierungs-intervall (h)
Acetylsalicylsäure	oral parenteral	500–1500 500–1000	4 (–6) 4

Tabelle 6.**2** Dosierungen anderer NSAID

Substanz	Applikation	Einzeldosis (mg)	Dosierungs-intervall (h)
Diclofenac	oral, rektal	(25–) 50–75 (–100)	6–12
Ibuprofen	• oral • rektal	• 400–600 • 500	• 4 (–6) • 4–6
Naproxen	oral, rektal	250–500	6–12

Tabelle 6.**3** Dosierung von Paracetamol

Substanz	Applikation	Einzeldosis (mg)	Dosierungs-intervall (h)
Acetaminophen	oral, rektal	(500)–1000	4 (–6)

Acetylsalicylsäure

Die Acetylsalicylsäure (Tab. 6.**1**) ist im Rahmen der Tumorschmerztherapie ein wichtiges Basisanalgetikum. Allerdings ist sein Nebenwirkungsspektrum mit Gefahr von Magenulzera und Blutungskomplikationen durch die Hemmung der Thrombozytenaggregation nicht günstig. Vorsicht ist bei Nierenerkrankungen geboten.

Andere NSAID

Das Wirkungs- und Nebenwirkungsspektrum entspricht in den meisten Belangen dem der Acetylsalicylsäure (Tab. 6.**2**).

Acetaminophen (Paracetamol)

In seiner Wirksamkeit ist es den NSAID in etwa gleichwertig, die Nebenwirkungen am Gastrointestinaltrakt sind geringer. Die Hauptgefahr ist bei höheren Dosen die Lebertoxizität. Vor allem bei hepatischer Metastasierung muss Paracetamol deshalb vorsichtig dosiert werden (Tab. 6.**3**).

Tabelle 6.4 Dosierung von Metamizol

Substanz	Applikation	Einzeldosis (mg)	Dosierungs-intervall (h)
Metamizol	oral, rektal, parenteral	500–1000	4 (–6)

Tabelle 6.5 Dosierung von Codein

Substanz	Applikation	Einzeldosis (mg)	Dosierungs-intervall (h)
Codein	oral	30–60–90	4 (–6)

Tabelle 6.6 Dosierung von Dihydrocodein

Substanz	Applikation	Einzeldosis (mg)	Dosierungs-intervall (h)
Dihydrocodein	• oral • oral retardiert	• 30–60 • 60 (–120)	• 4(–6) • 8–12

Tabelle 6.7 Dosierung von Dextropropoxyphen

Substanz	Applikation	Einzeldosis (mg)	Dosierungs-intervall (h)
Dextropropoxyphen	oral	150	6–8

Tabelle 6.8 Dosierung von Tilidin (+ Naloxon)

Substanz	Applikation	Einzeldosis (mg)	Dosierungs-intervall (h)
Tilidin (+ Naloxon)	oral	50–100	4

Tabelle 6.9 Dosierung von Tramadol

Substanz	Applikation	Einzeldosis (mg)	Dosierungs-intervall (h)
Tramadol	• oral • oral retardiert	• 50–100 • 100–200	• 2–4(–6) • 12

Metamizol

Das Metamizol ist ein potentes Nichtopioid-Analgetikum (Tab. 6.**4**). Durch den begleitenden spasmolytischen Effekt ist es bei einer gastrointestinalen Obstruktion zu erwägen. Es besteht ein Risiko für das Auftreten einer Agranulozytose (1:1 Million).

Schwache Opioide (WHO-Klasse II)

Bei der Verordnung schwacher Opioide sind 2 wesentliche Dinge von Bedeutung: Zum einen unterliegen sie in Deutschland nicht der Betäubungsmittel-Verschreibungsverordnung (BtMVV), was ihre Rezeptierung deutlich erleichtert. Zum anderen ist ihre Wirkweise der der starken Opioide gleichzusetzen. Allerdings schränkt die deutlich niedrigere analgetische Potenz ihre Anwendung bei starken Schmerzen ein.

Codein

Codein (Tab. 6.**5**) wird im Körper zu Morphin metabolisiert. Problematisch ist bei Codein die stark obstipierende Wirkung.

Dihydrocodein

Vorteilhaft ist die Verfügbarkeit als retardierte Präparation, sodass die Dosierungsintervalle länger sind (Tab. 6.**6**). Jedoch besteht ebenso wie beim Codein eine starke Obstipationstendenz bei der Dauertherapie.

Dextropropoxyphen

Dextropropoxyphen ist eine selten angewendete Substanz mit langer Halbwertszeit, die etwas schwächer als Codein wirkt und nur sehr selten zur Abhängigkeit führt (Tab. 6.**7**).

Tilidin (+ Naloxon)

Dies ist ein sehr verbreitetes Präparat, das allerdings durch die feste Kombination mit Naloxon (einem Opiatantagonisten, der die früher große Missbrauchstendenz reduziert) nicht mit reinen Agonisten kombinierbar ist. Dies würde sonst zur Auslösung starker Entzugssymptome führen (Tab. 6.**8**).

Tramadol

Da Tramadol in verschiedenen Zubereitungen vorliegt (retardiert und nichtretardiert), stellt es eine sinnvolle Ergänzung bei mittelstarken Schmerzen dar (Tab. 6.**9**). Es kann den individuellen Bedürfnissen der Patienten gut angepasst werden.

Starke Opioide (WHO-Klasse III)

Morphin

Morphin ist die Referenzsubstanz in der Klasse der starken Opiate. Bei der Therapie starker chronischer Schmerzen gilt es als Mittel der ersten Wahl. Es ist in vielen Applikationsformen und galenischen Zubereitungen erhältlich. Es existiert keine Höchstdosis (Tab. 6.**10**). Die retardierten Präparate eignen sich zur konstanten Basismedikation, während Zubereitungen,

Tabelle 6.**10** Dosierung von Morphin, Buprenorphin und Fentanyl

Substanz	Applikation	Einzeldosis (mg)	Dosierungsintervall (h)
Morphin	• oral • rektal • i.m., s.c. • i.v	• 10–60 (u. mehr) • 10–60 • (5–) 10 (–20) • 2,5–5 (–10)	• 4 (–6–8) • 4–6 • 4–6 • 4–6
Morphin retard	oral	20–60 (u. mehr)	(8)–12
Buprenorphin	• sublingual • parenteral	• (0,2)–0,4	• 4–8 (7)
Fentanyl	transdermal	25–125 µg	48–72 h

die schnell freigesetzt werden, zur Anfallsbehandlung bei durchbrechenden Schmerzen zusätzlich gegeben werden.

Buprenorphin

Als Partialagonist ist Buprenorphin nur bis zu einer gewissen Maximaldosis wirksam (Tab. 6.**10**). Seine überwiegend enterale Ausscheidung erlaubt die Gabe auch bei Niereninsuffizienz. Es wirkt weniger spasminogen als das Morphin und kann in bestimmten Situationen eine gute Alternative sein.

Fentanyl

Fentanyl ist in der Therapie chronischer Schmerzen als transdermales Applikationssystem zugelassen (Tab. 6.**10**). Seine hierdurch bedingte träge Kinetik erlaubt seinen Einsatz nur bei konstanten Schmerzen mit bereits erfolgter Dosisfindung. Die Anwendung ist durch die längeren Dosisintervalle und die etwas geringere Obstipationstendenz angenehm. Die Dosisfindung und initiale Anwendung sollte jedoch nur durch den erfahrenen Schmerztherapeuten unter stationären Bedingungen erfolgen.

Methadon

Methadon stellt eine Alternative bei starken Opiatnebenwirkungen dar. Bei der Umstellung auf Methadon ist eine erhebliche Dosisreduktion notwendig. Daneben unterliegt die Elimination einer ausgesprochen starken interindividuellen Schwankungsbreite mit der Gefahr der Kumulation von wirksamen Metaboliten. Hieraus können lebensbedrohliche Nebenwirkungen entstehen. Es ist deshalb auch ein Medikament, welches ausreichernder Anwendungserfahrung bedarf.

Beispielhaft sei hier ein Schema zur Dosisfindung bei chronischen Schmerzen mit Morphin vorgestellt (nach 4).

Dosierungsfindung für die orale Gabe von Morphin

Bei der Anwendung von Morphin muss jeder Patient individuell betrachtet werden. Im Folgenden wird beispielhaft ein Schema zur Dosistitration bei Schmerzkranken aufgeführt. Nach vorangegangener Schmerztherapie mit schwachen Opioiden ohne ausreichenden Effekt verfährt man folgendermaßen: Man startet mit 30 mg eines retardierten Morphinpräparates alle 12 Stunden. Nach 24 Stunden bewertet man den Effekt. Bei inadäquater Analgesie erhöht man die Dosis auf 60 mg alle 12 Stunden.

Nach weiteren 24 Stunden erfolgt eine erneute Kontrolle der Schmerzintensität. Bei persistierenden Schmerzen erhöht man die Dosis auf 90 mg, bei unzureichender Analgesie nach 24 Stunden auf 120 mg alle 12 Stunden. Man steigert bei Notwendigkeit weiter um jeweils 60 mg, d. h. 120 mg pro Tag.

Abhängig von den unerwünschten Wirkungen steigert man, bis eine gute Schmerzkontrolle erzielt ist. Bei Patienten, die unter chronischer Therapie mit starken Opioiden stehen, muss zunächst die vorhandene Medikation entsprechend einer Liste in die äquianalgetische Morphindosis umgerechnet werden. Nach Addition der einzelnen Dosen teilt man diese entsprechend der Dosierungsintervalle für retardierte Morphinpräparate in 2 Einzeldosen und verabreicht diese zum Zeitpunkt, an dem die Vormedikation gegeben wurde.

Falls nötig steigert man die Dosis nach oben angeführtem Titrationsschema. Die Kreuztoleranz bei Opiaten kann eine Dosisanpassung nach oben oder unten erforderlich machen. Bei Durchbruchschmerzen, die meist am Ende eines Dosisintervalls auftreten, sollte sofort mit schnell wirksamen Morphinpräparaten zusätzlich therapiert werden. Eine Erhöhung der Einzeldosis, nicht aber eine Verkürzung des Dosierungsintervalls, ist dann notwendig.

Bei sehr instabilen Verhältnissen sollte die Dosisanpassung durch Gabe von schnell wirksamen Morphinpräparationen erfolgen. Nach Kupierung der Situation addiert man die benötigten Dosen und rechnet sie in die entsprechende Menge des retardierten Morphins um. Es ist zweckmäßig, die letzte Dosis des schnell wirksamen Morphins zusammen mit dem Retardmorphin zu verabreichen, da das Wirkungsmaximum des letztgenannten erst nach Stunden erreicht ist.

Prinzipiell ist diese Vorgehensweise bei allen starken Opioidanalgetika möglich. Allerdings müssen die entsprechenden pharmakologischen Besonderheiten der einzelnen Substanzen, wie z. B. der „ceiling effect", berücksichtigt werden. Die für eine ausreichende Dosierung erforderlichen äquianalgetischen Mengen werden auf das „intramuskuläre Morphinäquivalent" bezogen.

6.4.3 Spezielle Nebenwirkungen der Therapie mit Opiaten

Insbesondere bei der Therapie mit Opiaten – unabhängig von der Art der verwendeten Substanzen – treten häufig ähnliche typische Nebenwirkungen auf, welche möglichst frühzeitig oder sogar prophylaktisch behandelt werden müssen (4, 8, 10, 22, 25).

Obstipation

Die Obstipation stellt eine Hauptnebenwirkungen der Opiate dar. Ihre vorbeugende Behandlung ist eine Grundvoraussetzung für eine erfolgreiche Schmerztherapie. Ihre Ursache liegt in einer zentral und peripher vermittelten spastischen Obstipation. Therapeutisch nutzt man verschiedene Wirkprinzipien:

- osmotisch, z. B. Laktulose,
- irritativ, z. B. Bisacodyl,
- salinisch, z. B. Magnesium-Salze,
- lokal, z. B. Mikroklist, und
- experimentell, z. B. Naloxon p.o.

Übelkeit

Die Nausea stellt ebenfalls ein häufiges Problem der Opiattherapie dar. Sie ist aber in ihrer Bedeutung aus mehreren Gründen geringer: Zum einen geht sie in ihrer Stärke meist nach kurzer Zeit zurück. Andererseits lässt sie sich medikamentös leichter beeinflussen, z. B. mit Haloperidol, Metoclopramid, Dimenhydrinal, Scopolamin, Trifluorpromazin oder Cisaprid.

Müdigkeit

Sie ist meist auf den Beginn einer Therapie beschränkt und tritt bei älteren und multimorbiden Patienten häufiger auf. Durch die Aufklärung des Patienten über dieses Phänomen kann diese initiale Problematik beherrscht werden. Sie sollte verhindern, dass eine Dosisreduktion in den subtherapeutischen Bereich erfolgt. Durch den Wechsel des Opiats mit dann möglicher Dosisreduktion oder durch den Einsatz von Psychostimulanzien kann hier therapeutisch herangegangen werden.

Atemdepression

Die Atemdepression tritt bei einer lege artis durchgeführten Schmerztherapie praktisch nicht auf. Allerdings kann eine Akkumulation von noch wirksamen Metaboliten bei Niereninsuffizienz zur Atemdepression führen. Eine Atemdepression unter konstanter Opiatdosierung sollte deshalb an eine Ausscheidungsstörung oder an eine andere metabolische Störung denken lassen. Es empfiehlt sich dann, ein alternatives Opioid mit z. B. hepatischer Metabolisierung anzuwenden.

Opiatresistenz

Wie bereits oben erwähnt, existiert eine ganze Reihe von Schmerzzuständen, die wenig oder gar nicht auf starke Opioide reagieren. Ob dies durch unzureichende Dosierung bei gleichzeitig dann bestehenden intolerablen Nebenwirkungen hervorgerufen wird oder dadurch, dass die Schmerzen tatsächlich nicht zu beeinflussen sind, ist unklar. Falls eine Opiatresistenz vorliegt, wird durch eine ergänzende Therapie mit Koanalgetika eine suffiziente Schmerzbehandlung erzielt.

Als *weitere Nebenwirkungen* treten Schwitzen, Juckreiz, Harnverhalt und Myoklonien auf.

Bei Patienten, welche unter einer Opiattherapie stehen, muss man postulieren, dass sie körperlich abhängig sind. Ein plötzliches – auch versehentliches – Absetzen lässt die typischen Entzugssymptome entstehen. Von einer Sucht kann in diesem Zusammenhang jedoch nicht gesprochen werden, da der euphorisierende Effekt der Opiate im Verlauf nachlässt und eine eher depressive Gesamtstimmung entsteht.

6.4.4 Supportive Pharmaka und ihre Nebenwirkungen

Unterstützend zu den eigentlichen Analgetika kommt noch eine Reihe von Medikamenten hinzu (so genannte Koanalgetika oder Adjuvanzien) (4, 8, 10, 22, 25). Sie dienen 3 wesentlichen Zielen in der Tumorschmerztherapie:

- Zum einen sollen sie den analgetischen Effekt verstärken und somit gegebenenfalls eine Dosisreduktion des Analgetikums ermöglichen.
- Zum anderen dienen sie der besseren Kupierung von insbesondere opioidrefraktären Schmerzen.
- Weiterhin sollen die Nebenwirkungen der eigentlichen Analgetika gemildert werden.

Folgende Substanzgruppen werden verwendet:

α-Rezeptor-Agonisten

Clonidin ist das hier am meisten angewandte Präparat. Insbesondere bei intraspinaler Gabe hat es sich zur Verbesserung der Analgesie bewährt.

Antidepressiva

Insbesondere bei neuropathischen Schmerzen werden diese eingesetzt. Amitryptilin und Doxepin besitzen noch eine sedierende Wirkung. Hingegen wirkt Clomipramin antriebssteigernd.

Antiemetika

Die gebräuchlichsten Substanzen sind Domperidon, Metoclopramid und Haloperidol. Die Letztgenannten können extrapyramidale Bewegungsstörungen auslösen.

Antikonvulsiva

Diese Gruppe stellt die klassischen Substanzen gegen neuropathische Schmerzen dar, wobei Carbamazepin das am häufigsten angewandte ist. Phenytoin und Clonazepam sind Alternativen mit günstigen Wirkprofilen.

Biphosphonate

Pamidronat und Clodronat sind bei Knochenmetastasen und Hyperkalzämie indiziert.

Calcitonin

Diese werden wie Biphosphonate und bei Phantomschmerz eingesetzt.

Kortikosteroide

Dexamethason eignet sich bei einem Begleitödem der Nerven, Rückenmarkskompression, wirkt stimmungsaufhellend sowie appetitsteigernd.

Gastroprotektiva

Gastroprotektiva – als Prostaglandinanaloga – werden zur Verhinderung der Nebenwirkungen der meisten NSAID eingesetzt.

Ketamin

Als Koanalgetikum zu Morphin wird es in neuester Zeit wieder in Studien angewandt.

Laxanzien

Zur Behandlung der Obstipation bei Morphindauermedikation haben sie einen besonderen Stellenwert.

Psychostimulanzien

Insbesondere zur Milderung des sedierenden Effekts von Opiaten eignen sich Psychostimulanzien. Nebenbei kommt es zu einer durchaus erwünschten Stimmungsaufhellung.

6.4.5 Interventionelle Therapieformen

Diese Verfahren werden in der Regel dann eingesetzt, wenn durch die orale und/oder parenterale Analgetikagabe keine ausreichende Schmerzbeeinflussung erreicht werden kann bzw. nicht akzeptierbare (systemische) Nebenwirkungen auftreten. Sie stellen also keine Methode der ersten Wahl dar und sind an bestimmte Voraussetzungen gebunden. Gleichwohl haben sie ihre festen Indikationen (4, 11, 18).

Prinzipiell wird zwischen „nichtzerstörenden", oft auch regional anästhetischen/analgetischen, und (neuro)ablativen Methoden unterschieden.

Insgesamt werden diese Verfahren in der Tumorschmerztherapie jedoch selten angewandt (ca. 5–10%). Am häufigsten gelangen die regionalanästhetischen Verfahren zum Einsatz; in den vorhandenen Studien insgesamt zu etwa 4–7%. Vorteile gegenüber den rein medikamentösen Maßnahmen sind bei terminal Erkrankten kaum nachweisbar (Abb. 6.**6**).

Regionalanästhetische Verfahren

Ausgehend von der Entdeckung der Opioidrezeptoren im Hinterhorn des Rückenmarks Anfang der 70er-Jahre wurde die rückenmarksnahe Analgesie mit Opiaten entwickelt (6, 11, 14, 19, 21). Wesentliche Vorteile für den Patienten sind die trotz suffizienter Analgesie erhaltene Sensibilität und Kraft im Vergleich zur periduralen Gabe von Lokalanästhetika oder neuroablativen Techniken.

Die wichtigsten verwendeten Substanzen sind Opioide, wobei die hydrophilen (Morphin, Pethidin) deutlich wirksamer sind hinsichtlich Dauer und Stärke als die lipophilen Opioide (Fentanyl, Sufentanil). Diese hingegen haben einen schnelleren Wirkungseintritt und eignen sich aufgrund ihrer geringen Verteilung im periduralen Fettgewebe gut für segmentale Analgesien auf Höhe der Applikation.

Prinzipiell können neben Opioiden auch andere Substanzen rückenmarksnah eingesetzt werden. Eine analgetische Wirksamkeit konnte im Tierexperiment an weiteren 15 verschiedenen Substanzgruppen gezeigt werden. Eine klinische Bedeutung haben davon bisher allerdings nur Lokalanästhetika und der α_2-Agonist Clonidin erlangt.

Eine Kombination mit Opioiden führt zu einer deutlichen Verstärkung der Analgesie und verringert das Risiko einer Überdosierung der eingesetzten Substanzen. Das Problem der motorischen Funktionseinschränkung durch eine peridurale Gabe von Lokalanästhetika tritt mit modernen Lokalanästhetika (Bupivacain und Ropivacain) wesentlich seltener auf, sodass eine Kombination ohne Mobilitätseinbußen des Patienten ermöglicht wird.

Prinzipiell kann das Analgetikum direkt in den Spinalkanal (intraspinal, intrathekal) oder in das peridurale Fettgewebe (epidural) appliziert werden (Abb. 6.**7**). Am häufigsten wird der technisch einfachere epidurale Zugang gewählt. Hinsichtlich analgetischer Wirkung und Nebenwirkungsrisiko ist das Verfahren dem der intra-

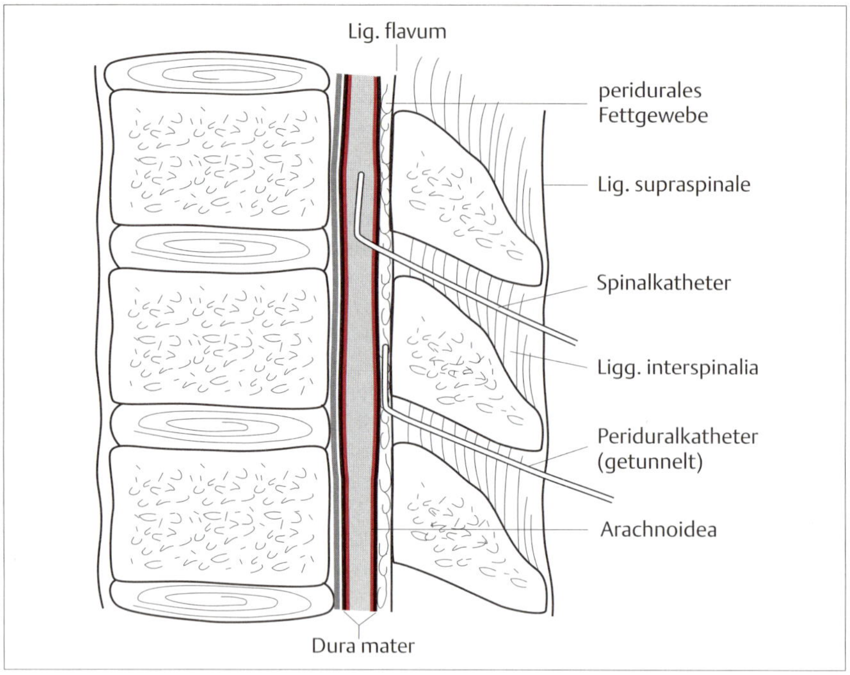

Abb. 6.**7** Lage rückenmarknaher Katheter.

thekalen etwa gleichwertig, wobei in einigen Studien eine stärkere Wirksamkeit intrathekal beschrieben wurde. Für den seltenen, allmählichen Wirkungsverlust bei epiduraler Gabe wird eine gelegentliche epidurale Fibrosierung angeschuldigt.

Die Medikamentengabe erfolgt am häufigsten kontinuierlich über Pumpsysteme in einen peridural eingelegten Katheter (PDK). Wesentlich seltener wird die kontinuierliche intraspinale Katheteranalgesie durchgeführt.

Kontraindikationen für die rückenmarksnahe Opioidgabe sind Gerinnungsstörungen, eine ausgeprägte Leukopenie, lokale Entzündungen, Sepsis sowie eine Medikamentenunverträglichkeit.

Von den *Nebenwirkungen* ist die Atemdepression die potenziell gefährlichste. Sie kann entweder bis zu zwei Stunden nach Applikation als Folge der systemischen Opioidresorption auftreten (so genannte frühe Atemdepression). Die späte Atemdepression (12–16 Stunden nach Gabe) beruht auf einer Liquoraszension, insbesondere der hydrophilen Opioide (v.a. Morphin). In der Praxis tritt eine Atemdepression allerdings sehr selten auf und ist meist auf zu hohe Initialdosen, inkorrekte Opioidumsetzungen oder technische Probleme zurückzuführen. Häufiger werden Pruritus (bis zu 45%), Übelkeit, Erbrechen, Harnverhalt, Schläfrigkeit und Darmträgheit beobachtet. Die Nebenwirkungen sind im Notfall antagonisierbar. Ihre Behandlung erfolgt symptomatisch bzw. prophylaktisch.

Die schnelle Entwicklung einer Opioidtoleranz ist für die rückenmarksnahe Applikation nicht eindeutig nachgewiesen. Eine notwendige Dosiserhöhung ist wahrscheinlich zumeist auf eine Tumorprogression zurückzuführen.

Die Schmerztherapie über rückenmarknahe Techniken gilt im Allgemeinen als sicher. Dennoch können zum Teil schwere *Komplikationen* auftreten. Neben Katheterdislokationen, Hautmazerationen oder Entzündungen an der Eintrittsstelle sind dies vor allem Kopfschmerzen, Liquorfisteln, epidurale Abszesse oder Meningitiden.

Ein seltenes Verfahren der Regionalanalgesie ist die intrazerebroventrikuläre Opioidgabe. Hierdurch lässt sich bei ausgewählten Patienten eine gute, lang anhaltende Analgesie bei Schmerzen im Hals-Kopf-Bereich und schweren diffusen Schmerzen erzielen.

Neurochirurgische Verfahren

Neuroablative Verfahren waren die ersten chirurgischen Versuche, schwere, persistierende Schmerzen zu behandeln. Dabei werden entweder Nerven durch chemische Substanzen zerstört oder anatomische Strukturen durchtrennt (9, 12, 32). In jüngerer Zeit ist jedoch eine verstärkter Zuwendung zu neuromodulatorischen und -stimulatorischen Verfahren erkennbar (Abb. 6.**8**).

Chemische Neurolysen

Durch eine Injektion von Alkohol oder Phenol in Ganglien, Plexus oder intrathekal kommt es zu einer neurolytischen Nervenblockade (16). Beide Substanzen zerstören unselektiv Nerven. Phenol weist daneben noch eine lokalanästhetische Wirkung auf. Angewendet in Konzentrationen von 3–15% (in Glyzerin bis 25%) be-

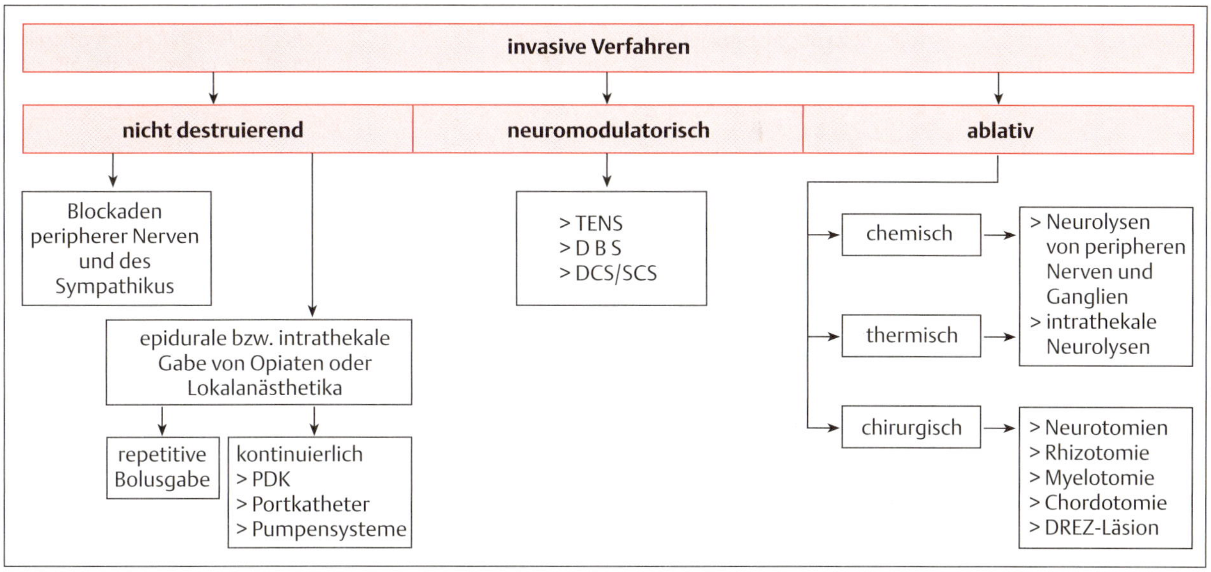

Abb. 6.**8** Schematische Übersicht der verschiedenen invasiven Verfahren der Tumorschmerztherapie (nach 11) (TENS: transkutane elektrische Nervenstimulation; DBS: deep brain stimulation; DCS: dorsal column stimulation; PDK: Periduralkatheter; DREZ: dorsal root entry zone).

trägt der analgetische Effekt 2–6 Monate. Alkohol hingegen, üblicherweise 40 %ig bis 95 %ig, ruft bei der Injektion schmerzhafte Dysästhesien hervor und sollte deshalb mit einem Lokalanästhetikum kombiniert werden. Post injectionem tritt eine Neuritis bei Alkohol häufiger auf (10 %). Die neurolytische Potenz von 3 %igem Phenol entspricht etwa 40 %igem Alkohol. Ohne komplette Zerstörung der Nervenzellen kommt es zu ihrer Regeneration, die gelegentlich zu schwer therapierbaren Dysästhesien führen kann.

Eine Auswahl der Patienten für eine Neurolyse ist deshalb an bestimmte Voraussetzungen gebunden:

- Schwere Schmerzen, die nicht anders therapiert werden können
- begrenzte Lebenserwartung (4–6 Monate)
- lokalisierbarer Schmerz
- Test der Wirksamkeit durch diagnostische Injektionen (umstritten)

Bedingt durch die sympathische Innervation der Viszeralorgane lassen sich hier Tumorschmerzen durch Neurolysen der autonomen Ganglien behandeln (Abb. 6.**9**). Auch an afferenten Nerven und intraspinal sind Neurolysen möglich.

Plexus-coeliacus-Blockade

Starke, tumorbedingte Schmerzen an Organen im Oberbauch und Retroperitoneum (Pankreas, Leber, Gallenblase, Magen) können mit einer neurolytischen Blockade des Plexus coeliacus therapiert werden (Abb. 6.**9**).

Bei der häufig palliativen Situation, insbesondere bei Neoplasien des Pankreas, steht die effektive Analgesie im Vordergrund. Durch eine erfolgreiche Platzierung der Neurolyse lässt sich hier bei 60–95 % der Patienten eine mindestens gute Analgesie erreichen. Unter Verwendung von Ethanol oder Phenol (seltener) beträgt die Wirkdauer 1–12 Monate.

Der Plexus coeliacus wird aus dem rechten und linken Ganglion coeliacus sowie aus weiteren Fasern kleinerer Ganglien und Viszeralnerven gebildet und enthält sowohl sympathische als auch parasympathische Bahnen. Gelegen im Retroperitoneum auf Höhe des Lendenwirbelkörpers (LWK) 1 hinter dem Magen und der Bursa omentalis, ventral kaudal der Crura des Zwerchfells, befinden sich die beiden Ganglia coeliaca links und rechts neben der Aorta nahe dem Truncus coeliacus. Sie sind hier durch den posterioren perkutanen Zugang in Bauchlage (selten in Seitenlage) zu erreichen. Nach vorhergehender diagnostischer Blockade sollte zur exakten Platzierung auch die Neurolyse unter Sichtkontrolle (Computertomographie, Sonographie, Bildwandler) durchgeführt werden. Üblicherweise wird dazu Alkohol (50 %ig oder pur) verwendet.

Nebenwirkungen können Hypotension, Diarrhö oder Rückenschmerzen sein. Als Komplikationen sind retroperitoneale Hämatome, Paraplegien (vermutlich durch eine Ischämie der A. radicularis magna [Adamkiewicz]), Konvulsion, Dysfunktion von Blase und/oder Rektum, Cauda-equina-Syndrom sowie Pneumothorax, Chylothorax beobachtet worden.

Neurolyse des lumbalen Sympathikus

Bei sympathisch vermittelten Schmerzen der unteren Extremität (z. B. durch Lymphödem) und des Rektums ist eine Neurolyse des lumbalen Grenzstrangs unter Umständen sinnvoll (Abb. 6.**9**).

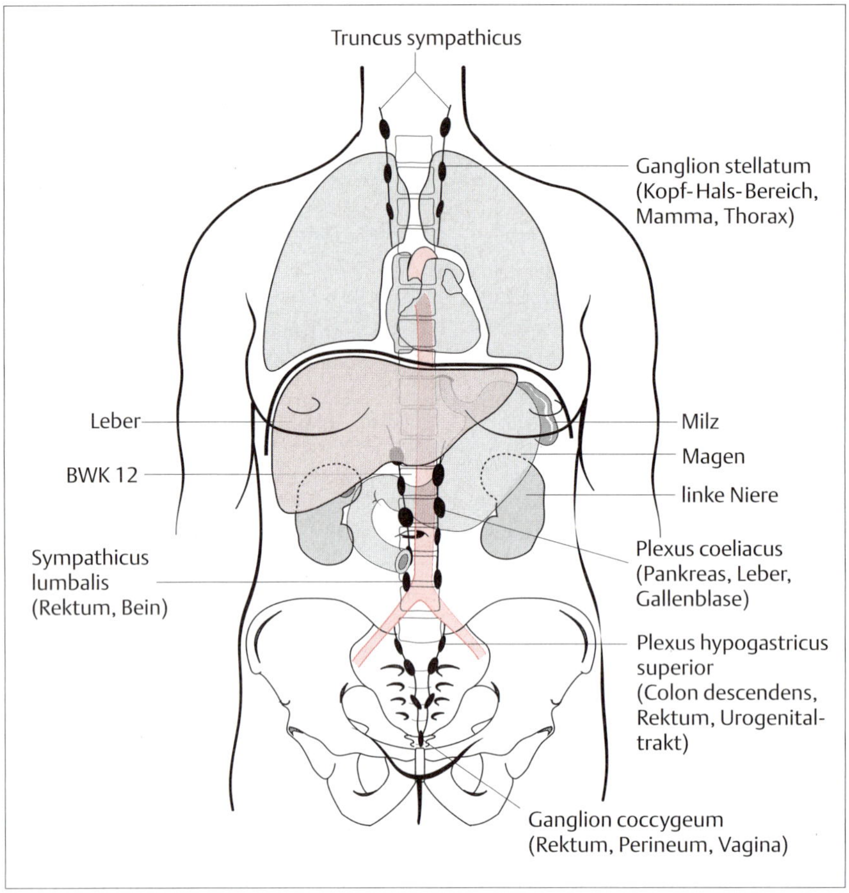

Abb. 6.**9** Geeignete Nervengeflechte für Neurolysen (mögliche Indikationen bzw. Ort der Schmerzentstehung in Klammern).

Die 5 paarigen Ganglien, ventral lateral der LWS gelegen, werden durch den M. psoas von den somatischen Nerven separiert, sodass eine Neurolyse ohne Beeinträchtigung von Sensibilität und Motorik gut möglich ist. Eine diagnostische Blockade sollte zur genauen Lokalisation durchgeführt werden. Zur Neurolyse wird 6%iges Phenol oder Alkohol in Höhe LWK 2 und LWK4 appliziert. Allerdings ist durch die Vernetzung des Plexus lumbalis nicht immer eine ausreichende Schmerzreduktion durch die Neurolyse allein zu erreichen.

In 9% der Fälle ist mit einer Neuritis des N. cutaneus femoris lateralis zu rechnen. Wichtigste Komplikationen sind eine Perforation der Aorta oder der V. cava, eine intravasale Injektion oder eine Nierenperforation.

Neurolyse des Plexus hypogastricus superior

Eine Neurolyse des paaren Plexus, in Höhe des Promontorium anterior der Iliakalgefäße gelegen, ist bei chronischen tumorbedingten Schmerzen im kleinen Becken, des Colon descendens, des Rektums sowie des unteren Urogenitaltrakts indiziert (Abb. 6.**9**). Durch teilweise beidseitige Neurolysen lassen sich Erfolgsraten von 40–80% erreichen. Die etwas schwierigere Technik erfordert in jedem Fall die Unterstützung eines bildgebenden Verfahrens (z. B. Fluoroskopie, Computertomographie).

Neurolyse des Ganglion coccygeum

Viszerale Schmerzen im Bereich des Rektum, des Perineum und der Vagina können durch eine Neurolyse des Ganglion coccygeum (Ganglion impar, Walther-Ganglion) behandelt werden. Als unpaare Struktur bildet es das Ende beider Grenzstränge in Höhe des Sakralwirbelkörpers 1 dorsal vom Rektum (Abb. 6.**9**).

Neurolyse des Ganglion stellatum

Alle sympathischen Nerven aus dem Kopf-Hals-Bereich ziehen durch das Ganglion stellatum (Ganglion cervicothoracicum). Für eine neurolytische Blockade bieten sich deshalb therapeutische Möglichkeiten bei Neuritiden des Plexus brachialis infolge der Strahlentherapie eines Mammakarzinoms, bei Narbenschmerzen nach Mastektomie oder bei Tumoren des oberen Thorax (Abb. 6.**9**).

Das Ganglion stellatum ist eine mehr oder weniger vollständige Verschmelzung des inferioren Zervikalganglion mit dem obersten Thorakalganglion. Es liegt zwischen dem Processus transversus des 7. Halswirbelkörpers und des Köpfchens der 1. Rippe, hinter der A. subclavia und der A. vertebralis, nahe der A. thyroidea inferior und des N. recurrens.

Tabelle 6.**11** Neurolysen afferenter Nerven mit den entsprechenden Indikationen

Neurolyse	Indikation
N. trigeminus mit Ganglion semilunare (Ganglion Gasseri), N. glossopharyngeus	schwere einseitige Gesichtsschmerzen
Ganglion sphenopalatinum	einseitige Schmerzen im Zungen-Mundboden-Bereich
Interkostalnerven, Paravertebralnerven	Thoraxwandschmerzen
Plexus suprascapularis	einseitige Schulterschmerzen
Plexus brachialis	Schmerzen im Arm

Meistens wird zur Neurolyse Phenol (3–6%ig) injiziert. Als Nebenwirkungen sind Schulterschmerzen oder ein vorübergehendes Horner-Syndrom möglich. Komplikationen können am Arm Hypästhesien oder Lähmung der Muskeln sein, Pneumothorax oder ein dauerhaftes Horner-Syndrom.

Neurolysen afferenter Nerven sind mit Indikationen in Tabelle 6.**11** aufgeführt.

Zentrale (intraspinale) Neurolyse

Prinzipiell können intraspinale Neurolysen epidural und intrathekal (subarachnoidal) durchgeführt werden.

Die epidurale Applikation ist bei ausgedehnten Schmerzen am Körperstamm, auch beidseitig, sinnvoll. Injektionen, üblicherweise mit Phenol (z. B. 6%ig) oder auch mit Alkohol (z. B. 50%ig) müssen häufig mehrfach ausgeführt werden, bis der gewünschte Effekt eintritt und dann Wochen bis Monate anhält.

Im Vergleich zur subarachnoidalen Neurolyse sind Dauer und Intensität der Analgesie geringer. Allerdings treten Kopfschmerzen, Blasen- und Rektumstörungen sowie meningeale Reizungen seltener auf, in einer Studie jedoch in bis zu 43%.

Mit subarachnoidalen Neurolysen können – im Sinne einer chemischen Rhizotomie – gezielt Spinalnervenwurzeln angegangen werden. Im Wesentlichen werden Schmerzen im thorakalen, perianalen und perinealen Bereich behandelt.

Vorteile der subarachnoidalen Technik sind die tiefere Analgesie mit weniger Nachinjektionen, die bessere Lagekontrolle (Rückfluss zerebrospinaler Flüssigkeit bei korrekter Platzierung der Nadel) sowie die ambulante Durchführbarkeit. Demgegenüber können häufiger Verletzungen des Rückenmarks und nachfolgender Störung der Blasen-, Mastdarm- und Sexualfunktion auftreten. Ebenso wurde über Rückenmarkinfarkte, Vorderhornwurzelschädigungen und Thrombosen berichtet. Als Neurolytika werden Phenol oder reiner Alkohol eingesetzt.

Neuroablative Verfahren

Von der Vielzahl der neurochirurgisch-ablativen Verfahren (11, 32) werden oft nicht alle Techniken an jeder Klinik durchgeführt. Deshalb richtet sich die Auswahl auch nach der Verfügbarkeit.

Rhizotomie und Neurotomie

Beide Techniken zählen zu den peripheren Verfahren (Abb. 6.**10**). Durch eine Zerstörung der Spinalnervenwurzeln oder der peripheren Nerven können refraktäre Schmerzen in Brust und Bauchwand sowie in Becken und Perineum behandelt werden. Der Einsatz an den Extremitäten ist umstritten, da es oft zu deutlichen Einschränkungen der Sensomotorik und der Funktion kommt. Es sind die offene und die perkutane Technik möglich.

Chordotomie

Bei einer Durchtrennung des anterolateralen Tractus spinothalamicus kommt es zu einem Verlust der Schmerz-, Temperatur- und teilweise der Tastempfindung auf der Gegenseite (Abb. 6.**10**). Hieraus ergibt sich die Indikation für streng einseitige Schmerzen in Extremitäten und am Körperstamm, insbesondere im Thoraxbereich. Die Chordotomie ist das wichtigste neuroablative Verfahren.

Bevorzugt wird die perkutane Technik gegenüber der offenen Laminektomie oder dem transdiskalen Zugang. Es wurden Erfolgsraten von mehr als 90% berichtet.

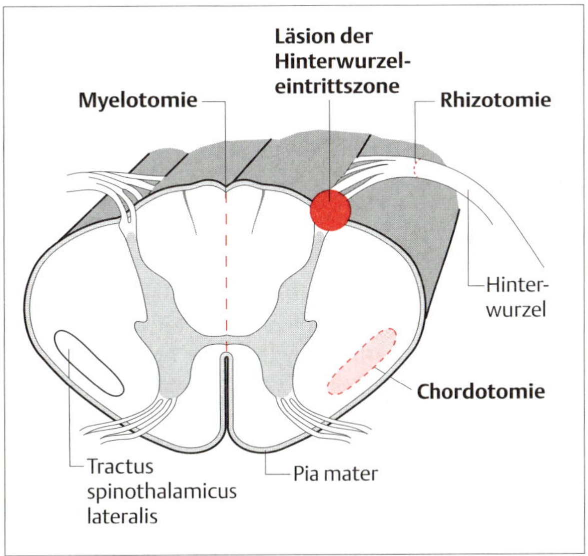

Abb. 6.**10** Querschnitt durch das Rückenmark; angezeichnet sind die Möglichkeiten neuroablativer Operationen (nach 32).

Tabelle 6.**12** Geeignete invasive Techniken zur Schmerztherapie für verschiedene Körperbereiche

Körperbereich	Geeignete invasive Techniken
Kopf-Hals	• Neurolyse N. trigeminus • Neurolyse N. glossopharyngeus • intraventrikuläre Opioidgabe
Obere Extremität	• Intraspinalanalgesie • intraventrikuläre Opioide • Rhizotomie, perkutane Chordotomie
Thorax	• Interkostalblockade • Paravertebralblock • Rhizotomie
Viszerum	• Intraspinalanalgesie • Paravertebralblockade • Plexus-coeliacus-Blockade • Neurolyse des Plexus hypogastricus superior
Becken und Perineum	• Spinalanalgesie • bilaterale Chordotomie • Rhizotomie
Diffuse und multifokale Schmerzen	• Spinalanalgesie, Intraventrikularanalgesie • bilaterale Chordotomie • Mittelllinienmyelotomie

Allerdings traten bei etwa 50% der Patienten nach 1 Jahr erneut Schmerzen auf.

Wesentliche Nebenwirkungen sind Dysästhesien, Paresen, Ataxie und Blasenstörungen. Die bedrohlichste Komplikation ist eine Störung der Respiration als Folge einer N.-phrenicus-Paralyse oder als schlafinduzierte Apnoe nach hoher bilateraler Chordotomie.

Läsion der Hinterwurzeleintrittszone (Dorsal root entry zone lesion, DREZ)

Am Hinterhorn des Rückenmarks wird nach einer Laminektomie die Hinterwurzel am Eintritt thermisch zerstört. Insbesondere bei Deafferentiationsschmerzen (Anaesthesia dolorosa) ist ein relativ guter Erfolg beschrieben (Abb. 6.**10**).

In Tabelle 6.**12** sind geeignete invasive Techniken zur Schmerztherapie für die jeweiligen Körperbereiche zusammengefasst.

Neuromodulatorische Verfahren

Basierend auf der Beobachtung, dass schwache elektrische Impulse an verschiedenen Stellen des ZNS schmerzdämpfend wirken, wurden die neuromodulatorischen/-stimulatorischen Verfahren entwickelt (33) (Abb. 6.**8**).

Bei der transkutanen (TENS) bzw. perkutanen (PENS) elektrischen Nervenstimulation werden die peripheren Nerven stimuliert. Bei verschiedenen Malignomen wurde zwar eine relativ hohe Ansprechrate (> 90%) angegeben, jedoch auch ein baldiger Verlust der Wirkung.

Die Erfolgsrate der Stimulation der Hinterstrangbahnen (dorsal column stimulation [DCS]) soll auch längerfristig bei über 60% liegen. Die Elektroden werden im hinteren Epiduralraum platziert.

Ein intrakranielles Verfahren ist ebenfalls bekannt. Die Zielgebiete der tiefen Hirnstimulation (deep brain stimulation [DBS]) sind das periaquäduktale Grau (PAG) im Mittelhirn oder das periventrikuläre Grau (PVG) im Thalamus. Es wird angenommen, dass die elektrische Reizung die Freisetzung körpereigener Opioide stimuliert.

6.4.6 Begleitende Verfahren der Psychotherapie und der Sozialarbeit

Neben den somatischen Phänomenen, welche mit Tumorschmerzen einhergehen, ist eine begleitende psychische Komponente zu erwarten. In Abhängigkeit vom Krankheitsstadium werden mit dem Schmerz unterschiedliche Mechanismen der Verarbeitung des Schmerzes selbst, aber auch seiner Bedeutung für den Verlauf der Erkrankung in Gang gesetzt. Dies kann den Patienten ebenso stark belasten wie der Schmerz selbst. Gleichzeitig kann aber mit entsprechender Begleitung eine Bewältigung der Tumorerkrankung erleichtert werden. Für die psychotherapeutische Verarbeitung der Erkrankung sind mehrere Ansatzpunkte vorhanden (4):

Krankheitsbezogene Ängste

Sie betreffen oft Angst vor Tod, Verstümmelung, Rezidiv, Tumorprogress. Die Evaluierung der Ängste ist notwendig, um im gezielten Gespräch bei ihrer Bewältigung zu helfen.

Depressive Verstimmungen

Wichtige psychopathologische Erscheinungen sind insbesondere depressive Verstimmungen bis hin zur ausgeprägten Depression mit suizidaler Komponente.

Hoffnungslosigkeit und Hilflosigkeit, sowie auch die prämorbide Persönlichkeitsstruktur sind hierbei von Bedeutung. Allerdings gehört eine depressive Phase auch fast regelhaft zum Bewältigungsprozess einer Tumorerkrankung.

Arzt-Patienten-Beziehung

Sie steht im Zentrum der psychosozialen Betreuung von Schmerzkranken. Wesentlicher Aspekt ist eine vernünftige Patienteninformation, angepasst an die Bedürfnisse, auch unter Berücksichtigung der „Krankheitstheorie" des Patienten. Die Unterstützung der individuellen Bewältigungsmechanismen des Patienten sowie die Betreuung der Angehörigen und die Aufrechterhaltung des sozialen Umfeldes gehören hierzu.

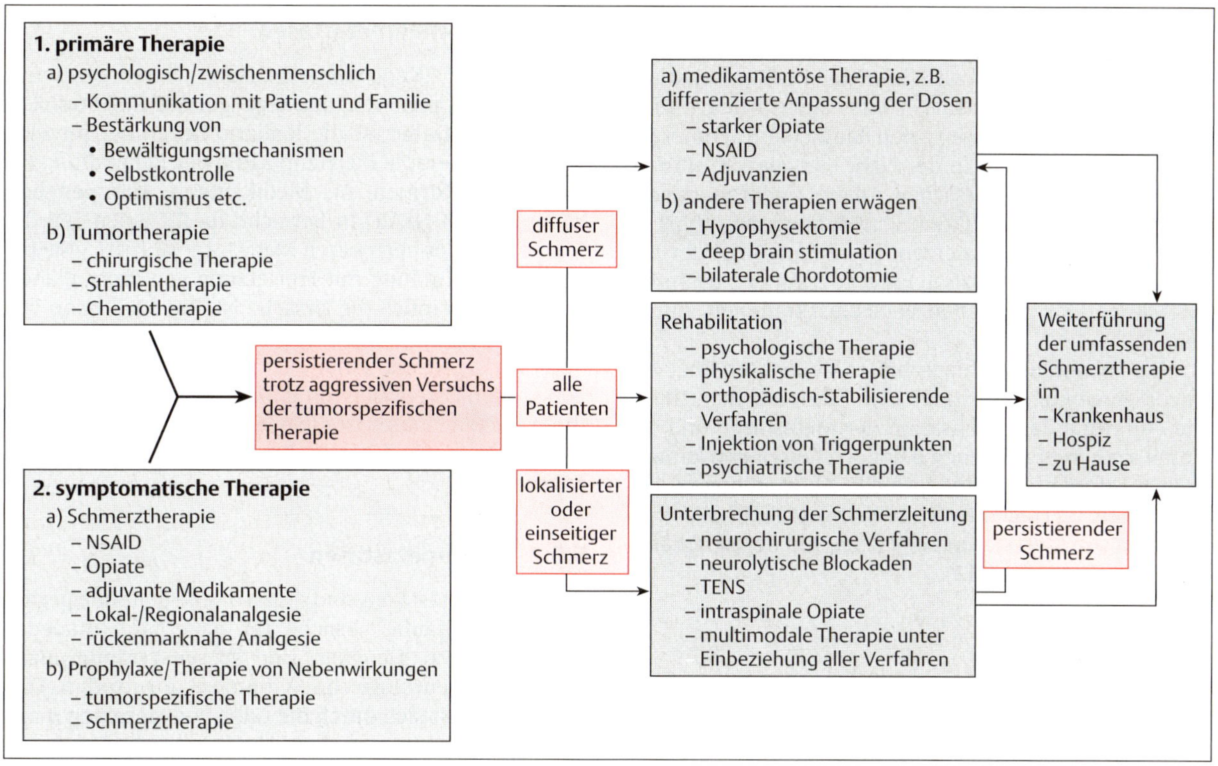

Abb. 6.**11** Sequenzielles Schema zur Behandlung von Patienten mit tumorbedingten Schmerzen (nach 4).

Soziokulturelle Faktoren

Die kulturelle, religiöse und geographische Herkunft des Patienten hat einen bedeutenden Einfluss auf die Schmerzwahrnehmung. Daher sollte bei der Schmerztherapie auch diese Komponente entsprechend beachtet werden. Als Behandlungsstrategie sollte zunächst auch hier die Schmerzbehandlung im Vordergrund stehen.

Das therapeutische Milieu

Dieses hat einen erheblichen Einfluss auf die Schmerzempfindung des Patienten. In ruhiger entspannter Atmosphäre, welche stärker auf Krankheitslinderung ausgerichtet ist (z. B. Hospiz, Palliativstation), ist der Analgetikabedarf geringer als in der „normalen" Klinik (4).

Da bei jedem Patienten die Ausprägung der einzelnen Komponenten der psychischen Begleitsymptomatik unterschiedlich stark ausgeprägt ist, kommt es darauf an, schwerwiegende Symptome rechtzeitig zu erkennen und eine entsprechende Therapie einzuleiten. Die begleitende psychische Betreuung der Patienten ist als therapeutische Aufgabe also sehr bedeutsam. Die adäquate Analgetikatherapie ist dennoch ihre entscheidende Voraussetzung. Die Darstellung einer integrierten Tumorschmerztherapie ist in Abbildung 6.**11** zu sehen.

6.4.7 Neuartige Therapieansätze

Neben all den vorgenannten z. T. etablierten Verfahren gibt es in letzter Zeit eine deutliche Tendenz, noch mehr Forschungsarbeit in das Gebiet der Tumorschmerztherapie zu investieren. Besonderes Augenmerk gilt der Testung neuer Kombinationen von Pharmaka, welche teilweise für andere Indikationen schon lange bekannt sind. So ist das Ketamin in neueren Studien zur Behandlung neuropathischer Schmerzen mit gutem Erfolg eingesetzt worden. Auch Substanzen wie das Cannabinol sind aus pharmakologischer Sicht interessant und sind in der Zukunft bei der Behandlung von Schmerzen und ihren assoziierten Problemen möglicherweise bedeutsam.

Neue Ansätze aus der Pathophysiologie ermöglichen darüber hinaus auch neue Substanzklassen zu entwickeln. Verschiedene neue nichtopioide Analgetika, wie das Meloxicam – ein Cyclooxygenase(COX)2-Inhibitor – oder das Ketorolac sind in Erprobung. Eine gänzlich andere Herangehensweise, die sich bereits in klinischer Erprobung befindet, ist die Implantation von Chromaffinzellen des Nebennierenmarks in den Subarachnoidalraum. Inwieweit neue Behandlungsansätze die bewährten Therapieverfahren ergänzen oder ablösen können, muss jedoch noch in größeren Studien nachgewiesen werden (2).

6.5 Schmerztherapie bei Metastasen

Die häufigste Ursache von Schmerzen bei Tumorpatienten sind Knochenmetastasen oder auch primäre Knochentumoren. Metastasen rufen häufig dann Schmerzen hervor, wenn sie sich in der Nähe nervaler Strukturen befinden und verursachen dann neuropathische Schmerzen. Die Obstruktion von Hohlorganen führt zu stenosebedingten Schmerzen. Die Einengung oder der Verschluss von Blutgefäßen führt zu Schmerzzuständen wie sie bei der arteriellen Verschlusskrankheit auftreten.

Die Behandlung schmerzhafter Metastasen folgt den zuvor genannten Prinzipien der Tumorschmerztherapie. Aufgrund der Lokalisation der Metastasen und der durch sie hervorgerufenen Beleiterscheinungen kann es jedoch erforderlich sein, spezielle Abwandlungen vorzunehmen. Im Folgenden werden die häufigeren Lokalisationen von Metastasen aufgezeigt und deren Behandlung skizziert (Abb. 6.**12**).

6.5.1 Knochenmetastasen

Die durch Knochenmetastasen hervorgerufenen Schmerzen sprechen in der Regel gut auf eine Strahlentherapie an. Daher ist die Radiatio neben der medikamentösen Therapie die Hauptsäule der Behandlung für diese Tumorformen. Als Medikamente kommen hier hauptsächlich NSAID in Betracht, da für einen Teil der Schmerzen, der bei ossären Metastasen auftritt, eine perifokale Entzündung mit Freisetzung von Prostaglandinen wahrscheinlich die Ursache ist. Zur Reduktion von Knochenmetastasen können auch Biphosphonate erfolgreich ergänzend eingesetzt werden. Beim Auftreten von großen Osteolysen mit Frakturgefahr oder einer pathologischen Fraktur ist die operative Stabilisierung mit osteosynthetischen Maßnahmen oder Endoprothesen angezeigt.

6.5.2 Hirnmetastasen

Zerebrale Metastasen sind durch das begleitende perifokale Ödem häufig Ursache für dauerhafte quälende Kopfschmerzen. Daneben sind Wesensveränderungen und fokale neurologische Symptome anzutreffen. Dieses Ödem lässt sich durch die Gabe von Steroiden meist verringern und so eine deutliche Schmerzlinderung er-

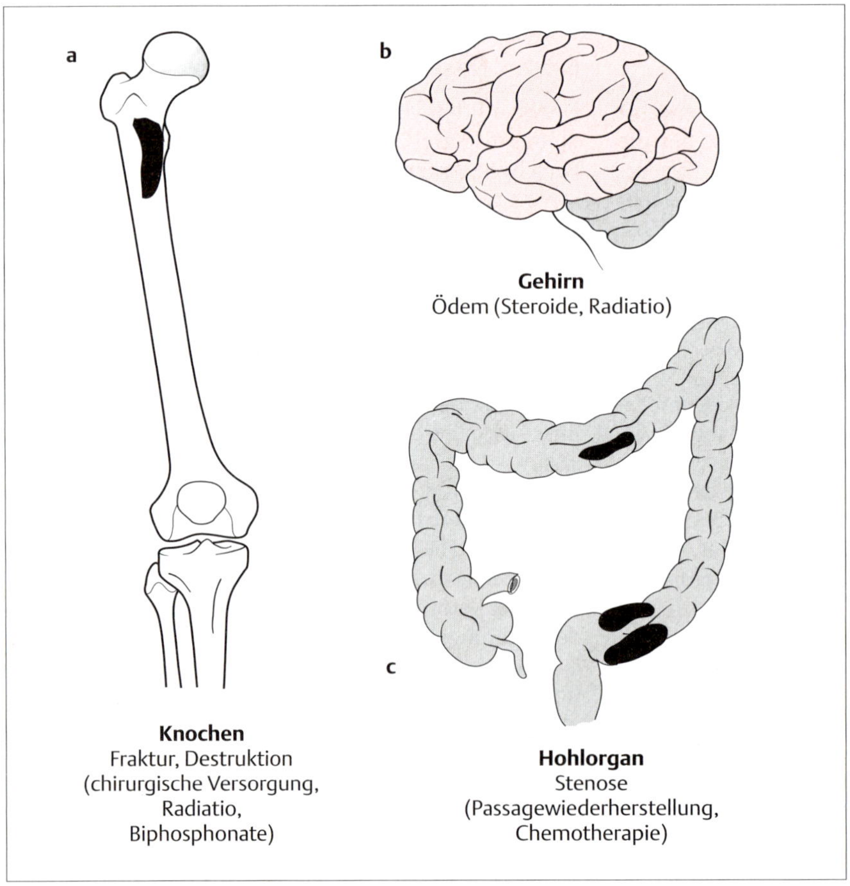

Abb. 6.**12** Häufige Metastasierungsorte und typische Ursachen für Schmerzen; in Klammern sind die jeweiligen Therapiemöglichkeiten angegeben.

zielen. Bei disseminiertem zerebralem Befall ist eine Bestrahlung angezeigt. Große solitäre Metastasen sind in Einzelfällen auch durch operative Verfahren zu entfernen. Auch bei Hirnmetastasen ist natürlich begleitend eine angemessene Schmerztherapie angezeigt. Begleitphänomene wie Übelkeit werden symptomatisch therapiert.

6.5.3 Obstruktion von Hohlorganen

Die metastasen- oder tumorbedingte Obstruktion von Hohlorganen ist häufig von kolikartigen Schmerzen begleitet. Die Therapie orientiert sich dann zunächst an der begleitenden Morbidität, z. B. ob eine Ileussymptomatik vorliegt. Wann immer solitäre Tumoren diese Situation bedingen, muss über eine chirurgische Intervention nachgedacht werden. Bei endoskopisch erreichbaren Tumoren im Bereich des Gastrointestinaltrakts oder der ableitenden Harnwege kann durch Wiederherstellung der Passage oft eine deutlich Schmerzlinderung erzielt werden. Dies kann durch äußere oder innere Ableitungen erreicht werden, am Gastrointestinaltrakt z. B. durch endoskopische Stenteinlagen oder operative Umgehung eines stenosierenden Prozesses mittels Entero-entero-Anastomosen.

Bei primär nichtoperablen Zuständen kann alternativ durch eine Strahlentherapie eine Tumorreduktion erzielt und so das Hindernis beseitigt werden. Eine tumorspezifische Chemotherapie kann z.B bei Lymphomen eine Obstruktionssymptomatik beeinflussen.

Neben diesen ursächlich wirksamen Maßnahmen müssen diese Schmerzen medikamentös beeinflusst werden. Eher spasmolytisch wirksame Analgetika, wie z. B. Metamizol oder als Opioid Pentazocin, sind neben der Anwendung von N-Butylscopolamin oder Nitropräparaten zu erwägen.

Eine entsprechende Diät mit leicht verdaulicher Nahrung bis hin zur parenteralen Ernährung sollten begleitend angewandt werden. In Einzelfällen kann die Sekretionshemmung der exkretorischen Drüsen, mit z. B. Somatostatin, die Schmerzen erfolgreich beeinflussen. Diese Verfahren sollten aber erst nach Ausschluss aller möglichen anderen Interventionsmöglichkeiten bei nicht mehr operationsfähigen Patienten erwogen werden.

6.6 Tumorschmerztherapie bei Kindern

Analgetikatherapie bei Kindern, insbesondere bei tumorerkrankten (27, 29), ist ein nach wie vor vernachlässigter Aspekt der Gesamttherapie bei Kindern. Unregelmäßige, inadäquat dosierte Analgetika sowie der fehlende Einsatz von Opiaten ist zurzeit noch kennzeichnend für diesen Missstand. Dies ist insofern bedauerlich, als mit dem gleichen Schema der „Erwachsenenschmerztherapie" ausreichende Linderung möglich wäre. Die Grundregeln einer Tumorschmerztherapie im Kindesalter sind:

- stufenweise Anpassung des Analgetikatyps (ähnlich dem WHO-Schema),
- regelmäßige Dosisintervalle und
- orale Medikation wann immer möglich (abhängig vom Analgetikabedarf ist auch jede andere Applikationsform, wie z. B. intravenöse Dauerinfusion möglich [29]).
- Zudem gilt: Die Schmerzsymptomatik des Kindes steuert die Therapie (individuelle Dosierung).

Auch bei Kindern muss der Analgetikagabe die genaue Schmerzdiagnose vorangestellt werden. Sie beinhaltet Lokalisation sowie Art und Dauer des Schmerzes. Analogskalen sind hilfreich zur Bewertung der Schmerzintensität und zur Verlaufskontrolle. Bei nicht kommunikationsfähigen Kindern ist das klinische Bild entscheidend. Nach Evaluierung des Status sollte ein entsprechender Behandlungsplan erstellt werden. Neben der Schmerzsymptomatik sollten auch andere Faktoren in die Therapie einbezogen werden. Hierzu gehören der Krankheitsverlauf, die vorausgegangene Therapie sowie individuelle Charaktermerkmale des Kindes wie Ängstlichkeit u. Ä.

Neben medikamentösen Maßnahmen müssen begleitende Verfahren zur Beseitigung von Angst, physikalische Therapie zur Verminderung von möglicher Immobilität sowie kognitive Ansätze zum besseren Verständnis der durchgeführten Maßnahmen erfolgen. Ablenkung von der Krankheit ist hierbei ein wesentliches Ziel. Die Einbeziehung der gesamten Familie in die Schmerztherapie spielt eine fundamentale Rolle im Gesamtkonzept.

6.7 Schmerztherapie im Terminalstadium der Tumorerkrankung

Der Patient im finalen Stadium einer Krebserkrankung ist sicher eine große Herausforderung in Bezug auf eine angemessene Schmerztherapie. So soll einerseits durch die Therapie eine ausreichende Analgesie ohne übermäßige Sedierung erzielt werden. Andererseits muss dem Patienten die Möglichkeit eingeräumt sein, sich von der Umgebung abzuschirmen. Wesentlicher Bestandteil ist die ehrliche Auseinandersetzung mit dem Sterbeprozess. Dem Patienten soll seine Vorstellung von einem würdigen Sterben ermöglicht werden. Wann immer möglich, sollte der Patient dazu in einer angemessenen Umgebung, d. h. zu Hause oder in speziell dafür eingerichteten Palliativstationen oder Hospizen untergebracht werden (4, 26).

Bei terminalen Tumorschmerzen gilt ebenfalls das Stufenschema zur Analgesie. Man beginnt mit Nichtopioid-Analgetika, titriert bis zur maximalen tolerablen Dosis. Ist dies nicht ausreichend, ist eine Kombination mit schwachen Opiaten angezeigt. Man sollte sich nicht zurückhalten, bei Ausreizung der Dosis sofort mit starken Opiaten zu behandeln.

Praktischerweise beginnt man mit Morphininkrementen von 10 mg alle 4 Stunden, bei sehr alten Patienten jedoch nur 5 mg. Zur Nacht gibt man evtl. die doppelte Dosis, um einer schmerzbedingten Schlaflosigkeit vorzubeugen und gegebenenfalls zusätzlich ein Sedativum. Nach 24 Stunden sollte der Schmerz zu 90% kontrolliert sein. Ansonsten steigert man die Dosis um 50% usw.. Den meisten Patienten genügen Dosen von 5–30 mg alle 4 Stunden. Bei Bedarf können diese Dosen weiter gesteigert werden. Die Variationsbreite liegt zwischen 2,5 mg und 1 g und mehr pro Tag. Auf ausreichende Begleitmedikation zur Kontrolle von Nebenwirkungen der Analgetika, insbesondere einer Obstipation, muss geachtet werden.

Literatur

1. Pain Terms: a list with definitions and notes of usage. Recommendations by the IASP subcommitee on taxonomy. Pain 1979; 6: 249 – 252
2. Ahmedzai S. New approaches to pain control in patients with cancer. European Journal of Cancer 1997; 33: S8 – S14
3. Aulbert E. Diagnose und Differenzialdiagnose des Tumorschmerzes. Onkologe 1995; 1: 297 – 302
4. Bonica JJ. Cancer Pain. In: Bonica JJ, ed. The management of pain. Philadelphia: Lea & Febiger, 1990
5. Cherny NI, Arbit E, Jain S. Invasive Techniques in the management of cancer pain. Hematology/oncology Clinics of North America 1996; 10: 121 – 137
6. Cousins M, Mather L. Intrathecal and epidural administration of opioids. Anesthesiology 1984; 61: 276 – 310
7. Derra C, Egle U. Psychosomatik und Psychotherapie – Verständnis und Behandlung von Tumorschmerzen aus psychosomatischer Sicht. Onkologe 1995; 1: 335 – 342
8. Ensink F, Bautz M, Hirn A, Naß S, Kettler D, Hanekop G-G. Schmerztherapie bei Tumorpatienten und in der Palliativmedizin.
   Teil 1: Medikamentöse Verfahren. Zentralblatt für Chirurgie 1998; 123: 649 – 663
9. Gybels J. Indications for Neurosurgical treatment of chronic pain. Acta neurochirurgica 1992; 116: 171 – 175
10. Hanekop G-G, Beck D, Ensink F. Schmerztherapie bei Tumorpatienten. Onkologe 1996; 2: 556 – 573
11. Hanekop G-G, Bautz M, Beck D, Kettler D, Ensink F. Schmerztherapie bei Tumorpatienten und in der Palliativmedizin
    Teil 2: Invasive Verfahren. Zentralblatt für Chirurgie 1998; 123: 664 – 677
12. Hasselbusch SJ. Surgical management of cancer pain. Neurosurgery Clinics of North America 1995; 6: 127 – 134
13. Kortmann R, Hoffmann W, Schiebe M, Bamberg M. Radiotherapie bei Tumorschmerz. Onkologe 1995; 1: 327 – 334
14. Lamacraft G, Cousins M. Neural blockade in chronic and cancer pain. Int Anesthesiol Clin 1997; 35: 131 – 153
15. Larue F, Colleau SM, Brasseur L, Cleeland CS. Multicentre study of cancer pain and its treatment in France. British Medical Journal 1995; 310: 1034 – 1037
16. Lipton S. Neurolysis: pharmacology and drug selection. In: Patt R, ed. Cancer Pain. Philadelphia: JB Lippincott, 1993: 343 – 358
17. McGrath PA. Development of the World Health Organization Guidelines on cancer pain relief and palliative care in children. J Pain Symptom Manage 1996; 12: 87 – 92
18. Meißner W, Reinhart K. Regionale Therapieverfahren bei Tumorschmerz. Onkologe 1995; 1: 321 – 326
19. Mercadante S. Problems of long-term spinal opioid treatment in advanced cancer patients. Pain 1999; 79: 1 – 13
20. Mount BM. Psychological and social aspects of cancer pain. In: Wall PD, Melzack R, eds. Textbook of pain. Edinburgh: Churchill Livingstone, 1989: 610 – 623
21. Poletti C, Schmidek N, Sweet W, Pilon R. Intraspinal and intraventricular systems and agents for long term relief of cancer pain. In: Schmidek H, Sweet W, eds. Operative neurosurgical techniques: Indications, methods, results. New York: Grune & Stratton, 1988: 1145 – 1153
22. Portenoy RK, Lesage P. Management of cancer pain. Lancet 1999; 353: 1695 – 1700
23. Radbruch L, Sonntag B, Loick G, et al. Therapie-Manual Tumorschmerz. Köln: STAN, 1998
24. Rockemann M. Präventive Analgesie. Klinikarzt 1999; 28: 175 – 179
25. Saller R. Schmerzen: Therapie in Praxis und Klinik; Pharmakotherapie, physikalische Therapie. München: Marseille-Verlag, 1991
26. Saunders DC. Pain and impending death. In: Wall PD, Melzack R, eds. Textbook of pain. Edinburgh: Churchill Livingstone, 1989: 624 – 632
27. Schechter N, Altman A, Weisman S. Report of the concensus conference on the management of pain in childhood cancer. Pediatrics 1990; 86(suppl): 813 – 834
28. Schmidt R. Nociception und Schmerz. In: Schmidt R, Thews G, eds. Lehrbuch der Physiologie. Berlin, Heidelberg: Springer Verlag, 1988: 234 – 248
29. Sirkiä K, Hovi L, Pouttu J, Saarinen-Pihkala UM. Pain medication during terminal care of children with cancer. Journal of pain and symptom managment 1998; 15: 220 – 226
30. Strang P. Cancer pain – A provoker of emotional, social and existential distress. Acta Oncologica 1998; 37: 641 – 644
31. Strumpf M, Zenz M, Donner B. Germany: Status of cancer pain and palliative care. Journal of pain and symptom managment 1996; 12: 109 – 111
32. Sundaresan N, DiGiacinto GV, Hughes JE. Neurosurgery in the treatment of cancer pain. Cancer 1989; 63: 2365 – 2377
33. Tasker R. Neurosurgical and neuroaugmentative intervention. In: Patt R, ed. Cancer Pain. Philadelphia: JB Lippincott, 1993: 480 – 489
34. Twycross R, Harcourt J, Bergl S. A survey of pain in patients with advanced cancer. J. pain symptom manage 1996; 12: 273 – 282
35. Twycross R. Cancer pain classification. Acta anaesthesiologica scandinavica 1997; 41: 141 – 145
36. WHO. Cancer pain relief. Genf: World Health Organization, 1986
37. Zech DFJ, Grond S, Lynch J, Hertel D, Lehmann KA. Validation of World Health Organization guidelines for cancer pain relief: a 10-year prospective study. Pain 1995; 63: 65 – 76
38. Zenz M, Zenz T, Tryba M, Strumpf M. Severe undertreatment of cancer pain: A 3-year survey of the german situation. Journal of pain and symptom managment 1995; 10 187 – 191
39. Zimmermann M, Zech D. Epidemiologie und Ätiologie des Schmerzes bei Tumorerkrankungen. Onkologe 1995; 1: 284 – 296
40. Zylicz Z. The Netherlands: Status of cancer pain and palliative care. Journal of pain and symptom managment 1996; 12: 136 – 138

Interdisziplinäre kurzgefasste Leitlinien der Deutschen Krebsgesellschaft, der Deutschen Gesellschaft für Palliativmedizin, der Deutschen Gesellschaft zum Studium des Schmerzes und der Deutschen Interdisziplinären Vereinigung für Schmerztherapie

Medikamentöse Schmerztherapie

Präambel

Die folgenden Empfehlungen zur Tumorschmerztherapie beziehen sich ausschließlich auf die nichttumorspezifischen medikamentösen Methoden zur Tumorschmerztherapie. Es wird ausdrücklich darauf hingewiesen, dass *die Indikation zur Durchführung tumorspezifischer Therapien auch unter dem Aspekt ihrer nachgewiesenen analgetischen Wirksamkeit stets zu überprüfen ist.* Dieses gilt insbesondere für die Strahlentherapie bei Knochen- und Weichteilprozessen und Hirnmetastasen, wobei gerade für die Palliativsituation verschiedene Optionen bezüglich der Therapiemodalitäten bestehen. Es ist darüber hinaus zu bedenken, dass eine symptomatische Therapie niemals Komplikationen (z. B. pathologische Frakturen, Obstruktionen, Blutungen) verhindern kann, diese ist aber durch den gezielten Einsatz organspezifischer/-reduktiver Verfahren (Radiatio, Radioisotopengabe, Chemo-/Hormontherapie, operative Verfahren) sehr wohl möglich.

Prävalenz

Bis zu 50 % aller Patienten leiden im Anfangsstadium ihrer Tumorerkrankung unter Schmerzen. Ihr Anteil steigt im fortgeschrittenen Stadium auf 70 – 80 %.

Ätiologie

Zwei Drittel dieser Schmerzsyndrome sind unmittelbar *tumorbedingt* (z. B Osteolysen, Lebermetastasen). Ein geringerer Prozentsatz ist *tumorassoziiert* (z. B. Aszites, Lymphödem, Herpes Zoster) oder *tumortherapiebedingt* (z. B. Polyneuropathie, Phantomschmerz). Wichtig ist die Abgrenzung von (vorbestehenden) *tumorunabhängigen* Schmerzen (z. B. Migräne, Rheuma).

Pathophysiologie und Klinik

Die Differenzierung zwischen *nozizeptivem* und *neuropathischem* Schmerz ist zumeist bereits aufgrund der Schmerzanamnese und der ausführlichen klinischen Untersuchung möglich, so dass nur in Einzelfällen zusätzliche bildgebende oder neurophysiologische Untersuchungen notwendig werden. Bei einem Drittel aller Tumorpatienten kombinieren sich mehrere Schmerzformen (Tab. **6.L1**).

Schmerzerfassung/-dokumentation

Der Tumorschmerz ist ein nur durch das Individuum wahrnehmbares Symptom und wird durch psychische, soziale und spirituelle Aspekte moduliert („*total pain*" C. Saunders)! Von daher ist die Selbstbeurteilung durch den Patienten unbedingt erstrebenswert. Nur wenn der Patient hierzu nicht in der Lage ist, können Bezugspersonen einbezogen werden **(cave: die Fremderfassung unterschätzt die Schmerzen meist!).** Es empfiehlt sich, einen Interventionspunkt festzulegen, z. B. Schmerzen > 4 auf der numerischen Rating-Skala (NRS) (s. u.). Schmerzmessung und -dokumentation sind unverzichtbar sowohl bei der Ersteinstellung als auch im weiteren Therapieverlauf (bei Insuffizienz der Analgesie erneute Überprüfung der Schmerzdiagnose und Adaptation der Therapie). Die Praktikabilität umfangreicherer Instrumente wird sich hierbei nach dem Allgemeinzustand des Patienten richten müssen (Abb. 6.**L1a,b** u. Tab. 6.**L2**).

Prinzipien der Tumorschmerztherapie

Bei gegebener Indikation werden *tumorspezifische und symptomatische* Therapien in gegenseitiger Ergänzung gleichzeitig durchgeführt. Wesentlich ist auch die Beach-

Tabelle 6.**L1** Schmerzarten

Schmerztyp	Schmerzursache	Attributierung	Lokalisation	Besonderheit
Nozizeptiv	in Knochen, in Weichteilen	dumpf, drückend, pochend, bohrend	gut lokalisierbar	Dauerschmerz oft mit bewegungsabhängigem Durchbruchschmerz
	in Viszera	hell, spitz, schneidend; oft kolikartig	schlecht lokalisierbar	vegetative Begleitsymptome (Dermatome, Head-Zonen)
	Ischämie	hell, pochend, intensiv	Extremität, auch viszeral möglich	belastungsabhängig; abhängig von Nahrungsaufnahme
Neuropathisch	in Nervengewebe, oft komplexe Strukturen	hell, heiß, brennend	im Versorgungsgebiet der betroffenen Nervenstruktur	Dys-/Parästhesien, Hyperalgesie/-pathie
	Nervengewebe, häufig Einzelnerven	einschießend, elektrisierend, lanzinierend	im Versorgungsgebiet der betroffenen Nervenstruktur	(triggerbarer) bewegungsunabhängiger Durchbruchschmerz
	Deafferentierungs-/Phantomschmerz	neuralgiform, neuropathisch	Amputationsbereich (Organ/Extremität)	„freies" Intervall nach dem Eingriff
	sympathisch unterhaltener Schmerz	heiß, hell, brennend	im Versorgungsgebiet des Sympathikus	meist Bestandteil komplexer Symptome

Wo? = Lokalisation und Ausstrahlung?
Wie? = Qualität und Intensität?
Wann? = zeitlicher Verlauf?
Wodurch? = modulierende Faktoren?
Warum? = Kausalzusammenhänge?
Begleitbeschwerden? (z. B. Übelkeit, Obstipation, Unruhe)

Abb. 6.**L1 a** Minimalfragen zur Schmerzerfassung (möglichst strukturiert)

tung der *nichtpharmakologischen Therapieoptionen* wie Einleitung spezifischer krankenpflegerischer Maßnahmen, Verordnung von Orthesen und Prothesen, physikalische Therapie, Lymphdrainage, TENS (transkutane Elektronervostimulation), adjuvante dermatologische Lokaltherapie. Psychosoziale Unterstützung und Beratung sowie psychologische und spirituelle Begleitung ergänzen die Schmerztherapie gemäß den Bedürfnissen des Patienten. Dabei hat eine gelungene *Kommunikation* zwischen Therapeut, Patient und Angehörigen entscheidende Bedeutung. So müssen Therapieziel und -plan unter Berücksichtigung der individuellen Bedürfnisse und Möglichkeiten festgelegt werden. Die pharmakologische Therapie erfolgt gemäß den WHO-Richtlinien zur Tumorschmerztherapie. Wichtig ist, dass nicht nur der Schmerz, sondern das *Gesamtbeschwerdebild* des Erkrankten behandelt wird.

Medikamentöse Therapie

Nichtinvasive Therapieformen (orale Medikation, ggf. auch sublinguale, rektale oder transdermale Applikation) sind zu bevorzugen. Die Medikamente werden regelhaft *nach Zeitplan* entsprechend ihrer Wirkdauer und unter Berücksichtigung einer eventuellen Tagesrhythmik des Schmerzes gegeben.
Die Therapie wird entsprechend der Schmerzart und -intensität *stufenweise* aufgebaut. In der Stufe I wird ein Nicht-Opioidanalgetikum gegeben. Bei unzureichender Analgesie wird um ein Opioid der Stufe II (Opioide bei mäßig starken bis starken Schmerzen) ergänzt. Bestehen trotz Dosis-

Verbale Rating-Skala (→ klinischer Alltag und Verlaufskontrolle)
- nicht vorhanden
- leicht vorhanden
- mittelstark vorhanden
- stark vorhanden
- maximal vorhanden

Nummerische Rating-Skala (→ klinischer Alltag und Verlaufskontrolle)
⓪ ① ② ③ ④ ⑤ ⑥ ⑦ ⑧ ⑨ ⑩
kein Schmerz … stärkste vorstellbare Schmerzen

Visuelle Analogskala (→ [klinischer Alltag] Forschung und Verlaufskontrolle)
______________ .... ______________
kein Schmerz … stärkste vorstellbare Schmerzen
(Markierung der aktuellen Schmerzintensität auf einer 10 cm [100 mm] langen Geraden und Angabe der Schmerzstärke in cm oder mm)

Abb. 6.**L1 b** Eindimensionale Instrumente zur Schmerzerfassung

Tabelle 6.**L2** Mehrdimensionale Instrumente zur Schmerzerfassung

Instrument	Erfasste Parameter	Anwendungsbereich
Brief Pain Inventory	Schmerzlokalisation Schmerzintensität im Zeitverlauf + schmerzbedingte Funktionseinbußen	klinischer Alltag/Forschung
Lebensqualitätsbögen z. B. SF 36, EORTC QLQ-C30	Lebensqualität einschließlich (erkrankungsspezifischer) Symptome + Schmerz	Forschung (klinischer Alltag)
Schmerzfragebögen (verschiedene Ausführungen teilweise validiert z. B. DGSS Fragebogen)	Schmerzlokalisation + -ausstrahlung Schmerzintensität + -charakter Schmerzverstärker + -linderer, Entwicklung der Beschwerden zusätzliche Beschwerden/Symptome teilweise auch Lebensqualität Vorbehandlung etc.	klinischer Alltag, Forschung
Schmerztagebücher verschiedene Ausführungen	Schmerzintensität, Nebenwirkungen, benötigte Zusatzmedikation, Nachtschlaf, (Allgemeinbefinden, Stimmungslage)	routinemäßig für die Einstellungsphase, Forschung

steigerung weiterhin opioidsensible Schmerzen, wird das Opioid der Stufe II durch ein Opioid der Stufe III (Opioide bei starken bis stärksten Schmerzen) ersetzt.
In allen 3 Stufen ist die Gabe von *Ko-Analgetika* entsprechend der Pathophysiologie des vorherrschenden Schmerztyps empfehlenswert (s. u.). Für Durchbruchschmerzen (plötzlich auftretende Schmerzen bei ansonsten suffizienter Schmerzbehandlung) sollte eine schnell wirkende Zubereitung eines Analgetikums als zusätzliche Bedarfsmedikation zur Verfügung stehen. Ihre Dosis richtet sich nach der Höhe der regelhaften Tagesmedikation (z. B. 1/6 der Tagesdosis des oralen Morphins als Einzeldosis der zusätzlichen oralen Bedarfsmedikation).

Nicht-Opioidanalgetika (WHO-Stufe I)

Das Nicht-Opioidanalgetikum wird entsprechend seinem substanzspezifischen Wirkprofil (s. u.) unter Beachtung der jeweiligen Kontraindikationen (z. B. Ulkus, Gerinnungsstörung, Niereninsuffizienz, Hepatopathie) und möglicher Wechselwirkungen mit einer evtl. vorbestehenden Medikation gewählt. Die gleichzeitige Gabe von 2 nichtsteroidalen Antirheumatika (NSAID) sollte aufgrund der Toxizitätssteigerung unterbleiben. Beim immunsupprimierten Patienten ist die antipyretische Wirkung der Nicht-Opioidanalgetika mit der Gefahr des verzögerten Erkennens von Infektionen zu berücksichtigen (Tab. 6.**L3**).

Opioidanalgetika (WHO-Stufen II und III)

Die analgetische Wirkung der Opioide unterliegt keiner klinisch relevanten Toleranzentwicklung. Opioide führen regelhaft zu einer *körperlichen Abhängigkeit* mit Entzugsphänomenen bei abruptem Absetzen. Daher sollte die Reduktion stets schrittweise erfolgen. Während einer Therapie mit Agonisten kann die Gabe von Antagonisten (Naloxon) zu Entzugssymptomen, die von Opioiden mit teilweise antagonistischen Wirkungen (z. B. Buprenorphin) zu erneuten Schmerzen führen.
Eine lege artis durchgeführte Therapie induziert normalerweise *keine psychische Abhängigkeit* (Sucht). Eine (vor)bestehende Sucht erschwert aber eine suffiziente Schmerztherapie. Bei intakten Metabolisierungs-/Eliminationswegen verursacht die orale Opioidgabe praktisch nie eine klinisch relevante Atemdepression. Andererseits wirkt die Gabe eines Opioids bei schwerer Dyspnoe lindernd. Bei einer analgetischen Therapie mit Opioiden ist die Erhöhung der Opioiddosis über die zur suffizienten Analgesie erforderlich (s. u.)
Die Obstipation muss dauerhaft prophylaktisch während einer Opioidtherapie behandelt werden. Die Gabe eines Antiemetikums ist für die ersten 7 – 14 Tage empfehlenswert. Bei Auftreten neuer Nebenwirkungen unter Dauertherapie mit Opioiden ist stets nach möglichen anderen Ursachen zu suchen und diese sind symptomatisch zu behandeln! („Sündenbockfunktion" des Opioids!) (Tab. 6.**L4**)

Stufe II: Opioide bei mäßig starken bis starken Schmerzen

In der 2. Stufe ist die Kombination von Opioiden gegen milde bis mäßig starke Schmerzen mit Nicht-Opioidanalgetika ebenso wie die schmerztypgerechte Ergänzung um Ko-Analgetika empfehlenswert. Etwa ab einem Dosisbereich von 600 – 800 mg/d dieser Opioide wird meist die Umstellung auf ein Opioid der Stufe III notwendig sein (Tab. 6.**L5**).

Stufe III: Opioide bei starken bis stärksten Schmerzen

Auch in der 3. Stufe ist die *Therapiebasis die regelmäßige Einnahme von Retardpräparaten* entsprechend ihrer Wirkdauer. Auch hier ist die gleichzeitige Gabe von Nicht-Opioiden sowie die Ergänzung um Ko-Analgetika in Abhängigkeit vom Schmerztyp sinnvoll.
Die WHO bezeichnet *Morphin als das Referenzopioid* dieser Stufe, wobei das Verhältnis von oralem (rektalem) zu parenteralem Morphin in der Dauertherapie aufgrund der Bioverfügbarkeit 3 (2) : 1 beträgt. Bei eingeschränkter Nierenfunktion können unter laufender Morphintherapie Nebenwirkungen durch Retention seiner aktiven Metaboliten (Morphin 3- und Morphin 6-Glucuronid) verstärkt auftreten. Hier ist dann eine Dosisreduktion oder der Wechsel auf ein anderes stark wirkendes Opioid notwendig. Nach dem derzeitigen Wissensstand sind alle anderen stark wirkenden Opioide gleichwertig bezüglich ihrer Wirkungen und Nebenwirkungen. Es gibt keine gesicherten Differenzialindikationen oder Indikationseinschränkungen (Tab. 6.**L6** u. 6.**L7**)

Wechseln des Opioids

Bei einem ungünstigen Verhältnis von Nebenwirkungen und Analgesie oder bei unzureichender Schmerzlinderung trotz schmerztypadäquater Gabe von Ko-Analgetika und angemessener Dosissteigerung kann ein Wechseln des Opioids erfolgreich sein.
Für die Umstellung gilt die 50 %-Regel, d. h. die rechnerisch ermittelte äquianalgetische Tagesdosis wird um (30)-50 % reduziert und dann erneut gegen den Schmerz titriert. (*Ausnahme:* L-Methadon: Beginn mit einer Einzeldosis von 10 % der p. o. Morphintagesdosis, jedoch < 6 mg, die bei Bedarf alle 3 h wiederholt werden darf. Nach 2 – 3 Tagen Aufteilung der benötigten Tagesdosis auf 2 – 3 Einzeldosen). Die empfohlenen Umrechnungsfaktoren für Opioide stellen nur Näherungswerte dar, die im Einzelfall deutlich unter- oder überschritten werden können (Tab. 6.**L8**).

Tabelle 6.**L3** Nicht-Opioidanalgetika (die Auswahl der nichtsteroidalen Analgetika erfolgte willkürlich)

Substanz	Einzeldosis (mg)	Wirkdauer (h)	Wirkprofil	Hauptindikation
Metamizol	500 – 1000	4	1, 2, 4	kolikartige/viszerale Schmerzen
Paracetamol	500 – 1000	4	1, 2	leichte Schmerzen
Ibuprofen retard	600 – 800	8 – 12	1, 2, 3	Schmerzen mit entzündlicher Komponente, Knochenschmerzen
Diclofenac retard	50 – 100	8 – 12	1, 2, 3	wie Ibuprofen
Naproxen	500	12	1, 2, 3	wie Ibuprofen

1 = antipyretisch, 2 = analgetisch, 3 = antiphlogistisch, 4 = spasmolytisch

Tabelle 6.**L4** Opioidwirkungen

Opioidwirkung	Häufigkeit	Tachyphylaxie	Therapie
Obstipation	< 90 %	keine	obligate prophylaktische Laxanziengabe, 1. Wahl antiresorptiv/hydragog wirkende Laxanzien ergänzend Osmotika, Gleitmittel (Quellstoffe), Kombinationen sinnvoll
Nausea/Emesis	ca. 20 – 40 %	ja	initial empfohlen Antiemetika, 1. Wahl Haloperidol (Metoclopramid) ergänzend Dimenhydrinat, Cyclizin, Hyoscin, Cisaprid, Domperidon, Kortikosteroide, 5 HT3-Blocker; Kombinationen sinnvoll
Sedierung	ca. 20 %	ja	Überprüfung der Opioiddosis (geringerer Bedarf?), Psychoanaleptica, Opioidwechsel
Verwirrtheit Halluzinationen Alpträume	selten (erfragen!)	keine/selten	Überprüfung der Opioiddosis (geringerer Bedarf?), Opioidwechsel, Neuroleptika (z. B. Haloperidol in adäquater Dosis) ggf. rückenmarknahe Analgesie
Schwitzen	selten	keine/selten	Anticholinergika, Opioidwechsel
Juckreiz	selten	keine/selten	Antihistaminika, Hautpflege, ggf. Opioidwechsel
Harnverhalt	selten	ja	Medikamentenrevision (Synergismus mit anderen Substanzen?) Parasympathomimetika, Opioiddosisreduktion/-wechsel
Myoklonien	selten	keine	Antikonvulsiva, Benzodiazepine (Clonazepam), Opioiddosisreduktion/-wechsel
Xerostomie	häufig	keine	lokale Maßnahmen, Stimulation der Salivation, Reduktion anticholinerger Medikation

Tabelle 6.**L5** Opioide der Stufe II

Substanz	Zubereitung	Einzeldosis (mg)	Wirkdauer (h)	Besonderheit
Codein	p. o. nicht retard	60	3 – 4	antitussiv > analgetisch
Dextropropoxyphen	p. o. retard	150	8 – 12	analgetische Potenz unklar
Dihydrocodein	p. o. retard	60 – 120	8 – 12	ausgeprägt obstipierend
Tilidin/Naloxon	p. o. retard	100 – 200	8 – 12	möglicherweise weniger obstipierend
Tramadol	p. o. retard	100 – 200	8 – 12	mögl. Vorteil bei Neuropathien durch noradrenerge Wirkung

Tabelle 6.**L6** Therapie mit Morphin

Applikationsweg	Zubereitungsform	Einzeldosis	Wirkdauer	Besonderheit/Indikationsbereich
Oral	retard Kps, Tbl, Granulat	ab 10 mg	8 – 12 h	} **Basismedikation**
	ultraretard Tbl	ab 20 mg	(12)–24 h	} **Basismedikation**
	nicht retard Lsg, Tbl.	ab 5 mg	4 h	} Dosisfindung, Bedarfsmedikation bei Durchbruchschmerzen
Rektal	nicht retard Supp.	ab 10 mg	4 h	} Dosisfindung, Bedarfsmedikation bei Durchbruchschmerzen
Rektal	nicht retard Supp.	ab 10 mg	4 h	
Subkutan	pro injectione	ab 2,5 – 5 mg	4 h	p. o. Gabe nicht möglich, intakte Gerinnung, kontinuierliche Gabe bei Langzeitgabe empfohlen
Intravenös	pro injectione	ab 2,5 – 5 mg	4 h	p. o. Gabe nicht möglich, sicherer Zugang nötig, kontinuierliche Gabe bei Langzeitgabe empfohlen
Epidural/intrathekal			8 – 12 h	individuelle Dosisfindung erforderlich, Umrechnungsfaktoren nur Näherungswerte

Tabelle 6.L7 Alternative Opioide zu Morphin

Substanz	Applikation	Einzeldosis	Wirkdauer	Besonderheit
Fentanyl	transdermal	ab 25 µg/h	(48)–72 h	lange Wirkdauer, verzögertes Wirkmaximum (12 – 24 h) nur bei stabilen Schmerzen ohne Tagesrhythmik, ungeeignet zur Soforttherapie
L-Methadon	p. o.	ab 2 mg	6 – 12 h	individuelle Kinetik mit der Gefahr der Kumulation, deshalb sorgfältige Titration; u. U. vorteilhaft bei neuropathischen Schmerzen
	i. v.	ab 1 mg	6 – 12 h	s. o., bei Schmerzattacken unter Methadontherapie äquianalgetische Dosis: 10 mg p. o. = 5 mg i. v.
Oxycodon	p. o. retard	ab 10 mg	(8)–12 h	Prodrug, hepatische Aktivierung notwendig, hohe orale Bioverfügbarkeit
Hydromorphon	p. o. retard	ab 4 mg	(8)–12 h	hohe orale Bioverfügbarkeit, kein relevanter aktiver Metabolit,
	s. c./i. v.	ab 2 mg	4–(6) h	bei Schmerzattacken unter Hydromorphontherapie gute subkutane Verträglichkeit äquianalgetische Dosis: 8 mg p. o. = 2 mg s. c.
Buprenorphin	s. l.	ab 0,2 mg	(6)–8 h	als partieller µ-Agonist keine Kombination mit µ-Agonist! eine Steigerung der Tagesdosis > 4 mg erbringt wahrscheinlich keine Steigerung der Analgesie;
	i. v./s. c.	ab 0,1 mg	(6)–8 h	s. o., besondere Indikation erforderlich äquianalgetische Dosis: 0,4 mg s. l. = 0,3 mg i. v.

Tabelle 6.L8 Empfohlene Umrechnungsfaktoren (bezogen auf Tagesdosen)

Wechsel von	auf	Faktor
Morphin p. o.	Oxycodon p. o.	0,50
	Hydromorphon p. o.	0,13
	Fentanyl transdermal	0,01
	Buprenorphin s. l.	0,025
	L-Methadon p. o.*	(0,3)
Oxycodon p. o.	Morphin p. o.	2
Hydromorphon p. o.		7,5
Fentanyl transdermal		100
Buprenorphin s. l.		40
L-Methadon p. o.*		(3)

* individuelle Titration erforderlich s. o.

Wechseln des Applikationsweges einschließlich rückenmarknaher Verfahren

Besonders in der Terminalphase wird die Umstellung auf eine parenterale Therapie oft notwendig. Hier gilt es, die unterschiedlichen Bioverfügbarkeiten der Substanzen zu beachten. Die *subkutane* Applikation ist die technisch einfachste und sicherste Methode, wobei die Liegedauer der Kanüle individuell sehr verschieden ist (1 – 7 Tage). Die *intravenöse* Gabe ist bei vorhandenem venösem Dauerzugang auch ambulant möglich und die Methode der Wahl bei gleichzeitiger Volumen-/Ernährungstherapie.
Vor einer *sublingualen* Therapie sind die intraoralen Schleimhautverhältnisse zu prüfen. Eine *transdermale* Therapie ist nur bei stabilen Tumorschmerzen ohne Tagesrhythmik sinnvoll. Wesentlich ist die Beachtung der erheblichen Trägheit des Systems mit langen An- und Abflutzeiten. Für die Terminalphase sind transdermale Systeme deshalb zumeist ungeeignet.
Die *peridurale/intrathekale* Therapie ist bei opioidsensiblen Schmerzen, aber intolerablen Nebenwirkungen bei erforderlicher Dosissteigerung durch systemische Applikationswege, indiziert. Kontraindikationen dieser Verfahren sind Gerinnungsstörungen, Sepsis oder Infektion im Zugangsbereich sowie das Fehlen einer fachgerechten Weiterbetreuung. Relative Kontraindikationen stellen eine rasche Tachyphylaxie bei systemischer Opioidgabe und schwerwiegende anatomische Veränderungen im Spinalkanal dar.
Die Wahl der Methode hängt von der vermutlichen Therapiedauer ab. Beträgt diese wenige Tage bis Wochen, ist der untertunnelte oder unmittelbar transkutan ausgeleitete Periduralkatheter zu bevorzugen. Die Anlage eines Portsystems mit externer Pumpe ist für eine peridurale/intrathekale Therapie über Wochen bis Monate empfehlenswert. Die vollständige Implantation eines Pumpensystems sollte nur bei einer vermutlichen Therapiedauer von mindestens 3 Monaten erfolgen. In der Dauertherapie ist die ausschließliche Gabe von Opioiden, ggf. ergänzt durch Clonidin, zu bevorzugen. Die Zugabe von Lokalanästhetika (Bupivacain, Ropivacain) ist für ambulant behandelte Patienten umstritten.

Ko-Analgetika bei definierten Schmerzarten

Ko-Analgetika sind Substanzen, die bei definierten Schmerzarten in Abhängigkeit von der jeweiligen Pathophysiologie gelegentlich als Monosubstanz, meist aber in Ergänzung der Analgetika effektiv sind. Ihre Wirkung erklärt sich durch Modulation der Schmerzleitung und/oder Interferenz mit den absteigenden antinozizeptiven Bah-

Tabelle 6.**L9** Ko-Analgetika in Abhängigkeit vom Schmerztyp

Schmerztyp	Ko-Analgetikum Tagesdosis	Besonderheit
Knochenschmerz	Bisphosphonate	p. o. und i. v. mgl,
	Calcitonin	Ausweichsubstanz, auch als Nasenspray, s. c./i. v.
Viszeraler Schmerz		
+ Kolik	40 – 80 mg Butylscopolamin	p. o. unwirksam! Nur auf den Gastrointestinaltrakt wirkend
	3 – 6 g Metamizol	auf Urogenital- und Intestinaltrakt wirkend
+ Ödem	Kortikosteroid	initial höhere Dosierung
+ Kapselspannung	Kortikosteroid	initial höhere Dosierung
Neuropathisch		
heiß, hell, brennend	25 – 75 (150) mg Amitriptylin	höchste Dosis zur Nacht, einschleichend dosieren!
	25 – 75 (150) mg Imipramin	niedrigere Abendgabe, einschleichend dosieren!
	5 – 20 mg Paroxetin	ggf. Alternative bei kardialen Problemen, einschl. dosieren!
einschießend	600 – 1200 mg Carbamazepin	langsam einschleichend dosieren!
	200 – 400 mg Phenytoin	2. Wahl, oft Interaktionen, einschleichend dosieren!
	1,2 – 2,4 g Gabapentin	Alternative bei Hepato-/Kardiopathien, einschleichend dosieren!
	2 – 4 (8) mg Clonazepam	Benzodiazepinderivat, sedierend, Muskelrelaxans
krampfartig	60 – 100 mg Baclofen	ggf. Kombination mit Antikonvulsiva, einschleichend dosieren!
Phantomschmerz	50 – 200 IE Calcitonin	Therapiedauer und -dosis nicht eindeutig
Muskelschmerz		
Myogelosen	200 – 400 mg Tetrazepam	keine Dauermedikation, Beobachtung nichtpharmakologischer Optionen,
Muskelspastik	60 – 100 mg Baclofen	auch bei Myoklonien

nen. Häufig haben die Medikamente keine Zulassung für die Indikation Schmerz, so dass ihre Anwendung im Rahmen der therapeutischen Freiheit in der Verantwortung des verordnenden Arztes liegt (Tab. 6.**L9**).

Neurodestruktive Verfahren in der Tumorschmerztherapie

Erst nach Versagen aller anderen analgetischen Methoden und nur bei einer limitierten Lebenserwartung (Gefahr des Deafferenzierungsschmerzes!) sind neurodestruktive Verfahren sehr selten indiziert.
Als Methoden stehen intrathekale Neurolysen, Chordotomie, Myelotomie, DREZ-Läsion (dorsal root entry zone coagulation) und Thermoläsion des Ganglion Gasseri zur Verfügung. Sie sollten nur von erfahrenen Therapeuten durchgeführt werden.
Eine Ausnahme stellt die *Neurolyse des Ganglion coeliacum* dar, welche bei rein *viszeralen* Schmerzen im Oberbauch (Magen, Duodenum, Pankreas, Leber, Milz, Querkolon) indiziert ist. Seine Komplikationsrate liegt zwischen 1 – 3 % bei einer Wirkdauer von Wochen bis Monaten.

Besondere Therapiesituationen

Inoperable enterale Obstruktion in der Subileussituation

In der (Sub-)ileussituation ist auch im Terminalstadium zunächst der Versuch einer konservativen Therapie mit hochdosierten Kortikosteroiden (z. B. 36 mg pro Tag Dexamethason) und anschließender enteraler ggf. auch parenteraler Gabe von Prokinetika/Cholinergika indiziert. Bei gegebener Inoperabilität ermöglicht die konservative pharmakologische Therapie (s. u.) ein u. U. mehrwöchiges relativ beschwerdearmes Überleben.

Inoperable enterale Obstruktion (Ileus)

Bei Schmerzen werden Opioide in analgetisch suffizienter Dosis gegeben, bei Koliken ergänzt durch Metamizol (6 g/d) oder durch das gleichzeitig antisekretorisch wirkende N-Butylscopolamin (60 – 80 mg/d). Bei hohem Verschluss reduziert Octreotid aufgrund seiner antisekretorischen Wirkung die Volumenbelastung des Darmes. Gleiches gilt für Protonenpumpenhemmer. Bei Übelkeit/Erbrechen sind Dimenhydrinat, Cyclizin, Scopolamin (transdermal, s.c.), Haloperidol sowie Kortikosteroide indiziert. Die Anlage einer Magensonde ist nicht zwingend notwendig, oft toleriert der Patient seltenes Erbrechen besser. Die Anlage einer perkutanen Gastrostomie (PEG) zur Entlastung ist besonders bei hohem Verschluss zu erwägen.

Akuter Atemnotanfall

Zur symptomatischen Therapie akuter Atemnot werden initial beim opioidnaiven Patienten 5 – 10 mg Morphin, beim opioidgewöhnten 10 – 20 % Tagesdosis des Opioids s.c./i.v. gegeben, und die Dosis in der Folgezeit nach Klinik gesteigert. Zur Therapie der Angst wird Lorazepam (auch bukkal) oder Midazolam als Kurzinfusion nach Effekt gegeben.

Neuropsychiatrische Symptome

Delirante Zustände (Verwirrtheit, Desorientierung und Halluzinationen) treten bevorzugt in der Terminalphase auf. Vor Einleiten einer symptomatischen Therapie müssen stets (behandelbare) medikamentöse oder erkrankungsbedingte Ursachen ausgeschlossen werden (z. B. Hyperkalziämie). Zur symptomatischen Therapie eignen sich Neuroleptika bei delirantem Syndrom (z. B. Haloperidol selten > 30 mg/d), Benzodiazepine bei ausgeprägten Angstzuständen sowie bei Agitation und motorischer Unruhe (z. B. Lorazepam, Midazolam).

Literatur

1. Leitlinien zur Tumorschmerztherapie. Deutsche Interdisziplinäre Vereinigung zur Schmerztherapie (DIVS), Tumordiagnostik und Therapie 1999; 20: 105 – 129
2. Arzneimittelkommission der Deutschen Ärzteschaft; Empfehlungen zur Tumorschmerztherapie; 1995
3. Arbeitskreis Tumorschmerztherapie der Deutschen Gesellschaft zum Studium des Schmerzes (DGSS) und der Deutschen Gesellschaft für Palliativmedizin (DGP): Anleitung zur Tumorschmerztherapie bei Erwachsenen; 1995
4. Arbeitsgruppe Schmerz beim Bundesministerium für Gesundheit: Leitlinien zur Tumorschmerztherapie; 1995
5. WHO. Cancer Pain Therapy. WHO Publishing, Geneve; 1996

Verfahren zur Konsensbildung

Erstellung durch eine Expertengruppe im Auftrag der Deutschen Interdisziplinären Vereinigung für Schmerztherapie (DIVS)

Mitglieder der Arbeitsgruppe waren

Prof. Dr. I. A. Adamietz, Herne; PD Dr. D. Beck, Göttingen; PD Dr. I. Gralow*, Münster; PD Dr. St. Grond, Köln; Dr. G. Hanekop, Göttingen; Dr. U. Hankemeier*, Bielefeld; Prof. Dr. E. Heidemann Stuttgart; Dr. L. Hoffmann*, Hamburg; Prof. Dr. J. Jage*, Mainz; PD Dr. R. Kath, Jena; Prof. Dr. E. Klaschik, Bonn; Dr. M. Kloke*, Essen; PD Dr. O. Kloke, Essen; Dr. M. Lempa, Köln; Dr. G. Lindena-Glaess, Limburg; F. Nauck, Bonn; PD Dr. L. Radbruch*, Köln; Prof. Dr. W. Sohn*, Düsseldorf; PD Dr. M. Strumpf* Bochum; G. Tietze-Schillings, Essen; PD Dr. V. Tronnier, Heidelberg; Dr. M. Weber, Mainz; PD Dr. U. Zeilhofer*, Erlangen; Prof. Dr. M. Zenz, Bochum

* Mitglieder des Redaktionsteams

Das vorliegende Manuskript wurde einem Delphi-Verfahren unterzogen. Daran nahmen Leiter bzw. deren Stellvertreter aus 59 deutschen palliativmedizinischen Einrichtungen teil.

Beratend haben weiter im Rahmen des durch ISTO durchgeführten Abstimmungsverfahren mitgewirkt

Arbeitsgemeinschaft Deutscher Tumorzentren (ADT)
Arbeitsgemeinschaft Radioonkologie
Arbeitskreis Supportivmaßnahmen in der Onkologie
Deutsche Gesellschaft für Chirurgie
Deutsche Gesellschaft für Pathologie
Deutsche Röntgengesellschaft

Koordination

Informationszentrum für Standards in der Onkologie (ISTO) der Deutschen Krebsgesellschaft, Hanauer Landstraße 194, 60 314 Frankfurt/M.

7 Tumornachsorge und Rehabilitation

7.1 Ziele der Tumornachsorge

Die Aufgaben der Tumornachsorge sind:

- Früherkennung kurabler Rezidive oder Fernmetastasen,
- Erkennung und Behandlung krankheits- und therapiebedingter Störungen,
- psychosoziale Betreuung,
- berufliche und soziale Rehabilitation und nicht zuletzt
- die interne Qualitätskontrolle onkologischer Therapiemaßnahmen.

Ein Nutzen der bisher geübten aufwändigen apparativen Tumornachsorge mit dem vorrangigen Ziel der Früherkennung behandelbarer Rezidive oder Metastasen konnte in Studien nicht sicher belegt werden. Bei einer großen Zahl von Tumorerkrankungen ist durch eine engmaschige Tumornachsorge keine Verbesserung der Prognose zu erwarten.

Im Gegensatz zu diesen Erkenntnissen steht der Wunsch der Patienten nach einer strukturierten Nachsorge (23). Das hat zu einer veränderten Betrachtungsweise der Tumornachsorge geführt: es zeichnet sich eine Abkehr vom bisherigen Hauptziel der Rezidivfrüherkennung zugunsten einer supportiven Tumornachsorge ab, bei der die psychosoziale Betreuung und die Behandlung von Operations- und Krankheitsfolgen im Mittelpunkt stehen.

7.2 Rezidivfrüherkennung

Ein Ziel der Tumornachsorge ist es, Rezidive in einem frühen, asymptomatischen Stadium zu diagnostizieren. Die Rezidivfrüherkennung ist jedoch nur dann sinnvoll, wenn es kurative Therapiemöglichkeiten gibt, die zu einer Verbesserung des Überlebens der betroffenen Patienten führen, und wenn dem Patient eine solche Therapie zumutbar ist.

Insbesondere für die Karzinome des oberen Gastrointestinaltrakts fehlen bei der Diagnose eines Rezidivs in der Regel kurative Therapiemöglichkeiten.

Bezüglich des kolorektalen Karzinoms stellt sich die Situation nicht so eindeutig dar. Neben einigen retrospektiven Untersuchungen (6, 14, 36, 40, 42), die in der Mehrzahl keinen Überlebensvorteil für die regelmäßig nachgesorgten Patienten zeigten, sind in den letzten Jahren einige prospektive randomisierte Studien publiziert worden (Tab. 7.**1**), die gegensätzliche Ergebnisse erbracht haben (28, 37, 41, 45, 57). Diese Studien sind wegen unterschiedlicher Nachsorgeschemata und -intervalle nur sehr eingeschränkt vergleichbar. Auch wird ihre Aussagekraft durch zu geringe Patientenzahlen eingeschränkt. 3 Metaanalysen erbrachten ebenfalls widersprüchliche Ergebnisse (4, 13, 47). Ein Nutzen, zumindest für Patienten mit einem kolorektalen Karzinom des UICC-Stadiums II und III, ist nicht auszuschließen (4, 13, 22, 45).

Tabelle 7.**1** Prospektive, randomisierte Studien zur Tumornachsorge nach Resektion kolorektaler Karzinome

Autor	Jahr	Operations-zeitraum	n	Nachsorge-Schema	n	5-Jahres-Überlebens-rate %
Mäkelä	1995	1988–90	106	intensiv minimal	52 54	59 (n.s.) 54
Ohlsson	1995	1983–86	107	intensiv keine Nachsorge	53 54	76 (n.s.) 67
Kjeldsen	1997	1983–94	597	intensiv minimal	290 307	70 (n.s.) 68
Shoemaker	1998	1984–90	325	intensiv minimal	167 158	76 (n.s.) 70
Pietra	1998	1987–90	207	intensiv minimal	104 103	73 (p = 0,02) 58

n.s.: nicht signifikant

Als Konsequenz der vorliegenden Studien und Metaanalysen ist durch die Deutsche Krebsgesellschaft und die Deutsche Gesellschaft für Chirurgie eine Korrektur der bisherigen, schematisierten Nachsorgeprogramme zugunsten eines risikoadaptierten bzw. *symptomorientierten Vorgehens* vorgenommen worden (25, 46, s. auch Organkapitel).

7.3 Erkennung und Behandlung postoperativer funktioneller Beschwerden

Kurative onkologisch-chirurgische Eingriffe können neben vorübergehenden Anpassungsstörungen auch bleibende funktionelle und/oder anatomische Defekte hinterlassen. Diese zu erkennen und wenn möglich zu behandeln ist eine wichtige Aufgabe der Tumornachsorge. Im Folgenden werden solche Störungen und Symptome entsprechend der jeweiligen Tumoren dargestellt.

7.3.1 Schilddrüsenkarzinom

Nach partieller oder totaler Thyreoidektomie wird die regelmäßige, lebenslange Gabe von Levothyroxin empfohlen (18, 25, 46, 64). Bei papillären und follikulären Karzinomen sollte Levothyroxin in suppressiver Dosierung verabreicht werden. Der optimale basale TSH-Spiegel liegt hier zwischen 0,1–0,2 mU/l. Bei nichtdifferenzierten Karzinomen wird ein basaler TSH-Wert im unteren Normbereich empfohlen.

Prospektive Studien zur Wirksamkeit der suppressiven Therapie gibt es bisher nicht, und sie sind aufgrund der niedrigen Inzidenz des differenzierten Schilddrüsenkarzinoms auch in Zukunft nicht zu erwarten. Ein Teil der vorliegenden retrospektiven Studien zeigt einen positiven Einfluss der Suppressionstherapie auf die Überlebensraten (9, 51); andere Autoren konnten dieses Ergebnis nicht bestätigen (5, 48). Eine kürzlich erschienene retrospektive Untersuchung konnte einen Vorteil der Suppressionstherapie nur für Patienten mit hohem Rezidivrisiko feststellen, bei denen keine Radiojodtherapie vorausgegangen war (7).

Eine Substitutionsbehandlung mit etwa 150 µg/Tag sollte bei medullärem und anaplastischem Karzinom durchgeführt werden. Die Therapiekontrolle erfolgt durch Bestimmung des basalen TSH und Gesamt-T3 oder FT3.

7.3.2 Ösophaguskarzinom

Bei Patienten, bei denen wegen eines Ösophaguskarzinoms eine Ösophagusresektion durchgeführt wurde, steht die diätetische Beratung (viele kleine Mahlzeiten, Bett-Kopfende hochstellen) und die Unterstützung bei der Reduktion des in der Regel vorhandenen Alkohol- und Nikotinabusus im Vordergrund.

Bedingt durch eine narbige Stenosierung im Anastomosenbereich kann es nach einer Ösophagusresektion zu Schluckbeschwerden kommen. Die Diagnosestellung erfolgt endoskopisch oder durch eine Überprüfung der Passage mit wässrigem Kontrastmittel. Therapeutische Maßnahmen können die endoskopische Bougierung oder, bei hochgradiger Stenose, die radiologisch interventionelle Ballondilatation sein.

7.3.3 Magenkarzinom

Dumping-Syndrom

Durch die fehlende Speichermöglichkeit des Restmagens und der fehlenden Pylorusfunktion nach partieller Magenresektion oder Gastrektomie erfolgt der Übertritt der Nahrung in den Dünndarm nicht mehr portionsweise, sondern sturzartig. Dadurch bedingt kann es etwa 20–30 Minuten nach Nahrungsaufnahme (so genanntes *Früh-Dumping-Syndrom*) zu gastrointestinalen (Völlegefühl, Übelkeit, Erbrechen, Diarrhö) und kardiovaskulären Beschwerden (Schweißausbruch, Schwindel, Tachykardie, Kollapsneigung) kommen.

Besonders häufig tritt die oben genannte Symptomatik nach der Aufnahme voluminöser, zuckerreicher Mahlzeiten oder nach Aufnahme größerer Flüssigkeitsmengen auf. Die Therapie besteht hier vor allem aus einer sorgfältigen Ernährungsberatung möglichst noch während des stationären Aufenthalts der Patienten.

Es wird empfohlen, 6–10 kleine Mahlzeiten mit hoher Energiedichte über den Tag verteilt zu sich zu nehmen. Stark gesüßte Getränke oder Speisen sind zu vermeiden. Getränke sollten nicht zu, sondern zwischen den Mahlzeiten getrunken werden.

Das *Spät-Dumping-Syndrom* tritt 1–3 Stunden nach den Mahlzeiten auf. Es kann, ähnlich wie beim Früh-Dumping-Syndrom, zu Schweißausbruch, Schwäche, Herzklopfen, Müdigkeit, Kollapsneigung und Übelkeit kommen. Ursache dieser Beschwerden ist ein reaktiver Abfall der Serum-Glukose-Konzentration. Durch die sturzartige Füllung des Dünndarms mit größeren Mengen kohlenhydratreichen Nahrungsbreis und einer konsekutiven Hyperglykämie kommt es zu einer gesteigerten Insulinausschüttung, die wiederum eine reaktive Hypoglykämie mit den oben beschriebenen Beschwerden bedingt.

Therapeutisch wird ähnlich wie beim Früh-Dumping-Syndrom die Verteilung der Nahrung auf 6–8 kleine Mahlzeiten empfohlen. Leicht resorbierbare Kohlenhydrate sollten vermieden werden (32). Durch Zusatz von Ballaststoffen wie Pektin und Guar können die Beschwerden des Früh- und Spät-Dumpings häufig deutlich gebessert werden (26).

Refluxösophagitis

Nach Gastrektomie, aber auch nach subtotaler Magenresektion kann es durch den Reflux galligen Jejunalinhalts zu einer mehr oder weniger stark ausgeprägten *Refluxösophagitis* kommen. Die medikamentöse Behandlung

Tabelle 7.2 Medikamentöse Therapie der Refluxösophagitis nach Gastrektomie (62)

Substanzgruppe	Substanz	Beispiel	Dosierung
Gallesalzbindende Substanzen	aluminiumhydroxidhaltige Antazida	Maaloxan Talcid-Btl.	4- bis 6-mal 10 ml 4–6/d
	Colestyramin	Quantalan	4- bis 8-mal 4g/d
Motilitätssteigernde Substanzen	Metoclopramid Domperidon	Paspertin Motilium	3-mal 10 mg/d 4-mal 10mg/d

mit einem H2-Antagonisten oder mit einem Protonenpumpenhemmer, wie bei der peptischen Refluxösophagitis, kommt für die alkalische Refluxösophagitis nicht infrage.

Neben allgemeinen Maßnahmen, wie Hochstellen des Bett-Kopfendes, Vermeidung fettreicher Kost, keine späte Mahlzeit vor dem Schlafengehen, Reduktion bzw. Verzicht auf Nikotin und Alkohol, ist eine medikamentöse Therapie mit motilitätswirksamen Substanzen (z. B. Metoclopramid oder Domperidon) möglich. Wirkungsvoller kann ihre Kombination mit einem aluminiumhydroxidhaltigen Antazidum bzw. mit Colestyramin sein; beide binden die aggressiven Gallensalze des alkalischen Dünndarmsekrets (Tab. 7.2) (62). Bei Persistenz der Beschwerden sollte die radiologische Klärung der anatomischen Verhältnisse und gegebenenfalls die operative Therapie erfolgen.

Gewichtsverlust

Viele der gastrektomierten Patienten erleiden einen Gewichtsverlust und bei bis zu 60% der Patienten liegt das Körpergewicht unterhalb der Norm. Ursache ist einerseits eine Malassimilation durch die schnelle Darmpassage der aufgenommenen Nahrung, andererseits eine durch mangelnde Stimulation des Pankreas bedingte exokrine Pankreasinsuffizienz und fehlende Vermischung des Nahrungsbreis mit Pankreasenzymen, mit der Folge einer Steatorrhö.

Hier ist die Gabe eines Pankreasfermentpräparats zu den Mahlzeiten sinnvoll. Bei höhergradiger Steatorrhö empfiehlt es sich, einen Teil der Fette durch mittelkettige Triglyceride (MCT) zu ersetzen. Zudem kann eine unzureichende Nahrungszufuhr aufgrund des fehlenden Appetits und des rasch einsetzenden Sättigungsgefühls eine Mangelernährung begünstigen (1, 26).

Mangelernährung

50% aller gastrektomierten Patienten leiden unter einer Eisenmangelanämie. Ursache dieses Phänomens ist die rasche Dünndarmpassage, eine reduzierte Resorptionsfläche und vor allem, da die Eisenresorption überwiegend im Duodenum erfolgt, die operative Ausschaltung dieses Darmabschnitts. Bei Nachweis eines Eisenmangels sollte eine orale Substitution erfolgen.

Nach Gastrektomie ist das Auftreten eines Vitamin-B_{12}-Mangels zwangsläufig, da die Resorption von Vitamin B_{12} an das Vorhandensein des Intrinsic-Faktors gebunden ist, der nur im Magen produziert wird. Fast alle der gastrektomierten Patienten haben nach 6 Jahren einen Vitamin-B_{12}-Mangel. Die Folge sind Veränderungen der Hämatopoese im Sinne einer megaloblastären Anämie und neurologische Ausfälle. Die häufig durchgeführte Substitutionstherapie mit 1000 µg Vitamin B_{12} in vierteljährlichen Abständen ist nicht ausreichend. Es wird empfohlen, 100 µg Vitamin B_{12} in monatlichen Abständen intramuskulär zu applizieren (1, 26, 61).

Die Malassimilation von Fett kann zu einer eingeschränkten Aufnahme der fettlöslichen Vitamine A, D, E und K führen. Vitamin-D-Mangel führt zu einer reduzierten Aufnahme von Kalzium und kann mit einer Latenzzeit von mehreren Jahren zu einer Osteomalazie führen.

7.3.4 Pankreaskarzinom

Die partielle Duodenopankreatektomie wegen eines Pankreaskarzinoms führt nicht nur zu einem Verlust eines Teils des Pankreas, sondern auch zum Verlust von Duodenum, Gallenblase und, abhängig vom Operationsverfahren, eines Teils des Magens. Durch die Teilentfernung des Magens ist die Aufnahmekapazität reduziert. Es ist zu empfehlen, die Nahrungsaufnahme auf mehrere kleine, mindestens 6 leichte Mahlzeiten zu verteilen.

Die Zusammensetzung der Nahrung sollte fettarm und kohlenhydratreich sein, mit einem ausreichend hohen Eiweißanteil. Schwer verdauliche und schlecht verträgliche Speisen sind zu meiden. Das Auftreten einer exokrinen Pankreasinsuffizienz erfordert eine ausreichende Substitution von Pankreasenzymen. Wichtig ist es hier, die Patienten darauf hinzuweisen, dass diese Präparate ihre Wirkung nur entfalten können, wenn sie direkt zu den Mahlzeiten genommen werden. Bei höhergradiger Steatorrhö empfiehlt es sich, einen Teil der Fette durch mittelkettige Triglyceride (MCT) zu ersetzen.

Die totale Pankreatektomie führt zu einem pankreopriven *Diabetes mellitus* mit gleichzeitigem Fehlen von Insulin und Glukagon, was die Stoffwechseleinstellung erschweren kann. (26).

7.3.5 Rektumkarzinom

Kolostomie

Folge der operativen Therapie eines tief sitzenden Rektumkarzinoms kann eine temporäre oder permanente Kolostomie sein. Das höchste Risiko für das Auftreten von Komplikationen nach Anlage einer Kolostomie besteht in den ersten 5 postoperativen Jahren. In etwa 15–20 % muss eine operative Korrektur des Stomas vorgenommen werden. Chronische Komplikationen wie Prolaps, Hernie oder Stenose können mehrere Operationen nach sich ziehen, wobei die Erfolgsrate mit zunehmender Operationshäufigkeit deutlich geringer wird (Tab. 7.3) (56).

Eine ungünstige Stomalokalisation kann verschiedene Probleme mit sich bringen. Häufig ist es nicht möglich, das Stoma so zu versorgen, dass sich Platte oder Beutel nicht ablösen.

Die *Stoma-Retraktion* tritt mit einer Häufigkeit von 6 % auf und muss in der Regel operativ korrigiert werden. In 2–10 % kommt es zu einer *Anus-Praeter-Stenose* (56). Handelt es sich lediglich um ein Problem auf Hautniveau, so ist eine lokale Korrektur möglich. Ist die Ursache jedoch eine ischämische Nekrose des Darms, ist die Laparotomie unumgänglich.

Die Häufigkeit des *Stoma-Prolapses* wird mit 3 % bzw. im langfristigen Verlauf mit 12 % (35) angegeben. Das Hervortreten des Darms beunruhigt die Patienten sehr, hat jedoch keine wesentliche funktionelle Bedeutung. Es kann in seltenen Fällen zu einer Inkarzeration oder Strangulation des Darms kommen. Hier erfolgt die lokale Korrektur mit Resektion des hervorgetretenen Darmabschnitts und Rekonstruktion der mukokutanen Verbindung.

Mit einer *parastomalen Hernie* ist bei 2–20 %, im langfristigen Verlauf bei bis zu 37 % der Patienten, zu rechnen (35, 56). Dabei tritt die Hernie am häufigsten in den ersten beiden postoperativen Jahren auf (44). Die Ergebnisse der Herniotomie sind häufig nicht zufrieden stellend. Die Rezidivrate liegt bei 50–100 % (49, 56). Die Ergebnisse nach Neuanlage des Stomas sind mit einer Rezidivrate von etwa 30 % besser (49).

Bei großen Hernien mit Schwierigkeiten der Stomaversorgung und der Irrigation, rezidivierend auftretenden Schmerzen oder Subileussymptomatik, bei Inkarzeration oder Strangulation des Darms, ist eine operative Korrektur unumgänglich. Ein bis zwei Drittel der Patienten mit parastomalen Hernien werden operativ behandelt. Die meisten Hernien sind klein und asymptomatisch und können belassen werden (35, 56).

Tabelle 7.**3** Komplikationen bei permanenter Kolostomie (56)

Komplikation	%
Nekrose	1–10
Retraktion	6
Stenose	2–10
Prolaps	3–12
Parastomale Hernie	2–20
Im langfristigen Verlauf	**bis zu 37**

Kontinenzerhaltende Rektumresektion

In den letzten Jahren hat sich alternativ zur abdominoperinealen Rektumexstirpation die kontinenzerhaltende, intersphinktäre Rektumresektion mit totaler Mesorektumresektion unter Schonung der autonomen Nerven und Anlage einer supra- oder koloanalen Anastomose etabliert (17). Als Folge eines anorektalen Eingriffs bei tief sitzendem Rektumkarziom kann es jedoch zu einer gestörten Sphinkterfunktion mit *Inkontinenz* kommen. Inkontinenz tritt vor allem bei Anastomosen im distalen Rektumdrittel auf.

Die Kontinenz nach tiefer anteriorer Rektumresektion ist abhängig von der Höhe der Anastomose, dem postoperativen Ruhedruck und der angemessenen Reaktion des Spinkter ani auf die Füllung des Neorektums. Diese Antwort ist abhängig von der Länge des verbliebenen Rektums (38).

Nach Jehle beeinflusst weniger die Anastomosenhöhe als die ungestörte Innervation von Beckenboden und Sphinkter die postoperative Kontinenzfunktion (24). Die Verletzung des inferioren Plexus hypogastricus und der Sakralnerven führt zu einem erniedrigten Ruhedruck, häufig kombiniert mit urogenitaler Dysfunktion. Matsushita berichtet über eine Inkontinenzrate nach tiefer anteriorer Rektumresektion von 38 % (38).

Schumpelick et al. (53) untersuchten die postoperative Kontinenzleistung bei 41 Patienten nach Anlage einer koloanalen Anastomose. Danach waren 78 % der Patienten 9 Monate nach der Operation vollständig kontinent und 7 % nahezu kontinent. 12 % der Patienten mussten wegen intermittierenden Stuhlschmierens Vorlagen tragen. 1 Patient war total inkontinent. 17 % hatten Probleme mit der Diskrimination zwischen Flatus und dünnflüssigem Stuhl. 22 % berichteten über eine verkürzte Warnperiode, 3 % spürten keinen Stuhldrang. Eine protrahierte Darmentleerung über einen Zeitraum von mehr als 30 Minuten beklagten 34 % der Patienten. Die Stuhlfrequenz lag nach 9 Monaten bei 2,2 ± 1,1 Stühle pro 24 Stunden. 97 % der Patienten waren mit dem erreichten funktionellen Ergebnis zufrieden, kein Patient wünschte ein permanentes Stoma (53).

Eine Schwäche des Spinkter internus spricht häufig auf eine medikamentöse Therapie mit Loperamid oder Codeinphosphat an (20). Die betroffenen Patienten sind durch die anale Inkontinenz sehr belastet und nicht selten ist die Folge eine weitgehende soziale Isolation. Für einen Teil von ihnen bleibt nur die Anlage einer permanenten Kolostomie.

Über eine Besserung von Inkontinenzbeschwerden durch Biofeedback-Training wird bei 41–92 % der behandelten Patienten berichtet (20). Patankar et al. berichten über eine Reduktion der wöchentlichen Inkontinenz-

Tabelle 7.**4** Urogenitale Dysfunktion nach abdominoperinealer Rektumexstirpation (10)

	Männer	Frauen
Blasenentleerungsstörungen	41 %	35 %
Harninkontinenz	10 %	29 %
Impotenz	59 %	
Dyspareunie		50 %
Abbruch sexueller Aktivitäten	24 %	53 %

Episoden von 11 auf 2 bei Patienten, die im Mittel 7 Biofeedback-Sitzungen in der Woche absolvierten (43).

Bevor die Anlage einer permanenten Kolostomie in Erwägung gezogen wird, sollte der Versuch unternommen werden, die Folgen der Inkontinenz mit Hilfe der Irrigation zu verringern. In einer Studie konnte durch die Irrigation bei 92 % der Patienten mit Stuhlschmieren und bei 60 % der Patienten mit analer Inkontinenz ein Verbesserung der Situation erreicht werden (3). Ist durch Beckenbodengymnastik, Biofeedback-Training oder Irrigation keine Besserung der Situation zu erreichen, ist ein permanentes Stoma unumgänglich.

Die Inzidenz einer *Anastomosenstenose* der koloanalen Anastomose liegt bei etwa 21 % (2). Die meisten dieser Stenosen sind durch die digitale Dilatation oder die Bougierung mit Hegar-Stiften zu beheben. Persistiert die Stenose und verursacht eine Obstruktion mit Verschlusssymptomatik oder Diarrhö, kann eine Revision notwendig werden. Die Stuhlfrequenz kann mehr als 8–10 Stühle in 24 Stunden betragen, dazwischen kommt es häufig zu Stuhlschmieren.

Enteroanale Eingriffe wegen eines Rektumkarzinoms können zu einer Schädigung der autonomen Nervenfasern und somit zu einer *urogenitalen Dysfunktion* führen (Tab. 7.**4**). Vor allem die abdominoperineale Rektumexstirpation ist in hohem Maße begleitet von Störungen der Sexual- und Blasenfunktion. So kommt es bei mehr als 40 % der Männer und 35 % der Frauen zu Blasenentleerungsstörungen. Weniger häufig ist die Harninkontinenz, liegt bei Frauen jedoch bei 29 %.

Über Impotenz wird bei bis zu 59 % der Männer und über Dyspareunie bei bis zu 50 % der Frauen berichtet (10). Hier ist es wichtig, die betroffenen Patienten auf vorhandene Behandlungsmöglichkeiten der aufgetretenen Funktionsstörungen hinzuweisen, wie z. B. Erektionshilfesysteme, Schwellkörper-Autoinjektionstherapie (SKAT) etc. (65).

Die kontinenzerhaltende, tiefe anteriore Rektumresektion mit totaler Mesorektumresektion unter Schonung der autonomen Nerven führt seltener zu urogenitalen Funktionsstörungen (17). Bei etwa einem Drittel der Patienten, die eine abdominoperineale Rektumresektion mit totaler Mesorektumresektion erhalten, ist jedoch mit sexuellen Funktionsstörungen zu rechnen (8, 16).

7.3.6 Analkarzinom

Als Folge der Radiochemotherapie kann es zu einer analen Dysfunktion, rezidivierender Diarrhö, Blasenfunktionsstörungen und Fistelbildung kommen. Eine Strahlenschädigung von Dünn- oder Dickdarm kann zu einem mechanischen Ileus führen (60).

7.4 Psychosoziale und berufliche Rehabilitation

7.4.1 Psychosoziale Betreuung

Die Art der Diagnose, unabhängig von Stadium und Lokalisation, sowie Störungen, krankheits- oder therapiebedingt, führen bei Krebspatienten häufig zu Belastungen im psychosozialen Bereich. Die Diagnose Krebs ist für jeden betroffenen Menschen ein einschneidendes, überwältigendes Ereignis, das von einem Moment zum anderen den gesamten bisherigen Lebensentwurf infrage stellen kann.

Die Diagnose Krebs, Metapher für Schmerzen, Leiden und Tod, löst im Patienten eine Kaskade negativer Gefühle und Assoziationen aus. Eine psychoonkologische Betreuung setzt im günstigsten Falle schon zum Zeitpunkt von Diagnose und Primärtherapie ein. Aber nur sehr wenige Akutkliniken verfügen über entsprechend qualifiziertes Personal. Es wird davon ausgegangen, dass etwa 25 % aller Tumorpatienten im Akutbereich einen Bedarf an psychosozialer Betreuung haben, wobei davon auszugehen ist, dass etwa die Hälfte dieser Patienten tatsächlich vorhandene psychoonkologische Angebote in Anspruch nimmt (63).

Als integrierter Bestandteil von Tumornachsorge und Rehabilitation ist die psychosoziale Betreuung unverzichtbar. Sie kann die Bewältigung der Erkrankung und die Anpassung an mögliche körperliche Veränderungen unterstützen und die Lebensqualität verbessern.

Jede Nachsorgeuntersuchung rückt die Erkrankung wieder näher ins Bewusstsein, doch die immer wieder postulierte starke Belastung der Patienten durch die Tumornachsorge konnte in den wenigen vorliegenden Studien nicht belegt werden (23, 27, 59). Nur etwa ein Drittel der Patienten fühlt sich durch die Nachsorge belastet (33), die Mehrzahl der Patienten will auf die regelmäßige Nachsorge nicht verzichten und misst vor allem dem Gespräch mit dem Arzt eine wichtige Rolle zu (23). Hier ist es wichtig, die mögliche Angst und Unsicherheit des Patienten zum Thema der Patient-Arzt-Kommunikation zu machen. Möglicherweise ist durch die Reduktion von apparativen Untersuchungen und die verstärkte Hinwendung zu einer mehr supportiven Tumornachsorge eher eine psychische und emotionale Stabilisierung als eine Beeinträchtigung der Patienten zu erwarten.

Psychosoziale Arbeit im Rahmen der Tumornachsorge heißt vor allem *Begleitung und Beratung*, kann im Einzelfall aber auch *Psychotherapie* bedeuten. Krebspatienten und ihre Angehörigen haben häufig ein großes

Bedürfnis nach Informationen, was die Erkrankung selbst aber auch die therapeutischen Maßnahmen und deren Folgen und Nebenwirkungen betrifft. Weitere häufig angesprochene Themen sind alternative bzw. komplementäre Methoden, Ernährungs- und sozialrechtliche Fragen.

Die Mehrzahl der Patienten, die Zahlen in der Literatur schwanken zwischen 65 % und 90 %, wünscht eine offene Kommunikation über ihre Erkrankung. Information und Aufklärung hilft vielen Krebspatienten, die eigene Erkrankung zu verstehen, aktiv bei der Behandlung mitzuwirken und die Zukunft zu planen, was wiederum Gefühle von Hilfs- und Hoffnungslosigkeit verringert (55).

Bis zu 50 % der Patienten mit einer Tumorerkrankung leiden zu irgendeinem Zeitpunkt ihrer Erkrankung unter behandlungsbedürftigen *depressiven Reaktionen*, Ängsten oder psychosomatischen Störungen wie Schlaflosigkeit, Appetitlosigkeit und vegetativen Störungen (30, 66). Dazu kommen nicht selten soziale Probleme in Partnerschaft, Familie oder am Arbeitsplatz (30).

Auswirkungen der Diagnose Krebs auf das Selbsterleben und *Selbstwertgefühl*, Schamgefühle oder Ekel wegen eines Stomas oder krankheits- und therapiebedingte depressive Verstimmungen können zu einem völligen Rückzug aus Beziehungen führen (65). Bereits vor der Diagnose Krebs vorhandene Partnerschaftskonflikte können sich krisenhaft entwickeln. Zu einem völligen Erliegen der sexuellen Aktivitäten – es wurden Patienten befragt, die präoperativ ein normales Sexualleben hatten und jünger als 66 Jahre alt waren – kam es bei 24 % der Männer und 53 % der Frauen, die eine abdominoperineale Rektumexstirpation mit permanenten Stoma erhalten hatten (10).

Diese Zahlen zeigen, dass eine allgemeine psychologische Betreuung aller Krebspatienten nicht das Ziel sein kann. Wichtig ist es, die Patienten zu identifizieren, für die das basale therapeutische Unterstützungsangebot des betreuenden Arztes nicht ausreichend ist, um diese frühzeitig einer medikamentösen und/oder psychotherapeutischen Hilfe zuzuführen.

Methodologisch sinnvolle, prospektive Studien, die belegen, dass psychische Probleme als ätiologischer Faktor bei Krebserkrankungen eine Rolle spielen, gibt es bisher nicht (54, 66). Es gibt in der Literatur jedoch Hinweise, dass psychotherapeutische Interventionen bei Tumorpatienten möglicherweise – über eine Verbesserung der Krankheitsverarbeitung – lebensverlängernd wirken (19, 58).

Die integrierte psychosoziale Betreuung kann durch den Hausarzt, Onkologen oder den nachsorgenden Arzt der primär behandelnden Klinik gleichermaßen geleistet werden. Viele Patienten wünschen sich jedoch die weitere Nachsorge durch die Klinik, in der die Primärtherapie durchgeführt worden ist (11, 27, 59). Wünschenswert ist die kontinuierliche, gemeinsame Betreuung der betroffenen Patienten und ihrer Angehörigen durch Klinik und Hausarzt.

Nur wenige Patienten wollen zu einem Psychologen oder Psychotherapeuten überwiesen werden, da sie sich in erster Linie als somatisch krank erleben und die Überweisung zu einem Psychotherapeuten als weitere Stigmatisierung ablehnen. Sie wünschen sich neben der somatischen Betreuung auch die psychische Unterstützung durch den ihnen vertrauten, behandelnden Arzt (27). Im günstigsten Falle verfügt der betreuende Arzt über psychosomatische Grundkenntnisse oder ist psychoonkologisch geschult. Ein entsprechendes Curriculum wird seit einigen Jahren von der Deutschen Krebsgesellschaft angeboten.

Die langfristige Betreuung von Tumorpatienten ist ohne Berücksichtigung der psychosozialen Belange der betroffenen Menschen nicht denkbar. Basis jeder psychoonkologischen Nachsorge ist die „Gestaltung einer besonderen sozialen Beziehung und die Entwicklung geeigneter Formen der Kommunikation in dieser Beziehung“ (31). Die Arzt-Patient-Beziehung sollte geprägt sein von Offenheit, Wahrhaftigkeit und Empathie. Wie tragbar diese Beziehung ist, äußert sich spätestens, wenn es zu einem Rezidiv oder einer Progredienz des Krebsleidens kommt, dann, wenn der Patient verunsichert ist, die Hoffnung auf Heilung schwindet, sich Misstrauen in die bisherigen Therapiemaßnahmen einstellt, Behandlungsabbruch und Arztwechsel drohen (39).

Gerade Tumorpatienten reagieren sehr sensibel auf das Verhalten ihres Arztes und spüren rasch, wenn bestimmte Themen vermieden oder ihnen unrealistische Hoffnungen gemacht werden. Aufgabe der psychoonkologischen Nachsorge ist es, die Patienten zu einer aktiven Auseinandersetzung mit ihrer Krebserkrankung zu motivieren. Es gilt die Patienten dabei zu unterstützen, ihren eigenen individuellen Weg zu finden, „das Erlebte in ihr zukünftiges Leben zu integrieren und neue Perspektiven zu entwickeln“ (52).

Bei diesem Prozess können auch *Selbsthilfegruppen* sehr hilfreich sein, in denen die Patienten sich in einer Situation, in der sie sich häufig hoffnungslos und isoliert fühlen, mit anderen Betroffenen austauschen, Gefühle von Verlust, Zorn, Verzweiflung und Trauer artikulieren, aber auch gemeinsam Lösungen finden und neue freundschaftliche Kontakte knüpfen können (39).

7.4.2 Rehabilitationsmaßnahmen

Ziel von Rehabilitationsmaßnahmen nach der Primärtherapie einer Tumorerkrankung, die stationär, teilstationär oder ambulant erfolgen können, ist die Verbesserung bzw. die Sicherung der Lebensqualität der betroffenen Patienten. Sie unterstützen die Reintegration der Patienten in ihr berufliches, familiäres und soziales Umfeld.

Der Bedarf an Rehabilitationsmaßnahmen ist abhängig von der Art des vorausgegangenen operativen Eingriffs und der individuellen Situation des Patienten.

Einen besonderen Stellenwert hat die Rehabilitation für Patienten, die noch im Berufsleben stehen und sollte möglichst frühzeitig, als Anschlussheilbehandlung (AHB), im Anschluss an die Primärtherapie erfolgen.

Ein arbeits- und sozialmedizinisches Gutachten, erstellt z. B. im Rahmen einer stationären Rehabilitation, enthält Angaben zur verbliebenen Leistungsfähigkeit des Patienten, beschreibt die „qualitativen Leistungsmerkmale des körperlichen Arbeitsumfangs, der Arbeitshaltung und der Arbeitsorganisation“ und gibt gegebenenfalls Empfehlungen für berufsfördernde Maßnahmen.

Patienten, die z. B. mittels Gastrektomie oder Stomaanlage behandelt wurden, ist es in der Regel nicht mehr zumutbar, körperlich schwere Tätigkeiten auszuüben, sodass hier frühzeitig eine innerbetriebliche Arbeitsplatzumsetzung angestrebt werden muss. Die Patienten sind auch auf die Möglichkeit einer Belastungserprobung oder stufenweisen Wiedereingliederung in den Arbeitsprozess hinzuweisen (12, 15).

7.5 Qualitätskontrolle in der Tumornachsorge

Seit 1988 ist die Pflicht eines jeden Arztes zur Teilnahme an den qualitätssichernden Maßnahmen seiner Ärztekammer in der Musterberufsordnung der Bundesärztekammer festgelegt. Mit dem Gesundheitsreformgesetz, das 1989 in Kraft getreten ist, ist die Beteiligung der Krankenhäuser an qualitätssichernden Maßnahmen bezüglich Behandlung, Therapieablauf, Therapieergebnis ebenfalls verbindlich (22).

Für die primär behandelnde chirurgische Klinik spielt im Rahmen der Tumornachsorge, neben einer optimalen Patientenbetreuung, die Befunderhebung und deren sorgfältige Dokumentation eine zentrale Rolle für die interne Qualitätssicherung. Der Schwerpunkt liegt auf Kontrolle und Sicherung der Ergebnisqualität, das heißt des Therapieergebnisses. Eckpunkte onkologischer Ergebnisqualität sind

- Überlebensraten,
- krankheitsfreie Überlebenszeit,
- Zeit bis zum Tumorprogress,
- Therapiefolgen,
- funktionelle Ergebnisse,
- Lebensqualität und
- Patientenzufriedenheit.

Qualitätskontrolle ist nur möglich, wenn eine sorgfältige Dokumentation der erhobenen Daten in einem *klinischen Krebsregister* erfolgt. Nur dann sind Aussagen zur Qualität der durchgeführten tumorspezifischen operativen Eingriffe möglich.

Das klinische Krebsregister unterstützt die Koordinierung der Tumornachsorge und bietet durch die Möglichkeit der sorgfältigen Dokumentation von Krankheitsverläufen eine wichtige strukturelle Voraussetzung für regelmäßige systematische Ergebniskontrollen. Durch das klinische Krebsregister erfolgt die Weitergabe der Daten insbesondere über den Zeitpunkt der Diagnosstellung, das primäre Tumorstadium, die Primärtherapie (Operation und adjuvante Therapie) Performance-Status und Therapiefolgen an regionale und überregionale Register. Nach einem Arbeitspapier der Arbeitsgemeinschaft Deutscher Tumorzentren (ADT) wird für Tumorzentren die Bedingung einer flächendeckenden versorgungsbegleitenden onkologischen Dokumentation in ihrem Einzugsbereich gefordert (50).

Damit die Informationen bezüglich der jeweiligen Krankheitsverläufe möglichst lückenlos sind, ist eine kontinuierliche, enge Zusammenarbeit der erstbehandelnden Klinik mit den weiterbetreuenden niedergelassenen Ärzten unabdingbar.

Literatur

1. Armbrecht U. Malassimilation nach partieller und totaler Gastrektomie. In: Delbrück H, Hrsg.: Krebsnachsorge und Rehabilitation. Band 3: Magenkarzinom. München: W. Zuckerschwerdt-Verlag, 1991
2. Benoist S, Panis Y, Berdah S, Hautefeuille P, Valleur P. New treatment for iliacal pouch-anal or coloanal anastomotic stenosis. Dis Colon Rectum 1998; 41: 935–937
3. Briel JW, Schouten WR, Vlot EA, Smits S, van Kessel I. Clinical value of colonic irrigation in patients with continence disturbances. Dis Colon Rectum 1997; 40: 802–805
4. Bruinvels DJ, Stiggelbout AM, Kievit J, van Houwelingen HC, Habbema DF, van de Velde CJH. Follow-up of patients with colorectal ancer. A Meta-Analysis. Ann Surg 1994; 219: 174–182
5. Cady B, Cohn K, Rossi RL, Sedgwick CE, Meissner WA, Werber, Gelman RS. The effect of thyroid hormone administration upon survival in patients with differentiated thyroid carcinoma. Surgery 1983; 94: 978–983
6. Castells A, Bessa X, Daniels M, et al. Value of postoperative surveillance after radical surgery for colorectal cancer: results of a cohort study. Dis Colon Rectum 1998; 41: 714–724
7. Cooper DS, Specker B, Ho M, Sperling M, et al. Thyroid 1998; 8: 737–744
8. Cosimelli M, Mannella E, Giannarelli V, et al. Nerve-sparing surgery in 302 resectable rectosigmoid cancer patients: genitourinary morbidity and 10-year-survival. Dis Colon Rectum 1994; 37(2Suppl): S42–46
9. Cunningham MP, Duda R, Recant W, Chmiel JS, Sylvester J, Fremgen A. Survival discriminants for differentiated thyroid cancer. Am J Surg 1990; 160: 344–347
10. Cunsolo A, Bragaglia RB, Gozzetti G. Urogenital dysfunction after abdominoperineal resection for carcinoma of the rectum. Dis Colon Rectum 1990; 33: 918–922
11. D'Angelica M, Hirsch K, Ross H, Passik S, Brennan M. Surgeon-patient communication in the treatment of pancreatic cancer. Arch Surg 1998; 133: 962–966
12. Delbrück H. Ziele und Ablauf der Rehabilitation bei Patienten mit Magenkarzinom. In: Delbrück H, Hrsg. Krebsnachsorge und Rehabilitation. Band 3: Magenkarzinom. München: W. Zuckerschwerdt-Verlag, 1991
13. Eckardt VF, Bernhard G. Nachsorge beim colorektalen Karzinom. Dtsch Ärztebl 1997; 94: A-456–462
14. Ekmann C-A, Gustavson J, Henning A. Value of a follow-up study of recurrent carcinoma of the colon and rectum. Surg Gyn Obstet 1977; 145: 895–897
15. Englert G. Die Rehabilitation des Stomaträgers: Bedarf, Ziel, Grundsätze und Durchführung. In Englert G, Kruck P: Die Rehabilitation des Stomaträgers. Solingen: K. Mierau GmbH; 1998
16. Enker WE, Havenga K, Polyak T, Thaler H, Cranor M. Abdominal resection via total mesorectal excision and autonomic nerve preservation for low rectal cancer. World J Surg 1997; 21: 715–720

17. Enker WE. Potency, cure, and local control in the operative treatment of rectal cancer. Arch Surg 1992; 127: 1396–401; discussion 1402
18. Farahati J, Reiners C. Postoperative Radiojodtherapie bei differenzierten Schilddrüsenkarzinomen. Onkologe 1997; 3: 28–31
19. Fawzy I, Fawzy NW, Hyun S, et al. Malignant melanoma. Effects of an early structured psychiatric intervention, coping, and state on recurrene and survival 6 years later. Arch Gen Psychiatry 1993; 50: 681–689
20. Glia A Gylin M, Akerlund JE, Lindfors U, Lindberg G. Biofeedback training in patients with fecal incontinence. Dis Colon Rectum 1998; 41: 359–364
21. Goldberg RM, Fleming TR, Tangen CM, et al. Surgery for recurrent colon cancer: strategies for identifying resectable recurrence and success rates after resection. Ann Int Med 1998; 129: 27–35
22. Goldschmidt O. Historische Betrachtungen zur Qualitätssicherung und Ethik medizinischer Behandlung. Ethik Med 1998; 10: 104–111
23. Graupe F, Schwenk W, Bracht B, Kröner-Herwig B, Stock W. Die psychische Belastung von Patienten in der Tumornachsorge nach R0-Resektion kolorektaler Karzinome. Chirurg 1996; 67: 604–610
24. Jehle EC Haehnel T, Starlinger MJ, Becker HD. Level of the anastomosis does not influence functional outcome after anterior rectal resection for rectal cancer. Am J Surg 1995; 169: 147–153
25. Junginger Th, Hossfeld K, Müller RP, Hrsg. Leitlinien zur Diagnostik und Therapie von Tumoren des Gastrointestinaltrakts und der Schilddrüse. Stuttgart: Georg Thieme Verlag; 1999
26. Kasper H, Scheppach W. Gastrointestinaltrakt. In: Biesalski HK: Ernährungsmedizin. Stuttgart, New York: Georg Thieme Verlag; 1995
27. Kiebert GM, Wevaart K, Kievit J. Psychological effects of routine follow-up on cancer patients after surgery. Eur J Surg 1993; 159: 601–607
28. Kjeldsen BJ, Kronborg O, Fenger C, Jorgensen OD. A prospective randomized study of follow-up after radical surgery for colorectal cancer. Br J Surg 1997; 84: 666–669
29. Kleeberg UR. Die Rolle des Onkologen bei der psychologischen Betreuung seiner Patienten. Psychother med Psychol 1986; 36: 130–135
30. Koch U. Immer dran denken oder vergessen – Prozesse der Krankheitsverarbeitung bei Krebspatienten. In: Friedrich-Thieding-Stiftung, Hrsg. Krebsnachsorge – Dokumentation des 17. Fortbildungskongresses 1996
31. Köhle K, Simons C, Kubanek B, Zenz J. Zum Umgang mit unheilbar Kranken. In: Uexküll Th v.: Psychosomatische Medizin. Urban & Schwarzenberg, 1990
32. Kruck P. Das Dumping-Syndrom und seine Auswirkungen auf die Nachsorge von Magenkarzinompatienten. In: Delbrück H, Hrsg. Krebsnachsorge und Rehabilitation. Band 3: Magenkarzinom. München: W. Zuckerschwerdt-Verlag; 1991
33. Lampic C, Wennberg A, Schill JE, Brodin O, Glimelius B, Sjödn PO. Anxiety and cancer-related worry of cancer patients art routine follow-up visits. Acta Oncologica 1994; 33; 119–125
34. Leisner B, Degelmann G, Dirr W, et al. Behandlungsergebnisse bei Struma maligna 1960–1980. Dtsch med Wschr 1982; 07: 1702–1707
35. Londono-Schimmer EE, Leong APK, Phillips RKS. Life table analysis of stomal complications following colostomy. Dis Colon Rectum 1994; 37: 916–920
36. Mäkelä JT, Haukipuro K, Laitinen S, Kairaluoma MI. Surgical treatment of recurrent colorectal cancer. Arch Surg 1989; 124: 1029–1032
37. Mäkelä JT, Laitinen SO, Kairaluoma MI. Five year follow-up after radical surgery for colorectal cancer: results of a prospective radomized trial. Arch Surg 1995; 130: 1062–1067
38. Matsushita K, Yamada K, Sameshima T, et al. Prediction of incontinence following low anterior resection for rectal carcinoma. Dis Colon Rectum 1997; 40: 575–579
39. Meerwein F. Die Arzt-Patienten-Beziehung des Krebskranken. In Meerwein F, Bräutigam W, Hrsg. Einführung in die Psychoonkologie. Bern: Verlag Hans Huber; 1998
40. Müller JM, Tübergen D, Zieren U. Nachsorge beim kolorektalen Karzinom – eine daten- und patientenorientierte Bewertung. Zentralbl Chir 1994; 119: 65–74
41. Ohlsson B, Breland U, Ekberg H, Graffner H, Tranberg K-G. Follow-up after curative surgery for colorectal carcinoma: randomized comparison with no follow-up. Dis Colon Rectum 1995; 38: 619–626
42. Ovaska J, Jarvinen H, Kujari H, Pertilla I, Mecklin JP. Follow-up of patients operated on for colorectal carcinoma. Am J Surg 1990; 159: 593–596
43. Patankar SK, Ferrara A, Levy JR, Larach SW, Williamson PR, Perozo SE. Biofeedback in colorectal practice: a multicenter, statewide, three-year experience. Dis Colon Rectum 1997; 40(7): 827–831
44. Pearl RK. Parastomal hernias. World J Surg 1989; 13: 569–572
45. Pietra N, Sarli L, Costi R, Ouchemi C, Grattarola M, Peracchia A. Role in follow-up in management of local recurrences for colorectal cancer. Dis. Col Rectum 1998; 41: 1127–1133
46. Qualitätssicherung, Forum Deutsche Krebsgesellschaft (14) 1999
47. Rosen M, Chan L, Beart RW, Vukasin P, Anthone G. Follow-up of colorectal cancer: a metaanalysis. Dis Colon Rectum 1998; 41: 1116–1126
48. Rösler H, Birrer A, Lüscher A, Kinser J. Langzeitverläufe beim differenzierten Schilddrüsenkarzinom. Schweiz med Wschr 1992; 122: 1843–1857
49. Rubin MC, Schoetz DJ, Matthews JB. Parastomal hernia. Is stoma relocation superior to fascial repair? Arch Surg 1994; 129: 413–419
50. Sänger S. Untersuchungen zur Strukturqualität in der Internistischen Onkologie – Ergebnisse einer Umfrage. Onkologe 1998; 4: 401–409
51. Sanders LE, Cady B. Differentiated thyroid cancer. Reexamination of risk groups and outcome of treatment. Arch Surg 1998; 133: 419–425
52. Schlömer-Doll U, Mücke K, Stecker R, Rodi B, Decius S. Psychoonkologie im Kreis Herford – Das Herforder Modell. Psychother Psychosom med Psychol 1998; 48: 408–415
53. Schumpelick V, Braun J. Rektumresektion mit coloanaler Anastomose. Ergebnisse der Kontinenz und Radikalität. Chirurg 1991; 62: 25–31
54. Schwarz R. Psychosoziale Einflüsse auf die Krebsentstehung. In: Meerwein F, Bräutigam W, Hrsg. Einführung in die Psychoonkologie. Bern: Verlag Hans Huber; 1998
55. Sellschopp A. Psychosoziale Problem bei der Rehabilitation kurativ behandelter Patienten. Münch med Wschr 1984; 126: 227–230
56. Shellito PC. Complications of abdominal stom surgery. Dis Colon Rectum 1998; 41: 1562–1572
57. Shoemaker D, Black A, Giles L, Toouli J. Yearly colonoscopy, liver CT, and chest radigraphy do not influence 5-year survival of colorectal cancer patients. Gastroenterology 1998; 114: 7–14
58. Spiegel D, Bloom JR, Kraemer HC, Gottheil E. Effect of psychosocial treatment on survival of patients with metastatic breast cancer. Lancet 1989; 2: 888–891
59. Stiggelbout AM, de Haes JCJM, Vree R, et al. Follow-up of colorectal cancer patients: quality of life and attitudes. Br J Cancer 1997; 75; 914–920
60. Tannum G, Teit K, Karlsen KO. Chemotherapy and radiation therapy for anal carcinoma. Survival and late morbidity. Cancer 1991; 67: 2462–2466
61. Walter F, Adler K, Baumann J, Sorger D, Winkler E. Vitamin B12-Spiegel im Serum bei Gastrektomierten. Zbl Chirurgie 1984; 109: 803–808

62. Weihrauch TR. Mechanismen der Refluxösophagitis und Möglichkeiten der therapeutischen Beeinflussung bei gastrektomierten Patienten. In: Delbrück H, Hrsg. Krebsnachsorge und Rehabilitation. Band 3: Magenkarzinom. München: W. Zuckschwerdt-Verlag; 1991
63. Weis J, Koch U, Matthey K. Bedarf psychoonkologischer Versorgung in Deutschland – Ein Ist-Soll-Vergleich. Psychother Psychosom med Psychol 1998; 48: 417–424
64. Witte J, Goretzki PE, Röher HD. Chirurgie der differenzierten Schilddrüsenkarzinome. Onkologe 1997; 3: 22–27
65. Zettl S, Hartlapp J. Krebs und Sexualität. Weingärtner, St Augustin, 1996
66. Ziegler G, Müller F, Grünwald W. Psychische Reaktion und Krankheitsverarbeitung von Tumorpatienten. Psychother med Psychol 1986; 36: 150–158

8 Das Gespräch zwischen Patient und Arzt

8.1 Einleitung

Im Zuge der Diagnose und Behandlung eines bösartigen Tumors findet das Gespräch zwischen Patienten und dem in der chirurgischen Onkologie tätigen Arzt in Abhängigkeit von der zugrunde liegenden Erkrankung und dem Tätigkeitsspektrum des Arztes in verschiedenen Phasen des Kenntnisstandes zu seiner Krankheit statt. Am häufigsten werden Patienten mit bekannter Diagnose und absehbaren chirurgischen Maßnahmen erstmals dem Chirurgen vorgestellt. Nicht selten werden aber auch vom Chirurgen maligne Tumoren diagnostiziert, z. B. Lymphknotenmetastasen oder ein Rektumkarzinom durch eine endoskopische Untersuchung oder Weichteilsarkome durch die alleinige Anamnese und klinische Untersuchung.

Zunehmend sind aber auch komplexe Tumorsituationen (Rezidiverkrankungen, evtl. neoadjuvante Therapiemaßnahmen, evtl. Berücksichtigung alternativer Behandlungsformen) vom onkologischen Chirurgen zu beurteilen.

In diesem Umfeld darf nicht verkannt werden, dass aus der Sicht des Patienten die Entscheidung über sein Schicksal nach wie vor in den Händen des Chirurgen liegt, wenn er nämlich grundsätzlich über die Operabilität eines Tumors zu entscheiden hat und damit über die Frage, ob überhaupt Heilungschancen bestehen oder eben nicht.

Diese wenigen genannten Gesichtspunkte zeigen bereits, dass das Gespräch zwischen Patient und Arzt, in dem oft alle diese oben genannten Aspekte ausgesprochen werden, ein breites Feld abzudecken hat. Hinzu kommt der unterschiedliche Informationsstand zur Art der Erkrankung und den daraus sich ergebenden Konsequenzen bis hin zur Prognose.

Obwohl die Zahl der Patienten mit Detailinformationen einschließlich eines in Einzelheiten gehenden Kenntnisstandes aufgrund Literaturrecherchen und klaren Vorstellungen zum therapeutischen Vorgehen zunimmt, finden sich in mindestens gleichem Umfang nach wie vor Patienten, die keinerlei Informationen wünschen, die vorgeschlagene Therapie einfach hinnehmen und sich mit fast blindem Vertrauen in die Hände ihres Arztes begeben.

In jedem einzelnen Fall ist es eine ernst zu nehmende Aufgabe, das richtige Maß des Gesprächsinhalts zu finden, ohne sich später Versäumnisse oder auch erweckte Ängste vorwerfen lassen zu müssen. Besonders jüngeren Ärzten fehlt häufig die notwendige Erfahrung und die detaillierte Fachkenntnis, um diesen oft schmalen Weg zu finden. Deshalb sollte letztlich der verantwortliche Arzt die wesentlichen Informationen weitergeben, wesentliche Fragen beantworten und Gespräche zumindest abrunden.

8.2 Inhalte und Ziele des Gesprächs

In den Augen des Patienten ist der ihn behandelnde Chirurg Vertrauensperson, Wissensexperte und Arzt, der durch seine spezifischen Maßnahmen („Handanlegen") über sein weiteres Schicksal entscheidet. Diese 3 Gesichtspunkte fließen unweigerlich in jedes Arztgespräch mit dem Patienten ein.

Nur der ***informierte Patient*** wird einen absehbar komplexen und möglicherweise in der Umsetzung und im Ergebnis ungewissen Therapieentscheid akzeptieren. Hierzu muss der Patient erfahren, welche diagnostischen Maßnahmen notwendig werden und welche operative Maßnahmen auf ihn zukommen. Er muss abschätzen können, welchen Funktionsverlust er evtl. erleidet (Gastrektomie, Rektumexstirpation). Auch die evtl. notwendigen neoadjuvanten Therapiemodalitäten müssen ihm vermittelt werden, ebenso wie die sich hieraus ergebenden Komplikationsmöglichkeiten, wobei der Chirurg die Detailinformationen in der Regel seinem mitbehandelnden Kollegen (z. B. Strahlentherapeuten) überlässt.

Häufig will der Patient weitergehende Informationen zu den sich aus seiner Operation ergebenden *Risiken* wissen, wie auch eine Abschätzung seiner *Prognose*. Da in beiden Fällen nur mit statistischen Erwartungen zu dienen ist, welche im Einzelfall letztlich zum Alternativentscheid (postoperativ verstorben oder überlebt, langfristig geheilt oder nicht) werden, wird man in der Regel, insbesondere bei fortgeschrittenen Tumorerkrankungen, nur orientierende Hinweise geben.

Insbesondere aus humanitären Gründen wird man vor allem bei malignen Tumoren mit eher ungünstiger Prognose auch auf die gezielte Frage hin nicht die „harte" Wirklichkeit darlegen, schon gar nicht bei dem ersten Gespräch. Auch der vom Tode gezeichnete Patient braucht ein Stück Hoffnung, um diagnostische und evtl. auch therapeutische Maßnahmen mitzutragen. Zudem zeigt die Erfahrung, dass es im Einzelfall erhebliche Abweichungen von der statistischen Erwartung gibt, bis hin zu Heilungen in scheinbar aussichtslosen Fällen.

Unabhängig davon muss der Patient wissen, ob es sich um einen risikoreichen oder eher risikoarmen Eingriff handelt.

Getrennt davon muss der grundsätzliche Therapieentscheid im *Einzelfall* gesehen werden (Indikationsstellung), welcher vom Chirurgen unter Abschätzung der Operabilität (Resektionschancen des Tumors im Gesunden, zu erwartende perioperative Letalitätsrisiken durch relevante Komorbidität) zu treffen ist. In diese wichtige Indikationsstellung fließen auch mittel- und langfristige Perspektiven des Patienten in Bezug auf evtl. Tumorrückfall, Verlust, aber auch Gewinn von Lebensqualität mit ein. Alle diese Gesichtspunkte können in der Regel mit dem Patienten nicht besprochen werden, können aber durchaus Inhalt der Information für Angehörige sein, insbesondere um evtl. postoperative Komplikationen nicht wie ein Ereignis aus heiterem Himmel werden zu lassen.

Ein sehr wichtiger Gesichtspunkt ist auch der Zeitpunkt, zu dem häufig abgestuft im Gespräch mit dem Patienten Informationen an ihn weitergegeben werden.

Therapiebedingte Veränderungen der Lebensqualität und Lebensführung, wie z. B. Ernährungsprobleme oder erhebliche Funktionseinbußen, sind bereits präoperativ zu besprechen, damit postoperative Enttäuschungen und daraus resultierende Verwicklungen nicht auftreten.

Ein nicht zu vernachlässigender Gesichtspunkt ist die *Erfüllung forensischer Erfordernisse* im Gespräch mit Patienten. In der Praxis ergeben sich bei onkologischen Patienten eher selten Vorwürfe eines Behandlungsfehlers, möglicherweise deshalb, weil letztlich doch die Aufklärungsbedürfnisse des Patienten in angemessener Weise erfasst werden.

Eine weitgehende Information wird gelegentlich bei Patienten notwendig, die in hoher Verantwortung stehen und deren „Ausfall" auch in ihrem Umfeld weitreichende Konsequenzen hat.

8.3 Der Patient und sein Umfeld

8.3.1 Wandelndes Krankheitsverständnis

Während früher eine Krankheit als Schicksal oder von Gott gegeben angesehen wurde, wird sie heute als lebensveränderndes Ereignis hinterfragt. Wird Krankheit als „Getriebestörung" empfunden, so wird auch der ärztliche Erfolg als Erfüllung eines Reparaturanspruchs und Misserfolg als Werkstattversagen des Arztes angesehen. Patienten mit diesem Anspruch haben wenig Verständnis dafür, dass die Forderung nach Heilung nicht immer erfüllt werden kann. Wer die ärztliche Arbeit mit einer Reparaturmaßnahme gleichsetzt, der erwartet ein Gelingen und sieht im Misserfolg ein Fehlverhalten, für das der Arzt geradezustehen hat.

Ursache für dieses Missverständnis zwischen Arzt und Patienten ist ein vom Patienten angenommener Werkvertrag. Das heißt, der Arzt muss eine definierte Leistung (hier: Heilung oder Besserung) erbringen. Aus Sicht der Medizin handelt es sich um einen Dienstvertrag, das heißt, der Patient begibt sich in ärztliche Behandlung mit der Möglichkeit einer Linderung oder Heilung.

Vor diesem Hintergrund gewinnt eine vertrauensvolle und ehrliche Arzt-Patient-Beziehung (ärztlicher Ethos) an Bedeutung.

8.3.2 Persönlichkeitsstruktur des Patienten

Unsere Patienten bilden den gesamten Querschnitt an denkbaren Persönlichkeitsstrukturen ab. Vertrauensvolle Menschen sind leichter zu führen als sehr ängstliche. Mit beiden Eigenschaften häufig korreliert ist die Kritikbereitschaft. Hierbei spielen negative wie positive Erfahrungen im persönlichen Leben des Einzelnen wie aber auch (teilweise inhaltlich unkorrekte) Erfahrungen und Informationen im Bekanntenkreis eine wesentliche Rolle.

Auch die Krankheitseinsicht, Verdrängungsmechanismen oder „Krankheit als eigene oder fremde Schuld" beeinflussen Aufgeschlossenheit gegenüber dem Arzt und damit das Gespräch mit ihm und dessen Verlauf bzw. evtl. Zweifel bezüglich dessen Kompetenz.

8.4 Die Erkrankung im Einzelfall

Am einfachsten sind Gespräche bei malignen Tumoren, welche rasch festgestellt werden können und ohne große Maßnahmen bei guter Prognose zu behandeln sind. Als Beispiel sei ein dünnes Melanom am Rücken genannt, dessen Verdachtsdiagnose durch bloßes Ansehen gestellt und welches durch Exzision unter Umständen sogar ambulant geheilt werden kann.

Sehr viel komplexer verhält sich die Situation bei einem Tumorrezidiv, z. B. beim Verdacht eines Rektumkarzinomrezidivs, welches durch einen langsamen, unter Umständen noch im Normbereich liegenden Anstieg des karzinoembryonalen Antigens zu vermuten ist, wobei sich im Laufe der bildgebenden Untersuchung bei einem Mann eine etwa 1 cm Durchmesser große knotige Läsion im Winkel zwischen Samenblase, Prostata und dem Dickdarm im kleinen Becken nach einer Rektumresektion zeigt, welche histologisch zudem nicht zu sichern ist. Möglicherweise stehen auch noch Lebermetastasen im Raum. In einem solchen Fall, in dem weder das therapeutische Vorgehen noch die Prognose absehbar ist (Rezidivsicherung?, neoadjuvante Radiochemotherapie?, Beckenexenteration? Sphinktererhalt?, Gesamtprognose?) kann sich das ärztliche Gespräch schwierig gestalten.

In solchen Fällen ist auch fast nie nur mit einem einmaligen Gespräch allen Erfordernissen gerecht zu werden. Der in einer solchen Situation auf den Patienten einströmende Informationsfluss ist so gewaltig, dass ein zeitlich abgestuftes Informationssystem sinnvoll ist, wobei darauf geachtet werden muss, dass nicht der Eindruck entsteht, jedes Gespräch bringe schlimmere Details zutage. Trotz Mehrschrittaufklärung soll deshalb möglichst frühzeitig der gesamte Rahmen umfasst werden, wobei Details später, evtl. unter Zuhilfenahme von Aufzeichnungen, vertieft werden können.

8.5 Die „Wahrheit" im ärztlichen Gespräch

Jeder verantwortungsvolle Arzt ist sich darüber im Klaren, dass seine Wahrheiten oft nur Wahrscheinlichkeiten, häufig aber nicht dem Anspruch absoluter Sicherheit genügen. Dies betrifft sowohl die Diagnose wie auch die Art des therapeutischen Vorgehens und die Prognose (4).

Im Aufklärungsgespräch gerät vor allem der jüngere Arzt in ein Spannungsfeld zwischen der eigenen Hilflosigkeit und Gefühlen dem Patienten gegenüber und dessen Erwartungen (5). Die Unsicherheit vor allem bei offenkundig schlechter Prognose einer Erkrankung verstärkt dieses Problem. Zudem fehlen oft die äußeren Bedingungen wie ein abgeschlossener Raum, der primär geschaffen sein sollte, und ausreichend Zeit. Hinzu kommt, dass der Tod als Bestandteil des Lebens in der Gesellschaft tabuisiert wird und viele Menschen, auch Ärzte, das Thema selbst nur mit Angst und Vorbehalten ansprechen.

Aus dieser Unsicherheit heraus entsteht bei Patienten der Eindruck, dass – sicherlich auch unter dem Druck forensischer Forderungen – zu „brutal" im Gespräch mit dem Patienten umgegangen wird.

Die außerordentliche Bedeutung des Aufklärungsgesprächs liegt darin, dass durch einen offenen Umgang mit der Krankheit der Schlüssel für das weitere Gespräch über Therapie und Lebensgestaltung des Patienten liegt und dessen Bereitschaft, die ihm vorgeschlagenen diagnostischen und therapeutischen Maßnahmen nach Diskussion der Vor- und Nachteile zu akzeptieren.

Eine der schwersten Aufgaben eines Arztes ist sicherlich die, im Falle einer malignen Erkrankung mit ungewissem oder sogar erkennbar schlechtem Ausgang einen Patienten gegenübertreten zu müssen. Trotzdem müssen alle Informationen der Wahrheit entsprechen. Das heißt nicht, dass – zudem auch noch im ersten Gespräch – das ganze Ausmaß der Erkrankung angesprochen werden muss. Trotzdem dürfen vom Patienten erbetene Informationen nicht inhaltlich falsch gegeben werden. Früher oder später wird dies vom Patienten erfasst und häufig verschließt er sich im Falle einer lügenhaften Information für den Rest seines Lebens nicht nur Ärzten, sondern unter Umständen auch seiner gesamten Familie.

Dies bedeutet jedoch nicht, dass einem Patienten im vollen Umfang die Tragweite und letztlich die womögliche Aussichtslosigkeit seiner Situation und dies zudem vielleicht auch noch unaufgefordert gegeben wird. Besondere Sensibilität erfordern Patienten, welche die Wahrheit nicht oder nur sehr begrenzt wissen wollen.

8.6 Das Gespräch mit onkologischen Patienten in der täglichen Praxis

Ein Patient, der einen bestimmten Arzt zu diagnostischen oder therapeutischen Maßnahmen aufsucht, signalisiert eine gewisse Vertrauenslage.

Dem Gespräch mit onkologischen Patienten kommt im Hinblick auf eine gute Patienten-Compliance eine besonders große Bedeutung zu. Die modernen chirurgischen, chemo- und radiotherapeutischen Behandlungsmethoden der Tumorkrankheiten können ohne tragfähige und vertrauensvolle Beziehung des Patienten zu seinem Arzt nicht in Erfolg versprechender Weise durchgeführt werden.

Das Gespräch soll neben einem angepassten Informationsgehalt eine spürbare emotionale Zuwendung des Arztes zum Patienten zeigen und sich durch eine hohe Patientenzentriertheit auszeichnen. Dabei sollen Krankheitsvorstellungen, Ängste, Phantasien, Informations- und Trostbedürfnisse des Patienten beachtet, aufgegriffen und gegebenenfalls eingehend besprochen werden.

8.6.1 Präoperative Aufklärung

Die präoperative Aufklärung zeichnet sich dadurch aus, dass der Patient mit der Diagnose bzw. Verdachtsdiagnose „Krebs" konfrontiert wird, die er häufig selbst als Todesurteil empfindet. Im präoperativen Gespräch sollte der Arzt die am Erfolg versprechendste Therapie dem Patienten vorschlagen und spezifische Komplikationen und Folgen der Operation ansprechen. Die Verantwortung für die Entscheidung des Therapieverfahrens darf der Arzt dem Patienten nicht aufbürden.

8.6.2 Postoperative Aufklärung

Während der postoperativen Aufklärung wird der Patient mit der pathologisch gesicherten Diagnose konfrontiert. Meist stellt sich danach die Frage nach der Prognose. Lebenserwartungen dürfen nur umrisshaft gegeben werden; Zeitangaben (z. B. 5-Jahres-Überlebensraten) und statistische Wahrscheinlichkeiten, deren Angabe vom Patienten häufig erwünscht und die daher erfragt werden, sollten nicht genannt werden, da diese individuell verschieden sind und erheblich variieren können.

Während der Verarbeitung der Diagnose „Krebs" durchläuft der Patient die Kübler-Ross-Phasen (3); vor allem kommt es bei einigen Patienten zur vollen Verdrängung der Krankheit. Im Hinblick auf die weitere Therapie erfordert diese Situation vom behandelnden Arzt besondere Sensibilität und Kenntnis der komplexen Krankheitsverarbeitung.

In vielen Fällen haben Patienten heute eine gewisse Kenntnis, so genannte „middle knowledge“, über die Erkrankung. Diese Informationen werden von medizinischen und paramedizinischen Einrichtungen und Medien sowie von medizinisch nicht ausgebildeten Personen bezogen. Bei fehlender Kenntnis der Zusammenhänge reimt sich der Patient seine eigene Vorstellung über die Krankheit und das Krankheitsgeschehen zusammen. Dadurch kann es zu Missverständnissen zwischen Arzt und Patient kommen, da ein Begriff mit verschiedenem Inhalt belegt ist. Diese Situation muss der Arzt erkennen und entsprechend berücksichtigen.

Nachdem früher dem Patienten häufig Informationen über sein Tumorleiden vorenthalten wurden, konnte es infolge des fehlenden Hintergrundwissens der Patienten zu einer schlechten Patienten-Compliance kommen. Heute besteht weitgehende Einigkeit darüber, dass eine umfassende und offene Information vom Patienten und vom Arzt gewünscht wird, die Voraussetzung für ein tragendes Vertrauensverhältnis ist.

Dies bedeutet nicht, dass vor allem bei inkurablen Erkrankungen die volle Tragweite schonungslos dem Patienten quasi aufgezwungen werden muss. Der Patient muss nicht mit allen Fakten schonungslos konfrontiert werden. Hier gilt das Prinzip: alle Fragen beantworten und dabei keine Unwahrheiten verbreiten. Vor allem sollte man immer einen Hoffnungsanker anbieten, an den sich der Patient halten kann.

Gespräche mit Angehörigen sollten entweder im Beisein des Patienten oder nach dessen ausdrücklicher Zustimmung geführt werden. Angehörige als Informationsübermittler zwischen Arzt und Patienten sollten vermieden werden, da negative Gefühle von Angehörigen übertragen werden können oder die Botschaft durch ungenaues medizinisches Wissen verfälscht beim Patienten ankommt. Bei ausländischen Patienten mit Verständigungsproblemen sollte möglichst ein Kollege, der die entsprechende Sprache beherrscht, hinzugezogen werden.

8.7 Nachsorgeuntersuchungen

Nach erfolgreicher Therapie wird der Patient je nach Tumor und Tumorstadium angehalten, sich regelmäßig nachuntersuchen zu lassen. Je nach Karzinom gibt es standardisierte Nachsorgeempfehlungen, die individuell angepasst werden sollten. Ziel dieser Nachuntersuchung ist das frühzeitige Erkennen von Rezidiven und therapiebedingten Gesundheitsstörungen, um im Bedarfsfall weitere Therapiemaßnahmen einleiten zu können.

Nach der Persönlichkeitsstruktur werden Patienten in arztsüchtige und arztflüchtige eingeteilt. Je nach Stand der Krankheitsverarbeitung (Kübler-Ross-Phasen) wird der Patient die Nachsorgetermine mehr oder weniger regelmäßig wahrnehmen. Arztflüchtige Patienten werden durch häufige Untersuchungen traumatisiert, da der Arzt für sie zu einem symbolischen Repräsentanten für die Krankheit „Krebs“ wird, die sie nicht mehr loslässt und sie quält. Arztsüchtige Patienten suchen durch einen engmaschigen Kontakt zu ihrem Arzt Beruhigung, sodass häufigere Kontrollen sinnvoll sind.

8.8 Tumorrezidiv

Eine möglicherweise tief greifende Krise in der Arzt-Patienten-Beziehung stellt das Auftreten eines Tumorrezidivs dar. Der Patient könnte geneigt sein, dem Arzt die Schuld für das Versagen der Primärtherapie zu geben. Ebenso kann die Todesangst wieder aufflammen mit Depressionen und aggressiven Verhaltensweisen gegen die Schulmedizin und den Arzt als ihrem Repräsentanten. Der Umgang mit depressiven Patienten erscheint zunächst einfacher als mit Patienten mit aggressivem Verhalten.

Depressives Verhalten kann leicht verkannt werden, vor allem wenn der Patient still und insichgekehrt ist. Aber gerade hier ist unter Umständen eine onkopsychische Betreuung wichtig, da die psychische Befindlichkeit Einfluss auf die Krankheitsprognose nehmen kann. Die klinische Erfahrung zeigt, dass lang anhaltende depressive Reaktionen die Krankheitsprognose verschlechtern können.

Aggressive Reaktionen sind für die ärztlich-klinische Umgebung oft schwerer erträglich als depressive Reaktionen. Die Betreuung ist auch hier wichtig, da schwere und häufige Krisen zu depressiven Erschöpfungszuständen führen können.

8.9 Alternative Therapiekonzepte

Schwierigkeiten bereitet manchen Ärzten der Wunsch eines Patienten nach alternativen Therapiekonzepten. Zum einen kann dieser Wunsch als Kritik am bisherigen Behandlungskonzept verstanden werden und zum anderen möchte der Arzt seinen Patienten vor gesundheitlichem und wirtschaftlichem Schaden bewahren. Da bei onkologischen Patienten der Arzt als Repräsentant der Schulmedizin auf eingreifende chirurgische, radio- und chemotherapeutische Behandlungsmaßnahmen angewiesen ist, werden viele Patienten gerade bei Versagen der primären Behandlung stimuliert, die Tumorerkrankung nach ihren eigenen Vorstellungen (middle knowledge) zu therapieren und nach Alternativen zur Schulmedizin zu suchen.

Dieser Wunsch muss auf alle Fälle respektiert werden, da die meisten alternativen Therapiekonzepte den Patienten zumindest nicht schaden und ein Abraten leicht zu einer Störung des Arzt-Patienten-Verhältnisses führen kann. Ohnehin nehmen ca. 60% aller Tumorpatienten alternative Therapien in Anspruch. Solange der Arzt ein Partner des Patienten bleibt, akzeptieren die meisten Patienten die Warnung vor scharlatangleichen, meist teuren Therapieempfehlungen bestimmter „Heiler“.

Durch die moderne Sicht des kompetenten mitverantwortlichen Patienten wird dieser in die Therapieentscheidung einbezogen. Daher ist es verständlich, dass der Patient Interesse an allen möglichen Behandlungsformen zeigt. Nicht wichtig für ihn ist oft der wissenschaftliche Beweis der Wirksamkeit.

8.10 Second Opinion

Unter „second opinion" wird eine vom Patienten veranlasste Begutachtung der diagnostischen und/oder therapeutischen Situation durch einen zweiten unabhängigen Arzt verstanden. Davon abgegrenzt wird das vom Arzt angeforderte Konsil als Meinungsaustausch unter Kollegen (2). Ärzte müssen zunehmend lernen, den Wunsch eines Patienten nach einer zweiten Meinung zu akzeptieren. Nach einer Zweitmeinung gefragte Ärzte sollten keinesfalls versuchen, mit solchen Anfragen auch die weitere Behandlung an sich zu ziehen.

Hauptmotiv zur Einholung einer Zweitmeinung sind *kritische Entscheidungssituationen* sowie der Wunsch der Patienten, mehr über alternative Behandlungsformen zu erfahren. Häufig wird dabei der Nutzen der geplanten oder begonnenen Tumortherapie nicht in Zweifel gezogen. Je geringer die Bereitschaft des erstberatenden Arztes ist, auf Fragen zu Komplementärtherapien oder alternativen Behandlungsformen einzugehen, desto größer ist die Wahrscheinlichkeit, dass der Patient später eine zweite Meinung einholt und einen anderen Arzt oder Heilpraktiker als Person seines Vertrauens in die weitere Behandlung einbezieht.

Patienten, die sich aktiv mit der Krankheit auseinandersetzen, holen öfter eine „second opinion" ein.

Therapiestandards können heutzutage nur für einen Teil onkologischer Behandlungssituationen angegeben werden. Diese Einschränkung gilt besonders für palliative Therapiesituationen und multimodale Therapieansätze. Da nicht alle das Ergebnis der Therapie beeinflussenden Patientenvariablen eindeutig bestimmt werden können, müssen viele Entscheidungen innerhalb einer Grauzone getroffen werden. Aufgrund der partnerschaftlichen Beteiligung des Patienten an der Therapiewahl ist der Entscheidungsdruck nicht nur für den Arzt, sondern auch für den Patienten gewachsen. Angesicht dieser Situation ist es verständlich, dass heute viel mehr Patienten mit onkologischen Erkrankungen eine unabhängige zweite Meinung einholen wollen.

Durch die Auseinandersetzung mit seiner Krankheit wird der Patient mit einer Informationsflut konfrontiert, die er bei fehlender medizinischer Ausbildung nicht richtig werten kann. Dies und die fehlende Distanz zum Krankheitsgeschehen bewirken einen verunsicherten Patienten, der zu keiner Entscheidung mehr fähig ist. Hier sollte der Arzt als Partner des Patienten mit ihm gemeinsam versuchen, die Informationen zu ordnen und ihn auf mögliche Risiken hinweisen.

Kritische Patienten, die von sich aus eine zweite, dritte oder vierte Meinung einholen, werden durch die möglichen unterschiedlichen Meinungen meist noch mehr verunsichert. Ist aus dem Gespräch diese Tendenz zur Einholung weiterer Meinungen ersichtlich, so kann die gezielte Aufforderung eines verunsicherten Patienten zur Einholung einer „second opinion" bei einem empfohlenen Kollegen so manche Patientenodysee frühzeitig beenden und verbessert die Patienten-Compliance bei der Durchführung der Therapie.

Daraus wird ersichtlich, welche besondere Verantwortung ein Arzt hat, der um seine Meinung im Sinne einer „second opinion" gefragt wird. Dieser sollte in unklaren Situationen, in denen kein medizinischer Standard existiert oder große Ermessensspielräume gegeben sind, nur in zwingenden Fällen von der Meinung des Erstgutachters abweichen. Der gutachterliche Bericht sollte in diesem Falle mit Literaturzitaten im Sinne der „Evidence-based medicine" (1) begründet werden.

Die Aufgabe des Zweitgutachters sollte auch sein, Unsicherheiten abzubauen und Vertrauen zu seinem kompetenten erstberatenden Arzt zu fördern.

Literatur

1. Eitel FH. Evidenzbasierte Medizin. Bayerisches Ärzteblatt 1999; 12: 639–645
2. Heimpel H, Hess CF, Hohenberger W, Nagel GA, Schaefer HE. Second Opinion in der Onkologie. Onkologie 1999; 22: 246–250
3. Kübler-Ross E. Interviews mit Sterbenden. Kreuz-Verlag, Berlin 1973
4. Pichlmaier H. Wahrheit und Wahrhaftigkeit am Krankenbett (eigene Daten)
5. Schwarz R. Aufklärung über die Tumordiagnose und Vorwissen bei Patientinnen unter Brustkrebsverdacht. In: Bräutigam W, Meerwein F, Hrsg. Das therapeutische Gespräch mit Krebskranken. Bern/Stuttgart/Toronto: Hans Huber; 1985

Organtumoren

9 Tumoren der Brustdrüse

9.1 Ätiologie

9.1.1 Nichtgenetische Einflussfaktoren

Der nach bisherigen Erkenntnissen eindeutigste, nicht primär genetisch bedingte Einflussfaktor für die Entwicklung von Brustkrebs ist das Östrogen bzw. seine Derivate. Lang dauernder Östrogeneinfluss und hohe Östrogenspiegel erhöhen signifikant das Brustkrebsrisiko für Frauen, während Gestagene eine protektive Wirkung zu haben scheinen. Das erhöhte Brustkrebsrisiko bei früher Menarche und Nulliparität sowie bei später Erstschwangerschaft und später Menopause bestätigen diese Hypothese. Beim protektiven Effekt einer frühen Erstgravidität scheint die frühe Differenzierung des Brustdrüsenepithels zu reifen Drüsenzellen einen wesentlichen Einfluss auszuüben.

Während die zytomorphologischen Zellveränderungen unter Östrogeneinfluss selbst vorübergehend das Risiko erhöhen, zeigen die gereiften Brustdrüsenepithelien nach der Erstschwangerschaft einen deutlich verlängerten Zellzyklus und verharren länger in der G1-Phase, was letztlich zu einer geringeren Anfälligkeit gegenüber Karzinogenen und Mutationen im Allgemeinen führt.

Während der das Risiko erhöhende Effekt der Serumöstrogenspiegel bei postmenopausalen Frauen sowohl hinsichtlich der endogenen Östrogenproduktion als auch bei der exogenen, postmenopausalen Östrogensubstitution mit großer Sicherheit nachweisbar ist, gilt dies für prämenopausale Frauen nicht so eindeutig. Letztlich deutet sich derzeit lediglich ein erhöhtes Risiko für Frauen an, die orale Kontrazeptiva von frühester Jugend an über einen längeren Zeitraum eingenommen haben und bei denen die Einnahme nicht länger als 10 Jahre zurückliegt.

Eine *hohe Körpergröße* scheint bei prämenopausalen Frauen ebenfalls ein Risikofaktor zu sein. Möglicherweise wird dieser Effekt über den Einfluss des an der adoleszenten Körpergrößenzunahme beteiligten IGF (insulin-like growth factor) vermittelt. Ein weiterer belegter Risikofaktor ist der ärztlich diagnostizierte Befund einer benignen, chronischen Brusterkrankung, wie z. B. einer zystischen oder fibrozystischen Mastopathie.

Überraschend war zunächst die Erkenntnis, dass ein hoher *Körpermasse-Index* (Körpergewicht pro Quadratmeter Körperoberfläche, body mass index, BMI) bei adoleszenten und prämenopausalen Frauen einen protektiven Effekt hat. Die potenzielle Erklärung liegt in den begleitend auftretenden, unregelmäßigen und zahlenmäßig verminderten Menstruationszyklen, was in gewisser Weise protektiv zu wirken scheint.

Im Gegensatz dazu ist eine starke postmenopausale Gewichtszunahme positiv mit dem Brustkrebsrisiko assoziiert. Wenig gesicherte Daten gibt es über den Einfluss von Ernährung. Am ehesten ist der Einfluss regelmäßigen Alkoholkonsums im mittleren Lebensalter für ein erhöhtes Risiko von Bedeutung. Auch dabei scheint die Wirkung indirekt über eine Erhöhung des Östrogenspiegels zustande zu kommen. Alle anderen potenziellen Einflussfaktoren wie Kaffeekonsum, Sport oder vitaminreiche Ernährung ließen sich bisher nicht ausreichend belegen. Tabelle 9.**1** gibt eine Zusammenfassung über die genannten Faktoren und ihre Wertigkeit.

Tabelle 9.**1** Einflussfaktoren auf die Brustkrebsrate (BR)

Prämenopausal	**Einfluss auf BR**	**Postmenopausal**	**Einfluss auf BR**
Frühe Menarche	↑	frühe Menarche	↑
Späte Menopause	↑	späte Menopause	↑
Späte Erstgravidität	↑	späte Erstgravidität/Nulliparität	↑
Körpergröße	↑	Körpergröße	↑
Alkoholkonsum	↑	Alkoholkonsum	↑
Hormonelle Kontrazeptiva	↑	Östrogensubstitution	↑
Hoher BMI	↓	starke Gewichtszunahme	↑
Frühe Erstgravidität	↓	frühe Erstgravidität	↓

BMI: Body mass index

9.1.2 Genetische Einflussfaktoren

In den letzten Jahrzehnten entwickelte sich die Vorstellung, dass sich invasive Karzinome aus präinvasiven bzw. initial hyperplastischen Läsionen entwickeln. Seit den Studien von Fearon und Vogelstein (59) am Kolonkarzinom scheint es möglich zu sein, die Sequenz einer Malignisierung auf genetischer Ebene nachzuvollziehen (59, 227, 229). Pathomorphologisch werden einige Gewebeveränderungen als prämaligne angesehen, insbesondere zählen dazu:

Tabelle 9.2 Brustkrebsassoziierte Gene

Bezeichnung	Wirkung	Genprodukt	Genproduktfunktion	Lokalisation
BRCA1	Tumor-suppressorgen	Protein mit aminoterminalem Zinkfinger-Motiv	DNA-Reparatur (Strahlenschäden)	17q12–q21
BRCA2	Tumor-suppressorgen	Protein mit aminoterminalem Zinkfinger-Motiv	DNA-Reparatur (Strahlenschäden)	13q12–q13
P53	Tumor-suppressorgen	nukleäres, DNA-bindendes Protein	Zelldifferenzierung, Apoptose-induktion, DNA-Reparatur	17p13
H-*RAS*	Tumor-suppressorgen	nukleäres, DNA-bindendes Protein	Wirkungsverstärkung des P53	11p15.5
c-erbB2 (HER-2/neu)	Protoonkogen	Transmembran-Glykoprotein	Ko-Rezeptor für Wachstums-faktoren (EGF-R-ähnlich)	17q21–q22
c-MYC	Protoonkogen	nukleäres Onkoprotein	steroidmodulierte Zellprolife-ration	8q24

EGF-R: epidermal growth factor receptor

- das duktale Carcinoma in situ (DCIS),
- das Carcinoma lobulare in situ (CLIS),
- die atypische duktale Hyperplasie (ADH),
- die atypische lobuläre Hyperplasie (ALH) und
- die typische („usual") duktale Hyperplasie (UDH).

Während das DCIS pathomorphologisch (156) und genetisch (147) zweifelsfrei als prämaligne Vorstufe eines invasiven Karzinoms angesehen wird, galten die anderen aufgeführten Läsionen pathomorphologisch bisher eher als begleitende Indikatoren für ein invasives Karzinom denn als echte prämaligne Vorstufen (129, 132). In den letzten Jahren wurden in diesen Läsionen jedoch vermehrt ähnliche genetische Alterationen nachgewiesen wie in synchron und gleichseitig aufgetretenen invasiven Karzinomen, was die Hypothese der malignen Vorstufe stützt (147, 148).

Tabelle 9.**2** stellt einige in den letzten Jahren isolierte Gene zusammen. Zweifelsfrei haben dabei die Tumorsuppressorgene *BRCA1* und *BRCA2*, die mit dem hereditären Mammakarzinom assoziiert sind, und das *ERBB2* die größte Bedeutung, sodass im anschließenden Text auf diese Gene näher eingegangen wird.

erbB2 (HER-2/neu)

Das Gen, dessen Amplifikation in ca. 20–30% der invasiven Mammakarzinome gefunden wird, kodiert ein 185 kD großes transmembranäres Glykoprotein, das ausgedehnte Homologien zum EGFR (epidermal growth factor receptor) aufweist und ebenfalls ein Rezeptor für Wachstumsfaktoren mit Tyrosinkinase-Aktivität zu sein scheint. Es fand sich eine positive Korrelation zwischen Amplifikation, aggressiverem Verhalten des Tumors und deutlich schlechterer Prognose der Patientinnen (207).

Eine Überexpression des Proteins wurde auch bei Patientinnen mit duktalem Carcinoma in situ (DCIS) in ca. 40–60% der Fälle gefunden, immer im Zusammenhang mit dem prognostisch ungünstigeren Comedo-Typ (196). *erbB2*-positive Tumoren sprechen schlecht auf eine antihormonelle Behandlung und auf Chemotherapie an, wobei nicht klar ist, ob dieses Phänomen auf eine erhöhte Chemoresistenz dieser Tumoren zurückzuführen ist, oder darauf, dass HER2/neu den Tumorzellen einen starken Wachstumsvorteil verschafft.

Seit einiger Zeit wird ein ***monoklonaler Antikörper gegen HER2/neu*** unter dem Namen Trastuzumab (Herceptin) an Patienten mit metastasiertem Mammakarzinom eingesetzt, wenn eine Überexpression von HER2/neu im Tumor nachgewiesen wurde. Erste Ergebnisse zeigten bei Trastuzumab-Monotherapie eine Ansprechrate von ca. 15% (11), während die Kombinationstherapie mit First- oder Second-Line-Chemotherapie die Ansprechrate auf ca. 40% erhöhte und die Zeit bis zur Progression sowie letztlich auch die Überlebenszeit um ca. 25% verlängerte (145, 206). Weitere Studien zur Klärung der klinischen Wertigkeit dieser Therapie werden durchgeführt.

BRCA1 und BRCA2

BRCA1 setzt sich aus 24 Exons zusammen und erstreckt sich über ca. 100 Kb DNA. Insgesamt sind derzeit mehr als 500 verschiedene Mutationen beschrieben worden, die sich über das ganze Gen gleichmäßig verteilen. *BRCA2* setzt sich aus 27 Exons zusammen, die sich über 70 Kb DNA erstrecken, wobei die kodierende Region im Vergleich zu *BRCA1* deutlich länger ist und die Mutationsanalyse noch aufwändiger macht. Mehr als 250 Mutationen sind bisher beschrieben. Im Gegensatz zu *BRCA1* gibt es Hinweise darauf, dass eine positive Korrelation zum männlichen Brustkrebsrisiko besteht (76).

Eine Auflistung über die Mutationen und deren Beschreibung ist in der „Breast Cancer Information Core (BIC)" abrufbar: *(http://www.nhgri.nih.gov/Intramural_research/Lab_transfer/Bic/index.html).*

Funktion von BRCA1 und BRCA2

Beide Genprodukte sind überwiegend im Zellkern lokalisiert. Verschiedene Untersuchungen weisen darauf hin, dass sowohl das BRCA1- wie auch das BRCA2-Protein an der Reparatur von DNA-Schäden als Transkriptionsfaktoren beteiligt sind. Beide Proteine interagieren direkt oder indirekt mit P53 und dem RAD-51-Protein, das an der Reparatur von strahlungsinduzierten Schäden der DNA mitwirkt (27, 37, 137, 231).

Bei fehlender bzw. unvollständiger Funktion der *BRCA*-Gene kommen diese Interaktionen nicht zustande, sodass der Reparaturmechanismus nicht aktiviert wird, was wiederum auf eine erhöhte Strahlensensibilität des Brustdrüsengewebes dieser Patienten hinweisen könnte. Beide Genprodukte scheinen zudem bei Reparaturvorgängen während der G1/S-Phase des Zellzyklus eine Rolle zu spielen (so genannte „checkpoint control") (88, 231).

Histologische Besonderheiten bei BRCA1 und BRCA2

Histologisch sind Mammakarzinome von *BRCA1*- oder *BRCA2*-Mutationsträgerinnen häufiger undifferenziert als sporadische Mammakarzinome. Bei *BRCA1*-Mutationsträgerinnen findet sich ein höherer Kernpleomorphismus, eine verminderte Tubulusbildung und eine höhere Mitoserate, während *BRCA2*-Mutationsträgerinnen meist lediglich eine verminderte Tubulusbildung aufweisen. Zudem scheinen medulläre Karzinome im Rahmen hereditärer Tumoren häufiger vorzukommen (24).

9.1.3 Hereditäres Mammakarzinom

Ca. 20–30% aller Frauen mit Brustkrebs weisen eine familiäre Häufung auf, d. h. dass zumindest ein(e) Verwandte(r) ebenfalls nachweisbar erkrankt ist. Durch groß angelegte, fallkontrollierte Studien auf breiter Basis wurden Risikotafeln für Frauen entworfen, die mindestens einen Verwandten mit Brustkrebs aufweisen. Darin gehen das Erkrankungsalter, die Anzahl der Erkrankten, der Verwandschaftsgrad und das Auftreten anderer Krebserkrankungen, insbesondere des Ovarialkarzinoms, ein. Für jede Angabenkonstellation ergibt sich dann aus den Tafeln das individuelle, lebenslange Brustkrebsrisiko (36).

Die Ergebnisse führten letztlich zum Postulat einer autosomal dominant vererbten Genmutation, die zum Brustkrebs führt und bei ca. 5–10% der erkrankten Frauen vorliegt. Man spricht dann von einer hereditären Brustkrebserkrankung. Dabei tritt das Mammakarzinom gehäuft in jungen Jahren, d. h. vor Erreichen des 30. Lebensjahres, auf.

Durch Screening von Deletionen in Familien mit bekanntermaßen deutlich erhöhtem Risiko für Brust- und Ovarialkarzinomen wurde 1994 das *BRCA1*-Gen auf Chromosom 17q12–q21 identifiziert sowie 1995 das *BRCA2*-Gen auf Chromosom 13q12–q13. Nach bisherigen Erkenntnissen sind Mutationen an diesen beiden Genen in mehr als 80% der hereditären Brustkrebserkrankungen nachweisbar, davon in ca. 52% Mutationen an *BRCA1* und ca. 30% an *BRCA2*, was auf das Vorhandensein von mindestens einem weiteren Gen schließen lässt (71).

Ein Stammbaum mit klassisch autosomalem Erbgang lässt sich allerdings in vielen Fällen nicht erheben, da das verantwortliche Gen eine inkomplette bzw. variable Penetranz aufweisen kann und die Familienanamnese häufig inkomplett ist. In anderen Fällen sind die einzelnen Familienmitglieder zu jung für das tatsächliche Auftreten der Krebserkrankungen oder in jungen Jahren an anderen Ursachen verstorben.

9.1.4 Assoziierte Tumoren bei hereditärem Mammakarzinom

Mutationen in Tumorsuppressorgenen wie *BRCA1* und -*2*, die das so genannte „Zinkfingermotiv" enthalten, scheinen im Allgemeinen ein stark erhöhtes Krebsrisiko zu verursachen. *BRCA*-Mutationen erhöhen neben dem Brustkrebsrisiko auch das Risiko für maligne Tumoren anderer Organe. Dazu gehören Ovarial-, Kolon- und Prostatakarzinom. Diese Tumoren treten jedoch zeitlich nicht eher als die sporadisch auftretenden Malignome gleicher Lokalisation auf.

Das Risiko für *BRCA1*-Mutationsträger an einem Ovarialkarzinom zu erkranken, ist variabel und hängt vom ererbten Allel ab. Man schätzt ein kumulatives Risiko von 26% im Alter von 70 Jahren. Dabei scheint noch ein 2. genetischer Faktor beteiligt zu sein: Das Risiko eines Ovarialkrebses ist doppelt so groß bei Trägerinnen einer *BRCA1*-Mutation, die zusätzlich ein seltenes Allel im VNTR-Locus (VNTR: variable number of tandem repeats) des Onkogens *H-RAS1* tragen.

Mutationsträgerinnen, die bereits an Brustkrebs erkrankt sind, haben ein geschätztes kumulatives Risiko für Ovarialkrebs von 44% im Alter von 70 Jahren. Dies gilt nicht für *BRCA2*-Mutationsträgerinnen, für die bisher kein erhöhtes Risiko eines Ovarialkarzinoms nachgewiesen wurde. Das Risiko eines Kolonkarzinoms wird bei *BRCA*-Mutationsträgern als 4fach erhöht eingeschätzt, mit einem kumulativen Risiko von 6% im Alter von 70 Jahren. Das Risiko eines Prostatakrebses wird auf das 3fache der Normalbevölkerung geschätzt, mit einem kumulativen Risiko von ca. 8% im Alter von 70 Jahren.

9.1.5 Aussagekraft eines genetischen Tests auf Mutationen in einem BRCA-Gen

Genetische Tests sind prinzipiell dann sinvoll, wenn die für Krebs prädisponierende Mutation in der Familie zu erwarten ist und eine klinische Entscheidung beeinflusst wird. Anders als bei anderen genetisch nachweisbaren erblichen Tumoren (z. B. multiple endokrine Neoplasie/MEN), für die ein positiver Gentest eine eindeutige klinische Konsequenz hat, ist bei der Testung für *BRCA1* und *BRCA2* die klinische Relevanz noch in der Diskussion.

Wenn möglich, sollte ein *erkranktes* Familienmitglied untersucht werden. Wird bei der erkrankten Patientin eine *BRCA1*- oder *BRCA2*-Mutation gefunden, so kann dann eine Testung der restlichen Familienmitglieder hinsichtlich der gleichen Mutation erfolgen. Bei Nachweis der Mutation bei einem weiteren Familienmitglied kann von einem hereditär erhöhten Krebsrisiko für die Testperson ausgegangen werden („eindeutig positive Testung"), bei eindeutig normaler DNA-Sequenz an der Stelle der bekannten Mutation ist eine hereditäre Karzinombelastung durch *BRCA*-Mutationen weitgehend ausgeschlossen („eindeutig negative Testung"). Allerdings besteht natürlich unverändert das jeweils individuelle Risiko für das Auftreten eines sporadischen Karzinoms.

Häufig besteht in der genetischen Beratung die Frage nach der Testung eines asymptomatischen Familienmitgliedes ohne Kenntnis einer in der Familie vorliegenden Mutation. Die Interpretation eines solchen Tests ist problematisch:

- Es besteht die Möglichkeit, dass eine existierende Mutation durch die angewandten Verfahren nicht erfasst wird.
- Ein negativer Test bedeutet nicht, dass kein hereditär bedingtes Krebsrisiko existiert, da das ererbte Risiko durch ein heutzutage noch unentdecktes Gen bedingt sein kann; darüber hinaus besteht natürlich weiterhin das Risiko, das sich aus den rein statistischen Daten und sonstigen Risikofaktoren zusammensetzt.
- Selbst bei Patientinnen mit positivem Test und positiver Familiengeschichte lässt sich keine definitive Aussage zum Erkrankungsrisiko machen, da der Einfluss evtl. noch unbekannter modifizierender Gene sowie von Ernährungs- und Umweltfaktoren auf das individuelle Risiko noch nicht ausreichend für den Einzelfall mitbestimmt werden kann. Es können erhebliche Unterschiede in der Risikobehaftung zwischen Trägern der verschiedenen Mutationen, zwischen verschiedenen Familien mit der gleichen Mutation oder sogar zwischen Mitgliedern derselben Familie vorhanden sein.

Um die Testung eines nicht erkrankten Familienmitgliedes durchzuführen, sollte wenigstens eine der folgenden Voraussetzungen gegeben sein.

- 2 Verwandte 1. Grades mit Brust- oder Ovarialkarzinom, wobei mindestens eine Frau zum Zeitpunkt der Erkrankung unter 50 Jahre alt war.
- 1 Verwandte 1. Grades mit unilateralem Brustkrebs, der vor dem 30. Lebensjahr aufgetreten ist.
- 1 Verwandte 1. Grades mit bilateralem Brustkrebs, der vor dem 40. Lebensjahr aufgetreten ist.
- 1 Verwandte 1. Grades mit Ovarialkrebs, der vor dem 40. Lebensjahr aufgetreten ist.
- 1 männlicher Verwandter mit Brustkrebs.

Wie oben bereits erwähnt, sollte aber in jedem Fall zuerst versucht werden, die DNA eines an Brust- oder Ovarialkrebs erkrankten Familienmitgliedes zu untersuchen.

9.1.6 Klinische Konsequenzen des BRCA-Screenings

Ausmaß der Resektion bei hereditärem Mammakarzinom

Erkrankte Brust

Bisher gibt es weder für asymptomatische noch für erkrankte Mitglieder einer Familie mit hereditärem Mammakarzinom allgemein akzeptierte Therapieempfehlungen. Im Falle eines Mammakarzinoms bei gesicherter hereditärer Belastung ist die Therapie der Wahl eine einfache Mastektomie mit Axilladissektion. Eine brusterhaltende Therapie ist nach derzeitigem Kenntnisstand höchstwahrscheinlich nicht gerechtfertigt, da das gesamte Mammagewebe ein erhöhtes Malignisierungspotenzial aufweist.

Die „skin-sparing"-Mastektomie sollte bestenfalls ausgewählten Einzelfällen vorbehalten werden und ausschließlich von Chirurgen mit spezieller Erfahrung durchgeführt werden, da nach subtotaler Haut sparender Mastektoktomie das In-Brust-Rezidivrisiko aufgrund verbliebener Brustdrüsenreste hoch zu sein scheint (93).

Prophylaktische Mastektomie

Folgende Punkte müssen bei der Durchführung eines prophylaktischen Eingriffs berücksichtigt werden (nach 103):

- Wird das Erkrankungsrisiko durch den Eingriff tatsächlich vermindert?
- Wie effektiv ist der Eingriff im Vergleich zu einem aufmerksamen, regelmäßigen Screening?
- Liefert der durchgeführte Eingriff ein zufrieden stellendes Ergebnis für die Patientinnen?

Es besteht im Moment kein eindeutiger Konsens über die Durchführung von prophylaktischen Eingriffen bei asymptomatischen Mutationsträgern. Bei der Einschätzung des Nutzens hinsichtlich des Erkrankungsrisikos ist nicht nur die Inzidenz, sondern auch der Gewinn an Überlebenszeit und die Reduktion der Morbidität und Mortalität zu berücksichtigen.

Schrag et al. errechneten in einem rein mathematischen Modell aus Daten der Inzidenz von Brustkrebs, der Prognose von Frauen mit Brustkrebs und der geschätzten Effektivität der prophylaktischen Mastektomie bzw. Oophorektomie die jeweils individuelle Lebenserwartung. Daraus ergab sich für eine 30 Jahre alte Mutationsträgerin bei bilateraler Mastektomie ein Gewinn an Lebenserwartung von 2,9 – 5,3 Jahren, bei prophylaktischer Oophorektomie von 0,3 – 1,7 Jahren (189). Diese Zugewinne an Lebenserwartung vermindern sich mit zunehmendem Alter und sind minimal (unter einem Jahr) bei 60-jährigen Frauen.

Bei 30-jährigen Frauen geht der 10-jährige Aufschub der Oophorektomie mit einer sehr geringen Einbuße an Lebenserwartung einher: So hat z. B. eine 30 Jahre alte Mutationsträgerin mit durchschnittlichem Risikolevel, die sich sofort einer prophylaktischen bilateralen Mastektomie unterzieht und die Oophorektomie bis zum 40. Lebensjahr aufschiebt, einen voraussichtlichen Lebenserwartungsgewinn von ca. 5,1 Jahren, während der Gewinn bei einer sofortigen Durchführung beider Operationen bei 5,3 Jahren läge.

In praxi ist dabei zu berücksichtigen, dass auch für Nicht-Mutationsträgerinnen eine etwas erhöhte Lebenserwartung (ca. 8 Monate) nach prophylaktischer Mastektomie und Oophorektomie zu erwarten wäre, wenn sie sich im Alter von 30 Jahren diesen Eingriffen unterzögen. Außerdem werden Faktoren wie z. B. die Notwendigkeit einer hormonellen Substitutionstherapie bzw. das erhöhte Risiko einer koronaren Herzerkrankung und frühzeitigen Osteoporose nicht berücksichtigt.

Bei regelmäßigem, suffizientem Screening scheint zudem die Brustkrebsmortalität für erblich belastete Frauen reduzierbar zu sein (54).

In einer Berechnung, die anhand von Interviews und Fragebögen die Zeitspanne mit Lebensqualitätsgewinn oder -verlust untersuchte, ermittelten Grann et al. lediglich für *BRCA*-positive Frauen mit dem höchsten lebenslangen Brustkrebsrisiko (85 %) einen Gewinn durch prophylaktische Mastektomie, während Frauen mit mittlerem oder (relativ) niedrigem Risiko nicht profitierten (86).

Insgesamt ergibt sich daraus keine klare Indikation für einen prophylaktischen Eingriff. Dieser sollte, sofern überhaupt erforderlich, Frauen mit stark erhöhtem Risiko, erschwerten Untersuchungsbedingungen und geeigneter psychischer Konstellation vorbehalten sein.

An der Einrichtung der Autoren werden alle Patienten in einer Sprechstunde für familiären Brustkrebs eingehend über die individuelle Sachlage informiert (einschließlich persönlicher Risikoabschätzung, Abschätzung individueller psychischer Belastung, Bedenkzeit vor einer evtl. Testung usw.) und dann, bei Vorliegen eines erhöhten Risikos, unabhängig vom Ergebnis der genetischen Testung einem intensivierten Screening ab dem Alter von 25 Jahren unterzogen.

Dieses beinhaltet zunächst eine halbjährliche klinische und sonographische Untersuchung, bei Auffälligkeiten ist diese gegebenenfalls engmaschiger oder wird durch eine MRT ergänzt. Letztere besitzt allerdings bei zystisch-mastopathischen Veränderungen nur eine geringe Aussagekraft und ist speziell individuellen Fragestellungen vorbehalten. Mit 30 Jahren erfolgt zusätzlich eine Basismammographie, ab dem 35. Lebensjahr dann ein jährliches Mammographie-Screening. Individuell angepasst, jedoch mindestens in 2- bis 3-jährigem Abstand wird die Untersuchung in der Regel durch eine MRT ergänzt, je nach Konsistenz und Untersuchungsbefund ergänzend oder alternierend zur Mammographie.

Chemoprävention

Die Frage, ob bei Frauen mit *BRCA1*- oder *BRCA2*-Mutation ohne manifeste Tumorerkrankungen eine Chemoprävention nützlich oder gerechtfertigt ist, wird zurzeit kontrovers diskutiert und in randomisierten Studien evaluiert. Außerhalb vorliegender Studien ist derzeit eine Chemoprävention nicht zu empfehlen.

9.1.7 Intratumorale Heterogenität

Die Untersuchung von diversen molekulargenetischen Markern bei verschiedenen Subpopulationen innerhalb eines Mammakarzinoms kann Aufschluss über die Klonalität eines Tumors geben:

- Weisen verschiedene Tumorherde innerhalb eines Mammaresektats eine nachvollziehbare evolutionäre Sequenz ihrer Mutationen bzw. übereinstimmende genetische Abnormalitäten auf, kann davon ausgegangen werden, dass multifokale Absiedelungen eines Karzinoms vorliegen.
- Findet man jedoch Hinweise, die auf einen unterschiedlichen klonalen Ursprung der Tumoren bzw. auf die Existenz von 2 unabhängig voneinander entstandenen Karzinomen deuten, so muss von einer Multizentrizität des Tumors, möglicherweise im Sinne einer „Feldkanzerisierung" ausgegangen werden.

Damit könnten bereits zum jetzigen Zeitpunkt molekulargenetische Befunde in die Entscheidung bezüglich des Resektionsausmaßes einbezogen werden.

Bisher mussten solche Entscheidungen nach morphologischen Kriterien, wie z. B. der Distanz zwischen beiden Foci oder dem Nachweis einer sie verbindenden intraduktalen Komponente, getroffen werden. Texeira et al. fanden beispielsweise durch den Einsatz zytogenetischer Methoden 2 Foci eindeutig desselben klonalen Ursprungs im Abstand von 6 cm, während im selben Präparat 2 genetisch verschiedene Karzinomherde lediglich 4 cm voneinander entfernt waren (219).

9.2 Staging

Staging ist die Gruppierung von Patienten entsprechend ihres Krankheitsstadiums. Die wichtigsten Ziele des Staging sind:

- Festlegung der individuellen Therapieplanung,
- Prognoseabschätzung und
- Vergleich von Therapieergebnissen.

Das klinische Staging beinhaltet die körperliche Untersuchung mit sorgfältiger Palpation der Haut, der Brust und der Lymphknotenstationen (axillär, supraklavikulär und zervikal). Die Ergebnisse des klinischen Staging werden in der Tumorformel mit einem „c" versehen.

Das pathologische Staging berücksichtigt alle klinisch, operativ und pathomorphologisch erhobenen Daten und wird mit einem „p" gekennzeichnet.

Primärtumor

Für die Klassifikation des Primärtumors sind die klinische und die pathologische Einteilung gleich:

TX	Primärtumor kann nicht beurteilt werden
T0	kein Hinweis für Primärtumor
ptis	Carcinoma in situ: intraduktales, lobuläres Carcinoma in situ oder Paget-Erkrankung des Nippels ohne fassbaren Tumor
pT1mic	mikroinvasiver Tumor (0,1 cm oder kleiner im größten Durchmesser)
pT1a	größter Tumordurchmesser: 0,1–0,5 cm
pT1b	größter Tumordurchmesser: 0,5–1 cm
pT1c	größter Tumordurchmesser: 1–2 cm
pT2	größter Tumordurchmesser: 2–5 cm
pT3	größter Tumordurchmesser: > 5 cm
pT4a	Tumor jeder Größe mit direkter Ausdehnung zur Brustwand
pT4b	Tumor jeder Größe mit direkter Ausdehnung zur Haut
pT4c	Tumor jeder Größe mit direkter Ausdehnung zur Haut und zur Brustwand
pT4d	inflammatorisches Karzinom

Lymphknoten

Klinische Einteilung

NX	Lymphknoten können nicht evaluiert werden.
N0	keine regionalen Lymphknotenmetastasen
N1	Lymphknotenmetastasen in beweglichen ipsilateralen Lymphknoten
N2	Metastasen der ipsilateralen Lymphknoten, gegeneinander oder an anderen Strukturen adhärent
N3	Metastasen in ipsilateralen Mammaria-interna-Lymphknoten

Einteilung nach dem pathohistologischen Befund

pN0	keine regionalen Lymphknotenmetastasen	
pN1	Lymphknotenmetastase(n) in beweglichen ipsilateralen Lymphknoten	
	pN1a	Mikrometastasen bis 0,2 cm
	pN1b	Lymphknoten-(Lk-)Metastase > 0,2 cm
	pN1bi	Metastase in 1–3 Lk > 0,2 cm und < 2 cm
	pN1bii	Metastasen in 4 oder mehr Lk > 0,2 cm und < 2 cm
	pN1biii	Ausdehnung der Metastase über die Lymphknotenkapsel hinaus, Größe < 2 cm
pN2	Metastasen der ipsilateralen Lymphknoten, gegeneinander oder an andere Strukturen adhärent	
pN3	Metastasen in ipsilateralen Mammaria-interna-Lymphknoten	

Fernmetastasen

MX	Fernmetastasen können nicht evaluiert werden.
M0	keine Fernmetastasen
M1	Fernmetastasen (einschließlich Metastasen in einem oder mehreren supraklavikulären Lymphknoten)

9.3 Grading

In Abhängigkeit vom Differenzierungsgrad der Tumorzellen erfolgt das Grading:

GX	Grad kann nicht festgestellt werden.
G1	gut differenziert
G2	mäßig differenziert
G3	schlecht differenziert
G4	undifferenziert

Tabelle 9.5 Übersicht über seltene Karzinomtypen

Karzinom-Typ	Pathomorphologische Kennzeichen	Bemerkungen	Marker
Tubulär	meist < 1 cm, fest, sternförmig, einschichtige Drüsen oder Tubuli ohne myoepitheliale Komponente, gut differenzierte Zellen	gute Prognose, assoziiert mit DCIS, oft falsch negative FNA	ER: 70–100 % *HER-2/neu*-negativ *P53*-negativ
Muzinös (kolloidal)	eher weiche Konsistenz,extrazelluläre Schleimproduktion, gutes/mittleres nukleäres Grading	gute Prognose assoziiert mit DCIS Alterskarzinom (>70 J.) mammographisch lobuliert	ER: 80–90 % *HER-2/neu*-negativ *P53:* 18 %
Medullär	diagnostische Kriterien uneinheitlich histologisch „aggressives Bild": • synzytiales Wachstum • lymphoplasmozelluläre Infiltrate	Prognose umstritten Altersgipfel 50–60 Jahre umschriebene Läsion	ER: 0–33 % *HER-2/neu:* 0–14 % *P53* > 50 %

ER: Östrogenrezeptoren

Mikroskopisch ist das invasiv-duktale Karzinom sowohl interindividuell als auch teilweise innerhalb ein und derselben Läsion sehr heterogen. Die Tumorzellen können flächenhaft-solide, in Zellnestern, in glandulären Formationen oder trabekulären Strukturen angeordnet sein. Nekrosen kommen in unterschiedlicher Ausprägung, z. T. extensiv vor. Zytologisch können die Tumorzellen originären Mammaepithelien ähneln oder erheblichen Zellpolymorphismus und Kernatypien aufweisen.

Ebenso ist die Mitoseaktivität sehr unterschiedlich, wie auch die Ausprägung der Stromareaktion: Während einige Tumoren fast ausschließlich aus desmoplastischem Stroma bestehen, das von wenigen Tumorzellen durchsetzt ist, enthalten andere kaum Stroma, sondern bestehen vorwiegend aus Tumorzellen.

Unterschiedlich ist auch der Anteil der nichtinvasiven Tumorkomponente. Aufgrund der Heterogenität der Tumoren erfolgt das Grading anhand eines Punktesystems (nach 56), das sich an der Bildung tubulärer Strukturen, der Kerndifferenzierung (nukleäres Grading) und der Mitoserate differenziert (Tab. 9.**4**).

Das invasiv-duktale Karzinom ist der häufigste Tumortyp und weist gleichzeitig insgesamt die schlechteste Prognose auf. Neben der lymphatischen Metastasierung treten gehäuft hämatogene Metastasen in Leber, Lunge, Gehirn und Knochen auf.

Invasiv-lobuläres Karzinom

Dieser Tumortyp ist mit ca. 5–10 % der zweithäufigste Typ invasiver Mammakarzinome. Charakteristisch dafür ist die Multifokalität in der ipsilateralen Brust, während die Beobachtung eines gehäuften bilateralen Auftretens in größeren Studien noch nicht statistisch eindeutig bestätigt werden konnte (180).

Makroskopisch ist das lobuläre Karzinom vom invasiv-duktalen Karzinom nicht zu unterscheiden, allerdings scheint die desmoplastische Stromareaktion insgesamt geringer ausgeprägt zu sein, sodass der klinische Verlauf häufiger inapparent ist (187).

Mikroskopisch ist die klassische Form charakterisiert durch kleine, relativ einheitliche neoplastische Zellen, die das Stroma in linearen Einzelsträngen infiltrieren. Häufig sind die Gangbereiche durch Tumorzellen konzentrisch eingeschlossen. Die Kerne sind klein, uniform und meist exzentrisch gelegen, Mitosen sind selten. Ein Teil der Zellen zeigt intrazytoplasmatische Einschlüsse auf, sodass die Zellen siegelringzelligen Charakter haben. Tumoren mit einer Überrepräsentation dieser Zellen haben eine schlechtere Prognose.

Insgesamt weisen lobuläre Karzinome eine geringere Zellkohäsion auf, was sich daraus erklärt, dass sie, im Gegensatz zu invasiv-duktalen Karzinomen, charakteristischerweise eine äußerst geringe Expression des Adhäsionsmoleküls E-Cadherin aufweisen (138). Die häufigsten histologischen Varianten sind die solide, die alveoläre und die tubulolobuläre Form. Sie unterscheiden sich zytologisch und in ihrem Wachstumsmuster.

Lobulär-invasive Karzinome hatten in einigen Studien, zumindest im Stadium I, eine etwas bessere Prognose als im gleichen Stadium befindliche invasiv-duktale Karzinome. Dabei zeigte die tubulolobuläre Variante die relativ beste Prognose (51, 55, 77).

Eine Übersicht über die darüber hinaus existierenden Karzinomtypen und ihre Eigenschaften gibt die Tabelle 9.**5** (nach [187]).

9.5 Diagnostik und Biopsieverfahren

9.5.1 Bildgebende Verfahren

Mammographie

Die Mammographie ist die Untersuchung mit der höchsten Aussagegenauigkeit unter den bildgebenden Verfahren (Abb. 9.**2**).

Bei der mammographischen Einschätzung der Dringlichkeit zur histologischen Sicherung hat sich die Einteilung des National Cancer Institute" (NCI) bzw. der

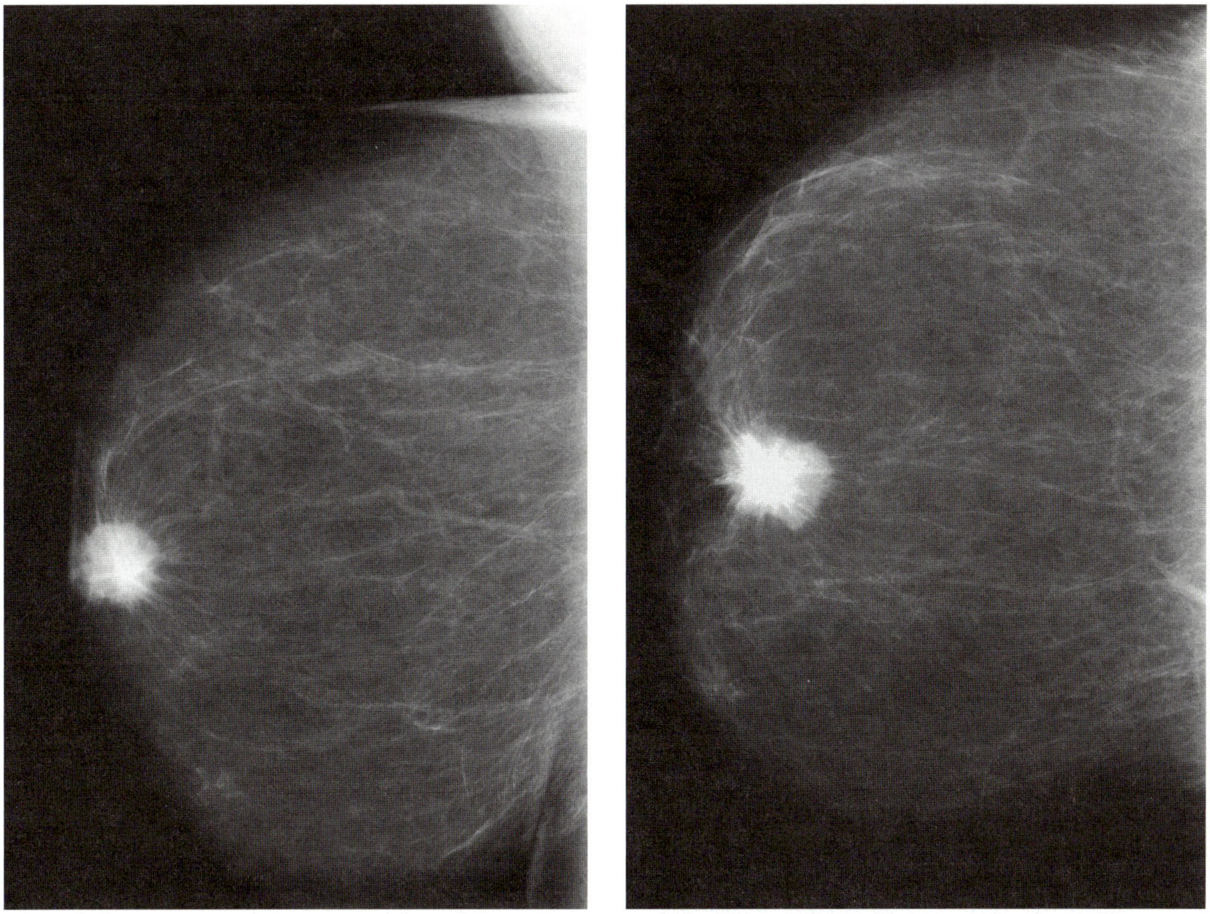
a b

Abb. 9.**2** **a**, **b** Typische Mammographie eines invasiven Karzinoms
(mit freundlicher Genehmigung von Dr. Wetzel, Funktionsbereich Radiodiagnostik, Charité, Campus Berlin-Buch).

Tabelle 9.**6** Indikation zur Biopsie aufgrund des Mammographiebefundes

Einteilung nach BI-RADS	Einschätzung	Klinische Konsequenz
BI-RADS 1	keine auffällige Läsion	keine Konsequenz
BI-RADS 2	benigne Läsion, z. B. verkalktes Fibroadenom	jährliche Mammographie
BI-RADS 3	wahrscheinlich benigne Läsion, Malignitätsrisiko <2 %	engmaschige Kontrolle (3–6 Monate), ggf. Biopsie
BI-RADS 4	suspekte Läsion	histologische Klärung
BI-RADS 5	hochsuspekt, erfüllt alle Malignitätskriterien, Malignitätsrisiko > 80 % (Abb. 10.**2**)	Exzisionsbiopsie erforderlich, ggf. vorher Stanzbiopsie

„American Cancer Society“ (ACS) bewährt. Sie basiert auf einer überregionalen Datensammlung, auf deren Basis die Art der Läsion mit dem Malignitätsrisiko korreliert wurde, basierend auf dem so genannten BI-RADS (College of Radiology *B*reast *I*maging *R*eporting *a*nd *D*ata *S*ystem). Tabelle 9.**6** gibt die Einteilung und die daraus abzuleitenden Konsequenzen vor (5, 235).

Sonographie

Bei jüngeren Frauen, insbesondere bei erblicher Belastung, ist die Sonographie als Screening-Verfahren von Bedeutung. Sie weist keine Strahlenbelastung auf und ist in dichtem Brustparenchym mit schlechten Voraussetzungen für eine Mammographie eine sinnvolle Alternative. Darüber hinaus wird sie in der Regel auch bei älteren Frauen als 2. Bildgebung bei mammographisch nachweisbaren Läsionen verwandt. Das Ziel dabei ist, die Dringlichkeit einer histologischen Abklärung zusätzlich zu erhärten oder eine zusätzliche Verlaufskontrolle zwischen 2 Mammographien durchzuführen. Bei der Differenzierung solitärer zystischer Läsionen oder im Rahmen einer zystischen Mastopathie ist die Indikation zur histologischen Sicherung oder Feinnadelaspiration häufig alleine vom Sonographiebefund abhängig.

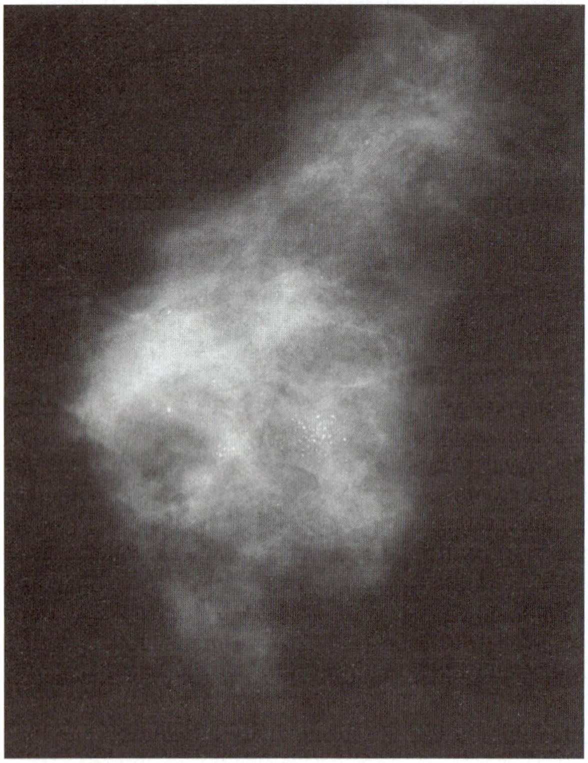

a

Magnetresonanztomographie

Die MRT erscheint dagegen vom Standpunkt der Kosteneffizienz als Zusatzuntersuchung bei unklarem Mammographiebefund noch nicht in der Routine einsetzbar: Eine Metaanalyse bisheriger Studien zeigte, dass die Spezifität der MRT insgesamt noch zu gering ist (67 % bei einer Sensitivität von 95 %), sodass diese Untersuchung zur Dignitätseinschätzung eines Primärtumors derzeit lediglich für spezialisierte Zentren empfohlen werden kann (101).

Eine sinnvolle Hilfe kann die MRT allerdings in Einzelfällen bei der Operationsplanung sein, z. B. um das notwendige Ausmaß der Operation festzulegen, insbesondere zum Ausschluss/Nachweis eines multizentrischen/-fokalen Karzinoms (Abb. 9.**3**). Eine weitere Indikation zur MRT besteht beim isolierten Axillabefall durch ein Adenokarzinom mit unbekanntem Primärtumor: Hier kann die MRT aufgrund ihrer hohen Sensitivität bei mammographisch und sonographisch negativem Befund zur Diagnose führen (25).

9.5.2 Biopsieverfahren

Noch immer in der Diskussion ist die Wahl des jeweiligen Biopsieverfahrens. Bei welcher Läsion ist welche Technik indiziert? Zur histologischen Abklärung stehen die folgenden Techniken zur Verfügung:

Feinnadelbiopsie

Technik: Das Prinzip der Feinnadelbiopsie (FNA) besteht im Abscheren von Zellen einer abnormen Läsion, die dann durch kapillären Sog oder einen durch eine Spritze

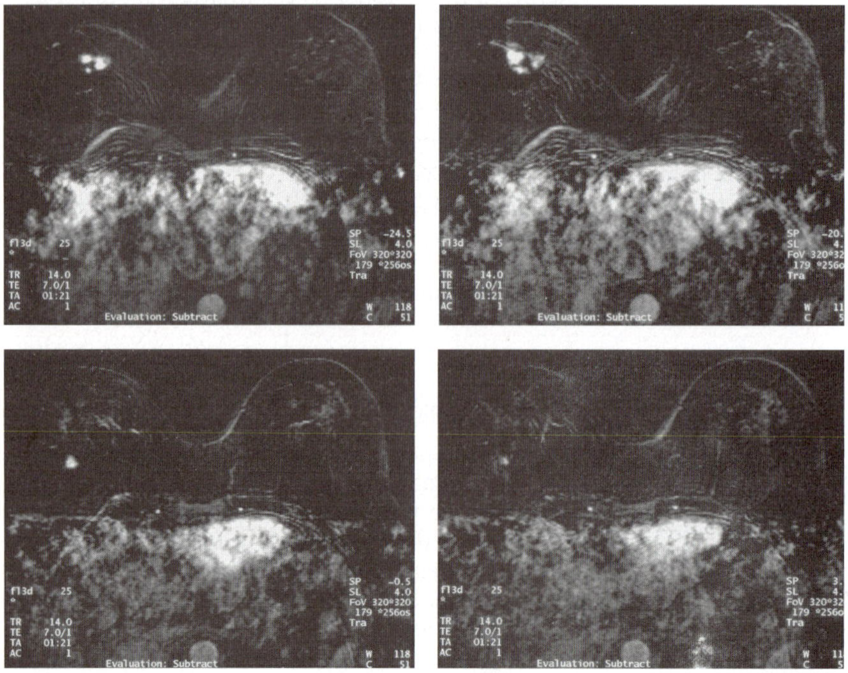

b

Abb. 9.**3** **a**, **b** Mammographie und MRT-Bilder eines multizentrischen Karzinoms.

erzeugten Unterdruck aspiriert werden. Dabei gilt: je kleiner die Nadel, desto mehr Zellen werden in der Regel aspiriert. Dies erklärt sich durch größere Scherwirkungen der kleinen Nadeln. Bei palpablen Läsionen wird die Nadel in der Regel durch Palpation geführt. Für nichtpalpable Läsionen oder mehrere, schwer zu differenzierende Knoten setzt sich zunehmend die sonographisch gestützte Positionierung durch. Der Zugangsweg beginnt dabei in der Regel entweder direkt über der Läsion (Vorteil: kürzester Biopsiekanal) oder horizontal bzw. parallel zur Brustwand und senkrecht zum Schallkopf (Vorteil: optimale Nadelkontrolle).

Für sonographisch nicht darstellbare Läsionen steht nach wie vor die stereotaktische Positionierung zur Verfügung. Dabei wird nach Fixierung der Brust, entsprechend des gleichzeitig aufgenommenen Mammogramms, eine dreidimensionale Nadelposition bestimmt, und die Nadel mithilfe eines Führungsinstruments exakt positioniert (157). Bei allen Zugangswegen der FNA muss berücksichtigt werden, dass der Aspirationskanal beim definitiven chirurgischen Eingriff ohne Probleme exzidierbar sein muss, um eine Tumorzellkontamination möglichst auszuschließen.

Bei der Auswertung des FNA-Ergebnisses teilt die Zytopathologie dabei folgendermaßen ein:

- 1: „eindeutig benigne“,
- 2: „keine Aussage möglich“ (zu wenig Zellen oder technische Probleme),
- 3: „verdächtig“ (Malignitätskriterien nicht komplett erfüllt),
- 4: „eindeutig maligne“.

Bei 2 ist eine Wiederholung oder die Durchführung einer Stanzbiopsie (s. u.), bei 3 eine Exzisionsbiopsie, bei 4 die Exzisionsbiopsie oder gegebenenfalls eine ausgedehntere definitive Therapie indiziert. Die FNA weist in der Regel eine hohe Spezifität (nahe 100%) bei relativ geringer Sensitivität auf (150). Daher sollte die Feinnadelbiopsie nur bei entsprechender Erfahrung in der Durchführung und Beurteilung eingesetzt und im Zweifel eine weitere Methode zur histologischen Sicherung hinzugezogen werden.

Stanzbiopsie

Technik

Bei der Stanzbiopsie wird ein dreidimensionaler Gewebezylinder aus dem Tumor herausgestanzt. Die häufigste Vorrichtung zur Stanzbiopsie besteht aus einer 1–2 mm breiten Nadel, die ca. 5 mm proximal der Spitze eine 1–2 cm lange Einkerbung aufweist und einem Zylinder mit scharfem Rand, der von proximal nach distal über die Einkerbung gleitet. Nach Positionierung des Instruments vor den Tumor wird die Nadelspitze ca. 1 cm in den Tumor geschoben und anschließend der Zylinder mittels einer Feder nach vorne katapultiert, sodass das Gewebe in der Kerbe in Form eines Zylinders abgeschert wird und mit dem gesamten Instrument entnommen werden kann.

Eine Weiterentwicklung des beschriebenen Geräts stellt die Vakuumstanze dar. Dabei dreht sich die eingekerbte Nadel im Tumor um die eigene Achse und kann dadurch einen größeren Gewebszylinder abscheren, als bei der herkömmlichen Stanze. Da das Gewebe anschließend per Vakuum aktiv abgesaugt wird, kann das Instrument für mehrere Folgebiopsien in Position belassen werden. Vergleichsstudien der Methoden zeigten, dass durch die – allerdings deutlich teurere – Vakuumstanze bei gleicher Nadelgröße regelhaft größere Gewebszylinder entnommen werden können (157).

Die bildgebende Führung der Stanznadel erfolgt sonographisch, falls die Läsion im Ultraschall nachweisbar ist, oder durch radiologisch-mammographische Führung (stereotaktisch), was eine größere Strahlenbelastung, allerdings auch die Möglichkeit einer maschinell unterstützten, dreidimensionalen Nadelplatzierung bedeutet.

Die stereotaktische Positionierung ist allerdings aus technischen Gründen problematisch bei Läsionen, die sehr nahe an der Brustwand liegen, bei kleinen Brüsten und auch bei sehr adipösen Patientinnen (>130 kg Körpergewicht). Zudem muss der Patient in der Lage sein, während der Positionierung über 20–40 Minuten in Bauchlage weitgehend regungslos zu verharren. Probleme hinsichtlich der Lagerung des Patienten treten dagegen bei Ultraschallpositionierung nicht oder nur in geringem Maße auf.

Wertigkeit

Die Stanzbiopsie ist die Methode der Wahl, um ein invasives Karzinom nachzuweisen und damit eine definitive chirurgische Versorgung zu ermöglichen. Dies kann bei bildgebend und/oder palpatorisch dringend suspektem Befund intraoperativ erfolgen, um der Patientin die Unannehmlichkeiten der präoperativen Prozedur zu ersparen und, bei positiver Schnellschnittdiagnose, ein einzeitiges Vorgehen zu ermöglichen.

Darüber hinaus rückte die sonographisch oder radiologisch gesteuerte Stanzbiopsie in den letzten Jahren zunehmend zur Diagnosesicherung nichtpalpabler Läsionen als Ersatz für die Exzisionsbiopsie nach Drahtmarkierung in den Vordergrund. Neuere Studien zeigten eine hohe Aussagegenauigkeit der Stanzbiopsie für benigne Läsionen und invasive Karzinome und eine diesbezüglich exakte Übereinstimmung der Stanzbiopsie-Ergebnisse mit den Diagnosen nach anschließender Exzisionsbiopsie.

Deutlich geringer ist die Aussagekraft dagegen bei der Diagnosestellung eines nichtinvasiven Karzinoms und der Differenzierung zwischen einer atypischen duktalen Hyperplasie und einem DCIS (57, 78).

Der *Vorteil der Stanzbiopsie* gegenüber der FNA liegt in der deutlich höheren Sensitivität sowie der Gewinnung eines Gewebezylinders zur histologischen Untersuchung mit Bestimmung des Rezeptorstatus (107).

Tabelle 9.7 Vor- und Nachteile der Stanzbiopsie zur Diagnosesicherung nichtpalpabler Läsionen

Vorteile der Stanzbiopsie	Probleme/Nachteile der Stanzbiopsie
Sicherung benigner Läsionen (BI-RADS 2, 3)	Sicherung eines nichtinvasiven Karzinoms
Sicherung invasiver Karzinome (BI-RADS 4, 5)	Ausschluss von Invasivität bei nichtinvasivem Karzinom
Verminderung der Anzahl chirurgischer Interventionen	Lokalisation nahe der Brustwand
Abklärung mehrerer Läsionen	Entfernung der Targetläsion
Kostenreduktion?	

Grenzen der Stanzbiopsie

Bei Nachweis von gruppiertem Mikrokalk mit einem durch die Bildgebung begründeten Verdacht auf ein nichtinvasives Karzinom kann eine negative Stanzbiopsie das In-situ-Karzinom nicht mit ausreichender Sicherheit ausschließen. Bisherige Studien ergaben eine Sensitivität von lediglich ca. 66% (78, 142). Darüber hinaus kann der stanzbioptische Nachweis eines nichtinvasiven Karzinoms eine begleitende Invasivität ebenfalls nicht mit hinreichender Sicherheit ausschließen, sodass bei Planung der definitiven Operation die Axilladissektion weiterhin in Betracht gezogen werden muss (105, 139).

Ein weiteres Problem kann auftreten, wenn nach erfolgreicher Stanzbiopsie eines kleinen invasiven Karzinoms das Tumorkorrelat mittels bildgebender Verfahren (oder sogar histologisch) nicht mehr nachzuweisen ist, sodass eine „blinde" definitive chirurgische Versorgung erfolgen muss.

Zusammenfassend dient die Stanzbiopsie vorwiegend zur frühzeitigen präoperativen histologischen Sicherung der Malignität bei palpablem und nichtpalpablem Herdbefund, um den Eingriff exakter planen zu können und die Anzahl der Eingriffe zu verringern. Darüber hinaus kann bei bestimmten Läsionen eine Exzisionsbiopsie vermieden werden (s. u.). Die Grenzen der Methode liegen bei der Abklärung eines nichtinvasiven Karzinoms und einer so genannten „radiären Narbe" sowie in den anatomischen bzw. konstitutionellen Gegebenheiten mancher Patienten. Vorteile und Nachteile sind in Tabelle 9.7 zusammengefasst.

Exzisionsbiopsie

Die Exzisionsbiopsie ist nach wie vor die diagnostische Methode, an der sich alle anderen Biopsiemethoden messen lassen müssen. Während palpable Läsionen in der Regel unter palpatorischer Kontrolle mit einem umgebenden Gewebemantel problemlos exzidiert werden können, ist für nichtpalpable Läsionen in der Regel eine Draht- oder Farbstoffmarkierung erforderlich. Lediglich bei direkt unter der Haut gelegenen Läsionen genügt eine Markierung auf der Haut. Eine „blinde" Quadranten- oder Sektorresektion nach bildgebender Lokalisation ist heute obsolet, da der Weichteilverlust und die Rate erfolgloser Eingriffe zu hoch ist.

Technik

Die Markierung der Läsion mit einem Draht bzw. einer Nadel erscheint aus chirurgischer Sicht die praktikabelste Lösung. Eine Farbstoffspur, für die ebenfalls vorübergehend eine Injektionsspritze an die Läsionsstelle platziert werden muss, kann gegebenenfalls zusätzlich erfolgen, ist aus Sicht der Autoren aber wegen der Möglichkeit der Abdiffusion des Farbstoffs ins Gewebe, z. B. nach intraoperativer Läsion des Injektionskanals, als einzige Lokalisationsmethode zu unsicher.

Als Markierungsobjekt dient eine durch Widerhaken fixierte Nadel oder ein bzw. mehrere Drähte, welche über eine Kanüle in das Gewebe eingebracht und dort durch eine Kurven- oder Hakenform der Spitze im Gewebe fixiert werden können. Dies hat den Vorteil, dass der dünne, flexible verbleibende Draht die Brust wenig traumatisiert und ein relativ geringes Dislokationsrisiko aufweist. Idealerweise besitzt der Draht eine ca. 2 cm lange Verdickung direkt oberhalb des endständigen Hakens, um den Chirurgen, der dem Drahtverlauf folgt, das Ende des Drahts anzukündigen. Wenn die Läsion gerade oberhalb des Hakens dem Draht anliegt, so kann sich der Operateur bei der Einschätzung des Ausmaßes der zu exzidierenden Gewebespindel daran orientieren.

Zudem sollte die Drahteintrittsstelle an der Haut mit einem röntgendichten Material versehen werden, bevor die letzte präoperative Aufnahme gemacht wird. Die Nadelplatzierung sollte durch das bildgebende Verfahren gesteuert werden, durch das die suspekte Läsion diagnostiziert worden ist, derzeit also in der Mehrzahl der Fälle durch die Mammographie.

Wenn die Läsion sonographisch darstellbar ist, so kann begleitend im Radiologietrakt, wo die Positionierung erfolgt, eine Ultraschalldarstellung durchgeführt werden. Dadurch wird eine sonographische Positionskontrolle des Drahts auf dem Operationstisch möglich, sodass eine zwischenzeitliche Dislokation intraoperativ ausgeschlossen werden kann. Um dies zu vermeiden, sollte das aus der Haut ragende Drahtende nicht an der Haut fixiert werden, weil der Draht ansonsten den Zugkräften der Restbrust, die sich durch Lagewechsel ergeben, ausgesetzt ist. Stattdessen sollte eine lockere, möglichst sterile Abdeckung durch Kompressen erfolgen, um ein Eindringen von Keimen entlang des Drahts und ein Verhaken mit Textilien zu vermeiden.

Die Richtung der Drahtpositionierung ist bei stereotaktischer Positionierung in der Regel parallel zur Brustwand, da die Brust während der Platzierung in der kraniokaudalen Kompressionshaltung der Mammographie fixiert und durch Fenestrierungen der kranial und kaudal gelegenen Platten markiert wird.

Wenn die Läsion im Ultraschall sichtbar ist, kann auch ein frontaler Zugangsweg genommen werden. Allerdings birgt dieser bei brustwandnaher Läsion die Gefahr einer Penetration der Nadel in die Brustwand oder gar eines Pneumothorax (118). Standard ist eine Positionierung der Drahtspitze innerhalb eines Abstandes von 5 mm zur Läsion (79).

Bei der Exzision kann als Zugang die Drahteintrittsstelle gewählt werden. Wenn der Drahtkanal aus lokalisationstechnischen Gründen zu lang ist, kann auch an einer näher am Tumor gelegenen Hautstelle, die evtl. auch kosmetisch günstiger ist, die Inzision erfolgen. Der Draht wird dann transmammär auf kürzestem Wege aufgesucht und das letzte Stück bis zur Verdickung verfolgt. Mit Beginn der Drahtverdickung bzw. des Drahtendstücks wird dann eine Gewebespindel exzidiert, deren Form sich an der Lage der Drahtspitze zum Tumor orientiert. In Abhängigkeit der Malignitätswahrscheinlichkeit sollte das Ausmaß der Exzision gewählt werden.

9.5.3 Diagnose und Indikation zur Biopsie

Management des palpablen Knotens

Grundlage der Abklärung eines palpablen Knotens bzw. einer Parenchymverdichtung ist die so genannte Tetra-Diagnostik, bestehend aus:

- klinischer Untersuchung,
- Mammographie,
- Mammasonographie und
- Feinnadelaspirationszytologie (FAP).

Jede palpable Läsion sollte mindestens einem bildgebenden Verfahren (Mammographie und, wenn möglich, Mammasonographie) unterzogen werden. Bei jedem klinisch oder bildgebend suspekten Befund (Hauteinziehungen, Peau d'orange, Sekretion der Mamille) ist eine histologische Sicherung (in der Regel Exzisionsbiopsie) erforderlich.

Bei klinisch und bildgebend nichtsuspekten, palpablen Knoten (z. B. Zysten) kann zusätzlich zur klinischen Kontrolle eine kosmetisch wenig belastende Feinnadel- oder Stanzbiopsie erfolgen, gegebenenfalls ultraschallgestützt, um die diagnostische Sicherheit weiter zu steigern. Nach Aspiration von Flüssigkeit aus Zysten sollte sich die Zyste initial komplett zurückbilden. Bei unblutigem Aspirat ist anschließend eine sonographische Kontrolle in 4–6 Wochen üblich. Falls die Zyste sich in dieser Zeitspanne erneut füllt, ist eine Exzisionsbiopsie erforderlich, ebenso, wenn solide Reste der Läsion nach Aspiration verblieben sind oder wenn Blut aspiriert wurde.

Indikationen zur Zystenexzision umfassen:

- solide Anteile im Sonogramm,
- blutiges Aspirat,
- solide Reste nach Aspiration und
- Rezidiv innerhalb von 4–6 Wochen.

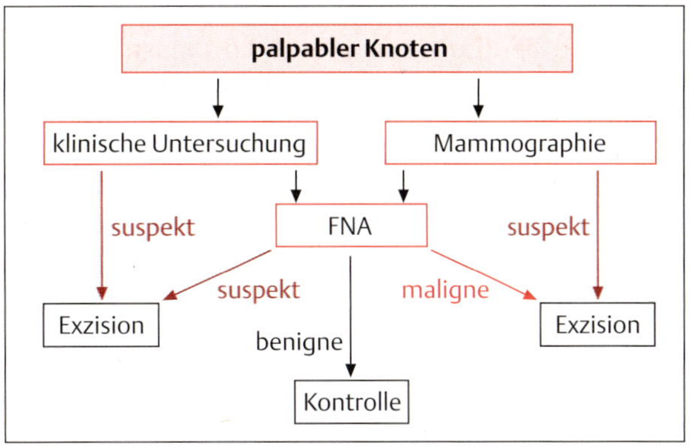

Abb. 9.**4** Flussdiagramm: Management des palpablen Knotens.

Wenn klinische Untersuchung, Mammographie und Feinnadelbiopsie gleichzeitig zur Anwendung kommen (so genannte „Triple-Diagnostik" bzw. „Tetra-Diagnostik" bei Einschluss der Sonographie) und übereinstimmend auf eine benigne Läsion hindeuten, liegt der diagnostische Fehler unter 1 % (114).

Bei der Abklärung einer palpablen Geschwulst ist zusätzlich das Alter und die Familienanamnese zu berücksichtigen. Ohne anamnestisch erhobene familiäre Häufung von Brustkrebs ist bei einer Frau unter 25 Jahren die Wahrscheinlichkeit eines Fibroadenoms sehr hoch, einer malignen Erkrankung der Brust dagegen äußerst gering, sodass in der Regel auf eine Mammographie verzichtet werden kann. Mit steigendem Alter steigt die Brustkrebswahrscheinlichkeit dann deutlich an, sodass die genannte Mehrfach-Diagnostik in der Regel Anwendung findet (Abb. 9.**4**).

Ein Sonderfall für die Indikation zur Exzisionsbiopsie ist eine lokale Beschwerdesymptomatik oder auch der dringende Wunsch einer Patientin nach Untersuchung eines „Knotens", was jeweils unabhängig von der eingeschätzten Dignität eine Indikation zur chirurgischen Exzision bedingen kann.

Management des nichtpalpablen Knotens

Nichtpalpable Befunde spielen mit zunehmender Einführung der Screening-Mammographie im klinischen Alltag eine immer bedeutendere Rolle. Während der nachweisbare Effekt der Screening-Mammographie auf Überleben und Mortalität bei Frauen unter 40 Jahren ohne familiäre Belastung derzeit noch gering ist, scheint sich bei Frauen über 50 Jahren eine Reduktion der Brustkrebsmortalität um ca. 30 % anzudeuten, vorausgesetzt, dass ca. 80 % der Frauen dieser Altersgruppe am Programm teilnehmen (146). Allerdings ist der Wert des Screenings derzeit noch Gegenstand kontroverser wissenschaftlicher Diskussion.

Lange Jahre war bei suspektem, nichtpalpablem bildgebendem Befund ein zweizeitiges Vorgehen mit chirurgischer Exzisionsbiopsie und – nach Erhalt des histologischen Malignitätsnachweis – die definitive Operation der so genannte „Goldstandard". Dabei wurde in 2. Sitzung, je nach histologischem Befund, eine Nachresektion des Primärtumors und, bei invasiven Karzinomen, eine Axilladissektion durchgeführt. Wurde zunächst ein nichtinvasives Karzinom diagnostiziert, konnte es zudem vorkommen, dass durch Erhalt des Nachresektates die Invasivität gesichert und demzufolge die Axilladissektion als 3. Eingriff erforderlich wurde.

Dieses Vorgehen wird nunmehr immer häufiger durch eine Stanzbiopsie als Methode der initialen histologischen Sicherung verändert. Neuere Studien belegten, dass durch die präoperative histologische Karzinomsicherung die Anzahl der chirurgischen Eingriffe sowie die Masse des exzidierten Gewebes und somit auch die Fallkosten pro Patient deutlich reduziert werden konnten (5, 209, 235).

Neben der histologischen Karzinomsicherung bei suspekten oder hoch suspekten Knoten der Klassifizierung BI-RADS 4 und 5 kann bei Läsionen mit geringerer Malignitätswahrscheinlichkeit (BI-RADS 3) durch eine Stanzbiopsie auch die Benignität einer Läsion mit ausreichender Genauigkeit gesichert und eine Exzisionsbiopsie verhindert werden (78). Besonders vorteilhaft ist dieses Vorgehen bei mehreren Läsionen, bei denen durch eine Exzisionsbiopsie ein kosmetisch ungünstiger, hoher Parenchymverlust entstünde.

Probleme können auftreten, wenn sehr kleine Läsionen nach der Stanzbiopsie nicht mehr bildgebend nachweisbar sind. Zur Vermeidung dieses Problems wird eine Clipmarkierung der Biopsiestelle vorgeschlagen (225).

Als Indikationen zur Stanzbiopsie bei nichtpalpablem Knoten können gelten:

- Läsionen nach BI-RADS 3:
  Ziel: Ausschluss der Malignität; chirurgische Resektion kann gegebenenfalls vermieden werden.
- Läsionen nach BI-RADS 4–5:
  Ziel: Beweis der Malignität; chirurgische Resektion kann gegebenenfalls als definitive Resektion geplant und durchgeführt werden.

Wie oben erwähnt, lässt sich der Ausschluss eines nichtinvasiven Karzinoms nicht mit gleicher Sicherheit betreiben. Daher ist die Stanzbiopsie bei diesen Tumorentitäten lediglich im Falle eines positiven Nachweises von Bedeutung. Dabei ist zu berücksichtigen, dass bei der stanzbioptischen Diagnose eines nichtinvasiven Karzinoms in 20–30% der Fälle ein invasives Karzinom vorliegt (78, 106).

Nach Durchführung einer Biopsie ist es von entscheidender Bedeutung, dass das pathologische Ergebnis mit dem Mammographiebefund übereinstimmt. Beispielsweise muss die Stanzbiopsie Mikrokalk enthalten, wenn dieser sich mammographisch im zu untersuchenden Bereich befindet. Im Zweifelsfall muss die Biopsie wiederholt oder eine Exzisionsbiopsie durchgeführt werden.

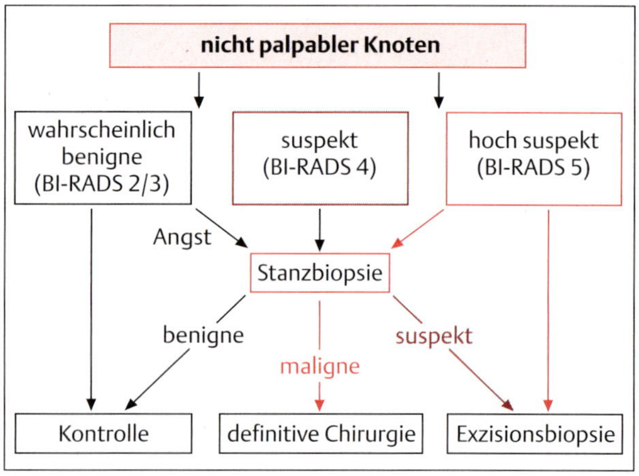

Abb. 9.**5** Flussdiagramm: Management des nichtpalpablen Knotens.

Nach Durchführung einer Exzisionsbiopsie ist eine bildgebende Darstellung des Präparats durchzuführen. Dabei kommt das gleiche Verfahren zur Anwendung, mit dem die Läsion präoperativ dargestellt und markiert worden war. Sollte sich die Läsion nicht darstellen lassen, kann es sich um eine Zyste gehandelt haben, die durch die Manipulation eröffnet und entleert worden war.

Ist dies unwahrscheinlich, so kann in Richtung des Drahtkanals nachexzidiert werden, wenn die Möglichkeit bestand, dass der Draht durch Zugkräfte nach außen disloziert worden war. Wenn die Läsion auch im Nachresektat nicht enthalten ist, so ist es in der Regel sinnvoll, eine exzessive Gewebeentfernung zu vermeiden, den Eingriff zu beenden und nach ca. 3 Wochen eine Mammographie durchzuführen. Ist die Läsion noch darstellbar, wird sie neu markiert.

Eine Übersicht über das Management des nichtpalpablen Knotens gibt Abb. 9.**5**.

9.6 Die stadiengerechte Therapie des Mammakarzinoms

Für die Wahl der Therapiestrategie ist die Einteilung in Erkrankungsstadien immer noch von entscheidender Bedeutung. Obwohl die Stadieneinteilung bereits auf sehr frühe Studien gründet und ursprünglich auf die unterschiedliche Ausprägung der lymphonodalen Metastasierung bzw. zur Abgrenzung der hämatogen metastasierten Patienten abzielte, bildet das Stadiensystem nach Einführung weiterer Untergruppen auch heute noch eine wesentliche Grundlage für das therapeutische Prozedere und das Einbringen von Patienten in prospektive und retrospektive Studien. Dabei ist die Stadieneinteilung sowohl präoperativ nach klinischen als auch postoperativ nach histopathologischen Befunden von Bedeutung.

Das Stadiensystem gliedert sich derzeit wie folgt:

Stadium 0	Tis (Tmic)	N0	M
Stadium I	T1	N0	M0
Stadium IIA	T0	N1	M0
	T1	N1	M0
	T2	N0	M0
Stadium IIB	T2	N1	M0
	T3	N0	M0
	T3	N1	M0
Stadium IIIA	T0	N2	M0
	T1	N2	M0
	T2	N2	M0
	T3	N1	M0
	T3	N2	M0
Stadium IIIB	T4	jedes N	M0
	jedes T	N3	M0
Stadium IV	jedes T	jedes N	M1

Die für das therapeutische Prozedere nach Diagnosestellung initial zu treffende Entscheidung ist die *Indikation zur präoperativen bzw. neoadjuvanten Chemotherapie*. Durch eine Vortherapie konnte in erster Linie die Rate an brusterhaltenden Eingriffen (20, 210) erhöht werden, während ein Vorteil hinsichtlich des Überlebens oder der Rezidivfreiheit noch nicht überzeugend gezeigt werden konnte (67). Generell gilt eine Vorbehandlung derzeit als Standard für primär als inoperabel eingestufte Tumoren bzw. für inflammatorische Karzinome.

Für Patientinnen mit prinzipiell operablen Tumoren gilt eine Vorbehandlung heute grundsätzlich noch immer als experimentell, auch wenn die Häufigkeit derartiger Therapien in den letzten Jahren deutlich zugenommen hat. Die Indikation dafür wird von Zentrum zu Zentrum unterschiedlich gestellt. Patientinnen, die körperlich geeignet erscheinen und noch nicht dem Senium zuzurechnen sind, werden ab dem Stadium IIIA derzeit meist in eine Vorbehandlung im Rahmen eines Studienprotokolls eingeschlossen, sodass dieses Vorgehen derzeit fast den Charakter eines Standards erreicht hat. Für frühere Stadien bleibt eine Vorbehandlung optional. In Deutschland wird eine Vorbehandlung derzeit für Patientinnen mit Tumoren >2 cm im Rahmen der so genannten „GEPARDO“ bzw. „GEPAR-DUO-Studie“ durchgeführt (135).

Für den Fall eines Karzinoms der Stadien I und II, das nicht im Rahmen einer Studie vorbehandelt werden soll, gilt die *Tumorresektion mit minimalem Sicherheitsabstand* von ca. 1 cm nach allen Seiten als Ziel. Die Indikation zur Mastektomie oder brusterhaltenden Therapie hängt dabei nicht nur von der Tumorgröße, sondern insbesondere vom Verhältnis Tumorgröße zu Brustgröße und der Tumorlokalisation ab. Bei multizentrischen/-fokalen Tumoren, Tumoren mit großem, retromammillärem Tumor, ungünstigem Tumor-Brustdrüsenverhältnis oder Infiltration der Pektoralisfaszie wird in der Regel eine Mastektomie durchgeführt. Alle relativen und absoluten Kontraindikationen zur brusterhaltenden Therapie finden sich in Tabelle 9.**8** und werden unten ausführlich diskutiert.

Bei Nachweis eines invasiven Karzinoms ist die *Axilladissektion* immer noch als Standard anzusehen. Bei kleinen Tumoren kann im Falle einer negativen Sentinel-Node-Lymphknotenbiopsie (sentinel node: „Wächter-Lymphknoten“; s. u.) gegebenenfalls darauf verzichtet werden. Allerdings liegt diesbezüglich noch kein eindeutiger Standard vor. Während in einigen Zentren –

Tabelle 9.**8** Übersicht über die stadienabhängige Therapie

Stadium	Tumorgröße	N	M	Präop. Therapie	Lokale Therapie
I	0–2 cm	N0	0	keine	BET+SNB, ggf. Ax
IIA	0–2 cm	N1	0	keine	BET+Ax
IIA	2–5 cm	N0	0	optional	BET+Ax
IIB	2–5 cm	N1	0	optional	BET+Ax
IIB	>5 cm	N0	0	empfehlenswert	Ma (BET)+Ax
IIIA	0 cm	N2	0	regelhaft	Ma+Ax
IIIA	0–2 cm	N2	0	regelhaft	BET+Ax
IIIA	2–5 cm	N2	0	regelhaft	BET+Ax
IIIA	>5 cm	N1	0	Standard	Ma+Ax
IIIA	>5 cm	N2	0	Standard	Ma+Ax
IIIB	T4	N1–3	0	Standard	Ma+Ax
IIIB	Jedes T	N3	0	Standard	Ma/BET+Ax+RT
IV	Jedes T	N1–3	1	Standard	Ma/BET+Ax (+RT)

MA: Mastektomie
BET: brusterhaltende Therapie
RT: Radiatio
SNB: Sentinel-Node-Biopsie
Ax: Axilladissektion

überwiegend in den USA – bereits bei klinisch nodal negativen Patienten mit Tumoren von mehreren Zentimetern Durchmesser die Axilladissektion von der Sentinel-Node-Biopsie abhängig gemacht wird (81, 94, 120), ist man in vielen Zentren Europas deutlich zurückhaltender.

Die adjuvante Therapie richtet sich nach dem Nodalstatus, dem Rezeptorstatus, Tumorgröße und -grading, dem Patientenalter und dem Menopausenstatus, in Deutschland entsprechend der Empfehlungen der St.-Gallen-Konsensuskonferenz (Tab. 9.**14** u. 9.**15**).

9.7 Chirurgische Therapie des Mammakarzinoms

9.7.1 Therapie des Primärtumors

Durch eine Vielzahl von Studien hatte sich in den letzten Jahrzehnten gezeigt, dass die brusterhaltende Therapie (BET) in Kombination mit einer Radiatio als lokale Tumortherapie der Mastektomie (radikal oder modifiziert) hinsichtlich Fernmetastasierung und Gesamtüberleben gleichzusetzen ist (7, 61). Hinsichtlich des Lokalrezidivs gilt dies nur, wenn der Einfluss der wesentlichen Risikofaktoren durch adäquate Patientenselektion oder risikobewusstes Management minimiert wird.

Generell gilt derzeit, dass für Patientinnen im Stadium I und II die brusterhaltende Operation die Therapie der Wahl ist. Dabei muss allerdings das Gesamtkonzept mit postoperativer Radiatio, adjuvanter Therapie und Nachsorge mit der Patientin besprochen sein und diese sowohl physisch als auch psychisch-sozial geeignet sein. Es ist durchaus denkbar, dass aufgrund psychosozialer Komponenten im Einzelfall einer Mastektomie der Vorzug gegeben wird.

Für fortgeschrittenere Tumorerkrankungen muss jeweils ein interdisziplinäres Gesamtkonzept erarbeitet werden, dessen Ablauf das Alter und die Nebenerkrankungen, aber auch Ängste, Vorstellungen und Kooperationsbereitschaft der Patientinnen berücksichtigt. Dabei ist die Indikation zur brusterhaltenden Therapie mit kosmetisch zufrieden stellendem Ergebnis neben einem möglichst kurativem Ansatz eines der Hauptziele jedes Behandlungskonzepts.

Nachfolgend sind die wesentlichen absoluten und relativen Kontraindikationen zur BET aufgeführt (42, 108, 175).

Absolute Kontraindikationen zur BET:
Schwangerschaft,
2 oder mehr invasive Karzinome in 2 verschiedenen Quadranten der Brust,
inflammatorisches Mammakarzinom,
vorausgegangene Radiatio der Brust wegen einer anderen Erkrankung,
persistierende positive Resektionsränder nach mehrfachem chirurgischem Eingriff,
kein Ansprechen auf neoadjuvante Chemotherapie.

Relative Kontraindikationen:
multizentrischer/-fokaler Tumorbefall in einem Quadranten oder ausgedehnte Mikrokalzifikate im Mammogramm,
Erkrankung aus dem Formenkreis der rheumatischen Erkrankungen oder Kollagenosen,
ungünstiges Verhältnis zwischen Tumor- und Brustgröße,
körperliche Behinderung des Patienten, die flaches Liegen oder Armabduktion bei der postoperativen Radiatio unmöglich macht.

Schwangerschaft, weit auseinander liegende multifokale Tumore und inflammatorische Karzinome sind *absolute Kontraindikationen* für eine brusterhaltende Therapie, die kaum individuellen Handlungsspielraum erlauben. Eine vorausgegangene Radiatio stellt in der Regel eine absolute Kontraindikation dar, allerdings muss dabei der Einzelfall geprüft werden. Fälle mit mehrfacher Radiatio der Brust bis zu Gesamtdosen von knapp 100 Gy sind beschrieben (175). Generell muss eine Vorbestrahlung von insgesamt 60–70 Gy aufgrund fehlender Erfahrungen mit der Langzeittoxizität jedoch als Kontraindikation gewertet werden.

Positive Resektionsränder nach Ersteingriff stellen keine Kontraindikation für eine brusterhaltende Therapie dar. Sollten diese allerdings nach der Nachresektion bestehen bleiben, so ist in der Regel die Indikation zur Mastektomie gegeben, da, neben den generell zu erwartenden schlechten kosmetischen Resultaten, die körperliche und insbesondere psychische Belastung nicht zumutbar ist.

Für die Behandlung des Primärtumors nach neoadjuvanter Therapie existieren noch keine Standard-Richtlinien, da ja auch die Indikationen und der Ablauf noch in klinischen Studien evaluiert werden. Allerdings stellt das Nichtansprechen auf eine neoadjuvante Therapie derzeit im Allgemeinen eine Indikation zur Mastektomie dar (47, 67, 125).

Eine relative Kontraindikation stellen multifokale Tumoren oder ausgedehnte Mikrokalzifikate begrenzt auf einen Quadranten dar. Bisherige Ergebnisse diesbezüglich zeigen eine 2–3-mal höhere Lokalrezidivrate nach BET und lassen einen noch ausgedehnteren Tumorbefall erwarten als bildgebend fassbar. Allerdings verfügen die bisherigen Studien über relativ geringe Patientenzahlen (175).

Kollagenosen und Erkrankungen aus dem rheumatischen Formenkreis wie Lupus erythematodes oder Sklerodermie gelten als relative Kontraindikationen, da höhere postradiogene Komplikationsraten mit z. T. schwerwiegenden Folgen wie lokale Fibrose, schmerzhafte Brustretraktion oder Rippenfrakturen beschrieben wurden. Allerdings gibt es hierzu keine randomisierten Studien, sodass gegebenenfalls im Einzelfall eine modifizierte Radiatio vertretbar erscheint (175). Die Entscheidung, ob eine BET kosmetisch zufrieden stellend oder, bei ungünstigem Größenverhälnis zwischen Tumor und Restbrust, kosmetisch sogar ungünstiger als eine Mastektomie ist, muss natürlich in jedem Fall individuell geprüft werden.

9.7.2 Resektionstechnik

Die in der deutschsprachigen Literatur „Mastektomie“ genannte chirurgische Intervention korrespondiert im Wesentlichen mit der so genannten „total mastectomy“ der englischsprachigen Literatur und beinhaltet die Entfernung des gesamten Brustdrüsenparenchyms durch einen ellipsenförmigen Hautschnitt einschließlich des Brustwarzen-Areolen-Komplexes und der Biopsienarbe. Die Hautlappen werden in der Schicht des Subkutangewebes zwischen Parenchym und Brustdrüsengewebe präpariert. Die Dissektion verläuft in der Regel von kranial nach kaudal und reicht nach oben bis an den Unterrand der Klavikula, nach medial bis an das Sternum, nach unten bis zur Rektusscheide und nach lateral bis an den M. latissimus dorsi. Dabei ist besonders auf die Mitnahme des axillären Brustdrüsenfortsatzes zu achten.

Die Faszie des M. pectoralis major eignet sich als basale Grenzschicht der Dissektion zum Erreichen einer En-Bloc-Resektion und wird in der Regel mitreseziert. Die Vorstellung einer anatomischen Barriere der Tumorzellausbreitung erscheint unwahrscheinlich, da in anatomischen Studien transfasziale Lymphabflusswege nachgewiesen wurden (80, 131).

Die „Segmentresektion“, in der englischsprachigen Literatur „lumpectomy“, „wide local excision“ (WLE) oder „segmental mastectomy“ genannt, stellt eine der Tumorgröße angepasste Brustdrüsenresektion dar und hat die früher vertretene, starr schematische so genannte „Quadrantenresektion“ weitgehend ersetzt. Dabei erfolgt die Hautinzision in der Regel bogenförmig entsprechend der Brustdrüsenkrümmung direkt über dem palpablen oder/und markierten Tumor, der dann inmitten eines nach zentral ausgerichteten Gewebekegels („Sektor“) reseziert wird (Abb. 9.**6**).

Im Falle eines direkt unter der Haut befindlichen Tumors, nach erfolgter Biopsie oder bei einem in situ befindlichen Markierungsdraht wird die Inzision als Spindel ausgeführt, ansonsten genügt eine einfache Inzision. Wenn der Tumor nicht axillanah lokalisiert ist, sodass die Inzision zur Tumorexzision wegen der Axilladissektion nicht erweitert werden muss, so ist eine separate Inzision für die Axilladissektion zu planen, um eine Retraktion der Brust in Richtung Axilla zu vermeiden und eine selektive Radiatio des Tumorbetts („Boost“) zu ermöglichen, ohne dabei die Axilla mitbestrahlen zu müssen.

Falls die Indikation zur brusterhaltenden Therapie zu Operationsbeginn nicht ausreichend sicher erscheint, sollte die Inzision so gewählt werden, dass sie gegebenenfalls später zur Durchführung einer Mastektomie erweitert werden kann.

Der Tumor bzw. die Biopsiehöhle sollte mit einem Sicherheitsabstand von ca. 1 cm des umgebenden Gewebes en bloc reseziert werden. Bei intraoperativem Verdacht auf eine Infiltration des M. pectoralis sollten die entsprechenden Areale des M. pectoralis mitreseziert werden. In diesem speziellen Fall – wie auch ganz allgemein bei der BET – ist es empfehlenswert, die Gewebeareale unter der Tumorbasis mit Clips zur Planung der postoperativen Radiotherapie zu versehen.

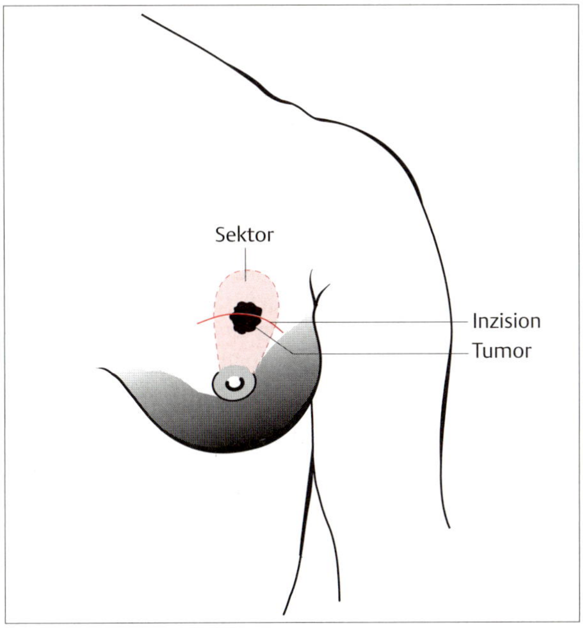

Abb. 9.**6** Prinzip der Sektorresektion.

Von großer Bedeutung ist die sofort nach Tumorresektion erfolgende orientierende Präparatemarkierung durch den Chirurgen, um postoperativ gegebenenfalls die Areale positiver Resektionsränder exakt zu erfassen. Nach sorgfältiger Blutstillung sind Adaptationsnähte in der Regel unnötig, zudem sollten Drainagen oder zumindest die Anwendung von Sog in der Brust vermieden werden.

Ein zentraler oder subareolärer Tumorsitz ist heute keine Kontraindikation mehr für eine BET: Haffty et al. konnten zeigen, dass Tumoren, die innerhalb eines Abstands von 2 cm zur Areola gelegen waren, zu 75 % unter Erhalt der Brustwarze reseziert werden konnten, ohne dass eine erhöhte Lokalrezidiv- oder eine erniedrigte Überlebensrate festgestellt werden musste. Tumoren mit klinischem Verdacht auf oder histopathologisch nachgewiesener Infiltration der Areola wurden primär oder sekundär mit Areolenresektion therapiert (90).

Die Haut sparende Mastektomie wird angewandt, wenn ein einzeitiger Brustaufbau vorgesehen ist. Voraussetzung dafür ist eine tumorfreie Brusthaut. Die Inzisionslinie umschneidet in der Regel knapp die Areole und berücksichtigt entweder über eine separate Inzisionslinie oder eine geschickt gewählte Umschneidung vorbestehende Biopsienarben. Bei Zustand nach FNA eines tief liegenden Tumors kann auf die Ausschneidung der Punktionsnarbe verzichtet werden. Anschließend wird das gesamte Brustdrüsenparenchym reseziert, wobei besonders auf die gleichmäßige Dicke der Hautlappen zu achten ist. Ein kosmetisch entscheidender Punkt ist der Erhalt der Sub- oder Inframammärfalte, um eine originäre Brustkontur zu gewährleisten.

Zur Rekonstruktion erfolgt nun die Implantation eines Expanders, der postoperativ in regelmäßigen Abständen mit Kochsalz gefüllt und damit vergrößert wird, um die zur Rekonstruktion erforderliche Hautmenge durch fortgesetzten Dehnungsreiz zu erhalten, oder eine sofortige Rekonstruktion. Dabei kann entweder ein freier „*T*ransversus-*R*ectus-*A*bdominis-*M*yokutanlappen" („TRAM-Flap") oder ein M.-latissimus-dorsi-Lappen, jeweils mit entsprechender Hautspindel, verwandt werden. Bei größeren Brüsten und technisch bedingt kleinen Lappen kann zusätzlich zur Volumenauffüllung eine, meist subpektoral eingelegte, definitive Prothese erforderlich werden.

Auf die Details der Rekonstruktionstechniken kann im Rahmen dieses Kapitels nicht weiter eingegangen werden. Ganz allgemein gesagt sei jedoch noch angemerkt, dass im Falle einer bevorstehenden Nachbestrahlung auf die Implantation von Silikonprothesen verzichtet werden sollte, da als Strahlungsfolge das Risiko einer Kapselfibrose mit konsekutiver Prothesenexplantation besteht. Autologe Implantate sind nach bisherigen Erfahrungen durch eine postoperative Radiatio nicht wesentlich beeinträchtigt (160, 179).

9.7.3 Resektionsränder, Lokalrezidiv und postoperative Therapie

Im Rahmen eines multimodalen Therapiekonzepts vermag neben der inzwischen obligaten Radiatio nach BET sowohl die postoperative Applikation einer adjuvanten Chemotherapie (64) als auch die orale Gabe von Tamoxifen (63) die Rate der Lokalrezidive – zumindest für jeweils bestimmte Patienten-Subgruppen – zu senken. Seit der zunehmenden Einführung der BET wird die Frage der Resektionsränder eingehend untersucht und kontrovers diskutiert. Eine allgemein gültige Aussage gestaltet sich schwierig, da verschiedene potenzielle, individuelle Risikofaktoren (histologischer Tumortyp, Alter der Patientin, Rezeptorstatus) und die sich mit der zeitlichen Zunahme der Beobachtungszeiträume verändernden Signifikanzunterschiede berücksichtigt werden müssen. Als eindeutige Risikofaktoren gelten derzeit:

- positive Resektionsränder und marginale Resektion (Tumorzellen am Resektionsrand bzw. innerhalb von 2 mm zum Resektionsrand (75, 115, 228),
- eine extensive intraduktale Komponente am Tumorrand (EIC) (228),
- Patientenalter $\leq$ 35 Jahre (115, 228) sowie
- eine Gefäßinvasion (Blut- und Lymphgefäßinvasion) (228).

Als Konsequenz ist zu fordern, dass im Rahmen der BET histopathologisch tumorfreie Resektionsränder von mindestens 2 mm am gesamten Präparat vorliegen. Bei Vorliegen einer extensiven intraduktalen Komponente wurde in einer neueren Multicenterstudie von Voogd et al. zwischen gut und schlecht differenzierter EIC unterschieden: Während für Patienten mit gut differenzierter EIC ein deutlich größerer tumorfreier Resektionsrand von 1–2 cm, verbunden mit einem, zusätzlich zur Standardradiatio (45–50 Gy) applizierten, Boost von 15 Gy gefordert wird, sollte bei schlecht differenziertem EIC entweder eine noch radikalere Resektion mit höherem Boost oder eine Mastektomie durchgeführt werden (228).

9.7.4 Komplikationen nach Mastektomie

Die fast immer in unterschiedlicher Ausprägung auftretende Serombildung nach alleiniger Mastektomie wie auch, in noch stärkerem Maße, nach Mastektomie in Kombination mit Axilladissektion (s. u.) ist eher als häufige Begleiterscheinung als im Sinne einer Komplikation zu werten. Nach Mastektomie kommen auch im thorakalen Wundgebiet, im Gegensatz zur BET, regelhaft Saugdrainagen zur Anwendung.

Eine ischämisch bedingte Wundrandnekrose ist in mindestens 8 % der Fälle zu erwarten (3). Um diese zu vermeiden, sollte eine Kompressionsbehandlung in der frühpostoperativen Phase möglichst unterbleiben. Zusätzliche Risikofaktoren sind fortgeschrittenes Patientenalter, große Brust und ausgedehnte Serombildung. Wundinfektionen betreffen ca. 6–14 % der Fälle (3) und werden in der Regel von Staphylococcus-aureus-Stämmen verursacht.

Begünstigend für das Eintreten einer Infektion wirken ein zweizeitiges chirurgisches Vorgehen sowie eine prolongierte Saugdrainagenbehandlung (3). Die früh auftretende, nicht abszedierende Form äußert sich klinisch in postoperativer Zellulitis und erfordert eine sofortige antibiotische Therapie. Die abszedierende Form muss eröffnet und durch Wunddebridement behandelt werden. Ein Phantomschmerz der Brust wurde ebenfalls in über 13 % der Fälle beschrieben (122), die Genese ist unklar.

9.7.5 Die Lymphknotendissektion

Bedeutung der Axilladissektion für Prognose und Behandlung

Im Rahmen des sich ändernden Verständnisses des Mammakarzinoms als primär systemische Erkrankung rückte der diagnostische Aspekt in den letzten Jahren zunehmend in den Vordergrund.

Frühes Tumorstadium (Tis, T1–2, cN0)

Nach wie vor ist der axilläre Lymphknotenstatus der wichtigste prognostische Faktor. Die Unterscheidung zwischen positivem und negativem Nodalstatus ist immer noch von wichtiger Bedeutung für die postoperative systemische Therapie. Dabei ist nicht nur die Unterscheidung zwischen Befall und Nicht-Befall von zunehmender Bedeutung, sondern auch die genaue Anzahl der befallenen Lymphknoten, die in umgekehrter Relation zur 5-Jahres-Überlebensrate steht (34, 212). Tabelle 9.**9** gibt eine Übersicht über den Befall der Axilla je nach Größe des primären Mammakarzinoms.

Moderne Therapiestrategien berücksichtigen den Befund des Axillabefalls zur Festlegung einer differenzierten Chemotherapie. Die Axilladissektion sollte dafür eine ausreichende Anzahl an resezierten Lymphknoten aufweisen, im Allgemeinen sind ca. 10 Lymphknoten gefordert (8, 33, 87).

Bei In-Situ-Karzinomen liegt die Rate nodal positiver Patienten um 1%, in einigen Studien geht sie gegen Null (202, 158), wahrscheinlich in Abhängigkeit von der Exaktheit der histologischen Untersuchung. Daher kann bei einem histologisch eindeutig als Carcinoma in situ zu identifizierenden Tumor im Allgemeinen auf eine Axilladissektion verzichtet werden.

Auch bei Low-Risk-Patienten mit invasiven Karzinomen mit einem Durchmesser von weniger als 0,5–1 cm Durchmesser wurde die Notwendigkeit einer Axilladissektion infrage gestellt. Mehreren neueren Studien zu Folge zeigen jedoch bereits Tumoren bis 0,5 cm Durchmesser in 5–8% der Fälle Metastasen, Tumoren zwischen 0,6–1,0 cm metastasieren in ca. 20% der Fälle (174, 197). Zudem sind durch eine höhere Anzahl von Serienschnitten und immunhistochemischen Methoden zusätzlich so genannte „okkulte" Mikrometastasen zu erwarten, die von prognostischer Bedeutung sein können (40, 190, 213). Die Konsequenz daraus ist, dass auch diese kleinen invasiven Karzinome weiterhin ähnlichen Therapiestrategien unterzogen werden wie T1c- oder T2-Tumoren.

Hinsichtlich der Planung adjuvanter Therapie nahm die Bedeutung der Axilladissektion in den letzten Jahren eher ab, da diese zunehmend von den Eigenschaften des Primärtumors abhängig gemacht wird. Insbesondere die Tumorgröße hat den Nodalstatus diesbezüglich z. T. ersetzt. Mehrere Studien zeigten beispielsweise einen Überlebensvorteil nach systemischer Chemotherapie für alle Patienten mit Tumoren mit einer Größe von mehr als 1 cm, unabhängig vom Nodalstatus.

Auch nach den Kriterien der Internationalen Konsensuskonferenz von St. Gallen 1998 erhalten alle Patienten der so genannten „High Risk"-Gruppe (Tumor >2 cm, G2–3 oder rezeptornegativ) unabhängig vom Nodalstatus die gleiche Chemotherapie (83). Unter Berücksichtigung dessen variiert der Anteil von Patienten, für die der Nodalstatus therapeutischen Einfluss hat, entsprechend der individuellen Therapiestrategie (49).

Fortgeschrittene Karzinome

Im Rahmen der zunehmenden Bedeutung der präoperativen Induktionstherapie für fortgeschrittene Karzinome (47, 130) ist die chirurgische Intervention der 2. therapeutische Schritt. Wenn das Karzinom histologisch gesichert wurde, wird die präoperative Therapie derzeit unabhängig vom exakten Nodalstatus durchgeführt. Ein axilläres Lymphknotenkonglomerat kann dabei sogar als Markerläsion für das Ansprechen der Chemotherapie dienen.

Tabelle 9.**9** Primärtumorgröße und Axillabefall beim Mammakarzinom

Tumorgröße	Histologischer Tumornachweis (197)	Metastasenprogredienz in unbehandelter Axilla (13)
0–10 mm	16%	9%
10–20 mm	30%	26%
20–30 mm	43%	33%
30–40 mm	62%	k. A.

Bedeutung der Axilladissektion für die lokale Tumorkontrolle

Der axilläre Tumorprogress bei Patientinnen mit klinisch nodal negativer, unbehandelter Axilla hängt überwiegend von der Tumorgröße ab. Kein anderes Kriterium (Grading, Rezeptorstatus etc.) zeigte eine ähnlich signifikante Korrelation. Dabei weisen auch kleine Tumore bis zu 1 cm Durchmesser ohne Therapie der regionalen Lymphknoten eine axilläre Tumorprogression in ca. 9% der Fälle auf (13), sodass auch für diese Tumorgrößen eine aussagekräftige Evaluierung des Lymphknotenstatus und eine darauf basierende lokale und evtl. systemische Therapie erfolgen muss.

Eine systematische, nach Standardkriterien durchgeführte Axilladissektion gewährleistet eine effektive lokale Tumorkontrolle für frühe wie auch für fortgeschrittene Tumorstadien (31, 89).

Die Lokalrezidivrate nach Standard-Axilladissektion der Level I und II ist niedrig und unabhängig vom postoperativen Nodalstatus. Auch bei nodal positiver Axilla wurde kein Zusammenhang zwischen axillärer Rezidivrate und der Anzahl der initial befallenen Lymphknoten gefunden (66). Im Gegensatz dazu haben Tumorgröße und Dissektionstechnik signifikanten Einfluss auf das axilläre Rezidiv, ebenso die Anzahl der resezierten Lymphknoten (87, 212).

Eine alleinige Radiatio bei klinisch nodal positiven Patientinnen weist im Vergleich zur Dissektion eine deutlich höhere axilläre Rezidivrate auf, sodass sie für dieses Patientengut nach bisherigen Erkenntnissen keine echte Therapiealternative darstellt (60, 154). Bei klinisch nodal negativen Patienten führt die Radiatio dagegen hinsichtlich der Lokalrezidivrate zu gleichen Ergebnissen wie die Lymphknotendissektion, allerdings ohne Informationen zum tatsächlichen Nodalstatus zu liefern (32, 232).

Patienten im Stadium III–IV werden heute immer häufiger vor Durchführung eines chirurgischen Eingriffs einer aggressiven Chemotherapie unterzogen. Das anschließende chirurgische Vorgehen ist noch Gegenstand allgemeiner Diskussion. 3 klare Indikationen zur Axilladissektion ergeben sich aus dem gegenwärtigen Stand der Literatur für Patienten im Stadium II–IV nach Durchführung einer Induktions-Chemotherapie (47):

- Patienten mit Nachweis von Resttumor in der Brust,
- Patienten mit klinisch positiver Axilla, unabhängig vom Primärtumor, sowie
- Patienten, bei denen der Lymphknotenstatus für das weitere therapeutische Vorgehen von Bedeutung ist.

Bedeutung der Axilladissektion für das Überleben

Der Einfluss der Axilladissektion auf das Überleben bzw. die Möglichkeit einer rein chirurgischen Kuration werden seit Jahren kontrovers diskutiert. Allerdings gibt es wenig wirklich aussagekräftige Studien. Tabelle 9.**10** fasst einige Studien zusammen. Die meisten Studien erfassten Patienten im Stadium I und II, allerdings ist die Verteilung der Tumorstadien in den einzelnen Studien unterschiedlich, die systemische adjuvante Therapie z. T. sehr unterschiedlich, Angaben zur Tumorgröße fehlen häufig.

Dennoch zeigt sich in der Zusammenschau der Studien eine Tendenz zum Vorliegen eines Überlebensvorteils nach Axilladissektion (Tab. 9.**10**). Diese Tendenz zeigten insbesondere auch die Metaanalysen von Orr bzw. Bland et al., die nach Analyse von ca. 3000 bzw. über 70 000 (!) Patienten einen Überlebensvorteil für 5,4 % (153) bzw. – in Abhängigkeit von der adjuvanten Therapieform – für 10–30 % der Patienten fanden (17).

Vereinfacht ausgedrückt scheint es, dass die Überlebenszeit von nodal negativen Patientinnen mit kleinen Tumoren von einer Axilladissektion ebenso wenig beeinflusst wird wie für Patientinnen mit großen Tumoren und multiplen Lymphknotenmetastasen. Eher sind es Patienten mit kleinem Primärtumor und einer bis 3 Lymphknotenmetastasen, deren Erkrankung noch lokoregionär begrenzt ist, für die durch die Axilladissektion eine Verbesserung der Prognose erreicht werden kann (141).

Operationstechnik der Axilladissektion

Der Terminus „Axilladissektion" ist definiert als schrittweise Darstellung und Erhaltung anatomischer Leitstrukturen mit En-Bloc-Resektion des Lymphgewebes unter Berücksichtigung definierter Abschnitte (level). Die Abfolge der einzelnen Schritte ist nicht allgemein standardisiert, sodass sich verschiedene Vorgehensweisen etabliert haben. Alle Techniken orientieren sich jedoch an den folgenden Leitstrukturen:

- lateraler Rand des M. pectoralis major,
- M. pectoralis minor,
- Vorderrand des M. latissimus dorsi,
- V. axillaris,
- N. thoracicus longus und
- N. thoracodorsalis und gleichnamiges Gefäßbündel.

Gemäß der UICC-Konvention wird die Axilla in 3 Level eingeteilt (9):

Level I (untere Axilla): Lymphgewebe lateral des M. pectoralis minor und unterhalb der V. axillaris,
Level II (mittlere Axilla): Lymphgewebe zwischen medialem und lateralem Rand des pectoralis minor sowie interpektorale (Rotter-)Lymphknoten,
Level III (obere Axilla): Lymphgewebe medial des M. pectoralis minor, einschließlich supra- und infraklavikuläre Lymphknoten (Abb. 9.**7**).

Tabelle 9.**10** Einfluss der Axillabehandlung auf das Überleben

Autor	Patientenzahl	Follow-up (Monate)	Vergleich von	Überlebensvorteil für Therapieform	p
Langlands (1980)	498	144	Dissektion vs. Radiatio	5,5 % Dissektion	0,05
NASBP 04 (1985)	1 665	120	Beobachtung vs. Dissektion vs. Radiatio	kein Vorteil	–
Cabanes (1992)*	658	72	Dissektion vs. Radiatio	4 % Dissektion	0,014
White (1996)*	1 126	72	Beobachtung oder Radiatio vs. Dissektion	20–30 % Dissektion	0,001
Haffty (1997)*	292	120	Dissektion vs. Radiatio	kein Vorteil	–
Orr (1999)* (Metaanalyse)	2 936	60–120	Beobachtung oder Radiatio vs. Dissektion	5,4 % Dissektion	–
Bland (2000) (Metaanalyse)	70 000	120	• keine Dissektion vs. Dissektion, jeweils ohne RT oder C • keine Dissektion vs. Dissektion, jeweils mit RT • keine Dissektion vs. Dissektion, jeweils mit RT und CT	• 20 % Dissektion • 10 % Dissektion • 30 % Dissektion	–

RT: Radiotherapie
CT: Chemotherapie
* inkonstanter Einfluss adjuvanter Chemotherapie

Einzelne Schritte der Axilladissektion

Die nachfolgend beschriebenen Schritte der Axilladissektion sind in der Abfolge prinzipiell veränderbar und sowohl über den Zugang der Primärtumorresektion als auch über eine separate Inzision durchführbar:

1. Der Patient ist in Rückenlage mit dem 90° abduzierten Arm auf einem Armtisch gelagert.
2. Eingehen über die Tumorresektionswunde oder über eine separate Inzision, Aufsuchen des lateralen Randes des M. pectoralis major und Präparation in der oberflächlichen Schicht nach posterolateral in Richtung M. latissimus dorsi, dessen Vorderrand dargestellt wird.
3. Präparation vom Rand des M. pectoralis major durch die axilläre Faszie zum Rand des M. pectoralis minor, Retraktion des M. pectoralis major und Exzision der interpektoralen Lymphknoten. Dabei ist der N. pectoralis lateralis auf der unteren und mittleren Vorderfläche des M. pectoralis minor in Gefahr. Er sollte dargestellt und erhalten werden, um eine Muskelatrophie zu vermeiden.
4. Präparation entlang des Randes des M. pectoralis minor und Retraktion des Muskels, um den dahinter gelegenen Level II und die V. axillaris darzustellen. Einige Autoren schlagen vor, den Arm über das Gesicht zu legen, mit der Hand nahe der gegenüberliegenden Schulter, um den Muskel zu entspannen und die Manipulationen am Muskel zu erleichtern (149). Zur Darstellung des Level III muss der Muskel in der Regel durchtrennt werden.
5. Darstellen des Unterrandes bzw. der Vorderfläche der V. axillaris vom medialen Rand des M. pectoralis minor bis zum Vorderrand des M. latissimus dorsi, unter Vermeidung einer Einengung der Vene. Hinter dem oberen Anteil des Randes des M. pectoralis minor tritt in der Regel der II. N. intercostobrachialis hervor und kreuzt, etwa 1 cm unterhalb der Axillarvene verlaufend, im oberen Level I die Axilla zur Innenseite des Oberarms, wo er die sensible Innervation übernimmt. Dieser Nerv ist der größte und wichtigste der Nn. intercostobrachiales und sollte dargestellt und geschont werden. Kaudal kreuzen parallel dazu weitere Nn. intercostobrachiales die Axilla und innervieren sensibel die Haut der Axilla und der axillanahen Thoraxwand.
6. Dissektion des axillären Lymph-/Fettgewebekörpers von anteromedial nach posterolateral, beginnend mit Level II (III) und dem Gewebe entlang der anterolateralen Thoraxwand und entlang des Unterrandes der V. axillaris. Der N. thoracicus longus, immer hinter der mittleren Axillarlinie gelegen, muss gesehen und geschont werden. Dafür ist es allerdings nicht notwendig, ihn komplett freizupräparieren, da er von der Faszie des M. serratus anterior eingescheidet ist, die zur Präparation nicht eröffnet zu werden braucht. Um chronische Schmerzen im medialen Oberarm zu vermeiden, sollte der oben beschriebene, II. N. intercostobrachialis in der oberen Axilla freipräpariert und geschont werden, was häufig gut machbar ist, da er meist im axillaren Fettgewebe verläuft, ohne direkt in Lymphknotenkonglomerate involviert zu sein. Bei den darunter verlaufenden Nn. intercostobrachiales gestaltet sich eine Erhaltung schwierig und gelingt seltener, da diese meist mitten durch das Lymphgewebsdissektat ziehen (161).
7. Nach der Darstellung der von kaudal in die Axillarvene mündenden V. thoracica externa muss der N. thoracodorsalis in der dorsolateralen Axilla dargestellt und mit den begleitenden Gefäßen erhalten werden (so genanntes „thorakodorsales Gefäß-Nerven-Bündel“). Er kreuzt in der Regel ca. 2–3 cm unterhalb der V. axillaris hinter den oberflächlichen (subskapularen) Venen, die meist prominent zur Darstellung kommen, sodass diese als anatomische Leitstrukturen fungieren können. Wenn der Nerv mit begleitenden Gefäßen dargestellt ist, wird entlang dieses Bündels das Gewebe bis zum Eintritt des Nervs in den M. latissimus dorsi abpräpariert.
8. Nach Mobilisierung des Gewebes unterhalb der V. axillaris, zwischen dem Vorderrand des M. latissimus dorsi und der Thoraxwand sowie interpektoral und hinter dem M. pectoralis minor (Level II) wird es möglichst en bloc abgesetzt und für die histopathologische Untersuchung orientierend markiert.
9. Die Einlage einer Redon-Saugdrainage in die Axilla, Adaptation der Unterhaut mit resorbierbaren Nähten sowie eine intrakutane Hautnaht beenden die Dissektion.

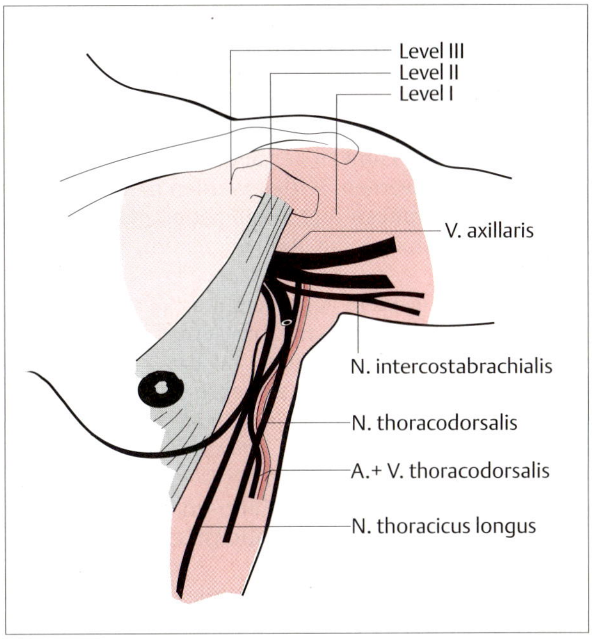

Abb. 9.7 Lokalisation der axillären Lymphknoten-Level I–III.

Begleiterscheinungen/Komplikationen nach Axilladissektion

Das Auftreten von Komplikationen und Begleiterscheinungen konnte durch den Verzicht auf ausgedehnt-radikale Operationstechniken der 50er- und 60er-Jahre zunächst gesenkt werden. Seither werden mehrere unterschiedliche Techniken und Kombinationen der modifizierten Mastektomie mit Axilladissektion und lokaler Radiatio bzw. systemischer Nachbehandlung praktiziert. Bei heterogenem Patientengut in den verschiedenen Studien ist es insgesamt problematisch, fundierte, evidenzgestützte Rückschlüsse auf das kausale Agens einer Begleiterscheinung zu ziehen. Insgesamt scheinen zumindest folgende Rückschlüsse zulässig:

- Das Komplikationsrisiko ist von der Dissektionstechnik abhängig (3, 116, 124).
- Die Kombination von Radiatio und Dissektion der Axilla erhöht das Komplikationsrisiko deutlich (92, 116, 195).
- Die Komplikationsrate nach alleiniger Durchführung einer Axilladissektion oder einer adäquaten Radiatio der Axilla (50 Gy zusätzlich zur Brustradiatio) unterscheidet sich nicht wesentlich (31, 92, 116, 174).

Serom

Ein Serom bzw. übermäßige seröse Sekretion der Wunde nach Eingriffen an der Brust ist eine häufige, überwiegend durch die Axilladissektion bedingte postoperative Erscheinung und in bestimmten Grenzen eher ein zu erwartender Nebeneffekt als eine Komplikation. Während das klinische Bild durch eine nicht entzündliche Fluktuation mit Spannungsgefühl gekennzeichnet ist, gilt bei in situ verbliebener Drainage in etwa eine Absonderung von mehr als 40 ml/24 h über mehr als 2 postoperative Tage als prolongierte bzw. übermäßige Sekretion.

Die Angaben zur Inzidenz sind unterschiedlich und liegen, in Abhängigkeit vom Dissektionsausmaß zwischen 4,2% (Level I–II) (198) und 35–40% (Level I–III) (28). Eine signifikante Korrelation zur Serombildung wurde für Alter, Gewicht (28) und Anzahl der positiven Lymphknoten (161) beschrieben. Kein signifikanter Einfluss konnte für Zeitpunkt und Intensität der Frühmobilisation, Anzahl der Drainagen oder externe Kompression gefunden werden (161). Zur Therapie ist nach Entfernung der Drainagen meist eine ein- oder mehrmalige Punktion ausreichend. Eine operative Re-Intervention ist nur sehr selten nötig (3). Allerdings begünstigt das Wundserom die Ausbildung einer diffusen, meist durch Staphylokokken oder Streptokokken hervorgerufene Cellulitis, die in der Regel durch konservative Antibiotikatherapie beherrschbar ist (161, 182).

Lymphödem

Die schwerwiegendste Spätkomplikation ist das Lymphödem. Definitionsgemäß findet sich dabei eine Umfangsdifferenz zwischen operiertem und nicht operiertem Oberarm von mindestens 3 cm (leichtes), 3–5 cm (mittleres) bzw. >5 cm (schweres Lymphödem). Noch exakter ist die Bestimmung der Volumenzunahme des Oberarms bis 15 cm oberhalb des Epikondylus durch Flüssigkeitsverdrängung. Dabei liegt ab einer Zunahme von 200 ml eine gute Korrelation zur subjektiven Beschwerdesymptomatik vor (116).

Die Angaben zur Rate des Lymphödems schwanken zwischen 2% (31) und 38% (124). Die Art der chirurgischen Intervention beeinflusst die Häufigkeit und Schwere des Lymphödems: Es wurde gezeigt, dass die systematische Axilladissektion gegenüber dem (diagnostisch und therapeutisch unzureichenden) „axillary sampling" eine signifikant höhere Ödemrate hat. Zudem gibt es Hinweise darauf, dass die Dissektion von Level III die Ödemrate gegenüber Level I und II steigert (124, 162).

Allerdings konnte dies in anderen Arbeiten nicht nachvollzogen werden, sodass verschiedene Autoren weiterhin die komplette Axilladissektion favorisieren (46, 195). Möglicherweise spielt dabei der Erhalt einer feinen Lymphgewebsschicht um die V. axillaris eine Rolle (195). Tabelle 9.**11** gibt eine Übersicht über bisherige Arbeiten zu dieser Thematik.

Schmerzen und Sensibilitätsstörungen

Ebenfalls häufig sind frühpostoperative Schmerzen und Sensibilitätsstörungen im medialen Oberarm und der axillanahen Brustwand. In 4–6% sind sie durch eine Läsion oder Durchtrennung der Nn. intercostobrachiales verursacht und neigen zur Chronifizierung (161).

Bewegungseinschränkung der Schulter

Die früher insbesondere bei älteren Patientinnen häufig vorkommenden, postoperativen Bewegungseinschränkungen der Schulter, bis hin zur „frozen shoulder", sind durch die eingeschränkte operative Radikalität und die physiotherapeutische Frühmobilisation mittlerweile deutlich seltener geworden und liegen nunmehr zwischen 3% (>30° Bewegungseinschränkung) und 15% (>15° Bewegungseinschränkung) (127, 195).

Selten (1,5%) und häufig vorübergehend ist die, durch eine Läsion des N. thoracicus longus bedingte, hängende Schulter („scapula alata") (198).

Sentinel-Node-Konzept

Das Prinzip des Sentinel-Node-Konzepts beruht darauf, den metastatischen Befall eines Lymphabstromgebiets durch selektive Entnahme eines repräsentativen Lymphknotens zu bestimmen. Dieser erste, primär aus dem Lymphabstromgebiet drainierende „Sentinel"-(=„Wächter"-)Lymphknoten wird dann histopatholo-

Tabelle 9.**11** Lymphödem nach partieller oder kompletter Axilladissektion mit und ohne Radiatio der Axilla

	Anzahl Patienten	Tumorstadien	Chirurgische Therapie	Axilla-Radiatio	Lymphödem (%)	Follow-up	p
Kissin (1986) (116)	200	k.A.	Level I–III// Level I–III sampling sampling	nein ja nein ja	7,4 38,3 0 8,3	9 Mo.	<0,05 <0,01
Larson (1986) (124)	475	Stadium I–II	sampling// Level I// Level I–II (III)	ja ja ja	5 8 37	45 Mo. (Median)	<0,01 <0,03
Pezner (1986) (162)	74	Stadium I–II	Level I–III	36-mal	16	k.A.	–
Senofsky (1991) (195)	278	Stadium I–IV	Level I–III Level I–III	nein ja	6% 38%	12–72	<0,01
Lin (1993) (132)	283	Stadium I–IIa (cN0)	Level I–III (II)	in 5%	16% leicht 6% mittel 2% schwer	>12 Mo.	–
Cabanes 1992 (31)	658	T: bis 3 cm cN0–cN1a	Level I–II// keine Operation	nein ja	2% 2%	24 Mo.	nicht signifikant

k.A.: keine Angabe

gisch und immunhistochemisch, potenziell auch molekularbiologisch untersucht. Dieses bereits in den 60er und 70er-Jahren vorwiegend für das Peniskarzinom entwickelte Prinzip (30) wurde zunächst für das Melanom (143), dann auch für das Mammakarzinom (119) weiterentwickelt.

Ziel ist, eine lymphatische Metastasierung mit einem begrenzten Eingriff im Frühstadium zu entdecken und die Patienten dann selektiv einer kompletten Dissektion und gegebenenfalls einer stadiengerechten systemischen Therapie zuführen zu können. Nodal negativen Patienten kann dagegen eine weitere Operation in der Axilla mit den entsprechenden Risiken und Begleiterscheinungen erspart werden. Ähnlich wie das Melanom eignet sich das Mammakarzinom für diese Untersuchungsmethode u. a. dadurch besonders gut, dass in frühen Stadien der Erkrankung in der Regel ein gerichteter Lymphabfluss in 1–2 definierte Lymphabflussregionen besteht, die chirurgisch gut zugänglich sind.

Die Darstellung des Sentinel-Lymphknotens („Detektion") erfolgt durch Injektion von blauem Farbstoff oder eines Radionuklids. Technische Durchführung sowie Vor- und Nachteile beider Methoden sind ausführlich in der Literatur diskutiert und beschrieben (4, 82, 98, 176, 226). Kurz zusammengefasst bestehen die Methoden aus folgenden Schritten:

Die Farbstoffmethode

- Intraoperative Injektion von blauem Farbstoff peritumoral,
- Inzision und Dissektion entlang der gefärbten Lymphbahn nach ca. 10 Minuten (Abb. 9.**8**),
- selektive Entnahme des ersten, primär drainierenden Lymphknotens und exakte histopathologische Untersuchung.

Die *Vorteile* sind der geringe logistische und zeitliche Aufwand sowie die geringen Kosten, während die *Nachteile* in dem etwas größeren chirurgischen Trauma durch die Lymphbahndissektion als bei der Radionuklidmethode, der Gefahr einer anaphylaktischen Reaktion auf den Farbstoff und der möglichen kosmetischen Beeinträchtigung durch Farbstoffrückstände bestehen. Zudem ist bei dieser Methode eine größere Erfahrung als bei der Radionuklidmethode nötig.

Die Radionuklidmethode

- Präoperative, peritumorale (subdermale) Injektion eines radioaktiv (Technetium-99) markierten Kolloids in ca. 0,5–1 ml einer Suspension,
- Lymphszintigraphiebild nach einer Stunde und kurz vor dem chirurgischen Eingriff (Abb. 9.**9**),
- intraoperative Detektion der „hot spot(s)" und selektive Exstirpation des (der) radioaktiv markierten Lymphknotens durch intraoperativen Einsatz einer γ-Sonde (Abb. 9.**10a**, **b**).

Die *Vorteile* dieser Methode sind das minimale Gewebstrauma und die Detektion von extraaxillären, anreichernden Lymphknoten, z. B. im Abflussgebiet der A. mammaria interna. Zudem ist das Verfahren vergleichsweise einfach zu lernen. Die *Nachteile* umfassen den hohen technischen Aufwand sowie den Umgang mit bzw. die Applikation von Radioaktivität.

Auch die Kombination beider Methoden wird angewandt. Ähnlich wie beim Melanom, bei dem sich die Kombinationsmethode zur Detektion von Metastasen in Lymphknotenstationen 2. Ordnung („Skip-Metastasen") bewährt hat (223), ist auch beim Mammakarzinom dadurch in einigen Studien eine Verbesserung der Detektionsrate beschrieben worden (10, 94).

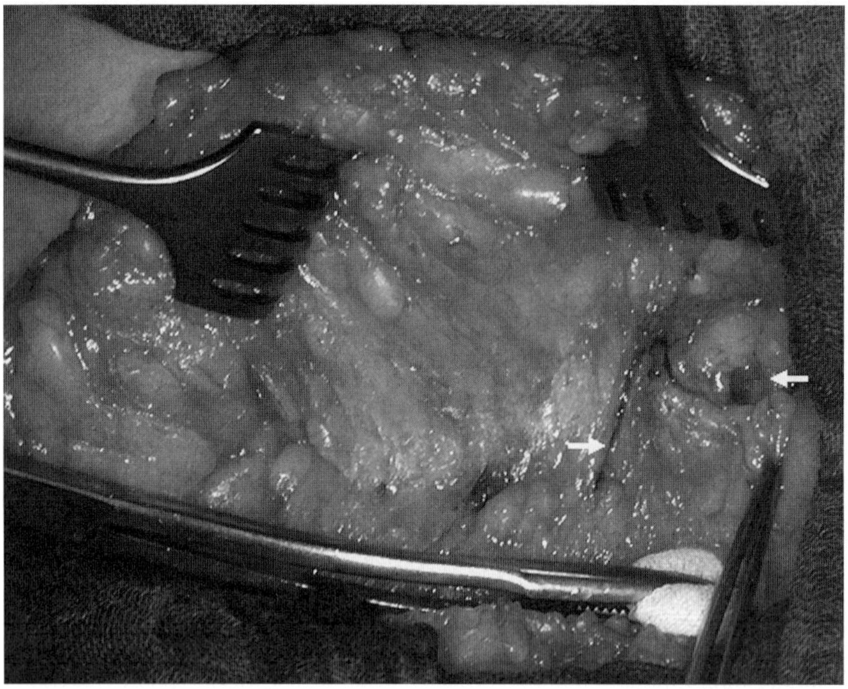

Abb. 9.**8** Sentinel-Lymphknoten-Detektion intraoperativ durch Farbstoff.

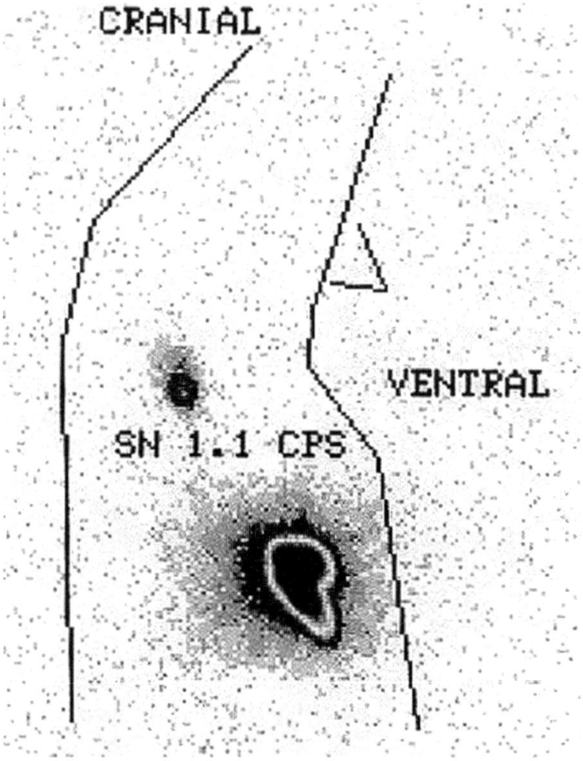

Abb. 9.**9** Präoperative Lymphszintigraphie.

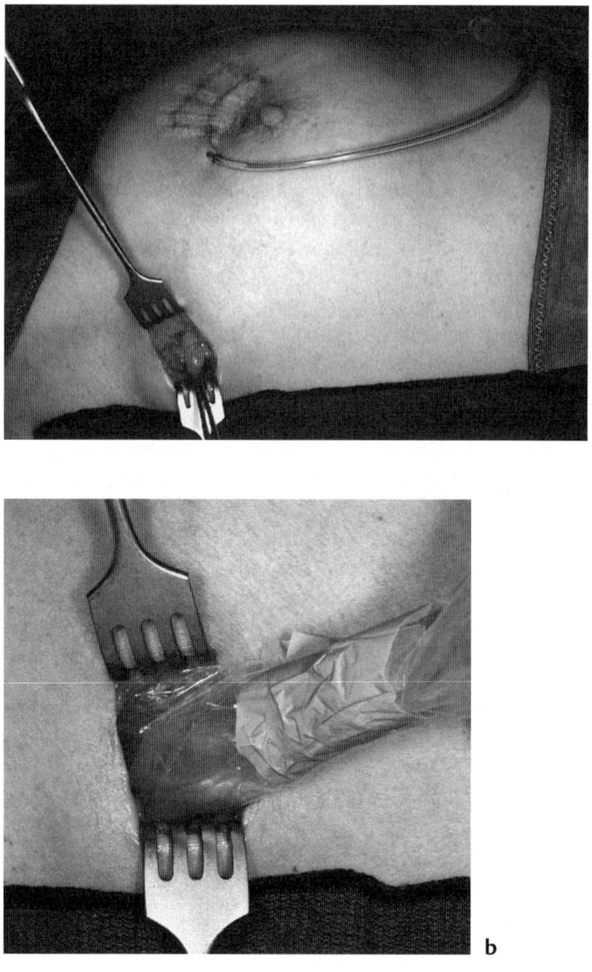

a

b

Abb. 9.**10** Sentinel-Lymphknoten-Detektion mit der Radionuklidmethode. ▷
a Separate Inzision in der Axilla.
b Detektion mit der Handkamera.

Tabelle 9.**12** Ergebnisse der Sentinel-Node-Biopsie für pT1- und pT2-Tumoren; „falsch negative" Ergebnisse bezogen auf das Gesamtpatientengut

Autor	Anzahl d. Pat.	Mittlere Tumorgröße	Technik	Detektionsrate	Positiv (davon IHC)	Richtig negativ	Falsch negativ
Krag (1998) (120)	443	1,9 cm	RNT	93%	25%	72%	3%
Giuliano (1997) (81)	107	2,1 cm	FT	93%	51% (9%)	49%	0
Hill (1999) (94)	492	keine Angabe	RNT+FT	RNT+FT: 93% RNT: 85% FT: 80%	46%	51%*	5%*
Bembenek (2000) (15)	158	2,3 cm	RNT	85%	48% (7%)	47%	5%

RNT: Radionuklidtechnik
FT: Farbstofftechnik
IHC: Immunhistochemie
* Auswertung anhand von 109 Axilladissektionen

In Zentren mit einschlägiger Erfahrung liegt die Sentinel-Node-Detektionsrate mit den beschriebenen Methoden nach Durchlaufen einer Lernphase in der Regel über 90% oder höher, die Vorhersagegenauigkeit erreicht dann 95–99% (81, 120, 226). Dies gilt nach bisherigen Erkenntnissen allerdings nur für klinisch nodal negative Patienten im *Frühstadium* (Stadium I und II) der Erkrankung. Dabei scheinen Detektionsrate und Vorhersagegenauigkeit in inverser Korrelation zum Tumordurchmesser zu stehen. Bei *fortgeschrittenen Tumoren* liegen sowohl Detektionsrate als auch Vorhersagegenauigkeit deutlich niedriger, möglicherweise aufgrund der tumorbedingten Störung des Lymphabflusses (14, 98).

Nach erfolgreicher Entnahme des Sentinel-Lymphknoten erfolgt dann dessen genaue histopathologische Untersuchung. Im Gegensatz zur Routinemethode mit 2–4 Serienschnitten und Hämatoxylin-Eosin-Färbung kann der singuläre Sentinel-Lymphknoten sowohl einer höheren Anzahl an Serienschnitten als auch einer immunhistochemischen Färbung unterzogen werden, was für alle Lymphknoten eines Axilladissektats wegen des logistischen und finanziellen Aufwandes routinemäßig nicht denkbar ist.

Dies führt beim Mammakarzinom zur Detektion von ca. 5–15% zusätzlicher, so genannter „okkulter", Mikrometastasen (17, 190), für die eine signifikante prognostische Bedeutung angenommen werden kann (40, 105, 106, 213). Eine noch höhere Sensitivität besitzen molekularbiologische Techniken, wie z. B. der Nachweis von Tyrosinase mittels Reverse-Transkriptase-Polymerasekettenreaktion (RT-PCR) beim Melanom (85). Inwieweit solche Befunde aber tatsächlich die Prognose der Patienten widerspiegeln und damit auch im therapeutischen Prozedere Berücksichtigung finden werden, oder ob damit Befunde überinterpretiert werden, ist derzeit noch nicht abzusehen.

Tabelle 9.**12** stellt die Ergebnisse einiger Studien vor, in denen die Sentinel-Node-Biopsie verwandt wurde.

9.8 Duktales Carcinoma in situ

Wie oben ausgeführt, stellt das DCIS im Gegensatz zum CLIS eine präinvasive Vorstufe eines invasiven Karzinoms dar. Da per definitionem eine ausschließlich intraduktale Ausbreitung ohne Stromainvasion vorliegt, wird dieser Tumorentität keine Metastasierungspotenz zugeschrieben. Allerdings stellt es eine Präkanzerose dar, die – z. T. über mikroinvasive Formen – zu einem invasiven Karzinom werden kann. Das Erscheinungsbild hinsichtlich Histologie, Klinik und Prognose ist heterogen.

9.8.1 Diagnose

Die Gesamt-Inzidenz des DCIS ist in den letzten Jahren aufgrund des verstärkten Einsatzes der Screening-Mammographie deutlich angestiegen und beträgt derzeit zwischen 10 und 20% der neu entdeckten Brustkrebsfälle (163).

Der weit überwiegende Anteil der DCIS wird durch Mikrokalzifikate in der Mammographie entdeckt (Abb. 9.**11**).

Dabei sind die schlechter differenzierten (high grade) bzw. Comedo-Karzinome mammographisch sicherer zu diagnostizieren, da sie in praktisch allen Fällen Mikrokalzifikate aufweisen, während gut differenzierte DCIS in 5–10% der Fälle keine sichtbaren Kalzifikate bilden (100). Anhand der Muster der Kalzifikate kann bereits mammographisch eine Einschätzung der Differenzierung erfolgen:

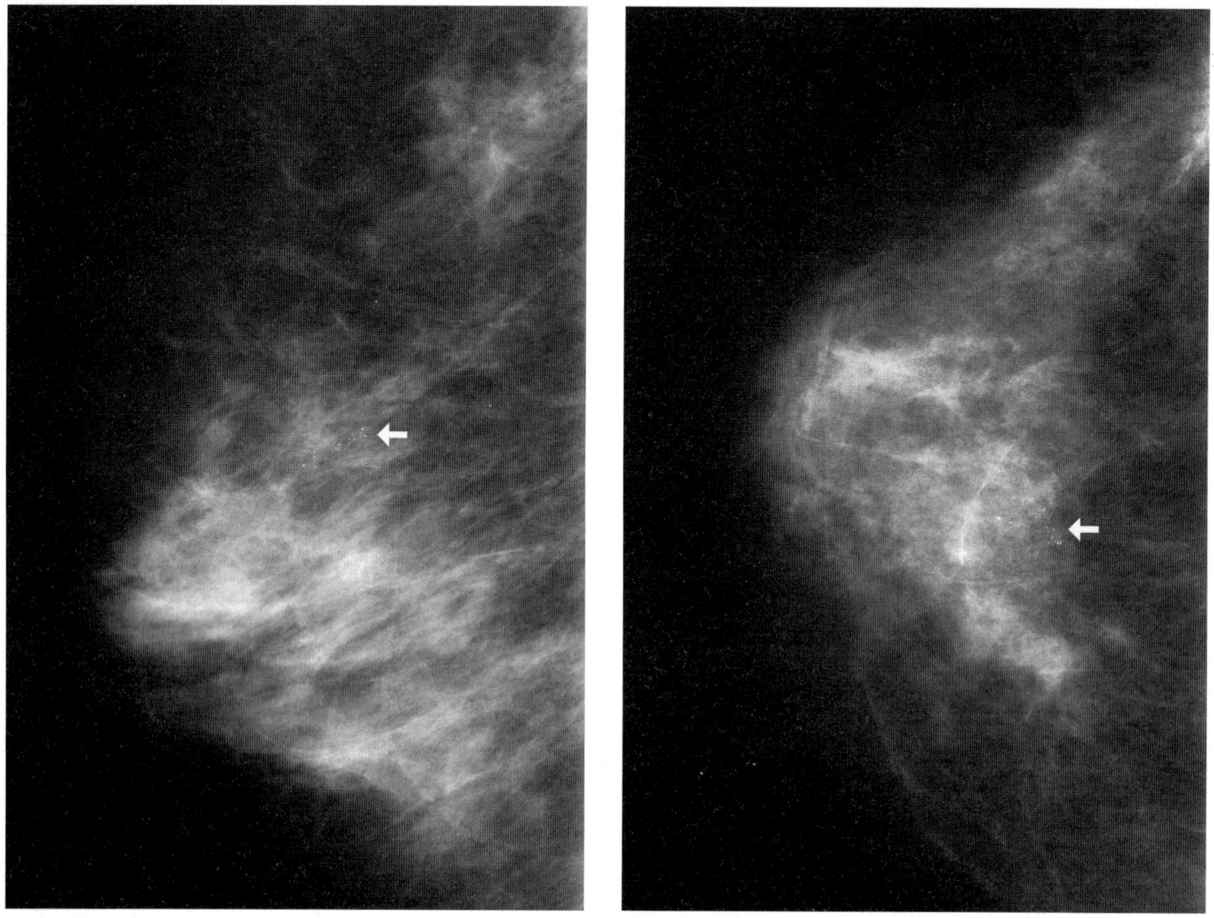

a b

Abb. 9.11a, b Mammographie mit typischem Mikrokalk bei DCIS.

- Schlecht differenzierte Comedo-Karzinome korrelieren in der Regel mit linear-verzweigten, grobkörnigen Mikrokalzifikaten,
- gut differenzierte DCIS weisen häufig fein granulierte, kristallartige Kalzifikate auf, die sich flächenhaft erstrecken, aber auch als einzelne granuläre Kalzifikathäufchen auftreten können, und
- mittelgradig differenzierte DCIS imponieren am ehesten als grob granulierte, häufchenförmige Mikrokalzifikate (100).

9.8.2 Therapie

Da Patientinnen mit unbehandeltem DCIS in mindestens 30% der Fälle ein invasives Karzinom entwickeln, besteht die Indikation zur radikalen Tumorentfernung.

Prinzipiell stehen 3 Therapiestrategien zur Diskussion:

- Mastektomie,
- brusterhaltende Therapie (BET) und
- brusterhaltende Therapie und Radiatio (BET+RT)

Nachdem lange Zeit die Vorstellung vorherrschte, dass das DCIS sehr häufig multizentrisch wachsen würde, galt die einfache Mastektomie mit ausgezeichneten Heilungschancen als Standardtherapie der Wahl. Neuere Studien widerlegten jedoch die Annahme der Multizentrizität. Vielmehr scheint sich das DCIS innerhalb einer bestimmten Region der Brust, ähnlich eines Segments, auszubreiten, das meist nur einen Quadranten befällt und sich, in Abhängigkeit von Tumorgröße und Entdifferenzierung in insgesamt ca. 50% der Fälle bis in die Subareolärregion ausbreitet.

In einer Studie von Holland et al. war dabei in zwei Drittel von 82 Fällen (mit einem medianen Tumordurchmesser von 4,5 cm) lediglich ein Quadrant befallen, in 20%, jeweils zwei gegenüberliegende Quadranten. Multizentrizität liegt nur selten vor (ca. 1,3%) (99). Unter anderem schloss man daraus, dass die Mehrzahl der Patientinnen von einer brusterhaltenden Therapie profitieren würden. Allerdings zeigte sich nach der Einführung der BET beim DCIS eine Zunahme der Lokalrezidivrate, wobei die Hälfte der Lokalrezidive invasive Karzinome sind und somit eine ernste Gefährdung für das

Leben des Patienten darstellen (211). Die Einführung der postoperativen Radiatio nach BET beim DCIS zeigte eine drastische Reduktion der Lokalrezidivrate (62), allerdings liegt die Gesamtrezidivrate eines heterogenen Patientenkollektives nach BET und Radiatio immer noch höher als nach Mastektomie.

Folgeuntersuchungen versuchen derzeit, das Patientengut zu differenzieren, um diejenigen Patienten herauszufiltern, die von einer BET mit oder ohne Radiatio ohne relevantes Risiko profitieren. Dabei konnten die folgenden Faktoren als richtungweisend identifiziert werden:

Einflussfaktoren auf die Prognose nach brusterhaltender Therapie

- Tumorfreiheit der Resektionsränder und minimaler Abstand des Tumors vom Resektionsrand,
- Grading des Tumors,
- Tumorgröße und
- histologischer Tumortyp.

Es zeigte sich, dass der Effekt der postoperativen Radiatio nach BET auf die tumorfreie Überlebenszeit umso größer war, je undifferenzierter der Tumor ist bzw. je mehr Nekrosen er enthält und je knapper die Resektion im Gesunden erfolgt war. Der Van Nuys Prognose Index (VNPI) (Tab. 9.**13**) trägt den wichtigsten Risikofaktoren Rechnung und ermittelt in Abhängigkeit der Gesamtpunktzahl diejenigen Patienten, die nach brusterhaltender Tumorresektion am wenigsten und am meisten von einer Radiatio profitieren und auch die Patienten, bei denen aufgrund des hohen Rezidivrisikos als Zweiteingriff eine Mastektomie indiziert ist (200).

Allerdings kann dieser Index derzeit lediglich Hinweise für das weitere Verfahren geben, ohne als Standard oder als verbindlich gelten zu können, da noch keine ausreichende Anzahl langfristig beobachteter Patientinnen existiert. Zudem gestaltet sich ein überregionaler Vergleich von Patientinnen schwierig, da die Reproduzierbarkeit der Tumorklassifikationen, insbesondere hinsichtlich der Messung der Tumorgröße und des Gradings, problematisch ist (65).

In einer Folgearbeit konnten Silver et al. an 469 Patientinnen mit DCIS ≤4 cm Durchmesser bestätigen, dass, unabhängig von anderen Faktoren, bei einem minimalen Resektionsabstand ≥1 cm die Radiatio innerhalb von 10 postoperativen Jahren keinen Vorteil bringt. Bei geringerem Resektionsabstand dagegen wird die Rezidivwahrscheinlichkeit durch eine postoperative Bestrahlung signifikant gemindert (199).

Vor Beginn einer definitiven chirurgischen Maßnahme ist eine *histologische Sicherung* durch Stanzbiopsie zu versuchen (eine FNA ist dafür nicht geeignet), um einen invasiven Anteil möglichst auszuschließen und die Operation möglichst exakt im Voraus planen zu können. Falls dies nicht gelingt, ist eine chirurgische Exzisionsbiopsie indiziert, die möglichst mit der Intention einer definitiven Versorgung erfolgen soll.

Die Schnittführung der Tumorresektion erfolgt nach den Prinzipien, die auch beim invasiven Karzinom zur Anwendung kommen, ebenso die Markierung. Hinsichtlich des Resektionsausmaßes muss berücksichtigt werden, dass das mammographische Ausmaß der Kalzifikate häufig die tatsächliche Tumorgröße unterschreitet. Dabei ist die mammographische Einschätzung der Tumorausdehnung bei schlecht differenzierten Tumoren genauer als bei gut differenzierten.

Insgesamt scheint in ca. 15–20% der Fälle die Diskrepanz zwischen mammographischer Einschätzung und pathohistologischer Tumorausdehnung bei mehr als 20 mm zu liegen (100). Ein Sicherheitsabstand von 2 cm zum bildgebenden Tumorrand ist daher beim Primäreingriff anzustreben. Anhand einer intraoperativen Präparatemammographie und bei der postoperativen pathohistologischen Untersuchung sollte die Korrelation des Präparats mit den präoperativ suspekten Kalzifikaten überprüft werden. Gegebenenfalls ist auch eine postoperative Mammographie der Restbrust durchzuführen (42).

Ein intraoperativer Schnellschnitt zur Diagnose eines DCIS ist mit einem hohen Anteil falsch negativer Resultate behaftet und sollte mit dieser Fragestellung nicht durchgeführt werden. Zum Ausschluss eines invasiven Anteils bei begründetem Verdacht kann ein Schnellschnitt erfolgen, allerdings sollte die weitere Aufarbeitung durch permanente Einbettung nicht beeinträchtigt werden, sodass in der Regel kleine Läsionen bis ca. 1 cm Durchmesser nicht der Schnellschnittdiagnostik unterzogen werden (38).

Tabelle 9.**13** Der VNPI (Van Nuys prognostischer Index) zur Ermittlung des Prozedere nach brusterhaltender Tumorresektion (nach 200)

Score	1	2	3
Tumorgröße	≤ 15 mm	16–40 mm	≥ 41 mm
Abstand zum Resektionsrand	≥ 10 mm	1–9 mm	< 1 mm
Pathologische Klassifikation	Non-High-Grade ohne Nekrose	Non-High-Grade mit Nekrose	High-Grade

VNPI-Therapieempfehlungen:
3–4 Punkte: keine Radiatio
5–7 Punkte: postoperative Radiatio
8–9 Punkte: Mastektomie

Falls Multizentrizität gesichert wird oder der Tumor größer als 4 cm ist, wird in der Regel die Indikation zur Mastektomie gestellt, da bei größeren Tumoren die Chance, mit einem kosmetisch akzeptablen Ergebnis eine radikale Resektion zu erzielen, meist gering ist. Außerdem ist die Rate des rezidivfreien Überlebens deutlich niedriger und das Risiko für einen invasiven Tumoranteil zu groß (23, 183, 200). Gleiches gilt für Patientinnen, bei denen eine postoperative Radiatio nicht möglich ist. Eine Haut sparende Mastektomie ist nach bisherigem Kenntnisstand wegen des relativ großen Geweberests der Restbrust nicht ausreichend (183). Insgesamt liegt allerdings relativ wenig evidenzgestützte Erfahrung mit brusterhaltender Therapie bei großen DCIS über 4 cm Durchmesser vor.

Eine Axilladissektion ist bei einem DCIS grundsätzlich nicht indiziert. Eine positive axilläre Metastasierung ist lediglich bei einem nicht diagnostizierten invasiven Anteil zu erwarten. Tumoren, die ohne Einschränkungen technischer oder artifizieller Art histopathologisch untersucht worden sind, müssen keiner Axilladissektion unterzogen werden, da die Rate axillärer Metastasen dann unter 1% der Fälle liegt (158).

Um ein maximales Maß an Sicherheit zu gewährleisten, ohne die Morbidität zu erhöhen, beispielsweise bei artifizieller Qualitätsminderung des Präparats oder ausgedehntem Comedo-Karzinom (mit der höchsten Rate an okkulter Mikroinvasion), kann eine *Sentinel-Node-Biopsie* durchgeführt werden. In einer Studie von Pendas et al. fanden sich dabei in 5 von 87 untersuchten Patienten (6%) Mikrometastasen, wobei 3 davon ausschließlich durch eine immunhistochemische Untersuchung nachgewiesen wurden (159).

9.8.3 DCIS mit Mikroinvasion

Grundsätzlich sind mikroinvasive Karzinome wie invasive Karzinom zu behandeln. Neuere Studien, die „Mikroinvasion" als „DCIS mit maximal einem singulären invasiven Fokus von ≤2 mm Durchmesser bzw. maximal 3 Foci ≤1 mm" definierten (199, 233), fanden nach Exzision und Axilladissektion kein Lokalrezidiv und keinen positiven axillären Lymphknoten, woraus die Empfehlung abgeleitet wurde, auf die Axilladissektion zu verzichten.

In naher Zukunft wird das Management solcher Läsionen regelhaft durch die Einführung der Sentinel-Node-Biopsie ergänzt werden. Da es neueren Untersuchungen zufolge bei mikroinvasiven Karzinomen sehr wahrscheinlich ist, dass ein positiver Sentinel-Lymphknoten der einzige befallene Lymphknoten ist, wird man dadurch nicht nur die nodal positiven Patienten mit hoher Sicherheit identifizieren, sondern wahrscheinlich in den meisten Fällen auf die Axilladissektion verzichten können (39).

9.9 Lobuläres Carcinoma in situ

Das lobuläre Carcinoma in situ (CLIS) kommt mammographisch nicht zur Darstellung und ist daher in der Regel ein Zufallsbefund anlässlich einer Biopsie einer anderen Läsion. Das CLIS wird häufig eher als Marker eines erhöhten Risikos für ein invasives Karzinom angesehen als im Sinne einer präinvasiven Karzinomform (203). Patienten mit CLIS haben ein zwischen 18 und 30% erhöhtes Risiko, ein invasives Karzinom zu entwickeln (216), das jährliche Risiko beträgt ca. 1%.

Multizentrizität scheint in der Natur dieser Läsion zu liegen, zudem tritt es in 20–30% bilateral auf (70, 222). Dabei entwickelt sich bei den Betroffenen meist kein invasiv-lobuläres, sondern ein invasiv-duktales Karzinom. Die therapeutischen Konsequenzen daraus sind unklar. Wegen der Multizentrizität und des meist bilateralen Auftretens stehen prinzipiell 3 Arten des Managements zur Diskussion:

- bilaterale Mastektomie,
- Tamoxifen und engmaschige Kontrolle oder
- engmaschige Kontrolle.

Lokale Tumorexzision mit negativen Resektionsrändern und postoperativer Radiatio bei der Behandlung spielen nach derzeitigem Kenntnisstand keine wesentliche Rolle. Die individuelle Vorgehensweise muss mit den Patientinnen eingehend besprochen werden. Nach engmaschiger Kontrolle ohne weitere Maßnahmen über mehr als 10 Jahre wurde eine Brustkrebsmortalität von 2,9% beobachtet. Ergebnisse aus dem NSABP (National Surgical Adjuvant Breast and Bowel Project) erbrachten eine Risikominimierung durch die Einnahme von Tamoxifen (20 mg über 5 Jahre) um über 50%, sodass das Gesamterkrankungsrisiko der Patientinnen nur noch geringfügig über dem von Patientinnen mit anderen Risikofaktoren (z. B. familiärer Belastung) lag (65).

Wer mit dem erhöhten Brustkrebsrisiko nicht leben oder sich keiner intensivierten Vorsorge unterziehen will, dem kann eine bilaterale Mastektomie mit oder ohne Rekonstruktion angeboten werden. Allerdings ist die Indikation hierfür sehr streng zu stellen.

9.10 Lokalrezidiv nach Mastektomie oder brusterhaltender Therapie

9.10.1 Thoraxwandrezidiv

Prognose

Thoraxwandrezidive nach Mastektomie haben im Allgemeinen eine deutlich schlechtere Prognose als In-Brust-Rezidive nach brusterhaltender Therapie und sind in der Mehrzahl der Fälle vergesellschaftet mit gleichzeitig oder später auftretender Fernmetastasierung. Bisherigen Publikationen zufolge liegt in ca. 25–30% der Fälle bei Diagnosestellung bereits eine Fernmetastasierung vor, in weiteren 25% der Fälle tritt sie innerhalb weniger Monate danach auf. Das Rezidiv wird in 80–90% der Fälle innerhalb von 5 Jahren nach Erstdiagnose diagnostiziert, kann aber auch noch nach Jahrzehnten auftreten (218).

Die Langzeitprognose scheint u. a. vom krankheitsfreien Intervall zwischen Primärtherapie und Auftreten des Rezidivs, aber auch vom Primärtumorstadium und vom Erreichen kompletter Tumorfreiheit nach Rezidivtherapie („Salvage-Therapie") abhängig zu sein (91, 112, 192). Die 5- und 10-Jahres-Überlebensraten von Patienten mit isoliertem und therapiertem Thoraxwandrezidiv werden mit 50% bzw. 26% angegeben (1).

Klinik und Diagnose

Meist wird die Diagnose durch tastbare Knötchen im Narbenbereich oder unter der Haut gestellt. Die aggressivste Form des Lokalrezidivs stellt der so genannte „cancer en cuirasse" dar, der durch diffuse Infiltration und Induration der Haut mit kleinfleckigen Ulzerationen imponiert (Abb. 9.**12**). In seltenen Fällen wird residuelles oder rezidiviertes Tumorgewebe im Rahmen einer sekundären plastischen Brustrekonstruktion diagnostiziert oder später unter einem myokutanen Lappen isoliert.

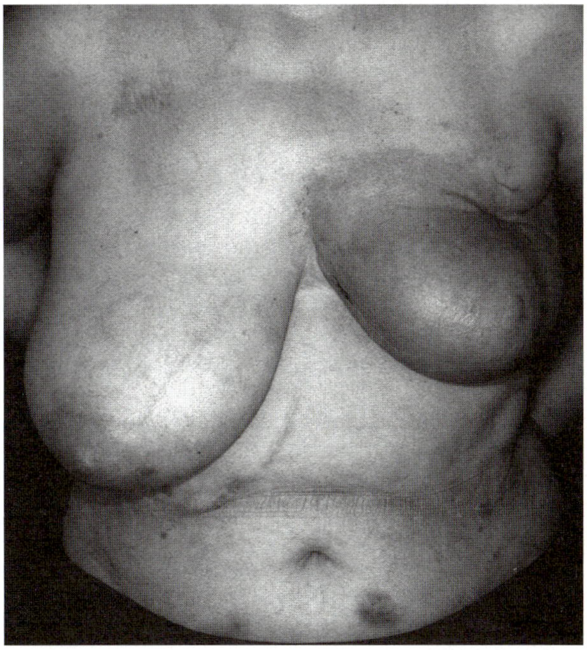

Abb. 9.**12** Rezidiv eines inflammatorischen Mammakarzinoms.

Neben der Klinik sind die Sonographie zur Differenzialdiagnose einer benignen Thoraxwandnarbe und die MRT bei Patientinnen nach Brustaufbau von Bedeutung, allerdings sollte bei einem neu aufgetretenen bzw. veränderten Lokalbefund die Indikation zur bioptischen Sicherung durch Stanz- oder Exzisionsbiopsie frühzeitig gestellt werden. Neben der bloßen Diagnosestellung ist bei der histopathologischen Untersuchung eine Re-Evaluierung des Rezeptorstatus im Hinblick auf eine Systemtherapie von besonderer Bedeutung.

Nach Diagnosesicherung sollten die üblichen klinischen und bildgebenden Befunde zur Abklärung einer systemischen Metastasierung eingeholt werden. Neben klinischen Befunden wie Lymphknotenvergrößerungen, Oberbauch- und Knochenschmerzen bzw. seitendifferentes Atemgeräusch sind zumindest eine Abdomen- und Pleurasonographie, eine Röntgenthoraxaufnahme und – bei entsprechender Klinik – auch eine Skelettszintigraphie durchzuführen. In den meisten Fällen erscheint eine CT-Thorax zur Abklärung weiterer Tumormanifestationen in thorakalen Lymphknotenstationen (Mammaria interna- bzw. mediastinale Lymphknoten) intrapulmonal oder des knöchernen Thorax indiziert.

Therapie

Die Therapie umfasst die lokale Tumorkontrolle sowie die Systemtherapie bei Verdacht auf einen systemischen Tumorprogress. Standardvorgehen zur lokalen Tumorkontrolle ist die weite, radikale Exzision mit anschließender Brustwandradiatio. Die lokale Tumorkontrolle wird durch die chirurgische Radikalität ebenso beeinflusst wie durch die Bestrahlung der gesamten Brustwand. Die Exzision schließt dabei in der Regel eine Resektion der M.-pectoralis-Faszie mit einigen Millimetern angrenzender Muskelschicht ein, sofern diese beim Primäreingriff belassen wurde.

Bei größeren oder in die Tiefe wachsenden Rezidiven wird eine komplette oder partielle Muskelresektion durchgeführt. Um eine lokal vollständige Tumorkontrolle zu gewährleisten, kann auch die Indikation für eine partielle Resektion der knöchernen Brustwand gestellt werden, wobei die Gesamtprognose ein solches Vorgehen rechtfertigen muss (44, 58, 69, 136, 167). Ein statistisch nachweisbarer Einfluss der lokalen Tumorkontrolle auf das Langzeitüberleben konnte bisher noch nicht geführt werden, auch wenn in Einzelfällen lange Überlebenszeiten auch nach ausgedehnter Resektion großer Rezidive vorkommen.

9.10.2 In-Brust-Rezidiv

Neben tumorfreien Resektionsrändern (>2 mm) stellen Kalzifikate in der Mammographie, Patientenalter unter 35 Jahre und eine extensive intraduktale Komponente im Gewebe um den Tumor die wichtigsten Risikofaktoren für ein In-Brust-Rezidiv dar (75, 115, 228).

Prognose

Die Prognose von Patienten mit In-Brust-Rezidiven scheint insgesamt besser als von Patienten mit Thoraxwandrezidiven zu sein. Lediglich ca. 5–10% der Patientinnen weisen bei Diagnosestellung Fernmetastasen auf, weitere 5–10% haben wegen eines lokal oder lokoregionär fortgeschrittenen Befalls ebenfalls ein chirurgisch inkurables Leiden (74). Die Langzeitüberlebensraten nach adäquater Therapie eines isolierten In-Brust-Rezidivs wurden mit 35–75 % angegeben (2, 45, 73, 74).

Klinik und Diagnose

Die Diagnosestellung ist relativ schwierig, da sowohl bildgebend als auch klinisch die postoperativen und postradiogenen Veränderungen häufig schwer von einem Rezidiv abzugrenzen sind, insbesondere wenn es sich um ein lobuläres Karzinom handelt (172). Nur höchstens 25 % der Diagnosen werden durch einen klinischen Befund gestellt, in etwa die Hälfte durch eine Mammographie, das restliche Viertel durch die Zusammenschau beider Methoden (50, 152), was die Bedeutung der regelmäßigen Nachsorge-Mammographie unterstreicht.

Spätestens nach einem Jahr sollten klinische Veränderungen im Bereich der operierten Brust als verdächtig angesehen werden, da alle postoperativen und postradiogenen Veränderungen zu diesem Zeitpunkt weitgehend abgeschlossen sind (172).

Therapie

Standardtherapie ist die „Salvage“-Mastektomie, die bei isoliertem In-Brust-Rezidiv lediglich in weniger als 10 % der Fälle von erneutem lokalen Tumorwachstum gefolgt ist (2, 214). Trotz der Vorbestrahlung der meisten Patientinnen mit In-Brust-Rezidiven wird über gute Ergebnisse mit primärem Wiederaufbau nach „Salvage“-Mastektomie berichtet (121). Eine erneute brusterhaltende Therapie für Patientinnen mit großer Restbrust sollte nur in seltenen Ausnahmefällen durchgeführt werden, da das Risiko eines schwer therapierbaren zweiten Lokalrezidivs in der bereits vorbestrahlten Brust hoch ist (45).

Der Einsatz einer systemischen adjuvanten Therapie bei einem In-Brust-Rezidiv kann sinnvoll sein, wenn die Patientin bisher noch keine adjuvante Therapie erhalten hatte oder die Zeitspanne zwischen Primärtherapie und Rezidiv groß ist. Eindeutige Ergebnisse hinsichtlich rezidivfreier Zeit oder Überlebenszeit liegen derzeit noch nicht vor.

9.11 Adjuvante Therapie des Mammakarzinoms

Die Zielstellung einer adjuvanten Therapie ist es, nach der Operation mit Erreichen einer lokoregionären R0-Situation, mittels systemischer und/oder lokaler Behandlung das Risiko für Fernmetastasen oder ein lokales Rezidiv zu senken. Für das Mammakarzinom ist dabei die Anwendung der lokalen Strahlentherapie sowie eine adjuvante Chemo- und /oder Hormontherapie eine etablierte Behandlung, deren Wirksamkeit durch zahlreiche Studien eindeutig belegt werden konnte.

9.11.1 Indikation zur Radiotherapie

Die Strahlentherapie beim Mammakarzinom findet ihre Anwendung in der Regel im adjuvanten Sinne. Eine primäre Bestrahlung bleibt Situationen lokaler oder funktioneller Inoperabilität sowie dem gegenüber einer Chemotherapie resistenten inflammatorischen Mammakarzinom vorbehalten.

Nach einer umfassenden Metaanalyse der Early Breast Cancer Trialists' Cooperative Group ist der Stellenwert der brusterhaltenden chirurgischen Behandlung mit nachfolgender Strahlentherapie und der radikalen Mastektomie hinsichtlich der lokalen Rezidivrate und des Gesamtüberlebens gleich (52). Nach brusterhaltender Operation können ohne nachfolgende Strahlentherapie Rezidivraten von 15–35 % auftreten (126).

Risikofaktoren sind bei histologisch sicherer R0-Situation

- eine exzessive intraduktale Komponente eines invasiv duktalen Karzinoms,
- minimaler Abstand des Tumors zum Resektionsrand oder
- Multizentrizität.

Während bei der Multifokalität in der Regel alle Lokalisationen im Bereich eines Quadranten liegen und damit chirurgisch auch bei brusterhaltender Therapie potenziell vollständig entfernt werden können, betreffen die multizentrischen Karzinome die gesamte Brustdrüse. Dieses ist präoperativ nicht in jedem Falle eindeutig diagnostisch abzuklären.

Daraus ergibt sich die Indikation für eine postoperative Strahlentherapie der Restbrust nach *brusterhaltendem chirurgischen Eingriff*, was zu einer deutlichen Senkung der Lokalrezidivrate führt (72, 126). Inwieweit dadurch auch das Gesamtüberleben im Vergleich zu den nicht bestrahlten, brusterhaltend operierten Patientinnen verbessert wird, ist noch nicht geklärt. Als sicher gilt aber, dass mit dem Lokalrezidiv auch das Risiko für eine Fernmetastasierung steigt, was die Heilungsaussichten deutlich senkt.

Für Patientinnen mit *hohem Rezidivrisiko nach Mastektomie*, d. h. für diejenigen mit einem großen Primärtumor, positivem Lymphknotenstatus, in der Prämenopause und negativem Hormonrezeptorstatus, konnte in randomisierten Studien ein positiver Effekt der Radiotherapie in Kombination mit adjuvanter Chemotherapie sowohl hinsichtlich des Auftretens lokaler Brustwandrezidive als auch hinsichtlich des Gesamtüberlebens nachgewiesen werden (155, 168).

Inwieweit dabei auch die *Lymphabflussgebiete* in die Strahlentherapie einbezogen werden müssen, wird kontrovers diskutiert. Retrospektive Analysen haben gezeigt, dass bezüglich Rezidivhäufigkeit und Gesamtüberleben keine signifikanten Unterschiede zwischen einer Brustwandbestrahlung mit oder ohne Einbeziehung der axillären und parasternalen Lymphknotenstationen bestehen (134, 151). Im Gegensatz dazu ist die Morbidität der Bestrahlung von Lymphabflussgebieten hinsichtlich der Lebensqualität nicht unerheblich.

9.11.2 Indikation zur Chemotherapie

Bei der Chemotherapie muss prinzipiell zwischen einer präoperativen neoadjuvanten und einer postoperativen adjuvanten Therapie unterschieden werden.

Neoadjuvante Therapie

Überlegungen zur Durchführung einer neoadjuvanten Chemotherapie zielen einerseits auf die Reduktion des Auftretens von Fernmetastasen zur Verbesserung des Gesamtüberlebens ab; andererseits soll durch eine Verkleinerung des Primärtumors (down-staging) bei Tumorgrößen von über 3 cm die Voraussetzung für eine brusterhaltende Operation verbessert werden.

Darüber hinaus ist der klinische Vorteil einer neoadjuvanten Therapie auch darin zu sehen, dass das Ansprechen des Tumors auf Chemotherapie durch pathohistologische Untersuchungen des Operationspräparats beurteilt werden kann. Dadurch wird die Chemotherapie der Patienten weiter individualisiert. Im Gegensatz dazu bleibt bei einer rein adjuvanten Chemotherapie die Wirksamkeit zunächst ungewiss und muss letztlich über das Gesamtüberleben eingeschätzt werden.

Eine Reihe von randomisierten Studien konnten im Vergleich neoadjuvanter versus adjuvanter Therapiekonzepte keine signifikanten Unterschiede hinsichtlich der Rezidivfreiheit und des Gesamtüberlebens ergeben (20).

Obwohl es eindrucksvolle Ergebnisse zur Tumorrückbildung unter einer präoperativen Chemotherapie mit einer Erhöhung des Anteils an brusterhaltenden Operationsverfahren auch bei Tumorgrößen von über 5 cm gibt (19, 20), besteht das chirurgische Problem darin, posttherapeutisch die ehemaligen Tumorgrenzen richtig einzuschätzen. Diese sind chirurgisch unbedingt zu entfernen, da eine Tumorrückbildung nicht immer zentripetal, sondern häufig auch asymmetrisch zentrifugal verläuft. Auch können multizentrische Karzinome, die prätherapeutisch als Konglomerat in der bildgebenden Diagnostik wie ein großer Tumor imponieren, nach der Chemotherapie wieder auf ihre einzelnen Zentren beschränkt sein, was die Problematik einer R0-Resektion bei anschließender brusterhaltender Operation verstärkt.

Adjuvante Therapie

Die Indikation für eine postoperative *adjuvante Chemotherapie* ergibt sich aus der Risikoabschätzung für eine Systematisierung der Erkrankung und der damit verbundenen reduzierten kurativen Chance. Kriterien für diese Einschätzung sind:

- pathohistologische Tumorgröße,
- Histologie: G-Kategorie, L-Kategorie (L: Lymphinvasion), V-Kategorie (V: Veneninvasion), Tumortyp (lobulär, duktal, tubulär, papillär),
- Hormonrezeptorstatus des Tumors,
- Hormonstatus der Patientin (prämenopausal – postmenopausal) und
- Lebens- bzw. biologisches Alter der Patientin.

Anhand dieser Risikofaktoren lässt sich ein minimales, intermediäres oder hohes Gesamtrisiko für das Auftreten von Rezidiven oder/und Metastasen einschätzen. So ergibt sich bei minimalem Risiko eine 10-Jahres-Rückfallrate von unter 10%, bei intermediärem Risiko von 10–30% und bei hohem Risiko von über 30% (20).

Die Empfehlungen der 6. Internationalen Konsensuskonferenz zur adjuvanten Chemo- und Hormontherapie nodal negativer Mammakarzinome (St. Gallen 1998) (Tab. 9.**14**) beziehen sich auf dieses Risiko in Zusammenhang mit dem Menopausenstatus, wobei das Senium als jenseits des 75. Lebensjahres beginnend definiert ist (83).

Tabelle 9.**14** Risikoeinschätzung und Therapieempfehlungen für nodal negative Patienten nach den Empfehlungen der Konsensuskonferenz von St. Gallen 1998 (83)

	Minimales Risiko	Intermediäres Risiko	Hohes Risiko
Prämenopause			
ER/PR positiv	keine oder TAM	TAM m/o Chth	Chth u. TAM
ER/PR negativ	keine	keine	Chth
Postmenopause			
ER/PR positiv	keine oder TAM	TAM m/o Chth	TAM m/o Chth
ER/PR negativ	keine	keine	Chth m/o (TAM)
Senium			
ER/PR positiv	keine oder TAM	TAM m/o Chth	TAM
ER/PR negativ	keine	keine	Chth m/o (TAM)

TAM: Tamoxifen
Chth: Chemotherapie
m/o: mit oder ohne
ER: Östrogenrezeptoren
PR: Progesteronrezeptoren

Tabelle 9.**15** Therapieempfehlungen für nodal positive Patienten nach den Empfehlungen der Konsensuskonferenz von St. Gallen 1998 (83)

Prämenopause	ER/PR positiv	Chth mit TAM
	ER/PR negativ	Chth
Postmenopause	ER/PR positiv	TAM mit Chth
	ER/PR negativ	Chth
Senium	ER/PR positiv	TAM
	ER/PR negativ	TAM

TAM: Tamoxifen
Chth: Chemotherapie
ER: Östrogenrezeptoren
PR: Progesteronrezeptoren

Die Indikation zur adjuvanten Chemotherapie bei nodal positiven Mammakarzinomen ist unumstritten. Die 6. Internationale Konsensuskonferenz zur adjuvanten Therapie des Mammakarzinoms empfiehlt bei nodal positiven Mammakarzinomen das in Tab. 9.**15** beschriebene Vorgehen.

Allerdings gibt es kontroverse Diskussionen über die Wahl des adjuvanten Therapieregimes bei nodal positiven Patientinnen. Die Therapie mit 6 Zyklen Cyclophosphamid, Methotrexat und 5-Fluorouracil (5-FU) wird weiterhin ebenso empfohlen wie die Gabe von 4 Zyklen einer anthracyclinhaltigen Chemotherapie mit Epirubicin/Adriblastin und Cyclophosphamid. Zunehmend wird aber auch hier eine Risikoadaptation eingeführt, wobei die Anzahl der befallenen Lymphknoten einen der wesentlichen Risikofaktoren darstellt.

Die *standardisierte adjuvante Hormontherapie* besteht gegenwärtig ausschließlich in der Gabe von Tamoxifen 20mg pro Tag für insgesamt 5 Jahre. Die besten Behandlungserfolge werden hier bei postmenopausalen Frauen mit rezeptorpositiven Karzinomen erreicht. Diese Therapie wird von den meisten Patientinnen gut vertragen. Anfängliche Beschwerden, die klimakterischen Begleiterscheinungen ähneln, klingen in der Regel rasch ab.

Darüber hinaus wurden Visusveränderungen, Leukopenie und Ovarialzysten beobachtet. Die Endometriumhyperplasie mit dem Risiko der Entstehung eines Endometriumkarzinoms ist als mögliche Folgeerscheinung besonders beachtenswert. Daraus ergibt sich die Notwendigkeit einer besonders konsequent durchgeführten regelmäßigen gynäkologischen Untersuchung während der Tamoxifenbehandlung sowie die Indikation für eine Abrasio bei postmenopausaler Blutung (41, 205, 217).

Insgesamt muss jedoch bei weniger als 5% der Patientinnen die Therapie wegen Nebenwirkungen abgebrochen werden (110). Inwieweit eine Dosisreduktion die Nebenwirkungen senkt und ob die gleiche onkologische Wirksamkeit dabei gewährleistet bleibt, ist noch nicht hinreichend untersucht.

Die alleinige Hormontherapie beim primär operablen Mammakarzinom der älteren Patientinnen ist der chirurgischen Behandlung hinsichtlich der Überlebenszeit gleichwertig (12, 144). Bei fehlenden lokalen Beschwerden oder Komplikationen, Multimorbidität oder ablehnender Haltung der Patienten gegenüber einer Operation kann diese Behandlungsform eine sinnvolle Alternative darstellen.

9.12 Therapie von Fernmetastasen

9.12.1 Allgemeines

Die Prognose des Mammakarzinoms wird, wie bei den meisten Tumorerkrankungen, durch die systemische Metastasierung bestimmt. Das bedeutet, dass nicht der Primärtumor oder sein lokales Rezidiv das Überleben entscheidend beeinflusst, sondern die Fernmetastasen in Abhängigkeit vom Zeitpunkt ihres Auftretens, ihrer Zahl und ihrer lokalen Komplikationen. Obwohl das Auftreten von Fernmetastasen für die Patienten ein Krankheitsstadium ohne kurative Therapieoption bedeutet, sollte man sich ausdrücklich gegen einen therapeutischen Nihilismus wehren. Insgesamt sind gute bis sehr gute palliative Therapieerfolge möglich. Das bedeutet nicht nur eine Verlängerung des Überlebens, sondern ebenso eine Verbesserung der Lebensqualität.

Die Metastasierung des Mammakarzinoms erfolgt lymphogen in die regionalen Lymphknotenstationen, das Mediastinum und die Pleura sowie frühzeitig hämatogen in das Skelett (50%), die Lungen (25%), die Leber (15%) und das Zentralnervensystem. Dabei sind solitäre Metastasen, wie sie beim kolorektalen Karzinom häufig beobachtet werden, eher selten.

Als besondere Form der Metastasierung finden sich beim Mammakarzinom nach chirurgischer Therapie, insbesondere nach Mastektomie, multiple intrakutane Metastasen im Bereich der ipsilateralen Thoraxwand. Konfluieren diese oder besteht eine primär ausgedehnte intrakutane Tumormanifestation mit inflammatorischer Komponente, so wird dies als „cancer en cuirasse" bezeichnet.

Die klinische Symptomatik beim Vorliegen von Fernmetastasen wird in der Regel durch die lokalen Komplikationen bestimmt. Multiple Leber- oder Lungenmetastasen bleiben klinisch lange okkult, während Hirn- oder osteoklastische Skelettmetastasen frühzeitig richtungsweisende Symptome verursachen.

Klinisch symptomlose Metastasen werden meist im Rahmen der Nachsorge entdeckt. Die Notwendigkeit solcher Untersuchungen hinsichtlich des Gewinns von Überlebenszeit für die Patientin wird kontrovers diskutiert.

Klinische Hinweise für drohende lokale Komplikationen von Metastasen sind Schmerzen im Bereich der großen Gelenke oder Röhrenknochen, Atemnot, Ikterus, Ileuszeichen oder eine Hirndrucksymptomatik.

Zur weiteren Diagnostik ist hier die konventionelle Radiologie, die Sonographie sowie im ZNS-Bereich auch die Computertomographie und gegebenenfalls die MRT hilfreich.

Generell ist die chirurgische Behandlung von asymptomatischen Metastasen nicht sinnvoll, da hierdurch kein Gewinn für die Überlebenszeit zu erreichen ist. Sie hat ausschließlich palliativen Charakter mit dem Ziel, lokale Komplikationen zu verhindern bzw. zu beseitigen und damit die Lebensqualität der Patienten zu verbessern. Hinsichtlich der Indikation ist immer eine individuelle Entscheidung zu treffen, da der zu erwartende Gewinn an Lebensqualität immer in Relation zum allgemeinen und speziellen Risiko sowie der zu erwartenden Überlebenszeit gesehen werden muss.

9.12.2 Ossäre Metastasierung

Der chirurgischen Behandlung von Knochenmetastasen kommt hinsichtlich der Palliation eine besondere Bedeutung zu. Knochenmetastasen des Mammakarzinoms sind in der Regel osteolytisch. Neben einer starken Schmerzsymptomatik fallen sie häufig durch pathologische Frakturen auf oder es besteht zum Zeitpunkt der Diagnose bereits eine hohe Frakturgefahr (Abb. 9.**13a–d**).

Dieses ist bei Osteolysen im Bereich der Wirbelsäule von besonderer Bedeutung. Da die Überlebenszeit der

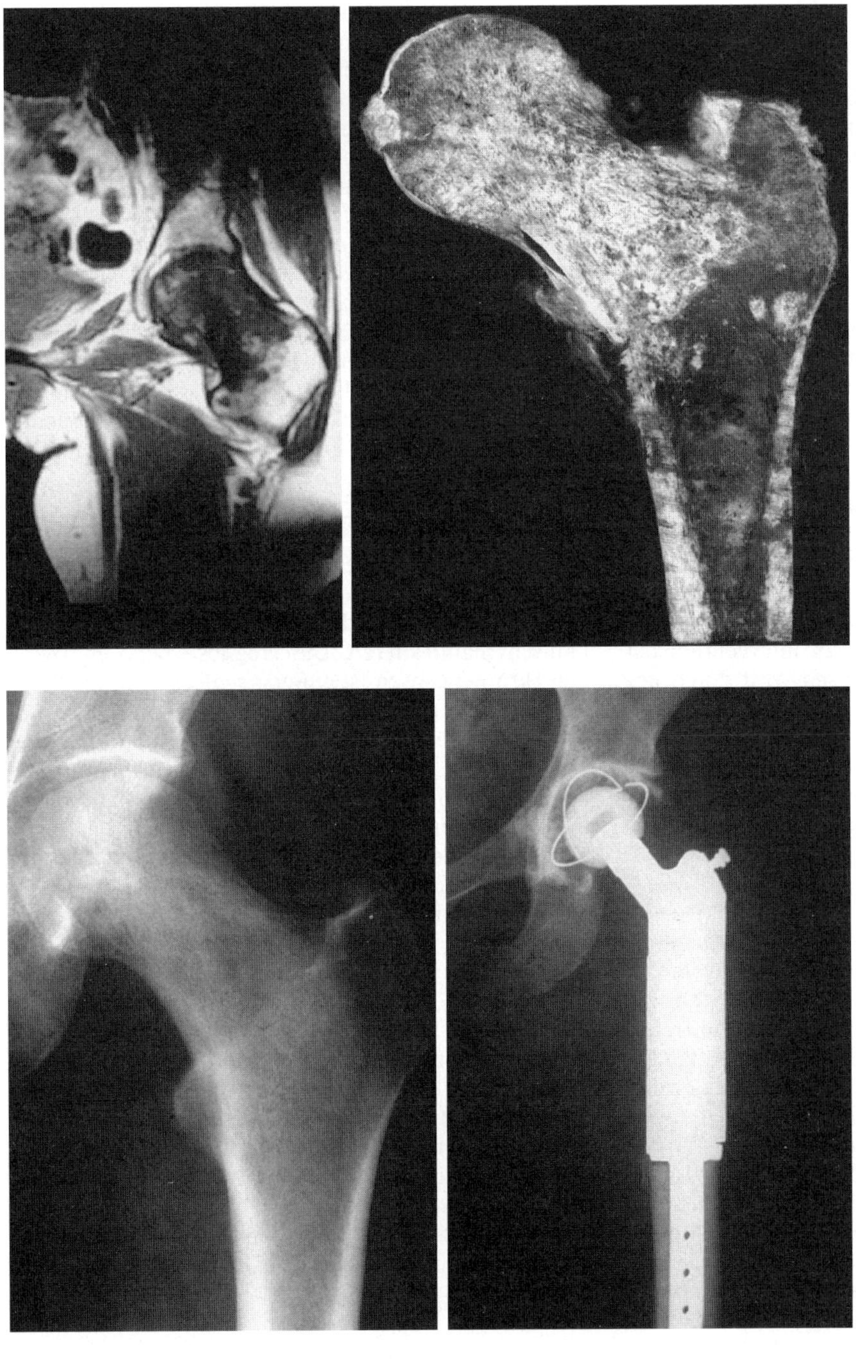

a b c d

Abb. 9.**13** Solitäre Knochenmetastase.
a Präoperativer Zustand im MRT.
b Präparat.
c Präoperativer Zustand im Röntgenbild.
d Zustand nach palliativer Resektion und Endoprothesenimplantation.

Patientinnen mit ausschließlich ossären Metastasen durch eine antihormonelle und/oder Chemotherapie oft günstig beeinflusst werden kann, ist die Erhaltung oder Verbesserung der Lebensqualität durch symptomatische Interventionen bei diesen Patientinnen besonders wichtig (96, 220).

Die chirurgische Therapie ossärer Metastasen sollte vor allem dann, wenn solitäre Läsionen vorliegen, eine vollständige Entfernung im Sinne einer lokalen R0-Situation anstreben. Nach Resektion von langen Röhrenknochen erfolgt die Rekonstruktion durch endoprothetischen Ersatz (Abb. 9.**13d**).

Werden diese Prinzipien nicht beachtet, erleben die Patientinnen noch häufig ein lokales Metastasenrezidiv (191). Die Anwendung des Markraumnagels ohne Resektion der Metastase ist zurückhaltend zu bewerten. Hier besteht die Gefahr der Tumorzellverschleppung in benachbarte Gelenke. Dieser Eingriff bleibt Patientinnen in reduziertem Allgemeinzustand und/oder mit diffuser Metastasierung und damit limitierter Lebenserwartung vorbehalten. Kurzzeitig kann mit diesem gering traumatisierenden Eingriff eine gute Stabilisierung erreicht werden, sofern der Marknagel verriegelt wird.

Im Bereich der Wirbelsäule besteht das Ziel der chirurgischen Behandlung in einer Stabilisierung sowie in einer Entlastung des Spinalkanals zur Vermeidung eines Querschnittsyndroms. R0-Situationen sind hier kaum zu erreichen. Ein zusätzliche Strahlentherapie kann den Behandlungserfolg verbessern. Sollte die chirurgische Behandlung nicht Erfolg versprechend sein, so ist die alleinige Strahlentherapie anzuwenden. Dadurch kann das Fortschreiten des Tumorwachstums eingeschränkt und eine lokale Komplikation zumindest temporär vermieden werden.

Der Entschluss zur chirurgischen Intervention bei symptomatischen Knochenmetastasen wird durch Beobachtungen am eigenen Patientengut untermauert, wobei bei ausschließlich ossär metastasierten Patientinnen nach operativer Stabilisierung der ossären Metastasen in über 40% der Fälle ein Überleben von mehr als 2 Jahren beobachtet wurde.

9.12.3 Pulmonale Metastasierung

Beim Auftreten von multiplen Lungenmetastasen ist in der Regel eine chirurgische Therapie nicht sinnvoll. Zur weiterführenden Diagnostik, vor allem bei langem Intervall zwischen Primärtumortherapie und Auftreten von metastasensuspekten Rundherden in der Lunge, sollte eine Thorakoskopie zum Ausschluss eines Zweittumors erfolgen, um die in diesem Falle noch potenziell vorhandene kurative Chance zu nutzen (169).

Der ein- oder beidseitige *maligne Pleuraerguss* ist meist Ausdruck einer Pleurakarzinose. Diese entsteht durch lymphogene Metastasierung, häufig ohne Metastasen innerhalb des Lungenparenchyms. Die Patienten erleiden eine z. T. vital bedrohliche restriktive Ventilationsstörung. Durch die damit verbundene Dyspnoe und die thorakalen Schmerzen kommt es zu einer erheblichen Beeinträchtigung der Lebensqualität.

Nach punktionszytologischer Sicherung der Malignität besteht zunächst die Option wiederholter Punktionen oder einer *Drainageanlage*. Das damit verbundene Infektionsrisiko und der bei dieser Behandlung immer wieder notwendig werdende Krankenhausaufenthalt lässt im Einzelfall die Anlage eines pleurovenösen oder pleuroperitonealen Shuntsystems diskutieren. Als schwere Komplikation kann dabei allerdings durch das Eindringen der korpuskulären und eiweißhaltigen Ergussbestandteile in das Blutgefäßsystem eine Aktivierung der Gerinnungskaskade mit Ausbildung einer disseminierten intravasalen Gerinnung hervorgerufen werden. Zudem besteht die Gefahr der Tumorzellverschleppung im Körperkreislauf.

Die Durchführung einer *chemischen Pleurodese* kann bei relativ geringer Nebenwirkungsrate gute palliative Behandlungsergebnisse erreichen. Besonders geeignet ist hier sicherlich die videogestützte, thorakoskopische Intervention (170, 230). Für die Pleurodese mit rekombinantem Tumornekrosefaktor oder Bleomycin wurden ebenfalls gute Behandlungserfolge beschrieben. Die lokalmedikamentöse Behandlung des malignen Pleuraergusses hat jedoch im Allgemeinen wegen der häufig erheblichen Nebenwirkungen bei insgesamt geringem Therapieerfolg letztlich wenig Anwendung gefunden (170, 186).

9.12.4 Zerebrale Metastasierung

Hirnmetastasen werden meist durch eine Hirndrucksymptomatik auffällig. Diese kann sich durch ein plötzliches Krampfleiden oder durch neurologische Defizite klinisch manifestieren. Die Prognose beim Auftreten von Hirnmetastasen ist äußerst schlecht. Die mittleren Überlebenszeiten nach Radiotherapie betragen etwa 26 Wochen gegenüber 5 Wochen bei rein symptomatischer Therapie. Bei Auftreten von solitären Hirnmetastasen kann jedoch eine chirurgische Therapieoption bestehen. Nach Resektion wurden mittlere Überlebenszeiten von über 80 Wochen beobachtet (125). Durch eine anschließende Radiatio kann die Überlebenszeit noch weiter verbessert werden (21, 234).

9.12.5 Lebermetastasierung

Die chirurgische Therapie von Lebermetastasen kann bei strenger Indikationsstellung und Vorliegen solitärer Läsionen durchaus mit einem therapeutischen Gewinn für die Patienten verbunden sein. Dabei ist der sichere Ausschluss einer extrahepatischen Manifestation besonders wichtig, da hier im Gegensatz zu Lebermetastasen kolorektaler Karzinome der hämatogene Metastasierungsweg zunächst über den Lungenkreislauf geht und die Leber meist nicht die erste Metastasenlokalisation darstellt.

Auch hier ist sehr sorgfältig zwischen dem Operationsrisiko und dem zu erwartenden Gewinn abzuwägen. Wenn durch bildgebende Verfahren das Vorhandensein extrahepatischer Metastasen hinreichend ausgeschlossen ist, sollte vor einer geplanten Laparotomie eine diagnostische Laparoskopie erfolgen. Die häufig vorhandenen Satellitenherde einer bildgebend als solitär eingeschätzten Metastase entziehen sich häufig der präoperativen Diagnostik und lassen eine R0-Resektion oft nicht zu. Diese ist aber unbedingt anzustreben, da die Überlebenszeiten nach R1- oder R2-Resektionen deutlich schlechter sind (123, 184).

9.12.6 Thoraxwandmetastasierung

Beim Vorliegen von multiplen intrakutanen Metastasen im Bereich der Thoraxwand ist eine rein chirurgische Therapie nicht sinnvoll, da oft ein großer Bereich betroffen ist und selbst durch weite Resektionen, die erhebliche plastische Deckungsprobleme aufwerfen können, keine R0-Situation erreicht werden kann. Häufig ist allerdings auch eine erneute Strahlen- und Chemotherapie bei mehrfach vorbehandelten Patientinnen nicht mehr möglich bzw. sinnvoll.

In dieser Situation stellt die photodynamische Therapie (PDT) eine neuartige Behandlungsoption mit sehr niedriger Komplikationsrate dar. Diese Therapie kann auch mehrfach angewendet werden, da keine obere Maximaldosis bekannt ist. Auch eine Kombination mit konventionellen Therapiemodalitäten ist möglich. Das Prinzip der PDT besteht in einer selektiven Anreicherung von Photosensibilisatoren im Tumorgewebe. Durch die Bestrahlung mit Laserlicht kommt es zur Ausbildung von zytotoxischen Radikalen, die wiederum über vaskuläre Veränderungen zur Tumorhypoxie und damit zur Tumorzellzerstörung führen (185).

Hinsichtlich der Nebenwirkungen ist zu beachten, dass die mit Photosensibilisatoren behandelten Patientinnen bei Sonnenlichtexposition Hautschädigungen erleiden können, sodass unter der Therapie entsprechende Schutzmaßnahmen eingehalten werden müssen.

9.13 Das inflammatorische Mammakarzinom

9.13.1 Klinisches Bild und Prognose

Eine besondere klinische Entität stellt das Mammakarzinom bei einer Infiltration der kutanen Lymphspalten dar. Es kommt zu einer Lymphangiosis carcinomatosa, die sich als Rötung und Überwärmung der Haut oft mit erysipeloidem Randsaum zeigt. Die Diagnose „inflammatorisches Mammakarzinom" ist somit in erster Linie klinisch zu stellen.

Da sich hieraus aber therapeutische Konsequenzen ergeben und neben der inflammatorischen Komponente oft kein solider Tumor abgrenzbar ist, muss vor Beginn einer Therapie immer eine histologische Sicherung der Lymphgangiosis erfolgen. In der Regel genügt dazu eine kleine Hautexzision. In der TNM-Klassifikation wird diese Ausbreitungsform als Kategorie T4d bzw. bei histologischer Sicherung pT4d klassifiziert. Die Häufigkeit beträgt etwa 2% aller Mammakarzinome (26).

In dieser Situation hat das Mammakarzinom insgesamt eine schlechte Prognose, da es frühzeitig zu einer lymphogenen und hämatogenen Metastasierung kommt. Über 60% der Patienten haben bereits bei der Diagnosestellung Fernmetastasen (26). Eine Operation des Primärtumors ist aufgrund der oft großflächigen lymphogenen Ausbreitung nicht sinnvoll, da hier frühzeitig mit einem Lokalrezidiv bzw. Residualprogress gerechnet werden muss. Allerdings profitieren Patientinnen, die zum Zeitpunkt der Diagnosestellung frei von Fernmetastasen sind, dann von einer aggressiven chirurgischen Behandlung, wenn sicher lokal eine R0-Situation erreicht werden kann (43). Dieser seltene Fall erfordert allerdings eine strenge Indikationsstellung sowie eine sorgfältige Operationsplanung.

9.13.2 Therapie

Die Primärtherapie des inflammatorischen Mammakarzinoms ist ansonsten in der Regel eine Chemotherapie. In der Kombination von Adriamycin, Cyclophosphamid und 5-FU wird häufig ein gutes Ansprechen bis hin zur Vollremission erreicht. Bei Fehlschlagen wird eine Radiatio der Brustdrüse einschließlich Thoraxwand und Lymphabflussgebiete bis zu einer Dosis von 51 Gy empfohlen. Im Anschluss an die Chemo- und/oder Strahlentherapie muss in Abhängigkeit vom Ansprechen des Tumors über eine chirurgische und/oder weitere Chemotherapie individuell entschieden werden.

9.14 Das Mammakarzinom des Mannes

Das Mammakarzinom des Mannes stellt mit 1,5% aller bösartigen Erkrankungen beim Mann und 1% aller Mammakarzinome eine sehr seltene Tumorentität dar. Aus dieser Seltenheit ergeben sich klinische und diagnostische Probleme, da außerhalb von Zentren keine Erfahrungen im Management des männlichen Mammakarzinoms vorliegen.

Das mittlere Lebensalter zum Erkrankungszeitpunkt beträgt etwa 60 Jahre und liegt damit höher als bei den Frauen (84, 177, 188). Geographische Unterschiede zeigen sich parallel zu denen des weiblichen Mammakarzinoms.

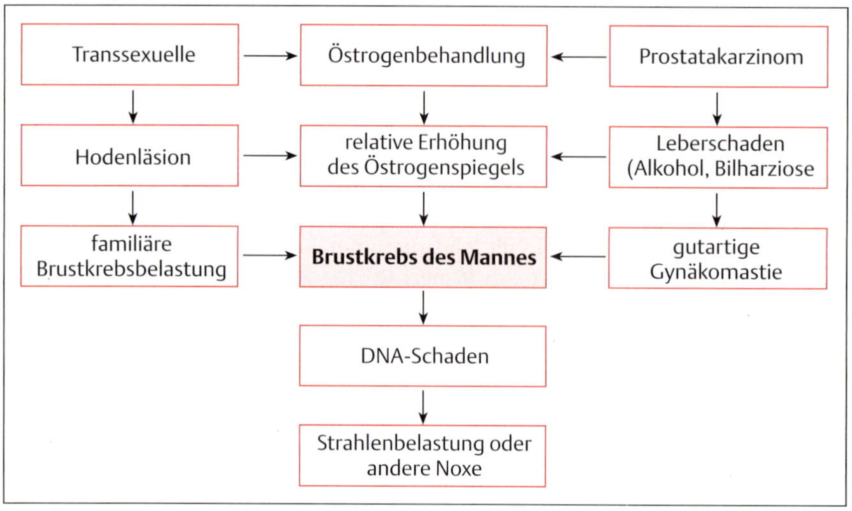

Abb. 9.**14** Disposition zum Mammakarzinom des Mannes.

9.14.1 Ätiologie

Ätiologische Faktoren des männlichen Mammakarzinoms sind noch weitestgehend unbekannt. Auffällig ist jedoch ein gehäuftes Auftreten in Kombination mit einer Erhöhung des Östrogenspiegels. Da die Mehrzahl der Karzinome Hormonrezeptoren exprimieren, kommt diesem Umstand möglicherweise eine klinische Bedeutung zu (171) (Abb. 9.**14**).

Die umfangreichen molekularbiologischen Untersuchungen zur genetischen Epidemiologie der Tumorerkrankungen haben gerade auf dem Gebiet des Mammakarzinoms in den letzten Jahren eine enorme Entwicklung erfahren (Abschnitt 9.1.2). So weist eine Mutation im *BRCA2*-Gen ein deutlich höheres Risiko für das männliche und weibliche Mammakarzinom auf, wobei möglicherweise noch andere Genloci den Einfluss verstärken können (181).

Von praktischer Bedeutung ist die Notwendigkeit einer Gendiagnostik für solche Familien, in denen ein männliches Mitglied an einem Mammakarzinom erkrankt ist, da für die männlichen und weiblichen Familienangehörigen ein erhöhtes Erkrankungsrisiko besteht (97). Ein weiteres genetisch bedingtes Mammakarzinom ist beim Klinefelter-Syndrom zu finden. Dieses besteht in einem Karyotyp 47 XXY. Bei diesen Patienten zeigt sich ein eunuchoider Habitus mit Gynäkomastie und hypotrophen Testes. Sie haben ein gegenüber der gesunden männlichen Bevölkerung 50fach erhöhtes Risiko, an einem Mammakarzinom zu erkranken (102).

9.14.2 Diagnostik

Klinisch steht eine schmerzlose retromammilläre Schwellung im Vordergrund, die bei den Patienten häufig zunächst keine Beachtung findet. Im Rahmen einer ein- oder beidseitigen Gynäkomastie kann es zu einer Zunahme der Wachstumstendenz kommen. Häufig wird aber die Erkrankung erst bei Symptomen der lokalen Tumorausbreitung, wie Infiltration der Muskulatur oder Inflammation, und/oder beim Auftreten von Metastasen diagnostiziert. Daraus leitet sich die allgemeine Auffassung der schlechteren Prognose des männlichen Mammakarzinoms gegenüber dem weiblichen ab. Umfangreiche Studien haben aber gezeigt, dass das männliche Mammakarzinom nicht aggressiver ist. Es bestehen aber wesentliche Unterschiede zwischen den durchgeführten Behandlungsstrategien (22, 194).

In der Diagnostik kommen alle Verfahren, welche sich beim weiblichen Mammakarzinom bewährt haben, zur Anwendung. Die Durchführung der Mammographie gestaltet sich aufgrund des in der Regel kleinen Drüsenkörpers schwierig. Brustwandnahe Läsionen entziehen sich dabei der röntgenologischen Diagnostik. Auch existieren oft keine Verlaufskontrollen, da routinemäßige Mammographien nicht durchgeführt werden. Für zusätzliche Informationen über die lokale Ausbreitung, vor allem bei Verdacht auf Infiltration der Thoraxwand, kann die CT oder MRT hilfreich sein.

Auch der Einsatz nuklearmedizinischer Untersuchungsmethoden, wie die Sestamibi-Szintigraphie kann in der Detektion von Karzinomen in einer Gynäkomastie einen Beitrag zur Diagnostik liefern (128). In jedem Fall sollte eine unklare Schwellung der männlichen Brustdrüse, vor allem bei einseitigem Befund, histologisch abgeklärt werden. Inwieweit dabei eine Stanzbiopsie oder eine exzisionale Biopsie zur Anwendung kommt, muss im Einzelfall entschieden werden.

Histologisch liegt am häufigsten ein invasiv-duktales Karzinome oder ein DCIS vor. In Assoziation mit einem DCIS kann auch ein Morbus Paget vorkommen (18, 95).

9.14.3 Therapie

Die therapeutischen Überlegungen basieren auf den Erfahrungen bei der Behandlung weiblicher Mammakarzinome. Unbestritten steht die chirurgische Behandlung im Vordergrund. Da es sich hier häufig um lokal fortgeschrittene Karzinome handelt, ist der Anteil radikaler Operationen (Mastektomie) auch entsprechend hoch. Es zeigt sich aber auch hier die Tendenz zu weniger radikalem Vorgehen (35).

Die axilläre Lymphknotendissektion ist zum Staging ebenso wichtig wie zur lokalen Tumorkontrolle. Der Einsatz der Sentinel-Node-Biopsie sollte dabei unbedingt übernommen werden.

Die Anwendung der postoperativen Strahlentherapie ist insgesamt noch nicht hinreichend untersucht. Nach chirurgischer Behandlung lokal fortgeschrittener und nodal positiver Karzinome sind aber Vorteile der Strahlentherapie hinsichtlich des Gesamtüberlebens sowie des rezidivfreien Überlebens beschrieben worden (35).

Die adjuvante Chemotherapie kommt beim männlichen Mammakarzinom nach den gleichen Indikationskriterien wie bei den Frauen zu Einsatz. Allerdings ist die hormonelle Gesamtsituation hier eine grundsätzlich andere, was die Definition von Risikogruppen erschwert. Unumstritten ist die Indikation zur adjuvanten Chemotherapie mit anthracyclinhaltigen Medikamenten bei positivem Nodalstatus.

Die meisten Mammakarzinome bei Männern sind Hormonrezeptor-positiv (170). Dabei finden sich Östrogenrezeptoren, Progesteronrezeptoren und Androgenrezeptoren, wobei die Rezeptoren für Androgene und Östrogene hinsichtlich ihres Auftretens miteinander korrelieren. Allerdings zeigt die Rezeptorexpression keine Korrelation zum Gesamtüberleben. Demzufolge wird ein grundsätzlicher biologischer Unterschied zwischen einem Mammakarzinom bei der Frau und beim Mann diskutiert (164). Daher ist die Indikation zur adjuvanten Hormontherapie unklar. Ausreichende klinische Untersuchungen dazu liegen nicht vor.

9.15 Morbus Paget

Beim Morbus Paget der Mamille (beschrieben von Sir James Paget, Chirurg in London, 1814–1899) handelt es sich um eine sehr seltene ekzematöse Veränderung im Bereich des Warzenhofs. Diese Veränderung findet man bei etwa 2–3 % aller Mammakarzinome (29). Ursache ist eine intradermale Ausbreitung von Tumorzellen eines duktalen Mammakarzinoms. Wird bei einem klinisch nachweisbaren Morbus Paget kein Tumor im Bereich der Brustdrüse gefunden, gilt die Klassifikation Tis. Wenn ein Primärtumor aber nachweisbar ist, wird die T-Kategorie durch dessen Größe bestimmt. Die Infiltration der Mamille gilt hier nicht als T4.

9.15.1 Diagnostik

Zur Diagnose des Morbus Paget ist zunächst das klinische Bild richtungweisend. Jede neu entstandene ekzematöse Mamillenveränderung sollte dahingehend abgeklärt werden. Mammographisch können Kutisverdichtungen, Mamilleneinziehungen oder retromamilläre pathologische Mikrokalzifikate sichtbar sein. Bei fehlendem Tumornachweis mittels bildgebender Verfahren ist die Diagnose dennoch nicht ausgeschlossen. Die histologische Sicherung durch eine mamilläre oder retromamilläre Exzisionsbiopsie ist notwendig.

In über 80 % der Fälle ist der Morbus Paget mit einem invasiven Karzinom assoziiert. Daher sollte primär eine chirurgische Behandlung erfolgen. Da nur 60 % dieser Karzinome retromamillär liegen, ist eine zentrale Quadrantenresektion nicht immer ausreichend. Andererseits stellt die Mastektomie in Fällen eines kleinen zentralen Karzinoms eine chirurgische Überbehandlung dar (117).

9.16 Palliative Therapie des metastasierten Mammakarzinoms

Neben den sekundär metastasierten Karzinomen können besonders aggressive Tumoren bereits bei Erstdiagnose eine so genannte „primäre" Fernmetastasierung aufweisen. Aufgrund des systemischen Charakters dieser Erkrankung bestehen in dieser Situation keine kurativen Behandlungsoptionen. Die therapeutischen Überlegungen müssen sich auf palliative Zielsetzungen konzentrieren. Dabei kommt der Lokaltherapie des Primärtumors eine besondere Bedeutung zu. Das Ziel der chirurgischen Behandlung besteht hier in der Vermeidung lokaler Komplikationen, wie Exulzeration, Inflammation oder Einbruch in die Thoraxwand oder -höhle. Auch die psychische Situation der Patientin, die täglich mit dem sichtbaren und tastbaren Tumor konfrontiert wird, muss dabei unbedingt berücksichtigt werden.

Wird die Indikation zu einer chirurgischen Behandlung gestellt, so ist die Ausdehnung des Eingriffs so gering wie möglich und so radikal wie notwendig zu halten, um die gewünschte Palliation ohne wesentliche Komplikationen zu erreichen.

Die Behandlung der Fernmetastasen bleibt, sofern sie nicht zu lokalen Komplikationen führen, einer systemischen Therapie vorbehalten. Dabei findet sowohl die Chemotherapie als auch die Hormontherapie Anwendung. Zahlreiche Studien haben mögliche Substanzen untersucht, wobei die Wirksamkeit hinsichtlich Remission und Gesamtüberleben der Nebenwirkungsrate gegenübergestellt werden muss. Gute Ergebnisse konnten durch anthracyclin- oder taxanhaltige Chemotherapeutika erreicht werden.

Als antihormonelle Therapie bei Hormonrezeptor-positiven Karzinomen postmenopausaler Frauen hat sich Tamoxifen als am besten geeignet gezeigt und sich gegen andere Substanzen und Kombinationen durchgesetzt (104, 208, 236). Günstiger ist die Prognose, wenn bei diesen Patienten ausschließlich ossäre Metastasen vorliegen. Hier empfiehlt sich die zusätzliche Therapie mit Bisphosphonaten (Ostac/Aredia) zur Verringerung der Demineralisation des Knochens. Die Osteolyse wird dabei verzögert, was jedoch nicht das Wachstum der Metastasen oder das Gesamtüberleben beeinflusst.

Zeigt sich das Mammakarzinom gegenüber dieser Behandlung als therapierefraktär, stehen Möglichkeiten der Second-Line- und Third-Line-Hormontherapie zur Verfügung. Hier scheint Exemestane Erfolg versprechend zu sein (111), es fehlen jedoch randomisierte Studien, die dieses belegen.

Insgesamt ungünstiger ist die Situation beim Vorliegen viszeraler Metastasen, vor allem dann, wenn eine Überexpression des *HER-2/neu*-Onkogen vorliegt. Hier ist, vor allem bei prämenopausalen Patientinnen, die Anwendung einer systemischen Chemotherapie der Hormontherapie vorzuziehen.

Beim Auftreten von Fernmetastasen nach krankheitsfreiem Intervall liegt ein sekundär metastasiertes Mammakarzinom vor. Ist die chirurgische Therapie des Primärtumors abgeschlossen, folgt oft eine adjuvante Chemotherapie. Da es sich hier oft um anthracyclinresistente Karzinome handelt, wird durch klinische Studien die Wirksamkeit anderer Substanzen in der Second-Line- und Third-Line-Chemotherapie untersucht (48).

Der Einsatz der Hochdosistherapie mit anschließender autologer Blutstammzell-Transplantation ist in diesem Zusammenhang bisher nur im Rahmen klinischer Studien in der primären und sekundären Behandlung des metastasierten Mammakarzinoms durchgeführt worden. Dabei konnte eine günstigere Remissionsdauer sowie eine Verlängerung des Gesamtüberlebens gegenüber der Standardtherapie beobachtet werden (16, 53). Allerdings sind Komplikations- und Nebenwirkungsrate sowie die Kosten nicht unerheblich.

9.17 Nachsorge

Die Problematik der Tumornachsorge im Allgemeinen sowie die Nachsorge von Patientinnen mit Mammakarzinomen im Speziellen ist immer wieder Gegenstand kontroverser Diskussionen.

Ziel der Nachsorge ist hier einerseits die Erkennung und Linderung therapieassoziierter Beschwerden: Das betrifft sowohl die Folgen der chirurgischen Primärtherapie als auch die Nebenwirkungen und Komplikationen der adjuvanten Therapie. Andererseits ist die Früherkennung eines Tumorrezidivs bzw. einer Tumorprogression von Bedeutung. Allerdings konnte bisher der Nachweis einer verlängerten Überlebenszeit durch eine generelle Nachsorge für alle Patientinnen nach standardisiertem Muster nicht erbracht werden. Patientinnen, die regelmäßig an Nachsorgeuntersuchungen teilgenommen haben, überleben nicht länger als diejenigen, die nicht oder nur bei Symptomen Nachsorgeuntersuchungen hatten (113). Andererseits besteht auch bei der Früherkennung eines lokalen Rezidivs, vor allem nach brusterhaltenden Operationen, durchaus eine kurative Chance, allerdings nur dann, wenn das Lokalrezidiv nicht bereits Ausdruck einer systemischen Metastasierung ist.

Etwa die Hälfte aller Patientinnen mit einem Mammakarzinom erleiden nach der Primärtherapie ein *Erkrankungsrezidiv*. Die Wahrscheinlichkeit ist von allgemein anerkannten Risikofaktoren abhängig, wie diese auch für die risikoadaptierte Behandlung des nodal negativen Mammakarzinoms auf der 6. Internationalen Konsensuskonferenz formuliert wurden. Daraus ergibt sich die Überlegung, auch die Durchführung der Nachsorge an dieses Risiko zu adaptieren. Zu den Patientinnen mit hohem Risiko zählen solche mit mehr als 10 befallenen axillären Lymphknoten sowie Träger von *BRCA-1*- und *BRCA-2*-Mutationen.

Bei der brusterhaltenden chirurgischen Therapie ist das erhöhte Risiko eines Lokalrezidivs das wesentliche Behandlungsproblem. Durch den Einsatz einer postoperativen Radiatio konnte die Lokalrezidivrate deutlich gesenkt werden. Sie beträgt danach noch etwa 5–8% (72, 126). Zur Früherkennung des Lokalrezidivs erscheint zunächst die klinische Untersuchung in 3-monatlichen Abständen sinnvoll. Kleine intramammäre Rezidive lassen sich aber häufig durch die postoperativen und postradiogenen Veränderungen nicht sicher tasten. Beim inflammatorischen, intrakutanen, axillären oder Narbenrezidiv ist der klinische Eindruck dagegen meist eindeutig.

Nach Mastektomie tritt in 4–13% der Patienten ein Lokalrezidiv auf, unabhängig von der Operationsmethode und der adjuvanten Therapie (173, 204). Hier ist die klinische Untersuchung bereits aussagekräftig. Bei klinischem Verdacht hilft die lokale Sonographie und gegebenenfalls die CT zur lokalen Ausbreitungsdiagnostik weiter. Bei einem langen Intervall zwischen Primärtumortherapie und Auftreten des Rezidivs ist unter der Voraussetzung eines kleinen Thoraxwandtumors (max. 1 cm) ein kurativer Therapieansatz möglich.

Die Früherkennung eines *Zweitkarzinoms der kontralateralen Brust* ist aufgrund des wesentlich höheren Risikos vor allem bei jüngeren Frauen von Bedeutung, da auch hier kurative Behandlungsoptionen bestehen. Oiesbezüglich ist die Durchführung regelmäßiger Mammographien in 1- bis 2-jährigen Abständen ratsam, wobei auch hier das Erkrankungsrisiko bei jüngeren Frauen deutlich höher liegt.

Nicht zuletzt sollten die Patientinnen auch eine psychologische Betreuung erfahren, da Diagnose und Therapie bei den oft noch im Arbeitsprozess stehenden Frauen eine wesentliche Veränderung in vielen Lebensbereichen bedeutet. Somit ist eine psychosoziale Rehabilitation Bestandteil einer umfassenden Nachsorge.

Therapieassoziierte Beschwerden nach multimodaler Behandlung eines Mammakarzinoms sind in erster Linie auf die Folgen des chirurgischen Eingriffs zurückzuführen. Als wesentliche Komplikation ist hier das Lymphödem nach Axilladissektion zu erwähnen. Durch die Verbesserung der chirurgischen Technik, welche die Lymphbahnen oberhalb der V. axillaris schont, sowie durch moderne Konzepte zur Vermeidung einer Axilladissektion in den Fällen, in denen sie der Patientin keinen Vorteil bringt (Sentinel-Node-Biopsie), ist die Häufigkeit deutlich zurückgegangen (215, 224). Lymphödeme können zudem nach einer Strahlentherapie der Axilla auftreten, insbesondere, wenn eine Axilladissektion vorausgegangen ist (133).

Beim Auftreten eines Lymphödems ist zunächst die Frage zu klären, ob es sich dabei um ein so genanntes benignes Ödem als Operations- oder Strahlentherapiefolge oder um ein so genanntes „malignes" Ödem infolge einer rezidivierten oder progredienten axillären Lymphknotenmetastasierung handelt.

Im Vordergrund der Therapie des „benignen" Lymphödems stehen physiotherapeutische Maßnahmen, insbesondere die Lymphdrainage. Erste Ergebnisse einer Lasertherapie zeigten eine Verbesserung der objektiven und subjektiven Parameter (165). Das „maligne" Lymphödem ist kausal nur durch eine systemische Therapie zu beeinflussen.

Bei plastisch rekonstruktiven Eingriffen nach Mastektomie tritt der eigentlichen Morbidität der Mastektomie noch die des Hebedefekts (Latissimus-dorsi-Insellappen, TRAM-Flap, VRAM-Flap [VRAM: vertical rectus abdominal muscle]) hinzu. Therapeutische Optionen bestehen hier ebenfalls in einer physikalischen Behandlung.

Ähnlich wie es bei Zuständen nach Gliedmaßenamputationen beschrieben wird, kann es nach einer Mastektomie zu Phantom-Syndromen kommen. Dabei handelt es sich lediglich in ca. 15–20% der Fälle um Phantomschmerzen, in den meisten Fällen hingegen besteht das Gefühl einer noch vorhandenen Brustdrüse weiter fort, was ebenfalls zu echtem Leidensdruck führen kann. Möglichkeiten einer direkten therapeutischen Beeinflussung gibt es leider kaum (109, 122).

Die Durchführung der klinischen Nachsorgeuntersuchungen ist prinzipiell Aufgabe des Operateurs. Einerseits besteht durch die Betreuung im Rahmen der Primärtherapie bereits ein Vertrauensverhältnis zwischen Arzt und Patientin. Andererseits ist durch die Kontinuität der Betreuung ein höheres Maß an klinischer Sicherheit gegeben.

Die Durchführung der Mammographie und Mammasonographie ist in der Hand des erfahrenen Untersuchers im Rahmen der Verlaufskontrolle ein wesentlicher Bestandteil der Nachsorge. Diese Untersuchungen sollten in regelmäßigen Abständen durchgeführt werden, wobei die Mammographie der bereits operierten Brustdrüse frühestens 6 Monate nach der Operation angefertigt werden sollte. Alle weiteren Mammographien und die der Gegenseite sind in jährlichen Abständen durchzuführen. Die Sonographie ist in 6-monatlichen Abständen empfehlenswert, wobei auch hier eine Kontinuität des Untersuchers bestehen sollte.

Bei einer *adjuvanten Hormontherapie* mit Tamoxifen kann unter Umständen eine Endometriumhyperplasie auftreten, die ein erhöhtes Risiko für das Auftreten eines Endometriumkarzinoms darstellt (41, 217). Im Rahmen der Nachsorge ist daher eine regelmäßige gynäkologische Untersuchung sowie eine transvaginale Endosonographie mit Biopsie empfehlenswert (205). Das Zeitintervall sollte zwischen 6 Monaten und 1 Jahr betragen. Bei Auftreten einer postmenopausalen Blutung ist eine Abrasio indiziert.

Eine Früherkennung von Fernmetastasen ist vor allem dann für die Patientinnen ohne Vorteil, wenn sie asymptomatisch sind, da durch die Therapie der Metastasen kein Überlebensvorteil erreicht werden kann (221). Somit sollte die Nachsorge vor allem Symptomen nachgehen, die auf drohende lokale Komplikationen von Fernmetastasen hinweisen und damit die Lebensqualität der Patientinnen beeinträchtigen.

Literatur

1. Aberizk WJ, Silver B, Henderson IC, Cady B, Harris JR. The use of radiotherapy for treatment of isolated locoregional recurrence of breast carcinoma after mastectomy. Cancer 1986; 58: 1214–1218
2. Abner A, Recht A, Eberlein T. Prognosis following salvage mastectomy for recurrence in the breast after conservative surgery and radiation for early-stage breast cancer. J Clin Oncol 1993; 11: 44–48
3. Aitken DR, Minton JP. Complications associated with mastectomy. Surg Clin North Am 1983; 63: 1331–1352
4. Alazraki NP, Styblo T, Grant SF, Cohen C, Larsen T, Aarsvold JN. Sentinel node staging of early breast cancer using lymphscintigraphy and the intraoperative gamma-detecting probe. Sem Nucl Med 2000; 30: 56–64
5. Al-Sobhi SS, Helvic MA, Pass HA, Chang AE. Extent of lumpectomy for breast cancer after diagnosis by stereotactoctic core versus wire localization biopsy. Ann Surg Oncol 1999; 6: 330–335
6. European Commission Working Group on Breast Screening Pathology. Consistently achieved by 23 European pathologists in categorizing ductal carcinoma in situ using five classifications. Hum Pathol 1998; 9: 1056–1062
7. Arrigada R, Le MG, Rochard F, Contesso G. Conservative treatment versus mastectomy in early breast cancer: patterns of failure with 15 years of follow-up data. Institut Gustave-Roussy Breast Cancer Group. J Clin Oncol 1996; 14: 1558–1564(Abstract)
8. Axelsson CK, Mouridsen HT, Zederfeldt B. Axillary dissection of level I and II lymph nodes is important in breast cancer classifiction. Eur J Cancer 1992; 28: 1415–1418
9. Ball ABS, Waters R, Thomas M. Formal axillary dissection. Br J Hosp Med 1990; 44: 396–399
10. Barnwell JM, Arredondo MA, Kollmorgen D, et al. Sentinel node biopsy in breast cancer. Ann Surg Oncol 1998; 5: 126–130
11. Baselga J, Tripathy D, Mendelsohn J. Phase II study of weekly intravenous recombinant humanized anti-p 185 HER2 monoclonal antibody in patients with HER2/neu overexpressing metastatic breast cancer. J Clin Oncol 1996; 14: 737–744
12. Bates T, Riley DL, Houghton J, Fallowfield L, Baum M. Breast Cancer in elderly womaen: a Cancer Research Campaign trial compairing treatment with tamoxifen and optimal surgery with tamoxifen alone. Br J Surg 1991; 78: 591–594
13. Baxter N, McCready D, Chapman JA, et al. Clinical behaviour of untreated axillary nodes after local treatment for primary breast cancer. Ann Surg Oncol 1996; 3: 235–240

14. Bembenek A, Reuhl T, Markwardt J, Schneider U, Schlag PM. Sentinel lymph node dissection in breast cancer. Swiss Surg 1999; 5: 217–221
15. Bembenek, A and Schlag, PM. Selektive Lymphknotendissektion durch Sentinel Node Detektion (oral presentation), 2000; 24. Kongress der Deutschen Krebsgesellschaft, Berlin, (Generic) Ref Type: Audiovisual Material
16. Bezwoda WR, Seymour L, Dansey RD. High-dose chemotherapy with hematopoietic rescue as primary treatment for metastatic breast cancer: a randomized trial. J Clin Oncol 0 AD; 13: 2483–2489
17. Bland KI, Scott-Conner CE, Menck H, Winchester DP. Axillary dissection in breast-conserving surgery for stage I and II breast cancer: A national cancer data base study of patterns of omission and implications for survival. J Am Coll Surg 1999; 188: 586–596
18. Bodnar M, Miller OF, Tyler W. Paget's disease of the male breast associated with intraductal carcinoma. J Am Acad Dermatol 1999; 40: 829–832
19. Bonadonna G, Valagussa P, Brambilla C, et al. Primary chemotherapy in operable breast cancer: eight-year experience at the Milan Cancer Institute. J Clin Oncol 1998; 16: 93–100
20. Bonadonna G, Veronesi U, Brambilla C. Primary chemotherapy to avoid mastectomy in tumors with diameters of three centimeters or more. J Natl Cancer Inst 1990; 82: 1539–1545
21. Boogerd W., Hart A.A., Tjahja I.S. Treatment and outcome of brain metastases as first site of distant metastases from breast cancer. J Neurooncol 1997; 35: 161–167
22. Borgen PI, Senie RT, McKinnon WMP, Rosen PP. Carcinoma of the male breast: analysis of prognosis compared with matched female patients. Ann Surg Oncol 1997; 4: 385–388
23. Boyages J, Geoff D, Taylor R. Predictors of local recurrence after treatment of ductal carcinoma in situ. Cancer 1999; 85: 616–628
24. Breast Cancer Linkage Consortium. Pathology of familial breast cancer: Differences between breast cancers in carriers of BRCA1 or BRCA2 mutations and sporadic cases. Lancet 1997; 349: 1505–1510
25. Brenner RJ, Rothman BJ. Detection of primary breast cancer in woman with known adenocarcinoma metastatic to the axilla: use of MRI after negative clinical and mammographic examination. JMRI 1997; 7: 1153–1158
26. Brooks HL, Mandava N, Pizzi WF, Shah S. Inflammatory breast cancer – a community hospital experience. J Am Coll Surg 1998; 186: 622–629
27. Brugarolas J, Jacks T. Double indemnity: p53, BRCA and cancer. Nat Med 1997; 15: 721–722
28. Burak WE, Goodman PS, Young DC, Farrar WB. Seroma formation following axillary dissection for breast cancer: risk factors and lack of influence of bovine thrombin. J Surg Oncol 1997; 64: 27–31
29. Burke ET, Braeuning MP, McLelland R. Paget disease of the breast: a pictorial essay. Radiographics 1998; 18:1459–1464
30. Cabanas RM. A new approach for the treatment of penile carcinoma. Cancer 1977; 39: 456–466
31. Cabanes PA, Salmon RJ, Vilcoq JR, et al. Value of axillary dissection in addition to lumpectomy and radiotherapy in early breast cancer. Lancet 1992; 339: 1245–1248
32. Cady B, Sears HF. New therapeutic possibilities in primary breast cancer. Ann Surg 1993; 338–349
33. Cady B, Sears HF. Usefullness and technique of axillary dissection in primary breast cancer. J Clin Oncol 1986; 4: 623–624
34. Canavese G, Catturich A, Vecchio C, et al. Prognostic role of lymph-node level involvement in patients undergoing axillary dissection for breast cancer. Eur J Surg Oncol 1998; 24: 104–109
35. Carmalt HL, Mann LJ, Kennedy CW, Fletcher JM, Gillet DJ. Carcinoma of the male breast: a review and recommendations for management. Aust N Z J Surg 1998; 68: 712–715
36. Chang-Claude J, Becher H, Hamann U, Schroeder-Kurth T. Risikoabschätzung für das familiäre Auftreten von Brustkrebs. Zentralbl Gynäkol 1995; 117: 423–434
37. Chen J, Silver D, Walpita D. Stable interaction between products of BRCA1 and BRCA2 tumor suppressor genes in mitotic and meiotic cells. Molecular cell 1998; 2: 317–328
38. Cheng L, Al-Kaisi NK, Liu AY, Gordon NH. The results of intraoperative consultations in 181 ductal carcinomas in situ of the breast. Cancer 1997; 80: 75–79
39. Chu KU, Turner RR, Hansen NM, Brennan MB, Bilchik A, Giuliano AE. Do all patients with sentinel node metastasis from breast carcinoma need complete axillary node dissection? Ann Surg 1999; 229: 536–541
40. Clare SE, Sener SF, Wilkens W, Goldschmidt R, Merkel D, Winchester DJ. Prognostic significance of occult lymph node metastases in node-negative breast cancer. Ann Surg Oncol 1997; 4: 447–451
41. Cohen I, Azaria R, Aviram R, et al. Postmenopausal endometrial pathologies with tamoxifen treatment: comparison between hysteroscopic and hysterectomy findings. Gynecol Obstet Invest 1999; 48: 187–192 (Abstract)
42. Craighead PS. The management of ductal carcinoma in situ (DCIS). Can Med Assoc J 1998; 158: 27–34
43. Curcio LD, Rupp E, Williams WL, Chu DZ, Clarke K. Beyond palliative mastectomy in inflammatory breast cancer – a reassessment of margin status. Ann Surg Oncol 1999; 6: 249–254
44. Dahlstrom KK, Andersson AP, Andersen M, Krag C. Wide local excision of recurrent breast cancer in the thoracic wall. Cancer 1993; 72: 774–777
45. Dalberg K, Mattson A, Sandelin K, Rutqvist LE. Outcome of treatment for ipsilateral breast tumor recurrence in early stage breast cancer. Breast Cancer Res Treat 1998; 49: 69–78
46. Danforth DN, Findlay PA, McDonald HD, et al. Complete axillary dissection for stage I–II carcinoma of the breast. J Clin Oncol 1986; 4: 655–662
47. Danforth DN, Zujewski J, O'Shaughnessy J, et al. Selection odf local therapy after neoaduvant chemotherapy in patients with stage IIIA, B breast cancer. Ann Surg Oncol 1998; 5: 150–158
48. De Placido S, Lauria R, Perrone F, Vernaglia Lomberdi A, Carlomagno C. Vinorelbine + Mitomycin C as second-line treatment of metastatic breast cancer: A two-stage phase 2 study. Oncology 2000; 58: 8–14
49. Dees EC, Shulman LN, Souba WW, Smith BL. Does information from axillary dissection change treatment in clinically node-negative patients with breast cancer? Ann Surg 1997; 226: 279–287
50. Dershaw DD, McCready D, Osborne MP. Detection of local recurrence after conservative therapy of breast carcinoma. Cancer 1992; 70: 493–496
51. DiConstanzo D, Rosen PP, Gareen I. Prognosis in infiltrating lobular carcinoma. An analysis of „classical" and variant tumors. Am J Surg Pathol 1990; 14: 12–23
52. Early Breast Cancer Trialists Collaborative Group. Effects of radiotherapy and breast cancer. An overview of the randomized trials. N Engl J Med 1995; 333: 1444–1455
53. Eddy D. High-dose chemotherapy with autologous bone marrow transplantation for the treatment of metastatic breast cancer. J Clin Oncol 0 AD; 10: 657–670
54. Eisen A, Weber BL. Prophylactic mastectomy-the price of fear (editorial). N Engl J Med 1999; 340: 137–138
55. Ellis IO, Galea M, Broughten N. Pathological prognostic factors in breast cancers. Histopathology 1992; 20: 479–489
56. Elston CW, Ellis IO. The breast. Edinburgh, UK: Churchill Livingston, 1998

57. Elvecrog EL, Lechner MC, Nelson MT. Nonpalpable breast lesions: correlation of stereotactic large-core biopsy and surgical biopsy results. Radiology 1993; 188: 453–455
58. Faneyte IF, Rutgers EJT, Zoetmulder FAN. Chest wall resection in the treatment of locally recurrent breast carcinoma: indications and outcome for 44 patients. Cancer 1997; 80: 886–891
59. Fearon ER, Vogelstein B. A genetic model for colorectal tumorigenesis. Cell 1990; 61: 759–767
60. Fischer B, Redmond C, Fisher ER, et al. Ten-year results of a randomized clinical trial comparing radical mastectomy and total mastectomy with or without radiation. N Engl J Med 1985; 312: 674–681
61. Fisher B, Anderson S, Wolmark N, Wickerham DL, Cronin WM. Reanalysis and results after 12 years of follow-up in a randomized clinical trial comparing total mastectomy with lumpectomy with or without irradiation in the treatment of breast cancer. N Engl J Med 1995; 333: 1456–1461 (Abstract)
62. Fisher B, Costantino J, Redmont C. Lumpectomy compared with lumpectomy and radiation therapy for the treatment of intraductal breast cancer. N Engl J Med 1993; 328: 1581–1586
63. Fisher B, Dignam J, Bryant J, et al. Five versus more than five years of tamoxifen therapy for breast cancer patients with negative lymph nodes and estrogen receptor-positive tumors. J Natl Cancer Inst 1996; 88: 1529–1542 (Abstract)
64. Fisher B, Dignam J, Mamounas EP, et al. Sequential methotrexate and fluorouracil for the treatment of node-negative breast cancer patients with estrogen receptor-negative tumors: eight-year results from National Surgical Adjuvant breast and Bowel Project (NSABP) B-13 and first report of findings of NSABP B-19 comparing methotrexate and fluorouracil with conventional cyclophosphamide, methotrexate and fluorouracil. J Clin Oncol 1996; 14: 19821992 (Abstract)
65. Fisher B, Dignam J, Wolmark N, et al. Lumpectomy and radiation therapy for the treatment of intraductal breast cancer: Findings from National Surgical Adjuvant Breast and Bowel Project B-17. J Clin Oncol 1998; 16: 441–452
66. Fisher B, Perera FE, Cooke AL, et al. Long-term follow-up of axillary node-positive breast cancer patients receiving adjuvant systemic therapy alone: patterns of recurrence. Int J Oncology Biol Phys 1997; 38: 541–550
67. Fisher B, Rockette H, Robidoux A. Clinical and pathological local-regional response of operable breast cancer (BC) to preoperative chemotherapy: Results from NSABP B-18. Proc Am Soc Clin Oncol 1994; 13: 6464 (Abstract)
68. Fisher ER, Gregorio R, Fisher B. The pathology of invasive breast cancer. A syllabus derived from the finding of the National Surgical Adjuvant Breast Project (Protocol No.4). Cancer 1975; 36: 1–85
69. Flook D, Webster DJT, Hughes LE, Mansel RW. Salvage surgery for advanced local recurrence of breast cancer. Br J Surg 1988; 76: 512–514
70. Foote FW, Tewart FW. Lobular carcinoma in situ: A rare form of mammary cancer. Am J Pathol 1941; 7: 491–496
71. Ford D, Easton DF, Stratton M, et al. Genetic heterogenity and penetrance analysis of the BRCA1 and BRCA2 genes in breast cancer families. Am J Hum Genet 1998; 62: 676–689
72. Forrest A.P., StewartH.J., Everington D. Randomized controlled trial of conservation therapy for breast cancer: 6-year analysis of the Scottisch trial. Lancet 1996; 348: 708–713
73. Fourquet A, Campana F, Zafrani B. Prognostic factors of breast recurrence in the conservative management of early breast cancer: a 25-year follow-up. Int J Radiat Oncol Biol Phys 1989; 17: 719–725
74. Fowble B, Solin L, Schultz D, Rubenstein J, Goodman RL. Breast recurrence following conservative surgery and radiation: patterns of failure, prognosis and pathologic findings from mastectomy specimens with implications for treatment. Int J Radiat Oncol Biol Phys 1990; 19: 833–842
75. Freedman G, Fowble B, Hanlon A, et al. Patients with early stage invasive cancer with close or positive margins treated with conservative surgery and radiation have an increased risk of breast recurrence that is delayed by adjuvant systemic therapy. Int J Radiat Oncol Biol Phys 1999; 44: 10051015
76. Friedman LS, Gayther SA, Kurosaki T. Mutation analysis of BRCA1 and BRCA2 in a male breast cancer population. Am J Hum Genet 1997; 60: 313–319
77. Frost AR, Terahata S, Yeh IT. The significance of signet ring carcinoma in infiltrating lobular carcinoma of the breast. Arch Pathol Lab Med 1995; 119: 64–68
78. Fuhrmann GM, Cederborn GJ, Bolton JS, et al. Image-guided core-needle breast biopsy is an accurate technique to evaluate patients with nonpalpable imaging abnormalities. Ann Surg 1998; 227: 932–939
79. Gallagher WJ, Cardenosa G, Rubens JR, McCarthy KA, Kopans DB. Minimal-volume excision of nonpalpable breast lesions. Am J Roentgenol 1989; 153: 957–962
80. Gerota D. Nach welchen Richtungen kann sich der Brustkrebs verbreiten? Arch f Klin Chir 1897; 54: 280–288 (Abstract)
81. Giuliano AE, Jones RC, Brennan MF, Statman R. Sentinel lymphadenectomy in breast cancer. J Clin Oncol 1997; 15: 2345–2350
82. Giuliano AE, Kirgan DM, Guenther JM, Morton DL. Lymphatic mapping and sentinel lymphadenectomy for breast cancer. Ann Surg 1994; 220: 391–401
83. Goldhirsch A, Glick JH, Gelber RD, Senn HJ. International consensus panel on the treatment of primary breast cancer. V: update 1998. Rec Res Cancer Res 1998; 152: 481–497
84. Goss P, Reid C, Pintilie M, Lim R, Miller M. Male breast carcinoma: a review of 229 patients who presented to the Princess Magaret Hospital during 40 years. Cancer 1999; 85: 629–639
85. Goydos JS, Ravikumar TS, Germino FJ, Yudd A, Bancila E. Minimally invasive staging of patients with melanoma: sentinel lymphadenectomy and detection of the melanoma-specific proteins MART-1 and tyrosinase by reverse transcriptase polymerase chain reaction. J Am Coll Surg 1998; 187: 190
86. Grann VR, Panageas KS, Whang W. Decision analysis of prophylactic mastectomy and oophorectomy in BRCA1-positive or BRCA2-positive patients. J Clin Oncol 1998; 16: 979–985
87. Graversen HP, Blichert-Toft M, Andersen JA, Zedeler K, Danish Breast Cancer Co-operative Group. Breast cancer: risk of axillary recurrence in nodal-negative patients following partitial dissection of the axilla. Eur J Surg Oncol 1988; 14: 407–412
88. Gudas JM, Li T, Nguyen H, Jensen D, Rauscher FJ, Cowan KH. Cell cycle regulation of BRCA1 messenger RNA in human breast epithelial cells. Cell Growth Differ 1996; 7: 717
89. Haffty BG, Ward B, Pathare P, et al. Reappraisal of the role of axillary lymph node dissection in the conservative treatment of breast cancer. J Clin Oncol 1997; 14: 407–412
90. Haffty BG, Wilson LD, Smith R, et al. Subareolar breast cancer: long term results with conservative surgery and radiation therapy. Int J Radiation Oncology Biol Phys 1995; 33: 53–57
91. Halverson KJ, Perez CA, Kuske RR, Garcia DM, Simpson JR, Fineberg B. Locoregional recurrence of breast cancer: a retrospective comparison of irradiation alone versus irradiation and systemic therapy. Am J Clin Oncol 1992; 15: 93–101
92. Halverson KJ, Taylor ME, Perez CA, et al. Regional nodal management and patterns of failure following conservative surgery and radiation therapy for stage I and II breast cancer. Int J Radiat Oncol Biol Phys 1993; 26: 593–599

93. Hartmann LC, Schaid DJ, Woods JE. Efficacy of bilateral prophylactic mastectomy in women with a family history of breast cancer. N Engl J Med 1999; 340: 77–84
94. Hill ADK, Tran KN, Akhurst T, et al. Lessons learned from 500 cases of lymphatic mapping for breast cancer. Ann Surg 1999; 229: 528–535
95. Hittmair AP, Lininger RA, Tavassoli FA. Ductal carcinoma in situ (DCIS) in the male breast: a morphologic study of 84 cases of pure DCIS and 30 cases of DCIS associated with invasive carcinoma – a preliminary report. Anticancer Res 1998; 83: 2139–2149
96. Hoffmann R, Melcher I, Wichelhaus A. Surgical treatment of bone metastases in breast cancer. Anticancer Res 1998; 18: 2243–2249
97. Hofmann W, Schlag PM, Scherneck S. Genetische Prädisposition beim Mammakarzinom. Onkologe 1998; 4: 868–877
98. Hohenberger P, Reuhl T, Markwardt J, Schlag PM. Sentinel node detection beim Mammacarcinom. Chirurg 1998; 69: 708–716
99. Holland R, Hendriks J, Verbeek ALM, Mravunac M, Schuurmans Steekhoven JH. Extent, distribution and mammographic/histological correlations of breast ductal carcinoma in situ. Lancet 1990; 335: 519–522
100. Holland R, Hendriks J. Microcalcifications associated with ductal carcinoma in situ: mammographic-pathologic correlation. Seminars in Diagnostic Pathology 2000; 11: 181–192
101. Hrung JM, Sonnad SS, Schwartz JS, Langlotz CP. Accuracy of MR imaging in the work-up of suspicious breast lesions: A diagnostic metaanalysis. Acad Radiol 1999; 6: 387–397
102. Hultborn R, Hanson C, Kopf I, Verbiene I, Warnhammer E, Weimark A. Prevalence of Klinefelter's syndrome in male breast cancer patients. Anticancer Res 1997; 17: 4293–4297
103. Iglehart JD. Prophylactic mastectomy. In: Harris JR, Lippman ME, Morrow M, Osborne CK., eds. Diseases of the breast. Philadelphia: Lippincott Williams & Wilkins, 2000: 255–264
104. Ingle JN, Suman VJ, Kardinal CG, et al. A randomized trial of tamoxifen alone or in combination with octreotide in the treatment of women with metastatic breast carcinoma. Cancer 1999; 85: 12841292 (Abstract)
105. Jackman RJ, Finkelstein SL, Marzoni FA. Stereotaxic large core-needle biopsy of histologically benign nonpalpable breast lesions: false-negative results and failed follow-up. Radiology 1995; 197: 203–209
106. Jackman RJ, Nowels KW, Shepard MJ, Finkelstein SI, Marzoni FA. Stereotaxic large core-needle biopsy of 450 nonpalpable breast lesions with cancer or atypical hyperplasia. Radiology 1994; 193: 91–95
107. Jacobs TW, Siziopikou KP, Prioleau JE, et al. Do prognostic marker studies on core needle biopsy specimens of breast carcinoma accurately reflect the marker status of the tumor? Mod Pathol 1998; 11: 259–264
108. Jakesz R, Gebhard M, Gnant M, Tausch J. Indikationen und Kontraindikationen für die brusterhaltende chirurgische Therapie. Chirurg 1999; 70: 394–399 (Abstract)
109. Jarvis JH. Post-Mastectomie Breast Phantoms. J Nerv Ment Dis 1967; 144: 266–272
110. Jonat W, Wannenmacher M, Sauer-Heilborn A, Höffken K. Interdisziplinäre Therapie des metastasierenden Mammakarzinoms. Onkologe 1998; 4: 945–953
111. Jones S, Vogel C, Arkhipov A, et al. Multicenter, phase II trial of exemestane as third-line hormonal therapy of postmenopausal woman with metastatic breast cancer. J Clon Oncol 1999 1999; 17: 3418–3425
112. Kamby C, Senegelov L. Pattern of dissemination and survival following isolated locoregional recurrence of breast cancer: a prospective study with more than 10 years of follow-up. Breast Cancer Res Treat 1997; 45: 181–192
113. Kath R. Nachsorge beim Mammakarzinom. Onkologe 1998; 4954–4958
114. Kaufman G, Shpitz B, Shapiro M, Rona R, Lew S, Dinbar A. Triple approach in the diagnosis of dominant breast masses: combined physical examination, mammography and fine-needle aspiration. J Surg Oncol 1994; 56: 254–259
115. Kini VR, Vicini FA, Frazier R, Victor SJ, Wimbish K, Martinez AA. mammographic, pathologic and treatment-related factors associated with local-recurrence in patients with early-stage breast cancer treated with breast conserving therapy. Int J Radiat Oncol Biol Phys 1999; 43: 341–346
116. Kissin MW, della Rovere GQ, Easton D, Westbury G. Risk of lymphoedema following the treatment of breast cancer. Br J Surg 1986; 73: 580–584
117. Kollmorgen D., Varanasi J.S., Edge SB, Carson W.E. Paget's disease of the breast: a 33 year experience. J Am Coll Surg 1998; 187: 171–177
118. Kopans DB, Smith BL. Preoperative imaging-guided needle localization and biopsy of nonpalpable breast lesions. In Harris JR, Lippman ME, Morrow M, Osborne CK., eds. Diseases of the Breast. Philadelphia: Lippincott Williams & Wilkins, 2000: 165–174
119. Krag DN, Weaver DL, Alex JC, Fairbank JT. Surgical resection and radiolocalization of the sentinel lymph node in breast cancer using a gamma probe. Surg Oncol 1993; 2: 335–340
120. Krag DN, Weaver DL, Ashikaga T, et al. The sentinel node in breast cancer. N Engl J Med 1998; 339: 941–946
121. Kroll SS, Schusterman MA, Reece GP, Miller MJ, Smith B. Breast reconstruction with myocutaneous flaps in previously irradiated patients. Plast Reconstr Surg 1994; 93: 460–469
122. Kroner K, Knudsen UB, Lundby L, Hvid H. Long-term phantom breast syndrome after mastectomy. Clin J Pain 1992; 8:346–350
123. Lang H, Nussbaum KT, Weimann A, Raab R. Ergebnisse der Resektion nichtneuroendokriner Lebermetastasen. Chirurg 1999; 70: 439–446
124. Larson D, Weinstein M, Goldberg I, Silver B, Recht A, Cady B. Edema of the arm as a function of the extent of axillary surgery in patients with stageI/II carcinoma of the breast treated with primary radiotherapy. Int J Radiat Oncol Biol Phys 1986; 12: 1575–1582
125. Lentzsch S, Reichardt P, Weber F. Brain metastases in breast cancer: Prognostic factors and management. Eur J Cancer 1999; 35: 580–585
126. Liljegren G, Holmberg L, Bergh J, Lindgren A, Tabar L. 10-year results after sector resection with or without postoperative radiotherapy for stage I breast cancer: A randomized trial. J Clin Oncol 1999; 17: 2326–2326
127. Lin PP, Allison DC, Wainstock J, et al. Impact of axillary lymph node dissection on the therapy of breast cancer patients. J Clin Oncol 1993; 11: 1536–1544
128. Liu M, Husain SS, Hameer HR, Gona JM. Detection of male breast cancer with Tc99 m methoxyisobutyl isonitrile. Clin Nucl Med 1999; 24: 882–883
129. London SJ, Conolly JL, Schnitt SJ, Solditz GA. A prospective study of benign breast disease and the risk of breast cancer. JAMA 1992; 267: 941–944
130. Machiavelli MR, Romero AO, Prez JE, et al. Prognostic significance of pathological response of primary tumor and metastatic axillary lymph nodes after neoadjuvant chemotherapy for locally advanced breast carcinoma. Cancer J Sci Am 1998; 4: 125–131
131. Manestar M, Molz G, Kubik S. Lehrbuch der Lymphologie. In Földi M, Kubik S., eds. Lehrbuch der Lymphologie. Stuttgart: Gustav Fischer Verlag, 1999: 1–204
132. McDivitt RW, Stevens JA, Lee NC, Wingo PA, Rubin GL. Histologic types of benign breast disease and the risk for breast cancer. Cancer 1992; 69: 1408–1414

133. Meek AG. Breast radiotherapy and lymphedema. Cancer (12 Suppl American) 1998; 83: 261–264
134. Mignano JE, Zahurak ML, Chakravarthy A, Piantadosi S, Dooley WC, Gage I. Significance of axillary lymph node extranodal soft tissue extension and indications for postmastectomy irradiation. Cancer 1999; 86: 1258–1262 (Abstract)
135. Minckwitz von G, Costa SD, Eiermann W, et al. Maximized reduction of primary breast tumor size using preoperative chemotherapy with doxorubicin and docetaxel. J Clin Oncol 1999; 17: 1999–2005
136. Miyauchi K, Koyama H, Noguchi S. Surgical treatment for chest wall recurrence of breast cancer. Eur J Cancer 1992; 28A: 1059–1062
137. Mizuta R, LaSalle JM, Cheng HL. RAB22 and RAB163/mouse BRCA2: proteins that specifically interact with the RAD51 protein. Proc Natl Acad Sci USA 1997; 94: 6927–6932
138. Moll R, Mitze M, Frixen UH, Birchmeier W. Differential loss of E-cadherin expression in infiltrating ductal and lobular breast carcinomas. Am J Pathol 1993; 143: 1731–1742
139. Moore MM, Hargett CW, Hanks JB, et al. Association of breast cancer with the finding of atypical ductal hyperplasia. Ann Surg 1997; 225: 726–733
140. Morrow M, Schnitt SJ, Harris JR. Ductal carcinoma in situ and microinvasive carcinoma. In: Harris JR, Lippman ME, Morrow M, Osborne CK., eds. Diseases of the breast. Philadelphia: Lippincott Williams & Wilkins, 2000: 383–401
141. Morrow M. A survival benefit from axillary dissection: Was Halsted correct? Ann Surg Oncol 1999; 66: 17–18
142. Morrow M. When can stereotactic biopsy replace excisional biopsy? Breast Cancer Res Treat 1995; 36: 1–9
143. Morton DL, Wen DR, Wong JH, et al. Technical details of intraoperative lymphatic mapping for early stage melanoma. Arch Surg 1992; 127: 392–399
144. Mustacchi G, Milani S, Pluchinotta A, De Matteis A, Rubagotti A, Perotta A. Tamoxifen or surgery plus tamoxifen as primary treatment for elderly patients with operable breast cancer. Anticancer Res 1994; 14: 2197–2200
145. Norton L, Slamon D, Leyland-Jones B. Overall survival (OS) advantage to simultaneous chemotherapy (CRx) plus the humanized anti-HER2 monoclonal antibody Herceptin (H) in HER2 overexpressing (HER2+) metastatic breast cancer (MBC). Proc Am Soc Clin Oncol 1999; 18 (Abstract)
146. Nystrom L, Rutquist LE, Wall S, et al. Breast cancer screening with mammography: overview of Swedish randomized trials. Lancet 1993; 341: 973–978
147. O'Connell P, Pekkel V, Fuqua SAW, Osborne CK, Allred DC. Analysis of loss of heterozygosity in 399 premalignant breast lesions at 15 genetic loci. J Nati Cancer Inst 1998; 90: 697–703
148. O'Connell P, Pekkel V, Fuqua SAW, Osborne CK, Allred DC. Molecular genetic studies of early breast cancer evolution. Breast Cancer Res Treat 1994; 32: 5–12
149. O'Higgins N. How I minimize morbidity in axillary dissection. Eur J Surg Oncol 1994; 20: 80–81
150. O'Neil S, Castelli M, Gattuso P, Kluskens L, Madsen K, Aranha G. Fine-needle aspiration of 697 palpable breast lesions with histopathologic correlation. Surgery 1997; 122: 824–828
151. Obedian E., Haffty B.G. Internal mammary nodal irradiation in conservatively-managed breast cancer patients. Is there a benefit? Int J Radiat Oncol Biol Phys 1999; 44: 997–1003
152. Orel SG, Fowble BL, Solin LJ, Schultz DJ, Conaant EF, Troupin RH. Breast cancer recurrence after lumpectomy and radiation therapy for early-stage disease: prognostic significance of detection method. Radiology 1993; 188: 189–194
153. Orr RK. The impact of prophylactic axillary node dissection on breast cancer survival – a Bayesian meta-analysis. Ann Surg Oncol 1999; 6: 109–116
154. Osborne MP, Ormiston N, Harmer CL, McKinna JA, Baker J, Greening P. Breast conservation in the treatment of early breast cancer. Cancer 1984; 53: 349–355
155. Overgard M., Hansen P.S., Overgaard J., Rose C., Andersson M., Bach F. Postoperative radiotherapy in high-risk premenopausal women with breast cancer who receive adjuvant chemotherapy. N Engl J Med 1997; 337: 949–955
156. Page DL, Dupont WD, Rogers LW, Landenberger M. Intraductal carcinoma of the breast: follow-up after biopsy only. Cancer 1982; 49: 751–758
157. Paredes ES, Langer TG, Cousins J. Interventional breast procedures. Curr Probl Diagn Radiol 1998; 27: 135–184
158. Parker RG, Berkbigler D, Rees K, Leung KW, Legorreta AP. Axillary dissection in ductal carcinoma in situ. Am J Clin Oncol 1998; 21: 109–110
159. Pendas S, Dauway E, Giuliano R, Ku N, Cox CE, Reintgen DS. Sentinel node biopsy in ductal carcinoma in situ patients. Ann Surg Oncol 2000; 7: 15–20
160. Petit JY, Rietjens M, Garusi C, Greuze M, Perry C. Integration of plastic surgery in the course of breast-conserving surgery for cancer to improve cosmetic results and radicality of tumor excision. Eur J Plast Surg 1997; 21: 202–211 (Abstract)
161. Petrek J, Blackwood MM. Axillary dissection: current practice and technique. Curr Probl Surg 1995; 23:259–323
162. Pezner RD, Patterson MP, Hill LR, et al. Arm lymphedema in patients treated conservatively for breast cancer: relationship to patient age and axillary node dissection technique. Int J Radiat Oncol Biol Phys 1986; 12: 2079–2083
163. Pfisterer J. Das duktale Carcinoma in situ der Mamma. Onkologie 1999; 22: 22–24
164. Pich A, Margaria E, Chiusa L, Candelaresi G, Dal Cnaton O. Androgen receptor expression in male breast carcinoma: lack of clinicopathological association. Cancer 1979; 79: 959–964
165. Piller NB, Thelander A. Treatment of chronic postmastectomy lymphedema with low level laser therapy. Lymphology 2000; 31: 863–866
166. Porter PL, Garcia R, Moe R, Corwin DJ, Gown AM. c-erb-2-oncogene protein in in situ and invasive lobular breast neoplasia. Cancer 1991; 68: 331
167. Probstfeld MR, O'Connell TX. Treatment of locally recurrent breast carcinoma. Arch Surg 1989; 124: 1127–1129
168. Ragaz J., Jackson S.M., Le N., Plenderleith I.H., Spinelli JJ. Adjuvant radiotherapy and chemotherapy in node-positive premenopausal woman with breast cancer. N Engl J Med 1997; 337: 956–962
169. Rau B, Hünerbein M, Barth C, Schlag PM. Thorakoskopische Diagnose und Lungenmetastasen. Zentralbl Chir 1998; 1125–1128
170. Rauthe G, Sistermanns J. Pleurodesis with recombinant tumor nerosis factor in gynaecological neoplasm. Eur J Gynaecol Oncol 1998; 19: 108–112
171. Rayson D, Erlichman C, Suman VJ, et al. Molecular markers in male breast carcinoma. Cancer 1998; 83: 1947–1955
172. Recht A, Come SE, Troyan SL, Sadowsky NL. Local-regional recurrence after mastectomy or breast-conserving therapy. In: Harris JR, Lippman ME, Morrow M, Osborne CK., eds. Diseases of the breast. Philadelphia: Lippincott Williams & Wilkins, 2000; 731–748
173. Recht A, Gray R, Davidson NE, et al. Locoregional failure 10 years after mastectomy and adjuvant chemotherapy with or without tamoxifen without irradiation: Experience of the Eastern Cooperative Oncology Group. J Clin Oncol 1999; 17: 1689–1689
174. Recht A, Houlihan MJ. Axillary lymph nodes and breast cancer. Cancer 1995; 76: 14911512 (Abstract)
175. Recht A. Selection of patients with early stage invasive breast cancer for treatment with conservative surgery and radiation therapy. Semin Oncol 1996; 23: 19–30
176. Reuhl T, Kaisers H, Markwardt J, Haensch W, Hohenberger P, Schlag PM. Axillaausräumung bei klinisch nodal-negativem Mammakarzinom. DMW 1998; 123: 583–587

177. Ribeiro GG, Swindell R, Harris M, Banerjee SS. A review of the management of the male breast carcinoma based on an analysis of 420 treated cases. The Breast 1996; 5: 141–146
178. Rudas M, Neumayer R, Gnant MF, Mittelbock M, Jakesz R, Reiner A. P53 protein expression, cell proliferation and steroid hormone receptors in ductal and lobular in situ carcinomas of the breast. Eur J Cancer 1997; 33: 39
179. Sandelin K, Billgren AM, Wickkman M. Management, morbidity and oncologic aspects in 100 consecutive patients with immediate breast reconstruction. Ann Surg Oncol 1998; 5: 159–165
180. Sastre-Garau X, Jouve M, Asselain B. Infiltrating lobular carcinoma of the breast. Clinicopathologic analysis of 975 cases with reference to data on conservative therapy and metastatic patterns. Cancer 1996; 77: 113–120
181. Savelyeva L, Claas A, Gier S, et al. An interstitial tandem duplikation of 9p23–24 coexists with a mutation in gene in the germ line of three brothers with breast cancer. Lymphology 1998; 31: 74–86
182. Say CC, Donegan W. A biostatistical evaluation of complications from mastectomy. Surg Gynecol Obstet 1974; 135: 370–376
183. SCCP, (Steering committee on clinical practice guidelines for the care and treatment of breast cancer). The management of ductal carcinoma in situ. Can Med Assoc J 1997; 158 (Suppl 3): 27–34 (Abstract)
184. Scheuerlein H, Schneider C, Köckerling F, Hohenberger W. Chirurgische Therapie von Lebermetastasen beim Mammakarzinom. Zentralbl Chir 1998; 123: 130–134
185. Schlag PM, Hünerbein M, Stern J. Photodynamische Therapie: Behandlungsalternative des lokal rezidivierten Mammakarzinoms. Deutsches Ärzteblatt 1992; 9: 674–678
186. Schmidt M, Schaarschmidt G, Chemaissani A. Pleurodese bei malignem Pleuraerguss: Bleomycin vs. Mitoxantron. Pneumologie 1997; 51: 367–372
187. Schnitt SJ, Guidi AJ. Pathology and biological markers in invasive breast cancer. In: Harris JR, Lippman ME, Morrow M, Osborne CK., eds. Diseases of the breast. Philadelphia: Lippincott Williams & Wilkins, 2000: 425–470
188. Schön M, Zaiac M, Schlag PM. Male Breast Cancer. Oncology 1995; 18: 16–21
189. Schrag D, Kuntz KM, Garber JE, Weeks JC. Decision analysis-effects of prophylactic mastectomy and oophorectomy on life expectancy among women with BRCA1 or BRCA2 mutations. N Engl J Med 1997; 336: 1465–1471
190. Schreiber RH, Pendas S, Ku NN, et al. Microstaging of breast cancer patients using cytokeratin staining of the sentinel lymph node. Ann Surg Oncol 1999; 6: 95–101
191. Schulte M, Hartwig E, Sarkar M. Endoprosthetic treatment of metastatic pathological fractures. Anticancer Res 1998; 18: 2251–2252
192. Schwaibold F, Fowble BL, Solin LJ, Schultz DJ, Goodman RL. The results of radiation therapy for isolated local regional recurrence after mastectomy. Int J Radiat Oncol Biol Phys 1991; 21: 299–310
193. Schwartz GF, Finkel GC, Garcia JC. Subclinical ductal carcinoma in situ of the breast. Cancer 1993; 70: 2468–2474
194. Scott-Conner CE, Jochimsen PR, Menck HR, Winchester DJ. An analysis of male and female breast cancer treatment and survival among demographically identicals pairs of patients. Surgery 1999; 126: 775–780
195. Senofsky GM, Moffat FL, Davis K, et al. Total axillary lymphadenedrtomy in the management of breast cancer. Arch Surg 1991; 126: 1336–1342
196. Shackney A, Shankey V. Preferred genetic evolutionary sequences in human breast cancer: a case study. Cytometry 1997; 29: 1–27
197. Shetty MR, Reiman HM. Tumor size and axillary metastases, a correlation ocurrence in 1244 cases of breast cancer between 1980 and 1995. Eur J Surg Oncol 1997; 23: 139–141
198. Siegel BM, Mayzel KA, Love SM. Level I and II dissection in the treatment of early stage breast cancer. Arch Surg 1990; 125: 1144–1147
199. Silver SA, Tavassoli FA. Mammary ductal carcinoma in situ with microinvasion. Cancer 1998; 82: 2382–2390
200. Silverstein MJ, Lagios MD, Craig PH, et al. A prognostic index for ductal carcinoma in situ of the breast. Cancer 1996; 77: 2267–2274
201. Silverstein MJ, Lagios MD, Craig PH, et al. Prognostic index of breast ductal carcinoma in situ. Lancet 1995; 345: 1154–1157
202. Silverstein MJ, Wasima JR, Gamagami P. Intraductal carcinoma of the breast (208 cases). Cancer 1990; 66: 102–108
203. Silverstein MJ. Noninvasive breast cancer. Obst Gynecol Clin North Am 1994; 21: 639–658
204. Simmons RM, Fish SK, Gayle L, La Trenta GS, Swistel A. Local and distant recurrence rates in skin-sparing mastectomies compared with non-skin-sparing mastectomies. Ann Surg Oncol 1999; 6: 676–681
205. Sivalingam N, Pathmalingam A. The role of endovaginal ultrasonography and value of endometrial biopsy in breast cancer patients on tamoxifen therapy. Singapore Med J 1999; 40: 402–404
206. Slamon D, Leyland-Jones B, Shak S. Addition of Herceptin (humanized anti-Her-2 antibody) to first-line chemotherapy for Her-2 overexpressing metastatic breast cancer markedly increases anticancer activity: a randomized multinational controlled phase III trial. Proc Annu Meet Am Soc Clin Oncol 1998; 17: 98 (Abstract)
207. Slamon DJ, Clark GM, Wong SG. Human breast cancer: Correlation of relapse and survival with amplification of the HER-2/neu oncogene. Science 1987; 235: 177–182
208. Sledge GWJr, Hu P, Falkson G, Tormey D, Abeloff MD. Comparison of chemotherapy with chemohormonal therapy as first-line therapy for metastatic, hormone-sensitive breast cancer: an eastern cooperative oncology group study. J Clin Oncol 2000; 18: 262
209. Smith DN, Christian R, Meyer J. Large-core needle biopsy of nonpalpable breast cancer. Arch Surg 1997; 132: 256–259
210. Smith IE, Jones AL, O'Brien MER. Primary medical (neoadjuvant) chemotherapy for operable breast cancer. Eur J Cancer 1993; 29: 17961799 (Abstract)
211. Solin LJ, Kurtz J, Fourquet A, et al. Fifteen-year result of breast-conserving surgery and definitive breast irradiation for the treatment of ductal carcinoma in situ of the breast. J Clin Oncol 1996; 14: 754–763
212. Sosa JA, Diener-West M, Gusev Y, et al. Association between extent of axillary lymph node dissection and survival in patients with stage I breast cancer. Ann Surg Oncol 1998; 5: 140–149
213. Stosiek P, Gerber B, Kasper M. Zur prognostischen Bedeutung von Mikrometastasen in axillären Lymphknoten beim Mammakarzinom. Pathologe 1996; 17: 433–439
214. Stotter A, Kroll S, McNeese M, Holmes F, Oswald MJ, Romsdahl M. Salvage treatment of loco-regional recurrence following breast conserving therapy for early breast cancer. Eur J Surg Oncol 1991; 17: 231–236
215. Stotter AT, Chandler T. Breast cancer: outcome audit of axillary management in 1991. Eur J Surg Oncol 1999; 25: 261–264
216. Swain SM. Lobular carcinoma in situ: Incidence, presentation, guidelines to treatment. Oncology 1989; 3: 35–40
217. Teilleux T, Mignotte H, Chassagne C, Guastalla P, Bailly C. Tamoxifen and malignent epithelial-nonepithelial tumors of the endometrium: report of six cases and review of the literature. Eur J Surg Oncol 1999; 25: 477–482
218. Tennvall-Nittby L, Tenegrup I, Landberg T. The total incidence of locoregional recurrence in a randomized trial of breast cancer TNM stage II: The South Sweden Breast Cancer Trial. Acta Oncol 1993; 32: 641–646

219. Texeira MR, Pandis N, Bardi G, et al. Discrimination between multicentric and multifocal breast carcinoma by cytogeneic investigation of macroscopically distinct ipsilateral lesions. Gen Chrom Cancer 1997; 18: 170–174
220. The Breast Speciality Group of the British Association of Surgical Oncology. The management of metastatic bone disease in the United Kingdom. Surg Oncol 1999; 25: 3–23
221. Tomin R, Donegan WL. Screening for recurrent breast cancer – its effectiveness and prognostic value. J Clin Oncol 1987; 5: 62–67
222. Urban JA. Bilaterality of cancer of the breast: biopsy of the opposite breast. Cancer 1967; 11: 1867
223. Uren RF, Howman-Giles RB, Thompson JF. Demonstration of second-tier lymph nodes during preoperative lymphscintigraphy for melanoma: Incidence varies with primary tumor site. Ann Surg Oncol 1998; 5: 517–521
224. Velanovich V, Szymanski W. Quality of life of breast cancer patients with lymphedema. Am J Surg 1999; 177: 184–187
225. Venta LA. Image-guided biopsy of nonpalpable breast lesions. In: Harris JR, Lippman ME, Morrow M, Osborne CK., eds. Diseases of the breast. Philadelphia: Lippincott Williams&Wilkins, 2000: 149–164
226. Veronesi U, Paganelli G, Galimberti V, et al. Sentinel-node biopsy to avoid axillary dissection in breast cancer with clinically negative lymph-nodes. Lancet 1997; 349: 1864–1867
227. Vogelstein B, Kinzler KW. The multistep nature of cancer. Trends Genet 1997; 9: 138–141
228. Voogd AC, Peterse JL, Crommelin MA, et al. Histologic determinants for different types of local recurrence after breast-conserving therapy of invasive breast cancer. Eur J Cancer 1999; 35: 1828–1837
229. Walker RA, Jones JL, Chappell S, Walsh T, Shaw JA. Molecular pathology of breast cancer and its application to clinical management. Molecular pathology of breast cancer and its application to clinical management 1997; 16: 5–27
230. Wolters U, Türler A. Behandlungsstrategien bei malignen Pleuraergüssen des Mammakarzinoms. Zentralbl.Chir. 1998; 123: 128–129
231. Wong AKC, Pero R, Ormonde PA, Tavtigian SV, Bartel PL. RAD51 interacts with the evolutionarily conserved BRC motifs in the human breast cancer susceptibility gene brca2. J Biol Chem 1997; 272: 3941–3944
232. Wong J, Recht A, Beard CJ, et al. Treatment outcome after tangential radiation therapy without axillary dissection in patients with early-stage breast cancer and clinical negative axillary nodes. Int J Radiat Oncol Biol Phys 1997; 39: 915–920
233. Wong JH, Kopald KH, Morton DL. The impact of microinvasion on axillary node metastases and survival in patients with intraductal breast cancer. Arch Surg 1990; 125: 1298–1301
234. Wronski M., Arbit E., McCormick B. Surgical treatment of 70 patients with brain metastases from breast cancer. Cancer 1997; 80: 1746–1754
235. Yim JH, Barton P, Weber B, et al. Mammographically detected breast cancer. Annals of Surgery 1996; 223: 688–700)
236. Zujewski J, Pai L, Wakefield L, et al. Tamoxifen and fenretinine in woman with metastatic breast cancer. Breast Cancer Res Treat 1999; 57: 277–283

10 Lungentumoren

10.1 Epidemiologie

10.1.1 Inzidenz und Letalität in Deutschland

Das Bronchialkarzinom ist für das männliche Geschlecht sowohl in West- als auch in Ostdeutschland mit einem Anteil von 26,6% (West) bzw. 29,5% (Ost) die Hauptursache krebsbedingter Todesfälle (121). Bei Frauen ist diese Art des Tumors mit 9,2% bzw. 7,2% deutlich niedriger. Diese Entwicklung ist jedoch seit Mitte der 80er Jahre gegenläufig. Bei den Männern folgte dem Anstieg der Sterblichkeit bis Ende der 70er Jahre eine Stagnation in den 80er Jahren und ein Übergang zur Abnahme der Sterblichkeit in den folgenden Jahren. Bei den Frauen lässt sich dagegen eine kontinuierliche Zunahme der Sterblichkeit aufgrund dieser Tumorform erkennen.

Die Neuerkrankungsrate z. B. im Saarland betrug 1993 auf 100000 Einwohner für Männer 90,3, für Frauen 19,9. Hier deutet sich ein leichter Rückgang der Männer ab den 80er Jahren an, während bei den Frauen der steigende Trend unvermindert anhält, in den letzten 15 Jahren um 62% (121).

10.1.2 Ätiologie

Rauchen

Der bei weitem wichtigste *Risikofaktor* für das Bronchialkarzinom stellt das *Rauchen* dar. Aber auch berufliche Exposition kann ein erhöhtes Risiko mit sich bringen, ebenso wie ionisierte Strahlung.

Gravierendster ursächlicher Faktor ist und bleibt das Rauchen. 75–90% aller Lungenkrebstodesfälle und 30–60% alleine bei Frauen sind dem Rauchen zuzuschreiben. Der Zusammenhang ist durch eine Fülle epidemiologischer Daten fest etabliert und gilt als gesichert (59).

Hierbei sind neben Beginn und Dauer die Tabakaufbereitung und die Rauchgewohnheiten von Bedeutung. Bei 200000 gerauchten Zigaretten steigt das Risiko an Lungenkrebs zu erkranken auf den Faktor 50 (63) an.

Die Untersuchungen von Doll und Peto (34) ergaben ein zunehmendes Risiko mit steigendem Zigarettenkonsum auf das 8fache bei täglich 1–14 Zigaretten, auf das 13fache bei täglich 15–24 Zigaretten und das 25fache bei über 25 Zigaretten.

Die Daten zeigen aber auch, dass durch die Beendigung des Rauchens eine Risikoverminderung zu erreichen ist. Während bereits nach 4–5 Jahren Abstinenz das Risiko vermindert ist, gleicht es sich nach 10 Jahren dem Risiko von Nichtrauchern an. Bei Passivrauchern besteht nach einigen Studien (9) ein auf 1,3–1,4fach erhöhtes Risiko. Die Zahl der durch passives Rauchen verursachten Todesfälle wird in Deutschland auf ca. 500–600 Fälle jährlich geschätzt.

Die wirtschaftliche Bedeutung des Tabakrauchens ist groß: in der Bundesrepublik Deutschland stiegen die Gesamtausgaben für Zigarren und Tabak von 34,7 Mrd. DM 1995 auf 36,1 Mrd. DM 1996 (121). 1996 wurden 136 Mrd. Zigaretten geraucht. Der Tabakkonsum steigt seit Jahren weiter an, die Zunahme beträgt derzeit jährlich ca. 1%.

Umweltfaktoren

Neben dem Rauchen werden eine ganze Reihe von Umweltfaktoren für die Induktion eines Bronchialkarzinoms angeschuldigt. Der Zusammenhang mit der *Asbestexposition* ist bewiesen und als kausal gesichert, insbesondere gilt hier ein multiplikativer Effekt auf das 90fache bei zusätzlichem Rauchen (101). Für *andere Expositionen* (Aluminiumherstellung, Kohlegas, Gießereitätigkeiten, Arsen, Chrom, Nickel, polyzyklische aromatische Kohlenwasserstoffe) ist ein erhöhtes Risiko beschrieben. Die Ausschaltung der Noxen lässt auch hier das Krebsrisiko wieder sinken. Allgemein scheinen sich jedoch verschiedene Risikofaktoren zu multiplizieren.

Die *strahlenbedingte Steigerung* der Lungenkrebshäufigkeit bei Uranarbeitern gilt ebenfalls als gesichert. Bis 1990 wurden in Deutschland 5273 Bronchialkarzinome als durch *Radon* verursacht anerkannt. Durch technische Maßnahmen des Strahlenschutzes konnte die Strahlenbelastung (gemessen in working-level-months [WLM]) seit den 70er Jahren drastisch reduziert werden, das Karzinomrisiko nahm stark ab (80).

Genetische Faktoren

Der Einfluss *genetischer Faktoren* ist bislang nicht gesichert, zumindest kann auf genetischer Basis der Anstieg der Bronchialkarzinomerkrankungen nicht erklärt werden. Dennoch spricht ein 2- bis 3-mal häufigeres Auftreten bei Kindern erkrankter Eltern für einen genetischen Aspekt.

10.2 Pathomorphologie

Maligne Lungentumoren werden nach der WHO-Klassifikation von 1981 eingeordnet (Tab. 10.1).

Innerhalb der Lungentumoren kommen – seltene Tumoren außer Acht gelassen – 4 wesentliche *histologische* Erscheinungsbilder vor:

- **Plattenepithelkarzinome**: Mit 30–40% stellen diese Karzinome den histologisch häufigsten Tumortyp dar, zeigen jedoch eine eher abnehmende Tendenz. Sie wachsen beginnend als intrabronchial-papilläre Tumoren oder als periphere Rundherde. Im fortgeschrittenen Stadium entstehen Ulzerationen und Nekrosen bis hin zu Tumorkavernen. 90% der Plattenepithelkarzinome sind zentral, in Lappen-, Segment- oder Subsegmentbronchien, gelegen. Stenosierungen sind häufig. 10% sind peripher lokalisiert und machen 50% der Pancoast-Tumoren aus. Die Bedeutung des Differenzierungsgrades für die Prognose ist unklar.
- **Großzellige Karzinome**: Bis zu 20% der Bronchialkarzinome werden in der WHO-Klassifikation von 1981 als großzellige Karzinome mit Riesenzellen und hellzelliger Komponente als eigene Gruppe geführt. Neuere Untersuchungen zeigten, dass es sich bei den als vorwiegend großzellig klassifizierten Tumoren in der Regel um Varianten von Adenokarzinomen, Plattenepithelkarzinomen oder Kombinationstumoren handelt. Bei den phänotypisch hellzelligen Tumoren kann die Abgrenzung zu Nierenkarzinommetastasen schwierig sein.
- **Kleinzellige Karzinome**: Diese umfassen etwa 20% der Bronchialkarzinome. Da die Tumoren in der Regel erst im fortgeschrittenen Statium diagnostiziert werden, besteht selten eine chirurgische Therapieoption. Häufig werden kleinzellige Bronchialkarzinome durch paraneoplastische Syndrome auffällig; 90% der kleinzelligen Karzinome sitzen zentral.
- **Adenokarzinome**: Die Inzidenz der etwa 20% der Bronchialkarzinome einnehmenden Adenokarzinome nimmt zu. Der Anstieg ist bei Frauen stärker als bei Männern. Die Beziehung zum inhalativen Rauchen ist nicht in gleicher Weise wie beim Plattenepithelkarzinom gesichert. 75% der Adenokarzinome liegen peripher.

Tabelle 10.**1** WHO-Klassifikation der malignen Lungentumoren

Epitheliale maligne Tumoren
1. Plattenepithelkarzinom (Variante: Spindelzellkarzinom)
2. Kleinzelliges Karzinom
   - Haferzellkarzinom (oat cell carcinoma),
   - vom intermediären Zelltyp,
   - kombiniertes Haferzellkarzinom
3. Adenokarzinom
   - azinäres Adenokarzinom,
   - papilläres Adenokarzinom,
   - bronchioloalveoläres Karzinom,
   - solides Karzinom mit Schleimbildung.
4. Großzelliges Karzinom
   Varianten:
   - Riesenzellkarzinom,
   - hellzelliges Karzinom (clear cell carcinoma).
5. Adenosquamöses Karzinom
6. Karzinoidtumor
7. Bronchialdrüsenkarzinom
   - adenozystisches Karzinom,
   - Mukoepidermoidkarzinom,

II. Nichtepidermale maligne Tumoren, z. B. Fibrosarkom, Neurofibrosarkom, Hämangiosarkom, Leiomyosarkom, malignes Hämangioperizytom

III. Malignes Mesotheliom
- epithelial,
- fibrös (spindelzellig),
- biphasisch.

IV. Sonstige primäre maligne Tumoren
- Karzinosarkom,
- Lungenblastom (pulmonary blastoma),
- malignes Melanom,
- malignes Lymphom,
- sonstige.

10.3 Anatomie der Lunge

10.3.1 Bronchialbaum und Gefäße

Der rechte Lungenflügel ist in 3, der linke in 2 Lungenlappen gegliedert, wobei die die Lappen trennenden Fissurae interlobares das Lungengewebe nicht immer bis zum Lungenhilus trennen. Häufig bleiben Parenchymbrücken zwischen den Lappen bestehen. Im rechten Lungenstiel liegen am weitesten kranial und dorsal der Bronchus principalis und seine Äste, zentral die A. pulmonalis und ventral und kaudal die Aufzweigungen der Vv. pulmonales. Im linken Lungenstiel liegen die A. pulmonalis am weitesten kranial und ventral, zentral und dorsal der Bronchus principalis und kaudal die Verzweigungen der Vv. pulmonales. Ebenso finden sich innerhalb des Lungenstiels die Lymphknoten, Nodi lymphatici bronchopulmonales, Lymphgefäße, vegetative Nerven und die Aa. und Vv. bronchiales.

Der Übergang von Pleura visceralis in Pleura parietalis ist nach kaudal bis zur Lungenbasis ausgezogen und bildet eine als Lig. pulmonale bezeichnete Duplikatur, welche reichlich Lymphgefäße enthält.

Von der Bifurcatio tracheae aus verzweigen sich die Luftwege in 20–30 Teilungsschritten. Der respiratorische Teil beginnt mit den Bronchioli respiratorii, die einen Acinus pulmonalis versorgen. An diese schließen sich die die Alveolen tragenden Ductus alveolares an. Die Lungen enthalten 300–400 Mio. Alveolen; deren Durchmesser beträgt 0,02–0,06 mm. In Atemmittellage ergibt sich damit ein Lungenvolumen von 3 Litern. Dieses Volumen verteilt sich im Verhältnis 4 zu 3 auf den linken und rechten Lungenflügel.

Die äußere Atmung spielt sich im Wesentlichen in den Interalveolarsepten ab. Alveolarepithel und Kapillarendothel bilden mit dem dazwischen liegenden Interstitium die Diffusionsbarriere. Die flachen Typ-I-Pneumozyten bilden den größten Flächenanteil des Alveolarepithels. Sie sind für den Gasaustausch verantwortlich. In den Typ-II-Pneumozyten, aus denen erstere hervorgehen, wird der Surfactant zur Verminderung der Oberflächenspannung gebildet. Ferner wird ihnen eine Beteiligung am Immunsystem zugeschrieben. Die gesamte Gasaustauschfläche der Lunge beträgt 45–50 m^2

Der rechte Lungenflügel ist in 10, der linke in 9 Segmente unterteilbar. In jedem Segment baut sich ein durch Bindegewebe abgegrenzter Bronchoalveolarbaum auf. Dem zentralen Segmentbronchus liegt ein zugehörender Ast der A. pulmonalis laterodorsal an. Die Vv. pulmonales sammeln das Blut von der Segmentoberfläche und verlaufen von Segmentbronchus und Arterie getrennt in den intersegmentalen Septen. Die Segmentgrenzen an der Lungenoberfläche unterliegen einer großen Variabilität. Ebenso bestehen häufig anatomische Varianten in der Gefäßversorgung der einzelnen Segmente.

10.3.2 Lymphsystem

In der Lunge können 2 getrennte Lymphabflusswege unterschieden werden. Die im peribronchialen Bindegewebe entspringenden Lymphbahnen ziehen zu den bronchopulmonalen Lymphknoten im Bereich der Abgänge der Segmentbronchen und von dort weiter in die oberen und unteren tracheobronchialen Lymphknoten. Im Unterschied dazu erfolgt der Lymphstrom aus dem subpleuralen Bindegewebe und dem Interstitium der Alveolen entlang der Venen direkt zu den tracheobronchialen Lymphknoten.

Der Lymphabfluss des rechten Lungenflügels erfolgt vorwiegend ipsilateral, während links der Abstrom die zentralen Lymphstationen beider Seiten, die Nodi lymphatici tracheobronchiales superiores et inferiores sowie die Nodi lymphatici paraoesophageales et paratracheales erreicht werden. Insbesondere über die Lymphbahnen in den Ligg. pulmonalia können rechts wie links die paraösophagealen Lymphknoten erreicht werden. Im Bereich der oberen Thoraxapertur fließt die Lymphe rechtsseitig in den Truncus bronchomediastinalis dexter, linksseitig über den Ductus thoracicus ab. Die enge topographische Nachbarschaftsbeziehung kann bei Befall der paratrachealen Lymphknoten zu einer Schädigung der Nn. recurrentes führen.

10.4 TNM-Klassifikation, Grading und Stadieneinteilung

Für therapeutische Entscheidungen und für die Prognose sind beim Lungenkarzinom der histologische Typ, insbesondere die Zugehörigkeit zu kleinzelligem (small cell lung cancer: SCLC) oder nichtkleinzelligem Karzinom (NSCLC: non small cell lung cancer), und die anatomische Ausbreitung des Tumors die wichtigsten Parameter. Allenfalls bei Patienten mit ausschließlich palliativer Behandlungsoption infolge fortgeschrittener Tumoren und/oder die Operation ausschließenden Allgemeinzustandes kann auf eingehende Staginguntersuchungen verzichtet werden.

10.4.1 Systeme zur Klassifikation der anatomischen Tumorausbreitung

Die Beschreibung der *anatomischen Tumorausbreitung vor Therapie* (Staging im engeren Sinn) erfolgt beim nichtkleinzelligen Lungenkarzinom allgemein nach dem TNM-System. Beim kleinzelligen Lungenkarzinom wurde in den 70er Jahren von der Veterans Administration Lung Cancer Study Group (VALG) für die klinische Anwendung eine Einteilung in „limited disease“ und „extensive disease“ vorgenommen (148).

Diese einfache Methode wird seither vielfach verwendet, wurde allerdings mehrfach modifiziert und dabei wieder kompliziert (120, 145). 1987 wurde das TNM-System in Hinblick auf seine Anwendbarkeit auch beim kleinzelligen Karzinom modifiziert. Seither wird die TNM-Klassifikation immer mehr auch beim kleinzelligen Karzinom angewandt.

Für die selten vorkommenden malignen Tumoren, die nicht Karzinomen entsprechen, wie etwa mesenchymale maligne Geschwülste (Fibro-, Neurofibrosarkom, Hämangiosarkom, malignes Hämangioperizytom), pulmonales Blastom, primäres malignes Melanom oder maligne Lymphome, wird zum Staging eine vereinfachte Einteilung in Anlehnung an die Klassifikation des SEER-Programms verwendet (127).

Die anatomische Ausbreitung nach Therapie wird allgemein nach der Residualtumor-(R-)Klassifikation (126, 128) vorgenommen.

10.4.2 TNM-System der UICC

Allgemeine Prinzipien

Das TNM-System, anwendbar auf alle Karzinome der Lunge (einschließlich Karzinoidtumoren), beschreibt die anatomische Ausbreitung des Tumors getrennt für den Primärtumor, die regionären Lymphknoten und Fernmetastasen. Es ist ein duales System und beinhaltet 2 Klassifikationen:

- klinische Klassifikation: TNM (oder CTNM) und
- pathologische Klassifikation: PTNM.

Die klinische Klassifikation beruht auf Befunden, die mit klinischen Methoden einschließlich Biopsie und chirurgischer Exploration vor der Behandlung erhoben werden. Die Resultate des klinischen Staging werden von den angewandten Untersuchungsmethoden beeinflusst. Um dies zu erfassen, kann fakultativ der so genannte C-Faktor („certainty“, Sicherheit der Diagnostik) der bestimmten Kategorie zugesetzt werden, z. B. T2C1 N0C2.

Tabelle 10.2 zeigt die Zuordnung der verschiedenen Untersuchungsverfahren zu den C-Faktoren.

Die pathologische Klassifikation beruht auf histopathologischen Befunden, wobei die Erfordernisse für die pT-, pN- und pM-Klassifikation im Einzelnen festgelegt sind.

Als Erfordernisse für PTNM gelten (modifiziert nach 139):

pT histologische Untersuchung des Primärtumors ohne makroskopisch erkennbaren Tumor an den Resektionsflächen *oder*
mikroskopische Bestätigung von vom Primärtumor getrennten Tumorherden gleicher Histologie im gleichen Lappen wie der Primärtumor (pT4) *oder*
mikroskopische Bestätigung der direkten Infiltration von Mediastinum, Herz, großen Gefäßen, Trachea, Carina, Ösophagus, Wirbelkörper (pT4) vom Primärtumor getrennten Tumorherden gleicher Histologie im gleichen Lappen wie der Primärtumor (pT4) *oder*
zytologische Bestätigung maligner Zellen in Pleura- oder Perikarderguss (pT4).

pN0 regionäre Lymphadenektomie und histologische Untersuchung üblicherweise von 6 oder mehr regionären Lymphknoten

pN1 mikroskopische Bestätigung von Metastasen in ipsilateralen peribronchialen oder hilären Lymphknoten

pN2 mikroskopische Bestätigung von Metastasen in ipsilateralen mediastinalen oder subkarinalen Lymphknoten

pN3 mikroskopische Bestätigung von Metastasen in kontralateralen hilären oder mediastinalen oder (ipsi- oder kontralateralen) Skalenus- oder supraklavikulären Lymphknoten

pM1 mikroskopischer (histologischer oder zytologischer) Nachweis von Fernmetastasen

Aufgrund der T-, N- und M- bzw. pT-, pN- und pM-Kategorien kann dann eine *Gruppierung in Stadien* vorgenommen werden.

Das Verfahren zur Bestimmung der klinischen T-, N- und M-Kategorien, geordnet nach dem C-Faktor (139) gilt wie in Tabelle 10.2 dargestellt.

Tabelle 10.**2** Verfahren zur Bestimmung der klinischen T-, N- und M-Kategorien, geordnet nach dem C-Faktor (139) (Klassifikation des Primärtumors nach der derzeit gültigen Klassifikation)

	C-Faktor	Diagnostische Verfahren
Primärtumor	C1	klinische Untersuchung, Thoraxröntgenaufnahme, Thoraxdurchleuchtung, Sputumzytologie
	C2	Bronchoskopie (einschließlich Bronchialbiopsie, -bürstenzytologie und -lavage), Sonographie, CT, MRT, Szintigraphie, Angiographie, Feinnadelbiospie, PET
	C3	Chirurgische Exploration (Thorakotomie)
Regionäre Lymphknoten	C1	klinische Untersuchung
	C2	Sonographie, CT, Mediastinokopie (einschließlich Biopsie), Ösophaguskontrastbreipassage, Angiographie, PET
	C3	chirurgische Exploration (Thorakotomie/Mediastinotomie)
Fernmetastasen	C1	klinische Untersuchung, Thoraxröntgenaufnahmen
	C2	Elektroenzephalogramm, Sonographie, CT, MRT, Szintigraphie, Myelographie, Thorakoskopie, Laparoskopie
	C3	chirurgische Exploration

Klassifikation des Primärtumors (derzeit gültige Kategorien zur Klassifikation des Primärtumors [128])

(p)TX Primärtumor kann nicht beurteilt werden oder Nachweis von malignen Zellen im Sputum oder bei Bronchialspülungen, jedoch Tumor weder radiologisch noch bronchoskopisch sichtbar.

(p)T0 kein Anhalt für Primärtumor

(p)Tis Carcinoma in situ

(p)T1 Tumor 3 cm oder weniger in größter Ausdehnung, umgeben von Lungengewebe oder viszeraler Pleura, kein bronchoskopischer Nachweis einer Infiltration proximal eines Lappenbronchus (Hauptbronchus frei)

(p)T2 Tumor mit wenigstens einem der folgenden Kennzeichen hinsichtlich Größe oder Ausbreitung:
Tumor mehr als 3 cm in größter Ausdehnung,
Tumor befällt Hauptbronchus, 2 cm oder weiter distal der Carina,
Tumor infiltriert viszerale Pleura und/oder
assoziierte Atelektase oder obstruktive Entzündung bis zum Hilus, aber nicht der ganzen Lunge.

(p)T3 Tumor jeder Größe mit direkter Infiltration einer der folgenden Strukturen:
Brustwand (einschließlich der Sulcus-Superior-Tumoren), Zwerchfell, mediastinale Pleura, parietales Perikard; *oder*
Tumor im Hauptbronchus weniger als 2 cm distal der Carina, aber die Carina selbst nicht befallen *oder*
Tumor mit Atelektase oder obstruktiver Entzündung der ganzen Lunge.

(p)T4 Tumor jeder Größe mit Infiltration wenigstens einer der folgenden Strukturen:
Mediastinum, Herz, große Gefäße, Trachea, Ösophagus, Wirbelkörper, Carina
vom Primärtumor getrennte Tumorherde im gleichen Lappen oder
Tumor mit malignem Pleuraerguss.

Erläuterungen der UICC (127, 128):

- zu (p)T1: Die seltenen, sich oberflächlich ausbreitenden Tumoren mit einer nur auf die Bronchialwand begrenzten Infiltration werden unabhängig von ihrer Größe auch dann als (p)T1 klassifiziert, wenn sie sich proximal des Lappenbronchus ausbreiten.
- zu (p)T3: Als (p)T3 werden auch klassifiziert: Invasion des N. phrenicus, direkte Ausbreitung auf das *parietale* Perikard.
- zu (p)T4: Als (p)T4 werden auch klassifiziert: Stimmbandlähmung (durch Invasion des N. phrenicus), Obstruktion der V. cava superior, Kompression der Trachea, Kompression des ösophagus, direkte Ausbreitung auf das *viszerale* Perikard, direkte Infiltration des subpleural gelegenen mediastinalen Binde und Fettgewebes (nicht jedoch ausschließlicher Befall der Pleura mediastinalis), Tumorherde der ipsilateralen parietalen und viszeralen Pleura, getrennt von einer direkten Pleurainvasion durch den Primärtumor (diskontinuierliche Tumorherde).
- als *große Gefäße* gelten: Aorta, V. cava inferior, V. cava superior, Truncus pulmonalis, intraperikardiale Abschnitte der rechten und linken A. pulmonalis, intraperikardiale Abschnitte der rechten und linken V. pulmonalis superior und inferior. Invasion weiter distal gelegener Äste der Gefäße gilt nicht als (p)T4.
- Pleuraerguss: Die meisten Pleuraergüsse beim Lungenkarzinom sind durch den Tumor verursacht. Es gibt jedoch einige wenige Patienten, bei denen die mehrfache zytologische Untersuchung des Pleuraergusses negativ und der Erguss weder hämorrhagisch noch exsudativ ist. Wenn diese Befunde und die klinische Beurteilung einen tumorbedingten Erguss ausschließen, sollte der Erguss als Kriterium der Klassifikation nicht berücksichtigt werden und der Tumor als (p)T1, (p)T2 oder (p)T3 eingestuft werden, sofern nicht andere Kriterien für (p)T4 vorliegen.
- *Perikarderguss:* Ein Perikarderguss wird in gleicher Weise wie ein Pleuraerguss klassifiziert.
- *Bei multiplen Tumorherden in einer Lunge* kann ein synchrones zweites primäres Lungenkarzinom nur dann diagnostiziert werden, wenn durch histologische und/oder zytologische Untersuchung ein unterschiedlicher mikroskopischer Typ bewiesen wird und gleichzeitig die Metastase eines extrapulmonalen Tumors ausgeschlossen werden kann. In allen anderen Fällen wird der Befund zusätzlicher Tumorherde im gleichen Lappen als (p)T4, in anderen Lappen als (p)M1 klassifiziert (Tab. 10.**3**).
- Bei *synchronen Tumoren in beiden Lungen* werden bei histologischer Bestätigung beide Tumoren gesondert klassifiziert und dokumentiert (synchroner Doppeltumor). Ohne histologische Bestätigung wird einer der Tumoren als Primärtumor und der kontralaterale Tumor als Fernmetastase angesehen.

Tabelle 10.**3** Klassifikation von vom Primärtumor getrennten intrapulmonalen Tumorherden gleicher Histologie

Lokalisation der Tumorherde	UICC (nach 127): Befund am Haupttumor	„Up-Staging"	Definitive Klassifikation	UICC (nach 128)
Gleicher Lappen wie Haupttumor	(p)T1	ja	(p)T2	(p)T4
	(p)T2	ja	(p)T3	
	(p)T3	ja	(p)T4	
	(p)T4	nein	(p)T4	
Anderer Lappen der gleichen Lunge	unberücksichtigt	–	(p)T4	(p)M1
Kontralaterale Lunge	unberücksichtigt	–	(p)Mi	

Ramifikationen

Im TNM Supplement 1993 (127) wurden aufgrund der Ergebnisse der deutschen TNM-Lungenkarzinomstudie (19) folgende Ramifikationen, d. h. fakultative Unterteilungen der bestehenden TNM-Kategorien, vorgeschlagen:

(p)T3	(p)T3a:	Atelektase oder obstruktive Entzündung der gesamten Lunge, keine anderen Kriterien für (p)T3
	(p)T3b:	andere Kriterien für (p)T3
(p)T4	(p)T4a:	Kriterien für (p)T4, ausgenommen die unter (p)T4b angeführten
	(p)T4b:	Invasion der Carina oder Tumor mit malignem Pleuraerguss

Klassifikation der regionären lymphogenen Metastastierung

Definition der regionären Lymphknoten

Die regionären Lymphknoten für das Lungenkarzinom sind die intrathorakalen Lymphknoten sowie die Skalenus- und die supraklavikulären Lymphknoten. Die intrathorakalen Lymphknoten werden entsprechend dem TNM-Atlas (129) wie folgt unterteilt (Abb. 10.**1**):

Gültige Klassifikation der UICC (126, 128):

(p)NX	Regionäre Lymphknoten können nicht beurteilt werden.
(p)N0	keine regionären Lymphknotenmetastasen
(p)NI	Metastasen in ipsilateralen peribronchialen Lymphknoten und/oder in ipsilateralen Hiluslymphknoten (einschließlich einer direkten Ausbreitung des Primärtumors)
(p)N2	Metastasen in ipsilateralen mediastinalen und/oder subkarinalen Lymphknoten
(p)N3	Metastasen in kontralateralen mediastinalen, kontralateralen Hilus-, ipsi- oder kontralateralen Skalenus- oder supraklavikulären Lymphknoten

Erläuterungen der UICC (127):
Direkte Ausbreitung des Primärtumors in Lymphknoten wird als Lymphknotenmetastase klassifiziert. Mehr als 3 mm große Tumorherde im Binde- und Fettgewebe des Lymphabflussgebiets ohne histologisch erkennbare Residuen von Lymphknoten werden als regionäre Lymphknotenmetastasen klassifiziert. Metastasen in anderen Lymphknoten als den regionären werden als Fernmetastasen klassifiziert.

Ramifikationen

Aufgrund der unterschiedlichen Prognose (17, 18, Drings et al., persönliche Mitteilung) wurde im TNM Supplement 1993 (127) folgende Unterteilung von (p)N2 vorgeschlagen:

(p)N2a	Metastasen in anderen ipsilateralen mediastinalen Lymphknoten als den paratrachealen und paraösophagealen Lymphknoten
(p)N2b	Metastasen in ipsilateralen paratrachealen oder paraösophagealen Lymphknoten

In Hinblick auf unterschiedliches radiotherapeutisches Vorgehen ist im TNM Supplement 1993 (127) folgende Unterteilung von (p)N3 vorgesehen:

(p)N3a	ausschließlich intrathorakale Lymphknotenmetastasen (kontralateral mediastinal, kontralateral hilär)
(p)N3b	Metastasen in Skalenus- oder supraklavikulären Lymphknoten

Klassifikation der Fernmetastasen

Gültige Klassifikation der UICC (128):

(p)MX	Fernmetastasen können nicht beurteilt werden.
(p)M0	keine Fernmetastasen
(p)MI	Fernmetastasen, einschließlich vom Primärtumor getrennte Tumorherde in einem anderen Lungenlappen (ipsilateral oder kontralateral)

Erläuterungen der UICC:
Diskontinuierliche Tumorherde in der Brustwand jenseits der parietalen Pleura oder im Diaphragma gelten als Fernmetastasen, alle anderen diskontinuierlichen Läsionen innerhalb des ipsilateralen Hemithorax werden jedoch *nicht als* Fernmetastasen klassifiziert, sondern in der T/pT- und N/pN-Klassifikation berücksichtigt, z. B. Carcinomatosis pleurae als (p)T4 (127).

Ramifikationen

Aufgrund der Daten der deutschen TNM-Lungenkarzinomstudie (Bülzebruck et al., persönliche Mitteilung) wurde im TNM Supplement 1993 (127) folgende Ramifikation von (p)MI vorgeschlagen:

(p)MIa	Fernmetastasen beschränkt auf kontralaterale Lunge (intraparenchymal und/oder pleural)
(p)MIb	andere Fernmetastasen

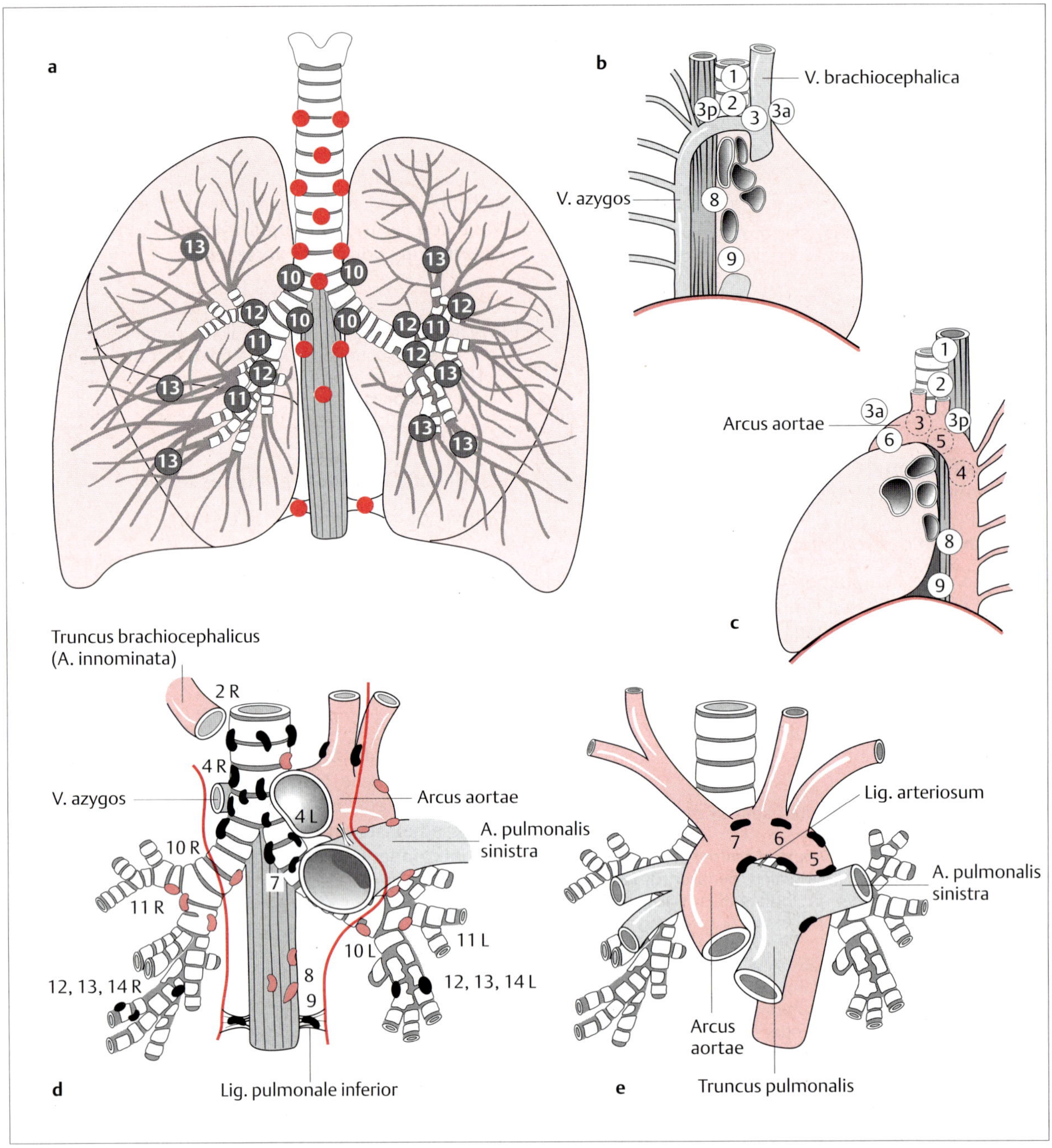

Abb. 10.**1a–e** Intrathorakale Lymphknoten.
a–c Schema nach Naruke. In (**a**) sind die mediastinalen Lymphknoten durch schwarz ausgefüllte Kreise dargestellt.
d, **e** Schema des American Joint Comittee (AJC 1997).

Die Nummerierung der mediastinalen Lymphknoten ist wie folgt:
(1) höchste (oberste) mediastinale,
(2) paratracheale (obere paratracheale),
(3) prätracheale (3a) vordere (anteriore) mediastinale, (3b) retrotracheale (hintere) mediastinale,
(4) tracheobronchiale (untere paratracheale) (inkl. sog. Azygoslymphknoten),
(5) subaortale (Lymphknoten im Aortenfenster),
(6) paraaortale (Lymphknoten an Aorta ascendens oder phrenische Lymphknoten),
(7) subkarinale,
(8) paraösophageale (unter Carina),
(9) Lymphknoten im Lig. pulmonale, parabronchiale und hiläre Lymphknoten:
(10) hiläre (am Stammbronchus),
(11) interlobäre,
(12) lobäre,
(13) segmentäre.

Die Gruppen (11)–(13) entsprechen peribronchialen Lymphknoten.

Stadiengruppierung

Abbildung 10.**2** zeigt die jetzt gültigen Stadiengruppen (128). In Tabelle 10.**4** sind die Veränderungen gegenüber der 4. Auflage (126) ersichtlich. Ferner ergibt sich hieraus die Möglichkeit einer Konversion von Daten der 4. Auflage in die Stadieneinteilung der 5. Auflage der UICC. Ausdrücklich sei darauf hingewiesen, dass die Zahl der Patienten des Stadiums IIA sehr gering ist.

	M0				M1
	N0	N1	N2	N3	
TX	occult				
TiS	0				
T1	IA	IIA			
T2	IB	IIB			IV
T3	IIB		IIIA		
T4				IIIB	

Abb. 10.**2** Stadiengruppierung der Lungenkarzinome nach der 5. Auflage der TNM-Klassifikation (UICC 1997a).

Tabelle 10.**4** Konversionstabelle für Stadieneinteilung 1987/1997

4. Auflage (UICC 1987)			5. Auflage (UICC 1997a)
Stadium I	T1 N0 M0	→	Stadium IA
	T2 N0 M0	→	Stadium IB
Stadium II	T1 N1 M0	→	Stadium IIA
	T3 N0 M0	→	Stadium IIB
Stadium III	T3 N0 M0	→	Stadium IIB
	T1 N2 M0 T2 N2 M0 T3 N1 M0 T3 N2 M0	→	Stadium IIIA
Stadium IIIB	unverändert	→	Stadium IIIB
Stadium IV	unverändert	→	Stadium IV

„Limited disease" und „extensive disease"

Die ursprüngliche Einteilung der VALG sowie Modifikationen dieser Einteilung sind in Tabelle 10.**5** dargestellt, in der auch die Beziehung zum TNM-System erkennbar ist. In Bezug auf die Therapieplanung kann auch eine wieder vereinfachte Definition von „limited disease" als Zusammenfassung der UICC-Stadien I–IIIB und von „extensive disease" entsprechend dem UICC-Stadium IV verwendet werden (35).

Vereinfachte Stadieneinteilung für nichtkarzinomatöse maligne Tumoren

Das TNM-System ist nur für Karzinome einschließlich Karzinoidtumoren anwendbar. Für andere maligne Tumoren wurde von der UICC (127) eine Stadieneinteilung empfohlen, die den diesbezüglichen Vorschlägen des SEER-Programms der USA folgt (110):

- in situ (nichtinvasiv),
- lokalisiert (begrenzt auf die Lunge),
- regionär, direkte Ausbreitung,
- regionär, Befall regionärer Lymphknoten,
- regionär, direkte Ausbreitung und Befall regionärer Lymphknoten,
- Befall von Fernorganen durch direkte Ausbreitung oder Fernmetastasen,
- Befall von nichtregionären Lymphknoten.

Residualtumor-(R-)Klassifikation

Während TNM und PTNM die anatomische Ausbreitung des Tumors ohne Berücksichtigung der Behandlung beschreiben, erfasst die R-Klassifikation den Tumorstatus nach Behandlung. Sie spiegelt die Effekte der Therapie wider, beeinflusst das weitere therapeutische Vorgehen und liefert die zuverlässigsten Aussagen zur Prognose (126, 128).

Aus historischen Gründen ist die R-Klassifikation nicht obligater Bestandteil des TNM-Systems und in diesem nur als fakultativ angeführt. Aufgrund ihrer prognostischen Bedeutung (55) ist sie aber, insbesondere nach chirurgischer Therapie, unerlässlich und daher auch im Dokumentationssystem der Arbeitsgemeinschaft Deutscher Tumorzentren (ADT) als essenzieller Bestandteil der Tumorklassifikation neben der Erfassung der anatomischen Tumorausbreitung durch die TNM-Kategorien zwingend vorgesehen (37, 128 [dt. Übersetzg.], 139).

Die Definitionen der R-Klassifikationen sind:

RX	Vorhandensein von Residualtumor kann nicht beurteilt werden.
R0	kein Residualtumor
RI	mikroskopischer Residualtumor
R2	makroskopischer Residualtumor

Fälle mit makroskopischem Residualtumor können nach der Sicherheit der Diagnose in R2a (ohne mikroskopische Bestätigung) und R2b (mit mikroskopischer Bestätigung) unterteilt werden (37).

In der R-Klassifikation wird nicht nur die lokoregionäre Situation berücksichtigt, sondern auch etwa verbleibende Fernmetastasen. R0 entspricht der „kompletten Remission" oder der „kurativen Resektion". Es trifft zu für Patienten, bei denen Residualtumor durch die angewandten diagnostischen Methoden nicht nachgewiesen werden kann. R0 schließt daher nicht aus, dass

- *Laboruntersuchungen:* Neben den Basislaborparametern, die zur Durchführung invasiver Diagnostik und Therapie vorliegen müssen, können Tumormarker bestimmt werden. Diese haben im Vergleich zu anderen Tumoren bei Lungentumoren ein weniger großes diagnostisches Gewicht. Die Bestimmung der Marker CEA, CYFRA 21-1 und die neuronspezifische Enolase (NSE) wird eingesetzt als Ausgangspunkt für die Verlaufskinetik und zur Erfassung des Therapieerfolgs. Ein Einsatz als prognostischer Faktor wird diskutiert. NSE dient zusätzlich zur Differenzierung zwischen nichtkleinzelligen und kleinzelligen Lungentumoren.

10.6.3 Untersuchungen zum Ausschluss von Fernmetastasen

Zum Ausschluss von Fernmetastasen eignen sich folgende Verfahren:

- Szintigraphie: zum Nachweis von Knochenmetastasen,
- Sonographie des Abdomens,
- Computertomographie des Abdomens,
- Computertomographie des Schädels sowie
- die offene Biopsie unklarer Raumforderungen.

10.6.4 Präoperative und Funktionsdiagnostik

Zur präoperativen Diagnostik sowie der Funktionsdiagnostik werden folgende Verfahren eingesetzt:

- kardiopulmonale Funktionsdiagnostik,
- EKG,
- Spirometrie und Lungenkapazitätsmessung,
- Blutgasanalyse,
- seitengetrennte Lungenfunktionsuntersuchung sowie
- die Bestimmung verschiedener Blutwerte: Gerinnung, Elektrolyte, Kreatinin, Leberwerte.

Auf wesentliche diagnostische Teilaspekte soll im Folgenden eingegangen werden.

10.6.5 Besondere Aspekte der Diagnostik

Endoskopie

Die Bronchoskopie spielt eine wichtige Rolle in der Diagnose des Bronchialkarzinoms und ist vor operativen Eingriffen unerlässlich. Sie liefert bei 60–70 % aller Patienten die histologische Diagnose. Durch die technische Entwicklung der flexiblen Bronchoskopie und die Möglichkeit der Aspirationnadeln wurde das diagnostische Spektrum nach peripher und auch teilweise auf das Mediastinum verlagert.

Das Spektrum der Bronchoskopie ist zu unterteilen in:

- Diagnostik,
- Staging sowie
- postoperative Nachsorge.

Diagnostik des Bronchialkarzinoms

Zentraler intrabronchialer Tumor

Das Bronchialkarzinom wächst in erster Linie innerhalb des Bronchus als exophytischer Tumor, der mittels Endoskopie und Biopsie leicht zu erreichen ist. Dies ist typisch für das Plattenepithelkarzinom, kommt jedoch bei allen Typen vor. Die Zangenbiopsie weist in dieser Lokalisation eine höhere Erfolgsrate als die Aspirationszytologie (85 % versus 65 %) auf. Letztere kann jedoch dann eingesetzt werden, wenn eine starke Blutung des Tumors bei tiefer Biopsie zu erwarten ist oder eine Biopsie nicht möglich erscheint.

Submuköser und peribronchialer Tumor

Weniger häufig wächst das Karzinom unter der Schleimhaut oder peribronchial, was bei der Biopsie größere Probleme aufwerfen kann. Die Erfolgsrate einer solchen Biopsie ist geringer als bei exophytisch wachsenden Tumoren infolge der notwendigen tieferen Biopsie und der möglichen negativen Ausbeute. In einer Studie (117) zeigte hier die Feinnadelbiopsie eine höhere Erfolgsrate als die Zangenbiopsie (71 % versus 55 %). Die Kombination von Zangenbiopsie, Feinnadelbiopsie und Bürstenzytologie konnte die Erfolgsrate auf 97 % anheben.

Peripherer Tumor

Der peripher zu diagnostizierende Tumor, einschließlich des solitären Rundherdes, bereitet größere Probleme als zentral liegende Karzinome. Die diagnostische Erfolgsrate liegt zwischen 30 % und 50 %. Hier findet die transbronchiale Stanzbiopsie, gegebenenfalls unter Durchleuchtungskontrolle, ihre Anwendung. Der entscheidende Faktor ist hier die Größe des zu biopsierenden Tumors. Bei einer Größe unter 2 cm ist eine sichere Diagnose in weniger als 35 % zu erwarten.

Ein ebenso wichtiger Aspekt ist die Unterscheidung in primäres Bronchialkarzinom und metastatische Absiedelung in der Lunge. Ersteres hat seinen Ursprung im Bronchus selbst, während die hämatogen eingeschwemmte Metastase häufig vom Bronchus aus nicht zugänglich ist.

Paratrachealer Tumor, subkarinaler Tumor

Tumoren, die komplett außerhalb des Tracheobronchialsystems liegen – hierzu zählen auch peribronchiale oder subkarinale Lymphknotenmetastasen – sind bronchoskopisch nicht zu erkennen. Dennoch gelingt es oftmals, solche Tumoren perbronchial mit einer langen Aspirationsnadel zu punktieren, wenn die Lage der Tumoren z. B. aus der Computertomographie bekannt ist. Der Untersucher orientiert sich dabei an topographischen Strukturen, die sowohl in der CT als auch bronchoskopisch sicher identifiziert werden können und führt dann die Aspirationsnadel durch die makroskopisch unauffällige Bronchus- oder Trachealwand in den Tumor vor.

Staginguntersuchungen

T-Kategorie, Ausdehnung des Primärtumors

Ein wichtiger Aspekt der Bronchoskopie ist die Erkennung der Ausdehnung des Primärtumors, die in die TNM-Klassifikation Eingang gefunden hat. Insbesondere der weit nach zentral reichende Primärtumor kann die Inoperabilität begründen. Daher ist die genaue Angabe z. B. der Entfernung des Tumors von der Hauptcarina obligat. Darüber hinaus müssen die potenziellen Absetzungsstellen präoperativ im Sinne von Stufenbiopsien bronchoskopisch biopsiert werden, um eine makroskopisch nicht erkennbare Tumorinfiltration auszuschließen.

Entdeckung von Zweitkarzinomen

Bei der Bronchoskopie ist der gesamte Tracheobronchialbaum zu inspizieren, um die Möglichkeit eines in den bildgebenden Verfahren nicht dargestellten Zweittumors auszuschließen. Mit einem synchronen Zweittumor muss in 3–4% der Fälle gerechnet werden (Okada 1999, 105).

Besonderes Augenmerk gilt darüber hinaus den oberen Atemwegen des Larynx und Hypopharynx.

N-Kategorie

Die Bronchoskopie dient nur in Ausnahmefällen zur Festlegung der N-Kategorie. Dies kann dann der Fall sein, wenn ein Lymphknoteneinbruch in das Bronchialsystem vorliegt, welcher makroskopisch nachgewiesen werden kann, oder wenn es gelingt, mittels Nadelaspirationsbiopsie einen computertomographisch suspekten Lymphknoten sicher zu klassifizieren. Die Erfolgsrate dieser Diagnostik liegt bei etwa 15%. Bei Selektion der Patienten steigt diese bis zu 40% an.

Bildgebende Verfahren

Das Bronchialkarzinom wird fast immer zuerst mittels Thoraxaufnahme dargestellt und damit auch diagnostiziert. Thoraxröntgen ist die bevorzugte Erstdiagnostik (36) wegen der Verfügbarkeit, geringen Kosten, niedrigen Strahlendosis und der hohen Sensitivität. CT bzw. MRT werden in der Regel zum Staging eines bereits bekannten Tumor herangezogen.

Röntgen

Die konventionelle Röntgenthoraxaufnahme in 2 Ebenen ist die zuerst durchgeführte Untersuchungsmaßnahme bei Verdacht auf einen Tumor der Lunge und gehört unverzichtbar zur Basisdiagnostik, da sie stets verfügbar, einfach und kostengünstig ist. Exakte Zahlen über Sensitivität und Spezifität sind nicht vorhanden. Die Sensitivität ist in der Regel abhängig von der Größe, Lokalisation in der Lunge und der Morphologie des Tumors.

Durch Screeninguntersuchungen (85) alle 4 Monate bei Männern über 45 Jahre und starken Rauchern ließen sich bei 4593 untersuchten Patienten 92 Karzinome entdecken, über die Hälfte im Stadium I. Auf der anderen Seite zeigte eine Screening-Untersuchung bei 30 5934 Teilnehmern (118) eine niedrige Detektion von Karzinomen im Stadium I, sodass der Effekt unbewiesen bleibt.

Postoperativ ist die Röntgenthoraxuntersuchung unverzichtbares Monitoring zur Erkennung von Komplikationen (Atelektase, Infiltration, Ergussbildung) sowie zur poststationären klinischen Nachsorge.

Computertomographie

Die Computertomographie wird vor allem zum erweiterten Staging des in der Regel bereits diagnostizierten Tumors (Thoraxröntgen, Endoskopie, Biopsie) eingesetzt. Sie erlaubt eine überlagerungsfreie Darstellung von Prozessen, insbesondere, wenn sie auf dem Übersichtsbild im Schatten des Herzens oder des Mediastinums schwer erkennbar sind. Das weitere Ziel ist die Selektion der Patienten mit einer lokalisierten Tumorerkrankung, die einen Vorteil durch eine Operation haben, d. h., bei denen ein kurativer Therapieansatz besteht. Das TNM-Staging ist hier der Standard. Die Computertomographie ist das nichtinvasive Untersuchungsverfahren mit der höchsten Sensitivität.

T-Kategorie, Ausdehnung des Primärtumors

Der Primärtumor sollte hinsichtlich seiner Größe, Lage und Nachbarschaft bezüglich einer Brustwandinfiltration oder Infiltration des Mediastinums überprüft werden. Auch das Ausmaß der geplanten Operation sollte überprüft werden, des Weiteren eine Unterscheidung zwischen Tumor und Atelektase bzw. begleitender Pneumonie.

Bei der Abschätzung, ob ein Tumor die Brustwand infiltriert oder nicht, gilt als das einzig reproduzierbares Kriterium im CT die definierte knöcherne Destruktion durch den Tumor, mit oder ohne Infiltration in die Thoraxwand hinein. Andere Befunde, vor allem in Kombination, zeigen eine Sensitivität und Spezifität zwischen 59% und 98% (48, 99). Dünne Schichten oder „Knochenfenster" sind hier hilfreich. Ein solcher Nachweis schließt Patienten nicht automatisch von der Operation aus, da Resektionen der Brustwand en bloc mit plastischer Rekonstruktion durchführbar sind. Entscheidend ist hier vor allem der Nachweis oder der Auschluss weiterer Tumorbefunde, z. B. im Mediastinum.

Die Infiltration des Mediastinums ist als T4-Befund zu werten, jedoch wird die Infiltration in das Fettgewebe nicht als Kontraindikation für eine Operation angesehen. Viel entscheidender ist der Nachweis oder Ausschluss von Infiltration der mediastinalen Gefäße, der Trachea, Ösophagus oder Wirbelkörper. In einigen Studien (134) wurde die Korrelation zwischen mediastinalem Befall im CT und der Resektabilität hergestellt. Hier wurde zwischen T1, 2 und T3, 4 in 56–86% unterschieden (49), der eigentlichen klinischen Frage zwischen T3 (resektabel) und T4 (nichtresektabel) wurde nicht Rechnung getragen. Alles in allem ist die Aussage in der CT nicht so abgesichert, dass Patienten von einer Operation ausgeschlossen werden sollten.

Eine Tumorinfiltration der zentralen Pulmonalarterie oder Vene oder die Ausbreitung des Tumors über die Lappengrenze hinaus erfordert in der Regel die Pneumonektomie. Auch die Infiltration des Hauptbronchus kann zur Pneumektomie Anlass geben, wenngleich durch bronchoplastische Verfahren die Lobektomie durchgeführt werden kann. Entscheidend ist diese Frage insbesondere bei Patienten mit grenzwertiger Lungenfunktion. Nach Quint (98) ist diese Frage mit der CT nicht exakt (Sensitivität 50–54%) zu klären. Dünnschicht-CT und 3D-Rekonstruktionen der Gefäßsituation sind hier vielversprechend, bedürfen jedoch einer weiteren Evaluation.

Die Unterscheidung zwischen Tumor auf der einen Seite und Atelektase bzw. Pneumonie auf der anderen kann durch eine CT mit Kontrastmittel geklärt werden und ergibt eine exaktere Vorstellung der Größe des Tumors (124). Dennoch kann nicht in allen Fällen diese Klärung herbeigeführt werden.

Evaluation des Mediastinums, N-Kategorie

Vorhandene hiläre Lymphkotenmetastasen (N1) verschlechtern die Prognose des Patienten, beeinflussen aber in der Regel nicht die Resektabilität. Durch eine Lymphdissektion können diese relativ einfach entfernt werden. Kontrovers wird die Indikation zur Operation bei nachgewiesenen Lymphknotenmetastasen gesehen. Während in der Vergangenheit der Nachweis einen Ausschluss von einer Operation bedeutete, zeigen Arbeitsgruppen (88, 142) bei einem limitierten Befall des Mediastinums nach radikaler Operation mit Lymphdissektion für dieses Stadium akzeptable 3- und 5-Jahres-Überlebensraten.

Naruke (88) fand heraus, dass Patienten mit einem auf das untere Mediastinum begrenzten Befall der Lymphknoten (N2) eine bessere Prognose (5-Jahres-Überlebensrate 14%) aufwiesen im Vergleich zu Patienten mit einem Befall der prä- und paratrachealen (N3) Lymphknoten (5-Jahres-Überlebensrate 0%).

Vor diesem Hintergrund ist die Computertomographie als nichtinvasive Methode von großem Wert zur Abschätzung der Lymphknotensituation im Mediastinum. Durch das Spiral-CT wurden die untersuchungstechnischen Voraussetzungen für die Beurteilung der N-Kategorie zwar verbessert, dennoch bleibt der klinische Wert der CT-Ergebnisse weiterhin strittig. Der Grund dafür besteht in der schlechten Spezifität hinsichtlich der Erkennung der Malignität einer Lymphknotenvergrößerung. Lediglich der Nachweis einer zentralen Nekrose stellt einen guten Indikator für Malignität dar. Auch Mikrometastasen innerhalb eines nicht vergrößerten Lymphknotens (7%) können nicht nachgewiesen werden (51).

Die klinische Bedeutung ist heute etwas in den Hintergrund getreten, da Patienten mit einem begrenztem Befall des unteren Mediastinums operiert werden und die Patienten mit einem fraglichen hohem Befall neben der Trachea einer Mediastinoskopie unterzogen werden können, wenn dieses Patientenkollektiv von der Operation ausgeschlossen werden soll.

M-Kategorie, Fernmetastasen

Autopsiestudien (2) belegen eine Metastasierungsrate bis zu 93% im Endstadium der Erkrankung.

Die häufigsten Metastasierungsorte des Bronchialkarzinoms sind:

- Leber (33–40%),
- Gehirn (15–43%),
- Skelett (19–33%),
- Nebennieren (18–38%) und
- Nieren (16–23%).

In Studien an Patienten mit lokal resektablen Bronchialkarzinomen konnten in bis zu 30% Fernmetastasen nachgewiesen werden. Insbesondere das großzellige sowie das Adenokarzinom zeigten eine signifikant höhere Fernmetastasierungsrate (104).

Die hohen Raten der Metastasierung in die Oberbauchorgane Leber, Nieren und Nebennieren lassen es sinnvoll erscheinen, diese im Rahmen der computertomographischen Untersuchung des Thorax mit zu evaluieren. Die CT des Schädels ist nur bei zerebraler Symptomatik indiziert.

Die Darstellung der normalen Nebennieren gelingt mit dem CT in über 95%. 4% aller Bronchialkarzinompatienten zeigten in der Studie von Gillams (46) vergrößerte Nebennieren. Nur 30% dieser vergrößerten Nebennieren waren metastatisch befallen.

Häufig finden sich gerade bei den Bronchialkarzinompatienten Adenome und Hyperplasien der Nebennieren.

Magnetresonanztomographie

Die MRT des Thorax ist derzeit nur als ergänzende Diagnostik sinnvoll. Sie kann der zusätzlichen MR-Angiographie zur nichtinvasiven Darstellung des thorakalen Gefäßsystems dienen. Die früheren Vorteile der Volumenbildgebung und der Darstellung koronarer und sagittaler Bildebenen bestehen seit Einführung der Spiral-CT nicht mehr.

In der Darstellung des Zentralnervensystems ist die MRT die wichtigste Untersuchungsmethode.

Positronenemissionstomographie

Auch die PET kann nur im Rahmen ergänzender Untersuchungen gesehen werden. Bei minimaler Invasivität bietet sie durch ihre hohe Sensitivität und Spezifität eine Hilfe zur Beurteilung der Dignität (67, 140), wenn CT und MRT Fragen offen lassen. Der derzeit wichtigste therapeutische Nutzen besteht im Ausschluss einer N3-Situation im Rahmen des Lymphknotenstagings. Weitere Bedeutung liegt in der Therapiekontrolle und der Rezidivdiagnostik.

Mediastinoskopie

Die Therapieoptionen bei Patienten mit nichtkleinzelligem Bronchialkarzinom sind abhängig vom präoperativem klinischen Staging. Frühe Stadien (I oder II) werden in der Regel einer Operation zugeführt. Bei einem Teil der Patienten im Stadium IIIA besteht ebenfalls die Indikation zur Operation, während im IIIB oder IV eine Operation geringe Überlebensraten aufweist. Ein wichtiger Faktor beim präoperativen Staging ist die Erkennung von befallenen Lymphknoten und der histologische Nachweis von Metastasen. Dieser Nachweis kann durch die Entnahme von Lymphknoten der prä- und paratrachealen Gruppe erfolgen, auch subkarinal können Lymphknoten entfernt werden. Die Ausbeute im aortopulmonalen Fenster ist gering.

Die Indikation zur Mediastinoskopie ist abhängig von der Indikationsstellung der jeweiligen Klinik im Falle eines Mediastinalbefalls. Würden alle Patienten mit einem Befall des Mediastinums von der Operation ausgeschlossen, so wäre eine Mediastinoskopie obligat, um diesen Befall histologisch zu klären. Würden alle Patienten unabhängig von Lymphknotenmetastasen im Mediastinum operiert werden, so wäre sie obsolet. Da aber in der Regel bei lokalisiertem Befall eine Operationsindikation besteht, sollte sie bei einer Kontraindikation zur Operation eingesetzt werden.

Pearson und Kollegen war die erste Gruppe in Amerika, die die Mediastinoskopie systematisch zum Staging vor einer Operation des nichtkleinzelligen Lungenkarzinoms einsetzten. Die Ergebnisse zeigten die Bedeutung des positiven histologischen Nachweises einer Metastasierung in den hohen mediastinalen Lymphknoten (94). Patienten mit einem histologischen Metastasennachweis durch eine Mediastinoskopie, die einer Resektion unterzogen wurden, hatten eine signifikant schlechtere Prognose als die Patienten, bei denen erst im Rahmen der Thorakotomie ein N2-Lymphknotenbefall gesichert werden konnte. Weiterhin konnte gezeigt werden, dass die Patienten mit obigem Nachweis in 89,4 % einen nicht kurativ resektablen Befund aufwiesen (25).

Die Mediastinoskopie wird in der Regel eingesetzt, um den N2/N3-Lymphknotenbefall zu dokumentieren und den selektierten Patienten die Probethorakotomie zu ersparen. Im Vergleich zur computertomographischen Diagnostik konnte gezeigt werden, dass in dieser Untersuchung vergrößerte Lymphknoten (>1,5 cm) in der Histologie als benigne identifiziert werden konnten (131). Zwei weitere Studien zeigten, dass ein Drittel der Patienten mit computertomographischem Nachweis vergrößerter Lymphknoten keinen mediastinalen metastatischen Befall aufwiesen (27). Eine weitere Indikation ergibt sich nicht nur im Nachweis der falsch positiven Stadien, sondern auch im Ausschluss falsch negativer Befunde im Rahmen von Studien. Mehrere Arbeiten konnten im Stadium IIIA durch eine neoadjuvante Chemotherapie ein Downstaging und eine Verbesserung der Überlebensraten nachweisen.

Thorakoskopie

Die Thorakoskopie hat in der Diagnostik thorakaler Tumoren Stellenwert in der makroskopischen Beurteilung pleuraständiger oder pleuranaher Raumforderungen und in der histologischen Diagnosesicherung durch Gewebeentnahmen bis hin zur atypischen Lungenparenchymresektion.

Die Rolle der minimal-invasiven Operationstechniken wird in der Therapie des Bronchialkarzinoms noch diskutiert. Auch ausgedehnte Resektionen sind technisch möglich, die Bergung der Resektate erfordert jedoch eine Erweiterung der Zugänge, die den Aspekt der minimalen Invasivität gegenüber einer offenen Operation mit muskelschonender anterolateraler Thorakotomie relativiert. Auch ist eine eingehende Lymphknotendissektion thorakoskopisch nicht ausreichend möglich.

Präoperative Funktionsdiagnostik

Einführung und Pathophysiologie

Eines der Hauptprobleme der Festlegung des funktionell möglichen Ausmaßes einer Lungenresektion besteht in der häufigen, nikotinassoziierten pulmonalen sowie kardio- und zerebrovaskulären Multimorbidität der Karzinompatienten. Resektionen am Bronchialbaum und Parenchymresektionen tragen insbesondere durch die Verminderung der Gasaustauschoberfläche zu einem erhöhten operativen Risiko bei. Eine vorbestehende obstruktive Ventilationsstörung kann sowohl durch eine restriktive Komponente als auch durch kompensatorische Überblähung der Restlunge aggraviert werden.

Nach einem kompletten Staging und Stellung der Indikation zur Operation eines Bronchialkarzinoms ist präoperativ generell auch die funktionelle Operabilität zu prüfen. Entscheidender Faktor ist die Klärung der Frage, ob eine adäquate respiratorische Reserve bei dem Patienten für einen definierten Eingriff vorliegt. Vor allem sind die Patienten zu evaluieren, bei denen bereits präoperativ Tests über eine pathologische Lungenfunktion vorliegen, die eventuell durch antiobstruktive Vorbehandlung und ein intensives perioperatives Management verbessert werden kann.

Die Patienten profitieren hierbei selbst von kurzen nikotinfreien präoperativen Intervallen durch Verbesserung der mukoziliären Clearance und das Absinken des Carboxyhämoglobingehalts.

Neben der Entfernung eines Teils der Lunge verursacht die Thorakotomie an sich schon eine Einschränkung der postoperativen Atemmechanik: zum einen durch die Änderung der Thoraxwand-Compliance, aber auch durch die Schmerzen der Thorakotomie.

Diese Veränderungen führen zu einem Abfall der Vitalkapazität vor allem in den ersten 3 postoperativen Tagen (14).

Pathophysiologisch kommt es zunächst bei Intaktheit der muskulären Atempumpe zu einer respiratorischen Partialinsuffizienz mit Abfall des Sauerstoffpartialdrucks (PO_2) und der peripheren Sauerstoffsättigung. Erst wenn das verminderte Lungenvolumen nicht mehr durch eine Erhöhung der Atemfrequenz kompensiert werden kann, entwickelt sich eine Hyperkapnie verbunden mit einer respiratorischen Azidose. Eine primäre Hyperkapnie (evtl. auch ohne Hypoxämie, falls Sauerstoff substituiert wird) tritt nur bei Insuffizienz der Atempumpe auf (Zwerchfellparese, Pendelluft etc.); man spricht dann von extraparenchymaler Restriktion.

Ebenso eingeschränkt ist postoperativ der Hustenstoß. Insbesondere die Kraft des Hustensstoßes ist auf etwa 30 % reduziert – gemessen durch eine ösophageale Drucksonde. Treffen diese Veränderungen auf eine bereits bestehende chronisch obstruktive Lungenerkrankung, werden Komplikationen wahrscheinlicher.

Um Komplikationen, insbesondere die postoperative respiratorische Insuffizienz, zu vermeiden, werden verschiedene Lungenfunktionsparameter eingesetzt, um die nach der Operation bestehende Funktion abzuschätzen.

■ Übersicht über die Messverfahren

Spirometrie und Bodyplethysmographie

Spirometrische Messungen statischer und dynamischer Lungenvolumina mittels Pneumotachographie sind heutzutage ubiquitär verfügbar und aufgrund standardisierter apparativer Technik und Messmanöver in hohem Grad sensitiv und reproduzierbar. Als Parameter haben sich die langsam geatmete inspiratorische (VCIN) oder forciert geatmete exspiratorische (FVC) Vitalkapazität und insbesondere der Tiffeneau-Test (forciertes exspiratorisches Volumen, das in 1 Sekunde ausgeatmet werden kann, FEV1) zur groben Abschätzung einer restriktiven (VCIN) oder obstruktiven (FEV1) Ventilationsstörung bewährt.

So zeigten Boushy (16) und Kollegen bei 142 Patienten mit unterschiedlichen Funktionsmessungen nach 3 Jahren Follow-up, dass Patienten mit postoperativen respiratorischen Komplikationen eine zu niedrige FEV1 aufwiesen. Das Ergebnis der Arbeit ist, dass eine FEV1 von weniger als 2 Litern und der Quotient FEV1/FVC unter 50 % eine schlechte Prognose bei Patienten über 60 Jahren und lungenresezierenden Eingriffen aufweisen. Miller (81) bestätigte die FEV1 als prognostischen Parameter. Seine Patienten mit postoperativen Funktionsstörungen wiesen erniedrigte FEV1-Werte auf.

Auch die von der Deutschen Gesellschaft für Pneumologie zuletzt 1994 (68) herausgegebenen Empfehlungen zur präoperativen Lungenfunktionsdiagnostik orientieren sich im Wesentlichen an den absoluten Messwerten der FEV1 (Abb. 10.**3**).

Die Verwendung absoluter Grenzwerte in Litern ist seit der Arbeit von Markos et al. (76) immer wieder kritisiert worden, da anthropometrische Parameter (Alter, Größe, Gewicht, Geschlecht) nicht berücksichtigt werden. So kann bei einer 50 kg schweren Frau eine postoperative FEV1 von 0,8 Litern durchaus ausreichend sein, während ein 90 kg schwerer Mann mit dieser FEV1 respiratorisch insuffizient sein würde. Es wurde vorgeschlagen, statt der absoluten Messwerte die auf die individuellen Sollwerte der Patienten bezogenen prozen-

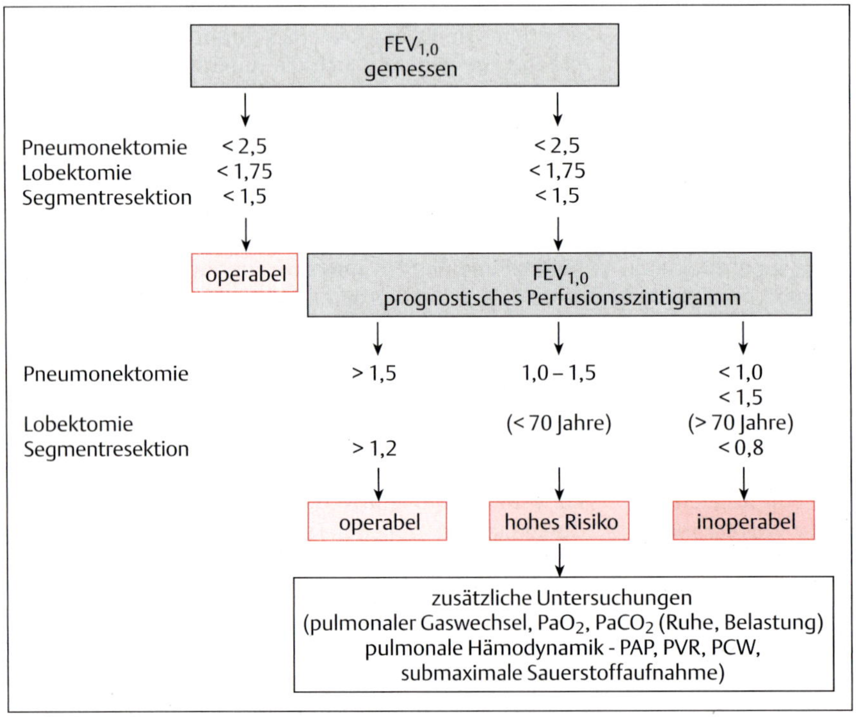

Abb. 10.**3** Flussschema zur Evaluierung der funktionellen Operabilitätsgrenzen thoraxchirurgischer Eingriffe (68, 72, 109).

tualen Angaben für die Abschätzung der postoperativen Funktion heranzuziehen. In Verbindung mit der quantitativen Perfusionsszintigraphie stellt die Abschätzung der FEV1ppo („predicted postoperative") im deutschen Sprachraum das etablierteste Verfahren dar.

Zusätzlich zur Pneumotachographie, die nur die atembaren Lungenvolumina erfasst, sollte bei jedem Patienten mit einem Bronchialkarzinom präoperativ zumindest einmal eine Bodyplethysmographie durchgeführt werden. Unter anderem können hiermit periphere und zentrale Atemwegsobstruktionen, der Grad der Lungenüberblähung oder des Emphysems bei vorbestehender chronisch obstruktiver Lungenerkrankung und extrathorakale Stenosen erkannt und gegebenenfalls vorbehandelt werden.

Arterielle Blutgasanalyse

Die arterielle Blutgasanalyse (BGA) stellt wie die Pneumotachographie ein ubiquitär durchführbares Routineverfahren zur Überprüfung der globalen Lungenfunktion dar. Ein PO_2 <60 mmHg oder PCO_2 >50 mmHg sind risikoerhöhende Faktoren (50). Die arteriellen PO_2- und PCO_2-Werte als Endergebnis des Zusammenspiels aus Ventilation (V), Diffusion, Perfusion (Q) und Distribution erlauben die Differenzierung zwischen respiratorischer Partial- und Globalinsuffizienz.

Die BGA vor und nach Belastung kann Aufschluss geben über pulmonale Reserven und letztlich in die präoperativen Überlegungen des Resektionsausmaßes mit eingehen. Auch hier wurden absolute Grenzwerte festgelegt, die (im Gegensatz zu den Lungenvolumina) von den anthropometrischen Parametern unabhängig sind.

Quantitatives Radionuklid-Scanning

Mithilfe von Radionuklituntersuchungen können weitere Informationen zur Abschätzung der postoperativen Lungenfunktion gewonnen werden. Die quantitative Lungenperfusionsszintigraphie mit Tc99-markierten Albumin-Mikroaggregaten ermöglicht die Abschätzung der Lungenperfusionsverteilung in der Gesamtlunge und in so genannten „regions of interest" (ROI), z. B. nach Einteilung der Gesamtlunge in 6 Felder.

Die Ventilationsszintigraphie mit Xenongas hat dagegen kaum einen Stellenwert bei der Prädiktion der postoperativen Funktion.

Ordnet man den zu resezierenden Lungenanteilen die entsprechenden szintigraphisch ermittelten Perfusionsanteile zu und verrechnet diese mit dem präoperativen FEV1, so kann ein Schätzwert, der prädiktiver Wert der FEV1 (FEVppo), berechnet werden. Verbleibt Restlunge auf der operierten Seite, muss für die frühe postoperative Phase noch eine Funktionsminderung auf 35 % berücksichtigt werden. Ein Zahlenbeispiel ist weiter unten angeführt (Abb. 10.**4**).

In der Studie von Olsen (92) konnte ein berechneter postoperativer FEV1 von 0,8 Litern als eine kritische Grenze identifiziert werden. Ähnliche Untersuchungen konnten ebenfalls eine Korrelation zwischen vorhergesagter postoperativer FEV1 bzw. FVC und postoperativer Lungenfunktion bei Resektion von mehr als 3 Lungensegmenten bestätigen. Allgemein führen alle Auswertungsverfahren zur Annahme einer prognostisch relativ hohen FEV1, wenn der zu resezierende Lungenbereich minderdurchblutet ist oder einen Perfusionsausfall zeigt.

Obwohl es im umgekehrten Fall, bei erhaltener oder vermehrter Perfusion, gerechtfertigt erscheint, niedrigere postoperative FEV1-Werte vorauszusagen, trifft diese Prognose nur bedingt zu, wenn der Perfusion der zu operierenden Lungenregion große Shuntanteile beigemischt sind. Eine Unterschätzung bietet somit den Vorteil einer Sicherheitsgrenze, wie auch den Nachteil fälschlich attestierter Inoperabilität.

Um aus der Gruppe der Hochrisikopatienten die Patienten herauszuselektieren, bei denen eine Operation doch noch zu vertreten ist, werden zusätzliche Untersuchungen in die Entscheidung einbezogen:

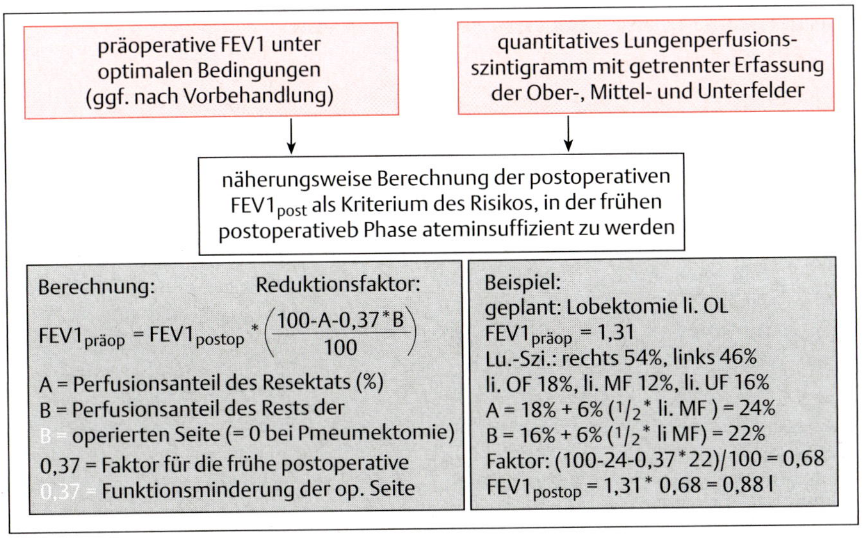

Abb. 10.**4** Die Berechnung der FEV1ppo nach Loddenkemper unter Verwendung perfusionsszintigraphischer Daten.

- pulmonaler Gaswechsel,
- pulmonale Hämodynamik sowie
- kardiale Funktion.

Praktisches Vorgehen

Bewährt hat sich folgendes Stufenschema:

1. Stufe

Spirometrie und Flussvolumenkurve: Eine $FEV1_{absolut}$ >2 l ist mit kaum erhöhtem Risiko verbunden (sehr verbreitet, aber ungenau, s. o.); $FEV1_{\%\ indiv.\ Soll}$ („Standard") ist vorzuziehen!

Die Bodyplethysmographie dient zusätzlich der Beurteilung der Obstruktion +/– Überblähung. Eine arterielle BGA in Ruhe gilt als Globaltest für den Gasaustausch; arterielle BGA nach Belastung (2 Stockwerke schnellstmöglich treppauf und Blutentnahme 2 Minuten danach) als Test für die respiratorische Reserve wird nur in Grenzfällen durchgeführt.

Der TLCO-Transferfaktor für CO nach der Einatemzugmethode dient groben Abschätzung einer relevanten V/Q-Verteilungsstörung +/– Diffusionsstörung +/– Kreislaufstörung. Eine individuelle Wertung erforderlich, da postoperativ der TLCO besser werden kann (nach Resektion von funktionell wertlosem Gewebe durch Minderung der Shuntblutmenge), sich aber auch verschlechtern kann.

2. Stufe

Die *quantitative Perfusionsszintigraphie* (Konsilleistung der Klinik für Nuklearmedizin) dient der Beurteilung der Perfusion im zu resezierenden Areal im Vergleich zum noch verbleibendan Gewebe. Die Quantifizierung erfolgt derzeit in 2 × 3 ROI-Feldern.

Die Berechnung der prädiktiven postoperativen FEV1 erfolgt unter Würdigung der prozentualen szintigrafischen Feldanteile nach der von Loddenkemper 1983 empirisch gewonnenen Formel oder, wie in Erlangen, nach einem anatomieadaptierten Modell, in dem den szintigraphischen Feldern die prozentualen Anteile der einzelnen Lungenlappen zugeordnet werden. Die Validierung dieses Verfahrens ist derzeit noch Gegenstand wissenschaftlicher Untersuchungen.

3. Stufe

Belastungsuntersuchungen dienen dem Ziel, die respiratorischen Reserven und das Zusammenspiel der einzelnen pulmonalen Funktionsbereiche besser einschätzen zu können (z. B. BGA nach Treppensteigen 3 Stockwerke).

Die abschließende individuelle Beurteilung der funktionellen Operabilität erfolgt unter Würdigung aller erhobenen Befunde, der Meinung des Operateurs und des Patienten. In Einzelfällen kann eine OP auch bei Unterschreiten der nummerischen Grenzwerte (Tab. 10.**8**) möglich sein, da nach Meinung vieler Autoren (13) das rein rechnerische Risiko allgemein als zu konservativ beurteilt wird.

Die Methode, die Zahl der zu resezierenden Segmente mit je 5,26 % der Gesamtlunge einfach zu subtrahieren, wurde zugunsten einer perfusionsszintigraphisch gestützten Subtraktionsmethode verlassen. Es werden die prozentualen Perfusionsverteilungswerte in 6 gleichgroßen Feldern ermittelt (ROF: rechts Oberfeld; RMF: rechtes Mittelfeld; RUF: rechtes Unterfeld; LOF: linkes Oberfeld; LMF: linkes Mittelfeld; LUF: linkes Unterfeld).

Die Zuordnung dieser Felder zu anatomischen Lappen und Segmenten ist nur bei der Pneumektomie genau. Verbleibt Restlunge auf der zu operierenden Seite, wird nach Konietzko ein Feld einem Lappen zugeordnet und nach der Formel ein prädiktiver Wert für die frühpostoperative Phase (4 Wochen) ermittelt. In den ersten Wochen nach der Operation wird für die Restlunge eine Funktionsminderung auf 35 % beschrieben (LOD), sodass der Perfusionsanteil um diesen Faktor vermindert werden muss.

Nach unserem Berechnungsmodell werden die Perfusionsanteile der Felder zunächst in Perfusionsanteile für Lappen umgerechnet, wobei von einer normalen Lungenanatomie ausgegangen wird. Die derzeit verwendeten (und in Prüfung befindlichen) Zuordnungen stehen in der Tabelle 10.**9**.

Tabelle 10.**8** Risikoabschätzung anhand verschiedener präoperativer Funktionen (Vorgehen in Erlangen)

Risiko	Parameter	Lobektomie	Pneumektomie	zusätzliche Parameter
Nicht erhöht	FEV1 präoperativ	>1,75 l; >60 % Soll	>2,5 l; >80 % Soll	DLCO/VA normal
Erhöht	FEV1 postoperativ	1,2–1,7 l; >40 % Soll	1,5–2,5 l; >50 % Soll	DLCO/VA >60 %
Stark erhöht	FEV1 postoperativ	0,8–1,2 l; 30–40 %	1,0–1,5 l; 40–50 %	VO_{2MAX} >15 ml/kg
Inoperabel	FEV1 postoperativ	<0,8 l; <30 % Soll	<1,0 l; <40 % Soll	paO_2 <50 mmHg VO_{2MAX} <15 ml/kg

FEV1: exspiratorische Einsekundenkapazität
DLCO/VA: Diffusionskapazität der Liege für Kohlenmonoxid
VO_{2MAX}: maximale Sauerstoffaufnahme unter Belastung pro kg KG in 1 Minute
paO_2: Sauerstoffpartialdruck

Tabelle 10.9 Zuordnungen der Anteile der Felder an den jeweiligen Lappen der rechten und linken Lunge

	% Oberfeld	% Mittelfeld	% Unterfeld
ROL	95	40	0
RML	0	15	25
RUL	5	45	75
Summe RL	100	100	100
LOL	90	60	20
LUL	10	40	80
Summe LL	100	100	100

ROL: rechter oberer Lungenlappen
RML: rechter mittlerer Lungenlappen
RUL: rechter unterer Lungenlappen
RL: Rechte Lunge
LOL: linker oberer Lungenlappen
LUL: linker unterer Lungenlappen
LL: Linke Lunge

Berechnungsbeispiel:
FEV1ppo = FEV1akt × (100 % − Perfusionfelder des Resektats − Perfusion% × 0,35 der Restfelder)/100

Beispiel: Reseziert werden soll der ROL. Das szintigraphische rechte Oberfeld besteht zu 95 % aus Oberlappen, das szintigraphische Mittelfeld zu 40 %, und das Unterfeld zu 0 %. Demnach werden vom ROF 95 % des Perfusionsanteils und vom RMF 40 % des Perfusionsanteils abgezogen. Die Restperfusion rechts (ROF 5 % + RMF60 % + RUF100 %) muss noch um den Faktor 0,35 reduziert werden. Das Ergebnis dieser Berechnung ergibt einen Faktor kleiner 1, mit dem die FEV1akt in der Formel multipliziert wird.

10.7 Indikationsstellung und chirurgische Therapie

10.7.1 Eingeschränkte Operationsverfahren

Historisch bedingt war das Ziel der Entfernung eines soliden Tumors ein möglichst radikale Operation. Während in den 30er Jahren die Pneumektomie als Standardverfahren (90) angesehen wurde, konnte in der nachfolgenden Zeit ein stadiengerechte Versorgung der Bronchialkarzinome etabliert werden.

Somit wurde die *Lobektomie* Standard, und zwar zum einen durch die verbesserte Technik, zum anderen wegen der bei den Patienten oft bestehenden Einschränkungen in der Lungenfunktion.

Teilweise wird von einigen Zentren die Segmentresektion bei kleinen Bronchialkarzinomen favorisiert, hat jedoch keine allgemeine Zustimmung gefunden. Insbesondere bei frühen Stadien können 5-Jahres-Überlebensraten über 50 % mit einer Lobektomie und Lymphknotendissektion erreicht werden. Von den Befürwortern der eingeschränkten Resektion mittels *Segment- oder Wedgeresektion* wird argumentiert, dass durch die Wedgeresektion der kleine Tumor sicher entfernt werden kann und das Risiko des Lymphknotenbefalls gering sei.

Allerdings konnte Ishida (60) nachweisen, dass nur bei Karzinomen unter 1 cm die lymphogene Metastasierung gegen Null geht. Karzinome von 1,1–2 cm hatten einen Lymphknotenbefall in 17 % aufzuweisen, noch größere Karzinome in 38 % der Fälle. Diese Arbeit legt als minimale onkologische Anforderung eine Lobektomie bei Tumoren >1 cm nahe. Da Karzinome <1 cm sehr selten diagnostiziert werden, spielt diese Frage in der Indikationsstellung keine gravierende Rolle.

Des Weiteren hat die Größe des Tumors bei T1N0M0-Karzinomen allein keinen signifikanten Einfluss auf das Überleben (73), vielmehr das Grading bzw. die DNA-Ploidie bzw. der Mitoseindex. Hier wird ebenfalls deutlich, dass selbst kleine Tumoren unterschiedlichen Einfluss auf die Entstehung eines Rezidivs und die Metastasierung haben. Deutlich wird dies in der prospektiven Studie der North America Lung Study Group (47), in der die Lokalrezidivrate bei Lobektomie 5 % und bei eingeschränkter Resektion 17 % betrug.

Zusammenfassend kann man sagen, dass die eingeschränkte Resektion des Bronchialkarzinoms mittel Wedge- oder Segmentresektion eine höhere Lokalrezidivrate und damit eine eingeschränkte 5-Jahres-Überlebensrate nach sich zieht. Mortalität, Morbidität und die Lungenfunktion langfristig zeigten keinen signifikanten Unterschied. Insgesamt bleibt somit die Lobektomie mit der Lymphknotendissektion der Standard. Nur bei deutlich eingeschränkter Lungenfunktion kann hier ein Kompromiss eingegangen werden.

10.7.2 Onkologische Prinzipien bei der Resektion

Das Bronchialkarzinom wird nach standardisierten Richtlinien reseziert. Primärtumor und Lymphknoten, entsprechend dem Lymphabflussgebiet, werden komplett disseziert. Standardverfahren sind die Lobektomie oder Pneumektomie.

Die En-Bloc-Resektion des Bronchialkarzinoms ist conditio sine qua non. Hierzu gehören ebenso Nachbarstrukturen, die entweder infiltriert sind oder durch die peritumoröse Entzündung mit einbezogen werden. Da eine intraoperative Unterscheidung nicht möglich ist, werden diese Strukturen komplett mitentfernt.

Der intraoperative Schnellschnitt der Absetzungsränder des Bronchus und der kritischen Bereiche sichert die onkologische Qualität.

Eine systematische mediastinale, hiläre und interlobäre Lymphknotendissektion wird standardmäßig nach Protokoll vorgenommen.

Während Resektionsraten von 7–40 % beschrieben werden, besteht in chirurgischen Kliniken eine hohe Selektion der Patienten. Durch das intensive präoperative Staging konnte in der chirurgischen Universitätsklinik Erlangen die Resektionsquote um 20 % gesteigert werden (Tab. 10.10).

Tabelle 10.**10** Resektionsquoten beim Lungenkarzinom (Chirurgische Universitätsklinik Erlangen)

	Jahr	Patientenzahl	Resektionsquote (%)	R0-Resektionsquote
Chir. Universitätsklinik Erlangen	1978–1987	397	48,9	149/397 (37,5 %)
	1988–1996	266	66,2	140/266 (52,6 %)

Unterteilt man dieses Kollektiv nach histologischem Tumortyp und der Lokalisation des Primärtumors, so wird deutlich, dass diese Verbesserung insbesondere bei Patienten mit zentralem Befund erreicht werden konnte (Tab. 10.**11**).

Ziel des onkologisch-chirurgischen Vorgehens ist die kurative (R0-)Resektion. Die Kurabilität ist der entscheidende Parameter zur Beurteilung der onkologischen Qualität des Eingriffs.

10.7.3 Zugangswege

Die 70° (nach dorsal gekippte) Seitenlagerung und die anterolaterale Thorakotomie stellt die am wenigsten traumatisierende Thorakotomieform dar. Die wesentlichen Gründe hierfür sind die gute Übersichtlichkeit im vorderen und hinteren Mediastinum und die Möglichkeit der Erweiterung in alle Richtungen ähnlich wie bei der posterolateralen Form. Durch das gezielte parasternale Durchtrennen der kaudalen Rippe und der Verwendung zweier Thoraxsperrer lässt sich ein ausgezeichnetes Operationsfeld darstellen.

Tabelle 10.**11** Resektionsquote in Abhängigkeit vom histologischen Typ und Lokalisation (Chirurgische Universitätsklinik Erlangen)

	1978–1987	1988–1996
Histologischer Tumortyp		
• Plattenepithelkarzinom	• 112/206 (54 %)	• 87/116 (75 %)
• Adenokarzinom	• 57/75 (76 %)	• 47/67 (70 %)
• großzelliges Karzinom	• 6/14 (43 %)	• 21/29 (72 %)
• kleinzelliges Karzinom	• 9/70 (13 %)	• 6/26 (23 %)
Lokalisation		
• peripher	• 123/172 (72 %)	• 113/145 (78 %)
• zentral	• 67/204 (33 %)	• 75/124 (60 %)

10.7.4 Primärtumorresektion

Standardverfahren

Die Standardverfahren der Lungenchirurgie sind in den einschlägigen Operationslehren abgebildet. Zur Verfügung stehen:

- I. Klassische Resektionen
  - 1. Lobektomie, Bilobektomie,
  - 2. Pneumonektomie.
- II. Radikale Resektionen
  Lobektomie und Pneumonektomie unter gleichzeitiger En-Bloc-Resektion der hilären und ipsilateralen mediastinalen Lymphknoten.
- III. Erweiterte Resektionen
  Lobektomie und Pneumonektomie unter Mitresektion benachbarter Strukturen
  (Bruchwand, Zwerchfell, Perikard u. a.).
- IV. Parenchym sparende Resektionen (138)
  - 1. Eingriffe, die eine Pneumonektomie umgehen:
    a) plastische Eingriffe an Bronchial- und Lungengefäßbaum (Manschettenresektionen),
    b) Lobektomie mit zusätzlicher Keilresektion aus angrenzendem Lappen.
  - 2. Eingriffe, um eine Lobektomie zu umgehen:
    a) Keil- und Kantenresektion,
    b) Segmentresektion.

Das Resektionsausmaß ist von der Größe des Tumors und dessen Sitz abhängig. Entsprechend den obigen Ausführungen ist das kleinste Operationsausmaß die Standardlobektomie mit der mediastinalen Dissektion.

Als Sicherheitsabstand sind nach Cotton (24) über den sichtbaren Tumorrand 2 cm anzustreben. Diese Angabe ersetzt jedoch nicht die Notwendigkeit eines intraoperativen Schnellschnitts.

Entscheidend sind die Resektionsgrenzen bei den ausgedehnten Resektionen.

Ausgedehnte Resektionsverfahren bei Lungentumoren

Intraperikardiale Pneumektomie

Die intraperikardiale Pneumonektomie hat Ihre Indikation bei einer direkten Infiltration des Perikards, Beeinträchtigung der extraperikardialen Absetzungsstelle der Lungenvenen. Zusätzlich kann die V. cava superior und die Pulmonalarterie erreicht werden, wenn der Hilus durch Tumor infiltriert ist.

Bei der intraoperativen Freilegung ist vor allem der intraperikardiale Befall zu evaluieren. Eine Infiltration bis hin zum linken Vorhof kann auch ohne Herzlungenmaschine reseziert werden.

Besonderer Beachtung muss hierbei der möglichen Komplikation bei einer weiten Resektion des Herzbeutels geschenkt werden. Eine dramatische Komplikation stellt die kardiale Torsion dar, wobei das Herz durch den Defekt herniert. Die Situation entsteht meist innerhalb der ersten 3 postoperativen Tage. Bei einer Herniation im Bereich der rechten Seite werden Vv. cava superior und inferior und A. pulmonalis abgeknickt, was Blutdruckabfall, Tachykardie und Zyanose zur Folge hat. Auf der linken Seite kann eine Herniation eine Ischämie durch Abklemmung der Koronararterien zur Folge haben.

Insofern ist es wichtig, die entstandenen Defekte mit Dacron-, Vicryl- oder Gore-Tex-Patches zu decken (30, 147). Die Ergebnisse dieser ausgedehnten Resektionen sind nur schwer vergleichbar, da unterschiedliche intraperikardiale Strukturen reseziert wurden. Die besten Ergebnisse werden jedoch erzielt, wenn der Tumor nur das Perikard infiltriert und noch keine Lymphknotenmetastasen aufweist. War der Vorhof infiltriert, so überlebt nur 1 von 24 Patienten länger als 24 Monate (6). Auch eine Lymphknotenmetastasierung im Bereich des aortopulmonalen Fensters (bulky disease) bringt bei radikaler Operation kein Überleben über 24 Monate hinaus (70).

Pneumektomie mit Sleeve-Resektion der Bifurkation (Manschetten-Pneumonektomie)

Eine Infiltration der Carina erfolgt durch die Infiltration des Primärtumors selbst oder durch eine Infiltration der Metastasen. 1966 wurde die erste erfolgreiche Resektion der Bifurkation beim Karzinom durchgeführt.

Die Indikation zur Bifurkationsresektion sollte streng gestellt werden. Bei Patienten mit einem zentralen Tumor mit minimalen Befall der Carina, der ansonsten nicht resektabel wäre, bestünde eine solche Indikation. Eine breitflächige Infiltration der Trachea sollte 3 cm nicht überschreiten, da ansonsten Zugspannung an der Anastomose entstehen (31). Bei der Indikationsstellung sollte die lymphogene Metastasierung mediastinal überprüft werden. Bei im CT nachgewiesenen vergrößerten Lymphknoten oberhalb der Trachealbifurkation sollte eine Mediastinoskopie zum Ausschluss einer Metastasierung durchgeführt werden. Positiver Lymphknotennachweis, insbesondere paratracheal, geht mit einer schlechten Prognose einher (28).

Die häufigste Indikation zur Sleeve-Pneumonektomie ist das zentral sitzende Plattenepithelkarzinom bei Männern. Eine häufige *Komplikation* ist die Anatomosenstenose, die dann endoskopisch weiterbehandelt werden muss. Eine postoperative Nachbeatmung ist nahezu in allen Serien erforderlich. Die Mortalität des Eingriffs liegt zwischen 11 % und 25 %. In einem hoch selektionierten Patientenkollektiv konnte Dartevelle eine 5-Jahres-Überlebensrate von 23 % erreichen. Wichtigster Punkt war der mediastinoskopische Ausschluss von Lymphknotenmetastasen.

Neben dem Zugang über eine laterale Thorakotomie kann auch eine mediane Sternotomie überlegt werden. Sie bietet den Vorteil, falls erforderlich, eine Herzlungenmaschine einzusetzen.

Resektion der V. cava superior

Die V. cava superior wird durch den Primärtumor oder durch Tumormetastasen infiltriert. Bei einer Infiltration der V. cava superior besteht in der Regel Inoperabilität. Während frühe Versuche die Vene zu klemmen, zu resezieren und mit einer Direktanstomose zu versorgen, schwere Komplikationen nach sich zogen (96), wird heute der Bypass oder interne Shunt benutzt.

Die Indikation beschränkt sich auf Tumoren, die bis auf die lokalisierte Infiltration der V. cava superior ansonsten resektabel wären. Teilweise kann dann der Defekt mit einem Patch gedeckt werden. Eine Ummauerung aus einer Infiltration des Mediastinums heraus bedeutet Inoperabilität.

Die Literatur weist weniger als 50 Resektionen der V. cava superior auf, mit z. T. eingeschränktem Follow up. In der Serie von Burt (21) überlebte keiner der 18 Patienten 5 Jahre postoperativ. Insgesamt sollte die Indikation zur Resektion der V. cava superior nur in Einzelfällen gestellt werden.

Broncho- und angioplastische Resektion

Eine Manschetten-Resektion im Bereich des Bronchus ist indiziert, wenn der Tumor in der Einmündung eines Bronchus liegt und eine Standardlobektomie zu einer R1/2-Resektion führen würde. Die Indikation wird in Regel bei der Bronchoskopie deutlich. Eine CT-Untersuchung sollte eine Infiltration anderer Strukturen ausschließen. Die Anastomosierung der Bronchusenden erfolgt hierbei spannungsfrei in Einzelknopftechnik mit außen liegenden Knoten.

Wie auch bei der Sleeve-Pneumonektomie ist die Prognose abhängig vom mediastinalem Lymphknotenbefall. Bei im CT nachgewiesenen Lymphknotenmetastasen sollte zum Ausschluss eine Mediastinoskopie durchgeführt werden.

Insbesondere bei älteren Patienten mit deutlich eingeschränkter Lungenfunktion kann ein bronchoplastisches Verfahren die notwendige Resektion ermöglichen, wenn eine Pneumonektomie nicht durchgeführt werden kann. Bei einem zu erwartenden FEV1 von 1 Liter kann bei einer Pneumonektomie mit Komplikationen gerechnet werden. Hier spielt dieses Parenchym sparende Verfahren eine große Rolle. Voraussetzung ist eine Einlungenbeatmung mit einem Doppellumen-Tubus.

Die möglichen Resektionsverfahren wurden von Vogt-Moykopf (137) dargestellt (Abb. 10.**5**).

Die Ergebnisse einiger großer Serien betreffen vor allem Männer zwischen 60 und 65 Jahren. Bei über 75 %

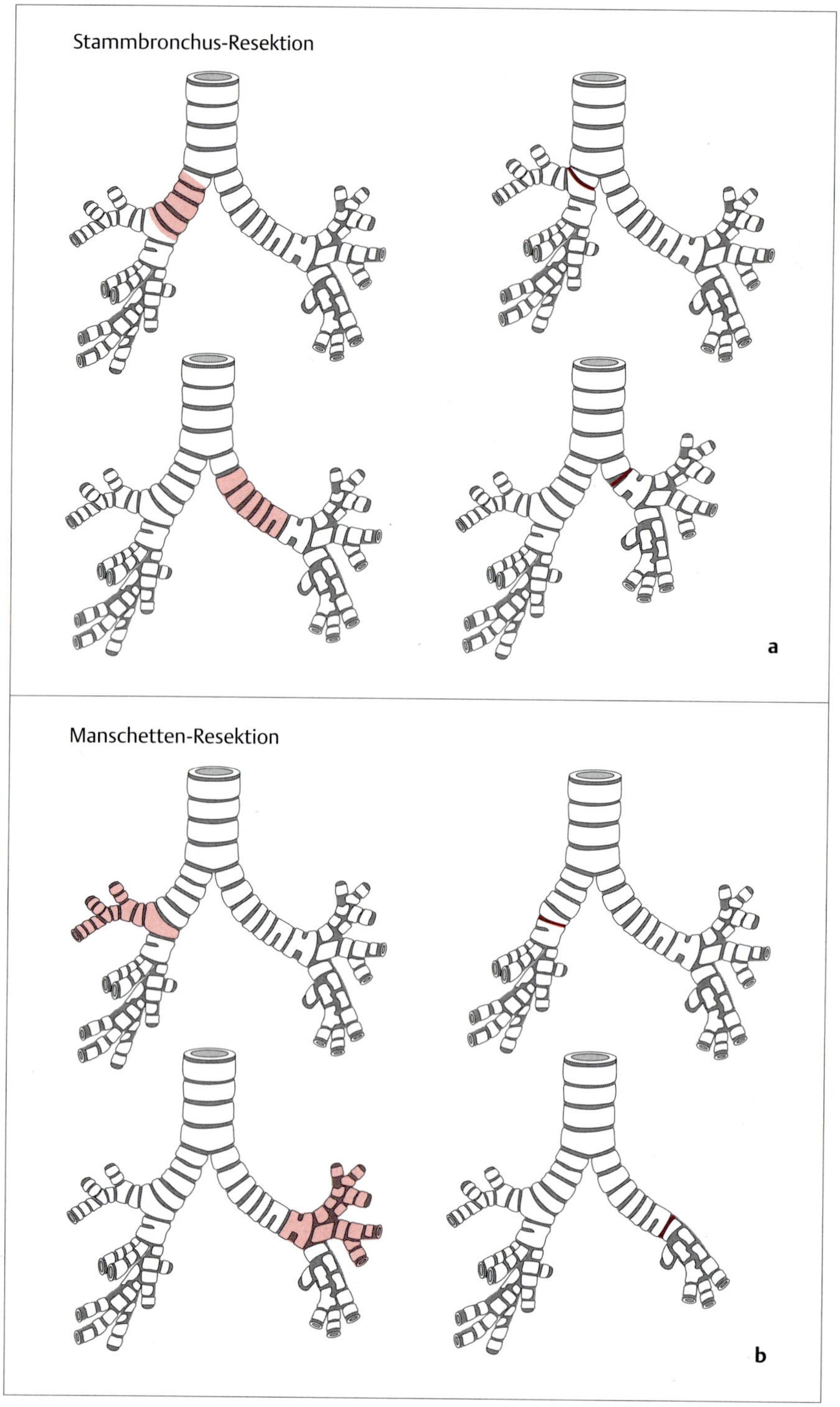

Abb. 10.**5** Bronchusplastiken nach Vogt-Moykopf et al.

Abb. 10.5 (Fortsetzung)

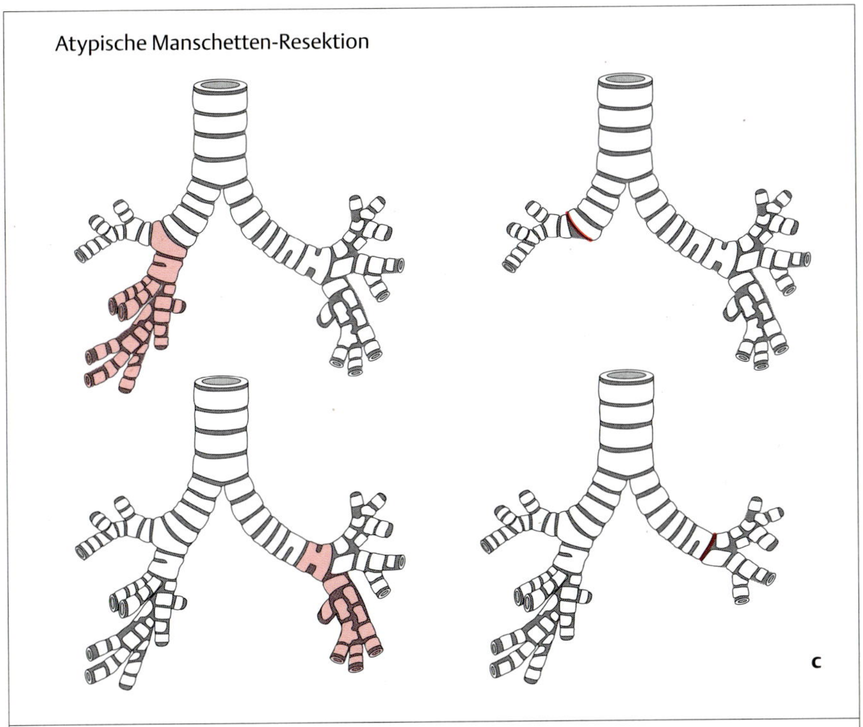

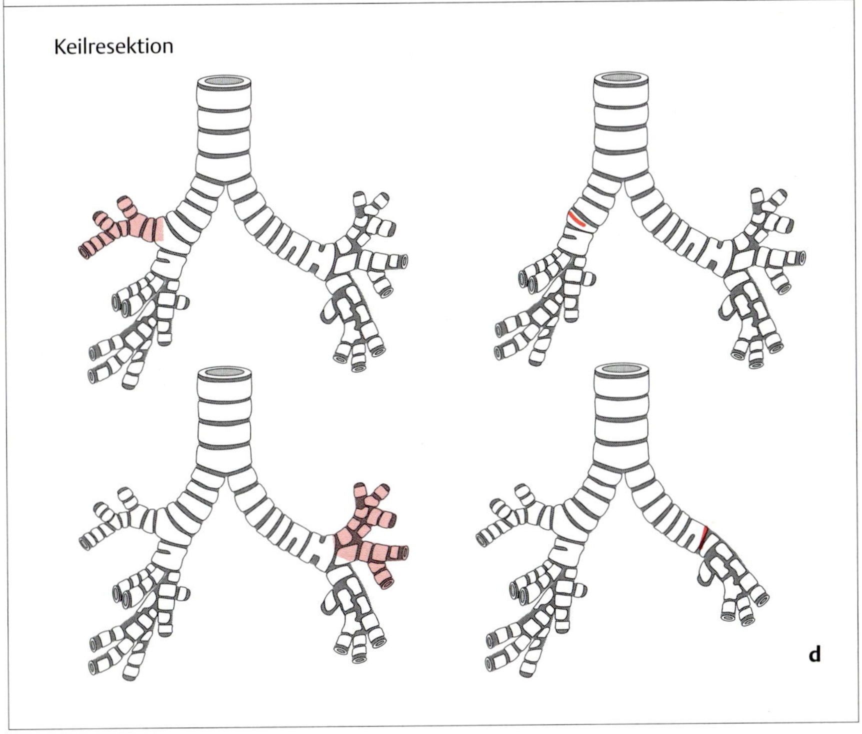

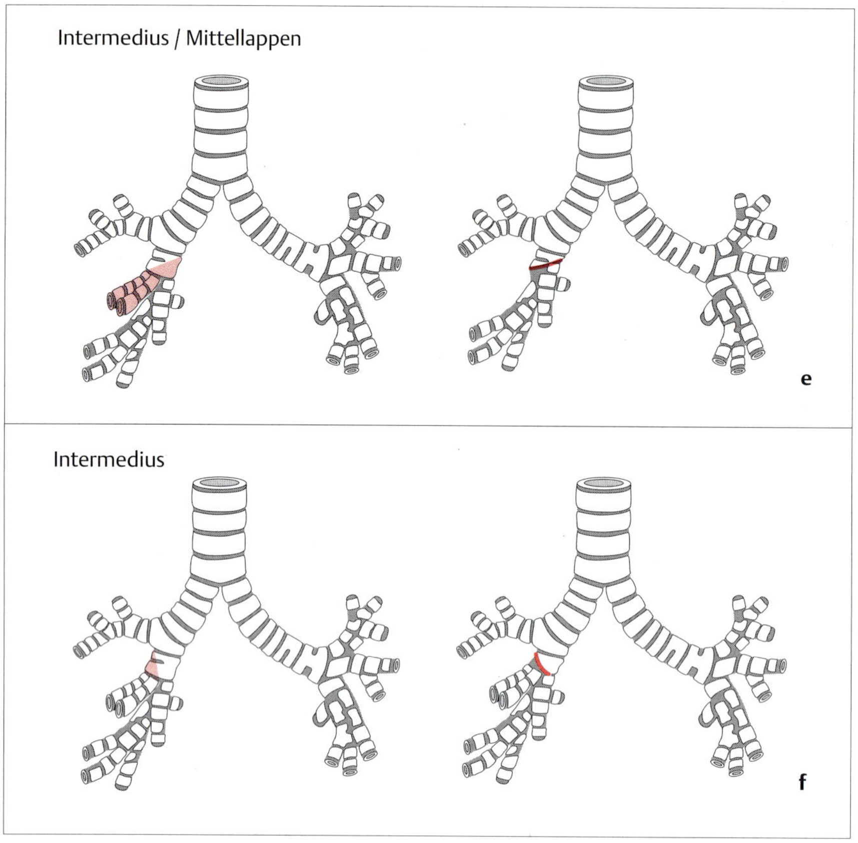

Abb. 10.**5** (Fortsetzung)

der Karzinome handelt es sich um Plattenepithelkarzinome. Die häufigsten Resektionen betreffen den linken und rechten Oberlappen. Andere Sleeve-Resektionen sind eher selten (66). Die postoperativen Komplikationen betreffen hauptsächlich die Anastomose. Sekretstau und Atelektasen können durch ein intensives postoperatives Management beseitigt werden. Die perioperative Letalität des Eingriffs liegt zwischen 2 %, bei kritischen Patienten bis zu 12 %.

Angioplastische Verfahren mit Lungenresektion

Bei einigen Patienten besteht eine meist erst intraoperativ erkannte Infiltration der A. pulmonalis oder einer ihrer Äste. Wenn ein ausreichend langes Segment der Arterie vorliegt, kann die Arterie kurzstreckig reseziert werden. Die Rekonstruktion entspricht der gefäßchirurgischen Technik. In der Regel sollte eine End-zu-End-Anastomose angestrebt werden. Sollte diese nicht spannungsfrei angelegt werden können, ist ein Interponat aus V. saphena, Dacron oder PTFE möglich. Ingesamt wird die Indikation zu diesem Eingriff selten gestellt. Technisch ist eine Standardpneumonektomie einfacher durchzuführen.

Vogt-Moykopf und Kollegen (138) zeigten eine perioperative Letalität von 5 % für broncho- und angioplastische Eingriffe.

Lymphadenektomie mediastinal

Das intraoperative Staging ist ein wichtiger Bestandteil der Operation. Es hat daher auch im Bereich des Mediastinums zu erfolgen. Da das histologische Staging abhängig vom durch den Operateur dissezierten Material ist, ist eine akurate Beschriftung der einzelnen Lymphknoten-Stationen obligat.

Eine exakte Lymphknotendissektion ist zwingend notwendig für das Staging, letzendlich auch für den Vergleich verschiedener Therapiemodalitäten. Viele Autoren glauben, keine Verbesserung der Überlebensraten durch eine systematische Lymphknotendissektion erreichen zu können; vor allem japanische Gruppen erreichen dadurch eine Verbesserung des Überlebens (142).

Das Lymphknotenschema von Naruke (88) wurde vom AJC für Cancer Staging akzeptiert und findet nach 1978 weite Akzeptanz (Abb. 10.**6**). Die Zuordnung der entfernten Lymphknoten stößt jedoch schnell an seine Grenzen, sodass viele Zentren Kompartmente definieren, die eine leichtere Zuordnung ermöglichen.

Lymphsystem der Lunge

An der Lunge sind ein oberflächliches, subpleurales und ein tiefes, parenchymatöses Lymphgebiet zu unterscheiden. Das oberflächliche Gebiet hängt in den Fissuren und am Hilus mit dem tiefen System zusammen. Zu-

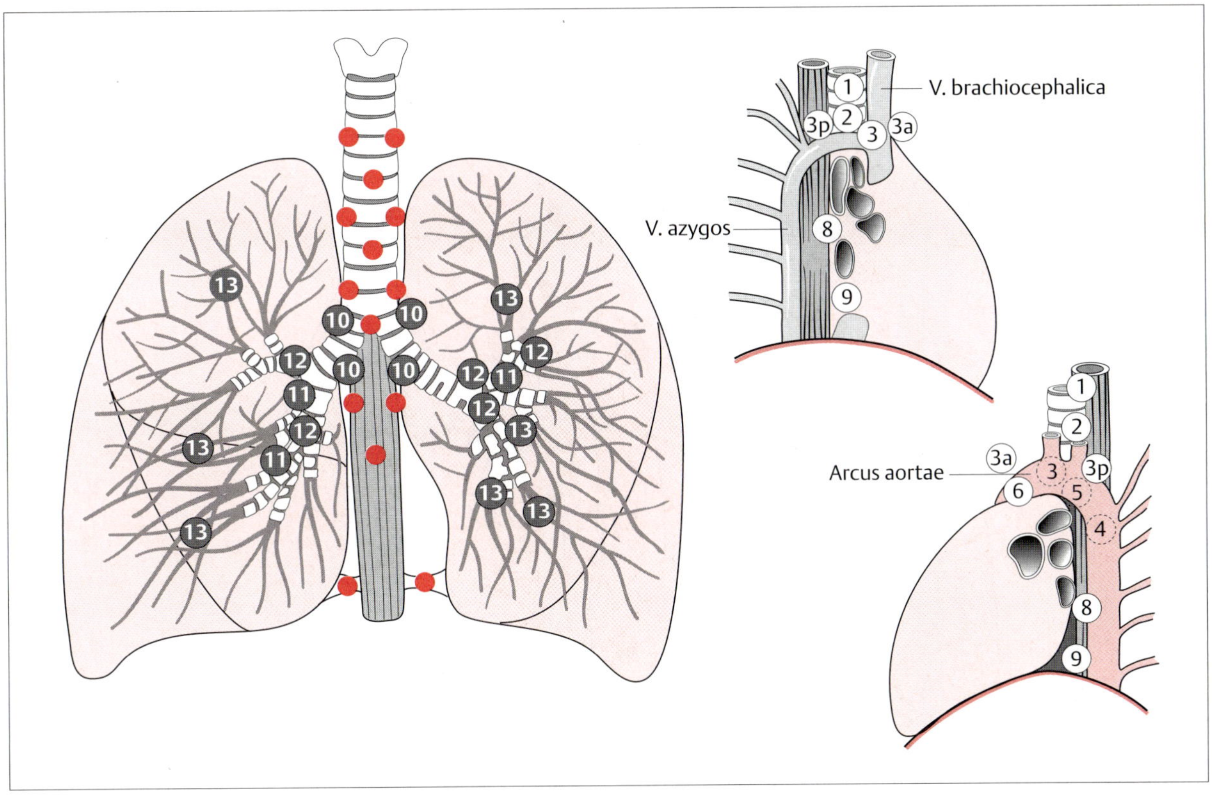

Abb. 10.**6** Die Lymphknoten des Thorax: Die segmentalen, lobären und mediastinalen Stationen sind nummeriert (nach 88).

(1) Nodi lymphatici mediastinales superiores
(2) Nodi lymphatici paratracheales
(3) Nodi lymphatici praetracheales:
3a: mediastinales anteriores,
3p: mediastinales posteriores
(4) Nodi lymphatici tracheobronchiales
(5) Nodi lymphatici infraaortales (Botello)
(6) Nodi lymphatici paraaortales
(7) Nodi lymphatici infracarinales
(8) Nodi lymphatici paraoesophageales
(9) Lymphknoten am Lig. pulmonalis
(10) hiläre Lymphknoten
(11) interlobäre Lymphknoten
(12) lobäre Lymphknoten (oberer, mittlerer und unterer Lappen)
(13) segmentale Lymphknoten
(14) subsegmentale Lymphknoten.

sätzlich bestehen ausgiebige Verbindungen in den zahlreichen bindegewebigen Septen der Lunge.

Der zentrale Abfluss beginnt mit einem um den Bronchus und der Arterie liegenden Netz und verlässt den Lappen sowohl entlang der Arterien als auch entlang des Bronchus. Aus diesen Netzen formieren sich sowohl die obere und untere Abflussbahn als auch die interlobäre. Letztere folgt den Arterien, obere und untere Abflussbahn folgen den Bronchien und gelangen zu den oberen bzw. zu den unteren tracheobronchialen Lymphknoten.

Entscheidend ist zu erwähnen, dass über das Lig. pulmonale hinaus Lymphgefäße das Zwerchfell durchsetzen und ein bedeutsame Straße und Abflussbahn zu den Lymphknoten des Truncus coeliacus und der A. gastrica sinistra formen (57) (Abb. 10.**7**).

Lymphogenes Metastasierungsmuster

Hinsichtlich des Metastasierungsmusters existieren verschiedene Arbeiten mit unterschiedlichen Aussagen (15, 89). Hata (52) überprüfte diese Ergebnisse experimentell mit Gallium-Lymphoszintigraphien. Das Schema ist in der folgenden Graphik (Abb. 10.**8**) dargestellt.

Zusammenfassend kann im Rahmen der lymphogenen Metastasierung sowohl das untere als auch das obere Mediastinum befallen werden. Ebenso wird eine Metastasierung zur kontralateralen Seite beschrieben. Dies unterstreicht die Notwendigkeit einer systematischen Dissektion auch der Gegenseite zum Erreichen eines sicheren pathologischen Stagings (was in der Praxis nicht realisierbar ist).

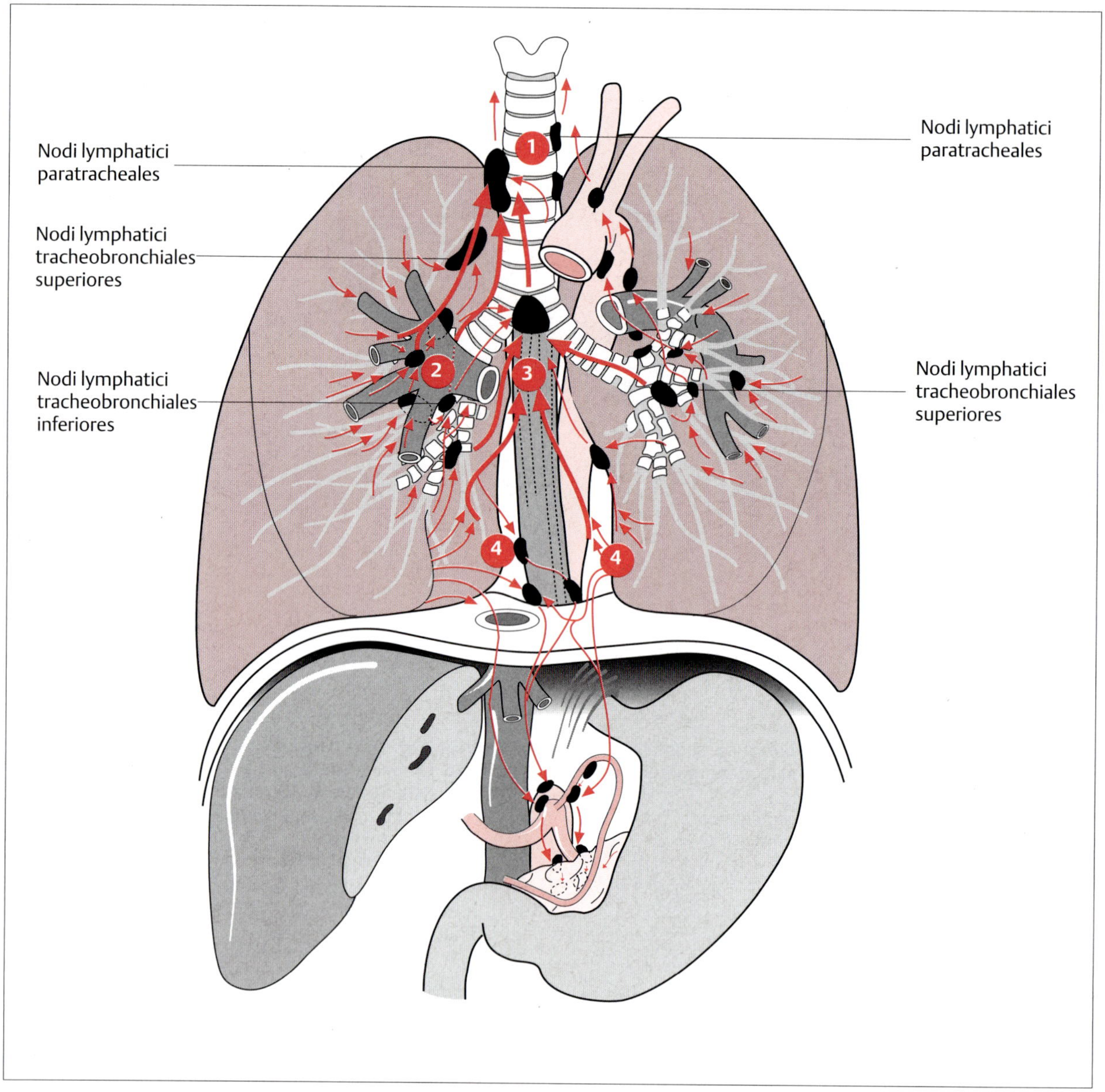

Abb. 10.7 Die Abflussbahnen der Lungenlymphe: (1) obere bronchiale, (2) interlobäre, (3) untere bronchiale und (4) Abflussbahn im Lig. pulmonale (nach 57).

Systematisierte Lymphadenektomie

Die systematische mediastinale Lymphknotendissektion umfasst alle gleichseitigen Anteile des Mediastinums.

Rechter Hemithorax

Die rechte Lunge wird nach vorne und unten gezogen, damit wird das obere Mediastinum dargestellt. Trachea, V. cava, V. azygos sowie N. phrenicus und N. vagus sind die Leitstrukturen. Die Inzision wird entlang dem Rand der V. azygos und der V. cava gelegt, die Lymphknotengruppen unter Schonung der Nerven bis zur Gegenseite der Pleura entnommen. Kleinere Venen aus der Cava werden mit 5–0-Durchstichen versorgt.

Die Dissektion erreicht kranial die A. subclavia mit Schonung des N. recurrens. Die Dissektion verläuft entlang des Vorderrands des Ösophagus mit Entfernung der dortigen Lymphknoten. Die V. azygos wird mit einem Venenhaken eleviert oder angeschlungen und die Lymphknoten entlang der Trachea und des Hauptbronchus entnommen.

Die Lunge wird dann direkt nach vorne gezogen, wodurch die subkarinalen Lymphknoten erreicht werden können. Die Pleura wird am Rande des Ösophagus inzi-

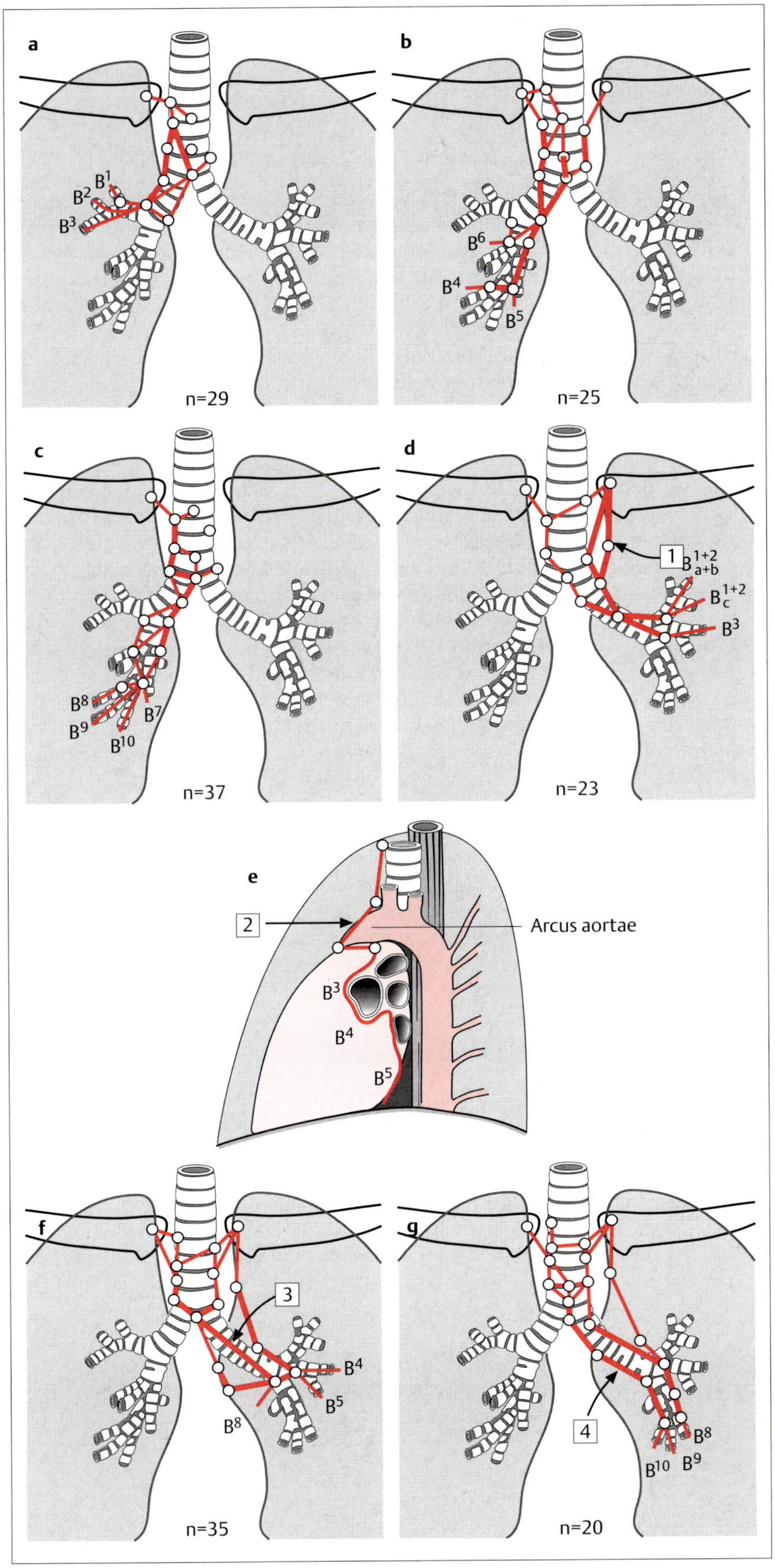

Abb. 10.**8a–g** Lymphogenes Metastasierungsmuster: Die Dicke des Pfeils korrespondiert jeweils mit der relativen Häufigkeit des lymphatischen Abflusses (nach 52).

a apikale und dorsale Segmente des rechten Oberlappens,
b rechter mittlerer Lappen und oberes Segment des unteren Lappens,
c untere Segmente des rechten unteren Lappens.
d–g In der linken Lunge wurden 4 Abflusswege identifiziert:
d Ein Weg verläuft durch die Lymphknoten unterhalb der Aorta und teilt sich dann in einen Weg, der proximal entlang des N. vagus zu den Lymphknoten im Bereich des Scalenus läuft und einen zweiten entlang des N. laryngeus recurrens zu den mediastinalen Lymphknoten.
e Ein Weg verläuft entlang des N. phrenicus zu den Lymphknoten im Bereich des Skalenus.
f Ein Weg verläuft entlang des Hauptbronchus zu den paratrachealen Lymphknoten.
g Ein Weg verläuft unterhalb des Hauptbronchus zu den Lymphknoten unterhalb der Carina.

diert und die Lymphknoten subkarinal entfernt. Kleinere Gefäße müssen hier versorgt werden.

Das untere Mediastinum wird entlang des Ösophagus unter Mitnahme des Lig. pulmonale bis zur unteren Lungenvene disseziert.

Linker Hemithorax

Die Lunge wird nach zentral und kaudal gezogen, wodurch sich das obere Mediastinum darstellt. Leitstrukturen sind der Aortenbogen, auf dessen Oberfläche sich N. phrenicus und vagus befinden. Der N. vagus gibt hier den N. recurrens ab.

Die Inzision beginnt parallel zu den beiden Nerven unter Schnonung des Recurrens. Die Lymphknoten vor und über dem Aortenbogen werden entnommen.

Die Dissektion wird dann im aortopulmonalen Fenster fortgeführt und entlang des Bronchus werden die Lymphknoten entfernt. Kleinere Gefäße werden mit Clips versorgt.

Entsprechend dem rechten Hemithorax wird das untere Mediastinum entlang des Lig. pulmonale disseziert.

Komplikationen der Dissektion des Mediastinums

Die Arbeitsgruppe um Bollen (12) verglich die Ergebnisse und Komplikationen von 155 Patienten mit nichtkleinzelligem Lungenkarzinom ohne Dissektion, mit systematischer Dissektion und Sampling veränderter Lymphknoten. Es bestand kein signifikanter Unterschied hinsichtlich Blutverlust und Konservenbedarf. Rekurrensparesen (5%) waren nur in der Gruppe der Dissektionen links zu verzeichnen. Auch Hata berichtet über 2 (von 50) linksseitigen Rekurrensparesen in seinem Kollektiv.

10.8 Ergebnisse

10.8.1 Staging und prognostische Faktoren

Das nichtkleinzellige Bronchialkarzinom stellt eine Gruppe unterschiedlicher Karzinome dar. Insofern ist es wichtig Patientengruppen zu identifizieren, die eine unterschiedliche Prognose haben, was zum Stagingsystem TNM (s. o.) geführt hat. Die Funktion eines solchen Systems ist es, von der Prognose eine Behandlungsstrategie abzuleiten. Die Einteilung der Stadien korrelieren in retrospektiven Studien mit den Überlebensdaten der Patienten.

Stadium I (T1–2, N0) und II (T1–2,N1)

Sowohl T1-Tumoren (<3 cm) als auch T2-Tumoren (>3 cm) sind in der Regel in diesem Stadium gut operabel. Entscheidend ist hier der nodale Status, der N1–N3 definiert ist. Der Befall der Hiluslymphknoten unterscheidet die beiden Stadien. Der Befall dieser Lymphknotengruppe N1 reduziert die zu erwartende Überlebensrate der Patienten von 49 auf 30% (5-Jahres-Überlebensrate) nach R0-Resektion (Tab. 10.**12**).

Stadium IIIA (T3, N0–1, und T1–3,N2)

Diese Gruppe ist das Ziel intensiver Untersuchungen. Der operative Ansatz ist bei einem Teil dieser Patienten gegeben, einschließlich Patienten mit peripheren Karzinomen und einer Infiltration der Brustwand oder zentralen Tumoren mit Infiltration des mediastinalen Fettgewebes oder parietalen Perikards etc.. Aber auch einige Tumoren bei Patienten mit N2-Befall sind resektabel, wenn nur ipsilaterale Lymphknoten befallen sind; auf jeden Fall sollte ein Befall von prä- oder paratrachealen Lymphknoten auch durch die Anwendung der Mediastinoskopie ausgeschlossen sein. Bei positivem Befund in diesen „hohen" Lymphknotengruppen besteht keine Indikation mehr zur Operation.

Trotz der Verbesserung der bildgebenden Verfahren (CT, MRT) und der damit verbundenen Möglichkeiten, vergrößerte Lymphknoten im Mediastinum zu diagnostizieren, ist eine histologische Sicherung dieser vergrößerten, aber auch normal großer Lymphknoten im Fall eines möglichen Ausschlusses für ein operatives Verfahren notwendig (79).

T3-Primärtumor

Der T3-Tumor repräsentiert ein unterschiedliches Kollektiv an Patienten mit differenter Prognose. Insbesondere ein positiver Lymphknotenstatus beeinträchtigt die Lebenserwartung der Patienten. Patienten mit einem T3-Primärtumor und N0- bzw. N1-Befund profitieren eindeutig von einer operativen Therapie. Innerhalb der Kategorie T3 haben aber Patienten mit einem allei-

Tabelle 10.**12** Prognose in Abhängigkeit vom Stadium (UICC). 5-Jahres-Überlebensrate (für Erlanger Krankengut ± 1 SE, berechnet nach Kaplan-Meier, postoperative Letalität nicht ausgeschlossen)

Stadium	I	II	III und IV
Patienten mit Tumorresektion Erlangen 1978–1996	48 ± 4% (n=164)	27 ± 5% (n=80)	18 ± 4% (n=120)
Patienten mit R0-Resektion Erlangen 1978–1996	49 ± 4% (n=159)	30 ± 5% (n=74)	24 ± 6% (n=52)

nigen Befall der Brustwand ohne Lymphknotenmetastasen die beste Prognose mit einer 5-Jahres-Überlebensrate bis zu 59% (93).

Diese Infiltration kann zwar präoperativ vermutet werden, ein sicheres Zeichen stellt aber auch der lokalisierte Schmerz dar. Bildgebend ist nur die Destruktion der Rippe (144) beweisend (Unsicherheit der computertomographischen Bildgebung).

Die Patienten, die nach dem klinischen Staging im Stadium III wegen des Primärtumors klassifiziert waren, hatten eine bessere Prognose als die Patienten, die einen positiven N2-Status aufwiesen. Insofern wurden nach der letzten Revision des TNM-Systems Patienten mit einem T3N0 Status in das Stadium IIB eingeordnet.

Indikation zur Resektion bei N2-Status

Der Nachweis von Lymphknotenmetastasen in N2-Position verschlechtert die Prognose des Patienten im Stadium III erheblich. Zusätzliche schlechte prognostische Faktoren sind der hohe mediastinale Befall und der Nachweis extranodalen Wachstums.

Pearson und auch Martini (77) zeigten in ihren Studien, dass bei mediastinoskopischem Nachweis von Lymphknotenmetastasen hoch tracheal die Überlebensraten deutlich reduziert waren gegenüber den Patienten, bei denen der N2-Status erst post resectionem definiert wurde. Des Weiteren war eine komplette Resektion und Dissektion bei Patienten mit hohem Befall nur bei 18% möglich, ansonsten bei 53%.

Ingesamt haben Patienten mit einem N2-Befund eine schlechte 5-Jahres-Überlebensrate von 9%. Aus diesem Grunde sollten Patienten mit einem bereits präoperativ nachgewiesenem Befall mit multimodalen Konzepten innerhalb von Studien behandelt werden.

Stadium IIIB (T4,N0–2 und T1–4, N3)

Die Tumoren dieser Patienten sind in der Regel nicht resektabel, werden aber z. T. in kurativer Absicht einer Radiotherapie unterzogen. Datenanalysen von randomisierten Studien (26) ergaben ein medianes Überleben von 13 Monaten. Bei lokaler Kontrolle des Tumor kann bei einigen Patienten eine Lebensverlängerung erreicht werden.

Stadium IV (Fernmetastasen T0–4, N0–3, M1)

Werden Fernmetastasen diagnostiziert, ist die Prognose in der Regel infaust (Tab. 10.**13**). Lokalisationen in Leber, Gehirn und Knochen sind ungünstige Faktoren. Die schlechteste Prognose geht mit dem Nachweis von Knochenmetastasen einher (41).

10.8.2 Komplikationen und Letalität

Lungenresektionen sind ein Eckpfeiler in der Behandlung des Bronchialkarzinoms. Heilungschancen eröffnet nur die Operation. Wie jede invasive chirurgische Maßnahme hat trotz der Verbesserungen des perioperativen Managements und der Operationstechnik die Lungenchirurgie ihre eigene Morbidität und Mortalität. Komplikationen können niemals vollständig vermieden, jedoch durch geeignete präoperative Maßnahmen reduziert werden. Bei erkannten Komplikationen müssen erprobte Therapiemaßnahmen eingeleitet werden.

Für Patientengruppen mit einer geplanten Resektion im Bereich der Lunge können Risikopatienten (86) identifiziert werden, die ein besonders intensives präoperatives Staging benötigen:

Tabelle 10.**13** Einfluss des Stadiums und der das Stadium bestimmenden Einzelfaktoren auf die Prognose. Patienten mit Tumorresektion, pathologisches Staging nach UICC 1987 (Chirurgische Universitätsklinik Erlangen 1978–1996, beobachtete 5-Jahres-Überlebensraten, berechnet nach Kaplan-Meier, postoperative Letalität nicht ausgeschlossen)

Patientengruppen	n	5-Jahres-Überlebensraten ± 1 SE (%)	Stat. signif. Unterschiede (p)
T1	101	48 ± 5%	
pT2	208	32 ± 3%	0,0003
pT3/4	59	17 ± 5%	
pN0	176	45 ± 4%	
pN1	110	27 ± 4%	0,0000
pN2/3	69	17 ± 5%	
Grenzlymphknoten			
• tumorfrei	• 276	• 38 ± 3%	• 0,0000
• tumorbefallen	• 68	• 19 ± 5%	
UICC-Stadium			
I	164	48 ± 4%	
II	80	27 ± 5%	0,0000
III	95	23 ± 4%	
IV	25	0	

- Patienten über 70 Jahre, bei denen größere Lungenresektionen durchgeführt werden müssen,
- Patienten mit kardialen Risiken und
- Patienten mit eingeschränkter Lungenfunktion.

Trotz maximaler Anstrengungen, über präoperative Untersuchungen Risikofaktoren zu evaluieren, bleibt letztendlich das Problem, diese vorbestehenden Einschränkungen zu therapieren. Je konservativer das Verfahren gewählt wird, desto häufiger wird dem Patienten die optimale onkologische Therapie verwehrt. Nur durch intensives präoperatives Management (95) (Atemtherapie, Nikotinabstinenz, medikamentöse, Bronchodilatation, kurzzeitige Cortisontherapie) kann einer Verbesserung für die operative Therapie erreicht werden.

Arrythmien

Atriale als auch ventrikuläre Herzrhythmusstörungen können nach lungenresezierenden Eingriffen auftreten (6). Die Inzidienz wird in einer Größenordnung von 3–30% beschrieben. Diese treten insbesondere in den ersten postoperativen Tagen auf.

Shields (115) wies auf eine erhöhte Mortalität von 22% bei 125 konsekutiven Patienten hin, wenn diese postoperative Rhythmusstörungen aufwiesen; ohne diese betrug die Letalität 7%. Ähnliche Ergebnisse publizierte die Mayo-Klinik (69). Das Auftreten scheint abhängig von der Größe des Eingriffs zu sein. Mowry (84) fand nach Pneumektomie bei 19% der Patienten, nach Lobektomie nur bei 3,4% Rhythmusstörungen. Eine wichtige Rolle spielt hier die rechtsventrikuläre Belastung insbesondere nach Pneumonektomie. Die prophylaktische präoperative Gabe von Digitalis oder Beta-Blockern wird in der Literatur kontrovers diskutiert.

Die Therapie entspricht den kardiologischen Erfordernissen. Eine verlängertes postoperatives kardiologisches Monitoring ist bei Patienten über 70 Jahren nach Pneumonektomie indiziert.

Herzluxation nach Lungenresektionen

Diese potenziell tödliche Komplikation ist selten und tritt nur nach Resektionen auf, bei denen der Herzbeutel teilweise reseziert oder eröffnet wurde. Der Mechanismus entspricht einer Luxation des Herzens aus dem Herzbeutel mit Kompression der zuführenden Venen, der A. pulmonalis bzw. der Koronarien. Die Folgen sind Hypotension und reduzierter kardialer Output sowie Stauung der Jugularvenen. Eine solche Komplikation stellt eine absolute Indikation für eine sofortige Reoperation dar. Der Nachweis kann thorakoskopisch geführt werden. In der Literatur (100) ist eine Mortalität von bis zu 50% nach einer solchen Luxation beschrieben.

Die Komplikation tritt vor allem unmittelbar postoperativ auf, danach wird das Herz durch intrathorakale Verwachsungen nach der Operation gehalten. Die Diagnose kann bei rechtsseitiger Luxation mit der Übersichtsaufnahme gestellt werden, linksseitig ist diese erschwert. Besteht jedoch der Verdacht auf eine Luxation, ist ohne weitere diagnostische Maßnahmen die Reexploration indiziert. Das Herz wird reponiert, der Defekt mit Patch (Goretex, Dacron etc.) gedeckt. Die beste *Vorbeugung* nach einer Resektion des Herzbeutels ist die Versorgung der Resektion mit einem Patch während der Erstoperation.

Torsion des Lungenlappens

Die Torsion eines verbliebenen Lungenlappens nach Resektion wird am häufigsten beim rechten Mittellappen nach Oberlappenresektion beschrieben (146). Wenn der Mittellappen nicht an der transversalen Fissur befestigt wird, kann der Lappen um seinen bronchovaskulären Gefäßstiel rotieren, was zu einer Drosselung der Blutversorgung führt. Schuler (108) gibt in seinem Review eine Letalität von 16% bei 31 Patienten an. Weniger häufig tritt eine Torsion auf der linken Seite nach entsprechender Lappenresektion auf.

Morphologisch kommt es bei einer Rotation um den bronchovaskulären Stiel des Lappens zu einer venösen Stase mit einer möglichen Infarzierung des Lungengewebes.

Das frühe Erkennen dieser Komplikation ist essenziell, um eine Infarzierung zu verhindern. In der postoperativen Routineröntgenuntersuchung des Thorax ist dies am Abbruch des Lumens des Bronchus, an der Verdichtung des rotierten Lungenlappens und dem verzogenen Hilus zu erkennen.

Diagnostisch kann durch eine Perfusionsszintigraphie oder Angiographie die Torsion gesichert werden. Der schnellste Weg ist die sofortige Bronchoskopie mit Absaugung des aufgestauten Sekrets. Des Weiteren kann eine Torsion des Bronchus durch die Okklusion des Bronchus gesehen werden.

Die *Symptomatik* unmittelbar nach der Torsion sind gering und beginnen mit der fortschreitenden Infarzierung des Lappens. Blutiges Sputum, Fieber und schmutziges Drainagesekret werden apparent. Wird der Patient nicht behandelt, entsteht eine Sepsis mit Kreislaufinstabilität und potenziell tödlichem Ausgang.

Nach Diagnosefindung ist die sofortige Reoperation indiziert mit Derotation des Lappens und Fixation desselben. Besteht bereits eine Infarzierung, ist die Lappenresektion angezeigt.

Entscheidender Faktor ist die *Prävention* dieser Komplikation. Nach der Resektion wird die Lunge gebläht und bei der Möglichkeit einer Rotation des Lappens dieser fixiert.

Atelektasen

Die häufigste Komplikation nach lungenresezierenden Eingriffen ist sicherlich die postoperative Atelektase. Die Literaturangaben schwanken infolge der fehlenden klinischen Definition und sicheren Diagnostik.

Die Ursache ist neben einer Verlegung der Ostien mit Schleim die distale Gasabsorption und der damit verbundene alveoläre Kollaps (71). Trotz der Möglichkeit der Entstehung einer Atelektase durch Schleim, Blut, Fremdkörper oder Bronchospasmus scheint die Ätiologie viel komplexer.

Zur *Vorbeugung* können 2 Mechanismen benutzt werden: Erstens die periodisch wiederholte tiefe Einatmung mit aktiv forciertem Husten und Expektoration des Schleims; eine adäquate Schmerzausschaltung ist hierfür Bedingung. Die zweite Möglichkeit ist die Anwendung von Surfactant, die jedoch wegen der hohen Kosten nicht praktiziert wird.

Klinisch zeigt sich die Atelektase mit unterschiedlichem Anstieg der Temperatur, Tachykardie, Atemnot oder eingeschränktem Gasaustausch. Abhängig vom Ausmaß der Atelektase wird diese in der Thoraxröntgenaufnahme diagnostizierbar.

Bei Auftreten einer postoperativen Atelektase beruht die Therapie auf denselben Prinzipien wie die Prävention: bei maximaler Schmerzausschaltung tiefes Einatmen mit aktivem Hustenstoß. Physiotheraputische Maßnahmen helfen das Sekret zu mobilisieren. Patienten mit zähem, nicht mit konservativen Mitteln zu lösendem Sekret benötigen ein aggressiveres Management mit endoskopischer Absaugung. Besonderer Vorsicht bedarf das blinde Vorschieben bei Patienten mit Pneumonektomie oder bronchoplastischen Rekonstruktionen. Bei Versagen dieser therapeutischen Maßnahmen ist eine bronchoskopische Absaugung indiziert. Die routinemäßige Anwendung der flexiblen Bronchoskopie zeigte in einer prospektiven Studie (8, 62) keinen Vorteil gegenüber einer intensiven konservativen Therapie.

Allerdings sollte bei einer eindeutigen postoperativen Atelektase die flexible Bronchoskopie eingesetzt werden, da damit die Behandlung beschleunigt werden kann. Sekret kann hier unter Sicht abgesaugt und einer bakteriologischen Untersuchung zugeführt werden.

Bronchiale Fistel

Die Inzidenz einer bronchopleuralen Fistel wird mit etwa 5% angegeben (136). Lokale und *systemische Faktoren* begünstigen das Auftreten dieser Komplikation, z. B. der Ernährungszustand des Patienten sowie bestehende Infektionen. Eine dem Tumor nachgeschaltete Pneumonie durch Obstruktion verursacht eine chronische Infektion im Bereich des Bronchus.

Auch die angewandte *neoadjuvante Chemotherapie* reduziert die Regenerationsfähigkeit des Gewebes nach einer Resektion. Präoperative Bestrahlung ist assoziiert mit einer höheren Inzidenz bronchialer Fisteln (1). In der Studie von Vester waren von 33 Patienten mit einer bronchopleuralen Fistel 20 vorbestrahlt oder chemotherapiert worden. Bei vorbehandelten Patienten gilt es daher, besonderes Augenmerk auf den Bronchusverschluss zu legen.

Viele Studien begründen eine Fistel als Folge einer extensiven Dissektion mit der dadurch bedingten Devaskularisation des Bronchus, Infektion durch Einsatz nicht resorbierbaren Fadenmaterials, Residualtumor an der Absetzungsstelle, der Länge des Stumpfes und der fehlenden Erfahrung des Chirurgen (65). Oberstes Ziel ist die Vermeidung dieser Komplikation beim intraoperativem Management.

Im *Vorfeld der Operation* sollten bakterielle Infektionen behandelt werden.

Intraoperativ ist der Erhalt der Bronchialarterien bis in der Bereich der Absetzungsstelle des Bronchus von Bedeutung. Insbesondere bei der Ausräumung der subkarinalen Lymphknoten im Rahmen der Lymphdissektion sollten die den Bronchus ernährenden Arterien – soweit möglich – erhalten werden. Der rechte Hauptbronchus erhält seine Versorgung aus Gefäßen hinter der Trachea und Bronchus. Bei der Dissektion zwischen V. cava und Trachea können die Gefäße der Seitenwand der Trachea beschädigt werden. Auf der linken Seite entspringt die Bronchialarterie direkt aus der Aorta und kann bei vorsichtiger Präparation erhalten werden.

Ein zu langer Bronchusstumpf retiniert Sekret und das distale Ende weist eine reduzierte Durchblutung auf. Beide Faktoren zusammen prädisponieren zu Komplikationen. Beim Patientenkollektiv von Forrester-Wood (42) entstanden bei Anwendung von Staplern als Bronchusverschluss bei 2,6% Fisteln, in der Gruppe mit Verschluss mit nichtabsorbierbaren Materialien bei 11,1% Fisteln. Vester gab eine Rate von 1,7% nach Staplerverschluss an. Al-Kattan (3) fand bei Handnaht des Bronchusstumpfs eine Inzidenz von 1,3%, wobei die Erfahrung des Operateurs eine wichtige Rolle spielte (4,2% training surgeon).

Bei knappen Resektionsrändern sollte eine Durchtrennung des Bronchus mit dem Messer erfolgen und der Verschluss mit einer Handnaht erfolgen. Bei verdickten Gewebe im Bereich des Bronchus nach Radiotherapie ist diesem Befund mit der Auswahl der entsprechenden Klammergröße bei einem Staplerverschluss Rechnung zu tragen. Dieselben Prinzipien gelten für den Bronchusverschluss bei Lobektomien.

Insbesondere der rechtsseitige Bronchusstumpf nach Pneumonektomie erscheint gefährdet. Wegen der höheren Stumpfinsuffizienz empfehlen einige Autoren, den Stumpf mit umgebenden Gewebe zu decken. Fehlt hierzu, nach ausgiebiger Dissektion, umgebendes Gewebe, kann ein Perikardlappen zur Deckung verwendet werden. Diese Deckung kann die Inzidenz kleiner Insuffizienzen minimieren.

Patienten, die postoperativ eine Fistel entwickeln, husten blutig eitriges Sekret, werden ateminsuffizient und zeigen manchmal ein Hautemphysem. Durch Röntgenuntersuchung kann Flüssigkeit in der Pleurahöhle und gegebenenfalls Luft in der Subkutis nachgewiesen werden.

Therapie

Die *Erstmaßnahmen* sind Lagerung auf die operierte Seite, um zu vermeiden, dass Flüssigkeit über die Leckage ins gesunde Bronchialsystem gelangt. Danach muss unverzüglich eine Thoraxdrainage gelegt werden, um die intrathorakale Flüssigkeit komplett zu entfernen. Entsprechend der Art der Resektion kann an die Drainage Sog gelegt werden. Des Weiteren muss zur Reinigung des Bronchialsystems und Inspektion des Bronchialstumpfs flexibel endoskopiert werden. Innerhalb von 14 Tagen kann eine Reoperation mit vaskularisierten Gewebeflaps, die über den Stumpf gelegt werden, Erfolg versprechend sein.

Bei dieser *Reoperation* sollte eine Einlungenbeatmung durchgeführt werden, die verhindern soll, dass Sekret in die gesunde Lunge gelangt. Die Nekrosen des Stumpfs werden abgetragen, der Stumpf zurückgekürzt und mit nicht- bzw. langzeitresorbierbarem Nahtmaterial (PDS) verschlossen. Das Omentum majus bietet hier eine gute Deckung des Operationsfeldes und ist selbst sehr gut durchblutet. Dieser gefäßgestielte Omentumlappen wird vor der Eröffnung des Brustraums abdominell gebildet. Eine weitere Alternative ist der M.-serratus-anterior-Flap mit einer guten Durchblutung. Weniger Erfolg versprechend sind Interkostalmuskel und mediastinale Fett-Flaps.

Zusätzlich werden in den postoperativen Tagen Spülungen, z. T. mit Antibiotikalösungen, vorgeschlagen. Hierbei wird die Lösung (1 Liter) in die Thoraxhöhle gefüllt, abgeklemmt und nach Stunden geleert. Nach 10 Tagen wird bakeriologisch die Thoraxhöhle untersucht. Bei sterilen Verhältnissen können die Drainagen gezogen werden. Bei einer Entwicklung eines Empyems ist die erneute Anlage einer Drainage angezeigt.

Spätinsuffizienzen nach Pneumonektomie (Wochen und Monate nach Erstoperation) mit Entwicklung eines Empyems benötigen eine Reinigung der Thoraxhöhle. Die sicherste Lösung ist die Anlage eines Thoraxfensters. Die chronische Fistel bedarf des direkten Verschlusses am Bronchusstumpf, da eine spontane Abheilung nicht zu erwarten ist. Puskas (97) weist hier eine hohe Erfolgsrate auf: 33 von 42 chronischen Fisteln konnten initial mit direkter Naht und mit zusätzlichem Omentum- (n=23/25) oder Muskelflap (n=9/14) verschlossen werden. Alle Verschlüsse wurden mit vaskularisierten Flaps verstärkt. Entscheidend ist die Verkleinerung der Thoraxhöhle durch eine Thorakoplastik bzw. Verlagerung von extrathorakalen Muskeln in die Pleurahöhle. Bei langem Bronchusstumpf nach Pneumonektomie kann durch einen transsternalen Zugang eine Nachkürzung des Stumpfs erreicht werden.

Bei *kleinen Fisteln* (bis zu 4 mm) kann der Versuch einer *Fibrinklebung* gemacht werden. Diese Technik weist eine geringe Komplikationsrate auf und kann primär bei kleinen Fistel eingesetzt werden (125).

Seltener kommt es zu einer *Fistel nach Lappenresektion.* Häufiger entsteht sie nach einer Bilobektomie und Dissektion des Bronchus als nach einer Standardlobektomie. Das frühe Auftreten einer solchen Fistel äußert sich in einem persistierenden, aber moderaten Fisteln postoperativ. Auch die Entstehung eines Pneumothorax nach Entfernung der Drainagen ist ein Hinweis. Weitere Symptome sind Fieber und Husten mit Produktion blutig eitrigem Auswurf als Hinweis auf ein sich bildendes Empyem. Bei Verdacht auf eine Fistel sollte eine *Bronchoskopie* durchgeführt werden. Eine erneute Thoraxdrainage muss gelegt werden. Diese Art der Fistel kann *konservativ beherrscht* werden, eine Reoperation ist in der Regel mit einer Pneumektomie mit einer hohen Komplikationsrate verbunden.

Als Reoperation im Bereich des Lappenbronchus kann eine Nachkürzung erfolgreich sein. Bei Nekrosen muss eine Resektion in einem höheren Bronchusbereich – wenn möglich – durchgeführt werden. Alle Verschlüsse sollten mit vaskularisierten Flaps gedeckt werden.

Postoperative Blutung

Die Nachblutung hat in der Regel ihre Ursache im Bereich der Resektionsstelle der Lunge oder im Bereich der Thorakotomie. Insbesondere bei großen Tumoren mit Kontakt zur Brustwand kann eine suffiziente Blutstillung schwierig werden, vor allem dann, wenn eine extrapleurale Auslösung durchgeführt wurde.

Bei plötzlicher starker Nachblutung kann sich eine Ligatur im Bereich der A. oder V. pulmonalis gelöst haben, was dann zu einer sofortigen Reoperation führt.

Ein weiterer häufiger Grund ist eine Störung des Gerinnungssystems, vor allem nach größeren Transfusionsmengen während der Operation. Manche Patienten müssen wegen koronarer Herzerkrankung oder vaskulären Vorerkrankungen Acetylsalicylsäure einnehmen, was zu einer irreversiblen Thrombozytenaggregationshemmung führt. Dieses Medikament sollte 7 Tage vor der Operation abgesetzt werden.

Symptome der Nachblutung sind Tachykardie und Hypotonie. Hauptzeichen ist meist die gesteigerte Blutmenge von >200 ml/h aus den Drainagen. Eine sofortige Thoraxaufnahme in aufrechter Position sollte durchgeführt werden, um eine Ansammlung des Bluts intrathorakal diagnostizieren zu können. Parallel dazu wird die *Transfusion* entsprechend dem Allgemeinzustand des Patienten gestartet.

Eine Nachblutung von >200 ml/h über die nächsten 4 Stunden erfüllt die Kriterien für eine *Reoperation.* Ebenfalls sollte bei einer plötzlich auftretenden Nachblutung mit großen Mengen Blut eine sofortige Revision eingeleitet werden. *Ursache* ist meist ein Abgleiten einer Ligatur im Bereich eines großen Gefäßes. Bei jeder Operation wegen Nachblutung hat eine Kontrolle der Ligaturen in diesen Bereichen zu erfolgen.

Postoperativer Chylothorax

Der Chylothorax ist bei Lungenresektionen selten und kommt vor allem nach Pneumonektomien vor. Die Verletzung des Ductus thoracicus kann in seinem gesamten Verlauf im Mediastinum erfolgt sein. Während der Operation kann diese Verletzung durch den Austritt einer milchigen Flüssigkeit erkannt werden. Eine Umstechung oder Clipverschluss ist angezeigt.

Die Beschaffenheit muss nicht zwangsläufig wie oben beschrieben sein: eine Drainagensekretion über 1000 ml pro Tag könnte eine solche Ursache haben.

Die *Erstbehandlung* ist in der Regel konservativ. Belassen der Thoraxdrainagen und parenterale Ernährung wird eingeleitet. Miller (82) konnte bei einem solchen Regime 50% der Fälle zur Abheilung bringen. Besteht die hohe Drainagemenge über 14 Tage postoperativ bei obigem Regime, ist die Reoperation angezeigt. Durch die Gabe von Sahne 3–4 Stunden vor Operation kann der Ductus identifiziert werden. Der Ductus kann jedoch auch supradiagphragmal zwischen der Aorta und V. azygos aufgesucht und unterbunden werden.

10.8.3 Multimodale Therapieansätze

Die Rolle der Strahlentherapie beim nichtkleinzelligen Bronchialkarzinom

Die Behandlung eines Patienten mit nichtkleinzelligem Bronchialkarzinom erfolgt stadienabhängig, wobei die chirurgische Therapie dominiert. Die primäre Radiotherapie (RT) wird in den Stadien I und II als potenziell kurative Therapieform nur dann eingesetzt, wenn eine Operation nicht möglich ist. Eine adjuvante Radiotherapie ist postoperativ oder neoadjuvant möglich, wobei in den letzten Jahren die präoperative Strahlentherapie an Bedeutung gewinnt.

Postoperative adjuvante Strahlentherapie

Die postoperative Strahlentherapie ist indiziert bei einem Lymphknotenbefall (132) oder nach inkompletter Tumorresektion. Allerdings sind auch im Stadium T2N0 die 5-Jahres-Überlebensraten noch unbefriedigend, sodass die Wertigkeit einer adjuvanten Systemtherapie in Studien untersucht wird.

Im Stadium pN1 wird die adjuvante Radiotherapie kontrovers diskutiert; Weisenburger (143) konnte eine verbesserte lokale Kontrolle nach postoperativer Radiotherapie nachweisen, das Gesamtüberleben war jedoch nicht verlängert. Zudem fanden andere Arbeitsgruppen keinen Vorteil hinsichtlich lokaler Kontrolle nach postoperativer Radiotherapie (122), jedoch wurden in diesen Studien eine zu hohe Einzeldosis oder nicht optimierte Bestrahlungstechniken gewählt.

Die postoperative Radiotherapie im Stadium IIIA mit begrenztem Lymphknotenbefall gilt als eine etablierte Behandlungsform (102). Es existieren jedoch keine neueren Daten aus Phase-III-Studien mit alleiniger Operation versus Operation + Radiotherapie, die sich durch eine moderne Bestrahlungsplanung auszeichnen. Auch ist der Stellenwert der Radiochemotherapie versus alleiniger postoperativer Radiotherapie nicht endgültig geklärt.

Definitive Radiotherapie bei inoperablen Patienten

Inoperable Patienten der Stadien IIIA/IIIB sollten einer Kombination aus Radiotherapie und Chemotherapie zugeführt werden. Es existieren mehrere Studien, die einen signifikanten Vorteil einer Radiochemotherapie im Vergleich zu einer alleinigen Radiotherapie hinsichtlich der lokalen Kontrolle und des Gesamtüberlebens zeigten. Bei Verwendung effektiver Chemotherapien konnte in der sequenziellen Applikation von Chemotherapie und Strahlenbehandlung das 3-Jahres-Überleben von 4–11% auf 14–23% gesteigert werden (33, 106) oder in der simultanen Anwendung von Radiotherapie und Chemotherapie bis auf 42% (64).

Allerdings ist die zu erwartende Toxizität insbesondere bei der simultanen Radiochemotherapie deutlich erhöht und erfordert die stationäre Behandlung durch erfahrene Radioonkologen.

Präoperative neoadjuvante Radiotherapie

Die präoperative Strahlentherapie wird bereits erfolgreich bei den Pancoast-Tumoren durchgeführt. Die Therapie besteht aus einer lokalen Bestrahlung von 40–50 Gy, gefolgt von einer kurativen operativen Entfernung des Tumors nach Abklingen der akuten Reaktionen nach Radiotherapie (meist 4–6 Wochen).

Präoperative neoadjuvante Radiochemotherapie

Die bisherigen Ergebnisse konventioneller Therapien, wie Operation mit postoperativer Radio- oder Radiochemotherapie in den fortgeschrittenen Stadien IIIA und IIIB sind weiterhin als sehr unbefriedigend zu bezeichnen. Im Stadium IIIA lässt sich nach Operation und nachfolgender Radiotherapie eine durchschnittliche 5-Jahres-Überlebensrate von etwa 15% erreichen, im Stadium IIIB meist weniger als 5%. Ursache für die unbefriedigenden Ergebnisse sind die hohe Rate an lokoregionären Rezidiven und Fernmetastasen (20).

Aus diesem Grunde wurden in den letzten Jahren Studien initiiert, in denen eine *neoadjuvante Radiochemotherapie* zum Einsatz kommt. Ziel der Kombinationstherapien ist die Elimination von okkulten Mikrometastasen durch eine effektive Chemotherapie und die Induktion einer Tumorremission zur Verbesserung der Resektionsraten nach Radiochemotherapie.

Inbesondere die bisher publizierten Daten aus Essen und Münster zeigen vielversprechende Ergebnisse (123). Bei der neoadjuvanten multimodalen Therapie im Stadium IIIA (Münster) erfolgt nach 2 Zyklen Induktionschemotherapie mit Ifosfamid, Carboplatin und Etoposid die simultane Radiochemotherapie mit 45 Gy (zweimal täglich 1,5 Gy, simultane Gabe von Carboplatin und Vindesin) mit nachfolgender Operation. Die Tumoren von 20/25 Patienten konnten reseziert werden; bei 17/20 Patienten gelang eine R0-Resektion. Die mediane

Überlebenszeit lag bei 25 Monaten (2-Jahres-Überleben von 58%) und für Patienten mit einer R0-Resektion bei 36 Monaten.

Die Essener Studie schließt Patienten im Stadium IIIB mit ein; die primäre Chemotherapie mit Etoposid und Cisplatin umfasst 3 Zyklen mit anschließender Radiochemotherapie und Operation. Von 94 Patienten (52: Stadium IIIA, 42: Stadium IIIB) wurden 62 reseziert. Bei 50/94 Patienten (53%) erfolgte die kurative Resektion (R0) mit einer pathohistologisch kompletten Remission in 24/94 der Patienten (26%). Das mediane Überleben lag bei 20 Monaten (IIIA) bzw. 18 Monaten (IIIB) und nach R0-Resektion bei 42 Monaten. Allerdings wurde in beiden genannten Studien auf die deutlich erhöhte Toxizität hingewiesen, wie verstärkte Ösophagitis, Pneumonitis oder einer erhöhten Rate an Bronchusstumpfinsuffizienzen (2–4% nach Radiochemotherapie). Beide Studien setzen eine Radiotherapie 2-mal pro Tag ein; mit einer Enddosis, die sicher nicht weiter zu steigern sein wird.

Die neoadjuvante Radiochemotherapie ist ein innovatives Therapiekonzept, das offenbar längere Überlebenszeiten ermöglicht. Die Kombination aus Radiotherapie, Chemotherapie und Operation trägt wesentlich zu den Erfolg versprechenden Ergebnissen bei. Allerdings ist die optimale Zusammensetzung der Chemotherapeutika wie auch die Fraktionierung der Radiotherapie noch nicht geklärt. Die höhere Toxizität der Radiochemotherapie erfordert eine sorgfältige Überwachung der Patienten und eine ausreichende Pause (6 Wochen) zwischen dem Ende der Radiochemotherapie und der Operation. Wesentliche Voraussetzung für den Versuch, die Prognose der Patienten mit fortgeschrittenen Bronchialkarzinomen zu verbessern, ist die Beteiligung an randomisierten Behandlungsprotokollen.

Die Rolle der Chirurgie beim kleinzelligen Bronchialkarzinom

Obwohl das kleinzellige Bronchialkarzinom 20–25% aller Bronchialkarzinome ausmacht, beträgt der Anteil in chirurgischen Kollektiven weniger als 5%. Diese Diskrepanz ist in der Biologie des Tumors zu suchen, der bei klinischer Erstmanifestation in über 90% Lymphknoten oder Fernmetastasen aufweist.

Auch Patienten mit „limited desease" haben in der Regel Metastasen in entfernten Regionen, sodass es nicht verwunderlich ist, dass Serien mit alleinigen chirurgischen Maßnahmen 5-Jahres-Überlebensraten von 0% aufwiesen. Die Arbeit von Martini (78) zeigte, dass das kleinzellige Lungenkarzinom in einem retrospektiven 40 Jahreszeitraum nur 7% resektable Tumoren aufwies; nur 2 Patienten überlebten 5 Jahre.

Mountain (83) versuchte prognostische Faktoren in der chirurgischen Behandlung des SCLC zu finden. Auch in dieser Serie überlebte nur 1 Patient 5 Jahre, obwohl etwa 15% der 368 Patienten einen begrenzten Tumor aufwiesen. Überraschenderweise war die Überlebensrate von Patienten mit und ohne Lymphknotenbefall nicht signifikant unterschiedlich. Auch die Größe des Primärtumors zeigte keinen Einfluss auf das Überleben.

Um zu klären, ob bei diesem Tumor ein chirurgischer Ansatz besteht, wurden prospektive Studien durchgeführt. 71 Patienten wurden randomisiert in 2 Behandlungsgruppen: Chirurgie versus Bestrahlung (30 Gy). Nach 10 Jahren Follow-up (43) zeigte sich ein medianes Überleben von 199 Tagen der chirurgisch behandelten Patienten und 300 Tage für Patienten nach Strahlentherapie. Nach 10 Jahren waren nur 3 Patienten am Leben, die alle mittels Strahlentherapie behandelt worden waren, sodass die Schlussfolgerung gezogen wurde, die Strahlentherapie sei der Chirurgie überlegen.

In der Folgezeit wurde der *neoadjuvanten Radiotherapie* (25 Gy) die Resektion nachgeschaltet. Von 90 Patienten überlebten 8 Patienten 5 Jahre, 2 blieben tumorfrei über 10 Jahre. Hingegen war in einer anderen Studie (112) (40 Gy) mit diesem Regime kein Langzeitüberlebender mit kleinzelligem Lungenkarzinom zu erkennen. Alle Patienten verstarben unabhängig von der Behandlung des Primärtumors an Fernmetastasen.

Erst die Einführung einer *zusätzlichen Chemotherapie* brachte wieder einen leichten Fortschritt bei den Überlebensraten. In einer prospektiven Studie mit einer Radiotherapie allein versus Radiotherapie und Chemotherapie konnte das progressionsfreie Überleben verbessert werden, jedoch nicht das Langzeitüberleben.

In der Studie von Shields (113, 114) konnte erstmalig ein verbessertes Überleben nach Chirurgie und adjuvanter Chemotherapie erzielt werden.

Eine weiterer wichtiger prognostischer Faktor war das Tumorstadium: Patienten des Stadiums T1N0M0 überlebten bis zu 5 Jahre, während die Gruppe mit T2/3-Stadien mit oder ohne Lymphknotenmetasten in der Regel keine 5 Jahresüberlebenden aufwies. Ähnliche Ergebnisse konnten auch mit der Chirurgie allein bei sehr frühen SCLC erreicht werden.

Es wird deutlich, dass lokale Behandlungsmaßnahmen – Chirurgie oder Bestrahlung – allein eine inadäquate Behandlung darstellen. Beide Verfahren müssen im Kontext *multimodaler Behandlungen* eingebunden werden.

Die *Indikation zur Chemotherapie* liegt in der hohen Sensibilität des Tumors und der Fähigkeit, Mikrometastasen zu eliminieren. Die *Indikation zur Operation* kann wie folgt gesehen werden: Das Rezidiv tritt vor allem im Gebiet des Primärtumors und dessen Lymphknotenmetasten auf. Die Strahlentherapie vermindert dieses Rezidiv, die Chirurgie kann vielleicht diese Kontrolle verbessern (111). Bei reduzierter Ansprechrate des Tumors (gemischte Tumoren) kann ein chirurgischer Ansatz notwendig werden.

Kombinierte Ansätze von Chirurgie und adjuvanter Chemotherapie zeigen Überlebensraten in einigen TNM-Stadien ähnlich denen der nichtkleinzelligen Tumoren. So konnten im Stadium I 4-Jahres-Überlebensraten bis zu 61% und im Stadium III mit aggressiver Chemotherapie bis 35% Langzeitüberlebende erreicht werden (130).

Dies bedeutet für die Praxis, dass sich nach der primären Operation eines kleinzelligen Karzinoms im Stadium I und II 4–6 Zyklen einer adjuvanten Chemotherapie anschließen, falls keine Lymphknotenbeteiligung vorliegt. Eine zusätzliche Strahlentherapie ist individuell zu diskutieren. Bei T1/2-Tumoren mit Lymphknotenbefall wird eine Strahlentherapie angeschlossen.

Besteht ein zentrales Tumorgeschehen oder fehlende Resektabilität, wird eine primäre Kombinations-Chemotherapie durchgeführt. Eine lokale Radiotherapie ergänzt die Behandlung nach durchgeführter Chemotherapie.

Die *prophylaktische Schädelbestrahlung* wird zunehmend akzeptiert, obwohl sich dadurch kein sicherer Überlebensgewinn ergibt. Voraussetzung ist eine Vollremission nach primärer Therapie.

Auch im Stadium der „extensive disease“ ist eine Chemotherapie indiziert. Art und Umfang müssen sich hier am Allgemeinzustand des Patienten ausrichten. Dies gilt ebenso für die Indikationsstellung zur lokalen Strahlentherapie.

Bei Rezidiven ist es grundsätzlich möglich, zunächst die ursprünglich erfolgreiche Chemotherapie anzuwenden; bei Nichtansprechen oder Tumorprogress unter Behandlung kann ein Wechsel der Chemotherapie erwogen werden.

10.9 Palliative bronchologische Therapie beim Bronchialkarzinom

Für die Mehrzahl der Patienten mit einem Bronchialkarzinom gibt es bis heute keine kurative Therapie. Umso bedeutender sind daher bei diesen Patienten palliative Therapiekonzepte. Neben der psychologischen Führung, einer effektiven Schmerztherapie und einer Vielzahl anderer supportiver und palliativer Maßnahmen steht hierbei die bronchologische Therapie im Vordergrund.

Durch verschiedene bronchologische Verfahren und deren Kombination gelingt es in der Regel, symptomatische tumorbedingte Stenosen und Verschlüsse der zentralen Atemwege zu beheben und die Atemwege offen zu halten. Auch die tumorbedingte Blutung aus den zentralen Atemwegen kann bronchologisch meist effektiv angegangen werden. Im Folgenden sollen die verschiedenen Verfahren in ihrer Leistungsfähigkeit, aber auch in ihren Begrenzungen dargestellt und die Differenzialindikation erläutert werden:

10.9.1 Lasertherapie bei tumorbedingten Stenosen oder Verschlüsse zentraler Atemwege

Seit mehr als 15 Jahren wird die bronchoskopische Lasertherapie mit dem Nd-YAG-Laser zur Rekanalisierung tumordedingter Verschlüsse der zentralen Atemwege eingesetzt (11, 32). Die Durchführung der Lasertherapie erfolgt dabei im Rahmen einer „kombinierten“ Bronchoskopie, wobei der Lichtleiter über ein durch das starre Bronchoskop eingeführtes flexibles Bronchoskop gelenkt wird. Diese Vorgehensweise stellt die Oxygenierung des Patienten zu jedem Zeitpunkt zuverlässig sicher. Es können mit dem starren Instrumentarium problemlos auch größere Mengen an nekrotischem Gewebe abgetragen und eventuelle Blutungskomplikationen zuverlässig beherrscht werden (10, 29).

Die wesentliche Voraussetzung für die Lasertherapie ist das Vorliegen einer Obturation durch exophytisches Tumorgewebe. Bei allen Formen von Stenosen durch peribronchiales Tumorwachstum und hieraus resultierende Kompression oder Impression bei intakter Bronchialschleimhaut ist die endobronchiale Lasertherapie kontraindiziert. Darüber hinaus muss die Stelle der Obturation bronchoskopisch ausreichend gut erreichbar sein. Kurzstreckige Obturationen sind besonders geeignet.

Schwierigkeiten bestehen häufig bei kompletten Stenosen ohne erhaltene Bronchuswandstrukturen als Leitschiene. In solchen unübersichtlichen Situationen kann gelegentlich eine Bronchographie die Orientierung und die Entscheidung über die Durchführbarkeit einer Lasertherapie erleichtern. Kontraindikationen bestehen bei ösophagotrachealen bzw. ösophagobronchialen Fisteln im Bereich der Stenose, es sei denn, diese sind durch Stentimplantation im Ösophagus versorgt.

Die Indikation zur Eröffnung mehrmonatig atelektatischer Lungenpartien sollte sehr zurückhaltend gestellt werden. Auch die Wiedereröffnung bekanntermaßen minderperfundierter Lungenareale ist im Regelfall nicht indiziert.

Unabhängig von einer erwarteten Lungenfunktionsverbesserung bestehen *Indikationen* zur Lasertherapie bei Retentionspneumonie oder Abszedierungen sowie seltener bei Hämoptoe aufgrund einer Blutung aus einem endobronchial wachsendem Tumor.

Komplikationen entstehen im Wesentlichen aus einer akuten Blutung, die dann mit bronchoskopischen Techniken beherrscht werden muss.

Problematisch sind gelegentlich zweizeitig auftretende Blutungen, wie sie beispielsweise bei der Lösung von oberflächlichen Tumornekrosen entstehen können. Durch Fibrinexudation mit Impaktierung von Nekrosen und Detritus können endobronchiale Membranen entstehen, die sich partiell lösen und dann als „flottierende Membranen“ zu Hustenreiz führen und eventuell die Atemwege erneut verlegen können. Bei genügend großem Abstand zur Bronchuswand sind Fistelbildungen sowie die Entwicklung einer Bronchusinstabilität im Regelfall zu vermeiden (74, 133).

10.9.2 Brachytherapie (endobronchiale Kleinraumbestrahlung mit „Afterloading“-Verfahren)

Bei der so genannten Brachytherapie wird zunächst bronchoskopisch eine Platzhaltersonde in den Bereich der Stenose eingelegt. Dann wird ferngesteuert durch diese Platzhaltersonde eine winzige Strahlenquelle an die Stenose herangeführt und in vorberechneter Weise durch die Stenose bewegt. Durch die hohe Strahlenintensität der verwendeten Strahlenquelle (192-Iridium) kann innerhalb von 1–2 Minuten eine hohe Strahlendosis von z. B. 5 Gy in den Tumoranteil um die Platzhaltersonde herum appliziert werden (58).

Mit diesem Verfahren gelingt es, auch auf submuköse und peribronchiale Tumoranteile einzuwirken. Im Gegensatz zur Lasertherapie setzt der Therapieerfolg jedoch verzögert ein und es sind mehrfache Sitzungen erforderlich. In sehr seltenen Fällen kleinster endobronchialer Tumoren kann bei funktioneller Inoperabilität die Brachytherapie auch in kurativer Intention durchgeführt werden.

Indikationen zur Anwendung der Brachytherapie bestehen vor allem bei submukösem Tumorwachstum bzw. bei Bronchuskompression durch peribronchiale Tumormassen. Auch langstreckige Stenosen durch endobronchiales Tumorwachstum können eine Indikation zur Brachytherapie darstellen.

Die Brachytherapie ist ein hinsichtlich der *Frühkomplikationen* sehr komplikationsarmes Verfahren. Selten werden beim Platzieren der Platzhaltersonde Tumorblutungen induziert. Gelegentlich kann sich zu Beginn der Therapie ein Tumorödem entwickeln, sodass der Stenosegrad vorübergehend zunimmt. Nach mehreren Sitzungen mit hoher endobronchialer Strahlendosis können sich oberflächliche Schleimhautnekrosen mit „flottierenden Membranen" entwickeln.

Hinsichtlich der *Spätkomplikationen* fanden sich in prospektiven Untersuchungen vermehrt fulminante Lungenblutungen als Todesursache der mit einer Brachytherapie behandelten Patienten. Ob es sich bei dieser relativen Häufung von Lungenblutungen tatsächlich um eine Komplikation der Brachytherapie handelt oder ob diese vielmehr Folge der Patientenselektion oder Ausdruck eines längeren Überlebens durch die Therapie ist, kann zur Zeit nicht abschließend beurteilt werden (75, 119).

10.9.3 Implantation von bronchialen Endoprothesen (Stents)

Es stehen heute verschiedene bronchiale Endoprothesen zur Verfügung. Neben den klassischen Silikon-Stents nach Dumon (38) haben sich vor allem die Maschendraht-Stents bewährt. Für besondere Situationen wurden darüber hinaus spezielle Endoprothesen, wie der so genannte „Dynamic-Stent" nach Freitag entwickelt (44).

Der Grundbauplan der *Silikonstents* besteht aus einem Silikonröhrchen mit außen liegenden Silikonnoppen, die eine Verankerung des Stents in die Bronchial- bzw. Trachealwand erlauben. Neben einfachen geraden Stents gibt es auch verzweigte Stents oder solche mit einer zusätzlichen seitlichen Öffnung. Die Stents werden im Regelfall im Rahmen einer starren Bronchoskopie mit speziellem Instrumentarium platziert. Der wesentliche Vorteil der Silikonstents besteht in ihrer höheren Stützkraft und in der Tatsache, dass der Stent nicht vom Tumor durchwandert werden kann. Auch sind die Silikonstents nach Dumon deutlich preiswerter als Maschendrahtstents.

Probleme bereitet jedoch die oft sehr schwierige Wahl des korrekten Stentdurchmessers. Wenn die Größe des Stents nicht korrekt gewählt wird, entsteht ein starkes Fremdkörpergefühl mit erhöhter Gefahr der Dislokation. Gelegentlich werden Druckulzera der Bronchialwand beobachtet und bei längeren Silikonstents kann die Sekretelimination erschwert sein.

Maschendrahtstents stehen heutzutage in verschiedensten technischen Varianten zur Verfügung. Neben den selbstexpandierenden Maschendrahtstents (z. B. „Wall-Stent") werden ballongroßexpandierte Stents (z. B. „Strecker-Stent") verwendet. Neuerdings gibt es auch Maschendrahtstents aus thermoplastischen Legierungen (z. B. „Memotherm"). Die meisten Maschendrahtstents können relativ einfach, evtl. sogar im Rahmen einer flexiblen Bronchoskopie ohne Verwendung des starren Instrumentariums platziert werden. Meist lässt sich problemlos ein einfacher Sitz erzielen, sodass der Fremdkörperreiz gering ist und auch das Risiko der Dislokation im Vergleich zu Silikonstents vermindert ist.

Die meisten Maschendrahtendoprothesen stehen jedoch den Silikonstents in ihrer Expansionskraft deutlich nach. Bei den einfachen Maschendrahtstents kann der Tumor in die Prothese einwachsen und sich eine erneute Stenose entwickeln. Daher werden in letzter Zeit zunehmend ummantelte Maschendrahtendoprothesen erprobt.

Vor allem die selbstexpandierenden Maschendrahtstents eignen sich gut für eine Kombination mit einer Brachytherapie, da die Prothese auch bei einer Tumorregression durch die Brachytherapie weiterhin ihren festen Sitz behält. Bei der Stenosierung eines Maschendrahtstents durch einwachsendes Tumorgewebe kann dieses bronchoskopisch reseziert werden. Allerdings ist die Anwendung des Nd-YAG-Lasers in dieser Situation mit erhöhten Risiken verbunden, sodass sich in diesen Fällen Kryotherapie, Elektrokauter oder Argonbeamer empfehlen (39, 40, 135).

10.9.4 Differenzialindikation

Entscheidend für die Wahl des individuell in Frage kommenden endobronchialen Therapieverfahrens sind in erster Linie die lokalen Gegebenheiten der Atemwegsobturation und der Schweregrad der Symptomatik und damit die Dringlichkeit einer kurzfristigen Wiedereröffnung. Höhergradige Atemwegsstenosen oder Verschlüsse durch kurzstreckiges exophytisches Tumorwachstum stellen die typische Indikation für die Laserresektion dar.

Intramurales Tumorwachstum oder Bronchuskompression durch peribronchiale Tumormassen können sowohl durch Stentimplantation als auch durch Einleitung einer Brachytherapie behandelt werden. Da der Therapieeffekt bei der Brachytherapie nur verzögert einsetzt, muss in solchen Fällen bei akuter schwerer Stenosesymptomatik eine initiale Endoprothesenimplantation erfolgen. In allen anderen Fällen sowie nach erfolgter Endoprothesenimplantation kann eine Brachytherapie durchgeführt werden.

In der Regel erfordern Obturationen der zentralen Atemwege den kombinierten und zeitlich aufeinander abgestimmten Einsatz verschiedener rekanalisierender Methoden. Mit Ausnahme von Notfalleingriffen sollte diese Therapie daher in bronchologischen Zentren erfolgen, in denen die personellen und instrumentellen Voraussetzungen für alle gängigen bronchoskopischen Rekanalisierungsverfahren vorliegen (23, 61).

10.10 Nachsorge

Zum Zeitpunkt der Diagnosestellung können nur etwa 30% der Patienten einer kurativen chirurgischen Behandlung zugeführt werden. Unterschieden werden muss zwischen der poststationären pneumologisch-onkologischen Betreuung, die die ambulante Therapieüberwachung bei laufender Strahlen- oder Zytostatikatherapie einbezieht, und der „echten" Tumornachsorge.

Ziele der poststationären Betreuung ist die Begleitung des Patienten unter Beachtung der durchgeführten Therapie sowie möglicher postoperativer Komplikationen. Hierzu zählen neben Komplikationsfolgen nach der Operation, wie Pleuraempyem, bronchopleuraler Fistel, anatomische Veränderungen infolge des Eingriffs und der Schmerzen, die kardiorespiratorische Insuffizienz infolge der Einbuße an funktionellem Lungengewebe oder der Verschlechterung bestehender Lungenerkrankungen. Die Nebenwirkungen einer Strahlen- oder Chemotherapie müssen erfasst werden und nehmen auf die Behandlung Einfluss.

Ziel der Nachsorge ist das rechtzeitige Erkennen lokoregionärer und Fernrezidive. Da zwischen Therapiefolgen und Tumorrezidiv häufig nur schwer unterschieden werden kann, kommen die der Primärdiagnostik entsprechenden Untersuchungsverfahren zur Anwendung. Immer sollte dies jedoch aus dem Blickwinkel möglicher therapeutischer Konsequenzen erfolgen. Besondere Bedeutung kommt der Anamneseerhebung zu, um Symptome infolge der Therapie oder eines Rezidivs zu erfassen. Die Nachsorge wird auch beim Bronchialkarzinom in 3-monatlichen Abständen bis zum 3. Jahr durchgeführt, mit 6-monatlichen Abstände im 4. und 5. Jahr, dann jährlich. Bei erkanntem Rezidiv wird dieses Schema entsprechend modifiziert. Erfasst werden:

- Anamnese,
- klinische Untersuchung,
- Röntgenübersichtsbild des Thorax in 2 Ebenen sowie
- ergänzende Untersuchungen (symptombezogen).

Die *radiologische Diagnostik* beschränkt sich beim symptomfreien Patienten auf Thoraxröngenübersichtsaufnahmen in 2 Ebenen. Nur bei Auffälligkeiten werden ergänzende bildgebende Verfahren durchgeführt. Eine Bronchoskopie ist bei angegebener Symptomatik oder auffälligem Untersuchungsbefund angezeigt (107). Eine systematische Suche nach Fernmetastasen erscheint nicht sinnvoll, da sich kurative Perspektiven kaum ergeben. Dies gilt auch vor dem Hintergrund der Belastung des Patienten und der Kostenersparnis. Diese Beschränkung ist am medizinisch erreichbaren Nutzen für den Patienten orientiert (45). Sie schließt eine enge Kooperation von Hausärzten, niedergelassenen Fachärzten und Klinikern mit ein.

Neben der kausalen Tumortherapie ist eine optimale *Schmerztherapie* zu gewährleisten. Patienten mit chronischen Schmerzen werden häufig nicht ausreichend mit Schmerzmitteln versorgt. *Psychosoziale Unterstützung* und Beratung sowie psychologische und spirituelle Begleitung ergänzen die Schmerztherapie gemäß den Bedürfnissen des Patienten. Dabei hat eine gelungene Kommunikation zwischen Therapeut, Patient und Angehörigen entscheidende Bedeutung. So müssen Therapieziel und -plan unter Berücksichtigung der individuellen Bedürfnisse und Möglichkeiten festgelegt werden. Die pharmakologische Therapie erfolgt gemäß den WHO-Richtlinien zur Tumorschmerztherapie. Wichtig ist, dass nicht nur der Schmerz, sondern das Gesamtbeschwerdebild des Erkrankten behandelt wird.

Interdisziplinäre Leitlinie der Deutschen Krebsgesellschaft

Therapie des nichtkleinzelligen Lungenkarzinoms

Als nichtkleinzellige Karzinome werden alle Lungenkarzinome zusammengefasst, die keine kleinzelligen Anteile enthalten und nicht typischen Karzinoidtumoren entsprechen. Bei diesen Tumoren sind für die Prognose und für therapeutische Entscheidungen die anatomische Ausbreitung des Tumors (TNM-System), der Leistungsindex (Karnofsky, ECOG) und die funktionellen Reserven des Patienten die wichtigsten Größen. Vor jeder Behandlung stehen die histologische Verifikation und Typenbestimmung des Tumors, die Klärung der Tumorausbreitung und das interdisziplinäre Konsilium.
Die Therapie der Wahl bei einem nichtkleinzelligen Lungenkarzinom besteht in der potenziell kurativen Operation: Dies bezieht sich auf die Stadien I und II und bei nicht infiltrierend wachsenden Lymphknotenmetastasen in Verbindung mit postoperativer Strahlentherapie auch auf das Stadium IIIA (Abb. 10.**L1–3**). Eine primäre Operation ist jedoch nur bei 25–30 % aller Patienten möglich. Im Stadium IIIA mit Lymphknotenmetastasen sowie im Stadium IIIB dominiert die Radiotherapie. In den letzten Jahren tritt bei diesen Patienten der multimodale Therapieansatz mehr und mehr in den Vordergrund. Bei gering ausgeprägtem und vermutlich technisch vollständig resektablen N2 konkurrieren primäre Operation und Nachbestrahlung mit einem neoadjuvanten Therapieansatz und anschließender Operation. Das neoadjuvante Konzept mit initialer Chemotherapie oder Chemo-/Radiotherapie und anschließender Operation hat sich in der fortgeschrittenen N2-Situation („bulk N2") bzw. im Stadium IIIB weitgehend durchgesetzt. Im disseminierten Stadium IV dominiert die Chemotherapie als palliative Behandlung, z. T. ergänzt durch die Radiotherapie.

Therapie

Chirurgische Therapie

Die chirurgische Therapie von Lungenkarzinomen muss bewährten Richtlinien folgen, welche dem jeweiligen Tumorstadium angemessen sind. Als operative Standardverfahren gelten die Lobektomie einschließlich ihrer Modifikationen mit angio-, bronchoplastischer oder Manschettenresektion, die Bilobektomie und die Pneumonektomie, während Lappenteilresektionen nur als Ausnahme vorgenommen werden sollten. Die Entscheidung zur erweiterten Pneumonektomie unter Mitnahme benachbarter Strukturen (Brustwand, Herzbeutel, Vorhof usw.) wird der intraoperativ angetroffenen onkologischen Situation angepasst. Hierzu gehört auch die Erweiterung in die Bereiche der unteren Trachea (Bifurkationsresektion) und der V. cava superior. Es muss bei der Operation immer eine systematische interlobärre und mediastinale Lymphknotendissektion durchgeführt werden.
Neben der kurativen Zielsetzung kommen chirurgische Maßnahmen mit palliativer Wirkung zum Einsatz, auch wenn damit keine Heilung erreicht werden kann. Indikationen sind:

1. Tumorblutungen,
2. poststenotische Komplikationen,
3. unbeeinflussbare Schmerzen bei Tumoreinbruch in die Brustwand nach Versagen anderer Therapieverfahren,
4. evtl. Metastasen (z. B. Osteolysen im Bereich der Extremitäten sowie Hirnmetastasen).

Palliative operative Maßnahmen erfolgen häufig kombiniert mit der Radiotherapie, Stentimplantationen und anderen Verfahren.

Radiotherapie

Die Radiotherapie wird primär als Behandlungsmodalität in den Stadien I und II mit pozentiell kurativer Intention eingesetzt, wenn eine Operation vom Patienten verweigert wird und wenn kardiorespiratorische Inoperabilität oder andere Kontraindikationen gegen eine Operation vorliegen. Die präoperative Radiotherapie wird bei Pancoast-Tumoren empfohlen, sie wird bei sonstigen Karzinomen im Stadium IIIA, B in Verbindung mit der Chemotherapie in klinischen Studien geprüft. Teildosis-Bestrahlungen können postoperativ durch eine Aufsättigungs-Radiotherapie ergänzt werden (Sandwich-Methode).
Bei Patienten mit mediastinaler Metastasierung (pN2 und 3) wird eine postoperative Radiotherapie vorgenommen, sie kommt auch bei fraglich oder nicht vollständig resezierten pT3- und pT4-Tumoren in Betracht.
Für inoperable Patienten mit gutem Allgemeinzustand im Stadium III kann die Sequenz aus auf Platin basierender Chemotherapie und nachfolgender Radiotherapie als optimale Therapieform empfohlen werden. Die kombinierte, simultane Radio-/Chemotherapie hingegen bedarf noch weiteren Überprüfung.
An apparativen Voraussetzungen sind Hochvolt-Therapiegeräte gefordert. In der Regel handelt es sich um einen Linearbeschleuniger. Für palliative Zielsetzungen kann auch eine Therapie mit Kobalt-60 eingesetzt werden. In der Regel werden Linearbeschleuniger mit individueller Satellitentechnik verwandt. Der Zugriff auf eine Computertomographie für die Bestrahlungsplanung ist unerlässlich.

Chemotherapie

Der Stellenwert der Chemotherapie ist im Behandlungskonzept des nichtkleinzelligen Lungenkarzinoms in den vergangenen Jahren deutlich gestiegen. Dies gilt sowohl für die palliative Chemotherapie im Stadium IV als auch für den Einsatz der Chemotherapie in multimodalen Therapiekonzepten in den Stadien IIIA und IIIB.
Folgende Indikationsgruppen werden differenziert:

1. Bei gering ausgeprägten N2-Befall ist die Wirksamkeit einer Chemotherapie bisher sowohl neoadjuvant als auch adjuvant nicht gesichert. Es muss auf die zu erwartenden Ergebnisse noch laufender Studien verwiesen werden.
2. In der fortgeschrittenen N2-Situation bzw. im Stadium IIIB führt die präoperative Chemotherapie +/− Strahlentherapie zu pathologischen Vollremissionen des Primärtumors in 10–20 % und des Lymphknotenbefalls in 50–80 %. Dies ermöglicht in einem hohen Prozentsatz der Patienten eine anschließende vollständige Tumor-

resektion. Derzeit vorhandene Studienergebnisse lassen den Schluss zu, dass hierüber eine Prognoseverbesserung mit Erhöhung der Langzeitüberlebensrate für diese Patienten erreicht wird.

3. Im nicht bestrahlungsfähigen Stadium IIIB und im Stadium IV verlängert die Gabe der Chemotherapie die mediane Überlebenszeit der Patienten im Mittel um 2 Monate und erhöht die 1-Jahres-Überlebensrate um ca. 10 %. Zudem führt sie in 50–60 % der Fälle zu einer Verbesserung der tumorassoziierten Symptomatik. Trotz der nachgewiesenen Effektivität muss die Auswahl der Chemotherapie (wenig intensive Monotherapie versus intensive Kombinationschemotherapie) im Individualfall von vorhandener Tumorsymptomatik, Allgemeinzustand des Patienten und der Einstellung des Patienten abhängig gemacht werden.
4. Ob die Chemotherapie in den lokalisierten Stadien des nichtkleinzelligen Lungenkarzinoms eine Senkung des Rezidivrisikos zu erreichen vermag, ist derzeit ungeklärt.

Möglichkeiten der endoskopischen Therapie (Tab. 10.**L1**)

Therapiemöglichkeiten in Abhängigkeit vom Tumorstadium

Stadium IA (T1N0M0) und Stadium IB (T2N0M0) (Abb. 10.**L1**)

Chirurgie

1. Bei auf einen Lungenlappen beschränktem Karzinom Lobektomie mit Sicherheitsabstand von mindestens 10 mm (Schnellschnittkontrolle der Absetzungsränder!),
2. Obere bzw. untere Bilobektomie bei lappenübergreifenden Tumoren sowie bei Ostiumtumoren mit Annäherung oder Übergreifen auf den distalen Bronchus intermedius,
3. Manschettenresektion bei Ostiumtumoren (Oberlappen, Segment 6),
4. Pneumonektomie, sofern angeführte Verfahren nicht zur kurativen Entfernung führen (lappenübergreifende Karzinome der linken Lunge, bronchoskopisch das Ostium von Segment 6 links besetzende Karzinome),
5. Segmentresektion, nur im Ausnahmefall bei stark eingeschränkter Lungenfunktion und peripherer Tumorlage.
6. Die kurative Operation schließt die möglichst vollständige Dissektion der regionären Lymphknoten (Station 2 beidseits, 3, 4 beidseits, 5 links, 6 links, 7, 8 beidseits, 9, 10 beidseits, 11 und 12) ein!

Radiotherapie

Primärtumor und Mediastinum, mindestens 50 Gy (Primärtumor bis 60–70 Gy), Einzeldosis nicht mehr als 2 Gy. Rückenmarksdosis nicht mehr als 40–42 Gy. Bei Oberlappentumoren auch Supraklavikulargruben in Bestrahlungsvolumen einschließen.

Chemotherapie

Keine Indikation.

Stadium IIA (T1N1M0) und Stadium IIB (T2N1M0) (Abb. 10.**L2**)

Tabelle 10.**L1** Möglichkeiten der endoskopischen Therapie

Bronchoskopie	
Verlegung durch Sekret	Absaugung
Abszedierende postobstruktive Pneumonie	Drainage durch Katheter/Stents
Blutung	mechanische Kompression, Laserkoagulation, lokale Applikation von Vasokonstriktiva und Gerinnungskomponenten, endobronchiale Blockade
Verlegung der Atemwege durch Tumor	mechanische Eröffnung, Kryosonden, Hochfrequenzdiathermie, Laser, Endoprothesen/Stents
Aerodigestive Fisteln	Endoprothesen/Stents
Endoluminale Hochdosis-Radiotherapie	
Photodynamische Lasertherapie	

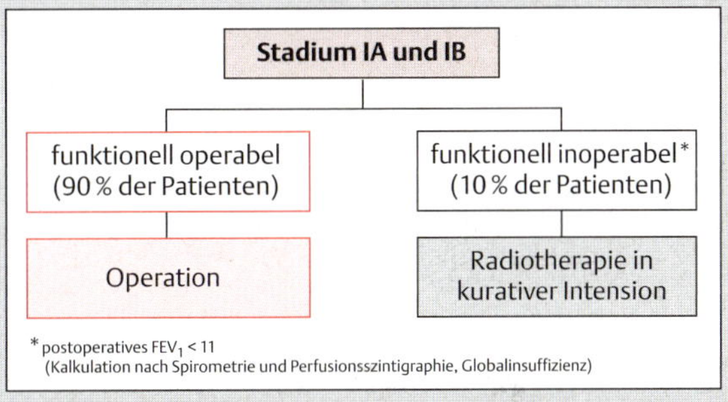

Abb. 10.**L1** Behandlungsstrategie beim nichtkleinzelligen Lungenkarzinoms im Stadium IA und IB.

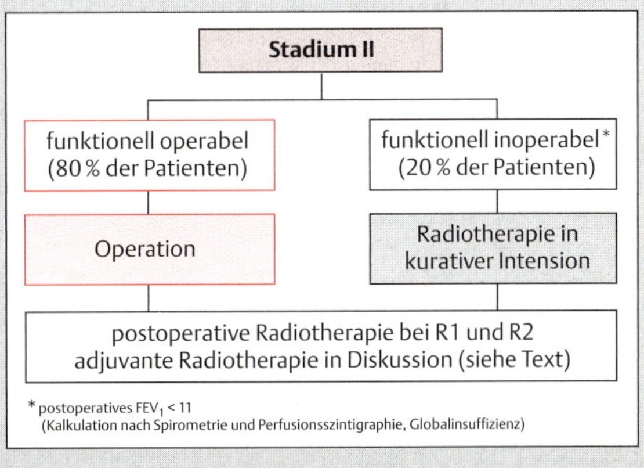

Abb. 10.**L2** Behandlungsstrategie beim nichtkleinzelligen Lungenkarzinoms im Stadium IIA und IIB.

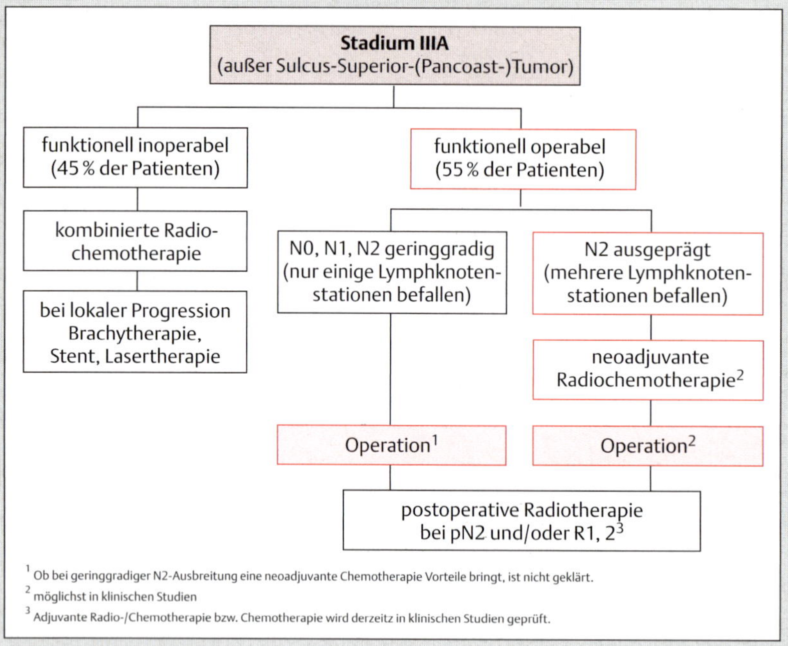

Abb. 10.**L3** Behandlungsstrategie beim nichtkleinzelligen Lungenkarzinoms im Stadium IIIA.

Chirurgie

Bei klinischem und computertomographischem Hinweis auf eine Infiltration der Pleura parietalis und angrenzender Strukturen der Brustwand ist die En-Bloc-Resektion erforderlich. Der Sicherheitsabstand zur vermuteten Invasionszone soll 2–3 cm betragen, d. h. mindestens ein Interkostalraum bzw. eine Rippenbreite. Bei histophatologischer Sicherung dieser Distanzen ist eine lokale Bestrahlung nicht erforderlich.
Bei T3 durch Hauptbronchusbefall mehr als 2 cm an der Carina: In Abhängigkeit des Befundes Manschettenresektion des rechten Oberlappens, Pneumonektomie mit plastischem Stumpfverschluss oder Manschettenpneumonektomie unter Resektion der Bifurkation.

Radiotherapie

Die Indikation zu adjuvanten Radiotherapie bei T3-Tumoren ist in der Diskussion. Sie empfiehlt sich bei Schwierigkeiten in der Differenzierung zwischen hilären und tracheobronchialen Lymphknotenmetastasen sowie bei Mitresektion von Pleura parietalis und angrenzenden Strukturen der Brustwand, sofern der Sicherheitsabstand geringer als 2–3 cm ist.

Chemotherapie

Ob eine zusätzliche adjuvante Chemotherapie das Rezidivrisiko senkt, ist nicht geklärt.
Stadium IIIA (T3N1M0, T1–3N2M0) (Abb. 10.**L3**)

Chirurgie

Restriktive Operationsindikation bei eingeschränkter Lungenfunktion und/oder Alter über 70 Jahre und/oder Lymphknotenmetastasen mit Kapseldurchbruch im oberen Mediastinum!

Bei T3 durch Brustwand-, Zwerchfell-, Perikard- oder mediastinaler Pleurainvasion: En-Bloc-Resektion!
Bei T3 durch Hauptbronchusbefall bis weniger als 2 cm von der Carina: Oberlappenmanschettenresektion, Pneumonektomie mit plastischem Stumpfverschluss, Manschettenpneumonektomie.

Radiotherapie und Chemotherapie

Ob eine neoadjuvante oder eine adjuvante Chemotherapie bzw. Chemo-/Radiotherapie die Prognose zu verbessern vermag, wird derzeit in klinischen Studien untersucht.
Bei Patienten mit fortgeschrittener N2-Situation liegt die 5-Jahres-Überlebensrate nach alleiniger Chirurgie unter 10 %. Hier scheint die Durchführung einer neoadjuvanten Chemo- oder Chemo-/Radiotherapie mit anschließender Operation die Prognose der Patienten signifikant verbessern zu können (5-Jahres-Überlebensraten in Phase-II-Studien ca. 30 %)

Stadium IIIB (jedes T N3M0, T4 jedes N M0) (Abb. 10.**L4**)
Die Durchführung der Chemotherapie führt zu einer statistisch signifikanten, wenn auch absolut gesehen relativ geringen Verlängerung der medianen Überlebenszeit und zu einer Erhöhung der 1-Jahres-Überlebensrate. Deshalb kann die Chemotherapie bei der Mehrzahl der Patienten als indiziert angesehen werden. Unklar ist die Frage, ob der Therapiebeginn bereits bei Diagnosestellung oder erst bei Vorhandensein von Tumorsymptomen oder beim Nachweis einer Progression erfolgen sollte

Sulcus-superior-(Pancoast-)Tumor

Sulcus-superior-Tumoren werden im Allgemeinen als T3 klassifiziert, können aber auch z. B. durch Infiltration von A. und V subclavia, unterem Plexusfaszikel oder Querfortsätzen T4-Tumoren entsprechen. Sie sind demnach dem Stadium IIIA oder IIIB zuzuordnen.

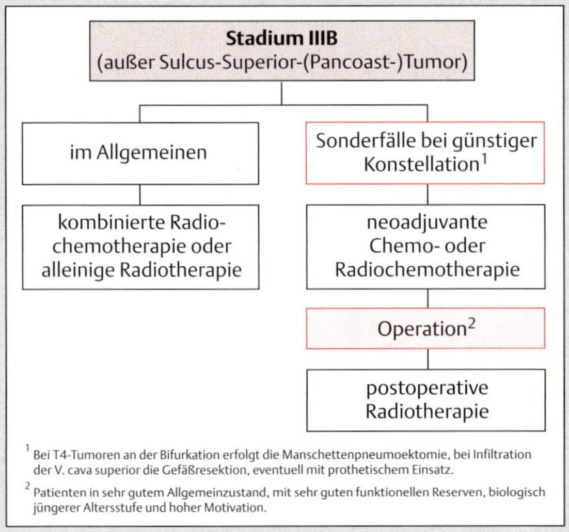

Abb. 10.**L4** Behandlungsstrategie beim nichtkleinzelligen Lungenkarzinoms im Stadium IIIB.

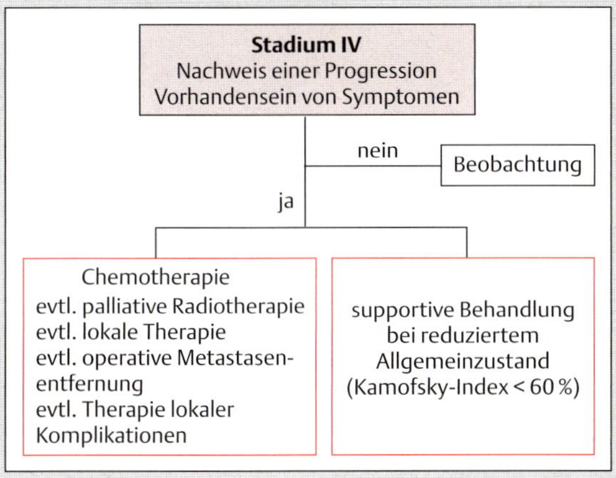

Abb. 10.**L5** Behandlungsstrategie beim nichtkleinzelligen Lungenkarzinoms im Stadium IV.

Präoperative Bestrahlung (40 Gy) – unmittelbar anschließende Resektion (Segmentresektion bei NO, Lappenresektion bei N1, 2) ggf. mit Resektion von A. und V. subclavia, unterem Plexusfaszikel, Querfortsätzen – postoperative komplementäre Bestrahlung des Tumorgebiets bis 60 Gy, ggf. mit Nachbestrahlung des Mediastinums.

Stadium IV (jedes T jedes N M1) (Abb. 10.**L5**)
Die Auswahl der Therapie erfordert große onkologische Erfahrungen und sollte stets interdisziplinär diskutiert werden. Folgende Anhaltspunkte können als Empfehlungen gegeben werden:

1. Mediastinale N3-Situation und/oder technisch resektable T4-Ausbreitung: neoadjuvante Chemo- oder Chemoradiotherapie mit anschließender Operation bei Patienten mit guten funktionellen Reserven, hoher Motivation und biologisch jüngerer Altersstufe.
2. Weit fortgeschrittene nicht resektable Tumorausbreitung oder funktionelle Inoperabilität: In Abhängigkeit von Alter und Allgemeinzustand kombinierte Chemoradiotherapie oder alleinige Radiotherapie.
   Die Intensität der Therapie mit den verschiedenen Möglichkeiten der Monotherapie und Kombinationschemotherapie muss individuell entschieden werden.

Vorgehen bei Karzinoidtumoren

Bei typischen Karzinoidtumoren der Kategorie T1 und eventuell T2 sind wegen des nur geringgradigen histologischen Wachstums jenseits der makroskopischen Grenzen sparsame Resektionen im Gesunden (Segmentresektionen, Segmentmanschettenresektionen) durchaus gerechtfertigt, sofern eine Kontrolle der Resektionsgrenzen im Schnellschnitt erfolgt. Bei T1–3-N1–2-Tumoren erfolgt die Resektion entsprechend den Empfehlungen beim üblichen nichtkleinzelligen Lungenkarzinom.
Die lymphogene Metastasierung ist seltener als beim nichtkleinzelligen Lungenkarzinom. Bei unter 2 cm großen Tumoren ist nur in weniger als 5 % der Fälle mit regionären Lymphknotenmetastasen zu rechnen, bei größeren Tumoren steigt die Rate an Lymphknotenmetastasen auf 15 % und mehr an, weshalb eine Lymphknotendissektion wie bei sonstigen nichtkleinzelligen Lungenkarzinomen indiziert ist.
Atypische Karzinoidtumoren (gut differenzierte neuroendokrine Karzinome) sind wie die üblichen nichtkleinzelligen Karzinome zu behandeln.

Kleinzelliges Lungenkarzinom

Die hohe Proliferationsrate (Tumorverdopplungszeit 10–50 Tage) und die frühzeitige Disseminationstendenz bedingen für das unbehandelte kleinzellige Lungenkarzinom eine sehr ungünstige Prognose mit einer mittleren Überlebenszeit von 3–5 Monaten und einer 1-Jahres-Überlebensrate von etwa 4%. Das heterogene Tumorwachstum mit der schnellen Selektion therapieresistenter Zelllinien und die sich daraus ergebende ausgeprägte Neigung zu Rezidiven erfordern frühzeitige und intensive interdisziplinäre Therapiemaßnahmen.

Stadieneinteilung und Prognosefaktoren

Die Tumorausbreitung bei Behandlungsbeginn stellt den wesentlichsten prognosebestimmenden Parameter dar. Beim kleinzelligen Lungenkarzinom wurde von der Veterans Administration Lung Cancer Study Group (VALG) für die klinische Anwendung, da die Tumorausdehnung häufig schon bei Diagnosestellung weiter fortgeschritten ist, eine Einteilung in das auf einen Hemithorax begrenzte Stadium „limited disease" (25–30%) und das Stadium „extensive disease" (60–70%) mit schon weitergehender Metastasierung vorgeschlagen (Tab. 10.**L2**).
Diese alte Einteilung wird in Zukunft zugunsten der TNM-Klassifikation verlassen werden. Da sie jedoch gegenwärtig noch sehr häufig verwendet wird, wird sie aufgeführt und ein Bezug zu den verschiedenen Stadien nach dem TNM-System dargestellt (Tab. 10.**L2**). Die letzte Fassung der TNM-Klassifikation wurde im Hinblick auf ihre Anwendbar-

Tabelle 10.L2 Stadieneinteilung bei kleinzelligem Lungenkarzinom
(LD = Limited disease, ED = Extensive disease, VDL = Very limited disease)

		VAL (Zelen 1974)	IASLC (Stahel et al. 1989)	Havemann u. Wolf (1991)
Stadium IA	T1N0M0	LD	LD	VLD
Stadium IB	T2N0M0			
Stadium IIA	T1N1M0	LD	LD	VLD
Stadium IIB	T2N1M0	LD	LD	VLD
	T3N0M0: ohne Infiltration der Brustwand, ohne Sulcus-Superior-Syndrom, ohne Phrenikusphase	LD	LD	VLD
	T3N0M0: ohne Infiltration der Brustwand, ohne Sulcus-Superior-Syndrom, mit Phrenikusphase	ED	LD	VLD
	T3N0M0: mit Infiltration der Brustwand, ohne Sulcus-Superior-Syndrom	ED	LD	LD
Stadium IIIA	T1N2M0	LD	LD	LD
	T3N1, 2M0: ohne Infiltration der Brustwand, ohne Phrenikusparese, kein Sulcus-Superior-Tumor	LD	LD	LD
	T3N1, 2M0: mit Infiltration der Brustwand oder mit Phrenikusparese oder Sulcus-Superior-Tumor	ED	LD	LD
	Jedes T, N3M0: LK-Metastasen hilär kontralateral	LD	LD	LD
	Jedes T, N3M0: LK-Metastasen mediastinal kontralateral	ED	LD	LD
	Jedes T, N3M0: LK-Metastasen supraklavikulär ipsilateral[a]	LD	LD	ED I
	Jedes T, N3M0: LK-Metastasen supraklavikulär kontralateral[a]	ED	LD	ED I
	T4 jedes N M0: Ohne malignen Pleura- und ohne malignen Perikarderguss, ohne diskontinuierlichen ipsilateralten Pleurabefall (Pleurakarzinose), ohne Infiltration großer Gefäße[b]; ohne V.-cava-Syndrom, ohne Rekurrensparese	LD	LD	LD
	T4 jedes N M0: mit Infiltration großer Gefäße[b]	ED	LD	LD
	T4 jedes N M0: mit V.-cava-Syndrom oder Rekurrensparese	LD	LD	ED I
	T4 jedes N M0: mit malignem Pleura- oder Perikarderguss oder mit diskontinuierlichem ipsilateralem Pleurabefall (Pleurakarzinose)	ED	LD	ED I
Stadium IV	Jedes T, jedes N, M1	ED	ED	EII

A: Fernmetastasen nur in einem Organ
B: Fernmetastasen in mehreren Organen
a Einschließlich Befall der Skalenuslymphknoten
b Als große Gefäße selten Aorta, V. cava superior, V. cava inferior, Truncus pulmonalis, intraperikardiale Anteile der rechten und linken Art. Pulmonalis sowie intraperikardiale Anteile
LK: Lymphknoten

keit auch beim kleinzelligen Karzinom konzipiert. Weiteren häufig schon prätherapeutisch einfach zu erfassenden klinischen und serologischen Parametern kommt ein teils gesicherter, teils wahrscheinlicher Einfluss auf die Krankheitsprognose zu (UICC: Prognostic Factors in Cancer, 1995). Außerdem beeinflusst das Ansprechen auf die Therapie die Prognose der Patienten.

Therapie

Wegen seiner schnellen Zellproliferation und der Tendenz zur frühzeitigen lymphogenen und hämatogenen Metastasierung sowie der hohen Sensibilität gegenüber der Chemotherapie stellt diese die führende Behandlungsmodalität dar. Bei noch lokoregionärer Ausdehnung werden lokale Therapieverfahren wie die Radiotherapie (Stadien I–III) und die chirurgische Behandlung (Stadien I + II) ergänzend mit potenziell kurativem Ziel eingesetzt.

Chemotherapie

Zytostatikakombinatinen weisen deutlich günstigere Ansprechraten als eine Monotherapie auf. Das Ergebnis von optimal dosierten 2er-Kombinationen ließ sich durch das Hinzufügen weiterer Substanzen nicht sicher verbessern. Als „Standardtherapie„gelten heute die Kombinationen Adriamycin/Cyclophosphamid/Vincristin (ACO), Epi-Adriamycin/Cyclophosphamid/Vincristin (EpiCO), Cisplatin/Etoposid (PE) und Carboplatin/Etoposid/Vincristin (CEV).
Mit jeweils einer dieser Kombinationen werden bei gutem Therapieansprechen 4–6 Zyklen im Abstand von jeweils 3 bis höchstens 4 Wochen appliziert. Die primär schon fest eingeplante alternierende oder sequenzielle Behandlung mit 2 verschiedenen Zytostatikakombinationen konnte bisher zu keiner signifikanten Verbesserung der Ergebnisse beitragen. Nur bei unzureichendem Ansprechen auf die Primärkombination nach 1 bis höchstens 2 Zyklen sollte auf eine nur partiell kreuzresistente Kombination (z. B. ACO – PE oder vice versa) gewechselt werden.
In der Regel wird die Behandlung nach maximal 6 Zyklen beendet und eine Therapiepause bis zur Progression eingelegt. Bei einer Teilremission nach 4 Zyklen oder keinem weiteren Ansprechen auf die Chemotherapie sollten bei limitierter Erkrankung die Möglichkeiten einer Operation mit anschließender Bestrahlung oder bei Nicht-Operabilität bzw. Nicht-Resektabilität die Durchführung einer frühzeitigen Bestrahlung in Betracht gezogen werden.
Eine Reduzierung der Chemotherapie-Intensität und die Gabe einer Monotherapie oder wenig intensiven Kombinationstherapie sind bei Patienten unter 75 Jahren mit einer Verschlechterung der Symptomkontrolle und einer Reduktion der Überlebenszeit verbunden.
Die Effektivität einer Dosissteigerung ist bisher nicht sicher belegt. Intensivierungen um den Faktor 1,5–2 mit und ohne hämatopoetische Wachstumsfaktoren führen weder bei „limited" noch bei „extensive disease" zu einer signifikanten Prognoseverbesserung. Der Stellenwert einer Hochdosisbehandlung wird derzeit geprüft.
Eine Erhaltungstherapie mit Zytostatika nach erreichter kompletter Remission verlängert das progressionsfreie Intervall marginal, verbessert aber nicht die medianen Überlebenszeiten oder die Langzeitüberlebensraten. Der Stellenwert immunologischer Therapiemaßnahmen (z. B. Interferone oder andere Zytokine) muss noch endgültig definiert werden.
Bei der überwiegenden Zahl der Patienten kommt es trotz initial gutem Therapieansprechen zum Rezidiv. Beim Auftreten eines Rezidivs nach Remission bleibt nur ein palliativer Therapieansatz. Beträgt das rezidivfreie Intervall weniger als 6 Monate, werden zur Primärtherapie alternative Zytostatika-Kombinationen appliziert. Nach einem therapiefreien Intervall von mehr als 9–12 Monaten kann das initial verwendete Behandlungsprotokoll erneut eingesetzt werden. Die Indikation zur Behandlung muss in diesem Situation individuell unter Berücksichtigung des Allgemeinzustandes und der Lebensqualität gestellt werden, da Remissionen bei höchstens 50 % der Patienten erwartet werden können und Vollremissionen sehr selten sind. Dementsprechend liegen die medianen Überlebenszeiten nach dem Auftreten eines Rezidivs in der Regel unter 6 Monaten.

Radiotherapie

Das kleinzellige Lungenkarzinom ist durch eine hohe Sensibilität gegenüber der Radiotherapie ausgezeichnet. Die Primärtumorbestrahlung nach Ende der Chemotherapie verbessert signifikant die Überlebenszeiten der Patienten und den Anteil der 2 Jahre und länger rezidivfrei überlebenden Patienten.
Das radiotherapeutische Zielvolumen richtet sich nach dem aktuellen Tumorvolumen. Im Anschluss an die Chemotherapie schließt es das Mediastinum immer, die Supraklavikularregion nur elektiv ein. Daraus resultiert eine Reduktion des gesamten Bestrahlungsvolumens. Eine Dosis von 45–50 Gy (Einzelfraktion 1,8 Gy) sollte nicht unterschritten werden.
Bisher erfolgt die thorakale Bestrahlung in der Regel nach Beendigung der Chemotherapie. Alternativ zur sequenziellen Behandlung kann die Bestrahlung parallel zur Chemotherapie durchgeführt werden. Bisher vorliegende Studien zeigen zum Teil einen Vorteil für die simultane Chemo-/Radiotherapie. Dieser wurde jedoch nur bei paralleler Gabe eines cisplatin- und etoposidhaltigen Chemotherapieprotokolls beobachtet. Andere Studien unter Verwendung von anthrazyklinhaltigen Protokollen zeigen keine positiven Effekte, aber eine erhöhte Toxizität. Ob eine Hyperfraktionierung der Strahlentherapie der konventionellen Fraktionierung überlegen ist, konnte bisher ebenfalls nicht definitiv gesichert werden.
Das Risiko eines zerebralen Rezidivs nach Induktion einer Vollremission beträgt 20–40 %, bei Langzeitüberlebenden liegt es noch deutlich höher. Bei etwa der Hälfte dieser Patienten ist gleichzeitig kein extrazerebrales Rezidiv nachweisbar. Es wird deshalb nach erreichter Vollremission eine adjuvante Schädelbestrahlung durchgeführt. Sie resultiert in einer signifikanten Reduktion der Hirnmetastasen-Rezidive von 30 auf unter 10 %. Nach einer neueren Meta-Analyse ist dies zusätzlich mit einem geringen Überlebensvorteil der Patienten vergesellschaftet. Die adjuvante Schädelbestrahlung wird im Regelfall in einer Dosierung von 30 Gy mit 1,8–2,0 Gy Einzelfraktion durchgeführt.

Chirurgie

Die alleinige Chirurgie stellt bei kleinzelligen Lungenkarzinomen eine unzureichende Behandlung dar. Für Untergruppen von Patienten mit limitierter Erkrankung könnte die Operation jedoch zur Prognoseverbesserung beitragen. Kandidaten zur Operation sind in erster Linie Patienten im Stadium „very limited disease" (UICC-Stadium I + II) ohne mediastinale Lymphknotenbeteiligung. Dies liegt bei weniger als 10 % der Patienten vor. In diesem Stadium werden mit operativer Resektion und anschließender Chemotherapie 5-Jahres-Überlebensraten von 50 % erreicht.
Patienten mit mediastinalem Lymphknotenbefall und lokal fortgeschrittener Erkrankung stellen im Regelfall keine Kandidaten für eine primäre Operation dar. Nicht gesichert ist derzeit, inwieweit eine operative Resektion nach neoadjuvanter Chemo-/Radiotherapie die Prognose dieser Patienten verbessern kann. Eine randomisierte Studie aus den 80er Jahren zeigte keinen Überlebensvorteil für die operierten Patienten, bestätigende Untersuchungen stehen hier jedoch aus. Eine Salvage-Operation sollte bei den Patienten in Betracht gezogen werden, bei denen es nach der Chemo- und Radiotherapie nicht zu der erwartenden Remission gekommen ist. Diese Patienten haben mit einiger

Wahrscheinlichkeit einen Mischtumor mit nichtkleinzelligen Karzinomanteilen und können von einer Resektion in hohem Maße profitieren.
Die Abgrenzung der Patienten, die einer Operation oder einer lokoregionären Radiotherapie zugeführt werden, bedarf einer großen individuellen onkologischen Erfahrung.
Generell gelten die gleichen Operationsverfahren wie bei der chirurgischen Therapie des nichtkleinzelligen Lungenkarzinoms. Standardoperationen sind die Lobektomie, die Bilobektomie sowie die Pneumonektomie. Parenchym sparende bronchoplastische und angioplastische Resektionsverfahren werden zur Vermeidung einer Pneumonektomie eingesetzt, da die eventuell notwendige Hydratationstherapie im Rahmen der postoperativen Chemotherapie (z. B. beim Einsatz von Cisplatin) nach Pneumonektomie problematisch ist. Bei hohem kardiopulmonalem Risiko ist die Segmentresektion vertretbar. In jedem Fall wird eine subtile mediastinale Dissektion durchgeführt.

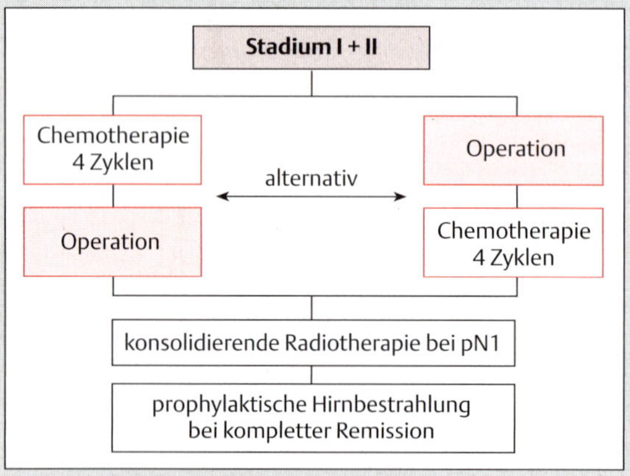

Abb. 10.**L6** Behandlungsstrategie in den Stadien I und II des kleinzelligen Lungenkarzinoms.

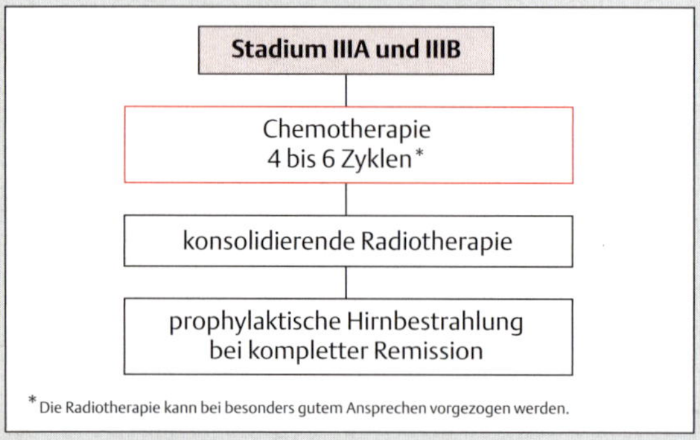

Abb. 10.**L7** Behandlungsstrategie in den Stadien IIIA und IIIB des kleinzelligen Lungenkarzinoms.

Therapieentscheidung nach Tumorstadium

Stadium limited disease (Stadien I–IIIB nach UICC)

Im Stadium „limited diesease“ besteht prinzipiell ein kurativ orientierter Therapieansatz.
Bei sehr begrenzter Tumorausdehnung (T1–2 N0–1 M0, entsprechend Stadien I und II) (Abb. 10.**L6**) kann eine primäre Operation erfolgen. Dies gilt ganz besonders bei feingeweblich noch nicht gesichertem „peripherem Lungenrundherd“. Eine adjuvante Chemotherapie mit 4 Behandlungskursen wird immer empfohlen. Eine postoperative Radiotherapie ist bei nachgewiesenem Lymphknotenbefall notwendig. Bei pN0 wird wie beim nichtkleinzelligen Lungenkarzinom keine postoperative Radiotherpie durchgeführt. Die „prophylaktische Schädelhirnbestrahlung“ wird nach kompletter lokaler Remission empfohlen, wenn sie für den Patienten als zumutbar erscheint. Bei diesem Vorgehen liegen nach R0-Resektion die 5-Jahres-Überlebensraten zwischen 40 und 50%.
Alternativ kann zunächst auch eine Induktionschemotherapie mit 4 Kursen durchgeführt werden. Nach Erreichen einer Remission erfolgen die Operation und anschließend die adjuvante Radiotherapie. Zu diesem Vorgehen liegen bisher nur wenige Daten vor. Unterschiede zur primären Operation werden nicht erwartet.
Wenn eine Operation nicht vorgesehen ist, orientiert sich die Therapie an den Stadien IIIA+IIIB.
Im weiter fortgeschrittenden Stadium „limited disease“ (mehr als T2 oder mehr als N1, entsprechend Stadium IIIA oder IIIB) (Abb. 10.**L7**) wird unmittelbar nach Stellen der Diagnose eine Chemotherapie eingeleitet. Immer folgt eine konsolidierende Radiotherapie.
Im Rahmen prospektiver Studien kann nach kompletter Remission der Lymphknotenmetastasen (RE-Mediastinoskopie) auch die Resektion des Residualtumors in Frage kommen.
Im Stadium „limited disease“ ist der gegenwärtige therapeutische Standard nach wie vor die Durchführung von 4–6 Chemotherapiezyklen mit einer anschließenden konsolidierenden Primärtumorbestrahlung mit 45–50 Gy in konventioneller Fraktionierung. Hierüber werden Remissionsraten von 80–90% mit 50–60% Komplettremissionen erreicht. Die medianen Überlebenszeiten liegen zwischen 14 und 18 Monaten, die 3-Jahres-Überlebensraten bei 10–20%. Ca. 10–20% der Patienten können als rezidivfreie Langzeitüberlebende betrachtet werden.
Alternativ zum Standardvorgehen kann die Strahlentherapie auch parallel mit einer cisplatin- und etoposidhaltigen Chemotherapie in konventioneller oder hyperfraktionierter Form durchgeführt werden. Hierüber ist eine Prognoseverbesserung zu erhoffen, die jedoch bisher nicht definitiv bestätigt ist. Innovative und derzeit noch nicht definitiv beurteilbare Therapieansätze sind die Durchführung der Hochdosistherapie und die Gabe einer neoadjuvanten Chemo-/Radiotherapie mit anschließender operativer Resektion bei lokal fortgeschrittenem Tumor.

Stadium „extensive disease“ (Stadium IV nach UICC)

Nach Abschluss der Diagnostik befinden sich mindestens 60% der Patienten in diesem Stadium. Für sie existiert kein kurativer Therapieansatz.Auch in diesem Stadium ist die zytostatische Therapie mit primär palliativem Ziel indiziert. Sie führt bei den meisten Patienten zu einer Reduzierung

Stadium IV

Chemotherapie
4 bis 6 Zyklen*

Radiotherapie
simultan oder sequenziell am "Ort der Not"

Abb. 10.**L8** Behandlungsstrategie in disseminierten Stadien IV des kleinzelligen Lungenkarzinoms.

der klinischen Symptome, zu einer Verlängerung der Überlebenszeit und zu einer Verbesserung der Lebensqualität. Prinzipiell kommen ähnliche Kombinationen wie bei kurativer Zielsetzung infrage, da auch hier die Prognose durch das Erreichen der Vollremission verbessert werden kann. Das Verhältnis Nutzen/Nebenwirkungen muss hier jedoch wie bei den nichtkleinzelligen Lungenkarzinomen besonders berücksichtigt werden.
Trotz Ansprechraten bis 80 % können aber nur 15–30 % Vollremissionen erwartet werden. Die medianen Überlebenszeiten im Stadium „extensive disease" liegen bei 8–12 (nach kompletter Remission bei 12–16) Monaten, nur wenige Patienten überleben 2–3 Jahre. Die Radiotherapie wird ergänzend „am Ort der Not" bei einer Metastasierung, besonders in das Skelett oder das Gehirn, eingesetzt.
Eine palliative Operation kommt nur in besonderen Fällen in Betracht. Die Chirurgie kann eine Bedeutung haben bei Tumorblutungen oder septischen Komplikationen. Bei drohender oder eingetretener pathologischer Fraktur kann eine stabilisierende Operation in Erwägung gezogen werden. Die Belastung durch eine Operation muss dabei immer in Relation zur Biologie des Tumors und den in dieser Situation bestehenden Überlebenschancen bewertet werden.

Literatur

1. Drings P, Hrsg. Therapeutische Standards. Lungenkarzinom. Qualitätssicherung in der Onkologie 4.1. München Bern Wien New York: Zuckschwerdt; 1996
2. Hermanek P, Hrsg. Diagnostische Standards. Lungen-, Magen-, Pankreas- und kolorektales Karzinom. Qualitätssicherung in der Onkologie 3.1. München Bern Wien New York: Zuckschwerdt; 1995

Literatur

1. A Collaborate Study: Preoperative irridiation of cancer of the lung: final report of a therapeutic trial. Cancer 1975; 36: 914
2. Abrams HL, Spiro R, Goldstein N. Metastasis in carcinoma: analysis of 1000 autopsied cases. Cancer 1950: 3:74
3. Al-Kattan K, Cattalani L, Goldstraw T. Bronchopleural fistula after pneumonectomy with a hand suture technique. Ann Thorac Surg 1994: 58: 1433
4. American Joint Committee on Cancer. AJCC Cancer staging manual, 5th ed. Philadelphia: Lippincott/Raven; 1997
5. Asamura H, Naruke T. Lung carcinoma. In: Hermanek F, Gospodarowicz MK, Henson DE, Hutter RVP, Sobin LH, eds. Prognostic factors in cancer. Berlin Heidelberg New York Tokyo: Springer; 1995
6. Bailey CC, Betts RH. Cardiac arrythmias following pneumonectomy. N Engl J Med 1943: 229: 356
7. Bailey chronische Pankreatitis, Schechter DC, Folk FS. Extending operability in lung cancer involving the heart and great vessels. Ann Thorac Surg 1971: 11: 140
8. Bartlett RH: Pulmonary pathophysiology in surgical patients. Surg Clin North Am 1980: 60: 1323
9. Becher H. Wahrendorff. Passivrauchen und Lungenkrebs. Gegenwärtiger epidemiologischer Kenntnissstand nach Abschätzung des Effekts in der BRD. Dtsch. Ärtztebl 1994; 3352-3359
10. Bölcskei PL, Wagner M, Kaa A. Vorläufige Ergebnisse einer Studie zur arteriellen CO_2-Messung bei Laserresektionen im Tracheobronchialsystem unter Inject-Beatmung. Pneumologie 1993; 47: 389
11. Bölcskei PL, Wagner M, Russ G, Haberstumpf H. Neodym-YAG laser therapy on the trachea. Eur Respir J 1989; 2: 689
12. Bollen ECM, van Duin CJ, Theunissen PHMH, Grootenboer BE, Blijham GH. Mediastinal lymph node dissection in resected lung cancer: morbidity and accuracy of staging. Ann Thorc Surg 1993; 53: 961
13. Bolliger CT, Perruchoud AP. Functional evaluation of the lung resection candidate. Eur Respir J 1998; 11: 198–212
14. Bolton J, Weiman D. Physiology of lung resection. Clin Chest Med 1993;14: 293
15. Borrie J, Primary carcinoma of the bronchus: prognosis following surgical resection. Ass R Coll Surg Engl 1952; 10: 165
16. Boushy S, Billig D, North L, Helgason A. Clinical course related to preoperative and postopertive pumonary function in patients with bronchogenic carcinoma. Chest 1971; 59: 383
17. Bülzebruck H, Drings P, Kayser K, Schulz V, Tuengertal S, Vogt-Moykopf I. Classification of lung cancer: first experience with the new TNM classification. 4th ed. Eur Respir J 1991b; 4: 1197–1206
18. Bülzebruck H, Krya A, Bauer E, Probst G, Drings P, Vogt-Moykopf I. Validation of the TNM classification (4th ed) for lung cancer – first results of a prospective study of 1086 patients with surgical treatment. Eur J Cardiothorac Surg 1991d; 5: 356–362
19. Bülzebruck H, Probst G, Vogt-Moykopf I. Validierung des TNM-Systems für das Bronchialkarzinom: Güte der klinischen Klassifikation, Wertigkeit diagnostischer Verfahren und prognostische Relevanz. Z Herz Thorax Gefäßchir 1989; 3: 195–298
20. Bunn PA. The treatment of non-small cell lung cancer. Current perspectives and controversis, future directions. Semin Oncol 1994; 21: 49–59
21. Burt ME Pomerantz AM, Bains MS. Results of surgical treatment of stage III lung cancer invading the mediastinum. Surg Clin North Am 1987; 67: 987
22. Chute CG, Greenberg ER, Baron J. Presenting conditions of 1539 population based cancer patients by cell type and stage in New Hampshire and Vermont. Cancer 1985: 56: 2107
23. Cortese DA, Edell ES. Role of phototherapy, laser therapy, brachytherapy, and prosthetic stents in the management of lung cancer. Clin Chest Med 1993; 14: 149 -159

24. Cotton RE. The bronchial spread of lung cancer. Br J Dis Chest 1959; 53: 142–150
25. Coughlin M, Deslauries J, Beaulieu M et al. Role of mediastinoscopy in pretreatment staging of patients with primary lung cancer. Ann Thorac Surg 1985; 40: 556
26. Cox JD, Azarnia N, Byhardt RW. A randomized phase I/II trial of hyperfractionated radiation therapy with total doses of 60.0 Gy to 79.2Gy. possible survival benefit with radiation therapy oncology group stage III non-small cell lung carcinoma. Report of Radiation Therapy Oncology group 83-11. J Clin Oncol 1990; 8: 1543
27. Daly BDT Jr,Faling LJ, Bite G et al. Mediastinal lymph node evaluation by computed tomography in lung cancer. An analysis of 345 patients grouped by TNM staging, tumor size ant tumor location. J Thorac Cardiovasc Surg 1987; 94: 664
28. Dartevelle PG, Khalife J, Chapelier A. Tracheal sleeve pneumonectomy for bronchogenic carcinoma: report of 55 cases. Ann Thorac Surg 1988; 46: 68
29. Dedhia HV, Lapp NL. Nd:YAG laser bronchoscopy: rigid or fiberoptic mode? Chest 1991; 100: 587–588
30. Deiraniya AK. Cardiac herniation following intrapericardial pneumonectomy. Thorax 1974; 59: 545
31. Deslauriers J, Beaulieu M, Benazera A. Sleeve pneumonectomy for bronchogenic carcinoma. Ann Thorac Surg 1979; 28: 465
32. Deutsche Gesellschaft für Pneumologie. Empfehlungen zur endobronchialen Lasertherapie. Pneumologie 1994; 48 (Suppl 1): 342–344
33. Dillmann RO, Seagren SL, Propert KJ et al. A randomized trial of induction chemotherapy plus high-dose radiation versus radiation alone in stage III non small cell lung cancer. N Engl J Med 1990; 323: 940–945
34. Doll R, Peto R. Mortality in relation to smoking: 20 years observing on male British doctors. BMJ 1976; 2: 1525–1536
35. Drings F, Hrsg. Therapeutische Standards Lungenkarzinom. Qualitätssicherung in der Onkologie 4.1. München Bern Wien New York: Zuckschwerdt: 1996
36. Drings P, Vogt-Moykopf I, Hrsg. Folgen der Therapie, Nachsorge und Rehabilitation. In: Thoraxtumoren – Diagnostik – Staging – gegenwärtiges Therapiekonzept. Berlin Heidelberg New York Tokyo: Springer; 1991: 493–501
37. Dudeck J, Wagnir G, Grundmann E, Hermanek P, Hrsg. Basisdokumentation für Tumorkranke, 4. Aufl. ADT Tumordokumentation in Klinik und Praxis 1. Berlin Heidelberg New York: Springer; 1994
38. Dumon JF. A dedicated tracheobronchial stent. Chest 1990; 97: 328–332
39. Ficker JH, Dertinger S, Rothe C, Keymling JN, Ell C, Hahn EG. Management of esophagotracheal fistula due to perforating esophageal metal wire stent using the tracheal „dynamic stent" and bucrylate sealing. The 8th World Congress for Bronchology and The 8th World Congress for Bronchoesophagology. June 12–15, 1995, Munich
40. Ficker JH, Fleig WE, Hahn EG. Management of long tracheal stenosis in esophageal cancer: use of a self-expanding metal wire stent. Eur Respir J 1993; 6: 548 (Abstract)
41. Finkelstein DM, Ettinger Ds, Ruckdeschel JC. Long term survivors in metastatic non-small cell lung cancer: an Eastern Cooperative Group study.J Clin Oncol 1986; 4: 702
42. Forrester-Wood C P. Bronchopleural fistula following pneumectomy for carcinoma of the bronchus. J Thorac Cardiovasc Surg 1980; 80: 406
43. Fox W, Scadding JG. Medical research council comparative trial of surgery and radiotherapy for primary treatment of small cell or oat cell carcinoma of the bronchus: ten year follow up. Lancet 1973; 2: 63
44. Freitag L, Molme M, Esker R. Implantation of 156 airway stents of seven types in 94 patients and development of a new dynamic stent. Am Rev Respir Dis 1992; 145: A509
45. Gallmeier WM, Keding G. Nachsorge bei Krebs-Patienten. Bisherige Konzepte, neue Trends, Forderungen für die Zukunft. Münch Med Wochenschr 1994; 136: 609–616
46. Gillams A,Roberts CM, Shaw P, Spiro SG, Goldstrw P. The value of CT scanning and percutaneous fine needle aspiration of adrenal masses in biopsy proven lung cancer. Clin radiol 1992; 46: 18
47. Ginsberg RJ, Rubinstein L. A randomised trial of lobectomy vs limited resection for patient with T1N0 non-small cell lung cancer. Ann Thorac Surg 1995: 60: 615–622
48. Glazer HS, Duncan-Meyer J, Aronberg DJ, Moran JF, Levitt RG, Sagel SS. Pleural and chest wall invasion in bronchogenic carcinoma. CT evaluation. Radiology 1985; 157: 191
49. Glazer HS, Kaiser LR, Anderson DJ, et al. Indeterminate mediastinal invasion in bronchogenic carcinoma: CT evaluation. Radiology 1989; 173: 37
50. Goldman L, et al. Multifactorial index of cardiac risk in noncardiac surgical procedures. N Eng J Med 1977; 297: 845
51. Gross BH, Glazer GM, Orringer MB, Spizarny DL, Flint A. Bronchogenic carcinoma metastatic to normal sized lymph nodes: frequency and significance. Radiology 1988; 166: 71
52. Hata E, Hayakawa K, Miyamoto H, Hayashida R. Rationale for extended lymphadenectomy for lung cancer. Theor Surg 1990, 5: 19
53. Hermanek F. Evaluation of new prognostic factors in oncology. Virchows Arch 1995; 427: 335–336
54. Hermanek P, Gospodarowicz MK, Henson DE, Hutter RVP, Sobin LH, eds. Prognostic factors in cancer. Berlin Heidelberg New York Tokyo: Springer; 1995. Mountain CF. Lung cancer staging: 1997 revisions. In: Antypas G, ed. 2nd International Congress on Lung Cancer, Crete, Greece, November 9–13, 1996. Bologna: Monduzzi; 1996
55. Hermanek P, Wittekind Ch. Residual tumor (R) classification and prognosis. Semin Surg Oncol 1994; 10: 12–20
56. Hermanek P, Wittekind Ch. Seminar: The pathologist and the residual tumor (R) classification. Pathol Res Pract 1994; 190: 115–123
57. Hoffmann E. Die Abflusswege der Lungenlymphe und ihre Bedeutung für die Ausbreitung maligner Tumoren. Bruns Beitr. Klin Chir 1959; 199
58. Huber RM, Fischer R, Hautmann H, et al. Palliative endobronchial brachytherapy for central lung tumors. A prospective randomized comparison of two fraction schedules. Chest 1995; 107: 463–470
59. IARC. IARC monographs on the evaluation of carcinogenic risks to humans, vol 38 tobacco smoking IARC, Lyon; 1986
60. Ishida T, Yano T, Maeda K. Strategy for lymphadenopathy in lung cancer 3 cm or less in diameter. Ann Thorac Surg 1991; 50: 708
61. Jacobson MJ, LoCicero J. Endobronchial treatment of lung carcinoma. Chest 1991; 100: 838–841
62. Jawrowski A, Goldberg SK, Walkenstein MD et al. Utility of immediate postlobectomy fiberoptic bronchoscopy in preventing atelectasis. Chest 1988: 94: 38
63. Jeleseijevic V, Müller KM, Achatzky R, Dittrich H. Bronchoskopische Vorsorgeuntersuchungen bei disponierten Krankheitsgruppen Vortrr. 10. Kongr. Dtsch Ges. f..Endoskopie; Essen: 1977
64. Jeremic B, Shibato Y, Acimovic, et al. Hyperfractionated radiation therapy with or without concurrent low-dose daily carboplatin/etoposide for stage III non-small cell lung cancer: a randomized trial. J Clin Oncol 1996; 14: 1065–1070
65. Kaplan DK, Whyte RJ, Donnelly RD. Pulmonary resection using automatic stapling devices. Eur J Cardiothorac Surg 1987; 1: 152
66. Kittle CF. Atypical resection of the lung: bronchoplasties, sleeve resections and segmentectomies – their evolution and present status. Curr Probl Surg 1989; 26: 57
67. Knopp MV, Bischoff H. Positronenemissionstomographie. In: Drings P, Vogt-Moykopf, Hrsg. Thoraxtumoren – Diag-

nostik – Staging – gegenwärtiges Therapiekonzept. Berlin Heidelberg New York Tokyo: Springer; 1998: S191–201
68. Konietzko et.al. Pneumologie 1994; 48: 296–299
69. Krowka MJ, Pairolero PC, Trastek VE. Cardiac dysrhythmia following pneumonectomy. Chest 1987; 91: 490
70. Levett JM Darakijan HE, DeMeester TR. Bronchogenic carcinoma located in the aortic window: the importance of the primary lesion as a determinant of survival. J Thorac Cardiovasc Surg 1982, 83: 551
71. Lewis FR. Management of atelectasis and pneumonia. Surg clin North Am 1980: 67: 1391
72. Loddenkemper R. Criteria of functional operability in patients with bronchial carcinoma: preoperative assessment of risk and prediction of postoperative function. J Thorac Cardiovasc Surg 1983; 31: 334
73. Macchiariani P, Fontanini G, Hardin MJ et al. Blood vessel invasion by tumor cells predicts recurrence in completely resected T1N0M0 non-small-cell lung cancer. J Thorac Cardiovasc Surg 1993; 106: 80–89
74. Macha HN, Becker KO, Kemmer HP. Pattern of failure and survival in endobronchial laser resection. Chest 1994; 105: 1665–1672
75. Macha HN, Koch K, Stadler M. New technique for treating occlusive and stenosing tumours of the trachea and main bronchus; endobronchial irradiation by high-dose iridium-192 combined with laser recanalisation. Thorax 1987; 42: 511–515
76. Markos J, Mullan BP, Hillman DR, et al. Preoperative assessment as a predictor of mortality and morbidity after lung resection. Am Rev Respir Dis 1989; 139(4): 902–10
77. Martini N, Flehinger BJ. The role of surgery in N2 lung cancer. Surg Clin North Am. 1987; 67: 1037
78. Martini N, Wittes RE, Hilaris BS. Oat cell carcinoma of the lung. Clin Boll 1975: 5: 144
79. McLoud TC, Bourgouin PB, Greenberg RW. Bronchogenic carcinoma: analysis of staging in the mediastinum with CT by correlative lymph node mapping and sampling. Radiology 1992; 182: 319
80. Mehlhorn J. Berufsbedingte Lungenerkrankungen im Uranerzbergbau der ehemaligen SDAG Wismut. Atemw.-Lungenkrkh. 1992; 18: 414–419
81. Miller J. Physiologic evaluation of pulmonary function in the candidate for lung resection. J Thorac Cardiovasc Surg 1993: 105: 347
82. Miller JI, Chylothorax. In:Shields TW, ed. General thoracic surgery, 4th ed. Baltimore Williams & Wilkins 1994: 714
83. Mountain C. Clinical biology of small cell carcinoma. Relationship to surgical therapy. Semin Oncol 1978; 5: 272
84. Mowry FM, Reynolds EW. Cardiac rhythm disturbances complicating resection surgery of the lung. Ann Intern Med 1964; 61: 688
85. Muhm JR, Miller WE, Fontana RS, et al. Lung cancer detected during screening program using four month chest radiography Radiology 1983; 148: 609
86. Nagasaki F, Flehinger BJ, Martini N. Complications of surgery in the treatment of carcinoma of the lung. Chest 1982; 82: 25
87. Naruke T, Goya T, Tsuchiya R, Suemasu K. Prognosis and survival in resected lung carcinoma based on a new international staging system. J Thorac Cardiovasc. Surg 1988; 96: 440
88. Naruke T, Suemasu K, Ishikawa S. Lymph node mapping and curability at various levels of metastasis in resected lung cancer. J Thorac Cardiovasc Surg 1978; 76: 832
89. Nohl-Oser HC. An investigation of the anatomy of the lymphatic drainage of the lungs. Ann R Coll Surg 1972; 51: 157
90. Ochsner A, deBakey M. Surgical considerations of primary carcinomas of the lung: review of the literature and report of 19 cases. Surgery 1940; 8: 992
91. Okada M, Tsubota N, Joshimura M, Miyamoto J, Nakai R. Evaluation of TNM classification for lung carcinoma with ipsilateral intrapulmonary metastasis. Am Thorac Surg 1999; 68: 326–330
92. Olsen G, Block A, Tobias J. Prediction of postpneumonectomy pulmonary function using quantitative macroaggregate lung scanning. Chest 1974; 66: 13
93. Pairolero PC, Trastek VF, Payne WS. Treatment of bronchogenic carcinoma with chest wall invasion. Surg clin North Am 1987; 67: 959
94. Pearson FG, DeLarue NC, Ives R, Todd TRJ, Cooper JD. Significance of positive superior mediastinal nodes indentified at mediastinoscopy in patients with resectable cancer of the lung. J Thorac Cardiovasc Surg. 1982; 83: 1
95. Peters RM, Claussen JL, Tisi GM. Extending resectability for carcinoma of the lung in patients with impaired pulmonary function. Ann Thorac Surg 1978; 26: 250
96. Price TC. Conservative and extensive resection for carcinoma of the lung. Ann R Coll Surg Engl 1959; 24: 345
97. Puskas JD, Mathisen DJ, Grillo HC, et al. Treatment strategies for bronchopleural fistula. J Thorac Cadiovasc Surg 1995; 109: 989
98. Quint LE, Glazer GM, Orringer MB. Central lung masses: prediction with CT of need for pneumonectomy versus lobectomy. Radiology 1987; 165: 735
99. Ratto GB, Piacenca G, Frola C, et al. Chest wall involvement by lung cancer: computed tomographic detection and results of operation. Ann Thorac Surg 1991; 51: 182
100. Rodgers BM, Moulder PV, DeLaney A. Thoracoscopy: new method of early diagnosis of cardiac herniation. J Thorac Cardiovasc Surg 1979; 78: 623
101. Rösler JA. Woitowitz HJ. Asbesteinwirkung am Arbeitsplatz und Sterblichkeit an bösartigen Tumoren in der Bundesrepublik Deutschland. Schriftenreihe des Hauptverbandes der Gewerblichen Berufsgenossenschaften. Forschungsbericht Asbest IV 1993.
102. Ruckdeschel JC. Combined modality therapy of non-small cell lung cancer. Semin Oncol 1997; 24: 429–439
103. Sagman U, Maki E, Evans WKM, et al. Small-cell carcinoma of the lung: derivation of a prognostic staging system. J Clin Oncol 1991; 9: 1639–1649
104. Salviatierra A, Baamonde C, Llamas Jm, Cruz F, Lopez-Pujol J. Extrathoracic staging of bronchogenic carcinoma. Chest 1990; 97: 1052
105. Samsonov VA. Pervichno-mnozhestvennye opukholi pri rake legkogo (po dannym patologoanatomicheskikh vskrytii). Vopr Onkol 1999; 42: 93–95
106. Sause WT, Scott C, Taylor S. Preliminary results of a phase III trial in regionally advanced, unresectable non-small-cell lung cancer. J Natl Cancer Inst 1995; 87: 198–205
107. Schmid L. Nachsorge bei malignen Lungentumoren. Bay Internist 1996; 16: 34–41
108. Schuler JG. Intraoperative lobar torsion producing pulmonary infarction. J Thorac Cardiovasc Surg 1973; 65: 951
109. Schulz V. Präoperative Funktionsdiagnostik. In: Drings P, Vogt-Moykopf, Hrsg. Thoraxtumoren – Diagnostik – Staging – gegenwärtiges Therapiekonzept. Berlin Heidelberg New York Tokyo: Springer; 1991: S150
110. SEER Program. Code manual, rev ed, June 1992. Cunningham J, Ries L, Hankey B, Seiffert I, Lyles B, Shambaugh E, Percy C, van Holten V, eds. NIH Publ No 92–1999. National Cancer Institute, Bethesda, Seminars Surg Oncol 1992; 10: 12–20
111. Sheperd FA, Ginsberg RJ, Evans WK, et al. Reduction in local recurrence and improved survival in surgical treated patients with small cell lung cancer. J Thorac Cardiovasc Surg 1983; 86: 498
112. Sherman DM, Neptune W, Weichselbaum R, Order SE, Piro AJ. An aggressive approach to marginally resectable lung cancer. Cancer 1978; 41: 2040
113. Shields TW, Higgins GA, Matthews MG, Keehn RJ. Surgical resection in the management of small cell carcinoma of the lung. J Thorac Surg 1982; 84: 481

114. Shields TW, Humphrey EW, Eastridge CE, Keehn RJ. Adjuvant cancer chemotherapy after resection of carcinoma of the lung Cancer. 1977; 40: 2057
115. Shields TW, Ujiki GT. Digitalization for prevention of arrythmias following pulmonary surgery. Surg Gynecol Obstet 1968; 126: 743
116. Shinkai T, Eguchi K, Sasaki Y, et al. A prognostic-factor index in advanced non-small-cell lung cancer treated with cisplatin-containing combination therapy. Cancer Chemother Pharmacol 1992; 30: 1–6
117. Shure D, Fedullo PF. Transbronchial needle aspiration in the diagnosis of peribronchial and submucosal bronchogenic carcinoma Chest 1985; 88: 49
118. Soda H, Tomita H, Kohno S, Oka M. Limitation of annual screening chest radiography for the diagnosis of lung cancer: A retrospective study. Cancer 1993; 72: 2341
119. Speiser BL, Spratling L. Radiation bronchitis and stenosis secondary to high dose-rate endobronchial irradiation. Int J Radiat Oncol Biol Phys 1993; 25: 589–597
120. Stahel RA, Ginsberg R, Havemann K, et al. Staging and prognostic factors in small cell lung cancer: a consensus report. Lung Cancer 1989; 5: 119–126
121. Statistisches Bundesamt. Todesursachenstatistik 1968 bis 1995, Wiesbaden, 1997
122. Stephens RJ, Girling DJ, Bleehen NM, Moghissi K, Yosef HM, Machin D. The role of post-operative radiotherapy in non-small-cell lung cancer: a multicentre randomised trial in patients with pathologically staged T1–2, N1–2, M0 disease. Medical Research Council Lung Cancer Working Party. Br J Cancer 1996; 74: 632–639
123. Thomas M, Rübe C, Semik M, Junker K, von Eiff M. Neoadjuvante multimodale Therapie im Stadium IIIA des nichtkleinzelligen Bronchialkarzinoms. Dtsch med Wschr 1997; 122: 993–998
124. Tobler J, Levitt Rg, Glazer HS. Differentiation of proximal bronchogenic carcinoma from postobstructive lobar collapse by magnetic resonance imaging; comparison with computed tomography. Invest Radiol 1987; 22: 538
125. Torre M, Chiesa G, Ravini M, et al. Endoscopic gluing of bronchopleural fistula. Ann Thorac Surg 1990; 50: 695
126. UICC. TNM Classification of malignant tumours, 4th ed. Hermanek P, Sobin LH, eds. Deutsche Übersetzung: Hermanek P, Scheibe 0, Spiessl B, Wagner G, Hrsg. TNM-Klassifikation maligner Tumoren, 4. Aufl. Berlin Heidelberg New York Tokyo: Springer; 1987
127. UICC. TNM Supplement 1993. A commentary on uniform use. Deutsche Übersetzung: Hermanek F, Henson DE, Hutter RVP, Sobin LH, eds. Berlin Heidelberg New York Tokyo: Springer; 1993
128. UICC. TNM classification of mafignant tumours, 5th ed. Sobin LH, Wittekind Ch, eds. New York: Wiley & Sons. Deutsche Übersetzung: Wittekind C, Wagner G, Hrsg. TNM-Klassifikation maligner Tumoren, 5. Aufl. Berlin Heidelberg New York Tokyo: Springer; 1997a
129. UICC. TNM Atlas. Illustrated guide to the TNM/pTNM classification of malignant tumours, 4th ed. Hermanek F, Hutter RVP, Sobin LH, Wagner G, Wittekind C, eds. Deutsche Übersetzung: Hermanek F, Wagner G, Wittekind C, Hrsg. TNM-Atlas. Berlin Heidelberg New York Tokyo: Springer; 1997b
130. Ulsberger E, Karrer K, Denck H, ISC. Lung Cancer Group multimodality treatment for small cell bronchial carcinoma. Eur J Cardiothorac surg 1991; 5: 306
131. Underwood GH Jr, Hooper Rg, Axelbaum SG, Goodwin DW. Computed tomographic scanning of the thorax in the staging of bronchogenic carcinoma. N Engl J Med 1979; 300: 777
132. Van Houtte P, Rocmans P, Smets P, et al. Postoperative radiation therapy in lung cancer: a controlled trial after resection of curative design. Int J Radiat Oncol Biol Phys 1980; 6: 983–986
133. Vanderschueren RG, Westermann JRA, Westermann CJJ. Complications of endobronchial neodym-YAG (Nd-YAG) laser application. Lung 1990; 168 (suppl): 1089–1094
134. Venuta F, EndinaEa, Ciriaco P, et al. Computed tomography for preoperative assessment of T3 and T4 bronchogenic carcinoma. Eur J Cardiothorac Surg 1992; 6: 238
135. Vergnon JM, Costes F, Bayon MC, Emonot A. Efficacy of tracheal and bronchial stent placement on respiratory function tests. Chest 1995; 107: 741–746
136. Vester SR, FaberLP, Kittle CF, et al. Bronchopleural fistula after stapled closure of bronchus. Ann Thorac Surg 1991; 52: 1253
137. Vogt-Moykopf I, Lüllig H, Toomes H. Operativer Stand und Möglichkeiten beim Bronchialkarzinom. Onkologie 1980: 3: 112–117
138. Vogt-Moykopf I, Toomes H, Heinrich ST. Sleeve resection of the bronchus and pulmonary artery for pulmonary lesion. JPN J Surg 1982; 12: 311
139. Wagner G, Hermanek F. Organspezitische Tumordokumentation. ADT Tumordokumentation in Klinik und Praxis 2. Berlin Heidelberg New York Tokyo: Springer; 1995
140. Wahl RL, Quint LE, Greenough RL. Staging of mediastinal non-small cell lung cancer with EDG PET, CT, and fusion images: preliminary prospective evaluation. Radiology 1994; 191: 371–377
141. Watanabe Y, Shimizu J, Oda M, et al. Aggressive surgical intervention in N2 non small cell cancer of the lung. Ann Thoracic Surg 1991; 51: 253
142. Watanabe, Y, Shimizu J, Oda M, et al. Improved survival in left non-small cell N2 lung cancer after more extensive operative procedure. Thorac Cardiovasc Surgeon 1991; 39: 89
143. Weisenburger TH. Effects of postoperative mediastinal radiation on completely resected stage II and stage III epidermoid cancer of the lung. LCSG 773. Chest 1994; 106 (Suppl): 297S–301S
144. White CS, Templeton PA, Belani CP. Imaging in lung cancer. Semin Oncol 1993; 20: 142
145. Wolf M, Havemann K. Kleinzellige Bronchialkarzinome. In: Seeber S, Schütte J, Hrsg. Therapiekonzepte Onkologie, 2. Aufl. Berlin Heidelberg New York Tokyo: Springer: 1995
146. Wong PS Goldstraw P. Pulmonary torsion: a questionnaire survey and a survey of the literature. Ann Thorac Surg 1992; 54: 286
147. Yacoub MH, Williams WG, Ahmed A. Strangulation of the heart following intrapericardial pneumonectomy. Thorax 1968; 23: 261
148. Zelen M. Keynote adress on biostatistics and data retrival. Cancer Chemother Rep 1973; 3/4: 31–42

11 Primäre maligne Pleuratumoren

11.1 Epidemiologie

Die primären malignen Pleuratumoren nehmen schätzungsweise einen Anteil von 5% an allen tumorösen, pleuralen Neubildungen ein. Das diffuse maligne Pleuramesotheliom ist darunter die häufigste und zugleich wichtigste Tumorentität, wesentlich seltener sind andere Formen von Mesotheliomen (Tab. 11.**1**). Der weitaus überwiegende Teil der Pleuratumoren ist sekundär metastatischen Ursprungs, v.a. ausgehend von Lungen- und Mammakarzinomen. Bei etwa einem Drittel aller Patienten mit malignen Tumorerkrankungen kommt es im Endstadium zu einem Befall einer oder beider Pleurahöhlen.

Die Inzidenz maligner diffuser Pleuramesotheliome wird mit 1 zu 1 Million angegeben. Aufgrund des Zusammenhangs mit der Asbestexposition von den 50er Jahren bis Ende der 70er Jahre, verbunden mit der langen Latenzzeit der Tumorentwicklung von 30 Jahren und mehr, werden derzeit jährlich steigende Raten dieser Neoplasie registriert. Für 1996 wurde vom Deutschen Mesotheliomregister in Bochum eine absolute Häufigkeit von 406 Erkrankungen errechnet. Mindestens bis zum Jahr 2010–2020 muss eine weitere Inzidenzzunahme angenommen werden (20, 29).

Tabelle 11.**1** Histologische Klassifikation der Mesotheliome (nach 7)

Diffuses malignes Mesotheliom:
- vorwiegend Pleura, seltener Peritoneum, sehr selten Perikard und Tunica vaginalis
- epithelialer (am häufigsten), sarkomatöser und gemischter (biphasischer) Subtyp

Seltene Tumoren:
Gut differenziertes, papilläres Mesotheliom:
- Peritoneum, seltener Samenstrang und Hoden, „Borderline"-Malignität

Multizystisches peritoneales Mesotheliom:
- benignes Verhalten

Benignes Mesotheliom des Genitaltrakts
Lokalisierter fibröser Tumor der Pleura und des Peritoneums (so genanntes „lokalisiertes fibröses Mesotheliom"):
- Ursprung vermutlich submesotheliales Bindegewebe, benigne (3- bis 4-mal häufiger) und maligne Varianten

11.2 Ätiologie

Die Entstehung des diffusen malignen Pleuramesothelioms wird im Gegensatz zum lokalisierten Mesotheliom in engen Zusammenhang gebracht mit einer stattgehabten Asbestexposition. Nach den Daten des Bochumer Mesotheliomregisters ließ sich eine gesteigerte, vornehmlich beruflich verursachte Asbestexposition bei mehr als 90% der Fälle in der Lungenstaubanalyse nachweisen (15).

Der Anstieg der Mesotheliominzidenz korreliert mit der Zeitdauer und Intensität der Asbestexposition sowie mit der Asbestart (23). 1977 wurde das maligne Mesotheliom in die *Berufskrankheitenverordnung* aufgenommen. Voraussetzung hierfür ist der Asbestnachweis in einer (diagnostischen) Keilexzision des Lungenparenchyms (im Rahmen des zu planenden operativen Eingriffs).

11.3 Pathologie und Pathomorphologie

Das maligne diffuse Pleuramesotheliom soll primär aus der parietalen Pleura (pluripotente Serosazellen) entstehen und ummauert in schwartenartigem Wachstum die Lunge bis in die Interlobärspalten, wobei die kranialen Lungenanteile häufig ausgespart werden. Typischerweise liegt ein fibrinreicher, *hämorrhagischer Pleuraerguss* vor, der in Kombination mit der Wachstumsform zu einer Kompression und Fesselung der Lunge führt.

Histologisch lassen sich rein epitheliale, rein sarkomatöse und gemischte Tumoren (so genannte bivalente oder bipasische Mesotheliome) differenzieren, die sich auch prognostisch unterschiedlich verhalten (2, 5, 16, 27), wobei der sarkomatöse Anteil prognoselimitierend ist.

Spät auftretende *Metastasen* in mediastinale Lymphknoten (häufigste Lokalisation) und hämatogene Absiedelungen in Leber, Nebennieren, Nieren und Knochen sind nicht selten (bis zu 36% nach Autopsieberichten), prägen aber nicht das klinische Bild. Extrapleurale Lymphknotenmetastasen wurden nach Pleuropneumonektomie in 23% der Fälle beobachtet (27), assoziiert mit einer Verschlechterung der Prognose (positive Lymphknoten: 2-Jahres-Überlebensrate von 23%; negative Lymphknoten: 2-Jahres-Überlebensraten von 42%).

gen. Die Patienten sollten allerdings keine wesentliche Pleuraverdickung und Thoraxschrumpfung aufweisen und die Lunge gut entfaltbar sein (25).

11.8.3 Tumorpleurektomie und -dekortikation

Die Indikation stellt sich bei Patienten mit rezidivierender Ergussbildung, Schmerzen (Thoraxschrumpfung) und Dyspnoe (Minderperfusion/-ventilation) aufgrund der von Tumor eingescheideten und komprimierten Lunge. Ziel ist die weitestgehende Entfernung der Tumorschwarten an der parietalen und viszeralen Pleura einschließlich der Interlobärspalten, um die vom Tumor gefesselte Lunge zu dekomprimieren und konsekutiv die Ergussbildung zu reduzieren.

Da eine R0-Situation niemals erreicht werden kann, wird die mediastinale Pleura belassen. Damit hat das Verfahren primär palliativen Charakter. Der Zugang erfolgt über eine anterolaterale Thorakotomie entsprechender Höhenlokalisation, je nach Lage der Haupttumormasse. Der Eingriff beeinhaltet ebenfalls eine Keilexzision der Lunge zu diagnostischen Zwecken und setzt einen ausreichenden Allgemeinzustand von Seiten des Patienten voraus (zu multimodalen Therapieansätzen s. u.).

11.8.4 Pleuropneumonektomie mit Perikard- und Diaphragmaresektion (P3D)

Diese ausgedehnte Operation kommt nur für ein selektiertes Patientengut in Betracht (s. o.), ist aber die einzige Maßnahme, die zumindest theoretisch einen kurativen Ansatz verfolgt. Die komplette Tumorresektion erfolgt über eine Entfernung der parietalen Pleura, der Lunge, des Zwerchfells und des Perikards. Die Tumorausdehnung, die nach kaudal entlang der Zwerchfellschenkel z. T. bis zum 2.–3. Lendenwirbelkörper reicht, erfordert eine breite thorakale Freilegung, unter Umständen über eine Doppelthorakotomie im 4./5. ICR und 7./8. ICR (28) oder alternativ über eine Entfernung der 6. Rippe (26).

Die Auslösung des Tumors geschieht en bloc von der Brustwand mit der Fascia endothoracica, wobei im Apexbereich begonnen wird, um frühzeitig eine Infiltration im oberen Mediastinum und damit eine lokale Inoperabilität zu erkennen. Auf eine Läsion der Subklaviagefäße und des Plexus brachialis muss geachtet werden. Über die untere Thorakotomie wird die Tumorschwarte aus dem Recessus costodiaphragmalis ausgelöst, das Zwerchfell in diesem Bereich inzidiert und mit der tumorösen Pleura zusammen reseziert.

Die mediastinale Pleura wird von den anliegenden Strukturen gelöst und der jeweilige Hauptbronchus abgesetzt. Nach Eröffnung des Perikards werden zuerst die Lungenvenen, dann der Hauptstamm der Pulmonalarterie intraperikardial abgesetzt und der Tumor schließlich en bloc reseziert. Eine systematische mediastinale Lymphknotendissektion schließt sich an (Kapitel 10) (24, 25).

11.8.5 Rekonstruktionen

Die Rekonstruktion des Perikards wird mit einer Membran aus Poly-Tetra-Fluor-Ethylen (PTFE) vorgenommen und ist zur Vermeidung einer Herzluxation zwingend notwendig; die beiden Hohlvenen dürfen dabei nicht eingeengt werden. Das Zwerchfell wird ebenfalls mit einem PTFE-Patch rekonstruiert, um eine Hernierung abdomineller Organe zu verhindern.

11.8.6 Komplikationen

Während in der Vergangenheit noch Mortalitätsraten von bis zu 30% für die P3D angegeben wurden (6, 12), konnte durch zunehmende Erfahrung mit der Operationstechnik und verbesserter intensivmedizinischer Nachbetreuung die Sterblichkeit an Zentren auf z. T. unter 6% in einen Bereich ähnlich wie für die Pleurektomie/Dekortikation gesenkt werden (Tab. 11.**4**). Die Morbidität der P3D liegt jedoch mit Raten bis zu 50% wesentlich höher.

Das Komplikationsspektrum ist aufgrund der Ausdehnung der Eingriffe breit gefächert (Tab. 11.**5**).

11.8.7 Postoperative Maßnahmen

Patienten nach Pleurektomie/Dekortikation und nach P3D bedürfen postoperativ einer engmaschigen intensivmedizinischen Überwachung und Stabilisierung. Ein Luftleck über die Thoraxdrainage nach viszeraler Dekortikation verklebt unter Saugung in der Regel bis zum 10. postoperativen Tag. Eine länger persistierende Luftfistel wird in bis zu 10% beobachtet (22).

Tabelle 11.**4** Morbidität und Letalität von Pleurektomie/-dekortikation und P3D

	Pleurektomie/Dekortikation				**Extrapleurale Pneumonektomie (P3D)**			
	Morbidität		**Letalität**		**Morbidität**		**Letalität**	
	n	**%**	**n**	**%**	**n**	**%**	**n**	**%**
Rusch 1996	13/51	25,5	2/51	4	18/50	36	3/50	6
Schirren 1998			8/129	6,2	20/41	49	1/41	2,4
Sugarbaker 1999					92/183	50*	7/183	3,8

* 24,5% schwerwiegende Komplikationen, 41,0% leichtere Komplikationen

Tabelle 11.**5** Komplikationen nach P3D (zusammengestellt nach 22, 25, 27; Zahlen gerundet)

Komplikation		Häufigkeit (%)
Kardial	atriale Arrhythmien	22–37
	ventrikuläre Arrhythmien	0–4
	Rechtsherzversagen	1
	Linksherzversagen	1
	Herzstillstand	3
Pulmonal	respiratorische Insuffizienz	3–5
	Lungenembolie	1
	kontralateraler Pneumothorax	1
	Aspiration/Pneumonie	3–6
Infektiös	Empyem	1–20
	Wundinfektion	2
	Bakteriämie/Sepsis	1–2
Gastro-intestinal	obere gastrointestinale Blutung	1
	Ulkusperforation	1
Technisch	Rekurrensparese	5–6
	Horner-Syndrom	2
	Nachblutung	5
	Zwerchfellpatchausriss	1–5
	Herzluxation	1
Andere	Nierenversagen	1–2
	tiefe Venenthrombosen	2

11.9. Multimodale Therapiekonzepte

Aufgrund der unbefriedigenden Ergebnisse der rein chirurgischen Behandlung des diffusen Pleuramesothelioms wird versucht, die ungünstige Prognose mit multimodalen Behandlungskonzepten zu verbessern (Tab. 11.**6**). Neoadjuvante Therapieansätze sind bisher nicht bekannt. In unterschiedlich großen Serien gelangten bisher zusammen mit chirurgischen Verfahren die intraoperative intrapleurale Chemotherapie, photodynamische Therapie, interstitielle Bestrahlung und/oder Instillation von radioaktivem P32 (8), die postoperative systemische Chemotherapie, Chemoimmuntherapie und externe Bestrahlung in unterschiedlicher Kombination zur Anwendung. Ein entscheidender Durchbruch konnte bisher mit keinem Konzept erreicht werden. Nach Resektionen mit kurativem Ansatz wird eine Strahlentherapie (intraoperative Brachytherapie, externe Bestrahlung) und/oder eine Chemotherapie adjuvant empfohlen, systematische Untersuchungen über den Nutzen solcher Maßnahmen fehlen aber (12, 24).

Bemerkensmerkt sind allerdings die Resultate von Sugarbaker et al. (27), der in einem großen Kollektiv von 183 Patienten mit einem aggressiven Therapieschema

Tabelle 11.**6** Therapieergebnisse bei diffusem Pleuramesotheliom (multimodale Behandlungsergebnisse*)

	n	Verfahren	Mortalität (%)	Morbidität (%)	Überlebensrate (%)	Mediane Überlebenszeit (Mo)
Sugarbaker 1999	183	P3D + CT[3] + RT	3,8	50 (24,5 „major")	38 (68)[1], 2 Jahre 15 (46)[1], 5 Jahre	19 (51)[1]
Schirren 1998	232	DK (n=129) P3D (n=41)	6,2 2,4		10, 3 Jahre 7,8, 2 Jahre	98
Moskal 1998	40	DK + PDT (n=28) P3D + PDT (n=12)	3,6 28,6 gesamt 7,5	39 71 gesamt 45	23, 2 Jahre St. I/II 61 St. III/IV 0[2]	15 St. I/II 26 St. III/IV 10[2]
Pass 1997a	95	DK (n=39) P3D (n=39) keine Res. (n=17)	gesamt 2,0	gesamt 15		14,5 9,4 5
Pass 1997b	63	Debulking + CIT[4] + PDT (n=25) Debulking + CIT[4] –PDT (n=23)				14,4 14,1
Rusch 1996	131	DK (n=51) P3D (n=50)	4 6	25 36		18,3 9,9
Lee 1995	15	DK + CT i.p.[5]	0	13		11,5
Rice 1994	19	DK + CT i.p.[6] + CT i.v.[6]	gesamt 5	gesamt 16	17, 3 Jahre 22, krankheitsfrei	13 11, krankheitsfrei

DK: Dekortikation, Pleurektomie
P3D: Pleuropneumonektomie mit Perikard- und Diaphragmaresektion, extrapleurale Pneumonektomie
CT: Chemotherapie
RT: Radiotherapie
PDT: Photodynamische Therapie
CIT: Chemoimmuntherapie
i.p.: intrapleural
i.v.: intravenös

[1] Zahlen in Klammern mit Angaben für die prognostisch günstigste Gruppe von Patienten (n=31) mit epithelialem Tumortyp, negativen Resektionsrändern und ohne Lymphknotenmetastasen
[2] Stadien nach AJCC
[3] Carboplatin und Paclitaxol
[4] Cisplatin, Interferon α-2b, Tamoxifen
[5] Cisplatin, Cytosin-Arabinosid
[6] Cisplatin +/- Mitomycin C

aus Pleuro-Pneumonektomie und postoperativer Radiochemotherapie 2- und 5-Jahres-Überlebensraten von 38 % und 15 % bei einer medianen Überlebenszeit von 19 Monaten erzielte. Von einer Subgruppe (epithelialer Tumortyp, negative Resektionsränder, keine Lymphknotenmetastasen; n=31) wurden diese relativ günstigen Ergebnisse nochmals deutlich übertroffen (Tab. 11.**6**).

11.10 Gesamtprognose

Zur Prognose wird auf den Abschnitt 11.7.4 und Tabelle 11.**5** verwiesen. Nach multivariaten Analysen gelten die in Tabelle 11.**7** aufgelisteten Parameter als die Faktoren, die die Prognose beeinflussen.

11.11 Palliativtherapie

11.11.1 Chemotherapie

Das Pleuramesotheliom erweist sich als überaus resistent gegenüber zytostatischer Therapie. Die Remissionen sind fast immer partiell, die Raten bewegen sich um 10–20 %. Die medianen Überlebenszeiten liegen bestenfalls zwischen 9 und 12 Monaten. *Doxorubicin* wurde bisher als effektivste Substanz angesehen, höhere Ansprechraten mit anderen Medikamenten (Tab. 11.**8**) müssen noch fundiert werden (12).

Auch mit intrapleural instillierten Platinverbindungen wurden gute Tumorregressionen beschrieben (10, 19). Zytostatikakombinationen scheinen einer Monotherapie nicht eindeutig überlegen zu sein.

Tabelle 11.**7** Tumor-, behandlungs- und patientenassoziierte Prognosefaktoren des Pleuramesothelioms (nach Literaturangaben)

Prognosefaktor:
- histologischer Typ (sarkomatös/gemischt)
- Lymphknotenstatus (extrapleural)
- Stadium
- Tumorvolumen
- tumorfreie Resektionsränder
- Art der Resektion
- Dosis der photodynamischen Therapie
- Dauer des Krankenhausaufenthalts
- Geschlecht
- Alter
- Thrombozytenzahl

Tabelle 11.**8** Ansprechraten verschiedener Zytostatika beim Pleuramesotheliom (nach 13)

Medikament	Auswertbare Patienten (n)	Ansprechen (%)
Ifosfamid	26	8
Doxorubicin	51	14
Epirubicin (110 mg/m²)	48	15
Epirubicin (75 mg/m²)	21	5
Mitoxantron	40	3
Cisplatin	35	14
Cisplatin (wöchentlich)	9	44
Carboplatin	31	16
Methotrexat	60	37
Edatrexat	20	25
Gemcitabin	32	10
Paclitaxel	25	–

11.11.2 Strahlentherapie

Bedingt durch das flächenhafte diffuse Tumorwachstum würde eine Bestrahlung unter kurativen Gesichtspunkten ein großes, nur schwer zu applizierendes Zielvolumen erfordern, wobei auch die Toleranzdosen der Risikoorgane (Lunge, Herz, Leber, Rückenmark) zu berücksichtigen sind, um therapiebedingte Nebenwirkungen zu minimieren. Die hierzu empfohlenen Einzeldosen liegen bei 2 Gy bis zu einer Gesamtdosis von etwa 50 Gy. Die radiogen induzierte Morbidität ist z. T. erheblich, der atemfunktionelle Gewinn nur gering (12).

Der Hauptzweck der Bestrahlung liegt deshalb in der symptomorientierten Palliation. Empfohlen wird hier eine auf den die Beschwerden verursachenden Tumoranteil gerichtete, kleinvolumige, akzelerierte Bestrahlung mit Einzeldosen von 3–4 Gy/Tag und einer Gesamtdosis von bis zu 36 Gy, die auch ambulant durchgeführt werden kann und die Behandlungsdauer verkürzt (12, 13). Zur Verhinderung von Impfmetastasen wurde eine kleinvolumige Bestrahlung des Stichkanals der Pleurabiopsie, etwa mit 3-mal 7 Gy, vorgeschlagen (4).

11.12 Nachsorge und Rehabilitation

Eine strukturierte Nachsorge existiert nicht, die Nachbetreuung erfolgt rein symptomorientiert.

Literatur

1. Bischoff HG, Branscheid D, Probst G. Chirurgische Therapie beim malignen Pleuraerguss. Z Herz Thorax Gefäßchir 1991; 5: 173–177
2. Boutin C. Thoracoscopy in malignant mesothelioma. Pneumologie 1989; 43: 61–65
3. Boutin C, Rey F. Thoracoscopy in pleural malignant mesothelioma: a prospective study of 188 consecutive patients. Part I: Diagnosis. Cancer 1993; 72: 389–393
4. Boutin C, Frey F, Viallat JR. Prevention of malignant seeding after invasive diagnostic procedures in patients with pleural mesothelioma. A randomized trial of local radiotherapy. Chest 1995; 108: 754–758
5. Brockmann M, Müller KM. Pathologische Anatomie der primären und sekundären Pleuratumoren. In: Drings P, Vogt-Moykopf I, Hrsg. Thoraxtumoren. Berlin Heidelberg New York: Springer; 1998, 2. Auflage: 429–444
6. Butchart EG, Ashcroft T, Barnsley WC, Holden MP. Pleuropneumonectomy in the management of diffuse malignant mesothelioma of the pleura. Experience with 29 patients. Thorax 1976; 31: 15–24
7. Enzinger FM, Weiss SM. Mesothelioma. In: Soft tissue tumors, 3rd ed. St. Louis, Baltimore: Mosby, 1995: 787–819

8. Hilaris BS, Dattatreyudu N, Kwong E, Kutcher GK, Martini N. Pleurectomy and intraoperative brachytherapy and postoperative radiation in the treatment of malignant pleural mesothelioma. Int J Radiat Oncol Biol Phys 1984; 10: 325–331
9. Huncharek M, Kelsay K, Mark EJ, et al. Treatment and survival in diffuse malignant pleural mesothelioma: a study of 83 cases from the Massachusetts General Hospital. Anticancer Res 1996; 16 (3A): 1265–1268
10. Kirmani S, Cleory SM, Mowry J, Hawell SB. Intracavitary cisplatin for malignant mesothelioma. An update. Proc Asco 1988; 7: 273
11. Lee JD, Perez S, Wang HJ, Figlin RA, Holmes EC. Intrapleural chemotherapy for patients with incompletely resected malignant mesothelioma: the UCLA experience. J Surg Oncol 1995; 60: 262–267
12. Manegold C, Latz D, Schirren J, et al. Das diffuse maligne Pleuramesotheliom. Onkologie 1997; 20: 64–69
13. Manegold C, Schraube P, Bischoff H. Nichtoperative Behandlung primärer und sekundärer Pleuratumoren. In: Drings P, Vogt-Moykopf I, Hrsg. Thoraxtumoren. Berlin Heidelberg New York: Springer; 1998, 2. Auflage: 460–469
14. Moskal TL, Dougherty TJ, Urschel JD, et al. Operation and photodynamic therapy for pleural mesothelioma: 6-year follow-up. Ann Thorac Surg 1998; 66: 1128–1233
15. Müller KM, Fischer M, Brockmann M. Begutachtung asbestbedingter Lungen- und Pleuraerkrankungen – Brückenbefunde als Kausalitätsnachweis – Pathologisch-anatomischer Kenntnisstand. 11. Duisburger Gutachtenkolloquium. Schriftenreihe des Landesverbandes Rheinland-Westfalen der gewerblichen Berufsgenossenschaften, Düsseldorf; 1994
16. Müller KM. Mesotheliome. Pneumologie 1997; 51: 335–344
17. Pass HI, Kranda K, Temeck BK, Feuerstein I, Steinberg SM. Surgically debulked malignant pleural mesothelioma: results and prognostic factors. Ann Surg Oncol 1997a; 4: 215–222
18. Pass HI, Temeck BK, Kranda K, et al. Phase II randomized trial of surgery with or without photodynamic therapy and postoperative immunochemotherapy for malignant pleural mesothelioma. Ann Surg Oncol 1997b; 4: 628–633
19. Pfeifle CE, Howell SB, Markman M. Intracavitary cisplatin chemotherapy for mesothelioma. Cancer Treat Rep 1985; 69: 205–207
20. Raithel J, Kraus T, Hering KG, Lehnert G. Asbestbedingte Berufskrankheiten. Dtsch Ärztebl 1996; 93: A 685–693
21. Rice TW, Adelstein DJ, Kirby TJ, et al. Aggressive multimodality therapy fpr malignant pleural mesothelioma. Ann Thorac Surg 1994; 58: 24–29
22. Rusch VW, Venkatraman E. The importance of surgical staging in the treatment of malignant pleural mesothelioma. J Thorac Cardiovasc Surg 1996; 111: 815–826
23. Rosenstock L, Hudson LD. The pleural manifestations of asbestos exposure. Occup Med State Art Rev 1987; 2: 383–407
24. Schirren J, Muley T, Schneider P, et al. Behandlungsstrategie beim malignen Pleuramesotheliom. Langenbeck's Arch Chir Suppl Kongessbd 1999; 115: 498–506
25. Schneider P, Trainer C, Trainer S, Bülzebruck H, Branscheid D, Vogt-Moykopf I. Chirurgische Therapie der primären und sekundären Pleuratumoren. In: Drings P, Vogt-Moykopf I, Hrsg. Thoraxtumoren. Berlin Heidelberg New York: Springer; 1998, 2. Auflage: 444–459
26. Sugarbaker DJ, Mentzer SJ, Strauss GM. Extrapleural pneumonectomy in the treatment of malignant pleural mesothelioma. Ann Thorac Surg 1992; 54: 941–944
27. Sugarbaker DJ, Flores RM, Jaklitsch MT, et al. Resection margins, extrapleural nodal status, and cell type determine postoperative long-term survival in trimodality therapy of malignant pleural mesothelioma: results in 183 patients. J Thorac Cardiovasc Surg 1999; 117: 54–63
28. Vogt-Moykopf I, Etspüler W, Bülzebruck H. Das diffuse maligne Pleuramesotheliom: Diagnostik, Therapie und Prognose. Z Herz Thorax Gefäßchir 1987; 1: 67–72
29. Zintel B. DMM, eine Studie über Risiko- und Einflussfaktoren des diffusen malignen Mesothelioms. PMD 1992; 12: 73–76

12 Tumoren des Mediastinums

12.1 Epidemiologie

Primäre Mediastinaltumoren sind selten. Die Vielgestaltigkeit mediastinaler Neoplasien findet ihre Erklärung in der Embryonalentwicklung, da sich die im Mediastinum befindlichen Organe und Strukturen von allen 3 Keimblattanlagen ableiten. Die in größeren Sammelstatistiken aufgeführten relativen Häufigkeiten geben die Verhältnisse im jeweiligen Krankengut wieder (Tab. 12.**1**). Etwa 30% aller primären mediastinalen Tumoren sind maligne (3). Bei Kindern führen die neurogenen Neoplasien vor thymogenen Tumoren, Lymphomen und Keimzelltumoren.

12.2 Ätiologie

Zur Ätiologie ist aufgrund der Seltenheit und der Heterogenität primärer Mediastinaltumoren im Gegensatz zum Pleuramesotheliom nur wenig bekannt. Da Blut und Lymphe des gesamten Organismus das Mediastinum passieren, wird die Herkunft mediastinaler Metastasen aus praktisch allen Organssystemen verständlich.

12.3 Pathologie und Pathomorphologie

Die im Mediastinum entstehenden Tumoren (und Pseudotumoren) lassen sich nach ihrer histologischen und anatomischen Herkunft klassifizieren. Eine Übersicht ist der Tabelle 12.**2** und 12.**3** zu entnehmen (relative Häufigkeiten s. Tab. 12.**1**).

12.3.1 Primär thymogene Tumoren

Neoplasien des Thymus können sich grundsätzlich aus jedem an der Thymusstruktur beteiligten Zelltypus entwickeln:

- Epithelzellen (Thymome, Thymuskarzinome),
- neuroendokrine Zellen (Karzinoidtumoren),
- Thymozyten (T-lymphoblastische Lymphome),
- B-Lymphozyten (High-Grade-Lymphome und Low-Grade-Lymphome vom Typ „mucosa associated lymphoid tissue“ [MALT]) und
- ortsständige mesenchymale Zellen (Thymolipome, -sarkome).

Epitheliale Thymustumoren

Während in der weiter zurückliegenden Vergangenheit eine histogenetisch sehr inhomogene Gruppe von Tumoren unter dem Begriff „Thymom“ subsummiert wurde, einigte man sich später aufgrund der Untersuchungen von Castleman darauf, nur die vom Thymusepithel abgeleiteten Tumoren so zu bezeichnen. Die epithelialen Thymusneoplasien sind bei weitem die häufigsten unter den Thymustumoren. Eine häufig verwendete Klassifikation von Thymomen geht auf Rosai und Levine zurück (Tab. 12.**4**). Eine weitere auf histogenetischen Kriterien basierende und auch prognostisch relevante Klassifikation wurde von Marino, Müller-Hermelink und Kirchner erarbeitet (16, 52).

Lokale Invasivität und Metatstasierungspotenz werden beim Thymom der Einordung in die Kategorien „benigne“ und „maligne“ zugrunde gelegt. Histologisch bie-

Tabelle 12.**1** Relative Häufigkeit primärer Mediastinaltumoren bei Erwachsenen (Sammelstatistiken) (anzumerken ist, dass sich das Krankengut teilweise überschneidet und benigne wie maligne Tumoren beinhaltet)

Tumoren	Morrison (1958) n = 1055 (%)	Silverman und Sabiston (1980) n = 1950 (%)	Davis et al. (1987) n = 2399 (%)	Verley und Hollmann (1992) n = 751 (%)
Thymustumoren	11	19	19	26
Lymphome	10	13	13	26
Neurogene Tumoren	29	21	21	16
Keimzelltumoren	16	11	10	6
Endokrine Tumoren	7	6	6	10
Mesenchymale Tumoren	8	7	6	4
Karzinome		3	5	1
Zysten und sonstige	19	20	20	11

n: Patientenzahl

Tabelle 12.**2** Systematik der primären mediastinalen Tumoren und Pseudotumoren (nach 3)

Neurogene Tumoren	• der peripheren Nerven: Neurofibrome, Neurilemmome (Schwannome), maligne periphere Nervenscheidentumoren (MPNST) • der sympathischen Ganglien: Ganglioneurome, -neuroblastome, Neuroblastome • des paraganglischen Gewebes: Phäochromozytome, Chemodektome (Paragangliome)
Thymustumoren	• Thymome • Thymuskarzinoide • mesenchymale Thymustumoren (Thymolipom) • Lymphome
Lymphome	• Morbus Hodgkin • Non-Hodgkin-Lymphome
Keimzelltumoren	• Seminome • Nichtseminome (reine und gemischte Embryonalzelltumoren): embryonale Karzinome, Yolksac-Tumor (endodermaler Sinustumor), Chorionkarzinome, Teratokarzinome • Teratome (reife, unreife, maligne)
Mesenchymale Tumoren	siehe Tabelle 12.**3**
Endokrine Tumoren	Schilddrüsen- und Nebenschilddrüsentumoren
Aneurysmen	
Zysten	perikardial und pleural, bronchogen, enterogen, thymogen, Ductus thoracicus, meningogen
Hernien	• Hiatushernie • Morgagnihernie
Lymphadenopathien	entzündlich, granulomatös, sarkoid

Tabelle 12.**3** Klassifikation mesenchymaler Mediastinaltumoren (nach 40)

Ursprungsgewebe	**Tumorvarianten**
Lymphgefäße	• Lymphangiom(atose) • Lymphangiomyom
Blutgefäße	• Hämangiom • Hämangioendotheliom • Angiosarkom
Perizyten	• Hämangioperizytom (benigne und maligne)
Fettgewebe	• Lipom(atose) • Lipoblastomatose • Liposarkom
Bindegewebe	• Fibrom(atose) • Fibrosarkom • malignes fibröses Histiozytom
Muskel	• Rhabdomyom • Rhabdomyosarkom • Leiomyom • Leiomyosarkom
Skelett	• Chondrom • Chondrosarkom
Pluripotentes Mesenchym	• Mesenchymom (benigne und maligne) • Synovialsarkom
Andere	• solitärer fibröser Tumor • Meningeom • Chordom • Granularzelltumor • mediastinales Xanthom

Tabelle 12.**4** Thymomklassifikation nach Rosai und Levine (34)

1. Gutartige, allseits kapselbegrenzte Thymome
   - ohne Infiltration angrenzender Organe/Strukturen
   - ohne Metastasen
   - ohne oder nur mit geringen zellulären Atypien

   a) großzellig/epitheloid (kortikal),
   b) spindelzellig (medullär),
   c) gemischt (kortikomedullär).
   Jeweils mit oder ohne lymphozytäre Assoziation.
2. Maligne Thymome (Kategorie I nach Levine und Rosai)
   - örtlich aggressiv/infiltrativ
   - gegebenenfalls mit intrathorakalen Metastasen
   - ohne oder mit nur geringen zellulären Atypien.

   a) großzellig/epitheloid,
   b) spindelzellig,
   c) gemischt.
   Jeweils mit oder ohne lymphozytäre Assoziation.
3. Thymuskarzinome (Kategorie II nach Levine u. Rosai)
- hochmaligne
- thorakal und extrathorakal metastasierend
- mit ausgeprägten zellulären Atypien

   a) undifferenziert,
   b) „lymphoepithelioma-like",
   c) epidermoid,
   d) basaloid,
   e) hellzellig,
   f) sarkomatoid,
   g) mukoepidermoid.
   Jeweils mit oder ohne lymphozytäre Assoziation.

ten beide allerdings ein gleiches Bild, darüber hinaus können aber auch die an sich häufigeren (65 %), abgekapselten und nichtinvasiven, also „gutartigen" Thymome ein lokoregionäres Rezidiv, wenn auch selten (2 %), nach sich ziehen (3).

Die für praktisch-klinische Belange geeignete und meist gebrauchte Stadieneinteilung wurde von Masaoka et al. (26) erarbeitet. Sie differenziert zwischen nichtinvasiven und invasiven Thymomen und beschreibt prognostische Unterschiede:

Stagingsystem epithelialer Thymustumoren nach Masaoka

Stadium I	makroskopisch allseits kapselbegrenzte Thymome; histologisch keine Kapselinfiltration
Stadium II	makroskopisch nachweisbare Invasion des parathymischen Fettgewebes und/oder der mediastinalen Pleura; mikroskopisch Kapselinfiltration
Stadium III	makroskopisch nachweisbare Infiltration benachbarter Organe (z. B. Perikard, Lunge, Gefäße)
Stadium IVA	pleurale und/oder perikardiale Tumordissemination
Stadium IVB	lymphatische und/oder hämatogene Metastasen

Weitere thymogene Tumoren

Als relativ neue Tumorentität wurden 1972 von Rosai und Higa (34) die neuroendokrinen Thymusneoplasien bzw. *Thymuskarzinoide* beschrieben. Diese seltenen, zu den so genannten Neurokristopathien gerechneten Tumoren treten gehäuft bei Männern (75 %) im mittleren Lebensalter auf. Die Tumoren können asymptomatisch bleiben, ausschließlich lokale Symptome verursachen oder mit einer systemischen, endokrinen Manifestation durch Produktion von ACTH oder Calcitonin assoziert sein (3, 15). Letztere kann im Rahmen eines paraneoplastischen Syndroms oder auch einer multiplen endokrinen Neoplasie auftreten.

Thymuskarzinoide gelten als aggressive Neoplasien mit einer hohen lokalen Invasivität (50 %) und Metastasierungsneigung auch in extrathorakalen Lokalisationen, v. a. in Lymphknoten, Haut und Knochen (insgesamt bis zu 70 %).

Ebenfalls selten sind mesenchymale Thymustumoren, die vom ortsständigen Mesenchym ausgehen. Am häufigsten findet man die so genannten *Thymolipome* (insgesamt 2–9 % aller Thymustumoren), gutartige Tumoren aus einer Kombination von Fettgewebe und hyperplastischem Thymus. Die maligne Entartung dieser Tumoren (Thymoliposarkome) stellt eine echte Rarität dar.

Maligne thymogene Lymphome präsentieren sich in der Regel als mediastinale Raumforderung. Histologisch erweisen sie sich in der Mehrzahl (50–60 %) als Hodgkin-Lymphome, insbesondere vom nodulär-slerosierenden Typ. Als Non-Hodgkin-Lymphome wurden im Thymus das T-lymphoblastische Lymphom, das groß- bzw. hellzellige mediastinale B-Zelllymphom und das Low-Grade-Lymphom vom MALT-Typ beschrieben.

12.3.2. Nichtthymogene Mediastinaltumoren

Die große Gruppe der nicht vom Thymus ausgehenden mediastinalen Neoplasien und tumorähnlichen Läsionen ist aus der Tabelle 12.**2** ersichtlich und soll hier nicht im Detail beschrieben werden. Neurogene Tumoren in ihren verschiedenen Differenzierungen sind bei Erwachsenen mit 16–29 % neben den Thymomen die häufigsten Tumoren des Mediastinums. Keimzelltumoren machen etwa 6–16 % aller Mediastinaltumoren aus, womit das Mediastinum zu den häufigsten Manifestationsorten primär extragonadaler Keimzelltumoren gehört; die Seminome stellen darunter wiederum die größte Gruppe (25–30 %). Nahezu sämtliche Weichteiltumoren (6–8 % aller Mediastinaltumoren) wurden als gutartige und bösartige Varianten (jeweils 50 %) im Mediastinum beobachtet.

12.4 Klinische Symptomatik

Mehr als die Hälfte mediastinaler Raumforderungen ist zum Zeitpunkt der Diagnose asymptomatisch und fällt meist in einer Röntgenaufnahme des Thorax, die aus anderen Gründen oder wegen unspezifischer Beschwerden angefertigt wurde, erstmals auf. Maligne Tumoren führen häufiger zu Beschwerden (50 %) als benigne Läsionen, von denen nur 10 % Symptome verursachen (3, 22). Neben uncharakteristischen Beschwerden, wie thorakalem Druck- und Engegefühl, Schmerzen, Gewichtsverlust und Abgeschlagenheit, entstehen definierte Symptome durch Kompression und Verdrängung benachbarter, mediastinaler Strukturen (Tab. 12.**5**).

Insbesondere Thymome, aber auch andere Tumorentitäten, können mit verschiedenen systemischen Syndromen vergesellschaftet sein. Bei Patienten mit einer Myasthenia gravis findet man bei 80 % eine histologische Thymusanomalie, bei 15 % ein Thymom und bei 85 % eine lymphoide Thymushyperplasie (3, 5, 41).

12.5 Diagnostik und Staginguntersuchungen

12.5.1 Grundsätze

Die diagnostischen Maßnahmen sind ausgerichtet auf die *Lokalisation* der Raumforderung, die bereits erste Hinweise für die Artdiagnose der Erkrankung zulässt, je nachdem welches mediastinale Kompartiment betroffen ist (Abb. 12.**1**).

Weiterhin sollen Informationen über die *lokale Ausdehnung* der Erkrankung in Bezug auf die benachbarten

Tabelle 12.**5** Symptomatik der Mediastinaltumoren (nach 2, 3, 29)

Unspezifische Beschwerden	Druck- u. Engegefühl im Brustkorb, Schmerzen, Gewichtsverlust, Abgeschlagenheit
Kompression, Verdrängung oder Infiltration mediastinaler Organe	Tracheobronchialsystem: Husten, Stridor, Dyspnoe, rezidiv. Atemwegsinfekte Ösophagus: Dysphagie obere Einflussstauung Horner-Syndrom: Miosis, Ptosis, Enophthalmus Rekurrensparese: Heiserkeit Pulmonalarterienstenose: Auskultationsbefund Herztamponade u./o. Arrhythmien
Endokrine Funktionsstörungen	Cushing-Syndrom, Gynäkomastie, Hypertonie, Hypoglykämie
Systemische Syndrome	• Thymome: Myasthenia gravis Erythrozytenaplasie Hypogammaglobulinämie Autoimmunerkrankungen • Thymuskarzinoid: MEN I Cushing-Syndrom • Neurofibrome: Osteoarthritis • Lymphome: alkoholinduzierbare Schmerzen Fieber • Teratome: Hypoglykämien bei insulinproduzierendem Tumor

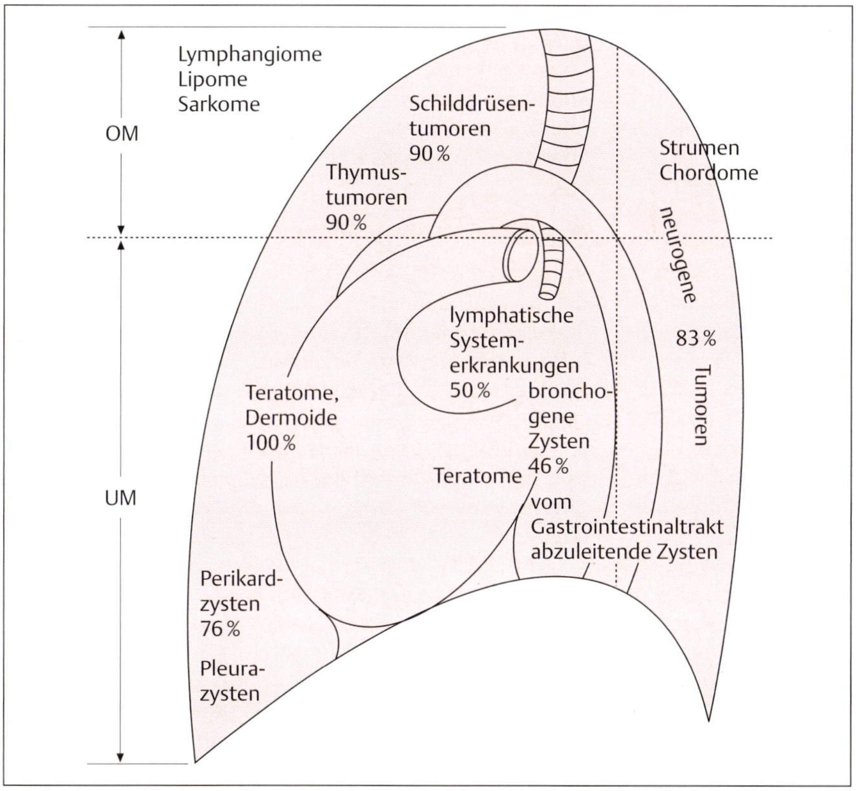

Abb. 12.**1** Lokalisation und Häufigkeit von Mediastinaltumoren (nach Krumhaar 1985).

OM = Oberes Mediastinum
UM = Unteres Mediastinum

Strukturen, gegebenenfalls über ein infiltratives Wachstum und eine lymphatische oder hämatogene *Aussaat* eines Tumors gewonnen werden. Diese Befunde lassen zusammen mit morphologischen Kriterien der jeweiligen bildgebenden Verfahren Aussagen zur *Artdiagnose und Dignität* zu und bilden die Grundlage für die *Indikation und Planung eines operativen Eingriffs*.

Die bildgebende Diagnostik soll in dieser Hinsicht Aufschluss geben über die technische Resektabilität und praktische Durchführung der Operation (Zugangswege, Zusammensetzung des OP-Teams, z. B. chirurgischer Onkologe – Neurochirurg bei neurogenen Tumoren des hinteren Mediastinums mit Verbindung zum Spinalkanal, etc.). Bei fraglicher technischer Operabilität sollte nach Möglichkeit eine interventionelle Probebiopsie (z. B. durch CT-geführte Punktion) vor einem operativen Eingriff versucht werden; insbesondere muss wegen der unterschiedlichen therapeutischen Konsequenz ein malignes Lymphom ausgeschlossen werden. Trotz aller Möglichkeiten präoperativer interventioneller Diagnostik kann manchmal die definitive Diagnose erst nach explorativer Thorakotomie/Sternotomie getroffen werden.

12.5.2 Nichtinvasive Untersuchungsverfahren

Röntgen-Thoraxaufnahme in 2 Ebenen und Durchleuchtung

In vielen Fällen ergibt die konventionelle Röntgenaufnahme des Thorax den ersten Hinweis auf eine mediastinale Raumforderung und steht damit am Anfang der Diagnostik. Neben der Aufnahme im p(osterior)-a(nterioren) Strahlengang ist stets die seitliche Ebene zu fordern, da unter Umständen erst dadurch vom Herz-Gefäßband im sagittalen Strahlengang verdeckte tumoröse Formationen erkennbar werden. Beide Aufnahmen ermöglichen eine erste Einschätzung der Lokalisation in den mediastinalen Kompartimenten, der anatomischen Lage, der Größe, Form und Dichte und des Ausmaßes einer eventuellen Verkalkung.

Durch einen Vergleich mit Voraufnahmen sind Angaben zur Wachstumstendenz möglich. Zwar lässt die Beurteilung der genannten Kriterien eine gewisse differenzialdiagnostische Stellungnahme bzw. Verdachtsdiagnose zu, Angaben zur Dignität sind aber mit äußerster Zurückhaltung zu stellen.

Mithilfe der rotierenden Bildverstärkerdurchleuchtung des Thorax kann aufgrund der Atemverschieblichkeit in aller Regel die Unterscheidung zwischen einer intrapulmonalen und einer mediastinalen Raumforderung (nicht atemverschieblich) getroffen werden. Ihren Stellenwert hat sie vor allem aber bei der Prüfung der Zwerchfellbeweglichkeit, die bei einem infiltrativen Tumorwachstum eingeschränkt oder aufgehoben ist. Auch eine als intrathorakale Raumforderung fehlinterpetierte Zwerchfellrelaxation kann hierdurch ausgeschlossen werden.

Computertomographie

Die CT in Spiraltechnik hat die früher häufig durchgeführte konventionelle Röntgentomographie abgelöst. Die Untersuchung gilt heute als Standard für die bei der Operationsplanung festzulegende Lokalisation und Ausdehnung des tumorösen Prozesses, wobei die Möglichkeit der Dichtemessung bei der Artdiagnose hilfreich ist. So ist z. B. eine sichere Unterscheidung zwischen einer Zyste und einem soliden Tumor unproblematisch. Weiterhin ist eine Umgebungsinfiltration nicht nur in die angrenzenden Weichteile, sondern auch in ossäre Strukturen mit hoher Sicherheit feststellbar.

Die gezielte, intravenöse Gabe von Kontrastmittel erlaubt die Abgrenzung von den großen Gefäßen und Aussagen zur Vaskularisation des Tumors. Ein intraspinales Wachstum von neurogenen Tumoren des hinteren Mediastinums kann gegebenenfalls durch zusätzliche Kontrastierung des Spinalkanals festgestellt werden (⇒ Vorteile der MRT).

Eine wesentliche Rolle spielt die CT auch beim Nachweis von mediastinalen und hilären *Lymphknotenvergrößerungen*. Vergrößerte Lymphknoten werden beim heutigen Gerätestandard ab einer Größe von 3 mm erkennbar. Da nichtentzündliche und tumorfreie Lymphknoten in über 90 % kleiner als 10 mm sind (20), gelten Lymphknoten erst ab einer Größe von 10 mm als suspekt.

Aufgrund der bekanntermaßen hohen Rate falsch positiver und falsch negativer Ergebnisse kann hiermit letzlich keine sichere Aussage zur Dignität der Lymphknotenvergrößerung getroffen werden, sondern kann lediglich, eine entsprechende therapeutische Konsequenz vorausgesetzt, einen Anlass zur histologischen Sicherung durch Biopsie geben.

Magnetresonanztomographie

Während die CT sich als die bildgebende Untersuchung der 1. Wahl etabliert hat, kann die MRT für bestimmte Fragestellungen unter Umständen einen zusätzlichen Informationsgewinn bedeuten. Neben der fehlenden Strahlen- und Kontrastmittelbelastung bietet sie möglicherweise Vorteile bei der Abgrenzbarkeit mediastinaler Gefäßstrukturen (Gefäßwandinfiltration). Normale und pathologische Gefäße lassen sich selektiv in Angiographiesequenzen auch dreidimensional ohne zusätzliche Kontrastmittel-Applikation darstellen.

Vor allem von mediastinalem Fettgewebe umgebene Formationen lassen sich in T1- und T2-gewichteten Sequenzen zuverlässig abgrenzen. Anhand von Veränderungen der Signalintensität nach Gabe paramagnetischer Kontrastmittel (Gadolinium-DPTA) können Mediastinaltumoren näher charakterisiert werden. Bewegungsartefakte können durch EKG- und Atemtriggerung unterdrückt werden. Zur Erkennung einer intraspinalen Komponente eines neurogenen Tumors im hinteren Mediastinum scheint die MRT der CT überlegen, in den meisten Fällen kann dem Patienten die Myelographie erspart werden.

Nuklearmedizinische Methoden

Bei Verdacht auf ektope, intrathorakale Strumen, die sich insbesondere im oberen vorderen, seltener auch im hinteren Mediastinum entwickeln, empfiehlt sich die Durchführung einer Szintigraphie, und zwar unter Verwendung von 131-Jod, da Technetium im stark vaskularisierten Brustkorb eine zu starke Hintergrundaktivität abgibt. Durch die Konkurrenz zum regulären Schilddrüsengewebe kann eine Darstellung aber auch ausbleiben.

Die neueren nuklearmedizinischen Verfahren wie SPECT (Single-Photonen-Emissionstomographie) und PET (Positronenemissionstomographie) befinden sich noch in Evaluation und haben wegen der damit verbundenen Kosten und des apparativen Aufwandes noch keine breitere Anwendung erfahren. Ein Einsatz erscheint v. a. zur Metastasen- und Rezidivsuche diverser Malignome (differenzierte und medulläre Schilddrüsenkarzinome, Kopf-Hals-Tumoren, maligne Melanome, Lymphome, nichtseminomatöse Keimzelltumoren des Mannes u.a) im Mediastinum sinnvoll (12).

Weitere Methoden

Wenn nach Anamnese, Klinik und bildgebender Diagnostik eine Infiltration oder aber auch ein Primärtumor des Tracheobronchialsystems oder des Ösophagus differenzialdiagnostisch zu vermuten ist, sind entsprechende endoskopische Untersuchungen (Tracheobronchoskopie, Ösophagogastroduodenoskopie) indiziert, um neben der makroskopischen Beurteilung unter Umständen eine Biopsie zur histologischen Sicherung zu entnehmen. Gleiches gilt hinsichtlich der Abklärung verdächtiger mediastinaler Lymphknotenvergrößerungen (gegebenenfalls mit transtrachealer oder -bronchialer Nadelbiopsie).

Bei Keimzelltumoren des Mediastinums muss ein sekundärer Befall durch klinische und sonographische Untersuchung der Testes ausgeschlossen werden, einen weiteren Hinweis darauf geben retroperitoneale, paraaortale oder parailiakale Lymphknotenvergrößerungen in der Bildgebung.

Vor jeder Operation eines Mediastinaltumors ist auch eine HNO-ärztliche Stimmbandprüfung zu fordern. Dadurch können klinisch noch nicht manifeste Beeinträchtigungen des Stimmbandnerven (N. recurrens), die unter Umständen auf eine Tumorinfiltration hinweisen, erkannt werden. Darüber hinaus legen juristische Erwägungen eine präoperative Dokumentation nahe.

Weitere Untersuchungen wie Ösphagusbreischluck, transösophagealer Ultraschall, Endosonographie, konventionelle arterielle und/oder venöse Angiographie (mit der Technik der digitalen Substraktionsangiographie (DSA)) können optional im Einzelfall bei entsprechender Fragestellung von Nutzen sein.

Tabelle 12.**6** Tumormarker bei Mediastinaltumoren

Tumor	Tumormarker
Seminome	(β-HCG)
Nicht-Seminome	AFP, β-HCG, LDH
Nebenschilddrüsentumore	Parathormon
Schilddrüsenkarzinome	Thyreoglobulin, Kalzitonin, CEA
Phäochromozytome	Katecholamine (24h-Urin, Serum)
Neuroblastome	Ferritin

Tumormarker

Als wertvoll erweisen sich Tumormarker v. a. bei der Differenzialdiagnostik und zur Verlaufskontrolle von mediastinalen Keimzelltumoren, Nebenschilddrüsentumoren, Phäochromozytomen und (kindlichen) Neuroblastomen. Die Tabelle 12.**6** gibt eine Übersicht.

Reine Seminome sezernieren kein AFP und nur geringe Mengen von β-HCG (< 100 ng/ml), sodass bei höheren Spiegeln nichtseminomatöse Tumoranteile vorliegen müssen. Als Beweis für einen nichtseminomatösen Keimzelltumor gelten AFP- und β-HCG-Spiegel > 500 ng/ml. Benigne Teratome führen zu keiner Erhöhung der Tumormarker.

12.5.3. Invasive Untersuchungsverfahren

Das Ziel solcher Methoden ist die Gewebegewinnung zur histologischen Sicherung.

Sie besitzen ihre Indikation dort, wo das Ergebnis, d. h. die histologische Artdiagnose, therapeutische Konsequenzen nach sich zieht und die nichtinvasive Diagnostik zu keiner Klärung geführt hat. Ihr Einsatz dient insbesondere dem Ausschluss eines Lymphoms bzw. der histologischen Zuordnung einer Lymphknotenvergrößerung. Weiterhin können dadurch bei lokal irresektablen oder allgemein inoperablen Patienten nichtoperative Therapieansätze auf eine rationale Grundlage gestellt werden.

Auch im Rahmen multimodaler Therapiekonzepte mit einer der Operation vorgeschalteten Behandlung ist eine histologische Diagnose unerlässlich. Abbildung 12.**2** stellt den Entscheidungsbaum bei der invasiven Diagnostik dar, Tabelle 12.**7** fasst die invasiven Untersuchungsverfahren einschließlich Indikation und Risiken zusammen.

Bei einem Teil von Mediastinaltumoren muss auch heute noch die histologische Diagnose durch eine explorative Thorakotomie geklärt werden. In solchen Fällen wird man in Abhängigkeit des Ergebnisses der intraoperativen Schnellschnittuntersuchung die Tumorexstirpation in toto versuchen.

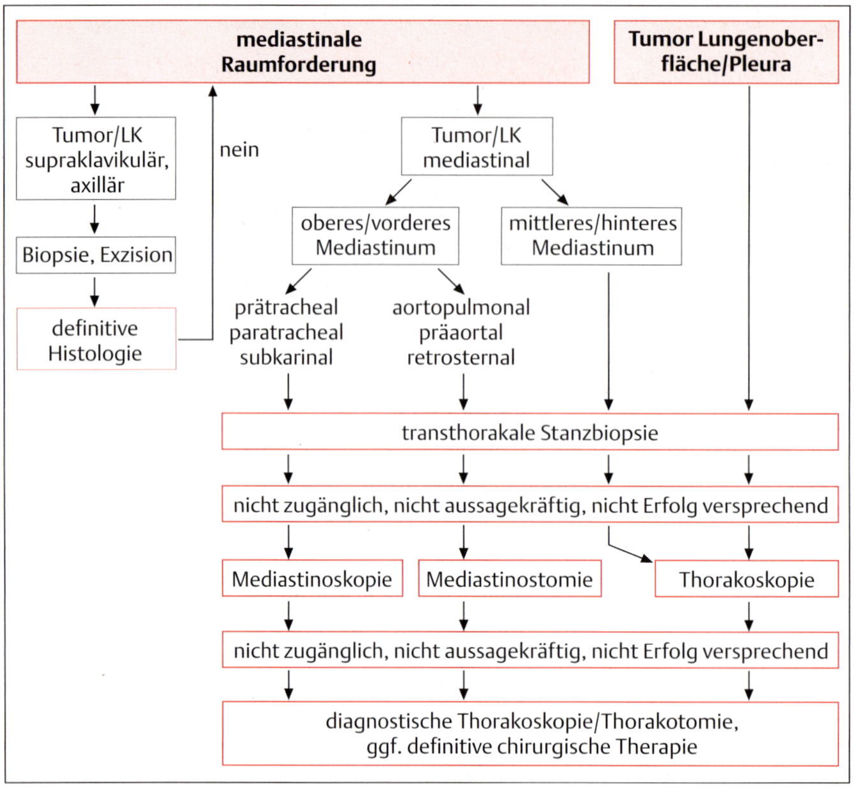

Abb. 12.2 Algorithmus der invasiven Diagnostik.

Tabelle 12.7 Invasive Untersuchungsverfahren bei Mediastinaltumoren

Verfahren	Indikation	Komplikationen/Anmerkungen
Transthorakale, transmediastinale Punktion (Stanzbiopsie)	DD: Lymphome; DD: Thymom/Non-Hodgkin Lymphom	Pneumothorax 20–25 %; (drainagebedürftig insgesamt 5 %), bei Feinnadelpunktion i.d.R. zu wenig Material
Lymphknotenbiopsie	extrathorakale Lymphknotenvergößerungen supraklavikulär und axillär	Nerven- und Gefäßläsion; (Allgemeinnarkose empfohlen)
Mediastinoskopie	prä-, paratracheale und subkarinale Tumoren/Lymphknoten (tumoröse und entzündliche lymphatische Erkrankungen, Bronchialkarzinom)	*Morbidität* 0,3–3 % (v.a Gefäßläsionen); *Letalität* 0–0,2 % *Kontraindikation:* obere Einflussstauung, große substernale Strumen, Gerinnungsstörungen.
Mediastinotomie	Tumoren/Lymphknoten im oberen u. vorderen Mediastinum, v.a. aortopulmonales Fenster, präaortal, retrosternal (DD: Lymphom, Bronchialkarzinom, Thymom)	Läsion A. mammaria int., Thoraxdrainage häufig notwendig, Wundheilungsstörungen, Phrenikusläsionen, Tumorzellverschleppung, *Letalität:* 1 %
Thorakoskopie	Beurteilung und Biopsie von Läsionen der Lungenoberfläche und Pleura; Staging von Tumoren im vorderen, mittleren und hinteren Mediastinum	Intubationsnarkose, Doppellumentubus mit seitengetrennter Beatmung; auch therapeutische Intervention möglich (Drainage von Pleuraergüssen, Exstirpation benigner, kleinerer Tumoren im mittleren u. hinteren Mediastinum)

12.6. Indikationsstellung

12.6.1 Zielsetzung

Lässt sich die Tumorhistologie durch invasive diagnostische Maßnahmen nicht sichern oder besteht hierzu keine Notwendigkeit, da die Indikation zur Tumorexstirpation von Vornherein gegeben ist, zielt die Operation zunächst auf die *Klärung der Artdiagnose und der Dignität* ab. Abgesehen von den Systemerkrankungen (maligne Lymphome, Sarkoidose u. a.) ist grundsätzlich eine *komplette Tumorentfernung* zu fordern. Dies gilt auch für die gutartigen Tumoren, bei denen allerdings eine tumornahe Exzision ausreichend ist, um ein lokales Rezidiv zu verhindern.

Bei malignen Tumoren ist stets die vollständige Resektion im Sinne einer R0-Resektion anzustreben, wozu unter Umständen infiltrierte Nachbarstrukturen en bloc mitreseziert und gegebenenfalls anschließend rekonstruiert werden müssen (Gefäße, Perikard, Thoraxwand). Erscheint aufgrund der lokalen Ausdehnung eine komplette Tumorentfernung intraoperativ nicht erreichbar, kann in Abhängigkeit von der Histologie eine *Tumormassenreduktion (Debulking)* erwogen werden, wenn effiziente ergänzende Therapieverfahren zur Verfügung stehen (z. B. bei Keimzelltumoren).

12.6.2 Indikation zur Operation

Prinzipiell ist bei jedem abgrenzbaren Mediastinaltumor die Indikation zur Tumorresektion gegeben, wenn ein malignes Lymphom ausgeschlossen ist, keine funktionellen Kontraindikationen vorliegen und kein Anhalt für Fernmetastasen besteht. Bei Patienten im hohen Lebensalter mit dokumentierter langsamer Wachstumstendenz und nach röntgenologischen Kriterien vermuteter Gutartigkeit ist eine abwartende Haltung unter regelmäßiger Kontrolle vertretbar. Die Indikationen für einen operativen Eingriff im Detail sind die folgenden:

- Definitive Klärung der Histologie,
- Risiko der malignen Entartung,
- Risiko der Infektion, Perforation oder Blutung ins Bronchialsystem (zystische Tumoren),
- Größenzunahme des Tumors mit potenziellem Komplikationsrisiko durch Kompression oder Verdrängung (auch benigne Tumoren) und/oder
- Notfallindikation bei akuter Dekompensation durch Gefäß- und Trachealeinengung (selten); alternativ: Notfall-Bestrahlung.

12.6.3 Prognose in Abhängigkeit vom Verfahren

Unabhängig von Stadium und zusätzlichen Therapiemaßnahmen hängt die Prognose der meisten malignen Mediastinaltumoren davon ab, ob der Tumor komplett (R0) oder nur unvollständig bzw. teilweise (R1/R2/RX) entfernt werden kann. Das Ausmaß der chirurgischen Resektion stellt somit einen wesentlichen Prognosefaktor dar.

Blumberg et al. (4) vom Memorial Sloan-Kettering Cancer Center geben in ihrer Serie von 118 Thymomen eine komplette Resektionsrate von 73 % an. Die 5- und 10-Jahres-Überlebensrate der Patienten mit kompletter Tumorentfernung betrug 80 % und 70 %, bei nur partieller Exstirpation 70 % und 28 % respektive und bei alleiniger Biopsie jeweils 38 % und 24 %. 29 % der komplett resezierten Patienten entwickelten ein Lokalrezidiv mit einer 5-Jahres-Überlebensrate von 65 %, das Kollektiv ohne Rezidiv zeigte eine 5-Jahres-Überlebensrate von 90 %.

Im Krankengut maligner Thymome der Chirurgischen Universitätsklinik Erlangen (n=44, 1967–1995) lag die R0-Resektionsrate niedriger (37 %), der Überlebensvorteil der R0-Resezierten war jedoch ebenso offensichtlich: 5-Jahres-Überlebensrate von 80 % bei R0-Resezierten, 37 % bei R1/R2/RX-Resezierten.

Für die seltenen primären Mediastinalsarkome berichten Burt et al. (6) aus dem Krankengut des Memorial Sloan-Kettering Cancer Center eine komplette Resektion bei 47 % (22/47, 1940–1991) mit einer Lokalrezidivrate von 64 % und einer 5-Jahres-Überlebensrate von 49 %. Inkomplette Resektionen waren mit einer 3-Jahres-Überlebensrate von nur 18 % assoziiert.

12.6.4 Verfahrenswahl, Radikalität und Sicherheitsabstand

Bei allen primären malignen Mediastinaltumoren (Ausnahme: maligne mediastinale Lymphome) besteht wie bei den Tumorentitäten anderer Lokalisation das Ziel in der kompletten Entfernung ohne Zurücklassen eines mikroskopischen oder makroskopischen Tumorrests, also in einer R0-Resektion. Je nach Tumorsitz erfolgt dies in der Regel über eine laterale Thorakotomie oder mediane Sternotomie.

Die Angabe eines definierten Sicherheitsabstandes bei Mediastinaltumoren ähnlich den gastrointestinalen Karzinomen ist aufgrund der räumlich eng begrenzten anatomischen Verhältnisse und der unmittelbaren Nachbarschaft vitaler Strukturen nicht möglich. Die radikale Tumorresektion beinhaltet daher die Entfernung der Raumforderung *im gesunden Gewebe* in allen Ebenen (zur Frage der Lymphadenektomie s. u.).

Bei Thymomen beispielsweise, auch wenn sie makroskopisch gut abgrenzt erscheinen, bedeutet dies die Entfernung des gesamten Fettkörpers im vorderen Mediastinum. Am Tumor adhärente Strukturen (z. B. Lunge, Perikard, Pleura) müssen zunächst als tumorinfiltriert gelten und mitentfernt werden. An Stellen mit makroskopisch nicht sicher ausreichendem Abstand kann nach Markierung des Präparats die intraoperative Schnellschnittuntersuchung zum Ausschluss einer Tumorinfiltration weiterhelfen.

Bestätigt sich die Tumorinfiltration am Schnittrand muss in Abhängigkeit der Histologie des Tumors und der anatomischen Situation entschieden werden, ob eine Nachresektion möglich und sinnvoll ist. Anderenfalls empfiehlt sich bei strahlensensiblen Tumoren die intraoperative Titanclip-Markierung am Ort des Geschehens.

Auch gutartige Tumoren einschließlich der Zysten müssen wegen des potenziellen Rezidivrisikos vollständig im Gesunden entfernt werden. Eine thorakoskopische Entfernung benigner Tumoren, v. a. im mittleren und hinteren Mediastinum ist unter bestimmten Voraussetzungen möglich (10).

12.7. Operative Therapie

12.7.1 Wichtiges zur chirurgischen Anatomie

Der komplexe Aufbau des Mediastinums setzt exakte anatomische Kenntnisse und eine Orientierung aus den unterschiedlichen Perspektiven der Zugangswege voraus (Abb. 12.**3**).

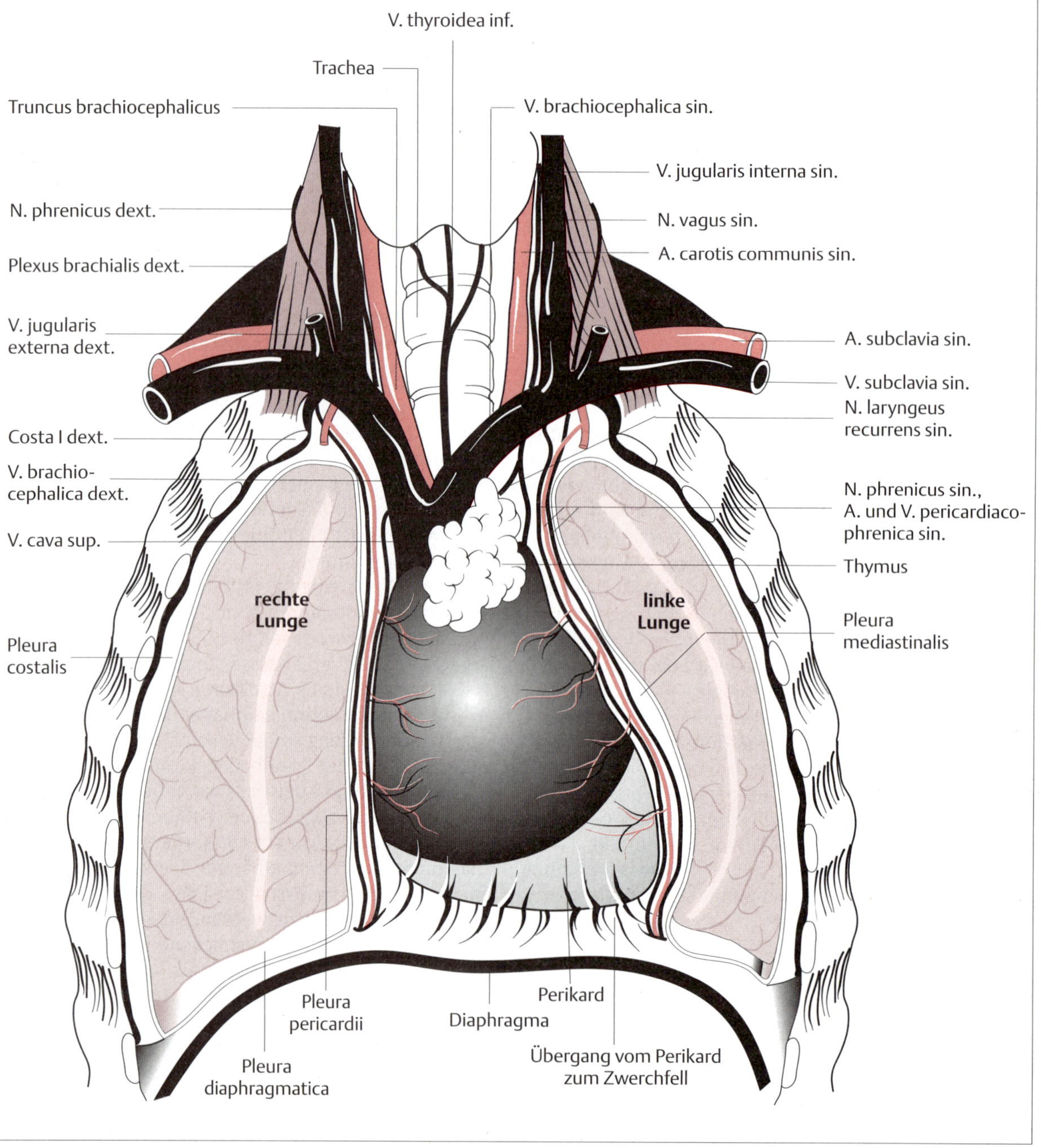

Abb. 12.**3** Anatomie des Mediastinums.

Tabelle 12.8 Wichtige mediastinale Gefäßanomalien

Venöse Anomalien	• V. cava superior sinistra (Mündung im Sinus venosus) • Persistenz von Vv. cavae superiores dextra und sinistra (links Mündung im Sinus venosus)
Arterielle Anomalien	• A. lusoria (Ursprung der A. subclavia dextra aus der Pars descendens der Aorta thoracica) • nach rechts ausgerichteter Aortenbogen • Ausbildung einer A. lusoria sinistra • Anlage eines doppelten Aortenbogens (Aortenring) • Verbindung eines rechtsgerichteten Aortenbogens mit der linken Pulmonalvene durch einen retroösophageal gelegenen Ductus Botalli

Das Mediastinum wird nach unten vom Zwerchfell, zur Seite von der parietalen Pleura (mediastinalis), nach vorne vom Sternum, nach hinten von der Wirbelsäule mit angrenzenden Rippen und nach oben von der oberen Thoraxapertur (Höhe des 1. Brustwirbels und der 1. Rippe) begrenzt. Weiterhin wird der beschriebene Raum in ein vorderes, mittleres und hinteres sowie ein oberes Mediastinum untergliedert. Da sich Raumforderungen im oberen Mediastinum bevorzugt in das vordere Mediastinum fortsetzen, wird das obere vordere Mediastinum häufig als ein Raum zusammengefasst.

Das vergleichsweise enge Mediastinum wird von einer Vielzahl anatomischer Strukturen ausgefüllt, von denen jede für sich wiederum Ausgangspunkt benigner und maligner Neoplasien sein kann. Somit stellen die Mediastinaltumoren in ihrer Gesamtheit ein sehr heterogenes Kollektiv dar.

Sehr selten (0,5–1 % der Bevölkerung) sind Anomalien der großen Arterien und Venen (Tab. 12.**8**), die aus Störungen der Embryonalentwicklung resultieren. Bei der präoperativen bildgebenden Diagnostik sollten diese erkannt werden und gegebenenfalls angiographisch detailliert dargestellt werden. Die atypischen Gefäßverläufe, z. B. der linksseitige Abgang der A. subclavia dextra (A. lusoria) aus der Aorta oder auch ein doppelt angelegter Aortenbogen, können zu Kompressionserscheinungen der Speiseröhre oder der Trachea führen.

12.7.2 Zugangswege

Tumoren des oberen und vorderen Mediastinums

In den meisten Fällen wird man die komplette, mediane Sternotomie als geeigneten Zugang bevorzugen. Bei eindeutiger Bevorzugung einer Seite kann der Tumor auch über eine rechts- oder linksseitige anterolaterale Thorakotomie, in Abhängigkeit von der Höhenlokalisation im 4.–6. Interkostalraum, angegangen werden. Longitudinale Sternotomien werden von Risikopatienten im Allgemeinen besser toleriert als laterale Thorakotomien (22).

Eine Ausnahme bilden die retrosternalen Strumen, die, selbst wenn die untere Begrenzung bis an die Trachealbifurkation heranreicht, meist über den üblichen kollaren Schnitt (oder eine obere Sternotomie) entfernbar sind. Einen Anhaltspunkt hierfür liefert die konventionelle p.-a.-Röntgen-Thoraxaufnahme (Unterrand der Struma überschreitet nicht den Unterrand des Aortenbogens).

Tumoren des mittleren Mediastinums

Hier handelt es sich häufig um perikardiale oder bronchogene Zysten oder isolierte Lymphknotenmetastasen eines Keimzelltumors (22). Es empfiehlt sich die anterolaterale Thorakotomie, sofern nicht bei den gutartigen Zysten, entsprechende Erfahrung vorausgesetzt, eine Entfernung mittels videoassistierter Thorakoskopie gewählt wird.

Tumoren des hinteren Mediastinums

Dort lokalisierte Raumforderungen lassen sich grundsätzlich über eine anterolaterale oder posterolaterale Thorakotomie freilegen. Aufgrund der Durchtrennung des M. serratus, des. M. latissimus dorsi und Teilen des M. subscapularis erweist sich die posterolaterale Schnittführung als funktionell wesentlich ungünstiger und aus Gründen der Übersicht als nicht erforderlich, sofern man von Eingriffen an der thorakalen Aorta absieht (41).

Vorsicht ist geboten bei den paravertebralen Tumoren überwiegend neurogenen Ursprungs, die sich in 10 % als so genannte *Sanduhrtumoren* (Dumbell-Tumoren) über das Foramen intervertebrale in den Spinalkanal fortsetzen (22). Bei präoperativem Nachweis mittels CT/MRT ist zunächst die neurochirurgische Entfernung des intraspinalen Anteils über eine dorsale Laminektomie empfehlenswert mit anschließender Exstirpation des intrathorakalen Anteils über eine anterolaterale Thorakotomie. Außer bei sehr kleinem intraspinalen Anteil besteht sonst bei dem Versuch einer ausschließlich transpleuralen Exzision die Gefahr der Rückenmarkschädigung bei der Präparation oder Blutstillung.

12.7.3 Intraoperative Befunderhebung und Operationsablauf

Nach Freilegung des Tumors über den geeigneten Zugang werden die *tatsächliche Ausdehnung* festgelegt und bei vermuteter oder (noch) nicht ausgeschlossener Malignität nach *lymphatischen oder hämatogenen (intrapulmonalen) Metastasen* gesucht sowie auffällige Läsionen biopsiert oder entfernt und zur intraoperativen Schnellschnittuntersuchung eingesandt. Ist die Dignität des Tumors noch nicht gesichert, kann bereits anfangs eine Keilbiopsie entnommen werden (cave: Tumorzelldissemination).

Ist der Tumor abgrenzbar, erfolgt die vollständige Entfernung. Die histologische Diagnose kann dann am Tumorpräparat intraoperativ gestellt werden. In manchen Fällen, insbesondere bei Thymomen, ist dennoch die Sicherung der Dignität in der intraoperativen Schnellschnittuntersuchung mitunter nicht möglich. Dann sind von Vornherein die Kriterien der Resektion wie bei einem malignen Tumor anzulegen.

Zur *Beurteilung der Resektabilität* muss die Infiltration der großen Venen, der Aorta, des Perikards, der Pleura/Brustwand, Nerven (N. phrenicus u. N. recurrens), von Lunge, Trachea und Ösophagus überprüft werden. Hat der Tumor Kontakt zu diesen Strukturen, muss zunächst bis zum Beweis des Gegenteils von einer Tumorinfiltration ausgegangen und bei der Operationstaktik berücksichtigt werden.

Bei malignen Primärtumoren können verschiedene Befundkonstellationen vorgefunden werden (29):

- Der Tumor erweist sich als potenziell kurativ resektabel und weist keine ausgeprägte Umgebungsinfiltration auf:
  Der Tumor wird im Gesunden exstirpiert.
- Es liegt eine fortgeschrittene Infiltration der Umgebung vor, der Tumor kann aber durch Ausweitung der Operation (z. B. Resektion von Perikard, großer Gefäße, Lunge etc.) prinzipiell kurativ reseziert werden: Hier entscheidet neben der Erfahrung des Operateurs und der Risikoabschätzung der intraoperative histologische Befund. Im Falle eines Thymoms (Stadium III) sollte eine radikale Resektion durchaus versucht werden, während bei Weichteilsarkomen angesichts der schlechten Prognose allenfalls eine Tumormassenreduktion oder symptomatische Maßnahmen (Gefäßbypass, Tracheotomie etc.) zu erwägen sind. Bei den strahlen- und chemosensiblen Seminomen muss eine radikale Resektion nicht erzwungen werden, selbst der Wert eines Tumordebulkings ist umstritten. Der Schwerpunkt liegt hier auf der histologischen Sicherung und der anschließenden Radiochemotherapie.
- Es liegt ein Tumor mit fortgeschrittener Umgebungsinfiltration vor, der trotz Operationsausweitung nicht mehr kurativ resektabel ist:
  In Abhängigkeit von der Histologie wird evtl. ein Tumordebulking vorgenommen.
- Der Tumor ist lokal operabel, es bestehen aber Fernmetastasen:
  Durch die Entfernung solitärer Metastasen kann simultan mit der Tumorresektion eine R0-Resektion erzielt werden, andernfalls bleibt der Eingriff palliativ (s. u.).
- Tumor ist von Vornherein nur noch palliativ chirurgisch therapierbar (z. B. pleurale oder perikardiale Aussaat, maligner Pleura- oder Perikarderguss):
  Hier beschränkt sich das Vorgehen in der Regel auf die Gewinnung der Histologie.

12.7.4 Lymphadenektomie

Lymphknotenmetastasen primärer maligner Mediastinaltumoren sind selten und kennzeichnen ein weit progredientes Krankheitsstadium. Eine systematische Lymphadenektomie ist nicht etabliert, wegen der relativen Seltenheit der Tumoren lässt sich deren Wert auch schwer sichern. Umliegende, tumornahe Lymphknoten wird man üblicherweise aus Staging-Gründen mitentfernen.

12.7.5 Rekonstruktionen

Vor allem bei Thymomen im Stadium III können rekonstruktive Maßnahmen bei Infiltration benachbarter Strukturen erforderlich werden. Aufwändige Eingriffe setzen die kurative Resektabilität des Tumors voraus.

Umschriebene Wandinfiltrationen der *V. cava superior* können nach tangentialer Ausklemmung exzidiert werden, die Venenwand wird anschließend mittels Direktnaht oder einem Kunststoffpatch rekonstruiert. Besteht eine isolierte, breite Wandinfiltration der V. cava superior mit konsekutiver oberer Einflussstauung (V.-cava-superior-Syndrom), kann die Vene reseziert und mit einer Gefäßprothese (14 oder 16 mm ringverstärkte PTFE-Rohrprothese) ersetzt werden (cave: kritische Hirnschwellung). Bezieht das Tumorwachstum die V. cava superior und den brachiozephalen Konfluens ein, kann ein Bypass zwischen linker V. brachiocephalica und Herzohr interponiert werden. Die einseitige Resektion und Ligatur einer V. brachiocephalica ist gefahrlos möglich, wenn die Gegenseite offen ist.

Aortale Infiltrationen sind selten, der Tumor lässt sich meist unter Mitnahme der Aortenadventitia ablösen. Prinzipiell ist auch eine Aortensegmentresektion mit nachfolgendem Aorteninterponat möglich, aber nur bei kurativem Therapieansatz sinnvoll. Die Resektion von *Perikard*anteilen sollte möglichst unter Schonung wenigstens eines N. phrenicus erfolgen, um die Atemmechanik nicht zu sehr zu beeinträchtigen. Die Defektdeckung zur Vermeidung einer Herzluxation wird mit PTFE-Patch durchgeführt. Eine Rekonstruktion der *Brustwand* wird bei Infiltration der Interkostalmuskulatur und der Rippen notwendig. Stabilitätsbeeinträchtigende Thoraxwanddefekte (über 5 cm Durchmesser) werden durch Einnähen eines Marlexnetz in die randbildenden ossären Strukturen verschlossen.

12.7.6 Komplikationen

Zahlreiche Komplikationsmöglichkeiten wie Blutungen, Sero-Hämato-Pneumothorax, Mediastinalemphysem, Mediastinitis, Pleuraempyem, Chylusfistel, Zwerchfellhochstand, Heiserkeit, Horner-Syndrom etc. ergeben sich durch Verletzungen der mediastinalen Organe wie der großen Gefäße, des Ösophagus und der Trachea, des Ductus thoracicus, des N. phrenicus, z. B. beim Spalten der mediastinalen Pleura oder bei Perikardresektion, des N. recurrens oder des Grenzstrangs.

Die Letalität resezierender Eingriffe wird mit 1–12% und die Morbidität mit 4–21% angegeben (1, 6, 8, 29). Beide Parameter steigen mit dem Umfang der Operation, die wiederum abhängig ist von der zugrunde liegenden Tumorerkrankung.

12.7.7 Postoperative Maßnahmen

Postoperativ sollte eine möglichst frühzeitige Extubation angestrebt werden, die bei Thymompatienten mit Myasthenie gelegentlich problematisch sein kann. Acetylcholinesterase-Hemmer und Steroidtherapie sollen perioperativ zunächst weiter verabreicht werden. In Kooperation mit dem betreuenden Neurologen kann je nach Klinik die Reduktion der Dosis festgelegt werden.

Eine ausreichende Schmerztherapie (medikamentös, intraoperative Kryotherapie, Interkostalnervenblockade, thorakaler Periduralkatheter) als Voraussetzung für eine intensive Atemtherapie zur Prophylaxe pulmonaler Komplikationen muss gewährleistet sein. Auf kardiale Rhythmusstörungen ist zu achten.

12.8. Spezielle Therapie einzelner Tumoren (einschließlich multimodaler Therapieansätze)

12.8.1 Thymome

Ein Thymom in der präoperativen Bildgebung und im Operationssitus zeigt Abbildung 12.**4** **a**, **b**. Nach alleiniger chirurgischer Entfernung *nichtinvasiver* Thymome wird ein Lokalrezidiv in nur 2–3% beobachtet (17, 22). Für Thymome im Stadium I (keine Kapselinfiltration) besteht weitgehend Übereinstimmung darüber, dass außerhalb von Studien keine adjuvante Maßnahmen indiziert sind. Im Stadium II (mit Kapselinfiltration) als dem Übergang zum invasiven Thymom wird der Wert einer Nachbehandlung nach kompletter Exstirpation kontrovers beurteilt. Zunehmend wird zur Verbesserung der lokalen Tumorkontrolle eine adjuvante Bestrahlung (empfohlene Dosis: 40–50 Gy) befürwortet, da Lokalrezidivraten nach ausschließlicher Exzision zwischen 10 und 30% beobachtet wurden (17).

Im Stadium III (Infiltration benachbarter Organe) wird auch nach kompletter Resektion eine nachfolgende Radiotherapie empfohlen, da hierdurch die Lokalrezidivrate deutlich gesenkt werden kann; ein Einfluss auf das Gesamtüberleben ergibt sich dadurch jedoch nicht.

Im Stadium IV (metastatische Tumoraussaat, IVa: Pleura u./o. Perikard, IVb: lymphogen u./o. hämatogen) wird allgemein die Strahlentherapie mit einer systemischen Chemotherapie kombiniert. Bei inkomplett resezierten, lokal ausgedehnten Thymomen (Stadium III und IVa) kann durch eine Strahlentherapie (empfohlene Dosis 50–60 Gy) bei 65% der Patienten eine lokale Tumorkontrolle erreicht werden, die 5-Jahres-Überlebensrate beläuft sich auf 40–50% (17).

In einer großen Literaturrecherche von Hejna et al. (14) wurde das nichtchirurgische Management maligner Thymome untersucht. Danach gibt es neben der chirurgische Behandlung keine Standardtherapie bei fortgeschrittenen Thymomen. Die zitierten Studien zur Chemotherapie umfassten überwiegend nur wenige Patienten: nur 3 von 19 Studien mit einer Monotherapie und 10 von 32 Studien mit einer Polychemotherapie wiesen mehr als 10 Patienten auf.

Die Remissionsraten der größeren Kollektive streuten weit mit kompletten Remissionsraten von 17–40% für die Monotherapie (Cisplatin oder Steroide) und 10–62% für die Polychemotherapie (Cisplatin in Kombination mit Cyclophosphamid, Doxorubicin, Vincristin, Bleomycin und Steroiden) und partiellen Remissionsraten von 8–67% und 0–67% respektive. Direkte Verglei-

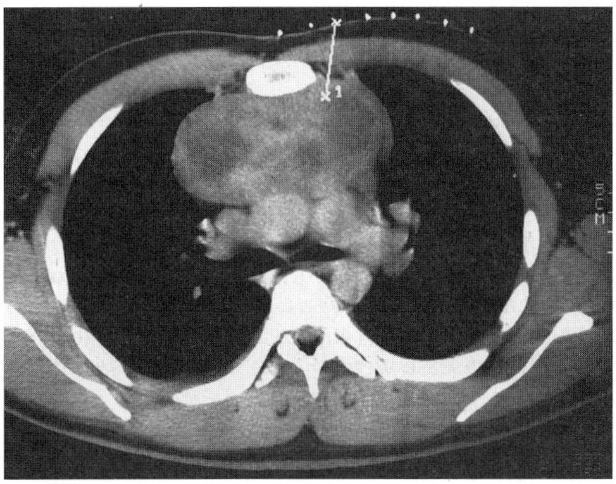

a

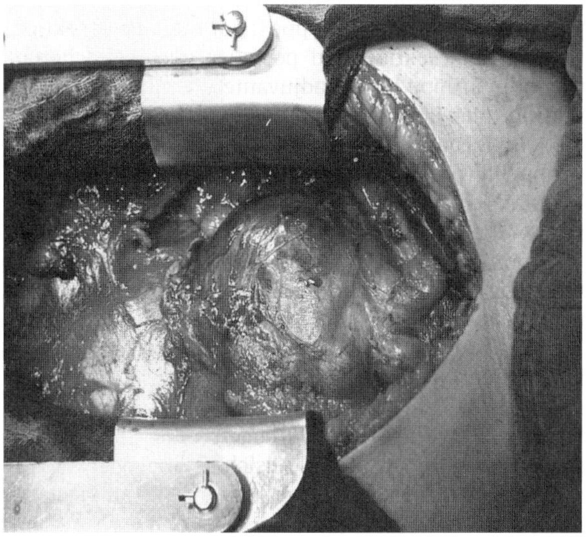

b

Abb. 12.**4** Thymom in der präoperativen Bildgebung (**a**) und im Operationssitus (**b**).

inhalten Doxorubicin und Ifosfamid als Monotherapie oder in Kombination, oder aber auch das CYVADIC-Schema (Cyclophosphamid, Vincristin, Adriamycin und Dacarbazin). Die Ansprechraten liegen bei 30–40% mit kompletten Remissionsraten von 10% (46).

Die zu den Raritäten zählenden Paragangliome der Aortenwand sind nach inkompletter Resektion resistent gegen jegliche Form der zusätzlichen Therapie, weswegen eine vollständige Entfernung anzustreben ist. Bei diesen Tumoren ist das langsam progrediente, lokale Tumorwachstum (z. T. über Jahre) und nicht die Fernmetastasierung der limitierende Faktor. Als durchschnittliche Überlebenszeit wurden 6 Jahre (4 Monate – 10 Jahre) angegeben (30).

Mesenchymale Tumoren

Die sehr seltenen Tumoren (< 10% aller Mediastinaltumoren) können allen Gewebsstrukturen des Mesenchyms entspringen und finden sich in allen Abschnitten des Mediastinums. Am häufigsten sind Tumoren endothelialen Ursprungs, die sich von Lymph- oder Blutgefäßen ableiten. Gut die Hälfte aller mesenchymalen Tumoren ist maligne (40).

Grundsätzlich ist auch bei diesen Tumoren die komplette Exzision zu versuchen, was jedoch aufgrund der Tumorausdehnung bei Diagnosestellung nur selten gelingt. Eine adjuvante Bestrahlung mit oder ohne Chemotherapie wird dann empfohlen. Bei primär fraglicher Resektabilität kann durch eine neoadjuvante Radio- oder Radiochemotherapie versucht werden, den Tumor zu verkleinern und resektabel zu machen. Die empfohlenen Strahlendosen liegen zwischen 50–60 Gy.

Verwendete Chemotherapieschemata reichen über Monotherapien mit Doxorubicin oder Ifosfamid über Kombinationstherapien (Ifosfamid plus Doxorubicin) bis hin zu Polychemotherapien (z. B. CYVADIC-Schma: Cyclophosphamid, Vincristin, Adriamycin, Dacarbazin). Damit lassen sich im metastasierten Stadium Remissionsraten von 40% bis zu 57% mit 10% kompletten Remissionen erzielen (46). Diese Schemata sind mit einer nicht unerheblichen Toxizität (z. B. Kardiotoxizität von Doxorubicin) verbunden, die durch eine zusätzliche Bestrahlung des Mediastinums noch gesteigert wird. Daher müssen neben tumorspezifischen Kriterien (Größe, Grading) auch gewisse Voraussetzungen von Seiten des Patienten (Karnofsky-Index > 80, Alter < 50) gegeben sein.

Insgesamt ist die Prognose dennoch schlecht. Von Burt et al. (6) wurde eine R0-Resektion bei 47% der Patienten mit einer 5-Jahres-Überlebensrate von 32% und einer Lokalrezidivrate von 64% angegeben (n = 47). Wie bei den Weichteilsarkomen anderer Lokalisation sind Grading und Resektabilität die entscheidenden Prognosefaktoren. Eine Ausnahme hiervon bilden die kindlichen Rhabdomyosarkome, die wie an anderer Lokalisation gut auf eine Chemotherapie ansprechen.

12.9 Therapie von Metastasen und Rezidiven

Im Grundsatz ist bei lokoregionären Rezidiven mediastinaler Tumoren und auch bei isolierten Fernmetastasen die erneute Operation zu erwägen, wenn dadurch die Aussicht auf eine kurative Situation gegeben ist. Dies gilt auch für die seltenen Rezidive gutartiger Tumoren. Umfangreiche Erfahrungen existieren allerdings nicht. Abhängig von der Histologie des Tumors und der bisherigen Behandlung muss nochmals die Indikation zur Strahlen- und Chemotherapie diskutiert werden.

In ausgewählten Fällen kann auch eine bewusst palliative Reduktion der Tumormasse infrage kommen, um die Wirksamkeit radiotherapeutischer und zytostatischer Optionen zu verbessern.

12.10 Abschließende Bewertung

Für die Mehrheit der Mediastinaltumoren stellt insbesondere bei limitierter Ausdehnung die radikale chirurgische Entfernung weiterhin den Schwerpunkt in der Behandlung dar. Maligne mediastinale Lymphome werden nach histologischer Sicherung tumorspezifisch behandelt und zunächst der Strahlen- und/oder Chemotherapie zugeführt. Nach unvollständiger Remission kann der Resttumor 4–6 Wochen nach abgeschlossener Behandlung chirurgisch entfernt werden.

Der Stellenwert adjuvanter Behandlungsmaßnahmen (Chemotherapie, Bestrahlung, Radiochemotherapie etc.) nach kurativer Resektion ist derzeit ebensowenig belegt und einzuschätzen wie die Rolle multimodaler Therapieansätze bei primär fortgeschrittenen Tumoren in Abhängigkeit von der Tumorentität und der Tumorbiologie. Ist der Tumor nach den Ergebnissen der bildgebenden Diagnostik nicht kurativ entfernbar, kann eine neoadjuvante Therapie (Bestrahlung, Chemotherapie bzw. Kombination) nach bioptischer Klärung erwogen werden.

Die relative Seltenheit der Tumoren lässt valide Aussagen aus einzelnen Zentren kaum zu, sodass multi-institutionelle Studien mit prospektiven, randomisierten Protokollen, die bisher in größerem Umfang fehlen, erforderlich sind. Eine zentrale Registrierung und Verwaltung der Daten (Tumordatenbanken) erscheint hierbei hilfreich. Als Grundlage solcher Erhebungen bedarf es allgemein akzeptierter Stadieneinteilungen, um eine Vergleichbarkeit von Befunden und Therapieergebnissen gewährleisten und prognostische Aussagen treffen zu können.

12.11 Nachsorge und Rehabilitation

Allgemeingültige Empfehlungen bzw. eine strukturierte Nachsorge gibt es nicht. Für die Mehrzahl mediastinaler Tumoren müssen individuelle Nachsorgeintervalle unter Berücksichtigung der Prognose und therapeutischer Optionen bei Rezidiven festgelegt werden. Für gutartige Neubildungen und Thymome wurde folgendes Vorgehen vorgeschlagen (50):

- Zysten und eindeutig gutartige Tumoren:
  - jährlich für 2–3 Jahre
- Thymome nach kompletter Exzision:
  - 3-monatlich über 3 Jahre, 6-monatlich bis Ende des 5. Jahres, danach jährlich.

Die Nachsorgeuntersuchungen schließen in jedem Fall eine Röntgenthorax-Aufnahme in 2 Ebenen ein; in Abhängigkeit von Röntgenbefund, Primärtumor und Symptomatik werden weiterführende diagnostische Maßnahmen eingeleitet. Bei Thymomen sollte die Nachsorge auch über das 10. Jahr fortgesetzt werden, da Spätrezidive bekannt sind. Bei Strahlen- oder Chemotherapie orientieren sich die Intervalle an dem vorgegebenen Therapieschema. Rezidiv- und Resttumoren hormonaktiver Neubildungen, v. a. von nichtseminomatösen Keimzelltumoren, lassen sich am Verlauf der Tumormarker (β-HCG, AFP) erkennen.

Literatur

1. Bacha EA, Chapelier AR, Macchiarini P, Fadel E, Dartevelle PG. Surgery for invasive primary mediastinal tumors. Ann Thorac Surg 1998; 66: 234–239
2. Bass Wilkins K, Sheikh E, Green R, et al. Clinical and pathologic predictors of survival in patients with thymoma. Ann Surg 1999; 230: 562–574
3. Blossom GB, Steiger Z, Stephenson LW. Neoplasms of the mediastinum. In: DeVita VT Jr, Hellman S, Rosenberg SA, eds. Cancer: Principles and practice of oncology, Philadelphia: Lippincott-Raven Publishers; 1997: 951–969
4. Blumberg D, Port JL, Weksler B, et al. Thymoma: a multivariate analysis of factors predicting survival. Ann Thorac Surg 1995; 60: 908–914
5. Bulkley GB, Bass KN, Stephenson GR, et al. Extended cervicomediastinal thymectomy in the integrated management of myasthenia gravis. Ann Surg 1997; 226: 324–335
6. Burt M, Ihde JK, Hajdu SI, et al. Primary sarcomas of the mediastinum: results of therapy. J Thorac Cardiovasc Surg 1998; 115: 671–680
7. Cefaro GA, Luzi S, Turriziona A, Salvi G, Mermiroh L. Primary mediastinal seminoma. Br J Urol 1988; 62: 461–464
8. Cohen AJ, Thompson L, Edwards FH, Bellamy RF. Primary cysts and tumors of the mediastinum. Ann Thorac Surg 1991; 51: 378–386
9. Davis RD, Oldham HN, Sabiston DC. Primary cysts and neoplasms of the mediastinum: recent changes in clinical presentation, methods of diagnosis, management and results. Ann Thorac Surg 1987; 44: 229–237
10. Demmy TL, Krasna MJ, Detterbeck FC, et al. Multicenter VATS experience with mediastinal tumors. Ann Thorac Surg 1998; 66: 187–192
11. Drings P, Vogt-Moykopf I, Hrsg. Thoraxtumoren. 2. Aufl., Berlin Heidelberg New York: Springer; 1998
12. Franzius Ch, Sciuk J, Schober O. Die Rolle der F-18-FDG-Positronen-Emmisions-Tomographie für chirurgische Fragestellungen. Langenbecks Arch Chir Suppl II (Kongressbericht) 1998: 261–269
13. Heithmiller RF, Marasco WJ. Primary mediastinal seminoma. In: Wood DE, Thomas CR Jr. Mediastinal tumors. Berlin Heidelberg: Springer; 1995: 49–54
14. Hejna M, Haberl I, Raderer M. Nonsurgical treatment of malignant thymoma. Cancer 1999; 85: 1871–1884
15. Hofmann WJ, Otto HF. Pathologische Anatomie der Mediastinaltumoren. In: Drings P, Vogt-Moykopf I, Hrsg. Thoraxtumoren. 2. Aufl., Berlin Heidelberg New York: Springer: 1998; 507–520
16. Kirchner T, Müller-Hermelink HK. New approaches to the diagnosis of thymic epithelial tumors. Prog Surg Pathol 1989; 10: 167–189
17. Koh WJ, Loehrer PJ Sr, Thomas CR. Thymoma: radiation and chemotherapy. In: Wood DE, Thomas CR Jr. Mediastinal tumors. Berlin Heidelberg: Springer; 1995: 19–26
18. Kohman LJ. Controversies in the managment of malignant thymoma. Chest 1997; 112 (4 Suppl): 296–300
19. Kolotas C, Zamboglou N. Strahlentherapie bei Mediastinaltumoren. In: Nier H. Tumoren des Mediastinums, Stuttgart: Enke Verlag; 1995: 61–64
20. Kugler C, Dienemann H. Diagnostik mediastinaler Raumforderungen. In: Drings P, Vogt-Moykopf I, Hrsg. Thoraxtumoren. 2. Aufl., Berlin Heidelberg New York: Springer; 1998: 521–532
21. Krumhaar D. Neoplasmen des Mediastinums. In: Trendelenburg F, Hrsg. Tumoren der Atmungsorgane und des Mediastinums. Berlin Heidelberg New York Tokyo: Springer; 1985: 582
22. Krysa S, Dienemann H. Chirurgische Strategie bei Tumoren des Mediastinums. In: Drings P, Vogt-Moykopf I, Hrsg. Thoraxtumoren. 2. Aufl. Berlin Heidelberg New York: Springer; 1998: 532–542
23. Levine GD, Rosai J. Thymic hyperplasia and neoplasia: a review of current concepts. Hum Pathol 1978; 9: 495–515
24. Loehrer PJ, Chen M, Kim K, Aisner SC, Einhorn LH, Livingston R. Cisplatin, doxorubicin, and cyclophosphamide plus thoracic radiation therapy for limited-stage unresectable thymoma. J Clin thymoma 1997; 15: 3093–3099
25. Masaoka A, Monden Y, Nakahara K, Tanioka T. Follow-up study of thymomas with special reference to their clinical stages. Cancer 1981; 48: 2485–2492
26. Marino M, Müller-Hermelink HK. Thymoma and thymic carcinoma. Relation of thymoma epithelial cells to the cortical and medullary differentiation of thymus. Virch Arch Pathol Anat 1985; 407: 119–149
27. Morrison IM. Tumours and cysts of the mediastinum. Thorax 1958; 13: 294–307
28. Netter FH. Netters Innere Medizin, Stuttgart: Georg Thieme Verlag; 2000
29. Nier H. Tumoren des Mediastinums, Stuttgart: Enke Verlag; 1995
30. Olson JL, Salyer WR. Mediastinal paraganglioms (aortic body tumor): a report of four cases and a review of the literature: Cancer 1978; 41: 2105–2109
31. Park HS, Shin DM, Lee JS, et al. Thymoma. A retrospective study of 87 cases. Cancer 1994; 73: 2491–2498
32. Pescarmona E, Rendina EA, Venuta F. The prognostic implication of thymoma histologic subtyping. A study of 80 consecutive cases. Am J Clin Pathol 1990; 93: 190–195
33. Rea F, Sartori F, Loy M, Calabro F, Fornasiero A, Daniele O. Chemotherapy and operation for invasive thymoma. J Thorac Cardiovasc Surg 1993; 106: 543–549
34. Rosai J, Higa E. Mediastinal endocrine neoplasm of probable thymic origin, related to carcinoid tumor. Clinicopathological study of 8 cases. Cancer 1972; 29: 1061–1074
35. Rosai J, Levine GD. Tumors of the thymus. In: Atlas of tumor pathology, sec ser, fasc 13. Armed Forces Institute of Pathology, Washington/DC; 1976

36. Schmezer A, Reinosch W, Laqua D, Bähr R. Das thorakale Neurinom: ein seltener Tumor des hinteren Mediastinums. Chirurg 1996; 67: 90–92
37. Shamji RM, Todd TR. Central neurogenic tumors of the thoracic region. Can J Surg 1992; 5: 497
38. Shin DM, Komaki R, Putnam JB, et al. Induction chemotherapy followed by surgical resection, radiotherapy, and consolidative chemotherapy may cure advanced stages of unresectable invasive thymoma. Proc Am Soc Oncol 1997; 16: 1639
39. Silverman AN, Sabiston DC Jr. Mediastinal masses. Surg Clin North Am 1980; 60: 757
40. Somers J, Faber LP. Mesenchymal tumors of the mediastinum. In: Wood DE, Thomas CR Jr. Mediastinal tumors. Berlin Heidelberg: Springer; 1995: 95–110
41. Sunder-PLassmann L. Thorax, Lunge, Mediastinum. In: Siewert JR, Hrsg. Chirurgie, 6. Aufl. Berlin Heidelberg New York: Springer; 1998: 289–349
42. Thaler K, Reingruber B, Altendorf-Hofmann A, Hohenberger W. Stellenwert der chirurgischen Therapie bei malignen Thymomen. Kurzreferateband, 115. Kongreß des DGfC, 1998: 129 (FV 15)
43. Tomiak EM, Evans WK. The role of chemotherapy for invasive thymoma: a review of the literature and considerations for future trials. Crit Rev Oncol Hematol 1993; 15: 113–124
44. Venuta F, Rendina EA, Pescarmona EO, et al. Multimodality treatment of thymoma: a prospective study. Ann Thorac Surg 1997; 64: 1585–1591
45. Verley JM, Hollmann KH. Tumours of the mediastinum. Dordrecht Boston London: Kluwer Academic Publ.; 1992
46. Vogt HG. Chemotherapie bei Mediastinaltumoren. In: Nier H. Tumoren des Mediastinums. Stuttgart: Enke Verlag; 1995: 65–72
47. Wain JC. Neurogenic tumors of the mediastinum. In: Wood DE, Thomas CR Jr. Mediastinal tumors. Berlin Heidelberg: Springer: 1995: 71–78
48. Wood DE, Thomas CR Jr. Mediastinal tumors. Berlin Heidelberg: Springer; 1995
49. Wright CD, Wain JC, Mathisen DJ. Nonseminomatous germ cell tumors of the mediastinum. In: Wood DE, Thomas CR Jr. Mediastinal tumors. Berlin Heidelberg: Springer; 1995: 43–48
50. Zeidler D, Lüllich H. Mediastinaltumoren. In: Bünte H, Domschke W, Meinertz T, Reinhardt D, Tölle R, Wilmanns W, Hrsg. Therapie-Jahrbuch 1996, München Wien Baltimore: Urban und Schwarzenberg; 1996; Kp. D 14: 1–8

13 Ösophaguskarzinom

13.1 Epidemiologie

Das Ösophaguskarzinom ist nach Statistiken der „International Agency of Research on Cancer“ 1985 als neunthäufigste maligne Erkrankung der Welt (123) und 1990 als fünfthäufigste maligne Erkrankung in Entwicklungsländern beschrieben (124), wobei seine Inzidenz im Vergleich zu anderen Tumorerkrankungen weltweit am stärksten variiert. Innerhalb der weißen Bevölkerung der USA tritt das Ösophaguskarzinom beispielsweise bei 4 von 100 000 Menschen auf, während dies in bestimmten Gebieten Chinas für mehr als 100 von 100 000 Menschen gilt. Ursächlich werden hierfür genetische, diätetische, aber auch Umweltfaktoren in Betracht gezogen.

Eine geographische Häufung besteht innerhalb eines Gürtels zwischen dem Kaspischen Meer, Iran, Afghanistan, Sibirien, China und Japan, ebenso wie in Südostafrika, Finnland, Grönland und Kurakao (14) (Abb. 13.**1**).

In den USA ist die Inzidenz bei den Afroamerikanern deutlich höher als bei der weißen Bevölkerung (102). Bezogen auf die Gesamtbevölkerung sind mehr Männer als Frauen (2 zu 1) betroffen (123). Der Altersgipfel liegt im 6. Dezenium (13). Das Adenokarzinom des Ösophagus hat in letzter Zeit deutlich zugenommen; beschrieben sind jährliche Zuwachsraten von knapp 10 % bei der männlichen weißen Bevölkerung (102).

13.2 Ätiologie

13.2.1 Plattenepithelkarzinom

Prädisponierende Faktoren für ein Plattenepithelkarzinoms des Ösophagus sind langdauernder Konsum von Alkohol und Nikotin sowie ein erhöhter Nitrosamingehalt der Nahrung (55). Konzentrierter Alkohol (Whiskey) scheint dabei mit einem höheren Risiko verbunden zu sein als Bier oder Wein (55). Tabak und Alkoholkonsum wirken synergistisch. Weiterhin ist der Genuss von Fisch und Lammfleisch mit einem erhöhtem Risiko für das Plattenepithelkarzinom des Ösophagus assoziiert, möglicherweise aufgrund der N-Nitroso-Komponenten des Salzgehalts (55).

Ein erhöhtes Risiko ist ebenfalls beschrieben bei chronischer physikalischer Irritation der Mukosa, wie bei langdauerndem Genuss von extrem heißen Getränken, nach Strahlentherapie, nach Bleiintoxikationen, bei Achalasie, bei Opiuminhalation, Nitritintoxikation, bei Narbenstenosen nach Verätzungen und bei Divertikeln der Speiseröhre.

Das Plattenepithelkarzinom des Ösophagus ist ferner assoziiert mit nutritioneller Mangelversorgung von Zink, Vitamin A oder Riboflavin. Eine Häufung besteht außerdem beim Plummer-Vinson-Syndrom (sideropenische Schleimhautatrophie von Zunge, Oropharynx und Ösophagus mit Zungenbrennen und schmerzhafter Dysphagie), Zöliakie und kongenitaler Hyperkeratose (36).

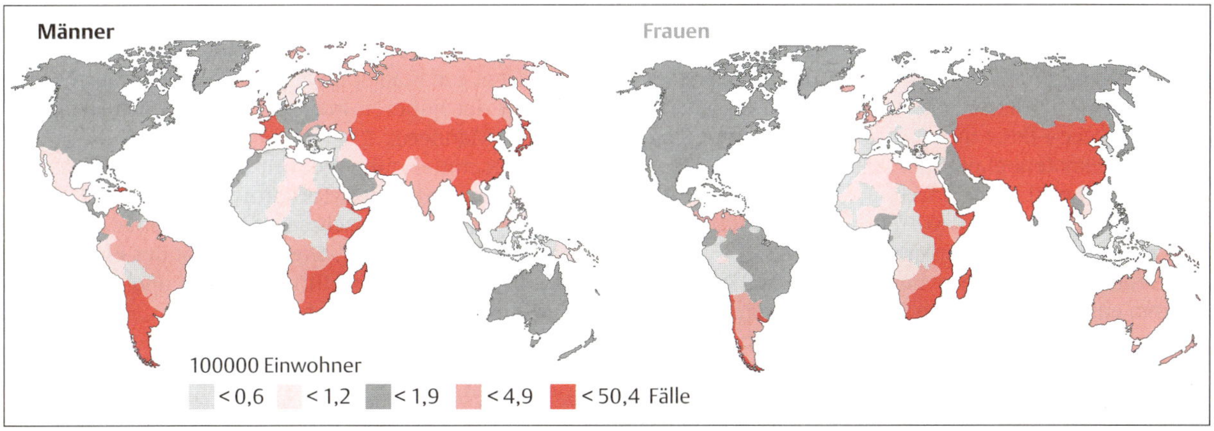

Abb. 13.**1** Inzidenz des Ösophaguskarzinoms.

13.2.2 Adenokarzinom

Prädisponierende Faktoren für ein Adenokarzinom des Ösophagus sind vermutlich die schwergradige Refluxösophagitis und der Endobrachyösophagus (Barrett-Ösophagus) (48). Bei 40 % der Patienten mit Adenokarzinom des Ösophagus liegt eine Hiatushernie vor. Adenokarzinome des Ösophagus scheinen dabei von dysplastischen Epithelinseln auszugehen, die häufig aneuploide Zellen enthalten (48).

Weiterhin wird wiederholt galliger Reflux als Ursache eines „Barrett-Karzinoms" beschrieben (48). Im Gegensatz zum Plattenepithelkarzinom des Ösophagus ist überwiegend die weiße Bevölkerungsgruppe betroffen (130). Alkohol und Nikotinabusus kommen bei Patienten mit einem Adenokarzinom seltener vor als bei Patienten mit einem Plattenepithelkarzinom.

13.3 Tumorbiologie

Das Ösophaguskarzinom ist gekennzeichnet durch ein rasches Tumorwachstum und eine frühe Tumorzellstreuung. Die Erfahrungen, dass einerseits trotz radikaler chirurgischer Therapie und frühem Tumorstadium ein frühes Tumorrezidiv möglich ist und andererseits Patienten trotz eines bereits fortgeschrittenen Tumorstadiums potenziell lange überleben können, weist neben Parametern der Tumorgröße auf die Bedeutung zusätzlicher intrinsischer Faktoren hin.

Zahlreiche molekularbiologische Marker im Tumorgewebe wurden beschrieben (z. B. epidermal growth factor receptor (EGFR), transforming growth factor α (TGF-α), proliferating cell nuclear antigen (PCNA), P53, P21/Waf1, P16, E-Cadherin, Bcl-2, Cyclin D1, Pyrimidin-Nucleosid-Phosphorylase), deren prognostische Bedeutung jedoch widersprüchlich beurteilt wird: So konnte kürzlich gezeigt werden, dass PCNA, EGFR und die Expression von P53 ebensowenig wie der DNA-Ploidiegrad als unabhängige Parameter der Prognose anzusehen sind (166).

Andere Untersucher identifizierten jedoch den DNA-Ploidiegrad als wichtigen unabhängigen Parameter (170); ebenso wie Mutationen des *p53*-Gens (84). In einer aktuellen Untersuchung von 116 Patienten mit einem Plattenepithelkarzinom des Ösophagus und einheitlicher Lymphknotendissektion war der stärkste prognostische Faktor in multivariater Analyse lediglich der Lymphknotenbefall. Die Expression von VEGF (vascular endothelial growth factor), MRP1/CD9, Cyclin D1, Bcl-2; P53, MDM2, p16, Ki-67, p21-Waf1 und EGFR erwiesen sich hier als nicht signifikant (143).

Neuere immunhistochemische Untersuchungen zeigten eine Expression von *Heat-Shock-Proteinen* (HSP) in normalen Plattenepithelzellen des Ösophagus (150). Da das Ösophagusepithel primär chemischen Reizen und Hitzeeinwirkungen exponiert ist, ist die Exprimierung von HSP eine logische Folge, die auch in experimentellen Studien im Rahmen der Differenzierung von Keratinozyten bereits beschrieben ist (119).

Tabelle 13.**1** Übersicht, Einteilung und Variation einiger molekularbiologischer Faktoren beim Plattenepithelkarzinom des Ösophagus

Klassifizierung	Marker	Expression in %
Wachstumsfaktoren und -rezeptoren	EGFR (84, 130, 138) VEGF (84)	19–83 % 69 %
Suppressorgene	P53 (130, 170) p21/ WAF1 (84, 138) p16 (84)	32–43 % 9–98 % 16 %
Onkogene	Mdm2 (84) Cyclin D1 (84, 137)	70 % 40–73 %
Proliferationsmarker	PCNA (84, 130) Ki-67 (84)	36–49 % 41 %
Apoptose-Proteine	Bcl-2 (84, 136)	20–32 %
Heat-Shock-Proteine	HSP 70 (119) HSP 27 (119)	14 % 38 %
Zellmotilitäts-Marker	MRP1/CD9 (84)	13 %
Adhäsionsmoleküle	E-Cadherin (84)	19 %
DNA-Ploidie	aneuploid (130, 166)	30–60 %

EGFR: epidermal growth factor receptor
VEGF: vascular endothelial growth factor
PCNA: proliferating cell nuclear antigen
p21/WAF1: wild-type P53 activated fragment 1
Mdm2: mouse double minute 2
MRP1: multi drug resistance protein

Das Fehlen der Expression von HSP 27 und HSP 70 in Tumorzellen des Plattenepithelkarzinoms wurde als unabhängiger prognostischer Parameter identifiziert (80). Da HSP-negative Patienten auf eine Chemo- und Radiotherapie besser ansprechen, könnte eine präoperative Analyse der HSP mittels molekularbiologischen Methoden (Reverse-Transkriptase-Polymerasenkettenreaktion: RT-PCR) eine sinnvolle diagnostische Maßnahme darstellen. Im Barrett-Epithel besteht im Gegensatz zum Plattenepithel eine geringe Expression von HSP 27 (158), wodurch möglicherweise ein chronisch mutagener Reiz aufgrund des fehlenden antioxidativen Schutz des HS-Proteins ausgelöst wird.

Eine 4fach höhere HSP-27-Expression im Ösophagusepithel von Frauen im Gegensatz zu Männern korreliert mit der höheren Inzidenz von Ösophaguskarzinomen bei Männern.

Insgesamt erlauben jedoch die derzeit verfügbaren molekularbiologischen Tumormarker (Tab. 13.**1**) keine verlässliche prognostische Aussage, die über die belegten Prognoseparameter, wie Kurativität des Eingriffs (R-Klassifikation), Tumorinfiltrationstiefe und Lymphknoteninfiltration, hinausgeht.

13.4 Pathologie und Pathomorphologie

13.4.1 Plattenepithelkarzinom

Das Plattenepithelkarzinom des Ösophagus ist mit 80–90% aller malignen Ösophagustumoren der häufigste maligne Tumor des Ösophagus. Die zugrunde liegende präkanzeröse Veränderung ist vermutlich die chronische Ösophagitis, bei der eine hohe Inzidenz von Epitheldysplasien besteht (107). Maligne Zellen können von dysplastischen Arealen ausgehen und sich zunächst intraepithelial verteilen (Carcinoma in situ, Tis). Bei weiterer Tumorprogredienz wird unterschieden zwischen intramukosalem (early cancer, T1) und submukosalem Wachstum (T1), sowie Infiltration der Muskularis propria (T2), Penetration durch die Muskularis propria (advanced cancer, T3) oder Infiltration von Nachbarstrukturen (T4) (Abb. 13.**2**).

Dysplasie

Die Epitheldysplasie wird unterteilt in gering-(„low"), mäßig-(„moderate") und schwer-(„high")gradig (105). Je höher der Grad der Dysplasie, desto größer ist das Tumorpotenzial. Die Korrelation von Tumor und Dysplasie wird veranschaulicht durch:

- eine hohe Dysplasierate in Gebieten mit hoher Tumorinzidenz sowie eine niedrige Dysplasierate in Gebieten mit niedriger Tumorinzidenz,
- häufige Nachbarschaft von Tumoren und dysplastischen Zellen sowie
- eine ansteigende Tumorinzidenz in Verlaufsstudien bei Patienten mit Dysplasie.

Frühkarzinom („early cancer")

Das frühe Plattenepithelkarzinom des Ösophagus lässt sich in 4 Formen unterteilen (106):

- okkultes (intraepitheliale Tumorformationen),
- erosives (intraepitheliale bis submukosale Tumorformationen),
- plaköses (vorwiegend intraepitheliale und intramukosale Tumorformationen) und
- papilläres Frühkarzinom (intraepitheliale bis submukosale Tumorformationen).

Die häufigste Form ist das plaköse („plaque lesion") Frühkarzinom, die seltenste Form das okkulte Frühkarzinom. 70% dieser Frühstadien weisen einen geringeren Durchmesser als 2 cm auf. Mikroskopisch kann ein Tumorwachstum erst in der intraepithelialen Phase diagnostiziert werden (Carcinoma in situ, Tis). Makroskopisch ist die intraepitheliale Läsion nicht erkennbar.

Wenn der Tumor die Lamina propria erreicht, spricht man vom intramukosalen Karzinom; wenn die Tela submucosa infiltriert ist, vom submukosalen Karzinom: beides entspricht der TNM-Klassifizierung T1. Ist die Submukosa durchbrochen und damit die Muskularis propria penetriert, entspricht dies T2. Lymphknotenmetastasen sind beim submukosalen Karzinom bereits in bis zu 57% der Fälle beschrieben (113).

Fortgeschrittenes Karzinom („advanced cancer")

Makroskopisch sind beim fortgeschrittenen Ösophaguskarzinom 3 Formen zu unterscheiden, die unterschiedlich häufig vorkommen:

- die ulzeröse Form (25%),
- die infiltrative Form (15%) und
- die zirkulär stenosierende Form (60%) (51).

Die Tumoroberfäche weist dabei einen unterschiedlichen Ulzerationsgrad auf; polypoide Plattenepithelkarzinome mit intakter Oberfläche sind sehr selten, sodass allein aufgrund des charakteristischen Erscheinungsbildes die korrekte Diagnose in diesem fortgeschrittenen Stadium häufig gestellt werden kann. Auch die mikroskopische Beurteilung der Tumorzellen des Plattenepithelkarzinoms ist meist unkompliziert.

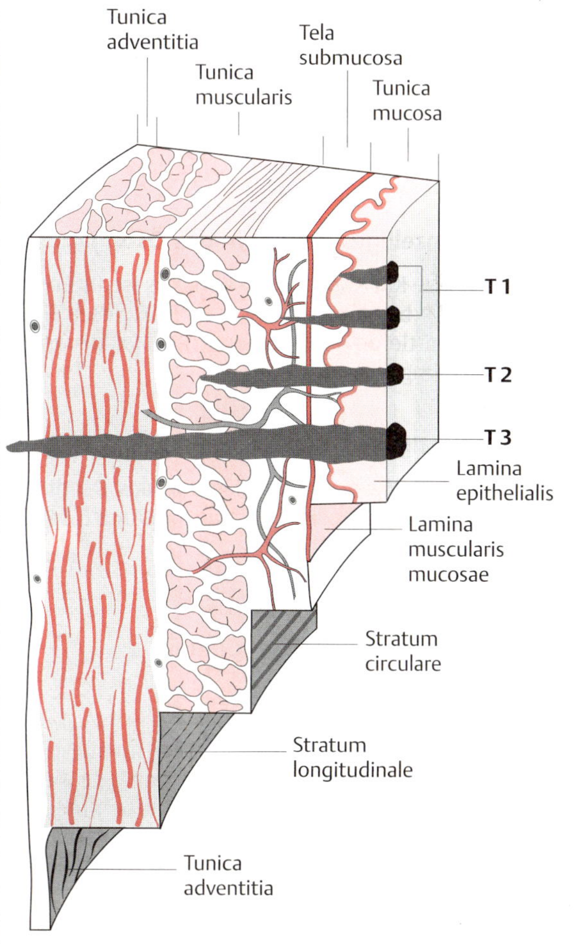

Abb. 13.**2** Schichten der Ösophaguswand.

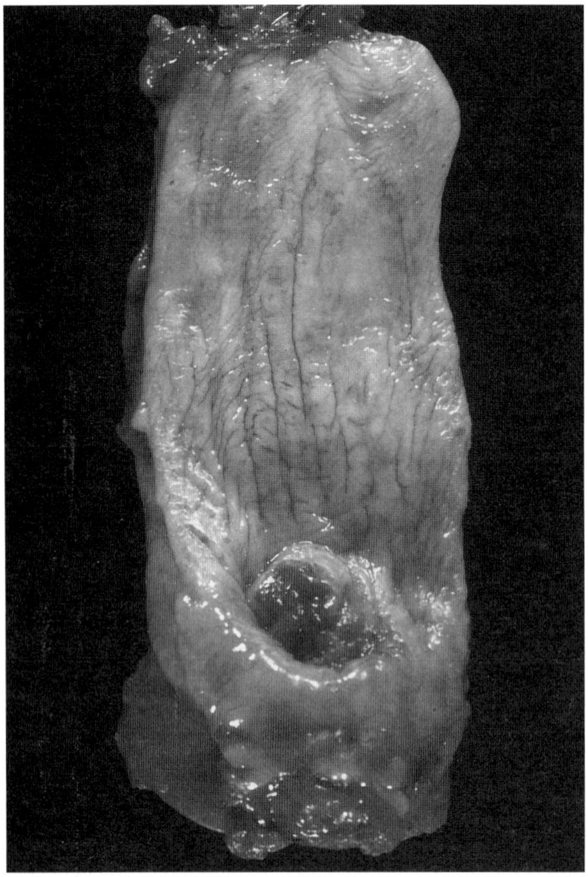

Abb. 13.**5** Ösophaguskarzinom in einem epiphrenalen Divertikel.

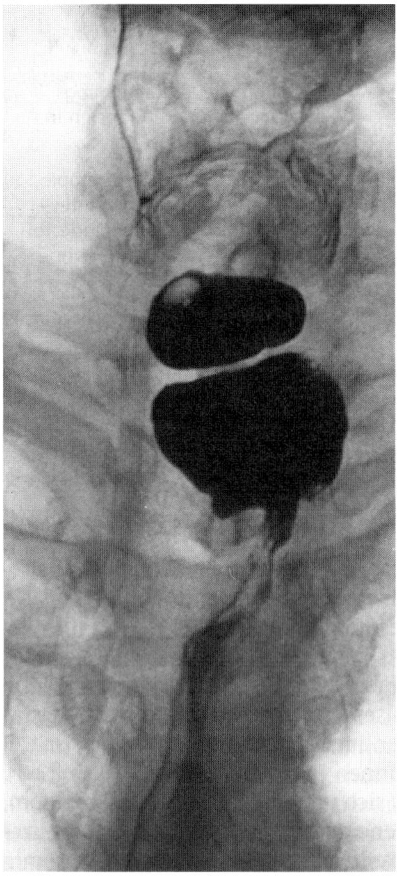

Abb. 13.**6** Proximales Ösophaguskarzinom distal eines zervikalen Divertikels.

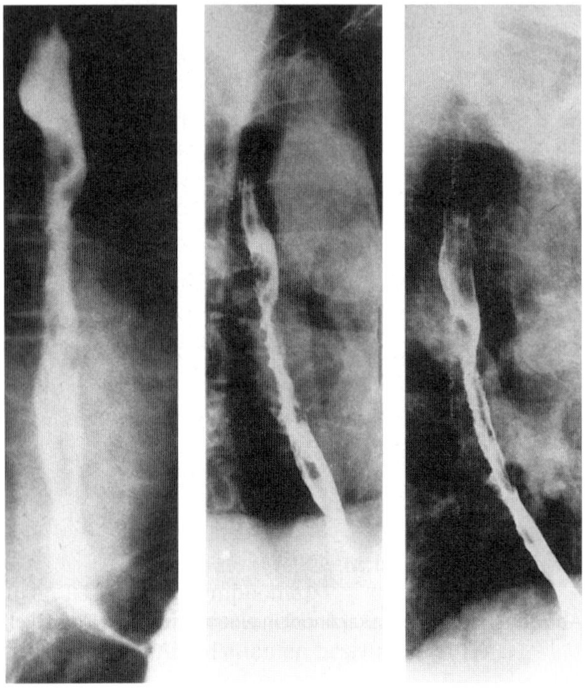

◁ Abb. 13.**7** Plattenepithelkarzinom im Stadium pT2N0M0, das 35 Jahre nach einer Laugenverätzung und anschließender langfristiger Bougierung entstanden ist.

13.5.5 Zweittumoren der Speiseröhre

Bei Patienten mit Tumoren des oberen Aerodigestivtrakts sind gehäuft Zweittumoren in der Speiseröhre zu erwarten (4%/Jahr); wie auch umgekehrt nach erfolgreicher operativer Therapie eines Ösophaguskarzinom gehäuft Tumoren des Bronchialsystems und oberen Aerodigestivtrakts vorkommen.

13.5.6 Laugen- und Säureverätzungen

Laugen- und Säureverätzungen sind in den letzten Jahren seltener geworden. 40–50 Jahre nach dem Trauma ist mit einem gehäuften Auftreten von Plattenepithelkarzinomen, meist im mittleren Drittel der Speiseröhre, zu rechnen (Abb. 13.**7**). Dies führt zur Empfehlung, ab dem 20. Jahr nach einer Verätzung routinemäßig regelmäßige endoskopische Untersuchungen vorzunehmen

(135). Bei bestehenden Stenosebeschwerden, die eine regelmäßige Bougierungsbehandlung erfordern, und im Falle unklarer histologischer Befunde empfiehlt sich die frühzeitige Entfernung der Speiseröhre, auch unter dem Aspekt der Karzinomprophylaxe.

13.5.7 Infektionen

Das menschliche Papillomavirus ist in Japan und China gehäuft mit Plattenepithelkarzinomen assoziiert und dürfte in diesen Ländern für die Tumorentstehung Bedeutung besitzen.

13.5.8 Tylosis

Die Tylosis ist eine autosomal dominant vererbte Erkrankung, die durch eine Hyperkeratose von Hohlhand und Fußsohle und Papillome der Speiseröhre gekennzeichnet ist. In hohem Prozentsatz kommt es bei diesen Patienten zur Entstehung eines Ösophaguskarzinoms.

13.6 Unterschiede und Gemeinsamkeiten von Plattenepithel- und Adenokarzinom des Ösophagus

13.6.1 Ätiologie

Sowohl Alkoholkonsum als auch Nikotinabusus sind assoziiert mit einem hohen Risiko für ein Plattenepithel- und Adenokarzinom, wobei das Adenokarzinom weniger ausgeprägt mit einem Tabak- oder Alkoholgenuss korreliert. Nach einer Studie von 1995 liegt das mit Tabakkonsum assozierte relative Risiko bei 16,9 für das Plattenepithelkarzinom sowie bei 3,4 für das Adenokarzinom. Das mit Alkoholkonsum assoziierte relative Risiko lag bei 9,5 für das Plattenepithelkarzinom und bei 1,9 für das Adenokarzinom (162).

13.6.2 Klinische Symptomatik

Der typische Patient mit einem Plattenepithelkarzinom ist männlich, zwischen 55 und 60 Jahre alt und gibt eine Dysphagie sowie Gewichtsverlust als Leitsymptom an (Abb. 13.**8**). Häufig besteht Alkohol und Nikotinabusus. Der typische Patient mit einem Adenokarzinom ist jünger und berichtet häufiger über Refluxbeschwerden, lang dauernde Antazidamedikation sowie Oberbauchschmerzen (36). Seltener als beim Plattenepithelkarzinom besteht Nikotin- und Alkoholkonsum (36).

Welche Ursachen den Symptomen des Ösophaguskarzinoms jeweils zugrunde liegen, gibt Tabelle 13.**3** wieder.

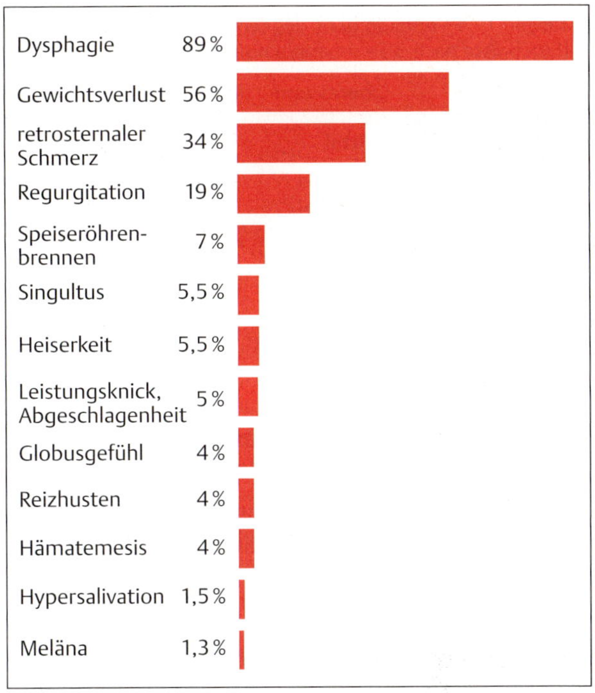

Abb. 13.**8** Symptome bei Ösophagus- und Kardiakarzinom.

Tabelle 13.**3** Symptomatik des Ösophaguskarzinoms

Ursache	Symptome
Stenosierung	Dysphagie Regurgitation Gewichtsverlust
Tumorausbreitung	Heiserkeit Rückenschmerzen retrosternale Schmerzen bronchopulmonale Komplikationen
Metastasierung	Halslymphknotenvergrößerung Hepatomegalie Aszites Ikterus Knochenschmerzen Lähmungen u. a.

13.6.3 Tumormetastasierung und Prognose

In einer Analyse von 1999 (45) werden für Patienten mit einem Adenokarzinom in 31 % der Fälle (n=49) okkulte Lymphknotenmetastasen in primär histologisch tumorfreien Lymphknoten beschrieben, die immunhistochemisch nachgewiesen wurden (Zytokeratin-Antikörper). Beim Plattenepithelkarzinom wiesen 17 % der Fälle okkulte Lymphknotenmetastasen auf; signifikante Unterschiede bestanden aufgrund der kleinen Fallzahlen nicht (32).

Die Gesamtprognose zwischen Plattenepithel- und Adenokarzinom wird in retrospektiven Analysen als nicht signifikant unterschiedlich beschrieben (Tab. 13.**12**).

Tabelle 13.**4** Abhängigkeit des Lymphknotenbefalls von der Tumorlokalisation (Ergebnisse nach 3-Feld-Lymphknotendissektion)

	Oberes und mittleres Drittel	**Oberes Drittel**		**Mittleres Drittel**		**Unteres Drittel**		
Kompartment	Nishimaki 1998 (114)	Akiyama 1994 (135)	Isono 1991 (69)	Akiyama 1994	Isono 1991	Nishimaki 1998	Akiyama 1994	Isono 1991
Zervikal	31 %	46 %	42 %	29 %	28 %	27 %	11 %	6 %
Mediastinal	59 %	56 %	63 %	53 %	56 %	58 %	44 %	64 %
Abdominal	46 %	12 %	19 %	40 %	41 %	74 %	67 %	61 %

13.6.4 Lymphknotenmetastasierung des Ösophaguskarzinoms

Mit zunehmender Infiltration durch das Ösophaguskarzinom nimmt die Häufigkeit regionaler Lymphknotenmetastasen zu (68). Die regionalen Lymphabflussgebiete sind die zervikalen, mediastinalen und abdominellen Lymphknoten (kleine Kurvatur des Magens, Truncus coeliacus und unmittelbar angrenzende Zonen). Histologische Untersuchungen bei der so genannten 3-Feld-Dissektion (Tab. 13.**4**) ergaben bei fortgeschrittenen (transmuralen) Tumoren in 32,3 % den Befall nur einer Region, in 39,8 % von mindestens 2 und in 9,7 % aller 3 Regionen (115).

Tumoren des mittleren und unteren Ösophagus metastasieren überwiegend mediastinal und abdominal, Tumoren des oberen Ösophagus mediastinal und zervikal, während Tumoren im mittleren Drittel in alle Regionen metastasieren (4). Trotzdem können bei zervikalem Ösophaguskarzinom auch Metastasen unterhalb des Zwerchfells und umgekehrt auch bei Karzinomen des unteren Drittels zervikale Lymphknotenmetastasen auch im Falle resektabler Karzinome auftreten.

13.7 Screening

13.7.1 Allgemeines

In Japan sterben jedes Jahr ca. 5500 Patienten an einem Ösophaguskarzinom. Nur 50 (3 %) von 1500 behandelten Fällen zeigen ein Frühstadium und der Zeitraum vom Ausbruch der Erkrankung bis zum Tod wird auf 2–3 Jahre geschätzt. Die Diagnosestellung im asymptomatischen Frühstadiums ist daher ein dringendes Problem (108).

Technisch ist die Diagnosestellung beim fortgeschrittenen Stadium einfach, nicht jedoch im frühem intraepithelialen Stadium. Eine negative Endoskopie einschließlich entnommenen Biopsieproben sowie eine unauffällige Röntgendarstellung des Ösophagus schließen ein frühes Stadium eines Ösophaguskarzinoms so lange nicht aus, bis wiederholte zytologische Untersuchungen ebenfalls negativ sind (169).

Im UICC-Stadium I ist die Sensitivität der Ballonzytologie derjenigen der Röntgenuntersuchung deutlich überlegen (96 % versus 63 %) (176) und ebenfalls höher als die Sensitivität der fiberoptischen Endoskopie mit Biopsie (83 %). In allen anderen Stadien sind die Ergebnisse der abrasiven Zytologie vergleichbar mit der Beurteilung von endoskopischen Biopsien.

13.7.2 Verfahren

■ Abrasive Zytologie (Bürstenzytologie, Ballonzytologie)

Die Bürstenzytologie wurde 1976 von Nabeya (109) entwickelt. Die Probengewinnung erfolgt durch einen selbstexpandierenden Polyurethanball mit rauer Oberfläche, der zunächst in einer schluckbaren Kapsel komprimiert ist. Nachdem die Kapsel den Ösophagus passiert hat (Kontrolle im Bildwandler), löst sie sich nach 10 Minuten im Magenfundus auf. Anschließend kann über einen dünnen Draht der expandierte Bürstenball retrograd den Ösophagus hochgezogen werden, wodurch Zellen von der gesamten Ösophagusmukosa abgerieben werden.

Der Ball wird anschließend mit physiologischer Kochsalzlösung gewaschen und das Zellmaterial zytologisch untersucht. Ungefähr 100 000 Zellen können mit einer Untersuchung gewonnen werden. Ein Massenscreening ist jedoch nur praktikabel in Regionen mit sehr hoher Ösophaguskarzinom-Inzidenz (China), um Aufwand und Risiko dieser Diagnostik zu rechtfertigen.

■ Vital-Anfärbung der Ösophagusmukosa (Lugol-Lösung, Toluidin-Blau)

Intraepitheliale Ösophagusläsionen können durch den unterschiedlichen Färbegrad mit 1,3 %iger Lugol-Lösung oder Toluidin-Blau dargestellt und biopsiert werden (61, 98). Auch dysplastische Areale sind abgrenzbar; eine Differenzierung von dysplastischen und anaplastischen Zellen nach dem Färbeverhalten ist nicht möglich.

Tumorzellnachweis im Knochenmark

Im Hinblick auf die geringe Tendenz des Ösophaguskarzinoms, Skelettmetastasen zu bilden, scheint der Nachweis disseminierter Tumorzellen im Knochenmark eher Ausdruck für die allgemeine Fähigkeit des Primärtumors zur Disseminierung zu sein als für ein organspezifisches Disseminierungsverhalten (114). Die Differenz zwischen Frühstadium und fortgeschrittenem Tumorstadium bezüglich der Tumorzellkonzentration im Knochenmark ist jedoch gegenüber z. B. dem Mammakarziom deutlich reduziert.

Bei Patienten mit einem Ösophaguskarzinom bestanden in einer Untersuchung von 1996 bezüglich des Nachweises von Tumorzellen im Knochenmark keine Unterschiede zwischen den verschiedenen UICC-Tumorstadien. Allerdings wiesen Patienten ohne Tumorzellnachweis im Knochenmark eine signifikant längere Überlebenszeit auf (155).

13.8 Klinische Symptomatik

13.8.1 Anamnese

Häufigstes Symptom des fortgeschrittenen Ösophaguskarzinoms ist die *Dysphagie*. Neben dem Ösophaguskarzinom sind eine Reihe anderer Erkrankungen differenzialdiagnostisch zu berücksichtigen. Weiterhin treten Retrosternalschmerz, Regurgitation, Husten, Heiserkeit und Gewichtsabnahme auf. Alle diese Symptome sind jedoch Zeichen eines bereits ausgedehnten Tumors mit partieller oder komplett stenosierender Symptomatik und/oder Infiltration von Nachbarstrukturen (z. B. N. recurrens).

Bei weiter progredientem Wachstum können Tracheal- oder Bronchusfisteln auftreten, die zu intrapulmonaler Abszessbildung, Hämoptysen und Fieber führen können. Thorakale Rückenschmerzen oder retrosternale Schmerzen können auf eine lokale Infiltration und ebenso auf eine lokale Nichtresektabilität hinweisen. Das Frühkarzinom des Ösophagus kann asymptomatisch sein oder uncharakteristische Beschwerden hervorrufen (Tab. 13.**5**).

Die Anamneseseerhebung sollte zusätzlich zur Tumorsymptomatik den Gesamtstatus des Patienten im Hinblick auf häufig begleitend vorliegende Erkrankungen oder *Risikofaktoren*, die das perioperative Risiko erheblich erhöhen, erfassen. Dazu gehören

- der pulmonale Status (Dyspnoe unter Belastung oder bereits in Ruhe),
- Herzrhythmusstörungen (Kardiomyopathie),
- Hinweise auf eine arterielle Verschlusskrankheit,
- Voroperationen im Gastrointestinaltrakt, insbesondere am Magen (Ersatzorgan),
- Diabetes mellitus,
- Koagulopathien,

Tabelle 13.**5** Klinische Symptomatik entsprechend dem Tumorstadium

	Alle Stadien (42, 104)	**Frühkarzinom (16)**
Asymptomatisch	5 %	17 %
Dysphagie	87–89 %	66 %
Gewichtsabnahme	71–64 %	2 %
Retrosternale Schmerzen	46–42 %	6 %
Regurgitation	29–17 %	15 %
Heiserkeit	7–5 %	–
Husten	3–5 %	–

- Hinweise auf Zweittumoren im Oropharynx und Tracheobronchialsystem und
- fortbestehender Alkohol und/oder Tabakkonsum.

Ein gehäuftes Auftreten von Leberzirrhose ist bei Patienten mit einem Plattenepithelkarzinom des Ösophagus zu berücksichtigen.

13.8.2 Untersuchungsbefund

Eine bestehende Tumorkachexie weist auf eine Stenosierung und damit auf ein fortgeschrittenes Tumorstadium hin. Vergrößerte palpable Lymphknoten supraklavikuär oder zervikal sind verdächtig auf eine Fernmetastasierung. Palpable derbe Resistenzen oder ein Aszites können bereits Zeichen für eine Leber- oder Peritonealmetastasierung sein.

13.9 Diagnostik

Die *präoperative Diagnostik* hat den Nachweis des Tumors, die Tumorausdehnung sowie die Beurteilung der Allgemeinoperabilität und den Ausschluss möglicher Zweitkarzinome im Oropharynx zum Ziel. Von allen bisher beschriebenen Prognosefaktoren ist das Tumorstadium nach wie vor der bedeutendste Parameter (s. u.). Die präoperative Diagnostik kann beim Ösophaguskarzinom durch ein standardisiertes Konzept, bestehend aus der Kombination von Endoskopie, konventioneller Röntgendiagnostik und Computertomograpie sowie Endosonographie erfolgen.

Vor der ausführlichen Diagnostik steht jedoch die sorgfältige Anamneseerhebung und die gezielte körperliche Untersuchung, die häufig, aufgrund der rasch erfragbaren und leicht erkennbaren Symptomatik, eine langwierige Diagnostik erheblich reduzieren können. Parallel wird die laborchemische Untersuchung zur Erfassung von Begleiterkrankungen (Blutbild, plasmatische Gerinnung, Elektrolytstatus, Kreatinin, Lebertransaminasen, Bilirubin, alkalische Phosphatase (AP), Cholinesterase (CHE), Gesamteiweiß, Albumin) durchgeführt.

Zusätzlich können Tumormarker wie SCC (squamous cell carcinoma antigen), Cyfra (Zytokeratinfragmente) (Plattenepithelkarzinom), CEA (karzinoembryonales Antigen), Ca19–9 für spätere Verlaufsuntersuchungen bestimmt werden.

13.9.1 Endoskopie

Bei Verdacht auf ein Ösophaguskarzinom steht die endoskopische Untersuchung an 1. Stelle. Ziel dieser diagnostischen Maßnahme ist die Lokalisation und Ausdehnung des Tumors sowie die histologische Sicherung. Weiterhin ermöglicht sie den Nachweis von Zweitbefunden (Dysplasien, intramuralen Metastasen). Simultane primäre Plattenepithelkarzinome sind im oberen Gastrointestinaltrakt sowie Bronchialsystem in unterschiedlicher Häufigkeit beschrieben (13–30%) (144), wobei sich offensichtlich multiple Karzinomformationen in Plattenepithelien unterschiedlicher Organe entwickeln können, die jeweils einem identischen Karzinogen ausgesetzt wurden (z. B. Nikotin).

Durch das makroskopische Erscheinungsbild und die Tumorlokalisation können Rückschlüsse auf eine wahrscheinliche Wandinfiltrationstiefe oder den Stenosierungsgrad getroffen werden. Bei distaler Tumorlokalisation ist die endoskopische Beurteilung der Kardiaregion wichtig zur Abgrenzung der Adenokarzinome des distalen Ösophagus von Kardiakarzinomen oder subkardialen Magenkarzinomen. Die Treffsicherheit der Biopsie beträgt 94% und kann durch die zytologische Diagnostik auf 99% (54) gesteigert werden.

Problematisch ist die endoskopische Diagnostik bei nicht passierbaren Tumorstenosen. Hier ist vor der Biopsie häufig eine vorsichtige Aufdehnung (Bougierung) erforderlich.

13.9.2 Radiologische Darstellung der Speiseröhre

Die Röntgendarstellung der Speiseröhre (Breischluck) ist nicht zur Frühdiagnostik von Ösophaguskarzinomen geeignet. Sie erlaubt jedoch bei fortgeschrittenem Tumor Aussagen zur Länge und Lokalisation des Tumors sowie eine topographisch anatomische Zuordnung zu den Umgebungsstrukturen (Abb. 13.**9**).

Unterschieden werden kann hierdurch zwischen Tumoren mit potenziellem Bezug zum Tracheobronchialsystem (suprabifurkal) und Tumoren ohne Bezug zum Tracheobronchialsystem (infrabifurkal). Bei hoch sitzendem Tumor sowie bei Verdacht auf eine tracheobronchiale Fistel erfolgt die Untersuchung mit wasserlöslichem Kontrastmittel. Der Achsenverlauf der Speiseröhre erlaubt nach Akiyama (4) Rückschlüsse auf die Resezierbarkeit: Ein Achsenknick (axis deviation) korrelierte in 81% mit einer Tumorinfiltration durch die Ösophaguswand (pT3), wobei eine kurative Resektion in über einem Drittel dieser Fälle noch möglich war, sodass eine alleinige Achsenabknickung des Ösophagusverlaufs nicht per se Nichtresektabilität impliziert.

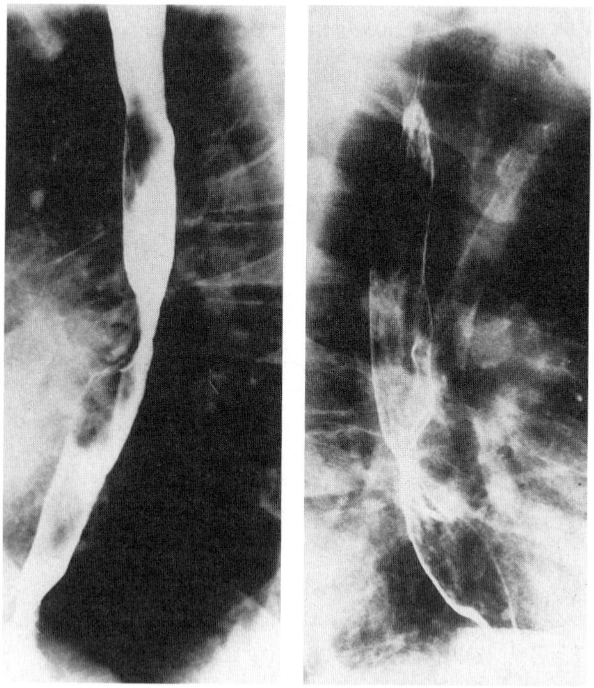

Abb. 13.**9** Plattenepithelkarzinom des Ösophagus mit ausgedehntem unregelmäßigen Konturdefekt im mittleren Ösophagusdrittel und beginnender prästenotischer Dilatation.

13.9.3 Computertomographie des Thorax

Die Computertomographie in Doppelspiraltechnik eignet sich zur Darstellung der Wanddicke der Speiseröhre und ihrer Beziehung zu Nachbarstrukturen (Abb. 13.**10**), außerdem zum Nachweis von vergrößerten Lymphknoten oder pulmonalen Absiedelungen. Die präoperative Festlegung des nodulären Status beim Ösophaguskarziom ist derzeit noch unbefriedigend (76). Therapeutische Entscheidungen sollten nicht vom präoperativ vermuteten mediastinalen nodulären Status abhängig gemacht werden.

13.9.4 Endosonographie

Die Endosonographie ermöglicht – falls sich der Tumor passieren lässt – eine Aussage über Infiltrationstiefe in das Gewebe, Nachbarstrukturen und über die submuköse Tumorausdehnung (Abb. 13.**11** und 13.**12**). Die Sensitivität der Beurteilung der T-Kategorie liegt bei der Endosonographie bei 86–92% (Tabelle 13.**6**) und ist abhängig von der Erfahrung des Untersuchers (140). Die Treffsicherheit für den Lymphknotenbefall ist geringer (Tab. 13.**7**).

Grenzen der Untersuchung bestehen bei der Beurteilung einer Trachealinfiltration und, wenn sich der Tumor nicht passieren lässt, einer Situation, bei der meist ein fortgeschrittener Tumor (T4) vorliegt (76).

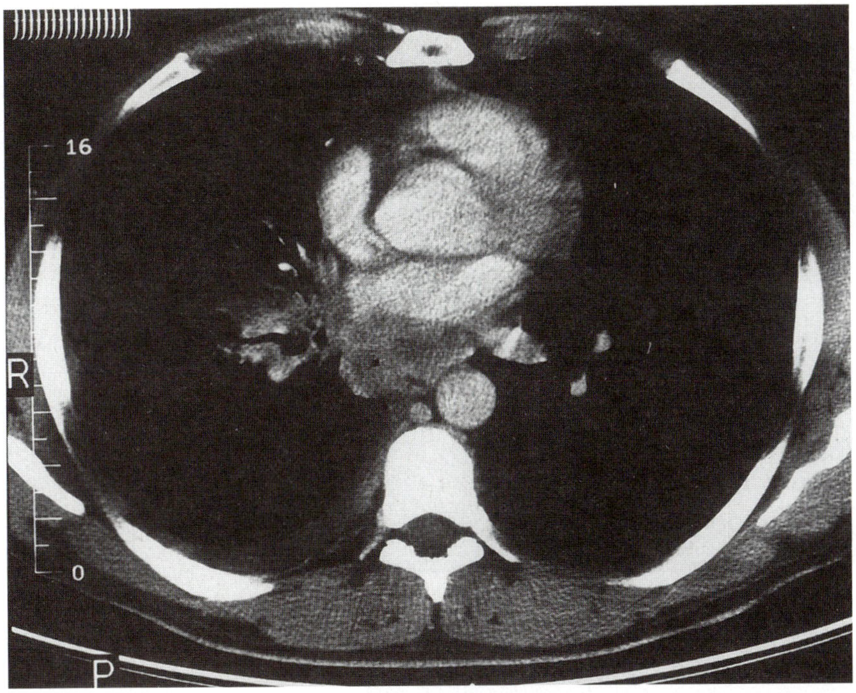

Abb. 13.**10** Ösophagusstenose durch ein infiltrierend wachsendes Bronchialkarzinom.

Tabelle 13.**6** Vergleich der diagnostischen Zuverlässigkeit von Endosonographie und Computertomographie

Autor	n	Zuverlässigkeit der Comutertomographie	Zuverlässigkeit der Endosonographie	
Tio (157)	74	59 %	89 %	T-Kategorie
Botet (18)	50	60 %	92 %	
Grimm (50)	49	62 %	89 %	
Ziegler (178)	37	51 %	77 %	
Heintz (59)	22	64 %	86 %	
Schüder (141)	22	57 %	88 %	
Tio	74	51 %	80 %	N-Kategorie
Vilgrain (163)	51	48 %	50 %	
Botet	50	74 %	88 %	
Ziegler	37	51 %	69 %	
Heintz	22	50 %	86 %	
Schüder	22	48 %	81 %	

Tabelle 13.**7** Zusammenfassung der Zuverlässigkeit („accuracy") von präoperativer Endosonograpie und Computertomographie

Unterscheidung von:	Zuverlässigkeit der Computertomographie	Zuverlässigkeit der Endosonographie
T1–2 versus T3–4	55–74 % (42, 60)	86–92 % (98)
T1–3 versus T4	88–97 % (125)	94–97 % (58, 96)
alle T	51–64 % (42)	77–92 % (64)
N0 versus N1	48–74 % (42)	50–88 % (42)
Nicht beurteilbar (Stenose)	–	16–70 % (61)

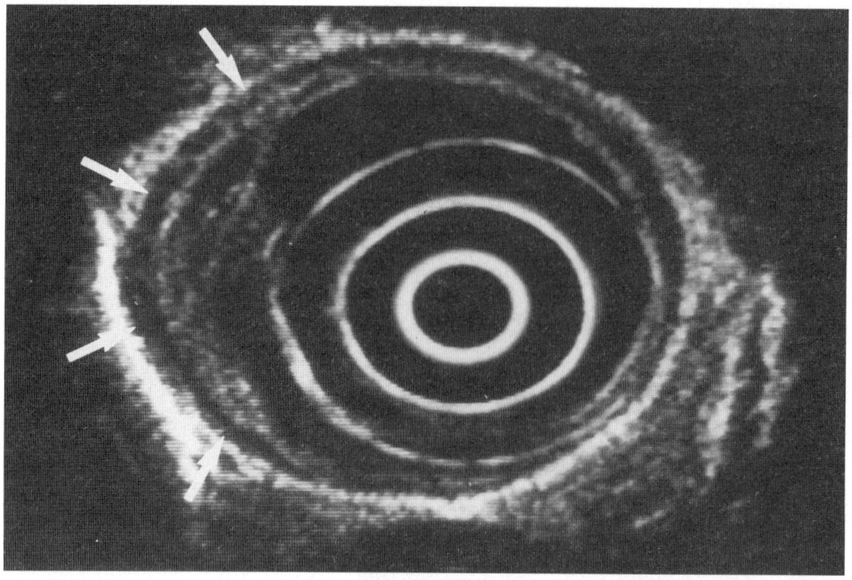

Abb. 13.**11** Endosonographie der Speiseröhre: T1-Tumor.

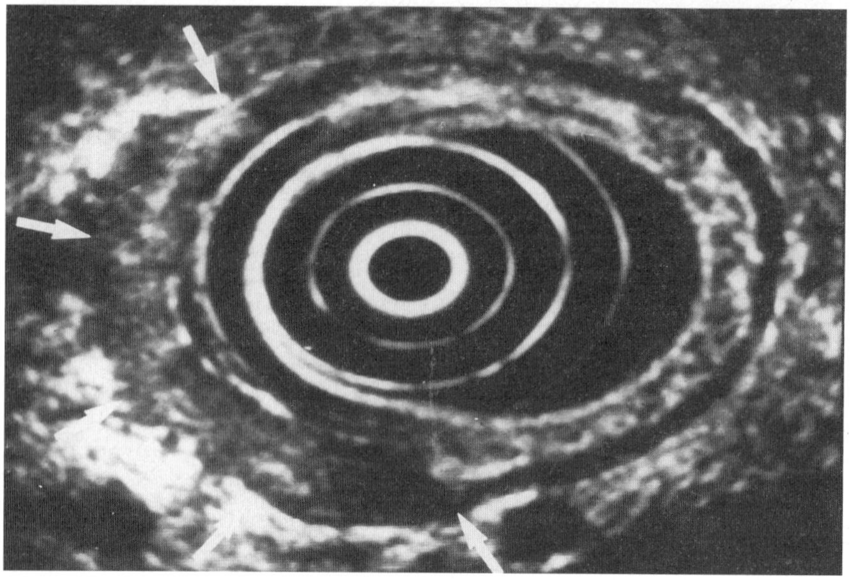

Abb. 13.**12** Endosonographie der Speiseröhre: T3-Tumor.

13.9.5 Abdomensonographie

Die Abdomensonographie dient der orientierenden Untersuchung der Lymphknoten im perigastrischen Bereich sowie der Beurteilung der Leberstruktur und der Gallenwege. Genauere Daten liefert jedoch die Computertomographie.

13.9.6 Computertomographie des Abdomens

Computertomographisch beurteilt wird die Oberbauchregion zur Diagnostik von Lymphknotenvergrößerungen am Truncus coelicus sowie zur Diagnostik von Leberfiliae oder Aszites.

13.9.7 Röntgen-Thorax

Die konventionelle Röntgen-Thorax-Aufnahme gibt Aufschluss über pulmonale Infiltrate, Ergussbildungen oder Rundherde sowie über Herzgröße und Herzkonfiguration und ist damit notwendig zur präoperativen Beurteilung der präoperativen kardiopulmonalen Situation des Patienten.

13.9.8 Lungenfunktionstestung

Als Maß für die Lungenfunktion können präoperativ die Vitalkapazität, die Ein-Sekunden-Kapazität sowie eine Blutgasanalyse durchgeführt und als Parameter der pulmonalen Belastbarkeit des Patienten herangezogen werden.

13.9.9 Laparoskopie

Die Notwendigkeit einer Laparoskopie wird nicht einheitlich beurteilt. Nach der beschriebenen umfangreichen Diagnostik konnten in einer prospektiven Studie bei 40 Patienten mit einem Ösophaguskarzinom durch Laparotomie nur einmal zusätzlich Lebermetastasen nachgewiesen werden (133). Im Gegensatz dazu war die Effektivität der Laparoskopie beim Kardiakarzinom durch den Nachweis einer Peritonealkarzinose wesentlich höher (15 %).

13.9.10 Weitere Diagnostik

Im Einzelfall indizierte Untersuchungen sind die *Bronchoskopie* bei fortgeschrittenem suprabifurkalem Ösophaguskarzinom, um eine Trachealinfiltration abzuklären, die Beurteilung der Stimmbandfunktion bei hoch sitzendem Tumor oder Verdacht auf Rekurrensparese sowie die Sonographie oder Computertomographie des Halses bei klinischem Verdacht auf zervikale Lymphknotenmetastasen.

Eine eigene Entität stellt das zervikale Ösophaguskarzinom dar, welches per definitionem auf den zervikalen Teil der Speiseröhre beschränkt ist. Bei diesen Tumoren muss insbesondere die Beziehung zum Larynx und Hypopharynx und das Vorhandensein von Zweittumoren im Ösophagus abgeklärt werden.

Die Beurteilung der Belastbarkeit des Patienten ist wesentlich und hat das Ziel, Hochrisiko-Patienten zu identifizieren. Von Bedeutung sind der Allgemeinzustand, die kardiale, pulmonale und hepatische Funktion sowie die Kooperationsfähigkeit des Patienten. Anhaltspunkte für das Ausmaß der Funktionsstörung ergeben sich aus der American Association of Anaesthesiologists-(ASA-)Klassifizierung; eine Objektivierung ist möglich durch den Einsatz von speziellen Score-Systemen (s. u.).

Folgende organspezifische Funktionseinschränkungen weisen auf eine inoperable Situation hin:

- eine Leberfunktionsstörung im Stadium Child C,
- eine Reduktion der pulmonalen Funktion auf <70 % der alterspezifischen Vitalkapazität sowie der FEV1 auf <1,1 l/s und
- eine kardiale Ejektionsfraktion (EF) von <30 % (86).

Einen Überblick über allgemeine Kontraindikationen gibt die Tabelle 13.**8**.

Tabelle 13.**8** Ösophagusresektion – allgemeine Kontraindikationen

Lunge	VC < 1,5 l FEV1 < 1,1 l/s
Herz	manifeste Insuffizienz Angina pectoris Herzinfarkt < 3 Monate
Leber	Child C
Niere	chronische Insuffizienz
Neuropsychiatrischer Status	fehlende Kooperation

VC: Vitalkapazität
FEV1: exspiratorische Sekundenkapazität

Leitlinien der Deutschen Gesellschaft für Chirurgie und der Deutschen Krebsgesellschaft

Prätherapeutische Diagnostik und Tumorstaging

Für das therapeutische Vorgehen bei Patienten ohne Fernmetastasen bedeutsam ist die Klassifikation der Ösophaguskarzinome in:
suprabifurkale (einschließlich an der Bifurkation gelegene) und infrabifurkale Tumoren (ohne Bezug zum Tracheobronchialsystem) und
in auf die Ösophaguswand beschränkte (T1/T2) und lokal fortgeschrittene (T3/T4) Karzinome.

A Notwendige Untersuchungen

Anamnese und klinische Untersuchung,
Ösophagus- und Magen-Darm-Passage (bei zervikalem Karzinom mit wasserlöslichem Kontrastmittel),
Röntgen-Thorax in zwei Ebenen,
Ösophagogastroskopie mit Biopsie des Tumors,
Spiral Computertomographie Thorax und
Spiral-Computertomographie Abdomen.

B Im Einzelfall nützliche Untersuchungen

Endosonographie (wenn Unterscheidung zwischen T1,2 und T3,4 unklar),
HNO-ärztliche Untersuchung bei zervikalem Tumor und Verdacht auf Rekurrensparese,
Bronchoskopie (bei suprabifurkalem Tumor),
Laparoskopie (bei infrabifurkalem Tumor) und/oder
Sonographie/Computertomographie des Halses (bei suprabifurkalem Tumor).

13.10 Stadieneinteilung

13.10.1 TNM-Klassifikation (UICC 1997 [172])

Primärtumor

TX	Primärtumor kann nicht beurteilt werden.
T0	kein Anhalt für Primärtumor
Tis	Carcinoma in situ
T1	Tumor infiltriert Lamina propria oder Submukosa.
T2	Tumor infiltriert Muskularis propria.
T3	Tumor infiltriert Adventitia.
T4	Tumor infiltriert Nachbarstrukturen.

Regionäre Lymphknoten

NX	Regionäre Lymphknoten können nicht beurteilt werden.
N0	keine regionären Lymphknotenmetastasen
N1	reginäre Lymphknotenmetastasen

Fernmetastasen

MX	Fernmetastasen können nicht beurteilt werden.
M0	keine Fernmetastasen
M1	Fernmetastasen

Für Tumoren des unteren thorakalen Ösophagus gilt:

M1a	Metastase(n) in zöliakalen Lymphknoten
M1b	andere Fernmetastasen

Für Tumoren des oberen thorakalen Ösophagus gilt:

M1a	Metastase(n) in zervikalen Lymphknoten
M1b	andere Fernmetastasen

Für Tumoren des mittleren thorakalen Ösophagus gilt:

M1a	nicht anwendbar
M1b	nichtreginäre Lymphknoten oder andere Fernmetastasen

Regionäre Lymphknoten

Die regionären Lymphknoten sind:

- zervikaler Ösophagus: zervikale Lymphknoten einschließlich supraklavikuläre Lymphknoten,
- intrathorakaler Ösophagus: mediastinale und perigastrische Lymphknoten (nicht zöliakale Lymphknoten).

UICC-Stadieneinteilung

UICC I	T1 N0 M0
UICC IIa	T2 N0 M0, T3 N0 M0
UICC IIb	T1 N1 M0, T2 N1 M0
UICC III	T3 N1 M0, T4 NX M0
UICC IV	TX NX M1a/b

13.11 Indikation zur Operation

13.11.1 Zielsetzung

Nur die vollständige Tumorentfernung ohne Residualtumor (R0) eröffnet Patienten mit einem Ösophaguskarzinom eine Heilungschance. Bleibt Tumorgewebe zurück, ist mit einer Lebenserwartung von nur 6 Monaten (R2-Resektion) bis 12 Monaten (R1-Resektion) (146) zu rechnen (Tab. 13.**13**).

13.11.2 Indikation zur Operation mit kurativer Zielsetzung

Nachgewiesene Fernmetastasen (Leber, Lunge, Gehirn, Skelett u. a.) schließen eine Operation mit kurativer Zielsetzung aus. Dies trifft auch für eine ausgedehnte Lymphknotenmetastasierung zu. Bei begrenztem Befall von Lymphknoten am Truncus coeliacus oder zervikalen Lymphknoten werden jedoch nach operativer Therapie lang dauernde rezidivfreie Überlebenszeiten beobachtet (111), sodass diese Situationen keine grundsätzlichen Kontraindikationen zur Operation darstellen.

Bei lokoregionär fortgeschrittenem Tumor, insbesondere bei *suprabifurkaler Lokalisation*, ist infolge des engen Kontakts zum Tracheobronchialsystem häufig eine R0-Resektion nicht möglich. Diese Patienten sollten einer neoadjuvanten Therapie in Studien zugeführt werden – mit dem Ziel der Tumorvolumenreduktion und der späteren Resektion.

Infrabifurkale Tumoren sind im fortgeschrittenen Stadium häufiger resektabel, wenngleich das operative Risiko hoch und die Langzeitprognose ungünstig sind (35).

13.11.3 Radikalität und Sicherheitsabstand

Eine En-Bloc-Resektion hat die Entfernung des Ösophagustumors mit (einem Block) gesundem Gewebe in allen 3 Ebenen zum Ziel, wobei benachbarte Strukturen nicht prinzipiell, sondern bedarfsweise mit entfernt werden und die notwendige Sicherheitszone sich situationsabhängig ergibt. Die intra- und subepitheliale mikroskopische intramurale Tumorausbreitung ist über die makroskopische Tumorausbreitung hinaus für die Einhaltung des Sicherheitsabstandes bedeutsam.

Durch histologische Untersuchungen ließen sich insbesondere bei frühen Tumorstadien in hohem Maße multiple Läsionen und Dysplasien nachweisen (174). Bei 58–62% der Resektate sind eine kontinuierliche (17–19%) oder isolierte (5%) intraepitheliale oder eine subepitheliale (intramurale) Ausbreitung des Tumors (41–42%) zu erwarten (152).

Bei einer Infiltration des Primärtumors bis zur Muskularis propria liegt bei einem *Sicherheitsabstand* von 1 cm die Wahrscheinlichkeit eines Schnittrandbefalls wegen der subepithelialen Tumorausbreitung bei unter 5%; bei Befall der Adventitia trifft dies bei einem Sicherheitsabstand von 3 cm zu (159). Verlaufsbeobachtungen haben die Abhängigkeit des Risikos eines Anastomosenrezidivs von der Länge des Sicherheitsabstandes gezeigt (20% bei einem Abstand von 0–5 cm, 8% bei einem Abstand von 5–10 cm und 0% bei einem Abstand von >10 cm (96)).

Die Einhaltung eines ausreichenden Sicherheitsabstandes nach distal ist in der Regel weniger problematisch als nach kranial, insbesondere bei hoch sitzenden Tumoren. Nach den dargestellten Untersuchungen sollte zumindest bei fortgeschrittenen Tumoren ein Sicherheitsabstand von 3 cm, intraoperativ gemessen, eingehalten werden. Durch zervikale Anastomosierung konnte in einer prospektiv randomisierten Studie im Vergleich zur intrathorakalen Anastomose eine Verlängerung des Sicherheitsabstandes bis zu 4,0 cm (Median) erreicht werden, jedoch keine Prognoseverbesserung (24).

13.12 Operative Therapie

Leitlinien der Deutschen Gesellschaft für Chirurgie und der Deutschen Krebsgesellschaft

Chirurgische Therapie in kurativer Zielsetzung

Das Risiko der operativen Therapie bei Patienten mit Ösophaguskarzinom ist auch von der Erfahrung des Operateurs und der Institution abhängig. Daher sollte die operative Therapie in Zentren mit spezieller Erfahrung in der Ösophaguschirurgie erfolgen. Entscheidend für die Indikation zur Operation sind die Beurteilung des Risikos des geplanten Eingriffs und die Abschätzung der Wahrscheinlichkeit einer vollständigen Tumorentferung (R0-Resektion). Die R0-Resektion (radikale Entfernung des Tumors mit regionalem Lymphabflussgebiet) ist die wesentliche Voraussetzung für einen kurativen Behandlungserfolg.

A Suprabifurkales Ösophaguskarzinom

Bei T1/T2-Tumoren ist die subtotale Ösophagusresektion mit abdominaler und mediastinaler (vermutlich auch zervikaler) Lymphadenektomie (3-Feld-Dissektion) indiziert. Fortgeschrittene Tumoren (T3/T4) sind in Anbetracht ihres frühen Bezugs zum Tracheobronchialsystem häufig lokoregional nicht R0-resektabel. Sie sollten unter Studienbedingungen einer neoadjuvanten Radiochemotherapie mit dem Ziel zugeführt werden, ein so genanntes Downstaging zu erreichen und sekundär die operative Therapie zu ermöglichen. Bei diesem Konzept ist mit einer Erhöhung des postoperativen Risikos zu rechnen.

B Infrabifurkales Ösophaguskarzinom

Bei T1/T2-Tumoren ist die sutotale Ösophagusresektion mit abdomineller und mediastinaler Lymphknotendissektion (2-Feld-Dissektion) indiziert. Auch im fortgeschrittenen Tumorstadium kann dieses Vorgehen erfolgen, allerdings ist bei T4-Tumoren mit einem erhöhten Operationsrisiko und ungünstiger Langzeitprognose zu rechnen. Neoadjuvante Therapiemodalitäten sind derzeit in der Erprobung.

C Zervikales Ösophaguskarzinom

Bezüglich des therapeutischen Vorgehens besteht kein Konsens. Studien sind wünschenswert.

13.12.1 Chirurgische Anatomie

Topographie

Die Speiseröhre beginnt hinter dem Krikoidknorpel mit dem oberen Ösophagussphinkter, verläuft im hinteren Mediastium, durchtritt am Hiatus oesophageus das Zwerchfell, um dann in die Kardia des Magens zu münden. Sie verläuft S-förmig, im Halsbereich leicht linkskonvex und in der Höhe der Trachealbifurkation leicht rechtskonvex. In Höhe des 8. und 9. Brustwirbels liegt die Speiseröhre der Vorderseite der Wirbelsäule an, oberhalb der Bifurkation besteht außerdem enger Kontakt zum Tracheobronchialsystem und den Pleurablättern, unterhalb der Bifurkation liegt die Speiseröhre ventral der Aorta descendens.

Die TNM-Einteilung (UICC 1997) erfolgt durch Drittelung des Ösophagus (oberes, mittleres und unteres Drittel). Eine weitere Einteilung des Ösophagus beschreibt 2 Abschnitte:

- suprabifurkal: vom oberen Ösophagussphinkter bis zur Trachealbifuraktion und
- infrabifurkal: von der Bifurkation bis zur Kardia.

Die drei physiologischen Engstellen des Ösophagus – 1. Enge in Höhe der Cartilago cricoidea, 2. Enge in Höhe des 4. Brustwirbels durch Aortenbogen und Bronchus sinister, 3. Enge im Hiatus oesophageus – sind Prädilektionsstellen für Karzinome.

Die *arterielle Versorgung* des Ösophagus erfolgt suprabifurkal aus den Ästen der A. thyreoidea inferior und des Truncus thyreocervicalis sowie über Interkostalarterien und segmentale Ästen der Aorta. Infrabifurkal erfolgt die arterielle Blutversorgung über die A. phrenica, die A. gastrica sinistra und ebenfalls über segmentale Äste der Aorta.

Der *venöse Abfluss* verläuft über ein äußeres und inneres Gefäßsystem mit einem ausgedehnten venösen Plexus in der Mukosa und Submukosa zur V. coronaria ventriculi in die Pfortader bzw. über die V. azygos in die obere Hohlvene.

Lymphabflusswege des Ösophagus

Der Lymphabfluss des *zervikalen Ösophagus* erfolgt über die Lymphknoten entlang der V. jugularis interna und über im oberen Mediastinum lokalisierte apikale Lymphknoten zu den zervikalen und supraklavikulären Lymphknoten. Vom *mittleren Ösophagus* erfolgt die lymphatische Drainage über posteriore mediastinale und paraaortale Lymphknoten entlang beider Nn. recurrentes sowie paraösophageal bis zu den diaphragmatischen Lymphknoten. Vom *unteren Ösophagus* erfolgt der Lymphabfluss zu den parakardialen Lymphknoten, zu den Lymphknoten entlang der kleinen Kurvatur und den zöliakalen Lymphknoten sowie den suprapankreatischen Lymphknoten.

Blutversorgung des Ersatzorgans Magen

Die Arterien des Magens bilden an den Kurvaturen einen Gefäßkranz: Die A. gastrica sinistra (aus dem Truncus coeliacus) teilt sich in einen auf- und absteigenden Ast an der kleinen Kurvatur, wobei sie Äste an die Vorder- und Hinterfläche des Magens abgibt. Sie anastomosiert mit der A. gastrica dextra aus der A. hepatica propria, die vom Pylorus her entgegenkommt.

An der großen Kurvatur verlaufen die Aa. gastroepiploicae dextra et sinistra, die ebenfalls miteinander anastomosieren und Rr. gastrici zu den beiden Flächen des Magens sowie Rr. epiploici zum Omentum majus abgeben. Der Magenfundus wird zusätzlich von mehreren Aa. gastricae breves aus der A. lienalis versorgt.

Die Venen des Magens fließen in die V. portae und verlaufen parallel zu den entsprechenden Magenarterien.

13.12.2 Zugangswege

Die Wahl des Zugangs bei der operativen Therapie des Ösophaguskarzinom ist abhängig von der Tumorlokalisation, dem geplanten Resektionsverfahren und der geplanten Anastomose (intrathorakal oder zervikal).

Transhiatale Ösophagusresektion

Bei der transhiatalen Ösophagusresektion erfolgt zunächst die mediane Oberbauchlaparotomie zur Freipräparation des Tumors und die Entfernung der Lymphknoten im hinteren unteren Mediastinum sowie die Vorbereitung des Schlauchmagens für die abdominelle Lymphknotendissektion. Im Anschluss daran erfolgt von einer zervikalen Inzision aus die Darstellung der proximalen Speiseröhre mit anschließender transmediastinaler Entfernung der Speiseröhre und Hochzug des Schlauchmagens im ösophagealen Bett zum Hals.

Transthorakales Vorgehen

Das transthorakale Vorgehen mit intrathorakaler Anastomose beginnt meist ebenfalls mit der medianen Oberbauchlaparotomie zur Vorbereitung des Schlauchmagens als Ersatzorgan und zur abdominellen Lymphknotendissektion. Nach Umlagerung des Patienten erfolgt die rechtsseitige transthorakale Ösophagusresektion mit mediastinaler Lymphknotendissektion, der Hochzug des Schlauchmagens und die intrathorakale Anastomosierung mitder verbliebenen Speiseröhre.

Ist die Resektabilität des intrathorakalen Tumors fraglich, steht die Thorakotomie, ggf. mit der transthorakalen Ösophagusresektion, am Beginn der Operation, an die sich nach Umlagerung des Patienten die mediane Oberbauchlaparotomie zur Vorbereitung des Schlauchmagens und die abdominelle Lymphknotendissektion anschließt. Nach zervikaler Freilegung der Speiseröhre wird der Schlauchmagen dann retrosternal zum Hals geführt.

13.12.3 Operationsablauf

Transmediastinale Ösophagusdissektion

Der Eingriff beginnt mit einer medianen Oberbauchlaparotomie mit Umschneidung des Nabels. Nach Überprüfung des intraabdominellen Befundes (Leber-, Peritoneal-, Lymphknotenmetastasen, regionale Tumorausbreitung) wird der Magen für die Schlauchmagenbildung als Ersatzorgan der Speiseröhre freipräpariert. Wir bevorzugen die Belassung des großen Netzes an der großen Kurvatur des Magens, um die größtmögliche Durchblutung über die A. gastroepiploica dextra sicherzustellen.

Die Präparation beginnt etwa in der Mitte des Colon transversum unter Abpräparation des großen Netzes zum Querdarm in Richtung linke Flexur. In der Mitte des Colon transversum ist meist die Bursa omentalis nicht verklebt, sodass die richtige Schicht einfach zu finden ist und das Netz ohne größere Unterbindungen vom Querkolon abpräpariert werden kann (Abb. 13.**13**).

Der Oberfläche des Pankreas folgend wird die Präparation in Richtung Milzhilus unter Durchtrennung der linksseitigen gastroepiploischen Gefäße sowie der A. und V. gastricae breves fortgeführt. Dabei sollte eine Milzverletzung mit der Folge der Splenektomie vermieden werden, da diese das operative Risiko erhöht. Kranial des Milzhilus ist das Mesenterium meist kurz, sodass am Magenfundus die Präparation unmittelbar entlang der Magenoberfläche geführt wird. Da der Magenfundus jedoch teilweise in Wegfall kommt, ist dies ohne Bedeutung.

Die Präparation wird bis zum linken Zwerchfellschenkel und zur Kardia fortgeführt. Anschließend wird das Peritoneum über der Kardia inzidiert und, sofern tumorfrei, der Ösophagus angeschlungen. Befinden sich hier Tumorausläufer, muss die Präparation im Gesunden, gegebenenfalls unter Mitnahme von Zwerchfellschenkel und Teilen des Zwerchfells, erfolgen.

Im Anschluss daran wird das kleine Netz nahe an der Leber durchtrennt und der rechte Zwerchfellschenkel freipräpariert. Es erfolgt nun die Durchtrennung der A. gastrica sinistra und der begleitenden Vene, möglichst nahe am Truncus coeliacus, um vorhandene Lymphknoten en bloc mitzuentfernen. Bei unklarer Situation ist vor Ligatur der A. gastrica sinistra die Durchgängigkeit der A. hepatica communis zu sichern. Ist die Kardia tumorfrei, wird der Ösophagus einschließlich der Vagusstämme kaudal des Tumors mit dem Klammergerät durchtrennt. Nun kann der Magen aus seinem Bett gehoben und zum Schlauchmagen umgewandelt werden.

Bei der Resektion der kleinen Kurvatur zur Mitentfernung potenzieller Lymphknotenmetastasen sollten mindestens 3 Äste der A. gastrica sinistra entfernt werden (3) (Abb. 13.**14**).

Anschließend wird der höchste Punkt des Magenfundus bestimmt und von hier aus die Muskularis des Magens an der Vorder- und Rückseite bogenförmig bis zum Antrum inzidiert (Abb. 13.**15**). Die Mukosa wird mit dem Klammernahtgerät durchtrennt, wodurch nun ein in der Regel ausreichend langer und gut durchbluteter Schlauchmagen entstanden ist. Wir übernähen die Klammerreihe durch Einzelknopfnähte.

Es schließt sich die transhiatale Freipräparation der Speiseröhre und die Entfernung der hinteren mediastinalen Lymphknoten an. Hierzu wird zunächst das Zwerchfell in der Mitte über dem Hiatus des Zwerchfells unter Ligatur der hier verlaufenden Zwerchfellvenen inzidiert. Im Anschluss daran erfolgt die Freipräparation nach kranial unter Mitnahme aller erreichbaren paraösophagealen Lymphknoten.

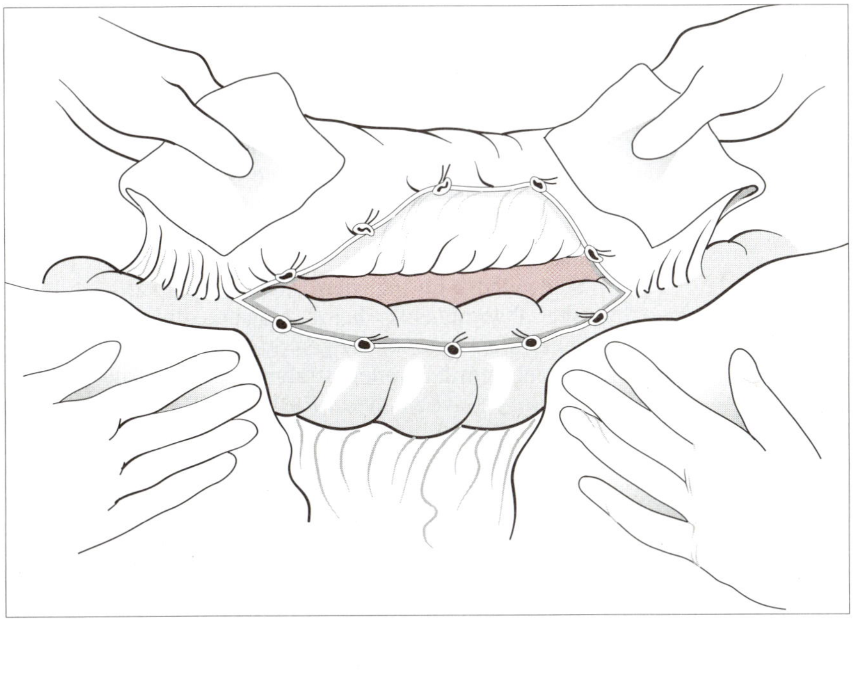

Abb. 13.**13** Ablösen des Omentum majus vom Querkolon.

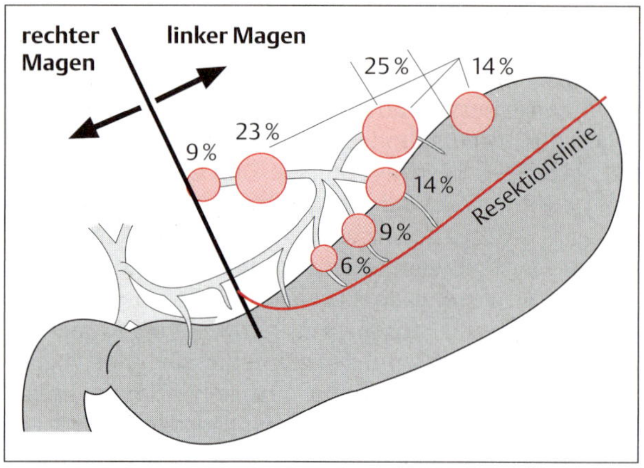

Abb. 13.**14** Resektion der kleinen Magenkurvatur.

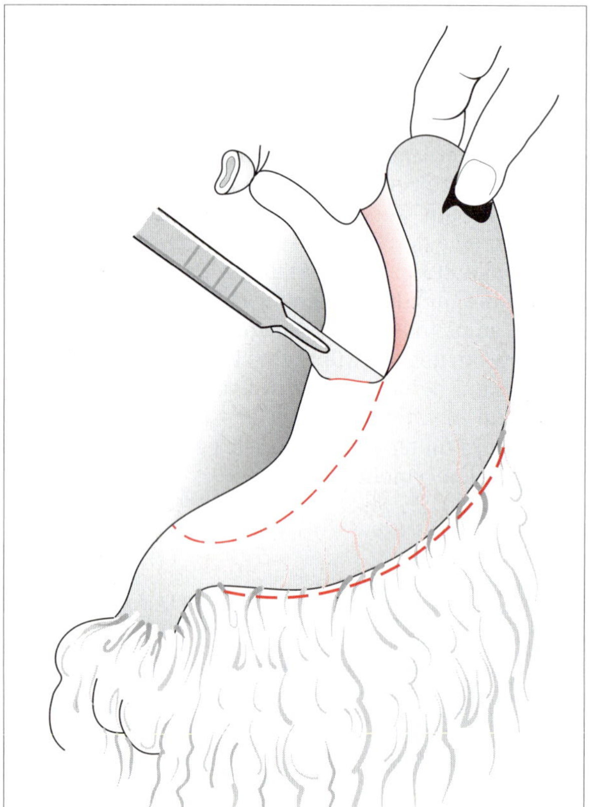

Abb. 13.**15** Inzision der Tunica muscularis vor Bildung des Schlauchmagens.

Ist die Peura infiltriert, wird sie mitentfernt. Ansonsten wird versucht, die Präparation unter Schonung der Pleura nach kranial zu führen. Die Präparation gelingt meist bis in Höhe der Bifurkation, wobei unter entsprechendem Hakenzug das hintere Mediastinum eingesehen werden kann. Die Präparation erfolgt auf der Vorderfläche der Aorta unter Durchtrennung vorhandener Äste zur Speiseröhre und Mitentfernung aller erreichbaren Lymphknoten.

Es schließt sich die abdominelle Lymphknotendissektion an im Bereich des Truncus coeliacus, der A. hepatica communis bis zum Ligamentum hepatoduodenale sowie der A. lienalis. Vergrößerte Lymphknoten am Lig. hepatoduodenale oder paraaortal werden biopsiert.

Nach Beendigung des abdominellen Teils der Operation erfolgt von zervikal die Freipräparation der Speiseröhre. Entlang des linken M. sternocleidomastoideus wird in der Regel nach Durchtrennung des M. omohyoideus und der unteren Schilddrüsenarterie die zervikale Speiseröhre dargestellt. Erst nach Identifikation des N. recurrens inferior wird sie in Höhe des Jugulums zirkulär freipräpariert und angeschlungen.

Unter wechselseitigem Hakenzug wird die Speiseröhre in das Mediastinum unter Schonung des linken N. recurrens und unter Entfernung vergrößerter Lymphknoten bis etwa zur Bifurkation freipräpariert. Anschließend wird die Speiseröhre in Höhe des Jugulums eröffnet. Nach Einführen einer Babcocksonde in die Speiseröhre wird diese durchtrennt und das Organ durch Zug der Sonde über den Bauchraum entfernt. Gleichzeitig wird ein Markierungsbändchen durch das Mediastinum in den Bauch geführt. An diesem wird nun der schlauchförmig umgewandelte Magen mit dem großen Netz in eine Plastiktüte gehüllt zum Hals geführt. Wichtig ist eine ausreichend große Öffnung der oberen Thoraxapertur, um Durchblutungsstörungen des hochgezogenen Magens zu vermeiden. Nur sehr selten wird eine obere halbe Sternotomie notwendig sein, um entsprechend Raum zu schaffen.

Der zum Hals hochgeführte Magen wird nun mit der restlichen Speiseröhre anastomosiert. Die Anastomose sollte nahe des Mesenterialansatzes und nicht im Bereich der Abnaht des Magens erfolgen und kann ein- oder zweireihig durchgeführt werden (eine prospektive Analyse ergab diesbezüglich keine Unterschiede (180)). Vor Fertigstellung der Anastomose wird eine Magensonde über die Nase in den Schlauchmagen vorgeschoben.

Durch die komplette Vagotomie bei der Resektion der Speiseröhre ist die *Nahrungspassage nach Magenhochzug* im Vergleich zur präoperativen Ausgangssituation deutlich verzögert (25). Durch eine Pyloroplastik oder Pyloromyotomie wird die Entleerungszeit des hochgezogenen Magens zwar beschleunigt, jedoch nicht wieder normalisiert. Andererseits kann es durch eine Pyloroplastik beim Magenhochzug zu unerwünschten dumpingartigen Sturzentleerungen und zu vermehrtem duodenogastralen Reflux kommen (66).

Prospektive Analysen von Fok et al. (37) sowie deren Pilotstudie (26) ergaben 6 Monate postoperativ (Hochzug des gesamten Magens und intrathorakale Anastomose) eine Magenentleerungszeit von 6,6 Minuten nach Pyloroplastik gegenüber 24,3 Minuten ohne Pyloroplastik, was bei den Fällen ohne Pyloroplastik vermehrt zu Regurgitationen führte. Eine weitere prospektive Analyse verglich Patienten mit subtotaler Ösophagektomie

(Schlauchmagenhochzug und zervikale Anastomosierung) mit und ohne Pyloroplastik (179)). Hier ergab sich kein Vorteil nach Pyloroplastik hinsichtlich postoperativer Verdauungsbeschwerden oder Passagevehältnisse.

Eine Verallgemeinerung der kontroversen Ergebnisse bislang publizierter kontrollierter Studien (35, 111, 146, 172, 174) zum Effekt einer Pyloroplastik beim Magenhochzug ist problematisch, da das operative Vorgehen in den einzelnen Studien unterschiedlich ist: thorakale oder zervikale Anastomosierung, retromediastinaler oder retrosternaler Hochzug, Interposition des gesamten Magens oder Schlauchmagenbildung.

Ob eine Pyloroplastik oder Pyloromyotomie notwendig ist, um eine Entleerungsstörung des Magens zu vermeiden, ist daher weiterhin strittig. Wir selbst führen diese nicht routinemäßig durch.

Transthorakales Vorgehen

Besteht an der Resektabilität des intrathorakalen Ösophagustumors kein Zweifel, erfolgt zunächst die mediane Laparotomie mit Umschneidung des Nabels zur Überprüfung des intraabdomionellen Befundes und Vorbereitung des Magens zur Schlauchmagenbildung sowie zur abdominellen Lymphknotendissektion (transhiatale Resektion). Der Schlauchmagen wird dann an der distalen Speiseröhre fixiert und die Bauchhöhle verschlossen.

Anschließend erfolgt die Linksseitenlagerung des Patienten und rechts die *dorsolaterale Thorakotomie* im 4. oder 5. Interkostalraum. Die Präparation sollte möglichst weit außerhalb des Tumors erfolgen, um eine ausreichende Sicherheitszone mitzuentfernen, und beginnt mit der Pleurainzision an der Lungenparenchymgrenze. Die Inzision wird dann über die V. azygos zur Thoraxkuppe geführt. Lateral wird die Pleura über dem auf- und absteigenden Ast der V. azygos inzidiert.

Die V. azygos wird dann an der Mündungsstelle in die V. cava sowie nahe der Aufzweigungsstelle zwischen Ligaturen durchtrennt, die weitere Präparation erfolgt, von dorsal im unteren Ösophagusabschnitt kommend, in Richtung auf die Aorta. In Tumornähe werden die Äste der V. azygos zwischen Ligaturen durchtrennt und die *V. azygos abschnittsweise mit dem Tumor entfernt.* Die anschließende Präparation erfolgt von ventral, zunächst entlang des Perikards, bzw. unter Mitnahme eines Teils des Perikards bei dessen Infiltration, bis die gegenseitige Pleura erreicht ist.

In der Thoraxmitte ist dann der rechte Hauptbronchus zu identifizieren. Bei unklarer Situation im Bifurkationsbereich erfolgt die Präparation von kranial entlang des N. vagus, um die Trachea und die Bifurkation zu identifizieren und zu schonen. Wenn möglich, sollten der N. vagus und die zum Hilus ziehenden Fasern geschont werden. Die Bifurkationslymphknoten werden zunächst belassen, um die Bronchialarterien zu schonen und eine spätere Trachealnekrose zu vermeiden.

Nach Identifikation der Bifurkation und des linken Stammbronchus wird die Präparation weiter nach kranial bis in Höhe der Thoraxkuppe fortgeführt. Der Abgang des N. recurrens vom N. vagus ist zu identifizieren und stellt bei nicht vergrößerten Lymphknoten die obere Dissektionsgrenze dar. Im weiteren Verlauf wird der Ösophagus von dorsal nach kranial freipräpariert. In Höhe der Thoraxkuppe wird dann die *Speiseröhre zirkulär freipräpariert* und schrittweise unter gleichzeitigem Einbringen einer Tabaksbeutelnaht für die Klammeranastomose durchtrennt. Dadurch kommt das Präparat in Wegfall.

Es erfolgt nun die *mediastinale Lymphknotendissektion* zwischen V. cava und Trachea, an der Bifurkation und im unteren hinteren Mediastinum. Der Ductus thoracicus ist distal und proximal zwischen Ligaturen zu durchtrennen. Nach Lymphknotendissektion und Blutstillung wird nun der *Schlauchmagen in den Thorax* verlagert. Die Anastomosierung erfolgt mit dem Klammernahtgerät Seit-zu-End mit der verbliebenen Speiseröhre. In diese wird der Gerätekopf eingeknotet (Gerätekopf Nr. 21). Die Vorderwand des oberen Magendrittels wird auf einer Länge von etwa 2 cm inzidiert und der Sporn des Klammernahtgeräts durch die Rückwand geführt und dann mit der Speiseröhre anastomosiert. Durch die Inzision des Magens kann nach Anastomosierung mit einem kleinen Tupfer die Naht überprüft werden.

Anschließend erfolgt der Verschluss der Gastrostomie durch Einzelknopfnähte. Wir übernähen die Klammernahtreihe am Ösophagus ebenfalls durch Einzelknopfnähte, legen den überstehenden Magenanteil auf die Anastomose und fixieren ihn an der Thoraxkuppe. Nach Einführen einer Magensonde und einer Thoraxdrainage erfolgt der Verschluss der Thorakotomie.

Ist bei kurzem kranialen Sicherheitsabstand die intrathorakale Anastomose nicht möglich, erfolgt nach Verschluss der Thorakotomie die Rückenlagerung des Patienten und die Freilegung der zervikalen Speiseröhre. Die zervikale anstelle der intrathorakalen Anastomosierung erbringt einen Längengewinn von bis zu 4 cm, jedoch keinen Überlebensvorteil (24). Nach Resektion der Speiseröhre und Hochzug des Magenschlauchs erfolgt dann die zervikale Ösophagogastrostomie.

13.12.4 Lymphadenektomie

Von der UICC werden Richtwerte für die Anzahl der histologisch zu untersuchenden Lymphknoten für die Festlegung des pN-Status bei der Resektion gastrointestinaler Tumoren vorgeschlagen. Für das Ösophaguskarzinom wurde bisher eine Lymphknotenanzahl von mindestens 6 histologisch zu beurteilenden Lymphknoten empfohlen. Eine aktuelle statistische Analyse über die Zuverlässigkeit des Lymphknotenstatus (logistisches Regressionsmodell) empfiehlt jedoch eine Anzahl von mindestens 12 zu untersuchenden Lymphknoten, um in 90% der Fälle von einem korrekten Lymphknotenstatus auszugehen (29).

Obwohl in der Literatur Einigkeit darüber besteht, dass der Lymphknotenbefall ein entscheidendes Prognosekriterium nach kurativer (R0-)Resektion eines Ösophaguskarzinoms ist, ist der Umfang und die Durchführung der Lymphknotendissektion in den einzelnen Untersuchungsserien nicht einheitlich.

Abdominelle Lymphknotendissektion

Konsensus besteht über die Ausdehnung der abdominellen Lymphknotendissektion, die die Lymphknoten an der kleinen Kurvatur sowie der zöliakalen und suprapankreatischen Lymphknoten (entsprechend Kompartment 2 beim Magenkarzinom) beinhaltet (75).

Mediastinale Lymphknotendissektion

Bei der mediastinalen Lymphknotendissektion lassen sich 3 verschiedene mediastinale Formen der Lymphadenektomie unterscheiden (148):

- konventionelle mediastinale Lymphknotendissektion („standard lymphadenectomy"):
  - Entfernung der Lymphknoten des unteren posterioren Mediastinums bis zur Trachealbifurkation beidseits des Ösophagus.
- erweiterte mediastinale Lymphknotendissektion („extended lymphadenectomy"):
  - Entfernung der Lymphknoten des unteren posterioren Mediastinums und der paratrachealen Lymphknoten an der rechten Seite der Trachea sowie entlang des rechten N. recurrens.
- totale mediastinale Lymphadenetomie („total mediastinal lymphadenectomy"):
  - Entfernung der Lymphknoten des unteren posterioren Mediastinums sowie der paratrachealen Lymphknoten an beiden Seiten der Trachea sowie entlang des rechten und linken N. recurrens und der subaortalen Lymphknoten.

Zervikale Lymphknotendissektion

Bei zervikaler Lymphknotendissektion im Rahmen der Ösophagusresektion werden die zentralen zervikalen paraösophagealen Lymphknoten reseziert, ebenso die tiefen zervikalen Lymphknoten bilateral und die supraklavikulären Lymphknoten ebenfalls bilateral.

13.12.5 Kombinationen der Lymphadenektomieformen mit der Ösophagusresektion

Transhiatale oder transthorakale Resektion ohne Lymphknotendissektion

Die transhiatale oder transthorakale Ösophagusresektion wird ohne abdominelle Lymphknotendissektion und lediglich mit Resektion der unmittelbar paraösophagealen Lymphknoten durchgeführt.

Transhiatale Resektion mit abdomineller und mediastinaler Lymphknotendissektion

Die transhiatale Ösophagusresektion wird mit abdomineller Lymphknotendissektion und Entfernung aller paraösophagealen Lymphknoten des unteren posterioren Mediastinums bis zur Trachealbifurkation durchgeführt (abdominelle Lymphknotendissektion und konventionelle mediastinale Lymphknotendissektion).

Transthorakale Resektion mit 2-Feld-Dissektion

Die abdominothorakale Ösophagusresektion wird mit abdomineller Lymphknotendissektion und transthorakaler mediastinaler Lymphknotendissektion (konventionell, erweitert oder total) durchgeführt. Europäische Arbeitsgruppen beschreiben meist die abdominelle Lymphadenektomie in Kombination mit der erweiterten mediastinalen Lymphadenektomie, japanische Arbeitsgruppen entfernen standardisiert bei der 2-Feld-Dissektion zusätzlich auch die Lymphknoten im oberen Mediastinum paratracheal links, subaortal und entlang des linken N. recurrens (abdominelle und totale mediastinale Lymphadenektomie).

Transthorakale Resektion mit 3-Feld-Dissektion

Bei abdominothorakaler Ösophagusresektion wird im Rahmen der 3-Feld-Dissektion von japanischen Arbeitsgruppen eine zervikale Lymphknotendissektion zusätzlich zur abdominellen und totalen mediastinalen Lymphadenektomie durchgeführt.

Eigenes Vorgehen

Das eigene Vorgehen richtet sich nach der Tumorlokalisation, der Tumorhistologie und der Einschätzung der kardiopulmonalen Belastbarkeit des Patienten: Bei distalem Adenokarzinom des Ösophagus oder erhöhtem kardiopulmonalen Risiko führen wir eine transhiatale Ösophagusresektion mit abdomineller Lymphknotendissektion und Entfernung der paraösophagealen Lymphknoten des unteren posterioren Mediastinums („standard mediastinal lymphadenectomy") durch. Bei höher gelegenem Tumor oder distalem Plattenepithelkarzinom bevorzugen wir das transthorakale Vorgehen mit abdomineller Lymphknotendissektion und erweiterter mediastinaler Lymphknotendissektion („extended mediastinal lymphadenectomy")(Abschnitt 13.15).

Leitlinien der Deutschen Gesellschaft für Chirurgie und der Deutschen Krebsgesellschaft

Operative Technik

Thorakale Plattenepithelkarzinome werden durch En-Bloc-Resektion des intrathorakalen Ösophagus mit dem umgebenden Fett- und Bindegewebe einschließlich des Ductus thoracicus, gegebenenfalls der V. azygos und adhärenten Strukturen entfernt, am besten nach rechtsseitiger Thorakotomie. Die Speiseröhre wird kranial situationsabhängig entweder in Höhe der Thoraxkuppe oder nach Freilegung am Hals reseziert.

Die mediastinale und abdominelle Lymphadenektomie ist ein fester Bestandteil der Operation. Sie umfasst die proximale Resektion der kleinen Kurvatur des Magens und die Entfernung der zöliakalen und suprapankreatischen Lymphknoten (entsprechend Kompartment II beim Magenkarzinom).

Die transmediastinale (stumpfe) Dissektion der Speiseröhre erfüllt bei diesem Tumortyp nicht die Ansprüche an einen adäquaten chirurgisch-onkologischen Eingriff, kann jedoch im Einzelfall unter besonderen Bedingungen indiziert sein (z. B. schwere Dysplasie, Verdacht auf ein Mukosakarzinom, hohes Risiko bei transthorakalem Vorgehen, u. a.).

Distale Adenokarzinome (Barrett-Karzinome) können sowohl transthorakal als auch durch die radikale transhiatale so genannte 2-Feld-Ösophagektomie mit ausreichender Radikalität behandelt werden. Die Lymphadenektomie im unteren hinteren Mediastinum ist notwendig und kann transhiatal erfolgen. Die abdominelle Lymphadenektomie entspricht dem Vorgehen bei intrathorakalem Plattenepithelkarzinom.

Höher gelegene Adenokarzinome werden wie Plattenepithelkarzinome operiert.

13.12.6 Ösophagusersatz durch Kolon oder Dünndarm

Ist der Magen bereits reseziert, kommt als Ösophagusersatz ein Kolonsegment zur Anwendung. Wir bevorzugen das an der A. colica sinistra gestielte Querkolon nach Unterbindung der A. colica media, das isoperistaltisch in den Thorax bzw. zum Hals geführt wird (Abb. 13.**16**).

Ist hier die Durchblutung nicht ausreichend, verwenden wir das an der A. colica media gestielte rechte Colon ascendens gegebenenfalls mit einem Segment des terminalen Ileums. Das hochgezogene Kolon liegt dabei in der Regel, wie auch der Schlauchmagen, im ehemaligen Bett der Speiseröhre (Abb. 13.**17b**). Alternativen der Lage des Ersatzorgans sind subkutane oder retrosternale Positionierung (Abb. 13.**17a,c**), die vor allem im Rahmen einer primären Thorakotomie bei unklarer Resektabilität des Ösophagustumors angewandt werden .

Der Dünndarm ist wegen der Gefäßarkaden als Ersatzorgan der Speiseröhre bis in Höhe der V. azygos gut geeignet. Höher gelegene Abschnitte können mit einem gestielten Transplantat vom Bauchraum in der Regel nicht ersetzt werden. Hier ist ein freies Transplantat wie nach Resektion der zervikalen Speiseröhre erforderlich.

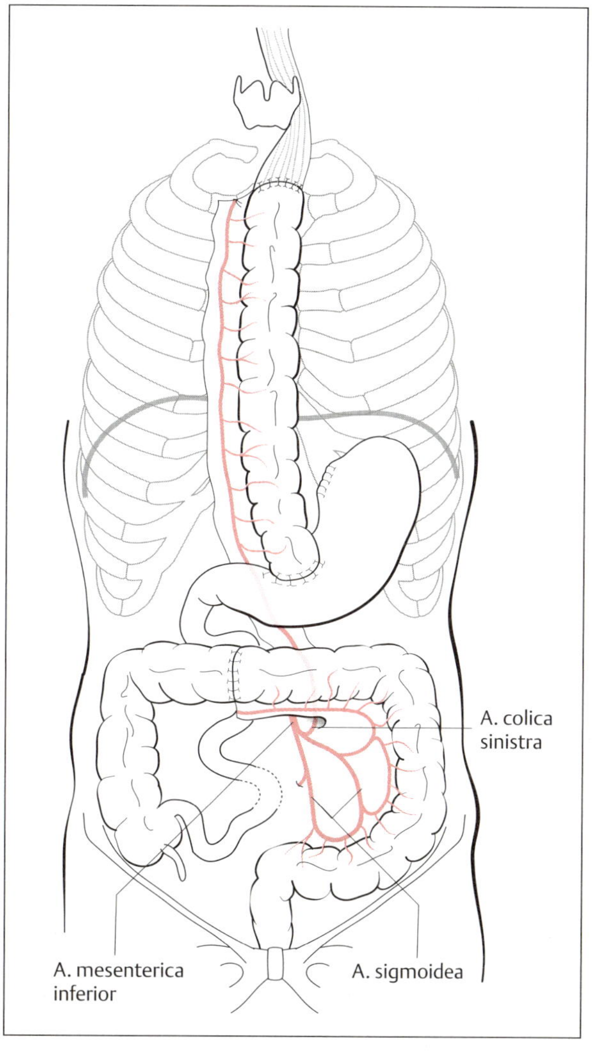

Abb. 13.**16** Schema der Koloninterposition als Ösophagusersatz.

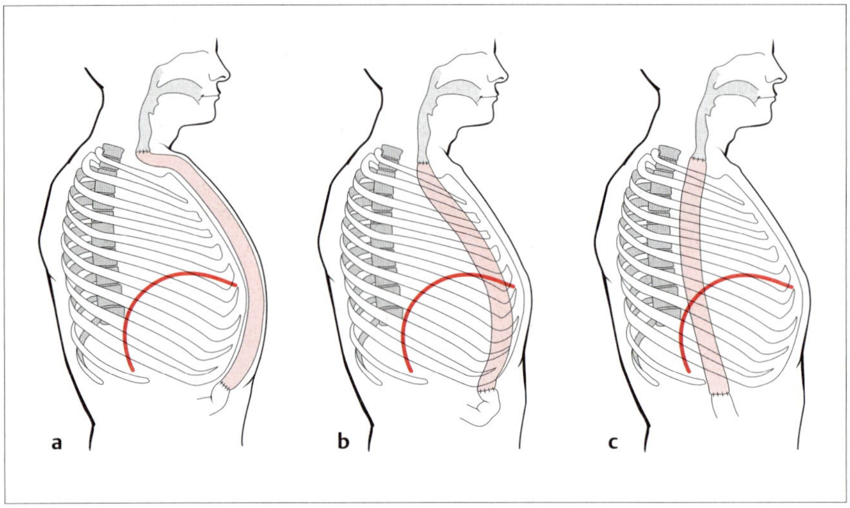

Abb. 13.**17a–c** Wege für den Ösophagusersatz: Der Ersatz für den Ösophagus kann entweder subkutan (**a**), im ehemaligen Bett der Speiseröhre (**b**) oder retrosternal (**c**) zu liegen kommen.

13.12.7 Resektionsalternativen

Linksseitige abdominothorakale Resektion

Bei diesem Zugang wird eine kombinierte Laparotomie und linksseitige Thorakotomie durchgeführt, die eine gute Übersicht zum Magen und distalen Ösophagus zulässt. Der abdominelle Teil der Operation erfolgt wie bei transhiataler und rechtsseitiger adominothorakaler Resektion, die mediastinale Lymphknotendissektion erfolgt nur bis zur Bifurkation, die Anastomosierung kann nicht wie beim rechtsseitigen transthorakalen Vorgehen in der Thoraxkuppe erfolgen, sondern unterhalb des Aortenbogens. Der Sicherheitsabstand ist daher deutlich geringer und nur bei sehr distalem Ösophaguskarzinom oder Kardiakarzinom ausreichend.

Endoskopische Ösophagusresektion

Eine endoskopische Ösophagusresektion kann entweder in Analogie zum transhiatalen Vorgehen stumpf ohne transthorakalen Zugang erfolgen oder auch, nach vorheriger Magenschlauchvorbereitung und abdomineller Lymphknotendissektion, mit direkter transthorakaler Präparation und mediastinaler Lymphknotenresektion. Derzeit gibt es jedoch für minimal invasive, thorakoskopische oder laparoskopische Operationsmethoden beim Ösophaguskarzinom keinen gesicherten Platz bei der operativen Therapie mit kurativem Ziel (Internationale Konsensus Konferenz ISDE 1995).

13.12.8 Komplikationen und perioperatives Management

Die häufigsten Komplikationen sind Pneumonie, Anastomoseninsuffizienz sowie Rekurrensparesen und das postoperative Durchgangssyndrom. Seltenere Komplikationen sind Trachealfistel, Nachblutung, Chylothorax, Nekrose des Ersatzorgans oder auch Lungenembolie, Myokardinfarkt und Pankreatitis (Tab. 13.**9**). Die pulmonalen Komplikationen sind dabei hauptverantwortlich für die postoperative Morbidität und Letalität.

Der päoperativen Erkennung von *Risikofaktoren* kommt eine entscheidende Bedeutung für das operative Ergebnis zu:

- durch eine Vorbehandlung bestehender Begleiterkrankungen kann der Allgemeinzustand verbessert werden oder
- Patienten mit zu hohem operativen Risiko ohne Verbesserungsmöglichkeit können von der Operation ausgeschlossen werden.

Allgemeine präoperative Maßnahmen zur Optimierung des Allgemeinzustandes sind parenterale Ernährung und Vitaminsubstitution bei Malnutrition, wenn auch der Effekt solcher Maßnahmen bisher nicht eindeutig objektivierbar war (20). Wichtiger sind das Nikotinverbot und eine intensive atemgymnastische Vorbehandlung.

Bartels et al. haben durch die Kombination verschiedener präoperativer Parameter einen *Risiko-Score* entwickelt, der die präoperative Einschätzung von Risikopatienten zulässt. Berücksichtigt wurden:

- Lungenfunktion,
- Leberfunktion,
- kardiologische Beurteilung und
- Karnofsky-Index.

Durch Einklassifizierung der Patienten und Ausschluss der Hochrisikopatienten konnte die Kliniketalität – d. h. die Letalität innerhalb von 30 Tagen postoperativ – von 16 % auf 6 % gesenkt werden (11).

Neben Faktoren, die in dem Patienten selbst begründet sind, können Komplikationen jedoch auch Folge besonderer operativer Vorgehensweisen sein oder auch durch das postoperative Management beeinflusst werden: Durch zweizeitiges Vorgehen kann in besonderen Situationen das Gesamtrisiko der Operation gesplittet

Tabelle 13.**9** Postoperative pulmonale Komplikationen und Anastomoseninsuffizienzrate

Autor	n	Operatives Vorgehen	UICC-Stadium	Pneumonie/ ARDS	Anastomosen-insuffizienz	Sonstige*
Bonavina	253	TT oder TH	I	1,6%	7,9%	16,6
Millikan	67	TH	I–IV	15%	7%	4%
Millikan	71	TT	I–IV	34%	4%	12%
Baba	106	TT 3-Feld-Lk-Dissektion	I–IV	23,6%	28,3%	13,2%
Lerut	198	TT	I–IV	9,1%	7,1%	6,1%
Paricio	61	TT	I–IV	40%	14,7	16%
Law	375	TT oder TH	I–IV	34,4%	4,3%	33,6%
Siewert	432	TT oder TH	I–IV	22,9%	26,2%	29,5%
Bumm	30	TH endoskopisch	I–IV	13,3%	20%	16,5%
Kato	43	TT 3-Feld-Lk-Dissektion	I	6,9%	32,6%	11,6%
Zhang	3099	TT	I–IV	4,7%	5,8%	18,9%
Tilanus	152	TT	I–IV	34%	11%	26,3%
Tilanus	141	TH	I–IV	17%	26%	31,9%
Gotley	54	TT	I–IV	41%	4%	23%
Katlic	261	TT	I–IV	5%	3,4%	11,1%

* sonstige Komplikationen: Trachealfistel, Nekrose des Ersatzorgans, Rekurrensparese, Nachblutung, Chylothorax, Myokardinfarkt, Lungenembolie, Durchgangssyndrom
TT: transthorakale Ösophagusresektion
TH: transhiatale Ösophagusresektion

werden. Die transhiatale Resektion weist außerdem möglicherweise ein geringeres Risiko auf als die transthorakale Resektion. Die Literaturangaben variieren zwischen 5–15% gegenüber 4–38% Klinikletalität nach transthorakalem Vorgehen (Tab. 13.**10**). Eine sichere Vergleichbarkeit beider Verfahren besteht bei den vorliegenden retrospektiven Analysen aufgrund des selektionierten Krankenguts jedoch nicht.

Bisherige prospektive Analysen ergaben keinen Unterschied von Letalität und Morbidität zwischen transhiatalem und transthorakalen Vorgehen bei allerdings kleinen Fallzahlen (Tab. 13.**10**).

Intraoperativ kann durch eine sorgfältige Präparation und durch ein vorsichtiges Vorgehen bei der Ösophagusdissektion eine Lungenkompression vermieden werden. Intrathorakale Manipulationen und die radikale Lymphadenektomie paratracheal sowie die Durchtrennung der vegetativen Nervenfasern bewirken eine Störung der mukoziliaren Aktivität und des Sekrettransports. In einer prospektiven Analyse konnte Kusano et al. nachweisen, dass bei schonender Präparation und Belassung des Gewebes um die Trachea die Ergebnisse hinsichtlicher postoperativer Pneumonie besser sind (88).

In einer eigenen retrospektiven multivariaten Analyse (72) wurde neben der ASA-Klassifizierung (ASA I–II versus ASA III–IV) und dem präoperativen Nikotinabusus (ja versus nein) die folgenden Faktoren als signifikant für die postoperative Morbidität identifiziert:

- der perioperative Blut- und Plasmaersatz (0 versus >0 Erythrozyten- bzw. Fresh-Frozen-Plasma-Konzentrate),
- die Tumorlänge (0–4 versus >4 cm) und
- die Anzahl der aus dem Mediastinum entfernten Lymphknoten (0–10 versus >10 Lk).

Der atraumatischen Operationstechnik mit geringem postoperativen Blutbedarf kommt daher eine große Bedeutung zu.

Einen weiteren Ansatz zur Vermeidung pulmonaler Komplikationen stellt die zervikale Anastomosierung dar. Die Rate an Insuffizienzen bzw. Fisteln ist allerdings bei der zervikalen Ösophagogastrostomie deutlich höher im Vergleich zur intrathorakalen Anastomose (10). Da nach zervikaler Anastomosierung der mögliche Infektherd bei Anastomoseninsuffizienz außerhalb des Thorax liegt, können eine Mediastinitis oder ein ARDS (acute respiratory distress syndrome) weitgehend vermieden werden.

Nachteilig ist jedoch eine häufigere postoperative Stenose der zervikalen Ösophagogastrostomie im Vergleich zur intrathorakalen Anastomose (23% versus 14% (3)).

Im postoperativen Management wird derzeit eine frühzeitige Extubation empfohlen (12), da nur der wache und kooperative Patient über Schutzreflexe gegen eine Aspiration verfügt. Ist die längere Beatmung nicht zu vermeiden, sollte eine sorgfältige Kontrolle des Tubuscuff durchgeführt und der Oberkörper des Patienten hochgelagert werden. Durch das Belassen der Magensonde und wiederholtes Absaugen von Sekret aus dem hochgezogenen Schlauchmagen wird zusätzlich einer Aspiration vorgebeugt und gleichzeitig eine Lungenkompression durch einen eventuell dilatierten Schlauchmagen verhindert.

Die meisten postoperativen Komplikationen sind in den ersten 5 postoperativen Tagen erkennbar (164). Durch das postoperative Lungenödem, welches als Folge der Mediatoraktivierung und der Störung des Lymphabflusses beschrieben wird (57, 83, 131), ist die Lunge vor-

Tabelle 13.**10** Rekurrensparese, postoperative Gesamtmorbidität und Klinikletalität nach Ösophaguskarzinomresektion

Erstautor	Zeitraum	Tumor-Stadium	n	Rekurren-sparese	Operations-verfahren	Postoperative Morbidität	Klinik-letalität
Wang (167)	1974–1984	UICC I–IV	368	1%	TT	26%	7%
Law (91)	1982–1989	UICC I–IV	375	10%	TT* oder TH	k.A.	17%
Gotley (49)	1981–1988	UICC I–IV	54	11%	TH	41%	11%
Katlic (77)	1950–1979	UICC I–IV	261	1%	TT* oder TH	k.A.	22%
Zhang (177)	1958–1992	UICC I–IV	3099	2%	TT+2-Feld-Dissektion	30%	4%
Nagel (110)	1972–1993	UICC I–IV	176	4%	TT* oder TH	35%	15%
Bumm (23)	1991–1992	T1–T3	30	7%	Endoskopische Resektion	k.A.	10%
Bumm (62)	1986–1990	T1–T3	79	9%	TH	k.A.	15%
Wahl (24)	1985–1997	UICC I–IV	214	12%	TT+2-Feld-Dissektion oder TH	54%	13%
Tilanus (156)	1980–1986	UICC I–IV	152	6%	TT ohne Lk-Dissektion	k.A.	9%
Tilanus (113)	1986–1990	UICC I–IV	141	16%	TH ohne Lk-Dissektion	k.A.	5%
Baba (9)	1982–1990	UICC I–IV	106	42%	TT+3-Feld-Dissektion	65%	10%
Kato (78)	k.A.	T1	43	19%	TT+3-Feld-Dissektion	k.A.	2%
Kato (10)	1985–1989	UICC I–IV	73	15%	TT+2-Feld-Dissektion	76%	12%
Kato (10)	1985–1989	UICC I–IV	77	11%	TT+3-Feld-Dissektion	63%	3%
Nishihira (112)	1987–1993	UICC I–IV	32	56%	TT+3-Feld-Dissektion	k.A.	3%
Nishihira (112)	1987–1993	UICC I–IV	30	30%	TT+2-Feld-Dissektion	k.A.	7%
Nishimaki (88)	1982–1998	T1	51	67%	TT+3-Feld-Dissektion	80%	0
Nishimaki (114)	1982–1996	UICC I–IV	190	45%	TT+3-Feld-Dissektion	58%	5%
Akiyama (4)	1973–1993	UICC I–IV	273	k.A.	TT+3-Feld-Dissektion	31%	5%
Isono (69)	1983–1989	UICC I–IV	2799	14%	TT+2-Feld-Dissektion	55%	5%
Isono (91)	1983–1989	UICC I–IV	1791	20%	TT+3-Feld-Dissektion	54%	38%
Fujita (41)	1986–1991	UICC I–IV	65	32%	TT+2-Feld-Dissektion	k.A.	3%
Fujita (49)	1986–1991	UICC I–IV	63	27%	TT+3-Feld-Dissektion	k.A.	2%
Goldminc (47)	1988–1991	UICC I–III	32	3%	TH*	56%	6%
Goldminc (77)	1988–1991	UICC I–III	35	3%	TT*	46%	9%
Bonavina (16)	1980–1993	UICC I	168	k.A.	TT*	k.A.	11%
Bonavina (177)	1980–1993	UICC I	85	k.A.	TH*	k.A.	6%
Chu (27)	1990–1994	k.A.	20	5%	TH*	k.A.	15%
Chu (27	1990–1994	k.A.	19	5%	TT*	k.A.	0%

* keine Angaben über Ausdehnung der Lk-Dissektion
TT: transthorakale Resektion
TH: transhiatale Resektion

geschädigt, sodass durch Aspirationen die Entstehung einer Pneumonie generell begünstigt ist.

Maßnahmen zur Prophylaxe sind daher eine Flüssigkeitsrestriktion währen der ersten 5 postoperativen Tage, die rasche Drainage von Pleuraergüssen, die frühzeitige Mobilisation des Patienten sowie die frühe intensive Durchführung der bereits präoperativ begonnenen Atemgymnastik.

Gleichfalls ist die rechtzeitige Prophylaxe des Durchgangssyndroms wichtig, da nur ein kooperativer Patient abhusten kann und mobilisierbar ist. Ein allgemeingültiges therapeutisches Konzept für diese postoperative Bewusstseinstörung gibt es nicht, eine frühzeitige Entwöhnung und Extubation unter analgetischem Schutz sind vorbeugend beschrieben (182); das Gleiche gilt für den Einsatz von Clonidin. Im Rahmen der postoperativen Entwöhnungsphase sollten keine aufwändigen ärztlichen oder pflegerischen Maßnahmen durchgeführt werden, die die erneute Gabe von Sedativa bzw. Analgetika erfordern.

13.12.9 Rekurrensparese

Eine Rekurrensparese erhöht das Risiko einer pulmonalen Infektion aufgrund des fehlenden Glottisschluss während des Schluckvorgangs mit der Gefahr der rezidivierenden Aspiration (62). Bei beidseitiger Parese muss in der Regel tracheotomiert werden. Rekurrensparesen bei transthorakaler Resektion sind in 0,8% bis zu 67% beschrieben (Tab. 13.**10**).

In mehreren retrospektiven Studien und einer prospektiven Analyse besteht dabei eine Korrelation mit der Ausdehnung der Lymphknotendissektion: Nach 3-Feld-Dissektion besteht das höchste Risiko einer Rekurrensparese, wobei die Literaturangaben allerdings unterschiedlich sind. Nishimaki et al. berichten 1998 in einem selektioniertem Krankengut (Frühkarzinome, pT1) über eine Rekurrensparese in 67% der Fälle nach 3-Feld-Dissektion (113), Nishihira et al. beschreiben eine Rekurrensparese in 56% der Fälle nach 3-Feld-Dissektion gegenüber 30% der Fälle nach 2-Feld-Dissektion (112).

Demgegenüber publizierten Kato et al. ebenfalls nach 3-Feld-Dissektion eine Rekurrensparese nur in 14% der Fälle, wobei die Pareserate im Zeitraum von 1994–1997 noch gesenkt werden konnte auf 6% trotz 3-Feld-Dissektion (79).

Die hohe Komplikationsrate nach Rekurrensparesen muss Anlass sein, durch eine subtile Präparation, Identifizierung und Schonung des Nerven die Häufigkeit der postoperativen Parese möglichst gering zu halten.

Mehrere Untersuchungen haben belegt, dass der Operateur bzw. die Institution für das postoperative Risiko von Bedeutung ist, was die Behandlung dieser Patienten in Zentren begründet.

13.13 Chirurgische Therapie von postoperativen Komplikationen

13.13.1 Anastomoseninsuffizienz

Die Behandlung der zervikalen Anastomoseninsuffizienz (beschrieben in bis zu 50% bei zervikaler Ösophagogastrostomie (128)) ist konservativ (Eröffnung der zervikalen Wunde und mehrfache tägliche Spülung der Wunde). Bestehen keine Sepsiszeichen, kann der Patient schluckweise trinken. Die Zeitspanne bis zum Abheilen der Fistel beträgt in der Regel ca. 2 Wochen. Die Entstehung einer Mediastinitis ist bei zervikaler Anastomosenleckage selten, jedoch nicht völlig ausgeschlossen, die Letalität beträgt in einigen Studien bis zu 22% (156).

Die intrathorakale Anastomoseninsuffizienz ist wesentlich seltener, führt jedoch fast immer zu einer Mediastinitis mit sehr hoher Letalität (bis 60%) (10). Die operative Therapie richtet sich nach der Schwere des Krankheitsbildes. Die interventionelle Drainageplatzierung durch die Computertomograpie kann hier gezielt zur Entlastung von lokalisierten Abszessen eingesetzt werden.

Bei septischem Verlauf ist jedoch meist die getrennte Ausleitung, d. h. die Ausleitung des zervikalen Ösophagus und die Anlage einer Ernährungssonde in den Magen nach Resektion des anastomosentragenden Abschnitts erforderlich. 2–3 Monate später erfolgt dann der Ösophagusersatz durch ein retrosternal hochgeführtes Kolonsegment.

13.13.2 Rekurrensparese

Die einseitige Rekurrensparese erfordert außer Stimmtraining und Stimmbandkontrollen sowie häufigem Absaugen und atemgymnastischen Übungen keine spezifische Therapie. Bei beidseitiger Recurrensparese ist jedoch häufig eine Tracheotomie unumgänglich. Notwendig ist dann die sorgfältige Bronchialtoilette sowie regelmäßige Trachealkanülenwechsel und ebenfalls HNO-ärztliche Kontrollen.

Zusammenfassung des perioperativen Managements:

Präoperativ:
- Nikotinstop,
- Atemgymnastik,
- Risikobeurteilung.

Postoperativ:
- restriktive Flüssigkeitszufuhr,
- frühe Extubation,
- aktive Mitarbeit des Patienten.

13.14 Prognose

13.14.1 Tumorabhängige Faktoren

In multivariaten Analysen werden als unabhängige Prognosefaktoren die Tumorinfiltrationstiefe (T-Klassifizierung) und der Lymphknotenbefall (N-Klassifizierung) ermittelt (73, 112, 145). Zusätzlich wird von Roder et al. (132) das Verhältnis von befallenen zu entfernten Lymphknoten (Lymphknoten-„ratio") sowie die Anzahl infiltrierter Lymphknoten als unabhängiger Parameter angegeben. Eine vergleichbare Lymphknoten-Ratio-Bestimmung setzt jedoch eine einheitliche Lymphadenektomie voraus, sodass dieser Parameter bei Publikationen ohne genaue Angaben über die Ausdehnung der Lymphknotendissektion nicht verwendet werden kann.

Die 5-Jahres-Überlebensrate liegt im Median nach Zusammenfassung von 11 retrospektiven Analysen (Tab. 13.**11**, Abb. 13.**18**) bei 60% im UICC Stadium I, bei 55% im UICC Stadium IIa, bei 34% im UICC Stadium IIb, bei 18% im UICC Stadium III und bei 0 im UICC Stadium IV.

Die Prognose zwischen Adenokarzinom und Plattenepithelkarzinom des Ösophagus war in retrospektiven Analysen nicht signifikant unterschiedlich bei Zusammenfassung aller Stadien (Tab. 13.**12**). Bezogen auf das Frühkarzinom (pT1) zeigte eine retrospektive Analyse von Hölscher et al. eine 5-Jahres-Überlebensrate von 59,2% beim Plattenepithelkarzinom gegenüber 82,5% beim Adenokarzinom ($p < 0{,}03$).

Tabelle 13.**11** 5-Jahres-Überlebensraten in Abhängigkeit vom UICC-Stadium

Autor	UICC I	UICC IIa	UICC IIb	UICC III	UICC IV	Operatives Vorgehen	Histologie
Akiyama (4)	94 %	83 %	57 %	56 %	28 %	TT+3-Feld-Lymphadenektomie	P
Nishimaki (113)	92 %	66 %	44 %	30 %	13 %		P
Kato (79)	46 %	82 %	71 %	50 %	31 %		P
Baba (9)	60 %	42 %		30 %	0		P
Zhang (177)	57 %	45 %	27 %	13 %	0	TT+2-Feld-Lymphadenektomie	P
Roder (132)	66 %	42 %	18 %	10 %	13 %		P
Lerut (95)	90 %	56 %		16 %	0		P+A
Millikan (104)	50 %	44 %	34 %	16 %	0		P+A
Nagel (110)	82 %	27 %		20 %	0		P+A
Pichlmaier (126)	50 %	22 %		14 %	0	TH	P
Tilanus (156)	55 %	30 %					P+A

TT: transthorakale Resektion
TH: transhiatale Resektion
P: Plattenepithelkarzinom
A: Adenokarzinom

Tabelle 13.**12** Prognosevergleich Plattenepithel- und Adenokarzinom des Ösophagus nach kurativer (R0-)Resektion

Autor	UICC-Stadium	Adenokarzinom 5-Jahres-Überlebensrate	Plattenepithelkarzinom 5-Jahres-Überlebensrate	p
Law (91)	I–IV	35 %	31 %	n.s.
Tilanus (156)	I–IV	30 %	37 %	n.s.
Lerut (95)	I–IV	39 %	24 %	n.s.
Hölscher (63)	I	83 %	60 %	<0,03

n.s.: nicht signifikant

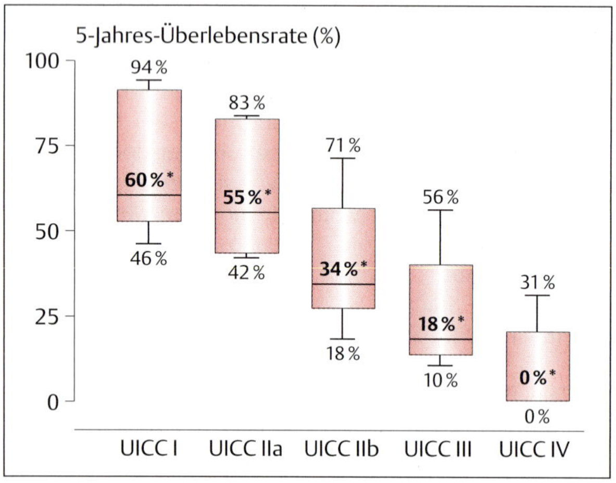

Abb. 13.**18** Graphische Darstellung der Prognose nach Resektion eines Ösophaguskarzinoms in verschiedenen Stadien.

13.14.2 Therapieabhängige Faktoren

Kurativität des Eingriffs

Der in univariater und multivariater Analyse stärkste unabhängige Einflussfakor auf die Überlebenszeit ist die vollständige Tumorentfernung im Sinne einer R0-Resektion. Während die 5-Jahres-Überlebensraten retrospektiver Analysen zwischen 20 % und 37 % variieren, ergibt sich nach palliativer Resektion eine deutlich geringere 5-Jahres-Überlebensrate von 0–12 % (Tab. 13.**13**).

Einfluss des transthorakalen oder transhiatalen Vorgehens auf die Prognose

Retrospektive Studien

Retrospektive Untersuchungen haben keine wesentlichen Unterschiede im perioperativen Risiko, im Überleben und im Rezidivmuster zwischen transthorakalem und transmediastinalem Verfahren gezeigt, wobei eine Selektion durch Bevorzugung des transhiatalen Vorgehens bei weniger belastbaren Patienten nicht auszuschließen ist.

Tabelle 13.**13** Prognosevergleich nach kurativer und palliativer Resektion

Autor	Kurative Resektion (R0) 5-Jahres-Überlebensrate	Palliative Resektion (R1/R2) 5-Jahres-Überlebensrate	Tumorhistologie
Paricio (122)	20%	0	P
Schumpelik (142)	25%	0	P+A
Law (91)	31%	5%	P
Law (91)	35%	0	A
Siewert (145)	36%	0	P+A
Roder (132)	31%	7%	P
Zhang (177)	37%		P

P: Plattenepithelkarzinom
A: Adenokarzinom

Bei Zusammenschau der retrospektiven Untersuchungen westlicher Arbeitsgruppen fällt auf, dass die 5-Jahres-Überlebensraten nach kurativer (R0) transthorakaler Ösophagusresektion zwischen 10% und 66% schwanken, während die 5-Jahres-Überlebensraten östlicher Arbeitsgruppen nach kurativer transthorakaler Resektion zwischen 30% und 66% liegen. Als Ursache hierfür sind mehrere Faktoren wahrscheinlich:

- In älteren Publikationen wird bezüglich des Überlebens teilweise nicht zwischen Plattenepithel- und Adenokarzinom unterschieden.
- Weiterhin bestehen Unterschiede in der Ausdehnung der mediastinalen Lymphknotendissektion.
- Bei kleinen Fallzahlen ist außerdem die Auswertung der geschätzten 5-Jahres-Überlebensrate nach Kaplan Meier (actuarial survival) unzuverlässig. Präziser wäre in diesem Fall das mediane Überleben, welches jedoch häufig nicht angegeben wird.

Tilanus et al. (113) und Paricio et al. (27) fanden keine Unterschiede zwischen transthorakal und transhiatal resezierten Patienten, die alle keine standardisierte Lymphadenektomie erhielten (Tab. 13.**14**). Nach retrospektiven Analysen beträgt die 5-Jahres-Überlebensrate nach kurativer (R0) transthorakaler Resektion eines Plattenepithelkarzinoms mit erweiterter mediastinaler Lymphknotendissektion im Median 34% (range 21–48%) (Zusammenfassung von 9 retrospektiven Studien: Tab. 13.**14**).

Bezüglich der transhiatalen Resektion wird nur in wenigen Studien unterschieden zwischen Überlebensraten von Plattenepithel- und Adenokarzinomen (Tilanus et al.), die 3-Jahres-Überlebensraten werden hier nach transhiataler Resektion von sowohl Plattenepithel- als auch Adenokarzinomen mit 43% angegeben (Tab. 13.**14**). In einer weiteren retrospektiven Analyse lagen die 5-Jahres-Überlebensraten nach transhiataler Resektion von Patienten mit Plattenepithelkarzinom des Ösophagus bei 20% (100).

Die Gabe von mehr als 2 Blutkonserven im Rahmen der Ösophagusresektion zeigte weiterhin in einer Analyse von 1999 bei 129 Patienten mit Plattenepithelkarzinom des Ösophagus einen signifikant negativen Einfluss auf das Langzeitüberleben (151). Diese Ergebnisse wurden analog zu Analysen zum kolorektalen Karzinom durch einen immunsuppressiven Effekt von Massentransfusionen interpretiert (173).

Japanische Operateure, die die 2-Feld- mit der 3-Feld-Dissektion verglichen, beschreiben teilweise günstigere Ergebnisse (retrospektive Studien) bei jedoch erheblicher Komplikationsrate, insbesondere hohen Raten von Rekurrensparesen (40–67%).

Prospektive Studien

In 2 randomisierten Studien von Patienten mit Plattenepithelkarzinom des Ösophagus (27, 47) ergaben sich keine Unterschiede zwischen transthorakaler und transhiataler Resektion (Tab. 13.**14**). Jedoch wurden in der ersten Studie überwiegend Patienten mit frühen Tumorstadien operiert: 15 von 67 Patienten (22,4%) waren im UICC-Stadium-III (pT3 pN1 M0), 52 von 67 Patienten (77,6%) im UICC-Stadium-I–II (77). In der zweiten Studie waren lediglich 39 Patienten mit ausschließlich distalem Plattenepithelkarzinom des Ösophagus mitberücksichtigt (110).

Angaben zur Ausdehnung der Lymphknotendissektion fehlen in beiden Studien. Eine noch nicht abgeschlossene prospektiv randomisierte Studie zu Plattenepithel- und Adenokarzinom (71) verglich herkömmlich transhiatal resezierte Patienten einerseits mit Patienten, die zusätzlich zur transhiatalen Resektion eine subkarinale mediastinale Lymphknotendissektion erhielten sowie andererseits mit Patienten, die transthorakal reseziert wurden – einschließlich totaler mediastinaler Lymphknotendissektion. Die bisher publizierten 1-Jahres-Überlebensraten waren dabei nicht signifikant unterschiedlich (132).

In einer weiteren prospektiv randomisierten Studie wird die konventionelle Lymphadenektomie (2-Feld-Dissektion) verglichen mit der erweiterten Lymphaden-

Tabelle 13.14 Prognosevergleich des transhiatalen und transthorakalen Vorgehens beim Plattenepithelkarzinom und Adenokarzinom (R0-Resektionen)

Erstautor	Zeitraum	Therapie	n	Histologie	Überleben	p	Bemerkung	Studienprotokoll
Hankins (52)	1977–1987	TT TH	52 26	P+A	10 % [a] 10 % [a]	n.s.	alle Stadien	retrospektiv
Goldfaden (46)	1965–1984	TT TH	43 29	A	20 % [a] 18 % [a]	n.s.	alle Stadien	retrospektiv
Bolton (15)	1982–1996	TH or TT	129	P+A	24 % [a]		alle Stadien	retrospektiv
Pac (121)	1983–1992	TT TH	120 118	P+A	10 % [a] 13 % [a]	n.s.	alle Stadien	retrospektiv
Mannell (100)	1978–1989	TH	71	P	20 % [a]		adjuvante Radiatio	retrospektiv
Gotley (49)	1981–1988	TH	54	P+A	10 % [b]			
Putnann (129)	1986–1992	TT TH	134 42	P+A	19 % [a] 19 % [a]	n.s.	alle Stadien	retrospektiv
Horstmann (65)	1986–1989	TT TH	41 46	P+A	17 % [b] 18 % [b]	n.s.	alle Stadien, keine Angaben zur Lk-Dissektion	retrospektiv
Paricio (122)	1979–1991	TT	26	P	21 % [a]		alle Stadien, keine Lk-Dissektion	retrospektiv
Law	1982–1989	TT or TH	174	P+A	31 % [a]		Operationsverfahren nicht aufgeschlüsselt	retrospektiv
El Nakadi (33)	1978–1990	TT	101	P	34 % [a]		alle Stadien	retrospektiv
Lerut (95)	1975–1988	TT	123	P	24 % [a]		alle Stadien	retrospektiv
Junginger (74)	1985–1993	TT TH	75 29	P+A	31 % [a] 6 % [a]	n.s.	alle Stadien	retrospektiv
Zhang (177)	1958–1992	TT	2341	P	30 % [a]		alle Stadien	retrospektiv
Skinner (149)	1981–1984	TT	31	P+A	55 % [a]		adjuvante Therapie	retrospektiv
Roder (132)	1982–1992	TT	116	P	31 % [a]		alle Stadien	retrospektiv
Tilanus (156)	1980–1986	TT TH	95 50	P	43 % [b] 43 % [b]	n.s.	keine Lk-Dissektion bei TT und TH, alle Stadien	retrospektiv
Bonavina (16)	1980–1993	TT TH	168 85	P+A	66 % [a] 52 % [a]	n.s.	nur UICC I	retrospektiv
Orringer (120)	1965–1984	TH	29	A	22 % [a]		alle Stadien	retrospektiv
Jacobi (71)	k.A.	TT TH+TH	13 13 14	P+A	77 % [c] 70 % [c] 79 % [c]	n.s.	alle Stadien	prospektiv randomisiert
Goldminc (47)	1988–1991	TT TH	35 32	P	34 % [b] 18 % [b]	n.s.	hoher Prozentsatz früher Stadien	prospektiv randomisiert
Chu (110)	1990–1994	TT TH	20 19	P *	14 Monate* 16 Monate*	n.s.	nur distale Plattenepithelkarzinome	prospektiv randomisiert

[a]: 5-Jahres-Überlebensrate
[b]: 3-Jahres-Überlebensrate
[c]: 1-Jahres-Überlebensrate
*: mediane Überlebenszeit

TT: transthorakale Resektion
TH: transhiatale Resektion
P: Plattenepithelkarzinom
A. Adenokarzinom
n.s.: nicht signifikant

Tabelle 13.**15** Prognosevergleich von 2-Feld- und 3-Feld-Lymphknotendissektion beim Plattenepithelkarzinom

Erstautor	Zeitraum	Lymphknoten-dissektion	n	UICC Stadien	5-Jahres-Überlebensrate	p	Studien-protokoll
Kato (78)	1985–1989	2-Feld 3-Feld	73 77	I–IV	34% 49%	<01	prospektiv
Isono (69)	1983–1989	2-Feld 3-Feld	2799 1791	I–IV	27% 34%	<01	retrospektiv
Akiyama (4)	1973–1993	2-Feld 3-Feld	277 271	I–IV	38% 55%	<01 *	retrospektiv
Baba (9)	1982–1990	3-Feld	106	I–IV	31%		retrospektiv
Fujita (41)	1986–1991	2-Feld 3-Feld	65 63		36% 40%	n.s.	retrospektiv
Nishimaki (114)	1982–1996	3-Feld	190	I–IV	42%		retrospektiv
Nishihira (112)	1987–1993	2-Feld 3-Feld	30 32	I–IV	48% 66%	n.s.	prospektiv randomisiert

n.s.: nicht signifikant

ektomie (3-Feld-Dissektion) beim Plattenepithelkarzinom (112): Die 5-Jahres-Überlebensraten werden hier mit 66,2% (n=32) und 48,0% (n=30) bei Patienten mit Plattenepithelkarzinom des Ösophagus angegeben; der Unterschied war jedoch nicht signifikant (Tab. 13.**15**).

56% der Patienten nach 3-Feld-Lymphadenektomie sowie 30% der Fälle bei 2-Feld-Lymphadenektomie (abdominelle und totale mediastinale Lymphknotendissektion) wiesen eine Rekurrensparese auf (Tab. 13.**10**).

13.15 Zusammenfassung und Verfahrenswahl

Zur Resektion der Speiseröhre stehen prinzipiell das transhiatale und das transthorakale Vorgehen zur Verfügung. Der transmediastinale Zugang erlaubt nach gleichzeitiger zervikaler Inzision die subtotale Entfernung der Speiseröhre und die Ausschaltung der Lymphknoten im unteren, hinteren Mediastinum bis zur Carina. Die suprabifurkalen mediastinalen Lymphknoten werden nicht erreicht, sodass die eingeschränkte Radikalität als Nachteil, der Verzicht auf eine Thorakotomie als Vorteil angesehen werden.

Das transthorakale Vorgehen bietet außerdem die Möglichkeit der direkten Präparation, was insbesondere bei der Therapie fortgeschrittener Tumoren im mittleren und oberen Ösophagusdrittel Voraussetzung für deren vollständige Entfernung sowie einer erweiterten bzw. totalen mediastinalen Lymphknotendissektion ist. Onkologische Gründe sprechen für die transthorakale Resektion als grundsätzliche Maßnahme mit abdomineller, mediastinaler und möglicherweise auch zervikaler Lymphadenektomie. Die derzeit fehlende Identifikation von Subgruppen, die von diesem Vorgehen gewinnen, sowie die vermutlich höhere Komplikationsrate sprechen für eine situationsabhängige Wahl zwischen transhiatalem und transthorakalem Vorgehen (entsprechend den Leitlinien der Deutschen Gesellschaft für Chirurgie und der Deutschen Krebsgesellschaft [24]):

- Bei Patienten mit *distalem, kardianahem Ösophaguskarzinom* ist sowohl das transhiatale Vorgehen mit hinterer unterer mediastinaler sowie abdomineller Lymphknotendissektion wie das transthorakale Vorgehen mit abdomineller und mediastinaler Lymphknotendissektion vertretbar (prospektive Analyse von Chu et al.).
- Bei *höher gelegenen*, insbesondere wandüberschreitenden Tumoren erlaubt das transhiatale Vorgehen keine sichere Präparation im Gesunden und stellt keine Alternative zum transthorakalen Vorgehen dar, sodass bei intrathorakal gelegenem Ösophaguskarzinom das transthorakale Vorgehen zu bevorzugen ist. Die Lymphknotendissektion bei transthorakalem Vorgehen sollte die Resektion der paraösophagealen, subkarinalen und der rechtsseitigen paratrachealen Lymphknoten unter Schonung des rechten N. recurrens umfassen (so genannte erweiterte mediastinale Lymphadenektomie). Der Wert der totalen mediastinalen Lymphadenektomie (Lymphknotendissektion links paratracheal und subaortal sowie entlang des linken N. recurrens) sowie der 3-Feld-Dissektion (abdominelle, mediastinale und zervikale Lymphadenektomie) ist derzeit nicht erwiesen (prospektive Analyse von Nishihira et al.).

13.16 Multimodale Therapiekonzepte

Während in den letzten Jahren durch Senkung der Operationsletalität und Morbidität bei wandbegrenzten Tumoren eine Verbesserung der Prognose erzielt werden konnte, ist für Patienten mit fortgeschritteneren Tumoren nach wie vor die Prognose ungünstig. Die Chance auf eine komplette Tumorresektion, d. h. R0-Resektion, liegt bei diesen Patienten zwischen 50 und 70%.

Auch Patienten mit resektablen Ösophaguskarzinom weisen häufig bereits Tumorzellen im Knochenmark auf (21). In konventionell histologisch als tumor-

Leitlinien der Deutschen Gesellschaft für Chirurgie und der Deutschen Krebsgesellschaft

Neoadjuvante (präoperative) Therapie

Die alleinige neoadjuvante (präoperative) Radiotherapie des wahrscheinlich R0-resektablen Ösophaguskarzinoms ist nicht zu empfehlen. Die neoadjuvante (präoperative) kombinierte Radiochemotherapie ist prinzipiell wirksam. Sie sollte bei resektablem Tumor derzeit nur innerhalb klinischer Studien eingesetzt werden. Sie wird vor allem beim lokal fortgeschrittenem suprabifurkalen und zervikalen Plattenepithelkarzinom angewandt.

frei beurteilten Lymphknoten fanden sich weiterhin immunhistochemisch in bis zu 31% der Fälle mit einem Adenokarzinom Metastasen. Beim Plattenepithelkarzinom des Ösophagus sind in 17% der Fälle Mikrometastasen beschrieben (45, 70) (Die Determinierung solcher okkulter Lymphknotenmetastasen gelingt über den immunhistochemischen Nachweis des Antizytokeratin-Antikörpers AE1/AE3 (129), wodurch eine weites Spektrum von Keratin Subtypen detektierbar ist, die sowohl beim Adenokarzinom als auch beim Plattenepithelkarzinom des Ösophagus exprimiert sind).

Aufgrund dieser Situation finden adjuvante und neoadjuvante Therapiekonzepte ein zunehmendes Interesse.

13.16.1 Strahlentherapie

Als alleinige Therapieform ist eine Radiatio des Ösophaguskarzinoms mehrfach beschrieben. Meist wurde jedoch eine Bestrahlung eingesetzt in Situationen, in denen primär keine Resektabilität bestand, und zwar entweder aufgrund des Allgemeinzustandes oder bei ausgedehntem Tumorbefall. In mehreren prospektiven randomisierten Studien hat die präoperative Strahlentherapie beim Plattenepithelkarzinom des Ösophagus im Vergleich zur alleinigen operativen Therapie weder die Resektionsrate noch das Überleben verbessert (Tab. 13.**16**). Lediglich in einer prospektiven Studie von Nygaard et al. wurde ein signifikanter Überlebensvorteil bezüglich der 3-Jahres-Überlebensrate durch eine präoperative Strahlentherapie mit 35 Gy nachgewiesen (3-Jahres-Überlebensrate nach Resektion 9% gegenüber 21% nach Radiatio und Resektion).

Die adjuvante postoperative Strahlentherapie des Plattenepithelkarzinoms erwies sich als unwirksam und ist lediglich nach palliativer Resektion bei verbliebenen Tumorresten indiziert, um das Wiederauftreten des Tumors zu verlangsamen (Tab. 13.**17**). Als Palliativmaßnahme bei nicht resektablem Tumor hat die Strahlentherapie in Ergänzung mit anderen Maßnahmen jedoch eine gewisse Bedeutung zur Erleichterung der Nahrungspassage.

Randomisierte Studien zum Adenokarzinom des Ösophagus liegen bezüglich der adjuvanten Radiotherapie bisher nicht vor.

Tabelle 13.**16** Präoperative Radiotherapie bei Plattenepitelkarzinom des Ösophagus (prospektiv randomisierte Studien)

Erstautor	Zeitraum	Therapie	n	Postoperative Letalität	Medianes Überleben	5-Jahres-Überlebensrate	p
Fok (38)	1968–1981	Resektion	39	8%	22 Monate	16%	<0.001
		45–53 Gy + Resektion	40	37%	11 Monate	10%	
		Resektion + 45–53 Gy	42	14%	11 Monate	10%	
		45–53 Gy	35		8 Monate	7%	
Launois (89)	1973–1976	Resektion	47	23%	12 Monate	12%	n.s.
		40 Gy + Resektion	62	23%	10 Monate	10%	
Gignoux (43) (EORTC)	1976–1982	Resektion	106	18%	11 Monate	9%	n.s.
		33 Gy + Resektion	102	24%	11 Monate	10%	
Wang (168)	1977–1985	Resektion	102	6%	k.A.	30%	n.s.
		40 Gy + Resektion	104	5%	k.A.	35%	
Arnott (8)	k.A.	Resektion	86	13%	8 Monate	17%	n.s.
		20 Gy + Resektion	90	15%	8 Monate	9%	
Nygaard (116)	1983–1988	Resektion	41	13%	k.A.	9% *	<0,05
		35 Gy + Resektion	48	11%	k.A.	21% *	

* 3-Jahres-Überlebensrate
n.s.: nicht signifikant

13.16.2 Chemotherapie

Eine Chemotherapie beim Ösophaguskarzinom wird als Mono- oder Kombinationstherapie sowohl präoperativ (neoadjuvant) wie postoperativ (adjuvant) oder in Kombination mit einer Radiotherapie angewendet. Die bisherigen prospektiv randomisierten Studien zum Plattenepithelkarzinom haben überwiegend weder für die prä- noch für die postoperative Chemotherapie einen günstigen Effekt gezeigt (Tab. 13.**18**, Tab. 13.**19**).

Dies gilt sowohl für Patienten nach R0-Resektion wie für Patienten nach R1-Resektion. Ein signifikanter Überlebensvorteil für die präoperative Chemotherapie wurde in der Arbeit von Kok et al. 1996 nachgewiesen (Tab. 13.**18**). Randomisierte Studien zum Adenokarzinom des Ösophagus bezüglich der adjuvanten oder neoadjuvanten Chemotherapie liegen derzeit nicht vor.

Tabelle 13.**17** Postoperative Radiotherapie bei Plattenepithelkarzinom des Ösophagus (prospektiv randomisierte Studien)

Erstautor	Zeitraum	Therapie	n	UICC Stadium	Medianes Überleben	3-Jahres-Überlebensrate	p
Kunath (87)	1977–1983	Resektion	10	I–III	6 Monate	k.A.	n.s.
		Resektion + 50–55 Gy	13		9 Monate		
Teniere (153)	1979–1985	Resektion	119	I–III	18 Monate	24%	n.s.
		Resektion + 45–55 Gy	102		18 Monate	26%	
Fok (39)	1986–1989	Resektion	30	I–II	21 Monate	k.A.	n.s.
		Resektion + 49 Gy	30		15 Monate		
Zieren (181)	1988–1991	Resektion	35	I–III	k.A.	20%	n.s.
		Resektion + 56 Gy	33			22%	

n.s.: nicht signifikant
k.A.: keine Angabe

Tabelle 13.**18** Präoperative Chemotherapie bei Plattenepithelkarzinom des Ösophagus (prospektiv randomisierte Studie)

Erstautor	Zeitraum	Therapie	n	Postoperative Letalität	Medianes Überleben	3-Jahres-Überlebensrate	p
Roth (134)	1982–1986	Resektion	20	k.A.	9 Monate	5%	n.s.
		Cis-Bleo-Vin + Resektion	19		9 Monate	25%	
Nygaard (116)	1983–1988	Resektion	41	13%	k.A.	9%	n.s.
		Cis-Bleo + Resektion	50	15%		3%	
Schlag (139)	k.A.	Resektion	24	14%	8 Monate	k.A.	n.s.
		Cis-5-FU + Resektion	22	24%	5 Monate		
Maipang (99)	1988–1990	Resektion	22	k.A.	17 Monate	36%	n.s.
		Cis-Bleo-Vin + Resektion	24		17 Monate	31%	
Law (90)	1989–1995	Resektion	73	9%	13 Monate	k.A.	n.s.
		Cis-5-FU + Resektion	74	8%	17 Monate		
Kelsen (82)	k.A.	Resektion	221	k.A.	17 Monate	k.A.	n.s.
		Cis-5-FU + Resektion	202		16 Monate		
Kok (85)	1990–1996	Resektion	74	k.A.	11 Monate	k.A.	0,002
		Cis-Eto + Resektion	74		19 Monate		

Cis: Cisplatin
Bleo: Bleomycin
Vin: Vincristin
5-FU: 5-Fluorouracil
Eto: Etoposid
n.s.: nicht signifikant

Tabelle 13.**19** Postoperative Chemotherapie bei Plattenepithelkarzinom des Ösophagus (prospektiv randomisierte Studie)

Erstautor	Zeitraum	Therapie	n	UICC Stadium	Medianes Überleben	2-Jahres-Überlebensrate	p
Ando (6)	1988–1991	Resektion	100	I–IV	k.A.	65%	n.s.
		Resektion + Cis-Vin	105			65%	

Cis: Cisplatin
Vin: Vincristin
n.s.: nicht signifikant

13.16.3 Radiochemotherapie

Durch Kombination von Radio- und Chemotherapie ist eine höhere Ansprechrate der Tumoren erreichbar als nach alleiniger Radiatio, was für das kombinierte Vorgehen spricht. Die Bedeutung der neoadjuvanten Radiochemotherapie bei resektablen Tumoren ist derzeit ungeklärt. Nach Phase-II- und Phase-III-Studien ist davon auszugehen, dass eine präoperative Radiochemotherapie in 11–28% zu einer vollständigen Tumornekrose führt (94, 161).

Dies ist jedoch präoperativ mit klinischen Methoden nicht zuverlässig feststellbar, sodass der Operation unverändert eine zentrale Bedeutung bei der Therapie des Ösophaguskarzinoms zukommt. Nach mehreren Studien ist davon auszugehen, dass die neoadjuvante Radiochemotherapie das Risiko der operativen Therapie erhöht (Tab. 13.**20**).

Hinsichtlich des Gewinns der Radiochemotherapie sind die Ergebnisse different. Mehrere Studien konnten für Patienten mit einer pathohistologisch kompletten Tumorrückbildung tendenziell eine günstigere Prognose als bei den Nicht-Respondern feststellen. In einer Phase-II-Studie von Patienten mit Adenokarzinomen des Stadiums I und II bestätigte sich dies allerdings nicht (81). Ebenso ergab sich in einer weiteren Phase-II-Studie mit fortgeschrittenen Tumoren (T3/T4, N1) bei Patienten mit kompletter Tumorrückbildung zwar die günstigste Prognose, Patienten mit nur teilweiser Tumorrückbildung unterschieden sich hiervon jedoch nicht signifikant (1).

Nach der größten prospektiven, randomisierten Studie bei *Plattenepithelkarzinomen* des Stadiums I und II (17) ergab sich bei hoher postoperativer Letalität nach Radiochemotherapie eine signifikante Verlängerung des rezidivfreien Überlebens, jedoch kein Unterschied im Gesamtüberleben im Vergleich zur Patientengruppe mit alleiniger chirurgischer Behandlung.

Bei Patienten mit *Adenokarzinomen* des distalen Ösophagus und der Kardia konnten Walsh et al. (165) in einer von 2 bisher abgeschlossenen prospektiv randomisierten Studie einen Überlebensgewinn von 5 Monaten (medianes Überleben) erzielen. In dieser Studie entsprachen jedoch die Egebnisse der alleinigen chirurgischen Therapie mit einer 3-Jahres-Überlebensrate von 6% nicht dem internationalen Standard (Tab. 13.**14**). Außerdem wurden Patienten mit fortgeschrittenen und lokalisiertem Tumor nicht getrennt analysiert und keine Angaben zur Ausdehnung des operativen Vorgehens, insbesondere der Lymphknotendissektion, gegeben.

Urba et al. (161) berichten ebenfalls von einem prognostischem Benefit bezogen auf die 3-Jahres-Überlebensraten, das mediane Überleben war jedoch nicht unterschiedlich (Tab. 13.**21**).

Die bisherigen Resultate lassen damit die Anwendung einer neoadjuvanten Radiochemotherapie beim resektablen Patienten nur innerhalb von Studien berechtigt erscheinen, um Auskunft über ihre Leistungsfähigkeit zu erhalten, aber auch um im Rahmen eines optimalen, perioperativen Managements die Risiken der Behandlung zu begrenzen. Vermutlich liegt der Gewinn der neoadjuvanten Chemotherapie vor allem in einer

Tabelle 13.**20** Präoperative Radiochemotherapie bei Plattenepithelkarzinom des Ösophagus (prospektiv randomisierte Studien)

Erstautor	Zeitraum	Therapie	n	Postoperative Letalität	Medianes Überleben	3-Jahres-Überlebensrate	p
Nygaard (116)	1983–1988	Resektion	41	13%	k.A.	9%	n.s.
		Cis-Bleo + Resektion	50	15%		3%	
		35 Gy + Resektion	48	11%		21%	
		35 Gy + Cis-Bleo + Resektion	47	24%		17%	
Apinop (7)	1986–1992	Resektion	34	15%	7 Monate	20%	n.s.
		40 Gy + Cis-5-FU + Resektion	35	14%	10 Monate	26%	
Le Prise (94)	1988–1991	Resektion	45	7%	10 Monate	14%	n.s.
		20 Gy + Cis-5-FU + Resektion	41	9%	10 Monate	19%	
Bosset (17)	1989–1995	Resektion	139	4%	19 Monate	35%	n.s.
		37 Gy + Cis + Resektion	143	13%	19 Monate	37%	
Walsh (165)	k.A.	40 Gy + Resektion	32	k.A.	13 Monate	k.A.	n.s.
		40 Gy + Cis-5-FU + Resektion	30		17 Monate	k.A.	

Cis: Cisplatin
Bleo: Bleomycin
5-FU: 5-Fluorouracil
k.A.: keine Angabe
n.s.: nicht signifikant

Tabelle 13.**21** Präoperative Radiochemotherapie bei Adenokarzinom des Ösophagus (prospektiv randomisierte Studien)

Erstautor	Zeitraum	Therapie	n	Postoperative Letalität	Medianes Überleben	3-Jahres-Überlebensrate	p
Walsh (165)	1990–1995	Resektion	55	3,6	11 Monate	6%	<0,01
		40 Gy + Cis-5-FU + Resektion	58	8,6	16 Monate	32%	
Urba (161)	k.A.	Resektion	50	k.A.	17,5 Monate	15%	0,04
		40 Gy + Cis-5-FU + Resektion	50		16,9 Monate	32%	

Cis: Cisplatin
5-FU: 5-Fluorouracil

Leitlinien der Deutschen Gesellschaft für Chirurgie und der Deutschen Krebsgesellschaft

Postoperative (adjuvante) Strahlen- und/oder Chemotherapie

Die postoperative Strahlentherapie nach R0-Resektion von Plattenepithelkarzinomen vermindert die lokoregionäre Rezidivrate, ohne die Überlebensrate zu verbessern. Zur postoperativen adjuvanten Radiochemotherapie liegen keine Daten vor, die ihren Einsatz außerhalb von Studien rechtfertigen. Liegt aufgrund der histologische Beurteilung eine R0-Resektion vor, ist somit in der Regel keine weitere onkologische Therapie indiziert.

Nach R1-Resektion suprabifurkaler Plattenepithelkarzinome kann durch Radiotherapie versucht werden, eine lokoregionäre Tumorprogression mit Einbeziehung des Tracheobronchialsystems zu vermeiden. Es ist eine Gesamtreferenzdosis im ehemaligen Tumorbereich von 54 bis maximal 60 Gy bei Einzeldosen von 1,8 Gy täglich zu empfehlen. Ein retrosternal hochgezogener Magen ist primär keine Kontraindikation für die postoperative Radiotherapie.

Verminderung des lokoregionären Rezidivrisikos und damit in einer Verbesserung der Lebensqualität, allerdings auf Kosten eines erhöhten Operationsrisikos. Bei nichtresektablen Patienten hat die alleinige Radiochemotherapie eine gewisse Berechtigung, sofern nicht aufgrund der Gesamtsituation ein rein symptomorientiertes Vorgehen indiziert ist.

13.17 Endoskopische Techniken zur lokalen Therapie des Barrett-Ösophagus

Eine Reihe von endoskopischen Therapieverfahren zur Behandlung des Barrett-Ösophagus werden propagiert:

- Thermokoagulationsverfahren (Nd-YAG-Laser, Argonlaser, Elektrokoagulation, Argonplasmakoagulation),
- die photodynamische Therapie und
- die endoskopische Mukosaresektion.

Bei hochgradiger Dysplasie kann eine *endoskopische Mukosaresektion* (EMR) die Möglichkeit bieten, durch die pathohistologische Überprüfung der Tiefenausdehnung die weitere Therapie zu planen. Allerdings ist eine EMR nicht immer technisch optimal durchführbar und kann nur bei exakt lokalisierbaren und umschriebenen Veränderungen angewandt werden. Handelt es sich um multilokuläre Veränderungen, bietet sich die photodynamische Therapie an. Beschrieben werden hiermit Eliminationsraten des dysplastischen Barrettepithels bis zu 80% (19, 34, 97, 101). Thermoablative Verfahren kommen nur bei kleinen Läsionen und nicht möglicher EMR als therapeutische Alternative infrage.

Die *photodynamische Therapie* ist ein Verfahren, das unter Zuhilfenahme von Sensibilisatoren eine selektive Zerstörung von Tumorgewebe ermöglicht. Dabei reichert sich zunächst ein exogen verabreichter Sensibilisator selektiv im Tumorgewebe an bzw. wird im Tumorgewebe vermehrt synthetisiert und anschließend mit Licht einer geeigneten Wellenlänge angeregt. Der angeregte Sensibilisator gibt die Energie zum Teil als Fluoreszenzlicht wieder ab oder induziert in Anwesenheit von Sauerstoff eine chemische Reaktion, welche durch Bildung von reaktiven Sauerstoffspezies zum Zelltod führt.

Insgesamt sind jedoch nach derzeitiger Datenlage alle lokalen Therapieverfahren bei der hochgradigen Dysplasie und vor allem beim Frühkarzinom des Ösophagus noch als klinisch experimentell anzusehen, zumal bei High-Grade-Dysplasien bereits in 50% der Fälle bei der Aufarbeitung von Resektaten ein Karzinom zu finden ist. In besonderen Situationen wie bei Hochrisiko-Patienten können jedoch lokale endoskopische Verfahren eingesetzt werden. Die Therapie sollte dabei in Zentren mit Verfügbarkeit aller Therapieverfahren erfolgen.

Tabelle 13.22 Ösophaguskarzinom – Palliative Therapie

	Tubus	Stent	Bougierung, Laser, Beamer
Lokalisation			
• Zervikal	–	–	+
• Mittleres Drittel	+	+	+
• Distales Drittel	+	+	+
Stenosierung			
• Stark	+	+	+
• Gering	–	+	+
• Ösophagotracheale Fistel	(+)	+	–
	Bypass	**Endotubus**	**Stent**
Technischer Erfolg	90–100 %	>90 %	>90 %
Funktioneller Erfolg	90–100 %	70 %	90 %
Letalität	20–34 %	8–10 %	0
Morbidität	30–40 %	15–25 %	<10 %
Kosten	hoch	gering	mittel

(Nach C.E. Reed, World J. Surg 1995, 19 : 828)

13.18 Palliative Therapie

Bezüglich der Palliativmaßnahmen steht bei Patienten mit nichtresektablem Karzinom oder mit Tumorrezidiv die Wiederherstellung der Schluckfunktion im Vordergrund. Hierzu dienen eine Reihe endoskopischer Maßnahmen (Bougierung, Endo-Tubus, Stent, Laserung) (Tab. 13.**22**), die abhängig von der Lage des Tumors, den bestehenden Symptomen (Dysphagie, Fistel) und der Erfahrung des Zentrums zur Anwendung kommen und gegebenenfalls mit einer Strahlentherapie kombiniert werden können.

13.18.1 Bougierung

Eine Bougierung kann entweder durch einen konischen Endoskopieschlauch oder durch eine Ballondilatation erfolgen. Risiken der Bougierung sind die Tumorperforation sowie die Blutung. Es empfiehlt sich ein schrittweises Vorgehen. Eine alleinige Bougierung ohne nachfolgende Maßnahmen (Tubus oder Stenteinlage) hat nur eine kurzzeitige Schluckerleichterung zur Folge. Eine Stenteinlage kann ferner zur Abdichtung einer ösophagotrachealen Fistelung erfolgen.

13.18.2 Tubuseinlage

Zur Verfügung stehen mehrere Ösophagustuben, die endoskopisch eingebracht werden (Abb. 13.**19**) (z. B. Bues-Tubus, Wilson-Cook-Tubus). Das Einbringen eines Endotubus setzt allerdings eine Intubationsnarkose voraus.

Tumorperforationen, Blutungen oder Aspirationen sind als Risiko der Tubusimplantation beschrieben. Weitere postoperative ***Komplikationen*** nach Tubuseinlage sind Obstruktion des Tubus durch Nahrungsreste oder Tubusdislokationen. Die Aspirationsgefahr ist in solchen Fällen hoch, eine sofortige Endoskopie mit dem Ziel der Passagewiederherstellung sollte durchgeführt werden.

Bei in den Magen disloziertem Tubus kann eine Tubusbergung durch den Ösophagustumor nicht immer erfolgen. In solchen Fällen muss eine Laparotomie zur Tubusentfernung durchgeführt werden. Die Überlebensrate bei Tubuseinlage wird in einer retrospektiven Analyse mit 16 Wochen (mediane Überlebenszeit) beschrieben (117). Andere Studien berichten über 2,5–3,9 Monate mediane Überlebenzeit (28, 53). Die Klinikletalität variiert in verschiedenen Analysen zwischen 2 % und 40 % (40, 56, 118). Die Obstruktionsraten liegen bei 15 % (17) bis 25 % (165), die Dislokationsraten bei bis zu 13 % (1).

Leitlinien der Deutschen Gesellschaft für Chirurgie und der Deutschen Krebsgesellschaft

Radiochemotherapie primär irresektabler Ösophaguskarzinome

Für die lokal fortgeschrittenen, nicht R0-resektablen Karzinome des Ösophagus ist bei ausreichendem Allgemeinzustand des Patienten die kombinierte simultane Radiochemotherapie zu empfehlen. Es sollte eine Gesamtreferenzdosis von 60–63 Gy (1,8 Gy/fx, ICRU 50) simultan mit einer Zytostatikakombination (Cisplatin/5-Fluorouracil; Letzteres als Dauerinfusion) appliziert werden. Die endokavitäre Bestrahlung in Afterloadingtechnik kann als Boost eingesetzt werden.

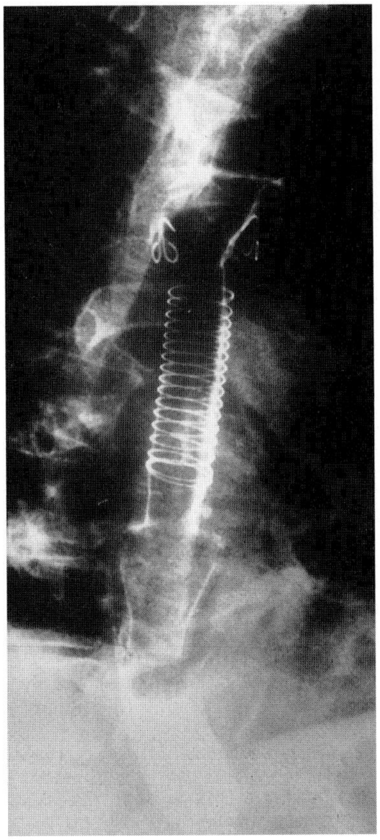

Abb. 13.**19** Lage eines Endotubus bei inoperablem Ösophaguskarzinom.

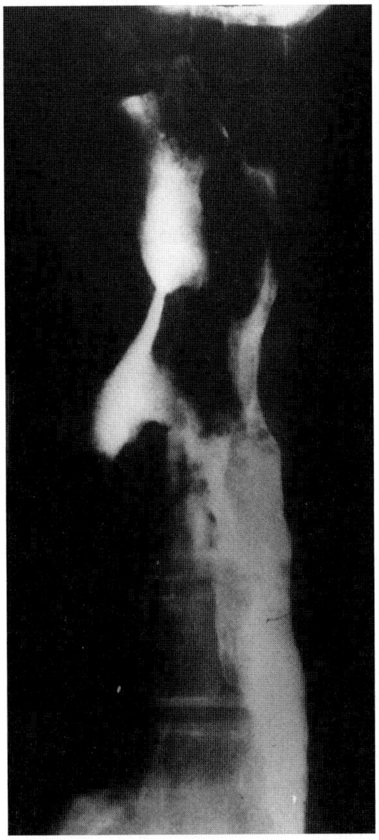

Abb. 13.**20** Ösophagusperforation durch ein inoperables Karzinom.

Sehr distale Tumoren oder auch sehr proximale Tumoren sind für eine Tubuseinlage aufgrund der hohen Dislokationsgefahr nicht geeignet.

13.18.3 Stenteinlage

Der Vorteil der Implantation von selbstexpandierenden Stentsystemen ist die radiologisch interventionelle Implantation ohne Intubationsnarkose sowie die geringe Dislokationsgefahr im Vergleich zum Endotubus. Beschichtete Stents können zur Abdichtung von ösophagotrachealen Fisteln (Abb. 13.**20**, Abb. 13.**21**) eingesetzt werden.

Nachteil ist jedoch ein möglicher Tumorprogress, wenn Tumorausläufer in das Metallgitter des Stents einwachsen. Eine Stententfernung oder Bougierung ist in diesen Fällen nicht mehr möglich, sodass bei Ösophagusobstruktion nach Stenteinlage meist nur noch eine PEG-Anlage für die enterale Ernährung infrage kommt. Stents in der Trachea können bei Tumorinfiltration und Atemnot zu einer deutlichen Besserung führen.

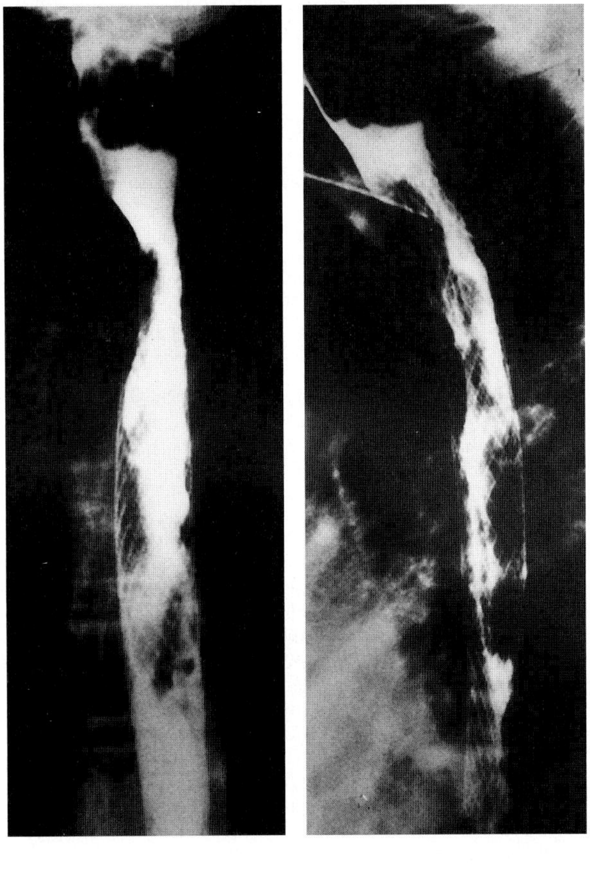

Abb. 13.**21** Abdichtung des Ösophagus durch einen intraluminalen, beschichteten Stent.

13.18.4 Laserung

Als palliative Maßnahme zur Tumorvolumenverkleinerung kommen verschiedene Laserablationsverfahren zum Einsatz (Argon-Laser, Nd-YAG-Laser). Voraussetzung für eine solche Therapie ist jedoch die endoskopische Zugänglichkeit des Ösophagustumors. Eine Laserung kann dabei in leichter Sedierung ebenso wie eine Bougierung durchgeführt werden. Eine wöchentliche Wiederholung der Therapie ist aufgrund des Tumorprogresses meist erforderlich.

13.19 Nachsorge und Rehabilitation

Vorrangige Aufgabe der Tumornachsorge ist die Nachbetreuung des Patienten, um vor allem die Schluckfunktion sicherzustellen. *Benigne Anastomosenstenosen* sind in 30% nach zervikaler Ösophagogastrostomie beschrieben und treten im Median 8 Wochen postoperativ auf (127). Die Therapie der Wahl sind wiederholte Bougierungen.

Tumorrezidive werden meist während des ersten postoperativen Jahres manifest und sind abgesehen von Lymphknotenrezidiven an Halslymphknoten inkurabel (92). Lediglich nach operativer Behandlung oder Strahlentherapie von zervikalen Lymphknotenmetastasen wurden lange rezidivfreie Überlebenszeiten berichtet, sodass Nachuntersuchungen die Halslymphknoten miteinbeziehen sollten. Bei Patienten mit frühem Tumorstadium und entsprechend guter Prognose ist die Suche nach Zweittumoren im Tracheobronchialtrakt angezeigt.

Literatur

1. Adelstein DJ, Rice T, Becker M, et al. Use of concurrent chemotherapy, accelerated fractionation radiation and surgery for patients with esophageal carcinoma. American Cancer Society 1997; 80: 1011–1020
2. Ahlborn HE. Prädisponierende Faktoren für Plattenepithelkarzinom im Mund, Hals und Speiseröhre. Acta Radiol 1937; 18: 163–185
3. Akiyama H. Surgery for carcinoma of the oesophagus. Curr Probl Surg 1980; 17: 55–120
4. Akiyama H, Tsurumaru, Kajiyama Y. Radical lymph node dissection for cancer of the thoracic esophagus. Ann Surg 1994; 220: 364–373
5. Akiyama H, Tsurumaru M, Udagawa H, Kayiyama Y. Radical lymph node dissection for cancer of the thoracic esophagus. Ann Surg 1994; 220: 364–373
6. Ando N, Iizuka T, Kakegawa T, et al. A randomized trial of surgery with and without chemotherapy for localized squamous carcinoma of the thoracic esophagus. J Thorc Cardivasc Surg 1997; 114: 205–209
7. Apinop C, Puttisak P, Preecha N. A prospective study of combined therapy in esophageal cancer Hepatogastroenterology 1994; 41: 391–393
8. Arnott SJ, Duncan W, Kerr GR, et al. Low dose preoperative radiotherapy for carcinoma of the oesophagus: results of a randomized clinical trial. Radiother Oncol 1992; 24: 108–113
9. Baba M, Aikou T, Yoshinaka H, et al. Long-term results of subtotal esophagectomy with three-field lymphadenectomy for carcinoma of the thoracic esophagus. Ann Surg 1994; 219: 310–316
10. Bardini R, Asolati M, Roul A, Bonavina L, Baseggio S, Peracchia A. Anastomosis. World J Surg 1994; 18: 373–378
11. Bartels H, Stein HJ, Siewert JR. Preoperative risk analysis and postoperative mortality of oesophagectomy for resectable oesophageal cancer. Brit J Surg 1998; 85: 840–844
12. Blass J, Staender S, Moerlen J, Tondelli P. Complication-free early extubation following abdomino-thoracic esophagectomy. Anaesthesist 1991; 40: 315–323
13. Blot WJ. Esophageal cancer trends and risk factors. Semin Oncol 1994; 21: 403–410
14. Blot WJ, Deseva SS, Kneller RW, Fraumeni JF. Rising incidence of adenocarcinoma of the esophagus and gastric cardia. J Am Med Assoc 1991; 265: 1287–1289
15. Bolton JS, Fuhrmann GM, Richardson WS. Esophageal resection for cancer. Cardiothoracic and vacular surgery 1998; 78: 773–993
16. Bonavina L. Early oesophageal cancer: results of a european multicentre survey. Br J Surg 1995; 82: 98–101
17. Bosset JF, Gignoux M, Triboulet JP, et al. Chemoradiotherapy followed by surgery compared with surgery alone in squamous cell cancer of the esophagus. New Engl J Med 1997; 337: 161–167
18. Botet JF, Lightdale CJA, Zauber G, Gerdes H, Urmacher C, Brennan MF. Preoperative staging of esophageal cancer: comparison of endoscopic US and dynamic CT. Radiology 1991; 181: 419
19. Bown SG. Palliation of malignant dysphagia: surgery, radiotherapy, laser, intubation, alone or in combination? Gut 1991; 32: 841–849
20. Brandmair W, Lehr L, Siewert JR. Ernährungsstatus beim Oesophaguskarzinom: Erfassung und Bedeutung für eine präoperative Risikoabschätzung. Langenbeck's Arch Surg 1989; 374: 25–31
21. Braun S, Putz E, Pantel K. Immunzytochemischer Tumorzellnachweis im Knochenmark – Indikationen und klinische Relevanz. In: Zeller, zur Hausen, Hrsg. Onkologie: 1998: 1–19
22. Briggs JC, Ibrahim NBN. Oat cell carcinoma of the oesophagus: a clinico-pathological study of 23 cases. Histopathology 1998; 7: 261–277
23. Bumm R, Hölscher AH, Feussner H, Tachibana M, Bartels H, Siewert JR. Endodissection of the thoracic esophagus. Ann Surg 1993; 218: 97–104
24. Chasseray VM, Kroff GK, Buard JL, Launois B. Cervical or thoracic anastomosis for esophagectomy for carcinoma. Surg Gynecol Obstet 1989; 169: 55–62
25. Chattopadhyay TK, Gupta S, Padhy AK, Kapoor VK. Is pyloroplasty necessary following intrathoracic transposition of stomach? Results of a prospective clinical study. Aust N Z J Surg 61: 366
26. Cheung HC, Siu KF, Womg J. Is pyloroplasty necessary in esophageal replacement by stomach? A prospective randomized controlled trial. Surgery 1987; 102: 19–24
27. Chu KM, Law SYK, Fok M, Wong J. A prospective randomized comparison of transhiatal and transthoracic resection for lower-third esophageal carcinoma. American J Surg 1997; 174: 320–324
28. Cusumano A, Roul A, Segalin A, et al. Push-through intubation: effective palliation in 409 patients with cancer of the esophagus and cardia Ann Thor Surg 1992; 53: 1010–1014
29. Dutkowski P, Hommel G, Bötter T, Mörschel M, Mann M, Junginger T. Correct classification of pN in gastrointestinal tumors: How many resected lymph nodes are necessary. Evaluation of the UICC suggestions. Langenbeck's Arch Surg Suppl I; 1999: 117–121
30. Eckard VF. Sind Überwachungsprogramme beim Barett-Oesophagus sinnvoll? Zentralbl Chir 200; 125: 424–430

31. Eckard VF. The oesophagus. Mechanical and neuromuscular abnormalities. In: R Whitehead ed. Gastrointestinal and oesophageal pathology. 2nd ed. Edinburgh, Hongkong, London, Madrid, Melbourne, New York: Churchill Livingstone; 1995
32. Eckhardt VF, Junginger Th, Gabbert HE, Bettendorf U. Superficial oesophageal carcinoma in achalasia, detected by endoscopic surveillance. Z Gastroenterol 1992; 30: 411–314
33. El Nakadi I, Houben JJ, Gay F, et al. Does esophagectomy cure resectable esophageal cancer? World J Surg 1993; 17: 760
34. Fleischer D, Sivak MV. Endoscopic Nd:YAG laser therapy as palliation for esophagogastric cancer: parameters affecting initial outcone. Gastroenterology 1985; 89: 827–831
35. Flockens P, Kisman K, Merkus MP, van Lamschot JJ, Obertop H, Tytgat GJN. The prognosis of esophageal carcinoma staged irresectable (T4) by endosonography. American College of Surgeons 1998
36. Flood WA, Forastiere AA. Gastrointestinal oncology. Boston: Kluver Academic Publishers; 1998: 1–40
37. Fok M. Cheng SWK, Wong J. Pyloroplasty versus no drainage in gastric replacement of the esophagus. The American Journal of Surgery, 1991; 162: 447–452
38. Fok M, McShane J, Law SYK, Wong J. Prospective randomized study of radiotherapy and surgery in the treatment of oesophageal carcinoma. Asian J Surg 1994; 17: 223–229
39. Fok M, Sham JST, Choy D, Cheng SWK, Wong J. Postoperative radiotherapy for carcinoma of the esophagus: a prospective randomized controlled study. Surgery 1993; 113: 138–147
40. Fugger R, Niederle B, Jantsch H, et al. Endoscopic tube implantation for the palliation of malignant esophageal stenosis. Endoscopy 1990; 22: 101–104
41. Fujita H, Kakegawa T, Yamana H et al. Mortality and Morbidity rates, postoperative course, quality of life and prognosis after extended radical lymphadenectomy for esophageal cancer. Ann Surg 1995; 222: 654–662
42. Galandiuk S, Hermann RE, Cosgrove DM, Gassman JJ. Cancer of the esophagus. The cleveland clinic experience. Ann Surg 1986; 203: 101–108
43. Gignoux M, Roussel A, Paillot B, et al. The value of preoperative radiotherapy in esophageal cancer: results of a study of the EORTC. World J Surg 1987; 11: 426–432
44. Glickmann JN. The prognostic significance of lymph node micrometastasis in patients with esophageal carcinoma. Cancer 1999; 85: 769–778
45. Glickman JN, Torres C, Wang HH, et al. The prognostic significance of lymph node micrometastasis in patients with esophageal carcinoma. Cancer 1999; 85: 769–778
46. Goldfaden D, Orringer MB, Appelmann HD, Kalish R. Adenocarcinoma of the distal esophagus and gastric cardia. J Thorac Cardiovasc Surg 1986; 91: 242–247
47. Goldminc M, Maddern G, Le Prise E, Meunier B, Campion JP, Launois B. Oesophagectomy by a transhiatal approach or thoracotomy: a prospective randomized trial. Br J Surg 1993; 80: 370
48. Gössner W. Pathology of adenocarcinoma of the esophagus and the gastroesophageal junction. In: Siewert JR, Höscher AH, Hrsg. Diseases of the esophagus. 39.–44. ed. Berlin, Heidelberg, New York: Springer; 1988
49. Gotley DC, Beard J, Cooper MJ, Britton DC, Williamson RCN. Abdominocervical (transhiatal) oesophagectomy in the management of oesophageal carcinoma. Br J Surg 1990; 77: 815–819
50. Grimm H, Maydeo A, Hamper K, Maas R, Noar M, Soehendra N. Results of endoscopic ultrasound and computed tomography in preoperative staging of esophageal cancer: a prospective controlled study. Gastrointest Endosc 1991; 37: 279
51. Haggitt RC. Adenocarcinoma in Barretts esophagus: a new epidemic? Hum Pathol 1992; 23: 475–476
52. Hankins JR, Attar S, Coughlin TR, Miller JE, Hebel JR, Suter CM. Carcinoma of the esophagus: a comparison of the results of transhiatal versus transthoracic resection. Ann Thorac Surg 1989; 47: 700–705
53. Hankins JR, Cole FN, Attar S, et al. Palliation of esophageal carcinoma with intraluminal tubes: experience with 30 patients. Ann Thorac Surg 1979; 28: 224–229
54. Hanson JT, Thoreson C, Morrisey JF. Brush cytology in the diagnosis of upper gastrointestinal malignancy. Gastrointest Endosc 1980; 26: 33–35
55. Haorah J, Miller DW, Brand R et al. Diffusion of dialkylnitrosamines into the rat esophagus as a factor in esophageal carcinogenesis. Carcinogenesis 1999; 20: 825–836
56. Hartog-Jager den FC, Bartelsman JF, Tytgat GN. Palliative treatment of obstructive oesophagogastric malignancy by endoscopic positioning of a plastic prosthesis. Gastroenetrology 1979; 77: 1008–1014
57. Heinrichs W, Duda D, Rothmund M, Halmagy M. Veränderungen der pulmonalen Hämodynamik, des Gasaustausches und des extravaskulären Lungenwassers während Oesophagusresektion. Anaesthesist 1988; 37: 97–104
58. Heintz A, Hohne U, Schweden F, Junginger T. Preoperative detection of intrathoracic tumor spread of esophageal cancer: endosonography versus computed tomography. Surg Endosc 1991; 5: 75–78
59. Heintz A, Hölme U, Schweden F, Junginger T. Endosonographie versus Computertomographie bei der präoperativen Stadienbeurteilung von Oesophaguscarcinomen. Z Gastroenterol 1991; 29: 49
60. Heintz A, Wahl W, Mildenberger P, Braunstein S, Georg M, Junginger Th. Endosonographie einer klinischen Untersuchung und einer in vitro Analyse. Chirurg 1992; 63: 629–633
61. Herlin P, Marnay J, Jacob JH et al. A study of the mechanism of the toluidine blue dye test. Endoscopy 1983; 15: 4–7
62. Hirano M, Tanaka S, Fujita M, Fujita H. Vocal cord paralysis caused by esophageal cancer surgery. Ann Otol Rhinol Laryngol 1993; 102: 182–185
63. Hölscher AH, Bollschweiler E, Schneider PM, Siewert JR. Prognosis of early esophageal cancer – comparison between adeno- and squamaous cell carcinoma. Cancer 1995; 76: 178–186
64. Hölscher AH, Dittler HJ, Siewert JR. Staging of squamous esophageal cancer: accuracy and value. World J Surg 1994; 18: 312–320
65. Horstmann O, Vereet PR, Becker H, Ohmann C, Röher HD. Transhiatal oesophagectomy compared with transthoracic resection and systematic lymphadenectomy for the treatment of esophageal cancer. Eur J Surg 1995; 161: 557–567
66. Hsu HK, Huang MH, Chein KY, Liu RS, Yeh SH. Functional evaluation of using the stomach as an esophageal substitute. J Surg Assoc ROC 17: 186
67. Ibrahim NBN, Briggs JC, Corshibley CM. Extrapulmonary oat cell carcinoma. Cancer 1984; 54: 1645–1661
68. Ide H, Nakamura T, Hayashi H, et al. Esophageal squamous cell carcinoma: pathology and prognosis. World J Surg 1994; 18: 321
69. Isono K, Sato H, Nakayama K. Results of a nationwide study on the three-field lymph node dissection of esophageal cancer. Oncology 1991; 48: 411–420
70. Izbicki JR, Passwick B, Hosch SB, et al. Mode of spread in the early phase of lymphatic metastasis in non small cell lung cancer: significance of nodal micrometastasis. J Thorac Cardiovasc Surg 1996; 112: 623–630
71. Jacobi CA, Zieren HU, Müller JM, Pichlmaier H. Systematische Lymphadenektomie beim Plattenepithelkarzinom – vorläufige Ergebnisse einer prospektiv randomisierten Studie. Zentralblatt Chir 1996; 121: 110–115

72. Junginger T, Dutkowski P. Leitlinien zur Therapie des Oesophaguskarzinoms. Langenbecks Arch Chir 1997; Suppl II: 146–151
73. Junginger T, Dutkowski P. Selective approach to the treatment of esophageal cancer. Br J Surg 1996; 83: 1473–1477
74. Junginger T, Dutkowski P, Böttger T, Wahl W. Differenzierte chirurgische Therapie des Oesophaguskarzinoms. Chirurg 1995; 66: 693–703
75. Junginger T, Hossfeld, Müller RP. Leitlinien zur Diagnostik und Therapie von Tumoren des Gastrointestinaltrakts und der Schilddrüse. Demeter Verlag.1999
76. Kalish RJ, Clancy PE, Orringer MB, Appelman HD. Clinical, epidemiologic and morphologic comparison between adenocarcinomas arising in Barrets esophageal mucosa and in the gastric cardia. Gastroenterology 1984; 86: 461–467
77. Katlic MR, Wilkins EW, Grillo HC. Three decades of treatment of esophageal squamous carcinoma at the Massachusetts General Hospital. J Thorac Cardiovasc Surg 1990; 99: 929–938
78. Kato H, Tachimori Y, Mizobuchi S, Igaki H, Ochiai A. Cervical, mediastinal and abdominal lymph node dissection (three field dissection) for superficial carcinoma of the thoracic esophagus. Cancer 1993; 72: 2879–2882
79. Kato H, Watanabe H, Tachimori Y, Iizuka T. Evaluation of neck lymph node dissection for thoracic esophageal carcinoma. Ann Thorac Surg 1991; 51: 931–935
80. Kawanishi K, Shiozaki H, Doki Y, et al. Prognostic significance of heat shock proteins 27 and 70 in patients with squamous cell carcinoma of the esophagus. Cancer 1999; 85: 1649–1657
81. Keller SM, Ryan LM, Coia LR, et al. High dose chemoradiotherapy followed by esophagectomy for adenocarcinoma of the esophagus and gastroesophageal junction. Cancer 1996; 83: 1908–1914
82. Kelsen DP, Ginsberg R, Quian C, et al. Chemotherapy followed by operation versus operation alone in the treatment of patients with localized esophageal cancer: a preliminary report of Intergroup study 113 (RTOG 89–11). Proc of the Am Soc Clin Oncol 1997; 17: 982
83. Kipfmüller K, Duda D, Kessler S, Melzer A, Bueß G. Die endoskopisch-mikrochirurgische Dissektion der Speiseröhre: ein Beitrag zur Reduzierung pulmonaler Komplikationen nach Oesophagusresektion? Langenbecks Arch Surg 1990; 375: 11–18
84. Kobayashi S, Koide Y, Endo M Isonos K, Ochiai T. The p53 gene mutation is of prognostic value in esophageal squamous cell carcinoma patients in unified stages of curability. Am J Surg 1999; 177: 497–502
85. Kok TC, van Lanschot J, Siersema PD, van Overhagen H, Tilanus HW. Neoadjuvant chemotherapy in operable squamous cell cancer : final report of a phase III multicenter randomised trial: Proceedings of the American Society of Clinical Oncology 1997; 17: 984
86. Konder H, Poenitz-Pohl E, Stahlknecht CD, Röher HD. Analysis of cardiopulmonary function in esophageal cancer patients prior to surgery. In: Diseases of the esophagus. Berlin Heidelberg New York London Paris Tokyo: Springer; 1987
87. Kunath U, Fischer P. Radikalität und Lebenserwartung beim operierten Oesophagus- und Cardiakarzinom. Dtsch Med Wochenschr 1984; 109: 450–453
88. Kusano C, Baba M, Yoshinaka H, Funkunoto T, Aiko T, Shimazu H. Significance of preservation of tracheal proper sheath at the time of cervical und upper mediastinale lymph node dissection for thoracic esophageal cancer. Nippon Kyobu Geka Gakkai Zasshi 1994; 95: 154–161
89. Launois B, Delarue D, Campion JP, Kerbaol M. Preoperative radiotherapy for carcinoma of the esophagus. Surg Gyn Obstet 1981; 153: 690–692
90. Law S, Fok M, Chow S, Chu KM, Wong J. Preoperative chemotherapy versus surgical therapy alone for squamous cell carcinoma of the esophagus: a prospective randomized trial. J Thorac Cardiovasc Surg 1997; 114: 210–217
91. Law SYK, Fok M, Cheng SWK, Wong J. A comparison of outcome after resection for squamous cell carcinomas and adenocarcinomas of the esophagus and cardia. Surgery 1992; 172: 107–112
92. Law SYK, Fok M, Wong J. Pattern of recurrence after oesophageal resection for cancer: clinical implications. Br J Surg 1996; 83: 107
93. Law SY, Fok M, Lam KY, Loke SL, Ma LT, Wong J. Small cell cancer of the esophagus. Cancer 1994; 73: 2894–2899
94. Le Prise E. Etienne P, Meunier B. A randomized study of chemotherapy, radiation therapy and surgery versus surgery for localized squamous cell carcinoma of the esophagus. Cancer 1994; 73: 1779–1884
95. Lerut T, de Leyn P, Coosemans W, van Raemdonck D, Scheys I, Le Saffre E. Surgical strategies in esophageal carcinoma with emphasis on radical lymphadenectomy. Ann Surg 1992; 216: 583–590
96. Lightdale CJ. Staging of esophageal cancer I. endoscopic sonography. Semin Oncol 1994; 21: 438–446
97. Lightdale CJ, Zimbalist E, Winawe SJ. Outpatient management of esophageal cancer with endoscopic Nd:YAG laser. Am J Gastroenetrolo 1987; 82: 46–50
98. Lundgren J, Olofsson J, Heliquist H. Toluidine blue. An aid in the microlaryngoscopic diagnosis of glottic lesions? Arch Otolaryngol 1979; 105: 169–174
99. Maipang T, Vasinanukorn P, Petpichetchian C, et al. Induction chemotherapy in the treatment of patients with carcinoma of the esophagus. J Surg Oncol 1994; 56: 191–197
100. Mannell A, Becker PJ. Evaluation of the results of oesophagectomy for oesophageal cancer. Br J Surg 1991; 79: 36–40
101. Mathus-Vliegen EM, Tytgat GNJ. Analysis of failures and complications of Neodynium:YAG laser photocoagulation in gastrointestinal tract tumors. A restrospective survey of 8 years experience. Endoscopy 1990; 22: 17–23
102. Mayer RJ. Overview: The changing nature of esophageal cancer. Chest 1993; 103: 404S–405S
103. Meijsen MAC, Tilanus HW, van Blankenstein M, Hop WCJ, Ong CL. Achalasia complicated by oesophageal cell carcinoma: a prospective study in 195 patients. Gut 33; 192: 155–158
104. Millikan KW, Silverstein J, Hart V, Blair K, Bines S, Roberts J, Doolas A. A 15-year review of esophagectomy for carcinoma of the esophagus and cardia. Arch Surg 1995; 130: 617–624
105. Ming SC. Supplement to Tumors of the esophagus and stomach. Atlas of tumor pathology 1985, series 2, fascicle 7. Armed forces Institute of Pathology, Washington, DC: S3–S6
106. Ming SC. Tumors of the esophagus and stomach. Atlas of tumor pathology 1973, series 2, fascicle 7. Armed forces Institute of Pathology, Washington, DC: 30–35
107. Munoz N, Crespi M, Grassi A, Quing WG, Quiong S, Cai LZ. Precursor lesions of oesophageal cancer in high risk populations in Iran and China. Lancet 1982; 1: 876–879
108. Nabeya K, Hanaoka T, Onozawa K, Ri S, Nyumura T, Kaku C. Early diagnosis of esophageal cancer. Hepatogastroenterol 1990; 37: 368–370
109. Nabeya K, Onozawa K, Ri S. Brushing cytology with capsule for esophageal cancer. Chir Gastroenterol 1979; 13: 101–107
110. Nagel M, Saeger HD, Trede M. Behandlungsergebnisse des Oesophaguskarzinoms. Zentralbl Chir 1994; 119: 225–232
111. Natsugoe S, Mueller J, Stein HJ, Feith M, Höfler H, Siewert JR. Micrometastasis and tumor cell microinvolvement of lymph nodes from esophageal squamous cell carcinoma. Cancer 1998; 83: 858–866

112. Nishihira T, Hirayama K, Mori S. A prospective randomized trial of extended cervical and superior mediastinal lymphadenectomy for carcinoma of the thoracic esophagus. American J Surg 1998; 175: 47–51
113. Nishimaki T, Suzuki T, Kanda T, Obinata I, Komukai S, Hatakeyama K. Extended radical esophagectomy for superficially invasive carcinoma of the esophagus. Surgery 1998; 125: 142–147
114. Nishimaki T, Suzuki T, Suzuki S, Kuwabara S, Hatakeyama K. Outcomes of extended radical esophagectomy for thoracic esophageal cancer. J Am Coll Surg 1998; 186: 306–312
115. Nishimaki T, Tanaka O, Suzuki T, Aizawa K, Hatakeyama K, Muto T. Patterns of lymphatic spread in thoracic esophageal cancer. Cancer 1994; 74: 4–11
116. Nygaard K, Hagen S, Hansen HS, et al. Pre-operative radiotherapy prolongs survival in operable carcinoma: a randomized, multicenter study of preoperative radiotherapy and chemotherapy. World J Surg 1992; 16: 1104–1110
117. OHanlon DM, Callanan K, Karat D, Crisp W, Griffin SM. Outcome, survival and costs in patients undergoing intubation for carcinoma of the esophagus. American J Surg 1997; 174: 316–319
118. Ogilvie AL, Dronfield MW, Ferguson R, Atkinson M. Palliative intubation of the oesophagogastric neoplasms at fiberoptic endoscopy. Gut 1982; 23: 1060–1067
119. Orel L, Simon MM, Karlseder J, et al. Alpha-melanocyte stimulating hormone downregulates differentiation-driven heat shock protein 70 expression in keratinocytes. J Invest Dermatol 1997; 108: 401–405
120. Orringer MB, Mashall B, Stirling MC. Transhiatal esophagectomy for benign and malignant disease. J Thorac Cardivasc Surg 1993; 105: 265
121. Pac M, Basoglu A, Kocak H, et al. Transhiatal versus tranthoracic esophagectomy for esophageal cancer. J Thoracic and Cardiovasc Surg 1993; 106: 205–209
122. Paricio PP, Marcilla JAG, de Haro M, Escandell MAO, Escrig GC. Results of surgical treatment of epidermoid carcinoma of the thoracic esophagus. Surgery 1993; 177: 398–404
123. Parkin DM, Pisani P, Ferlay J. Estimates of the worldwide incidence of eighteen major cancers in 1985. Int J Cancer 1993; 54: 594–606
124. Parkin DM, Pisani P, Ferlay J. Estimates of the worldwide incidence of 25 major cancers in 1990. Int J Cancer 1999; 80 : 827–841
125. Peracchia A, Desai PB, Ruol A, Biondetti P, Battaglia G, Coggi G. Esophageal Cancer. In: Flow charts for diagnosis and staging of cancer. 1999; 3: 27–43
126. Pichlmaier H, Müller JM, Zieren U. Plattenepithelkarzinom des Oesophagus – Behandlungskonzept der Chirurgischen Klinik der Universität zu Köln. Chirurg 1992; 63: 701–708
127. Pierie JPEN, de Graaf PW, Poen H, van der Twiel, Obertop H. Incidence and management of benign anastomotic stricture after cervical oesophago-gastrostomy. Br J Surg 1993; 80: 471
128. Pierie JPEN, de Graaf PW, Vroonhoven T, Obertop H. Healing of the cervical esophagogastrostomy. Am Coll of Surg 1999; 188: 448
129. Putnann JB, Suell DM, McMurtey MJ, et al. Comparison of three techniques of esophagectomy within a residency training program. Ann thoracic Surg 1994; 57: 319–325
130. Reid BJ, Haggitt RC, Rubin CE et al. Barretts esophagus: correlation between flow cytometry and histology in detection of patients at high risk for adenocarcinom. Gastroenterology 1987; 93: 1–11
131. Rocker GM, Wiesemann MS, Pearson D, Shale DJ. Neutrophil degranulation and increased pulmonary capillary permeability following oesophagectomy: a model of early lung injury in man. Br J Surg 1988; 75: 883–886
132. Roder JD, Busch R, Stein HJ, Fink U, Siewert JR. Ratio of invaded to removed lymph nodes as a predictor of survival in squamous cell carcinoma of the oesophagus. Br J Surg 1994; 81: 410–413
133. Romijn MG, van Overgagen H, Bilgen EJS, Ijzermans JNM, Tilanus HW, Lameris JS. Laparoscopy and laparoscopic ultrasonography in staging of oesophageal and cardial carcinoma. British J Surg 1998; 85: 1010–1012
134. Roth JA, Pass HI, Flanagan MM, Graeber GM, Rosenberg JC, Steinberg S. Randomized clinical trial of preoperative and postoperative adjuvant chemothrapy with cisplatin, vindesine and bleomycin for carcinoma of the esophagus. J Thorac Cardiovasc Surg 1988; 96: 242–248
135. Roth JA, Putnan TA, Rich TA, Forastiere AA. Cancer of the oesophagus. In: De Vita VT, Hellmann S, Rosenberg SA, eds. Cancer, principles and practice of oncology. Philadelphia, New York: Lippincott Raven
136. Sarbia M, Bittinger F, Porschen R, et al. Bcl-2-expression and prognosis in squamous cell carcinomas of the esophagus. Int J Cancer 1996; 69: 324–328
137. Sarbia M, Stahl M, Fink U, et al. Prognostic significance of cyclin D1 in esophageal squamous cell carcinoma patients treated with surgery alone or combined therapy modalities. Int J Cancer 1999; 84: 68–91
138. Sarbia M, Stahl M, zur Hausen A, et al. Expression of p21/WAF1 predicts outcome of esophageal cancer patients treated by surgery alone or by combined therapy modalities. Clinical Cancer Research 1998; 4: 2615–2623
139. Schlag P. Randomized trial of preoperative chemotherapy for squamous cell cancer of the esophagus. Arch Surg 1992; 128: 1446–1450
140. Schlick T, Heintz A, Junginger Th. The examiners learning effect and its influence on the quality of endoscopic ultrasonography in carcinoma of the esophagus and gastric cardia. Surg Endosc 1999, 13: 894–898
141. Schüder G, Koch B, Seitz G, Hildebrandt U, Ecker KW, Feifel G. Endosonographisches Staging beim Oesophaguscarcinom – ein prospektiver Vergleich mit herkömmlichen bildgebenden Verfahren. Z Gastroenterol 1990; 28: 534
142. Schumpelik V, Faß J, Truong S, Dreuw B, Treutner KH. Behandlungsergebnisse des Oesophaguscarcinoms. Chirurg 1992; 63: 715–721
143. Shimada Y, Imamura M, Watanabe G, et al. Prognostic factors of esophageal squamous cell carcinoma from the perspective of molecular biology. British J Cancer 1999; 80: 1281–1288
144. Shons AR, McQuarrie DG. Multiple primary epidermoid carcinoms of the upper aerodigestive tract. Arch Surg 1985; 120: 1007–1009
145. Siewert JR, Bartels H, Bollschweiler E, Dittler HJ, Hölscher AH, Roder JD. Plattenepithelkarzinom des Oesophagus – Behandlungskonzept der Chirurgischen Klinik der Technischen Universität München. Chirurg 1992; 63: 693–700
146. Siewert JR, Hölscher AH. Speiseröhrenersatz. Langenbecks Arch Chir 1985; 366: 233–239
147. Siewert JR, Stein HJ, Sendler A. Chirurgische Relevanz präoperativer Diagnostik bei Tumoren des Gastrointestinaltrakts-Entscheidungswege beim Oesophagus-, Magen-, Colon- und Rectumcarcinom. Chirurg 1997; 68: 317–324
148. Siewert JR, Stein HJ. Lymph-node dissection in squamous cell esophageal cancer – who benefits? Langenbecks Arch Surg 1999; 384: 141–148
149. Skinner DB. En bloc resection for neoplasms of the esophagus and cardia. J Thorac Cardiovasc Surg 1983; 85: 59–71
150. Soldes OS, Kuick RD, Thompson IA, et al. Differential expression of HSP27 in normal oesophagus, Barretts metaplasia and oesphageal adenocarcinomas. British J Cancer 1999; 79: 595–603
151. Tachibana M, Tabara H, Kotoh T, et al. Prognostic significance of perioperative blood transfusions in resectable thoracic esophageal cancer. The American Journal of Gastroenterology 1999; 94: 757–765
152. Tamin WZ, Davidson RS, Quinlan RM, OShea MA, Orr RK, Swanson RS. Neoadjuvant chemoradiotherapy for esophageal cancer. Ann Surg 1995; 133: 722–726

153. Teniere P, Hay JM, Fingerhut A, Fagniez PL. Postoperative radiation therapy does not increase survival after curative resection for squamous cell carcinoma of the middle and lower esophagus as shown by a multicenter controlled trial. Surgery 1991; 173: 123–130
154. Thompson JJ, Zinsser KR, Enterline HAT. Barretts metaplasia and adenocarcinoma of the esophagus and gastroesophageal junction. Hum Pathol 1983; 14: 42–61
155. Thorban S, Roder JD, Nekarda H, Funk A, Siewert JR, Pantel K. Immuncytochemical detection of disseminated tumor cells in the bone marrow of patients with esophageal carcinoma. J Natl Cancer Inst 1996; 88: 1222–1227
156. Tilanus HW, Hop WCJ, Langenhorst BLA, van Lanschot JJB. Esophagectomy with or without thoracotomy – is there any difference? J Thorac Cardiovasc Surg 1993; 105: 898–903
157. Tio TL, Coene PP, den Hartog FCA, Tytgat GNJ. Preoperative TNM-classification of esophageal carcinoma by endosonography. Hepatogastroenterology 1990; 37: 376
158. Torzewski M, Sarbia M, Verreet P, et al. The prognostic significance of epidermal growth factor receptor in squamous cell carcinomas of the oesophagus. Anticancer Research 1997; 17: 3715–3920
159. Tsutsui S, Kuwano H, Watabe M, Kitamura M, Sugimachi K. Resection margin for squamous cell carcinoma of the esophagus. Ann Surg 1995; 222: 193–202
160. Turnbull AD, Rosen P, Goodner JT, Beattie EJ. Primary malignant tumors of the esophagus other than typical epidermoid carcinoma. Ann Thorac Surg 1973; 15: 463–473
161. Urba S, Orringer MB, Turrisi A, Whyte R, Lannettoni M, Forastiere A. A randomized trial comparing surgery to preoperative concomitant chemoradiation plus surgery in patients with resectable esophageal cancer. Updated analysis. Proc ASCO 1997; 16: 277a
162. Vaughn TL, Davis S, Kristal A, Thomas DB. Obesity, alcohol and tobacco as risk factors for cancer of the esophagus and gastric cardia: adenocarcinoma versus squamous cell carcinoma. Cancer Epidemiol Bio Prev 1995; 4: 85–92
163. Vilgrain V, Mompoint D, Palazzo L et al. Staging of esophageal carcinoma: comparison of results with endoscopic sonography and CT. AJR 1990; 155: 277
164. Wahl W, Probst C, Schlick T, Dutkowski P, Junginger T. Pulmonale Komplikationen nach Oesophagusresektion. Zentralbl Chir 1999; 124: 483–488
165. Walsh TN, Noonan N, Hollywood D, Kelly N, Henessy PJ. A comparison of multimodal therapy and surgery for esophageal adenocarcinoma. The Engl J of Med 1996; 335 462–467
166. Wang LS, Chow KC, Chi KH, et al. Prognosis of esophageal squamous cell carcinoma: analysis of clinicopathological and biological factors. Am J Gastroenterology 1999; 94: 1933–1940
167. Wang LS, Huang MH, Huang BS, Chien KY. Gastric substitution for resectable carcinoma of the esophagus: an analysis of 368 cases. Ann Thorac Surg 1992; 53: 289–294
168. Wang M, Gu XZ, Yin WB, Huang GJ, Wang LJ, Zhang DW. Randomized clinical trial on the combination of preoperative irradiation and surgery in the treatment of esophageal carcinoma: report on 206 patients. Int J Radiat Oncol Biol Phys 1989; 16: 325–327
169. Wang ZY. Radiological appearances in early esophageal carcinoma. J R Soc Med 1980; 73: 849–852
170. Watanabe M, Kuwano H, Tanaka S, Toh Y, Sadanage N, Sugimachi K. Flow cytometric DNA analysis is useful in detecting multiple genetic alterations in squamous cell carcinoma of the esophagus. Cancer 1999; 85: 2322–2328
171. Welch K, Finkbeiner W, Alpers CE, et al. Autopsy findings in the aquired immune deficiency syndrom. JAMA 1984; 252: 1152–1159
172. Wittekind CH, Wagner G, Hrsg. UICC. TNM-Klassifikation maligner Tumoren. 5. Aufl. Berlin, Heidelberg, New York, Tokyo: Springer; 1997
173. Wobbes T, Joosen KHG, Kuypers HHC, et al. The effect of packed cells and whole blood transfusions on survival after curative resection for colorectal carcinoma. Dis Colon Rectum 1989; 32: 743–748
174. Wong J. Esophageal resection for cancer. The rationale of current practice. Am J Surg 1987; 153: 18–24
175. Wynder EL, Hultberg S, Jacobson F. Environmental factors in cancer of the upper elementary tract. Cancer 1957; 10: 470–387
176. Xu DY, Zhang DY, Li D, Niu WH. A comparison of diagnostic rates in 220 cases of esophageal carcinoma by ballon cytology, roentgenography, fiberesophagoscopy and endoscopic biopsy. Cancer res Prev Treat 1985; 12: 162–164
177. Zhang DW, Cheng GY, Huang JJ et al. Operable squamous esophageal cancer: current results from the east. World J Surg 1994; 18: 347–354
178. Ziegler K, Sanft C, Zeitz M, et al. Evaluation of endosonography in TN staging of oesophageal cancer. Gut 1991; 32: 16
179. Zieren HU, Müller JM, Jacobi CA, Pichlmaier H. Soll beim Magenhochzug nach subtotaler Oesophagektomie mit oesophagogastraler Anastomose am Hals eine Pyloroplastik durchgeführt werden? Chirurg 1995; 66: 319–325
180. Zieren HU, Müller JM, Pichlmaier H. Prospective randomized study of one- or two-layer anastomosis following oesophageal resection and cervical oesophagogastrostomy. Br J Surg 1993; 80: 608–611
181. Zieren HU, Müller JM, Jacobi CA, Pichlmaier H, Müller RP, Staar S. Adjuvant postoperative radiation therapy after curative resection of squamous cell carcinoma of the thoracic esophagus: a prospective randomized study. World J Surg 1995; 19: 444–449
182. Zumtobel V, Scholz-Jäger A. Akute postoperative Psychosen. In: Junginger T, Hrsg. Grundlagen der Chirurgie. Gräfeling: Demeter-Verlag; 1994: 150–152

14 Magenkarzinom und Magenstumpfkarzinom

14.1 Magenkarzinom

14.1.1 Einleitung

Maligne Tumoren des Magens stellen heute, trotz rückläufiger Entwicklung, immer noch eine der häufigsten Todesursachen in Bezug auf Tumoren weltweit dar, wobei die größte Häufigkeit in China, Japan, Südamerika und Osteuropa gefunden wird. Ein Rückgang der Magenkarzinome wird vor allem in Mitteleuropa und in den USA beobachtet, wohl als Folge veränderter Essgewohnheiten.

In der Vergangenheit wurden als *Risikofaktoren* auch ein niedriger sozioökonomischer Status und bestimmte Ernährungsgewohnheiten mit Konservierung der Nahrung durch Nitrosamine identifiziert. Durch eine Verbesserung des Lebensstandards mit zunehmender Konsumierung von frischem Obst (Vitamin C), geringerer Bedeutung der Nahrungskonservierung durch die weite Verbreitung von Kühleinrichtungen sowie durch eine Verbesserung der hygienischen Gegebenheiten, die wahrscheinlich zu einer abnehmenden Inzidenz der Helicobacter-pylori-Infektion geführt haben, liegen eine Reihe von Faktoren vor, die potenziell zur Abnahme der Magenkarzinominzidenz beigetragen haben. Ein familiär gehäuftes Auftreten ist beim Magenkarzinom eher selten zu beobachten.

Die Mehrzahl der Magenkarzinome wird erst in einem fortgeschrittenen Stadium diagnostiziert, d. h. wenn der Tumor über die Muscularis propria hinausgewachsen ist. Aus diesem Grunde ist die Heilungsrate beim Magenkarzinom auch heute noch sehr niedrig, die 5-Jahres-Überlebensrate dürfte bei ca. 20–30 % liegen. Früher entdeckte Karzinome weisen eine bessere Prognose auf. Magenfrühkarzinome sind definiert als Tumoren, die begrenzt sind auf die Mukosa und Submukosa, unabhängig vom Lymphknotenstatus. Die mittlere 5-Jahres-Überlebensrate bei dieser Frühform des Magenkarzinoms dürfte in Europa und in Japan 80–98 % erreichen. Frühformen des Magenkarzinoms werden vor allem aufgrund der Fortschritte der endoskopischen Untersuchungsmethoden zumindest in Japan vermehrt diagnostiziert, während dies in Deutschland nicht überall der Fall war. Beim Magenkarzinom lassen sich in jüngerer Zeit R0-Resektionen praktisch immer erzielen (Tab. 14.**1**).

Von verschiedenen Autoren wurde in der jüngeren Vergangenheit eine relative Zunahme des Kardiakarzinoms beobachtet, während das Magenkorpus- und Magenantrumkarzinom im Verhältnis zum Kardiakarzinom rückläufig sind. Dies ist von prognostischer Relevanz, da die Kardiakarzinome insgesamt eine schlechtere Prognose als die Magenkorpus- und Magenantrumkarzinome aufweisen.

14.1.2 Epidemiologie

Inzidenz und Karzinomletalität in Deutschland

Männer erkranken etwa doppelt so häufig am Magenkarzinom wie Frauen. Mit zunehmendem Alter nimmt die Magenkarzinominzidenz zu und erreicht ihren Gipfel im 7. Lebensjahrzehnt.

Parallel mit der rückläufigen Entwicklung des Magenkarzinoms ging auch die Magenkrebssterblichkeit zurück. Trotz aller Behandlungsbemühungen ist die Prognose des Magenkarzinoms jedoch schlecht: Die 5-Jahres-Überlebensrate liegt bei 20–30 %.

Die Unterschiede in der *Magenkarzinommortalität* sind weltweit erheblich (Tab. 14.**2**). So beträgt sie in Japan 34,1 pro 100 000 Einwohner bei den Männern und 15,0 pro 100 000 bei den Frauen, während sie in den USA bereits auf 5,2 pro 100 000 Einwohner bei den Männern bzw. 2,4 pro 100 000 Einwohner bei den Frauen gesunken ist. In Westeuropa ist die höchste Magenkarzinom-

Tabelle 14.**1** Relativer Anteil von Magenfrühkarzinomen (1975–1995) am Gesamtpatientengut des Magenkarzinoms

	Neuerkrankungen Magenfrühkarzinom	**Tumorresektionen Magenfrühkarzinom**	**R0-Resektionen Magenfrühkarzinom**
1975–1980	88/752 (11,7 %)	88/533 (16,5 %)	87/88 (98,8 %)
1981–1985	71/680 (10,4 %)	71/489 (14,5 %)	67/71 (94,3 %)
1986–1990	95/546 (17,4 %)	95/445 (21,3 %)	95/95 (100 %)
1991–1995	53/364 (14,6 %)	53/276 (19,2 %)	53/53 (100 %)

Tabelle 14.2 Magenkarzinom-Mortalität in verschiedenen Ländern 1995 (pro 100 000 Einwohner)

Mortalität von 1–10	**11–20**	**21–30**	**31–40**	**41 und mehr**
Dänemark	Deutschland	Polen	China	Costa Rica
Schweden	Norwegen	Ungarn	Japan	
Frankreich	England	Portugal	Chile	
Schweiz	Niederlande	Österreich	Russland	
USA	Spanien	Bulgarien		
Kanada	Italien	Rumänien		
Griechenland	Belgien	Singapur		
Israel	Schottland	Ecuador		
	Jugoslawien			
	Mexiko			
	Puerto Rico			
	Hongkong			
	Argentinien			

mortalität in Portugal, in Ungarn sowie in Polen und Rumänien zu finden. Die niedrigsten Raten werden in Schweden und in Frankreich beobachtet.

In der Bundesrepublik Deutschland liegt die *Neuerkrankungsrate* bei Männern bei 16,8 pro 100 000 Einwohner in den alten Bundesländern und 20,0 pro 100 000 Einwohner in den neuen Bundesländern. Bei Frauen beträgt sie 7,7 pro 100 000 Einwohner in den alten und 10,0 pro 100 000 Einwohner in den neuen Bundesländern. In der Bundesrepublik Deutschland erkrankten 1995 10 800 Männer sowie 10 100 Frauen an einem Magenkarzinom. Trotz des deutlichen Rückgangs der Sterblichkeit in einem Beobachtungszeitraum von 43 Jahren (Abb. 14.**1**) gehört Magenkrebs in der Bundesrepublik Deutschland immer noch zu den häufigsten Ursachen, an einem Karzinom zu versterben.

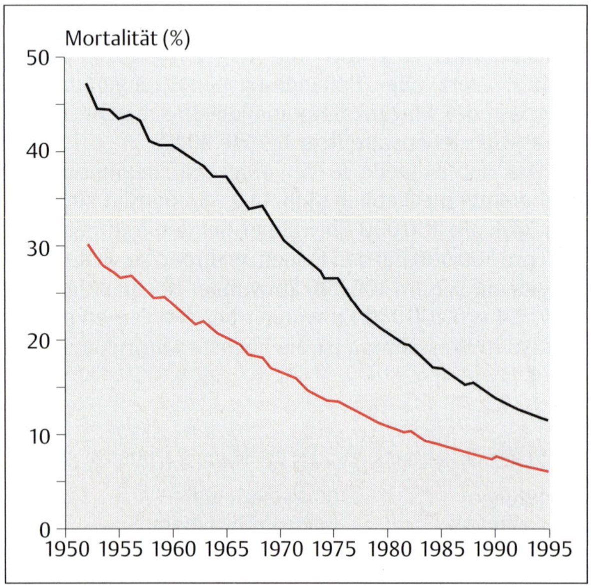

Abb. 14.**1** Entwicklung der Magenkarzinommortalität in Westdeutschland (alte Bundesländer) bei Männern (schwarz) und bei Frauen (rot).

In den alten Bundesländern ist Magenkrebs die Todesursache bei 6,8 % der Männer und 5,8 % der Frauen. In den neuen Bundesländern sterben 8,5 % der Männer und 7,5 % der Frauen an Magenkrebs.

Im Vergleich der Mortalität zwischen den beiden Teilen der Bundesrepublik Deutschland ist auffallend, dass bis ca. Mitte der 70er ein nahezu paralleler Verlauf zu beobachten war. In den darauf folgenden Jahren war jedoch der Rückgang in den neuen Bundesländern weniger ausgeprägt als in den westlichen Bundesländern.

Die im Krebsatlas von 1984 dargestellte deutlich höhere Zahl von Magenkarzinomtoten in Bayern für den Zeitraum von 1976–1980 blieb im Prinzip auch Ende der 80er und Anfang der 90er Jahre bestehen. Dies trifft ebenfalls für die Gebiete mit höheren Raten im Nordwesten bzw. Nordosten Deutschlands zu, obwohl insgesamt eine gewisse Angleichung an die übrigen Regionen festzustellen war.

Der zu beobachtende dramatische Rückgang der Magenkrebsinzidenz scheint jedoch nicht Ergebnis erfolgreicher, medizinischer Maßnahmen zu sein. Bei einer durchschnittlichen, relativen 5-Jahres-Überlebensrate bei Männern von 24,4 % im Westen und 12,4 % im Osten der Bundesrepublik sowie bei Frauen von 22,4 % im Westen bzw. 13,3 % im Osten hat sich die Prognose trotz einiger Verbesserungen in den letzten 20 Jahren nicht wesentlich verändert. Dieses lässt darauf schließen, dass Risikofaktoren wie Ernährungsgewohnheiten und berufliche Expositionen einen erheblichen Wandel erfahren haben und dass der Rückgang der Magenkarzinomtodesfälle hierdurch evtl. erklärbar ist.

Ob sich die Magenkarzinommortalität zwischen der ehemaligen Bundesrepublik Deutschland und der ehemaligen Deutschen Demokratischen Republik im Laufe der nächsten Jahre aufgrund zunehmender Anpassung der Lebensgewohnheiten annähert, wird sich zeigen.

14.1.3 Ätiologie

Intestinaler und diffuser Typ des Magenkarzinoms

Obwohl in den verschiedenen Ländern intensive Untersuchungen vorgenommen wurden, konnten bisher keine weltweit vorkommenden Risikofaktoren für das Auftreten von Magenkarzinomen identifiziert werden. Die von Laurén beschriebenen beiden histologischen Typen des Magenkarzinoms (intestinal und diffus) scheinen sich in ihrer Ätiologie zu unterscheiden. Zu unterscheiden ist auch zwischen endogenen Faktoren, die genetisch bedingt sind und exogenen Faktoren, zu denen u. a. die Nitrosamine und wahrscheinlich auch die Helicobacter-pylori-Infektion zu rechnen sind.

Der *intestinale Typ* entsteht aus präkanzerösen Veränderungen, wie z. B. intestinaler Metaplasie, tritt häufiger bei Männern und bei älteren Menschen auf und scheint vorzugsweise umweltbedingt zu sein. Da sich die Lebensbedingungen zumindest in den westlichen Industriestaaten in den letzten Jahrzehnten in Bezug auf Hygiene- und Nahrungskonservierungsgewohnheiten verbessert haben, ist dies mit einem rückläufigen Auftreten des intestinalen Typs des Magenkarzinoms vereinbar.

Der *diffuse Typ* wird nicht durch Ortsveränderungen beeinflusst; er ist in den verschiedenen Ländern in gleicher Häufigkeit anzutreffen und kommt gehäuft bei Trägern der Blutgruppe A vor. Alle diese Faktoren deuten darauf hin, dass es gewisse genetische Prädispositionen für den diffusen Tumortyp gibt. Für eine genetische Prädisposition spricht auch, dass der diffuse Typ im Wesentlichen eine gleichbleibende Inzidenz aufweist, da sich Veränderungen im genetischen Material nur über große Zeiträume auf die Inzidenz von Karzinomen auswirken würden.

Vieles spricht dafür, dass sich im Magenlumen abspielende Veränderungen wesentliche Ursachen für die Pathogenese des Magenkarzinoms beinhalten. Dabei sind Gesichtspunkte der Ernährung sowie Veränderungen der Magensekretion und der Magenschleimhaut selbst von wesentlicher Bedeutung. Ein deutlich geringerer Verzehr von gesalzenen und gepökelten Nahrungsmitteln, der gestiegene Verbrauch an Früchten und rohen Gemüsen sowie die weite Verbreitung von Kühlschränken zur Verhinderung der Nahrungskontamination durch Bakterien und Pilze liefern die beste Erklärung für den weltweit zu beobachtenden Abfall der Magenkarzinominzidenz.

Die *chemische Karzinogenese* des Magenkarzinoms scheint mindestens 2 Schritte zu beinhalten: Während der Initialphase kommt es zu *Mutationen* von Magenschleimhautzellen, die durch *chemische Promotoren* dann zu einem monoklonalen Wachstum angeregt werden. Diese Sequenz ist im Gegensatz zu anderen Schleimhauttumoren des Gastrointestinaltrakts für die Magenkarzinome noch nicht endgültig bewiesen, jedoch scheinen die chronische Gastritis, die atrophische Gastritis und die intestinale Metaplasie wesentliche Faktoren für die schrittweise verlaufenden Veränderungen der Schleimhaut darzustellen.

Wiederholte *Schädigungen des Gewebes* und lang anhaltende Stimuli für Regeneration erhöhen die Chance für einen Defekt bei der Replikation von genetischen Informationen. Eine geschädigte Schleimschicht bei entzündlichen Veränderungen der Magenschleimhaut führt zu einer verlängerten Exposition der Zellen gegenüber Mutagenen.

In Japan wird eine häufigere Adenominzidenz im Magen beschrieben als in den westlichen Industrienationen, sodass hier möglicherweise die Adenom-Karzinom-Sequenz eine größere Rolle spielt. Allerdings ist auch über Unterschiede in der Schleimhautbeurteilung zwischen japanischen und westlichen Pathologen berichtet worden. Möglicherweise liegt also nicht eine Differenz in der Karzinomentstehung vor, sondern lediglich eine differierende pathologische Beschreibung von zu beobachtenden Schleimhautveränderungen.

Genetische Veränderung

Die Mehrzahl der genetischen Mutationen beim Magenkarzinom sind somatischer Art. Eine dominierende genetische Veränderung fehlt, vielmehr scheint eine Kombination von genetischen Veränderungen für das Auftreten eines Magenkarzinoms notwendig zu sein. Beispiele für solche Störungen sind eine *ras*-Onkogen-Aktivierung durch Punktmutation, Onkogenamplifikationen und Allelverlust, besonders der Chromosomen 5q, 13q, 17p und Y.

ras-Gene sind die am häufigsten nachweisbaren Onkogene bei menschlichen Malignomen; beim Magenkarzinom werden *ras*-Mutationen jedoch relativ selten beobachtet. Die Amplifikation oder Überexpression von *c-erbB-2*-Genen ist dagegen beim Magenkarzinom häufiger beschrieben worden.

Hereditäre Mutationen werden eher selten beobachtet, betroffen sind vor allem jüngere Männer mit nichtentzündlich veränderter Magenschleimhaut. In manchen Familien wird eine Häufung des Magenkarzinoms beobachtet, wobei erstgradig Verwandte dieser Patienten ein 2- bis 3fach erhöhtes Risiko für diese Erkrankung tragen.

Hierbei ist jedoch zu beachten, dass die Umgebungseinflüsse bei diesen Patienten evtl. eine größere Bedeutung für die Karzinomentstehung haben als der genetische Hintergrund.

Bei Patienten mit nachgewiesener erblicher Komponente beim kolorektalen Karzinom (HNPCC, hereditary non-polyposis colorectal carcinoma) wurde eine erhöhte Inzidenz von Magenkarzinomen festgestellt, sodass es auch von dieser Seite Hinweise für genetische Risikofaktoren in Bezug auf das Magenkarzinom gibt. Bei Patienten mit HNPCC, die lediglich Tumoren im Kolorektum aufweisen, spricht man von Lynch-I-Syndrom, während bei Patienten, die zusätzlich noch Karzinome in anderen Organen aufweisen, so z. B. auch im Magen, von einem Lynch-II-Syndrom gesprochen wird.

Intragastrales Milieu

Zahlreiche mit der Nahrung aufgenommene Substanzen stellen eine kontinuierliche Bedrohung der Magenschleimhaut dar. In einer Vielzahl von Experimenten konnte gezeigt werden, dass Nitrosoverbindungen im Tierexperiment schrittweise zu einer Entwicklung von Magenkarzinomen führen.

Der Mensch nimmt mit Trinkwasser oder Nahrungsmitteln Nitrate oder Nitrite zu sich, die dann im Magen zu Nitrosoverbindungen umgebaut werden. Correa und Mitarbeiter haben auf der Grundlage von Untersuchungen in Mittel- und Südamerika, ein Modell vorgestellt, das die Bildung von Nitrosoverbindungen im hyp- bzw. anaziden Magen beschreibt.

Sie konnten zeigen, dass eine atrophische Gastritis ein Risikofaktor für das Entstehen von Magenkarzinomen darstellt. Der Verlust der normalen Azidität führte zu einer bakteriellen Kolonisation des Magens und einer Umwandlung des intragastralen Nitrats zu Nitriten, die zusammen mit Proteinen dann die kanzerogenen Nitrosoverbindungen bildeten. Die schrittweise Fortentwicklung der chronisch atrophischen Gastritis zu einer intestinalen Metaplasie, einer kompletten Metaplasie, einer milden und danach schwereren Form der Dysplasie und das Auftreten von Karzinomen in diesem Milieu wird heute als ein Weg der Magenkarzinomentstehung akzeptiert.

Nahrungsfaktoren

Der Nachweis spezifischer diätetischer Risikofaktoren für die Entwicklung der Magenkarzinome ist bisher nicht gelungen, vor allem deshalb nicht, da im Allgemeinen eine retrospektive Analyse der Essgewohnheiten über einen langen Zeitraum herangezogen werden müsste. Andererseits lässt sich aufgrund von experimentellen Daten vermuten, dass Faktoren wie der Konsum von frischem Fleisch, Alkohol, Stärke, ungesättigte Fettsäuren, Schokolade und Aflatoxinen, sowie eine hohe Kalorienzufuhr bei der Entstehung von Magenkarzinomen von Bedeutung sein dürften.

Eine gesteigerte Aufnahme von konservierten Nahrungsbestandteilen (geräuchert oder gesalzen) scheint mit einer hohen Rate von Magenkarzinomen einherzugehen.

Milch, Milchprodukte, Sojabohnen und Ballaststoffe dagegen scheinen eine protektive Wirkung auszuüben. Besonders lässt sich der protektive Effekt jedoch für frische Früchte und rohes Gemüse durch zahlreiche epidemiologische Untersuchungen dokumentieren. Ein spezifischer, protektiver Faktor oder aber die exakten Mechanismen der Protektion sind nicht bekannt, jedoch scheinen einige Nahrungsbestandteile, insbesondere Vitamin C, von großer Bedeutung zu sein, vielleicht aufgrund ihrer Hemmung des Nitrat-/Nitritstoffwechsels.

Helicobacter-Pylori-Infektion

Bereits oben wurde darauf hingewiesen, dass eine Korrelation zwischen bakterieller Kolonisation des achlorhydrischen Magens und dem Magenkarzinom zu bestehen scheint. Seit einigen Jahren ist bekannt, dass bei Patienten mit einem Magenkarzinom in einem hohen Prozentsatz Helicobacter pylori nachweisbar ist. Des Weiteren zeigten verschiedene Studien, dass das Risiko für das Auftreten von Magenkarzinomen bei Patienten mit Helicobacter-pylori-Infektionen signifikant höher zu sein scheint als bei nicht infizierten Personen.

Alle diese Studien konnten jedoch nicht endgültig nachweisen, dass die Besiedlung mit Helicobacter pylori den entscheidenden Schritt für das Auftreten des Magenkarzinoms darstellt. Der endgültige Nachweis müsste beinhalten, dass die Infektion mit Helicobacter pylori dem Auftreten des Magenkarzinoms vorhergeht und dass die frühzeitige Behandlung der Infektion das spätere Auftreten von Magenkarzinomen verhindern würde. Dieser endgültige Nachweis ist jedoch bisher nicht gelungen; derzeit laufen allerdings mehrere prospektive Studien, die möglicherweise Aufschluss über den Einfluss einer Helicobacter-pylori-Infektion auf das Auftreten von Magenkarzinomen Aufschluss geben können.

Prospektive epidemiologische Studien deuten darauf hin, dass Patienten mit Helicobacter-pylori-Infektionen ein 3- bis 6fach höheres Risiko für das Auftreten von Magenkarzinomen aufweisen. Die Infektion mit Helicobacter pylori kann die Karzinogenese in verschiedenster Weise beeinflussen. Denkbar ist hierbei,

- dass die chemischen und physikalischen Eigenschaften der Schleimschicht beeinflusst werden,
- dass die Schleimhautzellen durch den oxidativen Stress freier Radikale im Gefolge von Entzündungszellen verändert werden und
- dass es zu einer Beschleunigung der Umwandlung von normalen zu metaplastischen Epithelzellen kommen kann.

Des Weiteren führt eine akute Infektion zu einer deutlichen Hemmung der Magensäuresekretion, was wiederum in einem Anstieg der intragastralen Nitrosobildung resultiert. Eine chronische Gastritis hat außer einem Anstieg des intragastralen pH-Werts auch eine Vermehrung der Nitrit bildenden Bakterien zur Folge.

14.1.4 Pathologie

Risikoerkrankungen

Verschiedene pathologische Zustände der Magenschleimhaut, die ein deutliches Risiko für die Entwicklung eines Magenkarzinoms aufweisen, konnten indentifiziert werden. Diese präkanzerösen Bedingungen für das Magenkarzinom umfassen:

- eine chronische Gastritis, insbesondere chronisch atrophische Gastritis, mit und ohne intestinale Metaplasie,
- eine intestinale Metaplasie
- Magenpolypen, insbesondere Adenome,
- Magenstumpf nach distaler Magenresektion,
- eine epitheliale Dysplasie,
- Morbus Ménétrier,
- ein chronisches Ulkus sowie
- eine Helicobacter-pylori-Infektion (?).

Chronische atrophische Gastritis

- *Typ A* ist beschränkt auf den Fundus und Korpus des Magens und charakterisiert durch das Auftreten von Antikörpern gegen Parietalzellen.
- *Typ B* wird ausgelöst durch eine bakterielle Infektion mit Helicobacter pylori, befällt vorwiegend die Antrumschleimhaut, wobei als ätiologische Faktoren exogene Einflüsse und vorausgegangene chirurgische Maßnahmen wichtig sind.
- *Typ C* ist die chemisch-toxische Gastritis, z. B. bei duodenogastralem Reflux oder bei Salicylateinnahme.

Ein erhöhtes Karzinomrisiko wird lediglich bei den Formen der chronischen Gastritis angenommen, die mit einer Atrophie der Schleimhaut einhergehen. Dieses gilt insbesondere für die Typ-A-Autoimmungastritis, die perniziöse Anämie, die atrophische Gastritis des Magenantrums und die Stumpfgastritis im Gefolge einer Magenresektion.

Die chronische atrophische Gastritis scheint mit einem 2- bis 3fach höheren Risiko für das Magenkarzinom einherzugehen, wobei hier insbesondere der intestinale Typ des Magenkarzinoms beobachtet wird. Da die chronische atrophische Gastritis jedoch bei bis zu 40 % aller über 60-Jährigen auftritt, ergeben sich hieraus keine Konsequenzen für eine Überwachungsstrategie.

Eine durch eine Helicobacter-pylori-Infektion ausgelöste chronische Gastritis führt zu Veränderungen der Säuresekretion, die durch eine Abnahme von Somatostatin exprimierenden Zellen in der Magenschleimhaut mitbedingt ist. Hierdurch kommt es bei einem Teil der Patienten zu einer vermehrten Säuresekretion, die in einem Ulkus resultiert, bei einem Teil der Patienten zu einer geringen Hyperazidität oder Normazidität, die zu einer Gastritis führt, und bei einem weiteren Teil der Patienten im längeren Verlauf zu einer Hypazidität, die möglicherweise ein erhöhtes Karzinomrisiko bedingt.

Die Reaktion des jeweiligen Individuums auf die Helicobacter-pylori-Infektion ist vermutlich genetisch determiniert. Hier besteht die Möglichkeit, dass sich in Zukunft Untergruppen identifizieren lassen, die aufgrund einer Helicobacter-pylori-Infektion ein erhöhtes Magenkarzinomrisiko aufweisen.

Zahlreiche Langzeitstudien bei Patienten mit *perniziöser Anämie* haben das Auftreten von Magenkarzinomen in 1–10 % beschrieben, wobei das Risiko mit dem Ausmaß und Schweregrad der Gastritis ansteigt. Bei den mit perniziöser Anämie assoziierten Magenkarzinomen handelt es sich meist um Tumorformen vom intestinalen Typ. Da das Risiko im Verhältnis zur Normalpopulation jedoch relativ gering ist, scheint es sehr fraglich zu sein, ob es gerechtfertigt ist, Patienten mit perniziöser Anämie regelmäßig zu endoskopieren.

Zahlreiche Studien haben Hinweise ergeben, dass mehr als 15 Jahre nach einer distalen *Magenresektion* (wegen einer gutartigen Erkrankung) vermehrt Magenkarzinome im Stumpf auftreten. Es zeigte sich, dass diese Tumoren vor allem bei Patienten auftreten, deren Magen primär wegen eines Ulcus ventriculi reseziert wurde und die damit eine chronische Gastritis aufgewiesen haben dürften. Die Mehrzahl der Tumoren ist in der Nähe der Anastomose lokalisiert, wobei eine Infiltration der anastomisierten Dünndarmschleimhaut nahezu nie zu beobachten ist.

Hypertrophe Gastropathie (Ménétrier-Syndrom)

Der Morbus Ménétrier ist eine seltene Erkrankung, die mit der Ausbildung von Riesenfalten im Fundus und Korpus des Magens, einer verminderten Säuresekretion und einem Eiweißverlustsyndrom einhergeht. Etwa 15 % der Patienten entwickeln im Laufe der Erkrankung ein Magenkarzinom. Dieses lässt vermuten, dass der Morbus Ménétrier einen prämalignen Zustand darstellt.

Einschränkend muss betont werden, dass es sich hierbei naturgemäß nur um retrospektive Datensammlungen handelt und dass über die wahre Prävalenz des Morbus Ménétrier wenig bekannt ist. Andererseits sind zahlreiche, gut dokumentierte Fälle von Dysplasie, Adenomen und Karzinomen in der Magenschleimhaut bei Morbus Ménétrier beschrieben worden.

Magenpolypen

Polypöse Veränderungen des Magens weisen sehr unterschiedliche Entstehungsmechanismen auf. Hyperplasiogene Polypen des Magens stellen den größten Anteil dar; sie treten meist im Gefolge von entzündlichen Veränderungen der Magenschleimhaut auf und sind kleiner als 1,5 cm im Durchmesser. Lediglich bei sehr großen hyperplasiogenen Polypen sollen häufiger Magenkarzinome gefunden werden. Retentionspolypen vorwiegend im Magenfundus weisen höchst selten eine maligne Transformation auf.

Echte Adenome des Magens sind im Allgemeinen größer als hyperplasiogene Polypen. In neueren Untersuchungen konnte gezeigt werden, dass bei Adenomen mit mehr als 2 cm Durchmesser bei 10–15 % der Patienten maligne Veränderungen vorliegen.

Anhand der *Dysplasiebeurteilung* in eine leichte, mittelschwere oder schwere Dysplasie lässt sich eine weitere Einschätzung des Malignitätsrisikos vornehmen. Bei Adenomen mit schweren Dysplasien liegt bereits in der Hälfte der Fälle eine Karzinom vor, sodass diesen Patienten zu einer operativen Therapie geraten werden sollte.

14.1.5 Pathomorphologie und Histologie

Maligne Tumoren des Magens beinhalten:

- epitheliale Neoplasien (Karzinome),
- Stromatumoren (Sarkome),
- Spindelzelltumoren und
- Lymphome.

Die Karzinome stellen die große Mehrheit dar; es wird eine Vielzahl von histopathologischen Typen beobachtet, wie z. B. Adenokarzinome, kleinzelliges Karzinom, Plattenepithelkarzinome und andere Mischtypen.

Der häufigste maligne Magentumor ist mit ca. 90% Anteil das Adenokarzinom. Die Abgrenzung zwischen einem Lymphom und einem Adenokarzinom kann schwierig sein, ist aber von großer Wichtigkeit, da die Prognose und Therapie völlig verschieden sind.

Am häufigsten sind Magenkarzinome im Antrum und in der Pylorusregion (55%) lokalisiert, daneben im Magenkorpus (20%), im Magenfundus (14%) und in der Kardiaregion (11%). Ca. 4% aller Tumoren treten multipel auf. Tumoren sind zu 40% an der kleinen Kurvatur und zu 12% an der großen Kurvatur lokalisiert.

In letzter Zeit wurde von verschiedenen Autoren eine Zunahme von Magenkarzinomen im proximalen Drittel beschrieben. Die proximal gelegenen Magenkarzinome sind dabei meist aneuploid und haben eine schlechtere Prognose als die distal gelegenen Tumoren.

Klassifikationen

Die Prognose des Magenkarzinoms ist abhängig von seinem makroskopischen und mikroskopischen Erscheinungsbild. Eine Einteilung ist deshalb von klinischer Bedeutung, und es wurde eine Vielzahl von Klassifikationen vorgeschlagen (Tab. 14.3). Obwohl für die verschiedenen Klassifikationen eine prognostische Bedeutung nachgewiesen wurde, hat sich bezüglich zellulärer Merkmale vor allem die WHO-Klassifikation durchgesetzt.

Außerdem wird die Klassifikation nach Laurén häufig erhoben, da diese neben der Prognose auch für chirurgisch relevante Aspekte wie den notwendigen Resektionsabstand zum Tumor von Bedeutung zu sein scheint. Die anderen Klassifikationen spielen in der klinischen Praxis keine wesentliche Rolle.

Klassifikation nach Borrman

Die traditionelle Klassifikation nach Borrman beruht lediglich auf makroskopischen Parametern (Tab. 14.3). Hierbei werden folgende Formen unterschieden (Abb. 14.2).

- *Typ I: polypöses Karzinom*: Diese Tumorform wächst nodulär polypös oder polypoid in das Lumen des Magens. Der Tumor ist normalerweise an der Magenwand fixiert als Zeichen des infiltrativen Wachstums. Die Oberfläche kann mit intakter Schleimhaut bekleidet sein oder ulzerieren.

Tabelle 14.3 Makroskopische und mikroskopische Klassifikation des Magenkarzinoms

Klassifikation	Morphologie
Stout	pilzförmig ulzerierend oberflächlich diffus infiltrierend
Borrmann	polypös schüsselförmig ulzerierend unscharf begrenzt, ulzerierend diffus infiltrierend
Ming	verdrängend infiltrierend
Laurén	intestinal diffus
WHO	papillär tubulär muzinös Siegelringzellen adenosquamös Plattenepithel undifferenziert nicht klassifizierbar

- *Typ II: ulzeriende Form*: Diese Wachstumsform wird am häufigsten angetroffen. Typischerweise ist die Magenwand in der Umgebung der Ulzeration induriert. Die Schleimhautfalten laufen häufig sternförmig auf die Ulzeration zu.
- *Typ III: oberflächlich exulzerierendes Karzinom*: Hierbei handelt es sich um eine seltene Variante mit ausgedehnter Infiltration der Mukosa und Submukosa. Daneben finden sich häufig früh Veränderungen im gesamten Magen.
- *Typ IV: diffus infiltrierende Form*: Bei dieser Wachstumsform kommt es zu einer diffusen Verdickung der Magenwand durch einen infiltrierenden Tumor (Linitis plastica). Die darüber liegende Schleimhaut kann nahezu unverändert aussehen, sodass bei endoskopischer Untersuchung diese Tumorform gelegentlich übersehen wird.

Klassifikation nach Stout

Im angloamerikanischen Schrifttum wird vorwiegend die makroskopische Einteilung nach Stout verwandt (Tab. 14.3).

Klassifikation nach Ming

Diese Klassifikation beinhaltet ebenfalls ausschließlich makroskopische Befunde; es wird eine expansiv verdrängende Wachstumsform von einer infiltrativen Form unterschieden. Die expansiv verdrängenden Tumoren wachsen als multiple Knotenbildungen und sind häufig von einer starken Entzündungsreaktion an den Grenzen umgeben. Die infiltrativen Tumorformen dagegen ha-

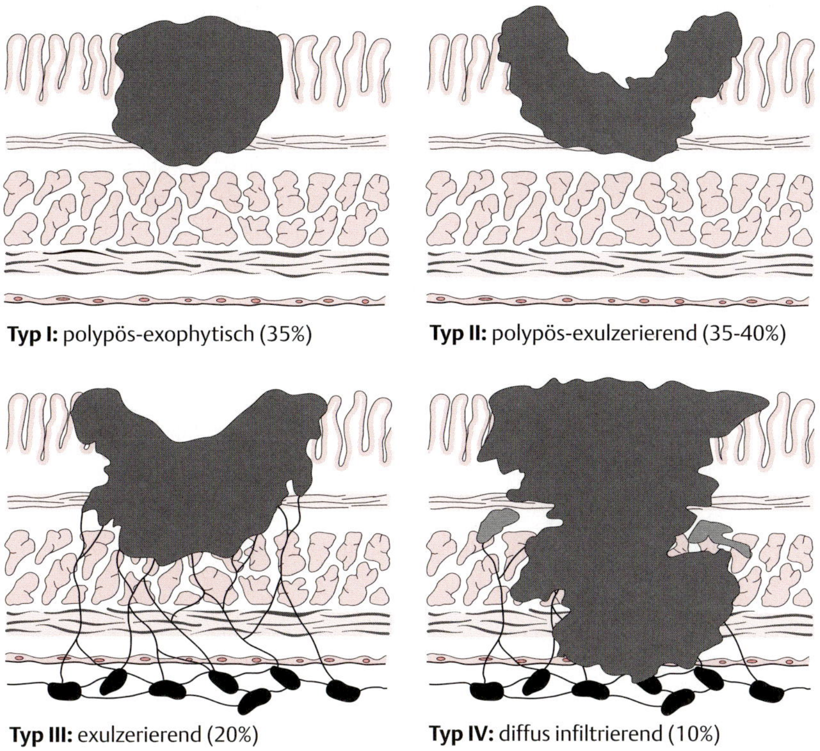

Abb. 14.2 Einteilung der Magenkarzinome nach dem makroskopischen Erscheinungsbild (Klassifikation nach Borrmann).

ben meist unscharf begrenzte Ränder, infiltrieren die Wandschichten diffus und zeigen wenig entzündliche Umgebungsreaktion.

Eine Abgrenzung zu normalen Gewebestrukturen ist häufig schwierig. Die Tumoren mit expansiv verdrängendem Wachstum haben eine bessere Prognose als die diffus infiltrierenden Formen.

Klassifikation nach Laurén

Die Klassifikation unterscheidet 2 histologische Typen:
- den intestinalen und
- den diffusen Typ.

Häufig lassen sich innerhalb eines Karzinoms sowohl intestinale als auch diffuse Veränderungen feststellen. Ist ein Typ ganz überwiegend vertreten, so wird der Tumor diesem Typ zugerechnet und auch entsprechend klassifiziert. In etwa 10–30% liegen etwa gleichmäßig verteilte Anteile vor, sodass hier von einem Mischtyp gesprochen wird.

Bei dieser Klassifikation werden sowohl histologische als auch zytologische Kriterien in die Bewertung einbezogen. Karzinome vom intestinalen Typ nehmen ihren Ursprung vom intestinalen Epithel und bilden tubuläre und papilläre Drüsenstrukturen mit unterschiedlichem Differenzierungsgrad. Diese Tumoren entstehen häufig in Arealen von chronischer Gastritis und intestinaler Metaplasie und wachsen makroskopisch expansiv verdrängend. Daraus resultiert die etwas bessere Prognose des intestinalen Typs verglichen mit dem diffusen Karzinom (3-Jahres-Überlebensrate 43% versus 35% beim diffusen Typ).

Tumoren vom diffusen Typ bestehen aus einzelnen Zellen oder Zellverbänden, die wenig differenziert sind und diffus die Magenwand infiltrieren. Drüsenformationen sind selten, und falls vorhanden, nur mit kleinen, wenig ausgebildeten Lumina versehen. Bei einigen Tumoren finden sich intrazelluläre Muzinvakuolen, die das gesamte Zytoplasma der Zelle einnehmen und den Kern an den Rand drücken. Diese Zellen werden als Siegelringzellen bezeichnet. Derartige Tumoren weisen eine schlechte Prognose auf.

Kombiniert man die Klassifikation von Laurén mit der von Borrmann, so weisen beim intestinalen Typ 60% ein polypöses Wachstum, 25% ein ulzerierendes Wachstum und 15% ein infiltrierendes Wachstum auf. Beim diffusen Typ nach Laurén finden sich dagegen 31% polypöse Wachstumsformen, 26% ulzerierende und 43% infiltrierende Tumoren.

Bedeutung kommt der Klassifikation nach Laurén auch bezüglich der intramuralen Ausbreitung zu: der diffuse Typ weist eine ausgeprägtere Tendenz auf, sich horizontal innerhalb der Wand auszubreiten.

Klassifikation der World Health Organization (WHO)

Etwa die Hälfte der Magenkarzinome weisen mehr als einen histologischen Typ auf, die Zuteilung erfolgt nach dem überwiegenden histologischen Anteil.

Die Klassifikation der WHO unterscheidet 5 histologische Typen:

- adenosquamös (G1–G3),
- Plattenepithel (G1–G3),
- kleinzellig (G1–G4),
- undifferenziert (G3–G4) und
- andere.

Bei der histologischen Durchmusterung eines Tumors besteht meist kein einheitliches Bild; verschiedene Wachstumsformen kommen parallel vor, sodass die Tumoren nach dem vorwiegenden Zellmuster eingeteilt werden. Entsprechend ihren zellulären Merkmalen können die verschiedenen histologischen Magenkarzinomtypen in gut, weniger gut und schlecht differenziert unterteilt werden.

Tumoren vom papillären Typ wachsen meist polypös verdrängend und weisen eine relativ gute Prognose auf. Tumoren mit tubulären Strukturen bestehen aus verzweigten Drüsenstrukturen mit atypischen Zellen, die die Magenwand infiltrieren. Sie ähneln häufig den Adenokarzinomen des Kolons. Die Zellen und neoplastischen Drüsen zeigen eine große Variationsbreite von Atypien, die in direkter Korrelation zur Prognose steht. Muzinöse Karzinome bilden glanduläre Strukturen mit extrazellulärer Muzinbildung.

Bei den Siegelringzellkarzinomen liegt eine intrazelluläre Schleimbildung und -ansammlung vor, drüsige Strukturen sind nicht zu erwarten. Meist findet sich eine diffuse Infiltration von isolierten Zellen oder kleinen Zellverbänden. Neben diesen häufigen Formen kennt die Klassifikation der WHO noch adenosquamöse Formen, Plattenepithelkarzinome, undifferenzierte und unklassifizierte Typen des Magenkarzinoms.

Die überwiegende Mehrheit der Magenkarzinome nimmt ihren Ursprung von den Schleim sezernierenden Basalzellen der Krypten, meist im Gefolge einer chronisch atrophischen Gastritis mit intestinaler Metaplasie. Typischerweise entstehen diese Tumoren als Endresultat der Folge Dysplasie – Carcinoma-in-situ – Magenfrühkarzinom. Daraus kann geschlossen werden, dass die Karzinogenese einen relativ langen Zeitraum benötigt, bis ein invasiver Tumor entstanden ist.

Histologisch lassen sich die Magenkarzinome unterscheiden in Formen, die neoplastische Drüsenschläuche bilden (differenzierte Formen) und solche, die ein undifferenziertes Tumorwachstum zeigen. Die differenzierten Tumorformen (60 %) werden als tubuläre oder papilläre Typen bezeichnet, während undifferenzierte Tumoren Siegelringzellkarzinome und anaplastische Formen beinhalten. Bezüglich der Prognose wird das Magenfrühkarzinom von den fortgeschrittenen Tumorformen unterschieden.

Karzinomformen im Einzelnen

Magenfrühkarzinom

Das Magenfrühkarzinom ist definiert als Veränderung, die begrenzt ist auf die Mukosa und Submukosa ohne Penetration der Muscularis propria (Abb. 14.**3**). Das Magenfrühkarzinom beinhaltet sowohl nichtinvasive In-Situ-Läsionen, die auf das Magenepithel begrenzt sind, als auch minimal invasive Tumoren.

Durch die Entwicklung der Endoskopie und die Studien vor allem japanischer Arbeitsgruppen ist das Magenfrühkarzinom eine fest umschriebene Einheit mit klarer Klassifikation. Die japanische endoskopische Gesellschaft unterscheidet von der Makroskopie her 3 Tumortypen mit Untergruppen (Abb. 14.**3**):

- Typ I: exophytische Läsion,
- Typ IIa: erhabene Läsion,
- Typ IIb: flache Läsion,
- Typ IIc: eingesunkene Läsion und
- Typ III: ulzerierter Tumor.

Die ulzerierten Tumoren stellen in Europa die häufigste Form dar. Es sollte jedoch betont werden, dass sehr oft Mischstrukturen dieser Wachstumsformen beobachtet werden. Die Ausdehnung der Magenfrühkarzinome variiert außerordentlich: Es werden Läsionen mit einem Durchmesser von wenigen mm bis über 5 cm beobachtet.

Die histologische Klassifikation der Magenfrühkarzinome ist die gleiche wie bei fortgeschrittenen Tumoren. Am häufigsten sind die intestinalen Formen mit Ausbildung drüsenähnlicher Strukturen. Die Siegelringzelltumoren bei den Magenfrühkarzinomen scheinen sich dagegen weniger invasiv zu verhalten als bei den fortgeschrittenen Formen. Sie machen ca. 20 % der Magenfrühkarzinome aus.

Die Diagnose des Magenfrühkarzinoms wird postoperativ nach Aufarbeitung des Operationspräparats erstellt. Das entscheidende Kriterium für die Prognose ist die Tiefe der Infiltration, wobei durch die Biopsie häufig keine endgültige Aussage getroffen werden kann. Durch die endoskopische Sonographie kann es jedoch gelingen, die Infiltrationstiefe einzuschätzen.

Eine Differenzierung zwischen den In-Situ-Formen des Magenfrühkarzinoms und der Dysplasie kann ebenfalls Schwierigkeiten bereiten, da das In-Situ-Karzinom eine weit fortgeschrittene Epitheldysplasie der Magenschleimhaut darstellt.

Von japanischen Autoren werden 2 Sonderformen des Magenfrühkarzinoms abgegrenzt:

- das aggressive Magenfrühkarzinom und
- das kleine Magenfrühkarzinom.

Das *aggressive Magenfrühkarzinom* ist hierbei charakterisiert durch ein exophytisches, expansives Wachstum bei hoch differenzierter Histologie. Die Tumoren weisen zu einem frühen Zeitpunkt Metastasen auf sowie eine Infiltration der kleinen Venen und Lymphbahnen bei

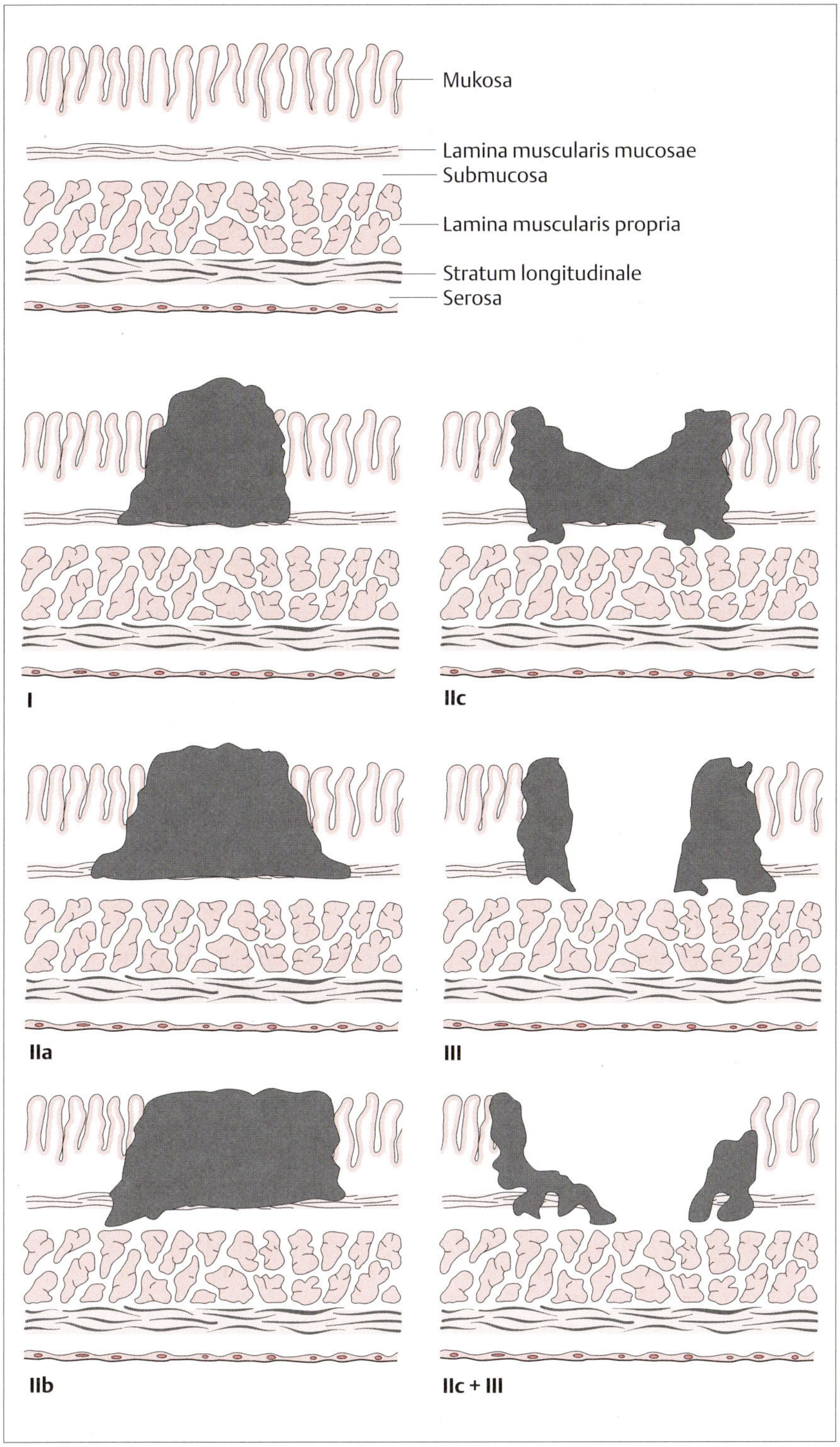

Abb. 14.**3** Frühformen (Typen I bis III) des Magenkarzinoms.

ausgeprägter Aneuploidie. Diese Sonderform soll ca. 10 % der Frühkarzinome ausmachen und eine deutlich schlechtere 5-Jahres-Überlebensrate aufweisen.

Die so genannten *kleinen Magenfrühkarzinome* (Durchmesser > 0,5 cm bzw. < 1 cm) präsentieren sich meist als eingesunkene Formen. Wegen der geringen Ausdehnung werden sie leicht übersehen. Diese Tumorform wird relativ häufig bei größeren, fortgeschrittenen Magenkarzinomen in der Umgebung der Primärtumoren angetroffen. Magenfrühkarzinome treten z. T. multifokal auf, die Häufigkeit eines multifokalen Auftretens liegt bei etwa 5–10 %.

Außerdem weisen Patienten, bei denen ein Magenfrühkarzinom mittels endoskopischer Mukosaresektion entfernt wurde, ein deutlich erhöhtes Risiko für ein erneutes Auftreten eines Magenkarzinoms auf.

Fortgeschrittenes Magenkarzinom

Fortgeschrittene Magenkarzinome variieren in der Wachstumsform, dem Ausmaß der Infiltration und der Ausdehnung außerordentlich. Von kleinen Tumoren mit <1 cm Durchmesser bis hin zu einer diffusen Infiltration der gesamten Magenwand (Linitis plastica) werden alle Wachstumsformen angetroffen. Charakterisiert sind fortgeschrittene Magenkarzinome durch die Infiltration der Muskularis propria.

Das fortgeschrittene Magenkarzinom macht ca. 90 % aller Magenkarzinome aus, wobei im Allgemeinen Mischformen zwischen undifferenziertem und differenziertem Zellwachstum beobachtet werden.

Sonstige Formen des Magenkarzinoms

Parietalzellkarzinom
Diese seltene Form des Magenkarzinoms besteht aus Zellen, die zytologisch und ultrastrukturell den Parietalzellen ähneln. Es handelt sich meist um sehr große, verdrängend wachsende, transmurale Tumoren. Die Prognose der Parietalzellkarzinome ist besser als die der meisten Adenokarzinome.
Tumoren mit endokriner Differenzierung
Hierbei handelt es sich um 2 Tumorformen, die von den echten endokrinen Tumoren des Magens (Karzinoide) abzugrenzen sind. Das kleinzellige Karzinom des Magens ist selten, ähnelt histologisch jedoch häufig den kleinzelligen Tumoren der Lunge. Klinisch sind die Tumoren charakterisiert durch frühzeitige Lymphknoten- und Organmetastasierung.

Im Gegensatz zu diesen seltenen Tumorformen beinhalten Adenokarzinome des Magens häufig neuroendokrin differenzierte Zellen. Derartige Befunde scheinen jedoch keine Bedeutung für die Prognose zu haben.
Karzinosarkome
Die Diagnose eines Karzinosarkoms des Magens setzt das gleichzeitige Vorhandensein von epithelialen und mesenchymalen Strukturen im gleichen Tumor voraus. Meist sind diese Tumoren in der Pylorusregion lokalisiert und wachsen häufig polypoid. Eine Abgrenzung von Spindelzelltumoren des Magens kann schwierig sein.

14.1.6 Klinische Symptomatik

Die Mehrzahl der Patienten mit Magenkarzinomen weist keine eindeutige Symptomatik auf. Häufig wird über Gewichtsverlust und über epigastrische Beschwerden nach dem Essen oder während der nüchternen Periode geklagt (Tab. 14.4). Der Gewichtsverlust ist besonders auffällig in der Spätphase der Tumorerkrankung.

Bei den Frühformen des Magenkarzinoms wird häufig lediglich über uncharakteristische Oberbauchbeschwerden geklagt, ein Gewichtsverlust ist meist nicht feststellbar. Die klinische Untersuchung zeigt keinen pathologischen Befund.

Tabelle 14.4 Klinische Symptomatik bei Patienten mit Magenkarzinom (112)

Symptome	Häufigkeit (in %)
Gewichtsverlust	62
Epigastrische Schmerzen	52
Übelkeit	34
Anorexie	32
Dysphagie	26
Meläna	20
Appetitlosigkeit	18
Ulkus-Symptomatik	17

Bei *fortgeschrittenen Magenkarzinomen* ist die klinische Symptomatik häufig eindrucksvoller. Es stehen dann Schmerzen im Vordergrund der Beschwerden bei gleichzeitigem Gewichtsverlust, Inappetenz, Schwächegefühl, Blut im Stuhl oder auch Bluterbrechen. Tumoren der Kardia und des oberen Magendrittels führen evtl. zu Dysphagie oder achalasieähnlichen Krankheitsbildern, während eine Stenosierung durch Tumoren im Magenantrum eine typische Stenosesymptomatik mit voluminösem Erbrechen verursachen kann.

Neben den lokalen Symptomen sind beim Magenkarzinom *Allgemeinerscheinungen* wie Thrombophlebitis (Trousseau-Zeichen), Polyneuropathien und nephrotisches Syndrom beschrieben worden, ohne dass der direkte Zusammenhang pathophysiologisch geklärt werden konnte.

Bei fortschreitender Metastasierung tritt meist als erstes Zeichen ein Ikterus als Zeichen der Leberinsuffizienz oder der Obstruktion der Gallenwege auf, daneben Aszites und gleichzeitige Ileuserscheinungen als Folge der Peritonealkarzinose.

Die *klinische Untersuchung* der Patienten mit fortgeschrittenem Magenkarzinom ist häufig ebenfalls zunächst unauffällig. Neben der Kachexie kann evtl. eine Resistenz im Epigastrium sowie Hepatomegalie und Aszites bemerkt werden. Supraklavikuläre Lymphknoten (Virchow-Drüse), axilläre Lymphknoten (so genannte Irish-Knoten) oder eine Infiltration des Nabels (Zeichen nach Schwester Joseph) sind eher selten zu beobachtende Symptome. Das Gleiche gilt für Hautmanifestationen wie hyperpigmentierte Flecken, insbesondere in der Axilla und das Zeichen nach Leser-Trélat (Keratose und Pruritus) sowie das Auftreten einer Dermatomyositis.

Oft sind die Symptome von *Fernmetastasen* die ersten klinischen Symptome eines Magenkarzinoms.

Das Magenkarzinom metastasiert neben den Lymphknoten am häufigsten in die Leber (40 %) sowie in die Lunge und in die Pleura (30 %), daneben in die Peritonealhöhle (15 %) und in das Knochengewebe (10 %). Nach Durchbruch der Serosa kommt es zur diffusen Verteilung von Magenkarzinomzellen im gesamten Bauchraum mit Peritonealkarzinose.

Ovarialmetastasen werden vor allem bei Siegelringkarzinomen beobachtet und als Krukenberg-Tumoren bezeichnet. Die Wahrscheinlichkeit einer Fernmetastasierung wird von verschiedenen Parametern des Primärtumors mitbestimmt. Sie steigt mit abnehmender Differenzierung, zunehmender lokaler Tiefeninfiltration und dem Ausmaß der lymphogenen Metastasierung.

Metastasen in das Gehirn, die Niere, Schilddrüse und Nebennieren sind dagegen seltener. Gelegentlich kann ein nicht erklärbarer Aszites als erstes Zeichen eines diffus metastasierenden Magenkarzinoms auftreten (112).

14.1.7 Diagnostik

Laboruntersuchungen

Die Laboruntersuchungen haben beim Magenkarzinom nur einen sehr begrenzten Wert; bei fortgeschrittenen Erkrankungen findet sich häufig eine Anämie sowie erhöhte Spiegel von Serum-Transaminasen als Zeichen einer Metastasierung. Eine Verminderung des Pepsinogen-I-Spiegels im Serum und ein niedriger Quotient zwischen Pepsinogen I/Pepsinogen II findet man sowohl beim Magenkarzinom als auch bei ausgeprägter, chronischer, atrophischer Gastritis mit intestinaler Metaplasie. Spezifische Tumormarker für das Magenkarzinom sind bis heute nicht identifiziert worden.

Endoskopie

Die Endoskopie ist heute das Verfahren der Wahl bei der Diagnostik sowohl der Früh- als auch Spätform des Magenkarzinoms. Während fortgeschrittene Stadien meist sehr leicht zu erkennen sind, können Magenfrühkarzinome bei fehlender Erfahrung des Endoskopikers leicht übersehen werden. Untersuchungen mit In-Vivo-Färbungen, z. B. mit Methylenblau oder Indigo-Carmin, können die Erkennung von metaplastisch veränderter Schleimhaut erleichtern, haben bisher aber noch keine breite Anwendung gefunden.

Ausgedehnte Biopsien der suspekten Areale verifizieren im Allgemeinen die klinische Verdachtsdiagnose. Es müssen mindestens 8–10 Biopsien aus dem Ulkusrand entnommen werden, um eine hohe Treffsicherheit zu erzielen. Findet sich endoskopisch-bioptisch eine Dysplasie in flacher Schleimhaut oder in Riesenfalten, so sollte ein so genanntes „mapping" des Magens durchgeführt werden: Durch multiple Biopsien an topographisch festgelegten Stellen der Magenschleimhaut soll die Lokalisation und die Ausdehnung der Dysplasie festgestellt werden. Kontrollendoskopien in mindestens jährlichem Abstand müssen folgen.

Endosonographie

Die Endosonographie (7,5–12 MHz) als Ergänzung der endoskopischen Untersuchung erlaubt heute eine Klassifizierung der Tumoren bezüglich ihrer Eindringtiefe in die Magenwand. In verschiedenen Untersuchungen konnte gezeigt werden, dass die Endosonographie der Computertomographie (CT) bezüglich der Einschätzung der T-Kategorie deutlich überlegen ist.

Die Endosonographie ist außerdem besonders indiziert bei zirrhösen Karzinomformen, welche bei 5–15 % der Patienten beobachtet werden. Das Tumorwachstum ist hierbei vorwiegend submukös, sodass die alleinige endoskopische Untersuchung, vor allem jedoch die Röntgenuntersuchung, nur sehr ungenaue Angaben machen kann.

Die Beurteilung der perigastralen Lymphknoten erfolgt heute ebenfalls vorwiegend durch die Endosonographie. In Kompartment I (perigastrale Lymphknoten) liegt die Exaktheit der Vorhersage zwischen 60 und 80 %. Allerdings lassen sich normal große Lymphknoten (<1 cm) in der Regel endosonographisch nicht in „befallen" oder „nichtbefallen" differenzieren.

Röntgenuntersuchung

Die Untersuchungen des Magens mittels Bariumkontrastbrei sind heute sehr in den Hintergrund getreten, da durch das endoskopische Verfahren neben der Darstellung einer Läsion gleichzeitig die histologische Abklärung erfolgen kann. Einfache oder Doppelkontrast-Bariumuntersuchungen weisen eine Sensitivität von 70–75 % bei kleineren Magenkarzinomen auf, die Spezifität liegt bei 85–90 %.

Bei diffusen, sich überwiegend submukös ausbreitenden Magenkarzinomen kann die Barium-Untersuchung eine großflächige Veränderung des Schleimhautreliefs zeigen und damit einen Hinweis auf die submuköse Ausbreitung geben. Besonders problematisch kann die Region der Kardia sein, da hier eine Aufdehnung des Lumens nur sehr schwer möglich ist.

Computertomographie

Die CT erlaubt eine gute Beurteilung des perigastralen Gewebes, während die Beurteilung der Magenwand selbst eher eingeschränkt ist. Auch eine Infiltration in benachbarte Organe, wie z. B. das Pankreas, kann nur unzureichend erkennbar sein, da die zu beurteilende Fettschicht zwischen den Organen sehr dünn sein kann. Die Metastasierung in Lymphknoten wird durch das Ausmaß der Lymphknotenvergrößerung diagnostiziert.

In einer Untersuchung konnte gezeigt werden, dass bei sehr starker Vergrößerung der Lymphknoten die exakte Aussage über Lymphknotenmetastasen bei 96 % lag, wohingegen bei 1 oder 2 Lymphknoten ohne wesentliche Vergrößerung die Exaktheit der Vorhersage lediglich 48 % betrug.

Die Domäne der CT ist sicher die Aussage bezüglich einer *Metastasierung in Leber und Lunge*, wobei durch die dynamischen CT-Untersuchungen mit Kontrastmittelgabe eine größere Genauigkeit erzielt wird.

Eine peritoneale Metastasierung kann durch eine CT nur nachgewiesen werden, wenn sich Tumorknoten von über 1 cm Größe entwickelt haben. Aszites lässt sich dagegen häufig auch in geringer Quantität feststellen.

Sonographie des Abdomens und der Pleura

Die externe Sonographie des Abdomens und der Pleura kann Hinweise auf das Ausmaß der Metastasierung geben: Auch ein kleiner Pleuraerguss und eine geringe Aszitesmenge lassen sich sonographisch leicht nachweisen.

Staging-Laparoskopie

Basierend auf Untersuchungen, die gezeigt haben, dass in mehr als 50 % der Fälle intraoperativ die Tumorausbreitung weiter fortgeschritten ist als anhand der präoperativen Diagnostik angenommen, ist die intraoperative Staging-Laparoskopie in jüngerer Zeit vermehrt eingesetzt worden. Häufig kann erst durch eine Staging-Laparoskopie nachgewiesen werden, dass ein Magenkarzinom bereits lokal fortgeschritten ist oder dass eine Peritonealkarzinose oder Lebermetastasen vorliegen.

Insgesamt lässt sich durch eine Laparoskopie in Kombination mit einer laparoskopischen Sonographie eine Abnahme der Probelaparotomien erzielen.

Durch eine *laparoskopische Sonographie* kann die Beurteilbarkeit der Leber deutlich erweitert werden. Eine Peritonealkarzinose kann durch eine Lavage des Bauchraums mit anschließender Zytologie nachgewiesen werden, wobei die Wertigkeit vereinzelter Tumorzellen bezüglich der Prognose bisher noch umstritten ist. Dagegen lassen sich Lymphknotenmetastasen durch eine Biopsie im Allgemeinen sehr exakt aufzeigen.

14.1.8 TNM-Klassifikation, Grading und Stadieneinteilung

TNM-Klassifikationen, Grading und Stadieneinteilung

Die TNM-Klassifikation des Magenkarzinoms (UICC, 5. Auflage 1997) ist im Folgenden zusammenfassend wiedergegeben. Sie dient einer exakten und einheitlichen Bestimmung der Ausdehnung der Karzinomerkrankung. Sie gilt jedoch ausschließlich für die Klassifikation von Karzinomen.

Das TNM-System beruht auf der Feststellung von 3 Parametern:

- der Ausdehnung des Primärtumors (T) (Abb. 14.**4**),
- der Metastasierung in regionale Lymphknoten (N) und
- der hämatogenen Metastasierung (M) (s. u.).

Die klinische (prätherapeutische) Klassifikation (cTNM) und die radiologische Klassifikation (rTNM) wird unterschieden von der pathologischen (postoperativ-pathologischen) Klassifikation, bezeichnet als pTNM. Die pathologische Klassifikation beinhaltet als weitere Information über den Primärtumor das histologische Grading.

T Primärtumor

TX	Primärtumor kann nicht beurteilt werden.
T0	kein Anhalt für Primärtumor
Tis	Carcinoma in situ: intraepithelial
T1	Tumor infiltriert Lamina propria oder Submukosa.
T2	Tumor infiltriert Muscularis propria oder Subserosa.
T3	Tumor penetriert Serosa (viszerales Peritoneum), infiltriert aber nicht benachbarte Strukturen.
T4	Tumor infiltriert benachbarte Strukturen.

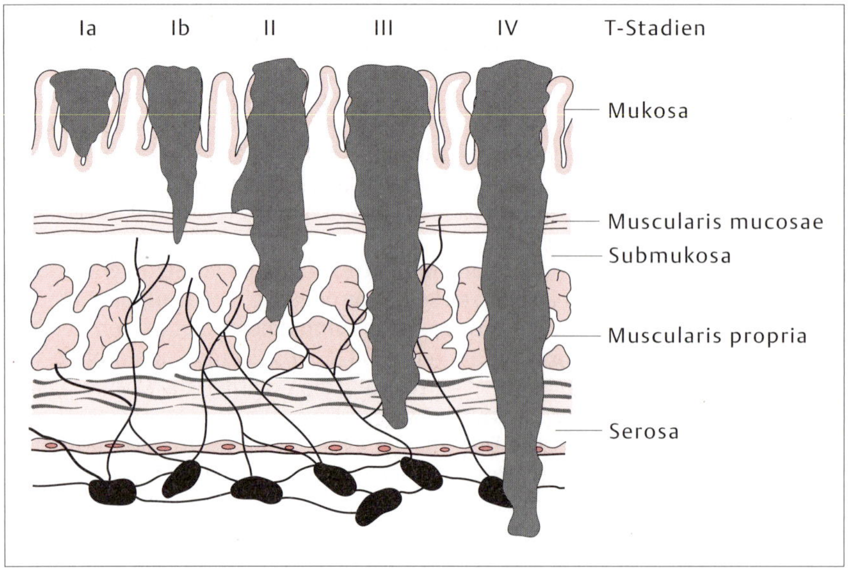

Abb. 14.**4** Tumorstadium, Einteilung nach Infiltrationstiefe (T-Stadien) nach UICC (Union Internationale Contre le Cancer).

N Regionäre Lymphknoten

NX	Regionäre Lymphknoten können nicht beurteilt werden.
N0	keine regionären Lymphknotenmetastasen
N1	Metastasen in 1–6 regionären Lymphknoten
N2	Metastasen in 7–15 regionären Lymphknoten
N3	Metastasen in mehr als 15 regionären Lymphknoten

M Fernmetastasen

MX	Fernmetastasen können nicht beurteilt werden.
M0	keine Fernmetastasen
M1	Fernmetastasen

Stadiengruppierung

Stadium 0	Tis	N0	M0
Stadium IA	T1	N0	M0
Stadium IB	T1	N1	M0
	T2	N0	M0
Stadium II	T1	N2	M0
	T2	N1	M0
	T3	N0	M0
Stadium IIIA	T2	N2	M0
	T3	N1	M0
	T4	N0	M0
Stadium IIIB	T3	N2	M0
Stadium IV	T1, T2, T3	N3	M0
	T4	N1, N2, N3	M0
	jedes T	jedes N	M1

Die Intensität der prätherapeutisch durchgeführten Untersuchungen wird mit dem Certainty-Faktor bezeichnet, der hinter T, N und M gesetzt werden kann. So umfasst bei der Klassifikation des *Primärtumors*

- der C1-Faktor die klinische Untersuchung, die Standardröntgenaufnahme des Thorax und die Gastroskopie.
- der C2-Faktor die zusätzliche externe Sonographie, endoluminale Sonographie, CT, MRT, Biopsie und Zytologie und
- C3 die chirurgische Exploration einschließlich Biopsie und Zytologie.

Für die *regionären Lymphknoten* gibt es keine C1-Intensität,

- die C2-Intensität beinhaltet eine zusätzliche externe Sonographie, eine endoluminale Sonographie, eine CT und MRT.
- C3 umfasst darüber hinaus eine chirurgische Exploration einschließlich Biopsie und Zytolgie.

Bei den *Fernmetastasen*

- wird eine klinische Untersuchung und Standardröntgenaufnahme als C1 bezeichnet,
- als C2 eine zusätzliche externe Sonographie, eine endoluminale Sonographie, eine CT, eine MRT, eine nuklearmedizinische Untersuchung, eine Biopsie und Zytologie.
- C3 beinhaltet eine ergänzende chirurgische Exploration mit Biopsie und Zytologie.

Anmerkungen zur TNM-Klassifikation und Stadieneinteilung

Ein Magentumor kann sich über die Muskularis propria in das Lig. gastrocolicum oder hepatogastricum oder in das große und kleine Netz ausbreiten, ohne dass das darüber liegende viszerale Peritoneum penetriert wird. In diesem Fall wird der Tumor als T2 klassifiziert. Findet sich eine Infiltration des viszeralen Peritoneums über den gastrischen Ligamenten oder dem großen und kleinen Netz, ist der Tumor als T3 zu klassifizieren.

Benachbarte Strukturen des Magens sind Milz, Colon transversum, Leber, Zwerchfell, Pankreas, Bauchwand, Nebennieren, Niere, Dünndarm und Retroperitoneum.

Die intramurale Ausbreitung in das Duodenum oder den Ösophagus wird nach der tiefsten Infiltration in diese Organe oder im Magen klassifiziert.

Zur *Stadieneinteilung* nach UICC ist Folgendes anzumerken: Um eine Vergleichbarkeit der verschiedenen Tumorstadien zu ermöglichen, sind insgesamt 7 Stadien unterschieden worden, wobei das Carcinoma in situ, entsprechend einer auf die Mukosa beschränkten Lokalisation des Karzinoms, dem Stadium 0 entspricht, während bei Vorliegen von Fernmetastasen ein Stadium 4 erreicht wird.

14.1.9 Indikationsstellung, Vorbereitung zur Operation

Nichtoperative kurative Therapieverfahren stehen für das Magenkarzinom bislang nicht zur Verfügung. Die Diagnose Magenkarzinom stellt in der Regel die Indikation zum primär chirurgischen Vorgehen dar. Durch die neueren Entwicklungen der neoadjuvanten Chemotherapie könnte hier in Zukunft ein gewisser Wandel eintreten. Andererseits sollte die Indikation zur Operation durchaus weit gestellt werden, da auch palliative Resektionen des Magenkarzinoms häufig zu einer Verbesserung der Lebenqualität und zu einer Verlängerung der Lebenszeit führen.

Insbesondere bei mechanischen Komplikationen, aber auch bei Blutungen ist es häufig indiziert, das chirurgische Vorgehen zu wählen. Zur Palliation fortgeschrittener Prozesse im Bereich des proximalen Magendrittels wird heute alternativ zu diesem Vorgehen oft eine endoskopische oder radiologische Intervention gewählt, z. B. die Einlage eines Stents.

Die Indikation zur Operation ist bei kleinem Lokalbefund, fehlender Symptomatik und ausgedehnter Fernmetastasierung nicht gegeben, da derartige Patienten mit einer hohen postoperativen Morbidität und Mortalität belastet sind. Lokale Probleme wie z. B. Blutungen oder Stenosen können auch durch endoskopische Maßnahmen angegangen werden, sodass in dieser Situation eine Operation keinen Vorteil für den Patienten bringt.

Die *Operationsvorbereitung* sollte möglichst frühzeitig nach der Indikationsstellung begonnen werden. Bei exsikkierten Patienten, die präoperativ über einen erheblichen Gewichtsverlust klagen, kann eine kurzfristige (maximal 3 Tage dauernde) präoperative Flüssigkeits- und Kalorienzufuhr sinnvoll sein, eine längerfristige hyperkalorische Ernährung bringt aber keine besseren Ergebnisse.

Wichtiger ist eine intensive physikalische Vorbereitung der Lungen, hierdurch lässt sich die postoperative Morbidität reduzieren. Ist ein Zweihöhleneingriff wahrscheinlich, so sollte meist zur präoperativen Diagnostik eine Lungenfunktionsprüfung hinzugefügt werden.

Die Indikationsstellung zur Operation beinhaltet auch die Zielsetzung der Behandlung. Infrage kommt die kurative und die palliative Magenresektion bzw. Gastrektomie, wobei verschiedene Punkte festzulegen sind: Entschieden werden muss

- über die Ausdehnung der Resektion am Magen (Sicherheitsabstand zum Tumor, subtotale Resektion oder Gastrektomie),
- das Ausmaß der Lymphadenektomie (D1- versus D2-Lymphadenektomie, (Abb. 14.**6**) sowie
- das Ausmaß der Resektion bei organüberschreitendem Tumorwachstum (En-Bloc-Resektion von benachbarten Organen).

Die bei der Entscheidung des Operationsausmaßes zu berücksichtigenden Kriterien werden im Abschnitt „Prognose" diskutiert. Häufig kann die endgültige Entscheidung über das operative Vorgehen erst intraoperativ getroffen werden, ebenso wie auch die Inoperabilität z. T. erst intraoperativ festgestellt werden kann.

In der palliativen Situation kann die Magenresektion oder Gastrektomie ebenfalls gerechtfertigt sein, da sich hierdurch in der Regel eine Verlängerung der Lebenszeit erzielen lässt (Abschnitt Palliative Gastrektomie). Die Lymphadenektomie oder die Mitresektion benachbarter Organe, beispielsweise einer nicht infiltrierten Milz, entfällt naturgemäß in dieser Situation.

14.1.10 Operative Therapie

Chirurgische Anatomie

Der Magen liegt zu drei Viertel in der linken Region hypochondriaca und zu einem Viertel in der Region epigastrica. Nur ein relativ kleines Feld ist bei intaktem Situs zwischen dem linken Rippenbogen, der Leber und dem Colon transversum direkt einzusehen. Der Magen lässt sich unterteilen in

- eine Pars cardiaca (der Einmündung des Ösophagus),
- den Fundus ventriculi, dessen proximale Kontur als Fornix ventriculi bezeichnet wird,
- den Corpus ventriculi als vorwiegend Säure sezernierendes Arial mit großer und kleiner Kurvatur
- sowie – beginnend in der Incisura angularis – das Magenantrum mit Pars pylorica und Canalis pyloricus.

Das proximale Duodenum besteht aus dem Bulbus duodeni, der ca. 2 cm misst, und der Pars descendens des Duodenums.

Die Rückseite des Magens, das Lig. gastricolicum und das große Netz bilden die Vorderwand der Bursa omentalis; die dorsale Begrenzung dieses Raums stellt das parietale Peritoneum der hinteren Bauchwand dar. Dort können das Pankreas, der obere Pol der linken Niere und die linke Nebenniere getastet werden. Das Dach der Bursa omentalis wird durch die Leberunterseite im Bereich des Lobus quadratus und einen Zwerchfellanteil gebildet, während der Boden der Bursa omentalis dem Mesocolon transversum entspricht.

Da die Kardia retroperitoneal liegt, ist bei Karzinomen in diesem Bereich mit dem Auftreten von paraaortalen Lymphknotenmetastasen zu rechnen.

Karzinome in der Mitte der großen Kurvatur können direkt auf den Milzhilus und auf den Pankreasschwanz übergreifen. Mehr distal gelegene Karzinome können auch direkt das Colon transversum befallen, mehr proximal gelegene Tumoren können in das Zwerchfell oder den linken Leberlappen hineinwachsen.

Für den klinischen Alltag hat sich eine Unterteilung des Magens in 3 anatomische Regionen bewährt:

- oberes Drittel,
- mittleres Drittel und
- unteres Drittel.

Das obere Drittel umfasst die Kardia und den Fundus, das mittlere Drittel den ganzen Korpus und das untere Drittel Antrum und Pylorus.

Gefäßversorgung des Magens

Die gesamte arterielle Blutzufuhr des Magens stammt aus dem Truncus coeliacus, der aus der Aorta abdominalis in Höhe des 12. Brustwirbels entspringt und folgende Äste zum Magen entsendet:

- A. gastrica sinistra,
- A. gastrica dextra,
- A. gastroepiploica sinistra und
- A. gastroepiploica dextra.

Die A. gastrica sinistra erreicht den Magen an der kleinen Kurvatur und gibt einen aufsteigenden und einen absteigenden Ast ab. Die A. gastrica dextra entspringt aus der A. hepatica propria, der A. hepatica communis oder der A. hepatica sinistra und zieht im Omentum minus zur kleinen Kurvatur des Magens. Sie ist allerdings nur in etwa der Hälfte der Fälle nachweisbar. Sie bildet hier eine Anastomose mit der A. gastrica sinistra.

Die A. gastroepiploica dextra zweigt hinter der Pars superior duodeni aus der A. gastroduodenalis ab und läuft im großen Netz an der großen Kurvatur des Magens entlang; sie versorgt die große Kurvatur. Die A. gastroepiploica sinistra entspringt aus der A. lienalis und versorgt den oberen Anteil der großen Kurvatur hinter dem Magenfundus. Sie bildet häufig Anastomosen mit der größeren A. gastroepiploica dextra. Außerdem entspringen aus der A. lienalis die Aa. gastricae breves, die um den linken Rand der Bursa omentalis zum Magenfundus verlaufen sowie eine gelegentlich sehr kräftige A. gastrica posterior, die den Fundus ventriculi versorgt.

Besonders groß ist die Variation der arteriellen Versorgung im Bereich der A. hepatica propria und der A. gastroduodenalis. Deswegen muss gerade bei der Skelettierung im Bereich des Bulbus duodeni an diese anatomischen Varianten gedacht werden.

Der venöse Abfluss vom Magen erfolgt im Bereich der kleinen Kurvatur über die Arkade der V. coronaria ventriculi (= V. gastrica dextra) in die Pfortader, wobei zahlreiche Variationsmöglichkeiten bestehen. Besonders im Bereich der Kardia bildet die V. coronaria ventriculi ausgedehnte Anastomosen mit den teilweise intramural verlaufenden Ösophagusvenen, die in die obere Hohlvene drainieren.

Die große Kurvatur wird venös drainiert über Gefäße zur V. gastroepiploica dextra und damit zur V. coronaria ventriculi oder über solche entlang der V. gastroepiploica sinistra in die Milzvene.

Lymphabfluss des Magens

Die Lymphdrainage des Magens erfolgt parallel zu den 4 Magenarterien. An der großen Kurvatur des Magens sind die Noduli lymphatici, pancreaticolienalis und gastrici dextri, an der kleinen Kurvatur die Nodi gastrici sinistri und hepatici abzugrenzen. Über die Lymphknoten des Truncus coeliacus erfolgt der Abfluss der Lymphe zum Ductus thoracicus. Es bestehen weitere Verbindungen zu Lymphknoten im Mediastinum und zu den retropankreatischen Lymphknoten entlang der Mesenterialgefäße.

Die Lymphgefäße des Duodenums hängen eng mit den Lymphgefäßen zusammen, die ventral und dorsal den Pankreaskopf drainieren. Diese fließen ebenfalls in die Noduli des Truncus coeliacus ab. Entlang der A. hepatica finden sich zahlreiche Lymphgefäße, die enge Verbindungen zu den intrahepatischen Lymphbahnen besitzen.

Die Kardia-Region und der Oberanteil der kleinen Kurvatur werden über die Lymphknoten der A. gastrica sinistra drainiert, die übrige kleine Kurvatur vorwiegend über die Lymphknoten im Bereich der Hepatika-Gefäße. Die Lymphknoten der Milz erhalten ihren Zufluss vorwiegend aus dem oberen Anteil des Magenkorpus und Fundus, während die Lypmphgefäße entlang der A. gastroepiploica sinistra den größten Teil der großen Kurvatur des Magens drainieren.

Nach einer häufig benutzten japanischen Nomenklatur werden die den Magen drainierenden Lymphknotengruppen mit den Zahlen 1–16 bezeichnet. Die Einzelheiten zeigen die Abb. 14.**5** und 14.**6a–c**.

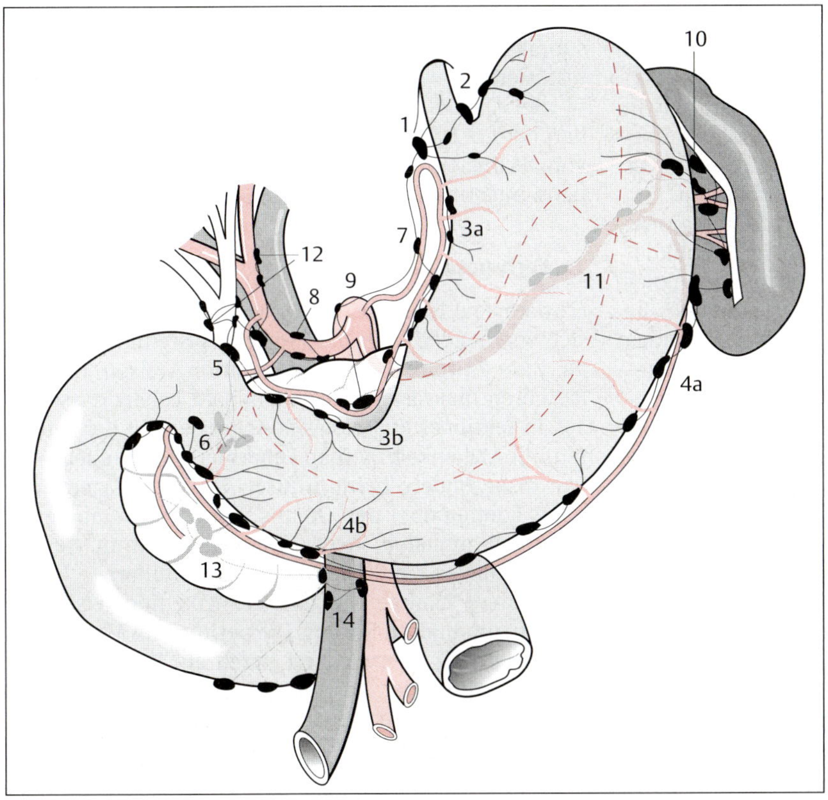

Abb. 14.**5** Lymphabflussstationen des Magens (nach Sarazin et al. 1980).

1 Anulus lymphaticus cardiae
2 Anulus lymphaticus cardiae
3a Nodi lymphatici (Nll.) gastrici sinistri
3b Nll. gastrici dextri
4a Nll. gastroomentales sinistri
4b Nll. gastroomentales dextri
5 Nll. pylorici superiores
6 Nll. pylorici inferiores
7 Nll. A. gastrica sinistra
8 Nll. A. hepatica communis
9 Nll. coeliaci
10 Nll. splenici
11 Nll. pancreatici superiores
12 Nll. hepatici, Nll. foraminales
13 Nll. pancreaticoduodenales inferiores
14 Nll. mesenterici superiores

Metastasierungswege

Magenkarzinome metastasieren frühzeitig. Die Tumorausbreitung des Magenkarzinoms erfolgt intramural per continuitatem, lymphogen, hämatogen oder intraperitoneal.

Lokale Tumorausbreitung

Etwa zwei Drittel der Magenkarzinome haben zum Zeitpunkt der Diagnoseerstellung bereits per continuitatem die Serosa infiltriert bzw. penetriert. Insbesondere der diffuse Typ erreicht frühzeitig die Serosa und die subserösen Lymphgefäße und bildet somit die Basis für eine Metastasierung, vor allem für die peritoneale endokavitäre Aussaat.

Des Weiteren infiltrieren Magenkarzinome oft in die perigastralen Binde- und Fettgewebe im Bereich der nicht peritonealisierten Magenabschnitte, wie kleines Netz, Lig. hepatogastricum, Lig. gastrocolicum, Mesocolon transversum oder großes Netz.

Per continuitatem wachsen Magenkarzinome in das proximale Duodenum und in den distalen Ösophagus ein. Definitionsgemäß handelt es sich hierbei nicht um eine Fernmetastasierung. Nach Durchbrechen der Serosa kann das Magenkarzinom per continuitatem auf die Nachbarorgane, wie Leber, Milz, Pankreas, Colon transversum, Zwerchfell oder Bauchwand übergreifen. Eine peritoneale Aussaat kann per continuitatem, intraperitoneal durch Zellverschleppung (so genannten Abtropfmetastasen) oder hämatogen erfolgen.

Lymphogene Metastasierung

Die Lymphdrainage der Magenwand erfolgt über ein dichtes Gefäßnetz, das an der Magenoberfläche subserös verläuft. Da die Lymphgefäße in großer Zahl bis in die Mukosa reichen, erklärt sich die relativ hohe Metastasierungsrate der Magenfrühkarzinome (bis zu 3% beim Mukosatyp; bis zu 25% beim Submukosatyp).

Die Metastasierung erfolgt zunächst in die regionalen Lymphknoten (Abb. 14.**6a, b**). Regionale Lymphknoten für den Magen sind die perigastrischen Lymphknoten entlang der kleinen und großen Kurvatur und die Lymphknoten entlang der Aa. gastrica sinistra, hepatica communis, lienalis und coeliaca. Der Befall von allen anderen intraabdominellen Lymphknoten (hepatoduodenale, retroduodenale, retropankreatische, mesenteriale, paraortale Lymphknoten) gilt als Fernmetastasierung (eine Ausnahme wird beim Karzinom im voroperierten Magen gemacht).

Metastasen in intrathorakalen, paraösophagealen Lymphknoten gelten bei Tumoren mit Übergreifen auf den Ösophagus als regionäre Lymphknotenmetastasen, bei auf den Magen beschränkten Tumoren jedoch als Fernmetastasen.

Die perigastrischen Lymphknoten, die bis zu 3 cm vom Tumor entfernt sind, bildet die erste Lymphknotenstation (N1). Perigastrische Lymphknoten, die mehr als 3 cm vom Tumor entfernt sind sowie die an den Aa. gastrica sinistra, hepatica communis und lienalis lokalisierten Lymphknoten gelten als N2-Lymphknoten (Abb. 14.**6b**).

Aus operationstechnischen Gründen wird von der Japanese Research Society for Gastric Cancer (JRSGC) vorgeschlagen, die Lymphabflusswege in verschiedene Kompartmente einzuordnen (Abb. 14.**6a**-**c**):

- *Kompartment I* (Abb. 14.**6a**): alle direkt an der großen und kleinen Magenkurvatur lokalisierten Lymphknoten (Lymphknotenstationen 1–6 der japanischen Klassifikation), entsprechend der D1-Lymphknotendissektion.
- *Kompartment II* (Abb. 14.**6b**): alle Lympknotenstationen am Pankreasrand, im Bereich des Truncus coeliacus, entlang der A. hepatica communis und im Milzhilus (Stationen 7–11 der japanischen Klassifikation), entsprechend der D2-Lymphknotendissektion.
- *Kompartment III* (Abb. 14.**6c**): Lig. hepatoduodenale, retroperitoneale Lymphknotenstation, paraaortal-retropankreatisch bis zum linken Nierenstiel reichend und retroduodenal hinter dem Pankreaskopf gelegene Lymphknoten sowie Lymphknoten im Bereich der Mesenterialwurzel (Lymphknotenstationen 12–14 der japanischen Klassifikation).

Eine Sonderstellung nehmen die an der Hinterwand des Magenfundus lokalisierten proximalen Karzinome ein, die aufgrund ihrer anatomischen Lage frühzeitig wie retroperitoneale Tumoren nach links paraaortal in Richtung auf die linke Nebenniere und in den linken Nierenhilus metastasieren. Die in den Ductus thoracicus gelangten Tumorzellen können v.a. in die linksseitigen, supraklavikulären Lymphknoten (Virchow-Drüse) metastasieren.

Bei ca. 70% der resezierten Magenkarzinome bestehen bereits Lypmphknotenmetastasen in Abhängigkeit vom Primärtyp (ca. 90% beim diffusen Typ, ca. 60% beim intestinalen Typ).

Fernmetastasierung

Hämatogene Metastasen des Magenkarzinoms siedeln sich vorwiegend über das Pfortadersystem in die Leber an. Zum Zeitpunkt der Erstoperation weisen 15% der Patienten makroskopisch erkennbare Lebermetastasen auf. In Sektionsstatistiken sind sogar bei 55% der Patienten mit Magenkarzinomen Lebermetastasen nachweisbar. Insbesondere beim diffusen Typ des Magenkarzinoms können über den Ductus thoracicus Tumorzellen in den pulmonalen Kreislauf eingeschwemmt werden und zu Lungen- und Pleurametastasen führen.

Weitere häufige Metastasierungen finden sich im Peritoneum und im Skelett. Die peritoneale Metastasierung ist dabei überwiegend durch ein Wachstum per continuitatem oder als Abtropfmetastase zu beobachten, kann aber auch hämatogen verursacht sein.

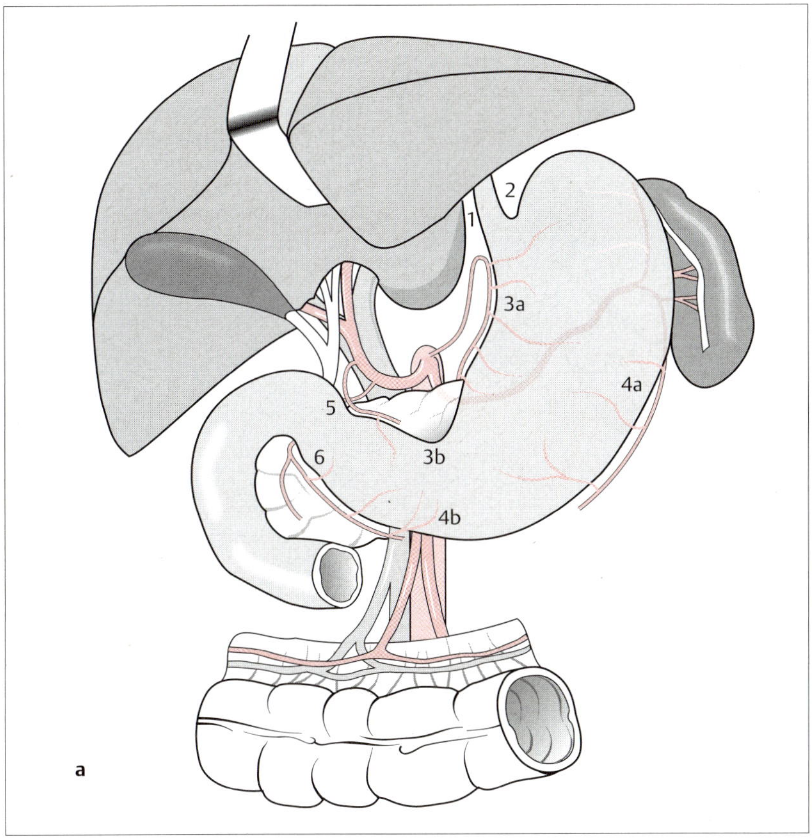

a

Abb. 14.**6a-c** Perigastrale Lymphknotenkompartmente I–III (Lymphknotennummerierung entsprechend der Japanese Research Society for Gastric Cancer; die D1-Lymphknotendissektion entspricht der Entfernung der Lymphknotenstationen 1–6, die D2-Lymphknotendissketion entspricht der Entfernung der Lymphknotenstationen 1–11 und die D3-Lymphknotendissektion entspricht der Entfernung der Lymphknotenstationen 1–14).

a Lymphknotenstationen im Kompartment I:

1 rechts parakardial
2 links parakardial
3 kleine Kurvatur
4 große Kurvatur
(**4a** A. gastroepiploica sinistra, **4b** A. gastroepiploica dextra)
5 kranial des Pylorus
6 kaudal des Pylorus

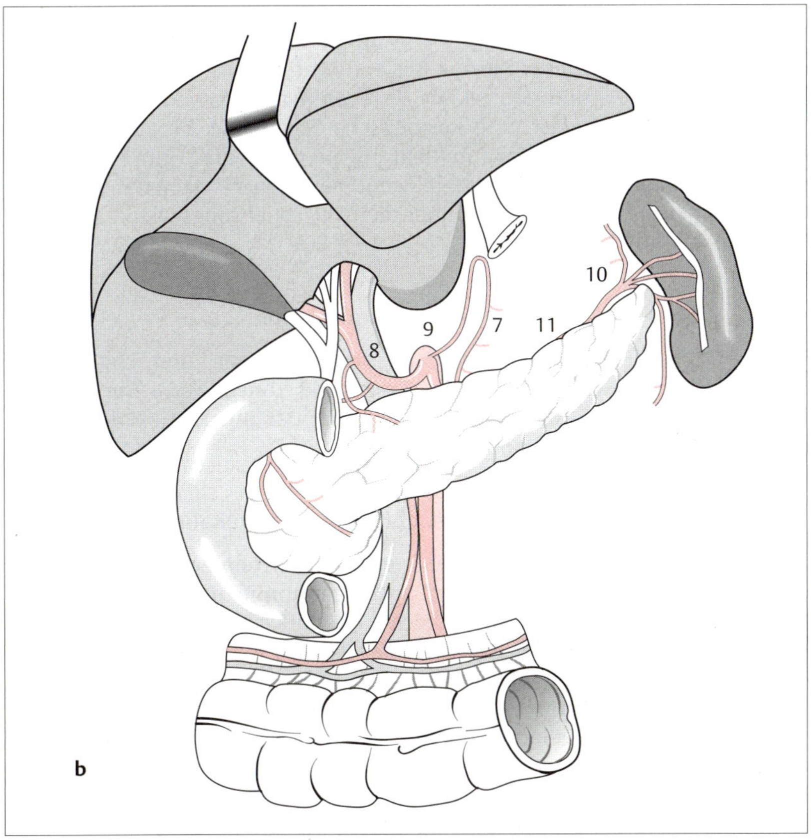

b

Abb. 14.**6b**
Lymphknotenstationen im Kompartment II:

7 A. gastrica sinistra
8 A. hepatica communis
9 Truncus coeliacus
10 Milzhilus
11 A. lienalis

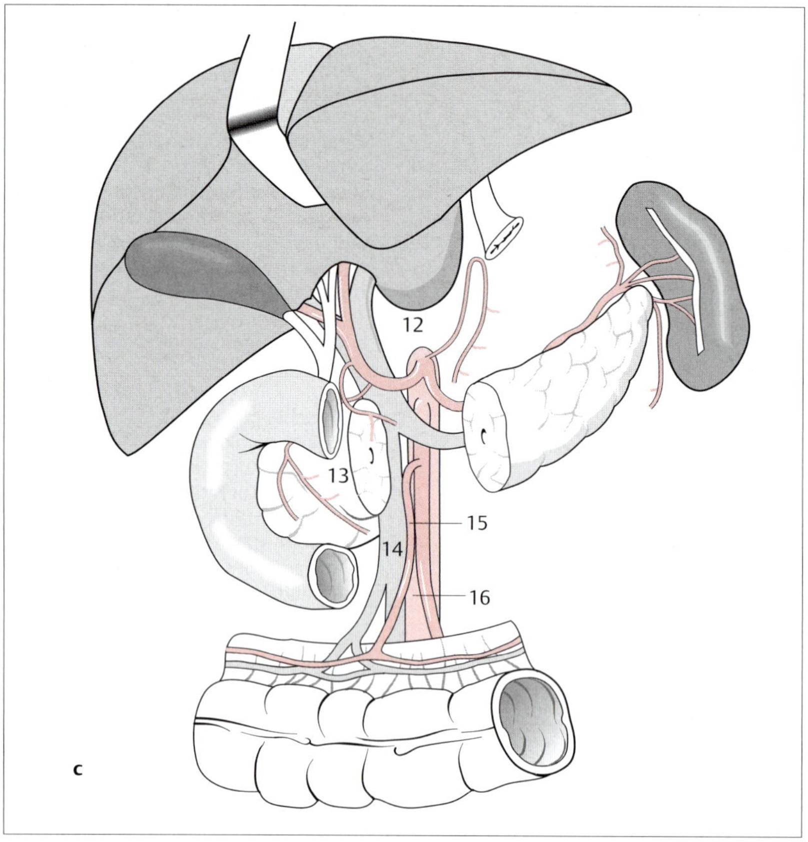

Abb. 14.**6c**
Lymphknotenstationen im Kompartment III:

12 Lig. hepatoduodenale
13 hinter dem Pankreaskopf
14 Mesenterialwurzel
15 A. colica media
16 Aorta abdominalis

Zugangswege bei Operationen am Magen und am proximalen Duodenum

Mediane Oberbauchlaparotomie

Der Vorteil dieses Verfahrens ist der rasche Zugang bei guter Übersicht des gesamten Abdomens. Die Inzision kann über den Nabel nach distal verlängert werden. Sie reicht nach proximal meist bis an den Processus xiphoideus, der umrundet werden kann, was einen verbesserten Zugang nach proximal garantiert.

Paramediane und transrektale Inzisionen

Der Zugang erfolgt meist über der Mitte des M. rectus abdominis; nach Eröffnung des vorderen Rektusblattes werden die Muskeln stumpf und die Intersectiones tendinae scharf gespalten.

Schräge Oberbauchinzision

Dieser Zugang schont meist die Innervation und ist kosmetisch günstig, da er entlang der Spaltlinie in der Haut verläuft. Er kann kombiniert werden mit einem medianen Längsschnitt.

Quere Oberbauchinzision

Dieser Zugang hat den Vorteil der guten Wundheilung und des relativ geringen Wundschmerzes und erzielt meist gute kosmetische Ergebnisse. Eine mediane Erweiterung in Richtung auf das Epigastrium ist möglich, führt jedoch gelegentlich zu mehr oder minder spitzwinkligen Wundecken, die ernährungsgestört sein können.

Rippenbogen-Randschnitt

Durch ihn erreicht man einen sehr guten Zugang zum subphrenischen Raum und zum Magen. Der Nachteil besteht in der Verletzung der Innervation der Bauchmuskeln.

Kombiniert abdominell-thorakale Zugänge

Hierbei kann entweder ein getrennter Zugang, z. B. eine mediane Oberbauchlaparatomie plus anterolaterale Thorakotomie rechts oder auch links im 5. bzw. 6. ICR, gewählt werden oder es wird eine Durchtrennung des Rippenbogens links in Höhe des 6. oder 7. ICR vorgenommen. Die Spaltung des Rippenbogens erlaubt einen besonders guten Zugang zum distalen Ösophagus und zur Kardiaregion, führt jedoch postoperativ häufig zu Atemstörungen bzw. zu einem erhöhten Schmerzmittelbedarf.

Intraoperative Befunderhebung

Nach der Laparatomie sollte zunächst eine sorgfältige Revision der gesamten Bauchhöhle erfolgen, um sowohl das Ausmaß des lokalen Tumorwachstums als auch das Vorliegen von Fernmetastasen zu erfassen. Besonders intensiv muss hierbei die Leber untersucht werden, da, wie oben beschrieben, in der Leber am häufigsten Fernmetastasen lokalisiert sind.

Im Rahmen von Studien wurde z. T. eine Zytologie von Zellen aus dem Bauchraum durchgeführt, wobei eine Verschlechterung der Prognose durch den Nachweis von malignen Zellen in der Spülflüssigkeit gezeigt werden konnte. Diese Untersuchungsmethode hat sich aber bisher nicht auf breiter Basis durchsetzen können und gehört nicht zur routinemäßigen intraoperativen Befunderhebung.

Des Weiteren muss im Bereich des Douglas-Raums nach einer Peritonealkarzinose oder nach einem Befall der Ovarien (Krukenberg-Tumor) gesucht werden. Palpatorisch untersucht werden sollten auch die paraaortalen Lymphknoten unterhalb des Pankreas.

Als nächster Schritt schließt sich die Überprüfung der Resektabilität des Tumors an. Dieses Vorgehen sollte weitgehend standardisiert durchgeführt werden.

Ist eine *Gastrektomie* geplant, erfolgt zunächst die Mobilisation der lateralen Segmente des linken Leberlappens vom Zwerchfell. Diese werden eingeschlagen, sodass der intraabdominelle Ösophagus freiliegt. Dieser wird dann nach Spaltung des darüber liegenden Peritoneums und stumpfer Unterfahrung unterhalb des Hiatus oesophagei angeschlungen.

Hierbei lässt sich bereits festlegen, ob bei proximalen Tumoren ein Übergriff auf den Ösophagus vorliegt, bzw. ob es notwendig ist, transhiatal oder abdominellthorakal vorzugehen.

Als nächster Schritt erfolgt die Durchtrennung der Pars densa des kleinen Netzes, um durch Inspektion bzw. Palpation die Region des Truncus coeliacus zu inspizieren. Dieses erlaubt einen sehr guten Überblick über das Ausmaß der Lymphknotenmetastasierung im Kompartment II.

Als Nächstes erfolgt die Mobilisation des Duodenums nach Kocher, um die retropankreane Lymphknotenstation 13 im Kompartment III darzustellen. Als nächster Schritt wird das große Netz vom Kolon abgesetzt und die Bursa omentalis eröffnet. Durch Inspektion der Magenhinterwand sowie der Pankreasvorderwand, einschließlich der am Oberrand gelegenen suprapankreatischen Lymphknoten und des Truncus coeliacus, wird das intraoperative klinische Staging vervollständigt.

Anhand der intraoperativ erhobenen Tumorausdehnung muss entschieden werden, ob eine R0-Resektion möglich ist. Sollte von Vornherein nur eine R2-Resektion möglich sein, so handelt es sich um eine palliative Situation, in der eine erweiterte Lymphadenektomie nicht sinnvoll ist. Über die Frage der R1-Resektion wird immer nur der Pathologe entscheiden können.

Ist absehbar, dass eine R0-Resektion aus lokalen Gründen nicht erzielt werden kann, so sollte der Eingriff als Probelaparotomie beendet und ein neoadjuvantes Therapiekonzept überlegt werden. Bei Vorliegen einer Linitis plastica (diffuses Magenkarzinom, welches den gesamten Magen betrifft) muss auf eine Resektion verzichtet werden, da sich in dieser Situation durch eine Operation keine Verbesserung der Prognose erzielen lässt.

Verfahrenswahl und Resektionsausmaß beim Magenkarzinom

Die operative Therapie ist das bisher *einzige kurative Therapieprinzip* des Magenkarzinoms. Das Ziel der Operation ist die Entfernung des tumortragenden Magenabschnitts im Gesunden, einschließlich des Lymphabflussgebiets, wozu auch das große und kleine Netz zählen. Während distal das Duodenum grundsätzlich 2 cm unterhalb des Pylorus durchtrennt wird, ist die proximale Resektionsgrenze in Abhängigkeit von der Tumorlokalisation und dem histologischen Typ zu wählen, wobei Allgemeinzustand und Alter des Patienten mitberücksichtigt werden sollten.

Standardverfahren stellen die *Gastrektomie und die subtotale Magenresektion* (4/5-Resektion) dar. Die subtotale Magenresektion wird insbesondere bei den Frühkarzinomen und bei distalen Tumoren des Magens ohne Anhalt für eine Lymphknotenmetastasierung v.a. entlang der kleinen Kurvatur und histologisch intestinaler Differenzierung der T-Kategorien 1 und 2 gewählt. Der Sicherheitsabstand sollte oral mindestens 6 cm betragen.

Bei diffusen Karzinomformen wird im Allgemeinen unabhängig von ihrer Lokalisation die Gastrektomie empfohlen. Wird ausnahmsweise bei sehr distalem Tumorsitz eine subtotale Resektion angestrebt, sollte gesichert sein, dass zwischen proximalem Tumorrand und Resektionsebene ein Abstand von 8 cm besteht.

Subtotale Magenresektion

Findet sich zum Zeitpunkt der Operation ein kleiner Tumor im distalen Magen (<2 cm) und ist präoperativ eine intestinale Wachstumsform verifiziert, kann eine subtotale Magenresektion (Abb. 14.7**a**, **b**) durchgeführt werden.

Der Eingriff beginnt mit einer *Unterpolsterung der Milz*, nachdem diese aus ihrem Bett leicht angehoben worden ist. Dadurch wird das Lig. gastrolienale entspannt und die Gefahr einer Verletzung der Milz verringert. Die Absetzung des großen Netzes vom Querkolon ist meist bereits im Rahmen der primären Exploration erfolgt. Die embryonalen peritonealen Verklebungen werden meist scharf durchtrennt, wobei im Bereich der rechten Kolonflexur eine vollständige Absetzung des Netzes notwendig ist.

Die *Gefäßversorgung* der großen Kurvatur über Äste aus der A. gastroepiploica sinistra sollte im proximalen

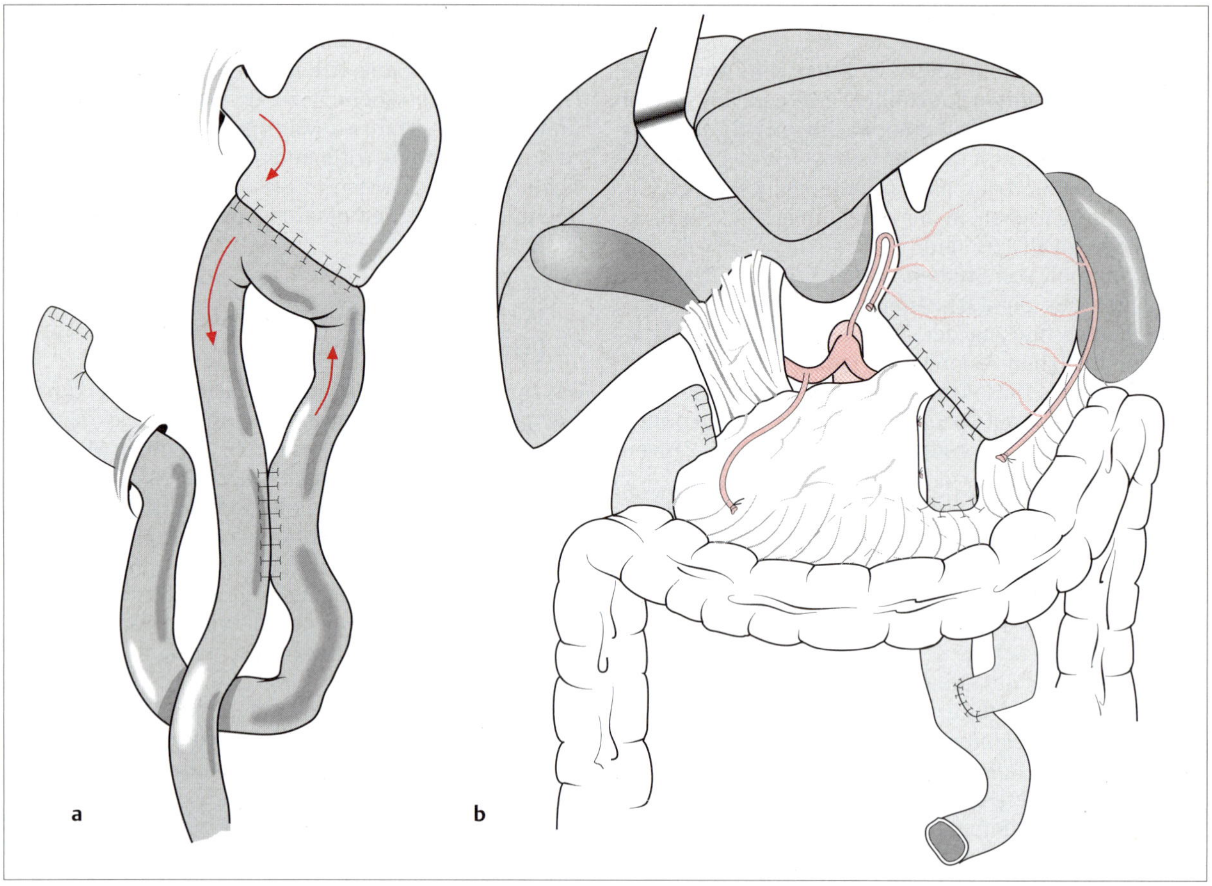

Abb. 14.**7a, b** Subtotale Gastrektomie mit isoperistaltischer Gastrojejunostomie und Enteroanastomose nach Braun (**a**) und subtotale Gastrektomie mit Gastrojejunostomie und Enteroanastomose nach Roux-Y (**b**).

Magen erhalten bleiben, im distalen Anteil des Magens muss sie jedoch ebenso wie die Vene unterbunden werden. Der Magenstumpf wird dann über aus der A. lienalis stammende Äste (Vasa gastricae breves und A. gastroepiploica sinistra) versorgt. Die A. gastrica sinistra muss in der Regel radikulär ligiert werden.

Die *Skelettierung des Bulbus duodeni* nach Mobilisation des Netzes und Mobilisation des Duodenums nach Kocher beginnt mit einer Durchtrennung der A. und V. gastrica dextra unterhalb des Pylorus nahe der Duodenalwand. Das Gewebe an der Hinterwand des Bulbus wird ca. 3–4 cm distal des Pylorus unterfahren und durchtrennt, nachdem die aus der A. gastroduenalis entstammenden Äste ligiert und umstochen worden sind.

Das *Duodenum* wird dann mindestens 2 cm distal des Pylorus durchtrennt, nachdem nach distal eine Klammernahtreihe angebracht worden ist, die den Duodenalstumpf sicher verschließt. Lediglich bei einer Blutung aus der Absetzungslinie des Duodenalstumpfes sollte eine zusätzliche Serosierung erfolgen, ansonsten ist eine Übernähung nicht notwendig.

Nach dem Hochschlagen des Magens, Resektion des kleinen Netzes und Darstellung des Truncus coeliacus erfolgt die radikuläre Ligatur der A. gastrica sinistra unter Mitnahme aller in ihrem Aufteilungsgebiet an der kleinen Kurvatur liegenden Lymphknoten.

Jetzt wird als Nächstes die *Resektionsgrenze am Magen* festgelegt. Im Allgemeinen liegt sie an der großen Kurvatur 2 Finger oberhalb des Übergangs der A. gastroepiploica dextra in die A. gastroepiploica sinistra. An der kleinen Kurvatur liegt sie unmittelbar subkardial. Der Magenstumpf wird nach proximal mit einer doppelten Klammernahtreihe verschlossen und der Magen wird dann mitsamt großem und kleinem Netz entfernt.

Die Lymphadenektomie wird in gleicher Weise wie weiter unten geschildert vorgenommen.

Rekonstruktion

Die mit einer Klammernahtreihe verschlossenen Absetzungsreihe wird mit einer fortlaufenden, seromuskulären Naht serosiert, wobei ein ca. 6–8 cm großer Anteil an der großen Kurvatur für die Anastomose freigelassen wird. Die Anastomose als Gastrojejunostomie erfolgt antekolisch mit Enteroanastomose nach Braun, kann jedoch auch retrokolisch mit Enteroanastomose nach

Braun erfolgen. Ebenso kann eine Roux-Y-Gastrojejunostomie durchgeführt werden.

Bei einem hohen Risiko für ein Lokalrezidiv (dorsales T3-Karzinom oder Verdacht auf Lymphknotenbefall im Truncus coeliacus) sollte die abführende Schlinge antekolisch angelegt werden. Die Anastomose wird zweireihig als seromuskuläre Einzelknopfnaht, gefolgt von einer fortlaufenden Allschichtnaht erstellt; die Vorderwand wird einstülpend genäht.

Anastomose mittels Klammernahtgerät

Die Gastrojejunostomie kann ebenfalls durch eine Klammernahtanastomose erstellt werden. Nach vollständiger Serosierung der Absetzungslinie am Magenstumpf wird das Klammernahtgerät durch 2 Stichinzisionen an der hochgezogenen ersten Jejunalschlinge bzw. der Magenhinterwand eingeführt und die Anastomose erstellt. Die Eingangsöffnung am Jejunum wird durch eine weitere Klammernahtreihe quer zur Längsrichtung des Darms verschlossen.

Gastrektomie

Der Eingriff beginnt mit dem Anschlingen des intraabdominellen Ösophagus, sodass zu diesem Zeitpunkt häufig schon entschieden werden kann, ob der Eingriff ausschließlich vom Abdomen her durchgeführt werden soll.

Als nächster Schritt erfolgt dann die Mobilisation des großen Netzes nach dessen Hochschlagen und dem Lösen von Verwachsungen, wobei ein gegenläufiges Anziehen des großen Netzes nach oben und des Querdarms nach unten das Vorgehen erleichtert. Beim Präparieren in der richtigen Schicht blutet es kaum.

An der rechten Kolonflexur wird das Omentum majus am Übergang in das Lig. duodenocolicum zwischen Klemmen durchtrennt und durch Umstechung versorgt. An der linken Kolonflexur muss das Lig. phrenicocolicum gespalten und das Omentum majus am Übergang zum Unterrand des Lig. gastrolienale sowie zum hinteren Blatt des Lig. gastrocolicum zwischen Klemmen abgesetzt werden.

Vorgehen an der Milz

Im Gegensatz zu früheren Überlegungen wird heute versucht, die Milz zu erhalten. Man schützt die Milz am besten, in dem man sie anhebt und mit einem Tuch unterpolstert und so das Lig. gastrolienale mit den Vasa gastricae breves entspannt. Danach erfolgt die Skelettierung milznah unter Schonung der Strukturen des Milzhilus. Nachdem der Oberrand der Milz erreicht ist, ist es meistens sehr einfach, in Richtung auf den angeschlungenen Ösophagus zu präparieren.

Die Lymphknotendissektion im Milzhilus wird bei proximalen Magenkarzinomen diskutiert, ist aber technisch schwierig und mit dem Risiko einer postoperativen Morbiditätszunahme verbunden. Sie wird in den westlichen Industrienationen üblicherweise nicht durchgeführt. In Japan wird allerdings beim proximalen Magenkarzinom die routinemäßige Splenektomie oder die Lymphknotendissektion im Milzhilus gefordert.

Distaler Resektionsrand

Das Vorgehen distal unterscheidet sich nicht vom Vorgehen bei der subtotalen Resektion. Die Versorgung des Duodenalstumpfes erfolgt in gleicher Weise, oder es erfolgt die Absetzung des Duodenums offen, falls geplant ist, eine Interposition zwischen Ösophagus und Duodenum vorzunehmen.

Oberer Resektionsrand

Nach radikulärer Ligatur der A. gastrica sinistra muss die Resektionsebene am intraabdominellen Ösophagus festgelegt werden. Entscheidend ist, dass der Tumor vollständig reseziert wird. Es ist daher häufiger notwendig, vom Absetzungsrand eine intraoperative Schnellschnittuntersuchung vorzunehmen. Die Absetzung erfolgt meist ca. 1,5 cm oberhalb der Kardiaregion. Wird die Anastomose mittels Handnaht erstellt, wird der intraabdominelle Ösophagus mittels 4 Haltefäden angeschlungen.

Soll eine maschinelle Anastomose erstellt werden, wird eine Tabaksbeutelnaht an den Ösophagusstumpf angelegt.

Lymphadenektomie

An dieser Stelle soll die Technik der Lymphadenektomie kurz geschildert werden; auf die Wertigkeit eines derartigen Vorgehens wird später eingegangen werden.

Lymphadenektomie des Kompartments I

Sie umfasst je nach Resektionsausmaß im Bereich des Magens (subtotale Magenresektion oder totale Gastrektomie) die Entfernung der Lymphknoten entlang der großen und kleinen Kurvatur, wobei auf eine En-Bloc-Dissektion des gesamten Präparats geachtet werden sollte. Wird eine subtotale Resektion durchgeführt, bleiben naturgemäß Lymphknoten entlang der Gefäßversorgung im Bereich des oralen Drittels an der großen Kurvatur des Magens erhalten, da sonst eine Beeinträchtigung der Gefäßversorgung zu befürchten wäre.

Im Endergebnis werden bei der Gastrektomie die Lymphknotenabflussstationen 1–6 der japanischen Nomenklatur komplett entfernt, bei der subtotalen Magenresektion die Lymphknotenstationen 3, 4, 5 und 6. Eine gesonderte Dissektion der Lymphknoten 1 und 2 ist aber auch bei subtotaler Gastrektomie ohne Kompromittierung der Gefäßversorgung möglich.

Lymphadenektomie des Kompartments II

Das Ziel der Lymphadenektomie des Kompartments II ist die Entfernung der Lymphknotenstationen 7–11 der japanischen Nomenklatur.

Technisch geht man am besten so vor, dass entlang der A. gastroduodenalis auf die A. hepatica communis hin präpariert wird. Zunächst wird dann präpariert in Richtung auf die Leber bis zum Lig. hepatoduodenale. Häufig muss die A. gastrica dextra erneut unterbunden werden. Nach zentral erfolgt die Präparation entlang des Pankreasoberrands auf der Vorderwand der A. hepatica communis.

Meist ist es besser, die A. hepatica communis anzuschlingen, um die Lymphabflusswege auch hinter der A. hepatica communis präparieren zu können. Dies gilt insbesondere für das Gebiet, wo man die Vorderwand der V. portae kreuzt. Nachdem man medial auf die V. coronaria ventriculi gestoßen ist, wird der Truncus coeliacus dargestellt. Von hier aus wird dann entlang der A. lienalis weiter präpariert. Dies gelingt am Oberrand des Pankreas meistens relativ leicht. Problematisch wird die Präparation im Bereich des Milzhilus, von einigen Gruppen wird daher in einem hohen Prozentsatz gleichzeitig eine Milzexstirpation durchgeführt. Auf die Problematik der Milzexstirpation und Pankreasschwanzresektion zur Steigerung der Radikalität wird weiter unten eingegangen.

Die Präparation im Bereich des Truncus coeliacus führt zu einer Darstellung des Abgangs der A. gastrica sinistra, die zentral abgesetzt werden sollte. Die Präparation kann jetzt bis zum Hiatus oesophagei auf der Vorderwand und seitlich der Aorta erfolgen.

Es ist nicht entscheidend, ob die Resektion en bloc zusammen mit dem Magen erfolgt, oder ob zunächst der Magen mit dem Kompartment I entfernt worden ist.

Lymphadenektomie des Kompartments III

Die Wertigkeit dieser Lymphadenektomie ist sehr umstritten. Entfernt werden die Lymphknotenstation 12 im Lig. hepatoduodenale, die Lymphknotenstation 13 retropankrean nach Mobilisation des Duodenums und die Lymphknotenstation 14 an der Mesenterialwurzel. Zumindest die Lymphknotenstationen 12 und 13 können durchaus en bloc mit dem Kompartment II entfernt werden.

Eine weitergehende Lymphadenektomie paraaortal (Lymphknotenstation 16) oder mesenterial (Lymphknotenstation 15) ist z. T. nur mit einer Linksresektion des Pankreas und einer Splenektomie möglich. Wie im Weiteren aufgeführt, beinhaltet diese Ausweitung der Operation aber eine Zunahme der postoperativen Morbidität und Mortalität. Es konnte bisher kein sicherer Beweis geführt werden, dass eine Ausdehnung der Operation auf Kompartment III eine Veränderung der Prognose des Magenkarzinoms herbeiführt.

Abdominal erweiterte Gastrektomie mit Pankreaslinksresektion, Milzexstirpation und partieller Ausräumung des Kompartments III

Ein derartiges Vorgehen ist gelegenlich gerechtfertigt bei Tumoren im proximalen Magendrittel, die die Magenhinterwand überschritten haben und in Pankreaskorpus und -schwanz eingebrochen sind. Ob für eine Lymphknotenentfernung der Stationen 14 (an der Mesenterialwurzel) und 16 (paraaortal) eine Indikation besteht, ist zweifelhaft.

Das weitere Vorgehen richtet sich nach den vorausgegangenen Operationsschritten. Wurde die A. lienalis im Rahmen der Lymphadenektomie bereits freigelegt, so wird sie am besten nahe dem Truncus coeliacus angeschlungen und primär ligiert. Da die Vorderwand der Pfortader ebenfalls sichtbar ist, kann von hier hinter dem Pankreas in Richtung V. mesenterica superior präpariert werden.

Danach wird am Unterrand des Pankreas die Unterkreuzungsstelle der V. mesenterica superior aufgesucht und das Pankreas unterfahren.

Durch den gebildeten Tunnel wird ein Zügel gezogen, sodass das Pankreas etwas von der Pfortader abgehoben werden kann. Die Resektionsebene am Pankreas selbst richtet sich nach der Tumorinfiltration. Sie erfolgt nicht in jedem Fall über der V. mesenterica superior.

Der nächste Operationsschritt beinhaltet die Mobilisation der Milz von lateral: Nach Durchtrennung des Lig. phrenicolienale bzw. Lig. splenocolicum wird das parietale Peritonealblatt am Milzrand eingekerbt. Das darunter liegende, lockere Bindegewebe wird dann meist stumpf abgeschoben. Unter allmählich stärker werdendem Zug an der Milz nach medial gelingt es, das Pankreas schrittweise am Ober- und Unterrand zu mobilisieren, bis die Pfortader bzw. V. mesenterica superior erscheint.

Nach Durchtrennung des Pankreas kann der Pankreasgang ligiert werden. Der Pankreasstumpf wird durch Übernähung mit Einzelknopfnähten versorgt, wobei kleinere arterielle Blutungen gesondert umstochen werden sollten.

Die Lymphknotenstationen entlang der Mesenterialgefäße bzw. entlang der linken Aortenseite (Lymphknotenstationen 15 und 16) sowie der Nierengefäße liegen jetzt relativ frei und können systematisch entfernt werden.

Rekonstruktion nach Gastrektomie

Seit Durchführung der ersten Gastrektomie hat es eine Vielzahl von technischen Empfehlungen zur Rekonstruktion nach Gastrektomie gegeben. Prinzipiell lassen sich 3 Grundprinzipien aufzeigen:

- die direkte Ösophagojejunostomie,
- die ösophagoduodenale Jejunum-Interposition und
- die Schaffung von Reservoirs (Ersatzmagenbildung).

Direkte Ösophagojejunostomie

Die direkte Ösophagojejunostomie wurde von Schlatter bei der ersten Gastrektomie 1897 zur Rekonstruktion der ösophagointestinalen Passage verwandt. Die direkte Ösophagojejunostomie ohne Entero-Entero-Anastomose sollte nicht mehr angewendet werden, da es hier zu einer schweren Refluxösophagitis kommt; dieses Verfahren ist obsolet.

Üblicherweise durchgeführt wird heute die *Roux-Y-Rekonstruktion*, wobei die Ösophagojejujostomie als End-zu-End- oder als End-zu-Seit-Anastomose angelegt werden kann (Abb. 14.**8a**, **b**).

Wesentliche Voraussetzungen für eine komplikationslose Anastomosenheilung ist die Spannungsfreiheit der hochgezogenen Jejunalschlinge und deren gute Durchblutung.

Die End-zu-Seit-Anastomose wird heute häufig als instrumentelle Naht mit dem Stapler ausgeführt. Nach Anlegen einer Tabaksbeutelnaht am distalen Ösophagus und Einbinden der Kopfplatte des Staplers (Größe Charr. 25 oder 28) wird die 1. Jejunalschlinge ca. 15 cm hinter dem Treitz-Band durchtrennt und der distale Anteil, der einen ausreichend langen Gefäßstiel hat, retrokolisch in den Oberbauch gezogen.

In das Lumen der hochgezogenen Jejunalschlinge wird dann mit dem Nähapparat eingegangen und nach ca. 5–7 cm die Wand durchstochen. Nach Adaptation beider Klammernahtplatten, Schießen der Anastomose und Entfernung des Klammernahtgeräts wird eine enterale Sonde über die Anastomose geschoben.

Die Überprüfung der Suffizienz erfolgt durch Einblasen von Luft in die Sonde, wobei der abführende Schenkel sowie die Eingangsöffnung des Jejunums mittels weicher Darmklemme verschlossen werden. Die Sonde wird dann in den abführenden Teil der Jejunalschlinge weit nach vorne geschoben und die Eingangsöffnung an der Durchtrennungsstelle des Jejunums wird mittels Klammernahtgerät verschlossen.

Der zuführende Teil der ersten Jejunalschlinge wird dann 40–45 cm distal der Ösophagojejunostomie End-zu-Seit in den abführenden Teil der Jejunalschlinge anastomosiert.

Ösophagoduodenale Interposition

Interponate zwischen Ösophagus und Duodenum (Abb. 14.**9**) haben das Ziel, die physiologische Passage der Nahrung durch das Duodenum zu erhalten. Zahlreiche Techniken zur Wiederherstellung der Duodenalpassage nach Gastrektomie sind beschrieben worden. Am häufigsten interponiert wird eine 35–40 cm lange proximale Jejunumschlinge, die soweit skelettiert wird, dass eine ausreichende Gefäßversorgung vorhanden ist.

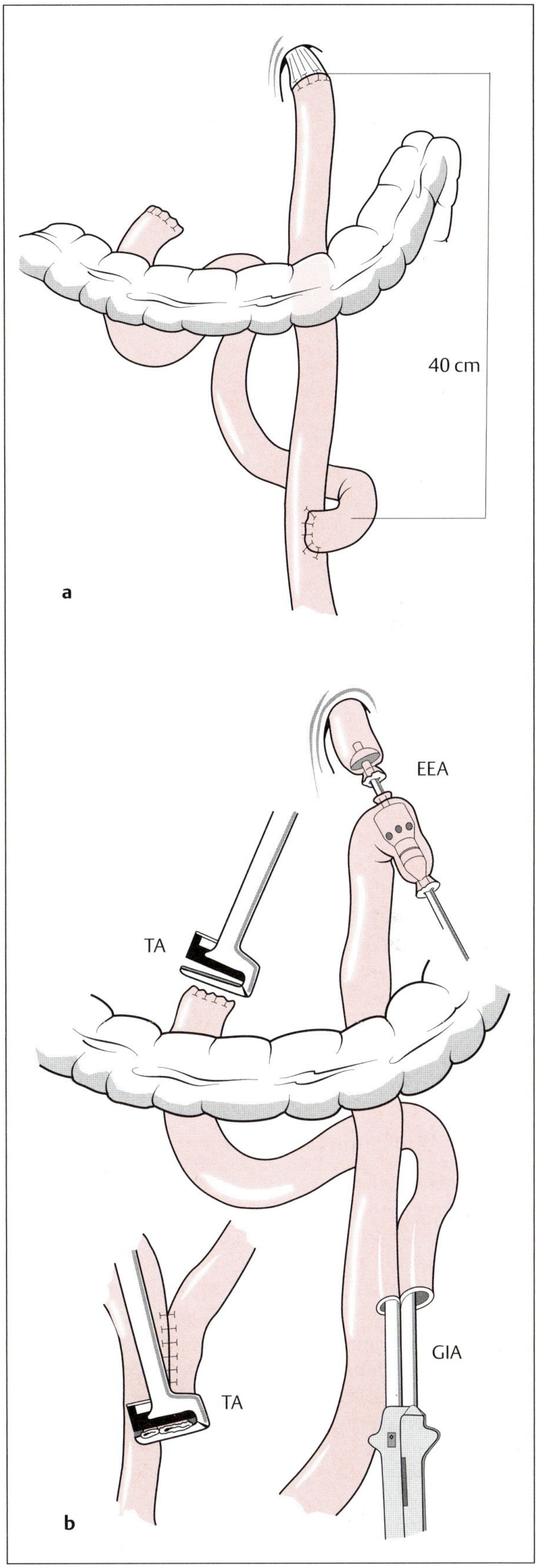

Abb. 14.**8a**, **b** Gastrektomie mit Rekonstruktion nach Roux-Y.

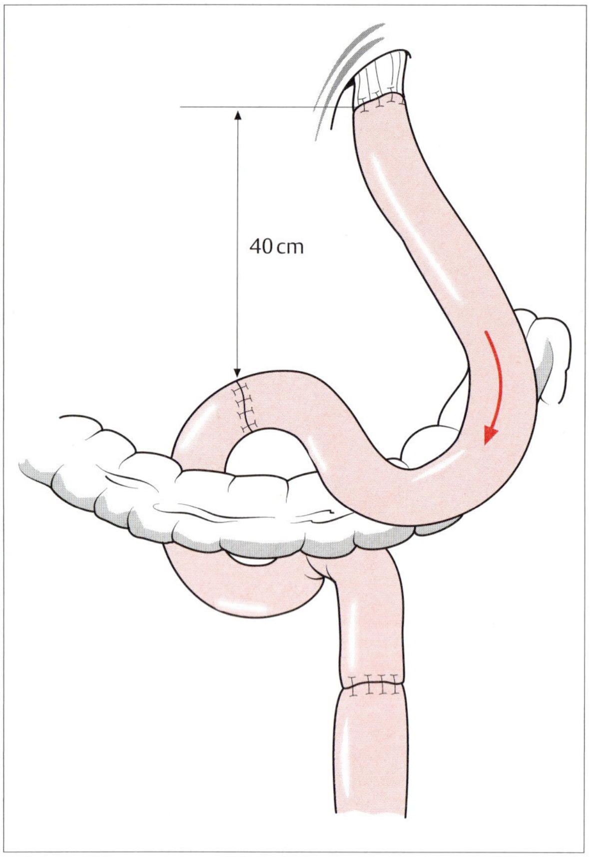

Abb. 14.**9** Gastrektomie mit Rekonstruktion nach Longmire.

Retrokolisch wird diese in den Oberbauch verlagert. Die ösophagojejunale, proximale Anastomose wird dann meist End-zu-Seit angelegt, wobei sowohl maschinelle als auch Handnahttechniken verwandt werden. Die distale Anastomose (Jejunoduodenostomie) wird End-zu-End in einreihiger oder zweireihiger Technik erstellt. Als 3. Anastomose wird eine Jejuno-Jejunostomie an der Entnahmestelle des Interponats angelegt.

Reservoirbildung (Ersatzmagen)

Insbesondere bei den Techniken der direkten Ösophagojejunostomie ist immer wieder versucht worden, durch eine Schaffung eines Ersatzmagens aus einem Dünndarmanteil eine Verbesserung der Nahrungsaufnahme, eine Vermeidung des postoperativen Gewichtsverlusts oder eine Steigerung der Lebensqualität der Patienten zu erzielen. Zahlreiche Techniken sind hierfür entwickelt worden. Eine endgültige Antwort über die Wertigkeit dieses Verfahrens konnte bisher jedoch noch nicht gegeben werden.

Im deutschsprachigen Raum hat sich vor allem die Ösophagojejunoplikation nach Peiper/Siewert (Abb. 14.**10a**, **b**) sowie die Modifikation nach Herfarth (Abb. 14.**11**) etabliert. Bei der Ösophagojejunoplikation erfolgt die Rekonstruktion der Intestinalpassage mit einer oberen Jejunalschlinge. Der zuführende Schenkel kommt großkurvaturseits, der abführende Schenkel kleinkurvaturseits zu liegen. Etwa 8 cm vom Scheitelbogen entfernt wird eine 15 cm lange Seit-zu-Seit-Enteroanastomose zwischen zu- und abführendem Jejunalschenkel angelegt.

Der Ösophagusstumpf wird in die proximale Vorderwand der Jejunostomie eingepflanzt. Zur Sicherung der Anastomose bzw. zur Refluxverhütung wird der offene Scheitelbogen der Schlinge rechts und links vom Ösophagus hervorgezogen, um beide Schenkel an der Vorderwand durch mehrere Einzelknopfnähte zu vernähen.

Die Modifikation nach *Herfarth* besteht darin, dass der Ösophagusstumpf nicht in die Vorderwand der Jejunostomie implantiert wird, sondern eine gesonderte Inzision im Bereich der blinden Jejunalschlinge erfolgt. Für alle Rekonstruktionsverfahren wesentlich ist die Vermeidung von alkalischem Reflux in den Ösophagus, da dies zu schweren, intraktablen Refluxösophagitiden führt. Zur Vermeidung muss eine mindestens 35–40 cm große Distanz zwischen Ösophagojejunostomie und zuführender proximaler Jejunumschlinge gelegt werden. Hierdurch kann eine Refluxproblematik weitgehend verhindert werden.

Morbidität und Mortalität der chirurgischen Therapie des Magenkarzinoms

In einer Vielzahl von Studien wurde über die Morbidität und Mortalität der chirurgischen Therapie des Magenkarzinoms berichtet (Tab. 14.**5** und 14.**6**). Auch heute noch muss mit einer Morbidität von etwa 30% gerechnet werden; die Mortalität sollte unter 10% liegen. Die Mortalität korreliert möglicherweise negativ mit der Zahl der pro Jahr durchgeführten Gastrektomien (98), in der holländischen Multicenterstudie wurde allerdings keine derartige Korrelation festgestellt (12).

Als *Risikofaktoren* für die Morbidität wurden das Lebensalter (18, 93), die Zahl der Nebenerkrankungen, v.a. kardiopulmonaler Art (100), die Splenektomie (13, 18, 28, 93), die D2-Lymphadenektomie (13, 28, 93) und die distale Pankreasresektion (13, 28, 93) identifiziert.

Risikofaktoren für die Mortalität stellen das männliche Geschlecht (30, 93, 111), das Lebensalter (111, 30, 93), die Zahl der Nebenerkrankungen (100), die Splenektomie (13, 28, 93, 111), die D2-Lymphadenektomie (13, 28, 93) und die distale Pankreasresektion (93) dar.

Gastrektomie und subtotale Magenresektion weisen keinen wesentlichen Unterschied in Bezug auf Morbidität und Mortalität auf (16, 42, 87). Der durchschnittliche Krankenhausaufenthalt nach Gastrektomie wird zwischen 14 (12, 16) und 28 Tagen (18, 28) angegeben.

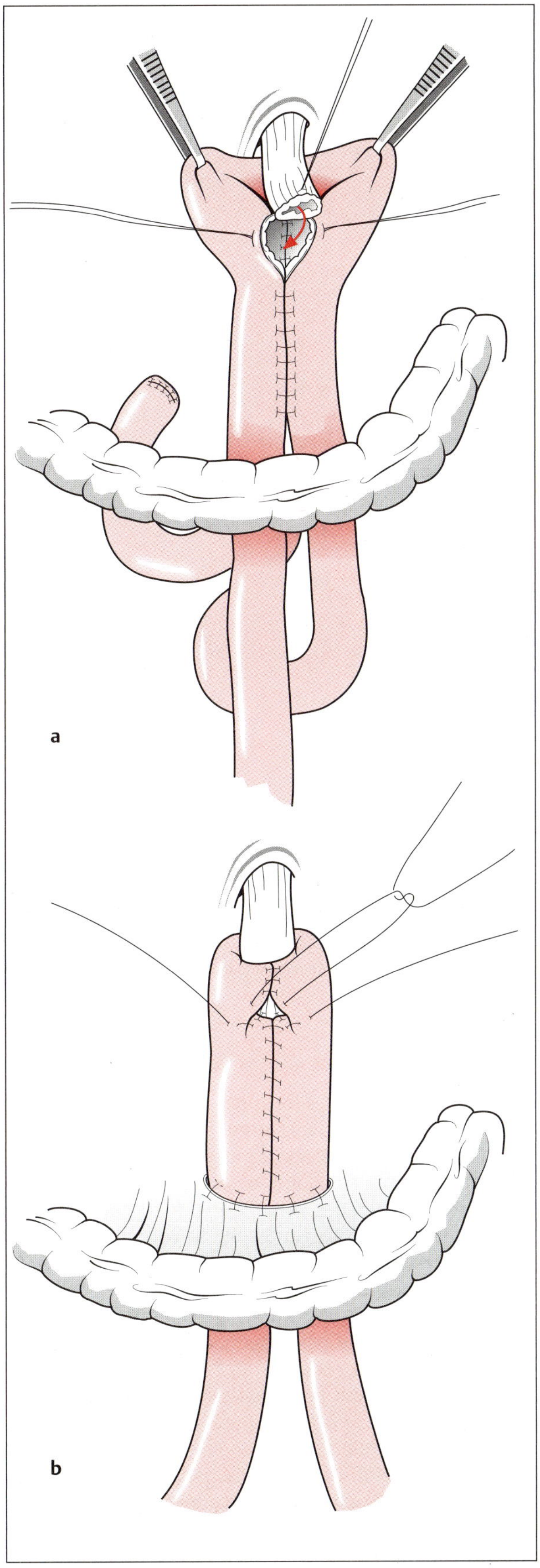

◁ Abb. 14.**10a**, **b** Gastrektomie mit Ersatzmagenbildung und Jejunoplikation im Bereich der Ösophagojejunostomie nach Peiper/Siewert.

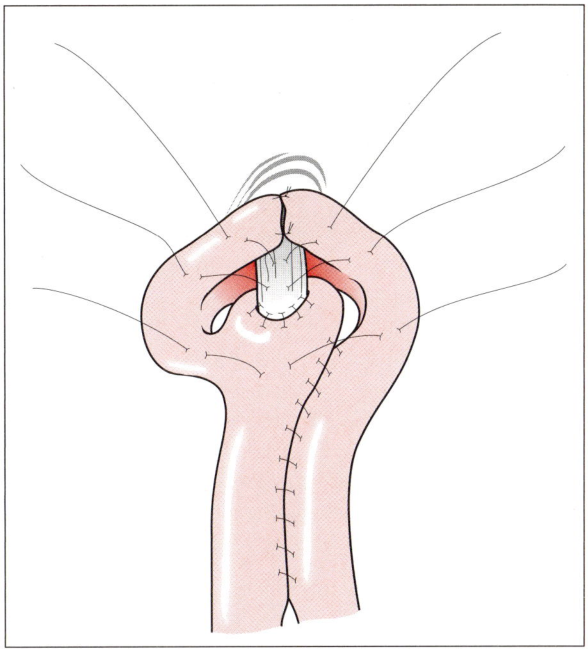

Abb. 14.**11** Gastrektomie mit Ersatzmagenbildung und Jejunoplikation im Bereich der Ösophagojejunostomie nach Herfarth.

Ergebnisse der chirurgischen Therapie des Magenkarzinoms

Verschiedene Faktoren beeinflussen die Prognose des Magenkarzinoms ganz entscheidend. Von Seiten der chirurgischen Therapie sind vor allem zu nennen:

- die Tumorfreiheit der Resektionsränder (R0- versus R1-Resektion) sowie
- das Ausmaß der Lymphadenektomie.

Ausmaß der Magenresektion

Größe und Lokalisation des Tumors beeinflussen naturgemäß das Ausmaß der Magenresektion. Wie bereits oben betont, kann als weiterer Faktor die Wachstumsform (diffuser oder intestinaler Typ nach Laurén) von Bedeutung sein.

Sicherheitsabstand bei der Resektion

Die chirurgische Resektion mit – mikroskopisch bestätigt – nicht infiltrierten Resektionsrändern (R0-Resektion) stellt das einzige potenziell kurative Behandlungskonzept für Patienten mit einem Magenkarzinom dar. Sowohl präoperativ als auch intraoperativ ist jedoch oft schwer zu entscheiden, inwieweit ein Tumor submukös oder intramural gewachsen ist. Daher wird von vielen Autoren bei ausgedehnteren Resektionen gefordert, dass eine intraoperative Schnellschnittuntersuchung die Bestätigung eines nicht infiltrierten Resektionsrandes liefert.

Tabelle 14.5 Morbidität und Mortalität nach kurativer Gastrektomie (R0-Resektion); 5-Jahres-Überlebensraten beim Magenkarzinom

Referenz	Jahr	Pat.	peri-operative Morbidität	OP-Letalität	5-Jahres-Überlebensraten				
					gesamt	Stadium I	Stadium II	Stadium III	Stadium IV
Maruyama	1987	3176		1%		91%	72%	44%	9%
Heberer	1988	16594		6,7–11,7%					
Viste	1988	1010	19–52%	7–16%					
Gouzi	1989	169	33%	1,3–3,2%					
Msika	1989	156		6%	44%	79%	67%	18%	4%
Brady	1991	392	33%	4%					
Smith	1991	683	34–43%	1,1%					
Böttcher	1992	795				78%	41%	17%	8%
Pacelli	1993	320	22–28%	3,8–7,4%					
Roder	1993	1654	30%	5,1%	36%	77%	44%	24%	9%
Wanebo	1993	18365		7,2%	14%	50%	29%	13%	3%
Griffith	1995	195	25%	6%					
Lawrence	1995	16992				43%	37%	18%	10%
Damhuis	1995	2773		8,3%					
Brennan	1996	675		3%		84%	61%	29%	25%
Manzoni	1996	162	23%	4,3%					
Söreide	1996	187	27%	4%	48%	78%	46%	20%	
Bozzetti	1997	624	9–13%	1–2%					
Cenitagoya	1998	286		6,5%	12%	89%	44%	22%	0%
Popiela	1998	1245				78%	63%	33%	12%
Roukos	1998	125	33%	1,4%	54%				
Sanchez	1998	207				85%	52%	23%	0%
Bonenkamp	1999	711	25–43%	4–10%	34%				
Cuschieri	1999	400	28–46%	6,5–13%	34%	64%	28%	11%	

Die Bedeutung dieser Maßnahme ergibt sich aus folgenden Untersuchungen: Das American College of Surgeons führte eine Studie über die Prognose des Magenkarzinoms durch und konnte zeigen, dass die 5-Jahres-Überlebensrate bei Patienten mit mikroskopisch nicht infiltriertem Resektionsrand 35% betrug, während sie bei Infiltration lediglich 13% erreichte. Bonenkamp und Mitarbeiter fanden bei negativer Resektionslinie nach 3 Jahren eine Überlebensrate von 64%, während bei Infiltration des Randes lediglich 25% der Patienten noch lebten.

Um die Aussagen zu standardisieren, wird von Kim und Mitarbeiter vorgeschlagen, nach proximal einen 6 cm breiten makroskopisch freien Resektionsrand und distal von 2–3 cm einzuhalten. Die Japanese Research Society for Gastric Cancer betrachtet als tumorfreien Resektionsrand mehr als 1 cm makroskopische Tumorfreiheit und mehr als 4 mm im histologischen Präparat.

Zu berücksichtigen ist auch, dass sich beim diffusen Typ nach Laurén z. T. eine horizontale Ausbreitung des Tumors innerhalb der Magenwand über mehrere Zentimeter findet, die unter Umständen endoskopisch oder makroskopisch nicht zu erkennen ist. Ist die Differenzierung des Tumors präoperativ bekannt, so sollten bei diesem Tumortyp die Sicherheitsabstände eher großzügig bemessen werden.

Gastrektomie oder subtotale Magenresektion?

In den 70er Jahren ist sehr intensiv diskutiert worden, ob man beim Magenkarzinom jeglicher Lokalisation grundsätzlich eine Gastrektomie (Gastrektomie en principe) durchführen solle oder ob es gerechtfertigt sei, bei kleineren Tumoren des Magenantrums (T1- und T2-Tumoren) eine distale Magenresektion vorzunehmen.

In einer randomisierten multizentrischen französischen Studie wurde die Gastrektomie mit der subtotalen Magenresektion bei kurativer Operationsintention für Adenokarzinome des Magenantrums verglichen. Es ließ sich kein Unterschied in der 5-Jahres-Überlebensrate (48%) und in der postoperativen Letalität nachweisen. Des Weiteren ließ sich keine Prognoseverbesserung durch ein radikaleres Vorgehen bei gleichzeitigem Lymphknotenbefall oder bei Serosainfiltration aufzeigen. Die französische Arbeitsgruppe zog daraus den Schluss, dass die Gastrektomie eine sichere Operation sei, die Überlebensrate jedoch durch die Gastrektomie

Tabelle 14.6 Perioperative Morbidität, Mortalität und 5-Jahres-Überlebensraten nach Gastrektomie mit D1- versus D2-Lymphadenektomie

Referenz	Jahr	Pat.	Eingriff	Studie	Morbidität	Mortalität	5-JÜL	KH-Tage	OP-Zeit	Transfusionen
Dent	1988	22	D1-Lymphadenektomie	prospektiv	14%	0%	73%	9	102	0,2 Konserven
		21	D2-Lymphadenektomie		38%	0%	71%	14 (s)	140 (s)	1,2 Konserven
Smith	1991	62	D1-Lymphadenektomie	retrospektiv	35%	0%		19	294	1,6 Konserven
		123	D2-Lymphadenektomie		44%	1,6%		18	276	1,5 Konserven
Pacelli	1993	163	D1-Lymphadenektomie	retrospektiv	22%	3,8%	50%		220	578 ml
		157	D2-Lymphadenektomie		28%	7,4%	65% (s)*		269 (s)	438 ml (s)
Siewert	1993	379	< 26 Lymphknoten	prospektiv	29%	5,2%	47%			
		803	> 25 Lymphknoten		31%	5.0%	50% #			
Manzoni	1996	65	D1-Lymphadenektomie	retrospektiv	18%	6%	28%			
		59	D2-Lymphadenektomie		24%	3%	63% (s)			
Maruyama	1996	1232	D1-Lymphadenektomie	retrospektiv			41%			
		5051	D2/3-Lymphadenektomie				64% (s)			
Popiela	1998	1245	D0/1-Lymphadenektomie D2/4-Lymphadenektomie	prospektiv						
Bonenkamp	1999	380	D1-Lymphadenektomie	prospektiv	25%	4%	45%	14		
		331	D2-Lymphadenektomie		43% (s)	10% (s)	47%	16 (s)		
Cuschieri	1999	200	D1-Lymphadenektomie	prospektiv	28%	4,5%	35%	18		
		200	D2-Lymphadenektomie		46% (s)	10,5% (s)	32%	23 (s)		

JÜL: Jahresüberlebensraten
KH-Tage: Krankenhaustage postoperativ
(s): signifikant versus D1-Lymphadenektomie
* wenn Berechnung nach Stadien: nur signifikant für Stadium III, 49% versus 30%, p<0.02
# signifikant für Stadium II: 55% versus 27%, p<0.001 und für Stadium IIIa: 38% versus 25%, p<0.03 signifikant für Stadium II: 64% versus 59%, p<0.05, für Stadium IIIa: 49% versus 33%, p<0.05 und für Stadium IIIb: 25% versus 15%,p<0.05

im Vergleich zur subtotalen Magenresektion nicht verbessert werden könne.

Eine italienische Magenkarzinom-Arbeitsgruppe untersuchte 271 Patienten in einer nichtrandomisierten retrospektiven Untersuchung. Die Autoren kamen zu dem Schluss, dass die subtotale Magenresektion bei Patienten mit Antrumkarzinom und Tumoren des mittleren Magendrittels eine bessere Überlebensrate ergebe als die Gastrektomie, wobei die postoperative Letalität eine entscheidende Rolle spiele.

Meyer und Mitarbeiter berichteten dagegen in einer retrospektiven Analyse von 1286 Patienten mit Magenresektion, dass die 5-Jahres-Überlebenszeit nach distaler Magenresektion 34,5% betrug, während nach Gastrektomie 35,3% der Patienten als geheilt anzusehen waren. Die Zahl der Gastrektomien war in dieser Studie mehr als doppelt so groß wie die der subtotalen Resektionen.

Shiu und Mitarbeiter beobachteten bei einer Serie von 213 Patienten keinen Unterschied zwischen einer Gastrektomie oder einer subtotalen Magenresektion. Lediglich bei T3-, T4-Tumoren schien die Gastrektomie eine geringgradige Verbesserung der Prognose zu ergeben.

Aus den vorliegenden Untersuchungen lässt sich der Schluss ziehen, dass ein *ausreichender Sicherheitsabstand* wichtiger ist als die Entscheidung Gastrektomie oder subtotale Resektion. Ist der Abstand zum Tumor weit genug für eine subtotale Magenresektion, so kann diese mit ausreichender Sicherheit durchgeführt werden. Allerdings lassen sich ausreichende Sicherheitsabstände in der Mehrzahl der Patienten nur durch eine Gastrektomie erzielen, lediglich bei Tumoren im Magenantrum erscheint die subtotale Magenresektion mit einem ausreichenden Sicherheitsabstand möglich.

Multiviszerale Resektionen beim Magenkarzinom

Beim fortgeschrittenen Magenkarzinom ist eine Invasion umliegender Organe oft zu beobachten. Betroffen sind der Ösophagus, das Omentum majus, der linke Leberlappen, das Pankreas, das Colon transversum, das Mesokolon, die Milz, die linke Niere und die linke Nebenniere. Der prozentuale Anteil bei den gastrektomierten Patienten betrug beim Ösophagus 20%, beim Omentum majus 15%, beim Pankreas 3%, beim Colon transversum 3% und bei der Milz 2% (112).

Intraoperativ kann es schwierig sein festzustellen, ob es sich um eine tatsächliche Invasion oder um eine entzündlich Reaktion in der Umgebung des Tumors handelt. Wenn keine ausgedehnte Lymphknotenmetastasierung oder Peritonealkarzinose vorliegt, somit also eine gute Chance für eine R0-Resektion besteht und der Patient für eine ausgedehnte multiviszerale En-Bloc-Resektion von seiner generellen Konstitution geeignet erscheint, so sollte diese durchgeführt werden. Auf die besonderen Probleme der Milzresektion und Pankreasschwanzresektion wird weiter unten eingegangen.

Papachristou und Shiu berichteten über 72 Patienten aus dem Memorial Sloan Kettering Cancer Center, bei denen multiviszerale Resektionen beim primärem Magenkarzinom durchgeführt worden waren. Die gesamte 5-Jahres-Überlebensrate betrug 7%. War eine R0-Resektion möglich, stieg die 5-Jahres-Überlebensrate auf 31% an. Adachi und Mitarbeiter berichteten über 50 Patienten mit einer Infiltration des Mesokolons. Die 3-Jahres-Überlebensrate betrug 24%; war eine R0-Resektion nicht möglich, waren nach 4 Jahren alle Patienten verstorben.

Diese Daten deuten darauf hin, dass naturgemäß die Erzielung einer R0-Resektion das entscheidende Kriterium für die Prognose der Patienten darstellt. Lässt sich intraoperativ eine Entfernung im makroskopisch Gesunden erzielen, besteht bei ca. einem Drittel der Patienten eine Heilungschance. Allerdings geht diese Ausweitung des operativen Eingriffs insbesondere bei Pankreaslinksresektionen mit einer Zunahme der postoperativen Morbidität und Letalität einher.

Wertigkeit der Lymphadenektomie beim Magenkarzinom

Die Lokalisation des Lymphknotenbefalls korreliert mit der Lage des Tumors im Magen. Die Fragestellung des Ausmaßes der Lymphadenektomie beim Magenkarzinom ist in den vergangenen Jahren sehr intensiv diskutiert worden, ohne dass eine endgültige Aussage bisher getroffen werden konnte.

Verantwortlich dafür sind die unterschiedlichen Definitionen, das unterschiedliche Ausmaß der Operationen und das Fehlen von ausreichend validen Daten aus randomisierten Studien.

Die Diskussion über die Bedeutung der systematischen Entfernung der Lymphknoten geht weitgehend zurück auf die Untersuchungen der Japanese Research Society for Gastric Cancer. Anhand der Daten von mehr als 10000 Patienten, die einer außerordentlich exakten Dokumentation unterzogen wurden, ließ sich feststellen, dass sich die Prognose der Patienten mit Magenkarzinom über die letzten 25 Jahre deutlich verbessert hatte. Dieses gilt insbesondere für Patienten mit Tumoren im Stadium II und III.

Parallel zu dieser Verbesserung der Prognose wurde an den japanischen Kliniken das Ausmaß der Lymphadenektomie schrittweise ausgedehnt. Daraus wurde der Schluss gezogen, dass die Ausweitung der Lymphadenektomie zu einer relevanten Verbesserung der Prognose des Magenkarzinoms führt. In der Deutschen Magenkarzinomstudie konnte auch gezeigt werden, dass eine Ausweitung der Lymphadenektomie zu einer Zunahme der entfernten Lymphknoten führt und dass dies in den Stadien II und IIIa mit einer Prognoseverbesserung verbunden war.

Die Entfernung von zahlreicheren Lymphknoten führt zu einer Steigerung der Genauigkeit des Stagings, sodass manchmal Patienten mit makrokopisch unauffälligem Lymphknoten nach histologischer Untersuchung in ein höheres Tumorstadium eingestuft werden müssen (stage migration). Durch die Hochstufung dieser Patienten in höhere Stadien verbessert sich naturgemäß die Prognose der Patienten in den niedrigeren Stadien. Andererseits wird in den höheren Stadien eine Gruppe von Patienten aufgenommen, die eine makroskopisch noch nicht fortgeschrittene Erkrankung aufweist, sodass auch in den höheren Stadien eine Verbesserung der Prognose auftreten dürfte.

Entsprechend kann es beim Vergleich von Patienten gleichen Tumorstadiums, die mit unterschiedlicher Lymphadenektomie behandelt wurden, zu Fehlinterpretationen kommen. Nur Verbesserungen der Prognose im Gesamtkollektiv lassen auf eine echte Behandlungsverbesserung schließen. Die Verbesserung der Prognose einer Untergruppe zu Lasten einer anderen stellt keine tatsächliche Behandlungsverbesserung dar.

Ausmaß der Lymphadenektomie

Der Lymphknotenbefall stellt beim Magenkarzinom neben der R-Klassifikation den wichtigsten unabhängigen *Prognosefaktor* dar (2, 74, 87, 91, 100, 114). Bei 50–70% der Patienten finden sich Lymphknotenmetastasen (14, 82, 87, 100), wobei das Risiko einer Lymphknotenmetastasierung in Abhängigkeit von der Tumorinfiltration (T-Kategorie) steigt (2, 89, 114).

Die 5-Jahres-Überlebensrate nach kurativer Resektion sinkt von etwa 60–70% bei metastasenfreien Lymphknoten auf etwa 20–35% beim Befall von Lymphknoten (14, 43, 87, 91, 100). Ebenso sinkt die Prognose in Abhängigkeit von der Zahl der befallenen Lymphknoten (4, 114); dies wurde bei der 5. Ausgabe der TNM-Klassifikation berücksichtigt (pN1=1–6, pN2=7–15, pN3= >15 befallene Lymphknoten). Daraus ergibt sich, dass eine Lymphadenektomie zur kurativen Behandlung des Magenkarzinoms erforderlich ist; das notwendige Ausmaß der Lymphadenektomie ist jedoch noch nicht abschließend geklärt.

Bei der Lymphadenektomie wird zwischen verschiedenen *Kompartmenten* unterschieden, die verschiedene Lymphknotenstationen enthalten. Das Kompartment I beinhaltet die perigastrischen Lymphknoten, entsprechend den Lymphknotenstationen 1–6 nach den Regeln der japanischen Forschungsgesellschaft für das Magenkarzinom (Japanese Research Society for Gastric Cancer). Im Kompartment II sind die Lymphknoten am Truncus coeliacus (Stationen 7–9), entlang der A. lienalis (Station 11) und im Milzhilus (Station 10) enthalten.

Darüber hinaus gibt es auch Untersuchungen zur Lymphadenektomie im Kompartment III und IV, entsprechend den Lymphknoten im Lig. hepatoduodenale (Station 12), den retropankreanen Lymphknoten (Station 13) und den Lymphknoten an der Mesenterialwurzel (Station 14, Kompartment III=Stationen 12–14), sowie entlang der A. colica media (Station 15) und paraaortal (Station 16, Kompartment IV=Stationen 15 und 16 [69, 90]).

Die Lymphadenektomie der Kompartmente I–III wurde initial als R1-, R2- und R3-Resektion bezeichnet. Da dies aber mit der R-Klassifikation bezüglich postoperativer Tumorfreiheit (R0=tumorfrei, R1=mikroskopisch verbliebene Tumorreste, R2=makroskopisch verbliebene Tumorreste) kollidierte, wurde die Bezeichnung in D1–D4 abgeändert (D für „dissection" [70]).

In einer Reihe von Studien wurden die *D1- und die D2-Lymphadenektomie* miteinander verglichen (Tab. 14.**6**). In Japan wird die D2-Lymphadenektomie aufgrund eines angeblich eindeutigen Überlebensvorteils mittlerweile als Standard angesehen, weitere Studien zum Vergleich D1- versus D2-Lymphadenektomie werden hier aus ethischen Gründen abgelehnt (70).

In den westlichen Industrieländern liegt nach wie vor kein definitiver Beweis eines Überlebensvorteils durch die D2-Lymphadenektomie vor. Während in der deutschen und in der polnischen Magenkarzinomstudie ein Überlebensvorteil für die Stadien II und III durch die D2-Lymphadenektomie nachgewiesen wurde (84, 96), war ein derartiger Vorteil in der holländischen und in der britischen Magenkarzinomstudie nicht festzustellen (12, 28).

Darüber hinaus waren in der holländischen und in der britischen Magenkarzinomstudie eine signifikante Zunahme der Morbidität und der Mortalität durch die D2-Lymphadenektomie zu verzeichnen (13, 28, 93), sodass die D2-Lymphadenektomie möglicherweise mit einem Nachteil verknüpft war.

Im Gegensatz dazu liegen mehrere Singlecenter- und Multicenter-Studien vor, die gezeigt haben, dass eine D2-Lymphadenektomie ohne Zunahme von Morbidität und Mortalität durchgeführt werden kann (14, 68, 82, 89, 96, 99). Darüber hinaus hat eine D2-Lymphadenektomie keinen negativen Einfluss auf die Lebensqualität nach Entlassung aus dem Krankenhaus (108).

Die Zunahme von Morbidität und Mortalität in der holländischen und der britischen Magenkarzinomstudie war im Wesentlichen auf die mit der D2-Lymphadenektomie durchgeführte Splenektomie und distale Pankreasresektion zurückzuführen (13, 28). Wurden die Fälle mit D2-Lymphadenektomie ohne Milzentfernung und distale Pankreasresektion separat analysiert, so war eine signifikante Senkung des Risikos für ein Lokalrezidiv um 12% (12, 22) bzw. eine Zunahme der Überlebensrate festzustellen (28).

Darüber hinaus scheint die Resektion von Pankreaskorpus und -schwanz zusätzlich zur Splenektomie keinen Überlebensvorteil zu bieten, steigert aber die perioperative Morbidität und führt in knapp 20% der Patienten zu einem Diabetes mellitus (57).

Einen Sonderfall stellt das *kleine, distale, gut differenzierte Magenkarzinom* dar. In dieser Situation scheint die subtotale Magenresektion mit D1-Lymphadenektomie ausreichend zu sein, da im Vergleich mit der Gastrektomie mit D2-Lymphadenektomie kein Überlebensvorteil nachweisbar war (14, 43, 87, 88, 90). Da nach subtotaler Magenresektion eine bessere Lebensqualität als nach Gastrektomie festgestellt wurde (31), ist die subtotale Magenresektion in dieser speziellen Situation möglicherweise die bessere Wahl.

Letztendlich ist die Frage des notwendigen Ausmaßes der Lymphadenektomie nicht abschließend geklärt. Festzustellen bleibt eine hohe Rate an Mikrometastasen in Lymphknoten beim Magenkarzinom, die auch Patienten mit pN0-Lymphknotenstadium betrifft. So wurden nach immunhistologischer Aufarbeitung Mikrometastasen in 90% der Patienten mit pN0-Lymphknotenstadium gefunden (97). Weiterhin können etwa 10–30% der Patienten mit Lymphknotenbefall im Kompartment II durch eine D2-Lymphadenektomie geheilt werden (3, 89), die bei einer D1-Lymphadenektomie wahrscheinlich ein von den Lymphknoten ausgehendes Lokalrezidiv erleiden würden.

Gelingt es also, die Zunahme von Morbidität und Mortalität durch eine D2-Lymphadenektomie auszuschalten, indem auf eine Splenektomie und eine distale Pankreasresektion verzichtet wird, so stellt diese Form der Lymphadenektomie möglicherweise die beste Alternative dar.

In einer italienischen Multicenter-Studie wurden z. B. trotz einer D2-Lymphadenektomie nur 18% der gastrektomierten Patienten splenektomiert (16). Allerdings sollte ein derartiges Vorgehen durch eine prospektiv randomisierte Multicenter-Studie abgesichert werden.

Wertigkeit der Splenektomie beim Magenkarzinom

Die Splenektomie wird im Rahmen der Gastrektomie aus verschiedenen Gründen durchgeführt. Zum einen kann eine direkte Infiltration des Magenkarzinoms in den Milzhilusbereich oder in die Milz vorliegen, zum anderen kann die Splenektomie als Teil der D2-Lymph-

Tabelle 14.7 Morbidität und Mortalität nach Gastrektomie mit oder ohne Splenektomie. 5-Jahres-Überlebensraten beim Magenkarzinom in Abhängigkeit von der Splenektomie

Referenz	Jahr	Pat.	Eingriff	Morbidität	Mortalität	5-JÜL	10-JÜL	KH-Tage
Suehiro	1984	103	– Splenektomie + Splenektomie	14% 15%	5,7% 2%	23% 22%		
Viste	1988	756	– Splenektomie + Splenektomie	25% 42% (s)	7,9% 8,4%			
Brady	1991	392	– Splenektomie + Splenektomie	21% 45% (s)	3,5% 4,9%	50% 38% (s)	41% 31% (s)	18 28 (s)
Adachi	1994	116	– Splenektomie + Splenektomie	26% 59% (s)	0% 0%		47% 26% (s)	31 37
Bonenkamp	1995	711	– Splenektomie (D1) + Splenektomie (D1) – Splenektomie (D2) + Splenektomie (D2)	23% 39% (s) 36% 55% (s)	4% 5% 6% 15% (s)			
Griffith	1995	195	– Splenektomie + Splenektomie	14% 41% (s)	2,5% 14% (s)	67% 39% (s)		
Cuschieri	1996	400	– Splenektomie (D1) + Splenektomie (D1) – Splenektomie (D2) + Splenektomie (D2	20% 44% (s) 22% 59% (s)	4% 13% (s) 6% 17% (s)			
Otsuji	1996	245	– Splenektomie + Splenektomie	7% 16% (s)		47% 46%		
Kwon	1997	492	– Splenektomie + Splenektomie	13% 21% (s)	0,4% 2,7%			18 21 (s)
Wanebo	1997	3477	– Splenektomie + Splenektomie		8,6% 9,8%	31% 21% (s)		

JÜL: Jahres-Überlebensraten
KH-Tage: Krankenhaustage postoperativ
(s): signifikant versus Splenektomie

adenektomie notwendig werden, da Lymphknoten im Milzhilusbereich metastastisch befallen sein können. Außerdem wird über Milzverletzungen im Rahmen der Präparation in bis zu 7% der Fälle berichtet (18), die ebenfalls eine Splenektomie erforderlich machen können.

Unstrittig ist die Notwendigkeit der Splenektomie bei Infiltration des Karzinoms in den Milzhilusbereich oder bei präparatorischer Milzverletzung mit unstillbarer Blutung. Gegenstand einer Vielzahl von Untersuchungen war die Notwendigkeit der Splenektomie als Teil der D2-Lymphadenektomie.

Die Lymphknotenstation 10 im Milzhilusbereich und die Lymphknotenstation 11 entlang der A. lienalis sind in einem erheblichen Teil der Magenkarzinomfälle metastatisch befallen. Der prozentuale Anteil an Lymphknotenmetastasen in der Station 10 im Milzhilus wurde mit 14–15% bei Karzinomen des proximalen Magens, mit 2–16% bei Karzinomen des mittleren Magens und mit 0–7% bei Karzinomen des distalen Magens angegeben. War der gesamte Magen befallen, so lagen in 10–27% der Fälle in diesem Bereich Metastasen vor.

Für die Lymphknotenstation 11 entlang der A. lienalis lagen bei Karzinomen des proximalen Magens in 11–12%, bei Karzinomen des mittleren Magens in 0–6%, bei Karzinomen des distalen Magens in 5–7%, sowie bei Karzinomen des gesamten Magens in 22–53% Lymphknotenmetastasen vor (55, 79). Aufgrund der Häufigkeit von Lymphknotenmetastasen in der Station 10 und 11 bei Karzinomen des proximalen oder des gesamten Magens wurde die Splenektomie als Teil der D2-Lymphadenektomie propagiert, da sich die Lymphadenektomie im Milzhilusbereich ohne Splenektomie nur mit wesentlichem zusätzlichen operativen Aufwand durchführen lässt (79).

Die Splenektomie birgt verschiedene Risiken. Sie steigert die perioperative Morbidität und Mortalität (3, 13, 16, 18, 28, 44, 62, 80, 93, 111), wobei insbesondere die Zahl der Anastomoseninsuffizienzen und die Zahl der septischen Komplikationen ansteigt (13, 18, 23, 44, 80). Bezüglich perioperativer Komplikationen war die Splenektomie in der holländischen Magenkarzinomstudie der wichtigste Risikofaktor (93).

Weiterhin liegen mittlerweile Studien vor, die auch nach Bereinigung in Bezug auf die perioperative Mortalität eine signifikante Abnahme der Überlebensraten bei splenektomierten Magenkarzinompatienten nach kurativer Gastrektomie nachweisen konnten (28, 62, 44,

113). Allerdings lag ein Überlebensnachteil nach Splenektomie nur in einem Teil der Studien vor (80, 101) (Tab. 14.7).

Anzumerken ist auch noch die erhöhte Inzidenz der Streptokokkensepsis nach Splenektomie (OPSI, overwhelming postsplenectomy infection), sodass bei jüngeren Patienten heute die Impfung zur Prävention einer derartigen Sepsis empfohlen wird. In einer neueren Studie wurde auch über negative Auswirkungen der Splenektomie auf die postoperative Lebensqualität berichtet (108).

Aufgrund ihres negativen Einflusses auf Morbidität, Mortalität, Lebensqualität und Prognose ist die Splenektomie als grundsätzlicher Teil der D2-Lymphadenektomie zu hinterfragen, insbesondere da die Lymphknotenstation 11 entlang der A. lienalis auch unter Erhalt der Milz ausgeräumt werden kann. Neuere Untersuchungen zeigen, dass die Milz wahrscheinlich nur bei fortgeschrittenen Karzinomen des proximalen Magens oder bei Karzinombefall des gesamten Magens entfernt werden sollte (79, 113).

Laparoskopische Magenresektion oder Gastrektomie?

Die erste erfolgreiche laparoskopische Magenresektion wurde 1992 durchgeführt (40). 2 Jahre später wurde aufgrund einer Umfrage bereits über 118 laparoskopische Mageneingriffe berichtet. Sie verteilten sich auf 10 Vagotomien mit Antrektomie, 11 Billroth-I-Magenresektionen, 87 Billroth-II-Magenresektionen und 10 Gastrektomien (42). Es ist anzunehmen, dass mittlerweile eine erhebliche Zunahme der laparoskopisch durchgeführten Mageneingriffe stattgefunden hat.

Die laparoskopische Magenresektion ist zwar technisch durchführbar, derzeit aber als methodisch anspruchsvoll, zeitaufwändig und deutlich teurer als die offene Operation anzusehen (1, 41). Die Operationszeit liegt auch in geübten Händen zwischen 3 und 6 Stunden (37, 41, 42, 95), die durchschnittliche Operationsdauer beträt etwa 3,5 Stunden (42). Die Kosten betragen derzeit aufgrund der notwendigen Endoklammernahtgeräte fast DM 9000 (1).

Selbst unter der Annahme einer verkürzten Liegedauer, einer Verringerung der Kosten durch die Produktion größerer Stückzahlen oder die Verwendung wiederverwendbarer Geräte dürften die Kosten für die absehbare Zukunft deutlich über denen einer konventionellen Magenresektion oder Gastrektomie liegen.

Bisher liegen nur unkontrollierte Berichte über reduzierte postoperative Schmerzen, eine schnellere postoperative Mobilisation und Entlassung aus der stationären Behandlung, weniger Komplikationen und ein besseres kosmetisches Ergebnis nach laparoskopischen Magenresektionen vor (41).

In einer Studie wurde auch im längerfristigen Verlauf (durchschnittlich über 1 Jahr postoperativ) ein bessere Lebensqualität nach laparoskopischer Billroth-I-Magenresektion als nach konventioneller Billroth-I-Magenresekton erzielt, ein Ergebnis, welches nicht ohne Weiteres einleuchtet. Verglichen wurden dabei 41 Patienten nach laparoskopisch assistierter Magenresektion durchschnittlich 17 Monate postoperativ mit 35 Patienten nach konventioneller Magenresektion durchschnittlich 31 Monate postoperativ (5). An postoperativen Komplikationen wurden in der laparoskopischen Gruppe eine Anastomosenenge in 4 %, eine Nachblutung in 2 %, Anastomoseninsuffizienzen in 4 %, eine postoperative Sepsis in 2 % und eine postoperative Magenatonie in 1 % beobachtet. Die Größenordnung der Komplikationen scheint einschließlich der beobachteten Mortalität von unter 2 % nicht über der Komplikations- und Mortalitätsrate nach konventioneller Operation zu liegen (42).

Während diese Eingriffe zu Beginn ausschließlich gutartigen Erkrankungen vorbehalten waren (41), so liegen mittlerweile mehrere Berichte vor, bei denen die laparoskopische Operationsmethode sowohl beim Lymphom des Magens (42, 77), beim Magenfrühkarzinom (1, 42, 95) und auch beim fortgeschrittenen Magenkarzinom eingesetzt wurde (8, 42).

In der bereits oben zitierten Umfrage stellte die Indikation „Magenkarzinom" mit 38 % der Fälle bereits die häufigste Operationsindikation zu einer laparoskopischen Magenresektion oder Gastrektomie dar (42). Insbesondere der Einsatz der laparoskopischen Methode beim Magenfrühkarzinom ist kritisch zu hinterfragen. Die Gesamtrate einer Lymphknotenmetastasierung wird beim Magenfrühkarzinom mit durchschnittlich 5,7 % angegeben (75). Bei submuköser Infiltration steigt das Risiko einer lymphogenen Metastasierung abhängig vom makroskopischen Erscheinungsbild, dem Tumordurchmesser und der histologischen Differenzierung auf bis zu 25 % an (110).

Die Lymphadenektomie scheint mit der laparoskopischen Technik zumindest derzeit problematisch zu sein (1, 8) und wird wahrscheinlich nicht entsprechend den gültigen Empfehlungen durchgeführt. In einer Serie von 40 laparoskopisch assistierten Billroth-I-Magenresektionen wurden Magenfrühkarzinome mit submuköser Infiltration und schlechter Differenzierung eingeschlossen. Auf eine systematische Lymphadenektomie oder Sicherheitsabstände wie bei der konventionellen Gastrektomie wurde verzichtet, trotzdem sind nach einer medianen Nachbeobachtungszeit von 21 Monaten alle Patienten rezidivfrei (95).

In einer weiteren Serie erhielten 44 Patienten eine laparoskopische Keilresektion beim Magenfrühkarzinom, der Sicherheitsabstand betrug durchschnittlich nur 8 mm (78). Bei einer durchschnittlichen Nachbeobachtungszeit von 23 Monaten erlitt bisher lediglich ein Patient ein Lokalrezidiv, der in der Folge gastrektomiert wurde.

Zumindest theoretisch ist aufgrund der geringen Sicherheitsabstände und bei der bekannten Ausbreitung von Karzinomzellverbänden in der Magenwand damit zu rechnen, dass ein erhöhtes Lokalrezidivrisiko besteht.

Beim Magenfrühkarzinom treten selbst nach konventioneller Gastrektomie mit standardisierter Lymphadenektomie Rezidive auf (92, 110). Aufgrund dessen ist zum derzeitigen Zeitpunkt die Anwendung laparoskopisch durchgeführter Magenresektionen oder Gastrektomien beim Magenkarzinom ohne standardisierte Lymphadenektomie nicht zu vertreten, da hier mit einer Zunahme der von Lymphknoten ausgehenden Lokalrezidive gerechnet werden muss.

In einer Serie wurde versucht, die Kriterien „Sicherheitsabstand" und „Lymphadenektomie" in laparoskopischer Technik wie bei konventioneller Operation anzuwenden (8). Laparoskopisch operiert wurden 13 Patienten, davon 6 mit Magenfrühkarzinom und 7 mit Magenkarzinomen im Stadium II und III. Durchgeführt wurde eine Gastrektomie bei 12 der Patienten, 9 erhielten eine D1-Lymphadenektomie, 3 eine D2-Lymphadenektomie. Durchschnittlich 27 Monate postoperativ sind 9 der 13 Patienten (69%) tumorfrei. Die Nachbeobachtungszeiten sind derzeit noch zu kurz und die Patientenserien zu klein, als dass hier bereits definitive Rückschlüsse gezogen werden könnten.

Es ist denkbar, dass anhand des makroskopischen Erscheinungsbilds, der Tumorgröße, der Tiefenausdehnungsbestimmung mittels Endosonographie und der histologischen Differenzierung ein Teil der Magenfrühkarzinome für eine laparoskopische Magenresektion oder Gastrektomie mit eingeschränkter Lymphadenektomie infrage kommt (75, 110). Es liegt aber momentan keine Vorgehensweise anhand definierter Kriterien vor (42), sodass diese Methode zur operativen Behandlung der Magenkarzinoms derzeit noch nicht empfohlen werden kann.

Endoskopische Mukosaresektion

Aufgrund der Tatsache, dass kleine, gut differenzierte und auf die Mukosa beschränkte Magenfrühkarzinome vom polypösen Typ („elevated type") mit einer Rate von unter 1% in die regionären Lymphknoten metastasieren (7, 75, 110), wurde die endoskopische Mukosaresektion (EMR) in die Behandlung des Magenfrühkarzinoms eingeführt.

Die EMR wurde erstmals 1984 von Tada als so genannte „Streifenbiopsie" („strip-off biopsy", später „strip biopsy") beschrieben und hat im japanischen Raum eine weite Verbreitung gefunden (70, 75, 102, 110). Aus den westlichen Ländern liegen bisher nur Einzelberichte vor (66). Bei der EMR wird endoskopisch ein submuköses Flüssigkeitsdepot gesetzt, wodurch sich die Mukosa und Anteile der Submukosa von der Muscularis propria abheben. Hierdurch wird die Beurteilbarkeit der Tiefenausdehnung mittels Endosonographie und die Sicherheit der Schlingenabtragung mittels Elektrokoagulation verbessert (52).

In der Literatur wurde über mehrere Modifikationen der Methode, wie z. B. ein Ansaugen der Läsion oder eine über den Tumor zu stülpende Kappe, berichtet (39, 52, 56, 60, 106, 109). Hierdurch vereinfacht sich die Durchführbarkeit der EMR an problematischen Abtragungsstellen wie im Bereich der Angulusfalte oder subkardial; möglicherweise lässt sich durch diese technischen Verbesserungen auch die Rate an kompletten „in toto"-Resektionen steigern (106).

Seit Anfang der 90er Jahre wurden Kriterien entwickelt, anhand derer *Magenfrühkarzinome* identifiziert werden können, die für eine EMR infrage kommen. Ausgegangen wurde von der Voraussetzung eines Lymphknotenmetastasenrisikos zum Zeitpunkt der Diagnosestellung von unter 1%. Dies trifft auf Läsionen zu, die auf die Mukosa beschränkt sind, im Durchmesser maximal 20 mm messen und eine intestinale Differenzierung in der Klassifikation nach Laurén aufweisen (105).

Die meisten japanischen Zentren haben die Kriterien mittlerweile dahingehend erweitert, dass die Klassifizierung des Magenfrühkarzinoms entsprechend der Japanischen Endoskopiegesellschaft mit einfließt (53, 110). Danach sollte eine EMR nur bei einem auf die Mukosa beschränkten Frühkarzinom vom intestinalen Typ, die dem erhabenen Typ („elevated type", Typ I und IIa) mit einem Durchmesser von bis zu 20 mm oder dem eingesunkenen Typ ohne Ulzeration („depressed type", Typ IIc) mit einem Durchmesser von bis zu 10 mm entsprechen, durchgeführt werden.

Einzelne Institutionen wenden die EMR auch bei Magenfrühkarzinomen vom erhabenen Typ mit einem Durchmesser von bis zu 30 mm und bei Magenfrühkarzinomen vom eingesunkenen Typ mit einem Durchmesser von bis zu 20 mm an, eine Institution behandelt auch ulzerierte Läsionen (Typ III) mit weniger als 10 mm Durchmesser endoskopisch (60). Auch Frühkarzinome mit schlechter Differenzierung unter 10 mm Durchmesser, mit Infiltration in die Submukosa oder mit Ulzeration wurden in letzter Zeit durch eine EMR behandelt (7, 106).

Verschiedene Institutionen wenden die EMR bei Patienten an, die aufgrund ihrer generellen Konstitution für eine Magenresektion oder Gastrektomie nicht infrage kommen (60). Ein allgemeiner Konsensus besteht bisher nicht, die selbst auferlegten Regeln ergeben sich lediglich aus der Wahrscheinlichkeit einer zu erwartenden Lymphknotenmetastasierung bzw. aus dem operativen Risiko für den Patienten.

Die meisten Institutionen wenden die EMR zur Behandlung des Magenfrühkarzinoms bei operablen Patienten nur bei einer Wahrscheinlichkeit für eine Lymphknotenmetastasierung von unter 1% an; entsprechend dem gut differenzierten, auf die Mukosa beschränkten Frühkarzinom vom erhabenen Typ bis 20 mm oder dem eingesunkenen Typ bis 10 mm (75, 110).

Die Ergebnisse nach EMR müssen sich mit den Ergebnissen nach konventioneller Gastrektomie mit Lymphadenektomie messen lassen. Dabei werden bei auf die Mukosa beschränkten Frühkarzinomen 5-Jahres-Überlebensraten von über 90% erreicht (25, 70, 91). In Japan liegt die Rezidivrate beim Magenfrühkarzinom nach Gastrektomie mit Lymphadenektomie bei unter 2% (92).

In Beobachtungsstudien nach EMR mit einer Nachbeobachtungszeit von 4 Monaten bis 11 Jahren lag die krankheitsspezifische Überlebensrate bei 99%, in 10 von

12 Studien betrug die krankheitsspezifische Überlebensrate 100 %. Die Lokalrezidivrate betrug durchschnittlich 8 % mit einer Spannbreite von 0–30 %, wobei in 8 von 12 Studien überhaupt keine Lokalrezidive beobachtet wurden. Allerdings erhielten 13 % der Patienten eine erneute EMR, 16 % eine Nd-YAG-Laserapplikation und weitere 18 % verschiedene endoskopische Behandlungskombinationen aufgrund von lokal nach EMR noch nachweisbaren Tumorzellen. Immerhin 41 % der Patienten wurden einer konventionellen Gastrektomie mit Lymphadenektomie unterzogen, da die EMR als nicht ausreichend angesehen wurde (60).

Die Ergebnisse zeigen, dass bei sorgfältiger Auswahl der Frühkarzinome und abhängig vom histologischen Untersuchungsergebnis die EMR eine Alternative zur prinzipiellen Gastrektomie mit Lymphadenektomie darstellt. Entsprechend hat die EMR Eingang in Strategien zur Behandlung des Magenfrühkarzinoms gefunden (75).

Die Verschiebung der Kriterien zur Behandlung des Frühkarzinoms mittels EMR in Richtung auf weniger differenzierte, ulzerierte oder bis in die Submukosa reichende Läsionen hat allerdings bereits dazu geführt, dass die lokale Rezidivrate von 2 % auf 33 % anstieg (7).

Problembereiche der EMR sind die teilweise inkomplette Abtragung der Magenfrühkarzinome bzw. die unsichere Beurteilbarkeit in koagulierten Randbereichen des Resektats. Die Rate der in toto abgetragenen Läsionen beträgt im Durchschnitt nur 68 %, wobei Raten von 36–84 % angegeben werden (60, 106). Offensichtlich kann ein erheblicher Teil der Frühkarzinome nur in mehreren Stücken abgetragen werden.

Eine komplette Abtragung der Läsion gelingt nur in durchschnittlich 74 % bei einer Spannbreite von 62–98 %. Durch die stückweise und zum Teil inkomplette Abtragung entsteht eine diagnostische Unsicherheit, die eine zusätzliche endoskopische Behandlung oder eine Operation erfordert.

Durch die Auswertung von Operationspräparaten nach EMR konnte gezeigt werden, dass bei endoskopisch als komplett beurteilter EMR im Magen kein Residualtumor mehr nachweisbar war, während bei fraglich kompletter oder inkompletter EMR in 96 % der Fälle noch Residualtumor vorlag. Bei 60 Patienten, die mittels als komplett beurteilter EMR behandelt wurden und eine Nachsorge mittels Endoskopie erhielten, wurde in keinem Fall ein lokales Rezidiv beobachtet, während bei 22 % der Patienten, bei denen eine als inkomplett beurteilte EMR durchgeführt wurde in der Folge ein lokales Rezidiv auftrat (104).

Im Durchschnitt ist eine *lokale Rezidivrate* von 8 % zu beobachten (60), die deutlich über der lokalen Rezidivrate des Magenfrühkarzinoms von knapp 2 % nach Gastrektomie mit Lymphadenektomie liegt. Allerdings ist zu anzumerken, dass in 8 von 10 Studien nach EMR keine Lokalrezidive beobachtet wurden (60).

Die *Mortalität* liegt bisher angeblich bei 0 %, das Nachblutungsrisiko scheint mit durchschnittlich 2 % bei einer Spannbreite von 1–11 % ebenso wie die Perforationsrate von durchschnittlich unter 1 % mit einer Spannbreite von 0,4–3,4 % relativ gering zu sein (60).

Beim Einsatz der EMR ist die Zahl der synchronen und metachronen Magenfrühkarzinome zu berücksichtigen. Synchrone Läsionen werden in 4–8 % der Fälle gefunden, metachrone Karzinome in 2–8 % (60). Die Therapie der Magenfrühkarzinome mittels EMR setzt somit eine große endoskopische Erfahrung des Untersuchers voraus, um keine synchronen Läsionen zu übersehen.

Außerdem müssen alle Patienten nach EMR in ein engmaschiges, lebenslanges endoskopisches Nachsorgeprogramm aufgenommen werden, um Rezidive und metachrone Karzinome frühzeitig zu entdecken. Bei alten Patienten, die die Mehrzahl der Magenkarzinompatienten stellen (30, 111), stellt die rein endoskopische Therapie ein vertretbares Konzept dar (107). Bei Patienten mit einer noch verbleibenden Lebenserwartung von mehreren Jahrzehnten mag dieses Vorgehen sowohl für die Patienten als auch für die behandelnden Ärzte mühsam sein, die Kosten dürften im Verlauf ein Vielfaches einer Gastrektomie betragen.

Als vorteilhaft zu vermerken ist aber andererseits, dass diese Patienten nicht unter einer Postgastrektomiesymptomatik leiden müssen.

Palliative Magenresektion oder Gastrektomie

Durch eine sinkende operative Mortalität nach Magenresektion oder Gastrektomie wird seit etwa 30 Jahren eine erhebliche Zahl von Patienten mit Magenkarzinom palliativ mittels Resektion oder Gastrektomie behandelt. Der Anteil der palliativ resezierten Patienten am Gesamtpatientengut beträgt dabei in den meisten Studien etwa 15 % (25, 27, 34, 47, 81).

Die *operative Mortalität* liegt bei diesen Eingriffen in neueren Studien zwischen 2 und 13 % (15, 27, 34, 47, 73, 81) und übersteigt die Mortalität einer Operation mit kurativer Intention, die mit 1–8 % angegeben wird, offenbar nur wenig (12, 21, 30, 70).

Zudem scheint bei Patienten mit fortgeschrittenem Magenkarzinom das operative Risiko einer palliativen Magenresektion mit dem einer Gastroenterostomie oder einer explorativen Laparotomie vergleichbar zu sein (11, 15, 27, 34, 47). Die operative Morbidität nach Magenresektion wird bei diesem Patientengut in neueren Studien mit etwa 30 % angegeben (11, 34) und unterscheidet sich nicht von der Morbidität einer palliativen Gastroenterostomie (34).

Selbst die explorative Laparotomie hat bei diesen Patienten in einem meistens deutlich reduzierten Allgemeinzustand eine Morbidität von 22 % und eine Letalität von 8 % (34). Die durchschnittliche Dauer des stationären Aufenthalts nach einer palliativen Magenresektion beträgt etwa 14 Tage (73). Die Komplikationsrate korreliert negativ mit der Zahl der durchgeführten Magenresektionen (98), sodass palliative Resektionen bei Patienten mit fortgeschrittenem Magenkarzinom, die sich typischerweise in einem reduziertem Allgemeinzustand befinden, eher in Institutionen mit größeren Fallzahlen operiert werden sollten.

Eine *Splenektomie oder Pankreasschwanzresektion* sollte im Rahmen einer palliativen Magenresektion oder Gastrektomie möglichst vermieden werden, da hierdurch eine erhebliche Zunahme der Morbidität und Mortalität zu erwarten ist (12, 28). Bei Patienten über 80 Jahren reduziert sich die mediane Überlebenszeit nach palliativer Resektion auf 5 Monate, sodass diese Patienten von einer Operation wahrscheinlich nicht profitieren (50).

Die Therapie des fortgeschrittenen Magenkarzinoms mittels palliativer Magenresektion oder Gastrektomie basiert im Wesentlichen auf retrospektiven Studien, die den Verlauf nach palliativer Resektion mit dem Verlauf nach palliativer Gastrojejunostomie oder explorativer Laparotomie verglichen haben (11, 15, 27, 34, 47, 63, 73, 86).

Anhand dieser Studien ließ sich durch eine palliative Magenresektion oder Gastrektomie eine Verdoppelung der medianen *Überlebenszeit* feststellen, die im Stadium III 9 Monate im Vergleich zu 4,5 Monaten und im Stadium IV 6 Monate im Vergleich zu 3 Monaten betrug (47). Die 1- und 2-Jahres-Überlebensraten betrugen nach Resektion 25–55 % und 10–27 % im Vergleich zu 8–20 % und 0–4 % nach Gastroenterostomie (Tab. 14.**8**).

Die mediane Überlebenszeit nach palliativer Resektion belief sich auf 8–21 Monate, während die Patienten nach Gastroenterostomie median lediglich 4–12 Monate, nach Exploration oder konservativer Therapie 3–5 Monate überlebten (15, 34). Die 5-Jahres-Überlebenrate betrug nach Resektion bis zu 12 %, während nach Gastroenterostomie oder Exploration nur in Ausnahmefällen ein Überleben von mehr als einem Jahr erzielt werden konnte.

In 6 vergleichenden Studien lag eine signifikante Zunahme der Überlebenszeit durch eine palliative Magenresektion im Vergleich zur Gastroenterostomie oder zur alleinigen Exploration vor (15, 27, 34, 47, 73, 81). Zu berücksichtigen ist auch, dass nach palliativer Resektion immer wieder über Langzeitüberlebende berichtet wird (11, 15, 34, 73, 81).

Durch eine palliative Resektion sollten im Wesentlichen 2 Dinge erreicht werden:

- eine Reduktion der durch den Tumor hervorgerufenen Symptome und
- eine Verlängerung der Überlebenszeit.

Zur Sicherstellung einer akzeptablen *Lebensqualität* sollte die orale Nahrungsaufnahme und die Beibehaltung des Körpergewichts möglich sein. Die durch Stenosierung und Obstruktion hervorgerufenen Symptome sollten gemildert, Blutungen aus dem Tumor verhindert und Schmerzen gelindert werden. Letztendlich sollte die palliative Resektion dem Patienten einen Aufenthalt außerhalb des Krankenhauses bei guter Lebensqualität ermöglichen (81).

Untersuchungen zur Lebensqualität nach palliativer Resektion oder Gastrektomie liegen nur in sehr begrenztem Umfang vor. Während nach einer Gastrojejunostomie bei 80 % der Patienten eine symptomatische Erleichterung für durchschnittlich 6 Monate zu beobachten war, ließ sich durch eine palliative Magenresektion ein derartiges Ergebnis bei 88 % der Patienten für durchschnittlich 15 Monate erzielen (36).

Allerdings liegen auch weniger günstige Resultate vor, die nach palliativer Resektion nur in 30–50 % der Fälle eine gute Lebensqualität feststellten (63, 71), während nach Gastrojejunostomie bei keinem einzigen Patienten eine gute Lebensqualität zu konstatieren war (71).

Bisher sind keine auf das Krankheitsbild des fortgeschrittenen Magenkarzinoms adaptierte Lebensqualitätindices erstellt und validiert worden (81). In ersten Ansätzen wurde die Lebensqualität in 4 Problembereichen erfasst:

- die Beeinträchtigung durch die Dysphagie,
- die Fähigkeit zu einer adäquaten Nahrungsaufnahme,
- die Beibehaltung des Körpergewichts und
- die Möglichkeit einer normalen körperlichen Aktivität.

Waren alle Problembereiche zufrieden stellend gelöst, so wurde von einer guten Lebensqualität ausgegangen. Nach palliativer Magenresektion ließ sich anhand dieser Kriterien eine gute Lebensqualität bei 58 %, eine zufrieden stellende Lebensqualität bei 28 % und eine schlechte Lebensqualität bei 13 % der Patienten feststellen (73).

In einer weiteren Studie wurde das Kriterium eines Aufenthalts in häuslicher Umgebung für mehr als 3 Monate als Zielkriterium für Lebensqualität nach palliativer Magenresektion angegeben. Dieses Zielkriterium erreichten 83 % der palliativ resezierten Patienten, aber nur 33 % der Patienten nach palliativer Gastrojejunostomie und 56 % der Patienten nach explorativer Laparotomie (81).

In der Vergangenheit wurden verschiedene Kriterien untersucht, um eine Identifizierung derjenigen Patienten zu ermöglichen, die von einer palliativen Resektion profitieren. Diese Kriterien können zur Entscheidungsfindung des Chirurgen beitragen. Evaluiert wurden das lokale Tumorwachstum, der Lymphknotenbefall, die Peritonealkarzinose und die Leberfilialisierung.

In Bezug auf das *lokale Tumorwachstum* scheint die palliative Resektion bei der Linitis plastica, entsprechend dem Typ Borrmann IV, schlechte Ergebnisse zu liefern (34, 73). Entsprechend sollte die Indikation zur Resektion bei der Linitis plastica eher zurückhaltend gestellt werden. Untersucht wurde auch der Effekt einer Lymphadenektomie bei der palliativen Magenresektion bei bereits vorliegender Peritonealkarzinose. Dabei ließ sich bei lokal begrenzter Peritonealkarzinose (P1, P2) durch eine D2/D3-Lymphadenektomie ein Überlebensvorteil im Vergleich zur D1-Lymphadenektomie erzielen, der bei fortgeschrittener Peritonealkarzinose (P3) nicht mehr nachweisbar war (67).

Tabelle 14.8 Ergebnisse nach palliativer Magenresektion (MR) im Vergleich zur palliativen Gastroenterostomie (GE) oder explorativen Laparotomie (EL)

Referenz	Jahr	Pat.	Morbidität MR	Morbidität GE	Morbidität EL	Mortalität MR	Mortalität GE	Mortalität EL	mediane ÜZ (Mo) MR	mediane ÜZ (Mo) GE	mediane ÜZ (Mo) EL	p-level ÜZ	1-Jahres-ÜZ MR	1-Jahres-ÜZ GE	1-Jahres-ÜZ EL	2-Jahres-ÜZ MR	2-Jahres-ÜZ GE	2-Jahres-ÜZ EL	5-Jahres-ÜZ MR	5-Jahres-ÜZ GE	5-Jahres-ÜZ EL
Lawrence	1958	374							9	4	5		25 %	8 %	4 %	%					
Ekbom	1980	75	76 %	20 %		27 %	25 %									16 %	0 %				
Boddie	1983	66				18 %		24 %	10		4	p <0,0006	48 %		6 %	19 %		0 %	12 %		0 %
Meijer	1983	51				8 %			10	4											
Bozzetti	1987	246				12 %	10 %	5 %	8	4	3	p = 0,000002	39 %	18 %	8 %	12 %	1 %	1 %	6 %	0 %	0 %
Haugstvedt	1989	408				13 %	24 %	9 %	9	4	4	signifikant	40 %	9 %	8 %	17 %	4 %	1 %			
Butler	1989	23	48 %			4 %			12				55 %			27 %					
Monson	1991	53	19 %			8 %			19							24 %					
Crookes	1995	71				3 %			21	12		p <0,001									
Kikuchi	1998	122							12				35 %			10 %			0 %		
Ouchi	1998	95				2 %	33 %	31 %				p <0,01	48 %	20 %	38 %	20 %	0 %	8 %	0 %	0 %	0 %
Doglietto	1999	305	30 %	32 %	22 %	12 %	10 %	8 %	16	7	4	p <0,0001	41 %	15 %	17 %	27 %	3 %	6 %	10 %	1 %	0 %

ÜZ: Überlebenszeit
Mo: Monate
p-level: Signifikanzniveau

Ob sich diese Ergebnisse aus dem japanischen Raum in westlichen Industrieländern reproduzieren lassen, ist allerdings fraglich, da hier kein Überlebensvorteil der D2-Lymphadenektomie im Vergleich zur D1-Lymphadenektomie bei der kurativen Gastrektomie nachgewiesen werden konnte (12, 28) – ganz im Gegensatz zu den japanischen Ergebnissen (70).

Beim Vorliegen einer lokal begrenzten *Peritonealkarzinose* (P1, P2) bleibt der Überlebensvorteil durch eine palliative Magenresektion im Vergleich zur palliativen Gastroenterostomie oder explorativen Laparotomie erhalten (57). Dieser geht bei einer ausgeprägten Peritonealkarzinose (P3) verloren, sodass in dieser Situation von einer Resektion eher Abstand genommen werden sollte (73, 81).

Liegt zum Zeitpunkt der Laparotomie bereits eine *Lebermetastasierung* vor, so stellt sich ebenfalls die Frage nach dem Sinn einer palliativen Resektion. Zwei ältere Studien kamen zu dem Schluss, dass Lebermetastasen nicht automatisch eine Kontraindikation für eine palliative Magenresektion darstellen (59, 86). Allerdings war ein Überlebensvorteil nach palliativer Magenresektion nur feststellbar, wenn maximal 25% der Leber von Metastasen befallen waren (H1). Bei einer Vielzahl von Lebermetastasen mit Befall von mehr als 25% der Leber (H2, H3) geht dieser Überlebensvorteil verloren, sodass diese Patienten keine geeigneten Kandidaten für eine palliative Magenresektion darstellen (15, 59).

Zusammengefasst scheint eine palliative Magenresektion auch bei lokaler Peritonealkarzinose oder bei gering ausgeprägter Leberfilialisierung zu einem Überlebensvorteil zu führen. Bei einer ausgeprägten Metastasierung mit dem kombinierten Vorliegen einer peritonealen Aussaat, N3-Lymphknotenmetastasierung und Lebermetastasierung sinkt die Prognose nach palliativer Resektion (61), sodass operative Maßnahmen nur sehr zurückhaltend in Erwägung gezogen werden sollten. Hier lässt sich wahrscheinlich eine bessere Palliation durch endoskopische Maßnahmen erzielen (52).

Abschließend ist anzumerken, dass alle vorliegenden Studien zur palliativen Resketion beim Magenkarzinom retrospektiv und nicht randomisiert durchgeführt wurden. In der Regel lagen sehr inhomogene Patientenpopulationen vor. Es war immer dem jeweils behandelnden Chirurgen überlassen, das Therapiekonzept festzulegen, ohne dass reproduzierbare Kriterien aufgeführt wurden, anhand derer die Entscheidung fiel, wann der Tumor eines Patienten reseziert, eine Umgehung angelegt oder nur exploriert wurde.

Aufgrund dessen müssen alle zitierten Ergebnisse mit Vorbehalt zur Kenntnis genommen werden. Bisher liegen keine Studien vor, die neuere endoskopische Verfahren wie die Argon-Plasma-Koagulation, die Laserapplikation, die perkutane endoskopische Jejunostomie oder die Implantation ummantelter Stents direkt mit den Ergebnissen der palliativen Resektion verglichen haben. Da für viele Patienten zum Zeitpunkt der Diagnosestellung nur noch eine Therapie mit palliativem Ansatz infrage kommt, wäre die Initiierung derartiger Studien wünschenswert und wichtig zur Beantwortung der Frage, welche Behandlungsstrategie dem Patienten eine längstmögliche Überlebenszeit bei bestmöglicher Lebensqualität erlaubt.

Vor der Durchführung einer palliativen Magenresektion oder Gastrektomie sind v.a. 2 Fragen zu stellen:

- Liegen von Seiten des Tumors Symptome vor, wie z. B. Blutung, Perforation oder Stenose, die durch eine Operation behoben werden können oder
- lässt sich durch die Magenresektion bzw. Gastrektomie eine Verlängerung der Überlebenszeit erzielen?

Eine tumorbedingte Symptomatik lässt sich durch eine palliative Operation in der Regel beherrschen. Der Patient muss hierzu aber in einem operablen Zustand sein und sollte keine Linitis plastica oder eine ausgedehnte peritoneale oder hepatische Filialisierung aufweisen.

Bezüglich der Überlebenszeit lässt sich durch eine palliative Magenresektion oder Gastrektomie in etwa eine Verdoppelung der Lebenszeit erzielen. Ausgenommen sind hier ebenfalls Patienten mit einer Linitis plastica oder einer ausgedehnten peritonealen oder hepatischen Filialisierung.

Bei multimorbiden Patienten mit einem wesentlich erhöhten operativen Risiko oder bei Einwachsen des Tumors in benachbarte Organe per continuitatem sollte von einer palliativen Operation in der Regel Abstand genommen werden.

Rekonstruktion und Ernährungszustand nach Gastrektomie

Insgesamt wurden über 100 verschiedene Rekonstruktionen nach Gastrektomie in der Literatur beschrieben (85). Einen größeren Verbreitungsgrad haben lediglich die Billroth-I-, die Billroth-II- und die Roux-Y-Rekonstruktion nach partieller Magenresektion sowie die Roux-Y-Rekonstruktion, die Longmire-Interposition und die Bildung eines Ersatzmagens (Pouch) nach Hunt-Rodino, z. T. in den Modifikationen nach Peiper-Siewert und Herfarth, gefunden. In 90% der Kliniken wird nach Gastrektomie die *Roux-Y-Rekonstruktion* angewandt, die Longmire-Interposition und die Pouchbildung kommen mit 40% bzw. 16% deutlich seltener zum Einsatz (48).

Die funktionellen Ergebnisse nach Roux-Y-Rekonstruktion sind zwar im Vergleich zur Interposition oder zur Pouchbildung im 1. postoperativen Jahr tendenziell etwas schlechter, die festgestellten Differenzen sind aber eher marginal und ergeben keinen tatsächlichen Nachteil für die Patienten im Vergleich zu den technisch aufwändigeren Rekonstruktionsverfahren (6, 23, 38, 49, 51, 65, 72, 76, 83, 94, 102).

Vom Magenkarzinom sind überwiegend Patienten in der 6. und 7. Lebensdekade betroffen, die in der Mehrzahl der Fälle ein fortgeschrittenes Tumorstadium aufweisen und von denen in den westlichen Industrieländern nur etwa 25–30% längerfristig überleben. In dieser Situation ist eine schnelle, sichere Operation notwendig, weniger die anspruchsvolle Operation mit einem fraglichen Vorteil zu einem Zeitpunkt, den die Patienten mit hoher Wahrscheinlichkeit nicht mehr erleben. Diese Anforderung erfüllt die Roux-Y-Rekonstruktion vermutlich am besten und hat sich deshalb als bevorzugte Operation durchgesetzt.

Postoperativ kommt es nach Gastrektomie zu einem Gewichtsverlust, der in der Regel 10–20 % des präoperativen Gewichts beträgt (9, 17, 19, 20, 26, 32, 46, 59). Die wenigsten Patienten erreichen ihr ursprüngliches Körpergewicht und werden in der Mehrzahl der Fälle von verschiedenen Symptomen und Problemen des Postgastrektomie-Syndroms geplagt (10, 20, 32, 35). Die Mahlzeitengröße scheint unabhängig von der Bildung eines Ersatzmagens zu sein, Patienten mit Ersatzmagen haben aber mehr postprandiale Symptome als Patienten nach Roux-Y-Rekonstruktion (65).

In Bezug auf die *Lebensqualität* ließ sich durch eine Ersatzmagenbildung in 5 Studien kein signifikanter Vorteil im Vergleich zur Rekonstruktion ohne Ersatzmagen zeigen (23, 38, 49, 94, 102), während in einer Studie ein Vorteil durch die Ersatzmagenbildung feststellbar war (87). Aufgrund der Vielzahl von klinisch untersuchten Rekonstruktionsverfahren, die insgesamt alle keinen wesentlichen Vorteil eines bestimmten Verfahrens erkennen ließen, scheint es eher unwahrscheinlich, dass sich die Postgastrektomie-Symptomatik chirurgisch beeinflussen oder verhindern lässt. Zu nennen sind hier insbesondere der postoperative Gewichtsverlust, die Pankreasinsuffizienz und die Dumping-Problematik.

14.1.11 Multimodale Therapie

Im Folgenden wird sowohl die adjuvante als auch die präoperative, intraoperative und postoperative multimodale Therapie dargestellt.

Chemotherapie

Die Tatsache, dass bei zwei Dritteln der Patienten mit einem Magenkarzinom bereits bei der Erstdiagnose ein lokal fortgeschrittenes Tumorstadium und/oder Fernmetastasen vorliegen, verdeutlicht die Notwendigkeit einer effektiven Systemtherapie. Außerdem sind die Ergebnisse der alleinigen Chirurgie, die bisher lediglich bei etwa 20–30 % aller Magenkarzinompatienten eine Heilung erzielen konnte, bisher nicht zufrieden stellend.

Remissionsraten bis zu 30 % wurden für verschiedene Substanzen in der Monotherapie beschrieben (5-Fluorouracil (5-FU), Cisplatin, Doxorubicin, Epirubicin, Mitomycin C, Etoposid) und bei neuen in der Erprobung befindlichen Substanzen (Paclitaxel und Irinotecan); somit gilt das Magenkarzinom als potenziell chemosensibler Tumor. Durch den Einsatz effektiver Chemotherapiekombinationen konnnte die Rate partieller und kompletter Remissionen weiter verbessert werden. Dies stellt in Anbetracht der hohen Rezidivrate beim Magenkarzinom einen wesentlichen Fortschritt der Therapie des Magenkarzinoms dar.

Adjuvante Chemotherapie

Die Begründung für den unmittelbaren postoperativen Einsatz von Chemotherapeutika ist die hohe Rezidivrate des Magenkarzinoms nach potenziell kurativer Resektion R0, sie beträgt bereits im Stadium II (T2–T3, N0–N1) nach alleiniger chirurgischer Therapie bis zu 50 %.

In einer Metaanalyse, die nahezu 3000 Patienten umfasste, konnte Bonenkamp nachweisen, dass eine adjuvante Chemotherapie unterschiedlicher Regimes nach potenziell kurativer Resektion eine Verbesserung der Prognose herbeizuführen scheint, wobei eine Mitomycin-C-Monotherapie nach diesen Untersuchungen besonderen Erfolg verspricht.

Unter den Kombinationstherapie hat das FAM-Schema (5-FU, Adriamycin, Mitomycin C) die weiteste Verbreitung gefunden. Das FAMTX-Protokoll (5-FU, Adriamycin, Methotrexat) scheint etwas wirksamer als das FAM-Protokoll zu sein.

Das EAP-Protokoll (Etoposid, Doxorubicin und Cisplatin) verspricht in bis zu 60 % der Fälle ein Ansprechen des Magenkarzinoms. Es weist jedoch eine hohe Knochenmarkstoxizität auf. Ein Vergleich zwischen EAP und FAMTX in einer randomisierten Studie zeigte eine gleiche Ansprechrate bei hoher Toxizität für EAP, sodass dieses Protokoll aufgrund seiner Toxizität heute als obsolet anzusehen ist.

Ein sehr Erfolg versprechendes Protokoll wurde von Cunningham und Mitarbeitern vorgestellt. Die Kombination von 5-FU als kontinuierliche Infusion mit Carboplatin und Epiadriamycin (ECF) ergab eine Ansprechrate von 82 % und komplette Remissionen in 8 %. Die Knochenmarkstoxizität war bei diesem Protokoll sehr gering. Die Patienten benötigten jedoch wegen der häufigen Venenprobleme einen Port. Zahlreiche andere Substanzen befinden sich zur Zeit weiter in der Testung, grundsätzlich kann aber eine adjuvante Chemotherapie außerhalb von Studien derzeit nicht empfohlen werden.

Neoadjuvante Chemotherapie

Das Konzept der neoadjuvanten Chemotherapie (primäre oder Induktions-Chemotherapie vor Chirurgie) stellt eine Erweiterung der therapeutischen Möglichkeiten dar. Es ist das Ziel der neoadjuvanten Chemotherapie, bei noch nicht gestörten Durchblutungsverhältnissen hohe Zytostatikakonzentrationen an die Tumoren zu bringen und so eine bessere Ansprechrate zu erzielen.

Theoretisch sind Vorteile und Nachteile für die neoadjuvante Therapie des fortgeschrittenen Magenkarzinoms zu diskutieren. Der *Nachteil* besteht in einer eventuellen Progression des Tumors unter der Zytostase bis zum Zeitpunkt der Operation. Als praktisches Problem hat sich gezeigt, dass Patienten bei sehr gutem Ansprechen der Chemotherapie die Notwendigkeit der chirurgischen Therapie nicht einsehen und diese verzögern oder sogar ablehnen.

An *Vorteilen* sind aufzuführen:

- höhere Resektabilitätsrate durch Downstaging der Tumoren, also Verkleinerung der Tumoren sowie
- Reduzierung der Symptome sowie Erkennen der gegenüber Zytostatika resistenten Tumoren.

Die präoperative Gabe von Zytostatika bei fortgeschrittenem Magenkarzinom setzt eine exakte präoperative Diagnostik evtl. mit Laparoskopie voraus.

Die Resektionsrate beim Magenkarzinom variiert in den einzelnen Zentren; bei nicht selektierten Patientengruppen beträgt sie jedoch meist ca. 70–80 %. Da die R0-Resektion die einzige Möglichkeit für die kurative Behandlung des Magenkarzinoms darstellt, ist das *Konzept des präoperativen Downstagings* der Tumoren von großem Interesse.

In den meisten Studien wurde präoperativ eine Kombination aus Etoposid und Cisplatin verwandt. Wilke und Mitarbeiter verwandten das EAP-Protokoll präoperativ bei primär inoperablem Magenkarzinom. Bei 5 von 34 Patienten (14 %) kam es zu einer kompletten Remission und bei 15 Patienten war eine kurative Resektion (R0) möglich. Ajani und Mitarbeiter konnten zeigen, dass EFP (5-FU, Etoposid und Cisplatin) kurative Resektionen bei 18 von 25 Patienten (72 %) mit fortgeschrittenem Magenkarzinom ermöglichten.

Schwartz und Kelsen verwandten neoadjuvant ein FAMTX-Schema und beobachteten eine kurative Resektion bei 16 von 23 Patienten (70 %). Bei 33 % ihrer Patienten kam es zu einem Downstaging der Tumoren, wenn als präoperatives Maß die Endosonographie verwandt wurde.

Rougier und Mitarbeiter untersuchten die präoperative kontinuierliche Infusion von 5-FU plus einem Bolus Cisplatin präoperativ bei fortgeschrittenem Magenkarzinom. Sie beobachteten 1 komplette und 14 partielle Remissionen bei 30 Patienten (Ansprechrate: 50 %), wobei kein Patient unter der Chemotherapie eine Progression seiner Erkrankung aufwies. Die R0-Resektionsrate betrug 82 %. Allerdings wurde die Knochenmarkstoxizität als Problem in diesem Behandlungskonzept aufgezeigt. Alle Patienten mit objektivierbarer Remission unter Chemotherapie konnten potenziell mittels kurativer Resektion operiert werden, während von den 12 Patienten, die nicht ansprachen, lediglich 8 Patienten einer Resektion unterzogen wurden.

In verschiedenen Studien wird weltweit dieses Konzept weiter überprüft. Es scheint die Möglichkeit zu bestehen, dass bei einer Gruppe von Patienten, die präoperativ auf die Chemotherapie ansprechen, eine R0-Resektion nach erfolgtem Downstaging möglich ist (Tab. 14.9). Zu empfehlen ist deshalb, dass Patienten mit lokal fortgeschrittenem Tumor ohne Fernmetastasierung Studien mit neoadjuvanten Behandlungskonzepten zugeführt werden.

Intraperitoneale Chemotherapie

Eine der häufigsten Lokalisationen für Magenkarzinomrezidive nach Magenresektion ist die *peritoneale Metastasierung*. Bereits in den 60er Jahren wurde versucht, durch lokale Applikation verschiedener Substanzen eine peritoneale Aussaat zu verhindern. Wegen der Ausbildung von ausgedehnten Adhäsionen mit starken abdominellen Beschwerden bis hin zum Ileus und bei fehlendem Nachweis von Wirksamkeit auf die Tumoren wurden diese Therapiekonzepte jedoch bald wieder verlassen.

Tabelle 14.9 Ergebnisse der neoadjuvanten Phase-II-Studien beim fortgeschrittenen Magenkarzinom (Wils 1998)

Autor	Schema	Zahl d. Pat.	Responder	OP-Pat.	R0-Resektionen (%)
Rougier (1994)	5-FU/Cisplatin	30	15	28	18 (60)
Findlay (1994)	ECF	35		20	11 (31)
Wilke (1990)	EAP	35	24	21	19 (54)
Fink (1993)	EAP	30	27	27	24 (80)
Lerner (1992)	EAP	13		5	1 (8)
Bajetta (1994)	EAP	16		1	1 (6)
Kelsen (1992)	EAP	9		2	2 (22)
Kelsen (1992)	FAMTX	11		3	1 (9)
Kelsen (1996)	FAMTX	56		50	24 (61)
Plukker (1991)	FAMTX	20		14	8 (40)
Wils (1991)	FAMTX	13		7	3 (23)
Couron (1993)	FEMTX-P	14	7	5	5 (36)
Gesamt		**282**		**183**	**127 (45)**

5-FU: 5-Fluorouracil
EAP: Etoposid, Doxorubicin, Cisplatin
ECF: 5-FU, Etoposid, Epiadriamycin
FAMTX: 5-FU, Adriamycin, Methotrexat

In den letzten Jahren wurden verschiedene Konzepte in entsprechenden Studien erneut überprüft. Das EAP-Schema zeigte ein Ansprechen beim malignen Aszites bei 44%; Koga und Mitarbeiter verabreichten postoperativ Mitomycin über eine kontinuierliche, hypertherme Peritonealperfusion. 3 Jahre nach der Operation lebten noch 73% der Patienten mit peritonealer Chemotherapie verglichen mit 52% in der Kontrollgruppe.

Intraperitoneal verabreichtes, an Kohle adsorbiertes Mitomycin verbesserte die 3-Jahres-Überlebensrate von 27% auf 68% Die Kohleadsorbtion soll dabei den Vorteil haben, dass die Konzentration von freiem Mitomycin in der Peritonealhöhle langfristig hoch bleibt.

Kobashi und Mitarbeiter verglichen in einer Studie die intraperitoneale Cisplatin- und 5-FU-Gabe mit systemischer 5-FU-Gabe. Nach einem mittleren Beobachtungszeitraum von 24 Monaten waren doppelt so viele Patienten nach intraperitonealer Gabe tumorfrei. Die später auftretenden Metastasen waren vorwiegend in der Leber und anderweitig extraabdominell lokalisiert; lediglich 5% der intraperitoneal behandelten Patienten wiesen intraperitoneale Metastasen auf.

Die vor allen Dingen in Japan und von Sugerbaker in den USA berichteten Ergebnisse nach einer intraperitonealen Chemotherapie, z. T. kombiniert mit chirurgischer Resektion des Peritoneums oder mit lokaler Hyperthermie, haben bisher nicht dazu geführt, dass diese Verfahren in Europa in größerem Umfang angewendet werden. Diese Therapien werden derzeit nur in wenigen spezialisierten Zentren angeboten. Der technische Aufwand und die Komplikationsmöglichkeiten dieser Methode erfordern eine gewisse Erfahrung mit diesem Verfahren, sodass es derzeit deshalb nicht generell empfohlen werden kann.

Sonstige adjuvante Behandlungskonzepte

Zahlreiche Behandlungskonzepte sind in der adjuvanten Therapie des Magenkarzinoms angewandt worden. *Levamisol* ist ein synthetisches Wurmmittel mit immunstimulatorischen Fähigkeiten, wobei die Aktivierung der natürlichen T-Killerzellen im Vordergrund steht. Nachdem gezeigt werden konnte, dass 5-FU plus Levamisol beim Kolonkarzinom eine Verbesserung der Prognose erbringen konnte, wurden derartige Untersuchungen ebenfalls beim Magenkarzinom durchgeführt.

Vorläufige Ergebnisse deuten darauf hin, dass Levamisol in Kombination mit 5-FU oder Metamycin beim Stadium III des Magenkarzinoms evtl. eine Verbesserung der Prognose herbeiführen kann. Burch und Mitarbeiter zeigten dagegen in einer Phase-2-Studie, dass die Überlebensrate bei Patienten, die 5-FU mit hochdosiertem Levamisol erhielten, nach einem Jahr deutlich niedriger lag als bei der Anwendung anderer chemotherapeutischer Regime inklusive der Einzelgabe von 5-FU.

Cimetidin hat ebenfalls eine antitumorale Aktivität. Tonnesen und Mitarbeiter untersuchten den Einfluss von Cimetidin (400 mg 2-mal täglich) auf die Überlebensrate von 181 Patienten mit Magenkarzinom. Die relative Überlebensrate der Patienten mit Cimetidin war gegenüber der Plazebogruppe deutlich verlängert: Die mediane Überlebensrate in der Cimetidin-Gruppe betrug 33 Monate verglichen mit 17 Monaten in der Plazebogruppe. Die 4-Jahres-Überlebensrate betrug 9% in der Cimetidingruppe verglichen mit 3% in der Plazebogruppe.

Somatostatin hat einen Effekt auf das Tumorwachstum endokrin gesteuerter Tumorzellen. In klinischen Studien konnte jedoch beim Magenkarzinom keine Verbesserung der Überlebensrate nach Gabe von Somatostatin gezeigt werden.

Interferone sind in der Behandlung maligner Tumoren an verschiedenen Stellen eingeführt worden. In einer Phase-II-Studie bei nicht behandelten Patienten mit Magenkarzinom wurde eine Ansprechrate von 34% bei Gabe von 5-FU in Kombination mit Interferon α beobachtet. In weiteren vergleichenden Untersuchungen konnte jedoch nicht gezeigt werden, dass die Gabe von Interferon α in Kombination mit etablierten Zytostatika-Regimen eine Verbesserung der Prognose erbrachte.

Strahlentherapie beim Magenkarzinom

Das bisher unbefriedigende Gesamtergebnis der Behandlung des Magenkarzinoms hat dazu geführt, dass sowohl die präoperative als auch die intraoperative Strahlentherapie in der Behandlung des Magenkarzinoms untersucht worden sind.

Präoperative Strahlentherapie

Als alleinige präoperative Behandlung bringt die Strahlentherapie keine Verlängerung der Überlebenszeit, obwohl in mehreren Studien gezeigt werden konnte, dass das Tumorgewebe durch die Strahlentherapie erheblich geschädigt wird. Problematisch ist das relativ große Bestrahlungsfeld im Oberbauch, welches die präoperative Strahlentherapie beim Magenkarzinom erfordert. Lediglich in einer vor Jahren erschienenen japanischen Arbeit konnte gezeigt werden, dass die präoperative Strahlentherapie beim Magenkorpuskarzinomen die 2-Jahres-Überlebensrate von 41% auf 52% verbesserte. Weitere Untersuchungen konnten diese Befunde jedoch nicht reproduzieren.

In verschiedenen Studien ist der Einfluss einer kombinierten *Radiochemotherapie* auf die Prognose des Magenkarzinoms untersucht worden. Die Gastrointestinal Tumor Study Group verglich eine Kombination von Strahlentherapie und Gabe von 5-FU gefolgt von kontinuierlicher 5-FU- und Methyl-CCNU-Gabe mit alleiniger 5-FU- und Methyl-CCNU-Therapie. In der Gruppe der Kombinationsbehandlung trat eine erhöhte Letalität auf, wobei knochenmarksbedingte Komplikationen im Vordergrund standen. Nach 2 Jahren ließ sich jedoch eine deutlich höhere Überlebensrate der Kombinationsgruppe nachweisen.

Postoperative Strahlentherapie

Mörtel und Mitarbeiter verglichen in einer Adjuvantstudie eine chirurgische Behandlung alleine mit einer Kombinationsbehandlung. 62 Patienten wurden nach potenziell kurativer Resektion entweder mit 5-FU und Strahlentherapie oder mit einem Plazebo behandelt. Das tumorfreie Intervall und die Überlebensrate war signifikant besser in der Kombinationsbehandlungsgruppe: Die 5-Jahres-Überlebensrate in der Behandlungsgruppe betrug 23 %, während in die Plazebogruppe lediglich 4 % noch lebten.

Postoperative Kombinations-Chemotherapie-Regime sind in verschiedenen Studien in Kombination mit Strahlentherapie untersucht worden. Die Southwest Oncology Group (SWOG) verglich FAM- und Strahlentherapie bei Patienten mit Residualtumoren. Die mittlere Überlebensrate betrug 14 Monate; ein Unterschied in den verschiedenen Behandlungsgruppen ließ sich nicht nachweisen. In einer prospektiven, randomisierten Untersuchung verglich die englische Magenkarzinom-Gruppe 3 verschiedene Strategien:

- die alleinige Operation,
- die Operation plus postoperativer FAM-Chemotherapie und
- die Operation plus Radiochemotherapie.

Ein Unterschied in der Überlebensrate zwischen allen 3 Gruppen ließ sich nicht nachweisen.

Intraoperative Strahlentherapie

Das Konzept der intraoperativen Strahlentherapie am Ende der Operation ist zunächst sehr einleuchtend. In einer Sitzung lässt sich eine zytotoxische Dosis an die Tumorzellen heranbringen. Komplikationen wie Blutung oder Infektion sind ausgesprochen selten.

Die Mehrzahl der Untersuchungen zur intraoperativen Strahlentherapie in Japan durchgeführt. Abe und Mitarbeiter verglichen bei 211 Patienten die Operation alleine mit der Operation plus intraoperativer Strahlenbehandlung. Das Bestrahlungsfeld bezog sich vorwiegend auf die Lymphknotenstationen.

Die Ergebnisse zeigten, dass im Stadium I die intraoperative Strahlentherapie keine Verbesserung der Prognose herbeiführen konnte, dagegen stieg die 5-Jahres-Überlebensrate im Stadium II von 62 % auf 83 % und im Stadium III von 37 % auf 62 %. Selbst im Stadium IV ließ sich eine Verbesserung von 0 % auf 15 % erzielen.

Sindelar und Mitarbeiter führten eine randomisierte Untersuchung bei Patienten mit Stadium III und IV durch, wobei die intraoperative Strahlentherapie mit einer externen Strahlenbehandlung verglichen wurde. Die mittlere Überlebenszeit betrug bei der intraoperativen Strahlentherapiegruppe 20 Monate verglichen mit 10,2 Monaten bei externer Strahlenbehandlung. Auch war das mittlere tumorfreie Intervall nach intraoperativer Strahlentherapie deutlich länger als nach externer.

Die intraoperative Strahlentherapie ist ein interessanter Behandlungsansatz, da Magenkarzinomzellen nachweislich radiosensitiv sind. Der technische, bauliche, organisatorische und finanzielle Aufwand zur Durchführung einer intraoperativen Strahlentherapie ist allerdings erheblich. Deshalb kann zum jetzigen Zeitpunkt eine allgemeine Therapieempfehlung für dieses Behandlungsverfahren nicht gegeben werden.

Zusammengefasst muss leider festgestellt werden, dass derzeit weder für die neoadjuvante, die adjuvante und die palliative Chemotherapie oder Strahlentherapie ein Überlebensvorteil bewiesen ist. Entsprechend existieren im Moment auch keine offiziellen Empfehlungen hinsichtlich derartiger Therapien.

Interdisziplinäre Leitlinie der Deutschen Krebsgesellschaft und der Deutschen Gesellschaft für Chirurgie zum Magenkarzinom
(ISTO: Informationszentrum für Standards in der Onkologie)

1. Prätherapeutische Diagnostik und Tumorstaging

Notwendige Untersuchungen:
klinische Untersuchung (supraklavikuläre Lymphknotenvergrößerung, Aszites, intraabdomineller Tumor),
Ösophagogastroduodenoskopie mit multiplen (5–10) Biopsien,
Sonographie des Abdomens und kleinen Beckens,
Röntgen-Thorax in 2 Ebenen sowie
Tumormarker (CA 72–4, Ca 19–9, CEA: Bestimmung mindestens eines Markers).

Im Einzelfall nützliche Untersuchungen:
Doppelkontrastuntersuchung des Magens bei unklarem endoskopischem Befund, z. B. bei submukös wachsendem Karzinom (Linitis plastica),
Endosonographie (Tiefeninfiltration, Lymphknotenmetastasen),
Computertomogramm Abdomen (bei unklarem sonographischem Befund, Verdacht auf Metastasen in Leber, Ovarien u. a., Beurteilung des lokoregionären Tumorwachstums vor Chemotherapie s. u.),
Computertomogramm des Thorax (bei Verdacht auf Lungenmetastasen) sowie
Laparoskopie (zum Ausschluss von intraabdominellen Fernmetastasen (Peritoneuro, Leber, Ovar) vor geplanter neoadjuvater Therapie.

Pathohistologische Diagnostik

Die präoperative Biopsiediagnostik erfordert eine Differenzierung zwischen Karzinom und Lymphom. Für die Abgrenzung undifferenzierter und kleinzelliger Karzinome von malignen Lymphomen sind immunhistologische Untersuchungen von Bedeutung. Bei Karzinomen ist an der präoperativen Biopsie eine Differenzierung in intestinalen und diffusen Typ anzustreben. Entsprechend der WHO-Klassifikation sind Karzinome, die sowohl Strukturen eines Intestinaltyps als auch solche eines diffusen Typs zeigen, für klinische Zwecke als Karzinom vom diffusen Typ zu klassifizieren.

Therapie

2. Präoperative (neoadjuvante) Chemotherapie

Bei einem klinisch als R0-resektabel erscheinenden Magenkarzinom ist eine präoperative Chemotherapie nicht indiziert.
Beim lokal fortgeschrittenen, nicht sicher R0-resektabel erscheinenden Magenkarzinom wird eine präoperative Chemotherapie gegenüber der alleinigen operativen Therapie derzeit in Studien geprüft.
Beim lokal fortgeschrittenen, nicht R0-resektablen Magenkarzinom gibt es Hinweise, dass durch präoperative Chemotherapie sekundär Resektabilität erreicht werden kann. Sofern die allgemeinen Voraussetzungen für eine Chemotherapie (Alter, Allgemein- und Ernährungszustand, internistische Begleiterkrankungen) gegeben sind, kann eine präoperative Therapie mit dem Ziel des „down staging" und nachfolgender R0-Resektion versucht werden. Diese Therapie sollte unter kontrollierten Bedingungen an Zentren mit spezieller Erfahrung, z. B. Tumorzentren erfolgen. Die Beurteilung der Resektabilität muss laparoskopisch (durch einen Chirurgen) oder nach Laparotomie erfolgen.

3. Operative Therapie mit kurativer Zielsetzung

Für die kurative Behandlung des Magenkarzinoms ist das adäquate onkologisch-chirurgische Vorgehen unbedingte Voraussetzung. Die chirurgische Therapie des Magenkarzinoms umfasst die Tumorentfernung unter Einhaltung eines adäquaten Sicherheitsabstandes (5 cm (intestinaler Typ bzw. 8 cm (diffuser Typ) in situ gemessen) und die systematische Lymphadenektomie einschließlich der Resektion des großen und kleinen Netzes. Die Indikation zur Gastrektomie oder subtotalen Resektion soll sich nach der Tumorlokalisation, dem histomorphologischen Typ und der individuellen Risikobeurteilung richten. Gastrektomie und subtotale Resektion sind gleichwertig, wenn ein Sicherheitsabstand von 5 cm (siehe oben) einzuhalten ist.
Die systematische Lymphadenektomie soll die Ausräumung des Kompartments I und II umfassen[1]. Kompartment I soll mit dem Magen en bloc entfernt werden.
Die Splenektomie muss bei Durchführung einer Gastrektomie nicht obligat erfolgen. Bei fortgeschrittenen Tumoren der oberen Magenhälfte, vor allem bei Tumorsitz großkurvaturseitig oder bei Gesamtbefall des Magens, ist die Splenektomie notwendig. Bei subtotaler Resektion ergibt sich keine onkologisch begründete Indikation für die Splenektomie.
Endoskopische Polypektomie oder Mukosaresektion und kombiniert endoskopisch-laparoskopische Mukosa- oder Magenwandresektion sind als kurative Behandlung nur im Einzelfall vertretbar bei auf die Mukosa beschränktem gut oder mäßiggradig differenziertem Karzinom vom intestinalen Typ (G1, G2, low grade).

([1] Die obige Empfehlung zu einer D2-Dissektion beim Magenkarzinom geht von umfangreichen retrospektiven Ergebnissen aus, die keine Erhöhung der Morbidität und Letalität nach D2-Dissektion, jedoch eine Prognoseverbesserung in Untergruppen gezeigt hat. Zwei prospektive randomisierte Studien haben die D1- und D2-Dissektion verglichen und keinen signifikanten Vorteil für die D2-Dissektion gefunden. Allerdings war in beiden Studien ein großer Anteil von Kliniken beteiligt, die nur sehr geringe Fallzahlen hatten, und die postoperative Morbidität und Letalität waren ungewöhnlich hoch. Daher empfiehlt die Mehrzahl der Mitglieder der Expertengruppe die D2-Dissektion bei der Therapie des Magenkarzinoms in kurativer Absicht, wobei diese Operation an Zentren mit entsprechender Erfahrung und niedriger Morbidität und Letalität vorgenommen werden sollte.)

4. Intraoperative Therapie

Die derzeit noch laufenden Studien zur intraoperativen Radiotherapie (IORT) und zur intraperitonealen Chemotherapie sind nicht abgeschlossen, sodass außerhalb von Studien diese Behandlungsformen nicht indiziert sind.

5. Pathohistologische Beurteilung der Tumorresektate

Als Minimalanforderung für die Aufarbeitung von Tumorresektaten mit Magenkarzinom und die Dokumentation der pathohistologischen Befunde sollten die Empfehlungen der Deutschen Krebsgesellschaft gelten (Anlage 1). Insbesondere sind Aussagen zur R-Klassifikation (Tumorfreiheit oder -befall an Resektionslinien oral, aboral, am Halteapparat, ggf. an mitentfernten Nachbarorganen)und die pTNM-Klassifikation erforderlich. Die Zahl untersuchter und befallener regionärer Lymphknoten ist anzugeben. Die histologische Klassifikation soll sowohl nach WHO als auch nach Laurn erfolgen. Beim vierstufigen Grading kann G1 und G2 als low grade, G3 und G4 als high grade zusammengefasst werden. Eine verlässliche Diagnose pN0 erfordert die histologische Untersuchung von mindestens 15 regionären Lymphknoten.

6. Palliativmaßnahmen

Maßnahmen nach R1-Resektion (ohne Fernmetastasen)
Ergibt sich postoperativ nach vermeintlicher R0-Resektion ein mikroskopischer Tumorrest (R1-Resektion), ist eine Nachresektion (R0-Resektion) anzustreben. Ist diese nicht möglich, soll abgewartet werden und bei nachgewiesenem Tumorprogress über die weitere Therapie entschieden werden.

*Maßnahmen nach R2-Resektion oder bei Magenkarzinom mit Fernmetastasen*Zur Behandlung dieser Patienten stehen operative Maßnahmen, strahlen- und chemotherapeutische Behandlungen zur Verfügung, wobei die Wahl abhängig von der bestehenden Symptomatik individuell erfolgt. Grundsätzlich ist die Indikation zur Chemotherapie gegeben, wobei deren Einsatz maßgeblich durch den Allgemein- und Ernährungszustand und internistische Begleitkrankheiten bestimmt wird. Wegen des raschen Krankheitsverlaufs ist die Chemotherapie frühzeitig auch bei fehlenden tumorbedingten Symptomen einzuleiten. Für Patienten mit hochgradig eingeschränktem Allgemeinzustand (Karnofsky < 60 %) ist über eine zytostatische Therapie im Einzelfall zu entscheiden.
Eine Strahlentherapie kann auch als lokal umschriebene Maßnahme zur Schmerzbehandlung indiziert sein. Auf jeden Fall ist für eine adäquate Schmerztherapie Sorge zu tragen.

7. Adjuvante Chemotherapie

Bisher konnte nicht belegt werden, dass eine adjuvante Chemotherapie nach R0-Resektion eines Magenkarzinoms die Prognose verbessert. Dies gilt derzeit für alle Subgruppen, sodass eine adjuvante Chemo- bzw. Radiochemotherapie nach R0-Resektion außerhalb von Studien derzeit nicht begründet ist.
Eine postoperative Chemo- oder Strahlentherapie gilt derzeit auch dann als adjuvant, wenn immunhistologisch isolierte Tumorzellen in Knochenmarkbiopsien oder Lymphknoten gefunden oder Tumorzellen zytologisch in Peritonealspülungen nachgewiesen werden, ohne dass sich ein Anhalt für sonstigen Residualtumor ergibt. Der Nachweis immunhistologisch isolierter Tumorzellen stellt keine Indikation für eine adjuvante Chemotherapie außerhalb von Studien dar.

Nachsorge

Der Wert einer strukturierten Tumornachsorge für die Verbesserung der Prognose ist bisher nicht belegt. Die Nachsorge sollte symptomorientiert erfolgen und insbesondere Folgen des Organverlusts behandeln. Neu auftretende Symptome sollten innerhalb von 4–6 Wochen abgeklärt werden.
Eine strukturierte Nachsorge ist immer in Therapiestudien angezeigt.
Erfolgte die Behandlung eines auf die Schleimhaut begrenzten Frühkarzinoms durch Polypektomie, Mukosektomie oder lokale Magenwandexzision, ist wegen des möglicherweise erhöhten Rezidivrisikos und der Möglichkeit einer kurativen radikalen Reoperation eine gastroskopische Überwachung in 6-monatigen Abständen für 3 Jahre zu empfehlen.

Rehabilitation

Voraussetzungen für die Rehabilitation sind das Vorliegen einer Rehabilitationsbedürftigkeit, Rehabilitationsfähigkeit und Rehabilitationsbereitschaft. Bei gegebenen Voraussetzungen ist ein stationäres Anschlussheilverfahren in einer spezialisierten, möglichst wohnortnahen Nachsorgeklinik (AHB-Klinik) zu empfehlen, u. a. zur intensiven diätetischen Beratung und Behandlung der Postgastrektomiebeschwerden. Stationäre Rehabilitationsmaßnahmen sollten soweit notwendig ausschließlich in besonders erfahrenen Tumornachsorgekliniken durchgeführt werden, die mit der speziellen somatischen, psychischen, sozialen oder beruflichen Rehabilitation der Patienten vertraut sind.
Manuell Tätige sind in ihrer Leistungsfähigkeit besonders von den Folgen der Postgastrektomiebeschwerden betroffen. Tätigkeiten in häufig wechselnder, stehender, bückender Stellung sind für Gastrektomierte wegen der Refluxgefahr oft nicht möglich. Ggf. ist bei Gastrektomierten so früh wie möglich eine Arbeitsplatzumsetzung anzustreben und – unter der Voraussetzung einer guten Prognose – eine berufliche Neuorientierung in Erwägung zu ziehen. Bei magenresezierten Patienten ist bei der sozialmedizinischen Begutachtung von anderen Kriterien als bei gastrektomierten Patienten auszugehen.

Verfahren der Konsensbildung

Erstellung durch die Expertengruppe der

Chirurgische Arbeitsgemeinschaft für Onkologie (CAO);
Arbeitsgemeinschaft für Internistische Onkologie (AIO);
Arbeitsgemeinschaft für Radiologische Onkologie (ARO);
Arbeitsgemeinschaft für Rehabilitation und Nachsorge (ARNS)

Mitglieder der Arbeitsgruppe waren

Prof. Dr. F. Borchard, Aschaffenburg (Pathologie); Prof. Dr. F. W. Eigler, Essen (CAO); Prof. Dr. R. Engelhardt, Freiburg (AIO); Prof. Dr. H. Frommhold, Freiburg (ARO); Dr. G. Hartung, Mannheim (AIO); Prof. Dr. P. Hermanek, Erlangen (ISTO, Pathologie); Prof. Dr. D. K. Hossfeld, Hamburg (AIO); Prof. Dr. Th. Junginger, Mainz (CAO); Prof. Dr. R. Kirchner, Koblenz (CAO); Prof. Dr. E. D. Kreuser, Berlin (AIO); Prof. Dr. H. J. Meyer, Solingen (CAO); Prof. Dr. R.-P. Müller, Köln (ARO); Prof. Dr. H. Pichlmaier, Köln (CAO); Prof. Dr. W. Queißer, Mannheim (AIO); Prof. Dr. P.M. Schlag, Berlin (CAO); Prof. Dr. H. Wilke, Essen (AIO)

Beratend haben mitgewirkt

Prof. Dr. H.G. Beger, Ulm (CAO); Arbeitsgemeinschaft Deutscher Tumorzentren (ADT); Deutsche Gesellschaft für Chirurgie; Deutsche Gesellschaft für Hämatologie und Onkologie; Deutsche Gesellschaft für Innere Medizin; Deutsche Gesellschaft für Pathologie; Deutsche Gesellschaft für Radioonkologie; Deutsche Gesellschaft für Verdauungs- und Stoffwechselkrankheiten; Deutsche Röntgengesellschaft

Koordination

Prof. Dr. Th. Junginger, Mainz (CAO)
Informationszentrum für Standards in der Onkologie (ISTO) der Deutschen Krebsgesellschaft e. V., Hanauer Landstr. 194, 60314 Frankfurt/M.

Korrespondenzadresse

Klinik und Poliklinik für Allgemein- und Abdominalchirurgie
der Johannes-Gutenberg-Universität
Langenbeckstraße 1
55101 Mainz
Erstellungsdatum: November 1999
Revision geplant: Januar 2001

Literatur

1. Delbrück H. Standards und Qualitätskriterien von Rehabilitationsmaßnahmen nach Magenoperation wegen Krebs. In: Delbrück H, Hrsg. Deutsche Krebsgesellschaft und Deutsche Krebshilfe: Qualitätssicherung in der Onkologie 7.1. Standards und Qualitätskriterien in der onkologischen Rehabilitation. München Bern Wien New York Tokyo: Zuckschwerdt; 1997: 117–130
2. Deutsche Krebsgesellschaft. Qualitätssicherung in der Onkologie 3.1. Diagnostische Standards. Lungen-, Magen-, Pankreas- und kolorektales Karzinom. Hermanek P, Hrsg. München Bern Wien New York: Zuckschwerdt; 1995
3. Hermanek P, Junginger Th, Hossfeld DK, Müller R-P, Fölsch UR. Nachsorge und Rehabilitation bei Patienten mit gastrointestinalen Tumoren. Dtsch. Ärztebl 1999; 96A: 2084–2088
4. Pichlmaier H, Hossfeld DK, Müller RP. Konsensus zur Multimodalen Therapie des Magenkarzinoms. Forum Dt. Krebsges 1995; 10: 275–277

14.2 Magenstumpfkarzinom

14.2.1 Epidemiologie

Seit Beginn dieses Jahrhunderts ist bekannt, dass nach subtotaler Magenresektion im Magenrest Tumoren auftreten, die häufig in der Nähe der Anastomose lokalisiert sind und, meist symptomarm, relativ spät entdeckt werden. Über viele Jahrzehnte ist intensiv diskutiert worden, ob der Magenstumpf ein erhöhtes Krebsrisiko aufweist. In den vergangenen Jahren wurden in großen Studien Krankheitsregister ausgewertet, die erlauben, eine relativ exakte Aussage zu machen.

So konnte Caygill bei 4466 Patienten in England nachweisen, dass nach 15–20 Jahren eine deutliche Häufung vom Magenstumpfkarzinomen auftrat. Über ähnliche Befunde wurde von Viste bei 3470 norwegischen Patienten berichtet. Lundegardh fand dagegen bei 6456 schwedischen Patienten anhand der vorhandenen Register insgesamt keine Häufung von Magenstumpfkarzinomen nach subtotaler Magenresektion wegen gutartiger Erkrankungen.

Wenn jedoch Patienten untersucht wurden, die ihre Magenresektion vor dem 50. Lebensjahr hatten, war das Risiko signifikant höher im Vergleich zu der untersuchten Normalpopulation. Als weitere Risiken wurde das weibliche Geschlecht, die Billroth-II-Anastomose und die primäre Resektion wegen eines Ulcus ventriculi identifiziert.

14.2.2 Pathogenetische Faktoren

Die Ursache des Auftretens der Magenstumpfkarzinome ist nicht endgültig geklärt. Als wesentliche Faktoren werden die chronische Entzündung im Rahmen des Gallerefluxes, eine bakterielle Besiedlung bei Anazidität sowie eine Helicobacter-pylori-Infektion im Magenstumpf diskutiert. Die präkanzerösen Veränderungen werden vorwiegend im Bereich der Anastomose gefunden, in der sich auch der größte Teil der Malignome entwickelt.

14.2.3 Symptomatik

Die Symptome des Magenstumpfkarzinoms sind relativ uncharakteristisch:
- Völlegefühl im Epigastrium,
- gelegentliches Erbrechen,
- Schluckbeschwerden,
- Gewichtsverlust und
- eine mäßige, obere gastrointestinale Blutung werden am häufigsten geschildert.

Bei den meisten Patienten werden die Beschwerden im Zusammenhang mit Postgastrektomie-Symptomen erklärt. Dieses führt häufig zu einer sehr späten Diagnosestellung des Magenstumpfkarzinoms.

14.2.4 Diagnostik

Die endoskopische Untersuchung steht im Vordergrund der Diagnostik. Es kann jedoch gelegentlich schwierig sein, alleine vom makroskopischen Bild zwischen einem Ulcus pepticum jejuni und einem exulzerierenden Magenstumpfkarzinom zu unterscheiden. Hilfreich kann die makroskopische Identifizierung des Übergangs von der Magenschleimhaut zur Dünndarmschleimhaut sein, da das Ulcus pepticum jejuni distal dieser Linie liegt, das Magenstumpfkarzinom aber proximal.

Die bioptische Sicherung des Malignoms leitet dann die weiteren diagnostischen Maßnahmen im Rahmen des präoperativen Stagings ein.

14.2.5 Endoskopische Vorsorge

Über Jahrzehnte ist diskutiert worden, ob Magenresektionen eine Präkanzerose darstellen und diese Patienten deshalb einer regelmäßigen endoskopischen Überwachung unterliegen sollten. Die niedrige Inzidenz der Tumoren, vor allem während der ersten 20 Jahre nach stattgehabter Magenresektion, lassen dieses jedoch nicht praktikabel erscheinen. Lediglich bei Frauen mit primärer Magenresektion wegen eines Ulcus ventriculi, bei denen durch eine Routinegastroskopie dysplastische Veränderungen nachgewiesen worden sind, bedürfen nach unserem heutigen Kenntnisstand einer regelmäßigen Kontrolle.

14.2.6 Therapie

Die chirurgische Therapie des Magenstumpfkarzinoms folgt den Regeln der onkologischen Chirurgie des primären Magenkarzinoms. Da bei den meisten Patienten der Tumor die Organgrenzen überschritten hat, muss neben der Gastrektomie oft eine multiviszerale Resektion erfolgen. Das Vorgehen bezüglich der Lymphadenektomie unterscheidet sich nicht von der Strategie beim primären Magenkarzinom.

14.2.7 Prognose

Die Prognose des Magenstumpfkarzinoms ist in den meisten Untersuchungen eher deprimierend. Lediglich 2–5 % der Patienten mit Magenstumpfkarzinomen überleben die nächsten 5 Jahre. Andererseits konnten Pointner et al. zeigen, dass bei den Frühformen des Magenstumpfkarzinoms ähnliche Resultate wie bei den korrespondierenden Stadien des primären Magenkarzinom erzielt werden können.

Literatur

1. Ablaßmaier B, Gellert K, Said S, Tanzella U, Müller JM. Laparoskopische Gastrektomie. Eine Fallbeschreibung. Chirurg 1996; 67: 643–647
2. Adachi Y, Kamakura T, Mori M, Baba H, Maehara Y, Sugimachi K. Prognostic significance of the number of positive lymph nodes in gastric carcinoma. Br J Surg 1994; 81: 414–146
3. Adachi Y, Kamakura T, Mori M, Maehara Y, Sugimachi K. Role of lymph node dissection and splenectomy in node-positive gastric carcinoma. Surgery 1994; 116: 837–841
4. Adachi Y, Suematsu T, Shiraishi N, Tanimura H, Morimoto A, Kitano S. Perigastric lymph node status as a prognostic indicator in patients with gastric cancer. Br J Surg 1998; 85: 1281–1284
5. Adachi Y, Suematsu T, Shiraishi N, Katsuta T, Morimoto A, Kitano S, Akazawa K. Quality of life after laparoscopy-assisted Billroth I gastrectomy. Ann Surg 1999; 229: 49–54
6. Almeida A, Dos Santos N, Aldeia F. Total gastrectomy for cancer: Is reconstruction or a gastric replacement reservoir essential? World J Surg 1994; 18: 883–888
7. Amano Y, Ishihara S, Amano K, et al. An assessment of local curability of endoscopic surgery in early gastric cancer without satisfaction of current therapeutic indications. Endoscopy 1998; 30: 548–552
8. Azagra JS, Goergen M, De Simone P, Aguirre-Ibanez J. Minimally invasive surgery for gastric cancer. Surg Endosc 1999; 13: 351–357
9. Bae J-M, Park J-W, Yang H-K, Kim J-P. Nutritional status of gastric cancer patients after total gastrectomy. World J Surg 1998; 22: 254–261
10. Becker HD, Caspary WF. Postgastrectomy and postvagotomy syndromes. New York: Springer Verlag 1980: 51–162
11. Boddie AW, McMurtrey MJ, Giacco GG, McBride CM. Palliative total gastrectomy and esophagogastrectomy. Cancer 1983; 51: 1195–1200
12. Bonenkamp JJ, Hermans J, Sasako M, Van de Velde CJH. Extended lymph-node dissection for gastric cancer. N Engl J Med 1999; 340: 908–914
13. Bonenkamp JJ, Songun I, Hermans J, Sasako M, Welvaart, et al. Randomised comparison of morbidity after D1 and D2 dissection for gastric cancer in 996 Dutch patients. Lancet 1995; 345: 745–748
14. Böttcher K, Becker K, Busch R, Roder JD, Siewert JR. Prognosefaktoren beim Magenkarzinom. Ergebnisse einer uni- und multivariaten Analyse. Chirurg 1992; 63: 656–661
15. Bozzetti F, Bonfanti G, Audisio RA, Doci R, Dossena G, Gennari L, Andreola S. Prognosis of patients after palliative surgical procedures for carcinoma of the stomach. Surg Gynecol Obstet 1987; 164: 151–154
16. Bozzetti F, Marubini E, Bonfanti G, Miceli R, Piano C, Crose N, Gennari L, and the Italian Gastrointestinal Tumor Study Group. Total versus subtotal gastrectomy. Surgical morbiditiy and mortality rates in a multicenter Italian randomized trial. Ann Surg 1997; 226: 613–620
17. Bradley E, Isaacs J, Hersh T, et al. Nutritional consequences of total gastrectomy. Ann Surg1975; 182: 415–428
18. Brady MS, Rogatko A, Dent LL, Shiu MH. Effect of splenectomy on morbidity and survival following curative gastrectomy for carcinoma. Arch Surg 1991; 126: 359–364
19. Braga M, Zuliani W, Foppa L, et al. Food intake and nutritional status after total gastrectomy; results of a nutritional follow-up. Br J Surg 1988; 75: 477–480
20. Brägelmann R, Armbrecht U, Rosemeyer D, Schneider B, Zilly W, Stockbrügger RW. Nutrient malassimilation following total gastrectomy. Scand J Gastroenterol 1996; 31 (Suppl 218): 26–33
21. Brennan MF, Karpeh MS. Surgery for gastric cancer: The American view. Sem Oncol 1996; 23: 352–359

22. Brennan MF. Lymph-node dissection for gastric cancer. N Engl J Med 1999; 340: 956–958
23. Buhl K, Lehnert T, Schlag P, Herfarth C. Reconstruction after gastrectomy and quality of life. World J Surg 1995; 19: 558–564
24. Butler JA, Dubrow TJ, Trezona T, Klassen M, Nejdl RJ. Total gastrectomy in the treatment of advanced gastric cancer. Am J Surg 1989; 158: 602–605
25. Cenitagoya GF, Bergh CK, Klinger-Roitman J. A prospective study of gastric cancer. Real 5-year survival rates and mortality rates in a country with high incidence. Dig Surg 1998; 15: 317–322
26. Cristallo M, Braga M, Agape D, et al. Nutritional status, function of the small intestine and jejunal morphology after total gastrectomy for carcinoma of the stomach. Surg gynecol Obstet 1986; 163: 225–230
27. Crookes PF, Incarbone R, Peters J, Engle S., Bremner CG, DeMeester TR. A selective therapeutic approach to gastric cancer in a large public hospital. Am J Surg 1995; 170: 602–605
28. Cuschieri A, Fayers P, Fielding J, et al. Postoperative morbidity and mortality after D1 and D2 resections for gatric cancer: preliminary results of the MRC randomised controlled surgical trial. Lancet 1996; 347: 995–999
29. Cuschieri A, Weeden S, Fielding J, et al. Patient survival after D1 and D2 resections for gastric cancer: long-term results of the MRC randomized surgical trial. Br J Cancer 1999; 79: 1522–1530
30. Damhuis RAM, Tilanus HW. The influence of age on resection rates and postoperative mortality in 2773 patients with gastric cancer. Eur J Cancer 1995; 31A: 928–931
31. Davies J, Johnston D, Sue-Ling H, et al. Total or subtotal gastrectomy for gastric carcinoma? A study of quality of life. World J Surg 1998; 22: 1048–1055
32. Delbrück H, Severin M, Jansen G. Postgastrektomiebefunde in der Nachsorge von 227 Patienten mit Magenkarzinom. Z Gastroenterol 1991; 29: 222–226
33. Dent DM, Madden MV, Price SK. Randomized comparison of R1 and R2 gastrectomy for gastric carcinoma. Br J Surg 1988; 75: 110–112
34. Doglietto GB, Pacelli F, Caprino P, et al. Palliative surgery for far-advanced gastric cancer: a retrospective study on 305 consecutive patients. Am Surg 1999; 65: 352–355
35. Eagon JC, Miedema BW, Kelly KA. Postgastrectomy syndromes. Surg Clin North Am 1992; 72: 445–464
36. Ekbom GA, Gleysteen JJ. Gastriac malignancy: resection for palliation. Surgery 1980; 88: 476–481
37. Fowler DL, White SA. Laparoscopic gastrectomy: Five cases. Surg Laparosc Endosc 1996; 6: 98–101
38. Fuchs K-H, Thiede A, Engemann R, Deltz E, Stremme O, Hamelmann H. Reconstruction of the food passage after total gastrectomy: randomized trial. World J Surg 1995; 19: 698–706
39. Fujimori T, Nakamura T, Hirayama D, et al. Endoscopic mucosectomy for early gastric cancer using modified strip biopsy. Endoscopy 1992; 24: 187–189
40. Goh PMY, Tkant Y, Kum CK, Isaac J, Ngoi SS. Total intraabdominal laparoscopic Billroth II gastrectomy. Surg Endosc 1992; 6: 160
41. Goh P, Kum CK. Laparoscopic Billroth II gastrectomy: a review. Surg Oncol 1993; 2 (Suppl 1): 13–18
42. Goh PMY, Alponat K, Mak K, Kum CK. Early international results of laparoscopic gastrectomies. Surg Endosc 1997; 11: 650–652
43. Gouzi JL, Huguier M, Fagniez PL, et al. Total versus subtotal gastrectomy for adenocarcinoma of the gastric antrum. A French prospective controlled study. 1989; Ann Surg 209: 162–166
44. Griffith JP, Sue-Ling HM, Martin I, et al. Preservation of the spleen improves survival after radical surgery for gastric cancer. Gut 1995; 36: 684–690
45. Grund KE, Storek D, Becker HD. Highly flexible self-expanding meshed metal stents for palliation of malignant esophagogastric obstruction. Endoscopy 1995; 27: 486–494
46. Harju E. Metabolic problems after gastric surgery. Int Surg 1990; 75: 27–35
47. Haugstvedt T, Viste A, Eide GE, Söreide O. The survival benefit of resection in patients with advanced stomach cancer: The Norwegian multicenter experience. World J Surg 1989; 13: 617–622
48. Heberer G, Teichmann Rk, Krämling H-J, Günther B. Results of gastric resection for carcinoma of the stomach: the European experience. World J Surg 1988; 12: 374-381
49. Hoksch B, Zippel K, Sandrock D, Kettner B, Zieren H-U, Müller JM. Beeinflusst der Pouch den Nahrungstransit nach Gastrektomie? Langenbecks Arch Chir 1998; Suppl II: 1377–1379
50. Houry S, Amenabar J, Rezvani A, Huguier M. Should patients over 80 years old be operated on for colorectal or gastric cancer? Hepato-Gastroenterol 1994; 41: 521–525
51. Huguier M, Lancret JM, Bernard PF, et al. Functional results of different reconstructive procedures after total gastrectomy. Br J Surg 1976; 63: 704–708
52. Inoue H, Tani M, Nagai K, Kawano T, Takeshita K, Endo M, Iwai T. Treatment of esophageal and gastric tumors. Endoscopy 1999; 31: 47–55
53. Japanese Research Society for Gastric Cancer. The general rules for gastric cancer. Jpn J Surg 1973; 3: 61–71
54. Jujii K, Isozaki H, Okajima K, et al. Clinical evaluation of lymph node metastasis in gastric cancer defined by the fifth edition of the TNM classification in comparison with the Japanese system. Br J Surg 1999; 86: 685–689
55. Keller E, Stützer H, Heitmann K, Bauer P, Gebbensleben B, Rohde H, and the German Stomach Cancer TNM Study Group. Lymph node staging in 872 patients with carcinoma of the stomach and the presumed benefit of lymphadenectomy. J Am Coll Surg 1994; 178: 38–46
56. Kida M, Tanabe S, Watanabe M, et al. Staging of gastric cancer with endoscopic ultrasonography and endoscopic mucosal resection. Endoscopy 1998; 30 (Suppl 1): A64–A68
57. Kikuchi S, Arai Y, Morise M, et al. Gastric cancer with metastasis to the distant peritoneum: a 20 year surgical experience. Hepato-Gastroenterol 1998; 45: 1183–1188
58. Kitamura K, Nishida S, Ichikawa D, et al. No survival benefit from combined pancreaticosplenectomy and total gastrectomy for gastric cancer. Br J Surg 1999; 86: 119–122
59. Koga S, Kawaguchi H, Kishimoto H, et al. Therapeutic significance of noncurative gastrectomy for gastric cancer with liver metastasis. Am J Surg 1980; 140: 356–359
60. Kojima t, Parra-Blanco A, Takahashi H, Fujita R. Outcome of endoscopic mucosal resection for early gastric cancer: review of the Japanese literature. Gastrointest Endosc 1998; 48: 550–555
61. Korenaga D, Tsujitani S, Haraguchi M, et al. Long-term survival in Japanese patients with far advanced carcinoma of the stomach. World J Surg 1988; 12: 236–240
62. Kwon SJ and the Members of the Korean Gastric Cancer Study Group. Prognostic impact of splenectomy on gastric cancer: Results of the Korean Gastric Cancer Study Group. World J Surg 1997; 21: 837–844
63. Lawrence W, McNeer G. The effectiveness of surgery for palliation of incurable gastric cancer. Cancer 1958; 11: 28–32
64. Lawrence W, Menck HR, Stelle GD. The National Cancer Data Base report on gastric cancer. Cancer 1995; 75: 1734–1744
65. Liedman B, Andersson H, Berglund B, Bosaeus I, Hugosson I, Olbe L, Lundell L. Food intake after gastrectomy for gastric carcinoma: the role of gastric reservoir. Br J Surg 1996; 83: 1138–1143
66. Lightdale CJ. Diagnosis, staging and cure of early gastrointestinal cancer. Gastrointest Endosc 1996; 33: 95–96 (1996)

67. Maeta M, Sugesawa A, Ikeguchi M, et al. Does the extent of lymph node dissection affect the postoperative survival of patients with gastric cancer and disseminating peritoneal metastasis? Surg Today 1994; 24: 40–43
68. Manzoni G, Verlato G, Guglielmi A, Laterza E, Genna M, Cordiano C. Prognostic significance of lymph node dissection in gastric cancer. Br J Surg 1996; 83: 1604–1607
69. Maruyama K, Okabayashi K, Kinoshita T. Progress in gastric cancer surgery in Japan and its limits of radicality. World J Surg 1987; 11: 418–425
70. Maruyama K, Sasako M, Kinoshita T, Sano t, Katai H. Surgical treatment for gastric cancer: The Japanese approach. Sem Oncol 1996; 23: 360–368
71. Meijer S, De Bakker OJGB, Hoitsma HFW. Palliative resection in gastric cancer. J Surg Oncol 1983; 23: 77–80
72. Miholic J, Meyer HJ, Müller MJ, et al. Nutritional consequences of total gastrectomy: the relationship between mode of reconstruction, postprandial symptoms, and body composition. Surgery 1990; 108: 488–494
73. Monson JRT, Donohue JH, McIlrath DC, Farnell MB, Ilstrup DM. Total gastrectomy for advanced cancer. A worthwhile palliative procedure. Cancer 1991; 68: 1863–1868
74. Msika S, Chastang C, Houry S, Lacaine F, Huguier M. Lymph node involvement as the only prognostic factor in curative resected gastric carcinoma: a multivariate analysis. World J Surg 1989; 13: 118–123
75. Nakamura K, Morisaki T, Sugitani A, Ogawa T, Uchiyama A, Kinukawa N, Tanaka M. An early gastric carcinoma treatment strategy based on analysis of lymph node metastasis. Cancer 1999; 85: 1500–1505
76. Nakane Y, Okumura S, Akehira K, et al. Jejunal pouch reconstruction after total gastrectomy for cancer. A randomized controlled trial. Ann Surg 1995; 222: 27–35
77. Naitoh T, Gagner M. Laparoscopically assisted gastric surgery using dextery pneumo sleeve. Surg Endosc 1997; 11: 830–833
78. Ohgami M, Otani Y, Kumai K, Kubota T, Kim Y-I, Kitajima M. Curative laparoscopic surgery for early gastric cancer: five years experience. Word J Surg 1999; 23: 187–193
79. Okajima K, Isozaki H. Splenectomy for treatment of gastric cancer: Japanese experience. World J Surg 1995; 19: 537–540
80. Otsuji E, Yamaguchi T, Sawai K, Ohara M, Takahashi T. End results of simultaneus splenectomy in patients undergoing total gastrectomy for gastric carcinoma. Surgery 1996; 120: 40–44
81. Ouchi K, Sugawara T, Ono H, et al. Therapeutic significance of palliative operations for gastric cancer for survival and quality of life. J Surg Oncol 1998; 69: 41–46
82. Pacelli F, Doglietto GB, Bellantone R, Alfieri S, Sgadari A, Crucitti F. Extensive versus limited lymph node dissection for gastric cancer: a comparative study of 320 patients. Br J Surg 1993; 80: 1153–1156
83. Pascual MH, Gonzalez EM, Martinez JB, Ruiz VV, Carzo FP, Sanz RG. Nutritional effects after total gastrectomy. In: Gonzalez EM, Balibrea JL, Escartin P, Pajares JM, Lygidakis NJ, Hrsg. Proceedings 4th World Congress International Gastrosurgical Club. Madrid: Jarpyo Editores; 1994: 207–212
84. Popiela T, Kulig J, Berner J, Drews M, et al. The prospective multicenter trial of gastric cancer. Langenbecks Arch Chir, 1998;# (Suppl II): 710–716
85. Raab M, Gutierrez F. Übersicht über die Entwicklung des Magenersatzes nach Gastrektomie. Würzb Medizinhist Mitt 1987; 5: 271–310
86. ReMine WH. Palliative operations for incurable gastric cancer. World J Surg 1979; 3: 721–729
87. Roder JD, Böttcher K, Siewert JR, Busch R, Hermanek P, Meyer H-J. Prognostic factors in gastric carcinoma. Results of the German Gastric Carcinoma Study 1992. Cancer 1993; 72: 2089–2097
88. Roukos D, Schmidt-Mathiesen A, Encke A. Adenocarcinoma of the gastric antrum: does D2 total gastrectomy with splenectomy improve prognosis compared to D1 subtotal gastrectomy? A long-term survival analysis with emphasis on Lauren classification. Surg Oncol 1995; 4. 323–332
89. Roukos DH, Lorenz M, Encke A. Evidence of survival benefit of extended (D2) lymphadenectomy in Western patients with gastric cancer based on a new concept: a prospective long-term follow-up study. Surgery 1998; 123: 573–578
90. Roukos DH. Current advances and changes in treatment strategy may improve survival and quality of life in patients with potentially curable gastric cancer. Ann Surg Oncol 1999; 6: 46–56
91. Sanchez-Bueno F, Garcia-Marcilla JA, et al. Prognostic factors in a series of 297 patients with gastric adenocarcinoma undergoing surgical resection. Br J Surg 1998; 85: 255–260
92. Sano T, Sasako M, Kinoshita T, Maruyama K. Recurrence of early gastric cancer. Follow-up of 1475 patients and review of the Japanese literature. Cancer 1993; 73: 3174–3178
93. Sasako M and the Dutch Gastric Cancer Study Group. Risk factors for surgical treatment in the Dutch gastric cancer trial. Br J Surg 1997; 84: 1567–1571
94. Schmitz R, Moser KH, Treckmann J. Lebensqualität nach prograder Jejunuminterposition mit und ohne Pouch. CHirurg 1994; 65: 326–332
95. Shiraishi N, Adachi Y, Kitano S, Bandoh T, Katsuta T, Morimoto A. Indication for and outcome of laparoscopy-assisted Billroth I gastrectomy. Br J Surg 1999; 86: 541–544
96. Siewert JR, Böttcher K, Roder JD, Busch R, Hermanek P, Meyer HJ and the German Gastric Carcinoma Study Group. Prognostic relevance of systematic lymph node dissection in gastric carcinoma. Br J Surg 1993; 80: 1015–1018
97. Siewert JR, Kestlmeier R, Busch R, et al. Benefits of D2 lymph node dissection for patients with gastric cancer and pN0 and pN1 lymph node metastases. Br J Surg 1996; 83: 1144–1147
98. Siewert JR, Fink U, Sendler A, et al. Gastric Cancer. Curr Probl Surg 1997; 34: 837–939
99. Smith JW, Shiu MH, Kelsey L, Brennan MF. Morbidity of radical lymphadenectomy in the curative resection of gastric carcinoma. Arch Surg 1991; 126: 1469–1473
100. Söreide JA, Heerden JA, Lawrence JB, Donohue JH, Sarr MG, Ilstrup DM. Surgical aspects of patients with adenocarcinoma of the stomach operated on for cure. Arch Surg 1996; 131: 481–486
101. Suehiro S, Nagasue N, Ogawa Y, Sasaki Q, Hirose S, Yukaya H. The negative effect of splenectomy on the prognosis of gastric cancer. Am J Surg 1984; 148:645–648
102. Svedlund J, Sullivan M, Liedman B, Lundell L, Sjödin I. Quality of life after gastrectomy for gastric carcinoma: controlled study of reconstructive procedures. World J Surg 1997; 21: 422–433
103. Tada M, Murata M, Murakami F. Development of strip-off biopsy. Gastroenterol Endosc 1984; 26: 833
104. Tada A, Murakami A, Karita M, Yanai H, Okita K. Endoscopic resection of early gastric cancer. Endoscopy 1993; 25: 445–450
105. Takemoto T, Yanai H, Tada M, et al. Application of ultrasonic probes prior to endoscopic resection of early gastric cancer. Endoscopy 1992; 224 (Suppl 1): 329–333
106. Takeshita K, Tani M, Inoue H, et al. A new method of endoscopic mucosal resection of neoplastic lesions in the stomach: its technical features and results. Hepato-Gastroenterol 1997; 44: 1602–1611
107. Teixeira CR, Haruma K, Teshima H, Yoshihara M, Sumii K, Kajiyama G. Endoscopic therapy for gastric cancer in patients more than 80 years old. Am J Gastroenterol 1991; 86: 725–728

108. Thybusch-Bernhardt A, Schmidt C, Küchler T, Schmid A, Henne-Bruns D, Kremer B. Quality of life following radical surgical treatment of gastric carcinoma. World J Surg 1999; 23: 503–508
109. Torii A, Sakai M, Kajiyama T, et al. Endoscopic aspiration muscosectomy as curative endoscopic surgery: analysis of 24 cases of early gastric cancer. Gastrointest Endosc 1995; 42: 475–479
110. Tsujitani S, Oka S, Saito H, et al. Less invasive surgery for early gastric cancer on the low probability of lymph node metastasis. Surgery 1999; 125: 148–154
111. Viste A, Haugstvedt T, Eide GE, Soreide O, and the Norwegian Stomach Cancer Trial Members. Postoperative complications and mortality after surgery for gastric cancer. Ann Surg 1988; 207: 7–13
112. Wanebo HJ, Kennedy Bj, Chmiel J, Steele G, Winchester D, Osteen R. Cancer of the stomach. A patient care study by the American College of Surgeons. Ann Surg 1993; 218: 583–592
113. Wanebo HJ, Kennedy BJ, Winchester DP, Stewart AK, Fremgen AM. Role of splenectomy in gastric cancer surgery: adverse effect of elective splenectomy on longterm survival. J Am Coll Surg 1997; 185: 177–184
114. Yoo CH, Noh SH, Kim YI, Min JS. Comparison of prognostic significance of nodal staging between old (4th edition) and new (5th edition) UICC TNM classification for gastric carcinoma. World J Surg 1999; 23: 492–498

15 Tumoren des ösophagogastralen Übergangs

15.1 Epidemiologie

Die Inzidenz von Karzinomen der Kardia hat sich in den letzten 30 Jahren ungefähr verfünffacht. Die Auswertung der epidemiologischen Studien ist dabei schwierig, da die Kardiakarzinome häufig unter Tumoren des distalen Ösophagus und/oder Tumoren des proximalen Magens (subkardial) subsummiert wurden. Ein weiteres Problem in der Auswertung solcher Studien liegt darin, dass die Bezeichnung Barrett-Karzinom für Adenokarzinome des distalen Ösophagus noch nicht allgemein akzeptiert ist.

Während das Plattenepithelkarzinom des Ösophagus mit einer jährlichen Inzidenz zwischen 3 und 4 pro 100 000 Personen in den letzten 30 Jahren konstant geblieben ist (13), zeigte sich eine deutliche Zunahme des Anteils der Adenokarzinome am ösophagogastralen Übergang. Das schwedische Krebsregister mit Überblick über 8 Millionen Patienten zeigte, dass die jährliche Inzidenzrate zwischen 1960 und 1987 von 0,6 auf 1,3 pro 100 000 Einwohner zugenommen hat (22).

Ähnliche Ergebnisse werden – mit einer Zunahme der Inzidenz von 0,14 auf 0,63 pro 100 000 Personen zwischen 1962 und 1981 (56) – in England festgestellt. In den USA ist die gleiche Tendenz zu beobachten: Hier hat sich die Inzidenz von 0,13 (1935–1971) auf 0,74 (1974–1989) erhöht (53). In der BRD fand sich in einer retrospektiven Analyse zwischen 1950 und 1982 bei Autopsien eine Verdoppelung des Anteils dieser Karzinome 1975–1982 (68). Das National Cancer Institute der USA berichtet inzwischen von einem Anteil von 50% Adenokarzinomen im distalen Ösophagus und des ösophagogastralen Übergangs bezogen auf alle Ösophaguskarzinome.

Die Geschlechtsverteilung zeigt ein deutliches Übergewicht der Männer mit einer Verteilung von 4 zu 1 (81) bis 8 zu 1 (27) im Verhältnis Männer zu Frauen. Die Altersverteilung weist bei beiden Geschlechtern ein Maximum bei 60 Jahren auf (29).

Hinsichtlich *synchroner Tumoren* fanden sich bei Patienten mit Endobrachyösophagus in 2 Studien (64, 70) in 24–27% zusätzlich extraösophageale Tumoren, die vornehmlich im HNO-Bereich und in der Lunge auftraten. Eine andere Studie (69) beschreibt eine Häufung von Kolontumoren.

15.2 Ätiologie

Über die Ätiologie der Kardiakarzinome, die nicht im Endobrachyösophagus entstanden sind, ist wenig bekannt. Aus amerikanischen Studien geht hervor, dass vornehmlich weiße Männer an einem Adenokarzinom erkranken (5, 24, 88). Nikotinabusus und Alkoholabusus stellen weitere Risikofaktoren dar (20, 60, 62). Der gestiegene Lebensstandard mit kalorienreicher Nahrungszufuhr und die Tendenz zum Übergewicht scheint ein weiterer Grund für diese Zunahme zu sein, wobei die kausalen Zusammenhänge im Unklaren bleiben.

Der Zusammenhang zwischen Endobrachyösophagus und Adenokarzinom der Speiseröhre gilt heute als gesichert. Eine Literaturzusammenstellung von 1953–1987 zeigt, dass bei 2348 publizierten Patienten in 13,9% ein Adenokarzinom beobachtet wurde (26). Da es sich hierbei zum größten Teil um retrospektive Studien handelt, wird das Entartungsrisiko möglicherweise zu hoch geschätzt. In publizierten prospektiven Studien (8, 64, 70, 71) zeigt sich eine sehr viel geringere Inzidenz der malignen Entartungen im Endobrachyösophagus. In diesen Studien waren zum Zeitpunkt der Patientenerfassung bereits in durchschnittlich 12% der Fälle Adenokarzinome entstanden, sodass ein positiv selektioniertes Krankengut weiterverfolgt wurde, das erwartungsgemäß in einem geringeren Prozentsatz ein Adenokarzinom entwickelt.

Prinzipiell muss man davon ausgehen, dass der Endobrachyösophagus ein erhebliches Entartungsrisiko in sich birgt. Der chronische gastroösophageale Reflux mit Entwicklung einer Refluxösophagitis ist eine entscheidende Voraussetzung für die Entwicklung von Dysplasien mit fakultativ nachfolgender maligner Entartung (38, 60). Ob ein alkalischer Reflux eine conditio sine qua non darstellt, ist bis heute nicht eindeutig geklärt. Weiterhin besteht eine Korrelation zwischen Häufigkeit der malignen Entartung und dem Ausmaß des Endobrachyösophagus.

15.2.1 Präkanzerosen

Aus chirurgischer Sicht ist der Endobrachyösophagus als eine fakultative Präkanzerose für den Typ I (s. u.) anzusehen, auch wenn die vorliegenden retro- und prospektiven Analysen kritisch zu bewerten sind.

Für das nicht im Endobrachyösophagus entstandene Adenokarzinom der Kardia sind keine Präkanzerosen bekannt.

Die Helicobacter-pylori-Infektion von Magen und Ösophagus stellt keine Voraussetzung für die Entwicklung eines Adenokarzinoms (Typ I–III) dar (57).

15.3 Tumorbiologie

In retrospektiven Untersuchungen an histologischen Schnitten von Barrett-Mukosa und Barrett-Karzinomen fand sich bei Metaplasie und Low-Grade-Dysplasie eine Überexpression des Bcl-2-Proteins, das die Apoptose hemmt, sodass die daraus resultierende Verlängerung des Zellüberlebens die maligne Entartung möglich macht (30).

Wie bei anderen Tumoren des Gastrointestinaltrakts werden bei der Barrett-Sequenz Metaplasie–Dysplasie–Adenokarzinom signifikant weniger E-Cadherin und Catenine exprimiert (4). Cadherine und Catenine sind für die Gewebearchitektur und die Bindung der Zellen untereinander verantwortlich. In der Anfangsphase der Karzinomsequenz beobachtet man eine Überexpression von p53, in der Spätphase wird c-erbB2 exprimiert (46).

Über die Tumorbiologie von Adenokarzinomen, die nicht auf der Grundlage eines Endobrachyösophagus entstanden sind, ist wenig bekannt.

Mutationen im p53-Tumorsuppressorgen sind wie bei anderen gastrointestinalen Tumoren nachweisbar (58, 61).

15.4 Genetik

Eine Literaturrecherche ergibt, dass bisher keine spezifischen genetischen Marker für das Adenokarzinom der Kardia bekannt sind. Hereditäre Faktoren sind ebenfalls nicht bekannt.

15.5 Pathologie und Pathomorphologie

In zahlreichen Studien wurde untersucht, ob es Gemeinsamkeiten oder Unterschiede zwischen Adenokarzinomen im Barrett-Ösophagus, Karzinomen des ösophagogastralen Übergangs und des subkardialen Magens gibt (29, 78, 82). Es zeigte sich dabei eine gute Übereinstimmung bezüglich Tumorwachstum, Tumortyp, Differenzierungsgrad und Ausdehnung der Tumoren. Der Unterschied lag in einer höheren Dysplasierate in der Barrett-Mukosa im Vergleich zur umgebenden Magenschleimhaut sowie einem fast vollständigen Fehlen von Siegelringzellkarzinomen.

Im deutschen Schrifttum werden die Kardiakarzinome in 3 Typklassen eingeteilt:

- **Typ I**: Adenokarzinom im Endobrachyösophagus (auch distales Adenokarzinom des Ösophagus),
- **Typ II**: eigentliches, von der Kardiaschleimhaut ausgehendes Karzinom,
- **Typ III**: das den distalen Ösophagus meist submukös infiltrierende subkardiale oder Funduskarzinom des Magens.

Wenn mehr als eine Etage vom Tumor befallen ist, richtet sich die Typeinteilung nach dem Ort der Haupttumorlast.

Die prozentuale Verteilung auf diese 3 Typen liegt beim Typ I bei 30–35 %, beim Typ II bei 20–25 % und beim Typ III bei 40–45 % (29, 61, 78).

Unabhängig von der Typeinteilung ist die histologische Klassifikation (WHO) beim Magen- und Kardiakarzinom identisch, wobei das tubuläre Adenokarzinom mit 72 % den größten Anteil stellt, gefolgt vom undifferenzierten Karzinom mit 9 %. Siegelringzellkarzinome sind nur mit 5 % vertreten.

Der Aufteilung nach *Laurén* zeigt bei Kardiakarzinomen ein Verhältnis von 3 zu 1 zwischen Intestinalzelltyp und diffusen Typ, während dieses Verhältnis beim Magen 1 zu 1 beträgt. Beim Barrett-Karzinom wird der diffuse Typ nach *Laurén* selten beobachtet.

Die Metastasierung des Kardiakarzinoms orientiert sich an der Gefäßversorgung der Kardia, d. h. Tumoren in diesem Bereich metastasieren überwiegend über die Lymphbahnen entlang der A. gastrica sinistra und erreichen rasch das Kompartment II am Truncus coeliacus. Auch dieses Kompartment wird rasch überschritten, da es links paraaortal direkte Lymphverbindungen hinter dem Pankreasschwanz entlang zum linken Nierenhilus und zur linken Nebenniere gibt. Nahezu ein Drittel der Patienten haben distante mediastinale Lymphknotenmetastasen, die nach neuer Nomenklatur *Fernmetastasen* entsprechen.

Kardiakarzinome vom Typ I und II werden wesentlich früher entdeckt als der Typ III, da sie aufgrund der Dysphagie symptomatisch werden. Frühkarzinome im Stadium pT1 sind eine Rarität, während beim Magenkarzinom immerhin 20 % diesem Stadium entsprechen (10). In einer Literaturübersicht überwiegen die Stadien III und IV mit 50–80 % (Tab. 15.**1**).

15.6 Screening

Da es in Europa bisher kein allgemeines Screening für das Magenkarzinom gibt, erfolgt die Diagnosestellung aufgrund des meist klinisch stummen Verlaufs der Erkrankung bei niederen Tumorstadien häufig erst in einem fortgeschrittenen Tumorstadium (42, 47, 65, 75), womit die Möglichkeit einer kurativen Therapie begrenzt ist. Patienten mit der Diagnose Endobrachyösophagus, für die sich eine erhöhte Inzidenz für Barrett-Karzinome ergibt (8), sollten in ein Screening-Programm aufgenommen werden (12, 15, 36, 54, 67).

Jährliche endoskopische Kontrollen mit Stufenbiopsien über die gesamte Länge des Barrett-Epithels sind empfohlen. Der Nikotinabusus (20) und die Länge des Barrett-Epithels scheinen proportional zur Erhöhung des Karzinomrisikos beizutragen (41). Der Nachweis einer hochgradigen Dysplasie bzw. der Übergang in eine hochgradige Dysplasie in den Biopsien aus dem Barrett-Epithel (3, 21, 54) stellt eine Operationsindikation dar.

Tabelle 15.**1** Stadienverteilung der Adenokarzinome der Kardia (UICC)

Autor	n	Stadium 0	Stadium I	Stadium II	Stadium III	Stadium IV
Husemann (28)	237	0	2,5%	11,5%	59,0%	27,0%
Meyer (43)	237	0	11,0%	26,6%	57,4%	5,1%
Häring (23)	77	0	3,9%	14,3%	22,1%	59,7%
Friedl (17)	n.a.	0	10,0%	18,0%	42,0%	30,0%
Streitz (75)	61	6,6%	16,4%	27,9%	40,9%	8,2%
Menke-Pluymers (42)	85	2,4%	11,7%	63,5%	17,6%	4,7%
Moon (47)	88	0	14,9%	6,4%	36,2%	42,6%
Siewert (65)	121	0	20,6%	26,4%	32,2%	20,6%
Millikan (44)	85	0	2,3%	18,8%	62,4%	14,1%
Ellis (14)	408	2,5%	5,4%	29,2%	53,4%	8,1%
Steup (73)	94	0	13,8%	13,8%	29,8%	42,6%
Walsh (81)	55	0	3,6%	18,2%	69,1%	9,1%
Wijnhoven (87)	252	0	10,7%	29,8%	49,2%	10,3%
Durchschnitt	**148,**	**0,6%**	**10,4%**	**25,8%**	**43,7%**	**19,0%**

Spezielle Tumormarker für Adenokarzinome der Kardia sind bisher nicht bekannt.

Patienten mit therapieresistenter Refluxerkrankung sollten einer Antirefluxoperation unterzogen werden, um die Entstehung eines Endobrachyösophagus zu verhindern. Die Prävalenz für die Entstehung eines Barrett-Ösophagus ist eng korreliert mit der Dauer der Refluxerkrankung (40).

15.7 Klinische Symptomatik

Leitsymptom des Adenokarzinoms des ösophagogastralen Übergangs in höheren Tumorstadien ist bei etwa 90% der Betroffenen die Dysphagie (86). Demgegenüber sind Gewichtsverlust, Thoraxschmerzen, Regurgitatio, retrosternales Brennen, Singultus und Heiserkeit wesentlich seltenere klinische Erscheinungen.

Tabelle 15.**2** Verteilung der klinischen Symptome des distalen Ösophaguskarzinoms und des Adenokarzinoms der Kardia in Prozent der Patienten (nach 51)

Symptom	Distales Ösophagus-karzinom (n=61)	Adenokarzinom des gastro-ösophagealen Übergangs (n=81)
Dysphagie	95	89
Gewichtsverlust	52	54
Regurgitation, Erbrechen	46	45
Oberbauchschmerz	33	33
Thoraxschmerz	23	24
Anorexie	7	9
Hämatemesis, Melaena	7	8
Aufstoßen, Dyspepsie	8	5
Anämie	–	7
Husten, Heiserkeit	2	–

Aufgrund der topographischen und der pathologisch-anatomischen Unterschiede zwischen einem Plattenepithelkarzinom des Ösophagus im distalen Drittel und den Adenokarzinomen der Kardia vom Typ II und III denkt man primär an einen wesentlichen Unterschied im klinischen Beschwerdebild, der sich jedoch im direkten Vergleich nicht ergibt. Tabelle 15.**2** stellt die klinischen Symptome der beiden Entitäten gegenüber.

15.8 Diagnostik

15.8.1 Endoskopie

Die Endoskopie des oberen Gastrointestinaltrakts eignet sich am besten zur primären Diagnostik der Karzinome des gastroösophagealen Übergangs. Mithilfe dieses Untersuchungsverfahrens gelingt es mit einer hohen Genauigkeit, Karzinome dieses Bereichs zu entdecken und histologisch zu sichern. Von besonderer Bedeutung ist die Betrachtung der Kardia in Inversion, da kleine Karzinome sonst übersehen werden.

! **Cave:** Tumoren in diesem Bereich wachsen häufig in tiefere Wandschichten oralwärts. Sie verdrängen die Mukosa lumenwärts, sodass die Stenose von der Ösophagusseite häufig von normaler oder lediglich entzündlicher Mukosa ausgekleidet ist. Flächig infiltrierende und zirrhöse Wachstumsformen sind in dieser Region häufiger als exulzerierende und polypöse Tumoren.

Beim Barrett-Karzinom ist durch Stufenbiopsien der Grad der Dysplasie und die Ausdehnung des Tumors insbesondere nach oralwärts zu bestimmen. Hilfreich in der Festlegung des Tumors oralwärts sind Färbemethoden während der Endoskopie, wobei mit Lugol-Lösung die Grenze zwischen Plattenepithel und Zylinderepithel deutlich sichtbar wird und so gezielt Biopsien entnommen werden können. Die Chromoendoskopie mit dem Ziel direkter Anfärbung von Tumoren ist noch nicht etabliert.

Folgende Regeln bei Tumorverdacht am gastroösophagealen Übergang sollten eingehalten werden:
- Ösophagogastroskopie,
- stufenweise Probenentnahme (prograd und retrograd aus der Inversion) und
- bei „negativer" Histologie: Wiederholung und „Knopfloch-Probeexzision".

Bei stenosierenden Tumoren sind Biopsien aus dem Oberrand der Stenose und nach Aufbougieren der Stenose Probeexzisionen von den distalen Stenoseabschnitten zu gewinnen. Bei ausgeprägten Stenosen und problematischer Aufbougierung sollte jedoch keine Diagnose erzwungen werden.

15.8.2 Röntgenuntersuchungen

Röntgenuntersuchungen zur Primärdiagnostik sind zu empfehlen, da bei bereits hochgradigen Stenosen mit wasserlöslichem Kontrastmittel eine Aussage über den Grad der Stenose und die Ausdehnung des Tumors auf den Ösophagus mit der damit erforderlichen Wahl des operativen Zugangs möglich werden. Die radiologischen Zeichen des gastroösophagealen Karzinoms wie Konturunregelmäßigkeiten, Füllungsdefekte, Wandstarre, Faltenabbruch, Stenosierung, prästenotische Ösophagusdilatation, Abweichen der Ösophagusachse als Zeichen der Umgebungsinfiltration, Ulzerationen und Fistelbildungen gelten als zuverlässige Zeichen des Malignoms.

CT- und MRT-Untersuchungen sind zur Primärdiagnostik zu teuer und bleiben dem präoperativen Staging vorbehalten.

15.9 Staging

Zum Staging dienten in den zurückliegenden Jahren ausschließlich bildgebende Methoden wie endoluminale Sonographie, CT-und MRT-Untersuchungen. Inzwischen hat die *präoperative Laparoskopie* deutlich an Bedeutung zugenommen.

15.9.1 Untersuchungsverfahren für das Staging

Endoluminale Sonographie

Die endoluminale Sonographie stellt mit den heutigen Geräten den Standard zur Ermittlung der T-Kategorie sowie dem Nachweis von direkt dem Tumor benachbarten Lymphknoten dar. Sie hat von allen Methoden die höchste Spezifität, die um 90% für die T-Einstufung liegt. Insbesondere kann die proximale und distale Tumorausdehnung relativ genau bestimmt werden. Regionale Lymphknoten sind mit einer Spezifität um 70–80% richtig zu erkennen, zudem können entzündlich reaktive von infiltrativ vergrößerten Lymphknoten unterschieden werden. Eine scharfe Trennung von tumorinfiltrierten Knoten von nichtinfiltrierten Knoten ist bei „normaler" Lymphknotengröße nicht möglich.

Computertomographie

Die CT-Untersuchung von Thorax und Abdomen war bis zur Etablierung der endoluminalen Sonographie der Standard des Stagings für gastroösophageale Karzinome. Allerdings ist in der Kardiaregion die Aussage über die Erfassung der intramuralen Tumorausdehnung nur eingeschränkt möglich, während die der Umgebungsinfiltration mit zusätzlicher Kontrastmittelgabe zuverlässiger wird. Eine Aussage über die Infiltration des Tumors in Nachbarorgane (Mediastinum, Trachea, Perikard, Zwerchfell) gelingt in der Regel zuverlässig zur Diagnose einer T4-Kategorie, ebenso der Nachweis von Fernmetastasen (Lunge, Leber) als M1-Stadium.

Als CT-Kriterium für eine Lymphknotenmetastasierung wird die Lymphknotengröße herangezogen. Eine Vergrößerung eines Lymphknotens über 10 mm wird als eindeutig pathologisch beschrieben (77, 78). Das Problem der Bestimmung einer möglichen Lymphknotenmetastasierung besteht darin, dass eine Metastasierung in normal große Lymphknoten nicht erkennbar ist. Der Nachweis eines N1-Status ist bei niedrigen T-Kategorien möglich, während bei T3/4-Kategorien häufig der Nachweis von distanten Lymphknoten gelingt (M1lymph).

Vergleicht man die Treffsicherheit von endoluminaler Sonographie und CT bezüglich T-Kategorie und N-Status, finden sich in einer Sammelstatistik für die T-Kategorie 85% gegenüber 57% und für den N-Status 73% gegenüber 54% (32).

Magnetresonanztomographie

Mit der MRT lässt sich durch Einsatz der sagittalen Ebene eine exaktere Abgrenzung der longitudinalen Tumorausdehnung finden als im CT. Bezüglich des organüberschreitenden Wachstums ist mit dieser Methode eine frühere und exaktere Erfassung der perigastroösophagealen Tumorinfiltration möglich. Die Hoffnung, in normal großen Lymphknoten durch Signalveränderung eine Metastasierung nachzuweisen, hat sich bisher nicht erfüllt.

In einer Studie wird die Treffsicherheit für die T-Kategorie mit 73% und für den N-Status mit 80% angegeben (37).

Diagnostische Laparoskopie

Eine weitere wichtige Methode zur Evaluierung eines Tumors in fortgeschrittenem Stadium stellt die diagnostische Laparoskopie dar, die eine Peritonealkarzinose und Lymphknotenbefall mit einer hohen Spezifität nachweisen kann. Die Laparoskopie hat inzwischen eine größere Sensitivität im Vergleich zu den übrigen bildgebenden Verfahren (35, 50, 83) und ermöglicht es, besonders beim Adenokarzinom der Kardia, unnötige explorative Laparotomien in bis zu 21 % zu vermeiden (45).

Positronenemissionstomographie (PET)

Vielleicht gelingt es durch PET-Untersuchungen in Zukunft ein exakteres Staging bezüglich einer Lymphknotenmetastasierung zu erzielen. Studien hierüber liegen noch nicht vor.

15.9.2 Staging-Anatomie und Lymphknotenstationen

Die betroffenen Lymphknotenstationen sind entscheidend für die operative Planung und für die Prognose der Erkrankung. Für die Festlegung der Lymphknotenstationen, die als Fernmetastasen aufzufassen sind (M1lymph), ist die anatomische Zuordnung der Erkrankung entscheidend.

Ist ein Kardiakarzinom (einschließlich Barrett-Karzinom) ein distales Ösophaguskarzinom oder ein proximales Magenkarzinom? Oder soll man Kardiakarzinome in 3 Typklassen einteilen und dementsprechend die Lymphknotenstationen einordnen (66)?

Allen Einteilungskriterien gemeinsam ist die Tatsache, dass mit zunehmender T-Kategorie die Zahl der metastatischen Lymphknoten zunimmt (49, 59).

Die Einstufung des N-Status ist nicht einheitlich geregelt und auch in der Literatur widersprüchlich. Übereinstimmend ist lediglich die Einstufung der regionalen Lymphknoten (maximal 3 cm distant von der Tumorgrenze) als N1-Status.

Nach UICC 1987 sind in den N1-Status bei Einstufung als distales Ösophaguskarzinom die paraösophagealen (bis nach subkarinal) und diaphragmalen Lymphknoten eingeschlossen.

Bei Einstufung als subdiaphragmales Ösophaguskarzinom (Kardiakarzinom) sind die klein- und großkurvaturseitigen, die zöliakalen, die an der A. hepatica communis und an der A. lienalis gelegenen sowie die paraaortalen Lymphknoten im N1-Status eingeschlossen.

Als N2-Status werden somit die entsprechenden Lymphknoten außerhalb der erstgenannten Gruppe eingestuft, wobei bei Einstufung als Ösophaguskarzinom kein N2-Status vorgesehen ist. Diese Gruppe wird als distante Lymphknotenmetastasen (M1lymph) eingestuft, wobei viszerale Metastasen als M1-Status bezeichnet werden.

Die Diskussion über die Zuordnung bzw. Einstufung von Lymphknoten als N2 bzw. M1lymph dauert an. Nach Korst et al. (34) sollte an der Einstufung von metastatischen abdominellen Lymphknoten als M1lymph-Metastasen nicht festgehalten werden, da diese nicht als wirklich distante Metastasen (z. B. Leber, Lunge) bewertet werden sollten.

15.10 Indikationsstellung

Primär besteht bei Tumoren der Kategorie I–III die Indikation zur Operation, wobei in neuerer Zeit die Indikation zur Operation bei Vorliegen makroskopisch fassbarer mediastinaler Lymphknoten, die beim Kardiakarzinom als Fernmetastasen gewertet werden, überdacht wird.

In der Kategorie IV ist gelegentlich eine kurative Resektion (R0) zu erreichen. In den meisten Fällen kommen jedoch palliative Verfahren infrage, da die Operation die Prognose nicht wesentlich verbessert.

15.10.1 Zielsetzung

Ziel jeder Operation ist die komplette Tumorexstirpation einschließlich der Entfernung der regionalen Lymphknoten (R0-Resektion). Bei primär nicht kurativ resektablen Tumoren (Stadium IVa und IVb) sollte durch ein neoadjuvantes Behandlungkonzept (im Rahmen von Studien) versucht werden, ein Downstaging zu erzielen. Anschließend ist erneut die kurative Resektabilität zu eruieren.

15.10.2 Indikation zur Operation

Die Indikation zur Operation ist nach Literaturrecherchen prinzipiell gegeben, eine M0-Kategorie vorausgesetzt, wobei bei T4-Kategorie die Indikationen zur Resektion zunehmend zurückhaltender gestellt werden. Die allgemeine Resektionsquote wird zwischen 41 % und 88 % angegeben, wobei auch T3- und T4-Tumoren reseziert wurden. Die Indikation zur Resektion ist bei T1–3/N0–1-Kategorien sinnvoll, da die publizierten Ergebnisse in diesen Kategorien, abhängig von der Kategorie, sehr gute bis zufrieden stellende Ergebnisse zeigen. Bei allen N2- und M1lymph-Kategorien sowie bei allen T4-Kategorien sind die Ergebnisse unbefriedigend, sodass neoadjuvante Verfahren in Erwägung gezogen werden sollten, um eine Verbesserung der Prognose zu erzielen (Tab 15.**3**).

In der internationalen Literatur wird bei der Indikation zur Operation kein Unterschied zwischen den verschiedenen Typen des Kardiakarzinoms getroffen, wie es in Deutschland üblich ist.

15.10.3 Prognose in Abhängigkeit vom Verfahren

Prinzipiell sind zur Erzielung einer R0-Resektion verschiedene operative Verfahren möglich, die sich an der Radikalität, der Klinik-Letalität – d. h. innerhalb von 30 Tagen postoperativ – und der Überlebenszeit messen lassen müssen.

Die Prognose des Kardiakarzinoms hängt nach der Literatur der letzten 5 Jahre nahezu ausschließlich davon ab, ob eine Lymphknotenmetastasierung vorliegt oder nicht, wobei die absolute Zahl der befallenen Lymphknoten eine bessere Voraussage zulässt als die Lokalisation der Lymphknoten (Tab. 15.**4**).

Tabelle 15.3 Überlebensraten nach Resektion von Kardiakarzinomen unabhängig vom OP-Verfahren (kurative Resektionen)

Autor	n	Überleben	Stadium 0	Stadium I	Stadium IIa	Stadium IIb	Stadium III	Stadium IV	Gesamt
Meyer (43)	269	5 Jahre	–	71,4 %	–	36,9 %	16,2 %	0 %	29,1 %
Streitz (75)	61	3 Jahre	100 %	85,7 %	53,6 %	45,0 %	25,2 %	0 %	–
Moon (47)	88	5 Jahre	100 %	100 %	–	67 %	10 %	0 %	13 %
Mencke-Pluymers (42)	85	5 Jahre	–	–	30 %	–	< 10 %	0 %	24 %
Siewert (65)	121	5 Jahre	–	74 %	68 %	50 %	18 %	0 %	35 %
Millikan (44)	83	5 Jahre	–	50 %	52 %	66 %	18 %	0 %	21 %
Steup (73)	95	5 Jahre	–	90 %	70 %	–	28 %	11 %	33 %
Walsh (81)	55	3 Jahre							7 %
Ellis (14)	408	5 Jahre	100 %	78,9 %	37,9 %	27,3 %	13,7 %	0 %	24,7 %
Kelsen (31)									20,0 %
Durchschnitt			**100 %**	**78,6 %**	**51,9 %**	**48,70 %**	**18,4 %**		**23,4 %**
National Cancer Institute									5–20 %

Tabelle 15.4 Überlebensraten abhängig vom Lymphknotenbefall nach kurativen Resektionen

Autor	n	Überleben	N0	N1	Bemerkungen
Hölscher (27)	165	5 Jahre	63,2 %	27,5 %	
Steup (73)	95	5 Jahre	72 %	18 %	
Tachimori (76)	62	5 Jahre	62 %	0–13 %	
Nigro (49)	35	5 Jahre	56 %	61 %	nur T0, T1 und T2
Wijnhoven (87)	252	5 Jahre	42 %	11 %	
Nigro (48)	44	5 Jahre	85 %	20 %	keine T-Angabe
Mittelwert		5 Jahre	63 %	28 %	
Nat. Cancer Institute 99		5 Jahre	5–20 % insgesamt		

Die Einteilung nach Siewert (66) in verschiedene Typklassen wird in der internationalen Literatur nicht nachvollzogen, da sie keine prognostische Bedeutung hat und keine typbezogenen Operationsverfahren durchgeführt werden.

Der Vergleich zwischen transthorakaler oder transhiataler Ösophagektomie mit zervikaler Anastomose und transthorakal-abdominaler Ösophagogastrektomie mit Koloninterponat zeigt keinen Überlebensvorteil für eines dieser Verfahren. Erstaunlicherweise bieten limitierte Resektionen wie transthorakale oder transhiatale Ösophagusresektion mit gastraler oder jejunaler Anastomose die gleiche Überlebenswahrscheinlichkeiten wie die „radikaleren" Verfahren.

Aufgrund neuester Literatur hängt die Prognose nicht vom operativen Verfahren ab, vorausgesetzt, es konnte eine R0-Situation erreicht werden (Tab. 15.**3**).

15.10.4 Verfahrenswahl

Standardresektionen beim Kardiakarzinom sind bisher nicht etabliert. Typbezogene Operationen werden z. T. in Deutschland empfohlen, während in den USA, abhängig von der Schule, sehr unterschiedliche Resektionsumfänge erfolgen. Die Wahl der einzelnen Verfahren sind unter der Vorstellung der maximalen Radikalität bezüglich der Lymphadenektomie (bei R0-Resektionen) über eingeschränkte Radikalität (ebenfalls R0-Resektionen) einzelnen Schulen zuzuordnen, die nach Resektion „en principe" handeln.

Der Einfluss der Einteilung nach *Laurén* auf den Resektionsumfang wird im Wesentlichen nur in Deutschland gesehen. In der angloamerikanischen Literatur wird diese histologische Klassifizierung kaum erwähnt.

Vergleicht man die 5-Jahres-Überlebensraten bei identischen Stadien (bei R0-Resektionen), so ergibt sich kein Überlebensvorteil bei „radikaleren" Operationsmethoden verglichen mit limitierten Resektionen (zervikale (48) Anastomose mit Koloninterponat oder zervikaler Anastomose mit Magen (44) verglichen mit intrathorakaler Anastomose mit Magen oder Jejunum [14]).

Da die Wahl des Operationsverfahrens, solange sich eine lokale Radikalität erzielen lässt, keinen Einfluss auf die Überlebenswahrscheinlichkeit hat, richtet sich die Verfahrenswahl ausschließlich nach Mortalität, Morbidität und Klinikaufenthaltsdauer bezogen auf die einzelnen Operationsverfahren (Tab. 15.**5**).

Nach heutigen Gesichtspunkten ist das nachfolgend aufgestellte Schema bezüglich Radikalität und der zu erzielenden Überlebenswahrscheinlichkeit den anderen radikalen Operationsverfahren gleichwertig.

Tabelle 15.5 Mortalität und Morbidität beim Kardiakarzinom abhängig vom Operationsverfahren (kurative Resektionen)

Autor	en bloc Colon	TH EGC	en bloc EGC	EJ abd	EJ thabd	TT right EGT	Komplikationsrate	Anastomosen-Insuffizienz	respiratorische Insuffizienz
OESO (19)			14,7 %						
Peracchia (55)		12,5 %	4,0 %						
Moon (47)							43 %	21,5 %	
Millikan (44)		4,0 %		0 %		13 %		7,0 %	7,6 %
Hölscher (27)		6,1 %	6,1 %				43 %	20,5 %	15,1 %
Walsh (81)						3,1 %		3,1 %	49,2 %
Ellis (14)							18 %	6,2 %	2,0 %
Steup (73)						6,2 %		9,5 %	17,9 %
Tachimori (76)			3,7 %		4,8 %		n.a.		
Chu (11)		15,0 %	0,0 %				n.a.	0 %	7,7 %
Lardenoye (39)				15 %			n.a.		
Kelsen (31)							26,0 %		
Kodama (33)				4 %	4,2 %		27,5 %	11,7 %	1,7 %
Wijnhoven (87)		4,0 %					n.a.	1,2 %	1,2 %
Nigro (48)	6,8 %						n.a.	n.a.	
Nigro (49)	5,4 %	7,1 %					n.a.		
Wayman (84)				0 %	0 %		47,5 %	7,5 %	5,0 %
Parshad (52)		6,4 %					n.a.	21,4 %	16,1 %

en bloc Colon:	transthorakoabdominale Gastrooesophagektomie mit Coloninterponat
TH EGC:	transhiatale Ösophagoektomie mit Ösophagogastrostomie zervikal
en bloc EGC:	transthorakoabdominale Ösophagektomie mit Ösophagogastrostomie zervikal
TT right EGT:	rechtstransthorakale-transdiaphragmale Ösophagusresektion mit Ösophagogastrostomie thorakal
EJ abd:	abdominale Gastrektomie mit Ösophagojejunostomie
EJ thabd:	abdomino-rechtsthorakale Ösophagogastrektomie mit Ösophagojejunostomie
n.a:	nicht angegeben

Tumoren der Kategorie 0–III

Transhiatale Resektion mit Ösophagojejunostomie:

- Indikation: Infiltration in den Ösophagus von weniger als 2 cm.
- Nachteil: Distante, mediastinale tumorinfiltrierte Lymphknoten können nicht beurteilt werden.

Rechtsthorako-abdominale Resektion mit Ösophagogastrostomie oder -jejunostomie:

- Indikation: Infiltration in den Ösophagus von mehr als 2 cm und Barrett-Karzinome

Linksthorakale transdiaphragmale Resektion mit Ösophagogastrostomie oder Ösophagojejunostomie:

- Indikation wie oben
- Nachteil: Thorakotomie und Zwerchfellinzision notwendig zum Nachweis oder Ausschluss von M1lymph im Abdomen.

Abdominozervikaler Zugang mit transhiataler Ösophagektomie und Magenhochzug:

- Indikation: Barrett-Karzinome, die bis zum oberen Thoraxdrittel reichen.

Die Entscheidung zur Gastrektomie hängt von der Infiltration des Tumors in den distalen Magen ab und vom histologischen Typ, wobei bei diffusem Typ nach *Laurén* und dem seltenen Siegelringzellkarzinom die Gastrektomie empfohlen wird.

Nach Ösophagektomie und Gastrektomie bzw. voroperiertem Magen wird zur Wiederherstellung der Passage ein Koloninterponat notwendig.

Tumoren der Kategorie IV

Bei Hochrisikopatienten sollten ausschließlich palliative Verfahren zur Anwendung kommen (siehe Palliativtherapie).

Bei Patienten in gutem Allgemeinzustand sollte eine Resektion überdacht werden, da in einem geringen Prozentsatz (5 %) eine R0-Resektion erzielt werden kann. Das operative Verfahren hängt dann vom Sitz der Haupttumormasse ab.

Bei überwiegendem Befall des proximalen Magens kommt eine Gastrektomie mit Ösophagojejunostomie infrage. Bei überwiegendem Befall des Ösophagus ist eine rechtsthorakale distale Ösophagusresektion mit Ösophagogastrostomie notwendig.

Tabelle 15.**6** Lymphknotenmetastasierung und 5-Jahres-Überlebensrate bei unterschiedlichen Operationsverfahren

Autor	Hölscher (27)	Steup (73)	Kodama (33)	Korst (34)	Nigro (48)
Patienten n	165	94	71	212	44
Tumorkategorie	T1–T4	Stadium I–IV	T1–T4	T1–T4	T3
OP-Verfahren	TH EGC: 134 en bloc EGC: 31	TT left EGT: 45 TT left EGC: 37	EJ abd: 34 EJ thabd: 37	TT right EGT: 150 TH EGC: 45	en bloc Colon: 44
5-JÜL bei entspr. Lk-Status	N0 (59) 63,2 % N2–5 (25) 21,2 % (32 m) Ngr6 (35) 0 % (12 m)	N0 (26) 72 % N+ (68) 18 % (9,6 m) Nmed–(37) 26 % (16,5 m) Nmed+ (28) 13 % (9 m)	Nmed– (51) 32 % (5,2 y) Nmed+ (20) 6 % (12 m)	N0 (85) 54 % N1–3 (68) 28 % (2 y) Ngr3 (59) 6 % (1 y)	N0 (7) 86 % N1–4 (16) 23 % (32 m) Ngr4 (21) 11 % (17 m)
entfernte Lk	TH EGC 23 (15–32) en bloc EGC 35 (29–48)				en bloc 51 (18–92)

TH EGC:	transhiatale Ösophagektomie mit Ösophagogastrostomie zervikal
en bloc EGC:	transthorakoabdominale Ösophagektomie mit Ösophagogastrostomie zervikal
TT left EGT:	linkstransthorakal-transdiaphragmale Ösophagusresektion mit Ösophagogastrostomie thorakal
TT left EGC:	links transthorakal-transdiaphragmale Ösophagusresektion mit Ösophagogastrostomie zervikal
TT right EGT:	abdomino-rechtsthotrakale Ösophagusresektion mit Ösophagogastrektomie thorakal
en bloc colon:	thransthorako-abdominale Gastroösophagektomie mit Koloninterponat
EJ abd:	abdominale Gastrektomie mit Ösophagojejunostomie
EJ thabd:	abdomino-rechtsthorakale Ösophagogastrektomie mit Ösophagojejunostomie
JÜL:	Jahres-Überlebensrate
Lk:	Lymphknoten
N+:	Lymphknoten positiv
Ngr6:	mehr als 6 Lymphknoten
Nmed+/–:	mediastinale Lymphknoten positiv/negativ
m, y:	Monate, Jahre

Prinzipiell sollten Ösophagogastrostomien nur dann durchgeführt werden, wenn der gesamte Magen im Thorax liegt, da es bei partieller abdominaler Lage zu schweren Refluxbeschwerden kommen kann.

Ausschließliche Kardiaresektionen sollten aus onkologischen und funktionellen Gründen (schwerer Reflux) nicht durchgeführt werden.

15.10.5 Radikalität und Sicherheitsabstand

Über den Umfang der Operation und die damit zwangsläufig verknüpfte Radikalität gab es in den letzten 20 Jahren wenig Diskussionen, da viele Schulen aus Prinzip eine Ösophagektomie mit zervikaler Anastomose mit Magenhochzug zur Wiederherstellung der Passage durchgeführt haben. Die Ösophagektomie wurde entweder transthorakal (Ivor Lewis) oder transhiatal (Orringer) durchgeführt. Andere Schulen haben prinzipiell eine Gastroösophagektomie durchgeführt mit Koloninterponat zur Wiederherstellung der Passage (DeMeester).

Das zuletzt genannte Operationsverfahren ist dasjenige mit der größten Radikalität, wobei der Sicherheitsabstand der größtmögliche ist. Das erstgenannte Verfahren geht Kompromisse bezüglich des distalen Sicherheitsabstands am Magen ein. Die 5-Jahres-Überlebensraten bei vergleichbaren Patientenkollektiven sind jedoch nahezu identisch, sodass eine Gastroösophagektomie aus Prinzip nicht mehr gerechtfertigt ist. Dabei wird immer eine R0-Resektion vorausgesetzt.

Die systematische, über die regionalen Lymphknoten (N1) hinausgehende Dissektion ist nicht entscheidend für eine längere 5-Jahres-Überlebenswahrscheinlichkeit, wie beim Vergleich zwischen Kodama mit limitierter Lymphknotendissektion und Nigro mit der ausgedehntesten Lymphknotendissektion zu ersehen ist (Tab. 15.**6**).

Die systematische, über die N1-Lymphknoten hinausgehende Lymphadenektomie lässt lediglich eine Aussage über die Prognose zu und sollte nach unserer Auffassung nicht aus Prinzip durchgeführt werden. Diese Auffassung wird durch die Untersuchung von Bonenkamp (6) bestätigt, der keinen Überlebensvorteil beim Magenkarzinom zwischen ausgedehnter Lymphknotendissektion (D2) und eingeschränkter Dissektion (D1) fand.

Dieser Vergleich ist mit Einschränkung erlaubt, da in seiner Untersuchung nur 10 % der Patienten proximale Magenkarzinome aufwiesen und Kardiakarzinome (mit Ausnahme des Barrett-Karzinoms) als proximale Magenkarzinome bezüglich ihres Lymphabflussgebiets angesehen werden dürfen. Außerdem sind die 5-Jahres-Überlebensraten bei distalem Ösophaguskarzinom (Plattenepithelkarzinom) und Kardiakarzinom nahezu identisch (20 % gegenüber 25 %; nicht signifikant) (14).

Der Sicherheitsabstand oral und aboral ist bei der Gastroösophagektomie der maximal mögliche. Bei der Ösophagektomie mit Magenhochzug kann man von einem aboralen Sicherheitsabstand von maximal 5 cm ausgehen. Die Überlebenswahrscheinlichkeiten zwischen Ösophagogastrektomie und Koloninterponat und Ösophagektomie mit Magenhochzug sind jedoch nahezu identisch, sodass davon auszugehen ist, dass ein Sicherheitsabstand von *5 cm nach aboral völlig ausreichend ist.*

Aufgrund *einer* Untersuchung (28), die sich mit dem Sicherheitsabstand nach oralwärts auseinander setzt, ist ein Sicherheitsabstand *von 2 cm nach oral ausreichend,* da die 5 Jahres-Überlebensraten bei vergleichbarer Stadienverteilung mit der Literatur vergleichbar sind (16,7 % gegenüber maximal 20 % [National Cancer Institut]).

Die Tumorfreiheit des oralen Resektionsrand ist durch Schnellschnittuntersuchung zu sichern.

15.11 Operative Therapie

15.11.1 Wichtiges zur chirurgischen Anatomie

Als Kardia wird der Übergang der zweischichtigen Ösophagusmuskulatur in die dreischichtige Muskulatur der Magenwand bezeichnet. Unabhängig von dieser muskulären Grenze kann die Schleimhautgrenze zwischen Zylinderepithel des Magens und Plattenepithel des Ösophagus variieren. Verschiebt sich diese Grenzlinie um mehr als 3 cm nach oralwärts, so wird die Auskleidung des distalen Ösophagus mit Zylinderepithel als Endobrachyösophagus bezeichnet.

Die Blutversorgung der Kardia und des abdominalen Ösophagus erfolgt überwiegend über die A. gastrica sinistra und z. T. aus der A. phrenica inferior. Der thorakale Ösophagus wird durch direkte Äste aus der Aorta, die sich zu einem längs verlaufenden Netz auf dem Ösophagus entwickeln, mit Blut versorgt.

Die venöse Drainage erfolgt über die V. gastrica sinistra, die Vv. azygos und hemiazygos.

Die Lymphabflusswege orientieren sich an der Gefäßversorgung, d. h. Tumoren in dieser Region metastasieren überwiegend entlang der A. gastrica sinistra zum Truncus coeliacus (N2) und insbesondere paraaortal links hinter dem Pankreasschwanz zum linken Nierenhilus (M1lymph). In 30 % finden sich mediastinal (subkarinale) und zervikale (10 %) Lymphknotenmetastasen (M1lymph).

15.11.2 Zugangswege

Transhiatale Resektion

Die Operation erfolgt in Schraubenlage oder einfacher Rückenlage für die transhiatale Resektion mit Gastrektomie und geplanter Ösophagojejunostomie mit einer S-förmigen Inzision im Oberbauch, wobei der kraniale Anteil der Inzision am Xiphoid nach links zeigt und der kaudale Anteil oberhalb des Nabels nach rechts über den Mittelbauch geführt wird. Die Schraubenlagerung mit hochgelagertem rechtem Arm wird deshalb prinzipiell gewählt, um bei einem notwendigen größeren Resektionsausmaß nach oralwärts problemlos den Thorax eröffnen zu können. Der Zugang erfolgt dabei rechts thorakal im 4.–6. Interkostalraum (ICR). Alternativ kann der S-förmige Schnitt proximal in den linksseitigen Thorax erweitert werden. Als Zugangsweg kommt auch eine mediane Oberbauchlaparotomie infrage.

Rechtsthorakoabdominale Resektion

Bei geplanter rechtsthorakoabdominaler Resektion werden die Zugänge wie unter der transhiatalen Resektion aufgeführt gewählt.

Linkstransthorakal-transdiaphragmale Resektion

Alternativ kommt die primäre linkstransthorakal-transdiaphragmale Resektion zur Anwendung, wobei sowohl eine Ösophagogastrostomie als auch eine Ösophagojejunostomie möglich ist. Der Zugang erfolgt in Rechtsseitenlage des Patienten durch den 6. oder 7. ICR links.

Abdomino-rechtsthorakale Ösophagektomie

Bei weit nach oralwärts reichenden Barrett-Karzinomen ist die abdomino-rechtsthorakale Ösophagektomie mit Umlagerung des Patienten der Eingriff der Wahl mit einer vor dem linken M. sternocleidomastoideus gelegenen zervikalen Inzision.

15.11.3 Intraoperative Befunderhebung

Nach primärer Laparotomie erfolgt eine sorgfältige Revision der gesamten Bauchhöhle zur Aufdeckung eventueller Fernmetastasen. Insbesondere sollten das Lig. hepatoduodenale und die Leber exploriert werden. Eine vorliegende Peritonealkarzinose oder andere viszerale Metastasen (nach histologischer Sicherung) sind eine Kontraindikation für eine Resektion. Eine Ausnahme stellen solitäre Befunde dar, die ohne Probleme mitentfernt werden können.

Der nächste Schritt gilt der Überprüfung der Resektabilität des Tumors. Folgendes Vorgehen hat sich dabei bewährt:

Zunächst erfolgt die Mobilisation des linken Leberlappens und die Eröffnung des Hiatus oesophageus. Nach Mobilisieren der Kardia (Tumor) wird oralwärts des Tumors der Ösophagus angeschlungen, in den ein dicker Magenschlauch eingelegt ist. Damit lässt sich palpatorisch und gegebenenfalls intraoperativ endoskopisch abklären, ob eine Resektion von abdominal alleine möglich ist oder ob zusätzlich eine Thorakotomie erfolgen muss.

Nach Durchtrennung des kleinen Netzes erfolgt die Exploration des Truncus coeliacus zur Beurteilung der Lymphknoten.

Anschließend wird die Bursa omentalis über das Lig. gastrocolicum eröffnet und die suprapankreatische Region und der Milzhilus auf Lymphknoten hin untersucht.

Finden sich Lymphknoten im Lig. hepatoduodenale und im Milzhilus, die tumorinfiltriert sind (durch Schnellschnitt zu sichern), liegt ein Tumorstadium M1lymph vor, sodass der Eingriff als explorative Laparotomie beendet werden sollte.

Das Gleiche gilt prinzipiell für distante infiltrierte Lymphknoten mediastinal, die jedoch beim primär abdominalen Vorgehen nicht zu explorieren sind.

Entschließt man sich primär zum linksthorakal-transdiaphragmalen Vorgehen, ist primär die lokale Resektabilität des Tumors durch Präparation sicherzustellen. Nach Anschlingen des Ösophagus oralwärts des Tumors werden distante mediastinale Lymphknoten ausgeschlossen. Anschließend erfolgt nach radiärer Inzision des Zwerchfells die Inspektion des Abdomens mit Exploration der oben genannten Lymphknotenstationen zum Ausschluss des Vorliegens eines Stadiums M1lymph.

15.11.4 Operationsablauf

Transhiatale Resektion

Abdominale Phase

Nach Exploration des Abdomens erfolgt bei Einschätzung des Befundes als von abdominal durchführbarer Resektion die Gastrektomie wie beim Magenkarzinom mit Ablösen des Omentum majus vom Querkolon sowie der Dissektion der A. und V. gastroepliploica dextra. Anschließend wird das Duodenum mobilisiert und mit dem Stapler verschlossen. Die A. gastrica dextra wird am Abgang aus der A. hepatica propria abgesetzt. Anschließend werden die Aa. gastricae breves durchtrennt und der Magen nach kranial umgeschlagen. Dann erfolgt die Präparation der A. gastrica sinistra mit Absetzen derselben am Abgang aus dem Truncus coeliacus.

Damit lässt sich nach Dissektion der Kardia (Tumor) durch Zug am gesamten Präparat der Ösophagus mitsamt des anhängenden distalen mediastinalen Gewebes nach kaudal ziehen. Zur Dissektion des hinteren unteren Mediastinums wird das Zwerchfell in der vorderen Kommissur durchtrennt bis in die Mitte derselben, ohne den Herzbeutel zu eröffnen. Meistens muss zu einer ausreichenden Eröffnung des Hiatus der linke Zwerchfellschenkel durchtrennt werden.

Bei diesem Vorgehen ist es möglich, eine Lymphknotendissektion bis etwa in Höhe der Trachealbifurkation durchzuführen. Dann wird mit einer Klemme der Ösophagus 2 cm oberhalb des palpablen Tumoroberrands gefasst und der Ösophagus kranial der Klemme schrittweise durchtrennt; es folgt die Anlage einer Tabaksbeutelnaht (für die Stapleranastomose). Zusätzlich erfolgt eine Armierung des oralen Ösophagus mit 4 Haltefäden.

Das Präparat kann nun in toto entfernt werden. Der orale Schnittrand wird in einer Schnellschnittuntersuchung auf Tumorfreiheit hin untersucht werden. Stellt sich dabei heraus, dass der Schnittrand nicht tumorfrei ist, muss nachreseziert werden. Diese Situation sollte möglichst vermieden werden, da in diesem Fall bei einer hohen Rate mit einem Lokalrezidiv und einer Peritonealkarzinose zu rechnen ist. Unter Umständen wird eine Thorakotomie notwendig, die entweder von rechts durch eine isolierte Inzision oder durch Erweiterung der abdominellen Inzision in den linken Thorax erfolgen kann.

Rechtsthorakale Phase

Hierbei empfiehlt sich die Thorakotomie im 4. oder 5. ICR. Der Ösophagus kann leicht in seiner ganzen Länge dargestellt und die notwendige Nachresektion durchgeführt werden, die in Höhe der V. azygos erfolgen sollte.

Abdomino-linksthorakale Phase

Diese wird als Erweiterung nur von wenigen Zentren in Deutschland durchgeführt und hat selten eine Indikation.

Transthorakal-transdiaphragmale Resektion

Der Vorteil dieses Verfahrens liegt darin, dass durch den gleichen Zugang auch der abdominelle Teil der Operation durchgeführt werden kann bei Tumoren, die mehr als 2 cm in den Ösophagus reichen.

In Rechtsseitenlage wird der Thorax durch eine anterolaterale linksseitige Thorakotomie durch den 6. oder 7. ICR eröffnet. Anschließend erfolgt die Inzision in die Pleura mediastinalis hinter dem Lungengefäßstiel entlang der Aorta bis zum Hiatus. Der Ösophagus wird proximal des Tumors präpariert und angeschlungen. Dann erfolgt die Dissektion des Tumors bis zum Hiatus. Sofern keine T4-Situation vorliegt, wird nun der Hiatus zirkulär aus dem Zwerchfell exzidiert und das Zwerchfell radiär in der vorderen Kommissur inzidiert.

Das weitere Prozedere hängt nun vom Sitz des Tumors ab. Beim klassischen Kardiakarzinom erfolgt eine Gastrektomie von transthorakal wie oben angeführt mit Rekonstruktion durch eine Jejunumschlinge. Beim hoch reichenden Barrett-Karzinom (bis zur Karina) ist die Wiederherstellung der Passage mit einem Magenschlauch notwendig (Abschnitt 16.11.5).

Transmediastinale Ösophagektomie

In Rückenlage des Patienten mit Kopfdrehung nach rechts wird mit der abdominalen Phase begonnen. Der linke Leberlappen wird abgelöst und nach rechts weggeschlagen und der Hiatus oesophageus eröffnet. Der terminale Ösophagus wird nach Durchtrennung des Peritoneum viscerale stumpf präpariert und angeschlungen. Dann erfolgt die Überprüfung der Resektabilität des Tumors, der sich durch den Griff ins Mediastinum auslösen lassen muss. Ist Resektabilität gegeben, wird der Magen für die Interposition vorbereitet (Abschnitt 16.11.5).

Die Auslösung des Ösophagus erfolgt nun stumpf in manueller Technik von abdominal her, wobei lediglich die Vagusäste scharf durchtrennt werden müssen. Ein zweites Team hat inzwischen den zervikalen Teil des Ösophagus von links her präpariert und angeschlungen. Mit stumpfer Dissektion wird von zervikal unter Schonung des N. recurrens so weit wie möglich nach mediastinal vorgegangen und schließlich bimanuell von abdominal und zervikal der Ösophagus ausgelöst. Dann wird der Ösophagus möglichst weit nach zervikal gezogen und durchtrennt. Anschließend wird der abgesetzte Ösophagus nach abdominal durchgezogen.

15.11.5 Lymphadenektomie

Aufgrund der Literaturergebnisse bringt eine überregionale Lymphknotenentfernung keinen Überlebensvorteil, sodass *lediglich* eine regionale Lymphknotenentfernung zu empfehlen ist. Dies bedeutet für die Gastrektomie bei der transhiatalen Resektion des Kardiakarzinoms die Lymphadenektomie von Kompartment I und partiell vom Kompartment II mit den Lymphknoten am Truncus coeliacus und im Lig. hepatoduodenale.

Damit umfasst die Lymphknotendissektion alle diejenigen Lymphknoten, die entlang der kleinen und großen Kurvatur liegen und bei normaler Gastrektomie sowieso entfernt werden und zusätzlich diejenigen am Truncus coeliacus. Zusätzlich werden die regionalen Lympknoten des Kardiatumors aus dem unteren Mediastinum entfernt.

Für transthorakale Resektionen sind die regionalen Lympknoten um den Tumor und um den Ösophagus relevant und zu entfernen.

Eine Ausweitung des Eingriffs mit Lymphadenektomie des Kompartment III und einer systematischen Entfernung der Lymphknoten mediastinal oberhalb der Absetzungslinie des Ösophagus bringt keinen zusätzlichen Überlebensvorteil.

15.11.6 Rekonstruktion

Die Rekonstruktion nach Resektion des Tumors ist prinzipiell mit 3 Verfahren möglich.

Ösophagojejunostomie nach Roux-Y

Die erste und zweite Jejunalschlinge werden unter Diaphanoskopie auf ihre Gefäßarkaden hin geprüft. Dann erfolgt eine möglichst weit zentralwärts gelegene Durchtrennung eines Stammgefäßes und Skelettierung der Dünndarmschlinge unter Diaphanoskopie. Anschließend wird die Schlinge durchtrennt und der aborale Teil retrokolisch durch einen Schlitz im Mesokolon nach kranial gezogen und als terminolaterale Ösophagojejunostomie mit dem Stapler durchgeführt. Anschließend wird das blinde Ende der hochgezogenen Schlinge mit dem Nähapparat verschlossen und eine End-zu-Seit-Anastomose zwischen zuführender Schlinge und der hochgezogenen Schlinge bei 40–50 cm aboralwärts der mediastinal gelegenen Anastomose durchgeführt.

Ösophagogastrostomie

Bei Barrett-Karzinomen, die in das mittlere und obere Drittel des Ösophagus reichen, ist diese Rekonstruktionsvariante zu empfehlen.

Die Magenschlauchbildung erfolgt aus dem mobilisierten Magen. Das Lig. gastrocolicum wird durchtrennt mit strikter Respektierung der Aa. gastroepiploica dextra und sinistra bis zum Fundus. Ein wichtiger Punkt ist die Erhaltung der V. gastroepiploica dextra bis zu ihrer Mündung in die V. mesenterica superior. Nach Durchtrennung des kleinen Netzes wird die A. gastrica dextra dargestellt und erhalten. Anschließend wird nach Mobilisieren des Duodenums nach Kocher der Magen nach kranial umgeschlagen und die A. gastrica sinistra durchtrennt. Dann erfolgt die Resektion der Kardia mit dem Klammernahtgerät. Anschließend erfolgt die Anastomosierung rechts- oder linksthorakal oder zervikal nach Hochzug als End-zu-Seit-Anastomose zwischen Ösophagus und Fundusspitze des Magenschlauchs. Bei den thorakalen Anastomosen liegt der Passageanteil im alten Bett des Ösophagus, bei zervikaler Anastomosierung ist der Weg im hinteren Mediastinum oder retrosternal möglich.

Bei thorakaler Anastomose ist eine Stapleranastomosierung möglich. Bei Handnahtanastomose wird die Hinterwand mit Rückstich-Nahttechnik und die Vorderwand mit einreihig allschichtigen Einzelknopfnähten verschlossen. Sowohl bei der Stapleranastomose als auch bei der Handnahtanastomose wird der Ösophagus auf die Vorderwand des hochgezogenen Magens genäht. Bei zervikaler Anastomose erfolgt die End-zu-End-Anastomose als Handnahtanastomose mit Rückstichnähten der Hinterwand und allschichtigen, die Mukosa tangential fassenden Standardnähten.

Koloninterponat

Dieses Verfahren kommt infrage bei hochsitzenden Barrett-Karzinomen und voroperiertem Magen bzw. bei Verletzung der A. und/oder V. gastroepiploica. Hierfür kommt entweder das Colon transversum oder das linksseitige Hemikolon in Frage, wobei die ösophageale Anastomose als End-zu-End- oder End-zu-Seit-Anastomose erfolgt und die aborale Anastomosierung End-zu-End oder End-zu-Seit mit dem Duodenum erfolgt.

Auch das linke Kolon kann entweder iso- oder anisoperistaltisch verwendet werden.

15.11.7 Komplikationen

Intraoperative Komplikationen sind selten. Am häufigsten treten Komplikationen bei der transhiatalen Ösophagektomie in Form von Blutungen auf, die in aller Regel ohne zusätzliche Thorakotomie versorgt werden können.

Die häufigsten *postoperativen Komplikationen* sind die Anastomoseninsuffizienz und die respiratorische Insuffizienz. Der prozentuale Anteil der Anastomoseninsuffizienzen reicht dabei von 1–21 %, die respiratorischen Insuffizienzen von 1–50 % (Tab 15.**5**). Insbesondere die Anastomoseninsuffizienzen bei intrathorakaler Anastomose sind häufig Ursache der postoperativen Letalität, gefolgt von der pulmonalen Insuffizienz.

■ Anastomoseninsuffizienz

Eine Insuffizienz der intrathorakalen Ösophagogastrostomie oder Ösophagojejunostomie ist aufgrund der guten Durchblutungsverhältnisse selten, aber außerordentlich schwerwiegend. Bei Verdacht sollte vor allen Dingen bei schwerkranken Patienten die Endoskopie der erste diagnostische Schritt sein. Bei einliegender Thoraxzieldrainage ist mit wasserlöslichem Kontrastmittelschluck oder CT mit Kontrastmittel eine Anastomoseninsuffizienz ebenfalls leicht zu diagnostizieren. Die Behandlung besteht in Belassung der Thoraxzieldrainage und Hyperalimentation parenteral bei Auftreten der Insuffizienzen zwischen Tag 1 und 5. Bei Auftreten der Fistel nach Tag 5 wird das obige Behandlungskonzept durch Einlage eines gecoateten Stents zur Überbrückung und Abdichtung der Insuffizienz erweitert. Zusätzlich sollte eine Ernährungssonde gelegt werden.

Zervikale Anastomoseninsuffizienzen heilen bei ausreichender Drainage in der Regel im Verlauf von 4–6 Wochen ab. In der Folgezeit kommt es jedoch in diesen Fällen häufig zu einer Anastomosenstenose, sodass diese Patienten kurzfristig gezielt nachuntersucht und bougiert werden müssen.

■ Postoperative Pulmonalinsuffizienz

Die Pulmonalinsuffizienz ist die ernsteste postoperative Komplikation. Beim transthorakalen und beim transmediastinalen Vorgehen entsteht eine Hypoxämie während der ersten 2 Tage, da durch das Operationstrauma mit Kompression der Lunge Atelektasen bestehen. Dadurch entstehen Alveolarbezirke, die vom Gasaustausch ausgeschlossen sind und somit einen erhöhten intrapulmonalen Rechts-links-Shunt aufweisen. Die entscheidende therapeutische Maßnahme ist bei dieser Komplikation eine konsequente Beatmung (Abschnitt 15.11.8).

■ Interponatnekrose

Die schwerwiegendste Komplikation nach Speiseröhrenersatz stellt die Interponatnekrose dar. Der sicherste Weg zur Diagnose führt über die endoskopische Untersuchung. Bestätigt sich die Interponatnekrose, so muss das Interponat so rasch wie möglich entfernt werden. Eine erneute Rekonstruktion bleibt einem zweiten Eingriff nach einer Erholungsphase des Patienten vorbehalten.

15.11.8 Postoperative Maßnahmen

Die wesentliche postoperative Maßnahme ist bei allen transthorakalen Verfahren die postoperative Nachbeatmung über 24 Stunden mit positivem endexspiratorischem Druck (PEEP). Die Nachbeatmung verhindert eine postoperative Hypoxie, verringert den Sauerstoffverbrauch durch Übernahme der Atemarbeit und stellt in Kombination mit wiederholt durchgeführter bronchoskopischer Absaugung ein Konzept zur Wiederbelüftung der operativ bedingten Kompressionsatelektasen dar.

Patienten mit präoperativ bereits eingeschränkter Lungenfunktion – PaO_2 <60 mmHg und obstruktiver Bronchitis – sollten prinzipiell einer Nachbeatmung zugeführt werden. Auf eine postoperative Nachbeatmung kann nur bei Patienten bei ausschließlich abdominalem Vorgehen verzichtet werden.

Über eine tief eingelegte Sonde kann frühzeitig die enterale Ernährung angestrebt und mit einer parenteralen Hyperalimentation kombiniert werden.

Entscheidend ist eine frühe Mobilisation des Patienten unter physiotherapeutischer Führung. Entscheidend ist zudem eine konsequente Schmerztherapie, die am besten über einen Periduralkatheter erfolgen sollte.

15.11.9 Studien

Da die Überlebensraten mit zunehmendem Tumorstadium drastisch abnehmen und diese schlechte Prognose durch Operation allein nicht mehr verbessert werden kann, sind multimodale Konzepte in den Vordergrund gerückt, die im Rahmen von Studien eine Prognoseverbesserung evaluieren sollten.

Mit Beginn der 80er-Jahre wurden überwiegend für das Plattenepithelkarzinom des Ösophagus neoadjuvante Therapiekonzepte entwickelt.

Mit Beginn der 90er-Jahre wurden kontrollierte Studien für das Adenokarzinom durchgeführt, die unterschiedliche Ergebnisse in Bezug auf eine Überlebensverbesserung ergaben.

Gesicherte Studien, die einen 5-Jahres-Überlebensvorteil bei neoadjuvantem Radio-/Chemotherapiekonzept zeigen, kombiniert mit adjuvanten oder bei adjuvanten Therapien alleine – verglichen mit der alleinigen Operation – sind nicht publiziert. Im Folgenden werden multimodale Konzepte vorgestellt und unter dem Gesichtspunkt des Benefits verglichen.

15.12 Multimodale Therapiekonzepte

Beim neoadjuvanten Konzept soll die Vorbehandlung durch Verkleinerung des Primärtumors eine Steigerung der Resektabilität im Sinne einer R0-Resektion ermöglichen. Andere theoretische Überlegungen gehen davon aus, dass durch Devitalisierung des Primärtumors einer perioperativen Metastasierung bzw. einer Tumorzellimplantation vorgebeugt wird. Ein weiterer Ansatz für ein neoadjuvantes Konzept ist die Überlegung, dass durch frühzeitigen Beginn der Systemtherapie möglicherweise vorhandene Mikrometastasen, die klinisch noch nicht erkennbar sind, eliminiert werden.

Bisher erfolgten solche neoadjuvanten Vorbehandlungen sehr unterschiedlich. Entweder kam eine kombinierte Radiochemotherapie zum Einsatz oder Radio- bzw. Chemotherapie alleine. Häufig erfolgte eine adjuvante Chemotherapie oder Radiotherapie. Erschwert wird die Beurteilung der Behandlungsergebnisse durch die Tatsache, dass das prätherapeutische Staging insuffizient war und dass häufig Subsummierungen der Krankheitsstadien unter dem Begriff „potenziell resektable Tumorstadien“ erfolgten, unter denen sich einerseits Frühstadien und andererseits lokal fortgeschrittene T3/N1–2- und T4-Tumoren fanden.

15.12.1 Neoadjuvante Konzepte

Chemotherapie

Bisherige Konzepte waren Kombinationen von cisplatinhaltigen Substanzen mit anderen Chemotherapeutika. Die bisher durchgeführten vergleichbaren Studien bezüglich der anteiligen Tumorstadien zeigt die Tab. 15.7. Hieraus ist ersichtlich, dass die neoadjuvante Chemotherapie keinerlei Verbesserung der Überlebensrate verglichen mit der allein chirurgischen Therapie leistet. Die neueste Arbeit von Kelsen (31) mit über 200 Patienten in beiden Armen zeigt eine identische 5-Jahres-Überlebensrate für beide Gruppen. Allen Studien ist gemeinsam, dass ein prätherapeutisches Staging nicht erfolgte.

Radiochemotherapie

Tabelle 15.8 zeigt die Überlebensraten für Patienten, die eine neoadjuvante Radiochemotherapie erhalten haben. Auch hier zeigt sich bei Vergleich der 5-Jahres-Überlebensraten keine Verbesserung gegenüber den allein operierten Patienten.

Die Studie mit der größten Patientenzahl (ausschließlich Barrett-Karzinome) (25) hat wie 5 weitere in der Tabelle 15.8 den entscheidenden Nachteil, dass das prätherapeutische Staging nicht erfolgte. Aus diesem Grund ist ein Vergleich mit der Resektion alleine nicht möglich. Denkbar ist sogar eine Verschlechterung der Überlebenszeit.

Eine neuere Studie mit 15 Patienten (72) mit Tumoren in den Stadien T3–4NXM0 unter einer Therapie mit 5-FU, Folinsäure und Cisplatin und Etoposid zeigte eine Steigerung der Überlebenszeit mit einem medianen Überleben von 16 Monaten verglichen mit der Operation alleine mit ungefähr 12 Monaten für beide T-Kategorien. Auch Walsh (81) konnte eine Verlängerung der Überlebenszeit durch eine neoadjuvante Therapie zeigen, wobei auch in dieser Studie ein prätherapeutisches Staging fehlt.

Tabelle 15.7 Neoadjuvante Chemotherapie beim Kardiakarzinom

Autor	Ajani (1)	Carey (9)	Ajani (2)	Kelsen (31)
Patienten n	35	15	26	213
Operationen	32 (91 %) 1 Progress	13 (87 %) 1 Progress	23 (88 %) 1 Progress	171 (80,3 %)
keine Operation	2 med. KI	1 gestorben	2 med. KI	
Resektionen	31	11	23	162
Methode	en bloc Colon 31	en bloc Colon 11	en bloc Colon 23	
Resektion nicht	1 Lebermeta	2 Peritonealca	0	
R0-Resektion	25 (78 %)	8 (73 %)	15 (65 %) med ÜL: 20 M	133 (62 %)
R1-Resektion	6 (19 %)	3 (27 %)	6 (26 %)	8 (4)
Letalität periop.	0	1 (8 %)	1 (4 %)	
med. Überleben	23 Monate	18,5 Monate	12,5 Monate	14,9 Monate
Überlebensrate	3-JÜL 42 %	3-JÜL 35 %	2-JÜL 26 %	3-JÜL 23 %
Schwäche	kein präop. Staging	dito	dito	Mischung Plattenepithel-/Adenokarzinom

en bloc Colon:	transthorakoabdominale Gastrooesophagektomie mit Koloninterponat
JÜL:	Jahres-Überlebensrate
Peritonealca:	Peritonealkarzinose
Lebermet:	Lebermetastasen
med. KI:	medizinische Kontraindikationen

Tabelle 15.**8** Neoadjuvante Radiochemotherapie beim Kardiakarzinom

Autor	Weiden (85)	Gill (18)	Burton (7)	Urba (80)	Forastiere (16)	Stewart (74)	Sauter (63)	Walsh (81)	Hoff (25)
Patienten	20	29	21	24	21	24	30	58	70
UICC	n.a.	n.a.	IIa: 9; IIb: 6; III: 6	I: 1; II: 22; III: 1	T1: 4; T2: 17	n.a.	I: 9; II: 21	n.a.	n.a.
TNM	n.a.	n.a.			Lk pos 15	n.a.		n.a.	n.a.
Letalität	0	0	n.a.	1	n.a.	0	2	1	2
Operation	16 (80%) R0: 13; R1: 0 R2: 3	15 (48%) R0: 14, R1: 0 R2: 1	16 (76%) n.a. n.a.	19 (83%) R0: 19	21 (100%) R0: 20; R1: 1	23 (96%) n.a.	21 (70%) R0: 18; R1: 0 R2: 3	55 (95%) n.a.	60 (86%) n.a.
periop. Letalität	1 (6%)	2 (13%)	0	1 (5%)	0	0	1 (5%)	4 (7%)	0
medianes Überleben	8 Monate	14,8 Monate	24 Monate	11 Monate	32 Monate	26 Monate	13 Monate	32 Monate	30 Monate
Überle-bensrate	n.a.	n.a.	n.a.	n.a.	5-JÜL 34%	2-JÜL 76%	3-JÜL 25%	3-JÜL 37%	5-JÜL 42%

JÜL: Jahres-Überlebensrate
Lk: Lymphknoten
n.a.: nicht angegeben

Radiotherapie

Für das Adenokarzinom der Kardia und das Barrett-Karzinom sind bisher keine Studien mit alleiniger Radiotherapie durchgeführt worden.

Intraoperative Therapien

Intraoperative Therapien sind bisher nicht erfolgt. Infrage kommt eventuell eine Radiatio.

15.12.2 Adjuvantes Konzept

Adjuvante Konzepte sind, bis auf eine gut dokumentierte Studie von Millikan (44) über 65 Patienten mit Radiochemotherapie, nicht durchgeführt worden. Dabei zeigt sich eine mediane Überlebenszeit von 17 Monaten und eine Überlebensrate von 25%. Dies entspricht im Wesentlichen den Zahlen, die auch ohne adjuvantes Konzept berichtet werden.

15.13 Therapie von Metastasen und Rezidiven

Die Therapie von Metastasen ist rein supportiv. Bei lokoregionärem Rezidiv mit Stenosierung kommen palliative Verfahren wie Laserapplikation, Argonplasmakoagulation (APC) und Stenteinlage in Betracht.

Resezierende Verfahren bei viszeralen Metastasen bringen keinen Überlebensvorteil.

15.14 Gesamtprognose

Die Gesamtprognose ist unter Einbeziehung aller Tumorstadien unbefriedigend mit einer 5-Jahres-Überlebensrate von 27%, wobei das National Cancer Institute eine 5-Jahres-Überlebensrate von nur 5–20% angibt (Tab. 15.**3**).

Die beste Prognose haben Stadium 0 und I mit einer 5-Jahres-Überlebensrate von 100%. Ab dem Stadium IIa nimmt die Rate rasch ab und erreicht beim Stadium III Werte unter 20%. Im Stadium IV erreicht kein Patient die 5-Jahresgrenze.

Zieht man nur das Kriterium positive oder negative Lymphknoteninfiltration heran, zeigt sich auch eine deutlich schlechtere Überlebenswahrscheinlichkeit bei positiven Lymphknoten (Tab. 15.**4**).

An dieser schlechten Prognose haben auch die bisherigen neoadjuvanten und adjuvanten Konzepte nichts Wesentliches geändert.

15.15 Palliativtherapie

Palliative Behandlungsmöglichkeiten, die insbesondere im Stadium IV zum Tragen kommen, bestehen in der Erhaltung der Passage und Verbesserung der Dysphagie. In erster Linie kommt die endoskopische Einlage eines Stents oder Endotubus infrage, um die Passage offen zu halten. Bei Blutungskomplikationen aus dem Tumor ist die Argonplasmakoagulation eine wirksame Methode. Die Laserablation des Tumors ist insbesondere bei Knickbildung des Tumors nicht ungefährlich und bleibt nur in der Anwendung dieser Methode sehr erfahrenen Therapeuten vorbehalten.

15.16 Nachsorge und Rehabilitation

Die Nachsorge sollte entsprechend den Richtlinien der Deutschen Krebsgesellschaft erfolgen. Diese Nachsorge erfolgt mehr aus psychosozialen als aus medizinischen Gründen, da mit Auftreten eines Rezidivs derzeit keine kurative Therapie angeboten werden kann. Bei erneuten dysphagischen Beschwerden sollte durch Endoskopie und Probebiopsie ein Lokalrezidiv nachgewiesen oder ausgeschlossen werden. Bei narbiger Stenose der Anastomose sollte der Patient das Selbstbougieren erlernen, bei einem Tumorrezidiv sollte frühzeitig ein Stent oder Endotubus eingelegt werden.

Literatur

1. Ajani JA, Roth JA, Ryan MB et al. Evaluation of pre- and postoperative chemotherapy for resectable adenocarcinoma of the esophagus or gastroesophageal junction. J Clin Oncol 1990; 8: 1231–1238
2. Ajani JA, Roth JA, Ryan MB et al. Intensive preoperative chemotherapy with colony-stimulating factor for resectable adenocarcinoma of the esophagus or gastroesophageal junction. J Clin Oncol 1993; 11: 22–28
3. Altorki NK, Sunagawa M, Little AG, Skinner DB. High-grade dysplasia in the columnar-lined esophagus. Am J Surg 1991; 161: 97–100
4. Bailey T, Biddlestone L, Shepherd N, Barr H, Warner P, Jankowski J. Altered cadherine and catenin complexes in the Barrett's esophagus – dysplasia – adenocarcinoma sequence: Correlation with disease progression and dedifferentiation. Am J Path 1998; 152: 135–144
5. Blot WJ, Devessa SS, Knell RW, Fraumenji JF. Rising incidence of adenocarcinoma of the esophagus and gastric cardia. JAMA 1991; 265: 1287–1289
6. Bonenkamp JJ, Hermanns J, Sasako M, van de Velde CJH. Extended lymph-node dissection for gastric cancer. N Engl J Med 1999; 340: 908–914
7. Burton GV, Wolfe WG, Crocker I, Seigler HF,Prosnitz LR. Adenocarcinoma of the gastroesophageal junction: Preoperative cisplatin and concomitant continuous infusion 5-fluorouracil and radiation therapy.In: Rotman M, Rosenthal CJ, eds. Concomitant continuous infusion chemotherapy and radiation. New York, Berlin, Heidelberg: Springer; 1991: 255–257
8. Cameron AJ, Ott BJ, Spencer Payne W. The incidence of adenocarcinoma in columnar lined (Barrett's) esophagus. New Engl J Med 1985; 313: 857–859
9. Carey RW, Hilgenberg AD, Choi NC et al. A pilot study of neoadjuvant chemotherapy with 5-fluorouracil and cisplatin with surgical resection and postoperative radiation therapy and/or chemotherapy in adenocarcinoma of the esophagus. Cancer 1991; 68: 489–492
10. Carter KJ, Schaffer HA, Ritchie WP. Early gastric cancer. Ann Surg 1984; 199: 604–636
11. Chu KM, Law SYK, Fok M, Wong J. A prospective randomized comparison of transhiatal and transthoracic resection for lower-third esophageal carcinoma. Am J Surg 1997; 174: 320–324
12. DeMeester TR, Attwood SEA, Smyrk TC, Hinder RA. Surgical therapy in Barrett's esophagus. Ann Surg 1990 ;212: 528–542
13. Devessa SS, Silverman DT, Young JL, et al. Cancer incidence and mortality trends among whites in the United States 1947–1984. J Nat Cancer Inst 1987; 79: 701–742
14. Ellis FH Jr, Heatley GJ, Krasna MJ, Williamson WA, Balogh K. Esophagogastrectomy for carcinoma of the esophagus and cardia: A comparison of findings and results after standard resection in three consecutive eight-year intervals with improved staging criteria. J Thorac Cardiovasc Surg 1997; 113: 836–848
15. Ferguson MK. Adenocarcinomain Barrett's esophagus. Semin Thorac Cardiovasc 1992; Surg 4: 276–279
16. Forastiere AA, Orringer MB, Perez-Tamayo C, Urba SG, Zahurak M. Preoperative chemoradiation followed by transhiatal esophagectomy for carcinoma of the esophagus:final report. J Clin Oncol 1993; 11: 1118–1123
17. Friedl P, Schlag P, Herfarth Ch, Buhl K. Das Adenokarzinom des gastroösophagealen Überganges. In: Langhans P, Schreiber HW, Häring R, Reding R, Siewert JA, Bünte H, eds. Aktuelle Therapie des Kardiakarzinoms. Berlin, Heidelberg, New York, London, Paris, Tokyo: Springer; 1988
18. Gill PG, Jamieson GG,Denham JW, et al. Treatment of adenocarcinoma of the cardia with synchronous chemotherapy and radiotherapy. Brit J Surg 1990; 77: 1020–1023
19. Giuli R, Sancho-Garnier H. Diagnostic, therapeutic, and prognostic features of cancers of the esophagus: Results of the international prospective study conducted by the OESO group(790 patients). Surgery 1986; 99: 614–622
20. Gray MR, Donnelly RJ, Kingsnorth AN. The role of smoking and alcohol in the metaplasia and cancer risk in Barrett's columnar lined oesophagus. Gut 1993; 34: 727–731
21. Hameeteman W, Tytgat GNJ, Huothoff HJ, Van den Tweel JG. Barrett's esophagus: development of dysplasia and adenocarcinoma. Gastroenterology 1989; 96: 1249–1256
22. Hansson LE, Sparen P, Nyren O. Increasing incidence of both major histological types of esophageal carcinomas among men in sweden. Int J Cancer 1993; 54: 402–407
23. Häring R, Kania U. Operative Strategie beim Adenokarzinom des gastroösophagealen Überganges. In: Langhans P, Schreiber HW, Häring R, Reding R, Siewert JA, BünteH, Hrgs. Aktuelle Therapie des Kardiakarzinoms. Berlin, Heidelberg, New York, London, Paris, Tokyo: Springer; 1988
24. Hesketh PJ, Clapp RW, Doos WG, Spechler SJ. The increasing frequency of adenocarcinoma of the esophagus. Cancer 1989; 64: 526–530
25. Hoff SJ, Sawyers JL, Blanke CD, Choy H, Stewart JR. Prognosis of adenocarcinoma arising in Barrett's esophagus. Ann Thorac Surg 1998; 65: 176–181
26. Hölscher AH. Präkanzerosen des gastroösophagealen Überganges. In: Langhans P, Schreiber HW, Häring R, Reding R, Siewert JA, Bünte H, Hrsg. Aktuelle Therapie des Kardiakarzinoms. Berlin, Heidelberg, New York, London, Paris, Tokyo: Springer 1988
27. Hölscher AH, Bollschweiler E, Bumm R, Bartels H, Höfler H, Siewert JR. Prognostic factors of resected adenocarcinoma of the esophagus. Surgery 1995; 118: 845–855
28. Husemann B. Gelten die Kriterien der Magenkarzinomchirurgie auch beim Kardiakarzinom? In: Langhans P, Schreiber HW, Häring R, Reding R, Siewert JA, Bünte H, eds. Aktuelle Therapie des Kardiakarzinoms. Berlin, Heidelberg, New York, London, Paris, Tokyo: Springer; 1988
29. Kalish RJ, Klensey PE, Orringer MD, Appelman HD. Clinical,epidemiologic, and morphologic comparison between adenocarcinomas arising in Barrett's esophageal mucosa and in the gastric cardia. Gastroenterology 1984; 86: 461–467
30. Katada N, Hinder RA, Smyrk TC, et al. Apoptosis is inhibited early in the dysplasia – carcinoma sequence of Barrett's esophagus. Arch Surg 1997; 132: 728–733
31. Kelsen DP, Ginsberg R, Pajak TF et al. Chemotherapy followed by surgery compared with surgery alone for localized esophageal cancer. N Engl J Med 1998; 339: 1979–1984
32. Koch J, Halvorsen RA,Jr. Staging of esophageal cancer: Computed tomography, Magnetic resonance imaging, and endoscopic ultrasound. Sem. Roentgenol 1994; 29: 364–372
33. Kodama I, Kofuji K, Yano S, Shinozaki K, Murakami N, Hori H, Takeda J, Shirouzu K. Lymph node metastasis and lymphadenectomy for carcinoma in the gastric cardia: clinical experience. Int Surg 1998; 83: 205–209

34. Korst RJ, Rusch VW, Venkatraman E, et al. Proposed revision of the staging classification for esophageal cancer. J Thorac Cardiovasc Surg 1998; 115: 660–670
35. Kraemer S, Stein H, Feussner H, Siewert JR. Technique of extended diagnostic laparoscopy in the staging of cancer of the esophagus. Dis Esoph 1996; 9: 228–235
36. Kruse P. Barrett's esophagus and esophageal adenocarcinoma. Scand J Gastroenterol 1993; 28: 193–196
37. Kulling D, Feldman DR, Kay CL, et al. Local staging of esophageal cancer using endoscopic magnetic resonance imaging: Prospective comparison with endoscopic ultrasound. Endoscopy 1988; 30: 745–749
38. Lagergren J, Bergstrom R, Lindgren A, Nyren O. Symptomatic gastroesophageal reflux as a risk factor for esophageal adenocarcinoma. N Engl J Med 1999; 340: 825–831
39. Lardenoye JWH, Kappetein AP, Lagaay MB, Allema JH, Breslau PJ. Survival of proximal third gastric carcinoma. J Surg Oncol 1998; 68: 183–186
40. Lieberman DA, Oehlke M, Helfand M. Risk factors for Barretts esophagus in community-based practice. GORGE consortium. Gastroenterology Outcomes Research Group in Endoscopy. Am J Gastroenterol 1997; 92: 1293–1297
41. Menke-Pluymers MBE, Hop WCJ, Dees J, van Blankenstein M, Tilanus HW. Risk factors for the development of an adenocarcinoma in columnar-lined (Barrett) esophagus. Cancer 1993; 72: 1155–1158
42. Menke-Pluymers MBE, Schoute NW, Hop WCJ, van Blankenstein M, Tilanus HW. Outcome of surgical treatment of adenocarcinoma in Barrett's esophagus. Gut 1992; 33: 1454–1458
43. Meyer HJ, Jähne J, Pichlmayer R. Chirurgische Therapieverfahren bei Karzinomen im proximalen Magendrittel und des gastroösophagealen Überganges. In: Langhans P, Schreiber HW, Häring R, Reding R, Siewert JA, Bünte H, eds. Aktuelle Therapie des Kardiakarzinoms. Berlin, Heidelberg, New York, London, Paris, Tokyo: Springer 1988
44. Millikan KW, Silverstein J, Hart V, Blair K, Bines S, Roberts J, Doolas A. A 15-year review of esophagectomy for carcinoma of the esophagus and cardia. Arch Surg 1995; 130: 617–624
45. Molloy R, McCourtney J, Anderson J. Laparoscopy in the management of patients with cancer of the gastric cardia and esophagus. Br J Surg 1995; 82: 352–354
46. Montesano R, Hainaut P. Molecular precursor lesions in oesophageal cancer. Cancer Surv 1998; 32: 53–68
47. Moon MR, Schulte WJ, Haasler GB, Condon RE. Transhiatal and transthoracic esophagectomy for adenocarcinoma of the esophagus. Arch Surg 1992; 127: 951–955
48. Nigro JJ, DeMeester SR, Hagen JA et al. Node status in transmural esophageal adenocarcinoma and outcome after en bloc esophagectomy. J Thorac Cardiovasc Surg 1999; 117: 960–968
49. Nigro JJ, Hagen JA Demeester TR et al. Prevalence and location of nodal metastasis in distal esophageal adenocarcinoma confined to the wall: implications for therapy. J Thorac Cardiovasc Surg 1999; 117: 16–25
50. O'Brien M, Fitzgerald E, Lee G, et al. A prospective comparison of laparoscopy and imaging in the staging of esophagogastric cancer before surgery. Am J Gastroenterol 1995; 90: 2191–2194
51. Ojala K, Jokinen K, Sorri M, Kairaluoma MI. Symptoms and diagnostic delay in patients with carcinoma of esophagus and gastric cardia: a retrospective study of 225 patients. Postgrad Med J 1982; 58: 264–267
52. Parshad R, Singh RK, Kumar A, Gupta SD, Chattopadhyay TK. Adenocarcinoma of distal esophagus and gastroesophageal junction: Long-term results of surgical treatment in a North Indian center. World J Surg 1999; 23: 277–283
53. Pera M, Cameron AJ, Trastek VF, Carpenter HA, Zinsmeister AR. Increasing incidence of adenocarcinoma of the esophagus and esophagogastric junction. Gastroenterology 1993; 104: 510-513
54. Pera M, Trastek VF, Carpenter HA, Allen MS, Deschamps C, Pairolero PC. Barrett's esophagus with high grade dysplasia: An indication for esophagectomy? Ann Thorac Surg 1992; 54: 199–204
55. Peracchia A, Bardini R, Ruol A, et al. Blunt esophagectomy without thoracotomy for carcinoma of the esophagus: Experience in 127 patients. In: Siewert JR, Hölscher AH, eds. Diseases of the esophagus. Berlin, Heidelberg, New York, London, Paris, Tokyo: Springer; 1988: 394–397
56. Powell J, McConkey CC. Increasing incidence of adenocarcinoma of the gastric cardia and adjacents sites. Br J Cancer 1990; 62: 440–443
57. Quddus MR, Henley JD, Sulaiman RA, Palumbo TC, Gnepp DR. Helicobacter pylori infection and adenocarcinoma arising in Barrett's esophagus. Hum Pathol 1997; 28: 1007–1009
58. Ramel S, Reid BJ, Sanchez CA, et al. Evaluation of p53 protein expression in Barrett's esophagus by two-parameter flow cytometry. Gastroenterology 1992; 102: 1220–1228
59. Rice WR, Zuccaro Jr G et al. Esophageal carcinoma: Depth of tumor invasion is predictive of regional lymph node status. Ann Thorac Surg 1998; 65: 787–792
60. Rosenberg JC, Buder H, Edwards RC, Singal S, Steiger Z, Sundareson AS. Analyses of adenocarcinoma in Barrett's esophagus utilising a staging system. Cancer 1985; 55: 13531360
61. Roth JA, Hölscher AH, Schneider PM. Marker des malignen Potentials und klinisches Management von Dysplasien im Barrett-Ösophagus. Chirurg 1994; 65: 96101
62. Sanfey H, Hamilton SR, Smith RRL, Cameron JL. Carcinoma arising in Barrett's esophagus. Surg Gynecol Obstet 1985; 161: 570–574
63. Sauter ER, Coia LK, Keller SM. Preoperative high-dose radiation and chemotherapy in adenocarcinoma of the esophagus and esophagogastric junction. Ann Surg Oncol 1994; 1: 5–10
64. Savary M, Ollyo JB, Monnier PH. Frequency and importance of endobrachyesophagus in reflux disease. In: Siewert JR, Hölscher AH, eds. Disease of the esophagus. Berlin, Heidelberg, New York, Tokyo: Springer 1987
65. Siewert JA, Hölscher AH, Bollschweiler E, Stein HJ, Fink U. Chirurgie des Barrett-Karzinoms. Chirurg 1994; 65: 102–109
66. Siewert JR, Hölscher AH, Becker K, Gössner W. Kardiakarzinom: Versuch einer therapeutisch relevanten Klassifikation. Chirurg 1987; 58: 25–32
67. Skinner DB, Walther BC, Riddell RH, Schmidt H, Iascone C, DeMeester TR. Barrett's esophagus. Ann Surg 1983; 198: 554–566
68. Sons HU, Borchard F. Cancer of the distal esophagus and cardia. Incidence, tumorous infiltration and metastatic spread. Ann Surg 1986; 203: 188–195
69. Sontag SJ, Chejfec G, Stanley MM, et al. Barrett's oesophagus and colonic tumours. Lancet 1985; ii: 946–949
70. Spechler SJ, Robbins AH, Rubins HB, et al. Adenocarcinoma and Barrett's esophagus. An overrated risk? Gastroenterology 1984; 87: 927–933
71. Sprung DJ, Ellis FH Jr, Gibb SP. Incidence of adenocarcinoma in Barrett's esophagus. Am J Gastroenterol 1984; 79: 817 abstract
72. Stahl M, Vanhoefer U, Stuschke M, Walz MK, Muller C, Wilke H. Pre-operative sequential chemo- and radiochemotherapy in locally advanced carcinomas of the lower esophagus and gastro-esophageal junction. Eur J Cancer 1998; 34: 668–673
73. Steup WH, De Leyn P, Deneffe G, Van Raemdonck D, Coosemans W, Lerut T. Tumors of the esophagogastric junction: Long-term survival in relation to the pattern of lymphe node metastasis and a critical analysis of the accuracy or inaccuracy of pTNM classification.J Thorac Cardiovasc Surg 1996; 111: 85–95

74. Stewart JR, Hoff SJ, Johnson DH et al. Improved survival with neoadjuvant therapy and resevction for adenocarcinoma of the esophagus. Ann Surg 1993; 218: 571–578
75. Streitz JM, Ellis FH, Gibb SP, Balogh K, Watkins E. Adenocarcinoma in Barrett's esophagus. Ann Surg 1991; 213: 122–125
76. Tachimori Y, Kato H, Watanabe H, Sasako M, Kinoshita T, Maruyama K. Difference between carcinoma of the lower esophagus and the cardia. World J Surg 1996; 20: 507–511
77. Terrier F, Schapira C, Fuchs WA. CT assessment of operability in carcinoma of the oesophagogastric junction. Europ J Radiol 1984; 4: 114–117
78. Thompson JJ, Zinsser KR, Enterline HC. Barrett's metaplasia and adenocarcinoma of the esophagus and gastroesophageal junction. Hum Pathol 1983; 14: 42–61
79. Thompson WM, Halvorsen RA, Foster WL, Williford ME, Postlethwait RW, Korobkin M. Computed tomography for staging esophageal and gastroesophageal cancer: reevaluation. Amer J Roentgenol 1983; 141: 951–958
80. Urba SG, Orringer MB, Perez-Tamayo C, Bromberg J, Forastiere AA. A concurrent preoperative chemotherapy and radiation therapy in localized esophageal adenocarcinoma. Cancer 1992; 69: 285–291
81. Walsh TN, Noonan n, Hollywood D, Kelly A, Keeling N, Hennessy TPJ. A comparison of multimodal therapy and surgery for esophageal adenocarcinoma. N Engl J Med 1996; 335: 462–467
82. Wang HH, Antonioli DA, Goldman H. Comparative features of esophageal and gastric adenocarcinomas: recent changes in type and frequency. Hum Pathol 1986; 17: 482–487
83. Watt I, Stewart I, Anderson D, Bell G, Anderson J. Laparoscopy, ultrasound and computed tomography in cancer of the oesophagus and gastric cardia. A prospective comparison for detecting intraabdominal metastasis. Br J Surg 1989; 76: 1036–1039
84. Wayman J, Dresner SM, Raimes SA, Griffin SM. Transhiatal approach to total gastrectomy for adenocarcinoma of the gastric cardia. Brit J Surg 1999; 86: 536–540
85. Weiden PL, Hill LD, Kozarek RA, Haferman MD, Ryan JA, Patterson DJ. Neoadjuvant chemoradiotherapy for resectable gastroesophageal junction adenocarcinoma. In: Adjuvant Therapy of Cancer V. Grune&Stratton 1987
86. Wienbeck M, Kivelitz H, Hanratz R-D. Die Klinik des Ösophaguscarcinoms. Internist Welt 1981; 4: 285–296
87. Wijnhoven BPL, Siersema PD, Hop WCJ, van Dekken H, Tilanus HW. Adenocarcinomas of the distal oesophagus and gastric cardia are one clinical entity. Brit J Surg 1999; 86: 529–535
88. Yang PC, Davis S. Incidence of cancer of the esophagus in the US by histologic type. Cancer 1988; 61: 612–617

16 Lebertumoren

16.1 Epidemiologie, Ätiologie und Pathogenese

Primäre maligne Lebertumoren gehören in Mitteleuropa zu den selteneren Malignomen. In der Bundesrepublik Deutschland beträgt die Inzidenz 5 Fälle pro Jahr und 100 000 Einwohner (17, 29). Entsprechend der weiten Verbreitung der Virushepatitis in der asiatischen und afrikanischen Bevölkerung ist weltweit mit mehr als 1 Million Neuerkrankungen alleine für das hepatozelluläre Karzinom zu rechnen.

Das hepatozelluläre Karzinom (HCC) stellt die häufigste Tumorentität dar, gefolgt vom cholangiozellulären Karzinom (CCC) und dem sehr seltenen fibrolamellären Karzinom (FLC) der Leber. Undifferenzierte und gemischtzellige Karzinome, die vom Lebergewebe ausgehen, sind sehr selten, ebenso wie das Hepatoblastom, das überwiegend bei Kindern vorkommt. Schließlich ist noch das Hämangiosarkom zu nennen, das zwar extrem selten ist, jedoch auch heute noch bei Patienten nach Thorotrast-Applikation gesehen wird.

Noch seltener, jedoch offensichtlich mit steigender Tendenz, finden sich Leberadenome und Adenomatosen der Leber, die eine *Präneoplasie* darstellen können (11).

Das *hepatozelluläre Karzinom* entsteht bevorzugt auf dem Boden einer Leberzirrhose im Rahmen des erhöhten Zellumsatzes bei der Bildung von Regeneratknoten. Auslöser sind hier Hepatitis B und C sowie Alkohol. Es muss jedoch darauf hingewiesen werden, dass, im Gegensatz zu den Erhebungen in der asiatischen Bevölkerung, in westlichen Ländern etwa ein Drittel der an einem hepatozellulären Karzinom erkrankten Patienten weder eine Zirrhose noch eine Virushepatitis durchgemacht hat. Als *Risikofaktoren* gelten zudem die Einnahme von Androgenen, Kontrazeptiva sowie der Genuss von Nahrungsmitteln, die Aflatoxin enthalten (z. B. Schimmelkäse) und Alter über 40 Jahre.

Alpha-1-Antitrypsin-Mangel, Hämochromatose und primär biliäre Zirrhose sind angeborene Erkrankungen, die im Erwachsenenalter für die Entwicklung eines hepatozellulären Karzinoms prädisponieren. Die Tyrosinose führt im Kindesalter obligat zur Bildung eines hepatozellulären Karzinoms. Diese Entwicklung wurde jedoch erst evident, seit die Stoffwechselfolgen der Tyrosinose (besonders die Niereninsuffizienz) medikamentös behandelt werden können und die betroffenen Kinder das 2. Lebensjahrzehnt erreichen. Die intrauterin oder bei der Geburt erworbene Hepatitis B spielt ebenfalls eine Rolle bei der Entwicklung von hepatozellulären Karzinomen im Kindes- und jungen Erwachsenenalter.

Die *fibrolamelläre Variante des hepatozellulären Karzinoms* ist außerordentlich selten und kommt verstärkt im 2. und 3. Lebensjahrzehnt vor. Ätiologisch sind die bereits genannten Risikofaktoren wohl ebenfalls in Betracht zu ziehen, besonders die Infektion mit dem Hepatitis-B-Virus. Genetische Defekte können allerdings ebenfalls mit der Entwicklung eines fibrolamellären Karzinoms einhergehen. Es bestehen Hinweise auf eine Koinzidenz zwischen fibrolamellärem Karzinom und Gardner-Syndrom oder familiärer adenomatöser Polyposis (FAP) des Kolons (18).

Risikofaktoren für das ebenfalls seltene intrahepatische *cholangiozelluläre Karzinom* sind Karzinogene wie Nitrosamine, Vinyl, Aflatoxine, Anabolika, Thorium und Thorotrast. In asiatischen Regionen spielt die Infektion der Gallenwege durch Leberegel eine Rolle. Bei kongenitalen Anomalien der Gallenwege, primär sklerosierender Cholangitis und Colitis ulcerosa wird dieser Tumortyp gehäuft beobachtet.

Leberzelladenome entstehen ebenfalls beim Gebrauch von Antikonzeptiva und anabolen Steroiden, einzelne Formen von Glykogenosen führen zu Adenomen mit Entartungsneigung.

Für die nichtepithelialen malignen Lebertumoren sind ebenfalls Kanzerogene und spezielle Substanzen wie z. B. Thorotrast als Auslöser anzusehen (s. o.). Kindliche Hepatoblastome treten häufig in Familien auf, in denen das FAP-Gen nachgewiesen wurde (26).

Pathomorphologisch leiten sich das hepatozelluläre Karzinom und seine fibrolamelläre Variante vom Hepatozyten ab. Es handelt sich um unterschiedlich hoch differenzierte, infiltrativ wachsende Zellverbände, die in benachbarte Strukturen intrahepatisch infiltrieren (Lebervenen, Pfortaderäste, Gallengänge) oder die Organgrenze überschreiten können.

Der *Metastasierungsweg* ist lymphogen (über die Lymphknoten am Leberhilus und Truncus coeliacus) wie hämatogen möglich, hier ist die Lunge das erste Filterorgan. Weitere systemische Metastasierungsorte (Knochenmark) sind im Spätstadium dieser Erkrankung keine Seltenheit. Das Vorhandensein einer Tumorkapsel gilt in einzelnen Analysen als positiver Prognosefaktor.

Während das *hepatozelluläre Karzinom* als aggressiver und rasch wachsender Tumor mit einer mittleren Überlebenszeit von 6–12 Monaten nach Diagnosestellung zu betrachten ist, erscheint das *fibrolamelläre Karzinom* höher differenziert zu sein und weniger aggressiv zu wachsen bzw. zu metastasieren.

Das fibrolamelläre Karzinom geht ebenfalls auf den Hepatozyten zurück und ist histologisch gekennzeichnet durch Tumorzellbälkchen, die von kollagenhaltigem Bindegewebe umgeben sind; dieses ist parallel oder lamellär verteilt. Solche fibrotischen Lamellen erscheinen häufig in Form einer zentralen Narbe. Zeichen der Invasion von Frühstrukturen treten deutlich später auf. Lymphogene und hämatogene Metastasierung entspricht dem hepatozellulären Karzinom (55).

Das *cholangiozelluläre Karzinom* entsteht intrahepatisch aus Epithelien der kleinen Gallengänge, stellt sich als hoch differenziertes, nicht Galle bildendes, sklerosierendes Adenokarzinom dar. Papilläre und anaplastische Strukturen sind beschrieben. Es ist wenig vaskularisiert und wächst infiltrativ entlang der Gallenwege. Intrahepatische Metastasen sowie positive Lymphknoten sind häufig bei Diagnosestellung bereits vorhanden.

Das Hepatoblastom zeigt eine geringere Differenzierung als das hepatozelluläre Karzinom und die wohl auf Vorstufen von Hepatozyten zurückgehenden Zellen haben eine embryonale Erscheinungsform. Eine Leberzirrhose liegt praktisch nie vor und histologisch ist häufig Alphafetoprotein (AFP) und Alpha-1-Antitrypsin in den Tumorzellen nachzuweisen (19).

Das Hämangiosarkom ist häufig synchron in Leber und Milz nachzuweisen, histologisch (Cave: Blutungsgefahr bei perkutaner Biopsie!) finden sich pleomorphe Spindelzellen, die sich durch den Nachweis des Faktor-VIII-assoziierten Antigens als Abkömmlinge endothelialer Strukturen darstellen. Häufig ist der Tumor bei Diagnosestellung bereits multizentrisch in beiden Leberlappen ausgebreitet, die Metastasierung findet hämatogen und lymphogen statt.

Beim fibrolamellären Karzinom, beim cholangiozellulären Karzinom sowie bei Hepatoblastom und Hämangiosarkom ist die Restleber in der Regel nicht zirrhotisch verändert. Die Prognose des ohnehin in der Regel rasch progredienten hepatozellulären Karzinoms wird durch die Morbidität der Zirrhose entscheidend mitbestimmt.

16.2 Symptome

Die Symptome der verschiedenen Malignome der Leber sind in Tabelle 16.**1** dargestellt.

Oberbauchbeschwerden, Abdomenschwellung, Völlegefühl, Gewichtsabnahme sowie Müdigkeit und Appetitlosigkeit sind unspezifische Symptome, die bei 27–91 % der Patienten vorhanden sind. Hämoperitoneum, Übelkeit und Ikterus sind wohl nur in späten Stadien des Tumorleidens vorhanden.

Bei den klinischen Untersuchungsbefunden führt die Hepatomegalie und der Aszites sowie die Splenomegalie, unspezifische Befunde sind seltener. Diese Befunde gelten im Wesentlichen für das hepatozelluläre Karzinom und die anderen intrahepatischen Tumoren.

Paraneoplastische Syndrome werden gelegentlich gesehen (Polyglobulie, Hyperkalzämie). Als cholangiozelluläres Karzinom werden wegen der gleichen Pathomorphologie in der Praxis sowohl primär im Leberparenchym entstandene Tumoren bezeichnet als auch zentrale oder distale Gallengangskarzinome. Die Aussagen in diesem Kapitel beziehen sich auf die intrahepatischen cholangiozellulären Karzinome.

Tabelle 16.**1** Häufigkeit der Symptome der verschiedenen Lebermalignome in Prozent der Patienten (nach 32)

Symptome	Häufigkeit (%)
Oberbauchbeschwerden	91
Abdomenschwellung/ Völlegefühl	43
Gewichtsabnahme	35
Müdigkeit/Abgeschlagenheit	31
Appetitlosigkeit	27
Hämoperitoneum	12
Übelkeit	8
Ikterus	7
Klinische Untersuchungsbefunde	
Hepatomegalie	89
Aszites	52
Splenomegalie	45
Fieber	38
Strömungsgeräusch über der Leber	28
Reduzierter Ernährungszustand	25

Die in den letzten Jahren zunehmende Verbreitung der Screening-Untersuchung bei Risikopatienten (Zirrhose jeglicher Art, chronische Hepatitis, Alter über 40 Jahre) soll die frühe Detektion des hepatozellulären Karzinoms erlauben: Sonographie und Bestimmung des AFP in halbjährlichen Abständen, Biopsie/Zytologie bei neu aufgetretenen Knoten.

16.3 Diagnose

Die Diagnose eines malignen Lebertumors erfolgt unter Zuhilfenahme bildgebender Verfahren (Sonographie, CT, CT + Angiographie, MRT) sowie klinisch-chemischer Befunde (Tumormarker, AFP) und durch Biopsie. Der Einsatz szintigraphischer Methoden und der Positronenemissionstomographie (PET) gilt derzeit nicht als Standard.

Ziel der Diagnostik muss es sein, den Lebertumor und seine Dignität möglichst exakt zu erfassen, ein Metastasenscreening durchzuführen und die Komorbidität abzuschätzen. Dieser Aspekt hat große Bedeutung beim hepatozellulären Karzinom auf dem Boden einer fortgeschrittenen Leberzirrhose ebenso wie für die Planung der Therapie. Neue Bildverarbeitungsprogramme erlauben die dreidimensionale Darstellung der Leber zur Planung der Resektionsgrenzen und Abschätzung des Restgewebes (35).

Der Ablauf und das Ausmaß einer Diagnostik ist ebenfalls sehr stark von der Anamnese und der Komorbidität abhängig. So kann bei einem Patienten mit bekannter posthepatitischer Leberzirrhose, starkem AFP-Anstieg und einer im Rahmen der Überwachung diagnostizierten neuen Raumforderung in der Leber auf eine Biopsie verzichtet werden. Hier darf die Diagnose des hepatozellulären Karzinoms als gesichert gelten.

Mittels Bildgebung ist zu ermitteln, ob es sich um ein unilokuläres oder multilokuläres Tumorgeschehen handelt und wie die Tumorknoten innerhalb der Leber verteilt sind (Beziehung zum Leberhilus und den Gefäßen). Ebenso stellt sich die Frage nach der regionalen Lymphknotenmetastasierung. Verfahren der Wahl ist das hoch auflösende CT, ergänzt durch die CT-Arterioportographie: Hier wird ein Angiographiekatheter wie zur Zöliakographie in die Leberarterie vorgeschoben und CT-Schichten in der arteriellen Anflutungsphase sowie, nach Rückzug des Katheters, in der Phase der indirekten Mesenterikoportographie angefertigt.

Diese Verfahren haben den Vorteil, auch Läsionen bis knapp unterhalb 1 cm als hyperperfundierte Areale (Arteriographie) oder als Perfusionsdefekte darzustellen (in der Portographiephase). Das Auflösungsvermögen der CT-Untersuchung wird auf diese Weise erhöht (42). Zum Metastasenscreening sind eine Röntgenuntersuchung des Thorax, im Zweifel auch als Thorax-CT mit Lungenfenster und ein Skelettszintigramm zu empfehlen. Bei geplanter Resektion oder Lebertransplantation ist ein Thorax-CT obligat.

Die Diagnostik bei Lebertumoren, die kein AFP exprimieren, ist um 2 Schritte zu erweitern:

Da primäre Lebermalignome deutlich seltener sind als Lebermetastasen extrahepatischer Tumoren, sollte unbedingt eine endoskopische Diagnostik des oberen und unteren Gastrointestinaltrakts die lokale Diagnostik ergänzen. Die Untersuchung des Thorax dient hier auch der Detektion eines Primärtumors im Bereich der Lunge, ein Sonogramm der Schilddrüse ist ebenfalls vorzuschlagen.

Im Anschluss empfiehlt sich die Tumorbiopsie (unter sonographischer oder CT-Kontrolle). Zuvor sollte jedoch ein Hämangiom der Leber ausgeschlossen sein (durch MRT/Blutpool-Szintigraphie), eine Echinokoccus-Erkrankung (Serologie, Anamnese) sowie ein Hämangiosarkom (MRT, Angiographie).

Für die Durchführung der Biopsie sei auf die Beachtung des Gerinnungsstatus (Zirrhose!) verwiesen, ebenso wie auf die potenzielle Gefahr der Verschleppung von Tumorgewebe durch den Biopsiekanal. Vor dem Hintergrund der erheblichen therapeutischen Relevanz ist diese Gefahr wohl von untergeordneter Bedeutung, in jedem Fall ist der Patient jedoch über diese Möglichkeit aufzuklären.

Bei spezifischer Befundkonstellation (positives AFP, mutmaßliches HCC mit systemischer Metastasierung und fehlender Therapieoption) ist die Biopsie nicht erforderlich, bei geplanter Resektion oder Transplantation wegen der speziellen Gefahren (s. o.) kontraindiziert (Leitlinien).

In diesem Zusammenhang muss auch darauf verwiesen werden, dass bei malignen epithelialen Neubildungen der Leber, besonders beim cholangiozellulären Karzinom, die alleinige histologische Abgrenzung zur Metastase eines extrahepatischen Adenokarzinoms schwierig sein kann. Aus diesem Grund ist die Suche nach Tumoren des oberen und unteren Gastrointestinaltrakts als häufigste Ursache von Lebermetastasen unerlässlich.

16.4 Staging

Zur therapierelevanten Stadieneinteilung maligner Lebertumoren sind verschiedene Systeme entwickelt worden.

Die Klassifikationen nach Edmondson und Steiner (15) und nach Okuda (45) haben ihren Fokus auf dem hepatozellulären Karzinom und berücksichtigen neben histologischen Kriterien lokale Charakteristika, wie die intrahepatische Verteilung der Tumoren, das Vorliegen einer Zirrhose, Aszites etc.

Die derzeitig gebräuchliche Klassifikation ist jedoch die *TNM-Klassifikation* der UICC (1):

Primärtumor

TX	kein Tumornachweis
T0	ein Primärtumor ist nicht vorhanden
T1	solitärer Tumor ≤ 2 cm Durchmesser ohne Gefäßinvasion
T2	solitärer Tumor ≤ 2 cm Durchmesser mit Gefäßinvasion oder mehrere Tumoren ≤ 2 cm Durchmesser in einem Leberlappen ohne Gefäßinvasion oder solitärer Tumor > 2 cm Durchmesser ohne Gefäßinvasion
T3	solitärer Tumor > 2 cm Durchmesser mit Gefäßinvasion oder mehrere Tumoren ≤ 2 cm Durchmesser in einem Leberlappen mit Gefäßinvasion oder mehrere Tumoren > 2 cm Durchmesser in einem Leberlappen mit Gefäßinvasion
T4	multiple Tumoren in beiden Leberlappen oder Tumoren, die einen Pfortader- oder Lebervenenast infiltrieren oder Infiltration von Nachbarorganen (außer Gallenblase/Leberkapsel)

Als Trennlinie zwischen den Leberlappen gilt die Kava-Gallenblasenlinie.

Regionale Lymphknoten

NX	Regionale Lymphknoten können nicht bewertet werden.
N0	keine regionale Lymphknotenmetastasen
N1	regionale Lymphknotenmetastasen

Fernmetastasen

MX	Fernmetastasen nicht bekannt
M0	Fernmetastasen nicht nachweisbar
M1	Fernmetsatasen vorhanden

Stadieneinteilung

Stadium I	T1	N0	M0
Stadium II	T2	N0	M0
Stadium IIIA	T3	N0	M0
Stadium IIIB	T1	N1	M0
	T2	N1	M0
	T3	N1	M0
Stadium IVA	T4	alle N	M0
Stadium IVB	alleT	alle N	M1

Zur Therapieplanung werden folgende Klassifikationen unterschieden:

- lokal resektabel: T1, T2, T3, ausgewählte T4, N0, M0,
- lokal irresektabel: T2, T3, T4, N0, M0 (eine Leberteilresektion ist wegen der Lage des Tumors, geringer Größe der Restleber oder Zirrhose nicht möglich) und
- fortgeschritten: alle T, N1 oder M1.

16.5 Therapie

16.5.1 Indikationsstellung

Verfahren der Behandlung primärer maligner Lebertumoren können sein:

Kurative Resektion

Nur etwa 10–15 % aller Patienten mit primärem Lebermalignom kommen für eine solche Resektion infrage. Die Lokalisation des Tumors, häufig intraoperativ entdeckte zusätzliche Tumoren im kontralateralen Leberlappen und eine gleichzeitig bestehende Zirrhose oder Komorbidität anderer Natur verhindern einen ausgedehnten Eingriff. Ziel ist die vollständige Entfernung des Tumors.

Lebertransplantation

Bei ausgewählten Patienten kann eine Transplantation in kurativer Indikation durchgeführt werden, d. h. sämtliches Tumorgewebe kann in sano entfernt werden. Für Patienten mit HCC, CCC oder FLC in der Zirrhoseleber stellt die Transplantation auch bei kleinen unilokulären Tumoren die Therapie der Wahl dar. Die Ausdehnung dieser Tumoren hat einen erheblichen Einfluss auf die Prognose nach Transplantation: Patienten im Tumorstadium UICC I oder II weisen die günstigste Prognose auf (66, 67).

Die Problematik dieser Therapieform besteht darin, dass der ausgedehnte Eingriff und die postoperative Immunsuppression eine erhebliche Rezidivrate bedingen können. Zudem ist vor dem Hintergrund des in Mitteleuropa evidenten Mangels an Organspendern die Wartezeit häufig so lang, dass zum Zeitpunkt einer Lebertransplantation der Tumor nicht mehr auf die Leber beschränkt ist.

Regionale Chemotherapie

Das Prinzip der regionalen Chemotherapie besteht in der Applikation eines Chemotherapeutikums (Epirubicin oder Doxorubicin) über die Leberarterie, möglichst selektiv in den tumortragenden Anteil der Leber. Dieses Verfahren wird kombiniert mit der Applikation von Lipoidol zur Verringerung der lokalen Tumordurchblutung und führt (möglicherweise) eine lokale Gewebehypoxie herbei. Diese Verfahren bezeichnet man, im Falle der alleinigen Embolisation, als „transarterial embolisation" (TAE) oder, im Falle der Kombination mit einer lokalen Chemotherapie, als „transarterial chemoembolisation" (TACE).

Perkutane Alkoholinjektion

Bei diesem Verfahren wird das Tumorgewebe perkutan unter sonographischer Kontrolle durch Alkoholinjektionen chemisch denaturiert; auch dieses Verfahren kommt bei nichtresektablen Tumoren in Betracht. In der Literatur wird es als „percutaneous ethanol injection" (PEI) bezeichnet.

Kryoablation

Bei primären Lebermalignomen und Lebermetastasen extrahepatischer Tumoren werden mit Stickstoff gekühlte Sonden entweder perkutan oder nach Freilegung des Lebertumors eingebracht. Der Tumor wird auf eine Temperatur von –35 °C abgekühlt und sein Gewebe durch Kristallisation wesentlicher Zytoplasmabestandteile zerstört.

Radiofrequenz-Ablation

Ebenso wie bei den anderen lokalen Behandlungsverfahren wird perkutan unter Sonographie-/CT-/MRT-Kontrolle eine Elektro- oder Lasersonde in den Tumor platziert. Durch Applikation von elektrischer Hochfrequenzenergie oder Laserenergie kommt es zu einer lokalen Temperatureinwirkung mit Destruktion von Tumorzellen (61).

16.5.2 Indikation zur Operation

Die Indikationsstellung zur Operation wird wesentlich von folgenden Kriterien beeinflusst:

- *Tumorstadium:* Nach den Empfehlungen des National Cancer Institute (NCI) der USA kommt für die lokalen Tumorstadien T1, T2, T3 und in einzelnen Fällen auch T4 eine Resektion in Betracht, sofern keine Lymphknoten- und Fernmetastasen vorliegen. Eine vollständige Entfernung des Lebertumors muss möglich sein, ohne dass der Patient durch die Reduktion des Restlebergewebes gefährdet wird.
- *Komorbidität:* Besteht, wie dies häufig beobachtet wird, eine Leberzirrhose, so ist auch bei atypischer Resektion kleiner Tumoren von einer erheblichen Gefährdung des Patienten auszugehen. Aus diesem Grunde sollte prinzipiell eine Child-Klassifikation der Leberzirrhose vorgenommen werden und bei den Child-Stadien B und C auf eine Resektion verzichtet werden – hier ist den lokalen Verfahren und, in ausgewählten Fällen, der Lebertransplantation der Vorzug zu geben.

Eine Leberresektion ist grundsätzlich als ausgedehnter Eingriff zu betrachten, sodass die generellen Kriterien der Operabilität vor einem solchen Eingriff überprüft werden müssen. Große Leberresektionen sollten daher erfahrenen Gruppen in Kliniken mit entsprechender Ausrichtung und erfahrener Anästhesie und Intensivmedizin vorbehalten werden.

Zur Frage der Quantifizierung der Leberfunktion haben viele Arbeitsgruppen Stellung genommen: Die Durchführung spezieller Leberfunktionstests (Lidocainmetabolismus (MEGX: Monoethylglycinxylidid), Indigocyaningrüntest, Aminopyrinatemtest etc.) hat nicht zu reproduzierbaren Aussagen geführt. Die routinemäßige Bestimmung des Gerinnungsstatus, gegebenenfalls von Ammoniak und Laktat sowie die Klassifikation nach Child-Pough erscheinen ausreichend zur Ermittlung von Risikopatienten. Eine Leberresektion sollte nicht ohne Kenntnis dieser Daten vorgenommen werden!

Die Indikation zur Transfusion soll kritisch gestellt werden, da auch für Malignome der Leber ein negativer Einfluss von Blutkonserven auf das Langzeitergebnis festgestellt werden konnte (3). Dennoch ist stets auf eine ausreichende Bereitstellung von Blutkonserven (4–6 Erythrozytenkonzentrate) zu achten.

Unabhängig vom Tumortyp kommen die folgenden Resektionsverfahren zur Anwendung (Abb. 16.**1**).

Atypische Leberresektion

Hier handelt es sich um die Entfernung eines Tumorknotens ohne Berücksichtigung von Segment- oder Lappengrenzen mit einem ausreichenden Sicherheitsabstand.

Segmentresektion

Entsprechend der Segmentaufteilung der Leber nach Couinaud (Abb. 16.**1**) werden ein oder mehrere Segmente entfernt. Durch Vergleich des intraoperativen Befunds mit dem CT und Anwendung der intraoperativen Ultraschalluntersuchung können die Segmentgrenzen mit hinreichender Sicherheit bestimmt werden.

Hemihepatektomie rechts oder links

Bei diesem Eingriff handelt es sich um die komplette Entfernung des rechten oder linken Leberlappens, also der Segmente 5–8 (Hemihepatektomie) oder 4–8 (erweiterte Hemihepatektomie) auf der rechten Seite sowie um die Entfernung der Segmente 1–3 (Hemihepatektomie links), oder 1–4 + 5 + 8 (erweiterte Hemihepatektomie links). Bei der Entfernung der Segmente 2 und 3 wird von einer linkslateralen Leberteilresektion gesprochen.

Da die Patienten wegen des Tumorleidens, der Leberzirrhose und des ausgedehnten Eingriffs einer erhöhten Infektionsgefahr unterliegen, wird eine perioperative Antibiotikaprophylaxe empfohlen.

Als Zugang bietet sich der rechtsseitige Rippenbogenrandschnitt an, der nach links erweitert und in der Mittellinie bis zum Xyphoid ergänzt werden kann (so genannter Mercedesstern-Schnitt). Gegebenenfalls kann zunächst nur ein rechtsseitiger Rippenbogenrandschnitt zur Exploration verwendet werden. Nach Ausschluss von extrahepatischen Tumoren und Lymphknoten im Lig. hepatoduodenale/Truncus coeliacus wird dann ein vollständiger Zugang geschaffen.

16.5.3 Intraoperative Befunderhebung

Neben der inspektorischen und palpatorischen Befunderhebung sollte prinzipiell zur Ergänzung der präoperativen Diagnostik eine intraoperative Sonographie durchgeführt werden. Hier können noch einmal die bestehenden Tumorherde verifiziert werden und ein Screening auf kleinere, bisher unerkannte Tumorherde ist möglich. Ebenso können die Segment- und Resektionsgrenzen festgelegt werden.

16.5.4 Ablauf der Leberresektion

Als Nächstes erfolgt die Mobilisation der Leber: entweder komplett (unter Einbeziehung des rechten Retroperitoneums, der Pars affixa, des Lig. triangulare sinistrum und des kleinen Netzes) oder – je nach Erfahrung des Operateurs – des zu entfernenden Leberareals. Hierbei ist während der Freilegung des rechten Retroperitoneum auf die Verletzung der V. cava (Luftembolie!) zu achten und die Grenzschicht zur Nebenniere unbedingt zu berücksichtigen. Bei der Präparation des linken Leberlappens sollte auf akzessorische Leberarterien geachtet werden, die aus der A. gastrica sinistra abzweigen und durch das kleine Netz verlaufen. Bei rechtsseitiger Resektion sollte diese Arterie erhalten bleiben. Bei

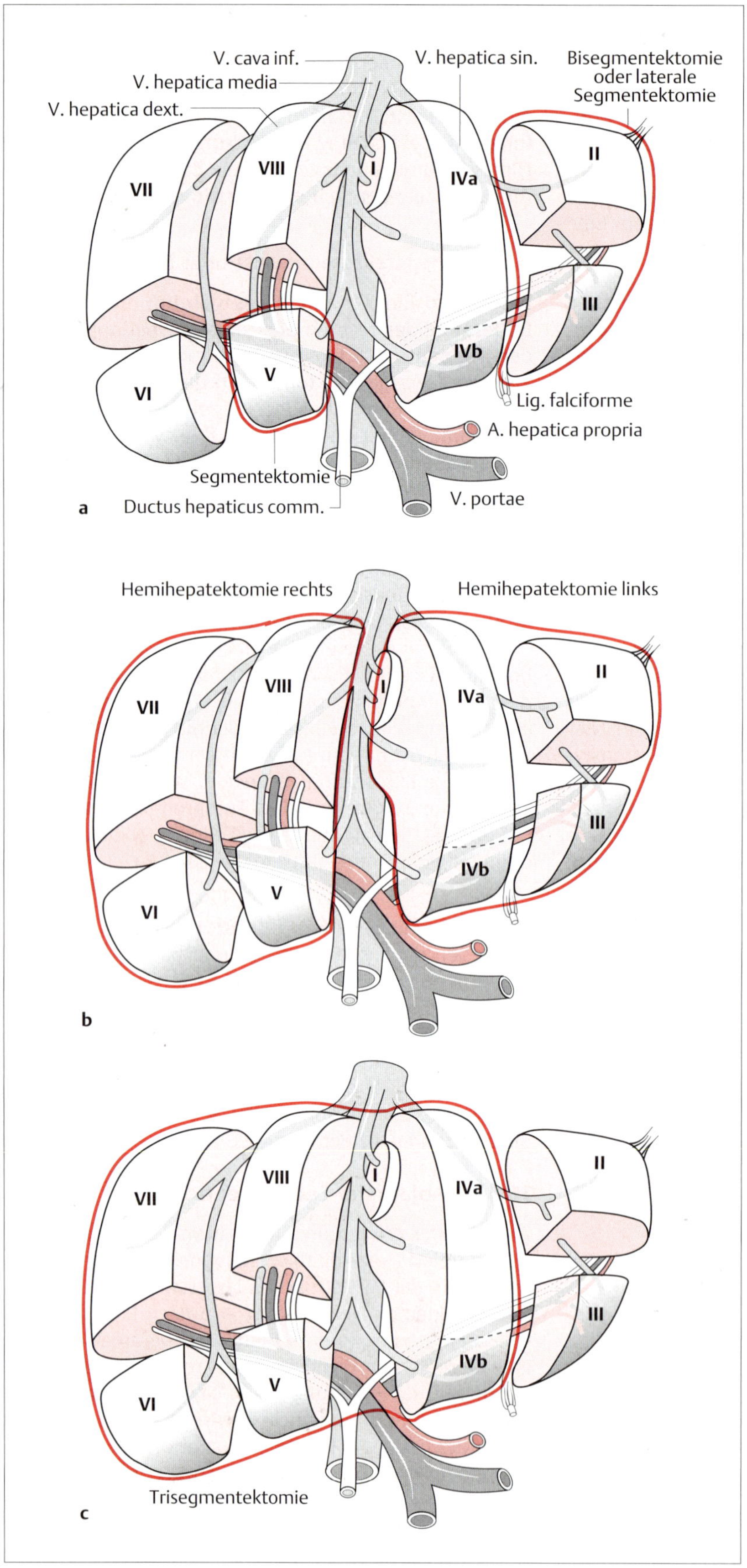

Abb. 16.**1** Segmentanatomie der Leber und Zuordnung zu verschiedenen Resektionen.

linksseitiger Resektion ist zu beachten, dass dennoch eine Versorgung der Segmente 2 und 3 über einen Ast der A. hepatica propria erfolgen kann.

Bei atypischer oder Segmentresektion wird das Lig. hepatoduodenale und der Leberhilus nicht weiter freigelegt, sondern ein Tourniquet zur späteren Ausklemmung angebracht. Zur Frage der Cholezystektomie wird in der Literatur nicht eindeutig Stellung genommen, nach eigener Erfahrung sollte sie bei jedem Eingriff der Leber mit Ausklemmung erfolgen. Eine postoperative nekrotisierende Cholezystitis erhöht die Morbidität erheblich. Bei Hemihepatektomien (Abb. 16.**2a)** liegt die Grenzlinie der Resektion fast immer im Gallenblasenbett, sodass hier prinzipiell eine Cholezystektomie vorgenommen werden muss.

Nach Anzeichnung der Resektionslinie mit dem Elektrokoagulator erfolgt die Dissektion des Lebergewebes, zur Blutersparnis sollte für diesen Operationsschritt das Lig. hepatoduodenale nach Pringle ausgeklemmt werden (maximale Ausklemmzeit 30–60 Minuten!). Bei formalen Hemihepatektomien empfiehlt sich die präliminäre Unterbindung der entsprechenden Äste der Leberarterie, Pfortader und des Gallengangs und die Klemmung/Durchtrennung der Lebervene.

Die Gewebedissektion kann instrumentell erfolgen, Gefäß- oder Gallengangstrukturen können mit Klemmchen oder Clips zur Leber hin geklemmt und die Struktur durchtrennt werden. Nach Dissektion des Tumorareals erfolgt vor Freigabe der Leber die Versorgung der durchtrennten Gefäßstrukturen mit Ligaturen oder Durchstechungen (monofil, 4–0); abschließend hat sich eine Behandlung der Resektionsfläche mit dem Infrarot-Kontaktlicht-Koagulator (Abb. 16.**2c**)oder anderen hämostyptischen Verfahren (z. B. Argon-Plasma-Koagulation, Elektrokoagulation mit dem feuchten Stielchen etc.) bewährt. Nach Freigabe der Leberperfusion müssen dann in der Regel noch einige weitere Umstechungen vorgenommen sowie lokale Blutstillungsmaßnahmen angewendet werden.

Zur Blut sparenden Durchführung der Gewebedissektion wurden verschiedene Instrumente entwickelt; der Ultraschalldissektor (CUSA) oder die Applikation einer Hochdruckwasserstrahls („Hydrojet", „Wasserskalpell"; Abb. 16.**2b**) sind zu einer gewissen Verbreitung gelangt (16). Die Durchführung der Gewebedissektion wird jedoch sehr von den Erfahrungen des Operateurs bestimmt sein.

Falls eine Hemihepatektomie erforderlich ist, muss nach Entfernung der Gallenblase der Leberhilus aufgesucht werden und der zur Resektionsseite führende Ductus hepaticus, der entsprechende Ast der Leberarterie sowie der Pfortader unterbunden werden. Hierzu wird die Glisson-Scheide eröffnet und die Strukturen nacheinander aufgesucht, wobei zu beachten ist, dass die rechte Leberarterie und der rechte Ductus hepaticus einander unmittelbar überkreuzen. Bei Unklarheiten bezüglich der Versorgung des Gallengangs kann intraoperativ über den Stumpf des Ductus cysticus eine Cholangiographie durchgeführt werden.

Nach Unterbindung der Hilusstrukturen erfolgt dann die Darstellung der entsprechenden Lebervene, die sinnvollerweise ebenfalls zu unterbinden ist, um die Blutungsgefahr von der Resektionsfläche weiter zu minimieren. Bezüglich der Dissektion gelten die gleichen Kriterien wie bei der atypischen Leberteilresektion.

Während bei der Manipulation im Bereich der V. cava die vorübergehende Beatmung mit erhöhtem endexspiratorischen Druck (positive endexpiratory pressure; PEEP) Luftembolien verhindern kann, sollte während der Gewebedissektion und während der Blutstillung von der Resektionsfläche sowie für den folgenden postoperativen Tag der zentrale Venendruck 8 cm Wassersäule nicht überschreiten. Durch Überinfusionen/Transfusionen und intrathorakale Druckerhöhung kann es sonst zu einer venösen Stauung im Bereich der Resektionsfläche mit der Gefahr der Nachblutung kommen.

Die lokale Applikation von Hämostyptika nach Versorgung der Resektionsfläche sollte nur im Einzelfall erfolgen – neben den hohen Kosten für Fibrinkleber und die entsprechende Präparation von Vliesen ist auch die Gefahr der Übertragung von Viruserkrankungen und die Problematik der bovinen spongiformen Enzephalopathie (BSE) zu berücksichtigen. Nach eigener Erfahrung kann die Blutstillung unter Berücksichtigung der oben genannten Kriterien jeweils so weit fortgeführt werden, dass weitere Hilfsmittel nicht erforderlich sind.

Komplikationen

Die Durchführung leberchirurgischer Eingriffe erfordert die Kenntnis der spezifischen Komplikationen. Wesentliche Determinanten für die Entstehung von Komplikationen sind das Vorliegen einer Leberzirrhose, eines Diabetes mellitus, intraoperativer Blutverlust (30, 41), Ausdehnung der Resektion (12) und die Dauer der Ausklemmung der Leber für mehr als 60 Minuten (4).

Die folgenden spezifischen Komplikationen sind beschrieben und erfordern eine Behandlung.

Nachblutung von der Resektionsfläche

Diese Komplikation tritt in den ersten postoperativen Tagen auf und sollte zur unverzüglichen Revision führen. Ein hämorrhagischer Schock in dieser Phase kann zur fatalen Insuffizienz der Leber führen – langwierige Diagnostik vor Revision sollte vermieden werden.

Abszess an der Resektionsfläche

Bei klinischem Verdacht und Verifizierung mittels Sonographie oder CT ist die CT-gesteuerte Punktion und Drainage Therapie der Wahl. In der Regel tritt diese Komplikation erst nach Ablauf der 1. Woche ein, wenn durch Verwachsung etc. eine Revisionsoperation sehr traumatisch verläuft und der Infekt in die gesamte Bauchhöhle gestreut wird. Der vielfach auftretende Pleuraerguss erfordert ebenfalls evtl. eine Punktion oder Drainage. Von allen gewonnenen Punktaten sollten Abstriche angefer-

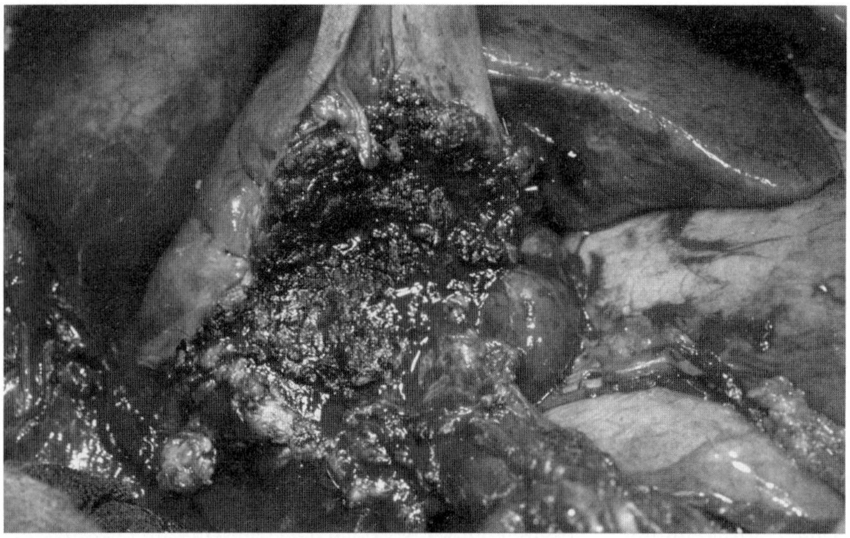

a

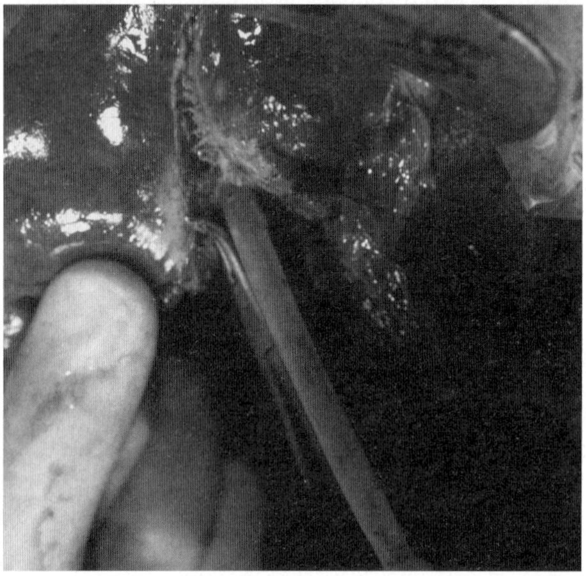

b

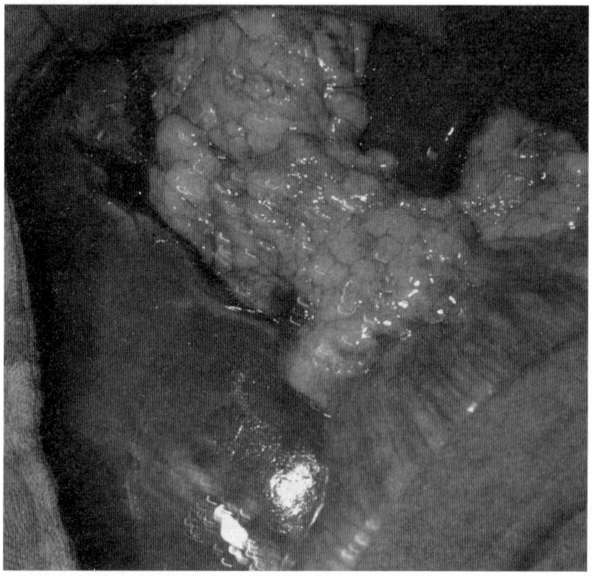

d

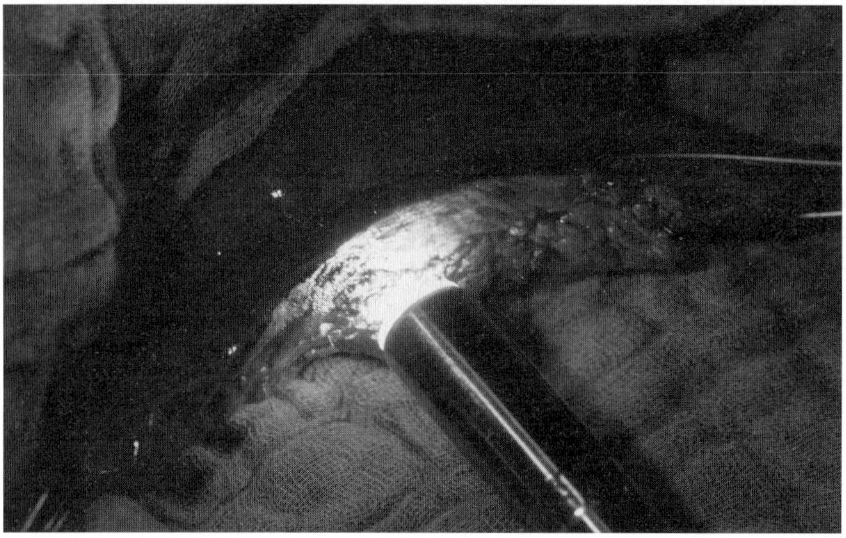

c

Abb. 16.**2** Technische Aspekte der Leberresektion.
a Situs nach Hemihepatektomie rechts.
b Gewebedissektion mit dem Wasserskalpell.
c Blutstillung mit dem Infrarotkoagulator nach linkslateraler Leberresektion.
d Versorgung der Resektionsfläche mit einer Netzplombe nach Resektion von Segment 4.

tigt werden; je nach dem Zustand des Patienten ist bereits unmittelbar nach Entlastung eine antibiotische Therapie erforderlich, die nach Eingang des Antibiogramms zu modifizieren ist.

Galleleck

Galliges Sekret wird häufig vom ersten postoperativen Tag an in den perihepatischen Drainagen beobachtet. Sistiert die Sekretion, kann die Drainage verzögert entfernt werden, wenn ein Verhalt ausgeschlossen wurde. Ein größeres Galleleck, ausgehend von einem Gallengang auf der Resektionsfläche (bei der Versorgung übersehen, durch Nekrose sekundär aufgetreten oder aus einem Leck im Ductus hepaticus/choledochus), erfordert zunächst interventionelle Maßnahmen:

- CT-gesteuerte Drainage (bei sekundärem Auftreten in Form eines Bilioms),
- endoskopische retrograde Cholangiopankreatikographie (ERCP) mit Einlage einer nasobiliären Sonde/Pigtailkatheter oder
- die operative Versorgung.

Letztere weist eine hohe Morbidität auf, wenn sie nicht frühzeitig nach dem Ersteingriff erfolgt (39).

Bestehen Zweifel an der Diagnose eines Gallelecks, kann die Cholezystographie herangezogen werden, zur Verifizierung und Lokalisation zentraler Gallengangsläsionen ist die ERCP besser geeignet.

Leberinsuffizienz

Verwirrtheit, Gerinnungsstörungen, Ikterus, septische Komplikationen und sekundäres Mehrorganversagen kennzeichnen diese schwerste Komplikation nach leberchirurgischen Eingriffen. Eine kausale Therapie ist, abgesehen von der Lebertransplantation, nicht möglich, maschinelle Leberersatzverfahren stehen derzeit nur in experimentellen Ansätzen zur Verfügung.

Fast immer ist die interdisziplinäre Behandlung auf einer Intensivstation erforderlich, die Notwendigkeit operativer Maßnahmen oder Infekte verschlechtern die Prognose erheblich. Dennoch soll bei Eintreten einer postoperativen Leberinsuffizienz zunächst der Ausschluss postoperativer Komplikationen erfolgen (Blutung, Infektion, Verschluss von Leberarterie oder Pfortader, Nekrose des Restparenchyms).

Ein Infusionsregime wie bei dekompensierter Leberzirrhose (verzweigtkettige Aminosäuren, hohe Kalorienzufuhr, Flüssigkeitsrestriktion, gegebenenfalls Diuretika), Beatmung und Dialyse können notwendig werden und erfordern die enge Zusammenarbeit mit dem Intensivmediziner, Hepatologen, Nephrologen etc.

Nur wenige Patienten werden erfolgreich durch eine Lebertransplantation zu behandeln sein, da das zugrunde liegende Tumorleiden und die häufigen infektiösen Komplikationen absolute Kontraindikationen zur Transplantation darstellen können – eine sehr frühzeitige Indikationsstellung ist daher essenziell.

16.5.5 Lebertransplantation

Die Lebertransplantation sollte nur in ausgewählten Fällen bei malignen Lebertumoren angewendet werden: Unbestritten ist, dass Lymphknotenmetastasen und extrahepatische Fernmetastasen eine Kontraindikation darstellen. Daher kann vor Aufnahme eines Patienten auf die Warteliste zur Lebertransplantation eine diagnostische Laparoskopie erforderlich sein, wenn bildgebende Verfahren vergrößerte lokale Lymphknoten zeigen. Außerdem scheinen cholangiozelluläre Karzinome eine deutlich schlechtere Prognose aufzuweisen.

Die Durchführung dieser Maßnahme findet ausschließlich in hierfür zugelassenen Transplantationszentren statt und erfordert erhebliche logistische Voraussetzungen.

In der Regel wird die Lebertransplantation als *„orthotope Lebertransplantation“* durchgeführt, d. h. die erkrankte Leber wird unter Durchtrennung der Hilusstrukturen abgesetzt und unter Mitnahme der V. cava, die oberhalb und unterhalb der Leber ausgeklemmt wird, entfernt. Das Lebertransplantat wird dann in gleiche Position mit der V. cava oberhalb und unterhalb der Leber, der V. portae und der A. hepatica und dem Ductus choledochus anastomosiert.

Technische Varianten bestehen in der so genannten *Piggy-Back-Transplantation*. Bei diesem Verfahren wird nach Mobilisation der erkrankten Leber und Absetzen der Hilusstrukturen die Leber Stück für Stück von der V. cava abgesetzt, sodass die V. cava des Empfängers in situ erhalten bleibt und nicht ausgeklemmt werden muss. Das Transplantat wird durch eine End-zu-Seit-Anastomose zwischen der suprahepatischen V. cava des Spenderorgans und dem intraabdominellen Verlauf der V. cava des Empfängers implantiert. Die übrigen Anastomosen erfolgen wie oben angegeben.

Eine weitere technische Variante der Lebertransplantation betrifft die so genannte *Split-Liver-Transplantation*: hier wird ein ausreichend großer oder rechter oder linker Leberlappen zur Versorgung des Empfängers verwendet, in der Regel in der Piggy-Back-Technik. Der jeweils kontralaterale Anteil des Transplantats wird für einen weiteren Empfänger verwendet. Der wesentliche Unterschied zu den bisher genannten Transplantationsverfahren besteht im Vorhandensein einer Resektionsfläche, die nachbluten kann, und einer Durchblutungsstörung des an der Resektionsfläche gelegenen Lebersegments. Inzwischen sind diese Probleme jedoch weitgehend gelöst.

16.5.6 Lokale Behandlungsverfahren

Kommt eine Leberteilresektion oder Transplantation nicht infrage, können jedoch extrahepatische Tumormanifestationen ausgeschlossen werden, besteht eine Indikation für die folgenden lokalen Behandlungsverfahren.

Tabelle 16.2 Hepatozelluläres Karzinom: Ergebnisse der Resektion und Transplantation

Autor	Verfahren	N	1-JÜL %	2-JÜL %	5-JÜL %	Anmerkungen
Kawasaki 1995	Res	112	92,5	85,4		ausgew. Pat. mit Zirrhose
Bismuth 1995	Res	68	74	56	40	keine Zirrhose
Takano 2000	Res	300			51	
Colella 1998	Res	41			44	
	TX	55			68	TX überwiegend im Stadium I
Selby 1995	TX	105	65,7	39,2	35,6	alle Stadien, 10 FLC
Pichlmayr 1997	TX	124	83	76	75	Stadium I/II mit Zirrhose
Klintmalm 1998	TX	422	72,2	63,4	44,4	Register-Daten 40 % inzidentelles HCC

Res: Resektion
TX: Transplantation
HCC: hepatozelluläres Karzinom
FLC: fibrolamelläres Karzinom
JÜL: Jahres-Überlebensrate

Transarterielle Tumorembolisation

Die transarterielle Tumorchemoembolisation (TACE) wird seit etwa 15 Jahren durchgeführt und war zunächst umstritten. Wie bei den anderen lokalen Verfahren war lange Zeit ein wesentlicher Mangel der fehlende Nachweis der Effektivität. Randomisierte Studien, bei denen das zu evaluierende Verfahren dem Spontanverlauf bei vergleichbaren Patienten gegenübergestellt wurde, fehlen. Methodisch scheiterten diese Erhebungen jedoch daran, dass bei allen Patienten mit malignen Lebertumoren eine hohe Behandlungsmotivation besteht! So sind auch die Studien aus den vergangenen Jahren nur insofern aussagekräftig, als sie die Anwendung der genannten Verfahren bei Patienten mit lokalem Tumorwachstum mit der besten supportiven Therapie bei Patienten mit ausgedehnteren Tumorstadien vergleichen.

In diesem Kontext ermöglicht die TACE zwar eine Verlängerung des mittleren Überlebens gegenüber den historischen Kontrollkollektiven des Spontanverlaufs, hier ist jedoch häufig eine repetitive Behandlung erforderlich.

Die Risiken und Nebenwirkungen dieses Verfahrens bestehen im Auftreten von Fieber und Oberbauchschmerzen innerhalb der ersten 7 Tage nach der Intervention (23, 38).

Perkutane Alkoholinjektion

Die perkutane Alkoholinjektion hat, zumindest für das hepatozelluläre Karzinom, eine effektive lokale Tumorkontrolle und Verbesserung der mittleren Überlebenszeit herbeiführen können. In der Hand des Erfahrenen werden über nahezu keine Komplikationen berichtet, in einzelnen Zentren wird diese Maßnahme als Einzel- oder repetitive Intervention sogar ambulant durchgeführt. Auch bei diesem Verfahren sind Implantationsmetastasen im Punktionskanal beschrieben worden (52).

Radiofrequenz-Ablation

Die Radiofrequenz-Ablation (RFA) wird erst seit wenigen Jahren und in ausgewählten Fällen betrieben, sodass bislang nur Daten zur lokalen Tumorkontrolle und zur Anwendungssicherheit verfügbar sind. Langzeitbeobachtungen liegen weder für primäre Lebermalignome noch für Metastasen in ausreichendem Maße vor (5, 14, 28).

Kryoablation

In mehreren Vergleichsstudien hat sich gezeigt, dass dieses Verfahren von einer erheblichen Morbidität begleitet ist (Leberabszesse, Tumorrupturen und Verschleppung von Implantationsmetastasen). Der mehrtägige stationäre Aufenthalt und die Notwendigkeit, die Kältesonden intraoperativ zu platzieren, weisen auf ein ungünstiges Verhältnis zwischen Aufwand und Effektivität hin (9, 47).

Kombination lokaler Methoden

Die Kombination von TACE und PEI hat in mehreren Vergleichsstudien die lokale Tumorkontrolle ebenso wie das tumorfreie Überleben und das Gesamtüberleben erheblich verbessert (2, 59). In einzelnen Gruppen konnten Ergebnisse bei inoperablen Patienten erzielt werden, die den Ergebnissen der Resektionsbehandlung bei operablen Patienten gleichwertig sind!

16.5.7 Ergebnisse

Die Entscheidung über die Auswahl des Verfahrens richtet sich neben den speziellen Erfordernissen des einzelnen Patienten nach dem Tumorstadium, den Begleiterkrankungen (v. a. Leberzirrhose, Diabetes mellitus [41]) und nach den Ergebnissen der beschriebenen Verfahren, ebenso nach deren Verfügbarkeit.

Die im Folgenden dargestellten Ergebnisse stammen aus ausgewiesenen Zentren (Tab. 16.2). Während die interventionellen Behandlungsverfahren inzwischen an

Tabelle 16.3 Spezifische Komplikationen chirurgischer und lokaler Verfahren

Therapie	Komplikation	Bemerkung
Leberresektion	Nachblutung am Resektionsrand Gallefistel Leberinsuffizienz Morbidität 20–40 % Mortalität 3–15 %	bei kritischer Indikationsstellung niedrig, Behandlung in Einrichtungen mit Schwerpunkt!
Lebertransplantation	Transplantatversagen/Dysfunktion Abstoßung lokale/systemische Infekte Mortalität bis 15 %	s. o.
TACE	unspez. Reaktionen Fieber Oberbauchschmerzen Leberenzymerhöhung Mortalität unter 1 %	wird vom Patienten als wenig belastend empfunden
PEI	wie bei TACE Tumorruptur, Einblutung Implantationsmetastasen Mortalität unter 1 %	wie bei TACE, falls ambulant durchgeführt
CRYO	Abszesse, Einblutungen, Nachblutung Morbidität bis 40 % Mortalität bis 5 %	zunehmende Skepsis für die Anwendung bei Patienten mit Zirrhose
RFA		keine ausreichenden Daten

TACE: transarterielle Chemoembolisation
PEI: perkutane Alkoholinjektion
CRYO: Kryoablation
RFA: Radiofrequenz-Ablation

vielen Institutionen etabliert sind, sollten ausgedehnte Leberteilresektionen auch weiterhin an Einrichtungen mit erfahrenen Chirurgen durchgeführt werden, in denen häufig auch das Verfahren der Lebertransplantation zur Verfügung steht.

Ähnliche Ergebnisse können beim cholangiozellulären Karzinom durch Resektion und Transplantation (48, 60), sowie beim fibrolamellären Typ (21, 24, 54, 62), erzielt werden. Für die Kontrolle des Hepatoblastoms sind multimodale Strategien eingesetzt worden, in fast allen Fällen ging einer Resektion eine Chemoembolisation oder Chemotherapie voran (46, 50, 56).

Der erforderliche Sicherheitsabstand am Präparat wurde in verschiedenen Studien ermittelt – eine feste Größe (z. B. 10 mm) kann demnach nicht als begründet gelten, ein tumorfreier Resektionsrand ist jedoch anzustreben (6, 10, 43, 57). Aufgrund der Erhaltung von ausreichendem Restgewebe und der Tumorbiologie besonders des hepatozellulären Karzinoms sind diese Beobachtungen nachzuvollziehen.

Die Beratung des Patienten erfordert neben der Aufklärung über die Natur und Ausdehnung seines Leidens die Darstellung der Behandlungsverfahren und die Information über mögliche Komplikationen (Tab. 16.3). Die speziellen Merkmale des Tumorpatienten erfordern eine kritische Indikationsstellung operativer Verfahren, deren Vorteil für die Langzeitprognose nur bei erfolgreicher Vermeidung bzw. Behandlung von Komplikationen bestehen kann – so ist die Therapie einer postoperativen Leberinsuffizienz außerordentlich langwierig und erfordert den Einsatz erheblicher Ressourcen.

16.5.8 Multimodale Therapiekonzepte

Während die Kombination aus TACE und PEI bei lokalen, nichtresektablen Tumoren als palliatives multimodales Therapiekonzept gelten darf, sind auch für die chirurgische Resektion und Transplantation multimodale Ansätze evaluiert worden (7).

TACE, PEI und Resektion; TACE, PEI und Transplantation wurden mit zusätzlichen postoperativen adjuvanten Chemotherapien kombiniert (34). Auf diesem Wege konnten jeweils Verbesserungen der Ergebnisse gegenüber der isolierten Anwendung der einzelnen Therapieverfahren erzielt werden, andererseits handelte es sich bei den Studienkollektiven wiederum um ausgewählte Patienten (22, 40) (Tab. 16.4).

Einzelne Protokolle streben durch Zytoreduktion an, lokal nichtresektable Tumoren auf resektable Größe zu reduzieren – bei gleichzeitiger Hypertrophie des verbleibenden Lebergewebes (58). Es werden einseitige Pfortaderokklusion, A.-hepatica-Ligatur, lokale Verfahren und Chemotherapeutika in Kombination mit sequenzieller Leberteilresektion angewendet – bei hohem Aufwand können in aussichtslosem Tumorstadium Überlebensraten von 20–30 % nach 5 Jahren erreicht werden.

Die Kombination von Leberteilresektion und RFA (intraoperativ angewendet; Abb. 16.3) ist bislang nur anhand von Kasuistiken beschrieben.

Die biochemischen Eigenschaften von Lebertumoren (v. a. ihr Resistenzverhalten gegenüber Chemothera-

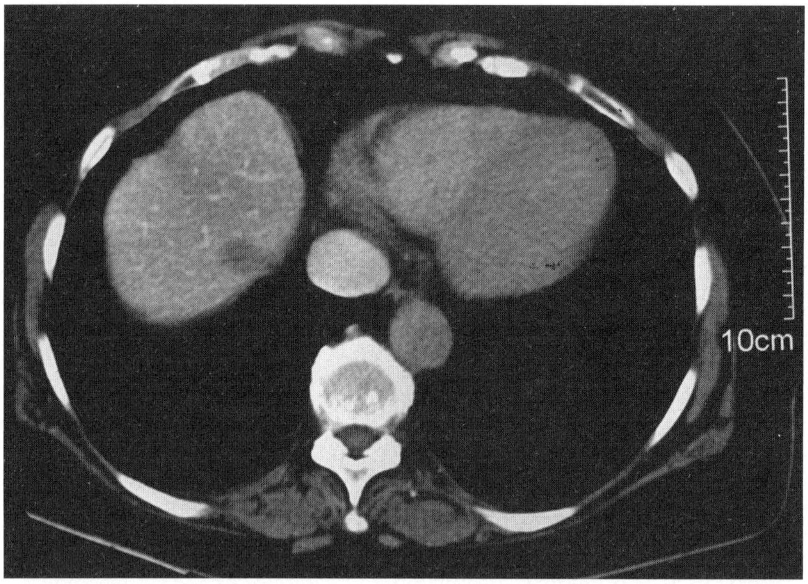

a

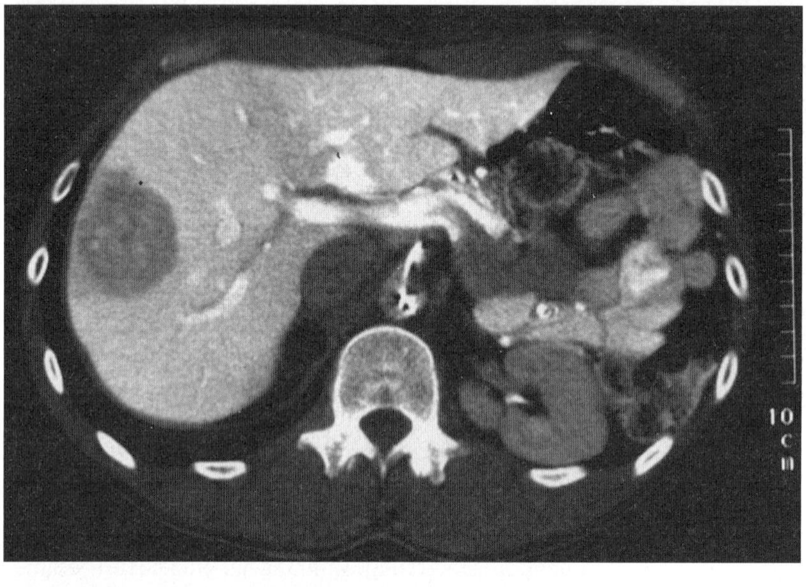

b

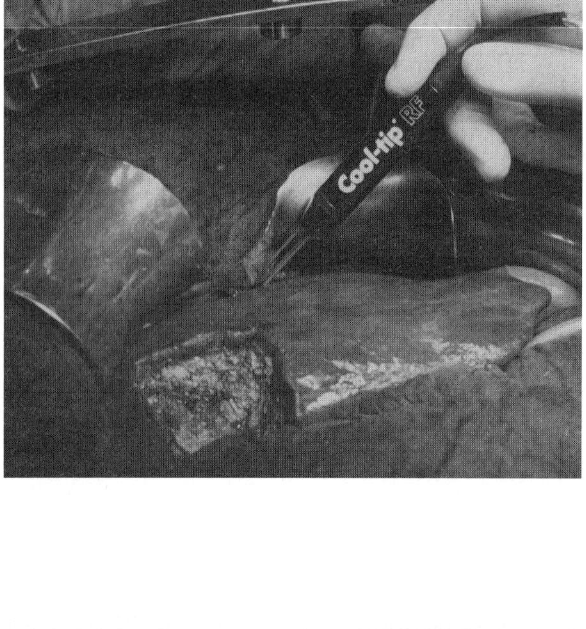

c

Abb. 16.3 Intraoperative Kombination von Radiofrequenz-Ablation und Segmentresektion. Präoperatives CT mit Tumor in Segment 7 und 8 zwischen den Lebervenen (**a**, **b**). Intraoperative Radiofrequenz-Ablation nach atypischer Resektion (**c**).

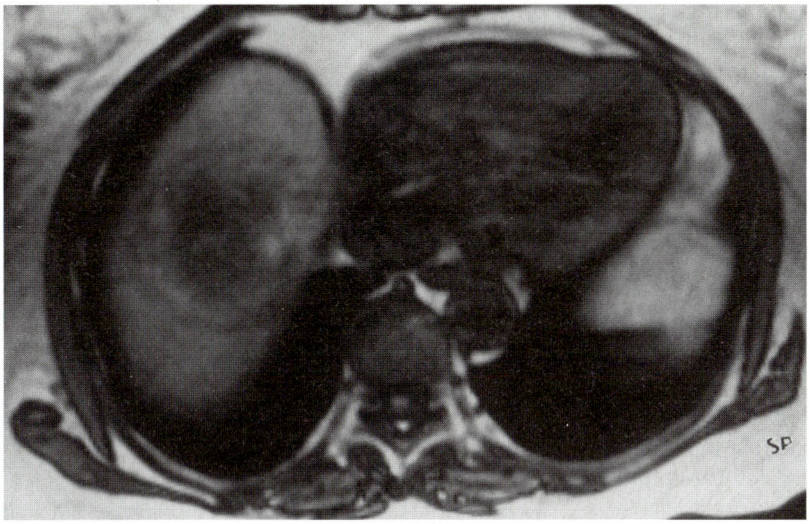

Abb. 16.**3 d** MRT 1 Jahr postoperativ mit persistierender Nekrose/Narbe nach RFA bei rezidivfreiem Status.

Tabelle 16.**4** Ergebnisse lokaler Verfahren

Autor	Verfahren	n	1-JÜL (%)	2-JÜL (%)	4-JÜL (%)	Anmerkungen
Huppert 1994	TACE	52	54	22		Stadium III und IVa
Jaeger 1996	TACE	17	52	33		T3 und T4
Shah 1998	TACE	37	50	29		überw. Stadium III
Rose 1999	TACE	39	35	20		Stadium III und IVa, repetitive Behandlung
Haddad 1998	Cryo intraop.	31	59	33		Morbidität 60 %!
Livraghi 1998	PEI	24	72	65	44	1 Tumor < 8,5 cm
		63	73	60	18	1 Tumor 5–8 cm, infiltrierend oder multiple, nicht infiltrierend
Lencioni 1998	PEI + TACE	86	92	83	58	1 Tumor < 8 cm, 0–2 Satelliten
Yamakado 1999	PEI + TACE	26	87	72	63	

n: Anzahl der Patienten
JÜL: Jahres-Überlebensrate
TACE: transarterielle Chemoembolisation
PEI: perkutane Alkoholinjektion
Cryo: Kryoablation

peutika) begründen den geringen Stellenwert chemotherapeutischer Ansätze. Geringe Ansprechraten und eine hohe Toxizität (bei Zirrhose) begründen eine zurückhaltende Indikationsstellung. Eine Chemotherapie kann empfohlen werden bei nichtresektablen Tumoren mit und ohne Fernmetastasen, Karnofsky-Index über 70 % und ausreichender Leberfunktion. Zur Anwendung gelangen *Etoposid-Hochdosisprotokolle* sowie Protokolle auf der Basis von Doxorubicin.

Hormontherapien haben bislang keine messbare Wirkung erzielt, die Somatostatintherapie beim inoperablen HCC wird derzeit in einer Studie evaluiert.

Gentherapien befinden sich in experimenteller Erprobung. Die Entwicklung entsprechender Vektoren ist fortgeschritten und die geringe Zugänglichkeit von Leberzellkarzinomen für andere systemische Therapien lässt den Einsatz molekularer Methoden bei fortgeschrittenen Tumoren absehbar erscheinen (65).

Bestrahlung oder *Radiochemotherapie* maligner Lebertumoren ist nicht etabliert – die geringe Strahlenresistenz gesunden Lebergewebes macht eine entsprechende Applikation schwierig.

16.5.9 Extrahepatische Metastasen

Für alle Formen des primären malignen Lebertumors gilt, dass im Stadium der extrahepatischen Metastasierung (lymphogen oder hämatogen) eine erhebliche Verschlechterung der Prognose zu konstatieren ist. Beim rasch wachsenden hepatozellulären Karzinom ist häufig nach dem Auftreten einer ersten Fernmetastase ein akzeleriertes Entstehen weiterer Metastasen zu festzustellen.

In dieser Situation gibt es keine Therapieform mit akzeptablen Ansprechraten, häufig wird (ohne gesicherte Daten) die orale Tamoxifen-Therapie versucht. Hier könnten neue Substanzen, die sich derzeit in der

Erprobung befinden, effektiver sein. Allerdings muss auf das Resistenzverhalten der Tumorzellen hingewiesen werden, die vom Hepatozyten abstammen. Die Anwendung von Somatostatin befindet sich derzeit in Erprobung beim fortgeschrittenen hepatozellulären Karzinom (Stadium III und IV).

Beim fibrolamellären und cholangiozellulären Karzinom sind Kasuistiken bekannt, bei denen auch Fernmetastasen erfolgreich durch Resektionsbehandlung kontrolliert werden konnten. Durch repetitive chirurgische Eingriffe zur Entfernung von Metastasen konnte das Überleben erheblich verlängert werden konnte.

16.5.10 Lokales Rezidiv

Tumorrezidive treten nach Leberteilresektion beim hepatozellulären Karzinom bei über 30% der Patienten auf. Je nach Lokalisation innerhalb der Leber sind Zweit- und Drittresektionen erfolgreich durchgeführt worden. Die zunehmende Schwierigkeit der Eingriffe und die Tatsache, dass die Entartungswahrscheinlichkeit des Restlebergewebes durch repetitive Eingriffe nicht vermindert werden kann, erfordern eine sehr kritische Indikationsstellung.

Durch die Anwendung von TACE und PEI kann in diesen Situationen wenig invasiv die Prognose des Patienten noch einmal verbessert werden.

16.6 Nachsorge und Rehabilitation

Die Maßnahmen der Nachsorge orientieren sich an den etablierten Prinzipien der Krebsnachsorge, wie sie für kolorektale, pulmonale oder Mammakarzinome beschrieben sind; ihr Wert ist nicht belegt. Als Minimalprogramm wird eine halbjährliche klinische Untersuchung, Sonographie, Thoraxröntgen und AFP-Bestimmung empfohlen (Leitlinien).

Auch nach ausgedehnten Leberteilresektionen ist, je nach Alter und Komorbidität, eine Reintegration in das Erwebsleben möglich und muss im Einzelfall überprüft werden. Nach erfolgreicher Anwendung der „palliativen“ Verfahren wie TACE und PEI ist die Lebensqualität unverändert, sodass auch hier die Invalidisierung nicht zwingend erforderlich ist.

Eine genereller und durch Daten abgesicherter Standard zur Rehabilitation fehlt; aus chirurgischer Sicht ist es allerdings durchaus erwägenswert, im Anschluss an ausgedehnte Eingriffe nach frühzeitiger Entlassung eine gastroenterologisch ausgerichtete Anschlussheilbehandlung durchführen zu lassen. Schließlich kann nach ausgedehnter Leberteilresektion für einen gewissen Zeitraum eine kompensierte Leberinsuffizienz bestehen. Die entsprechende Morbidität (Aszites, Ödeme, Infektanfälligkeit) macht eine permanente ärztliche Betreuung für einen Zeitraum von mehreren Wochen erforderlich.

Literatur

1. AJCC Liver (Including intrahepatic bile ducts). In: American Joint Committee of Cancer: AJCC cancer staging manual. 5th ed. Philadelphia: Lippincott-Raven Publishers, 1997: 97–101
2. Allgaier HP, Deibert P, Olschewski M, Spamer C et al. Survival benefit of patients with inoperable hepatocellular carcinoma treated by a combination of transarterial chemoembolisation and percutaneous ethanol injection – a single-center analysis including 132 patients. Int J Cancer 1998; 79: 601–605
3. Asahara T, Katayama K, Itamoto T, Yano M et al. Perioperative blood transfusion as a prognostic indicator in patients with hepatocellular carcinoma. World J Surg 1999; 23: 676–680
4. Berney T, Mentha G, Morel P. Total vascular exclusion of the liver for the resection of lesions in contact with the vena cava or the hepatic veins. Brit J Surg 1998; 85: 485–488
5. Bilchik AJ, Rose DM, Allegra DP, Bostick PJ (1999) Radiofrequency ablation: A minimally invasive technique with multiple applications. Cancer J Sci Am 1999; 5: 356–361
6. Billingsley KG, Jarnagin WR, Fong Y, Blumgart LH. Segment oriented hepatic resection in the management of malignant neoplasms of the liver. J Am Coll Surg 1998; 187: 471–481
7. Bismuth H. Benign and malignant tumors of the liver – Introduction. Editorial World J Surg 1995; 19: 11–12
8. Bismuth H, Chiche L, Castaing D. Surgical treatment of hepatocellular carcinoma in noncirrhotic liver: Experience with 68 liver resections. World J Surg 1995; 19: 35–41
9. Brunken C, Topp S, Tesch C, Druge G et al. Systemic effects and side effects of interstitial techniques used in liver tissues. J Am Coll Surg 1999; 188: 636–642
10. Chau GY, Lui NW, Tsay SH, King SL et al. Prognostic significance of surgical margin in hepatocellular carcinoma resection: An analysis of 165 Child's A Patients. J Surg Oncol 1997; 66: 122–126
11. Chiche L, Dao T, Salame E, Galais MP et al. Liver adenomatosis: Reappraisal, diagnosis and surgical management. Annals of Surgery 2000; 231: 74–81
12. Cohnert TU, Rau HG, Buttler E, et al. Preoperative risk assessment of hepatic resection for malignant disease World J Surg 1997; 21: 396–401
13. Colella G, Bottelli R, de Carlis L, Sansalone CV et al. Hepatocellular carcinoma: Comparison between liver transplantation, resective surgery, ethanol injection and chemoembolisation. Transpl Int 1998; 11 (Suppl 1): 193–196
14. Cushieri A, Bracken J, Boni L. Initial experience with laparoscopic ultrasound-guided radiofrequency thermal ablation of hepatic tumours. Endoscopy 1999; 31: 318–321
15. Edmondson JA, Steiner PE. Primary carcinoma of the liver. A study of 100 cases among 48.900 necropsies. Cancer 1954; 7: 462
16. Fan ST, Lai EC, Lo CM, Chu RM, Lui CL, Wong J. Hepatectomy with an ultrasonic dissector for hepatocellular carcinoma. Br J Surg 1996; 83: 117–120
17. GBE 1999: Gesundheitsberichterstattung des Bundes und der Länder: www.gbe-bund.de
18. Gruner BA, de Napoli DS, Andrews W, Tomlinson G, Bowman L, Weitman SD. Hepatocellular carcinoma in children associated with Gardner syndrome or familial adenomatous polyposis. J Pediatr Hematol 1998; 20: 274–278
19. Haas JE, Mucsynski KA, Krailo M et al. Histopathology and prognosis in childhood hepatoblastoma and hepatocarcinoma. Cancer 1983; 64: 1082–1095
20. Haddad FF, Chapman WC, Wright JK, Blair TK, Pinson CW. Clinical experience with cryosurgery for advanced hepatobiliary tumors. J Surg Res 1998; 75: 103–108
21. Hemming AW, Langer B, Sheiner P, Greig PD, Taylor BR. Aggressive surgical management of fibrolamellar hepatocellular carcinoma. J Gastrointest Surg 1997; 1: 342–346

22. Huang YH, Wu JC, Chau GY, Lui WY et al. Supportive treatment, resection and transcatheter arterial chemoembolization in resectable hepatocellular carcinoma. Eur J Gastroenterol Hepatol 1999; 11: 315–321
23. Huppert PE, Viebahn R, Duda SH, Lauchart W. Interventionell-radiologische Therapieverfahren beim hepatozellulären Karzinom. Zentralbl Chir 1994; 119: 787–793
24. Ichikawa T, Federle MP, Grazioli L, Madariaga J, Nalesnik M, Marah W. Fibrolamellar hepatocellular carcinoma: Imaging and pathologic findings in 31 recent cases. Radiology 1999; 213: 352–361
25. Ishii H, Okada S, Okusaka T, Yoshimori M et al. Needle tract implantation of hepatocellular carcinoma after percutaneous ethanol injection. Cancer 1998; 82: 1638–1642
26. Iwama T, Mishima J. Mortality in young first-degree relatives of patients with familial adenomatous polyposis. Cancer 1994; 73: 2065–2068
27. Jaeger HJ, Mehring UM, Castaneda F, Hasse F et al. Sequential transarterial chemoembolization for unresectable advanced hepatocellular carcinoma. Cardiovasc Intervent Radiol 1996; 19: 388–396
28. Jiao LR, Hansen PD, Havlik R, Mitry RR et al. Clinical short term results of radiofrequency ablation in primary and secondary liver tumors. Am J Surg 1999; 177: 303–306
29. Kaczynski J, Hansson G, Wallerstedt S. Incidence of primary liver cancer and etiological aspects: A study of a defined population from a low-endemicity area. Br J Cancer 1996; 73: 128–132
30. Katsuramaki T, Mukaiya M, Yamashiro K, Kimura H. Beneficial effects of administering intraportal prostaglandin E(I) postoperatively to hepatectomy patients with massive intraoperative blood loss. Surg Today – Jap J Surg 1996; 26: 895–899
31. Kawasaki S, Makuuchi M, Miyagawa S, Kahazu T et al. Results of hepatic resection for hepatocellular carcinoma. World J Surg 1995; 19: 31–34
32. Kew MC. Tumors of the liver. In: Zakim D, ed. Hepatology. W.B. Saunders 1982: 1048–1084
33. Klintmalm GB. Liver transplantation for hepatocellular carcinoma: A registry report of the impact of tumor characteristics and outcome. Ann Surg 1998; 228: 479–490
34. Lai EC, Lo CM, Fan ST, Liu CL, Wong J. Postoperative adjuvant chemotherapy after curative resection of hepatocellular carcinoma. a randomized controlled trial. Arch Surg 1998; 133: 183–188
35. Lamade W, Glombitza G, Demiris AM, Cardenas C et al. Virtual surgical planning in liver surgery. Chirurg 1999; 70: 239–245
36. Lencioni R, Paolicchi A, Moretti M, Pinto F et al. Combined transcatheter arterial chemoembolization and percutaneous ethanol injection for the treatment of large hepatocellular carcinoma: Local therapeutic effect and long term survival rate. Eur Radiol 1998; 8: 439–444
37. Livraghi T, Benedini V, Lazzaroni S, Meloni F. Long term results of single session percutaneous ethanol injection in patients with large hepatocellular carcinoma. Cancer 1998; 83: 48–57
38. Llado L, Virgili J, Valls C, Dominguez J, et al. A prognostic index of patients with unresectable hepatocellular carcinoma after transcatheter arterial chemoembolization. Cancer 2000; 88: 50–57
39. Lo CM, Fan ST, Liu CL, Lai ECS, Wong J. Biliary complications after hepatic resection: Risk factors, management and outcome. Arch Surg 1998; 133: 156161
40. Marcos-Alvarez A, Jenkins RL, Washburn WK, et al. Multimodality treatment of hepatocellular carcinoma in a hepatobiliary specialty center. Arch Surg 1996; 131: 292–298
41. Matsumata T, Taketomi A, Kawahara N, Higashi H et al. Morbidity and mortality after hepatic resection in the modern era. Hepatogastroenterol 1995; 42: 456–460
42. Nelson RC, Chezmar JL, Sugarbaker PH, Bernardino ME. Hepatic tumors: Comparison of CT during arterial portography, delayed CT and MR imaging for preoperative evaluation. Radiology 1989; 172: 27–34
43. Ochiai T, Takayama T, Inoue K, Yamamoto J, et al. Hepatic resection with and without surgical margins for hepatocellular carcinoma inpatients with impaired liver function. Hepatogastroenterology 1999, 46: 1885–1889
44. Ohto M, Yoshikawa M, Saisho H, Ebara M, Sugiura M. Nonsurgical treatment of hepatocellular carcinoma in cirrhotic patients. World J Surg 1995; 19: 42–46
45. Okuda K, Peters RL, Simson IW. Gross anatomic features of hepatocellular carcinoma from three disparate geographic areas. Proposal for a new classification. Cancer 1984; 54: 2165
46. Oue T, Fukuzawa M, Kohmoto Y, Okada A, Imura K. Transcatheter arterial chemoembolization in the treatment of hepatoblastoma. J Pediatr Surg 1998; 33: 1771–1775
47. Pearson AS, Izzo F, Fleming D, Ellis LM, et al. Intraoperative radiofrequency ablation or cryoablation for hepatic malignancies. Am J Surg 1999; 178: 592–599
48. Pichlmayr R, Lamesch P, Weimann A, Tusch G, Ringe B. Surgical treatment of cholangiocellular carcinoma. World J Surg 1995; 19: 31–34
49. Pichlmayr R, Weimann A, Tusch G, Schlitt HJ. Indications and role of liver transplantation for malignant tumors. Oncologist 1997; 2: 164–170
50. Pierro A, Langevin AM, Filler RM, Liu P, Phillips MJ, Greenberg ML. Preoperative Chemotherapy in unresectable hepatoblastoma. J Pediatr Surg 1989; 24: 24–28
51. Rose DM, Chapman WC, Brockenrough AT, Wright JK, et al. Transarterial catheter chemoembolization as primary treatment for hepatocellular carcinoma. Am J Surg 1999; 177: 405–410
52. Shah SR, Riordan SM, Karani J, Williams R. Tumour ablation and hepatic decompensation rates in multi-agent chemoembolization of hepatocellular carcinoma. QJM 1998; 91: 821–828
53. Shelby R, Kadry Z, Carr B, Tzakis A et al. Liver transplantation for hepatocellular carcinoma. World J Surg 1995; 19: 53–58
54. Schlitt HJ, Neipp M, Weimann A, Oldhafer KJ et al. Recurrence patterns of hepatocellular and fibrolamellar carcinoma after liver transplantation. J Clin Oncol 1999; 17: 324–331
55. Stevens WR, Johnson CD, Stephens DH, Nagorney DM. Fibrolamellar hepatocellular carcinoma: Stage at presentation and results of aggressive surgical management. AJR 1995; 164: 1153–1158
56. Tagge EP, Tagge DU, Reyes J, et al. Resection, including transplantation, for hepatoblastoma and hepatocellular carcinoma: Impact on survival. J Pediatr Surg 1992; 27: 292–296
57. Takano S, Oishi H, Kono S, Kawakami S et al. Retrospective analysis of type of hepatic resection for hepatocellular carcinoma. Br J Surg 2000; 87: 65–70
58. Tang ZY, You YQ, Zhou XD, Ma ZC et al. Treatment of unresectable primary liver cancer: With reference to cytoreduction and sequential resection. World J Surg 1995; 19: 47–52
59. Troisi R, Defreyne J, Hesse UJ, Praet M et al. Multimodal treatment for hepatocellular carcinoma on cirrhosis: the role of chemoembolization and alcoholinjection before liver transplantation. Clin Transplant 1998; 12: 313–319
60. Valverde A, Bonhomme N, Farges O, Sauvanet A, Flejou JF, Belghiti J. Resection of intrahepatic cholangiocarcinoma: A western experience. J Hepatobil Pancreat Surg 1999; 6: 122–127
61. Vogl TJ, Muller PK, Mack MG, Straub R et al. Liver metastases: Interventional therapeutic techniques and results, state of the art. Eur Radiol 1999; 9: 675–684
62. Yamaguchi R, Tajika T, Kanda H, Nakanishi K, Kawanishi J. Fibrolamellar carcinoma of the liver. Hepatogastroenterology 1999; 46: 1706–1709

63. Yamamoto J, Iwatsuki S, Kosuge T. Should hepatomas be treated with hepatic resection or transplantation? Cancer 1999; 86: 1151–1158
64. Yamakado K, Nakatsuka A, Tanaka N, Matsumura K et al. Long term follow up arterial chemoembolization combined with transportal ethanol injection used to treat hepatocellular carcinoma. J Vasc Interv Radiol 1999; 10: 641–647
65. Grothey A, Kegel T, Dempke W, Schmoll H-J. Systemische Therapie des hepatozellulären Karzinoms. Der Onkologe 2000; 6: 327–335
66. ISTO und Klintmalm GB. Liver transplantation for hepatocellular carcinoma – a registry report of the impact of tumor characteristics and outcome. Ann Surg 1998; 228: 479–490
67. Mazzaferro V, Regalia E, Doci R. Liver transplantation for the treatment of small hepatocellular carcinomas in patients with cirrhosis. N Eng J Med 1996; 334: 693–699)

Kurzgefasste interdisziplinäre Leitlinien der Deutschen Krebsgesellschaft und der Deutschen Gesellschaft für Chirurgie

Primäre Leberkarzinome

Unter den primären Leberkarzinomen werden hepatozelluläre und cholangiozelluläre Karzinome (intrahepatische Cholangikarzinome) unterschieden. Bezüglich der Hepatoblastome wird auf die Leitlinien der Pädiatrischen Onkologie [1], bezüglich der Klatskin-Tumoren auf die Leitlinie für Tumoren der extrahepatischen Gallengänge verwiesen.

1. Prätherapeutische Diagnostik

Notwendige Untersuchungen

Anamnese und klinische Untersuchung, einschließlich Festlegung des Child-Pugh-Status
Sonographie des Abdomens
Bei therapeutischen Konsequenzen:
Tumormarker AFP
Hepatitisserologie
Spiralcomputertomografie Abdomen oder MRT mit geeignetem Kontrastmittel (z. B. superparamagnetische Eisenoxidpartikel)
Rö.-Thorax in 2 Ebenen

Im Einzelfall nützliche Untersuchungen

Duplex-Sonographie der Leber
Angiographie bei unklarer Differentialdiagnose, insbesondere Regeneratknoten im zirrhotischen Lebergewebe.
CT-Thorax bei unklarem Röntgenbefund. (Nach Meinung der DGVS ist die CT-Untersuchung des Thorax obligat.)
Gastroskopie/Koloskopie bei unklarer Abgrenzung gegenüber sekundären Lebertumoren.
Laparoskopie bei fraglicher Operationsindikation.
Weitere diagnostische Schritte, z. B. vor Lebertransplantation müssen individuell entschieden werden.

2. Prätherapeutische mikroskopische Diagnostik

Vor Einleitung einer Therapie ist die histologische Sicherung des Verdachts eines Leberkarzinoms in der Regel erforderlich. Die Materialgewinnung erfolgt vorzugsweise mit einer Nadelbiopsie (1,2 mm) oder bei entsprechender Erfahrung des Untersuchers mit histologischer oder zytologischer Auswertung durch eine Feinnadelbiopsie (≤ 1 mm). Bei folgenden Konstellationen kann auf eine mikroskopische Diagnosesicherung verzichtet werden:

1. vor geplanter Operation (Resektion oder orthotope Lebertransplantation),
2. bei mutmaßlichem Leberkarzinom, jedoch fehlender Option auf eine tumorspezifische Therapie und
3. bei charakteristischen Befunden der bildgebenden Verfahren, ggf. in Kombination mit der AFP-Konstellation.

3. Präoperative (neoadjuvante) Therapie

Die Wirksamkeit neoadjuvanter Maßnahmen ist nicht belegt. Eine präoperative intraarterielle Chemoembolisation wird derzeit in Studien überprüft und sollte nur unter Studienbedingungen zur Anwendung kommen.

4. Operative Therapie mit kurativem Ziel

Das Risiko der operativen Therapie bei Patienten mit Lebertumoren ist auch von der Erfahrung des Operateurs und der Institution abhängig, was die Behandlung dieser Patienten in Zentren mit spezieller Erfahrung nahe legt.
Eine kurative Therapie des hepatozellulären Karzinoms (HCC) erfordert in der Regel dessen Resektion im Gesunden mit einem Mindestabstand zum Tumorrand von 1 cm. Zur Klärung der genauen Tumorlage, der Uni- oder Multifokalität und der Beziehung zu den großen Gefäßen ist eine intraoperative Ultraschalluntersuchung sinnvoll.
Das operative Verfahren hängt davon ab, ob ein zirrhotischer Umbau vorliegt oder nicht. Bei *hepatozellulärem Karzinom ohne assoziierte Zirrhose* kommen abhängig von der Tumorgröße und -lage sowie der funktionellen Parenchymreserve anatomieorientierte Resektionen, periphere Resektion und Segmentresektionen oder Mehrsegmentektomien zur Anwendung. Ob im geeigneten Fall durch Bevorzugung ausgedehnter Resektionen (z. B. Hemihepatektomie) gegenüber parenchymerhaltenden Eingriffen (z. B. periphere Resektion) eine Prognoseverbesserung erreichbar ist, ist derzeit nicht geklärt. Eine Lymphadenektomie mit Dissektion am Lig. hepatoduodenale ist für das Staging nützlich, der therapeutische Wert ist bislang nicht belegt.

Fibrolamelläres Karzinom

Die Prognose nach Resektion fibrolamellärer Karzinome soll günstiger als bei anderen hepatozellulären Karzinomen sein. Meist treten fibrolamelläre Karzinome in nicht zirrhotischen Lebern und bei jüngeren Patienten auf. Unklar ist derzeit, ob die fibrolamelläre Variante des hepatozellulären Karzinoms einen unabhängigen Parameter für eine günstige Prognose darstellt. Auch ist unklar, ob Einzelbeobachtungen von günstigen Langzeitverläufen nach Lebertransplantation bei Patienten mit fortgeschrittenem Tumor eine

Ausweitung der Indikationsstellung zur Lebertransplantation rechtfertigen.
Das chirurgische Vorgehen beim *hepatozellulären Karzinom mit Zirrhose* ist abhängig vom Stadium der Zirrhose und des Tumors. Prospektive Untersuchungen zur Lebertransplantation bei hepatozellulärem Karzinom liegen nicht vor. Einige retrospektive Untersuchungen sprechen für günstige Ergebnisse nach Lebertransplantation in den Stadien UICC I und II. Bei Patienten, die diese Voraussetzungen erfüllen, bei denen aber allgemeine Kontraindikationen für eine Lebertransplantation vorliegen, ist das Risiko der Resektion gegen ein nicht operatives Vorgehen abzuwägen. Das Ausmaß der Resektion richtet sich nach der Lage und Größe des Tumors sowie der Leberparenchymreserve.
Beim *cholangiozellulären Karzinom* gelten die gleichen chirurgischen Prinzipien wie beim hepatozellulären Karzinom, allerdings besteht keine Indikation zur Lebertransplantation.

5. Intra- und postoperative pathohistologische Diagnostik

Vor einer Lebertransplantation ist ein Verdacht auf extrahepatische Tumormanifestation, insbesondere im Bereich der regionären Lymphknoten, durch intraoperative Schnellschnittuntersuchung auszuschließen.
An die postoperative histologische Aufarbeitung sind folgende Minimalanforderungen zu stellen:

1. Klassifikation der Tumoren nach den Richtlinien der WHO (3); ggf. unter Berücksichtigung spezifischer immunhistologischer Untersuchungen zur Differenzialdiagnose von hepatozellulärem versus cholangiozellulärem Karzinom.
2. pT-Klassifikation nach den Richtlinien der UICC (4).
3. Histopathologisches Grading (G1—G4) nach den Richtlinien der UICC (4).
4. Vollständigkeit der lokalen Tumorentfernung (Untersuchung der Resektionsflächen) zur Festlegung der R-Klassifikation. Bestimmung des Abstandes zwischen Tumor und Resektionsfläche.
5. Bei durchgeführter Lymphknotendissektion erfolgt eine pN-Klassifikation nach UICC. Zur Festlegung von pN0 sollten mindestens 3 Lymphknoten entfernt und histologisch untersucht werden. In jedem Fall sollte die Zahl der untersuchten Lymphknoten angegeben werden.
6. Untersuchung des nichttumorösen Lebergewebes, insbesondere auch bezüglich zugrunde liegender prognose- und therapierelevanter Erkrankungen (z. B. Virushepatitis, Hämochromatose).

6. Adjuvante Therapie

Die Wirksamkeit adjuvanter Therapiemaßnahmen ist nicht belegt.

7. Palliativmaßnahmen

Bei fehlenden verfahrensspezifischen Kontraindikationen und einem Karnofsky-Index > 60 % stehen für die Palliativbehandlung u. a. perkutane Verfahren, wie z. B. die perkutane Ethanolinjektion (PEI), transarterielle Verfahren, wie z. B. die transarterielle Chemoembolisation (TACE), die chirurgische Resektion oder systemische medikamentöse Ansätze zur Verfügung. Therapiewahl, Kombination der einzelnen Verfahren und auch Zeitpunkt des Therapiebeginns sind in der palliativen Situation offen. Die Wirksamkeit lokaler Verfahren sollte mit geeigneten Methoden überprüft werden. Hierfür liegen jedoch keine standardisierten Protokolle vor. Außerdem ist auf jeden Fall für eine adäquate Schmerztherapie Sorge zu tragen.

7.1 Lokoregionäre Therapieverfahren

Bei nicht kurativ operablen Patienten mit auf die Leber begrenztem Tumor können transarterielle Verfahren wie die TACE und/oder perkutane Verfahren wie die PEI durchgeführt werden. Für perkutane und transarterielle Verfahren ist ein Überlebensvorteil von behandelten Patienten gegenüber unbehandelten Patienten durch randomisierte Studien nicht belegt. Patienten, die einer solchen Behandlung unterzogen werden, sollten daher kontrollierten Studien zugeführt werden. Weitere transarterielle Therapieverfahren werden zur Zeit erprobt.
Mit der PEI werden die günstigsten Ergebnisse bei Solitärtumoren ≤ 3 cm erzielt. Vor allem bei kleinen Tumoren (≤ 3 cm) und Leberzirrhose mit Child-Pugh-Stadium A wurde nach unkontrollierten Studien im Vergleich zu historischen Kontrollen ein Überlebensvorteil durch PEI-Behandlung gezeigt. Die Rezidivhäufigkeit nach PEI ist nach der Resektion vergleichbar. In der Regel wird 95 %iger Alkohol unter Ultraschall- oder CT-Kontrolle injiziert. Die injizierte Ethanolmenge, Zahl der Injektionen und Abstände zwischen den Injektionen sich nicht standardisiert.
Der TACE kann bei nicht operablem HCC und bei für die PEI nicht zugänglichem oder weniger geeignetem HCC (z. B. > 5 cm, > 3 Herde) durchgeführt werden. Kontraindikationen sind in der Regel eine vorbestehende Leberzirrhose im Child-Pugh-Stadium C, die komplette Pfortaderthrombose und massiver Aszites. Die Zusammensetzung des Embolisats und die Applikationsart sind nicht standardisiert.

7.2 Systemische Therapieverfahren

Die Bewertung der bisherigen Untersuchungen zur Wirksamkeit einer systemischen Chemotherapie und einer chemohormonellen Tumortherapie (z. B. mit Tamoxifen) ist kontrovers. Jedenfalls besteht aber Übereinstimmung darüber, dass systemische Therapieverfahren möglichst innerhalb von Studien zur Anwendung kommen sollen.

8. Nachsorge (2)

Der Wert einer strukturierten Tumornachsorge zur Rezidivfrüherkennung und Prognoseverbesserung ist bisher nicht belegt. Bei wenigen Patienten mit Rezidiven können eine Re-Resektion, eine Lebertransplantation oder eine Resektion einzelner Lungenmetastasen den Krankheitsverlauf günstig beeinflussen. Aus diesem Grunde sollten als Minimalprogramm alle 6 Monate eine klinische Untersuchung, eine Ultraschalluntersuchung des Abdomens, eine Tumormarkerbestimmung (AFP) sowie eine Röntgenuntersuchung des Thorax durchgeführt werden.

9. Rehabilitation

Stationäre Rehabilitationsmaßnahmen sollten soweit notwendig ausschließlich in besonders erfahrenen Tumornachsorgekliniken durchgeführt werden, die mit der speziellen somatischen, psychischen, sozialen oder beruflichen

Rehabilitationsbedürftigkeit der Patienten vertraut sind. Ziel der Rehabilitation ist die Sicherung und ggf. Verbesserung der Lebensqualität des Patienten. Der Rehabilitationsbedarf ist äußerst variabel und abhängig von der Genese der Grunderkrankung, dem prätherapeutischen Status des Patienten, dem gewählten Therapieverfahren und dem posttherapeutischen Verlauf.

Literatur

1. Creutzig U, Henze, G Hrsg.
   Diagnostische und therapeutische Standards in der Pädiatrischen Onkologie.
   Qualitätssicherung in der Onkologie 5.1
   München Bern Wien New York: Zuckerschwerdt; 1996
2. Hermanek P, Junginger Th, Hossfeld DK, Müller R-P, Fölsch UR. Nachsorge und Rehabilitation bei Patienten mit gastrointestinalen Tumoren: Dt. Ärztebl. 1999; 96 A: 2084 – 2088
3. Ishak KG, Anthony PP, Sobin LH.
   Histological typing of tumours of the liver.
   Berlin Heidelberg New York Tokyo: Springer; 1994
4. UICC: TNM-Klassifikation maligner Tumoren 5. Aufl. Wittekind CH, Wagner G Hrsg. Berlin Heidelberg New York Tokyo: Springer; 1997

Verfahren zur Konsensbildung

Erstellung durch eine Expertengruppe der Arbeitsgemeinschaften der Deutschen Krebsgesellschaft:

Chirurgischen Arbeitsgemeinschaft für Onkologie (CAO)
Arbeitsgemeinschaft für Internistische Onkologie (AIO)
Arbeitsgemeinschaft für Radiologische Onkologie (ARO)
Arbeitsgemeinschaft für Rehabilitation und Nachsorge (ARNS)

Mitglieder der Arbeitsgruppe waren

Prof. Dr. H.-D. Becker, Tübingen (CAO)
Prof. Dr. F. Borchard, Aschaffenburg (Pathologie)
Prof. Dr. M. Büchler, Bern (CAO)
Prof. Dr. W. Dippold, Mainz (DGVS)
Prof. Dr. V. Eckardt, Wiesbaden (DGVS)
Prof. Dr. F. W. Eigler, Essen (CAO)
Prof. Dr. H. Gabbert, Düsseldorf (Pathologie)
Prof. Dr. G. Grabenbauer, Erlangen (ARO)
Prof. Dr. P. Hermanek, Erlangen (ISTO, Pathologie)
Prof. Dr. D. K. Hossfeld, Hamburg (AIO)
Prof. Dr. Th. Junginger, Mainz (CAO)
Dr. P. Kruck, Bad Kreuznach (ARNS)
Prof. Dr. H. J. Meyer, Solingen (CAO)
Prof. Dr. J. Müller, Berlin (CAO)
Prof. Dr. R.-P. Müller, Köln (ARO)
Prof. Dr. P. Neuhaus, Berlin (CAO)
Frau Dr. F. Roelofsen, Essen (CAO)
Prof. Dr. J. Scheele, Jena (CAO)
Prof. Dr. W. Stock, Düsseldorf (CAO)

Beratend haben mitgewirkt

Prof. Dr. P. Helmich, Düsseldorf (DEGAM)
Prof. Dr. Ch. Wittekind, Leipzig (Pathologie)
Arbeitsgemeinschaft Deutscher Tumorzentren (ADT)
AK Supportive Maßnahmen der Deutschen Krebsgesellschaft
Deutsche Gesellschaft für Hämatologie und Onkologie
Deutsche Gesellschaft für Innere Medizin
Deutsche Gesellschaft für Pathologie
Deutsche Gesellschaft für Verdauungs- und Stoffwechselkrankheiten (DGVS)
Deutsche Röntgengesellschaft

Koordination

Prof. Dr. Th. Junginger, Mainz (CAO)
Informationszentrum für Standards in der Onkologie (ISTO) der Deutschen Krebsgesellschaft, Hanauer Landstraße 194, 60 314 Frankfurt/M.

Korrespondenzadresse

Prof. Dr. Th. Junginger
Klinik und Poliklinik für Allgemein- und Abdominalchirurgie der Johannes-Gutenberg-Universität
Langenbeckstraße 1
55 101 Mainz
Erstellungsdatum: November 1999
Revision geplant: Januar 2001

17 Gallenblasentumoren

17.1 Epidemiologie

Das Gallenblasenkarzinom ist die häufigste bösartige Erkrankung des Gallenwegssystems und die fünfthäufigste Karzinomerkrankung des Gastrointestinaltrakts (37). Zwischen 6000 und 7000 neuer Fälle von Gallenblasenkarzinomen werden in den USA jedes Jahr diagnostiziert (19). Die Häufigkeit nimmt mit steigendem Lebensalter zu und erreicht ein Maximum im siebten Lebensjahrzehnt. Das weibliche Geschlecht ist 2,5- bis 3-mal häufiger betroffen. Das Gallenblasenkarzinom zeigt geographische Variationen hinsichtlich der Häufigkeit. Mehr als 90% der Patienten mit Gallenblasenkarzinom haben Gallensteine. Hieraus folgt, dass ethnische Gruppen mit einer höheren Rate von Gallensteinen, wie amerikanische Ureinwohner, ein höheres Risiko für die Entstehung eines Gallenblasenkarzinoms haben.

17.2 Ätiologie

Verschiedene Faktoren sind bekannt, die das Risiko für ein Gallenblasenkarzinom erhöhen. Hierzu gehören

- das Gallensteinleiden,
- Zysten im Bereich des Ductus choledochus,
- anatomische pankreatikobiliäre Gangvariationen,
- Karzinogene,
- Östrogene,
- Typhuserreger,
- Porzellangallenblase und
- Gallenblasenpolypen.

Die *Gallensteine* spielen durch ihre hohe Prävalenz in der Gesamtbevölkerung eine Hauptrolle. Der Zusammenhang zwischen Gallenstein und Gallenblasenkarzinom wurde erstmals von Mayo 1903 beschrieben (37). Bei asymptomatischen Gallensteinen, die größer als 3 cm sind, besteht ein 10-mal größeres Karzinomrisiko. Ungefähr 2% der Patienten, die wegen einer Cholezystolithiasis cholezystektomiert werden, haben als Zufallsbefund ein Gallenblasenkarzinom (36).

Das erhöhte Risiko für ein Gallenblasenkarzinom bei Patienten mit *Choledochuszysten* sowie bei anatomischen pankreatikobiliären Gangvariationen zwischen dem Ductus choledochus und dem Pankreasgang wurde erstmals durch Babitt 1969 beschrieben (37). Patienten mit Choledochuszysten neigen zur Entwicklung von Karzinomen im gesamten Gallenwegssystem, zeigen jedoch eine nachweisbare Häufung im Bereich der Gallenblase.

Der Nachweis von *anatomischen pankreatikobiliären Gangvariationen* allein reicht schon aus, um ein erhöhtes Risiko für das Gallenblasenkarzinom feststellen zu können (27). Ob das Zurückfließen des Pankreassekrets selbst oder der Gallestau und die Wiederaufnahme von Karzinogenen die Erkrankung auslösen, ist offen.

Verschiedene *Karzinogene* werden verdächtigt, ein Neoplasma im Bereich des Gallenwegssystems zu verursachen. Bei Patienten mit einem Gallenblasenkarzinom konnten erhöhte Werte für 4-Hydroxy-nonenaldehyd, einem Produkt der radikalinduzierten Lipidperoxidation, sowie sekundäre Gallensäuren nachgewiesen werden (47). Eine Häufung von Gallenblasenkarzinomen wurde bei Arbeitern auf Kautschukplantagen beobachtet. Tierversuche hierzu zeigten, dass Azo- und Nitroverbindungen ein Gallenblasenkarzinom mitverursachen können (37).

Epidemiologische Studien zeigen, dass eine Verbindung zwischen dem Gallenblasenkarzinom, Fettleibigkeit und *Östrogenen* (19) besteht, wobei diese Faktoren selbst häufig mit dem Auftreten von Gallensteinen in Verbindung stehen und somit auch indirekten Einfluss haben können.

Caygill (6) stellte die Hypothese auf, dass Träger von *Typhus oder Paratyphus*, die gleichzeitig Gallensteine haben, vermehrt zu gemischten bakteriellen Infektionen neigen und ein erhöhtes Risiko für die Bildung eines Gallenblasenkarzinoms haben. Im Gegensatz zu den Arbeiten von Caygill wird von Singh et al. (47) die These vertreten, dass der Trägerstatus selbst eine signifikante Verbindung zum Auftreten von Gallenblasenkarzinomen hat.

Adenomatöse und squamöse Metaplasien mit Verkalkungen, so genannte *Porzellangallenblase*, treten ebenfalls häufig mit Gallenblasenkarzinomen in Erscheinung.

Gallenblasenpolypen sind ein weiterer Risikofaktor für die Entstehung eines Malignoms. Beim Vorliegen von Gallenblasenpolypen, die eine Größe von 10 mm erreichen und solitär vorliegen, besteht ein hohes Risiko für eine maligne Entartung. Von einzelnen Autoren wird als Behandlung eine Cholezystektomie gefordert (25, 52, 61). Shinkai et al. (43) gehen sogar weiter und sehen eine Cholezystektomie für erforderlich an, falls weniger als 3 Polypen nachweisbar sind. Dies gilt hierbei unabhängig von der Größe der Polypen, da einzelne Untersuchungen eine 6%ige Inzidenz von Neoplasien auch bei Polypen mit einem Durchmesser unter 5 mm ergeben haben.

17.3 Pathologie und Pathomorphologie

Etwa 80% der Gallenblasenkarzinome sind im Fundus-Korpus-Bereich lokalisiert. *Makroskopisch* unterscheidet man 2 Typen. Der häufigere ist das diffus infiltrierende Karzinom, und der seltenere das polypoid wachsende Karzinom mit knotiger oder papillärer Oberfläche. In fortgeschrittenen Stadien sind beide Typen nicht mehr sicher gegeneinander abzugrenzen (48).

Mikroskopisch findet sich als häufigster Typ (48–93%) ein hoch bzw. mäßig differenziertes Adenokarzinom. Deutlich seltener sind papilläre Adenokarzinome (5%), das Zystadenokarzinom, die muzinösen Karzinome (5–7%), die pleomorphen Riesenzell-Adenokarzinome (13%), die adenosquamösen Plattenepithelkarzinome (5–7%) und niedrig differenzierte Adenokarzinome vom kleinzelligen Typ (6%). Sehr selten sind Alpha-Fetoprotein (AFP) bildende Gallenblasenkarzinome und Adenokarzinome vom klarzelligen Typ (16).

Die Ausbreitung findet per continuitatem in abnehmender Häufigkeit auf Leber, Gallengänge, Pankreas, Magen, Duodenum, Netz, Kolon und/oder Bauchwand statt. Ein Tumoreinbruch in die Leber findet sich v.a. dann, wenn sich das Karzinom in der dem Leberbett zugewandten Seite des Korpus entwickelt. Die direkte Karzinomausbreitung folgt häufig den perineuralen Lymphscheiden und führt dadurch zu einem raschen Erreichen der Serosafläche. Lymphogen greift der Tumor auf die Lymphknoten entlang des Lig. hepatoduodenale über. Hämatogene Metastasen betreffen vor allem die Lungen, das Skelettsystem, die Nieren und das Herz, aber auch die Nebennieren, die Schilddrüse, das Ovar, den Uterus, die Milz, die Haut und die Skelettmuskulatur. Selten liegen Metastasen im Bereich der Dura und des Epiduralraums vor.

17.4 Klinische Symptomatik

Das Beschwerdebild ist in der Regel uncharakteristisch. Die Patienten beklagen rechtsseitige Oberbauchbeschwerden (75%), Übelkeit und Erbrechen (30%), Gewichtsabnahme (30%). Ein Ikterus liegt in etwa 40% der Fälle vor und beruht auf einer fortgeschrittenen Karzinominvasion des Ductus choledochus. Zwischen 10 und 20% der Gallenblasenkarzinome werden erst bei der histologischen Aufarbeitung der Gallenblase entdeckt, die aufgrund eines symptomatischen Steinleidens entfernt wurde (17).

17.5 Diagnostik

Beim Fehlen von präoperativen Hinweisen unterziehen sich Patienten mit einem Frühstadium der Erkrankung in der Regel bei symptomatischer Cholezystolithiasis einer laparoskopischen Cholezystektomie. Nach einer Literaturübersicht durch Piehler und Crichlow (36) liegt die Inzidenz eines Gallenblasenkarzinoms bei Operationen am Gallengangssystem bei 1,91% (0,55–6,5%). Bei weniger als 30% der Patienten wird die Diagnose präoperativ diagnostiziert und meist nur bei denjenigen mit einer fortgeschrittenen Erkrankung (1, 3, 14, 56).

Bei der Hälfte der Patienten kann ein abdomineller Ultraschall zur Verdachtsdiagnose eines Gallenblasenkarzinoms führen (54). Die CT zeigt gewöhnlich einen Tumor anstelle oder neben der Gallenblase (Abb. 17.**1**).

Mit der Spiral-CT kann das Einwachsen in die angrenzende Leber gezeigt werden (Abb. 17.**2**). Dies zeigt sich bei 70–80% der Patienten. Mit der MRT können die Gallenblasenkarzinome von der angrenzenden Leber sowohl in den T1- als auch T2-gewichteten Bildern unterschieden werden. Die Ausbreitung in das Lig. hepatoduodenale mit einer biliären Obstruktion und/oder Einbeziehung der Pfortader kann gelegentlich durch neuere Verfahren, wie die MR-Cholangiographie (MRCI) mit Kontrastierung der Gefäße erreicht werden.

Ein typisches Ergebnis entweder durch eine perkutane transhepatische oder endoskopische retrograde Cholangiographie ist der Nachweis einer langen Striktur im Bereich des Ductus choledochus. Eine Angiographie kann im Weiteren eine Beteiligung der Pfortader oder der A. hepatica aufzeigen. Ergeben die radiologischen Untersuchungen, dass der Tumor resektabel ist, ist eine zusätzliche Punktion zur histologischen Sicherung nicht erforderlich.

Liegt ein nichtresektabler Situs mit Leber- oder peritonealen Metastasen, einer Beteiligung der Pfortader oder einer ausgedehnten hepatischen Infiltration vor, sollte der Tumor durch eine Biopsie gesichert werden. Eine zytologische Untersuchung der Galle oder eine Bürstenzytologie eines eingeengten Gangs bringt selten einen positiven Tumornachweis. In der Regel führt eine ultraschallgesteuerte oder CT-gestützte Punktion zur Diagnose. Im Rahmen einer Laparoskopie können die Leber, das Peritoneum oder das die Gallenblase umgebende Gewebe gezielt punktiert und hierdurch die Diagnose gesichert werden.

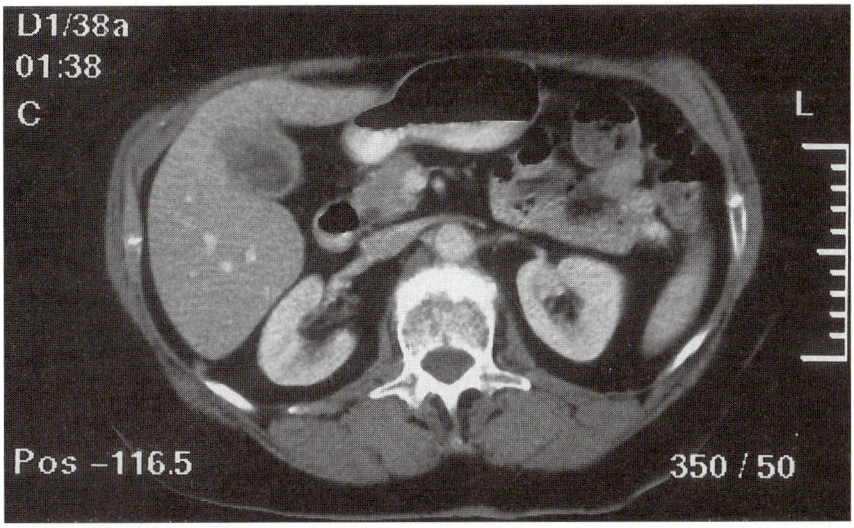

Abb. 17.**1** CT: Präoperative Untersuchung mit suspekter Gallenblase als Zufallsbefund. Die unregelmäßige Wandverdickung lässt den dringenden Verdacht auf ein Gallenblasenkarzinom zu.

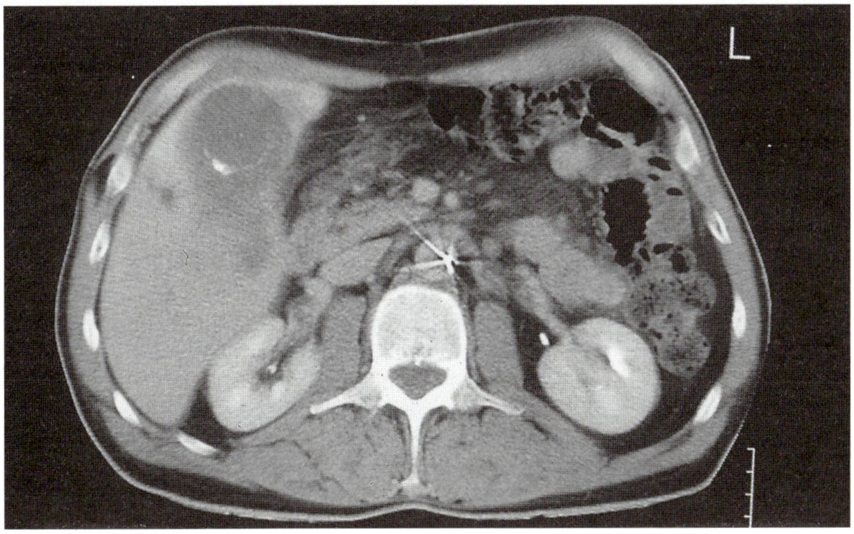

Abb. 17.**2** CT: Tumoröse Leberinfiltration im Bereich des Gallenblasenlagers. Der Befund ist vereinbar mit einem fortgeschrittenen Gallenblasenkarzinom als Primärherd.

17.6 Staging

Die TNM-Klassifikation der AJCC-UICC (American Joint Committee on Cancer – International Union Against Cancer) (22) ist das am weitesten verbreitete und akzeptierte System für das Staging. Diese TNM-Klassifikation und das Staging wurde für das Gallenblasenkarzinom 1987 eingeführt und 1997 modifiziert.

Primärtumor

TX	Primärtumor kann nicht beurteilt werden.
T0	kein Anhalt für Primärtumor
Tis	Carcinoma in situ
T1	Tumor infiltriert Lamina propria oder Muskulatur.
T1a	Tumor infiltriert Lamina propria.
T1b	Tumor infiltriert Muskulatur.
T2	Tumor infiltriert perimuskuläres Bindegewebe, aber keine Ausdehnung über die Serosa oder in die Leber
T3	Tumor durchbricht die Serosa (viszerales Peritoneum) oder direkter Einbruch in ein angrenzendes Organ, oder beides (Ausdehnung 2 cm oder weniger in die Leber)
T4	Tumor mit mehr als 2 cm Ausbreitung in die Leber und/oder in 2 oder mehr Nachbarorgane (Magen, Duodenum, Kolon, Pankreas, Netz, extrahepatische Gallengänge, jede Art von Leberbefall)

Regionale Lymphknoten

NX	Regionale Lymphknoten können nicht beurteilt werden.
N0	keine regionale Lymphknotenmetastasen
N1	Metastasen im Ductus cysticus, pericholedochal und/oder Lymphknoten im Hilusbereich (z. B. im Lig. hepatoduodenale)
N2	Metastasen peripankrean (Kopfbereich), periduodenal, periportal, zöliakal, und/oder Lymphknoten im Bereich der A. mesenterica superior

Entfernte Metastasen

MX	Fernmetastasen können nicht beurteilt werden.
M0	keine Fernmetastasen
M1	Fernmetastasen

2 weitere gebräuchliche Systeme für die Klassifikation sind die Nevin-Klassifikation (30) und die JSPS-Klassifikation (Japanese Society of Biliary Surgery) (18). Sowohl die Nevin-Klassifikation als auch die JSPS-Klassifikation stellen in den Mittelpunkt die lokale Erkrankung. Die Bedeutung der lokalen Lymphknotenbeteiligung wird nur eingeschränkt definiert (22).

Das Überleben der Patienten steht in direkter Relation zum Stadium des Tumors (T), der Lymphknotenbeteiligung (N) und der Metastasen (M). Ebenso ist der histologische Grad der Differenzierung ein wichtiger Faktor für das Überleben. Gerade die Langzeitüberlebenden des Gallenblasenkarzinoms haben gut differenzierte Tumoren.

17.7 Chirurgische Therapie

17.7.1 Carcinoma in situ, Stadium T1a und T1b

Das Management des frühen, zufällig entdeckten Karzinoms (T1) bleibt kontrovers. Während viele Autoren über ein Langzeitüberleben nach einfacher Cholezystektomie ohne Reoperation berichten (5, 42), finden sich jedoch auch Berichte über lokoregionäre Rezidive nach einfacher Cholezystektomie für frühe Karzinome (34). Dies liegt daran, dass einige Patienten mit vermutetem Frühstadium der Erkrankung (besonders die Patienten mit einer Einbeziehung der Muskelschicht, Stadium T1b) in 16% der Fälle eine Lymphknotenbeteiligung haben können, was sich dann als lokalisierte fortgeschrittene Erkrankung darstellt (33, 40, 45, 50).

Aus heutiger Sicht existieren jedoch keine Daten, die eine Überlegenheit einer erweiterten Cholezystektomie insbesondere schon im Stadium T1b aufzeigen. Daher reicht eine einfache Cholezystektomie im Stadium Carcinoma in situ, T1a und T1b aus (2, 24, 26, 29) (Empfehlung der Deutschen Krebsgesellschaft und der Deutschen Gesellschaft für Chirurgie, s. u.).

Untersuchungen zur Laparoskopie beim Gallenblasenkarzinom haben gezeigt, dass die Laparoskopie an sich keinen negativen Einfluss auf die Überlebensrate der betroffenen Patienten hat (49). Sofern die Cholezystektomie laparoskopisch durchgeführt wurde und kein Bergebeutel für die Entfernung der Gallenblase verwendet wurde, muss der Trokarzugang über den die Entfernung der Gallenblase erfolgte, im Rahmen einer Nachoperation exzidiert werden, um eine Tumorausbreitung in den Trokarbereich zu vermeiden (12, 41, 57, 59).

17.7.2 Stadium T2 und höher

Lokoregionales Karzinom bei der Laparoskopie

Zeigt sich ein lokoregionales Karzinom bei der Laparoskopie, so sollte die Laparoskopie beendet und eine offene Cholezystektomie durchgeführt werden. Universeller Zugang bei Gallenblasenkarzinom ist der rechtsseitige Rippenbogenrandschnitt. Der Zugang kann beliebig nach rechts lateral sowie nach links zum Oberbauchquerschnitt erweitert werden.

Für ein Tumorstadium von T2 und höher müssen für einen kurativen Ansatz eine Resektion des Gallenblasenbetts mit einem ca. 3 cm breiten Saum oder eine anatomische Leberresektion (Resektion der Segmente IVb und V) mit Lymphadenektomie entlang des Lig. hepatoduodenale erfolgen (erweiterte Cholezystektomie). Bei Infiltration des Ductus choledochus ist die Mitresektion des Ductus choledochus indiziert (28) (Empfehlung der Deutschen Krebsgesellschaft).

Fortgeschrittenes Karzinom

Besteht aufgrund der präoperativen Diagnostik der Verdacht auf ein Gallenblasenkarzinom, so sollte die Operation primär als offene Operation begonnen werden. Eine Resektion kann nur empfohlen werden, wenn sich der Lymphknotenbefall auf das Lig. hepatoduodenale (N1) beschränkt (46). Der Befall der Lymphknoten im Bereich des Truncus coeliacus, der A. mesenterica superior und der paraaortalen Lymphknoten schließt eine R0-Resektion aus und gibt eine schlechte Prognose vor (42). Eine chirurgische Resektion ist deshalb bei diesen Patienten nicht indiziert.

Aggressive chirurgische Vorgehensweisen, einschließlich ausgedehnter Hepatektomie (13, 26, 55) und/oder einer Pankreatikoduodenektomie (7, 31, 44) wurden bei Gallenblasenkarzinomen angewendet; keine dieser Behandlungen wurde jedoch bisher auf ihre Effektivität in kontrollierten Studien untersucht (2).

Tabelle 17.**1** Übersicht Chemotherapie-Studien (aus 38)

Untersucher/Jahr	Patienten	Substanzen	Ansprechrate (%)
Falkson et al. 1984 (11)	87	5-FU + Nitroso-Harnstoff	9
Harvey et al. 1984 (15)	14	5-FU + Doxorubicin + Mitomycin	28
Taal et al. 1993 (50)	30	Mitomycin	10
Okada et al. 1994 (32)	13	Cisplatin	8
Kajanti et Pyrhonen 1994 (20)	21	Epirubicin + Methotrexat + 5-FU + Leukovorin	0
Takada et al. 1994 (51)	18	5-FU	0
	18	5-FU + Doxorubicin + Mitomycin	0

5-FU: 5-Fluorouracil

17.8 Prognose

Die Prognose hängt entscheidend vom Stadium und der Tumorlokalisation ab.

Stadiengruppierung des Gallenblasenkarzinoms (UICC 1997)

Stadium 0	Tis	N0	M0
Stadium I	T1	N0	M0
Stadium II	T2	N0	M0
Stadium III	T1	N1,N2	M0
	T2	N1,N2	M0
Stadium IVA	T3	jedes N	M0
Stadium IVB	jedes T	jedes N	M1

Im Stadium I der Erkrankung liegt die 5-Jahres-Überlebensrate nach einfacher Cholezystektomie bei mehr als 85% (13). Bei einem Stadium II, III und IV liegt die 5-Jahres-Überlebensrate bei 25%, 10% bzw. 2% (8, 9, 21, 35). Wird im Stadium II eine „erweiterte Cholezystektomie" durchgeführt, so steigt die 5-Jahres-Überlebensrate auf 65% an (37, 60).

17.9 Palliativtherapie

Die Anzahl an publizierten Phase-II-Studien bei Karzinomen im Bereich des Gallenwegsystems ist insgesamt gering. Eine Übersicht von Pitt et. al. (38) aus dem Jahr 1997 zeigt einen Rückblick über die Ansprechraten bei unterschiedlichen Substanzen bei mehr als 10 Patienten, die mit einer Mono- oder einer Kombinationschemotherapie in den 12 Jahren zuvor behandelt wurden (Tab. 17.**1**). Insgesamt ergeben sich lediglich geringe Remissionen (37, 53).

Im Verlauf der Erkrankung kommt es bei den meisten Patienten zu einem Verschlussikterus, der entweder durch einen endoskopischen oder perkutanen Gallengangstent behandelt werden kann. Die Behandlungsoptionen schließen einliegende Plastikendoprothesen oder Metallendoprothesen sowie externe und interne Gallenwegsdrainagen ein. Da die tumorbedingten Strikturen meist proximal im Gallenwegssystem liegen, hat sich die transhepatische Katheteranlage und Stenteinlage als vorteilhaft erwiesen.

17.10 Nachsorge und Rehabilitation

Bisher gibt es keine Daten, die ein spezifisches Nachsorgeprogramm sinnvoll erscheinen lassen.

Interdisziplinäre Leitlinie der Deutschen Krebsgesellschaft und der Deutschen Gesellschaft für Chirurgie

(Zitierbare Quelle: FORUM DKG (13), Dez. 1998, S. 674 – 676
Grundlagen der Chirurgie G82, Beilage zu den Mitteilungen der Dt. Ges. f. Chirurgie Heft 1/1999)

Gallenblasenkarzinom

Die klinischen Symptome sind unspezifisch und umfassen Oberbauchbeschwerden (~ 50%), Ikterus (~ 50%), Gewichtsverlust (~ 30%), Anorexie (~ 20%), Übelkeit und Erbrechen (~ 20%). Die Diagnose eines Gallenblasenkarzinoms ergibt sich nicht selten als Zufallsbefund nach Cholezystektomie wegen eines Gallensteinleidens oder einer Cholezystitis.

1. Prätherapeutische Diagnostik

Notwendige Untersuchungen

Anamnese und klinische Untersuchung
Sonographie Abdomen
Röntgen-Thorax in 2 Ebenen.
Endoskopischretrograde Cholangiographie (ERC) mit Stenteinlage bei Ikterus

Perkutane transhepatische Cholangiographie und Drainage (PTCD) bei erfolgloser ERC und bei zentral gelegenen Tumoren.
Leberfunktionsteste bei Ikterus

Im Einzelfall nützliche Untersuchungen

Spiral-Computertomographie oder Magnetresonanz-Cholangiogramm (MRC).
Weiterführende Diagnostik des Magens, Duodenums oder Kolons bei Verdacht auf Tumorbefall.

2. Präoperative mikroskopische Diagnostik

Die diagnostischen Möglichkeiten bei Patienten mit Verdacht auf ein primäres Karzinom der Gallenblase sind begrenzt. Bei gegebener Operabilität wird eine histologische Sicherung des Karzinoms ggf. intraoperativ vorgenommen.

Therapie

3. Neoadjuvante Therapie

Studien zur neoadjuvanten Therapie bei Gallenblasenkarzinom liegen nicht vor.

4. Chirurgische Therapie mit kurativem Ansatz

Beim Carcinoma in situ (Tis), Mukosakarzinom (T1a) und Primärtumor der Kategorie T1 b (Infiltration der Muscularis) ist die Entfernung der Gallenblase ausreichend. Bei Tumoren der Kategorie T2 und mehr muss die Resektion des Gallenblasenbettes mit einem ca. 3 cm breiten Saum angeschlossen werden oder eine anatomische Leberresektion (Resektion der Segmente IVb und V) mit Lymphadenektomie entlang des Lig. hepatoduodenale durchgeführt werden. Bei Infiltration des Ductus choledochus kann eine Mitresektion des Ductus choledochus indiziert sein. Selten ist bei ausgedehntem Tumor eine Hemihepatektomie möglich und sinnvoll.

5. Intraoperative Schnellschnittdiagnostik

Sie sollte immer bei Verdacht auf Vorliegen eines Karzinoms erfolgen.

6. Vorgehen bei postoperativ nachgewiesenem Gallenblasenkarzinom

Die Cholezystektomie ist bei präinvasivem Karzinom (Tis) und T1-Karzinom ausreichend, sonst Re-Operation entsprechend o. a. Vorgehen. Nach laparoskopischer Cholezystektomie sind die Trokarkanäle bei der Re-Operation zu exzidieren.

7. Postoperative pathohistologische Diagnostik

Die Prognose beim Karzinom der Gallenblase wird wesentlich von der anatomischen Ausbreitung bestimmt, wie sie in der TNM-Klassifikation (3) erfasst wird. An die postoperative histologische Aufarbeitung sind deshalb folgende Minimalanforderungen zu stellen:

1. Histologische Typisierung und Grading der Tumoren nach den Richtlinien der WHO (1).
2. pT-Klassifikation nach den Richtlinien der UICC (3). Hierbei ist besonders auf ein organüberschreitendes Wachstum zu achten: Serosapenetration, Infiltration von Leber, Lig. hepatoduodenale, Omentum und extrahepatischen Gallengängen.
3. Vollständigkeit der lokalen Tumorentfernung: Untersuchung der Resektionsflächen der Leber und des Absetzungsrandes am Ductus cysticus oder der extrahepatischen Gallengänge, retroperitonealer Resektionsrand (lateraler Rand). Bestimmung des minimalen Abstandes zur Resektionsfläche der Leber.
4. Beschreibung des makroskopischen Wachstumsverhaltens, z. B. polypös, solide, diffus-infiltrativ.
5. Der Status der regionären Lymphknoten wird nach der pN-Klassifikation der UICC (3) beschrieben. In jedem Falle sollte die Zahl der untersuchten und der befallenen Lymphknoten angegeben werden. Für eine verlässliche pN0-Diagnose ist die histologische Untersuchung von mindestens 3 Lymphknoten erforderlich.

8. Adjuvante Therapie

Die Wirksamkeit adjuvanter Therapiemaßnahmen bzw. einer postoperativen medikamentösen Tumortherapie ist bisher nicht erwiesen.

9. Palliative Therapie

Bei Beteiligung der intra- und extrahepatischen Gallengänge können endoskopische und interventionell-radiologische Behandlungsverfahren zur Anwendung kommen. Im Einzelfall kann eine chirurgische extrahiläre Gallengangableitung sinnvoll sein (Kap. 18). Bei symptomatischen Patienten in gutem Allgemeinzustand kann eine Chemotherapie erwogen werden.

10. Tumorrezidiv bzw. Fernmetastasen

Beim lokalen Tumorrezidiv bringt eine erneute Resektion nur in Ausnahmefällen Erfolg. Meist sind lediglich palliative Maßnahmen möglich. Das Gleiche gilt für Karzinome mit Fernmetastasen. Bei symptomatischen Patienten in gutem Allgemeinzustand kann eine Chemotherapie erwogen werden.

Nachsorge (2)

Eine verbindliche Empfehlung für die zeitliche und inhaltliche Struktur eines Nachsorgeprogramms kann nicht gegeben werden, da keine kontrollierten Untersuchungen vorliegen, die einen Einfluss eines Nachsorgeprogramms auf die Prognose der Patienten gezeigt haben. Die Nachbetreuung der Patienten sollte auf Anamnese und klinische Untersuchung beschränkt werden. Wenn sich hieraus ein Handlungsbedarf für weiterführende Untersuchungen ergibt, so wären alle diejenigen Untersuchungen zu veranlassen, aus denen sich eine zu erwartende therapeutische Konsequenz ableiten lässt.

Rehabilitation

Der Auftrag der Rehabilitation ist die Sicherung bzw. Verbesserung der Lebensqualität des Betroffenen. Voraussetzung für die Einleitung sind ein definierter Rehabilitationsbedarf und die individuelle Rehabilitationsfähigkeit.

Stationäre Rehabilitationsmaßnahmen sollten soweit notwendig ausschließlich in besonders erfahrenen Tumornachsorgekliniken durchgeführt werden, die mit der speziellen somatischen, psychischen, sozialen oder beruflichen Rehabilitationsbedürftigkeit der Patienten vertraut sind.

Literatur

1. Albores-Saavedra J, Henson DE, Sobin LH. Histological typing of tumours of the gallbladder and extrahepatic bile ducts. 2nd ed. Berlin Heidelberg New York Tokyo: Springer; 1991
2. Hermanek P, Junginger TH, Hossfeld DK, Müller R-P, Fölsch UR. Nachsorge und Rehabilitation bei Patienten mit gastrointestinalen Tumoren. Dtsch. Ärzteblatt 1996, 96 A: 2084 – 2088
3. Wittekind Ch, Wagner G, Hrsg. UICC TNM-Klassifikation maligner Tumoren. 5. Aufl. Berlin Heidelberg New York Tokyo: Springer; 1997

Verfahren zur Konsensbildung

Erstellung durch eine Expertengruppe der

Chirurgischen Arbeitsgemeinschaft für Onkologie (CAO)
Arbeitsgemeinschaft für Internistische Onkologie (AIO)
Arbeitsgemeinschaft für Radiologische Onkologie (ARO)
Arbeitsgemeinschaft für Rehabilitation und Nachsorge (ARNS)

Mitglieder der Arbeitsgruppe waren

Prof. Dr. H.-D. Becker, Tübingen (CAO)
Prof. Dr. F. Borchard, Düsseldorf (Pathologie)
Prof. Dr. M. Büchler, Bern (CAO)
Prof. Dr. W. Dippold, Mainz (DGVS)
Prof. Dr. V. Eckardt, Wiesbaden (DGVS)
Prof. Dr. F. W. Eigler, Essen (CAO)
Prof. Dr. H. Gabbert, Düsseldorf (Pathologie)
Prof. Dr. G. Grabenbauer, Erlangen (ARO)
Prof. Dr. P. Hermanek, Erlangen (ISTO, Pathologie)
Prof. Dr. D. K. Hossfeld, Hamburg (AIO)
Prof. Dr. Th. Junginger, Mainz (CAO)
Dr. P. Kruck, Bad Kreuznach (ARNS)
Prof. Dr. H. J. Meyer, Solingen (CAO)
Prof. Dr. J. Müller, Berlin (CAO)
Prof. Dr. R.-P. Müller, Köln (ARO)
Prof. Dr. P. Neuhaus, Berlin (CAO)
Frau Dr. F. Roelofsen, Essen (CAO)
Prof. Dr. J. Scheele, Jena (CAO)
Prof. Dr. W. Stock, Düsseldorf (CAO)

Beratend haben mitgewirkt

Prof. Dr. P. Helmich, Düsseldorf (DEGAM)
Prof. Dr. W. Hohenberger, Erlangen (CAO)
Prof. Dr. Ch. Wittekind, Leipzig (Pathologie)
Deutsche Gesellschaft für Hämatologie und Onkologie
Deutsche Gesellschaft für Innere Medizin
Deutsche Gesellschaft für Pathologie
Deutsche Gesellschaft für Verdauungs- und Stoffwechselkrankheiten (DGVS)
Deutsche Röntgengesellschaft
Arbeitsgemeinschaft Deutscher Tumorzentren (ADT)
AK Supportive Maßnahmen der Deutschen Krebsgesellschaft

Koordination

Prof. Dr. med. Th. Junginger, Mainz (CAO)
Informationszentrum für Standards in der Onkologie (ISTO) der Deutschen Krebsgesellschaft, Hanauer Landstraße 194, 60 314 Frankfurt/M.

Korrespondenzadresse

Prof. Dr. Th. Junginger
Klinik und Poliklinik für Allgemein- und Abdominalchirurgie der Johannes-Gutenberg-Universität
Langenbeckstraße 1
55 101 Mainz
Erstellungsdatum: November 1999
Revision geplant: Januar 2001

Literatur

1. Araki T, Hihara T, Karikomi M, Kachi K, Uchiyama G. Intraluminal papillary carcinoma of the gallbladder: prognostic value of computed tomography and sonography. Gastrointest Radio 1988; 13: 261
2. Aretxabala XA, Roa IS, Burgos LA, Araya JC, Villaseca MA, Silva JA. Curative resection in potentially resectable tumours of the gallbladder. Eur J Surg 1997; 163: 419
3. Arnaud JP, Casa C, Georgeac C, Serra-Maudet V, Jacob JB, Ronceray J. Primary carcinoma of the gallbladder : review of 143 cases. Hepatogastroenterology 1995; 42: 811
4. Baer HU, Metzger A, Glattli A. Subcutaneous periumbilical metastasis of a gallbladder carcinoma after laparoscopic cholecystectomy. Surg Laparosc & Endosc 1995; 5: 59
5. Bartlett DL, Fong Y, Fortner FG, Brennan MF, Blumgart LH. Long term results after resection for gall bladder cancer. Ann Surg 1996; 224: 639
6. Caygill CPJ, Braddick M, Hill MJ, Knowles RL, Sharp JCM. The association between typhoid carriage, typhoid infection and subsequent cancer at a number of sites. Eur J Cancer Prev 1995; 4: 187
7. Chijiiwa K, Yamaguchi K, Tanaka M. Clinicopathological differences between long term and short term postoperative survivors with advanced gall bladder carcinoma. World J Surg 1997; 21: 98
8. Cubertafond P, Gainant A, Cucchiaro G. Surgical treatment of 724 carcinomas of the gallbladder: results of the French Surgical Association Survey. Ann Surg 1994; 219: 275
9. Donohue J, Nagorney D, Grant C, Tsushima K, Ilstrup D, Adson M. Carcinoma of the gallbladder. Arch Surg 1990; 125: 237
10. Donohue JH, Stewart AK, Menck HR. The National Cancer Data Base Report on carcinoma of the gallbladder, 1989–1995. Cancer 1998; 83: 2618
11. Falkson G, Macintyre JM, Moertel CG. Eastern Cooperative Oncology Group experience with chemotherapy for inoperable gallbladder and bile duct cancer. Cancer 1984; 54: 965
12. Fong Y, Brennan M, Turnbull A, Colt D, Blumgart L. Gallbladder cancer discovered during laparoscopic surgery. Arch Surg 1993; 128: 1054–1056
13. Gall FP, Köckerling F, Scheele J. Radical operations for carcinomas of the gallbladder: present status in Germany. World J Surg 1991; 15: 328

14. Haribhaki SP, Kapoor VK, Gugral RB, Kaushik SP. Staging of carcinoma of the gallbladder: an ultrasonographic evaluation. Hepato-Gastroenterology 1997; 44: 1240
15. Harvey JH, Smith FP, Sehien PS. 5-Fluorouracil, mitomycin and doxorubicin (FAM) in carcinoma of the biliary tract. J Clin Oncol 1984; 2: 1245
16. Henson DE, Albores-Saavedra J and Corle D. Carcinoma of the gallbladder. Histologic types, stage of disease, grade and survival rates. Cancer 1992; 70: 1493–1497
17. Iida F, Kajikawa S, Horigomo N. Evaluation of imaging examination for hepatic invasion of carcinoma of the gallbladder and postoperative patient outcome. J Am Coll Surg 1995; 180: 72
18. Japanese Society of Biliary Surgery. General rules for surgical and pathological studies on cancer of the biliary tract (2nd edn) Tokyo, Kinbara, 1986
19. Jones RS. Carcinoma of the gallbladder. Surg Clin North Am 1990; 70: 1419
20. Kajanti M, Pyrhonen S. Epirubicin-sequential methotrexate, 5-fluorouracil, leucovorin treatment of advanced cancer of extrahepatic biliary system: a phase III study. Am J Clin Oncol 1994; 17: 223
21. Kapoor VK, Benjamin IS. Resectional surgery for gallbladder cancer. Br J Surg 1998; 85: 145
22. Kapoor VK, Sonawane RN, Haribhakti SP, Sikora SS, Saxena R and Kaushik SP. Gall bladder cancer: proposal for a modification of the TNM classification. Eur J Surg Oncol 1998; 24: 487
23. Kim HJ, Roy T. Unexpected gallbladder cancer with cutaneous seeding after laparoscopic cholecystectomy. South Med J 1994; 87: 817
24. Koperna T, Kisser M, Schulz F. Hepatic resection in the elderly. World J Surg 1998, 22: 406
25. Kubota K, Bandai Y, Noi T, Ishizaki Y, Teruya M, Makuuchi M. How should polypoid lesions of the gallbladder be treated in the era of laparoscopic cholecystectomy? Surgery 1995; 117: 481
26. Little JM. A prospective evaluation of computerized estimates of risk in the management of obstructive jaundice. Surgery 1987; 102: 473
27. Miura Y, Ichikawa Y, Ishikawa T, et al. The elevated mRNA content as a potential indicator of precancerous states of the gallbladder mucosa in patients with pancreaticobiliary maljunction. Oncol reports 1998; 5: 845
28. Miyazaki M, Itoh H, Ambiru S, Shimuzu H, Togawa A, Gohchi E. Radical surgery for advanced gallbladder carcinoma. Br J Surg 1996; 83: 478
29. Nakeeb A, Pitt HA. The role of preoperative biliary decompression in obstructive jaundice. Hepato-Gastroenterology 1995; 42: 332
30. Nevin JE, Moran YJ, Kay S, King R. Carcinoma of the gall bladder: staging, treatment, and prognosis. Cancer 1976; 37: 141
31. Ogura Y, Mizumoto R, Isaji S. Radical operations for carcinomas of the gallbladder: present status in Japan. World J Surg 1991; 15: 337
32. Okada S, Ishii „ Nose H. A phase II study of cisplatin in patients with biliary tract carcinoma. Oncology 1994; 51: 515
33. Onoyama H, Yamamoto M, Tseng A, Ajiki T, Saitoh Y. Extended cholecystectomy for carcinoma of the gall bladder. World J Surg 1995; 19: 758
34. Ouchi K, Suzuki M, Tominaga T, Saijo S, Matsuno S. Survival after surgery for cancer of the gallbladder. Br J Surg 1994; 81: 1655
35. Piehler JM, Crichlow RW. Primary carcinoma of the gallbladder. Arch Surg 1977; 112: 26–30
36. Piehler JM, Crichlow RW. Primary carcinoma of the gallbladder. Surg Gynecol Obstet 1978; 147: 929–942
37. Pitt HA, Dooley WC, Yeo CJ, Cameron JL. Malignancies of the biliary tree. Curr Probl Surg 1995; 32: 1
38. Pitt HA, Grochow LB, Abrams RA. Cancer of the Biliary tree. In: DeVita VT, Hellman S, Rosenberg SA, eds. Cancer: Principles & Practice of Oncology. 5th ed. Philadelphia: Lippincott-Raven Publishers: 1997.
39. Pradeep R, Kaushik SP, Sikora SS, Bhattacharya BN, Pandey CM, Kapoor VK. Predictors of survival in patients with carcinoma of the gallbladder. Cancer 1995; 76: 1145
40. Razzetta F, Borgonovo G, Cagnazzo A, Bianchi C, Mattioli FP. Laparoscopic cholecystectomy and gallbladder cancer: a diagnostic and therapeutic dilemma. Eur J of Surg Oncol 1997; 23: 84
41. Sandor J, Ihasz M, Fazekas T, Regoly-Merei J, Batorfi J. Unexpected gallbladder cancer and laparoscopic surgery. Surg Endosc 1995; 9: 1207
42. Shimada H, Endo I, Togo S, Nakano A, Izumi T, Nakagawara G. The role of lymph node dissection in the treatment of gall bladder carcinoma. Cancer 1997; 79: 892
43. Shinkai H, Kimura W, Muto T. Surgical indications for small polypoid lesions of the gallbladder. Am J Surg 1998; 175: 114
44. Shirai Y, Ohtani T, Tsukada K, Hatakeyama K. Combined pancreaticoduodenectomy and hepatectomy for patients with locally advanced gallbladder carcinoma. Cancer 1997; 80: 1904
45. Shirai Y, Yoshida K, Tsukada K, Mutto T. Inapparent carcinoma of the gallbladder. An appraisal of a radical second operation after simple cholecystectomy. Ann Surg 1992; 215: 326
46. Shirai Y, Yoshida K, Tsukada K, Mutto T. Radical surgery for gall bladder carcinoma. Long term results. Ann Surg 1992; 216: 565
47. Singh H, Pandey M, Shukla K. Salmonella carrier state, chronic bacterial infection and gallbladder carcinogenesis. Eur J Cancer Prev 1996; 5: 144
48. Sumiyoshi K, Nagai E, Chijiiwa K. Pathology of carcinoma of the gallbladder. World J Surg 1991; 15: 315
49. Suzuki K, Kimura T, Ogawa H. Is laparoscopic cholecystectomy hazardous for gallbladder cancer? Surgery 1988; 123: 311
50. Taal BG, Audisio RA, Bleiberg H. Phase II trial of mitomycin C in advanced gallbladder and biliary tree carcinoma. An EORTC Gastrointestinal Tract Cooperative Group Study. Ann Oncol 1993; 4: 607
51. Takada F, Kutott „ Matsushiro T. Comparison of 5-fluorouracil, doxorubicin, and mitomycin with 5-fluorouracil alone in treatment of pancreatic-biliary carcinoma. Oncology 1994; 51: 396
52. Toda K, Souda S, Yoshikawa Y, Momiyama T, Ohshima M. Significance of laparoscopic excisional biopsy for polypoid lesions of the gallbladder. Surg Laparosc Endosc 1995; 5: 267
53. Tokoroki T, Iwasaki Y, Orii K. Resection with combined intraoperative radiation therapy (IORT) for stage IV gallbladder carcinoma. World J Surg 1991; 15: 357
54. Tsuchiya Y. Early carcinoma of the gallbladder: macroscopic features and US findings. Radiology 1991; 179: 171
55. Tsukada K, Hatakeyama K, Kurosaki I, Uchida K, Shirai Y, Muto T. Outcome of radical surgery for carcinoma of the gallbladder according to the TNM stage. Surgery 1996; 120: 816
56. Wippenmeyer L, Sharafuddin M, Wolverson M, Heiberg E, Wade T, Shields J. Sonographic diagnosis of unsuspected gallbladder cancer: imaging findings in comparison with benign gallbladder conditions AJR 1995; 165: 1169
57. Wibbenmeyer L, Wade T, Chen R, Meyer R, Turgeon R, Andrus C. Laparoscopic cholecystectomy can disseminate in situ carcinoma of the gallbladder. J Am Coll Surg 1995; 181: 504
58. Yamaguchi K, Chijiiwa K, Ichimaya H. Gall bladder carcinoma in the era of laparoscopic cholecystectomy. Arch Surg 1996; 131: 981
59. Yamaguchi K, Chijiiwa K, Ichimiya H, Sada M, Kawakami K, Nishikata F. Gallbladder carcinoma in the era of laparoscopic cholecystectomy. Arch Surg 1996; 131: 981
60. Yamaguchi K, Chijiiwa K, Saiki S, et al. Retrospective analysis of 70 operations for gallbadder carcinoma. Br J Surg 1997; 84: 200
61. Yang HL, Sun YG, Wang Z. Polypoid lesions of the gallbladder: diagnosis and indications for surgery. Br J Surg 1992; 79: 227

18 Tumoren der extrahepatischen Gallenwege

18.1 Epidemiologie

In den extrahepatischen Gallenwegen liegt die Inzidenz eines Karzinoms bei 7,5 pro 100 000 Einwohner (48). Juden, Indianer und Japaner weisen eine höhere Erkrankungsrate als andere Völker auf. Typischerweise sind Männer häufiger betroffen als Frauen und das Durchschnittsalter liegt zwischen 50 und 80 Jahren. Dieses Karzinom tritt jedoch auch bei jüngeren Patienten im Alter von 20–30 Jahren auf und ist dann meist mit einer primär sklerosierenden Cholangitis assoziiert (7).

18.2 Ätiologie

Es gibt verschiedene Faktoren, die eine mehr oder weniger starke Assoziation mit dem extrahepatischen Gallengangskarzinom aufweisen. Eine deutliche Koinzidenz liegt mit der *Infektion eines Parasiten* vor, die allerdings in unseren Breiten äußerst selten vorkommt. Die Larven des Leberegels (Clonorchis sinensis bzw. Opisthorchis viverrini et felineus) wachsen in den Gallenwegen der Leber heran und führen zu schleimgefüllten zystischen Erweiterungen der Gallengänge (48). Nachfolgende Infektionen können darüber hinaus Leberabszesse verursachen. Die Karzinomentstehung erfolgt offenbar über regeneratorische Epithelhyperplasien, die in einer Dysplasie und einem Karzinom münden können (42).

Die primär *sklerosierende Cholangitis* ist ebenfalls ein relevanter Risikofaktor, da 10–20 % der Patienten mit dieser Erkrankung ein extrahepatisches Gallenwegekarzinom entwickeln (7). Die primär sklerosierende Cholangitis ist wiederum häufig mit einer chronisch-entzündlichen Darmerkrankung assoziiert (Morbus Crohn, Colitis ulcerosa).

Konnatale extrahepatische Gallengangszysten können zu Reflux von Pankreassekret mit ausgeprägten Entzündungen der Zystenwand und rezidivierenden Cholangitiden führen. Vermutlich treten im Gefolge dieser chronischen entzündlichen Reizungen Epitheldysplasien auf, aus denen sich schließlich ein Karzinom entwickeln kann. Weniger eindeutig identifizierte Risikofaktoren für die Entstehung eines extrahepatischen Gallengangskarzinoms sind chronischer Alkohol- und Nikotinabusus sowie die Einnahme von oralen Kontrazeptiva (41). Das Vorliegen einer Cholezystolithiasis scheint mit dem extrahepatischen Gallengangskarzinom nicht assoziiert zu sein. Nur 19–57 % der Patienten, die an einem extrahepatischen Gallengangskarzinom erkranken, sind Gallensteinträger (3).

18.3 Tumorbiologie

Hinsichtlich des Tumorwachstums kann zwischen einem diffus infiltrierenden und einem polypösen Wachstum unterschieden werden. Im Allgemeinen kommt es beim polypösen Typ eher zur Lumenokklusion oder Einengung als beim infiltrierend wachsenden Gallengangstumor. Die Größe der Tumoren wird häufig unterschätzt, da diese sehr schnell in das Lig. hepatoduodenale entlang der Gangstrukturen einwachsen und die Leber infiltrieren.

Problematisch ist die Tatsache, dass Gallengangskarzinome sich diskontinuierlich ausbreiten können bzw. multifokal auftreten. Deshalb kann bei tumorfreien Absetzungsrändern nach einer Resektion nicht ohne Weiteres von Tumorfreiheit ausgegangen werden (48). Extrahepatische Gallengangstumoren wachsen jedoch nicht nur infiltrierend nach proximal Richtung Leber, sondern auch nach distal Richtung Duodenum, Magen und Pankreas. Häufig findet man eine Invasion und Ausbreitung entlang von Perineuralscheiden, die eine frühzeitige Tumorausdehnung bis hin zu paraaortalen Nervengeflechten begünstigen.

18.4 Genetik

Eine familiäre Häufung oder genetische Prädisposition sind beim extrahepatischen Gallengangskarzinom bisher nicht bekannt.

18.5 Pathologie und Pathomorphologie

18.5.1 Adenokarzinome

Der häufigste histologische Typ ist das Adenokarzinom (ca. 80 %), welches vom Epithel der extrahepatischen Gallengänge ausgeht. Die Gallengänge können in ein oberes Drittel mit Ductus hepaticus dexter und sinister bis zu Bifurkation, ein mittleres Drittel mit Ductus hepaticus communis und dem proximalen extrapankreatischen Ductus choledochus sowie in ein unteres Drittel, betreffend den distalen intrapankreatischen Anteil des Ductus choledochus, untergliedert werden.

Das histologische Bild der Adenokarzinome zeigt meist eine gute bis mäßiggradige Differenzierung. Insbesondere im Zusammenhang mit parasitärem Befall der Gallengänge treten Schleim bildende Adenokarzinome auf. Typisch sind Adenomanteile im benachbarten Gallengangsepithel, die dysplastische Veränderungen aufweisen, auf deren Boden das Karzinom im Sinne einer Dysplasie-Karzinom-Sequenz entstanden ist (17).

18.5.2 Seltene histologische Formen

Neben dem beschriebenen Adenokarzinom finden sich eine Reihe von ausgesprochen seltenen histologischen Sonderformen. Hierzu gehört das *Zystadenokarzinom* von dem nur etwa 120 gesicherte Fälle veröffentlicht sind. Dieser zystische Tumor ist durch ein papilläres, Schleim bildendes Epithel ausgekleidet. Das histologische Bild zeigt multilokuläre Zysten bis zu einer Größe von 14 cm, die gegen das angrenzende Lebergewebe durch eine bindegewebige Kapsel abgegrenzt sind. Diese Zysten können serösen, blutigen oder schleimigen Inhalt haben.

Noch seltener sind *Plattenepithelkarzinome* der extrahepatischen Gallenwege. Hiervon sind nur etwa 20 Fälle publiziert (48). Typischerweise tritt dieser Karzinomtyp im Zusammenhang mit Leberzysten und chronischen Cholangitiden auf. Weitere Sonderformen sind *undifferenzierte und kleinzellige Karzinome* und das *pleomorphe, riesenzellige Adenokarzinom*.

Die Stadieneinteilung aller extrahepatischen Gallengangstumoren erfolgt nach der TNM-Klassifikation:

Primärtumor

TX	Primärtumor kann nicht beurteilt werden.
T0	kein Anhalt für Primärtumor
Tis	Carcinoma in situ
T1	Tumor infiltriert subepitheliales Bindegewebe oder fibromuskuläre Schicht.
T1a	Tumor infiltriert subepitheliales Bindegewebe.
T1b	Tumor infiltriert fibromuskuläre Schicht.
T2	Tumor infiltriert perimuskuläres Bindegewebe.
T3	Tumor infiltriert Nachbarstrukturen: Leber, Pankreas, Duodenum, Gallenblase, Kolon, Magen.

Regionäre Lymphknoten

NX	Regionäre Lymphknoten können nicht beurteilt werden.
N0	keine regionären Lymphknotenmetastasen
N1	Metastasen in Lymphknoten am Ductus cysticus, um den Choledochus und/oder am Leberhilus (Lymphknoten des Lig. hepatoduodenale).
N2	Metastasen in Lymphknoten um den Pankreaskopf, in periduodenalen, periportalen, zöliakalen und/oder oberen mesenterialen Lymphknoten.

Fernmetastasen

MX	Fernmetastasen können nicht beurteilt werden.
M0	keine Fernmetastasen
M1	Fernmetastasen

18.5.3 Lokalisation

In ca. 60 % treten Karzinome im proximalen Drittel der Gallengänge auf. Die Tumoren der Hepatikusgabel werden als Klatskin-Tumoren bezeichnet (4, 22). Diese Tumoren werden nach Bismuth klassifiziert (8):

- Bismuth Typ I: Lokalisation am Ductus hepaticus communis ohne Beteiligung des Ductus hepaticus dexter oder sinister (ca. 10 %).
- Bismuth Typ II: Lokalisation des Tumors am Ductus hepaticus dexter und/oder sinister ohne Einwachsen in deren proximale Aufzweigungen (ca. 10 %).
- Bismuth Typ III: Auf einer Seite Einwachsen des Tumors bis an die Segmentabgänge heran (unterschieden wird zwischen IIIa mit Einwachsen rechts und IIIb mit Einwachsen links, ca. 65 %).
- Bismuth Typ IV: Einwachsen des Tumors bis in die Aufzweigungen des Ductus hepaticus dexter und sinister (ca. 15 %).

18.5.4 Präkanzerosen

Als Präkanzerose für das extrahepatische Gallengangskarzinom ist die Epitheldysplasie beschrieben. Die Dysplasien werden histologisch in hoch- und geringgradig unterschieden, je nach Grad der Abweichung vom normalen Zelltyp des Gallengangsepithels. Für den Kliniker hat sich eine Einteilung in keine Dysplasie, fragliche Dysplasie und Dysplasie als sinnvoll erwiesen, da die Dysplasie als Präkanzerose anzusehen ist. Es wird gemeinhin angenommen, dass die Gallengangskarzinome auf dem Boden eine Epitheldysplasie im Sinne einer Dysplasie-Karzinomsequenz entstehen. Die Dauer bis zur Entstehung eines Karzinoms aus einer Dysplasie wird auf 15 Jahre geschätzt (40).

18.5.5 Synchrone Tumoren

Eine typische Assoziation mit anderen Tumoren ist nicht bekannt.

18.6 Screening

Einfache, sinnvolle Screeningmethoden sind für extrahepatische Gallengangstumoren nicht bekannt.

18.7 Klinische Symptomatik

Die klinische Symptomatik ist durch das charakteristische Wachstum der Tumoren geprägt. Hierzu gehört der schmerzlose Ikterus sowie Folgezustände der Cholestase wie Pruritus bzw. Fieber und Schüttelfrost, sofern es zur Infektion kommt. Laborchemisch ist eine Erhöhung der Cholestaseparameter zu erwarten (Bilirubin, Gammaglutamyltransferase [GGT], alkalische Phosphatase [AP]).

Darüber hinaus sind allgemeine unspezifische Zeichen einer Tumorerkrankung wie Gewichtsverlust, Abgeschlagenheit, Appetitlosigkeit und Leistungsknick zu erwarten. Der klinische Untersuchungsbefund ist neben einem Ikterus und einem nicht druckdolenten Abdomen meist unspezifisch und nicht wegweisend. In seltenen Fällen kann eine palpable Gallenblase vorhanden sein.

18.8 Diagnostik

Zielsetzung der Untersuchungen beim extrahepatischen Gallengangskarzinom ist es zunächst einmal, Stenosen in den Gallenwegen exakt zu lokalisieren, um dann, falls möglich, die Histologie zu sichern. Weiterhin sind für die weitere Therapie entscheidend, ob eine chirurgische Resektabilität vorliegt. Diese hängt wiederum sehr stark von der Größe des Tumors, seiner Lage im Gallenwegesystem und seiner Beziehung zu anderen elementaren Strukturen wie Pfortader und Leberarterie ab. Des Weiteren sind Untersuchungen zum Staging erforderlich, die in Abschnitt 18.9 besprochen werden.

18.8.1 Basisdiagnostik

Die Basisdiagnosik umfasst zunächst Laboruntersuchungen, die eine cholestatische Enzymkonstellation zeigen. Hierzu gehört eine Erhöhung des Gesamtbilirubins und des direkten Bilirubins, der GGT und AP, jedoch weniger eine Erhöhung der Glutamat-Oxalacetat-Transaminase (GOT) und Glutamat-Pyruvat-Transaminase (GPT). Die bildgebenden Verfahren sollten einen abdominellen Ultraschall umfassen, der eine intrahepatische Erweiterung der Gallenwege und gegebenenfalls auch eine extrahepatische Cholestase ergeben kann.

Des Weiteren kann je nach Größe des Tumors evtl. bereits im Ultraschall die Diagnose einer tumorösen Raumforderung in der Leberpforte bzw. des Pankreaskopfes gestellt werden. In Verbindung mit der farbkodierten Dopplersonographie können die Gefäße im Bereich der Leberpforte beurteilt werden. Hier kann insbesondere nach Flussinhomogenitäten, z. B. im Sinne einer Pfortaderthrombose, gefahndet werden. Die weiterführende bildgebende Diagnostik sollte eine Computertomographie und/oder eine Magnetresonanztomographie umfassen, um die genaue Ausdehnung und Lokalisation des Tumors genauer beschreiben zu können. Hierzu haben sich moderne Spiral-CT-Untersuchungen mit intravenöser Kontrastmittelgabe durchgesetzt (15).

Aufgrund ihrer Invasivität sind die arterioportale Computertomographie und die arteriell-hepatische Computertomographie eher in den Hintergrund getreten, nicht zuletzt deshalb, weil die Magnetresonanztomographie eine weitere nichtinvasive Diagnostik erlaubt (31).

18.8.2 Weiterführende Diagnostik

Für die Behandlung ist es von besonderer Bedeutung, die exakte Lokalisation der Gangstenose in Bezug auf die Bifurkation mit den entsprechenden Segmentgängen zu kennen. Diese Kenntnis hat einen wesentlichen Einfluss auf die Entscheidung, ob eine Resektabilität vorhanden ist oder ob palliative Drainageverfahren von vornherein indiziert sind. Die optimale Darstellung der Gallenwege ist durch eine endoskopische retrograde Cholangio-Pankreatikographie (ERCP) zu erreichen (31), die gegebenenfalls durch eine Cholangioskopie erweitert werden kann.

Es gibt jedoch Situationen, in denen die ERCP technisch nicht möglich ist. Dies ist zum Beispiel mitunter nach vorausgegangener Billroth-II- oder Whipple-Operation der Fall bzw. bei Stenosen im oberen Gastrointestinaltrakt, die die Endoskopie bis zur Papille unmöglich machen. Für diese Patienten stellt die Gallengangsdarstellung durch eine perkutane transhepatische Cholangiographie eine gute Alternative dar.

Ein neueres bildgebendes Verfahren zur Darstellung der Gallenwege ist die Magnetresonanz-Cholangio-Pankreatographie (MRCP [1, 38]). Mit dieser Methode kann anhand von T2-gewichteten Untersuchungsprotokollen nichtinvasiv eine Darstellung der Gallenwege durchgeführt werden. Jedoch wird bisher mit diesem Verfahren noch nicht die Qualität einer Gallengangsdarstellung erreicht, wie sie mit ERCP bzw. perkutaner transhepatischer Cholangiographie (PTC) zu erzielen ist (20).

Ist im weiteren Verlauf eine chirurgische Resektion geplant, kann bei ausgedehnten Tumoren präoperativ noch eine Angiographie der Oberbauchgefäße mit Splenoportogramm oder ein Dünnschicht-CT hilfreich sein, um tumorbedingte Stenosen der Gefäße der Leberpforte auszuschließen und mögliche Variationen in der Anatomie zu erkennen.

18.8.3 Sicherung der Histologie

Meist imponieren Raumforderungen im Bereich der extrahepatischen Gallenwege typisch, sodass die Gewinnung einer Histologie mitunter nicht unbedingt erforderlich ist. Soll dennoch eine Histologie gewonnen werden, ist neben einer CT-gesteuerten Punktion auch eine Biopsie durch eine perkutane transhepatisch einliegende Drainage (PTCD) und retrograd im Rahmen einer endoskopischen retrograden Cholangiographie (ERC) möglich.

18.9 Staging

Extrahepatische Gallengangstumoren setzen in aller Regel erst sehr spät Fernmetastasen, typischerweise in die Leber, die Lunge oder in das Skelett. Somit sollte im Rahmen des Stagings das Vorliegen von Lungenmetastasen durch Nativ-Röntgendiagnostik oder Computertomographie und eine Skelettmetastasierung durch ein Knochenszintigramm untersucht werden (45). Nach Ausschluss einer Fernmetastasierung ist für die Therapieentscheidung zu einer chirurgischen Resektion bzw. palliativen Drainagemaßnahmen das Vorliegen von Lymphknotenmetastasen und die lokale Ausdehnung entscheidend. Dies kann durch die in Abschnitt 18.8 beschriebenen bildgebenden Verfahren geklärt werden.

18.10 Indikationsstellung

18.10.1 Zielsetzung

Die Behandlung extrahepatischer Gallenwegstumoren hat zum Ziel, den Tumor chirurgisch komplett zu entfernen, da dies das einzige Verfahren darstellt, welches dem Patienten eine Chance auf Heilung gibt. Aber selbst wenn es zum Rezidiv kommt, haben die Patienten, bei denen zunächst eine R0-Resektion möglich war, insgesamt eine bessere Prognose als Patienten, die von vornherein mit palliativer Zielsetzung behandelt wurden (9).

Die palliative Behandlung zielt ganz allgemein darauf ab, dem Patienten ein möglichst langes Überleben mit der Tumorerkrankung bei guter Lebensqualität zu erreichen. Da bei extrahepatischen Gallenwegstumoren in aller Regel nicht die Fernmetastasierung für die Prognose der Patienten verantwortlich ist, steht die Behandlung der lokal durch den Tumor verursachten Probleme im Vordergrund. Hierzu gehört die Beherrschung der Cholestase und deren Folgen wie biliäre Sepsis, Pruritus und Leberinsuffizienz, die durch eine tumorbedingte Verlegung der Gallenwege hervorgerufen wird (32). Ein weiteres Problem ist bei Forschreiten des Tumors die Passagebehinderung im Zwölffingerdarm bzw. allgemein im Abdomen durch eine mögliche Peritonealkarzinose.

18.10.2 Indikation zur Operation

Die Indikation zur Operation ist immer gegeben, sofern eine chirurgisch vollständige Tumorentfernung möglich erscheint (R0-Resektion). Durch eine komplette Entfernung des Tumors liegt eine Heilungschance vor und die Prognose des Patienten ist im Vergleich zu primären Palliativmaßnahmen deutlich günstiger (5, 37). Oft resultiert jedoch eine R1-Situation, da große Sicherheitsabstände nicht einzuhalten sind. Aber selbst bei einer R1-Resektion profitiert der Patient im Allgemeinen durch ein längeres beschwerdefreies Intervall.

Eine R2-Resektion eines Tumors der extrahepatischen Gallenwege ist hingegen onkologisch gegenüber primären Palliativmaßnahmen nicht von Vorteil, sodass derartige chirurgische Eingriffe nicht sinnvoll sind. Die Indikation zu einer Operation (z. B. Anlage einer biliodigestiven Anastomose bei distalem Gallengangskarzinom) kann sich auch im Rahmen von Palliativmaßnahmen ergeben.

18.10.3 Verfahrenswahl

Tumoren der Hepatikusgabel

Für Tumoren der Hepatikusgabel wird das Operationsverfahren entsprechend der Klassifikation nach Bismuth (Abschnitt 18.5.3), also in Abhängigkeit von der Lokalisation gewählt. Tumoren der unterschiedlichen Bismuthtypen können wie folgt chirurgisch angegangen werden:

- Bismuth Typ I und II: Resektion des extrahepatischen Gallengangs (Hepatikusgabel bis zum Pankreasoberrand) und Wiederherstellung der Galleableitung in den Darm durch bilio-digestive Anastomose (nach Roux). Teilweise wird bereits für diese Tumoren eine (erweiterte) Hemihepatektomie rechts empfohlen (34) (Abschnitt 18.11.3).
- Bismuth Typ III: Resektion des extrahepatischen Gallengangs, Hemihepatektomie je nach Tumorlokalisation, gegebenenfalls Resektion des Lobus caudatus. Um eine R0-Situation zu erzielen, können Gefäßresektionen erforderlich sein.
- Bismuth Typ IV: Eine kurative Resektion ist schwierig. Im Rahmen von Studien wurde jedoch auch für dieses Stadium eine chirurgische Therapie versucht (Abschnitt 18.11.3).

Tumoren des mittleren Gallengangsabschnitts (außerhalb von Hepatikusgabel und Pankreas)

Diese Tumoren werden durch eine Resektion des Gallengangs von der Hepatikusgabel bis zum Pankreas und Hepatikojejunostomie behandelt.

Tumoren des distalen Gallengangs (intrapankreatischer Gangabschnitt)

In dieser Lokalisation muss eine partielle Duodenopankreatektomie (Kausch-Whipple-Operation) mit zentralem Absetzungsrand am Ductus hepaticus communis durchgeführt werden.

Palliativoperationen

Sofern es bei fortgeschrittenen Tumorstadien zu einer Behinderung der Speisebreipassage im Duodenum kommt, kann die Anlage einer Gastroenterostomie indiziert sein. Bei nicht vorhandener Resektabilität eines Gallengangstumors im mittleren und distalen Gallengangsdrittel kann zur Galleableitung in seltenen Fällen die Anlage einer biliodigestiven Anastomose sinnvoll

Tabelle 18.1 Prognose des Gallengangskarzinoms nach R0-Resektion

Tumorlokalisation	5-Jahres-Überlebensrate
Distales Drittel	17–34 %
Mittleres Drittel	10–31 %
Proximales Drittel	
Bismuth Typ I und Typ II	10–27 %
Bismuth Typ III	7–31 %
Bismuth Typ IV/ Resektion	2–23 %
Bismuth Typ IV/ Transplantation	12–27 %

sein. Im Allgemeinen kann jedoch die Cholestase weniger invasiv und dennoch hinreichend durch Stenteinlagen im Rahmen einer PTC oder ERC behandelt werden.

18.10.4 Prognose in Abhängigkeit vom Verfahren

Die Prognose der extrahepatischen Gallengangstumoren hängt essenziell davon ab, eine R0-Resektion zu erreichen. Die Ergebnisse nach R0-Resektion sind in Tabelle 18.1 wiedergegeben.

18.10.5 Radikalität und Sicherheitsabstand

Soweit möglich sollten bei der Entfernung extrahepatischer Gallengangstumoren die Prinzipien chirurgischer Tumorbehandlung hinsichtlich Radikalität und größtmöglichem Sicherheitsabstand respektiert werden. Aufgrund der topographischen Nähe vitaler Strukuren z. B. bei Klatskin-Tumoren können diese Prinzipien bei extrahepatischen Gallengangstumoren jedoch häufig nicht in ganzer Konsequenz berücksichtigt werden. Dies trifft insbesondere auf die Einhaltung eines adäquaten Sicherheitsabstandes zu.

18.11 Operative Anatomie

Die extrahepatischen Gallenwege liegen in unmittelbarer Nähe einer Reihe von Strukturen, deren Schonung von vitaler Bedeutung für den Patienten ist. Hierzu gehören insbesondere die Pfortader und die Leberarterie im Lig. hepatoduodenale. Des Weiteren sind den extrahepatischen Gallenwegen das Duodenum, der Pankreaskopf, die Gallenblase und die Leber benachbart.

18.11.1 Zugangswege

Der Standardzugangsweg ist die quere Oberbauchlaparotomie. Sofern hierdurch nur eine ungenügende Exposition erreicht wird, kann dieser Zugang durch eine mediane Laparotomie nach kranial erweitert werden. In manchen Zentren wird allerdings regelhaft nur eine mediane Oberbauchlaparotomie durchgeführt.

18.11.2 Intraoperative Befunderhebung

Intraoperativ müssen zunächst die Strukturen des Lig. hepatoduodenale bis hin zur Leberpforte auspräpariert werden. Erst dann kann definitiv entschieden werden, ob eine Resektabilität vorliegt und welches Operationsverfahren gewählt wird. Eine vorausgehende Laparoskopie kann sicherlich ausgedehnte Lymphknotenmetastasen oder eine evtl. vorliegende Peritonealkarzinose sichern. Für die Abklärung der lokalen Tumorausdehnung scheint dieses Verfahren im Vergleich zur offenen Exploration aufgrund fehlender Palpationsmöglichkeiten jedoch weniger geeignet.

Für die Wahl des weiteren operativen Vorgehens ist es essenziell, intraoperativ die Ausdehnung festzustellen und zu klären, ob der Tumor im proximalen, mittleren oder distalen Drittel des Gallengangs lokalisiert ist. Dies kann oftmals präoperativ trotz subtiler bildgebender Diagnostik nicht mit vollständiger Sicherheit festgestellt werden.

Intraoperativ kann der Tumor im Gallengang in der Regel palpiert werden. In besonderen Fällen kann auch intraoperativ eine Cholangiographie oder -skopie zur Tumorlokalisation oder eine Schnellschnittuntersuchung einer Gewebeprobe aus dem Gallengang durchgeführt werden. Eine Schnellschnittuntersuchung ist im Zweifelsfall immer sinnvoll, um benigne und maligne Stenosen zu differenzieren. Zusätzlich zu einer intraoperativen Cholangiographie kann mitunter auch eine intraoperative Ultraschalluntersuchung für eine exakte Befunderhebung hilfreich sein.

18.11.3 Operationsablauf

Nach der intraoperativen Befunderhebung sollte, sofern möglich, festgelegt werden, ob eine R0-Resektabilität vorliegt oder ob ein palliatives Therapiekonzept indiziert ist. Sofern R0-Resektabilität vorliegt und sich der Tumor im distalen Drittel des Gallengangs, d. h. im Bereich des Pankreaskopfes befindet, ist eine partielle Duodenopankreatektomie nach Kausch-Whipple erforderlich. Die Details dieser Operation sind im Kapitel 19 (Pankreaskarzinom) beschrieben. Bei Tumoren im mittleren Drittel wird die Gallengangsresektion mit biliodigestiver Anastomose gewählt und bei Tumoren im proximalen Drittel (Klatskin-Tumoren) ein Operationsverfahren je nach Lokalisation nach Bismuth (s. o.).

Gallengangsresektion (Tumoren des mittleren Gallengangsdrittels)

Wir empfehlen aus Gründen der Übersichtlichkeit zunächst die Cholezystektomie, sofern der Tumor nicht den Ductus cysticus oder die Gallenblase einbezieht. Danach wird die A. hepatica communis am oberen Pankreasrand freigelegt und eine Lymphadenektomie vom Truncus coeliacus bis zur Leberpforte durchgeführt. Jetzt sollte eine Kocher-Mobilisation von Duodenum und Pankreaskopf erfolgen.

Es erfolgt die Darstellung der Pfortader und des Ductus choledochus. Sinnvollerweise werden diese Strukturen zur Markierung angeschlungen. Der Ductus choledochus wird dann am tiefsten Punkt am Pankreasoberrand durchtrennt und aus der Umgebung unter Mitnahme der Lymphknoten und unter Schonung der Pfortader und Leberarterie Richtung Leberhilus herausgelöst. Im Bereich der Gallengangsbifurkation wird der Ductus hepaticus communis abgetrennt.

Sofern Unsicherheit besteht, ob im tumorfreien Bereich abgesetzt wurde, sollten die Schnittränder im Rahmen einer Schnellschnittuntersuchung auf Tumorfreiheit hin untersucht werden. Die Wiederherstellung des Gallenflusses erfolgt über eine biliodigestive Anastomose zwischen Gallengangsbifurkation und Jejunum typischerweise in Form einer nach Roux-Y ausgeschalteten Jejunumschlinge.

Hepatikusgabelresektion (Tumoren des proximalen Gallengangsdrittels/Bismuth I und II)

Der Übersichtlichkeit halber schlagen wir vor, mit der Cholezystektomie zu beginnen. Dann erfolgt die Präparation der Strukturen des Lig. hepatoduodenale, wobei auf evtl. vorhandene Varianten zu achten ist (A. hepatica, V. portae, Ductus choledochus). Anschließend erfolgt die Durchtrennung des Ductus choledochus knapp am Duodenum. Die Hepatikusgabel kann nun von dorsal her dargestellt werden, sofern der Tumor auf den Gang beschränkt ist. Das Lymph- und Bindegewebe zwischen Gallengang und Leberarterien sowie um die Pfortader wird entfernt.

Die Hepatikusgabel sollte nun vollständig auspräpariert werden. Dies ist meist bis zu den Abgängen der ersten Segmentgallengänge möglich. Spätestens zu diesem Zeitpunkt sollte die Cholezystektomie durchgeführt werden. Bei der Abtrennung von Ductus hepaticus dexter et sinister müssen die Segmentgallengänge mit Haltefäden gefasst werden, um eine Retraktion zu vermeiden. Diese werden später aneinander adaptiert und dann gemeinsam für die biliodigestive Anastomose verwendet. Eine transluminäre Schienung durch eine Drainage kann vorgenommen werden, gilt aber nicht als obligat.

Hepatikusgabelresektion mit Hemihepatektomie links (Tumoren des proximalen Gallengangsdrittels/Bismuth Typ IIIb)

Der erste Teil der Operation entspricht dem Vorgehen bei Bismuth-I- und -II-Tumoren. Nach Präparation und Anschlingen der Hilusgefäße erfolgt die Abtrennung des Ductus choledochus distal. Der rechte Ductus hepaticus wird zusammen mit dem tumortragenden Teil der Hepatikusgabel im Bereich der Segmentgallenabgänge reseziert. Die Segmentgallengänge werden durch Haltefäden markiert. Dann erfolgt die Ligatur bzw. Umstechung der linken Leberarterie und des linken Pfortaderstammes zwischen Klemmen, bevor das Leberparenchym im Sinne einer Hemihepatektomie links durchtrennt wird (Resektion der Segmente 1–4). Die Segmentgallengänge werden abschließend im Sinne einer biliodigestiven Anastomose mit einem Jejunumsegment anastomosiert.

Hepatikusgabelresektion mit Hemihepatektomie rechts (Tumoren des proximalen Gallengangsdrittels/Bismuth Typ IIIa)

Diese Operation verläuft analog zur Hepatikusgabelresektion mit Hemihepatektomie links.

18.11.4 Lymphadenektomie

Zu den regionären Lymphknoten gehören die Lymphknoten am Ductus cysticus und die pericholedochalen, hilären, peripankreatischen (nur Kopfbereich), periduodenalen, periportalen, zöliakalen Lymphknoten sowie jene im Bereich der A. mesenterica superior. Um ein genaues Staging des Tumors zu ermöglichen, wird bei Tumoren der Hepatikusgabel empfohlen, eine komplette Lymphadenektomie im Bereich des Lig. hepatoduodenale bis zum Truncus coeliacus durchzuführen (19). Diese sollte die Mitnahme von Lymphknoten hinter dem Pankreas und Duodenum sowie zwischen Aorta und V. cava einschließen. Ein therapeutischer Gewinn dieses Verfahrens ist jedoch nicht durch Daten belegt.

18.11.5 Rekonstruktion

Die Rekonstruktion des Galleflusses erfolgt durch eine biliodigestive Anastomose. Hierfür wird eine nach Roux-Y ausgeschaltete Jejunumschlinge verwendet.

18.11.6 Komplikationen

Typischerweise können die im Folgenden beschriebenen Komplikationen auftreten.

Nachblutung

Diese können an der Resektionsfläche der Leber oder am Zwerchfell ihren Ursprung haben.

Gallenleckage

Galle kann an der cholangiodigestiven Anastomose oder aufgrund eines nicht anastomosierten Segmentgallengangs austreten. Ein Galleaustritt im Bereich der Anastomose sistiert häufig spontan. Eine Reintervention ist bei übersehenen nicht anastomosierten Segmentgallengängen und nachfolgender galliger Peritonitis indiziert, wobei eine Rekonstruktion technisch anspruchsvoll ist.

Subphrenischer oder subhepatischer Abszess

Hier kann meist eine sonographisch oder CT-gesteuerte Drainageneinlage erfolgen. Eher selten ist eine Reintervention und offene Drainage erforderlich.

Rezidivikterus

Dies ist die typische Spätkomplikation des Hepatikusgabelkarzinoms. Meist ist ein Tumorrezidiv die Ursache. Eine Cholangitis kann oftmals antibiotisch gut beherrscht werden. Seltener finden sich spätere benigne Strikturen der biliodigestiven Anastomosen. Diese müssen hinsichtlich ihrer Dignität per Biopsie abgeklärt werden. Eine Dilatation bzw. Stenteinlage im Rahmen einer PTC oder ERC sind hier therapeutische Optionen.

18.11.7 Postoperative Maßnahmen

Eine adäquate Überwachung und postoperatives Monitoring des Patienten ist erforderlich. Neben früher Mobilisation des Patienten ist eine intensive Atemtherapie und ausreichende Analgesie nötig, um Dystelektasen in den basalen rechten Lungenabschnitten zu vermeiden und einer Pneumonie vorzubeugen. Der Kostaufbau kann in aller Regel zügig erfolgen. Die Behandlung spezieller Komplikationen ist in Abschnitt 18.15 beschrieben.

18.11.8 Studien

Untersuchungen der letzten Jahre aus chirurgischen Kliniken beschäftigen sich insbesondere mit der Frage, wie die Rezidivhäufigkeit bei Tumoren der Hepatikusgabel reduziert werden kann. Bei in kurativer Absicht durchgeführter Hepatikusgabelresektion kommt es bei Bismuth-I- und-II-Tumoren in 76 % zu Lokalrezidiven (29). Da diese Rezidive typischerweise an der hepatischen Resektionsfläche ihren Ursprung haben, wurden Untersuchungen durchgeführt, in denen prinzipiell eine Mitresektion des Lobus caudatus erfolgte (6, 30). Leider führte dieses Verfahren jedoch nicht zu günstigeren Verläufen.

In neueren Untersuchungen wird jedoch berichtet, dass zusätzlich zur Hilusresektion eine ausgedehnte Leberteilresektion wie z. B. eine „rechtsseitige Trisegmentektomie“, d. h. eine Resektion der Segmente 1 sowie 4–8 als Standardverfahren sowohl zu einer Verbesserung der formal kurativen Resektionen (R0) als auch der 5-Jahres-Überlebensrate führte. Hier wurde eine 5-Jahres-Überlebensrate von 57 % erzielt (12, 33, 34). Nach Ansicht der Autoren besteht bei einer reinen Hilusresektion ohne Leberteilresektion keine Aussicht auf kurative Resektion.

Versuche in den 80er Jahren, eine größere operative Radikalität durch totale Hepatekomie und Lebertransplantation zu erzielen, verliefen enttäuschend. In einer Metaanalyse aus 13 Studien, in die insgesamt 56 Patienten eingingen, wurde eine 5-Jahres-Überlebensrate von 5 % angegeben und eine Tumorrezidivquote von 85 % (12). Die Hauptursache liegt sicherlich in der erforderlichen Immunsuppression nach Transplantation, die ein Rezidiv zu begünstigen scheint.

Diese Beobachtungen wurden insbesondere beim hepatozellulären Karzinom gemacht, wo unter Immunsuppression eine signifikant kürzere Zeit bis zur Tumorverdopplung festgestellt wurde (49). Beim extrahepatischen Gallengangskarzinom wurde kürzlich eine Serie von 13 Patienten nach Lebertransplantation einschließlich partieller Duodenopankreatektomie publiziert. 2 Patienten verstarben perioperativ. Von den verbleibenden 11 Patienten überlebten 38 % 5 Jahre und länger (34).

18.12 Multimodale Therapiekonzepte

Etablierte multimodale Therapiekonzepte existieren für das extrahepatische Gallengangskarzinom nicht. In experimentellen Ansätzen wurde versucht, primär nicht oder fraglich R0-resektable Klatskin-Tumoren resezierbar zu machen. Dieses Konzept umfasst 3 Schritte (2): Zunächst wird der noch tumorfreie Teil der Leber präoperativ biliär durch Einlage eines Stents (z. B. im Rahmen einer PTC) drainiert. Anschließend wird der erkrankte Leberanteil vaskulär embolisiert (44). Dies führt zu einer kompensatorischen Hypertrophie der anderen Seite. Nachdem die Hypertrophie des Leberanteils eingetreten ist, der erhalten werden soll, wird die andere Seite einschließlich der entsprechenden Anteile der Gallenwege reseziert. Durch diese Maßnahme lassen sich nach ersten Untersuchungen die Voraussetzungen zur Operation verbessern (21).

18.13 Therapie von Metastasen und Rezidiven

Beim extrahepatischen Karzinom der Gallenwege sind Fernmetastasen eher selten entscheidend für die Gesamtprognose. Problematisch sind meist Lokalrezidive, da diese nur selten kurativ resektabel sind, sodass hier symptomatische Maßnahmen zur Behandlung der zumeist vorliegenden Cholestase notwendig sind (Abschnitt 18.15). Etablierte Konzepte zur Behandlung von Metastasen liegen nicht vor. Somit bleibt unklar, ob eine Resektion bei Lungenmetastasierung, sofern sie möglich ist, dem Patienten einen Vorteil bezüglich seiner Lebenserwartung verschafft.

Die Ansprechraten extrahepatischer Gallengangstumoren auf Strahlen- oder Chemotherapie sind gering, sodass sich hier kaum eine Behandlungsoption eröffnet. In Einzelfällen ist jedoch eine Wirksamkeit dieser Maßnahmen beschrieben worden (46, 47).

18.14 Gesamtprognose

Die Gesamtprognose des extrahepatischen Gallengangskarzinoms ist sehr stark abhängig vom Tumorstadium und den damit verbundenen Behandlungsmöglichkeiten. Unbehandelt versterben die Patienten meist innerhalb von 4 Monaten (24). Wird eine Gallenwegsdrainage mit palliativer Zielsetzung durchgeführt, überleben die Patienten 6 Monate bis ca. 1 Jahr (16, 23). Gelingt hingegen eine Resektion des Tumors mit kurativer Intention, sind 5-Jahres-Überlebensraten von bis zu über 50% möglich (16, 34).

18.15 Palliativtherapie

Eine palliative chirurgische Tumorreduktion bringt gegenüber interventionellen Verfahren mit Stenteinlage keinen Überlebensvorteil und ist somit aufgrund der höheren Morbidität nicht indiziert (43). Ein Stent kann endoskopisch retrograd oder im Rahmen einer Cholangiographie transhepatisch platziert werden (27, 28). Je nach Zentrum finden sich jedoch große Unterschiede hinsichtlich des Erfolgs der interventionellen Drainage (41–91%), der Komplikationen (7–25%) und der Mortalität (3–5%) (37, 43). Limitierend für den Erfolg dieser Palliativmaßnahme sind vor allem das Auftreten von infektiösen Komplikationen (Cholangitis) und unzureichende Drainage (13). Patienten, bei denen beide Seiten der Leber drainiert werden konnten, schneiden hinsichtlich des Überlebens besser ab (10).

Aufgrund der Inhomogenität der vorliegenden Untersuchungen, die meist retrospektiv sind, kann zu einer Rolle der Strahlentherapie als externe Radiatio bzw. nach Stenteinlage als Brachytherapie keine Stellung genommen werden. Einzelne retrospektive Studien, die einen Überlebensvorteil für Stenteinlage und Brachytherapie beschreiben, liegen vor (11, 26).

Hinsichtlich der Chemotherapie liegen ebenfalls keine etablierten Therapiekonzepte vor. Ansprechraten für Mitomycin wurden für 8–31% der Patienten mit kombinierten Protokollen (5-Fluorouracil, Adriamycin, Mitomycin, Cisplatin oder Methyl-CCNU) beschrieben (14, 18, 35).

Aussichtsreich erscheinen hingegen neue palliative Therapieansätze mittels photodynamischer Therapie (PDT) unter Verwendung eines Photosensitizers (Photofrin). Nach Injektion dieser Substanz erfolgt eine intraluminale Photoaktivierung mittels Laser im Rahmen einer Cholangioskopie. In einer ersten Pilotstudie lag die 1-Jahres-Überlebensrate bei Patienten mit inoperablem und nicht drainierbarem Bismuth-III-/-IV-Tumor bei 78% (36). Zukünftige Untersuchungen werden diese Ergebnisse zu überprüfen haben.

18.16 Nachsorge und Rehabilitation

Der Nutzen einer strukturierten Nachsorge zur Rezidivfrüherkennung beim extrahepatischen Gallengangskarzinom, welches kurativ entfernt wurde, ist nicht belegt, da es beim Auftreten eines Rezidivs in aller Regel an geeigneten Möglichkeiten fehlt, dieses effektiv zu behandeln. Die Nachsorge sollte deshalb symptomorientiert erfolgen (19).

18.17 Prävention

Vorsorgeuntersuchungen, wie z. B. beim Mammakarzinom, sind beim extrahepatischen Gallengangskarzinom nicht sinnvoll, da die Inzidenz sehr niedrig ist, einfache Methoden zur Früherkennung nicht zur Verfügung stehen und trotz Behandlung die Prognose in aller Regel begrenzt ist.

Aus der beim Gallengangskarzinom vorhandenen Adenom-Karzinom-Sequenz ergibt sich die Notwendigkeit beim Nachweis eines Adenoms, welches in seltenen Fällen im Rahmen einer ERC oder PTC durch Biopsie histologisch gesichert werden kann, eine Gallengangsresektion anzustreben, um der Karzinomentwicklung zuvorzukommen. Dies gilt auch für Gallengangszysten und zwar spätestens dann, wenn Dysplasien nachgewiesen wurden, da diese als erheblicher prädisponierender Faktor für ein Gallengangskarzinom identifiziert wurden.

Literatur

1. Adam G, Nolte-Ernsting C, Bücker A, et al. Magnetresonanz-Cholangiopankreatikographie zur nichtinvasiven Gangdiagnostik. Deutsches Ärzteblatt 1999; 96: A2297–2301
2. Adler A, Veltzke W, Abou-Rebyeh H et al. Follow-up in patients with Klatskin tumors Bismuth type III after combined stenting, embolization and partial liver resection. Gastroenterology 1997; 112: A 530
3. Altaee MY, Johnson PJ, Farrant JM et al. Etiologic and clinical characteristics of peripheral and hilar cholangiocarcinoma. Cancer 1991; 68: 2051–2055
4. Altemeier WA, Gall EA, Zinninger MM et al. Sclerosing carcinoma of the major intrahepatic bile ducts. Ann Surg 1957; 75: 450–461
5. Becker HD. Kommentar zur Leitlinie der Deutschen Gesellschaft für Chirurgie „Diagnostik und Therapie extrahepatischer Gallengangskarzinome einschließlich Klatskin Tumoren" 1998
6. Bengmark S, Ekberg H, Evander A, Klofver-Stahl B, Tranberg KG. Major liver resection for hilar cholangiocarcinoma. Ann Surg 1988; 207: 120–125
7. Bergquist A, Glaumann, H, Persson B et al. Risk factors and clinical presentation of hepatobiliary carcinoma in patients with primary sclerosing cholangitis: a case-control study. Hepatology 1998; 27: 311–316
8. Bismuth H, Nakache R, Diamond T. Management strategies in resection for hilar cholangiocarcinoma. Ann Surg 1992; 215: 31–38
9. Blumgart LH, Benjamin IS. Liver resection for bile duct cancer. Surg Clin North Am 1989; 69: 323–337
10. Chang WH, Kortan PH, Haber GB. Outcome in patients with bifurcation tumors who undergo unilateral versus bilateral hepatic duct drainage. Gastrointest Endosc 1998; 47: 354–362
11. Costamagna G, Multignani M, Perri V et al. Results of endoscopic iliary drainage in primary tumors of the common bile duct (cholangiocarcinoma). Chir Ital 1995; 47: 18–23
12. Curley SA, Levin B, Rich TA. Management of specific malignancies: liver and bile ducts. In: Abeloff MD, Armitage JO, Lichter AS, Niederhuber JE, eds. Clinical Oncology. New York: Churchill Livingstone 1984: 1305–1372
13. Ducreux M, Liguory CL, Lefebvre JF, et al. Management of malignant hilar biliary obstruction by endoscopy. Results and prognostic factors. Dig Dis Sci 1992; 37: 778–783

14. Falkson G, McIntyre JM, Moertel CG. Eastern cooperative oncology group experience with chemotherapy for inoperable gallbladder and bile duct cancer. Cancer 1984; 54: 965
15. Fleischmann D, Ringl H, Schöfl R et al. Three-dimensional spiral CT cholangiography in patients with suspected obstructive biliary disease: Comparison with endoscopic retrograde cholangiography. Radiology 1990; 198: 861–868
16. Fortner JG, Vitelli CE, Maclean BJ. Proximal extrahepatic bile duct tumors. Arch Surg 1989; 124: 1275–1279
17. Harbison J, Reynolds JV, Sheahan K et al. Evidence for the polyp-cancer sequence in gallbladder cancer. Ir Med J 1997; 90: 98
18. Harvey JH, Smith FP, Schein PS. 5-Fluorouracil, mitomycin and doxorubicin (fam) in carcinoma of the biliary tract. J Cin Oncol 1984; 2: 1245–1248
19. Hermanek P, Junginger T, Hossfeld DK, Müller RP, Fölsch UR. Nachsorge und Rehabilitation bei Patienten mit gastrointestinalen Tumoren. Dt Ärztebl 1999; 96: 1540–1544
20. Hintze RE, Adler A, Veltzke W, et al. Clinical significance of magnetic resonance cholangio-pancreatography (MRCP) compared to endoscopic retrograde cholangiopancreatography. Endoscopy 1997; 29: 1–5
21. Jonas S, Bechstein WO, Keck H, et al. Partial or total resection of the biliary tract-surgical strategies for hilar cholangiocarcinoma. Acta Chir Austriaca 1998; 30: 211–214
22. Klatskin G. Adenocarcinoma of the hepatic duct at its bifurcation within the porta hepatis. Am J Med 1965; 38: 241–256
23. Kremer K, Lierse W, Platzer W, Schreiber HW, Weller S. Gallenblase, Gallenwege. In: Chirurgische Operationslehre. Georg Thieme Verlag Stuttgart; 1990.
24. Kuwayti K, Baggenstoss AH, Stauffer MH et al. Carcinoma of the major intrahepatic and the extrahepatic bile ducts exclusive of the papilla of Vater. Surg Gynecol Obstet 1957; 104: 357–366
25. Leitlinie der Deutschen Gesellschaft für Chirurgie. Diagnostik und Therapie extrahepatischer Gallengangskarzinome einschließlich Klatskin-Tumoren; 1998
26. Leung JT, Kuan R. Intraluminal brachytherapy in the treatment of bile duct carcinomas. Australasian Radiology 1997; 41: 151–154
27. Liu C, Lo C, Lai EC et al. Endoscopic retrograde cholangiopancreatography and endosprothesis insertion in patients with Klatskin tumors. Arch Surg 1998; 133: 293–296
28. Martin DF. Combined percutaneous and endoscopic procedures for bile duct obstruction. Gut 1994; 35: 1011–1012
29. Mittal B, Deutsch M, Iwatsuki S. Primary cancers of the extrahepatic biliary passages. Int J Radiat Oncol Biol Phys 1985; 11: 849–855
30. Mizumoto R, Suzuki H. Surgical anatomy of the hepatic hilum with special reference to the caudate lobe. World J Surg 1988; 12: 2–10
31. Morimoto K, Shimoi M, Shirakawa T, Aoki Y, Choi S, Miyata Y, Hara K. Biliary obstruction: evaluation with three-dimensional MR cholangiography. Radiologie 1992, 183: 578–580
32. Neuhaus H, Heiler K. Nichtchirurgische/palliative Behandlung des zentralen Gallengangskarzinoms. Der Onkologe 1999; 5: 521–527
33. Neuhaus P, Blumhardt G. Extended bile duct resection – a new oncological approach to the treatment of central bile duct carcinomas? Description of method and early results. Langenbecks Arch Chir 1994; 379: 123–12
34. Neuhaus P, Jonas S, Bechstein WO, et al. Extended resection for hilar cholangiocarcinoma. Ann Surg 1999; 230: 808–819
35. Oberfield RA, Rossi RL. The role of chemotherapy in the treatment of bile duct cancer. World J Surg 1988; 12: 105–108
36. Ortner MA, Liebetruth J, Schreiber S et al. Photodynamic therapy of nonresectable cholangiocarcinoma. Gastroenterology 1998; 114: 536–542
37. Polydorou AA, Cairns SR, Dowsett JF, Hatfield AR, Cotton PB, Russell RG. Palliation of proximal malign biliary obstruction by endoscopic endoprothesis insertion. Gut 32; 1991; 685–689
38. Reinhold C, Bret P. Current status of MR cholangiopancreatography. AJR 1996; 166: 1285–1295
39. Rieger R, Wayand W. Yield of prospective, noninvasive evaluation of the common bile duct combined with selective ERCP/sphincterotomy in 1.930 consecutive laparoscopic cholecystectomy patients. Gastrointest Endosc 1995; 42: 6–12
40. Roa I, Araya JC, Villaseca M et al. Preneoplastic lesions and gallbladder cancer: an estimate of the period required for progression. Gastroenterol 1996; 111: 232–236
41. Stalla Yen, Hsieh CC, MacMahon B. Extrahepatic bile duct cancer and smoking, beverage consumption, past medical history, and oral-contraceptive use. Cancer 1987; 59: 2112–2116
42. Thamavit W, Pairojkul C, Tiwawech D, Shirai T, Ito N. Strong promoting effect of Opisthorchis viverrini infection on dimethylnitrosamine-initiated hamster liver. Cancer Lett 1994; 78: 121–125
43. Tompkins RK. Treatment and prognosis in bile duct cancer. World J Surg 1988; 12: 109–110
44. Vogl TJ, Balzer JO, Dette K et al. Initially unresectable hilar cholangiocarcinoma: Hepatic regeneration after transarterial embolization. Radiology 1998; 208: 217–222
45. Vogl TJ, Balzer JO, Hammerstingl R, Diebold T. Die Rolle der Radiologie in der Diagnostik und Therapie des zentralen Gallengangskarzinoms. Der Onkologe 1999; 5: 499–505
46. Wheeler PG, Dawson JL, Nunnerley H, et al. Newer techniques in the diagnosis and treatment of proximal bile duct carcinoma – an analysis of 41 consecutive patients. QJ Med 1981; 199: 247–258
47. Whittington R, Neuberg D, Tester WJ, Benson AB, Haller DG. Protracted intravenous fluorouracil infusion with radiation therapy in the management of localized pancreatico carcinoma: a phase I easter cooperative oncology group trial. J Clin Oncol 1995, 13: 227–231
48. Wittekind C, Tannapfel A. Anatomie und Pathologie des Gallengangskarzinom. Der Onkologe 1999; 5: 482–489
49. Yokohama I, Carr B, Saitsu H, Iwatsuki S, Starzl TE. Accelerated growth rates of recurrent hepatocellular carcinoma after liver transplantations. Cancer 1991; 68: 2095–2100

19 Maligne Pankreastumoren

19.1 Epidemiologie

Das Pankreaskarzinom hat in den letzten Jahren vor allem in den westlichen Ländern an Häufigkeit zugenommen und steht nach einer Statistik des Jahres 1995 an 4. Stelle der Krebstodesfälle in Deutschland. Trotz aller Fortschritte versterben über 90 % der Patienten an ihrer Erkrankung (301).

19.2 Ätiologie

Unter den diskutierten Risikofaktoren ist vermutlich der *Zigarettenrauch* am bedeutsamsten, wobei eine quantitative Abhängigkeit besteht. Schätzungen lassen vermuten, dass etwa 30 % der Pankreaskarzinome nikotinbedingt sind (93, 180). Mehrere Studien lassen auch einen Zusammenhang mit der *Ernährung* vermuten. Fettreiche und fleischreiche Ernährung scheint das Risiko zu erhöhen, während obst- und gemüsereiche Nahrung das Risiko senkt (93, 180, 189). Kontrovers wird dagegen aufgrund unterschiedlicher Studienergebnisse die Bedeutung von Kaffee und Alkohol für die Entstehung des Pankreaskarzinoms diskutiert (93,95).

Ein erhöhtes Karzinomrisiko ist auch bei Patienten mit *chronischer Pankreatitis* anzunehmen. Schätzungen gehen von einem Anteil von 5 % der Pankreaskarzinome aus, die sich auf dem Boden einer chronischen Pankreatitis entwickeln (99). Umgekehrt soll bei ca. 15 % der Patienten mit einer chronischen Pankreatitis ein Pankreaskarzinom entstehen (177).

Ein Zusammenhang von Pankreaskarzinom und *Diabetes mellitus* wird seit langem diskutiert (65, 289). Auch sind berufliche Noxen (insbesondere bei Chemiearbeitern beim Umgang mit Substanzen wie DDT, Benzidine u. a.) bekannt, die ein Karzinom auslösen können (96).

19.3 Genetik

Neben exogenen Faktoren können auch hereditäre Faktoren zur Entstehung eines Pankreaskarzinoms führen. Ein erhöhtes Pankreaskarzinomrisiko wird beim MEN-I-Syndrom und Hippel-Lindau-Syndrom vermutet. Daneben kann das Pankreaskarzinom familiär gehäuft auftreten. Patienten mit hereditärer Pankreatitis entwickeln bis zu ihrem 70. Lebensjahr in bis zu 40 % ein Pankreaskarzinom (178). Der Gendefekt für die hereditäre Pankreatitis ist bekannt (178). Er liegt auf dem Chromosom 7q35 und ist eine Punktmutation im dritten Exon des Trypsinogen-Gens. Die Punktmutation ist eine Transition von Guanin zu Adenin an Aminosäure 117 des Trypsins, welche einen Austausch von Arginin durch Histidin zur Folge hat und die enzymatische Inaktivierbarkeit des Trypsins verhindert. Neuere Untersuchungen gehen von einem Anteil von 3 % hereditärer und 97 % sporadischer Pankreaskarzinome aus (74).

19.4 Pathologie und Pathomorphologie

Gutartige Tumoren des exokrinen Pankreas sind selten. Es handelt sich um seröse und muzinöse Zystadenome, die in bis zu 20 % der Fälle maligne entarten können, und um Papillenadenome. Malignome des Pankreas lassen sich je nach ihrem Entstehungsort in exokrine, endokrine und periampulläre Tumoren (Tumoren der Papille, des intrapankreatischen Choledochus und des Duodenums) unterteilen (155). Zwei Drittel der Pankreaskarzinome sind im Pankreaskopf, ein Drittel im Korpus und Schwanz lokalisiert (116).

Die Mehrzahl der Pankreasmalignome geht vom exokrinen Anteil der Drüse aus und lässt sich in die häufigen duktalen (85 %) und die seltenen nichtduktalen Karzinome unterscheiden, die ihren Ursprung in den Azinuszellen oder im Bindegewebe haben (155). Daneben gibt es andere, nicht eindeutig klassifizierbare Malignome. Pankreasmalignome stellen ein breites Spektrum histologisch und prognostisch unterschiedlich zu bewertender Tumoren dar (Tab. 19.**1**).

19.4.1 Lokale Tumorausbreitung

Exokrine Pankreastumoren breiten sich innerhalb des Ductus pancreaticus nicht weiter als 2 cm von der makroskopischen Tumorgrenze aus. Ein multizentrisches Wachstum wird gelegentlich beobachtet, wobei über dessen Häufigkeit und biologischen Stellenwert aufgrund unterschiedlicher Definition kein Konsens besteht. Pankreaskarzinome wachsen in alle Richtungen und infiltrieren in fast 80 % (116) das Retroperitoneum (Abb. 19.**1**). Die frühe retroperitoneale Infiltration ist verbunden mit einer Infiltration der Perineuralscheide in 85 % (116) und/oder Lymphgefäßinfiltration in 15 % (116), einer Gefäßinfiltration in 32 % (116) und Lymphknotenmetastasen in 63–78,6 % (116, 141, 143, 200, 204) der Fälle.

Tabelle 19.**1** Klassifikation benigner und maligner exokriner Pankreastumoren (155)

Benigne	seröses Zystadenom, muzinöses Zystadenom, intraduktales papillär-muzinöses Adenom
Borderline (Dignität nicht sicher)	muzinös-zystischer Tumor mit moderater Dysplasie, intraduktaler papillär-muzinöser Tumor mit moderater Dysplasie, solider pseudopapillärer Tumor
Maligne	schwere duktale Dysplasie, Carcinoma in situ duktales Karzinom muzinös nichtzystisches Karzinom Siegelringzell-Karzinom adenosquamöses Karzinom undifferenziertes Karzinom gemischt duktal-endokrines Karzinom seröses Zystadenokarzinom muzinöses Zystadenokarzinom intraduktal papillär-muzinöses Karzinom papillär-muzinöses Karzinom Azinuszell-Karzinom Azinuszell-Zystadenokarzinom gemischt azinär-endokrines Karzinom Pankreatoblastom solid-pseudopapilläres Karzinom

19.4.2 Lokalisation und Inzidenz von Lymphknotenmetastasen

Die UICC (116) unterscheidet sowohl beim duktalen als auch beim periampullären Pankreaskarzinom die erste Lymphknotenstation (Abb. 19.**2**): supra- (Nr. 1, 2) und infrapankreatische (Nr. 3, 4) Lymphknoten, pankreatikoduodenale Lymphknoten (vordere Nr. 5, hintere Nr. 8), pylorische Lymphknoten (Nr. 6) sowie Lymphknoten am Milzhilus (Nr. 10) und Pankreasschwanz (Nr. 11) und die Lymphknoten der zweiten Station: proximale mesenteriale Lymphknoten (Nr. 7), Lymphknoten am Ductus choledochus (Nr. 9) und am Truncus coeliacus (Nr. 12).

Die Inzidenz von Lymphknotenmetastasen variiert in Abhängigkeit vom histologischen Typ, der Tumorgröße, dem Differenzierungsgrad, der Lymphgefäßinvasion und dem Ausmaß der Lymphknotendissektion (116).

19.4.3 Duktales Karzinom

Peripankreatische Lymphknoten (Station 1) sind in 8,3–69%, solche der 2. Station in 16,7–38,1% befallen (54, 200, 204). Die dorsal des Pankreaskopfes gelegene Lymphknotengruppe ist in 90% betroffen (204). Bei metastatischem Befall dieser retropankreatischen Lymphknoten sind in 57% weitere Lymphknotenmetastasen nachweisbar (141, 143). In jeweils 18% finden sich im Lig. hepatoduodenale und an der A. hepatica communis sowie in 50% an der A. mesenterica superior und in 21% paraaortal zwischen linker Nierenvene und A. mesenterica inferior Lymphknotenmetastasen. In bis zu 18% werden Lymphknotenmetastasen eines Pankreaskopfkarzinoms am Oberrand des Pankreaskorpus/-schwanz gefunden (54, 200, 204).

Im Gegensatz zu anderen gastrointestinalen Tumoren lassen sich selbst bei pT1 Tumoren in 40–50% Lymphknotenmetastasen tumorfern, z. B. am Stamm der A. mesenterica inferior (87, 116, 199) (Abb. 19.**2**, Tab. 19.**2**), nachweisen.

Peripylorische Lymphknotenmetastasen sind beim duktalen Karzinom in 2,4–12,5% (Tab. 19.**3**) vorhanden, Lymphknotenmetastasen am Magen stellen eine ausgesprochene Rarität dar. Untersuchungen an 112 Operati-

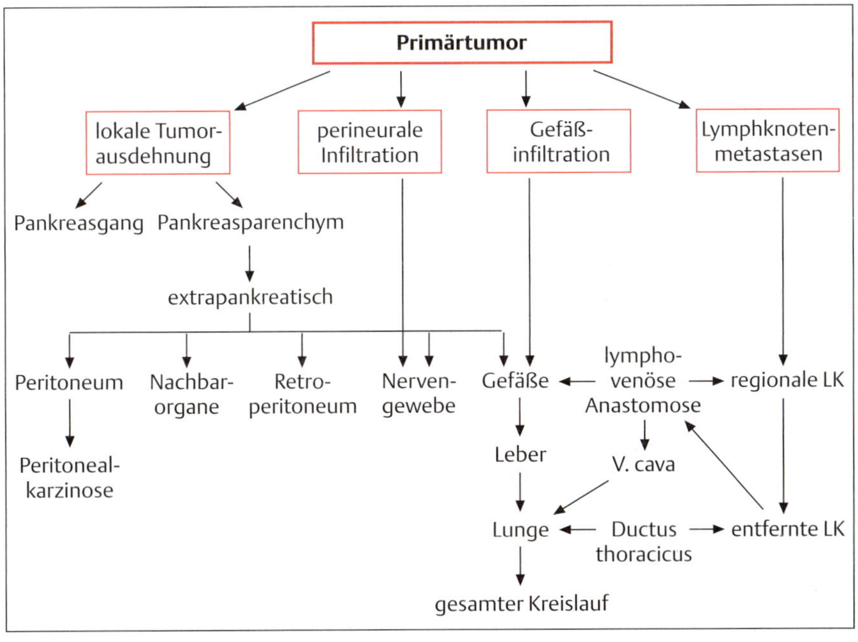

Abb. 19.**1** Tumorausbreitung und Metastasierungswege des Pankreaskarzinoms (nach 116).

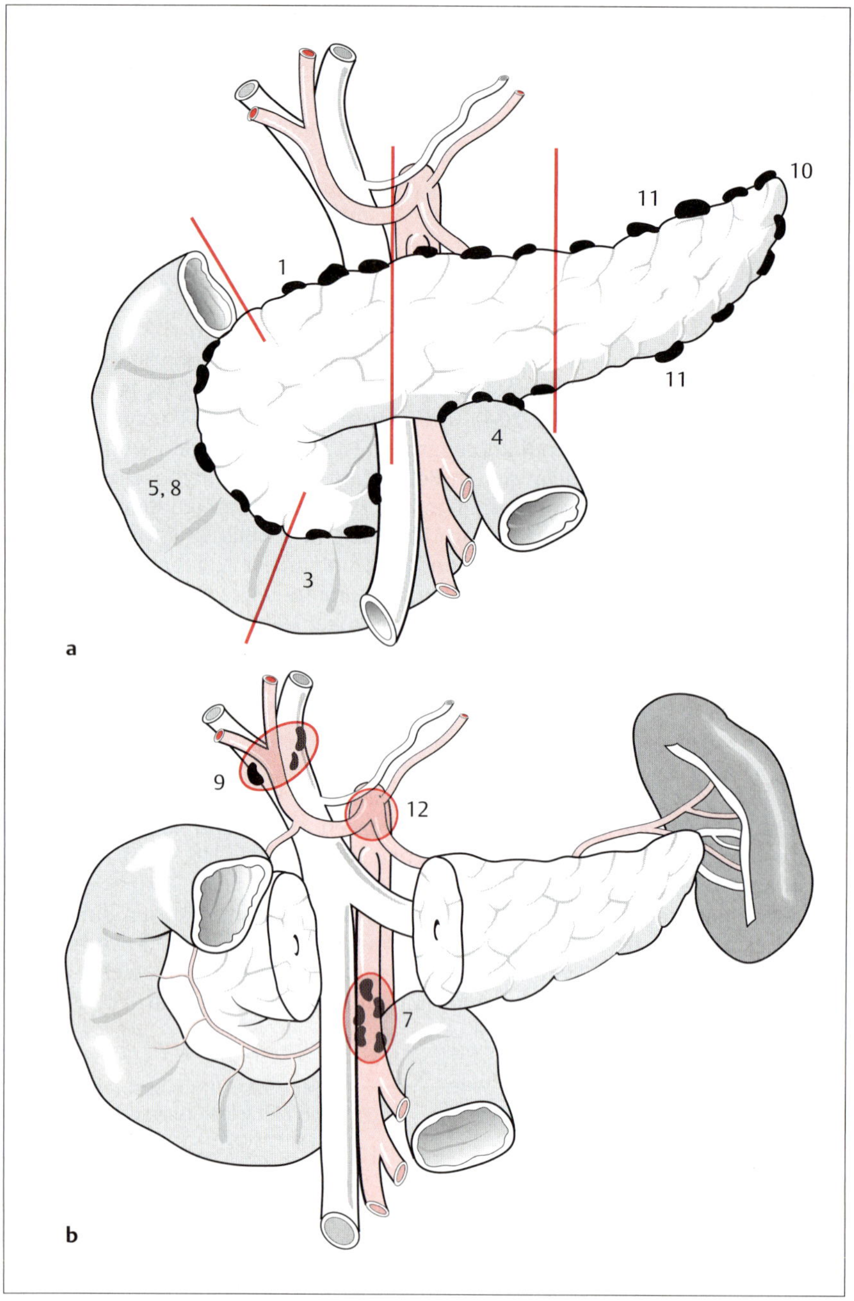

Abb. 19.2 Regionäre Lymphknoten des Pankreaskarzinoms entsprechend der UICC-Klassifikation von 1997 (Nr. 2 peripylorisch, nicht dargestellt).

Tabelle 19.2 Inzidenz und Lokalisation von Lymphknotenmetastasen beim duktalen Pankreaskopfkarzinom (japanische Klassifikation)

	n	Nr. 6 (%)	Nr. 8 (%)	Nr. 9 (%)	Nr. 11 (%)	Nr. 12 (%)	Nr. 13 (%)	Nr. 14 (%)	Nr. 15 (%)	Nr. 16 (%)	Nr. 17 (%)
Nagakawa	42	2,4	14,3	4,8	8,3	21,4	69	38,1	0	16,7	40,5
Nakao	90	14	13	2	18	19	51	23	0	26	39
Cubilla	21	9	47,6	27	23,8	k.A.	55,5	k.A.	k.A.	k.A.	33,3

(Nr. 13 dorsal des Pankreaskopfes, Nr. 14–17 interaortokaval, paraaortal, Mesenterialwurzel)
k.A.: keine Angabe

onspräparaten nach partieller Duodenopankreatektomie wegen eines duktalen Karzinoms wiesen peripylorische Lymphknotenmetastasen in 10% bei pT3 und pT4 Karzinomen, nicht jedoch bei pT1 und pT2 Tumoren nach (26, 29).

19.4.4 Periampulläres Karzinom

Die Inzidenz von Lymphknotenmetastasen ist beim periampullären mit 50–63% (26, 204) niedriger als beim duktalen Karzinom (Tab. 19.**4**). Dennoch werden auch hier Lymphknotenmetastasen an der A. mesenterica superior in 18% (153, 154), im Lig. hepatoduodenale in 12% und sogar paraaortal in 4% beobachtet. Bei periampullären Karzinomen lassen sich keine peripylorischen Lymphknotenmetastasen (26, 204) nachweisen.

19.4.5 TNM-Klassifikation des Pankreaskarzinoms (UICC 1997)

Die TNM-Klassifikation des duktalen und periampullären Pankreaskarzinoms ist im Folgenden dargestellt.

Duktales Pankreaskarzinom (Lokalisation Pankreaskopf, -körper und -schwanz)

Primärtumor

TX Primärtumor kann nicht beurteilt werden.
T0 kein Anhalt für Primärtumor
Tis Carcinoma in situ
T1 Tumor begrenzt auf Pankreas, 2 cm oder weniger in größter Ausdehnung
T2 Tumor begrenzt auf Pankreas, mehr als 2 cm in größter Ausdehnung
T3 Tumor breitet sich direkt in Duodenum, Ductus choledochus und/oder peripankreatisches Gewebe[1] aus.
T4 Tumor breitet sich direkt in Magen, Milz, Kolon und/oder benachbarte große Gefäße[2] aus.

[1] Peripankreatisches Gewebe umfasst das umgebende retroperitoneale Fettgewebe (retroperitoneales Weichgewebe oder retroperitonealer Raum), eingeschlossen Mesenterium (mesenteriales Fett), Mesokolon, großes und kleines Netz und Peritoneum. Direkte Invasion der Gallengänge und des Duodenums schließt Befall der Ampulla Vateri ein.
[2] Benachbarte große Gefäße sind die Pfortader, der Truncus coeliacus und die A. mesenterica superior sowie die A. und V. hepatica communis (nicht die Milzgefäße).

Regionäre Lymphknoten

NX Regionäre Lymphknoten können nicht beurteilt werden.
N0 Keine regionären Lymphknotenmetastasen
N1 Regionäre Lymphknotenmetastasen
N1a Metastase in einem einzelnen regionären Lymphknoten
N1b Metastase in mehreren regionären Lymphknoten
pN0 Regionäre Lymphadenektomie und histologische Untersuchung üblicherweise von 10 oder mehr Lymphknoten.

Die Stadieneinteilung nach UICC 1997 stellt die Abbildung 19.**3** dar.

Periampulläres Karzinom

Primärtumor

TX Primärtumor kann nicht beurteilt werden.
T0 Kein Anhalt für Primärtumor
Tis Carcinoma in situ
T1 Tumor begrenzt auf die Ampulla Vateri oder den Sphincter Oddi
T2 Tumor infiltriert Duodenalwand.
T3 Tumor infiltriert 2 cm oder weniger in das Pankreas.
T4 Tumor infiltriert mehr als 2 cm in das Pankreas oder in andere benachbarte Organe.

Tabelle 19.**3** Inzidenz von peripylorischen Lymphknotenmetastasen beim duktalen Pankreaskopfkarzinom

	Jahr	n	%
Cubilla	1978	1/11	9
Nagai	1986	1/8	12,5
Heise	1994	3/28	10,7
Rothmund	1997	2/24	8,3
Böttger	1999	10/112	9

Tabelle 19.**4** Inzidenz und Lokalisation von Lymphknotenmetastasen beim periampullären Karzinom (japanische Klassifikation)

	n	Nr. 6 (%)	Nr. 8 (%)	Nr. 9 (%)	Nr. 11 (%)	Nr. 12 (%)	Nr. 13 (%)	Nr. 14 (%)	Nr. 15 (%)	Nr. 16 (%)	Nr. 17 (%)
Nakao	49	0	2	2	0	12	28	18	0	4	14
Cubilla	6	0	0	0	0	0	33	0	0	4	14

(Nr. 13 dorsal des Pankreaskopfes, Nr. 14–17 paraaortal, Mesenterialwurzel)

<table>
<tr><td rowspan="2"></td><td colspan="2">(p) M0</td><td rowspan="2">(p) M1</td></tr>
<tr><td>(p) N0</td><td>(p) N1</td></tr>
<tr><td>(p) T1</td><td rowspan="2">I</td><td rowspan="3">III</td><td rowspan="4">IV B</td></tr>
<tr><td>(p) T1</td></tr>
<tr><td>(p) T1</td><td>II</td></tr>
<tr><td>(p) T1</td><td colspan="2">IV A</td></tr>
</table>

Abb. 19.**3** Stadieneinteilung (UICC 1997).

Regionäre Lymphknoten

NX Regionäre Lymphknoten können nicht beurteilt werden.
N0 Keine regionären Lymphknotenmetastasen
N1 Regionäre Lymphknotenmetastasen
pN0 Regionäre Lymphadenektomie und histologische Untersuchung üblicherweise von 3 oder mehr Lymphknoten.

Fernmetastasen

MX Fernmetastasen können nicht beurteilt werden.
M0 Keine Fernmetastasen
M1 Fernmetastasen
Anmerkung: *Die Milzlymphknoten und jene am Schwanz des Pankreas sind nicht regionär; Metastasen in diesen Lymphknoten werden als Fernmetastasen (M1) klassifiziert.*

19.5 Screening

Screeninguntersuchungen zur Erhöhung des Anteils prognostisch günstiger Frühkarzinome sind schwer durchführbar, da eindeutige Risikogruppen nicht zu definieren sind. In Japan erwiesen sich wenig invasive Methoden wie der Tumormarker CA 19–9 und die perkutane Sonographie als nicht Erfolg versprechend. Bei Reihenuntersuchungen an mehr als 10 000 Menschen konnte in maximal 4 Promille beim asymptomatischen Patienten ein Pankreaskarzinom entdeckt werden, und nur in einem Fall war dieses resektabel (119). Bei Patienten mit unspezifischen Oberbauchbeschwerden fand sich in 5–10 % ein Pankreaskarzinom, welches in lediglich 0,5–2 % resektabel war (119, 202, 233). In Familien mit gehäuftem Auftreten von Pankreaskarzinomen sollte ein genetisches Screening empfohlen werden, wobei die diagnostischen und therapeutischen Konsequenzen offen sind.

19.6 Klinische Symptomatik

Typische Frühsymptome des Pankreaskarzinoms gibt es nicht. Teilweise werden jedoch unspezifische Oberbauchbeschwerden angegeben. Die weitere Symptomatik ist abhängig von der Tumorlokalisation, wobei am häufigsten ein Gewichtsverlust, ein „schmerzloser" Ikterus und Schmerzen angegeben werden (Abb. 19.**4**, 19.**5**).

Die Gewichtsabnahme kann Folge der tumorbedingten Gangstenose mit einer verminderten Enzymabgabe und konsekutiver Malabsorption sein. Ein Teil der Patienten reduzieren aber auch die Nahrungszufuhr, um postprandial auftretende Schmerzen zu vermeiden. Die Schmerzen wechseln in ihrer Stärke und können abhängig von der Tumorausbreitung von uncharakteristischen Oberbauchschmerzen bis zu erheblichen Rückenschmerzen variieren. Typisch für die Schmerzen ist ihre Lageabhängigkeit mit Besserung im Sitzen und Verschlechterung im Liegen. Rückenschmerzen können auf eine retroperitoneale Tumorinfiltration in den Plexus coeliacus hinweisen.

Ein Ikterus mit Stuhl und Urinverfärbung sowie begleitendem Pruritus findet sich fast ausschließlich bei Tumoren im Pankreaskopfbereich. Das klassische Courvoisier-Zeichen ist in etwa 70–90 % beim Pankreaskopfkarzinom und in 25 % der Patienten beim Pankreaskorpuskarzinom nachweisbar (228). Eine akute Pankreatitis kann Erstsymptom eines Papillenkarzinoms sein. Eine kurz vor der Karzinomdiagnose aufgetretene endokrine Insuffizienz dürfte durch einen tumorassoziierten, diabetogenen Faktor bedingt sein und sollte an ein Pankreaskarzinom denken lassen (93, 95, 289).

19.7 Diagnostik

Tumormarker, wie z. B. das CA 19–9 haben aufgrund einer Literaturzusammenstellung (25, 27, 233, 242, 244) beim resektablen Pankreaskarzinom eine Sensitivität von 67 %. Bei prognostisch günstigen kleinen Tumoren war in einer prospektiven Untersuchung an 866 Patienten der Tumormarker CA 19–9 selten erhöht (81). Eine Frühdiagnose des Pankreaskarzinoms allein mittels Tumormarker ist daher nicht möglich (27, 244).

Die Sonographie hat eine Sensitivität von zwischen 70 % und 80 %, wobei ein Tumornachweis im Pankreasschwanz aufgrund von Darmgasüberlagerungen nur in 50 % gelingt (Tab. 19.**5**). Verbesserte computertomographische Techniken, insbesondere die Einführung des Doppelspiral-CT bzw. der CT mit Angiographie, ermöglichen in 97 %, den Tumor darzustellen. Bei sehr kleinen Tumoren mit einer Größe von unter 3 cm scheint die ERCP und die Endosonographie nach wie vor Vorteile zu haben (121, 175, 197). Die Sensitivität liegt hier bei 90 % (195, 235) gegenüber 50–80 % der übrigen bildgebenden Verfahren.

Allerdings war in 2 vergleichenden Untersuchungen eine ERCP in 12 % bzw. 14 % technisch nicht möglich – gegenüber in maximal 5 % (Klaustrophobie) der MRT (68,

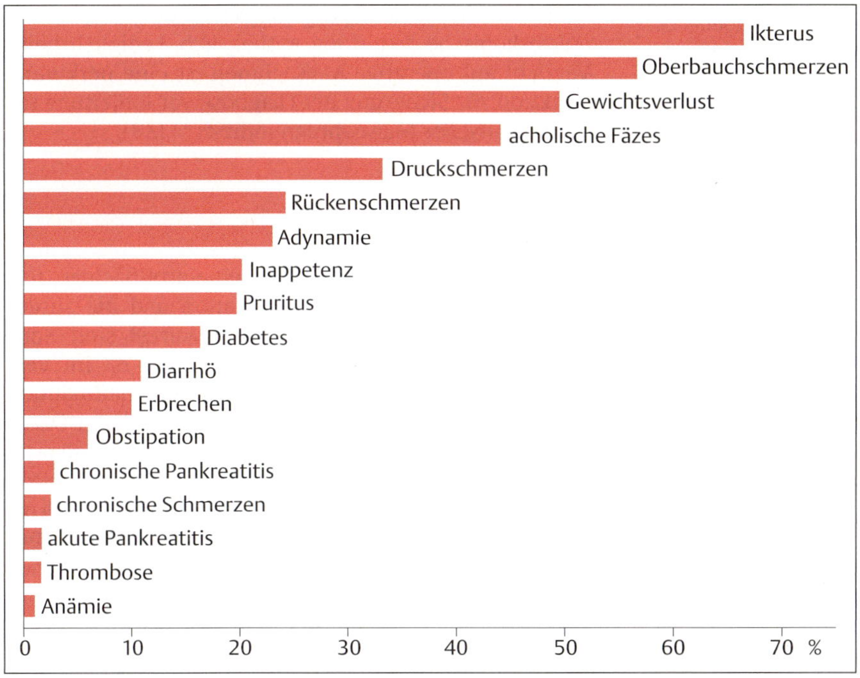

Abb. 19.**4** Symptomatik von Pankreaskopftumoren (nach 229).

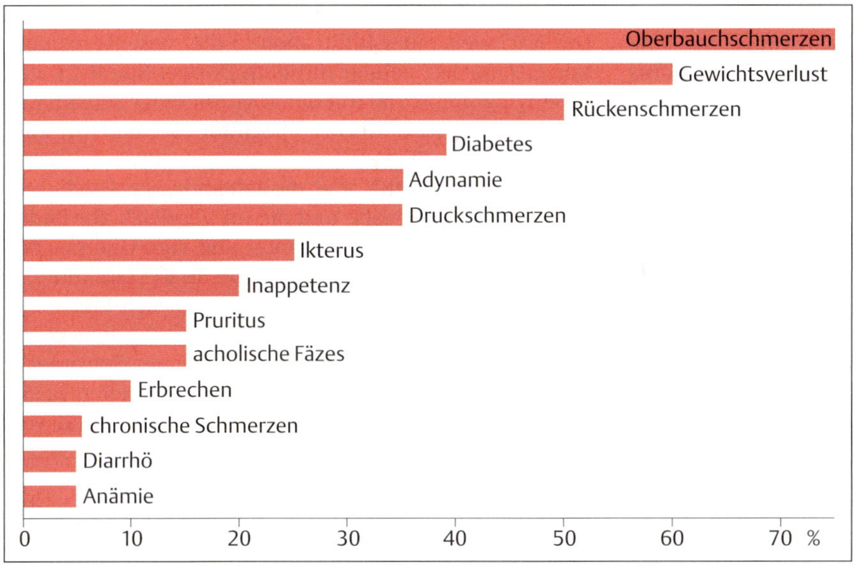

Abb. 19.**5** Symptomatik von Pankreaskorpustumoren (nach 229).

167, 224, 304). Die Darstellung des Pankreas- und Gallengangs mittels Magnetresonanz-Cholangiopankreatikographie (MRCP) hat nahezu die Qualität der ERCP-Bilder erreicht (249). Pathologische Veränderungen können mit einer Sensitivität von 86–97 % dargestellt werden (103, 105, 176, 213, 233, 304).

Die ERCP stellt gegenüber der MRT eine Belastung für den Patienten dar und wird als unangenehm empfunden. Die ERCP ist darüber hinaus ein invasives Verfahren und die häufig vorgenommene Spinkterotomie ist mit einer Morbidität von 10 % und einer 30-Tage-Letalität von 2 % verbunden (82). Aufgrund dessen hat die MRCP in vielen Indikationen die diagnostische ERCP verdrängt (87,103,105). Die fehlende Darstellung der topographisch anatomischen Situation machen die ERCP zur Methode der 2. Wahl in der Diagnostik des Pankreaskarzinoms, falls bei bestehendem Tumorverdacht mit den anderen bildgebenden Verfahren eine Raumforderung nicht nachgewiesen werden kann (138). Dies ist nur noch bei ca. 3–5 % der Patienten notwendig (166).

Periampulläre Tumoren können der perkutanen Sonographie und der Computertomographie bei jedem 4. bzw. 5. Patienten entgehen (25). Selbst in fortgeschrittenen Stadien sind bei dieser Tumorentität häufig

Tabelle 19.**5** Treffsicherheit verschiedener bildgebender Verfahren zum Nachweis eines Pankreaskarzinoms (21, 83, 103, 105, 176, 213, 227, 235, 304)

	Patienten n	Sensitivität (%)	Spezifität (%)
Ultraschall	875	76	91
Spiral-CT	428	97	93
ERCP	565	92	96
Endosonographie	267	91	
MRT	178	91	95

Tabelle 19.**6** Richtige Diagnose der bildgebenden Verfahren in der Beurteilung von unklaren Pankreaskopfraumforderungen (44, 129, 146, 147, 235).

	Ultraschall (%)	CT (%)	ERCP (%)	end. US (%)	PET (%)
Richtige Diagnose	53	61	81	69	80–85

ERCP: endoskopische retrograde Cholangiopankreatikographie
end. US: endoskopischer Ultraschall

nur sekundäre Folgen des Tumorwachstums, wie eine Dilatation des Ductus pancreaticus oder des Ductus choledochus, nachweisbar. Die ERCP und die Endosonographie vermögen in derartigen Fällen den Tumor mit einer Sensitivität von bis zu 96% darzustellen (25, 235).

19.7.1 Differenzialdiagnose

Die Spezifität des Tumormarkers CA 19–9 ist mit 63–80% (25, 242), insbesondere bei Patienten mit einem Verschlussikterus, niedrig. Zur Differenzialdiagnose zwischen einer chronischen Pankreatitis und einem duktalen Karzinom ist er daher nicht geeignet. Die bildgebenden Verfahren einschließlich der ERCP und der PET vermögen ebenso nicht mit ausreichender Sicherheit zwischen einer chronischen Pankreatitis und einem Karzinom zu differenzieren. Die Treffsicherheit liegt hier zwischen 53% und 80% (Tab. 19.**6**).

Die mittels Ultraschall oder CT durchgeführte, gezielte perkutane Aspirationszytologie oder die mittels endoskopischem Ultraschall gewonnene Feinnadelbiopsie hat eine Sensitivität von 60–93% (31, 168, 234, 269, 278). Ein negativer zytologischer Befund kann demzufolge mit hinreichender Sicherheit ein Karzinom nicht ausschließen. Darüber hinaus führt eine perkutane Aspirationszytologie zu einer Tumorzellverschleppung und damit zu einer Verschlechterung der Prognose (258, 295). In 30% konnte Warshaw nach einer perkutanen Biopsie in der intraoperativen Lavage prognostisch ungünstige Tumorzellen nachweisen (295). Smith beobachtete nach Punktion von Pankreaskarzinomen in 1% metastatische Absiedlungen im Punktionskanal (258).

Ist eine Laparotomie geplant, ist die präoperative mikroskopische Sicherung entbehrlich. Lediglich beim Verzicht auf operative Maßnahmen ist eine perkutane Punktion zur Sicherung der Diagnose vor Einleitung tumorspezifischer Maßnahmen indiziert (138).

19.8 Staging

Nachgewiesene Fernmetastasen, eine großflächige, tief reichende retroperitoneale Infiltration und die ausgedehnte Infiltration der Mesenterialwurzel sind Kontraindikationen für eine Tumorresektion, da im Vergleich zu nicht resezierenden Palliativmaßnahmen keine Prognoseverbesserung erzielt werden kann. Darüber hinaus kann ein Verschlussikterus weniger invasiv bei nahezu gleicher primärer Erfolgsquote und guten Langzeitergebnissen endoskopisch oder radiologisch interventionell behandelt werden (25). Bei umschriebenem oder fraglichem Befall der V. mesenterica superior oder der Pfortader kann abhängig von der Gesamtsituation eine Gefäßresektion indiziert sein, um eine R0-Resektion zu erzielen (138).

19.8.1 Beurteilung der Resektabilität

Der Nachweis einer Infiltration in die mesenterikoportale Gefäßachse gelingt mit dem Doppel-Spiral-CT, der CT-Angiographie und mit der MRT mit einer Sensitivität von 80–90% bei ähnlicher Spezifität (58, 84, 167, 222, 227, 281) (Abb. 19.**6**).

Vorteile der MRT sind die fehlende Notwendigkeit der Kontrastmittelgabe und die im Vergleich zur Endosonographie fehlende Invasivität und vom Untersucher unabhängige Befunderhebung (Abb. 19.**6**) (Tab. 19.**7**).

Mithilfe der Endosonographie lässt sich laut einer vergleichenden prospektiven Untersuchung von Rösch eine Infiltration in die Pfortader mit einer Sensitivität von 91% bei einer Spezifität von 97% darstellen (235). Von anderen Untersuchern wird eine Sensitivität von 73–97% bei einer Spezifität von 90% angegeben (24, 25, 157, 169, 212, 235, 256, 279).

Die große Streubreite der Angaben zeigt, dass der endoskopische Ultraschall sowohl hinsichtlich der Durchführung als auch der Interpretation der Bilder erheblicher Erfahrung bedarf. Falsch positive Befunde können durch eine peritumoröse Entzündung vorgetäuscht werden. Falsch negative Befunde können Folge einer schwierigen Darstellung der Mesenterialgefäße sein (233, 235). In 2 neueren Arbeiten konnte kein Unterschied in der Beurteilung der Resektabilität zwischen einem Spiral-CT und der Endosonographie festgestellt werden (121).

Die Angiographie bietet für das Staging aufgrund von vergleichenden Untersuchungen keinerlei Vorteile gegenüber der CT mit Kontrastmittel oder der MRT. Freeny und Traverso wiesen bei 60 Patienten nach, dass CT und Angiographie in 75% in ihrer Beurteilung der lokalen Resektabilität übereinstimmten. In weiteren 20%

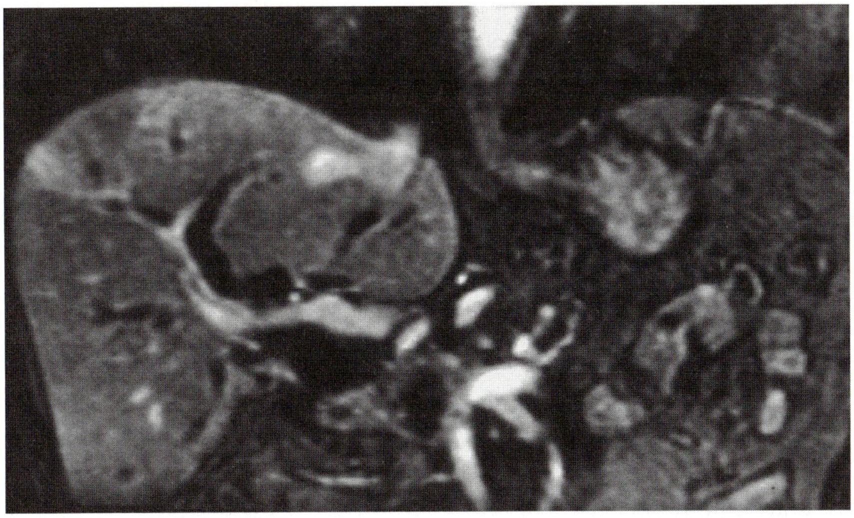

Abb. 19.6 Kernspintomographie: Histologisch nachgewiesenes Pankreaskopfkarzinom mit Infiltration in die Pfortader.

Tabelle 19.7 Vergleich von Computertomographie versus Kernspintomographie in der präoperativen Beurteilung der Resektabilität (Catalano in Helmberger)

	Jahr	Gefäßinfiltration Sensitivität (%)	Spezifität (%)	Lebermetastasen Sensitivität (%)	Spezifität (%)	Resektabilität insgesamt Sensitivität (%)	Spezifität (%)
Megibow	1992						
• konv. CT		47	69			77	50
• MRT		47	68			74	43
Lentschig	1996						
• Spiral-CT		93	97			94	80
• MRT		82	96			94	70
Trede	1997						
• Spiral-CT		42,9	100	71,4	90,6	83,3	70,4
• MRT		81	96	100	91,7	93,3	96,8
Catalano	1995						
• MRT						100	100
Richter	1996						
• Spiral-CT						90,5	100

wurde allein computertomographisch die lokale Nichtresektabilität erkannt, während in 5% lediglich angiographisch Zeichen der lokalen Nichtresektabilität nachzuweisen waren. Jedoch bestanden bei all diesen Patienten weitere Kriterien der Nichtresektabilität, die im CT erkannt wurden (83).

In einer weiteren prospektiven Studie (208) hatte die Angiographie lediglich eine Treffsicherheit von 61% in der Beurteilung der Resektablität. Gefäßanomalien, die bei 11–38% der Patienten zu beobachten sind, stellen keine Indikation für die Angiographie dar, da sie leicht intraoperativ festgestellt werden können (19, 134, 198). Einzelne, vorwiegend japanische Autoren haben mittels intravasaler Endosonographie (perkutan oder intraoperativ) die lokale Resektabilität in kleinen Serien mit einer Sensitivität und Spezifität von über 90% bestimmt.

19.8.2 Intraabdominelle Fernmetastasen

Der präoperative Nachweis von Lebermetastasen oder einer Peritonealkarzinose ist beim Pankreaskarzinom ein diagnostisches Problem. Das klassische CT hat eine Treffsicherheit von lediglich 50% zum Nachweis der für das Pankreaskarzinom typischen kleinen Lebermetastasen (190). Verbesserte computertomographische Techniken (Doppelspirale, Angio-CT) können die Ergebnisse auf über 90% steigern (111, 113, 167); bei schlechter Spezifität: sie beträgt bei Leberläsionen mit einem Durchmesser unter 1,5 cm 50% (21, 137). Dies unterstreicht die Notwendigkeit einer histologischen Sicherung des Verdachts einer Lebermetastasierung, falls dies der einzige Grund einer Nichtresektabilität ist.

19.8.3 Laparoskopie

Besonders von angloamerikanischen Autoren wird eine Laparoskopie zum Staging propagiert (Tab. 19.**8**). In 30% werden beim resektablen Tumor prognostisch ungünstige Tumorzellen in der Peritoneallavage und in ca. 20% Lebermetastasen oder eine Peritonealkarzinose nachgewiesen (293). In Kombination mit dem laparoskopischen Ultraschall wurden bei Patienten, die in den bildgebenden Verfahren einen resektablen Tumor hatten, in 20–65% weitere Kriterien der Nichtresektabilität gefunden und die Resektionsquote konnte auf 90% gesteigert werden (51, 55, 137, 237, 293).

Allerdings ist die chirurgische Laparoskopie ein invasives Verfahren, welches eine Allgemeinnarkose benötigt und mit spezifischen Komplikationen in 2,5% belastet ist (55, 136). Sie wird daher unmittelbar vor einer Laparotomie in der dafür notwendigen Narkose durchgeführt. Alternativ wäre im Rahmen des präoperativen Stagings auch eine Minilaparoskopie in Lokalanästhesie möglich, bei der jedoch eine Ultraschalluntersuchung und eine exakte Revision des Abdomens nicht möglich sind.

Hauptkritikpunkt an diesen Arbeiten ist, dass eine sonographisch vermutete Gefäßinfiltration operativ nicht überprüft wurde und dass keine Angaben zur Qualität der bildgebenden Verfahren gemacht wurden.

Tabelle 19.**8** Änderung des therapeutischen Vorgehens in Abhängigkeit vom Befund der Laparoskopie und des laparoskopischen Ultraschalls

	Laparoskopie (%)	Laporoskopischer Ultraschall (%)	Kombination (%)
Warshaw	24		
John	35	32	65
Cuesta	0	60	60
Arregui	54	21	67
Röthlin	17	17	33
Conlon	35,6		

19.8.4 Diagnostisches Vorgehen

Komplizierte Algorithmen zum Staging des Pankreaskarzinoms haben sich als zeitintensiv, teuer, invasiv und nicht ohne Risiko für den Patienten erwiesen (3, 284). In der Mehrzahl der Fälle kann neben der perkutanen Sonographie durch ein weiteres bildgebendes Verfahren, sei es ein Spiral-CT oder ein MRT, eine hinreichend sichere Aussage zur Resektabilität gemacht werden. Nur in Ausnahmefällen bei bestehendem Tumorverdacht und fehlendem Nachweis oder auch zur Differenzialdiagnose ist eine ERCP notwendig.

Im Zweifel ist nach wie vor eine Probelaparotomie zur Beurteilung der Resektabilität gerechtfertigt. Eine perkutane Aspirationszytologie ist präoperativ aufgrund der niedrigen Sensitivität nicht sinnvoll und führt möglicherweise sogar zu einer Tumorzellverschleppung; allein bei geplanten nichtoperativen palliativen Maßnahmen ist sie vor Einleitung tumorspezifischer Maßnahmen indiziert. Eine Laparoskopie ist dann sinnvoll, falls anhand der bildgebenden Verfahren eine Fernmetastasierung vermutet wird, die mit Hilfe anderer Verfahren histologisch nicht gesichert werden kann (Abb. 19.**7**) (138).

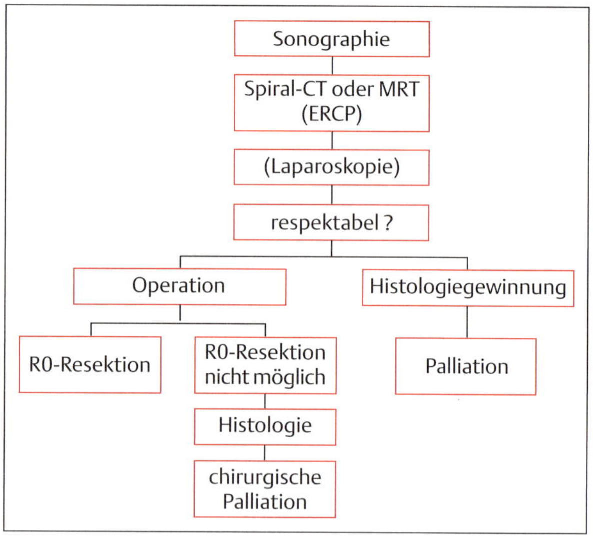

Abb. 19.**7** Diagnostischer Algorithmus beim Pankreaskarzinom.

19.8.5 Präoperative Galleableitung

Die häufig praktizierte Technik der präoperativen Galleableitung führt nicht zu einer Senkung des operativen Risikos, wie mehrere prospektiv randomisierte Studien zeigen konnten (Tab. 19.**9**); vielmehr steigt das Risiko septischer Komplikationen (220).

Ab einem Bilirubinserumspiegel von 20 mg% wird üblicherweise dennoch eine Galleableitung durchgeführt, wobei jedoch keinerlei Studien vorliegen, die deren Wert belegen. Vielmehr zeigen tierexperimentelle und klinische Untersuchungen von Koyama, dass in Abhängigkeit von der Dauer des Verschlussikterus die mitochondriale Funktion der Leberzellen erst nach 4–6 Wochen 40–50% der Norm erreicht (161).

Tabelle 19.9 Prospektiv randomisierte Studien zum Stellenwert der präoperativen Galleableitung beim Verschlussikterus

	Jahr	Komplikationsrate in Abhängigkeit von einer präop. Galleableitung mit %	ohne %	Letalität in Abhängigkeit von einer präop. Galleableitung mit %	ohne %
Hatfield	1982	14	15	14	15
Mc Pherson	1984	33	42	32	19
Pitt	1985	46	53	8	5

Leitlinien der Deutschen Krebsgesellschaft

Prätherapeutische Diagnostik

Die notwendigen Untersuchungen umfassen:

Anamnese und klinische Untersuchung,
Sonographie Abdomen,
Spiral-Computertomographie des Abdomens und Röntgen-Thorax in 2 Ebenen.

Im Einzelfall gehören zu den nützlichen Untersuchungen:

Tumormarker (CA 19–9, CEA),
Kernspintomographie mit ultraschnellen Sequenzen (falls verfügbar kann dieses Verfahren die anderen bildgebenden Verfahren ersetzen),
Magendarmpassage (MDP)/Gastroduodenoskopie bei Verdacht auf Infiltration des Magens oder des Zwölffingerdarms,
ERCP bei unklarer Diagnose und zur passageren Stenteinlage,
Endosonographie zur Beurteilung der lokalen Tumorausbreitung und
Laparoskopie zur Klärung einer Peritonealkarzinose, Lebermetastasierung und Durchführung einer Peritoneallavage für zytologische Untersuchung.

19.9 Indikationsstellung

19.9.1 Zielsetzung

Ziel ist die vollständige Tumorentfernung ohne Residualtumor (R0) mit dem regionalen Lymphabflussgebiet, da nur so eine Chance auf Heilung besteht. Dies ist jedoch nur in 11–20 % aller Patienten mit einem Pankreaskarzinom möglich (8, 122, 123). R1 oder R2 Resektionen haben keine günstigere Prognose als alleinige palliative Maßnahmen (26, 40, 309). Allein bei symptomatischen neuroendokrinen Tumoren kann eine Tumorreduktion zur Besserung der Symptomatik indiziert sein (86).

19.9.2 Indikation zur Operation

Ob der Patient einer Tumorresektion zugeführt wird, ist vom Ergebnis des Tumorstagings und von seiner Komorbidität abhängig.

Fernmetastasen in Leber, Lunge oder Peritoneum sowie Lymphknotenmetastasen außerhalb des regionären Lymphabflusses schließen einen resezierenden Eingriff mit kurativer Zielsetzung aus. Das Gleiche gilt für eine breite Tumorinfiltration in den Truncus coeliacus oder die A. mesenterica superior. Hingegen schließt eine partielle Infiltration in die V. mesenterica superior oder die Pfortader eine Resektion nicht grundsätzlich aus. In Abhängigkeit vom Allgemeinzustand kann hier die Tumorresektion unter Mitnahme der tumorinfiltrierten Vene indiziert sein.

Andererseits schließt ein negativer zytologischer oder histologischer Befund bei begründetem Tumorverdacht eine Resektion nicht aus (138), da falsch negative Befunde in bis zu 30 % (42) beschrieben werden. Ist eine Inoperabilität aufgrund der bildgebenden Verfahren bekannt, sollte beim Fehlen einer Magenausgangsstenose auf nichtoperative palliative Maßnahmen zurückgegriffen werden.

19.9.3 Prognose in Abhängigkeit vom Verfahren

Partielle versus totale Duodenopankreatektomie

Die totale Duodenopankreatektomie wurde vor allem in den 70er Jahren unter der Vorstellung der Vermeidung einer komplikationsträchtigen Pankreatikojejunostomie sowie der Ausschaltung eines möglichen multifokalen Tumorwachstums (34, 164, 248) propagiert. Prospektiv randomisierte Untersuchungen, welche die partielle mit der totalen Duodenopankreatektomie hinsichtlich Morbidität, Mortalität und Prognose vergleichen, fehlen.

Tabelle 19.**10** Mortalität und Prognose nach totaler bzw. partieller Duodenopankreatektomie wegen eines Pankreaskarzinoms

	Jahr	n	Letalität (%)		Prognose
			partielle Entfernung	totale Entfernung	p
v. Heerden	1988	190	4	10	n.s.
Bakkevold	1993	108	9	18	n.s.
Sarr	1993	203	4	6	n.s.
Swope	1994	299	8	8	n.s.
Baumel	1994	593	8	17	n.s.
Warshaw	1995	160	0	0	k.A.
Takahashi	1995	141	10	9	n.s.
Ihse	1996	125	3	27	n.s.

n.s.: nicht signifikant
k.A.: keine Angabe

Die bislang publizierten retrospektiven Arbeiten (Tab. 19.**10**) auch der letzten Jahre zeigen, dass die totale Entfernung des Pankreas mit einer höheren Morbidität und Letalität belastet ist als die partielle Duodenopankreatektomie, ohne dass ein Überlebensvorteil zu erkennen ist. Darüber hinaus treten Probleme mit der Diabeteseinstellung bei 25 % der Patienten nach totaler Duodenopankreatektomie auf und 14 % haben eine schwere Malabsorption (12).

Nur in Situationen, bei denen mit einer partiellen oder subtotalen Pankreatektomie aufgrund der intraoperativen Schnellschnittuntersuchung keine vollständige Tumorentfernung (R0-Resektion) möglich ist oder eine sichere Anastomose mit dem Pankreas nicht gewährleistet erscheint, hat die totale Duodenopankreatektomie ihre Berechtigung (138). Andererseits kann bei sehr weichem Pankreas mit gutem Ergebnis auch auf eine Anastomose verzichtet werden, falls der Gang okkludiert (z. B. Ethibloc) und eine Zieldrainage eingelegt wird.

Pankreaslinksresektion

Tumoren des Pankreaskörpers oder -schwanzes sind lediglich in 15–22 % resektabel; bei den übrigen bestehen bereits zum Zeitpunkt der Diagnose Fernmetastasen oder der Tumor ist lokal nicht kurativ resektabel (71). Die mediane Überlebenszeit nach Pankreaslinksresektion betrug in einer aktuellen Umfrage in Frankreich 4,5 Monate mit einer 3-Jahres-Überlebensrate von 3 % (71).

Stellenwert der Lymphadenektomie

Ishikawa beschrieb 1988 in einem historischen Vergleich einen Vorteil der erweiterten Lymphknotendissektion gegenüber der einfachen Entfernung von peripankreatischen Lymphknoten. Nach so genannter R2-Resektion betrug die 3-Jahres-Überlebensrate 38 % gegenüber 13 % derjenigen ohne erweiterte Lymphknotendissektion (131). In der Folgezeit wurden vor allem von japanischen Autoren diese Vorgehensweise empfohlen und Überlebensvorteile gesehen (201).

Eine unlängst publizierte retrospektive multizentrische Analyse der japanischen Erfahrungen von Mukaiya über 483 Patienten konnte bei einer 3-Jahres-Überlebensrate von 29 % nach R0-Resektion jedoch in keinem Tumorstadium einen prognostischen Gewinn durch eine erweiterte Lymphknotendissektion aufzeigen (196). Eine Angabe zur Anzahl der jeweils entfernten Lymphknoten fehlt.

Eine europäische multizentrische, prospektiv randomisierte Studie von Pedrazolli (216) über 81 Patienten verglich die standardisierte Lymphknotendissektion, die lediglich die erste Lymphknotenstation umfasste, mit der erweiterten, bei der in Anlehnung an Ishikawa auch im Bereich des Lig. hepatoduodenale, interaortakaval, linksaortal bis zur A. mesenterica inferior und eine zirkuläre Dissektion des Truncus coeliacus und der A. mesenterica superior durchgeführt wurden.

Die Prognose war unabhängig vom Ausmaß der Lymphknotendissektion. Bei retrospektiver Analyse allein der Patienten mit Lymphknotenmetastasen hatten diese einen leichten Überlebensvorteil, der sich in der multivariaten Analyse jedoch nicht mehr bestätigen ließ (216). Hauptkritikpunkt an dieser Studie ist der multizentrische Charakter und die geringe Zahl der entfernten Lymphknoten der erweiterten Lymphknotendissektion (19,8 ± 15,1) gegenüber der standardisierten (13,3 ± 8,3).

Yeo verglich an einem Zentrum in einer ebenfalls prospektiv randomisierten Studie bei 114 Patienten die standardisierte Lymphknotendissektion mit der erweiterten (308). Die standardisierte Lymphknotendissektion unterschied sich nicht von der von Pedrazolli. Bei der erweiterten Lymphknotendissektion erfolgte die Dissektion nur im unteren Anteil des Lig. hepatoduodenale, es wurde immer eine distale (30–40 %) Magenresektion durchgeführt und retroperitoneal wurde die Lymphknotendissektion von der Höhe des rechten Nie-

Tabelle 19.**11** Prospektiv randomisierte Studien zum Stellenwert der Lymphknotendissektion beim Pankreaskarzinom

	n	1-JÜL %	2-JÜL %	4-JÜL %	sign.
Pedrazzoli et al.					
• standardisierte Dissektion	38	50,6	22,2	7,4	n.s.
• erweiterte Dissektion	39				
Yeo et al.					
• standardisierte Dissektion	53	77	47		n.s.
• erweiterte Dissektion	56	83	56		

JÜL: Jahres-Überlebensrate

renhilus bis nach linksaortal und bis zur A. mesenterica inferior vorgenommen. V. und A. mesenterica superior wurde zirkulär freipäpariert.

Die Anzahl der entfernten Lymphknoten unterschied sich signifikant mit 16 versus 27. Bei einer 1- und 2-Jahres-Überlebensrate von 77% und 47% für die einfache Lymphknotendissektion gegenüber 83% und 56% für die erweiterte Lymphknotendissektion konnte in keinem Tumorstadium, auch nicht bei lymphknotenpositiven Patienten ein prognostischer Vorteil der erweiterten Lymphknotendissektion nachgewiesen werden (Tab. 19.**11**).

Die vorliegenden Studien zeigen zunächst, dass eine einheitliche Definition der erweiterten Lymphknotendissektion fehlt. Dennoch wird deutlich, dass für die erweiterte Lymphknotendissektion, trotz einer Zunahme des Anteils an R0-Resektionen, bislang ein Überlebensvorteil für die Patienten nicht eindeutig belegt werden konnte. Vielmehr zeigt sich, dass nach zirkulärer Dissektion der A. mesenterica superior mit Entfernung des Nervenplexus und der Lymphbahnen ein Teil der Patienten über eine medikamentös nicht ausreichend beherrschbare Diarrhö klagen, die die Lebensqualität erheblich einschränkt (115, 196).

Pyloruserhaltende Duodenopankreatektomie

Die Lebensqualität kann nach Kausch-Whipple-Operation bei ca. 10–20% der Patienten durch ein Dumpingsyndrom als Folge der Magenteilentfernung sowie einer mangelnden Gewichtszunahme eingeschränkt sein (8, 16, 174, 188, 299). Mehrere Autoren wiesen nach, dass die Sekretion gastrointestinaler Hormone wie Gastrin, Sekretin und Cholecystokinin nach magenerhaltender Operation im Gegensatz zum Standardverfahren im Normbereich sind (8, 158, 275, 299). Als Folge der erhaltenen gastralen Funktion erreichen ca. 95% der Patienten nach pyloruserhaltender Resektion und lediglich 50% der Patienten nach Whipple-Operation ihr präoperatives Ausgangsgewicht (158).

Das Argument, dass nach pyloruserhaltender Resektion (PPPD) vermehrt Magenentleerungsstörungen beobachtet werden, konnte in vergleichenden retrospektiven Untersuchungen nicht bestätigt werden (Tab. 19.**12**). Vielmehr ist die Entwicklung einer Magenentleerungsstörung meist Folge von Komplikationen von Seiten der Pankreatikojejunostomie. Erythromycin scheint einen positiven Effekt auf die Magenentleerung nach Pankreaskopfresektion zu haben (307).

Tabelle 19.**12** Inzidenz von Magenentleerungsstörungen nach Duodenopankreatektomie

	Jahr	Whipple %	PPPD %
Cameron	1987	28	29
v. Heerden	1988	33	28
Grace	1990		27
van Berge	1997	34	37
Schoenberg	1997	10	10
Mosca	1997	4,7	19,4
Böttger	1999	10	7

PPPD: pyloruserhaltende Duodenopankreatektomie

Die pyloruserhaltende Resektion ist aufgrund retrospektiver sowie einer prospektiven Untersuchung funktionell der Whipple-Operation überlegen (75, 294, 298). Unter rein onkologischen Gesichtspunkten konnte in ausschließlich retrospektiven Untersuchungen sowohl bei den duktalen als auch bei den periampullären Tumoren prognostisch kein Unterschied zwischen beiden Operationsverfahren festgestellt werden (214) (Tab. 19.**13**).

Allein Roder führte jedoch eine stadienabhängige Differenzierung durch und er wies im Gegensatz zu anderen nach, dass beim duktalen Karzinom im Stadium UICC III, nicht jedoch im Stadium UICC I, ein prognostischer Unterschied nachweisbar war (230). Diese Erfahrungen werden durch pathohistologische Untersuchungen unterstützt, die beim duktalen Karzinom in ca. 10% peripylorische Lymphknotenmetastasen finden. Diese Lymphknotenmetastasen werden ausschließlich bei pT3- und pT4-Tumoren und nicht bei pT1- und pT2-Tumoren und nicht bei periampullären Karzinomen beobachtet (26, 226), sodass zumindest in frühen Tumorstadien auch beim duktalen Karzinom die pyloruserhaltende Resektion der klassischen Whipple-Operation onkologisch gleichwertig ist.

Tabelle 19.**13** Vergleich der medianen Überlebenszeit in ausschließlich retrospektiven Untersuchungen zwischen Whipple-Operation und pyloruserhaltender Resektion beim duktalen und periampullären Pankreaskarzinom

Autor	**n**	**Whipple mediane ÜLZ**		**pyloruserhalt. Res. mediane ÜLZ**		**Signifikanz**	
		duktal Monate	**periamp. Monate**	**duktal Monate**	**periamp. Monate**	**duktal p**	**periamp. p**
Grace	26	12		14		n.s.	
Belli	38	17		21		n.s.	
Klinkenbijl	91	12	k.A.	13	k.A.	n.s.	n.s.
Roder	110	16	22	9	18	<0,05	n.s.
Kozuschek	68	12	36,5	18	43,2	n.s	n.s.
Heise	52	10		12		n.s.	
Zerbi	137	15	23	17	k.A.	n.s.	n.s.
Mosca	221	15,5	47,5	15	44,5	n.s.	n.s.
Takada	46	12		12		n.s.	
Takao	49		41		46		n.s.

ÜLZ: Überlebenszeit
k.A.: keine Angabe
n.s: nicht signifikant

Tabelle 19.**14** Prognose nach Pankreasresektion mit Pfortaderresektion beim Pankreaskarzinom

Autor	**Jahr**	**Anzahl n**	**R1-Resektion**	**Überlebenszeit gesamt (R0/R1) Monate**
Christophe	1991	4		11
Trede	1992	36		12
Ishikawa	1992	35		9
Launois	1993	9		6,1
Takahashi	1994	79	24 (38 %)	18
Allema	1995	20	17 (85 %)	8
Keck	1995	18		9
Nakao	1995	89		8
Harrison	1996	58	15 (27 %)	13
Roder	1996	31	22 (71 %)	8
Yeo	1997	10		22
Böttger	1997	10	3 (30 %)	13
Baulieux	1999	20		12

Pfortaderresektion

Eine scheinbare Tumorinfiltration lateral oder dorsal in die mesenterikoportale Gefäßachse ist, meist zu einem Zeitpunkt, wenn nach Durchtrennung des Pankreas auf der Pfortader der „point of no return" überschritten ist, der häufigste unerwartete intraoperative Befund bei der partiellen Duodenopankreatektomie (59, 283, 284). Tatsächlich bestätigt sich jedoch nach Pfortaderresektion histologisch der Tumorbefall nur in 44–85 % (11, 203, 232). Eine Überlebenszeit von mehr als einem Jahr wird nur dann beobachtet, falls histologisch keine Tumorinfiltration vorliegt (59, 203) oder sich diese auf einen umschriebenen Bezirk beschränkt (11, 40, 107, 277) (Tab. 19.**14**).

Findet sich eine zirkuläre Infiltration der Pfortader oder der V. mesenterica superior, so unterscheidet sich die Prognose nicht von der alleiniger palliativer Maßnahmen (203, 277). In einem Drittel der Patienten sind die Schnittränder nach Pfortaderresektion nicht tumorfrei, sodass eine prognostisch ungünstige R1-Resektion resultiert.

Papillenexzision

Der Stellenwert einer alleinigen Papillenexzision wird beim Papillenkarzinom kontrovers diskutiert. Prospektiv randomisierte Untersuchungen zu dieser Fragestellung fehlen (32, 39, 223).

19.9.4 Verfahrenswahl

Die am häufigsten durchgeführte Operation beim Pankreaskopfkarzinom ist die partielle Duodenopankreatektomie (Operation nach Kausch-Whipple) mit der Entfernung des regionalen Lymphabflussgebiets (1. Lymphknotenstation) und Freidissektion der V. cava, der interaortakavalen Lymphknoten und des rechten und dorsalen Anteils der A. mesenterica superior. Die totale Duodenopankreatektomie führt demgegenüber zu keiner Prognoseverbesserung und ist mit der Notwendigkeit der Insulintherapie belastet (Tab. 19.**10**).

Indikationen zur pyloruserhaltenden Duodenopankreatektomie sind periampulläre Karzinome und auf das Pankreas beschränkte duktale Karzinome (138, 226). Nicht indiziert ist die pyloruserhaltende Operation bei Befall des Duodenums oder anderer benachbarter Strukturen.

Leitlinien der Deutschen Krebsgesellschaft

Zielsetzung und Kontraindikationen

Ziel der operativen Therapie ist die Tumorentfernung im Gesunden einschließlich des regionalen Lymphfabflussgebiets (R0-Resektion).
Nachgewiesene Fernmetastasen (einschließlich Metastasen in den nichtregionären Lymphknoten), eine großflächige tief reichende retroperitoneale Infiltration und die ausgedehnte Infiltration der Mesenterialwurzel sind Kontraindikationen für eine Tumorresektion, da im Vergleich zu nicht resezierenden Palliativmaßnahmen keine Prognoseverbesserung erzielt werden kann. Bei umschriebenem oder fraglichem Befall der V. mesenterica superior oder der Pfortader kann in Abhängigkeit von der Gesamtsituation eine Gefäßresektion indiziert sein, um eine R0-Resektion zu erzielen. Gleiches gilt für umschriebene oder fragliche Infiltration von Magen, Milz oder Kolon.

Karzinome des Pankreaskorpus und -schwanzes sind wegen der verspäteten Diagnose häufig lokal inoperabel. Das Verfahren der Wahl bei resektablem Tumor ist eine erweiterte Linksresektion, gegebenenfalls auch eine totale Duodenopankreatektomie und Splenektomie mit Entfernung der regionalen peripankreatischen Lymphknoten und der am Truncus coeliacus sowie an der A. mesenterica superior befindlichen Lymphknoten.

Ein eingeschränkt radikales Vorgehen als endoskopisch oder konventionell durchgeführte Papillenexzision kann bei Präkanzerosen oder bei kleinem Papillenkarzinom (T1, Durchmesser <1 cm, gut differenziert) und hohem Operationsrisiko eines radikalchirurgischen Vorgehens vertretbar sein, da pathomorphologische Aufarbeitungen von Operationspräparaten zeigen, dass die Prognose beeinflussende Lymphknotenmetastasen bei pT1-Tumoren in maximal 4–6,7 % nachweisbar sind (20, 26, 302) und bei kleiner als 1 cm großen, gut differenzierten Papillenkarzinomen Lymphknotenmetastasen die Ausnahme darstellen (20, 306). Grundsätzlich sollten jedoch auch beim Papillenkarzinom keine chirurgischen Kompromisse auf Kosten der Operationsradikalität eingegangen werden, da Rezidive in den seltensten Fällen noch einmal kurativ zu behandeln sind.

19.9.5 Radikalität und Sicherheitsabstand

Ein Sicherheitsabstand von 2 cm ist aufgrund der begrenzten intrapankreatischen Ausbreitung des Pankreaskarzinoms ausreichend (116). Tumorfreie Resektionsränder am Gallengang und zum Pankreaskorpus sollten immer möglich sein. Sehr viel schwieriger ist es jedoch, aufgrund des frühzeitigen organüberschreitenden Wachstums und der damit verbundenen Perineuralscheiden- und Lymphgefäßinfiltration, retroperitoneal eine R0-Resektion zu erreichen (116). Das retroperitoneale Fett- und Bindegewebe sollte daher bis auf die V. cava und die linke Nierenvene komplett entfernt werden. Diese erweiterte Lymphknotendissektion wird nach wie vor von einigen Chirurgen favorisiert, da der Anteil von R0-Resektionen steigt und möglicherweise Untergruppen profitieren könnten.

19.10 Operative Therapie

19.10.1 Chirurgische Anatomie

Entwicklungsgeschichtlich stammt das Pankreas aus einer dorsalen und einer ventralen Anlage, die im Laufe der Embryogenese zu einer Anlage verschmelzen. Die arterielle Versorgung erfolgt über Äste aus dem Truncus coeliacus und der A. mesenterica superior. Der venöse Abfluss erfolgt über die Milzvene, V. mesenterica superior und Pfortader. Der Lymphabfluss des Pankreaskopfes erfolgt im Wesentlichen über 3 Wege (61, 70, 104, 200, 243):

- Die Lymphgefäße des oberen Teiles des Pankreaskopfes ziehen in Richtung A. hepatica communis.
- Die Lymphgefäße des mittleren Kopfanteils verlaufen horizontal gemeinsam mit den gastroepiploischen Blutgefäßen. Sie enden in Lymphknoten, die um den Stamm der A. mesenterica superior liegen.
- Die Lymphgefäße aus dem unteren Abschnitt des Pankreaskopfes ziehen zunächst hinter die A. mesenterica superior, um dann dorsal der A. mesenterica superior weiter nach kranial zu einem zentralen Lymphknoten zu verlaufen, der rechts vom Truncus coeliacus und der A. mesenterica superior liegt. In diesen hinteren Lymphknoten mündeten 2 Abflusswege der Hinterfläche des Pankreas. Diesen posterioren Lymphknoten kommt damit eine bedeutende Rolle als Grenzlymphknoten der Hinterfläche des Pankreas zu (61, 243).

Lymphbahnen und Lymphknoten entlang der A. hepatica communis enden an einem Lymphknoten, der dem posterioren Lymphknoten anliegt. Dieser ventrale Knoten ist der erste Sammellymphknoten für die Vorderfläche des Pankreas und ist direkt mit dem anliegenden posterioren Lymphknoten verbunden. Die beiden großen Lymphknoten zwischen Truncus coeliacus und der A. mesenterica superior sind vermutlich die erste gemeinsame Lymphstation des Pankreaskopfes (61, 243). Der Processus uncinatus und Anteile des dorsalen Pankreaskopfes werden auch direkt in die interaortakavalen Lymphknoten drainiert (200) (Abb. 19.**2**).

Leitlinie der Deutschen Krebsgesellschaft

Operationsverfahren

Das Ausmaß der Operation am Pankreas richtet sich nach der Lokalisation des Tumors. Bei Resektionen ist ein makroskopischer Sicherheitsabstand des Pankreasparenchyms von mindestens 2 cm anzustreben. Die Tumorfreiheit der Resektionfläche ist im Schnellschnitt zu überprüfen, bei Tumorbefall erfolgt situationsabhängig entweder die Nachresektion oder die totale Duodenopankreatektomie. Die Beurteilung der R0-Resektion durch den Pathologen ist besonders retroperitoneal erschwert, sodass hier eine Markierung am Operationspräparat erfolgen sollte.

19.10.2 Zugangswege

Die quere Oberbauchlaparotomie hat sich als günstigster Zugangsweg bewährt (284). Bis zur Klärung der Operabilität reicht ein kleiner Zugang bis zur Mittellinie aus, der dann bei bestehender Operabilität auf die kontralaterale Seite verlängert wird. Nach vorausgegangener medianer Laparotomie kann auch über diesen Zugang der Eingriff vorgenommen werden.

19.10.3 Intraoperative Befunderhebung

Die intraoperative Exploration hat die Aufgabe, eine eventuelle Fernmetastasierung in Leber oder Peritoneum aufzudecken und die lokale Operabilität zu klären. Die intraoperative Befunderhebung erfolgt dabei schematisch und umfasst folgende Schritte:

1. Exploration des Abdomens zum Ausschluss einer Peritonealkarzinose bzw. einer Tumorinfiltration am Mesokolonansatz. Ein so genannter „Krebsnabel", d. h. eine Tumorinfiltration am Treitz-Band, deutet meist eine Inoperabilität an (284).
2. Inspektion und bimanuelle Palpation der Leber, gegebenenfalls auch intraoperative Sonographie, zur Klärung einer Lebermetastasierung.
3. Ausgedehntes Kocher-Manöver, wobei das retroperitoneale Gewebe am Präparat verbleibt und die V. cava sowie die linke Nierenvene bis zur Aorta frei liegen. So können die interaortokavalen Lymphknoten beurteilt werden. Ein Befall dieser Lymphknotengruppe ist prognostisch einer Fernmetastasierung gleichzusetzen – ebenso wie Lymphknotenmetastasen am Truncus coeliacus.
4. Durchtrennung des Lig. gastrocolicum mit Eröffnung der Bursa omentalis und Überprüfung der V. mesenterica superior. Palpation des Pankreaskopfes und des Processus uncinatus und Beurteilung der Beziehung des Tumors zur mesenterikoportalen Gefäßachse. Eine dorsolaterale Infiltration in die Pfortader lässt sich jedoch häufig erst nach Durchtrennung des Pankreas auf der Pfortader erkennen.
5. Bei fehlenden Metastasen ist vor der Resektion eine mikroskopische Bestätigung der Karzinomdiagnose anzustreben (138). Bei oberflächlich gelegenen Tumoren kann eine Inzisionsbiopsie erfolgen, günstiger ist jedoch wegen geringerer Komplikationen die Punktion mit der Tru-Cut-Nadel transduodenal. Bleiben die Gewebsentnahmen ergebnislos, kann bei bestehender klinischer Symptomatik, entsprechendem Befund der bildgebenden Verfahren und intraoperativ nach wie vor bestehendem dringendem Verdacht auf ein Pankreaskarzinom eine Tumorresektion auch bei fehlender mikroskopischer Sicherung der Diagnose gerechtfertigt sein (138).

19.10.4 Operationsablauf

Die Pankreaskopfresektion mit Lymphknotendissektion en bloc wird in folgenden Schritten durchgeführt:

Nach Ausschluss einer Fernmetastasierung bzw. einer lokalen Irresektabilität erfolgt die Pankreaskopfresektion in onkologischer Technik von peripher auf den Tumor hin. Begonnen wird mit der anterograden Cholezystektomie mit Durchtrennung der A. cystica. Für die Lymphknotendissektion wird das Peritoneum im Bereich des Lig. hepatoduodenale am Leberhilus inzidiert, sodass die A. hepatica dextra et sinistra, der Ductus hepaticus dexter et sinister und die Pfortader vom Lymphgewebe befreit werden können.

Man geht dabei systematisch von kranial nach kaudal und von rechts nach links vor, wobei rechts laterodorsal eine aberrierende rechte Leberarterie, die in 26 % (67, 284) zu beobachten ist, geschont werden muss. Die Lymphknoten verbleiben ebenfalls am Präparat. Das Lig. hepatoduodenale wird komplett vom Lymphgewebe befreit, sodass die vaskulären Strukturen frei liegen.

Die *Lymphknotendissektion* wird unter Durchtrennung der A. gastroduodenalis bis zum Truncus coeliacus fortgesetzt. Die A. gastrica dextra, die nur in ca. 30 % der Fälle beobachtet wird (284), kann auch bei der pyloruserhaltenden Resektion ohne Nachteile durchtrennt werden, da die Durchblutung des Magenantrums über die A. gastrica sinistra und gastroepiploica sinistra ausreichend gewährleistet ist (288). Die Durchtrennung der A. gastrica dextra erleichtert die Lymphknotendissektion sowie die Rekonstruktion nach pyloruserhaltender Resektion.

Ist eine *pyloruserhaltende Resektion* geplant, wird nach Durchtrennung der A. und V. gastroepiploica dextra das Duodenum 4–5 cm distal des Pylorus abgesetzt und vom Schnittrand ein Schnellschnitt entnommen. Bei der konventionellen Pankreaskopfresektion ist eine

Hemigastrektomie ausreichend. Das Pankreas wird nun links von der Pfortader durchtrennt und eine Scheibe zum Schnellschnitt eingesandt. Spritzende Blutungen werden mit feinen Umstechungen versorgt, wobei auf eine versehentliche Einengung des Ductus pancreaticus geachtet werden muss.

Das am Präparat verbliebene Lymphknotenpaket wird dorsal der Pfortader nach rechts verlagert und schrittweise der Pankreaskopf und der Processus uncinatus durch vorsichtigen Zug nach rechts von der Pfortader bzw. der V. mesenterica superior abpräpariert. Hierbei muss zunächst die regelmäßig vorkommende V. pancreaticoduodenalis posterior superior am Pankreasoberrand rechts von der Pfortader versorgt werden. Liegt eine fragliche oder gesicherte Tumorinfiltration vor, kann nach Resektion des tumorbefallenen Venenabschnitts der entstandene Defekt selten durch einfache Naht versorgt werden. Meist ist eine segmentale Resektion notwendig.

Die *Wiederherstellung der Kontinuität* ist auch bei Defekten von bis zu 4 cm in der Regel mittels spannungsfreier End-zu-End-Anastomose möglich, anderenfalls muss bei zu großer Distanz ein Interponat aus autologer Vene (V. jugularis interna) bzw. Polytetrafluorethylen (PTFE) benutzt werden, wobei wegen möglicher septischer Komplikationen autologes Material zu bevorzugen ist.

Für die *Lymphknotendissektion* wird der Truncus coeliacus und die A. mesenterica superior an ihrem Ursprung über eine Länge von 4–5 cm rechts semizirkulär vom umgebenden Lymph-Nervengewebe befreit. Die Durchtrennung der beiden Aa. pancreaticoduodenales posteriores superior et inferior erfolgt dicht an der A. mesenterica superior. Die oberen Jejunalarterien müssen geschont werden. Nach Zug des Colon transversum nach kranial wird das Jejunum durchtrennt und von der Mesenterialwurzel abpräpariert. Das Präparat kommt so in Wegfall. Die Lymphknotendissektion kann nun von der linken Nierenvene bis zum Abgang der A. mesenterica inferior interaortakaval und linksaortal komplettiert werden.

Im Falle einer *erweiterten Lymphknotendissektion* wird primär zusätzlich der Stamm der A. gastrica sinistra und die A. lienalis bis zum Übergang Pankreaskorpus/-schwanz sowie in gleicher Ausdehnung die V. lienalis freidisseziert und das Pankreas in Höhe des linken Aortenrands durchtrennt. Möglichst unter Schonung des Nervenplexus wird die A. mesenterica superior zirkulär vom Stamm der A. colica media beginnend bis zu ihrem Abgang aus der Aorta freipräpariert.

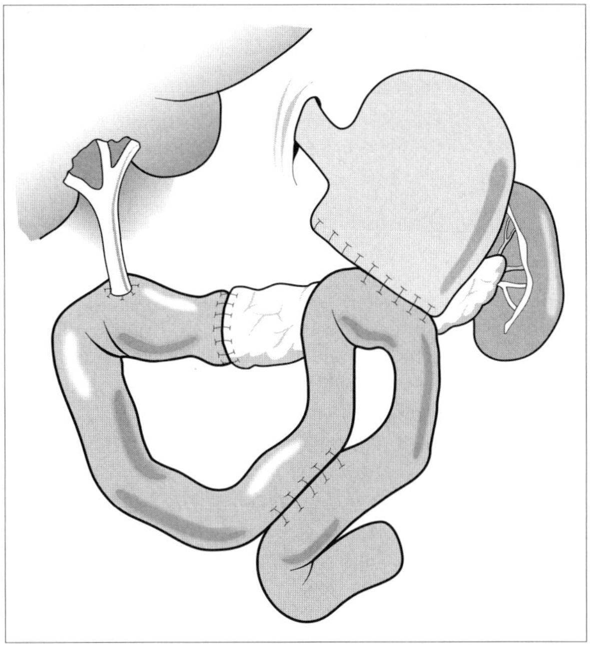

Abb. 19.**8** Schema der Rekonstruktionstechnik nach Duodenopankreatektomie (Child).

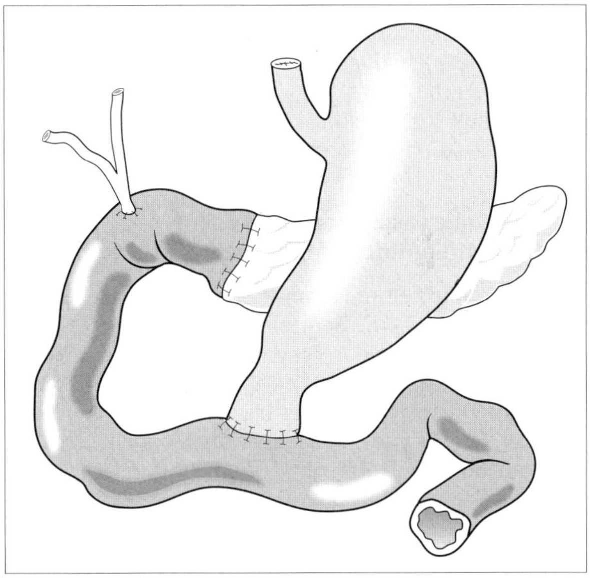

Abb. 19.**9** Schema der Rekonstruktionstechnik nach pyloruserhaltender Duodenopankreatektomie.

19.10.5 Rekonstruktion

Unter den etwa 68 von Leger gesammelten (284) Rekonstruktionsmöglichkeiten wird die von Child beschriebene am häufigsten angewendet. Hierbei werden der Pankreasrest, Hepatikusstumpf und der verbleibende Magen nacheinander und in dieser Reihenfolge mit dem proximalen Jejunum anastomosiert (Abb. 19.**8**).

Die Rekonstruktion nach pyloruserhaltender Resektion kann entweder in der Reihenfolge Gastrojejunostomie, Hepatikojejunostomie, Pankreatikojejunostomie oder in umgekehrter Reihenfolge durchgeführt werden (Abb. 19.**9**). Auch die Verwendung zweier Jejunalschlingen (Roux-Y-Rekonstruktion) zum Pankreas bzw. zum Gallengang und Duodenum ist möglich. Einzelne verzichten im Falle eines „weichen" Pankreas gänzlich auf

Tabelle 19.**15** Operationsverfahren entsprechend der Tumorlokalisation

Lokalisation*	Operationsverfahren
Kopf	partielle Duodenopankreatektomie bzw. pyloruserhaltende partielle Duodenopankreatektomie, sofern 2 cm Sicherheitsabstand möglich und Pankreasresektionsfläche im Schnellschnitt tumorfrei, ansonsten subtotale oder totale Duodenopankreatektomie
Kopf und Körper	subtotale Duodenopankreatektomie, sofern 2 cm Sicherheitsabstand möglich und Pankreasresektionsfläche im Schnellschnitt tumorfrei, ansonsten (totale) Duodenopankreatektomie
Schwanz	Hemipankreatektomie links
Schwanz und Körper	subtotale Pankreas-Linksresektion
Gesamtes Pankreas	(totale) Pankreatektomie

* Kopf: Tumor rechts vom linken Rand der V. mesenterica superior (einschließlich Processus uncinatus);
Korpus: Tumor zwischen linkem Rand der V. mesenterica superior und linkem Rand der Aorta
Schwanz: Tumor links des linken Randes der Aorta.

eine Pankreasanastomose unter Inkaufnahme einer kontrollierten Pankreasfistel (evtl. Gangokklusion mit Fibrin oder Ethibloc).

In Tabelle 19.**15** sind die Operationsverfahren je nach Lokalisation des Tumors aufgeführt.

19.10.6 Pankreaslinksresektion mit En-Bloc-Lymphknotendissektion

Nach Ausschluss einer Fernmetastasierung in Leber und Peritoneum erfolgt die Beurteilung der lokalen Resektabilität. Hierfür wird das Omentum minus durchtrennt und der Truncus coeliacus sowie die Pfortader untersucht. Die Durchtrennung des Lig. gastrocolicum außerhalb der Gefäßarkade des Magens ermöglicht den Zugang zur Bursa omentalis mit Überprüfung der Mesenterialgefäße.

Die weitere Präparation zur Linksresektion erfolgt streng von rechts nach links, da so die Pfortader und die A. mesenterica superior sicher geschont werden können. Die suprapankreatischen Lymphknoten werden vom Abgang der A. gastroduodenalis bis zu Truncus coeliacus disseziert und anschließend das Pankreas auf der Pfortader untertunnelt, durchtrennt und eine Scheibe zum Schnellschnitt eingesandt. Der proximale Anteil wird fischmaulförmig zugeschnitten.

Der Ductus pancreaticus wird identifiziert und ligiert. Die Schnittfläche wird mit PDS (3×0) übernäht. Nach Komplettierung der Lymphknotendissektion am Truncus coeliacus wird die A. lienalis am Truncus coeliacus und die V. lienalis an der Mündung in die V. mesenterica superior zwischen Ligaturen durchtrennt. Es kann nun die Lymphknotendissektion im Bereich der A. mesenterica superior prä- und paraaortal problemlos durchgeführt werden. Nach Ablösen des Mesocolon transversum kann das Pankreas mit der Milz und den peripankreatischen Lymphknoten en bloc von der Gerota-Faszie abpräpariert werden.

19.10.7 Komplikationen nach Duodenopankreatektomie

Die Letalität der Duodenopankreatektomie in seiner klassischen Form oder als pyloruserhaltende Resektion mit oder ohne Pfortaderresektion konnte in den 90er-Jahren durch ein verbessertes perioperatives, anästhesiologisches und chirurgisches Management auf unter 5% gesenkt werden. In 3 Serien mit jeweils über 140 Patienten wurde sogar über eine Letalität von 0% berichtet (41, 286, 305). Multicenterstudien sowie nicht spezialisierte Kliniken weisen eine Letalität bis 14% auf. Selbst bei über 70-jährigen Patienten kann bei entsprechendem Allgemeinzustand eine Pankreaskopfresektion ohne erhöhte Mortalität durchgeführt werden (28, 62, 106, 142, 159, 262). Die Morbidität des Eingriffs liegt aber immer noch zwischen 17% und 53% (Tab. 19.**16**, 19.**17**).

Erreichbar ist die Senkung der Operationsletalität durch eine Zentralisierung der Eingriffe (97, 170, 259). In 2 Untersuchungen des New York State Department of Health konnte gezeigt werden, dass bei routinierten Pankreaschirurgen die Letalität 4,7% gegenüber 15,5% bei den nichtspezialisierten Operateuren betrug (170). Eine weitere Analyse der Arbeitsgruppe um Cameron bestätigt dies für den Bundesstaat Maryland (USA) (260).

Die Letalität der Pankreasresektion betrug in erfahrenen Zentren 1% gegenüber 19% in Krankenhäusern ohne eine entsprechende Spezialisierung. Die Verweildauer und die Behandlungskosten waren in den spezialisierten Kliniken um 20% niedriger als in den anderen Krankenhäusern. Dies spricht eindeutig für die Zentralisierung dieser Operationen, was in Deutschland nur mit großer Zurückhaltung diskutiert, im Rahmen des immer mehr an Bedeutung gewinnenden „disease management" jedoch unvermeidbar sein wird.

Insuffizienz der Pankreatikojejunostomie

Entscheidender Punkt im postoperativen Verlauf ist eine intakte Anastomose mit dem Pankreas (268). Das Risiko einer Insuffizienz variiert zwischen 3% und 18% (Tab. 19.**18**) und ist abhängig von der Morphologie des Organs (10, 12, 169, 182, 186, 192, 310) und der Erfahrung des Operateurs (14, 28, 186, 310). Bei fibrotischem Pankreas wird eine Insuffizienzrate von 2–5% gegenüber 22–36% bei weicher Pankreastextur (10, 182, 186) angegeben.

Zur Versorgung des Pankreasstumpfes nach Duodenopankreatektomie sind eine Vielzahl von Methoden angegeben worden (modifiziert nach Trede):

Tabelle 19.**16** Morbidität und Mortalität der Pankreaskopfresektion (publizierte Arbeiten seit 1990)

Autor	Zeitraum Jahr	publiziert Jahr	Patienten n	30-Tage-Letalität %	Krankenhaus-letalität %	Letalität nicht definiert %	Morbidität %
Trede	1985–1989	1990	118		0		17,8
Griffin	1977–1987	1990	36	0	2,7		
Delcore	1970–1990	1991	46			5	14
Cameron	1982–1990	1991	60		1,7		
Miedema	1980–1989	1992	279	3,6			46
Matsumoto	1983–1990	1992	100			6	27
Miyagawa	1980–1990	1992	52			4	
Satake	1980–1990	1992	147	7			
Kojima	1986–1990	1992	31	0	3,2		41,9
Roder	1982–1990	1992	110	1,8	3,6		
Hannoun	1970–1990	1993	223		8,9		35
Bakkevold	1984–1987	1993	108			11,1	43
Geer	1983–1990	1993	130	3,4	5		37
Klinkenbijl	1977–1988	1993	106		6,6		45,3
Takao	1987–1991	1993	46	4			11
Willet	1978–1991	1993	72	6			
Cameron	1988–1991	1993	145		0		52
Edge	1989–1990	1993	179		6		21
Henne-Bruns	1988–1991	1993	34		14,4		14,4
Launois	1968–1986	1993	47	13			53
Swope	1987–1991	1994	299	8			37
Tsao	1979–1992	1994	106	1,9	5,7		39
Baumel	1982–1988	1994	66	10			35
Heise	1986–1993	1994	52		4		40,3
Kayahara	1974–1990	1994	130			9,2	49,2
Rothmund	1989–1993	1994	54		0		39
Kingsnorth	1987–1992	1994	52		5,8		
Anderson		1994	117		8		
Nitecki	1981–1991	1995	174		3		33
Allema	1984–1992	1995	62			6	65
Fernandez		1995	160		0		41,2
Reissman	1985–1993	1995	35			5,7	40
Yeo	1970–1994	1995	201		5		
Watanaba		1995	100		4		20
Chareton	1970–1992	1996	40			7,5	
Sperti	1970–1992	1996	113		15		
Wade	1989–1994	1996	130	8,5			
Nagakawa	1973–1995	1996	210	9,4	15,1		
Chou		1996	93			8	26,7
Fortner	1979–1991	1997	112	5,3	10		86
Kim	1991–1995	1997	86		5,8		25,5
Mosca	1980–1994	1997	221	7,3	7,3		42,2
Yeo	1990–1996	1997	650	1,4	1,4		41
Tsuji	1980–1997	1998	213			4,6	22
Sorensen	1982–1992	1998	108	12			60
Böttger	1985–1997	1999	221	3,1	5,7		25
Millikan	1980–1997	1999	75	1,3			

Tabelle 19.**17** Morbidität und Mortalität der Duodenopankreatektomie mit Pfortaderresektion

Autor	Jahr	Anzahl n	Morbidität %	Mortalität %
Christophe	1991	4	25	0
Trede	1992	36		0
Ishikawa	1992	35		5,7
Launois	1993	9		0
Allema	1994	20	55	15
Takahashi	1994	79		10
Keck	1995	18		0
Nakao	1995	89	25	8
Harrison	1996	58		5
Fuhrman	1996	23	30	4
Roder	1996	31		0
Yeo	1997	10		0
Böttger	1997	10	20	0
Ogata	1997	103	23,1	5,6
Baulieux	1999	29		0

- präoperative Bestrahlung (Ishikawa 1991),
- Ligatur des Pankreasgangs (Goldsmith 1971, Fortner 1980, Shiu 1982),
- Okklusion des Pankreasgangs (Gebhard 1978, Lorenz, Di Carlo 1989),
- Fibrinklebung (Waclawiczek 1989, Scheele 1990, Kram 1991),
- offene Drainage des Pankreasrests (Funovics 1987),
- Drainage des Pankreasgangs (Porter 1958, Lomgmire 1974, Manabe 1986, Hall 1990, Roder 1999),
- 2 oder 3 Jejunalschlingen (Schreiber 1977, Lygidakis 1985, Schopohl 1986),
- End-zu-Seit-Pankreatikojejunostomie mit Jejunoplikatio (Siedeck 1985),
- Pankreatikojejunostomie,
  - Dukt-Mukosa-Anastomose,
  - End-zu-End-Anastomose (Invagination) oder
  - End-zu-End-Anastomose sowie
- Pankreatikogastrostomie.

Am häufigsten wird die Pankreatikojejunostomie angewendet. Aufgrund retrospektiver Untersuchungen sowie einer Meta-Analyse wird eine Insuffizienz der Pankreatikojejunostomie, sei es als Dukt-Mukosa-, End-zu-End- oder End-zu-Seit-Anastomose in 11,5–16,5 % (10, 158, 184, 186) und nach Pankreatikogastrostomie in durchschnittlich 3,9 % beobachtet (Tab. 19.**19**, 19.**20**).

Die Pankreatikogastrostomie hat gegenüber der Anastomose mit dem Jejunum folgende theoretische Vorteile (253, 310):
- Anatomie: Der Pankreaskörper liegt direkt der Magenhinterwand an, sodass immer eine spannungsfreie Anastomose möglich ist.
- Technik: Die dicke Magenwand ermöglicht technisch einfach eine sichere, gut durchblutete Anastomose, was von Vorteil ist, falls sich postoperativ ein paralytischer Ileus entwickelt.
- Physiologie: Pankreasenzyme werden durch den sauren Mageninhalt nur inkomplett aktiviert; darüber hinaus schützt die alkalische Pankreassekretion gegen Anastomosenulzera.
- Die Pankreatikogastostomie ist technisch einfacher (310).

In 2 prospektiven Untersuchungen werden widersprüchliche Ergebnisse publiziert. Arnaud fand in einer prospektiven, jedoch nicht randomisierten Studie bei 171 Patienten eine signifikant niedrigere Rate an Pankreasfisteln nach Pankreatikogastrostomie (Fistelrate 3,7 %) als nach Pankreatikojejunostomie (Fistelrate 13 %) (5). Demgegenüber konnten Yeo und Mitarbeiter in einer prospektiv randomisierten Untersuchung bei 145

Tabelle 19.**18** Inzidienz von Pankreasfisteln nach Duodenopankreatektomie, deren Relaparotomierate und Mortalität

	Operationen n	Insuffizienz %	Relaparotomie wegen Insuffizienz %	Mortalität wegen Insuffizienz %
Grace	74	18	38	7
Pichlmayr	49	10	k.A.	80
Cameron	68	18	1,5	0
Bakkevold	81	3	k.A.	50
Marcus	105	18	47,1	5,5
Cullen	375	18	15	8
Trede	557	9,4	48	13
Gouma	269	11	93	28
Yeo	650	14		6,5
Roder	85	17,6	26,7	13,3
Böttger, Junginger	221	13,5	33	16,7

k.A. = keine Angabe

Patienten keinen Unterschied zwischen einer Pankreatikojejunostomie (Fistelrate 11,1%) und einer Pankreatikogastrostomie (Fistelrate 12,3%) feststellen (310).

Ob eine innere Schienung der Pankreatikojejunostomie einen Vorteil bringt, wird ebenfalls kontrovers diskutiert (18, 49, 79, 99, 149, 187, 229, 231). Die bislang vorliegenden retrospektiven Untersuchungen berücksichtigen jedoch meist nicht die bekannten Einflussfaktoren auf die Insuffizienzrate, darüber hinaus fehlt in der Regel eine multivariate Analyse.

Andere Arbeitsgruppen ligierten den Ductus pancreaticus oder spritzten synthetische bzw. biologische Substanzen in das Gangsystem, um die exokrine Funktion zu blockieren (88, 290). Nach Pankreasgangligatur ohne Anastomose traten in 50–100% Pankreasfisteln auf, und in 20% musste wegen Abszess oder Pseudozyste (49,100,179) relaparotomiert werden. Nach Injektionstherapie mit Anastomose betrug die Fistelrate 2–7% (88).

Die Vielzahl der Methoden zur Versorgung des Pankreasstumpfes lässt darauf schließen, dass keine eine ideale Lösung darstellt. Beim Vorliegen lediglich einer prospektiv randomisierten Studie, die zudem keinen Unterschied aufzeigen konnte, und ansonsten nur retrospektiven Untersuchungen kann eine Methode der Versorgung des Pankreasrests nicht empfohlen werden. Die Technik, mit der der Operateur am meisten Erfahrung hat, ist zu bevorzugen. Wir bevorzugen eine Teleskopanastomose und haben hierbei eine Insuffizienzrate (Fisteln und manifeste Insuffizienz) von 13,5% (28).

Ob durch die Gabe von *Somatostatin* die Rate an Pankreasfisteln gesenkt werden kann, muss aufgrund diskordanter Erfahrungen mehrerer Multizenterstudien offen bleiben (Tab. 19.**21**). In 3 prospektiv randomisierten und plazebokontrollierten multizentrischen Studien konnte durch die subkutane Applikation von Somatostatin eine Senkung der Morbidität und der Fistelrate nach Pankreasresektion erreicht werden. Dabei konnte jedoch in der Untersuchung von Büchler durch die Gabe von Octreotid lediglich bei so genannten High-Risk-Patienten mit weichem Pankreas die Gesamtmorbidität signifikant gesenkt werden (35).

Tabelle 19.**19** Inzidenz von Pankreasfisteln nach verschiedenen Methoden der Pankreatikojejunostomie (modifiziert nach Sikora)

	Art der Anastomose Dukt-Mukosa	End-zu-Seit	End-zu-End
Anzahl der Patienten (n)	741	583	1037
Inzidenz von Fisteln (%)	11,5	16,5	11,7
Verstorben an Fistel (%)	16	26	20,6

Tabelle 19.**20** Inzidenz und Mortalität von Pankreasfisteln nach Pankreatikogastrostomie

	Jahr	n	Fistel n	Mortalität n	Mortalität aufgrund der Fistel n
Icard*	1988	134	2	6	1
Ramesh	1990	13	0	0	0
Delcore	1990	45	0	1	0
Miyagawa	1992	21	1	0	0
Pikarsy	1997				
Mason*	1999	614	29	20	
Gesamt		827	32 (3,9%)	27 (3,3%)	

* Sammelstatistiken

Komplikationen von Seiten des Pankreas wurden bei allen Patienten ohne die Gabe von Somatostatin in 43,8% und mit Somatostatin in 22,4% beobachtet (35). Beide Fistelraten sind im Vergleich zu erfahrenen Zentren unvergleichbar hoch und nur durch den multizentrischen Charakter der Studie zu erklären. Ähnliche Probleme sind in der Untersuchung von Pederzoli (215) zu beobachten, auch hier wird eine Fistelrate von 12,3% (mit Somatostatin) gegenüber 22,3% (ohne Somatostatin) angegeben. In einer neueren prospektiv randomisierten Studie an einem Zentrum hatte Somatostatin keinen Einfluss auf die postoperative Morbidität, Fistelrate und Mortalität (179).

Tabelle 19.**21** Prospektive Studien zum Stellenwert einer perioperativen Somatostatingabe auf die Morbidität, Fistelrate und Mortalität nach Duodenopankreatektomie

	n	Octreotrid			Kontrolle			Bemerkungen
		Morbid. %	Fistel %	Mortal. %	Morbid. %	Fistel %	Mortal. %	
Büchler	246	32*	22,4*	3,2	55*	43,8*	5,8	alle Pankreasresektionen
Low risk	68	25			42			
High risk	71	38*			65*			
Pederzoli	252	15,6*	12,3*	1,6	29,2*	22,3*	3,8	alle Pankreasresektionen
Montorsi	218	21,6*	9*		36,4*	19,6*		alle Pankreasresektionen
Lowy	110	30	28	2	25	21	0	nur Duodenopankreatektomie

* signifikante Unterschiede
Morbid.: Morbidität
Mortal.: Mortalität

Tabelle 19.**22** Blutungskomplikationen und deren Letalität nach Duodenopankreatektomie

	n	Blutungskomplikationen %	Mortalität %
Grace	96	12,5	33
Pichlmayr	62	9,6	k.A.
Cameron	88	17	k.A.
Miedema	279	8	23
Trede	620	7,4	8,7
Henne-Bruns			67
Böttger	221	3,1	28,5

k.A.: keine Angabe

Die Letalität einer manifesten Insuffizienz der Pankreatikojejunostomie liegt zwischen 7% und 80% (10, 17, 257). Eine Übernähung oder alleinige Drainage der Insuffizienz ist selten erfolgreich (28, 72, 183, 285, 300). Eine möglichst frühzeitige Restpankreatektomie ist zwar mit dem Nachteil des pankreatopriven Diabetes mellitus verbunden, aber im Zeichen der vitalen Bedrohung des Patienten das sichere Verfahren (17, 28, 183, 257, 285).

Intraabdomineller Verhalt

Intraabdominelle Verhalte sind die zweithäufigste Komplikation mit 15–20% der Fälle (192). Nach erweiterter Lymphknotendissektion werden vermehrt Lymphansammlungen beobachtet, die über eine computertomographisch gesteuerte perkutane Abszessdrainage zu behandeln sind.

Postoperative Blutungen

Postoperative Blutungen treten in 7–17% der Fälle auf und enden in bis zu 38% letal (192, 285, 286) (Tab. 19.**22**). Zu differenzieren ist zwischen früh- und spätpostoperativen Blutungen. Intraabdominelle Nachblutungen im unmittelbaren postoperativen Verlauf sind in der Regel durch eine Revisionslaparotomie zu beherrschen (241, 285, 286). Blutungen aus der Gastroenteroanastomose können unter Umständen endoskopisch gestillt werden. Ist dies nicht möglich, muss relaparotomiert und nach Gastrostomie oberhalb der Anastomose die Blutung umstochen werden (241, 286).

Problematisch sind spätpostoperative Blutungen, die meist Folge einer septischen Arrosionsblutung oder einer Pankreasfistel sind (241). Sie machen sich als so genannte „sentinel bleedings", als rezidivierende leichte oder auch kreislaufwirksame Blutungen bemerkbar, die dann meist dramatisch enden (33). Therapie der Wahl ist die Relaparotomie mit Ligatur des blutenden Gefäßes und evtl. Restpankreatektomie (285). Die Letalität beträgt 9–67% (Tab. 19.**22**). Möglicherweise können in Zukunft durch radiologische interventionelle Maßnahmen derartige Blutungen risikoärmer beherrscht werden (286).

Komplikationen nach Pankreaslinksresektion

Die Morbidität nach Pankreaslinksresektion liegt bei 12%, wobei Pankreasfisteln und Blutungen im Vordergrund stehen (71). Die Letalität kann bei Notwendigkeit multiviszeraler Resektionen bis auf 10% steigen (71).

19.11 Multimodale Therapiekonzepte

19.11.1 Präoperativ

Eine präoperative (neoadjuvante) Radiochemotherapie führt, wie mehrere Studien zeigen, nicht zu einer Prognoseverbesserung beim resektablen Pankreaskarzinom (Tab. 19.**23**). Neoadjuvante Maßnahmen sind daher nur in Studien indiziert.

19.11.2 Intraoperativ

Die intraoperative Strahlentherapie (IORT) kann, als ein sehr aufwändiges Verfahren, zumindest die lokale Tumorausbreitung beeinflussen, wenngleich aufgrund der häufig auftretenden Fernmetastasierung ein Überlebensvorteil in retrospektiven Untersuchungen nicht nachgewiesen werden konnte (22) (Tab. 19.**24**). Die einzige randomisierte Studie, welche die IORT gegen eine postoperative perkutane Strahlentherapie verglich, ergab keinen Vorteil bezüglich Überleben, Mortalität und Morbidität (136).

Verschiedentlich hat man die Strahlenbehandlung noch durch eine postoperative Chemotherapie ergänzt (11, 22), vor allem mit 5-FU und Mitomycin-C. Dem 5-FU wird dabei die Wirkung eines Radiosensitizers zugeschrieben (22). Ozaki (211) kombinierte eine erweiterte Radikaloperation mit der IORT und einer intraoperativen regionalen und postoperativen systemischen Chemotherapie. Die 1- und 3- Jahres-Überlebensraten betrugen bei diesen Patienten 88% bzw. 53%. Die Anwendung der intraoperativen Strahlentherapie kann nur im Rahmen von Studien empfohlen werden.

19.11.3 Postoperativ

Die Effektivität einer alleinigen postoperativen Chemotherapie ist bislang nicht gesichert (13), allein Bakkevold konnte in einer randomisierten Studie durch die postoperative Gabe von 5-Fluorouracil, Adriamycin und Mitomycin eine signifikante Verlängerung der medianen Überlebenszeit auf 23 Monate im Vergleich zu 11 Monaten ohne eine adjuvante Therapie erzielen (7). Die Langzeitprognose war in beiden Gruppen jedoch gleich. Die adjuvante Chemotherapie scheint demnach das Auftreten eines Rezidivs zu verzögern, keinen Einfluss jedoch auf das Langzeitüberleben zu haben (Tab. 19.**25**).

Zur adjuvanten Radiochemotherapie existieren derzeit 2 prospektiv randomisierte Studien mit diskordanten Ergebnissen. Kalser und Mitarbeiter zeigten, dass

Tabelle 19.**23** Präoperative (neoadjuvante) Radiochemotherapie bei Patienten mit resektablen Pankreaskarzinomen

Autor	Patienten n	Strahlendosis (Gy)	Chemotherapie	med. Überleben Monate
Jeekel	20		5-FU	10
Jessup	16		5-FU	8
Kamthan	35	54	5-FU	15
Todd	52		5-FU, Folinsäure, Mitomycin-C, Dipyridamol	24
Hoffmann et al.	23	50,4	5-FU, Mitomycin-C	17
Staley et al.	39	30–50,4	5-FU	19
Spitz et al.	41	30–50,4	5-FU	19

5-FU: 5-Fluorouracil

Tabelle 19.**24** Adjuvante intraoperative Radiotherapie

Autor	Patienten n	1-JÜL %	2-JÜL %	3-JÜL %	med. Überleben Monate	Signifikanz
Zerbi	90					
• +IORT		71	24	7	17	nein
• −IORT		49	16	10	14	
Roldan*	159					
• +IORT		82	66		**	
• −IORT		48	20		13,4	ja
					12,6	

* zusätzlich perkutane Radiochemotherapie
** nicht signifikant
IORT: intraoperative Strahlentherapie
JÜL: Jahres-Überlebensrate

Tabelle 19.**25** Ergebnisse einer alleinigen postoperativen adjuvanten Chemotherapie beim Pankreaskarzinom

Autor	Patienten n	Therapie	med. Überleben Monate	1-JÜL %	3-JÜL %	5-JÜL %
Splinter	36*		–	–	28	–
	16*	5-FU/ADR/Mito	–	–	24	–
Livingston	285	k.A.	–	–	–	9%
Bakkevold	31*		11	45	30	8
	30*	5-FU/ADR/Mito	23	70	70	4
Baumel	527		12	–	–	–
	43	k.A.	12	–	–	–

* auch periampulläre Karzinome
5-FU: 5-Fluorouracil
ADR: Adriamycin
Mito: Mitomycin-C
JÜL: Jahresüberleben
k.A.: keine Angabe

durch eine adjuvante Strahlen- und Chemotherapie (5-Fluorouracil) die Prognose der Patienten sich nach Pankreasresektion signifikant verbesserte (139). Demgegenüber konnte die größere EORTC-GITCCG Studie dies nicht bestätigen (153). Adjuvante Maßnahmen nach Radikaloperation können nur unter Studienbedingungen in Erwägung gezogen werden (Tab. 19.**26**).

Tabelle 19.**26** Postoperative (adjuvante) Radiochemotherapie

Autor	Art der Studie	Patienten n	Strahlendosis (Gy)	Chemotherapie	med. ÜLZ Monate
Kalser	prosp. random.				
• Chirurgie + adjuv. Th.		21	40	5-FU	20
• Chirurgie alle		22			11
GITSG	retrosp.				
• Chirurgie + adjuv. Th.		30	40	5-FU	18
• Chirurgie alleine					
Whittington	retrosp.	28	45–63	5-FU, Mitomycin-C	16
Foo	retrosp.	29	35–60	5-FU	23
EORTC-GITCCG*	prosp. random.				
• Chirurgie + adjuv. Th.		110		5-FU	19,1
• Chirurgie allein		108			23,5
Yeo	retrosp.				
• Chirugie + adjuv. Th.		99	40–45	5-FU	21
• Chirurgie alleine		53			14
Spitz	retrosp.	19	50,4	5-FU	22

* auch periampulläre Karzinome
5-FU: 5-Fluorouracil
med. ÜLZ: mediane Überlebenszeit

Leitlinie der Deutschen Krebsgesellschaft

Adjuvante Therapie

Nach potenziell kurativer Resektion kann die kombinierte simultane Radiochemotherapie nur innerhalb von Studien empfohlen werden, z. B. bestehend aus externer Bestrahlung kombiniert mit 5-Fluorouracil. Die Effektivität einer adjuvanten Radio-/Chemotherapie ist bisher nicht gesichert.

19.12 Therapie von Metastasen und Rezidiven

Metastasen oder Lokalrezidive lassen sich beim duktalen oder periampullären Karzinom in den seltensten Fällen kurativ resezieren. Bei hormonell aktiven neuroendokrinen Tumoren sind Rezidiveingriffe indiziert, auch unter palliativen Gesichtspunkten, falls hierdurch eine Symptombesserung erzielt werden kann.

19.13 Gesamtprognose

Die Prognose der Patienten ist von tumor- und therapiespezifischen Faktoren abhängig. Tumorabhängige Faktoren sind die TNM-Klassifikation und das Tumorstadium. Therapeutisch kann die Prognose nur durch eine R0-Resektion verbessert werden (Tab. 19.**27**).

Die mediane Überlebenszeit beträgt nach kurativen Eingriffen 16–18 Monate und nach palliativem Vorgehen durchschnittlich 6 Monate. In größeren Serien werden 5-Jahres-Überlebensraten von 8–30% beschrieben (Tab. 19.**28**).

Tabelle 19.**27** Einfluss des UICC-Stadiums (1987) auf die Prognose des duktalen Pankreaskarzinoms (311)

	5-Jahres-Überlebensrate
Stadium I	20–40%
Stadium II	10–25%
Stadium III	10–15%
Stadium IV	0–8%

Tabelle 19.**28** Prognose nach Duodenopankreatektomie wegen eines duktalen Karzinoms

	Jahr	n	5-Jahres-Überlebensrate %
Tsuchiya	1986	103	30,3
Willett	1993	72	13
Geer	1993	146	24
Sarr	1993	104	10
Baumel	1994	555	15
Bramhall	1995	145	9,7
Wade	1995	252	8
Fong	1995	138	21
Klempnauer	1995	107	13,8
Nitecki und v. Heerden	1995	186	6,8
Yeo	1995	201	21
Trede	1997	153	27

Parameter, die in einzelnen Untersuchungen eine prognostische Relevanz zeigten, aber noch in größeren Serien reproduziert werden müssen, sind:
- Multizentrizität,
- Rundzellinfiltration des Pankreasschnittrandes,
- Epitheldysplasie am nichtbefallenen Pankreasgang,
- Lymphgefäß-, Gefäß- und Perineuralscheideninfiltration,
- Infiltration der Pfortader oder der V. mesenterica superior,
- Proliferationsmarker, Wachstumsfaktoren, epidermaler Wachstumsfaktor (EGF), transforming growth factor alpha, EGF-Rezeptor, Onkogene, Onkogen-Produkte (ERRB2, ERBB3, k-RAS, P53, nm23) und
- Ploidie (30, 89, 116, 165, 211, 254).

19.13.1 Periampulläres Karzinom

Periampulläre Karzinome stellen keine einheitliche Gruppe dar; die 5-Jahres-Überlebensrate differiert je nach Typ zwischen 10% und 70%, wobei die günstigste Prognose Papillen- und Duodenalkarzinome haben (Abb. 19.**10**) (40, 309). *Prognostisch relevante Faktoren* sind neben dem TNM-Stadium der Differenzierungsgrad, die Tumorgröße und die Radikalität des chirurgischen Eingriffs (309).

19.13.2 Neuroendokrine Tumoren

Neuroendokrine Tumoren haben eine günstigere Prognose mit einer 5-Jahres-Überlebensrate von 40–60%; selbst nach R1-Resektionen werden teilweise jahrelange Verläufe beobachtet.

19.14 Palliativtherapie

Eine effektive palliative Therapie muss vor allem die rasche Wiederherstellung der für die Lebensqualität wichtigen Funktionen zum Ziel haben (9). Dies bedeutet die Behandlung des Verschlussikterus, die Beseitigung einer Magenausgangsstenose, die bei 10–20% der Patienten beobachtet wird, und die Linderung der Rückenschmerzen.

19.14.1 Verschlussikterus

Die Beseitigung des Verschlussikterus führt zu einer deutlichen Verbesserung der Lebensqualität durch Linderung des Juckreizes und Steigerung des Appetits (7). Findet sich erst intraoperativ ein nichtresektabler Tumor oder liegt gleichzeitig eine Magenausgangsstenose vor, ist eine biliodigestive Anastomose indiziert (151). In einer vergleichenden Untersuchung von Rosemurgy war die Cholezystojejunostomie mit einer Morbidität von 59% bei einer Mortalität von 23% gegenüber 53% bzw. 7% der Choledochojejunostomie belastet (238).

In einer prospektiv randomisierten Untersuchung über 31 Patienten war ebenfalls die Cholezystoenterostomie mit einer signifikant höheren postoperativen Komplikationsrate (53,3% versus 18,7%), Letalität (6,5% versus 0%) und Verschlussrate (46,7% versus 12,5%) als die Choledochoenterostomie belastet (245).

Diese Ergebnisse konnten wiederum in einer ausgedehnten Literaturanalyse von Watanapa bestätigt werden (296). Darüber hinaus traten rezidivierende Cholangitiden bzw. ein erneuter Verschlussikterus nach Cholezystoenterostomie mehr als doppelt so häufig auf wie nach Choledochoenterostomie (296) (Tab. 19.**29**). Der Choledochoenterostomie sollte daher der Vorzug gegeben werden.

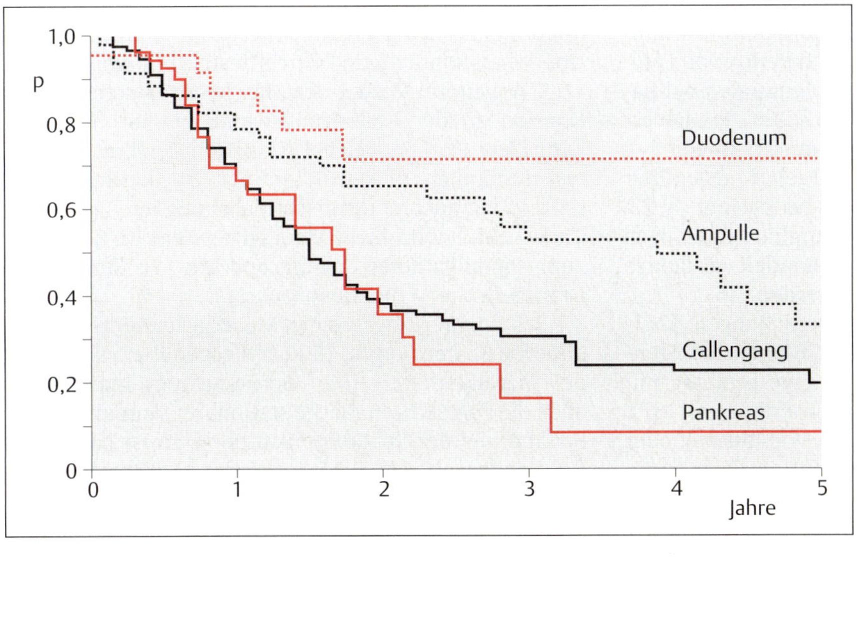

Abb. 19.**10** Überleben nach Duodenopankreatektomie wegen eines periampullären Karzinoms in Abhängigkeit vom histologischen Typ (n=443) (309).

Tabelle 19.**29** Literaturanalyse (ausschließlich retrospektive Arbeiten) der Ergebnisse nach Cholezystoenterostomie und Choledochoenterostomie beim nichtresektablen Pankreaskarzinom (modifiziert nach Watanaba)

	n	**Mortalität %**	**primärer Erfolg %**	**rezidiv. Cholangitiden %**	**medianes Überleben Monate**
Cholezystoent.	598	10	89 (50–97)	20 (1,5–64)	6,7
Choledochoent.	209	7	97 (93–100)	8 (7,3–16,6)	9,2

Tabelle 19.**30** Ergebnisse von 4 prospektiven, randomisierten Studien: Stentimplantation versus operativer Bypass beim malignen Verschlussikterus

	Andersen		**Sheperd**		**Smith**		**Bornman**	
	Stent	**Op.**	**Stent**	**Op.**	**Stent**	**Op.**	**Stent**	**Op.**
Patienten	25	25	23	25	101	101	25	25
primärer Erfolg	96%	76%	91%	92%	95%	94%	84%	76%
Komplikationsrate	k.A.	k.A.	22%	40%	11%	29%	28%	32%
30-Tage-Letalität	k.A.	k.A.	9%	20%	3%	14%	8%	20%
Reikterus	18%	3%	17%	2%	36%	2%	38%	15,8%
Duodenalstenose	6%	1%	0%	0%	17%	7%	12%	0%
Überlebenszeit (Wochen)	12	14	22	18	21	26	19	15

Op.: operativer Bypass
k.A: keine Angabe.

Ist präoperativ anhand der bildgebenden Diagnostik eindeutig von einem nichtresektablen Tumor auszugehen, so sollten nichtoperative Verfahren zur palliativen Behandlung des malignen Verschlussikterus vorgezogen werden. In 4 prospektiv randomisierten Studien konnte übereinstimmend nachgewiesen werden, dass der initiale Erfolg beim endoskopisch oder perkutan transhepatisch eingebrachten *Pigtailkatheter* und der *biliodigestiven Anastomose* mit über 90% gleich hoch ist (Tab. 19.**30**).

Allerdings ist die Operation mit einer mehr als doppelt so hohen Morbidität und 30-Tage-Letalität sowie einer signifikant längeren Krankenhausverweildauer belastet als der Pigtailkatheter. Nachteil des Pigtailkatheters ist dessen geringes Lumen von lediglich 2–3 mm. Als Folge von Galleschlamm, bakteriell bedingter intraluminaler Glykogenablagerung sowie durch Reflux von Duodenalinhalt treten rezidivierende Cholangitiden bei nahezu jedem Patienten auf (37, 209, 217, 260). Ein Reverschluss wird bei jedem 3. Patienten innerhalb von 1–3 Monaten nach interventionellem Vorgehen gegenüber lediglich 6% nach operativem Bypass beobachtet (4, 23, 250, 255). Allerdings können Spätkomplikationen nach Stentimplantation meist ambulant behandelt werden. In ca. 10% muss jedoch laparotomiert werden (36).

In weiteren kontrollierten Untersuchungen (261) war die Komplikationsrate nach endoskopischer Stentimplantation mit 19% und die 30-Tage-Letalität mit 15% niedriger als nach perkutaner Therapie mit 67% bzw. 33% (261). Alle Komplikationen, wie Blutung oder Gallefistel, waren Folge der Leberpunktion. Dem endoskopischen Zugangsweg sollte daher der Vorzug gegeben werden.

Eine Optimierung der palliativen Therapie des malignen Verschlussikterus wurde durch die Entwicklung von *Metallgitterstents* erreicht. Hinsichtlich Komplikationsrate (Blutung, Perforation) von 5–10% und Letalität von 4–12% konnte in neueren Untersuchungen kein Unterschied zwischen dem Pigtailkatheter und Metallgitterstent, auch Maschendrahtstent oder Wallstent genannt, festgestellt werden (Tab. 19.**31**).

Vorteil des Metallgitterstents ist sein größeres Lumen von 7–11 mm. Darüber hinaus ist die Keimadhärenz des Maschendrahts niedriger als die des Kunststoffs. Die Okklusionsneigung der Metallgitterstents ist daher geringer. Mehrere prospektiv randomisierte (Tab. 19.**32**) Untersuchungen konnten zeigen, dass der Wallstent signifikant länger (9 Monate versus 4 Monate) offen bleibt als der Pigtailkatheter. Ein Einfluss auf das Überleben konnte jedoch nicht festgestellt werden.

Ein weiterer Vorteil des Maschendrahtstents ist die Fixation an der Gallengangswand, die im Gegensatz zum Pigtailkatheter eine Dislokation der Prothese unwahrscheinlich macht. Allerdings ist hierdurch eine Entfernung auch chirurgisch nicht möglich. Eine akute Cholezystitis wird beim Metallgitterstent im Gegensatz zum Pigtailkatheter – aufgrund des großmaschigen Drahtgeflechts – nicht beobachtet.

Scheinbarer Nachteil des Metallgitterstents sind die höheren Kosten von ca. 1500 DM gegenüber ca. 300 DM des Pigtailkatheters (53). Berücksichtigt man jedoch auch die Folgekosten für die stationären Aufnahmen zur Behandlung der Spätkomplikationen, so ist nach einer Überlebenszeit von 6 Monaten der Wallstent kostengünstiger als der Pigtailkatheter (156, 292).

Tabelle 19.**31** Ergebnisse der Metallgitterstent-Implantation beim Verschlussikterus

Autor	Jahr	n	Erfolgsrate %	Komplikationsrate %	Letalität %	Reokklusion %
Neuhaus	1990	30	93	0	0	10
Foerster	1990	14	100	0	0	0
Huibregtse	1992	103	97,1			4
Stoker	1993	75	100	21	15	5
Wagner	1993	11	100	0	0	20
Hoepffner	1994	118	90	4,2	5	10
Rossi	1994	240	78	8	14,6	
O'Brien	1994	28	100		3,5	50

19.14.2 Magenausgangsstenose

Die Gewährleistung einer akzeptablen Lebensqualität erfüllt beim Vorliegen einer Magenausgangsstenose lediglich die operativ – konventionell oder laparoskopisch – angelegte Gastroenteroanastomose. Die perkutane endoskopisch oder radiologisch interventionell angelegte Gastrostomie (PEG) ist nur bei inoperablen Patienten oder einer diffusen Peritonealkarzinose ein adäquates Vorgehen. Neben der deutlich schlechteren Lebensqualität als nach operativem Bypass ist die PEG mit einer Morbidität bis 15% und Mortalität von ca. 1% belastet (247).

Kontrovers wird die Notwendigkeit einer prophylaktischen Gastroenteroanastomose diskutiert. In einer Literaturanalyse über 1600 Patienten mit einem nichtresektablen Pankreaskarzinom war der Doppelbypass mit einer gleich hohen Mortalität (12% versus 14%) als die alleinige biliodigestive Anastomose belastet (296). 17% der Patienten nach alleiniger biliodigestiver Anastomose sollen aufgrund dieser Untersuchung nach durchschnittlich 8,6 Monaten Zeichen einer Magenausgangsstenose entwickeln (296). Der notwendige erneute Eingriff war mit einer Letalität von durchschnittlich 22% belastet.

Einige befürworten daher die Anlage einer prophylaktischen Gastroenteroanastomose: eine Maßnahme, die allerdings ihrerseits bei jedem 5. Patienten zu einer verzögerten postoperativen Magenentleerung führt, was nach alleiniger Anlage einer biliodigestiven Anastomose die Ausnahme darstellt (66, 151). Erst im Endstadium der Erkrankung wird, als Folge einer generalisierten Tumorprogredienz, Erbrechen bei 30–45% der Patienten beobachtet, wobei in lediglich 3–5% eine manifeste Magenausgangsstenose vorliegt (4, 151).

In der einzigen prospektiv randomisierten Studie, die unlängst publiziert wurde, konnte bei 87 Patienten kein Unterschied in der postoperativen Morbidität und Mortalität zwischen den Kollektiven mit und ohne prophylaktische Gastroenteroanastomose festgestellt werden (172). Auch wurde keine erhöhte Inzidenz an Magenentleerungsstörungen nach prophylaktischer Gastroenteroanastomose festgestellt. Allerdings entwickelten 19% der Patienten ohne Gastroenteroanastomose bei einer medianen Überlebenszeit von 8 Monaten nach durchschnittlich 2 Monaten eine Magenausgangsstenose.

Tabelle 19.**32** Prospektiv randomisierte Studien: Wallstent versus Pigtailkatheter beim malignen Verschlussikterus (alle Unterschiede waren signifikant)

	Jahr	Patienten n	Stentdysfunktionsrate Metallstent %	Stentdysfunktionsrate Plastikstent %
Davids	1992	105	33	54
Knyrim	1993	55	22	43
Lammer	1996*	101	19	27
Prat	1998**	67	18	73

* perkutane Stentplatzierung
** Dreiarmige Studie, wobei der dritte Arm einen regelmäßigen Stentwechsel vorsah (Daten hier nicht gezeigt).

Die Autoren folgern hieraus, dass die Indikation zur Gastroenteroanastomose beim nichtresektablen Pankreaskopfkarzinom auch prophylaktisch gestellt werden sollte. Wir haben im eigenen Krankengut diese Erfahrungen nicht gemacht und stellen die Indikation zur Gastroenteroanastomose abhängig vom Befund bei manifester oder drohender Magenausgangsstenose und nicht prophylaktisch.

19.14.3 Schmerzen

80–90% der Patienten mit einem nichtresektablen Pankreaskarzinom entwickeln aufgrund einer Tumorinfiltration in den Plexus coeliacus Schmerzen, die meist im Bereich des Rückens lokalisiert sind (76, 145). Die Chemoablation des Plexus coeliacus kann intraoperativ oder perkutan mittels CT-gesteuerter Punktion und Injektion von 30–40ml Phenol oder 99%igem Ethanol durchgeführt werden. Sie ist perkutan in ca. 50% für die Dauer von 3–4 Monaten erfolgreich (90). Die intraoperative Splanchnikusblockade konnte in einer prospektiv randomisierten Studie eine signifikante Schmerzreduk-

Leitlinie der Deutschen Krebsgesellschaft

Palliativmaßnahmen

Zur Palliativbehandlung des lokal fortgeschrittenen oder metatasierten Pankreaskarzinoms stehen medikamentöse, endoskopische, interventionell radiologische, strahlentherapeutische und operative Maßnahmen zur Verfügung, die individuell abhängig von den im Vordergrund stehenden Beschwerden und dem Allgemeinzustand des Patienten zur Anwendung kommen.

Die adäquate Schmerztherapie hat dabei Priorität. Hierzu stehen lokale Maßnahmen (Blockade des Ganglion coeliacum intraoperativ oder perkutan) oder systemische Maßnahmen (WHO-Schema) zur Verfügung. Bei einem Ikterus ist eine biliodigestive Anastomose indiziert, wenn sich anlässlich einer Probelaparotomie die Inoperabilität des Tumors ergibt. Ist aufgrund der präoperativen Diagnostik die Inoperabilität des Tumors unzweifelhaft, sind endoskopische oder interventionell radiologische Verfahren angezeigt. Bei einer Magenausgangsstenose ist eine Gastroenterostomie angezeigt, die konventionell oder laparoskopisch erfolgen kann.

Beim lokal fortgeschrittenen, inoperablen Pankreaskarzinom gilt die kombinierte simultane Radiochemotherapie (Gesamtreferenzdosis 54–59 Gy/1,8 Gy ED; 5-FU Woche 1+5 (650–100 $mg/m^2/24$ h an Tag 1–5 und 29–33) derzeit als wirksamste Therapiemaßnahme. Rechnerplanung und „Shrinking-Field-Technik“ sind obligat. Diese Therapie sollte nur Patienten mit gutem Allgemeinzustand angeboten werden. Auch nach R1-Resektion ist eine Radiochemotherapie bei Patienten mit gutem Allgemeinzustand zu erwägen. Die Patienten sollten möglichst in Studien behandelt werden.

Bei Patienten mit Fernmetastasen stellt die Chemotherapie eine therapeutische Option dar. Dazu kommen folgende Zytostatika in Frage: 5-Fluorouracil/Folinsäure, Mitomycin, Adriamycin, Epirubicin und von neueren Substanzklassen Gemcitabin.

Tabelle 19.**33** Ergebnisse von ausgewählten Phase-II-Chemotherapiestudien bei Patienten mit fortgeschrittenem Pankreaskarzinom

Therapie	Patienten n	Ansprechen %	med. Überleben Monate	Referenz
BCNU	21	0	5,3	
5-FU	31	16	6	
5-FU+BCNU	30	33	5,5	Kovach et al.
Melphalan	43	2	2	
5-FU+Methyl-CCNU	41	10	3,5	
5-FU+Methyl-CCN+STZ	43	7	4	Horton et al.
5-FU+Mitomycin-C	60	8	4,5	
SMF II	56	34	4,8	Bukowski et al.
5-FU	50	–	5,8	
FA	44	–	5,8	
FAM	50	–	4,2	Cullinan et al.
CAC	27	7	3,5	
SMF I	30	10	4,3	Hurdis
FAM	65	14	6,5	
SMF I	68	4	4,5	Oster
keine Therapie	19	–	2,2	
5-FU/MTX/VCR/CTX5-FU/Mitomycin-C	21	–	11	Mallinson
Gemcitabine	63	23,8	5,6	
5-FU	63	4,8	4,4	Burris

5-FU: 5-Fluorouracil
BCNU: 1,3-Bis-(2-chloroethyl)-1-Nitrosourea
CCNU: N-(2-chloroethyl)-N-Cyclohexyl-N-nitrosourea
MTX: Methotrexat
VCR: Vincristin
CTX: Cyclophosphamid
SMF I+II: Somatostatin
STZ: Streptozotozin
CAC: Cisplatin
FAM: 5-FU + Adriamycin + Mitomycin

tion über 6 Monate gegenüber einer alleinigen Kochsalzinjektion erzielen (172).

Nach fehlgeschlagener Chemoablation oder erneut auftretenden Schmerzen kann nochmals perkutan eine Chemoablation versucht werden. Alternativ kann mittels perkutaner Strahlentherapie eine Schmerzerleichterung in ebenfalls 60% erreicht werden (313). Allerdings ist die Strahlentherapie wesentlich aufwändiger und mit mehr Komplikationen belastet als eine perkutane Chemoablation des Plexus coeliacus. Eine Vielzahl der Patienten benötigt zusätzlich eine medikamentöse Schmerztherapie, die individuell in Abhängigkeit von der Schmerzintensität gegebenenfalls unter Berücksichtigung auch stärkster Analgetika erfolgen muss.

19.14.4 Strahlen- und Chemotherapie beim nichtresektablen Tumor

Die Ergebnisse der palliativen Chemotherapie sind beim Pankreaskarzinom enttäuschend und können nur in Studien empfohlen werden; dabei sollte die unter der Chemotherapie beeinträchtigte Lebensqualität dem effektiven Nutzen gegenübergestellt werden. Zahlreiche Monosubstanzen sind hierbei überprüft worden.

Auch durch Kombination der Monosubstanzen – am bekanntesten ist hierbei das FAM-Schema (Fluorouracil, Adriamycin, Mitomycin C) – konnten in multizentrischen, prospektiv randomisierten Studien keine günstigeren Ergebnisse als mit den Monosubstanzen erzielt werden (Tab. 19.**33**). Allein Gemcitabine konnte in einer prospektiv randomisierten Untersuchung sowohl die Lebensqualität verbessern als auch die Lebenserwartung um einen Monat verlängern – gegenüber den Patienten, die mit 5-Fluorouracil behandelt wurden (38). Eine Vielzahl der Patienten mit fortgeschrittenen Tumorstadien sind jedoch in einem derart schlechten Allgemeinzustand, dass sie für eine Chemotherapie nicht infrage kommen und lediglich supportive Maßnahmen indiziert sind.

19.15 Nachsorge und Rehabilitation

Bislang ist nicht geklärt, ob durch eine strukturierte Nachsorge Rezidive frühzeitiger erkannt oder die Prognose verbessert werden kann. Die Nachsorge hat aber auch die Aufgabe, Patienten zu beraten und Folgen der Pankreaskopfresektion zu behandeln (psychologische Betreuung, Ernährungsberatung, Prophylaxe einer Osteoporose, Enzymsubstitution, Dumpingsyndrom).

Literatur

1. Akwari OE. Radical pancreatoduodenectomy for cancer of the papilla of Vater. Arch Surg 1977; 112: 451–456
2. Allema JH, Reinders ME, van Gulik TM, et al. Results of pancreaticoduodenectomy for ampullary carcinoma and analysis of prognostic factors for survival. Surg 1995; 117: 247–250
3. Alvarez C, Livingston EH, Ashley SW, Schwarz M, Reber HA. Cost-benefit analysis of the work-up for pancreatic cancer. Am J Surg 1991; 365: 53–60
4. Andersen JR, Sorensen SM, Kruse A, Rokkjaer M, Matzen P. Randomised trial of endoscopic endoprosthesis versus operative bypass in malignant obstructive jaundice. Gut 1989; 30: 1132–1135
5. Arnaud JP, Tuech JJ, Cervi Ch, Bergmaschi R. Pancreaticojejunostomy compared with pancreaticogastrostomy after pancreaticoduodenectomy. Eur J Surg 1999; 165: 357–362
6. Awad SS, Colletti L, Mulholland M, Knol J, Rothman ED. Multimodality staging optimizes resectability in patients with pancreatic and ampullary cancer. Am Surg 1997; 63: 634–638
7. Bakkevold KE, Arnesio B, Dahl O, Kambstad B. Adjuvant combination chemotherapy (AMF) following radical resection of carcinoma of the pancreas and papilla of vater – results of a controlled, prospective, randomised multicenter study. Eur J Cancer 1993; 5: 698–703
8. Bakkevold KE, Kambestad M. Morbidity and mortality after radical and palliative pancreatic cancer surgery. Ann Surg 1993; 217: 356–368
9. Ballinger AB, McHugh M, Catnach SM, Alstead EM, Clark ML. Symptom relief and quality of life after stenting for malignant bile duct obstruction. Gut 1993; 35: 467–470
10. Bartoli FG, Giovanni BA, Giambattista R, Bachi V. Pancreatic fistula and relative mortality in malignant disease after pancreaticoduodenectomy. Review and statistical meta-analysis regarding 15 years of literature. Anticancer Research 1991; 11: 1831–1848
11. Baulieux J. Is pancreatectomy with resection of the retropancreatic vessels for cancer justified? Chirurgie 1998; 123: 438–444
12. Baumel H, Huguier M, Manderscheid JC, Fabre JM, Houry S, Fagot H. Results of resection for cancer of the exocrine pancreas study from the French Association of Surgery. Br J Surg 1994; 81: 102–107
13. Beger B, Büchler MW, Friess H. Chirurgische Ergebnisse und Indikation zu adjuvanten Maßnahmen beim Pankreaskarzinom. Chirurg 1994; 65: 246–252
14. Belli L. Pylorus preserving pancreaticoduodenectomy versus Whipple procedure for adenocarcinoma of the head of the pancreas. HPB Surg 1989; 1: 195–200
15. Berge Henegouwen MI, Gulik TM, DeWit LT, Allema JH, Gouma DJ. Delayed gastric emptying after standard pancreaticoduodenectomy versus pylorus-preserving pancreaticoduodenectomy: an analysis of 200 consecutive patients. Am Coll Surg 1997; 185: 47–51
16. Berge Henegouwen MI, Moojen TM, Gulik TM, Rauws EAJ, Gouma DJ. Postoperative weight gain after standard Whipple's procedure versus pylorus-preserving pancreaticoduodenectomy: the influence of tumour status. Br J Surg 1998; 85: 922–926
17. Berge HM, van De Wit Th, Van Gulik Th, Obertop H, Gouma DJ. Incidence, risk factors, and treatment of pancreatic leakage after pancreaticoduodenectomy: drainage versus resection of the pancreatic remnant. Am Coll Surg 1997; 185: 18–24
18. Biehl TH, Traverso LW. Is stenting necessary for a successful pancreatic anastomosis? Am J Surg 1992; 163: 530–532
19. Biehl Th, Traverso LW, Hauptmann E, Ryan JA. Preoperative visceral angiography alters intraoperative strategy during the Whipple procedure. Am J Surg 1993; 165: 607–611
20. Bittner R. Effect of tumor size and lymph node status on the prognosis of pancreatic cancer. Chirurg 1983; 60: 240–245
21. Bluemke DA, Cameron JL, Ralph H, Hruban H, Pitt A. Potentially resectable pancreatic adenocarcinoma; spiral CT assessment with surgical and pathologic correlation. Radiology 1995; 197: 381–385

22. Bodner E. Intraoperative Bestrahlung beim Pankreaskarzinom. Chirurg 1994; 65: 241–245
23. Bornman PC, Harries-Jones EP, Raymond T, Van Stiegmann G, Terblanche J. Prospective controlled trial of transhepatic biliary endoprothesis versus bypass surgery for incurable carcinoma of the head of the pancreas. Lancet 1986; 11: 69–71
24. Böttger Th. Ist die Pfortaderresektion beim duktalen Pankreaskarzinom gerechtfertigt? Zentralbl Chir 1999; 124: 220–225
25. Böttger Th, Boddin J, Düber C, Heintz A, Küchle R, Junginger Th. Diagnosing and staging of pancreatic carcinoma – what is necessary? Oncology 1998; 55: 122–129
26. Böttger Th, Boddin J, Heintz A, Junginger Th. Clinicopathologic study for the assessment of resection for ampullary carcinoma. World J Surg 1997; 21: 379–383
27. Böttger Th, Haßdenteufel A, Boddin J, Küchle R, Seifert K, Junginger Th. Stellenwert des Tumormarkers CA 19–9 in der Differentialdiagnose von Raumforderungen im Pankreaskopf. Chirurg 1996; 67: 1007–1011
28. Böttger Th, Junginger Th. Factors influencing morbidity and mortality after pancreaticoduodenectomy: Critical Analysis of 221 Resections. World J Surg 1999; 23: 164–172
29. Böttger Th, Junginger Th. Treatment of tumours of the pancreatic head with suspected but unproofen malignancy. World J Surg 1999; 23: 158–163
30. Böttger Th, Störkel S, Stöckle M, Gerber B, Junginger Th. Image DNA cytometry – a prognostic tool in pancreatic cancer? Cancer 1994; 73: 63–73
31. Brandt KR, Charboneau IW, Stephens DH, Welch TJ, Goellner JR. CT- and US-guided biopsy of the pancreas. Radiology 1993; 187: 99–104
32. Branum GD, Pappas TN, Meyers WC. The management of tumors of the ampulla of Vater by local resection. Ann Surg 1995; 224: 621–627
33. Brodsky JT, Turnbull ADM. Arterial hemorrhage after pancreaticoduodenectomy. Arch Surg 1991; 1037–1039
34. Brooks JR, David C, Brooks, Levine JD. Total pancreatectomy for ductal cell carcinoma of the pancreas. Ann Surg 1989; 209: 405–410
35. Büchler M, Friess H, Klempa I, Hermanek P, Sulkowski U. Role of octreotide in the prevention of postoperative complications following pancreatic resection. Am J Surg 1992; 1: 125–131
36. Bühler H, Ochsenbein R, Buchmann P, Ammann R. Endoskopische Behandlung von malignen Gallengangsstenosen mit Endoprothesen. DMW 1992; 117: 161–166
37. Bukowski RM. Phase II trial of streptozotocin, mitomycin C and 5-fluorouracil in adenocarcinoma of the pancreas. Cancer Clin Trials 1980; 3: 321–324
38. Burris HA, Moore MJ, Anderson J, et al. Improvements in survival and clinical benefit with Gemcitabine as first line therapy for patients with advanced pancreas cancer: A randomized trial. J Clin Oncol 1997; 15: 2404–2413
39. Cahen DL, Fockens P, Wit L, Offerhaus G, Obertop H, Gouma D. Local resection or pancreaticoduodenectomy for villous adenoma of the ampulla of Vater diagnosed before operation. Br J Surg 1997; 85: 948-951
40. Cameron JL, Crist DW, Sitzmann JV, et al. Factors influencing survival after pancreaticoduodenectomy for pancreatic cancer. Am J Surg 1991; 161: 120–124
41. Cameron JL, Pitt HA, Yeo CJ, Lillemoe KD, Kaufman HS, Coleman JA. One hundred and forty-five consecutive panreaticoduodenectomies without mortality. Ann Surg 1993; 217: 430–438
42. Campanale II RP, Frey CF, Romero Farias L, et al. Reliability and sensitivity of frozen-section pancreatic biopsy. Arch Surg 1985; 120: 283–288
43. Capella C, Heitz PU, Höfler H, Solcia E, Klöppel G. Revised classification of neuroendocrine tumours of the lung, pancreas and gut. Virchows Arch 1995; 425: 547–460
44. Carter DC. Cancer of the head of pancreas or chronic pancreatitis? A diagnostic dilemma. Surg 1992; 111: 602–603
45. Castillo CF, Rattner DW, Warshaw AL. Further experience with laparoscopy and peritoneal cytology in the staging of pancreatic cancer. Br J Surg 1995; 82: 1127–1129
46. Catelano C. Pancreatic adenocarcinoma: combination of MR imaging MR angiography and MR cholangiopancreatography for the diagnosis and assessment of resectability. Eur Radiol 1998; 8: 428–834
47. Chareton B, Coiffic J, Landen S, Bardaxoglou E, Campion JP, Launois B. Diagnosis and therapy for ampullary tumors: 63 cases. World J Surg 1996; 20: 707–712
48. Chou FF, Sheen-Chen SM, Chen YS, Chen MC, Chen CL. Postoperative morbidity and mortality of pancreaticoduodenectomy for periampullary cancer. Eur J Surg 1996; 162: 477–481
49. Christophe M, Thomas P, Le Treut YP, et al. Rsektion de la veine porte au cours des pancratectomies pour cancer: Aspects techniques. A porpos de quatre observations. Ann de Chir 1991; 45: 396
50. Conlon KC, Dougherty E, Klimstra DS, Coit DG, Turnbull ADM, Brennan MF. The value of minimal access surgery in the staging of patients with potentially resectable peripancreatic malignancy. Ann Surg 1991; 2: 134–140
51. Conlon KC, Klimstra DS, Murray FB. Long-term survival after curative resection for pancreatic ductal adenocarcinoma. Ann Surg 1991; 223: 273–279
52. Cooperman AM, Herter FP, Marboe CA, Helmreich ZV, Perzin KH. Pancreatoduodenal resection and total pancreatectomy – an institutional review. Surgery 1981; 10: 707–712
53. Cotton PB. Metallic mesh stents – is the expanse worth the expense? Endoscopy 1992; 24: 421–423
54. Cubilla A, Fortner J, Fritzgerald PJ. Lymph node involvement in carcinoma of the head of the pancreas. Cancer 1978; 41: 880–887
55. Cuesta MA, Meijer S, Borgstein PJ, Sibinga Mulder L, Sikkenk AC. Laparoscopic ultrasonography for hepatobiliary and pancreatic malignancy. Br J Surg 1993; 80: 1571–1574
56. Cullen JJ, Sarr MG, Ilstrup DM. Pancreatic anastomotic leak after pancreaticojejunostomy: incidence, significance, and management. Am J Surg 1994; 168: 295–298
57. Cullinan S, Moerte IC, Wienand H. A phase III evaluation of drug combination in the therapy of advanced pancreatic an gastric carcinoma. Proc Am Soc Clin Oncol 1989; 8: 124
58. Cunningham JD, Glajchen N, Brower ST. The use of spiral computed tomography in the evaluation of vessel encasement for pancreatic cancer. Int J Pancreatol 1996; 19: 9–14
59. Cusack JC, Fuhrmann GM, Lee JE. Managing unsuspected tumor invasion of the superior mesenteric-portal venous confluence during pancreaticoduodenectomy. Am J Surg 1997; 168: 352
60. Davids PH, Groen AK, Rauws EAJ, Tytgat GNJ, Huibregtse K. Randomised trial of self-expanding metal stents versus polyethylene stents for distal malignant biliary obstruction. Lancet 1994; 340: 1488–1492
61. Deki H. An anatomic study of the peripancreatic lymphatics. Surg Radiol Anat 1988; 10: 121–135
62. Delcore R, Thomas JH, Hermreck AS. Pancreaticoduodenectomy for malignant pancreatic and periampullary neoplasms in elderly patients. Am J Surg 1991; 162: 532–535
63. Delcore R, Thomas JH, Pierce GE. Pancreatogastrostomy: A safe drainage procedure after pancreatoduodenectomy. Surgery 1990; 108: 614–617
64. DelMachino A, Vanzulli A, Sironi S, et al. Pancreatic cancer versus chronic pancreatitis: Diagnosis with CA 19–9 assessment, US, CT, and CT-guided fine-needle biopsy. Radiology 1991; 178: 95–99
65. Di Magno EP. Diabetes mellitus as a risk factor for pancreatic cancer: a metaanalysis. Rev Surg 1971; 26: 153–175

66. Doberneck RC, Berndt GA. Delayed gastric emptying after palliative gastrojejunostomy for carcinoma of the pancreas. Arch Surg 1987; 122: 827–829
67. Dooley WC, Cameron JL, Pitt HA, Lillemoe KD, Yue NC. Is preoperative angiography useful in patients with periampullary tumors? Ann Surg, 1990; 211: 649–654
68. Dowsett JF, Polydorou D, Anna LMD, et al. Needle knife papillotomy: how safe and how effective. Gut 1990; 31: 905–908
69. Edge SB, Schmieg RE Jr, Rosenhof LK, Wilhem MC. Pancreas cancer resection outcome in American University centers in 1989–1990. Cancer 1993; 71: 3502–3508
70. Evans DB, Lee JE, Leach SD. Vascular resection and intraoperative radiation therapy during pancreaticoduodenectomy: rationales and technique. Adv Surg 1996; 29: 235
71. Fabre JM, Houry S, Manderscheid JC, Huguier M, Baumel H. Surgery for left-sided pancreatic cancer. Br J Surg 1996; 83: 1065–1070
72. Farley DR, Schwall G, Trede M. Completion pancreatectomy for surgical complications after pancreaticoduodenectomy. Br J Surg 1996; 83: 176–179
73. Farouk M. Indications for and the technique of local resection of tumors of the papilla of Vater. Arch Surg 1987; 126: 650–652
74. Fernandez del Castillo C, Rattner DW, Warshaw AL. Standards for pancreatic resection in the 1990s. Arch Surg 1995; 130: 295–299
75. Fink AS, DeSouza LR, Longmire WP. Long term evaluation of pylorus preservation during pancreaticoduodenectomy. World J Surg 1988; 12: 663–670
76. Fitzsimmons D, Johnson CD. Quality of life after treatment of pancreatic cancer. Langenbeck's Arch Surgery 1998; 383: 145–151
77. Foerster EC, Matek W, Hoepffner N, Domschke W. Endoskopisch-retrograd implantierbare, selbstexpandierende Endoprothese (Stent) bei malignen Choledochusstenosen. DMW 1990; 115: 648–652
78. Foo MI, Gunderson LL, Nagorney D. Patterns of failure in grossly resected pancreatic ductal adenocarcinoma treated with adjuvant irradiation + 5-fluorouracil. Int R Radiat Oncol Biol Phys 1993; 26: 483–489
79. Forrest FF, Longmire WP. Carcinoma of the pancreas and periampullary region. Ann Surg 1978; 189: 129–137
80. Fortner JG, David S, Klimstra R, Senie T, Barbara J, Maaclean BA. Tumor size is the primary prognostic factor for pancreatic cancer after reginoal pancreatectomy. Ann Surgery 1997; 223: 147–153
81. Frebourg T. The evaluation of CA 19–9 antigen level in the early detection of pancreatic cancer. A prospective study of 866 patients. Cancer 1988; 62: 2287–2290
82. Freeman ML, Nelson DB, Sherman S, Haber GB, Herman ME, Dorsher PJ. Complications of endoscopic biliary sphincterotomy. N Engl J Med 1992; 13: 199–335
83. Freeny PC, Traveso LW, Ryan JA. Diagnosis and staging of pancreatic adenocarcinoma with dynamic computed tomography. Am Surg 1993; 165: 600–606
84. Fuhrmann GM, Charnsangavey C, Abbruzzese JL, et al. Thin-section contrast-enhanced computed tomography accurately predicts the resectability of malignant pancreatic neoplasms. Radiology 1994; 167: 104–113
85. Fuhrmann GM, Leach SD, Staley CA, Cusack JC, Charnsnagavej C, Cleary KR. Rationale for en bloc vein resection in the treatment of pancreatic adenocarcinoma adherent to the superior mesenteric-portal vein confluence. Pancreatic Tumor Study Group. Ann Surg 1996; 223: 154
86. Furukawa H. Nonfunctioning islet cell tumors of the pancres: clinical, imaging and pathological aspects in 16 patients. Jpn J Clin Oncol 1993; 28: 255–261
87. Gaa J, Richter A, Trede M, Georgi M. Fortschritte in der kernspintomographischen Diagnostik von Pankreastumoren. DMW 1998; 123: 773–776
88. Gall FP, Gebhardt C, Meister R. Severe Chronic cephalic pancreatitis: use of partial duodenopancreatectomy with occlusion of the pancreatic duct in 289 patients. World J Surg 1989; 13: 809–817
89. Gansauge F, Gansauge S, Schmidt E, Müller J. Prognostic significance of molecular alterations in human pancreatic carcinoma – an immunohistological study. Langenbeck's Arch Surg 1998; 383: 152–155
90. Gardner AMN, Solomou G. Relief of pain of unresectable carcinoma of the pancreas by chemical splanchnicectomy during laparotomy. Ann R Coll Surg Engl 1984; 66: 409–411
91. Gastrointestinal Tumor study group Further evidence of effective adjuvant combined radiation and chemotherapy following curative Resection of pancreatic cancer. Cancer 1987; 59: 2006–2010
92. Geer RJ, Brennan MF. Prognostic indicators for survival after resection of pancreatic adenocarcinoma. Am J Surg 1993; 165: 68–73
93. Ghadirian P, Simard A. Tobacco, alcohol, and coffee and cancer of the pancreas. Cancer 1991; 67: 2664–2670
94. Gold EB, Cameron JL. Chronic pancreatitis and pancreatic cancer. Cancer 1993; 328: 1484–1486
95. Gold EB, Gordis L, Diener MD, et al. Diet and other risk factors for cancer of the pancreas. Cancer 1985; 55: 460–467
96. Goldberg MS. Risks of developing cancer relative to living near a municipal solid waste landfill site in Montreal, Quebec. Arch Environ Health 1999; 65: 291–296
97. Gordon TA, Burleyson GP, Tielsch JM, Cameron JL. The effects of regionalization on cost and outcome for one general high-risk surgical procedure. Ann Surg 1995; 222: 143–149
98. Gouma DJ. Complications after resection of biliopancreatic cancer. Ann Oncol 1999; 4: 257–260
99. Grace PA, Pitt HA, Longmire WP. Pancreaticoduodenectomy with pylorus preservation for adenocarcinoma of the head of the pancreas. Br J Surg 1994; 73: 647–650
100. Grace PA, Pitt HW, Longmire WP. Pylorus preserving pancreatoduodenectomy: an overview. Br J Surg 1990; 77: 968–974
101. Grace PA, Pitt HA, Tompkins RK, Den Besten L, Longmire W. Decreased morbidity and mortality after pancreaticoduodenectomy. Am J Surg 1988; 151: 141–147
102. Griffin JF, Smalley SR, Jewell W, et al. Patterns of failure after curatives resection of pancreatic carcinoma. Cancer 1990; 66: 56–61
103. Guibaud L, Bret PM, Reinhold C. Bile duct obstruction and choledocholithiasis: diagnosis with MR cholangiography. Radiology 1995; 197: 109–115
104. Hagihara K. Experimental and clinico-patholgical studies on the lymphatic pathway from the pancreas. Igaku Kenkyo 1994; 52: 61–86
105. Hall-Craggs MA, Allen CM, Owens CM, Theis BA. MR Cholangiography: clinical evaluation in 40 cases. Radiology 1993; 189: 423–427
106. Hannoun L, Christophe M, Ribeiro J, et al. A report of forty-four instances of pancreaticoduodenal resection in patients more than seventy years of age. Surg Gynecol Obstet 1993; 177: 556–560
107. Harisson LE, Klimstra DS, Brennan MF. Isolated portal vein involvement in pancreatic adenocarcinoma. A contraindication for resection? Ann Surg 1996; 224: 342
108. Hatfield AR, Terblanche I, Fatnar S, Kernoff C, Tobias R. Preoperative external biliary drainage in obstructive jaundice. A prospective controlled clinical trial. Lancet 1982; 2: 896
109. Hatfield ARW, Lefebvre JF, Liquory CL, et al. Stent occlusion – a problem with self-expanding metal stents? Endoscopy 1992; 24: 391–394
110. Heerden JA, Mellrath DC. Total pancreatectomy for ductal adenocarcinoma of the pancreas: an update. World J Surg 1998; 12: 658–662

111. Heiken JP, Weyman PJ, Lee JKT, et al. Detection of focal hepatic masses: prospective evaluation with CT, delayed CT, CT during arterial portography, and MR imaging. Radiology 1998; 171: 47–51
112. Heise JW, Becker H, Borchard F, Röher HD. Zum Radikalitätsrisiko der pyloruserhaltenen Duodenopankreatektomie beim duktalen Carcinom. Chirurg 1994; 65: 780–784
113. Helmberger T, Gauger J, Holzknecht N, Fölsing C, Reiser M. MRT des Pankreas: Stellenwert, Technik und Applikation. Radiology 1996; 36: 413–418
114. Henne-Bruns D, Kremer B, Meyer-Pannwitt U, Voge I, Schröder S. Partial duodenopancreatectomy with radical lymphadenectomy in patients with pancreatic and periampullary carcinomas: initial results. Hepato-Gastroenterol 1993; 40: 145–149
115. Henne-Bruns D, Vogel I, Lüttges J, Klöppel G, Kremer B. Ductal adenocarcinoma of the pancreatic head: survival after regional versus extended lymphadenectomy. Hepatogastroenterol 1998; 45: 855–866
116. Hermanek P. Pathology and biology of pancreatic ductal adenocarcinoma. Langenbeck's Arch Surg 1998; 383: 116–120
117. Hoepffner N, Foerster EC, Högemann B, Domschke W. Long-term experience in wallstent therapy for malignant choledochal stenosis. Endoscopy 1994; 26: 597–602
118. Hoffmann JP, Weese JL, Solin LJ. Preoperative chemoradiation for patients with resectable pancreatic adenocarcinoma. Proc Am Soc Clin Oncol 1995; 14: 201
119. Homma T, Tsuchiya R. The study of mass screening of persons without symptoms and of screening of outpatients with gastrointestinal complaints or icterus for pancreatic cancer in Japan. In J Pancreatol 1991; 1: 119
120. Horton J. Trials of single-agent and combination chemotherapy for advanced cancer of the pancreas. Cancer Treat Rep 1981; 65: 65–68
121. Howard TJ. Pancreatic adenocarcinoma. Curr Probl Cancer 1996; 20: 281–328
122. Huguier M, Baumel H, Manderscheid JC. Cancer of the exocrine pancreas. A plea for resection. Hepatogastroenterology 1996; 43: 721–729
123. Huguier M, Mason NP. Treatment of cancer of the exocrine pancreas. Am J Surg 1999; 177: 257–265
124. Huibregste K, Carr-Locke DL, Cremer M, et al. Biliary stent occlusion – a problem with self expanding stents? Endoscopy 1992; 24: 391394
125. Hunt DR, McLean R. Pylorus-preserving pancreatectomy: functional results. Br J Surg 1989; 76: 173–176
126. Hurdis C, Kelsen D, Dougherty J. A randomized trial of streptozotozin (S) mitomycin (M) and 5 fluorouracil (FU)(SMF) vs cisplatin (P), Ara-C(A) and caffeine C (CAC) in advanced pancreas cancer. Proc Am Soc Clin Oncol 1990; 9: 107
127. Icard P. Pancreaticogastrostomy following pancreaticoduodenoectomy. Ann Surg 1988; 207: 253–256
128. Ihse I, Anderson H, Andren-Sandberg A. Total pancreatectomy for cancer of the pancreas: is it appropriate? World J Surg 1996; 20: 288–294
129. Inokuma T, Tamaki N, Torizuka T, et al. Value of fluorine-18-fluorodeoxyglucose and thallium-201 in the detection of pancreatic cancer. J Nucl Med 1995; 36: 229–235
130. Ishikawa O, Ohigashi H, Imaoka S. Preoperative indications for extended pancreatectomy for locally advanced pancreas cancer involving the portal vein. Ann Surg 1992; 251: 31
131. Ishikawa O, Ohigashi H, Sasaki Y, et al. Practical usefulness of lymphatic and connective tissue clearance for the carcinoma of the pancreas head. Ann Surg 1988; 208: 215–220
132. Jeekel J, Treurniet-Donker AD. Treatment perspectives in locally advanced unresectable pancreatic cancer. Br J Surg 1991; 78: 1332–1334
133. Jessup JM, Steele G, Mayer RJ, et al. Neoadjuvant therapy for unresectable pancreatic adenocarcinoma. Arch Surg 1993; 128: 559–264
134. John TG, Greig JD, Carter DC, Garden OJ. Carcinoma of the pancreatic head and periampullary region. Ann Surg 1995; 221: 156–164
135. Johnson CD, Schwall G, Flechtenmacher J, Trede M. Resection for adenocarcinoma of the body and tail of the pancreas. Br J Surg 1993; 80: 1177–1179
136. Johnstone PA, Sindelar WF. Lymph node involvement and pancreatic resection: correlation with prognosis and local disease control in a clinical trial. Pancreas 1993; 8: 535–539
137. Jones RS. The biopsy of hepatobiliary and pancreatic masses. Surg Oncol Clin 1991; 4: 67
138. Junginger Th. Leitlinien zur Therapie des exokrinen Pankreaskarzinoms. Beilage zu den Mitteilungen der Deutschen Gesellschaft für Chirurgie1996; Heft 5/1996
139. Kalser MH, Ellenberg SS. Pancreatic cancer: adjuvant combined radiation and chemotherapy following curative resection. Arch Surg 1985; 120: 899–903
140. Kamthan AG, Morris JC, Dalton J, Mandeli JP, Chesser MR. Combined modality therapy for stage II and stage III pancreatic carcinoma. J Clin Oncol 1997; 15: 2920–2927
141. Kayahara M, Nagakawa T, Ohta T, Kitagawa H, Miyazaki I. Surgical strategy for carcinoma of the papilla of vater on the basis of lymphatic spread and made of recurrence. Surg 1997; 121: 611–617
142. Kayahara M, Nagakawa T, Ueno K, Ohta T, Takeda T, Miyazaki I. Pancreatic resection for periampullary carcinoma in the elderly. Surg Today 1994; 24: 229–233
143. Kayahara M, Nagakawa T, Ueno K, Ohta Z, Takeda T, Miyazaki I. Lymphatic flow in carcinoma of the distal bile duct based on a clinicopathologic study. Cancer 1993; 72: 2112–2117
144. Keck H, Knoop M, Langrehr JM, Henneken V, Neuhaus P. Erweiterte partielle Duodenopankreatektomie nach Kausch-Whipple durch Resektion tumorinfiltrierter Gefäßabschnitte. Zentrabl Chir 1995; 120: 809
145. Kelsen P, Portenoy RK, Thaler HAT, et al. Pain and depression in patients with newly diagnosed pancreas cancer. J Clin Oncology 1995; 13: 748–755
146. Keogan MT, McDermaot G, Paulson EK, et al. Pancreatic malignancy: effect of dual-phase helical CT in tumor detection and vascular opacification. Radiology 1997; 205: 513–518
147. Keogan MT, Tyler D, Clark L, et al. Diagnosis of pancreatic carcinoma: role of FDG PET. AJR 1998; 171: 1565–1570
148. Kim SW, Youk EG, Park YH. Comparison of pancreaticogastrostomy and pancreaticojejunostomy after pancreaticoduodenectomy performed by one surgeon. World J Surg 1997; 21: 640–643
149. Kingsnorth AN. Safety and function of isolated Roux loop pancreaticojejunostomy after Whipple's procedure. Ann R Coll Surg Eng 1994; 76: 175–179
150. Kingsnorth AN, Formela LJ, Rehfeld JF. Plasma gastrin and cholecystokinin responses after pylorus-preserving pancreaticoduodenectomy and defunctioned Roux loop pancreaticojejunostomy. Br J Surg 1994; 81: 1356–1359
151. Klempa I, Arnold W. Palliative chirurgische und endoskopische Therapie maligner Gallenwegsverschlüsse. Chirurg 1994; 65: 836–848
152. Klempnauer J, Ridder GJ, Bektas H, Pichelmayer R. Multivariate Analyse von Prognosefaktoren nach Resektion duktaler Pankreaskarzinome. Langenbecks Arch Chir 1995; 380: 133–139
153. Klinkenbijl JHG, Sahmound T, van Pel R, Couvreur ML, Veenhof CHN. Jeekel, J. Radiotherapy and 5-FU after resection for cancer of the pancreas and peri-ampullary region: A phase III trial of the EORTC GITCCG. Abstract -book, ECO-Meeting Hamburg 1997
154. Klinkenbijl JHG, Schelling GP, Jeekel JMD. The advantages of pylorus-preserving pancreaticoduodenectomy in malignant disease of the pancreas and periampullary region. Ann Surg 1992; 216: 142–145

155. Klöppel G, Solcia E, Longnecker DS, Capella C, Sobin LH. Histological typing of tumors of the exocrine pancreas. Springer Verlag 1996
156. Knyrim K, Wagner HJ, Pausch J. A prospective, randomized, controlled trial of metal stents for malignant obstruction of common bile duct. Endoscopy 1993; 25: 207–212
157. Kobayashi I, Nagino M, Kamiya J, Nimura Y. Different gastric emptying of solid and liquid meals after pylorus-preserving pancreaticoduodenectomy. Br J Surg 1998; 85: 927–930
158. Kojima K, Katayama K, Note M, Shimada H, Nakagawara G. Pancreaticogastrostomy and pancreatic leakage after pancreaticoduodenectomy. Int Surg 1992; 77: 80–83
159. Kojima K, Yasukawa H, Katayama K, Note M, Shimada H, Nakagawara G. Postoperative complications and survival after pancreaticoduodenectomy in patients aged over 70 years. Surg Today 1992; 22: 401–404
160. Kovach JS, Moertel CG, Schutt AJ, Hahn RG, Reitmeier RJ. A controlled study of combined 1,3-bis(2-chlorethyl)-l-nitrosourea and 5-floururacil therapy for advanced gastric and pancreatic cancer. Cancer 1974; 33: 563
161. Koyama K, Takagi Y, Ito K, Sato T. Experimental and clinical studies on the effect of biliary drainage in obstructive jaundice. Am J Surg 1984; 142: 293–299
162. Kozuschek W, Reith HB, Waleczek H, Sonntag D. A comparison of long term results of the standard Whipple procedure and the pylorus preserving pancreatoduodenectomy. J Am Coll Surg 1994; 178: 443–453
163. Lammer J, Hausegger KA, Fluckiger F, Winkelbauer FW. Common bile duct obstruction due to malignancy: treatment with plastic versus metal stents. Radiology 1996; 20: 167
164. Launois B, Franci J, Bardaxoglou E, Ramee MP, Paul JL, Campion JP. Total pancreatectomy for ductal adenocarcinoma of the pancreas with special reference to resection of the portal vein and multicentric cancer. World J Surg 1993; 17: 122–127
165. Leach SD, Rose JA, Lowy AM, et al. Significance of peritoneal cytology in patients with potentially resectable adenocarcinoma of the pancreatic head. Sugery 1995; 118: 472–478
166. Lee Y-T. Tissue diagnosis for carcinoma of the pancreas and periampullary structures. Cancer 1982; 49: 1035–1039
167. Lentschig MG, Reimer P, Rummeny E, et al. Die Wertigkeit der 3-Phasen-Spiral-CT und der Magnetresonanztomographie in der präoperativen Diagnostik des Pankreaskarzinoms. Radiologe 1996; 36: 406–412
168. Lerma E. Fine needle aspiration cytology in pancreatic pathology. Acta Cytol 1996; 40: 683–686
169. Lerut JP, Gianello PR, Otte JB, Kestens PJ. Pancreaticoduodenal resection. Ann Surg 1984; 199: 432–437
170. Lieberman MD, Kilburn H, Lindsey M, Brennan MF. Relation of perioperative deaths to hospital volume among patients undergoing pancreatic resection for malignancy. Ann Surg 1995; 222: 638–645
171. Lillemoe KD, Cameron JL, Hardacre JM, et al. Is prophylactic gastrojejunostomy indicated for unresectable periampullary cancer? Ann Surg 1999; 217: 322–330
172. Lillemoe KD, Cameron JL, Kaufman HS, Yeo CJ, Pitt HA, Sauter PK. Chemical splanchnicectomy in patients with unresectable pancreatic cancer. Ann Surg 1999; 217: 447–457
173. Lin PW, Lin YJ. Prospective randomized comparison between pylorus-preserving and standard pancreaticoduodenectomy. Br J Surg 1999; 86: 603–607
174. Linehan IP, Russell RCG, Hobsley M. The dumping syndrome after pancreatoduodenectomy. Surg Gynecol Obstet 1988; 167: 114–118
175. Lok Tio T, Tytgat GNJ, Cikot RJLM, Houthoff HJ, Sars PRA. Ampullopancreatic carcinoma: preoperative TNM classification with endosonography. Radiology 1990; 175: 455–461
176. Lomanto D, Pavone P, Aghi A, et al. Magnetic resonance cholangiopancreaticography in the diagnosis of biliopancreatic diseases. Am J Surg 1997; 174: 33–38
177. Lowenfels AB, Maisonneuve P, Cavallini G, Ammann RW. Pancreatitis and the risk of pancreatic cancer. N Engl J Med 1993; 328: 1433–1439
178. Lowenfels AB, Maisonneuve P, DiMagno EP, et al. Hereditary pancreatitis and the risk of pancreatic cancer. J National Cancer Inst 1998; 89: 442–446
179. Lowy AM, Jeffrey E, Lee PWT, et al. Prospective randomized trial of octreotide to prevent pancreatic fistula after pancreaticoduodenectomy for malignant disease. Ann Surg 1997; 225: 632–641
180. Mack TM, Yu MC, Hanisch R, Henderson BE. Pancreas cancer and smoking, beverage consumption and past medical history. JNCI 1986; 76: 49–60
181. Mallinson CN, Rake MO, Cocking JB. Chemotherapy in pancreatic cancer. Results of a prospective controlled, randomised, multicentre study. Br Med J 1980; 281: 1589
182. Marcus SG, Coehen H, Ranson JHC. Optimal management of the pancreatic remnant after pancreaticoduodenectomy. Ann Surg 1995; 221: 635–648
183. Martin FM, Rossi RL, Munson L, ReMine SG, Braasch JW. Management of pancreatic fistulas. Arch Surg 1989; 124: 571–573
184. Mason RC. Pancreatogastrostomy as reconstruction for pancreaduodenectomy: Review. World J Surg 1999; 23: 221–226
185. Mason GR, Freeark RJ. Current experience with pancreatogastrostomy. Am J Surg 1995; 169: 217–219
186. Matsumoto K, Hideki F, Miura K, et al. Successful pancreatojejunal anastomosis for pancreaticoduodenectomy. Surg Gyn Obst 1992; 175: 555–562
187. Matsusue S, Takeda H, Nakamura Y, Nishimura S, Koizumi S. A prospective analysis of the factors influencing panceaticojejunostomy performed using a single method in 100 consecutive pancreaticoduodenectomies. Surg Today 1999; 28: 719–726
188. Mc Leod RS, Tayler R, Greenberg GR, Langer B. Quality of life, nutritional status, and gastointestinal hormone profile following the Whipple procedure. Surg 1995; 169: 179–188
189. McPherson GAD, Benjamin I, Hodgson H. Preoperative percutaneous transhepatic biliary drainage. Br J Surg 1984; 71: 371–375
190. Megibow AJ, Zhou XH, Rotterdam H, et al. Pancreatic adenocarcinoma: CT versus MR imaging in the evaluation of resectability – report of the radiology diagnostic oncology group. Radiology 1995; 195: 327–332
191. Midwintwer MJ, Beveridge CJ, Wilsdon JB, Bennett MK, Baudouin CJ, Charnley RM. Correlation between spiral computed tomography, endoscopic ultrasongraphy and findings at operation in pancreatic and ampullary tumours. B J Surg 1999; 86: 189–193
192. Miedema BW, Sarr MG, van Heerden JA, Nagorny DM, McIlrat DC, Ilstrup D. Complications following pancreaticoduodenectomy. Current management. Arch Surg 1992; 127: 945–949
193. Miyagawa S, Makuuchi M, Lygidakis NJ, et al. Pancreaticoduodenectomy – pancreaticojejunostomy vs. pancreaticogastrostomy. Hepato-Gastroenterol 1992; 39: 381–384
194. Montorsi M, Zago M, Mosca F, et al. Efficacy of octreotide in the prevention of pancreatic fistula after elective pancreatic resections: a prospective, controlled, randomized clinical trial. Surgery 1995; 117: 26–31
195. Mosca F, Giulianotti PC, Balestracci T, et al. Long-term survival in pancreatic cancer: pylorus-preserving versus Whipple pancreaticoduodenectomy. Surgery 1997; 122: 553–566

196. Mukaiya M. Lack of survival benefit of extended lymph node dissection for ductal adenocarcinoma of the head of the pancreas: retrospective multi-instutional analyses in Japan. World J Surg 1998; 22: 248–252
197. Müller FM, Meyenberger Ch, Bertschinger Ph, Schaer R, Marincek B. Pancreatic tumors: evaluation with endoscopic US, CT, and MR Imaging. Radiology 1994; 191: 745–751
198. Murugiah M, Windsor JA, Redhead DR, et al. The role of selective visceral angiography in the management of pancreas and periampullary cancer. World J Surg 1993; 17: 796–800
199. Nagai H, Kuroda A, Morioka Y. Lymphatic and local spread of T1 and T2 pancreatic cancer. Ann Surg 1986; 204: 65–71
200. Nagakawa T, Kobayashi U, Ohta K, Kayahara T, Miyazaki M. Clinical study of lymphatic flow to the paraaortic lymph nodes in carcinoma of the head of the pancreas. Cancer 1994; 73: 1155–1162
201. Nagakawa T, Nagamori M, Futakami F, et al. Results of extensive surgery for pancreatic carcinoma. Cancer 1996; 77: 640–645
202. Nakaizumi A, Tatsuta M, Uehara H, Lishi H. A prospective trial of early detection of pancreatic cancer by ultrasonographic examination combined with measurement of serum elastase. Cancer 1992; 69: 9336
203. Nakao A, Harada A, Nonami T, Kaneko T, Inoue S, Takagi H. Clinical significance of portal invasion by pancreatic head carcinoma. Surgery 1995; 117: 50–55
204. Nakao A, Harada A, Nonami T, Kaneko T, Inoue S, Takagi H. Lymph node metastases in carcinoma of the head of the pancreas region. Br J Surg 1995; 82: 399–402
205. Neuhaus H, Hagenmüller F, Griebel M, Classen M. Percutaneous cholangioscopic or transpapillary insertion of self-expanding biliary metal stents. Gastrointestinal Endoscopy 1991; 37: 31–36
206. Nghiem HV, Freeny PC. Radiologic staging of pancreatic adenocarcinoma. Rad Clinics North America 1994; 32: 71–79
207. Niederau C, Grendell J. Diagnosis of pancreatic cancer. Pancreas 1992; 7: 66–86
208. Nitecki SS, Sarr MG, Colby TV, van Heerden JA. Long term survival after resection for ductal adenocarcinoma of the pancreas. Is it really improving? Ann Surg 1995; 221: 59–66
209. O'Brien S, Hatfield ARW, Craig PI, Wiliams SP. A three year follow up of self expanding metal stents in the endoscopic palliation of longterm survivors with malignant biliary obstruction. Gut 1995; 36: 618–621
210. Olen R, Pickleman J, Freeark RJ. Less is better – the diagnostic work of the patient with obstructive jaundice. Arch Surg 1989; 124: 791–795
211. Ozaki H. The prognostic significance of lymph node metastasis and intrapancreatic perineural invasion in pancreatic cancer after curative resection. Surg Today 1999; 29: 16–22
212. Palazzo L. Staging of pancreatic carcinoma by endoscopic ultrasonography. Endoscopy 1998; 30: 103–107
213. Pamos S. Magnetic resonance cholangiopancreatography versus endoscopic retrograde cholangiopancreatography (ERCP). Gastroenterol-Hepatol 1998; 21: 174–180
214. Patel AG, Toyama MT, Kusske AM, Alexander P, Ashley SW, Reber HA. Pylorus-preserving Whipple resection for pancreatic cancer. Is it any better? Arch Surg 1995; 130: 838–842
215. Pederzoli P, Bassi C, Falconi M, Camboni. Efficacy of octreotide in the prevention of complications of elective pancreatic surgery. Br J Surg 1994; 81: 265–269
216. Pedrazzoli S, DiCarlo V, Dionigi R, et al. Standard versus extended lymphadenectomy associated with pancreatoduodenectomy in the surgery treatment of adenocarcinoma of the head of the pancreas: a multicenter, prospective, randomized study. Ann Surg 1998; 228: 508–517
217. Pereira-Lima JC, Jakobs R, Maier M, Benz C, Kohler B, Riemann JF. Endoscopic biliary stenting for the palliation of pancreatic cancer: results, survival predictive factors, and comparison of 10-French with 11.5-French gauge stents. Am J Gastr 1996; 91: 2179–2184
218. Pikarsy AJ, Muggia-Sullam M, Ahmed E, Lyass S, Blom A, Dust L, Shiloni E. Pancreaticogastrostomy after pancreaticoduodenectomy. Arch Surg 1997; 132: 296–299
219. Pitt HA, Gomes AS, Lois SF, Mann LL, Deutsch LS, Longmire WP. Does preoperative percutaneous biliary drainage reduce operative risk or increase hospital costs? Ann Surg 1985; 201: 545–553
220. Povoski P, Karpeh MS, Conlon KC, Blumgart LH, Brennan MF. Association of preoperative biliary drainage with postoperative outcome following pancreaticoduodenectomy. Ann Surg 1999; 230: 131–142
221. Prat F, Chapat O, Ducot B, Ponchon T. A randomized trial of endoscopic drainage methods for inoperable malignant strictures of the common bile duct. Gastrointest Endosc 1998; 47: 1
222. Prince MR. Gadolinium-enhanced MR aortography. Radiology 1994; 191: 155–164
223. Raptopoulos V, Steer ML, Sheiman RG, Vrachliotis Th, Gougoutas CA, Movson JS. The use of helical CT and CT Angiography to predict vascular involvement from pancreatic cancer. AJR 1997; 168: 971–977
224. Rattner DW, Castillo CF, Brugge WR, Warshaw AL. Defining the criteria for local resection of ampullary neoplasms. Arch Surg 1996; 131: 366–371
225. Reinhold C, Bret PM. Current status of MR Cholangiopancreaticography. AJR 1996; 166: 1285–1295
226. Reissmann P, Perry K, Cuenca A, et al. Pancreaticojejunostomy versus controlled pancreaticocutaneous fistula in pancreaticoduodenectomy for periampullary carcinoma. Am J Surg 1995; 169: 585–588
227. Reith HB, Kosuschek W, Traverso LW. Aktuelle Indikationen zur pyloruserhaltenen Duodenopankreaskopfresektion beim Malignom. Langenbeck's Arch Chir 1996; 381: 207–211
228. Richter GM, Simon V, Hoffmann M, et al. Hydrospiral-CT des Pankreas in Dünnschichttechnik. Radiologe 1996; 36: 397–405
229. Ridder GJ. Clinical symptoms in cancer of the exocrine pancreas in peri-ampullary region. Old and new knowledge from the analyses of a surgical patient sample. Zentralbl Chir 1996; 121: 557–564
230. Robertson JFR, Imrie CW, Hole DJ, Blumgart LH. Management of periampullary carcinoma. Br J Surg 1987; 74: 816–819
231. Roder JD, Rösch Th, Bautz W, Gerhardt P, Siewert JR. Pankreaskarzinom – präoperative Diagnostik und Indikationsstellung. Chirurg 1994; 65: 225–231
232. Roder JD, Stein HJ, Hüttl W, Siewert JR. Pylorus-preserving versus standard pancreatico-duodenectomy: an analysis of 110 pancreatic and periampullary carcinomas. Br J Surg 1992; 79: 152–155
233. Roder JD, Stein HJ, Siewert JR. Carcinoma of the periampullary region: who benefits from portal vein resection? Am J Surg 1996; 171: 170
234. Roder JD, Stein HJ, Siewert JR. Stented versus non stented pancreaticojejunostomy after pancreatoduodenectomy. Ann Surg 1999; 229: 41–48
235. Rodriguez J, Asberg C, Nipper M, Schoolar J, Riggs MW, Dyck WP. CT-guided needle biopsy of the pancreas: A retrospective analysis of diagnostic accuracy. Am J Gastroenterology 1992; 89: 1610–1613
236. Roldan GE, Gunderson LL, Nagonrey DM, Martin JK, Ilstrup DM. External beam versus intraoperative and external beam irradiation for locally advanced pancreatic cancer. Cancer 1988; 61: 1110–1116
237. Rösch Th, Braig Ch, Gain Th, et al. Staging of pancreatic and ampullary carcinoma by endoscopic ultrasonography. Gastroenterology 1992; 102: 188–199

238. Rosemurgy AS, Burnett CM, Wasselle JA. A comparison of choledochoenteric bypass and cholecystoenteric bypass in patients with biliary obstruction due to pancreatic cancer. Am Surg 1989; 55: 55–66
239. Rossi P, Bezzi M, Rossi M, et al. Metallic stents in malignant biliary obstruction: results of a multicenter european study of 240 patients. JVIr 1994; 5: 279–285
240. Röthlin M. Diagnostische Laparoskopie und laparoskopische Sonographie: Stellenwert für Staging und Resektabilitätsabklärung beim Pankreaskarzinom. Swiss Surg Suppl 1996; 4: 25–28
241. Rothmund M, Weinel RJ, Wagner PK. 54 consecutive duodenopancreatectomies without fatality. DMW 1994; 119: 445–450
242. Rumstadt RB, Schwab M, Korth P, Samman M, Trede M. Hemorrhage after pancreatoduodenectomy. Ann Surg 1998; 227: 236–241
243. Safi F, Beger HG, Bittner R, Büchler M, Krautzberger W. CA 19–9 and pancreatic adenocarcinoma. Cancer 1986; 57: 779–783
244. Sarfeh J, Rypins EB, Jakowatz JG, Juler GL. A prospective, randomized clinical investigation of cholecystoenterostomy and choledochoenterostomy. Am J Surg 1988; 155: 411–414
245. Sarr MG, Behrns KE, van Heerden JA. Total pancreaticoduodenectomy. An objective analysis of its use in pancreatic cancer. Hepato-Gastroenterol 1993; 40: 418–421
246. Satake K. Comparison of CA 19–9 with other tumor markers in the diagnosis of cancer of the pancreas. Pancreas 1994; 9: 720–724
247. Satake K. Surgical curability and prognosis for standard versus extended resection for T1 carcinoma of the pancreas. Surg Gynecol Obstet 1992; 175: 259–265
248. Sato N. Chromosome abnormalities in pancreatic ductal carcinoma. Clin Cancer Res 1999; 5: 967–970
249. Schoenemann J, Rosee D. Percutaneous endoscopic enterostomy. Med Klinik 1996; 91: 753–757
250. Schöneberg MH, Gansauge F, Kunz R. Die Wertigkeit der pyloruserhaltenen partiellen Duodenopankreatektomie beim duktalen Pankreascarcinom. Chirurg 1997; 68: 262–267
251. Schwartz LH, Coakley FV, Sun Yi, Blumgart LH, Fong Y, Panicek DM. Neoplastic pancreaticobiliary duct obstruction: evaluation with breath-hold MR cholangiopancreaticography. AJR 1998; 170: 1491–1495
252. Sheperd HA, Royle G, Ross APR, Arthur M., Colin-Jones D. Endoscopic biliary endoprothesis in the palliation of malignant obstruction of the distal common bile duct: a randomized trial. Br J Surg 1988; 75: 1166–1168
253. Shirai Y, Ohtani T, Tsukada K, Hatakeyama K. Patterns of lymphatic spread of carcinoma of ampulla of Vater. Br J Surg 1997; 84: 1012–1016
254. Sikora SS, Posner MC. Management of the pancreatic stump following pancreaticoduodenectomy. Br J Surg 1995; 82: 1590–1597
255. Sirivantanauksorn V, Sirivantanauksorn Y, Lemoine NR. Molecular pattern of ductal pancreatic cancer. Langenbek's Arch Surg 1998; 383: 105–115
256. Smith EH. Complications of percutaneous abdominal fineneedle biopsy. Radiology 1999; 178: 253–258
257. Smith AC, Dowsett JF, Russel RCG, Hatfield ARW, Cotton PB. Randomised trial of endoscopic stenting versus surgical bypass in malignant low bile duct obstruction. Lancet 1994; 344: 1655–1660
258. Smith CD, Sarr MG, van Heerden JA. Completion pancreatectomy following pancreaticoduodenectomy: clinical experience. World J Surg 1992; 16: 521–524
259. Snady H. Endoscopic ultrasonographic criteria of vascular invasion by potentially resectable pancreatic tumors. Gastrointest Endosc 1994; 40: 326–333
260. Sosa JA, Bowman HM, Gordon TA, et al. Importance of hospital volume in the overall management of pancreatic cancer. Ann Surg 1998; 228: 429–438
261. Speer AG, Cotton PB, Rode J, et al. Biliary stent blockage with bacterial biofilm. Ann Intern Med 1988; 108: 546
262. Speer AG, Cotton PB, Russell RCG, et al. Randomised trial of endoscopic versus percutaneous stent insertion in malignant obstructive jaundice. Lancet 1987; 57: 62
263. Spencer MP, Sarr MG, Nagorny DM. Radical pancreatectomy for pancreatic cancer in the elderly. Is it safe and justified? Ann Surg 1990; 212: 140–143
264. Sperti C, Pasquali C, Piccoli A, Pedrazzoli S. Survival after resection for ductal adenocarcinoma of the pancreas. Br J Surg 1996; 83: 625–631
265. Spitz FR. Preoperative and postoperative chemoradiation strategies in patients treated with pancreaticoduodenectomy for adenocarcinoma of the pancreas. J Clin Oncol 1997; 15: 928–937
266. Splinter TA, Obertop H, Kok TC, Jeekel J. Adjuvant chemotherapy after resection of adenocarcinoma of the periampullary region and the head of the pancreas. J Cancer Res Clin Oncol 1980; 115: 200–202
267. Staley CA, Lee JE, Clearly KR. Preoperative chemoradiation, pancreaticoduodenectomy and intraoperative radiation therapy for adenocarcinoma of the pancreatic head. Am J Surg 1996; 171: 118–125
268. Stoker J, Lameris JS, Jeekel J. Percutaneously placed Wallstent endoprosthesis in patients with malignant distal biliary obstruction. Br J Surg 1993; 80: 1185–1187
269. Stuart GM, Cohen H, Ranson JHC. Optimal management of the pancreatic remnant after pancreaticoduodenectomy. Ann Surg 1995; 221: 635–648
270. Suits J, Frazee R, Erickson RA. Endoscopic ultrasound and fine needle aspiration for the evaluation of pancreatic masses. Arch Surg 1999; 134: 639–643
271. Swope T, Wade T, Neuberger T, Virgo K, Johnson F. A reappraisal of total pancreatectomy for pancreatic cancer: results from U.S. veterans affairs hospital, 1987–1991. Am J Surg 1994; 168: 582–586
272. Takada T, Yasuda H, Amano H, Yoshida M, Ando H. Results of a pylorus-preserving pancreaticoduodenectomy for pancreatic cancer: a comparison with results of the Whipple procedure. Hepato-Gastroenterol 1997; 44: 1536–1540
273. Takahashi S, Ogata H, Miyazaki D, et al. Aggressive surgery for pancreatic duct cell cancer: feasibility, validity, limitations. World J Surg 1999; 5: 653–660
274. Takahashi S, Ogata Y, Tsuzuki T. Combined resection of the pancreas and portal vein for pancreatic cancer. Brit J Surg 1994; 81: 1190
275. Takao S, Aikou T, Shinchi H, Uchikura K, Kubo M, Imamura, Maenohara S. Comparison of relapse and long-term survival between pylorus-preserving and Whipple pancreaticoduodenectomy in periampullary cancer. Am J Surg 1998; 176: 467–470
276. Takao S, Shimazu H, Maenohara S, Shinchi H, Aikou T. Modified pancreaticogastrostomy following pancreaticoduodenectomy. Am J Surg 1993; 165: 317–321
277. Tangoku A, Nishikawa M, Suzuki T. Plasma gastrin and cholecystokinin response after pylorus-preserving pancreaticoduodenectomy with Billroth-I Type of reconstruction. Ann Surg 1991; 214: 56–60
278. Tashiro S, Uchino R, Hiraoka T. Surgical indication and significance of portal vein resection in biliary and pancreatic cancer. Surgery 1991; 109: 481–485
279. Tillou A, Schwartz R, Jordan PH. Percutaneous needle biopsy of the pancreas; When should it be performed? World J Surg 1996; 20: 283–287
280. Tio TL, Tytgat GNJ, Cikot RJL, Houthoff HJ, Sars PRA. Ampullopancreatic carcinoma: preoperative TNM classification with endosonography. Radiology 1990; 175: 455–456
281. Todd KE. Management decisions for unusual periampullary tumors. Am Surg 1997; 63: 927–932
282. Tomiyama T, Ueno N, Tano S, Wada S, Kimura K. Assessment of arterial invasion in pancreatic cancer using color

doppler ultrasonography. Am J Gastroenterolo 1996; 91: 1410–1416
283. Trede M. Technik der Duodenopankreatektomie nach Whipple. Chirurg 1994; 65: 232–240
284. Trede M, Rumstadt B, Wendl K, et al. Ultrafast magnetic resonance improves the staging of pancreatic tumors. Ann Surg 1998; 226: 393–407
285. Trede M, Saeger HD. Survival after pancreaticoduodenectomy. Ann Surg 1990; 211: 447–458
286. Trede M, Saeger HD, Schwal G, Rumstadt B. Resection of pancreatic cancer – surgical achievements. Langenbeck's Arch Surg 1998; 383: 121–128
287. Trede M, Schwall G, Saeger HD. Survival after pancreaticoduodenectomy – 118 consecutive resections without an operative mortality. Ann Surg 1990; 211: 447–459
288. Tsao JI, Rossi RL, Lowell JA. Pylorus-preserving pancreaticoduodenectomy. Is it an adequate operation? Arch Surg 1994; 129: 405–412
289. Tsuji M, Kimura H, Konishi K, Yabushita K, Maeda K, Kuroda Y. Management of continuous anastomosis of pancreatic duct and jejunal mucosa after pancreaticoduodenectomy: Historical study of 300 patients. Surgery 1998; 123: 617–621
290. Valerio C, Chiesa R, Pontiroli AE, et al. Pancreatoduodenectomy with occlusion of the residual stump by Neoprene injection. World J Surg 1989; 13: 105–111
291. Vecchia C, Negri E, Dvanzo B, et al. Medical history, diet and pancreatic cancer. Oncology 1990; 47: 463–466
292. Wade TP, Halaby IA, Stapleton DR, Virgo KS, Johnson FE. Population-based analysis of treatment of pancreatic cancer and Whipple resection. Surgery 1996; 120: 680–685
293. Wagner HJ, Knyrim K, Vakil N, Klose KJ. Plastic endoprotheses versus metal stents in the palliative treatment of malignant hilar biliary obstruction. A prospective and randomized trial. Endoscopy 1993; 25: 213–218
294. Warshaw AL. Implications of peritoneal cytology for staging of early pancreatic cancer. Am J Surg 1991; 161: 26–30
295. Warshaw AL, Tepper JE, Shipley WU. Laparoscopy in the staging and planing of therapy for pancreatic cancer. Am J Surg 1986; 151: 76–80
296. Watanapa P, Williamson RC. Resection of the pancreatic head with or without gastrectomy. World J Surg 1995; 19: 403–409
297. Watanapa P, Williamson RCN. Surgical palliation for pancreatic cancer: developments during the past two decades. Br J Surg 1992; 79: 8–20
298. Wenger FA, Jacobi CA, Haubold K, Zieren HU, Müller JM. Gastrointestinale Lebensqualität nach Duodenopankreatektomie beim Pankreaskarzinom. Chirurg 1999; 70: 1454–1459
299. Whittington R, Bryer MP, Haller DG. Adjuvant therapy of resected adenocarcinoma of the pancreas. Int J Radiat Oncol Biol Phys 1991; 21: 1137–1143
300. Williamson RCN, Cooper MJ, Davies ER. Gastric emptying and enterogastric reflux after conservative and conventional pancreaticoduodenectomy. Surgery 1993; 114: 82–86
301. Wu CC, Hwang CR, Yeh DC, Hwang YC, Liu TJ, Peng FK. Treatment for dehiscence of pancreaticoduodenectomy: is resection of the residual pancreas necessary? Hepato-Gastroenterol 1996; 43: 271–274
302. Wynder EL, Mabuchi K, Maruchi N, Fortner SG. Epidemiology of cancer of the pancreas. J Nat Cancer Inst 1973; 50: 645–667
303. Yamaguchi K, Chijiiwa K, Shimizu S, Tanaka M. Comparison of endoscopic retrograde and magnetic resonance cholangiopancreatography in the surgical diagnosis of pancreatic diseases. Am J Surg 1998; 175: 203–208
304. Yamaguchi K, Chijiiwa K, Yamashita H, Ogawa Y, Yoshida J, Tanaka M. Pancreaticoduodenectomy for periampullary tumors: a univariate an multivariate analysis of the parameters influencing the morbidity, mortality, and survival rates. In Surg 1995; 80: 211–214
305. Yasuda K, Mukai S, Fujimoto M, Nakajima K, Kawai. The diagnosis of pancreatic cancer by endoscopic ultrasonography. Gastrointest Endosc 1988; 34: 1–8
306. Yeo CJ, Barry MK, Sauter PK, Cameron JL. Erythromycin accelerates gastric emptying after pancreaticoduodenectomy. Ann of Surgery 1993; 218: 229–238
307. Yeo CJ, Cameron Jl. Prognostic factors in ductal pancreatic cancer. Langenbeck's Arch Surg 1998; 383: 129–133
308. Yeo CJ, Cameron Jl, Lillemoe KD, et al. Pancreaticoduodenectomy for cancer of the head of the pancreas in 201 patients. Ann Surg 1995; 221: 721
309. Yeo CJ, Cameron JL, Maher MM, et al. A prospective randomized trial of pancreaticogastrostomy versus pancreaticojejunostomy after pancreaticoduodenectomy. Ann Surg 1995; 222: 580–588
310. Yeo CJ, Cameron JL, Sohn TA, et al. Pancreaticoduodenectomy with or without extended retroperitoneal lymphadenectomy for periampullary adenocarcinoma. Ann Surg 1999; 5: 613–624
311. Yeo CJ, Cameron Jl, Sohn TA, et al. Six hundred fifty consecutive pancreaticoduodenectomies in the 1990s. Ann Surg 1998; 226: 248–260
312. Yeo CJ, Ross AA, Grochow LB, et al. Pancreaticoduodenectomy for pancreatic adenocarcinoma: postoperative adjuvant chemoradiation improves survival. Ann Surg 1997; 225: 621–636
313. Yeo CJ, Sohn TA, Cameron JL, Hruban Rh, Lillemoe KT, Pitt HA. Periampullary adenocarcinoma. Analysis of 5-year-survivors. Ann Surg 1998; 227: 821–831
314. Yeung RS, Weese JL, Hoffman JP, et al. Neoadjuvant chemoradiation in pancreatic and duodenal carcinoma. Cancer 1993; 72: 2124–2133
315. Zeman RK, Fox SH, Silverman PM, et al. Helical (spiral) CT of the abdomen. AJR 1993; 16: 719–725
316. Zerbi A, Balzano G, Patuzzo R, Calori G, Braga M, DiCarlo V. Comparison between pylorus-preserving and Whipple pancreaticoduodenectomy. Br J Surg 1995; 82: 975–979
317. Zerbi A, Fossati V, Parolini D, et al. Intraoperative radiation therapy adjuvant to resection in the treatment of pancreatic cancer. Cancer 1994; 73: 2930–2935

20 Maligne Tumoren des Dünndarms

20.1 Epidemiologie

Obwohl der Dünndarm ca. 75 % der Länge und 90 % der Resorptionsfläche des Gastrointestinaltrakts ausmacht, stellen maligne Dünndarmtumoren nur 1–1,4 % aller Gastrointestinalneoplasien und 0,1–0,3 % aller Malignome dar (50). Die jährliche Inzidenzrate in den westlichen Ländern liegt bei 0,5–1,0/10 000 Einwohner (19). Zwischen 1990 und 1994 starben in Deutschland jährlich 320 Patienten an einem malignen Dünndarmtumor (69).

Die Inzidenz ist in den westlichen Industrieländern höher als in Ländern der Dritten Welt oder Asien. Tabelle 20.**1** gibt eine Übersicht über die Verteilung maligner Dünndarmtumoren in den verschiedenen Kontinenten (51). In den westlichen Ländern überwiegt das Adenokarzinom, während in anderen Ländern Lymphome im Vordergrund stehen. Männer sind häufiger betroffen als Frauen und der Altersgipfel liegt in der 6. Dekade (32). Die erste Fallbeschreibung eines Adenokarzinoms des Duodenums stammt vermutlich aus dem Jahre 1746 von Hamburger. Leichtenstein publizierte die erste Serie von Patienten mit malignen Dünndarmtumoren (vgl. 13).

20.2 Ätiologie

Maligne Tumoren des Dünndarms sind 36- bis 60-mal seltener als Malignome des Dickdarms. Es ist bis heute unklar, warum das so ist. Lediglich zahlreiche, teilweise tierexperimentell belegte Hypothesen wurden zur Erklärung postuliert (21, 52):

- Der Dünndarm ist durch eine hohe Sekretion gekennzeichnet. Dieser *flüssige Inhalt* führt zu einer Verdünnung möglicher kanzerogener Substanzen.
- Die *Alkalisierung* des Dünndarminhalts verhindert die Entstehung von Nitrosaminen.
- Der *intraluminale Tansit* des Chymus ist relativ schnell. Das verhindert eine mechanische Irritation der Schleimhaut und einen längeren Kontakt zwischen potenziell kanzerogenen Stoffen und der Dünndarmschleimhaut. Dieser Mechanismus gilt insbesondere für die Entstehung von Adenokarzinomen.
- Der Dünndarminhalt enthält eine kleine, metabolisch *inaktive Bakterienpopulation*. Das verhindert eine mögliche Umwandlung potenziell prokarzinogener Substanzen in deren aktive Komponenten.
- Die Schleimhautepithelien des Dünndarms sind durch eine *hohe Vermehrungsrate* charakterisiert. Alle 16 Minuten werden 1 g Epithelzellen ausgetauscht (15).
- In der proximalen Jejunumwand sind *mikrosomale Enzymsysteme*, die insbesondere Benzpyren-Hydroxylase enthalten. Das führt zu einer Detoxifikation potenziell kanzerogener Stoffe.
- In der distalen Ileumwand findet sich eine hohe Anzahl von Lymphozyten, die IgA sezernieren und somit eine *immunologische Barriere* bilden. Eine Defizienz dieses Schutzmechanismus könnte von großer Relevanz in der Entstehung von Lymphomen sein.

Obwohl das Duodenum nur 4 % der gesamten Dünndarmlänge ausmacht, sind 50–75 % der Dünndarmmalignome dort lokalisiert (19). Möglicherweise ist das auf einen direkten genotoxischen Effekt des pankreatikobiliären Sekretgemischs auf die Duodenalschleimhaut zurückzuführen (4).

20.2.1 Risikofaktoren

Bei bestimmten *Diätgewohnheiten,* wie dem Verzehr von Fleisch (mehrmals wöchentlich) oder geräucherten Lebensmitteln (einmal monatlich oder mehr), steigt das Risiko um das 2–3fache (18). In dieser Studie von Chow et al. waren der *Tabak- und Alkoholkonsum* nicht mit einem erhöhten Risiko assoziiert (18). In anderen Untersuchungen dagegen konnte ein Zusammenhang festgestellt werden, insbesondere bei Patienten mit einem Adenokarzinom oder Karzinoid des Dünndarms (52, 77).

20.2.2 Prämaligne Läsionen

Dünndarmadenome

Aufgrund der Seltenheit von Dünndarmmalignomen und des Fehlens entsprechender Screeningprogramme ist es schwierig, die Adenom-Karzinom-Sequenz wie im Kolon nachzuweisen. In einer Untersuchung bei 255 Patienten mit einem symptomatischen Dünndarmadenom wurde in 76 Fällen (30 %) ein invasives Karzinom nachgewiesen (62). In einer anderen Arbeit wurde von 3 Patienten berichtet, bei denen histopathologisch gesicherte Adenome jeweils 4, 16 und 16

Tabelle 20.1 Übersicht über die weltweite Verteilung maligner Dünndarmtumoren (modifiziert nach Neugut 1997)

Land (Literatur)	Zeitraum	Histologischer Typ	Patientenzahl (%)	Durchschnittsalter (Jahre)	Geschlecht-Ratio
Nigeria (1)	1960–70	Adenokarzinom	3 (8)	44	1,5 zu 1
		Karzinoid	5 (14)	–	0,5 zu 1
		Sarkom	3 (8)	–	2,9 zu 1
		Lymphom	24 (68)	–	–
		Gesamt	*35 (100)*	*33,5*	*2,2 zu 1*
England (8)	1970–89	Adenokarzinom	11 (29)	72	8,0 zu 1
		Karzinoid	12 (32)	70	–
		Sarkom	3 (9)	64	–
		Lymphom	12 (32)	68	–
		Gesamt	*38 (100)*	*68*	–
Schweden (53)	1940–74	Adenokarzinom	11 (37)	–	–
		Karzinoid	8 (27)	–	–
		Sarkom	9 (30)	–	–
		Lymphom	2 (7)	–	–
		Gesamt	*30 (100)*	–	–
Italien (31)	1950–84	Adenokarzinom	14 (33)	–	–
		Karzinoid	4 (9)	–	–
		Sarkom	10 (23)	–	–
		Lymphom	14 (33)	–	–
		Gesamt	*42 (100)*	*51,8*	*1,8 zu 1*
Israel (28)	1956–74	Adenokarzinom	5 (16)	–	–
		Karzinoid	3 (19)	–	–
		Sarkom	1 (3)	–	–
		Lymphom	21 (68)	–	–
		Gesamt	*30 (100)*	–	–
Taiwan (46)	1960–89	Adenokarzinom	30 (30)	60	–
		Karzinoid	3 (3)	59	–
		Sarkom	26 (26)	51	–
		Lymphom	42 (42)	35	–
		Gesamt	*101 (100)*	–	*1,8 zu 1*
Japan (44)	1976–90	Adenokarzinom	19 (48)	66	1,7 zu 1
		Karzinoid	1 (2)	54	–
		Sarkom	8 (20)	65	1,0 zu 1
		Lymphom	12 (30)	55	2,0 zu 1
		Gesamt	*40 (100)*	–	1,9 zu 1
Kanada (25)	1935–73	Adenokarzinom	30 (56)	–	–
		Karzinoid	9 (17)	–	–
		Sarkom	3 (6)	–	–
		Lymphom	11 (28)	–	–
		Gesamt	*51 (100)*	–	*0,7 zu 1*
Boston, USA (76)	1913–76	Adenokarzinom	68 (40)	–	–
		Karzinoid	50 (29)	–	–
		Sarkom	12 (7)	–	–
		Lymphom	41 (24)	–	–
		Gesamt	*171 (100)*	–	–
Charlottesville, USA (40)	1955–83	Adenokarzinom	16 (20)	63	1 zu 1
		Karzinoid	27 (34)	57	1,7 zu 1
		Sarkom	12 (15)	53	2 zu 1
		Lymphom	25 (31)	–	–
		Gesamt	*80 (100)*	68	*1,5 zu 1*

Jahre beobachtet wurden (33, 35, 73). Nach 16 Jahren entwickelte sich bei einem der 3 Patienten ein Karzinom (35).

Familiäre adenomatöse Polypose

Die familiäre adenomatöse Polypose (FAP) ist eine autosomal dominante Erbkrankheit, die durch Hunderte bis Tausende von Polypen im Kolon und Rektum charakterisiert ist, die ohne chirurgische Intervention in der Regel in der 4. Dekade karzinomatös entarten (43). 90 % dieser Patienten haben auch Adenome im oberen Gastrointestinaltrakt, die ebenfalls maligne entarten können. Von 1262 Patienten aus dem Polyposis-Register des St. Mark's Hospital entwickelten 47 ein Duodenumkarzinom (68). Das periampulläre Karzinom stellt zugleich das häufigste Malignom außerhalb des Kolorektums bei FAP-Patienten dar.

Peutz-Jeghers-Syndrom

Das Peutz-Jeghers-Syndrom ist eine autosomal dominante Erbkrankheit, die durch hamartomatöse Polypen im gesamten Dünndarm sowie Lippen- und Gesichtspigmentierung gekennzeichnet ist. Das Risiko für eine maligne Entartung dieser Polypen liegt bei 3–6 % (60).

Hereditäres nichtpolypöses kolorektales Karzinom

Das autosomal dominante hereditäre nichtpolypöse kolorektale Karzinom (HNPCC) ist möglicherweise das häufigste erbliche Syndrom gesteigerter Karzinomsuszeptibilität (43). Zu den in 30–40 % der HNPCC-Familien auch isoliert auftretenden extrakolonischen Manifestationen gehören u. a. Karzinome des Dünndarms. Das Risiko eines Dünndarmkarzinoms bei HNPCC-Patienten liegt zwischen 1 und 4 % (58). Das ist ein 100-mal höheres Risiko als das der Allgemeinbevölkerung.

Andere Malignome

Dünndarmkarzinome können u. a. mit einem Prostatakarzinom, Bronchialkarzinom sowie einem Karzinom der weiblichen Genitalorgane assoziiert sein. Auf der anderen Seite wurde ein höheres Risiko für die Entwicklung eines malignen Dünndarmtumors bei Patienten mit einem Wilms-Tumor und Analkarzinom sowie bei Morbus Hodgkin beobachtet (52).

Morbus Crohn

Die Entstehung eines Dünndarmkarzinoms auf dem Boden eines Morbus Crohn wurde weltweit in mehr als 100 Fällen dokumentiert (65). Bei fast allen Patienten entstand das Karzinom ca. 20 Jahre nach Krankheitsausbruch und war im Ileum lokalisiert (52). Der Nachweis einer Dysplasie bei Patienten mit Morbus Crohn ist Ausdruck eines erhöhten Malignomrisikos oder Zeichen für eine stattgehabte maligne Entartung (65).

Sprue

Das Risiko für die Entstehung eines Malignoms bei Patienten mit dieser Malabsorptionskrankheit ist 80-mal höher als das der Allgemeinbevölkerung (60). Am häufigsten handelt es sich um Lymphome und Plattenepithelkarzinome des Ösophagus.

Immunsuppressive Syndrome

Eine zunehmende Anzahl von Lymphomen und verschiedene Malignome wurden bei Patienten mit kongenitalen, iatrogenen oder erworbenen Immundefekten beschrieben (60). In den meisten Fällen handelt es sich um B-Lymphome hohen Grades.

Duplikationen, Heterotopien und Fehlbildungen

Adenokarzinome können bei Patienten mit Dünndarm-Duplikationszysten und Meckel-Divertikel entstehen. Heterotope Magenschleimhaut im Duodenum oder Dünndarm kann maligne entarten. Über ein Adenokarzinom in einem Duodenaldivertikel wurde auch berichtet (32).

Ileostoma, Pouch und Conduits

Die Entstehung eines Adenokarzinoms in einem Ileostoma bei Patienten mit familiärer Polyposis und Colitis ulcerosa wurde beschrieben. Es wurde auch über seltene Fälle eines Adenokarzinoms bei Patienten mit einem Ileum-Pouch und Ileumloop-Conduit (32) berichtet.

Bestrahlung

Nach Abdomen- oder Beckenbestrahlung steigt das Risiko für die Entstehung sowohl eines Dünn- als auch Dickdarmkarzinoms (52). Das Risiko bleibt bis zu 30 Jahre nach der Strahlenexposition bestehen.

20.3 Molekularbiologie

Wenig ist bekannt über genetische Alterationen bei malignen Dünndarmtumoren. Arber et al. aus Israel haben sich intensiv mit dieser Problematik befasst (4). Sie fanden eine Mutationsaktivierung des c-K-*RAS*-Onkogens bei mehr als 50 % der Patienten und eine Überexpression von Cyclin D1 (40 %) sowohl in adenomatösen Polypen als auch Adenokarzinomen. Bei 70 % aller malignen Dünndarmtumoren wurde P53 nachgewiesen, wobei die Detektionsrate in Adenokarzinomen höher als in adenomatösen Polypen war. Cyclin-D1-Überexpression und c-K-*RAS*-Mutationen scheinen ein frühes Ereignis in der Genese maligner Dünndarmtumoren darzustellen. Beim Übergang vom Adenom zum Karzinom ist der Anstieg beider Faktoren im Gegensatz zu P53 nicht signifikant. Dieselben Autoren fanden weiterhin heraus, dass

Tabelle 20.2 Verteilung maligner Dünndarmtumoren (modifiziert nach Gore 1997)

	Duodenum (%)	Jejunum (%)	Ileum (%)
Adenokarzinome (53,3 %)	40	38	22
Karzinoide (35,2 %)	6	10	84
Lymphome (7,4 %)	16	48	36
Sarkome (4,1 %)	10	37	53

eine Überexpression von Cyclin D1 und ein Anstieg von P53 mit einer schlechteren 3-Jahres-Überlebensrate assoziiert ist (4).

20.4 Pathologie und Pathomorphologie

Adenokarzinome kommen mit 53,3 % am häufigsten vor, gefolgt von Karzinoiden (35,2 %), Lymphomen (7,4 %) und Leiomyosarkomen (4,1 %) (Tab. 20.2). Rund 40 % aller *Adenokarzinome* sind im Duodenum und am häufigsten in der periampullären Region lokalisiert. Adenokarzinome des Duodenums sind polypös in 70 %, ulzerös in 20 % und infiltrativ in 10 % der Fälle. Im Jejunum und Ileum haben 75 % aller Tumoren ein ringförmiges und teilweise ulzeriertes Wachstum (32).

Adenokarzinome des Dünndarms haben das gleiche Erscheinungsbild wie Adenokarzinome im übrigen Gastrointestinaltrakt. Mehr als die Hälfte dieser Tumoren sind schlecht differenziert, was deren aggressives Wachstum erklärt. Eine Veneninvasion ist nicht selten, und die regionären Lympknoten werden entweder metastatisch oder per continuitatem befallen (32).

Karzinoide sind hauptsächlich im Ileum lokalisiert.

Lymphome können primär im Gastrointestinaltrakt entstehen oder Manifestation einer ausgedehnten systemischen Erkrankung sein.

Sarkome des Dünndarms sind extrem selten und haben ihren Ursprung in der glatten Muskulatur.

Eine besondere Stellung unter den malignen Tumoren des Dünndarms nehmen die so genannten Stromatumoren des Gastrointestinaltrakts *(gastrointestinale Stromatumoren: GIST)* ein. Es handelt sich hierbei um eine heterogene Gruppe selten auftretender, nichtepithelialer Neoplasien (Kapitel 25). Charakterisiert durch mit Interzellularsubstanz umgebene spindelförmige oder runde („epitheloide“) Zellen, sind diese Tumoren mit herkömmlichen histologischen Kriterien weder dem Ursprungsgewebe noch einem sicher voraussagbaren biologischen Verhalten zuzuordnen. So werden sie auch primär ohne Dignitätswertung als GIST bezeichnet (37).

Hinweise auf die Dignität ergeben sich aus der Tumorgröße und -lokalisation, der mitotischen Aktivität, dem histomorphologischen Wachstumsmuster, dem Grad der zellulären und Kernpleomorphie, dem Nachweis von Tumornekrosen sowie dem Invasions- und Metastasierungsverhalten (57).

20.5 Klinische Symptomatik

Patienten mit Dünndarmtumoren haben unspezifische Symptome, wobei das Ausmaß der Beschwerden von der Größe, Lokalisation und Beschaffenheit (stenosierend/ulzerös) des Tumors bestimmt wird. Das Beschwerdebild besteht der Häufigkeit nach aus folgenden Symptomen:

- rezidivierende krampfartige Bauchschmerzen (42–83 %),
- unklarer Gewichtsverlust (23–87 %),
- palpable Tumormasse (19–29 %),
- Anämie (18–75 %),
- Übelkeit/Erbrechen (27–34 %),
- Subileus/Ileus (16–65 %),
- Blutung (13–68 %) und
- Ikterus (18–30 %) (51).

Diese Symptome treten besonders nach dem Essen verstärkt auf. Obwohl die Zeitspanne zwischen den ersten Beschwerden und einem Arztbesuch bei 1 Monat liegt, vergehen ca. 8 weitere Monate bis zur entgültigen Diagnosestellung (48, 78). Viele dieser Patienten werden unter der Diagnose eines Colon irritabile behandelt. Annähernd 40 % der Patienten mit einem Adenokarzinom des Dünndarms entwickeln infolge des stenosierenden Tumorwachstums einen Ileus und in ca. 50 % der Fälle kommt es zu einer manifesten Blutung.

Eine Tumorperforation stellt mit 10 % ein eher seltenes Ereignis dar und kommt vor allem bei Patienten mit Lymphom oder Leiomyosarkom vor (32). Malignome der periampullären Region können zu Verschlussikterus und Pankreatitis führen. Die typischen Zeichen eines Karzinoidsyndroms wie Diarrhö, Flushsymptomatik, Bronchospasmus kommen bei 10–17 % der Patienten vor und sind in der Regel Ausdruck eines metastasierten Tumorleidens (54).

20.6 Diagnostik und Staging

20.6.1 Laborchemische Untersuchungen

Die Diagnose eines Dünndarmtumors wird selten präoperativ gestellt. Laborchemisch kann es bei diesen Patienten infolge eines chronischen Blutverlusts zur Anämie kommen. Malignome des Duodenums können mit einer Erhöhung der Cholestaseparameter einhergehen. Bei Patienten mit einem Karzinoid-Syndrom ist die Hydroxyindolessigsäure erhöht. Bei Lebermetastasen können die Leberfunktionsparameter und seltener das karzinoembryonale Antigen (CEA) erhöht sein. Bei Patienten mit okkulter Blutung fällt der Hämoccult-Test positiv aus.

20.6.2 Endoskopie

Die apparative Diagnostik maligner Dünndarmtumoren hängt in entscheidendem Maße von der Tumorlokalisation ab. Hier unterscheidet man Tumoren des Duodenums und oberen Jejunums von solchen im distalen Jejunum und terminalen Ileum. Endoskopisch ist eine Visualisierung des oberen gastrointestinalen Trakts selten jenseits der Papilla vateri möglich. Mit einem Kinderkoloskop ist es möglich, über das Treitz-Band hinaus das obere Jejunum zu untersuchen. Zuverlässige Aussagen sind jedoch aufgrund der Mobilität des Mesenteriums hiermit eingeschränkt.

Analog kann im Rahmen einer totalen Koloskopie ein kurzes Segment des terminalen Ileum gesichtet werden. Da 50–75% der Dünndarm-Adenokarzinome im Duodenum und 90% der Karzinoide im terminalen Ileum lokalisiert sind, kann somit ein nennenswerter Teil dieser Tumoren endoskopisch erfasst werden.

20.6.3 Radiologische Verfahren

Für Dünndarmanteile, die der Endoskopie nicht zugänglich sind, stehen radiologische Verfahren zur Verfügung. Mittels der Abdomen-Übersichtsaufnahme können Zeichen einer partiellen oder kompletten Dünndarmobstruktion bei nicht voroperierten Patienten Hinweise für ein Malignom sein. Eine *Dünndarm-Kontrastdarstellung* mit Barium fällt in 53–83% der Patienten pathologisch aus. In 30–44% der Fälle kann ein Tumor dargestellt werden (Abb. 20.**1**). Bei malignen Läsionen des Duodenums liegt die Treffsicherheit bei 70–80% (10). Diese kann durch den Einsatz der hypotonen Duodenographie auf 85–90% verbessert werden (48).

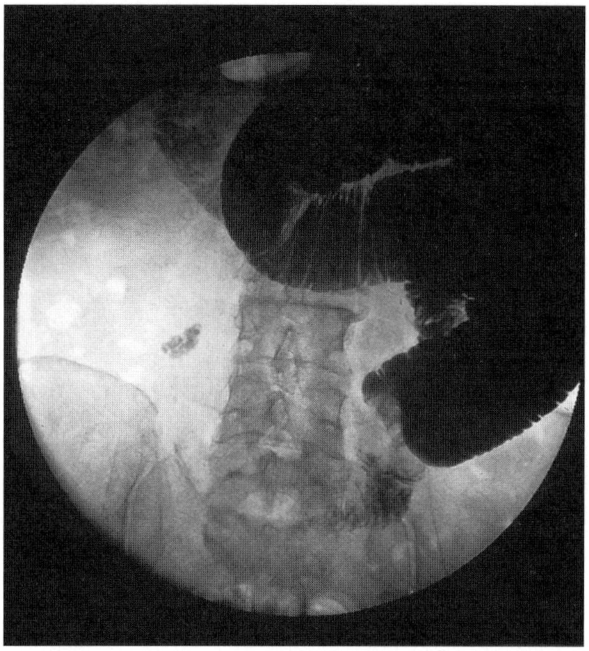

Abb. 20.**1** Dünndarm-Kontrastdarstellung bei einem 63-jährigen Patienten: Darstellung einer stenosierenden Raumforderung im Jejunum. Es erfolgte therapeutisch eine Jejunumsegmentresektion mit regionaler Lymphadenektomie; pathologisch ergab sich ein Adenokarzinom im Stadium: pT3 N0 (0/20) G2 L0 V0 R0.

Für weiter distal gelegene Dünndarmanteile sind der Barium-Passage durch die Überlappung von Dünndarmschlingen in einem begrenzten Raum jedoch Grenzen gesetzt. Die rege Dünndarmperistaltik erschwert zusätzlich die feine Beurteilung pathologischer Veränderungen.

Eine Verbesserung kann durch den Einsatz der *Doppelkontrast-Technik* erzielt werden (48). Hierbei wird nach Sedierung des Patienten mit Diazepam bzw. Midazolam eine Ballonsonde transnasal bis ins Duodenum vorgeschoben und am duodenojejunalen Übergang durch Aufblasen des Ballons fixiert. Es werden zunächst 300–400 ml einer 50%igen Bariumsuspension infundiert, gefolgt von 1–2 Litern einer Hydroxypropyl-Methylcellulose-Lösung, um den Doppelkontrast-Effekt zu erzielen. Die Hydroxypropyl-Methylcellulose-Lösung wird erst verabreicht, wenn sämtliche Dünndarmanteile im Becken mit Barium gefüllt sind. Ein großer Vorteil dieser Methode besteht in der Möglichkeit, die Flussgeschwindigkeit des Kontrastmittels den Gegebenheiten anzupassen.

Andere Methoden, wie *CT* und *MRT*, sind in ihren Aussagen ein wenig eingeschränkt (14, 63). Neoplasien können ab einer Größe von >15 mm dargestellt werden (Abb. 20.**2**). Die Treffsicherheit beim CT beträgt 47% und bei einer Infiltration der Mesenterialwurzel liegt die Sensitivität bei 88% (14). Die Sensitivität und Spezifität beträgt für Fernmetastasen jeweils 58% und 63%. Die Spezifität für die Erfassung von Lymphknotenmetastasen liegt gar bei 20%. Differenzialdiagnostische Probleme bereiten hierbei vor allem Patienten mit Morbus Crohn und solche mit benignen Tumoren.

In einer retrospektiven Untersuchung aus Japan wurden die Ergebnisse verschiedener diagnostischer Methoden bei 40 Patienten mit malignen Dünndarmtumoren analysiert (41). Die Sensitivität für die Bariumuntersuchung lag bei 83%. Die Sensitivität für CT bzw. Sonographie war deutlich niedriger bei Patienten mit einem Jejunumtumor (17% bzw. 31%) als bei solchen mit einem Malignom des Duodenums (100% bzw. 50%) oder Ileums (70% bzw. 73%).

Zusammenfassend können wir zunächst festhalten, dass die meisten Arbeiten mit malignen Dünndarmtumoren aus kleinen Patientenserien oder Kasuistiken bestehen, sodass Angaben zur Wertigkeit der einzelnen diagnostischen Methoden als Orientierung dienen sollen. Es gibt bis heute keine kontrollierte Vergleichsstudie zu den einzelnen diagnostischen Methoden, aber es herrscht weitestgehend Konsens darüber, dass die Barium-Passage die primäre Methode der Wahl darstellt. Bei Tumorlokalisation im Duodenum oder terminalen Ileum kann die Endoskopie zum Einsatz kommen. Andere Verfahren wie CT und Sonographie spielen eine große Rolle bei Patienten mit falsch negativem Ergebnis

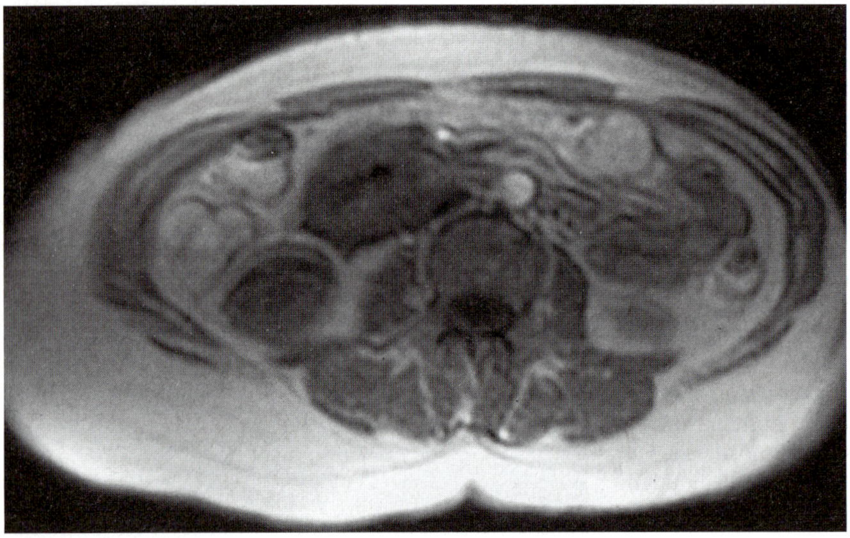

Abb. 20.2 MRT-Abdomen bei einem 54-jährigen Patienten: Nachweis einer zirkulären Wandverdickung im Duodenum und inhomogenes Enhancement nach Kontrastmittelapplikation. Es folgte therapeutisch eine pyloruserhaltende kephale Duodenopankreatektomie. Pathologisch handelte es sich um ein Adenokarzinom im Stadium pT4 N1 (3/7) G3 L0 V0 R0).

der Bariumuntersuchung bzw. im Rahmen des Staging zur Erfassung der Tumorinfiltration in die Nachbarorgane und Nachweis von Fernmetastasen.

20.7 Therapie

Die Methode der Wahl bei malignen Dünndarmtumoren ist die primäre radikale Resektion mit regionaler Lymphadenektomie. Das taktische Vorgehen richtet sich nach dem histologischen Typ (Adenokarzinom, Lymphom, Karzinoid und Sarkom) und der Tumorlokalisation (Duodenum, Jejunum und Ileum).

20.7.1 Adenokarzinom

Duodenum

Tumoren in der Pars superior duodeni und solche in der Pars descendens duodeni werden durch eine partielle Duodenopankreatektomie reseziert. Bei Lokalisation des Tumors in der Pars horizontalis und Pars ascendens des Duodenums kann in den meisten Fällen nach entsprechender Mobilisation eine segmentale Duodenektomie mit primärer Anastomose durchgeführt werden. Besonders auffallend bei Patienten mit einem Adenokarzinom des Duodenums ist die mit 74–100 % hohe Rate der explorativen Laparotomie, wobei mehr als 51 % der Patienten resektabel sind (Tab. 20.3).

Tabelle 20.3 Ergebnisse der chirurgischen Therapie bei Patienten mit einem Adenokarzinom des Duodenums (Serien mit mehr als 20 Patienten)

Autor (Jahr)	Patienten (n)	Explorative Laparotomie (%)	Resektabilität (%)	Postoperative Mortalität (%)	5-JÜL (%)
Awlmark (1980)	66	74	100	24	33
Joesting (1981)	104	100	51	18	46
Cohen (1982)	40	k.A.	k.A.	k.A.	46
Williamson (1983)	26	100	69	k.A.	17
Ouriel (1984)	34	94	54	k.A.	25
Lai (1988)	24	100	100	8	8
Brennan (1990)	32	91	62	0	60
Bauer (1994)	22	84	55	k.A.	30
Frost (1994)	26	k.A.	52	20	30*
Rose (1996)	79	k.A.	53	0	31

5-JÜL: 5-Jahres-Überlebensrate
k.A. keine Angaben
* 10-Jahres-Überlebensrate

Hauptgrund für die Unmöglichkeit einer Resektion ist eine Tumorinfiltration der Nachbarorgane, insbesondere der Mesenterialwurzel. Bei dieser Patientengruppe wird eine Umgehungsanastomose angelegt. Die postoperative Letalität liegt bei insgesamt 0–24%. Nimmt man diejenigen Patienten, die einer Duodenopankreatektomie unterzogen wurden, heraus, dann beträgt die postoperative Letalität ca. 5% (29). Die 5-Jahres-Überlebensrate beträgt je nach Autor 8–60%.

Angaben zu Prognoseparametern beim Duodenumkarzinom sind aufgrund der geringen Patientenzahl erwartungsgemäß widersprüchlich. Da bei 22–71% der Patienten mit einem Duodenalmalignom ein Lymphknotenbefall vorliegt, empfehlen die meisten Autoren unter onkochirurgischen Gesichtspunkten, unabhängig von der Tumorlokalisation eine regionale Lymphadenektomie vorzunehmen.

Bauer et al. ermittelten in ihrem Patientengut eine signifikante Korrelation zwischen dem Lymphknotenstatus und der Überlebensrate (11). In neueren Arbeiten stellten sich die R0-Resektion und die Fernmetastasierung als unabhängige Prognosefaktoren heraus (13, 59). Die Tumorgröße, der Differenzierungsgrad, der Lymphknotenstatus und der Resektionstyp hatten keinen Einfluss auf das Überleben.

Jejunum und Ileum

Mehr als 60% der Adenokarzinome des Dünndarms sind im Jejunum und Ileum lokalisiert (Tab. 20.**2**). Diese Tumoren stellen eine Rarität dar. Dies wird verdeutlicht durch alle publizierten Serien, deren Beobachtungszeiträume sich auf über 21 Jahre belaufen (Tab. 20.**4**). Im Durchschnitt wird weniger als ein Patient pro Jahr mit einem Adenokarzinom des Dünndarms diagnostiziert. Die Resektabilität beträgt für diese Patientengruppe 77–100%. Therapie der Wahl ist die weite Resektion des befallenen Darmanteils mit dem dazu gehörigen Mesenterium und den darin enthaltenen Lymphknoten.

Bei Tumorlokalisation im terminalen Ileum empfehlen wir die Durchführung einer Ileozökalresektion bzw. Hemikolektomie rechts. Die 5-Jahres-Überlebensrate beträgt je nach Autor 14–30%.

20.7.2 Chemotherapie bei Dünndarmkarzinom

Der Stellenwert der Chemotherapie in palliativer oder adjuvanter Zielsetzung bei Patienten mit einem Adenokarzinom des Dünndarms kann heute nicht beantwortet werden. Bis heute ist nur eine Arbeit publiziert worden, die sich gezielt mit dem Einsatz der Chemotherapie bei Patienten mit malignen Dünndarmtumoren befasst (38). Insgesamt erhielten 14 Patienten mit einem metastasierten Adenokarzinom des Dünndarms 21 verschiedene Chemotherapie-Kombinationen auf 5-FU-Basis. Am häufigsten wurde 5-FU als Monotherapie oder in Kombination mit Doxorubicin, Mitomycin, Cisplatin, Cyclophosphamid, Thiopeta und lomustine verabreicht.

Tabelle 20.**4** Ergebnisse der chirurgischen Therapie bei Patienten mit einem Adenokarzinom des Jejunums und Ileums (Serien mit mehr als 20 Patienten)

Autor (Jahr)	Patienten (n)	Zeitraum (Jahre)	5-JÜL (%)
Awrich (1980)	26	25	26
Waterhouse (1981)	24	28	18
Adler (1982)	338	43	17
Williamson (1983)	68	64	14
Ouriel (1984)	65	31	30
Martin (1986)	87	38	21
Lioe (1990)	25	34	16
Bauer (1994)	38	21	23

5-JÜL: 5-Jahres-Überlebensrate

Nur 1 Patient hatte eine partielle Remission und das mediane Gesamtüberleben betrug 9 Monate (38).

In allen anderen Publikationen kam eine palliative Chemotherapie nur vereinzelt zum Einsatz. In diesen Fällen zeigte sich ein Überlebensvorteil in der Chemotherapie-Gruppe mit einem mittleren Überleben von ca. 11 Monaten versus 8 Monate ohne Chemotherapie (51). Eine Chemotherapie als adjuvante Maßnahme wurde von 2 Autoren bei insgesamt 2 Patienten eingesetzt (30, 34). Ein Patient verstarb nach 3 Wochen an einer Sepsis (34) und der andere entwickelte nach 18 Monaten ein Rezidiv (30).

Die Rarität maligner Dünndarmkarzinome (<1 Patient/Jahr) macht es schwierig, aus diesen spärlichen Daten eine solide Empfehlung abzuleiten. Ein Argument für den Einsatz der Chemotherapie ist die Tatsache, dass maligne Dünndarmtumoren, insbesondere das Duodenumkarzinom, sich im natürlichen Verlauf klinisch-prognostisch eher wie das Magenkarzinom als das Pankreaskarzinom verhalten. Die Indikation zur palliativen Chemotherapie mit einer 5-FU-Kombination ist im Einzelfall durchaus gegeben. Die Frage einer Chemotherapie in adjuvanter Intention wird nicht so leicht zu beantworten sein, da eine Patientenrekrutierung in einem definierten Zeitraum für eine Phase-III-Studie bei der Seltenheit dieser Tumorentität schwierig sein wird.

Zusammenfassend können wir festhalten, dass heute die einzige Chance für ein Langzeitüberleben bei Patienten mit Dünndarmkarzinom nur durch eine radikale chirurgische Sanierung mit regionaler Lymphadenektomie erzielt werden kann. Bei Invasion von Nachbarstrukturen ist nach Ausschluss einer Fernmetastasierung die Indikation zu einer multiviszeralen Resektion großzügig zu stellen.

20.7.3 Karzinoide

Annähernd 90% aller Karzinoide sind im Ileum lokalisiert und kommen in 30% der Fälle multipel vor. In ca. 40% aller Patienten sind Karzinoide mit weiteren synchronen bzw. metachronen Malignomen assoziiert (42). Das Metastasierungspotenzial in die regionalen Lymph-

Tabelle 20.**5** Ergebnisse der chirurgischen Therapie bei Patienten mit einem Karzinoid des Dünndarms (Serien mit mehr als 20 Patienten)

Autor (Jahr)	**Patienten (n)**	**Zeitraum (Jahre)**	**5-JÜL (%)**
Awrich (1980)	28	25	47
Waterhouse (1981)	26	28	69
Barclay (1983)	94	30	64
Thompson (1985)	66	10	62
Martin (1986)	89	38	51
Sjoblom (1988)	48	19	77
DiSario (1994)	136	25	83
Contant (1997)	24	10	39

5-JÜL: 5-Jahres-Überlebensrate

Tabelle 20.**6** Ergebnisse der chirurgischen Therapie bei Patienten mit einem Lymphom des Dünndarms (Serien mit mehr als 20 Patienten)

Autor (Jahr)	**Patienten (n)**	**Zeitraum (Jahre)**	**5-JÜL (%)**
Contreary (1980)	24	32	27
Williamson (1983)	41	64	15
Al-Bahrani (1983)	132	14	23
O'Rourke (1986)	36	10	56
Fleming (1990)	54	25	76
DiSario (1994)	72	25	62

5-JÜL: 5-Jahres-Überlebensrate

knoten und Leber korreliert mit der Tumorgröße. Bei weniger als 2 cm großen Karzinoiden kommt es in nur 2 % der Fälle zu einer Metastasierung. Bei einer Tumorgröße von mehr als 2 cm sind es dagegen 80 % (74). Intraoperativ fühlen sich Karzinoide wie feste submukös gelegene Knötchen an. Die Therapie der Wahl ist die radikale Resektion des tumortragenden Darmabschnitts mit systematischer Lymphadenektomie.

Die Prognose ist mit einer 5-Jahres-Überlebensrate von 39–83 % insgesamt besser als bei Patienten mit einem Adenokarzinom (Tab. 20.**5**). Bei Fehlen von Metastasen und Erreichen einer R0-Resektion beträgt die 5-Jahres-Überlebensrate 75–95 %. Bei Patienten mit nodal positivem Befund und Lebermetastasen sinkt die 5-Jahres-Überlebensrate auf 45–90 % bzw. 19–54 %. Die 5-Jahres-Überlebensrate ist höher bei Patienten mit einem Appendixkarzinoid (99 %) als bei solchen mit einem Karzinoid im Kolon oder Rektum (54 %).

Bei Patienten mit Lebermetastasen und Karzinoid-Syndrom ist das primäre Therapieziel die Kontrolle der Symptome. Hier kann eine Operation unter palliativen Gesichtspunkten mit der Zielsetzung einer Reduktion der Tumormasse sinnvoll sein, wenn dadurch die endokrine Symptomatik und damit die Lebensqualität der Patienten verbessert wird. Des Weiteren können diese Patienten aufgrund des insgesamt langsamen Wachstums dieser Tumoren und ihrer therapeutischen Beeinflussung mit Somatostatinanaloga von einem Debulking prognostisch profitieren (61).

Die systemische Chemotherapie hat die in sie gesteckten Erwartungen nicht erfüllt. Folgende Kombinationen haben sich als effektiv erwiesen:

- Methotrexat/Cyclophosphamid,
- 5-FU/Streptozotocin,
- Streptozotocin/Doxorubicin.

Hiermit können Ansprechraten von 30–55 % erzielt werden.

20.7.4 Lymphome

Primäre Lymphome des Dünndarms machen 1–4 % aller gastrointestinaler Malignome aus und stellen den dritthäufigsten malignen Dünndarmtumor dar. Der gastrointestinale Trakt ist die häufigste Prädilektionsstelle für extranodale Lymphome. Entsprechend der Verteilung von lymphatischem Gewebe im Darm ist die überwiegende Mehrheit der Lymphome im Jejunum und Ileum lokalisiert (Tab. 20.**2**).

Die Therapie maligner Dünndarmlymphome ist multimodal, wobei primär die chirurgische Sanierung der befallenen Dünndarmanteile mit regionaler Lymphadenektomie im Vordergrund steht. Die Resektabilitätsrate beträgt 50–78 %. Eine systemische Chemotherapie ist indiziert nach R1/2-Resektion sowie bei nodal positiven Patienten (24). Einige Autoren empfehlen bei Patienten mit High-Grade-Lymphomen auch nach R0-Resektion zusätzlich eine adjuvante Chemotherapie (5, 64, 70). Die 5-Jahres-Überlebensrate liegt in Abhängigkeit vom Tumorstadium zwischen 15 % und 76 % (Tab. 20.**6**). Die meisten Patienten mit malignem Dünndarmlymphom sterben innerhalb von 2 Jahren nach Diagnosestellung (16, 67).

20.7.5 Sarkome

Sarkome des Dünndarms sind extrem selten und machen ca. 4 % aller malignen Dünndarmtumoren aus. In neueren Arbeiten werden Sarkome des Dünndarms aufgrund immunhistochemischer und elektronenmikroskopischer Merkmale den GIST zugeteilt. Durch diese differenzierten zytogenetischen Aufschlüsselungen werden zurzeit jedoch weder prognostische noch therapeutische Konsequenzen impliziert (37). Therapie der Wahl ist auch hier ein primär chirurgisches Vorgehen mit dem Ziel der lokalen Radikalität. Je nach Tumorlokalisation kommen eine partielle Duodenopankreatektomie oder eine Darmsegmentresektion mit regionaler Lymphadenektomie infrage.

Die 5-Jahres-Überlebensrate liegt zwischen 18 % und 45 % und ist abhängig vom Tumorstadium, Differenzierungsgrad und der Tumorresektabilität (Tab. 20.**7**).

Tabelle 20.7 Ergebnisse der chirurgischen Therapie bei Patienten mit einem Sarkom des Dünndarms (Serien mit mehr als 20 Patienten)

Autor (Jahr)	Patienten (n)	Zeitraum (Jahre)	5-JÜL (%)
Chiotasso (1982)	28	30	42
Martin (1986)	33	38	18
DiSario (1994)	36	25	45
Horowitz (1995)	39	28	20
Conlon (1995)	38	9	28

5-JÜL: 5-Jahres-Überlebensrate

20.8 Zusammenfassung

Maligne Dünndarmtumoren stellen eine seltene Tumorentität dar. Die Diagnose wird aufgrund des langsamen Tumorwachstums, der spärlichen und unspezifischen Symptomatik bei der Mehrheit der Patienten spät gestellt. Die Rate an explorativen Laparotomien ist dementsprechend hoch. Die Therapie der Wahl ist die radikale Resektion des tumortragenden Darmabschnitts mit regionaler Lymphadenektomie. Einen signifikanten Einfluss auf die Überlebensrate hatten die Resektabilität (R0-Resektion), der Lymphknotenstatus und die Fernmetastasierung.

Literatur

1. Adekunle O, Ajayi O. Primary malignant small intestinal tumors in Nigeria. Int Surg 1973; 58: 708–711
2. Adler SN, Lyon DT, Sullivan PD. Adenocarcinoma of the small bowel: clinical features, similarity to regional enteritis, and analysis of 338 documented cases. Am J Gastroenterol 1982; 77: 326–330
3. Al-Bahrani ZR, Al-Mondhiry H, Bakir F, Al-Saleem T. Clinical and pathologic subtypes of primary intestinal lymphomas. Cancer 1983; 52: 1666–1669
4. Arber N. An overview of adenocarcinoma of the small intestine. Oncology 1997; 11: 549
5. Auger MJ, Allan NC. Primary ileocecal lymphoma. Cancer 1990; 65: 358–361
6. Awlmark A, Andersson A, Lasson A. Primary carcinoma of the duodenum. Ann Surg. 1980; 191: 13–17
7. Awrich AE et al. A twenty-five year experience with primary malignant tumors of the small intestine. Surg Gynecol Obstet 1980; 151: 9–14
8. Baillie CT, Williams A. Small bowel tumours: a diagnostic challenge. J Royal Coll Surg 1994; 39: 8–12
9. Barclay THC, Schapira DV. Malignant tumors of the small intestine. Cancer 1983; 51: 878–881
10. Barnes G Jr et al. Primary adenocarcinoma of the duodenum: management and survival in 67 patients. Ann Surg Oncol 1994; 1: 73–78
11. Bauer RL, Palmer ML, Bauer AM, Nava HR, Douglas Jr HO. Adenocarcinoma of the small intestine: a 21-year review of diagnosis, treatment, and prognosis. Ann Surg Oncol 1994; 1: 183–188
12. Brennan MF. Duodenal cancer. Asian J Surg 1990; 13: 204–207
13. Brücher BLDM, Roder JD, Fink U, Stein HJ, Busch R, Siewert JR. Prognostic factors in resected small bowel tumors. Dig Surg 1998; 15: 42–51
14. Buckley JA, Siegelman SS, Jones B, Fishman EK. The accuracy of CT staging of small bowel adenocarcinoma: CT/pathologic correlation. J Comput Assist Tomogr 1997; 21: 986–891
15. Calman KC. Why are small bowel tumors rare? An experimental model. Gut 1974; 15: 552–554
16. Chandran RR, Hemanth E, Chaturvedi HK. Primary gastrointestinal lymphoma: 30-year experience at the cancer institute, Madras, India. J Surg Oncol 1995; 60: 41–44
17. Chiotasso PJP, Fazio VW. Prognostic factors of 28 leiomyosarcomas of the small intestine. Surg Gynecol Obstet 1982; 155: 197–201
18. Chow WH, Linet MS, McLaughlin JK, Hsing AW, CoChien HT, Blot WJ. Risk factors for small intestine cancer. Cancer Causes Control 1993; 4: 163–169
19. Chow JS, Clark CC, Ahsan H, Neugut AI. A population-based study of the incidence of malignant small bowel tumours: SEER, 1973–1990. Int J Epidemiol 1996; 25: 722–728
20. Cohen JR et al. Pancreaticoduodenectomy. Ann Surg 1982; 195: 608–614
21. Coit DG. Cancer of the small intestine. In: DeVita VT, Hellman S, Rosenberg SA, eds. Cancer. Principles and practice of oncology. Philadelphia-New York: Lipincott-Raven, 1997: 1128.
22. Conlon KC, Casper ES, Brennan MF. Primary gastrointestinal sarcomas. Ann Surg Oncol 1995; 2: 26–30
23. Contant CME, Damhuis RAM, van Geel AN, van Eijck CHJ, Wiggers T. Prognostic value of the TNM-classification for small bowel cancer. Hepato-Gastroenterology 1997; 44: 430–434
24. Contreary K, Nance FC, Becker WF. Primary lymphoma of the gastrointestinal tract. Ann Surg 1980; 191: 593–596
25. Coutsoftides T, Shibata HR. Primary malignant tumors of the small intestine. Dis Colon Rectum 1979; 22: 24–26
26. DiSario JA, Vargas H, McWorther WP. Small bowel cancer: epidemiological and clinical characteristics from a population based registry. Am J Gastroenterol 1994; 89: 699–704
27. Fleming ID et al. Surgical implications of primary gastrointestinal lymphoma of childhood. Arch Surg 1990; 125: 252–256
28. Freund H et al. Primary neoplasms of the small bowel. Am J Surg 1978; 135: 757–759
29. Frost DB, Mercado PD, Tyrell JS. Small bowel cancer: a 30-year review. Ann Surg Oncol 1994; 1: 290–295
30. Gillen CD et al. Occult small bowel adenocarcinoma complicating Crohn's disease: a report of three cases. Postgrad Med J 1995; 71: 172–174
31. Giuliani A et al. Primary tumors of the small intestine. Int Surg 1985; 70: 331–334
32. Gore RM. Small bowel cancer. Clinical and pathologic features. Radiol Clin North Am 1997; 35: 351–360
33. Greenwald E, Parker J, Schultz S, Reed E. Benign papillary adenoma of the ampullary region of the duodenum with intussusception. Gastroenterology 1962; 43: 344–350
34. Haq MM et al. Small bowel adenocarcinoma: a report of three cases and review of literature. Texas Med 1985; 51
35. Hessler P, Braunstein E. Adenocarcinoma of the duodenum arising in a villous adenoma. Gastrointest Radiol 1978; 2: 355–357
36. Horowitz J et al. An institutional review of sarcomas of the large and small intestine. J Am Coll Surg 1995; 180: 465–469
37. Irani S, Fartab M. Gastrointestinaler Stromatumor: ein chirurgisch-onkologisches Sorgenkind? Chirurg 1999; 70: 259–264
38. Jigyasu D, Bedikian AY, Stroehlein JR. Chemotherapy for primary adenocarcinoma of the small bowel. Cancer 1984; 53: 23–25

39. Joesting DR, Beart RW, VanHeerden JA, Weiland LH. Improving survival in adenocarcinoma of the duodenum. Am J Surg 1981; 141: 228–232
40. Johnson AM, Harman PK, Hanks JB. Primary small bowel malignancies. Am Surg 1985; 51: 31
41. Kasumoto H et al. Primary malignant tumors of the small intestine: analysis of 40 Japanese patients. J Surg Oncol 1992; 50: 139–143
42. Kothari T, Mangla JC. Malignant tumors associated with carcinoid tumors of the gastrointestinal tract. J Clin Gastroenterol 1981; 3: 43–46
43. Kölble K, Schlag PM. Hereditäres kolorektales Karzinom. Onkologe 1999; 5: 6–14
44. Kusumoto H et al. Primary malignant tumors of the small intestine: Analysis of 40 Japanese patients. J Surg Oncol 1993; 50: 139–143
45. Lai ECS, Doty JE, Irving C, Tompkins RK. Primary adenocarcinoma of the duodenum: analysis survival. World J Surg 1988; 12: 695–699
46. Lee WJ et al. Primary malignant tumors of the small intestine. J Formosam Med Assoc 1991; 90: 776–781
47. Lioe TF, Biggart JD. Primary adenocarcinoma of the jejunum and ileum: clinicopathological review of 25 cases. J Clin Path 1990; 43: 533–536
48. Maglinte DDT, Reyes BL. Small bowel cancer. Radiologic diagnosis. Radiol Clin North Am 1997; 35: 361–380
49. Martin RG. Malignant tumors of the small intestine. Surg Clin North Am 1986; 66: 779–785
50. Minardi AJ, Zibari GB, Aultman DF, McMillan RW, McDonald JC. Small-bowel tumors. J Am Coll Surg 1998; 186: 664–668
51. Neugut AI, Marvin MR, Rella VA, Chabot JA. An overview of adenocarcinoma of the small intestine. Oncology 1997; 11: 529–536
52. Neugut AI, Jacobson JS, Suh S, Mukherjee R, Arber N. The epidemiology of cancer of the small bowel. Cancer Epidemiol Biomarkers Prev 1998; 7: 243–251
53. Norberg L, Emas S. Primary tumors of the small intestine. Am J Surg 1981; 142: 560–573
54. Olney JR et al. Carcinoid tumors of the gastrointestinal tract. Ann Surg 1985; 51: 37–39
55. O'Rourke MGE, Lancashire RP, Vattoune JR. Lymphoma of the small intestine. Aust NZ J Surg 1986; 56: 351–354
56. Ouriel K, Adams JT. Adenocarcinoma of the small intestine. Am J Surg 1984; 147: 66–71
57. Pross M, Manger Th, Schulz HU, Lipper H, Roessner A, Günther Th. Gastrointestinale Stromatumoren (GIST) – Probleme in Diagnostik und Therapie. Chirurg 1999; 70: 807–812
58. Rodriguez-Bigas MA et al. Characteristics of small bowel carcinoma in hereditary nonpolyposis colorectal carcinoma. Cancer 1998; 83: 240–244
59. Rose DM, Hochwald SN, Klimstra DS, Brennan, MF. Primary duodenal adenocarcinoma: a ten-year experience with 79 patients. J Am Coll Surg 1996; 183: 89–96
60. Ryan JC. Premalignant conditions of the small intestine. Sem Gastrointest Dis 1996; 7: 88–93
61. Schlag PM, Benhidjeb T, Kilpert B. Prinzipien der kurativen Lebermetastasenchirurgie. Chirurg 1999; 70: 123–132
62. Sellner F. Investigations on the significance of the adenoma-carcinoma sequence in the small bowel. Cancer 1990; 66: 702–715
63. Semelka RC, John G, Kelekis NL, Burdeny DA, Ascher SM. Small bowel neoplastic disease: demonstration by MRI. JMRI 1996; 6: 855–860
64. Shepherd FA et al. Chemotherapy following surgery for stages IE and IIE non-Hodgkin's lymphoma of the gastrointestinal tract. J Clin Oncol 1988; 6: 253–256
65. Sigel JE, Petras RE, Lashner BA, Fazio VW, Goldblum JR. Intestinal adenocarcinoma in Crohn's disease. A report of 30 cases with a focus on coexisting dysplasia. Am J Surg Pathol 1999; 23: 651–655
66. Sjoblom SM. Clinical presentation and prognosis of gastrointestinal carcinoid tumors. Scand J Gastroenterol 1988; 23: 779–783
67. Skudder Jr PA, Schwartz SI. Primary lymphoma of the gastrointestinal tract. Surg Gynecol Obstet 1985; 160: 5–7
68. Spigelman AD, Talbot IC, Penna C, Nugent KP, Phillips RK, Costello C, DeCosse JJ. Evidence for adenoma-carcinoma sequence in the duodenum of patients with familial adenomatous polyposis. J Clin Pathol 1994; 47: 709–710
69. Statistisches Bundesamt Wiesbaden, 1996
70. Steward WP et al. A prospective study of the treatment of high grade histology non-Hodgkins lymphoma involving the gastrointestinal tract. Eur J Cancer Clin Oncol 1985; 21: 1195–1198
71. Thompson GB et al. Carcinoid tumors of the gastrointestinal tract: presentation, management and prognosis. Surgery 1985; 98: 1054–1058
72. Turowski GA, Basson MD. Primary malignant lymphoma of the intestine. Am J Surg 1995; 169: 433–436
73. Uppaputahangkule V, Maas L, Gelzayd E. Endoscopic diagnosis of villous adenoma of the duodenum. Gastrointest Endosc 1976; 22: 97–98
74. Wallace S et al. Carcinoid tumors: imaging procedures and interventional radiology. World J Surg 1996; 20: 147–156
75. Waterhouse G, Skudlarick J, Adkins RB. A clinical review of small bowel neoplasms. South Med J 1981; 74: 1202–1207
76. Williamson RCN, Welch CA, Malt RA. Adenocarcinoma and lymphoma of the small intestine. Ann Surg 1983; 197: 172–178
77. Wu AH, Yu MC, Mack TM. Smoking, alcohol use, dietary factors and risk of small intestinal adenocarcinoma. Int J Cancer 1997; 70: 512–517
78. Zollinger RM, Sternfeld W, Schreiber H. Primary neoplasms of the small intestine. Am J Surg 1986; 151: 654–658

21 Kolonkarzinom

21.1 Epidemiologie

21.1.1 Inzidenzen

Weltweit sind kolorektale Karzinome die dritthäufigste Malignomart (7), wobei sehr große regionale Unterschiede in der Inzidenz von kolorektalen Karzinomen bestehen. Am häufigsten findet sich das kolorektale Karzinom in den westlichen Industrieländern, Deutschland steht hierbei im globalen Gesamtvergleich an 8. Stelle. Neuseeland, Schottland und Tschechien liegen auf den ersten 3 Rängen, die USA stehen an 21. Stelle (77). Die geringste Inzidenz zeigt sich in den Staaten mit geringer sozioökonomischer Entwicklung (Asien, Afrika und Südamerika). In manchen außereuropäischen Ländern, wie z. B. Ägypten und Thailand, treten kolorektale Karzinome ausgesprochen selten auf. Sofern Immigranten aus diesen Ländern einen westlichen Lebensstil übernehmen, gleichen sich die Risiken an.

Im Saarland zeigt sich seit 1970 ein kontinuierlicher Anstieg der Inzidenzen in allen Altersgruppen und bei beiden Geschlechtern. Seit Ende der 70er Jahre ist für diesen Anstieg alleine das Kolonkarzinom verantwortlich, während die Neuerkrankungsraten für das Rektumkarzinom leicht rückläufig sind (59). Eliminiert man den Einfluss der steigenden Lebenserwartung durch eine Alterskorrektur, so ergibt sich seit Mitte der 80er Jahre auch für das kolorektale Karzinom insgesamt eine Stagnation der jährlichen Neuerkrankungsrate.

Bei geschätzten 51 700 jährlichen Neuerkrankungen stellt das kolorektale Karzinom die zweithäufigste Krebsneuerkrankung bei den Frauen und die dritthäufigste bei den Männern dar. In der Todesursachenstatistik aller Sterbefälle steht das Kolonkarzinom insgesamt an 7. Stelle. Das Lebenszeitrisiko, an einem kolorektalen Karzinom zu erkranken, beträgt in Deutschland ca. 6% (58).

Die rohe Inzidenz des Kolon-/Rektumkarzinoms lag im Saarland im Jahr 1995 bei 39/33 für Männer und 43/23 für Frauen aller Altersgruppen. Vergleicht man die 5-Jahreszeiträume 1970–74 mit 1991–95, zeigt sich beim Kolonkarzinom ein Anstieg von 21 auf 42 beim Mann und von 24 auf 48 bei der Frau (Abb. 21.**1a**). Beim Rektumkarzinom fällt dieser Anstieg von 21 auf 29 (Männer) und von 17 auf 24 (Frauen) deutlich geringer aus (59) (Abb 21.**1b**).

Der Dickdarmkrebs (14 400 Neuerkrankungen/Jahr; 7,5% aller Krebsneuerkrankungen) ist bei Männern nach dem Lungen- (28 200) und Prostatakrebs (27 800) die dritthäufigste und bei Frauen nach dem Mammakarzinom (45 800) die zweithäufigste (18 000; 10,5%) Krebsneuerkrankung (59). Der Mastdarmkrebs liegt bei den Männern an 4. (9700) und bei den Frauen an 5. Stelle (9600; 4,3%).

21.1.2 Demographie

Das kolorektale Karzinom ist eine Erkrankung des höheren Lebensalters. Nur etwa 7% der Patienten sind jünger als 50 Jahre. Mit den zunehmend diagnostizierten erblich bedingten Formen muss jedoch bereits vor dem 40. Lebensjahr gerechnet werden. Das mittlere Erkrankungsalter wird mit 70 Jahren angegeben (7), Männer erkranken im Mittel mit 68,1 Jahren, Frauen mit 72,3 Jahren (59).

Die Inzidenz des Kolonkarzinoms zeigt eine ausgesprochene Altershäufung bei beiden Geschlechtern. Während die Erkrankung bei den 30–44-Jährigen eine Inzidenz von 4/100 000 aufweist, liegt sie bei den 45–59-Jährigen bei 35, bei den 60–84-Jährigen bei 177 (Männer) und 141 (Frauen) und bei den über 85-Jährigen bei 487 (Männer) und 321 (Frauen) (Tumorregister Saarland) (Abb. 21.**2a**, **b**). Interessanterweise lässt sich bei Männern eine signifikante positive Korrelation zwischen der Inzidenz des Kolonkarzinoms und höherem beruflichen Ausbildungsstand bzw. einem höheren sozioökonomischen Status finden (70).

21.1.3 Mortalität

Im Jahr 1996 verstarben in Deutschland 30 460 Patienten an einem kolorektalen Karzinom; das Lebenszeitrisiko eines kolorektalen Krebstodes beträgt 2,85% für Männer und 2,9% für Frauen. Die individuelle Lebenserwartung verkürzt sich beim Kolonkarzinompatienten um durchschnittlich 13,3 Jahre. Die Mortalitätsraten in Deutschland übersteigen das Mittel der europäischen Länder (67).

Da das kolorektale Karzinom bevorzugt im höheren Lebensalter auftritt, genügt bereits ein Anstieg der allgemeinen Lebenserwartung in der jeweiligen Population, um die rohen Inzidenz- und Mortalitätsziffern zu steigern. Eliminiert man diesen Einfluss durch eine Altersstandardisierung, ergeben sich deutlich höhere Werte bei Inzidenz und Mortalität für Männer (vgl. Abb. 21.**1a**, **b** und Abb. 21.**3a**, **b**).

Ferner zeigt sich beim kolorektalen Karzinom insgesamt trotz einer weiter ansteigenden Zahl der Neuerkrankungen ein leichter Rückgang der Sterblichkeit.

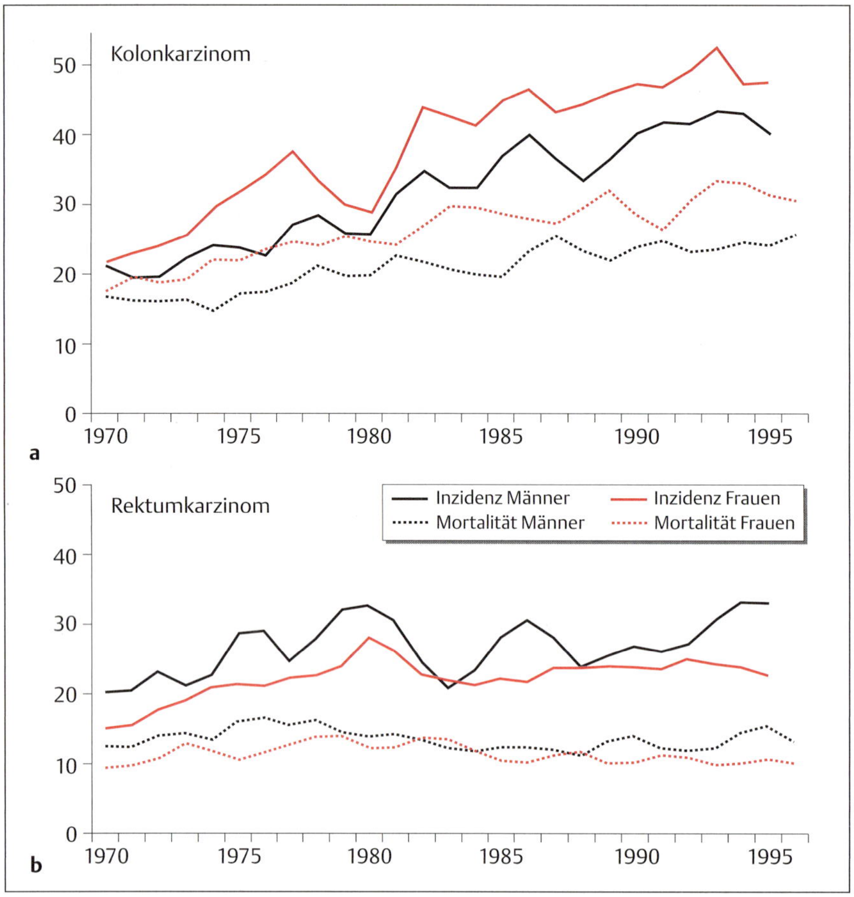

Abb. 21.1a, b Rohe Inzidenzen und Mortalität für das Kolonkarzinom (a) und für das Rektumkarzinom (b) (Daten: Saarland/Robert-Koch-Institut 2000; Ersterkrankungen bzw. Tod durch Erkrankung/100 000 Einwohner).

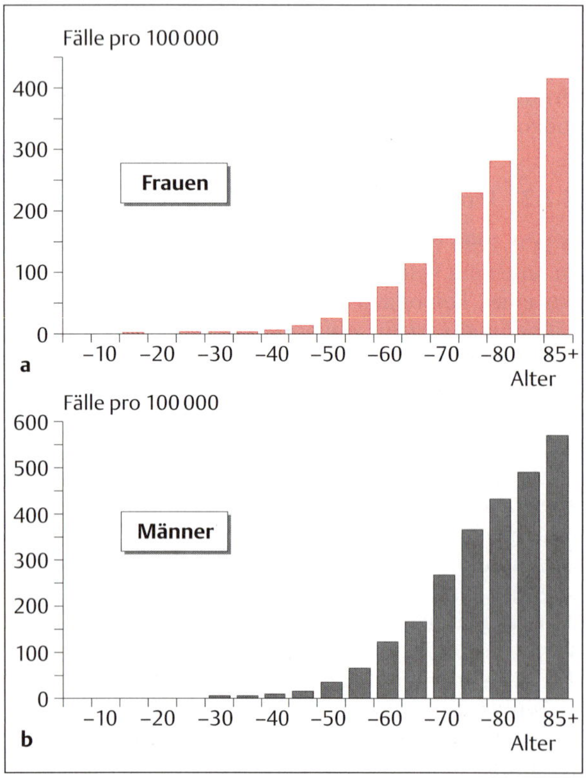

Während beim Kolonkarzinom der Sterblichkeitsgipfel erst im vergangenen Jahrzehnt überschritten wurde, ist beim Rektumkarzinom die Sterberate bereits zwischen 1980 und 1995 bei konstanter Inzidenz bei beiden Geschlechtern um insgesamt etwa ein Viertel gesunken.

So verstarben 1995 in Deutschland 8955 Männer und 12 277 Frauen an einem Kolonkarzinom sowie 4400 Männer und 4689 Frauen an Mastdarmkrebs. Dies entspricht einer standardisierten Sterberate von 22 (Kolonkarzinom) und 9,5 (Rektumkarzinom) je 100 000 Einwohner. Hierbei lag 1995 die Sterblichkeit der Erkrankung bei den Männern um 33,7 % (Kolonkarzinom; im Osten um 25,2 % im Westen um 35,0 %) und um 65 % (Rektumkarzinom) über jener der Frauen (67).

Die höheren absoluten Zahlen bei den Frauen sind durch deren deutlich höhere Lebenserwartung zu erklären, während die geringere Sterblichkeit beim Rektumkarzinom möglicherweise einen Effekt der von den Frauen häufiger in Anspruch genommenen Krebsvorsorgeuntersuchungen widerspiegelt (Abb. 21.b, Balkendiagramm). Hier sind jedoch auch Effekte einer gering-

Abb. 21.2a, b Neuerkrankungen an kolorektalen Karzinomen – dargestellt in Abhängigkeit vom Alter – bei Frauen (a) und Männern (b) im Saarland 1987–1996 (Daten: Saarland/Robert-Koch-Institut 2000).

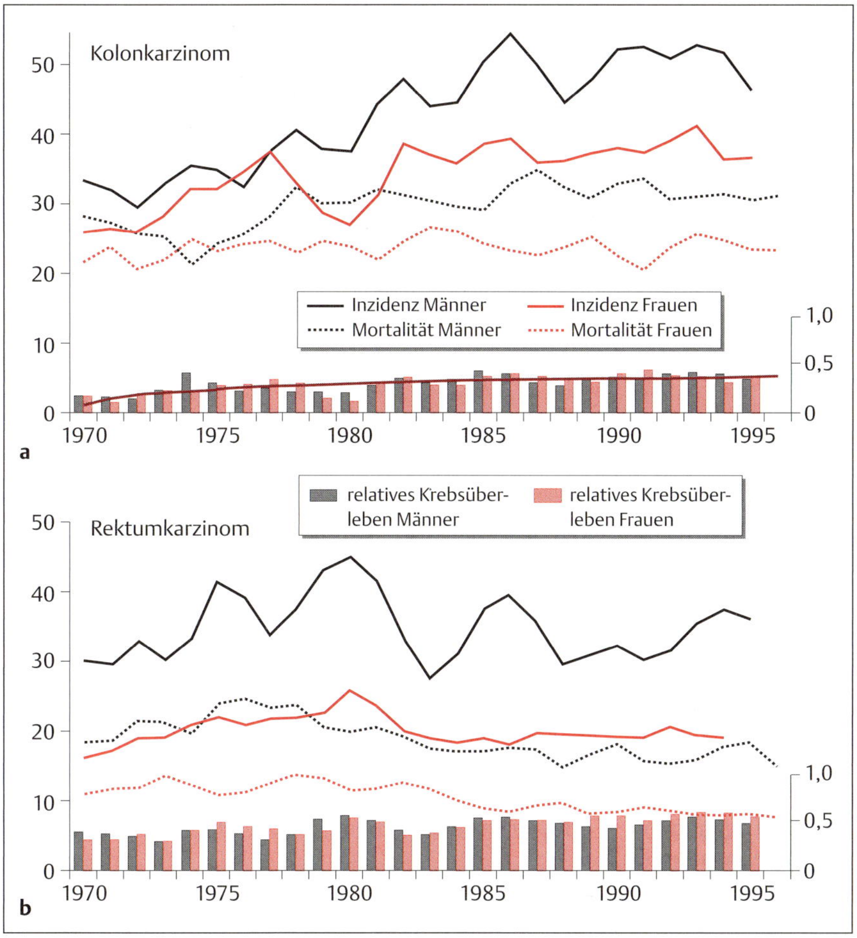

Abb. 21.**3a**, **b** Altersstandardisierte Inzidenzen und Mortalität für das Kolon- (**a**) und Rektumkarzinom (**b**)
(Daten: Saarland/Robert-Koch-Institut 2000).

Die Abszisse links bezieht sich auf das Kurvendiagramm und kennzeichnet die Anzahl der Ersterkrankungen bzw. Tod durch Erkrankung pro 100 000 Einwohner; alterskorrigiert nach Standardbevölkerung Bundesrepublik Deutschland 1989.

Die Abszisse rechts bezieht sich auf das Balkendiagramm und kennzeichnet das relative Überleben (1–[Quotient Mortalität : Inzidenz]) alterskorrigiert nach der Standardbevölkerung der Bundesrepublik Deutschland 1989.

fügig niedrigeren Lokalrezidivrate als Ausdruck einer günstigeren operativen Zugänglichkeit des weiblichen Beckens zu berücksichtigen. Das Kolonkarzinom ist bei Männern die dritthäufigste und bei Frauen die zweithäufigste Todesursache. Mastdarmkrebs ist die sechsthäufigste Krebstodesursache beim Mann und die siebthäufigste bei der Frau.

21.1.4 Überleben

Innerhalb der vergangenen 30 Jahre ist eine stetige Verbesserung des Überlebens beim kolorektalen Karzinom zu verzeichnen. Zu Beginn der 70er Jahre lag in der BRD (Saarland) die beobachtete 5-Jahres-Überlebensrate beim Kolonkarzinom bei 31 %, 1985–89 bei 39 % (2). Im eigenen chirurgischen Krankengut lag das Überleben im Jahre 1996 bei 63 %. In Abb. 21.**3** (Balkendiagramme) ist in der jeweils rechten Abszisse das relative Überleben als Quotient aus alterskorrigierter Mortalitätsziffer und Inzidenz aufgetragen. Es zeigt sich ein eindeutiger tendenzieller Anstieg des relativen Krebsüberlebens beim Kolon- und Rektumkarzinom zwischen 1970 und 1998.

Nur die Summe aller Anstrengungen, wie die Verbesserungen der chirurgischen Qualität in enger Zusammenarbeit mit einer klinisch ausgerichteten Pathologie, die Kenntnis des lymphogenen Metastasierungsverhaltens sowie Früherkennungsmaßnahmen und die interdisziplinären Behandlungserfolge bei fortgeschrittener Erkrankung, können diesen langfristigen Trend erklären.

21.1.5 Karzinomlokalisation

Das Auftreten der kolorektalen Karzinome zeigt über die letzten Jahrzehnte einen Trend der „Rechtsverschiebung“ mit einer Abnahme des Rektumkarzinoms zugunsten des Kolonkarzinoms (59) wie auch bei diesem eine Verschiebung zur proximalen Lokalisation bzw. Manifestation im rechten Hemikolon (Tab. 21.**1**).

21.1.6 Gesundheitsökonomie

1995 wurde in Deutschland in 181 189 stationären Behandlungsfällen ein kolorektales Karzinom als Entlassungsdiagnose festgehalten. Die durchschnittliche Krankenhausverweildauer betrug 14 Tage. 12 596 Patienten wurden in Rehabilitationseinrichtungen behandelt, 3356 Patienten wurden frühberentet. Durch Arbeitsunfähigkeit wegen kolorektalen Karzinoms gingen

Tabelle 21.1 Neuerkrankungen am Beispiel der Chirurgischen Universitätsklinik Erlangen 1978–1997 (Kolonkarzinom: n=2069, Rektumkarzinom n=2437): Lokalisationsverteilung im Vergleich zweier Zeiträume

Hauptlokalisation	Zeitraum 1978–1987 Anzahl der Patienten (n) (%)	Zeitraum 1988–1997 Anzahl der Patienten (n) (%)
Rektum	1034 (53 %)	1403 (54,9 %)
Kolon	918 (47 %)	1151 (45,1 %)
davon:		
Colon sigmoideum	629 **(54,6%)**	430 **(46,8%)**
Colon descendens	80 (7,0%)	49 (5,3%)
Flexura lienalis	57 (5,0 %)	52 (5,7 %)
Colon transversum	109 (9,5 %)	84 (9,2 %)
Flexura hepatica	53 (4,6 %)	54 (5,9 %)
Colon ascendens	146 **(12,7%)**	146 **(15,9%)**
Caecum	73 **(6,3%)**	98 **(10,7%)**
Appendix	4 (0,4 %)	5 (0,5 %)
Synchrone Zweitkarzinome	62 (5,4 %)	42 (4,6 %)

1994 etwa 2800 Erwerbstätigkeitsjahre verloren, die direkten Behandlungskosten wurden auf etwa 2,2 Mrd. DM jährlich geschätzt (7).

21.2 Ätiologie

Auslösende Einzelfaktoren, wie z. B. das Rauchen beim Lungenkarzinom, sind beim sporadischen kolorektalen Karzinom nicht zu identifizieren. Der Lebensstil und die Ernährungsgewohnheiten westlicher Industrienationen scheinen die Entstehung zu begünstigen. Beim kolorektalen Karzinom sind Vorstufen der Erkrankung (Schleimhautdysplasien, z. B. Adenome) bekannt, deren Behandlung die Krebsentstehung verhindern kann. Darüber hinaus sind Personengruppen mit besonderer Disposition abgrenzbar. Die Ätiopathogenese ist in Kapitel 1 und in Abschnitt 21.4 ausführlich beschrieben.

21.2.1 Risikogruppen

Personen mit einer im Vergleich zur Normalbevölkerung erhöhten Erkrankungswahrscheinlichkeit gehören zu einer der folgenden 3 Risikogruppen (62):

- Personen mit einem individuell gesteigerten Risiko für ein sporadisches Karzinom,
- Träger einer Anlage für ein hereditäres kolorektales Karzinom sowie
- Patienten mit einer chronisch-entzündlichen Darmerkrankung.

21.2.2 Risikofaktoren

Adenome

Adenome sind eine Form der Dysplasie, aus denen sich kolorektale Karzinome entwickeln können. Adenome sind daher als Vorstufen zum Karzinom zu betrachten. Häufig findet man Adenome in Assoziation mit Karzinomen. Histologisch werden tubuläre (78 %), villöse (3 %) und tubulovillöse (19 %) Adenome unterschieden (Erlanger Register kolorektaler Polypen).

Ätiologisch muss man sporadische und genetisch determinierte Adenome unterscheiden. Zu den genetisch determinierten Adenomen gehört die familiäre adenomatöse Polypose (FAP) (Abschnitt 21.4.2).

Für das Auftreten sporadischer Adenome wird eine Vielzahl von Risikofaktoren benannt: Nikotin- und Kaffeegenuss, Alkoholkonsum, Übergewicht und Gallensäuredysregulation mit Erhöhung der Stuhlkonzentration. Beweisende Daten existieren hierzu nicht.

Lokalisation

Es findet sich eine unterschiedliche Verteilung der Adenome im Kolonrahmen. Die häufigste Lokalisation mit über 50 % aller Kolonadenome zeigt sich im Sigma und im Colon descendens, gefolgt von der Lokalisation im rechten Hemikolon und Colon transversum (jeweils 15 %).

Alters- und Geschlechtsverteilung

Die Inzidenz von Adenomen zeigt eine ausgeglichene Geschlechtsverteilung und eine positive Korrelation mit steigendem Lebensalter.

Nachsorge

Jedes histologisch nachgewiesene Adenom stellt ein erhöhtes Risiko für die Ausbildung eines Karzinoms beim selben Patienten dar. Auch nach Abtragung bleibt das Karzinomrisiko 4–6fach erhöht, wenn multiple (3 oder mehr) oder große (1 cm oder größere) Adenome vorlagen. Fraglich komplette oder inkomplette Abtragungen sind zu kontrollieren. Hyperplastische Polypen weisen im Gegensatz zum adenomatösen Polypen kein erhöhtes Entartungsrisiko auf (s. auch Abschnitt 21.6.1).

Auch eine *durchgemachte kolorektale Karzinomerkrankung* erhöht bei dem betreffenden Individuum das Risiko einer erneuten Adenom- und Karzinomentstehung an einer anderen Stelle im Dickdarm um ein Vielfaches. Metachrone Zweitkarzinome treten bei 2–3 % aller ehemals Erkrankten auf (23). Die Früherkennung dieser Zweittumoren ist eines der Ziele der Tumornachsorge.

Familiäre Belastung

Für Verwandte ersten Grades von *Karzinompatienten* ist das Risiko, am sporadischen kolorektalen Karzinom zu erkranken, nahezu verdoppelt. Hat der Indexpatient sein Karzinom vor dem 60. Lebensjahr entwickelt oder sind mehr als ein erstgradig Verwandter betroffen, steigt das Risiko um ein weiteres 3–4faches. Die Risikosteigerung bei zweit- und drittgradig Verwandten von Karzinompatienten ist unerheblich. Erstgradig Verwandte von Personen, bei denen kolorektale *Adenome* vor dem 60. Lebensjahr nachgewiesen wurden, haben ebenfalls ein erhöhtes Karzinomrisiko. Das Risiko steigt in beiden Fällen mit einem jüngeren Erstmanifestationsalter und mit der Anzahl betroffener erstgradiger Verwandter bis auf das 4,4fache. Ist der Indexpatient älter als 60 Jahre oder zweit- oder drittgradig verwandt, ist das Karzinomrisiko nicht mehr statistisch signifikant erhöht (63).

Hereditäre Formen des kolorektalen Karzinoms machen nach dem heutigen Kenntnisstand etwa 5 % der Gesamterkrankungsrate aus. Die Hauptverteter familiäre adenomatöse Polyposis (FAP) und das hereditäre nichtpolypöse kolorektale Karzinom (HNPCC) werden im Abschnitt 21.4.2. ausführlich dargestellt.

Ernährungs- und Lebensgewohnheiten

Epidemiologische Untersuchungen weisen auf einen Zusammenhang zwischen westlichem Ernährungstyp und erhöhter Inzidenz kolorektaler Karzinome hin (65). Protektiv wirkten demnach faserreiche Kost und vermehrter Verzehr von Gemüse und Obst. Gesättigte Fette und die Menge verzehrten Fleisches, insbesondere roten Fleisches, stellen mögliche Risikofaktoren dar. Der Einfluss des Alkoholkonsums wird uneinheitlich bewertet.

Körperliche Bewegung scheint das Risiko für ein kolorektales Karzinom zu senken, ein sitzender Lebensstil und Übergewichtigkeit werden als Risikofaktoren angesehen. Unklar ist, ob die Risikoerhöhung durch das Übergewicht, die erhöhte Kalorienaufnahme oder durch die fehlende körperliche Aktivität bedingt ist (63).

Chronisch entzündliche Darmerkrankungen

Colitis ulcerosa

Unter allen Kolektomiepräparaten mit Colitis ulcerosa (CU) findet man in etwa 5 % Karzinome. Der Anteil der Karzinome auf dem Boden einer chronisch-entzündlichen Darmerkrankung (CED: Colitis ulcerosa, Morbus Crohn) bezogen auf die Gesamtheit der diagnostizierten Karzinome liegt bei 0,9 % (14). Dennoch ist das Risiko, an einem kolorektalen Karzinom zu erkranken, bei Patienten mit CED (Altersgipfel der Karzinomerkrankung: 40–45 Jahre) gegenüber der Normalbevölkerung (Altersgipfel: 65 Jahre) erhöht.

Hierbei beeinflussen die Dauer, die Ausdehnung des entzündlichen Prozesses und das Vorhandensein einer primär sklerosierenden Cholangitis (PSC) nachweislich das Karzinomrisiko. Bei rechtsseitiger oder totaler CU beginnt das Karzinomrisiko 7 Jahre nach Krankheitsbeginn. Das kumulative Risiko, bei einer bestehenden CU ein Karzinom zu entwickeln, beträgt nach 15 Jahren 3–5 %, nach 20 Jahren 7 %, nach 25 Jahren 7–14 %, nach 30 Jahren 15–20 % und nach 35 Jahren 30 %.

Eine distale Manifestation (Sigma, Rektum) erhöht das Karzinomrisiko nur unwesentlich, während die linksseitige Kolitis das Risiko um den Faktor 2–4, eine extensive (proximal der linken Flexur bis Rektum) oder totale Kolitis das Risiko 14–23fach erhöht (40). Eine zusätzliche PSC erhöht das Risiko nach 10 Jahren um weitere 10 %, um 30 % nach 20 Jahren (5).

Die Bedeutung des Erstmanifestationsalters der CED, deren Schweregrad und Verlauf (kontinuierlich/intermittierend) sowie der Einfluss einer Therapie werden ebenfalls als Einflussgrößen diskutiert. Seitens der pathohistologischen Diagnostik nimmt die konventionell-histologisch erkennbare Dysplasie eine zentrale Rolle bei der Abschätzung des Krebsrisikos bei der CED ein. Familiäre und ethnische Häufungen CU-assoziierter Karzinome weisen auf genetische Einflüsse hin.

Bei einem auf dem Boden einer CU entstandenen Karzinom ist die Proktokolektomie mit Ileumpouchanlage und pouchanaler Anastomose (Kapitel 22.11.5) indiziert. Diagnostizierte Dysplasien sollten durch einen zweiten erfahrenen Pathologen untersucht und bei Bestätigung, unabhängig von der Schwere der Dysplasie, ebenfalls der Proktokolektomie zugeführt werden (14, 55).

Morbus Crohn

Bei Morbus Crohn ist das Entartungsrisiko noch unzureichend charakterisiert, wahrscheinlich aber geringer als bei der CU (63). Die Gefahr scheint vor allem dann erhöht, wenn die Erstmanifestation vor dem 30. Lebensjahr liegt. 25 % der Crohn-Karzinome finden sich im Dünndarm, 70 % im Kolon und Rektum, 5 % an anderen Lokalisationen im Gastrointestinaltrakt (40). Speziell bei längeren Verläufen werden auch zunehmend Karzinome auf dem Boden von enterokutanen oder perirektalen Crohnfisteln, so genannte Fistelkarzinome, beobachtet. Die Wertigkeit systematischer Überwachungsprogramme ist unklar.

Andere entzündliche Darmerkrankungen

Ein erhöhtes kolorektales Karzinomrisiko auf dem Boden anderer entzündlicher Darmerkrankungen (Divertikulitis, kollagene Kolitis) ist nicht belegt.

Sonstige

Patienten mit Akromegalie besitzen ein erhöhtes Risiko für kolorektale Adenome und Karzinome (32). Die bei diesen Patienten bestehende Kolonmegalie mit verlängerter Transitzeit ist bei der Durchführung der Koloskopie und deren Vorbereitung zu beachten.

21.3 Tumorbiologie

21.3.1 Dysplasie-Karzinom-Sequenz

Die Mehrstufentheorie der genetischen Veränderungen zur Krebsentstehung konnte am Beispiel des kolorektalen Karzinoms beispielhaft nachvollzogen werden. Hierbei korreliert die klinische Progression von normalem Kolonepithel über die Dysplasie zum Adenom und Karzinom mit einer Reihe genetischer Schritte, die Vogelstein systematisch darstellte (72). Das Adenom ist eine Form der Dysplasie.

21.3.2 Metastasierung

Das Kolonkarzinom weist eine lymphogene Metastasierung über die lokoregionären Lymphknotengruppen entlang der jeweiligen Segmentarterien auf. Die hämatogene Aussaat betrifft aufgrund des venösen Abflusses über das Pfortadersystem in über drei Viertel aller Fälle die Leber. Fernmetastasen treten in deutlich geringerem Umfang im Peritoneum und der Lunge auf, selten sind Metastasen im Skelett, in den Nebennieren und im Gehirn zu finden.

21.4 Genetik und hereditäre Erkrankungen

21.4.1 Genetik

Der Prozess der malignen Transformation eines Adenoms zum invasiven und metastasierenden Karzinom wird in Kapitel 1 ausführlich dargestellt.

21.4.2 Hereditäre Erkrankungen

Polypöse Formen

Syndrome der adenomatösen Polyposis coli

Die Syndrome der adenomatösen Polyposis coli (APC) umfassen die familiäre adenomatöse Polypose (FAP) und das Gardner Syndrom (autosomal dominante Erkrankung mit zusätzlichen mesenchymalen Tumoren), die zusammen etwa 1% aller kolorektalen Karzinome ausmachen. *APC*-Mutationen können vererbt sein oder in einzelnen Mukosazellen spontan entstehen. Keimbahnmutationen im *APC*-Gen sind die Ursache der FAP.

Die APC-Genkodierung für die FAP konnte auf dem langen Arm des Chromosoms 5 (5q) nachgewiesen werden, auf diesem befindet sich ein negativer Regelmechanismus der Kolonepithelproliferation. Der Verlust des 2. Allels führt zur Tumorinitiation, weitere Mutationen in anderen relevanten Genen führen zur Entwicklung des Karzinoms. Über diesen autosomal dominanten Vererbungsmodus können Patienten mehrere Hundert adenomatöser Polypen im Kolon entwickeln. Die Erkrankung manifestiert sich in der Regel in der zweiten Lebensdekade. Die Inzidenz maligner Transformationen kann im Spontanverlauf 100% erreichen.

Das mittlere Alter der Karzinomdiagnosestellung liegt bei 40 Lebensjahren, es kann jedoch bereits im ersten Lebensjahrzehnt zur karzinomatösen Entartung kommen. Die Kenntnis der familiären Keimbahnmutation erlaubt es, innerhalb von betroffenen Familien Mutationsträger und Nicht-Mutationsträger voneinander zu unterscheiden. Damit ist einerseits ein individuelles klinisches Überwachungsprogramm möglich, andererseits ermöglicht die präzise Prädiktion des individuellen Karzinomrisikos die Entwicklung präventiver chirurgischer Maßnahmen. Die Genmutation kann an Biopsien normaler Schleimhaut oder an Lymphozyten erfasst werden.

Familiäre adenomatöse Polyposis (FAP)

Die FAP umfasst vermutlich weniger als 1% aller kolorektalen Karzinome. Als Hauptmanifestation entwickeln diese Patienten multiple Adenome im Dickdarm. Bussey (8) definierte ursprünglich „multipel" als >100. Diese Untersuchungen basierten auf der Aufarbeitung von Resektionspräparaten mit der Möglichkeit der exakten Abzählung. Bei einer Größe von in der Regel weniger als 1 cm und manchmal kleiner als 0,5 cm war dies bei der Koloskopie nur unsicher möglich und hierbei die Zahlenangaben weniger verlässlich, sodass auch beim endoskopischen Befund von geschätzt weniger als 50 Polypen eine FAP vorliegen könnte.

Heute wird die Diagnose FAP molekularbiologisch gesichert. Die Adenome der FAP sind in allen Anteilen des Kolons einschließlich des Rektums lokalisiert. Sie können aber auch im Dünndarm, insbesondere im Duodenum und als Drüsenkörperzysten im Magen vorkommen. Die ampullennahen Duodenalkarzinome zählen zu den zweithäufigsten Entartungen im Rahmen der FAP, wobei die Inzidenz von Magenkarzinomen auf dem Boden der FAP nicht signifikant erhöht erscheint (41). Als weitere maligne Begleitmanifestationen werden Tumoren des Hirns, vorwiegend Medulloblastome, ferner Karzinome der Schilddrüse, des Pankreas und Hepatoblastome genannt (19).

Zu den benignen extrakolonischen Manifestationen zählen in erster Linie die bereits erwähnten vorwiegend im periampullären Bereich gelegenen Duodenaladenome. Ferner treten Epidermoidzysten, Fibrome, Lipome und Atherome der Haut, Osteome des Schädels, der Röhrenknochen und des Ramus mandibularis sowie zentrale und periphere Desmoidtumoren auf. Bei ca. 70% der FAP-Patienten liegen bereits im Kindesalter harmlose, in der Augenhintergrundspiegelung erkennbare kongenitale Hypertrophien des retinalen Pigmentepithels (CHRPE) vor.

Eine phänotypische Variante der FAP stellt das *Gardner-Syndrom* dar. Hier bestehen ausgeprägtere extrakolische Manifestationen wie Dermoidzysten, Osteome, Zahnabnormalitäten oder benigne Weichteiltumore.

Das *Turcot-Syndrom* beschreibt assoziierte Hirntumore und kann als genetische Variante der FAP Folge von Mutationen im *APC*-Gen sein (Medulloblastome), jedoch auch eine variante Ausprägung der HNPCC (Glioblastome und Astrozytome).

Attenuierte Form der familiären adenomatösen Polyposis

Die attenuierte Form der familiären adenomatösen Polyposis (AAPC) ist ein sehr seltenes Krankheitsbild (<5% der FAP-Prävalenz) mit zumindest teilweise flachen, häufig hochgradig dysplastischen Polypen („flat adenoma syndrome"). Hier sparen die zumeist weniger als 100 Adenome nicht selten das Rektum aus. Karzinome treten im Vergleich zur FAP später auf (60).

Hamartomatöse Polyposen

Das Malignitätsrisiko der hamartomatösen Polypen ist gering. Als Symptom eines genetischen Syndroms sind diese Polyposen mit einem kolorektalen Karzinomrisiko verbunden, das jedoch deutlich niedriger liegt als das adenomatöser Polyposen (18). Hamartomatöse Polypen stellen zeitliche Vorläufer adenomatöser Polypen dar oder sind Ausdruck genetischer Veränderungen, die zur Karzinomentwicklung prädisponieren (4, 73). Symptome treten häufig bereits in den ersten 3 Lebensjahrzehnten in Form von Blutungen oder polypenbedingten intestinalen Obstruktionen, insbesondere Intussuszeptionen des Dünndarms auf.

Peutz-Jeghers-Syndrom

Dieses Syndrom ist gekennzeichnet durch hamartomatöse Polypen des Dünndarms, Dickdarms und Magens, fleckige Hyperpigmentierung von Lippen und Mundschleimhaut sowie perorial. Hier ist die Karzinomentstehung, wenn auch in niedriger Frequenz, in Kolon, Pankreas, Mammae, Ovarien, Testes und Cervix uteri über eine Hamartom-Adenom-Karzinom-Sequenz, molekulargenetisch unterschiedlich zu den bekannten hereditären kolorektalen Karzinomsyndromen, nachvollziehbar.

Die Ursache besteht in einer autosomal dominant vererbten Keimbahnmutation des Tumorsuppressorgens *LKB1/STK 11* (Genort: 19p) (18).

Juvenile Polyposis coli

Hierbei handelt es sich um gemischt juvenil-adenomatöse oder adenomatöse Polypen, die vorwiegend im Kolon und Rektum lokalisiert sind.

Die Ursache besteht in einem autosomal dominanten Erbgang mit Keimbahnmutation des *MADH4/DPC4*-Gens auf Chromosom 18q (18).

Cowden-Syndrom

Charakteristisch sind multiple Hamartome im gesamten Gastrointestinaltrakt, orokutane Hamartome (verruköse Papeln und Papillome), keratotische Papeln an Händen und Füßen, hamartomatöse Tumoren in der Mamma und der Schilddrüse.

Die Ursache besteht in einem autosomal dominanten Erbgang mit Keimbahnmutation auf Chromosom 10q22-q23 am Juvenile-Polyposis-1-Locus (18).

Cronkhite-Canada-Syndrom

Hier betrifft die Polyposis den gesamten Gastrointestinaltrakt; der Manifestationsgipfel liegt im Alter von 40–60 Jahren, wahrscheinlich ohne erhöhtes Malignitätsrisiko.

Für diese sehr seltenen Erkrankungen können derzeit keine generellen Empfehlungen zu Prävention und Therapie gegeben werden.

Nichtpolypöse hereditäre Formen

Hereditäres, nichtpolyposisassoziiertes kolorektales Karzinomsyndrom

Das hereditäre, nichtpolyposisassoziierte kolorektale Karzinomsyndrom (HNPCC, Lynch-Syndrom [42]) stellt die häufigste Form des erblichen Kolorektalkarzinoms dar. Es wird geschätzt, dass bis zu 5% (etwa 2000 jährliche Neuerkrankungen) aller kolorektalen Karzinome auf diese vererbte Form zurückzuführen sind. Das Syndrom ist durch eine autosomal dominant vererbte Prädisposition eines im frühen Lebensalter auftretenden (unter 45 Jahren) und sich vorwiegend im rechtsseitigen Kolon manifestierenden Karzinoms (70% der Tumoren liegen proximal der linken Flexur) charakterisiert.

Das Risiko der Mutationsträger, im Laufe des Lebens kolorektale Karzinome zu entwickeln, wird auf über 80% geschätzt. Etwa 45% dieser Patienten haben entweder synchrone Zweitkarzinome oder würden diese innerhalb eines Zeitraums von 10 Jahren nach einer segmentalen Resektion oder Hemikolektomie eines Kolonkarzinoms (im Gegensatz zur subtotalen Kolektomie) entwickeln.

Im Vergleich zu sporadischen Adenomen ist die Latenz vom Adenom zum Karzinom kürzer und es entwickeln sich häufiger multiple Karzinome. Keimbahnmutationen in den DNA-Mismatch-Reparaturgenen (Kapitel 1) können darüber hinaus auch zu einer Reihe extrakolonischer Tumoren führen. Diese vielerorts als „Lynch-Syndrom II" bezeichnete Erkenntnis beschreibt die im Vergleich zur Normalbevölkerung gehäuft beobachteten *zusätzlichen Karzinommanifestationen* im Endometrium, Ovar, Dünndarm, Magen und im Übergangsepithel des Ureters und des Nierenbeckens. Fraglich ist die Assoziation mit Karzinomen der Mamma, des Pankreas und der Harnblase (74).

Tabelle 21.**2** Kriterien für die Diagnose des hereditären, nichtpolyposisassoziierten kolorektalen Karzinomsyndroms (HNPCC)

Amsterdam-Kriterien (alle Kriterien müssen erfüllt sein)
• mindestens 3 Familienmitglieder mit kolorektalem Karzinom, • mindestens 2 aufeinanderfolgende Generationen betroffen, • ein Familienmitglied erstgradig verwandt mit den beiden anderen, • ein Erkrankter zum Diagnosezeitpunkt jünger als 50 Jahre, • Ausschluss einer FAP.
Bethesda-Kriterien (ein Kriterium muss erfüllt sein)
• Patienten mit Krebserkrankungen in Familien, die die Amsterdam-Kriterien erfüllen, • Patienten mit 2 HNPCC-assoziierten Karzinomen einschließlich synchroner und metachroner kolorektaler Karzinome oder assoziierter extrakolonischer Karzinome (Endometrium-, Ovarial-, Magen-, Dünndarm-, hepatobiliäre Karzinome, Übergangsepithelkarzinome des Nierenbeckens oder Harnleiters), • Patienten mit kolorektalem Karzinom und einem erstgradig Verwandten mit kolorektalem oder assoziiertem extrakolonischen Karzinom und/oder einem kolorektalen Adenom; eine der Krebserkrankungen wurde im Alter < 45 Jahren diagnostiziert, das Adenom < 40 Jahren, • Patienten mit kolorektalem Karzinom oder Endometriumkarzinom, diagnostiziert im Alter < 45 Jahren, • Patienten mit rechtsseitigem Kolonkarzinom mit einem undifferenzierten (soliden/kribriformen) Zelltyp, diagnostiziert im Alter < 45 Jahren, • Patienten mit kolorektalem Karzinom vom Siegelringzelltyp, diagnostiziert im Alter < 45 Jahren, • Patienten mit Adenomen, diagnostiziert im Alter < 40 Jahren.

Molekulargenetische Untersuchungen konnten die verantwortlichen HNPCC Gene *hMSH2* auf Chromosom 2p, *hMLH1* auf Chromosom 3p, *PMS1* auf dem Chromosom 2p und das *PMS2*-Gen auf Chromosom 7q nachweisen.

Da zur Diagnosestellung einer HNPCC, im Gegensatz zur FAP, kein phänotypischer Marker vorliegt, müssen derzeit familienanamnestische Daten wie die familiäre Häufung und das junge Erkrankungsalter herangezogen werden (Tab. 21.**2**). Erfüllt ein Patient diese familienanamnestischen Kriterien, so ist die Wahrscheinlichkeit hoch, eine Keimbahnmutation in einem der Mismatch-Reparaturgene zu finden. Die molekulargenetische Diagnostik ermöglicht dann die eindeutige Identifikation. Vor der präsymptomatischen DNA-Analyse bei potenziellen Keimbahnmutationsträgern muss in jedem Fall eine genetische Beratung stattfinden. Die prophylaktische subtotale Kolektomie wird derzeit nicht für notwendig erachtet. Engmaschige Koloskopien bei Mutationsträgern sind erforderlich (Abschnitt 21.6.2).

Tabelle 21.**3** Systematik hereditärer Tumorerkrankungen des Kolons und Rektums (nach 39)

Kolorektale Karzinome mit:	
1.	**ungesichertem Erbgang**
1.1	Angehörige von Patienten mit kolorektalem Karzinom (Risikoerhöhung >1,7)
1.2	Angehörige von Patienten mit Adenomen (Risikoerhöhung >1,7)
2.	**gesichertem Erbgang**
2.1	Adenomatöse-Polyposis-Erkrankungen
2.1.1	familiäre adenomatöse Polyposis/Gardner-Syndrom (APC auf 5q21, Prävalenz 1:5000–1:10.000)
2.1.2	attenuierte familiäre adenomatöse Polyposis (5q neben APC oder vor Codon 160 oder nach Codon 1464)
2.2	HNPCC (1:200)
2.2.1	Lynch I (hMLH1 auf 3p21; hMSH2 auf 2p16,22–21, seltener: hPMS1 auf 2q31, hPMS2 auf 7p22, hPMSH6 auf ?)
2.2.2	Lynch II
2.2.3	Muir-Torre (hMSH2)
2.2.4	Turcot-Syndrom (autosomal rezessiv APC, hMLH1, hPMS2)
2.3	hamartomatöse Erkrankungen
2.3.1	Peutz-Jeghers (STK11)
2.3.2	familiäre juvenile Polyposis coli (SMAD4 auf 18q21.1, Prävalenz 1:100 000)
2.3.3	Cowden-Syndrom (10q22–23 nahe JP1)
2.3.4	Cronkhite-Canada-Syndrom

Weitere nichtpolypöse Formen

Muir-Torre-Syndrom

Es handelt sich um ein HNPCC mit Keratoakanthomen. Die Ursache besteht in einer Mutation des Mismatch-Reparaturgens *hMSH2* (Tab. 21.**3**); autosomal dominanter Erbgang, ca. 100 publizierte Fälle.

Turcot-Syndrom

Bei diesem Syndrom liegen kolorektale Adenome und Hirntumoren vor. Als Ursache ließen sich Mutationen im *APC*-Gen (Medulloblastome, s. FAP) und in den Mismatch-Reparaturgenen *hMLH1*, *hPMS2* (Glioblastome, Astrozytome) nachweisen.

Diese beiden Syndrome stellen Sonderformen des HNPCC dar und werden wie diese behandelt.

21.5 Pathologie und Pathomorphologie

21.5.1 Benigne Kolontumoren/Präkanzerosen: Adenome

Häufigkeit

In Abhängigkeit von der ethnischen Herkunft, des Geschlechts und des Durchschnittsalters der jeweiligen Population wird die Prävalenz kolorektaler Adenome mit 9–64% angegeben (12). In 40% treten Adenome bei sporadischem Auftreten multipel auf. In 30–62% aller Patienten mit kolorektalen Karzinomen bestehen synchrone Adenome.

Wachstumsformen

Zwei Drittel aller Kolonadenome sitzen breitbasig der Darmwand auf und sind sessil, nur etwa 20% weisen einen Stiel auf, als Zwischenform findet sich ein tailliertes Wachstum mit einer Häufigkeit von knapp 15%. Bei Diagnosestellung weisen ein Drittel der Adenome eine Größe von mehr als 1 cm auf.

Histologische Typen

Aufgrund des mikroskopischen Bildes werden tubuläre und villöse Adenome sowie bei dem Nachweis beider Wachstumsformen so genannte tubulo villöse Adenome differenziert. In nahezu 80% finden sich tubuläre Wachstumsformen. Villöse Adenome machen lediglich eine Häufigkeit von 2,6% aus, knapp 20% sind tubulovillöse Wachstumsformen. Es besteht eine Korrelation zwischen den histologischen Typen und der Adenomgröße. Während es sich bei über 90% der Adenome unter 1 cm um tubuläre Adenome handelt, findet sich bei einer Größe von 2 cm dieser Adenomtyp nur bei etwa 20%.

Bezugnehmend auf die Dysplasie-Karzinom-Sequenz wird die Malignitätsrate von Kolonadenomen sowohl von der Größe, der Wachstumsform als auch vom histologischen Typ beeinflusst und liegt zwischen 0,4 und 70,4%. Die geringste Entartungswahrscheinlichkeit besteht bei polypösen Adenomen (2,8–3,3%) von weniger als 1 cm Größe (0,4%) und tubulärem Typ (3,4%), die höchste bei sessiler Wachstumsform (12%), einer Größe von über 4 cm (70,4%) und villösem Typ (48,5%) (23).

21.5.2 Maligne Kolontumoren

Makroskopisch lassen sich typische Wachstumsformen beschreiben; polypoide, plateauförmige, ulzeröse und flächenhafte (szirrhöse) Formen lassen gewisse Rückschlüsse auf das biologische Verhalten zu. Ferner werden insuläre von zirkulären Tumoren unterschieden.

Die histologische Typisierung unterscheidet Malignome epithelialer (Karzinome) und nichtepithelialer Herkunft (selten).

Karzinome

Im Kolon finden sich in etwa 85% Adenokarzinome, in 13% muzinöse Adenome. Siegelringzell-, Plattenepithel-, adenosquamöse, kleinzellige und undifferenzierte Karzinome sind zusammengenommen in weniger als 2% zu diagnostizieren (Tab. 21.**4**).

Tabelle 21.**4** Histopathologische Typisierung von Kolonkarzinomen nach der WHO sowie die lymphogene Metastasierungshäufigkeit

Karzinomtyp (WHO)	Häufigkeit	lymphogene Metastasierung in %
Adenokarzinom	85%	45%
Muzinöses Adenokarzinom	10–15%	50%
Siegelringzellkarzinom	1%	70%
Plattenepithelkarzinom		
Adenosquamöses Karzinom		
Undifferenziertes Karzinom		

Seltene Malignome

Neuroendokrine Karzinome (früher: Karzinoidtumoren)

Neuroendokrine Karzinome sind Tumoren, die von den Zellen des APUD-Systems ausgehen (Kapitel 30). Die histologische Untersuchung ergibt bei diesen Tumoren keinen verbindlichen Hinweis auf das biologische Verhalten, also auf die Differenzierung zwischen benigne und maligne. Zur Beurteilung der potenziellen Metastasierung werden sowohl Tumorgröße als auch Alter, sowohl histomorphologische Kriterien wie die Überschreitung der äußeren Muskularis propria als auch eine hohe Mitoserate herangezogen.

Sind Kriterien einer hohen Metastasierungswahrscheinlichkeit erfüllt, ist ein radikales Vorgehen nach standardisierten Kriterien notwendig. Ansonsten ist eine lokale Exzision im Gesunden ausreichend. Als Hauptlokalisation von neuroendokrinen Karzinomen findet sich in über 80% die Appendix, Lokalisationen im Kolon selbst sind selten. Allerdings erfolgt die Diagnose aufgrund der verzögerten Beschwerdesymptomatik vorwiegend in fortgeschritteneren Tumorstadien mit entsprechend erhöhter Metastasierungsrate.

Sarkome und Lymphome

Leiomyosarkome als häufigste Vertreter maligner Stromazelltumoren und Non-Hodgkin-Lymphome (Kapitel 31) sind weitere seltene Formen primärer maligner Dickdarmgeschwulste, die zusammengenommen weniger als 2% aller Malignome ausmachen (Tab. 21.**5**).

21.5.3 Synchrone Tumoren

Patienten mit einem Kolonkarzinom weisen in 5,3% gleichzeitig einen zweiten oder mehrere maligne Primärtumoren im Dickdarm auf (Klinisches Krebsregister, Chirurgische Universitätsklinik Erlangen). Die Häufigkeit synchroner Adenome im Kolon und Rektum liegt bei 30–50% (10). Eine gehäufte Assoziation zu synchronen oder metachronen Zweitkarzinomen anderer Tumorentitäten besteht nur bei den hereditären Formen des Kolonkarzinoms (HNPCC).

Tabelle 21.5 Häufigkeitsverteilung und histologische Klassifikation maligner Kolontumoren (Erlangen 1978–1997; n=2105)

Histologische Klassifikation	Häufigkeit (absolut und in %)
Adenokarzinom	1753 (83,2%)
Muzinöses Adenokarzinom	285 (13,5%)
Siegelringzellkarzinom	17 (0,8%)
Adenosquamöses Karzinom	5 (0,2%)
Plattenepithelkarzinom	1
Undifferenziertes Karzinom	10 (0,5%)
Neuroendokrines Karzinom	12 (0,6%)
Liposarkom	1
Leiomyosarkom	1
Malignes Lymphom	1
Non-Hodgkin-Lymphom	1
Sonstiges Malignom	2
Keine histologische Sicherung	15

21.5.4 Klassifikationen

Malignitätsgrad

Adenokarzinome und muzinöse Adenokarzinome werden nach der WHO in 4 Malignitätsgrade (Grading) unterteilt:

Grading

G1 gut differenziert
G2 mäßiggradig differenziert
G3 schlecht differenziert
G4 undifferenziert
Siegelringzellkarzinome werden generell als G3 und kleinzellige Karzinome als G4 klassifiziert.

Die Bestimmung des Malignitätsgrades gewinnt zunehmend klinische Bedeutung, da in mehreren prospektiven Studien in der multivariaten Analyse der Malignitätsgrad ein entscheidender Prognosefaktor ist. Es findet sich eine direkte Korrelation zwischen der Abhängigkeit der lymphogenen Metastasierung und der Zunahme des Malignitätsgrades. Auch hinsichtlich der Lokalrezidivrate und der Prognose ist ein entscheidender Einfluss des Malignitätsgrades bewiesen (24).

TNM-Klassifikation und Stadieneinteilung (UICC)

Klinisches Staging (cTNM-Klassifikation)

Die klinische Stadieneinteilung erfolgt nach dem international gültigen, von der UICC im Jahre 1997 zuletzt überarbeiteten TNM-System (69). Hierbei werden klinische Untersuchungsergebnisse einschließlich bildgebender diagnostischer Verfahren wie Computertomographie, Sonographie, Endoskopie, Endosonographie und sonstige Röntgenuntersuchungen zur Tumor-, Lymphknoten- und Fernmetastasenklassifikation herangezogen. Die TNM-Klassifikation nach der 5. Auflage 1997 wird im Folgenden dargestellt:

Primärtumor

T0 kein Anhalt für Primärtumor
Tis Carcinoma in situ
TX Primärtumor kann nicht beurteilt werden.
T1 Tumor infiltriert die Submukosa.
T2 Tumor infiltriert Muskularis propria.
T3 Tumor infiltriert durch die Muskularis propria in die Subserosa oder in nicht peritonealisiertes perikolisches Gewebe.
T4 Tumor perforiert das viszerale Peritoneum oder infiltriert direkt in andere Organe oder Strukturen oder andere Teile des Kolons.

Regionäre Lymphknoten

N0 kein Anhalt für Befall regionärer Lymphknoten
N1 Metastasen in 1–3 regionären Lymphknoten
N2 Metastasen in 4 oder mehr regionären Lymphknoten
NX Regionäre Lymphknoten können nicht beurteilt werden.
Anmerkungen:
1. Ein mehr als 3 mm großes Tumorknötchen im perikolischen Bindegewebe ohne histologischen Anhalt für Rest eines Lymphknotens wird in der N-Kategorie als regionäre Lymphknotenmetastase klassifiziert. Ein Tumorknötchen bis 3 mm Größe wird in der T-Kategorie als diskontinuierliche Ausbreitung, d. h. T3, klassifiziert.
2. pN0: Regionäre Lymphadenektomie und histologische Untersuchung von üblicherweise 12 oder mehr Lymphknoten.

Fernmetastasen

M0 keine Evidenz für Fernmetastasen
M1 Fernmetatastasen vorhanden
MX Das Vorliegen von Fernmetastasen kann nicht beurteilt werden.

Pathologisches Staging (pTNM-Klassifikation)

Nach Resektion des tumortragenden Darmanteils einschließlich der Dissektion der regionären Lymphknoten erfolgt die histologische Aufarbeitung und das pathologische Staging (pTNM-Klassifikation) (Tab. 21.6).

Die T-Kategorie beschreibt die Ausdehnung des Primärtumors bezogen auf die anatomischen Schichten der Darmwand. Infiltriert der Tumor die Submukosa, handelt es sich um die Tumorkategorie pT1, bei Infiltration der Muskularis propria um pT2, der Subserosa oder

Tabelle 21.**6** Stadieneinteilung nach UICC (5. Auflage 1997)

Stadium				**Anteil**	**5-Jahres-Überlebensrate**
0	Tis	N0	M0		
I	T1–2	N0	M0	15 %	80–100 %
II	T3–4	N0	M0	25 %	60– 80 %
III	jedes T	N1–2	M0	35 %	30– 60 %
IV	jedes T	jedes N	M1	25 %	< 30 %

des nicht peritonealisierten perikolischen Gewebes um pT3. Aufgrund der prognostischen Relevanz wird die pT3-Kategorie nach dem Ausmaß der perimuskulären Invasion in weitere 4 Subkategorien ramifiziert (TNM Supplement 1993):

pT3a ≤1 mm
pT3b >1–5 mm
pT3c >5–15 mm
pT3d >15 mm

Die pT4-Kategorie beschreibt Tumoren mit Infiltration in andere Organe oder Strukturen und/oder Perforation des viszeralen Peritoneums.

Eine Aussage zur N-Kategorie (N0/1/2) setzt die Untersuchung von mindestens 12 Lymphknoten voraus. Gelangen weniger als 12 Lymphknoten zur Untersuchung, ist eine Angabe über den nodalen Status nicht zulässig (NX).

Die Anzahl dissezierter Lymphknoten stellt einen wichtigen Qualitätsindikator für die chirurgische Therapie und Pathologie dar. Bei radikaler Standardresektion sollte die Anzahl untersuchter Lymphknoten zwischen 20 und 30 liegen. Der Anteil nodal positiver Befunde (pN1/2) liegt dann bei 40–50 % (24).

R-Klassifikation

Die R-Klassifikation (Residualtumor) beschreibt nach der definitiven chirurgischen Therapie die Situation von Residualtumor im Organismus. Hierbei ist sowohl die Beschreibung des Operateurs klinisch als auch die Aussage des Pathologen anhand des histologischen Untersuchungsergebnisses ausschlaggebend. Der Anteil von R0-Resektionen ist ein weiterer chirurgischer Qualitätsindikator. Er sollte bei 75–85 % unter radikal resezierten Tumoren liegen.

R0 weder mikroskopisch noch makroskopisch Residualtumor
R1 mikroskopisch nachzuweisender Residualtumor (Tumorinfiltration bis an die Resektionsfläche) ohne klinischen/makroskopischen Tumorhinweis
R2 makroskopisch feststellbarer Residualtumor (Tumorrest lokal, belassene Lymphknoten- oder Fernmetastasen)

Anteil R0: 75 – 85 % ⎤
Anteil pN1 – 2: 40 – 50 % ⎦ unter radikal resezierten Tumoren

Zahl untersuchter Lymphknoten bei radikaler Standardresektion: 20 – 30

Abb. 21.**4** Qualitätsindikatoren für die chirurgische Therapie und Pathologie (24).

Als Qualitätsindikatoren für die chirurgische Therapie und Pathologie (nach 24) gelten in Bezug auf die histopathologische Untersuchung von Resektaten kolorektaler Karzinome die in Abb. 21.**4** dargestellten Bedingungen.

Dukes-Klassifikation

Cuthbert Dukes (13) war der Beschreiber des ersten praktikablen Systems zur Stadieneinteilung des Rektumkarzinoms im Jahre 1932. Entscheidend war das Kriterium der Tiefeninvasion des Tumors in Bezug auf die Darmwandschichten. Zunächst nur auf das Rektumkarzinom unterhalb der peritonealen Umschlagsfalte beschränkt (Kapitel 22), entstanden in der Folgezeit eine Vielzahl von Modifikationen, Ergänzungen und eine Einbeziehung auch des Kolonkarzinoms in die Dukes-Klassifikation.

Die Dukes-Klassifikation ist heute aufgrund der Unübersichtlichkeit ihrer Modifikationen und bei eingeschränkter onkologischer Anwendbarkeit lediglich von historischer Bedeutung, da sie den aktuellen Erfordernissen einer differenzierten Therapie und detaillierteren Prognoseabschätzung nicht mehr gerecht wird.

21.6 Sekundärprävention, Früherkennung und Screening

Während die *Primärprävention* (Abschnitt 21.17) eine Vermeidung erkrankungsbegünstigender Einflüsse zum Ziel hat, ist die *Sekundärprävention* als die Erkennung und Therapie von Risikofaktoren und Vorstadien definiert. Beim kolorektalen Karzinom betrifft dies in erster Linie die Suche nach Adenomen, da sich etwa 90 % der Karzinome aus diesen Formen der Dysplasie entwickeln. Auch die Erkennung und gegebenenfalls prophylaktische Behandlung genetisch definierter Risikokonstellationen wie die familiäre Polyposis und das nichtpolypöse Karzinom (Abschnitt 21.4 und 21.8) fallen unter diese Rubrik.

Zu unterscheiden ist die Sekundärprävention von der *Früherkennung* einer manifesten Karzinomerkrankung im asymptomatischen Stadium. Vorsorgeuntersuchungen (populationsbezogen: Screening) des Kolorektums zielen sowohl auf Sekundärprävention wie auch auf Früh-

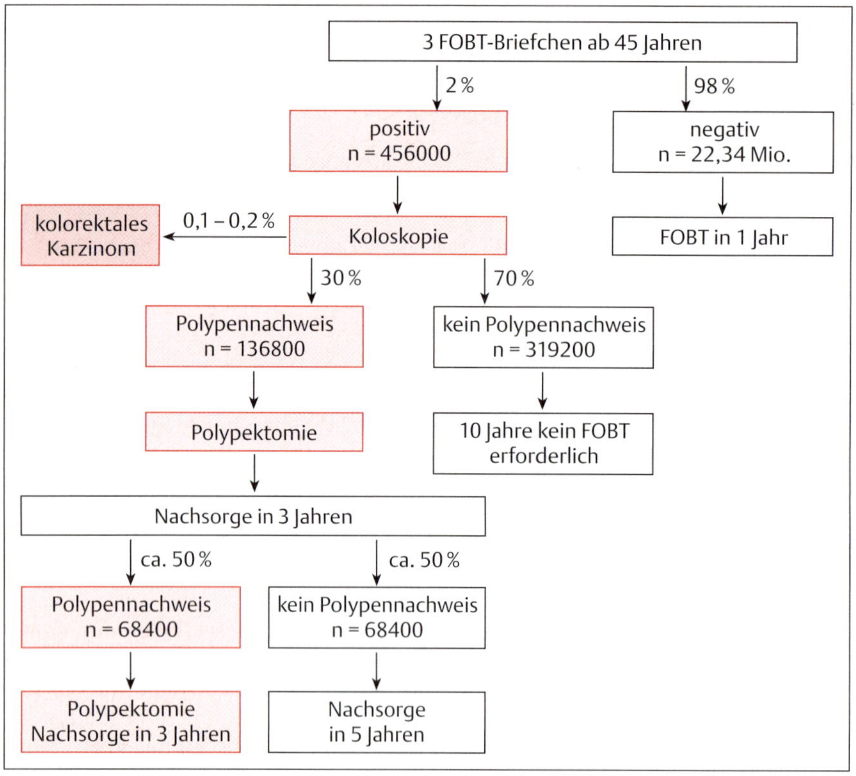

Abb. 21.**5** Screening des Kolorektums mittels „Fecal occult blood test"-Algorithmus (FOBT-Algorithmus). Population: Bevölkerung der BRD (fiktiv) (46).

erkennung ab. Bei der Beurteilung der Effizienz von Screeningverfahren (medizinischer Nutzen versus Aufwand und Risiko) müssen beide Effekte betrachtet werden.

Screeninguntersuchungen für das kolorektale Karzinom sind nach § 92 SGB V Bestandteil des gesetzlichen Krebsfrüherkennungsprogramms. Ab dem 45. Lebensjahr werden asymptomatischen Männern und Frauen jährliche Testungen des Stuhls auf okkultes Blut angeboten. Diese Maßnahmen werden von knapp 50 % aller anspruchsberechtigten Frauen und von 18 % aller vorsorgeberechtigten Männer wahrgenommen (46).

21.6.1 Normalkollektiv

Diese Gruppe umfasst alle Personen, bei denen kein individuell gesteigertes Risiko für ein sporadisches Karzinom, keine Anlageträgerschaft eines hereditären Karzinoms und keine chronisch-entzündliche Darmerkrankung vorliegt (21.6.2).

Hämoccult

Der *Hämocculttest* (Faecal occult blood test; FOBT) zielt auf die Erkennung kleinster gastrointestinaler Blutungsquellen bei asymptomatischen Personen ab (Abb. 21.**5**). Okkultes Blut im Stuhl wird durch die Peroxidaseaktivität des Hämoglobins auf Guajak-imprägniertem Filterpapier sichtbar. Untersucht werden 3 konsekutive Stühle; bereits bei einem einmalig positiven Testergebnis sollte nach einer digitalen rektalen Austastung und Proktoskopie eine komplette Darmspiegelung erfolgen. Eine Wiederholung des Tests ist abzulehnen.

Erkrankungen (entzündliche und blutende Veränderungen von Mund bis Anus), Nahrungsfaktoren (Verzehr rohen Fleisches) und Medikamente (Gerinnungshemmer) können jedoch das Testergebnis im falsch positiven Sinn beeinflussen. Eisenpräparate, Antazida und Ascorbinsäure können durch eine Hemmung der Peroxidasereaktion ein falsch negatives Ergebnis verursachen. Der FOB-Test besitzt bei korrekter Durchführung eine hohe Sensitivität und eine geringe Spezifität. In großen Screeningkollektiven beträgt die Positivrate zwischen 1 % und 4 %. Etwa 10–20 % der positiven Befunde lassen sich auf vorhandene adenomatöse Polypen zurückführen, 5–10 % auf kolorektale Karzinome.

Angeboten wird der FOBT allen asymptomatischen Personen ab dem 45. Lebensjahr. Die gesetzlichen Kriterien einer eindeutigen Erfassbarkeit der Erkrankung, einer wirksamen Behandlung und einer ausreichenden Zahl an Ärzten und Einrichtungen für eingehende Diagnostik und Behandlung aufgefundener Verdachtsfälle sind hier erfüllt, somit sind die Voraussetzungen nach Paragraph 25 SGB V gegeben. Durch eine erhöhte Früherkennungsrate kann die Gesamtmortalität gesenkt werden (78), sofern der Hämocculttest jährlich wiederholt wird. Bei einer 50 %igen Compliance könnte eine Senkung der kolorektalen Karzinomerkrankung um 11 % und eine Senkung der Todesrate um 24 % erreicht werden. In der „Minnesota-Studie" betrug die Senkung der Mortalität nach 18 Jahren 33 % (44).

In einem Screeningprogramm an 621 asymptomatischen Probanden mit negativem Hämocculttest und einem Lebensalter von mehr als 40 Jahren lag die Prävalenz an kolorektalen Adenomen jedoch bei 27% (53). Diese Befunde sind nur einer endoskopischen Vorsorge zugänglich.

Endoskopie

Endoskopische Früherkennungsuntersuchungen zielen auf die Erkennung, bioptische Sicherung bzw. Entfernung von Polypen, Adenomen und Karzinomen ab. Die *Sigmoidoskopie* ist als Früherkennungsverfahren in Abständen von je 5 Jahren ab dem 50. Lebensjahr empfohlen und senkt die Mortalität für Karzinome des Rektosigmoids um 60–80%, sollte aber zur Detektion proximaler Karzinome mit einem jährlichen FOBT kombiniert werden.

Die *Koloskopie*, kombiniert mit einer rektalen Untersuchung, besitzt die höchste Sensitivität und Spezifität für das Auffinden von Adenomen und Karzinomen im gesamten Kolon. Aufgrund der altersabhängigen Inzidenz wird das 55. Lebensjahr als sinnvoller Beginn dieser Früherkennungsmaßnahme erachtet, eine Wiederholung sollte in Abständen von je 10 Jahren erfolgen (63). Kritisch zu überprüfen sind hier Aufwand, Sicherheit sowie diagnostische Qualität der Untersuchung.

Werden bei der Koloskopie *Polypen* festgestellt, sollten Polypen >5 mm polypektomiert, Polypen ≤5 mm sollten mit der Zange komplett entfernt und unter Angabe der Lokalisation einzeln geborgen werden. Nach Abtragung nichtneoplastischer (hyperplastischer) Polypen besteht keine Notwendigkeit zur Nachsorge.

Wurden neoplastische Polypen (Adenome) diagnostiziert und vollständig abgetragen, ist unabhängig vom Dysplasiegrad eine Kontrolle nach 3 Jahren erforderlich. Ist diese unauffällig, erfolgen die weiteren Kontrollen im 5-Jahres-Rhythmus (vollständig polypektomierte pT1 Karzinome: s. Abschnitt 21.10). Reste unvollständig entfernter Adenome müssen möglichst schnell endoskopisch oder chirurgisch abgetragen werden. Wurde ein Adenom makroskopisch vollständig, histologisch aber nicht (sicher) im Gesunden entfernt, empfiehlt sich eine endoskopische Kontrolluntersuchung nach 1 Jahr.

Molekularbiologische Verfahren

Bei 47% der kolorektalen Karzinome sowie bei 58% der größeren Adenome finden sich Mutationen des *K-RAS*-Gens (72). Untersucht man Stuhlproben dieser Patienten mittels PCR, so lassen sich in etwa 50% der Fälle die *K-RAS*-Mutationen dort ebenfalls nachweisen (66). Durch Mutantenanreicherung kann die Sensitivität weiter erhöht werden (49). Weitere häufige genetische Veränderungen beim sporadischen Karzinom betreffen das *DCC*-Gen und das *P53*-Gen. Noch besitzen diese Studien experimentellen Charakter, molekularbiologische Methoden werden in Zukunft jedoch eine zentrale Rolle bei Screening, Prognostik und gegebenenfalls Therapie einnehmen.

21.6.2 Sekundärprävention und Screening bei erhöhtem Risiko

Diese Gruppe umfasst alle Personen, die den 3 im Folgenden näher erläuterten Gruppen zuzuordnen sind:

- Personen mit individuell gesteigertem Risiko für ein sporadisches kolorektales Karzinom,
- Träger einer Anlage für ein hereditäres kolorektales Karzinom und
- Patienten mit chronisch-entzündlicher Darmerkrankung.

Familiäre Belastung

Personen mit *familiärer Prädisposition sporadischer Karzinome*, d. h. erstgradig Verwandte von Karzinompatienten, sollten 10 Jahre vor Auftreten des Karzinoms beim Indexpatienten, bei einer Manifestation vor dem 60. Lebensjahr beim Indexpatienten spätestens ab dem 40. Lebensjahr, erstmals komplett koloskopiert werden. Die Untersuchungsintervalle sollten maximal 10 Jahre betragen. Sind mehr als ein erstgradig Verwandter an einem Karzinom erkrankt und war einer davon jünger als 45 Jahre, sollten die Vorsorgeuntersuchungen spätestens mit 35 Jahren beginnen und zunächst alle 3–5 Jahre wiederholt werden.

Erstgradig *Verwandte von Adenompatienten* sollten, sofern das Adenom beim Indexpatienten vor dem 60. Lebensjahr aufgetreten ist, ab dem 40. Lebensjahr alle 10 Jahre koloskopiert werden.

Verwandte eines *FAP-Patienten*, die als Genträger in Betracht kommen, sollten im Alter von 10 Jahren einer humangenetischen Beratung (der Eltern) und molekulargenetischen Untersuchung unterzogen werden. Wird hierbei das mutierte APC-Gen oder die Vererbung des Gendefekts ausgeschlossen, ist eine gesonderte Überwachung nicht erforderlich.

Kann die Genträgerschaft nicht ausgeschlossen werden, sollte ab dem zehnten Lebensjahr jährlich eine Rektosigmoidoskopie erfolgen. Bei Adenomnachweis erfolgt anschließend eine komplette Koloskopie. Die prophylaktische Proktokolektomie ist möglichst vor dem 20. Lebensjahr durchzuführen (Abschnitt 21.11.6). Danach ist eine Pouchoskopie, bei Patienten mit erhaltenem Rektumstumpf eine Rektoskopie im jährlichen Abstand erforderlich.

Wegen möglicher extrakolonischer Manifestationen (80% aller FAP-Patienten) sollte zusätzlich ab dem 30. Lebensjahr eine Ösophagogastroduodenoskopie mit Inspektion der Papille alle 3 Jahre, bei gesicherten Adenomen im jährlichen Abstand durchgeführt werden. Das Karzinom manifestiert sich beim natürlichen Verlauf im Median im 36. Lebensjahr (63). Ob eine häufig erfolgreiche (Rezidiv-)Adenombehandlung mit dem Antiphlogistikum Sulindac auch das spätere Auftreten von Karzinomen verhindert, kann derzeit noch nicht beurteilt werden.

Risikopersonen für ein *HNPCC* (Abschnitt 21.4.2) sollten im Alter von 18 Jahren einer genetischen Bera-

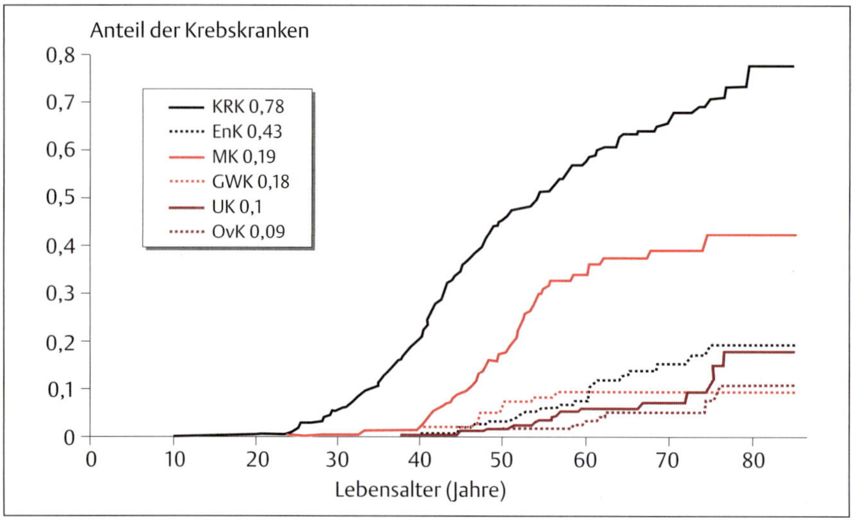

Abb. 21.**6** Karzinomrisiko bei HNPCC: Kumulatives Lebenszeitrisiko für die 6 häufigsten assoziierten Karzinomtypen (aus 3).

KRK kolorektales Karzinom
EnK Endometriumkarzinom [nur Frauen]
MK Magenkarzinom
GwK Gallenwegskarzinom
UK Karzinome des Harntrakts
OvK Ovarialkarzinom [nur Frauen]

tung und molekulargenetischen Untersuchung unterzogen werden. Kann hier bei erfolgter eindeutiger Identifikation der familiären Keimbahnmutation mindestens einer (Index-)Person eine individuelle Genträgerschaft ausgeschlossen werden, so gelten bei dieser Person die allgemeinen Vorsorgemaßnahmen der Normalbevölkerung (s. o.).

Ist bei der Indexperson eine Keimbahnmutation nicht identifizierbar, sind die zugehörigen Familienmitglieder vorsorglich als Risikopersonen zu betrachten. Gelingt der Ausschluss einer bekannten familiären Mutation bei einem untersuchten Familienmitglied nicht, sollte auch hier grundsätzlich ab dem 25. Lebensjahr jährlich komplett koloskopiert werden. HNPCCs treten im natürlichen Verlauf im Median im 46. Lebensjahr auf, mehr als 50 % dieser Karzinome befinden sich im rechtsseitigen Kolon.

In Anbetracht der unvollständigen Penetranz der Erkrankung und aufgrund der Möglichkeit, durch regelmäßige Vorsorgeuntersuchungen Karzinome in einem ausreichend frühen Stadium zu entdecken, sollte keine prophylaktische Kolektomie erfolgen, wie dies von einigen Autoren gefordert wird (9). Bei Karzinomnachweis werden die Patienten wegen des hohen Risikos eines Zweitkarzinoms (prokto)kolektomiert. Wegen gehäuft auftretender Endometriumkarzinome (40 %), Ovarialkarzinome (5 %), Urothelkarzinome (5 %) sowie Magen-, hepatobiliärer und Pankreaskarzinome (Abb. 21.**6**) werden bei weiblichen Risikopersonen ab dem 30. Lebensjahr jährliche gynäkologische Untersuchungen, bei beiden Geschlechtern zusätzlich zur Nachsorge im evtl. verbliebenen Rektum jährliche Urinzytologien, Ösophagogastroduodenoskopien (bei Familien mit Magenkarzinomen) und Oberbauchsonographien empfohlen.

Entzündliche Darmerkrankungen

Überwachungsprogramme bei chronisch entzündlichen Darmerkrankungen zielen auf eine möglichst frühzeitige Erkennung der Dysplasie oder des Karzinoms mit statistisch signifikant besserer Prognose sowohl der frühen (dysplasiebasierten) Kolektomie versus einer Überwachungsstrategie wie auch der asymptomatischen versus der symptomatischen Karzinomtherapie (52) ab.

Colitis ulcerosa

Bei Patienten mit Pancolitis ulcerosa, die seit mehr als 8 Jahren besteht, oder linksseitiger Kolitis, die seit mehr als 15 Jahren besteht, soll eine komplette Koloskopie mit Stufenbiopsien in den ersten beiden Jahren in jährlichem Abstand, anschließend alle 2 Jahre erfolgen. Bei eindeutiger und referenzbioptisch bestätigter Dysplasie ist dem Patienten die elektive kontinenzerhaltende Proktokolektomie zu empfehlen (55). Postoperativ ist eine jährliche Pouchoskopie erforderlich.

Morbus Crohn

Bei Patienten mit Morbus Crohn kann eine generelle Empfehlung zur endoskopischen Überwachung über die der Normalbevölkerung hinaus nicht gegeben werden (63).

Molekulargenetische Untersuchungen (z. B. auf Aneuploidie der nichtdysplastischen Schleimhaut, *P53*-Überexpression, muzinassoziiertes Sialosyl-Tn) werden in Zukunft die Überwachungsstrategien bzw. Indikationsstellungen weiter modifizieren.

21.7 Klinische Symptomatik

Die Symptomatik beim Kolonkarzinom ist eher unspezifisch; insbesondere Patienten mit proximaler Tumorlokalisation bieten über lange Zeit keine spezifischen Symptome. An vorderer Stelle stehen die Änderung der Stuhlgewohnheiten mit Blähungen, Schleimbeimengungen und Blutungen (Tab. 21.**7**). Peranale Blutungen weisen bei Läsionen im linken Hemikolon eine dunkel-

Tabelle 21.**7** Anlass des Arztbesuchs (Hofstädter; Tumorzentrum Regensburg 1995): Leitsymptome in Abhängigkeit von der Lokalisation (68)

Anlass	Rektum (n=147)	Sigma (n=130)	Übriges Kolon (n=147)
Tumorsymptome davon:	61 % Melaena 85 % Obstipation 46 % Tenesmen 30 % Diarrhö 30 % Bauchschmerzen 26 %	55 %	56 % Bauchschmerzen 74 % Schwäche 29 % Melaena 27 % Nausea 24 % Tumor 23 %
Andere Erkrankungen	6 %	9 %	11 %
Vorsorge	6 %	4 %	3 %
Nachsorge	3 %	0 %	6 %
Unbekannt	24 %	32 %	24 %

rote Färbung, bei Lokalisation im rechten Hemikolon eher braunschwarze Färbung auf. Blutungen geringeren Grades können mittels Hämoccult-Stuhltestung nachgewiesen werden. Chronischer Blutverlust kann zur Eisenmangelanämie und zu gesteigerter Ermüdbarkeit führen. Gewichtsverlust und Leistungsknick sind weitere unspezifische Merkmale einer fortgeschrittenen Erkrankung.

Abdominelle Schmerzzustände treten in der Regel zunächst intermittierend auf, fortgeschrittene Tumoren können durch mechanische Obstruktion akute Ileuszustände mit Schmerzen und Erbrechen hervorrufen. Perforationen können sowohl im Bereich des Tumors wie auch im proximal gelegenen Darmabschnitt auftreten.

21.8 Diagnostik

21.8.1 Ziele und Ablauf der Diagnostik

Mit Ausnahme von Zufallsbefunden, die im Rahmen von anderweitigen Erkrankungen oder Vorsorgeuntersuchungen erhoben werden, zielen die Untersuchungen zunächst auf die Erklärung des Beschwerdebildes des Patienten ab. Liegt eine entsprechende klinische Symptomatik (s. u.) vor, so gilt es zunächst, den Verdacht auf einen Dickdarmprozess auszuschließen bzw. zu bestätigen. Allein beweisend für ein Kolonkarzinom ist die Biopsie aus dem Primärtumor mit histopathologischer Aufarbeitung und Diagnosebestätigung.

In wenigen Fällen ist eine präoperative histopathologische Diagnosesicherung nicht möglich. Eindeutige klinische Befundkonstellationen, wie z. B. eine endoskopisch nicht erreichbare rechtsseitige Kolonstenose im Dickdarmdoppelkontrastbild oder ein manifester Ileus, erfordern die gegebenenfalls notfallmäßige Durchführung der Operation. Diese wird grundsätzlich ohne intraoperative Biopsien aus dem Tumor, in der Annahme eines Karzinoms, als onkologisch radikaler Regeleingriff (Abschnitt 21.11.4) durchgeführt.

Der zeitliche Ablauf der Diagnostik lässt sich in 3 Phasen unterteilen:

- Die *präoperative Phase* mit der Sicherung der Diagnose (s. u.), klinischer Stadieneinschätzung (s. u.) sowie die Untersuchungen der Organsysteme zur Abschätzung des allgemeinen Operationsrisikos.
- Die *intraoperative Diagnostik* mit Komplettierung des klinischen Stagings (Inspektion, Palpation, gegebenenfalls intraoperative Sonographie [Abschnitt 21.11.3]) und der Möglichkeit zur histopathologischen Dignitätsabklärung (Schnellschnittuntersuchung) mit endgültiger Festlegung der Operationstaktik.
- Die *postoperative histopathologische Begutachtung* (Abschnitt 21.9) zur Prognoseeinschätzung als Basis der Indikationsstellung von Zusatztherapien und im Zusammenhang mit einer einheitlichen und umfassenden anatomischen und histopathologischen Dokumentation (z. B. International Documentation System, IDS [16]) als wichtiges Instrument der chirurgischen Qualitätskontrolle.

21.8.2 Diagnostische Maßnahmen

Welche Untersuchungen beim Kolonkarzinom erforderlich sind, ist in den Leitlinien der entsprechenden Fachgesellschaften festgelegt (22). Zunächst werden die obligaten Untersuchungen (s. u.) zur Diagnosestellung und zur Stadieneinteilung durchgeführt, bei Auffälligkeiten werden gegebenenfalls Zusatzuntersuchungen (fakultative Diagnostik; s. u.) nötig.

Obligate präoperative Diagnostik

Verfahren zur Diagnose

Anamnese und klinische Untersuchung

In der *Familienanamnese* muss geklärt werden, ob die Kriterien einer hereditären Karzinomerkrankung erfüllt sind (Amsterdam-, Bethesda-Kriterien; s. u. [Tab. 21.**2**]).

In der *Eigenanamnese* wird besonderes Augenmerk gelegt auf:

- Änderung der Stuhlgewohnheiten,
- Ermüdbarkeit und
- Veränderung des Körpergewichts.

Bei der *klinischen Untersuchung* steht die rektale Austastung mit sorgfältiger Palpation des kleinen Beckens zum Ausschluss eines Zweittumors im Rektum sowie zur Beurteilung des Kontinenzorgans im Vordergrund.

Endoskopie

Eine *Koloskopie mit Biopsie* oder *Doppelkontrasteinlauf mit Rektoskopie* und Biopsie erfolgt bei auffälligem Befund.

Standardverfahren zur Detektion eines Kolonkarzinoms ist die komplette Koloskopie. Sie besitzt die höchste Sensitivität zur Erkennung von Karzinomen und deren Vorläufern. Bei 95% der Untersuchungen sollte das Zökum erreicht werden, vorausgesetzt es liegen keine unpassierbaren Stenosen vor. Zusätzlich zur visuellen und bioptisch-histologischen Diagnostik bietet die Koloskopie unter Umständen die Möglichkeit therapeutischer Polypektomien beim Adenom und frühen Karzinom. Falls eine Koloskopie ohne vorausgegangene Rektoskopie durchgeführt wird, ist auf eine besonders sorgfältige Inspektion des tiefen Rektums zu achten.

Bei aus technischen Gründen unvollständiger präoperativer Koloskopie muss eine Röntgenuntersuchung des Kolons in Doppelkontrasttechnik angeschlossen werden, es sei denn, es besteht der Verdacht auf eine hochgradige Stenose. Konnte bei Vorliegen eines Kolonkarzinoms eine Koloskopie nicht komplett durchgeführt werden, sollte diese intraoperativ oder innerhalb von 3 Monaten postoperativ nachgeholt werden.

Die Rate interventionspflichtiger Komplikationen, wie Perforationen oder operationspflichtige Blutungen, liegt bei 0,1–0,3%. Polypen von über einem Zentimeter Größe werden in 94% der Fälle erkannt, ein Viertel aller Adenome von weniger als 5 mm werden jedoch auch bei dieser Methode übersehen (54).

Verfahren zum präoperativen Staging

Ultraschall

Die perkutane Sonographie ist die erste bildgebende diagnostische Maßnahme zur Lebermetastasendiagnostik im Rahmen des primären präoperativen Staging, in der Rezidivdiagnostik und in der Nachsorge. Zwar ist die Sonographie mit einer Sensitivität von 53% zum Nachweis von Lebermetastasen gastrointestinaler Karzinome der CT (68%) und MRT (63%) unterlegen, doch rechtfertigen die niedrigen initialen Kosten und die hohe Verfügbarkeit die Nutzung dieses Untersuchungsverfahrens primär zum Ausschluss von Lebermetastasen.

Beim sonographischen Nachweis suspekter Herde ist jedoch eine weiterführende Diagnostik mittels CT oder MRT (s. u.) erforderlich. Neben der Erfassung suspekter Leberherde kann die Sonographie Aussagen über indirekte Zeichen des Tumorprogresses geben, wie z. B. das Vorhandensein und die Menge freier intraabdomineller Flüssigkeit, das Vorliegen einer Harnstauungsniere und die Motilität der Darmschlingen.

Röntgen-Thorax in 2 Ebenen

Neben der kardiopulmonalen Basisdiagnostik dient diese Untersuchung dem Ausschluss von Lungenmetastasen. Im Falle suspekter Herde schließt sich eine CT des Thorax an. Untersuchungsbefunde sollten nicht älter als einen Monat sein.

Labor, karzinoembryonales Antigen

Blutbild, Elektrolyte, Leber- und Nierenwerte sind obligate präoperative Basiswerte; der Tumormarker CEA kann im positiven Fall zur Verlaufsbeobachtung in der Nachsorge herangezogen werden.

Sonderuntersuchungen

Als Sonderuntersuchung beim Sigmakarzinom eignet sich das Urinsediment als Hinweis auf eine Blaseninfiltration.

Fakultative präoperative Diagnostik

Die im Einzelfall nützlichen Untersuchungen umfassen (22):

Spiral-Computertomographie des Abdomens und kleinen Beckens

Die Spiral-Computertomographie des Abdomens und kleinen Beckens ist angezeigt bei unklarem sonographischen Befund sowie bei sonographischem Verdacht auf Infiltration der Harnwege, Fernmetastasen oder bei Erythrozyten im Urin.

Die Computertomographie ist bei der Lebermetastasendiagnostik (Kapitel 32; Lebermetastasen) im Vergleich zur Ultraschalluntersuchung weitgehend untersucherunabhängig, sensitiver und spezifischer. Primär ist die CT nicht obligat. Bei sonographischem Verdacht auf Metastasen in der Leber, in anderen Abdominalorganen und beim Rezidiv gilt das kontrastmittelunterstützte Spiral-CT als Verfahren der Wahl zur weiteren Differenzierung und Abklärung der Therapieoptionen. Unterschiedliche Techniken der Kontrastmittelapplikation (nativ, venös, arteriell, arterioportale Computertomographie [CTAP]), Aufnahmeverfahren (high resolution [HR], Spiral-, Doppelspiral) und Sekundärrekonstruktionsverfahren (3D, Volumetrie) ermöglichen weitere Verbesserungen der Aussagekraft, aber auch Fehlinterpretationsmöglichkleiten.

Eine weitere CT-basierte diagnostische Möglichkeit besteht in der *„virtuellen Koloskopie"*. Durch die digitale Bearbeitung eines Mehrzeilen-Spiral-CTs kann eine dreidimensionale Darstellung des Kolonlumens analog der Endoskopie erfolgen. Diese erfordert aber wie zur Koloskopie eine vollständige Darmreinigung. Ferner stellt diese Methode bei der notwendigen Luftinsufflation hohe Anforderungen an die Mitarbeit der Patienten und eine suffiziente Analsphinkterfunktion. Vorteil dieser Methode ist die geringere Perforationsgefahr.

Die virtuelle Koloskopie erfordert entprechende technische Voraussetzungen bei der Durchführung und Datenberechnung und ist derzeit mit einem hohen finanziellen und zeitlichen Aufwand verbunden. Sie befindet sich im Erprobungsstadium, wobei eine flächendeckende Verfügbarkeit nicht absehbar ist. Weitere Entwicklungen bei der Datenberechnung im Rahmen einer CT-Diagnostik eröffnen möglicherweise interessantere Alternativen zur diagnostischen Endoskopie.

Spiral-Computertomographie des Thorax

Die Spiral-Computertomographie des Thorax ist bei Verdacht auf Lungenmetastasen angezeigt, beim Nachweis sonstiger potenziell kurabler Fernmetastasen sinnvoll.

Zystoskopie

Die Zystoskopie ist bei Verdacht auf eine Harnblaseninfiltration angezeigt.

Gynäkologische Untersuchung

Die gynäkologische Untersuchung sollte einen Verdacht auf Infiltration von Uterus/Adnexen abklären.

Kolonkontrasteinlauf

Der Kontrasteinlauf ist ein veraltetes Diagnostikum zur Darstellung von Polypen und Karzinomen des Dickdarms.

Indikation ist die Suche nach (Zweit)tumoren bei stenosierenden Prozessen (Abb. 21.**7**), die endoskopisch nicht passierbar sind bzw. bei Sigma elongatum. Die Wahrscheinlichkeit, insbesondere kleine Karzinome nicht zu erfassen, ist gegenüber der Koloskopie jedoch um das 4fache erhöht (54).

Elektiv ist diese Untersuchung nur in Doppelkontrasttechnik erlaubt. Die Doppelkontrasttechnik, bei der der Darmwand nach Kontrastmittelgabe und Luftinsufflation eine dünne Schicht Kontrastmittel anhaftet, übertrifft die Aussagekraft einer einfachen Kontrastmitteldarstellung in der Detektion kleinerer mukosaler Unregelmäßigkeiten wie Adenome oder früher Karzinome.

Bariumeinläufe, insbesondere in Doppelkontrasttechnik, sind elektive Untersuchungen, die eine komplette Darmreinigung voraussetzen. Bei Perforationsverdacht oder bei nahezu kompletten Stenosen ist dieses Verfahren absolut kontraindiziert.

Bei der *notfallmäßigen* Durchführung ist zu beachten, dass bei jeglicher Perforationsgefahr ein wasserlösliches Kontrastmittel (z. B. Gastrografin) verwendet werden muss. Der Gastrografineinlauf ermöglicht eine orientierende Röntgenuntersuchung des Kolorektums und dient in erster Linie zur Detektion und Lokalisation von Perforationen und höhergradigen Stenosen.

Die wesentliche Notfall-Indikation ist: Zeichen des Dickdarmileus (Luft im Kolonrahmen).

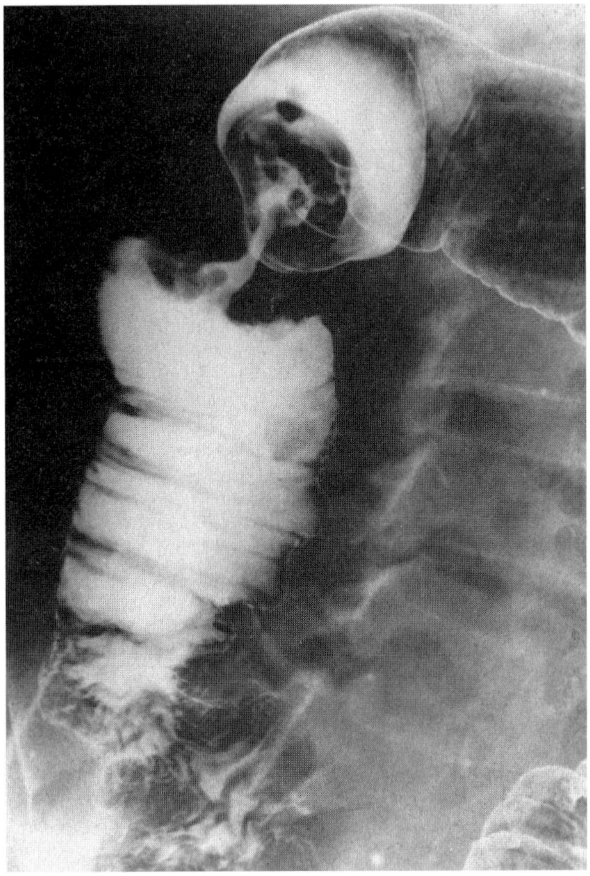

Abb. 21.**7** Röntgenkontrastdarstellung eines stenosierenden Kolontumors.

Computertomographie, Magnetresonanztomographie, Positronenemissionstomographie

Die Magnetresonanztomographie kommt als Alternative oder Ergänzung zur Spiral-CT infrage. Neue Entwicklungen der MRT lassen ihre diagnostische Wertigkeit in Bezug auf Detektion und Charakterisierung von Leberläsionen im Vergleich zur kontrastmittelverstärkten CT zumindest als ebenbürtig erscheinen. Spezielle Kontrastmittel (z. B. Endo-Rem) erzielen mitunter Vorteile in der Sensitivität und Spezifität. Dennoch wird die MRT aus Verfügbarkeits- und Kostengründen heute noch nicht regelhaft zur Diagnostik von Lebermetastasen eingesetzt.

Die PET mit Fluordesoxyglukose weist auf den im Tumorgewebe erhöhten Glukosestoffwechsel hin. Ihre Wertigkeit in der Primärdiagnostik synchroner Lebermetastasen wie auch bei Verdacht auf ein metachrones Rezidiv wird derzeit in klinischen Studien ermittelt.

Interdisziplinäre kurzgefasste Leitlinien der Deutschen Krebsgesellschaft

Diagnostik

Prätherapeutische Diagnostik

Notwendige Untersuchungen

- Anamnese und klinische Untersuchung (einschließlich digital-rektaler Untersuchung)
  Von entscheidender Bedeutung für die Diagnose eines hereditären Nicht-Polypose-Kolonkarzinoms (HNPCC) ist die Anamnese. Diesbezügliche Hinweise ergeben sich aus den Amsterdam- und Bethesda-Kriterien und sind durch molekulargenetische Untersuchungen (Mikrosatelliteninstabilität [MSI]) zu bestätigen.
- Koloskopie mit Biopsie oder Doppelkontrasteinlauf mit Rektoskopie und Biopsie bei auffälligem Befund. Bei eindeutigem Befund des Kontrasteinlaufs kann auf die Koloskopie verzichtet werden.
  Bei stenosierendem, nicht passierbarem Tumor ist die vollständige Koloskopie innerhalb von 3 Monaten postoperativ nachzuholen.
- Sonographie Abdomen (Leber, Niere, Aszites)
- Röntgen-Thorax in 2 Ebenen
- Tumormarker CEA
  Bei Sigmakarzinom: Urinsediment

Im Einzelfall nützliche Untersuchungen

- Spiral-Computertomographie des Abdomens bei unklarem sonographischem Befund
- Kernspintomographie als Alternative oder Ergänzung zur Spiral-Computertomographie
- Spiral-Computertomographie des Thorax bei Verdacht auf Lungenmetastasen

Bei Sigmakarzinom: Spiral-Computertomographie bei sonographischem Verdacht auf Infiltration der Harnwege oder Erythrozyten im Urin; Zystoskopie bei Verdacht auf Harnblaseninfiltration; gynäkologische Untersuchung bei Verdacht auf Infiltration von Uterus und/oder Adnexen.

Intra- und postoperative pathohistologische Diagnostik

Eine Dignitätsbestimmung im Schnellschnitt (z. B. bei großen villösen Tumoren) ist aus untersuchungstechnischen Gründen nicht sinnvoll.
Nach radikaler Tumorresektion sind für die weitere Therapieplanung Aussagen über die lokoregionäre Vollständigkeit der Tumorentfernung (R-Klassifikation), die Invasionstiefe des Tumors (pT-Klassifikation), das Grading und den Lymphknotenstatus (pN-Klassifikation) (11) notwendig, da sich hieraus u. U. die Indikation zur Nachbehandlung ergibt. Erforderlich ist eine Aussage über die Anzahl der untersuchten und befallenen Lymphknoten. Eine Angabe zu Einriss/Einschnitt in oder durch den Tumor sollte aus Gründen des Qualitätsmanagements erfolgen.
Ist aufgrund der Anamnese (s. o.) und einer genetischen Beratung die Diagnose eines hereditären Nicht-Polypose-Kolonkarzinoms (HNPCC) wahrscheinlich, wird empfohlen, nach Mikrosatelliteninstabilitäten aus Zellen des Tumors und Normalgewebe zu suchen (Methode in Zentren verfügbar). Nachsorge (s. u.) und Tabelle 21.**L3.**

Sonderfälle

Molekulargenetische Diagnostik

Ziel der prädiktiven molekularen Diagnostik ist es, in Familien mit Krebsdisposition die ursächliche Keimbahnmutation bei einer bereits erkrankten Indexperson zu identifizieren und, falls dies gelingt, Mutationsträger und Nicht-Mutationsträger innerhalb dieser Familie noch vor Entstehung der Krebserkrankung eindeutig zu identifizieren und einem Überwachungsprogramm oder einer präventiven chirurgischen Maßnahme zuzuführen.

Bei Patienten mit positiver Familienanamnese sind die Amsterdam-Kriterien, gegebenenfalls Bethesda-Kriterien abzufragen. Besteht der Verdacht auf ein erbliches Syndrom, das mit einer Prädisposition zur Krebsentstehung einhergeht, schließt sich nach entsprechender Beratung eine molekulargenetische Diagnostik an (Abschnitt 21.4.2). Hierbei wird das Tumorgewebe in einer Art Screeninguntersuchung auf das Vorliegen einer Mikrosatelliteninstabilität geprüft. Lässt sich diese nachweisen, wird auf Lymphozyten des betreffenden Patienten nach Keimbahnmutationen in einem der bekannten DNA-Mismatch-Reparaturgene gesucht. Erst wenn bei diesem Indexpatienten die Identifizierung der Keimbahnmutation gelungen ist, kann eine gezielte Familienuntersuchung bei erstgradig Verwandten erfolgen.

21.9 Stadieneinteilung

Ziel der Diagnostik ist eine möglichst effiziente und exakte klinische Stadieneinteilung. Auf dieser Einschätzung basiert die Indikationsstellung und therapeutische Verfahrenswahl. Die Qualität der präoperativen Diagnostik kann dann am „goldenen Standard" des späteren histopathologischen Staging überprüft werden (TNM-Klassifikation: Abschnitt 21.5.4).

21.10 Indikationsstellung

Die primäre Therapieplanung ist beim Kolonkarzinom im Gegensatz zum Rektumkarzinom von untergeordneter Bedeutung, da bislang neoadjuvante Therapieansätze nicht etabliert werden konnten. So ist bei lokal fortgeschrittenen Tumoren wie auch bei Fernmetastasierung (mit Ausnahme einer diffusen Peritonealkarzinose) zunächst die lokale Radikalität anzustreben. Der intraoperative und histopathologische Befund entscheidet dann über die Notwendigkeit weiterer Therapiemodalitäten.

Kurative Intention

Der wesentliche Fortschritt in der kolorektalen Chirurgie wird daran deutlich, dass die Resektionsquote beim Kolonkarzinom im Jahr 1990 bei 96% lag. Kurative Resektionen sind dabei beim Kolonkarzinom in 76% aller behandelten Patienten möglich.

Polypektomie

Bei der Polypektomie müssen die Polypen einzeln unter Angabe der Lokalisation geborgen werden. Die histologische Befundung erfolgt nach den WHO-Kriterien. Bei Karzinomnachweis muss anhand von pT-Kategorie, Grading, L-(Lymphbahn-), V-(Veneninvasion-) und R-Klassifikation über die weitere Therapie entschieden werden. Liegt ein pT1-Karzinom guten oder mäßigen Differenzierungsgrades („low risk") ohne Lymphgefäßinvasion vor und wurde der Tumor komplett entfernt (R0), ist eine radikale chirurgische Resektion nicht erforderlich (Tab. 21.**8**). Kontrollendoskopien sind nach 6, 24 und 60 Monaten durchzuführen.

Radikale chirurgische Therapie

Die radikale chirurgische Therapie beinhaltet die Entfernung des tumortragenden Darmabschnitts einschließlich der regionären Lymphknotenstation(en); letztere bedingen das Resektionsausmaß. Sie ist in allen Fällen durchzuführen, außer bei pT1-Low-Risk-Karzinomen ohne Lymphbahninvasion, die vollständig (R0) endoskopisch abgetragen wurden (s. o.). Karzinome, welche die letzteren Kriterien erfüllen, aber endoskopisch nicht (im Gesunden) abgetragen werden können, sind chirurgisch durch Segmentresektion, unter Umständen auch laparoskopisch, zu behandeln.

Auch im Stadium IV sollte eine lokale Resektion unter Einhaltung der lokalen Radikalitätskriterien zur Vermeidung eines lokoregionären Rezidivs angestrebt werden.

Tabelle 21.**8** Lymphogene Metastasierung beim pT1/2-Karzinom in Abhängigkeit von konventionellen pathohistologischen Prognosekriterien (25)

Stadium	Anteil mit lymphogener Metastasierung
pT1*	
• low risk	• 4/83 (5%)
• high risk	• 16/59 (27%)
pT2**	
• low risk	• 16/136 (11,8%)
• high risk	• 22/44 (50%)

*: primär Polypektomie in Kolon und Rektum
**: Radikaloperation bei Rektumkarzinomen

Palliative Intention (siehe auch Leitlinie „Palliativmaßnahmen" S. 431)

Resektion

Primäres Ziel im Stadium IV sollte es sein, die lokale Kontrolle des Primärtumors zu erreichen. Um das Potenzial der Chemotherapie irresektabler Metastasen voll auszuschöpfen, sollte lokalen Tumorkomplikationen durch eine adäquate Resektion (wie bei kurativer Indikation) vorgebeugt werden.

Funktionelle Palliation

Verhindert eine diffuse peritoneale Metastasierung eine adäquate Resektion, so steht der Erhalt der Darmpassage im Vordergrund. Diese wird durch Deviationsstomata oder Umgehungsanastomosen unter Belassung des Tumors durchgeführt. Einer Resektion des Tumors sollte jedoch aus Gründen der Lebensqualität stets der Vorzug gegeben werden, sofern die Gefahren möglicher Komplikationen (Ureter-, Gefäßverletzungen etc.) kalkulierbar erscheinen.

21.11. Operative Therapie

21.11.1 Anatomie, Blutversorgung, Variabilitäten

Das Kolon besteht aus den Abschnitten
- Zökum mit Appendix,
- Colon ascendens,
- rechte Flexur,
- Colon transversum,
- linke Flexur,
- Colon descendens und
- Sigma.

Die Bauhin-Klappe beschreibt als bogenförmige luminale Falte den Übergang vom Dünn- zum Dickdarm und stellt gleichzeitig in ihrer Höhe die Grenze zwischen Caecum und Colon ascendens dar.

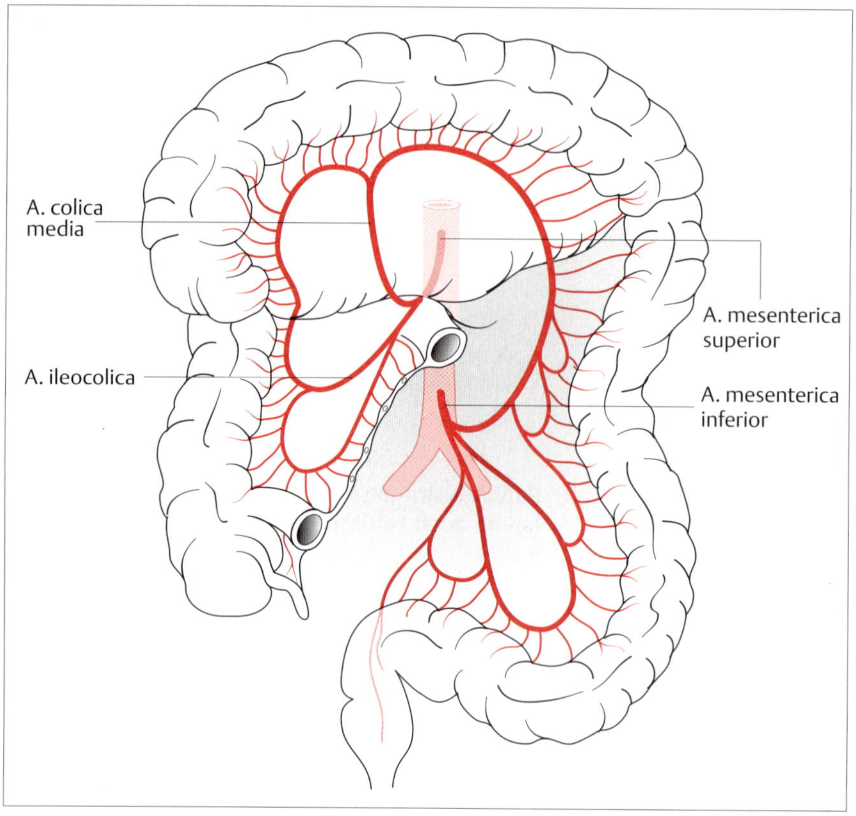

Abb. 21.**8** Anatomie mit Gefäßversorgung des Kolons.

Die Grenze des Kolons zum Rektum lässt sich topographisch dem 3. Sakralwirbel zuordnen. Die anatomische Unterscheidung ist durch das Vorhandensein von Appendices epiploicae, Taenien und den vollständigen peritonealen Überzug des Sigma zu treffen. Bei der starren rektoskopischen Messung beginnt das Kolon nach allgemeiner Übereinkunft bei 16 cm oberhalb der Anokutanlinie.

Die inneren Darmwandschichten bestehen aus der Mukosa und Submukosa, dazwischen liegt die Lamina muscularis mucosae. Von einem infiltrativen Tumorwachstum ist erst dann die Rede, wenn diese mukosale Muskelschicht durchbrochen und die Submukosa erreicht wird. Die eigentliche Muskulatur des Darmschlauches besteht aus einer zirkulären und einer longitudinalen Schicht glatter Muskelfasern, letztere ist im Bereich der Tänien verdickt. Subserosa und Serosa bilden die Grenzschicht zur Peritonealhöhle.

Der Lymphabfluss des Kolons folgt den Segmentarterien (Abb. 21.**8**). Hierbei sind die organnahen, parakolischen Lymphknoten zu unterscheiden von den intermediären Stamm- und Verzweigungslymphknoten. Ein Befall der zentralen, paraaortalen Lymphknoten wird als prognostisch ungünstige Fernmetastasierung (M1 LYM; UICC) gewertet.

Der venöse Blutabstrom das Kolons erfolgt ausschließlich über das Pfortadersystem, daher stellt die Leber das primäre Organ der hämatogenen Metastasierung dar.

21.11.2 Vorbereitung und Zugangswege

Darmvorbereitung

Bei allen elektiven Eingriffen ohne hochgradige Stenosen erfolgt die Darmspülung durch die perorale Lavage. Bei wirksamen Stenosen ist eine vertretbare orale Flüssigkeitszufuhr sowie eine mehrtägige parenterale Ernährung mit mehrfachen hohen Einläufen durchzuführen. Bei Notfalloperationen wegen Ileus oder bei hochgradiger Stenosierung empfiehlt sich die intraoperative Darmlavage. Hierzu wird nach Entfernung der Appendix an deren Basis ein dicklumiger Blasenkatheter eingeführt, der Dickdarm nach seiner Mobilisierung unmittelbar proximal des Hindernisses zur Einführung eines dicklumigen Schlauchs inzidiert und ohne wesentliche Kontamination des Operationsfeldes gespült (30).

Perioperative Antibiotikaprophylaxe

Durch die prophylaktische Antibiose konnte die Rate postoperativer Wundheilungsstörungen wesentlich gesenkt werden. Empfohlen werden Cephalosporine der 2. Generation in Kombination mit Metronidazol als einmalige Gabe unmittelbar vor bis 4 Stunden nach Gewebekontamination.

Tabelle 21.**9** Verteilung der UICC-Stadien von Kolonkarzinomen bei laparoskopischer versus offener Resektion

	Laparoskopische Resektion Franklin (1996)	Bouvet (1998)	Köckerling (2000)	Offene Resektion Erlangen (1978–1997)
Stadium I	15 %	42 %	34 %	15,8 %
Stadium II	39 %	29 %	30 %	32,3 %
Stadium III	32 %	23 %	36 %	29,1 %
Stadium IV	14 %	6 %	0 %	22,8 %

Lagerung

Die Lagerung des Patienten erfolgt leicht überstreckt in Rückenlage. Bei allen linksseitigen Tumoren und bei gegebenenfalls erforderlichen erweiterten rechtsseitigen Resektionen wird der Patient auf dem Rektumtisch gelagert.

Konventioneller Zugang

Der operative Zugang erfolgt über eine mediane Laparotomie des Mittel- und Unterbauchs.

Laparoskopische Operation

Alle regelhaften Kolonresektionen sind vom technischen Standpunkt aus betrachtet auf laparoskopischem Wege durchführbar. Nach den bisher vorliegenden Daten ist zu erkennen, dass Vorteile des laparoskopischen gegenüber dem konventionellen Vorgehen nur innerhalb der ersten 6 Wochen bestehen (geringerer postoperativer Schmerz, kürzere Hospitalisation, früherer Beginn der Magendarmfunktion, schnellere Aufnahme der Alltagsaktivität, evtl. auch geringere Krankenhausaufenthaltskosten) (Tab. 21.**10**). Allerdings wird die Häufigkeit der Konversion zum konventionellen Vorgehen mit bis zu 43 % angegeben. In diesem Falle erhöhen sich die Kosten um bis zu 25 %.

Die postoperativen Komplikationen sind gleich (35), in manchen Studien geringer. Zum Langzeitüberleben liegt ebenfalls eine Reihe von Studien vor, die keinen Unterschied bezüglich der Radikalität und dem Langzeitüberleben zeigen. Allerdings sind die Ergebnisse insgesamt im Vergleich zu dem, was konventionell möglich ist, z. T. deutlich schlechter, sodass selbst eine prospektiv randomisierte Studie keine Rückschlüsse zulässt, wenn nämlich die Resultate beider Arme gleich unbefriedigend sind.

Als weiterer wichtiger Gesichtspunkt ist darauf hinzuweisen, dass bezüglich der Tumorlokalisation und des Tumorstadiums im laparoskopisch operierten Krankengut eine erhebliche Selektion stattfindet, insofern, als dass z. B. Transversum- und Flexurenkarzinome deutlich unterrepräsentiert, in manchen Studien überhaupt nicht enthalten sind. pT4-Karzinome werden äußerst selten laparoskopisch operiert, Gleiches gilt für Notfalloperationen und für das Stadium IV, da sich in Verbindung mit Fernmetastasen häufiger weiter fortgeschrittene Tumoren finden (Tab. 21.**9**).

Portsite-Metastasen, d. h. Implantationsmestastasen am Ort der ehemaligen Trokarinzision, ein früher häufiges Gegenargument, sind bei der laparoskopischen Resektion kein eigentliches Problem. Insgesamt sind die onkologischen Ergebnisse der laparoskopischen Dickdarmresektion derzeit nicht uneingeschränkt beurteilbar, sodass dieses Verfahren weiterhin nur im Rahmen von qualifizierten Studien zur Anwendung kommen sollte.

Laparoskopische Palliativeingriffe wie Diversionsstomata oder Segmentresektionen sind jedoch durchaus indiziert, um das operative Trauma in der Palliativsituation so gering wie möglich zu halten.

Hinzuweisen ist schließlich auf eine lange Lernphase mit der Notwendigkeit von 30–40 laparoskopischen Kolonkarzinomeingriffen (Tab. 21.**10**).

21.11.3 Intraoperative Befunderhebung

Das klinische Staging wird durch die intraoperative Befunderhebung ergänzt. Es erfolgt die sorgfältige *bimanuelle Palpation der Leber* sowie die *Inspektion und Palpation des viszeralen und parietalen Peritoneums und der Mesenterialwurzel* zum Ausschluss von Organ- und Peritonealmetastasen. Die Menge eventuell vorhandenen Aszites wird ebenfalls registriert, eine Aszites- bzw. Spülzytologie wird derzeit mangels prognostischer Relevanz nicht regelhaft empfohlen.

Der *intraoperative Ultraschall*, in Kombination mit der sorgfältigen Palpation, stellt das derzeit treffsicherste Verfahren in der Diagnostik von Lebermetastasen dar (17). Er ist zur Abklärung suspekter präoperativer Befunde, insbesondere zur Erfassung kleiner, kapselferner Lebermetastasen geeignet und ergänzt hier die bimanuelle Palpation und Inspektion der Leber. Wegen der Invasivität, Untersucherabhängigkeit und wegen des hohen Zeitbedarfs ist die regelhafte intraoperative Sonographie derzeit außerhalb von Studien nur wenig verbreitet.

Eine nuklearmedizinische Nachweismethode konventionell nicht detektierbarer Metastasen stellt die Radioimmunmarkierung (radio immuno guided surgery [RIGS]) dar. Hier werden nach systemischer Injektion von Tumorantikörpern, die an Radionuklide gekoppelt sind, Tumorzellverbände strahlungsaktiv. Mit Gammakameras kann die Strahlung statisch, mit Gammasonden dynamisch und gegebenenfalls auch intraoperativ gemessen werden. Auch dieses Verfahren wird derzeit zumindest in Europa nur in Form von Pilotstudien erprobt.

Tabelle 21.10 Laparotomie versus Laparoskopie beim kolorektalen Karzinom

	Laparotomie	Laparoskopie
Postoperative Schmerzen	ab 6. Woche gleich	geringer bis 6. Woche
Hospitalisationsdauer		kürzer
Beschwerdefreiheit		früher
Alltagsaktivität		früher
Kosmetische Ergebnisse		besser
Operationsdauer	kürzer	länger, Lernkurve
Krankenhauskosten	gleich	gleich (25 % höher bei Konversion in offene OP)
Konversionshäufigkeit		< 43 %
intraoperative Komplikationen		Lernkurve
postoperative Komplikationen		Lernkurve
Wundkomplikationen		weniger
Langzeitüberleben	gleich	gleich
Radikalität	gleich	gleich
Blutverlust		geringer
Patientenselektion	Notfälle	Elektiveingriffe
Tumorlokalisationen	Rektum, Transversum, Flexuren	Aszendens, Deszendens, Sigma
Überrepräsentierte Tumorstadien	Stadium IV	Stadium I
Überrepräsentierte Subkategorien	pT3c, d	pT3a, b
Tumorimplantation	selten: Narbe, Drainagekanäle (0,2 %)	häufiger: Portsite-Metastasen (0–21 %)
Lernkurve		40 Eingriffe
Onkologische Qualitätskriterien	(z. B. Anzahl untersuchter Lymphknoten, Resektionsausmaß) in Studien häufig vernachlässigt	

Zusammenfassende Auswertung der Studien (1993–2000) von: Attwood, Stocchi, Franklin, Garrard, Khalili, Leung, Milsom, Psaila, Stage, Schwenk, Köckerling, Bouvet, Goh

21.11.4 Regeloperationen: Resektionsausmaß und Lymphknotendissektion in Abhängigkeit von der Tumorlokalisation

Standardverfahren beim Kolonkarzinom ist die elektive radikale Resektion des tumortragenden Darmabschnitts mit systematischer Entfernung des Lymphabflussgebiets en bloc sowie die primäre Anastomosierung (Anastomosentechniken s. u.). Nicht die Größe des Karzinoms, sondern das erforderliche Ausmaß der Lymphknotendissektion bestimmt die Resektionsgrenzen am Darm (20). Die perikolische Lymphknotenmetastasierung erfolgt in der Regel allenfalls bis zur nächsten radiären Gefäßarkade, ca. 10 cm vom Tumorrand entfernt. Da jedoch die Lymphdissektion bis zum zentral erreichbaren Lymphknoten mit Durchtrennung der jeweiligen Darmarterie zu erfolgen hat, ergibt sich hieraus das Ausmaß der Darmresektion.

Bei Tumoren an den Grenzzonen zwischen verschiedenen Lymphabflussgebieten, d. h. bei solchen von Flexura hepatica, rechtem und linkem Drittel des Transversums und Flexura lienalis erfolgt die Durchführung einer so genannten erweiterten Resektion mit Entfernung beider infrage kommenden Lymphabflussgebiete. Neben den konventionellen Resektionen (Hemikolektomie rechts, Transversumresektion, Hemikolektomie links und Sigmaresektion) sind daher so genannte erweiterte Resektionen definiert. Als solche gelten die erweiterten Hemikolektomien rechts und links (s. u.), die subtotale Kolektomie (Ileosigmoidostomie oder Aszendorektostomie und die totale Kolektomie (Ileorektostomie).

In den Leitlinien der Expertengruppen der Arbeitsgemeinschaften der Deutschen Krebsgesellschaft ist die chirurgische Vorgehensweise unter kurativer Zielsetzung festgelegt (22).

Zäkum-Aszendenskarzinom

Für Karzinome des Zäkum und Colon ascendens besteht die Regeloperation in einer *Hemikolektomie rechts* (Abb. 21.9) mit regionaler Entfernung der Lymphabflussgebiete der A. ileocolica und gegebenenfalls der A. colica dextra durch stammnahes Absetzen dieser Gefäße. Da eine eigenständige, direkt der A. mesenterica superior entspringende A. colica dextra nur in etwa 10–15 % vorhanden ist, erfolgt die lymphogene Metastasierung von Karzinomen des rechten Kolons ganz überwiegend sowohl zur A. ileocolica wie auch zur A. colica media. Der Stamm der A. colica media wird erhalten, die nach rechts ziehenden Äste der A. colica media werden zentral durchtrennt. Das große Netz wird im Bereich des zu resezierenden Querkolonanteils mitentfernt.

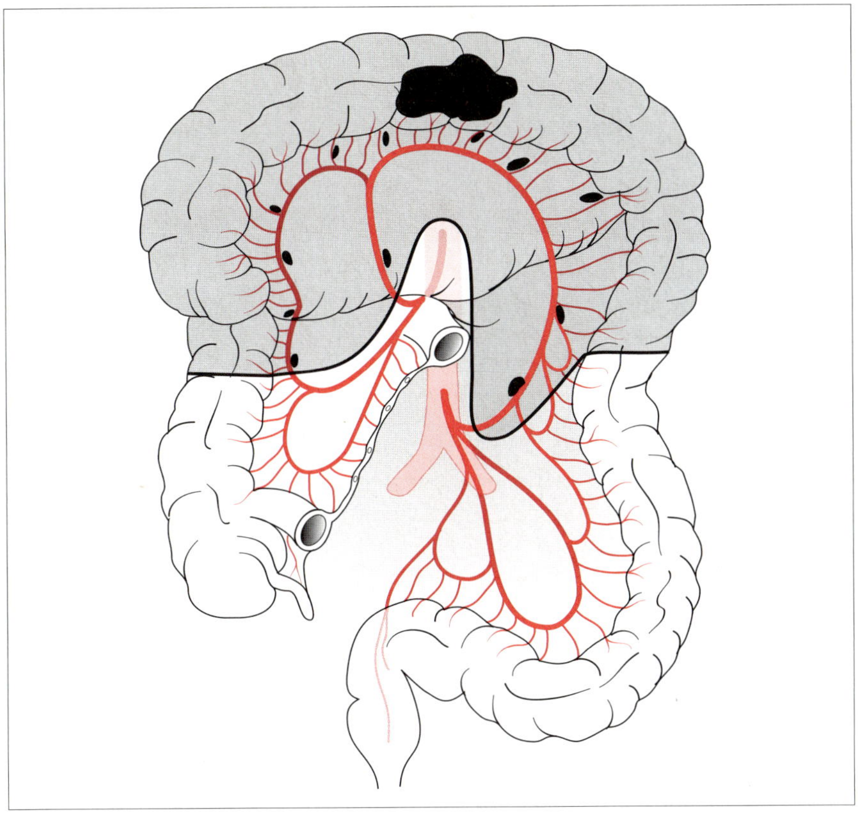

Abb. 21.**9** Schematische Darstellung der Hemikolektomie rechts.

Karzinom der rechten Flexur und des proximalen Transversum

Regeleingriff für Karziome der rechten Flexur und des proximalen Colon transversum ist die *erweiterte Hemikolektomie rechts* (Abb. 21.**10**). Hierbei wird zusätzlich die A. colica media am Ursprung an der A. mesenterica superior zentral ligiert. Die distale Resektionsgrenze liegt nahe der linken Flexur. Das große Netz wird mit dem Lig. gastroepiploicum und der A. und V. gastroepiploica dextra korrespondierend zum Tumor entfernt. Das heißt, dass das distale Magenantrum großkurvaturseits skeletiert wird, einschließlich der Äste zum proximalen Duodenum, da bei Tumoren dieser Lokalisation in etwa 5 % mit Lymphknotenmetastasen über dem Pankreaskopf zu rechnen ist. In Verbindung damit werden die Lymphknoten ventral über dem Pankreaskopf und auch zentral über dem Stamm der A. und V. mesenterica superior am Unterrand des Pankreas ausdisseziert. Hierzu werden die A. und V. gastroepiploica dextra jeweils zentral abgesetzt.

Transversumkarzinom

Bei Tumoren in der Mitte des Transversums erfolgt die *Transversumresektion* (Abb. 21.**11**) mit der zentralen Ligatur der A. colica media unter Mitresektion der Flexuren. Das große Netz wird mit dem Lig. gastroepiploicum und der dem Tumor korrespondierenden gastroepiploischen Arkade auf einer Länge von etwa 20 cm reseziert. Bei flexurnahem Tumor ist die erweiterte Hemikolektomie rechts/links mit Entfernung des benachbarten Lymphabflussgebiets erforderlich (s. dort).

Karzinom der linken Flexur

Regeleingriff für Tumoren der linken Kolonflexur ist die *erweiterte Hemikolektomie links* (Abb. 21.**12**) mit Entfernung der Lymphabflussgebiete von A. colica media und A. mesenterica inferior. Gleichwertig ist die abgangsnahe Ligatur der A. colica sinistra bei Erhalt des Stammes der A. mesenterica inferior, wobei zusätzlich die Lymphknoten am Stamm der A. mesenterica inferior unter Erhalt des Plexus hypogastricus superior ausdisseziert werden können. Hierdurch bleibt die A. rectalis superior erhalten, wodurch das distale Sigma belassen werden kann. Bei der erweiterten linksseitigen Hemikolektomie kann in der Regel das Colon ascendens erhalten werden. Bei Tumoren der linken Kolonflexur und des Colon descendens können Lymphknotenmetastasen links paraaortal bis hinauf zur linken Nierenvene auftreten.

Deszendenskarzinom

Befindet sich das Karzinom im Bereich des Colon descendens, wird eine *Hemikolektomie links* mit radikulärer Unterbindung der A. mesenterica inferior durchgeführt.

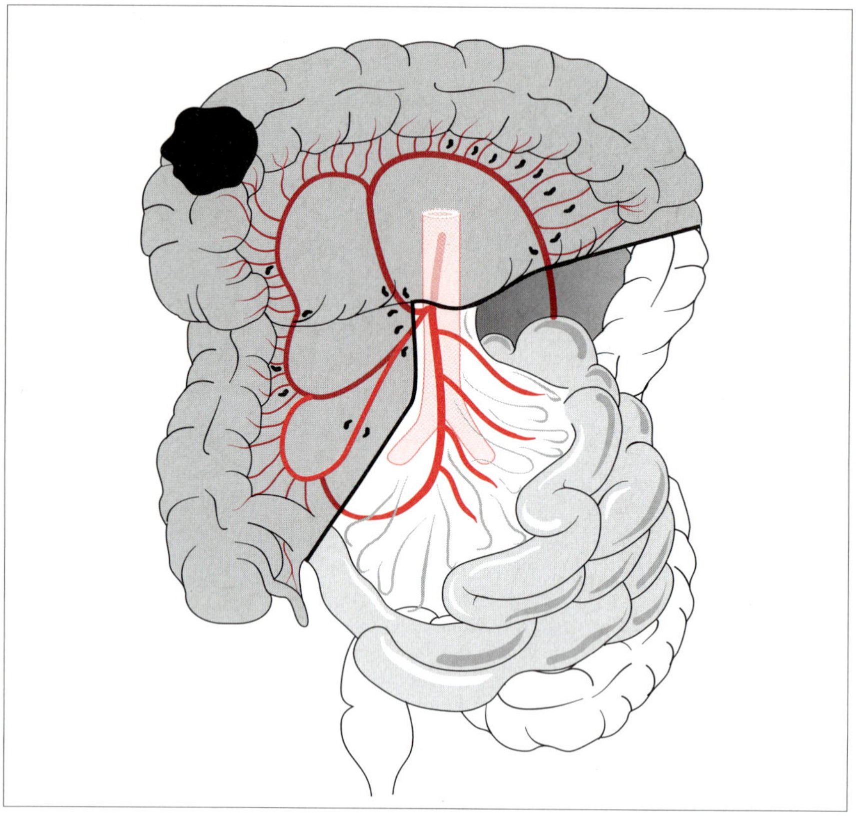

Abb. 21.**10** Schematische Darstellung der erweiterten Hemikolektomie rechts.

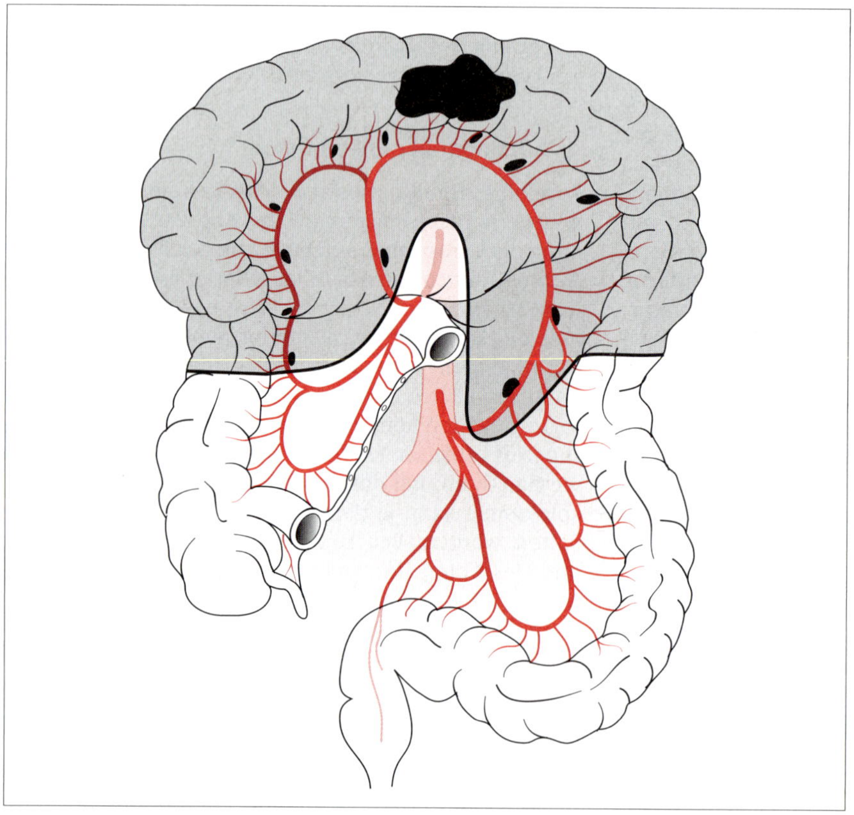

Abb. 21.**11** Schematische Darstellung der Transversumresektion.

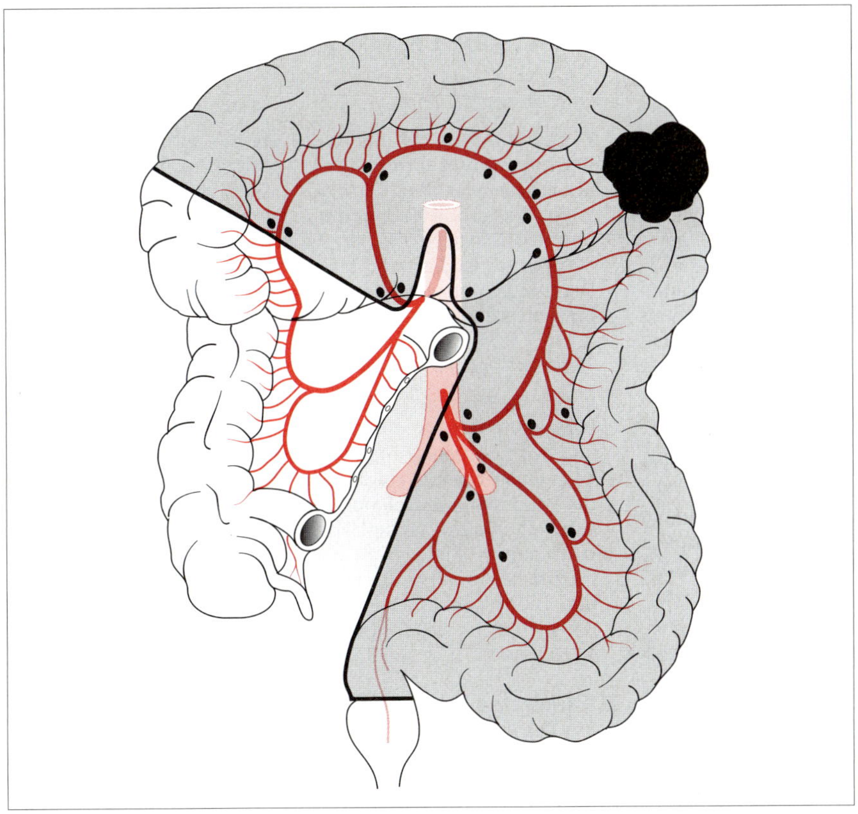

Abb. 21.**12** Schematische Darstellung der erweiterten Hemikolektomie links.

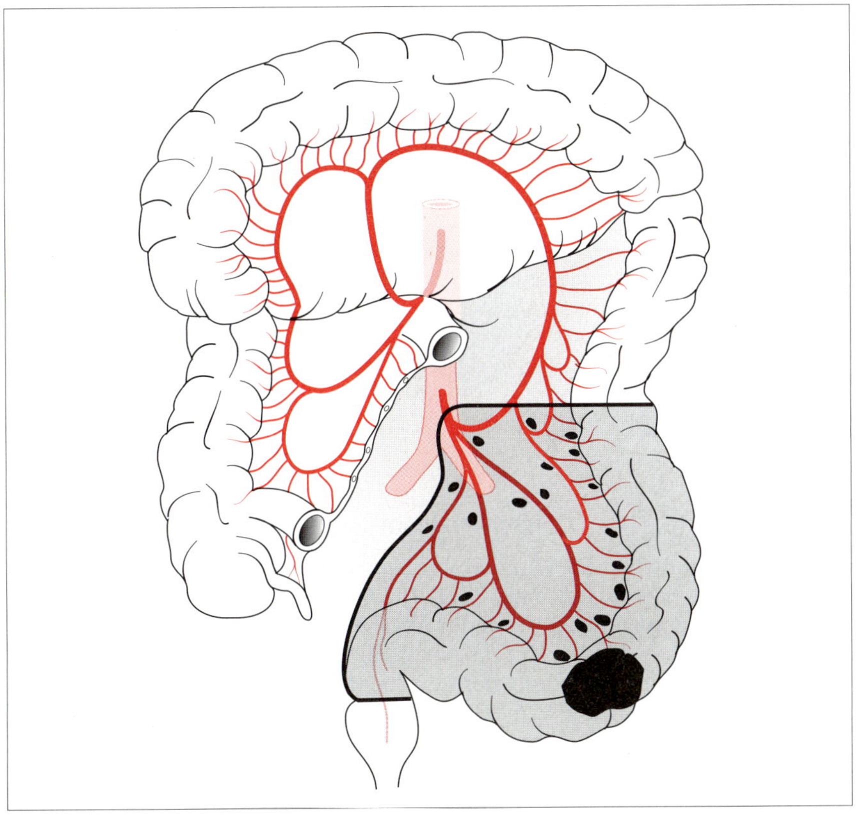

Abb. 21.**13** Schematische Darstellung der Sigmaresektion.

Interdisziplinäre kurzgefasste Leitlinien der Deutschen Krebsgesellschaft

Operative Therapie mit kurativem Ziel

Die chirurgische Therapie des Kolonkarzinoms unter kurativer Zielsetzung besteht in der Resektion des tumortragenden Kolon mit dem regionalen Lymphabflussgebiet, ggf. unter Mitentfernung adhärenter Organe (s. u. multiviszerale Resektion). Kolonkarzinome wachsen vorwiegend zirkulär. Zur Entfernung des intramuralen mikroskopischen Tumorwachstums ist grundsätzlich eine minimale Resektionsgrenze von 2 cm ausreichend. Das regionäre Lymphabflussgebiet geht über diesen Bereich hinaus. Entsprechend der Gefäßversorgung breiten sich Lymphknotenmetastasen tangential (bis zu 10 cm vom makroskopischen Tumorrand entfernt), vorwiegend jedoch in zentraler Richtung aus. Für das Ausmaß der Darmresektion ist damit weniger die Tumorausbreitung in der Darmwand, als das nach zentraler Gefäßligatur zu entfernende Lymphabflussgebiet bestimmend. Nur bei strenger Selektion kann auch eine lokale Therapie in Form einer koloskopischen Polypektomie erfolgen (s. u.).

Karzinome des Zäkum und Colon ascendens

Regeloperation ist die Hemikolektomie rechts mit radikulärer Entfernung des Lymphabflussgebietes der A. colica dextra und der A. ileocolica. Die A. colica dextra entspringt in 52 % aus der A. colica media, in 38 % aus der A. mesenterica superior und in 10 % aus der A. ileocolica. Der Stamm der A. colica media wird erhalten, die nach rechts ziehenden Äste der A. colica media werden durchtrennt. Das große Netz wird im Bereich des zu resezierenden Querkolonteiles mitentfernt. Bei der Durchtrennung des Lig. gastrocolicum bestehen unterschiedliche Vorgehensweisen bezüglich der A. gastroepiploica dextra: teilweise wird das Gefäß durchtrennt, teilweise geschont.

Karzinom der rechten Flexur und des proximalen Colon transversum

Regeleingriff ist die **erweiterte Hemikolektomie rechts.** Hierbei wird zusätzlich die A. colica media am Ursprung der A. mesenterica superior zentral ligiert. Die distale Resektionsgrenze liegt nahe der linken Flexur, die bei schlechter Durchblutung mitreseziert wird. Das große Netz wird mit dem Lig. gastroepiploicum und der A. und V. gastroepiploica dextra nach abgangsnaher Durchtrennung (zur Mitentfernung möglicher Lymphknotenmetastasen über dem Pankreaskopf) reseziert.

Transversumkarzinom

Bei Tumoren in der Mitte des Transversum erfolgt die **Transversumresektion** mit der zentralen Ligatur der A. colica media, situationsabhängig unter Mitresektion der Flexuren. Das große Netz wird mit dem Lig. gastroepiploicum und der gastroepiploischen Arkade reseziert. Bei flexurnahem Tumor ist die erweiterte Hemikolektomie rechts bzw. links mit Entfernung des benachbarten Lymphabflussgebiets erforderlich.

Tumoren der linken Kolonflexur

Regeleingriff ist die **erweiterte Hemikolektomie links** mit Entfernung der Lymphabflussgebiete von A. colica media und A. mesenterica inferior. Gleichwertig ist die abgangsnahe Ligatur der A. colica sinistra bei Erhalt des Stammes der A. mesenterica inferior. Hierdurch bleibt die A. rectalis superior erhalten, wodurch das distale Sigma belassen werden kann. Abhängig von der Tumorlokalisation und der Durchblutung kann die rechte Kolonflexur erhalten werden. Die Lymphknoten am Stamm der A. mesenterica inferior sollten aus diagnostischen Gründen bis zur Aorta disseziert werden.

Karzinom des Colon descendens und des proximalen Sigmas

Regeleingriff ist die **Hemikolektomie links** mit radikulärer Unterbindung der A. mesenterica inferior. Die distale Resektionsgrenze am Darm liegt im oberen Rektumdrittel. Die linke Flexur wird in der Regel mitreseziert (Transversorektostomie). Aus technischen Gründen kann es erforderlich sein, die A. colica media zu durchtrennen, um eine spannungsfreie Anastomose sicherzustellen.

Tumoren des mittleren und distalen Sigmas

Regeloperation ist die **(radikale) Sigmaresektion.** Die A. mesenterica inferior wird zentral oder distal des Abgangs der A. colica sinistra unterbunden. Ein onkologischer Vorteil der stammnahen Unterbindung der A. mesenterica inferior ist nicht erwiesen. Die V. mesenterica inferior sollte im Pankreasunterrand durchtrennt werden. Die Resektionsebenen am Darm finden sich im Bereich des Colon descendens und im oberen Rektumdrittel.

Die distale Resektionsgrenze am Darm liegt im oberen Rektumdrittel. Die linke Flexur wird mitreseziert, es resultiert eine Transversorektostomie. Ist eine spannungsfreie Anastomose nicht möglich, wird der Stamm der A. colica media durchtrennt und die Resektion unter Umständen bis zur rechten Flexur ausgedehnt.

Sigmakarzinom

Für Tumoren des Sigma ist eine *Sigmaresektion* erforderlich (Abb. 21.**13**). Die A. mesenterica inferior wird zentral oder distal des Abgangs der A. colica sinistra unterbunden. Ein onkologischer Vorteil der stammnahen Unterbindung der A. mesenterica inferior ist nicht erwiesen. Die V. mesenterica inferior wird in der Regel kranial am Pankreasunterrand durchtrennt. Die Resektionsebenen am Darm finden sich proximal im Bereich des Colon descendens und distal im oberen Rektumdrittel.

21.11.5 Anastomosentechniken

Die Anastomosen in der kolorektalen Chirurgie können erfolgen durch Handnaht, Klammernahttechniken und Kompressionstechniken.

Bei der handgenähten Anastomose werden verschiedene Verfahren angewandt (30):

- Ein- bis dreireihige Technik,
- extramuköse oder allschichtige Erfassung der Wand,
- Einzelknopf- oder fortlaufende Naht und
- End-zu-End-, End-zu-Seit- oder Seit-zu-Seit-Anastomosen.

Von den meisten Chirurgen wird die *einreihige Anastomosennaht*, möglichst End-zu-End, bevorzugt. Diese werden streng *extramukös* gestochen, da die Mukosa das Zielorgan der intestinalen Durchblutung und eine ungestörte Durchblutung die beste Voraussetzung für eine problemlose Anastomosenheilung ist. Auf die Vermeidung intramuraler Hämatome ist zu achten.

Seit-zu-End- oder Seit-zu-Seit-Anastomosen sollten als definitive Lösung im Bereich des Kolons nicht durchgeführt werden. Fast immer ergeben sich Blindsäcke, die im Laufe der Zeit an Größe zunehmen und für funktionelle Probleme wie Überwucherung pathogener Keime mit Durchfällen und enteritisähnlichen Beschwerden sorgen können.

Beim Kolon und intraperitonealen Rektum ist die fortlaufende Nahttechnik der Einzelknopfnaht als gleichwertig zu betrachten.

Bezüglich der zu anastomosierenden Darmabschnitte unterscheidet man bei Kolonresektionen:

Ileokolische und kolokolische Anastomosen

Die unübersichtlichste Stelle, vor allem bei fettreichen Verhältnissen, liegt unmittelbar am Mesenterium. Deshalb werden dort auf Distanz 1–3 Fäden vom Lumen her gelegt und geknotet. Anschließend erfolgt die weitere Anastomosierung durch je eine seromuskuläre Einzelnaht von außen zu beiden Seiten des mesenterialen Ansatzes und an die von innen gestochene Naht unmittelbar anschließend. Um eventuelle Inkongruenzen leichter auszugleichen, wird nun antimesenterial ein weiterer Faden vorgelegt und der Darm zwischen diesem und einem der beiden ersten mesenterial von außen geknoteten leicht aufgespannt. Damit wird die zirkulär zu legende Nahtfolge in 2 Hälften geteilt. Bei größeren Inkongruenzen kann der Dünndarm antimesenterial längs inzidiert werden, eventuell unter Resektion der so entstandenen Ecken.

Kolorektale und ileorektale Anastomosen

Diese Anastomosen werden immer auf Distanz gefertigt, wobei der proximale Darm mit einer weichen Klemme antimesenterial etwa 10 cm vom zu anastomosierenden Lumen fixiert werden kann. Wir legen zunächst 2 Außenfäden, die vom Darmlumen her gelegt werden, sowie einen 3., der die Distanz zwischen den beiden erstgelegten halbiert. Dazwischen werden nun jeweils 3 weitere Fäden vorgelegt, sodass der Abstand zwischen den einzelnen Fäden etwa 4–5 mm beträgt. Nur am rechten Kolon oder bei distendiertem Darm werden weitere Fäden notwendig.

Nun werden die an leichten Klemmchen gehaltenen Fäden zwischen den gespreizten Fingern der linken Hand des Operateurs und den Händen des Assistenten aufgereiht, die Fäden senkrecht parallel zueinander gestellt und die Darmenden, sofern sie sich nun nicht bereits spontan nähern, mit einer Kompresse unter leichtem Druck aneinandergebracht. Beim Knoten der Hinterwand werden beim Legen des jeweils ersten Knotens die beiden Fäden in quer verlaufender Richtung geschlossen, da hierdurch eine Annäherung der Mukosa erreicht wird. Danach werden die beiden Eckfäden nach innen geschlagen. Es erfolgt nun die Vorderwandnaht von außen. Zwischen den einzelnen Kolonanteilen und in der oberen Rektumhälfte können die Anastomosen auch fortlaufend genäht werden (30).

In den meisten Kliniken werden alle Anastomosen am Dickdarm und im oberen Rektumdrittel mit der Hand genäht.

21.11.6 Besondere Vorgehensweisen und spezielle Situationen

Synchrone Mehrfachkarzinome

Beim Mehrfachkarzinom des Kolorektums orientiert sich das Resektionsausmaß an den Lymphabflussgebieten. Daraus kann sich eine *subtotale Kolektomie* mit Ileosigmoidostomie oder Aszendorektostomie oder auch eine *Kolektomie* mit Ileorektostomie ergeben. Bei synchron auftretendem Rektumkarzinom ist der Eingriff entsprechend dem Vorgehen beim Rektumkarzinom zu erweitern (Kapitel 22).

Organüberschreitende Karzinome

Die genannten Operationen am Kolon und den Lymphabflussgebieten werden kombiniert mit Resektionen benachbarter Organe oder Strukturen, wenn die lokale Tumorausbreitung es erfordert und/oder eine synchrone Entfernung von Fernmetastasen durchgeführt werden soll. Bei Adhärenz des Primärtumors an benachbarten Strukturen ist die *multiviszerale Resektion* neben der Lymphdissektion *en bloc* durchzuführen (Abb. 21.**14**). Prinzip ist dabei die strikte Vermeidung von Inzisionen in Tumorgewebe und Einrissen im Tumor.

Bei Kontakt mit Nachbarorganen erfolgt die multiviszerale Resektion ohne vorherige Inzisionsbiopsien und ohne den Versuch, quasi in einem ersten Schritt durch Lösung von Adhäsionen erst die tatsächliche Infiltration zu sichern, um nur im positiven Fall eine ausgedehnte Operation ausführen zu müssen.

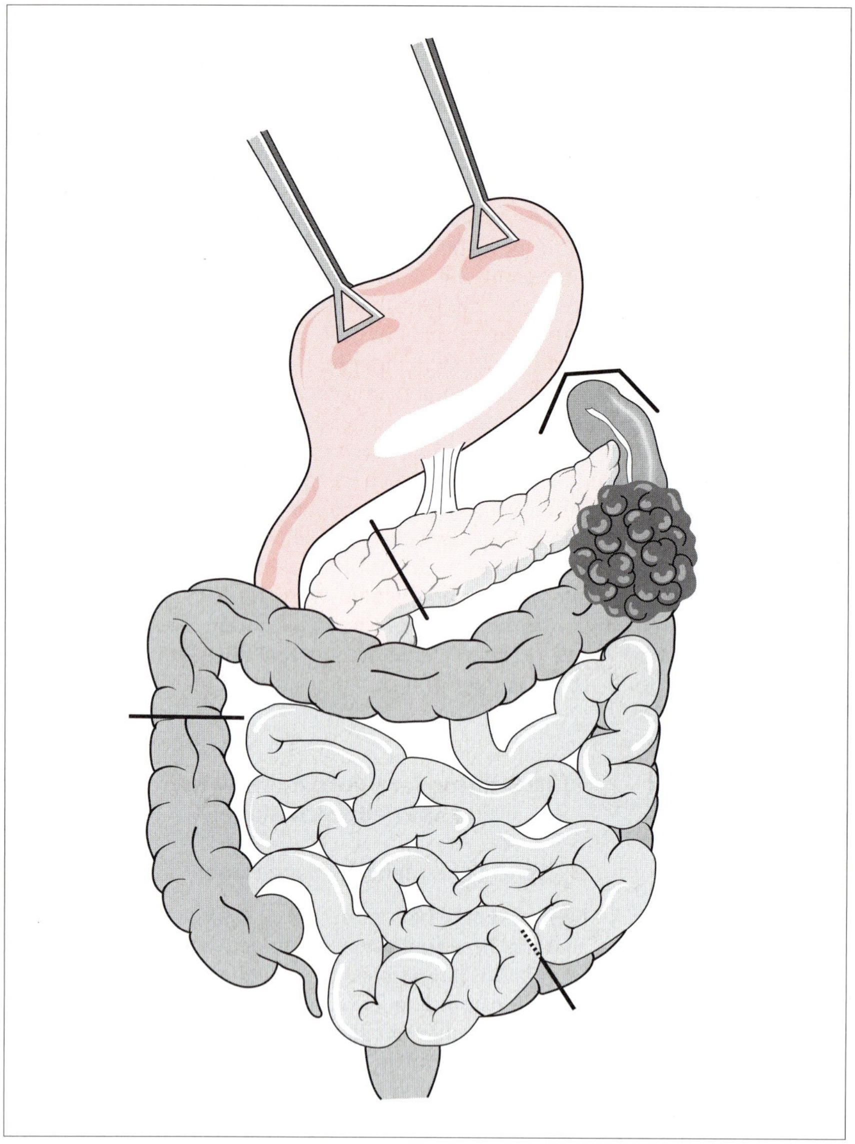

Abb. 21.**14** Multiviszerale Resektion bei T4-Karzinom der linken Flexur.

Das Prinzip gilt auch für Tumoren mit ausgeprägter peritumoröser Entzündung und dadurch bedingtem Kontakt zu Nachbarorganen, da auch hier der Versuch einer intraoperativen Klärung in vielen Fällen zu einem Tumoreinschnitt und zur Dissemination von Tumorzellen und einer damit verbundenen wesentlichen Prognoseverschlechterung führen würde. Da bei ca. 50 % der fortgeschrittenen Kolonkarzinome mit dem Vorhandensein von Lymphknotenmetastasen zu rechnen ist, sollte die organüberschreitende Resektion immer mit einer regionär erweiterten Lymphknotendissektion verbunden sein.

Um eine ausreichende Mobilisation des Kolons entlang der Gerota-Faszie mit Darstellung der Gefäßstämme im Mesokolon erreichen zu können, muss häufig zunächst die Resektion des infiltrierten Nachbarorgans erfolgen. Bei den mitentfernten Organen handelt es sich am häufigsten um den Dünndarm, Teile der Harnblase, die Adnexe, den Uterus, die Bauchdecke, Anteile des Duodenums, Magens, Pankreas, die Niere und Nebenniere (Tab. 21.**11**).

Anschließend erfolgt die Kolonresektion mit der systematischen Lymphknotendissektion in Abhängigkeit von der Primärtumorlokalisation. Solche multiviszeralen Resektionen mit entsprechender Lymphknotendissektionstechnik können heute mit einer Letalität von 2 % vorgenommen werden. Die alterskorrigierte 5-Jahres-Überlebensrate lag dabei Ende der 80er-Jahre bei 89,8 %, sodass multiviszeral operierte Patienten nahezu die gleiche Prognose haben wie Patienten ohne erweiterte Resektion (34). In der eigenen Erfahrung haben selbst Patienten mit breiter Infiltration von sowohl Pankreaskopf wie auch Leber durch Karzinome der rechten Flexur nach entsprechender En-bloc-Resektion unter

Einschluss von Pankreaskopf mit Duodenum (Whipple-Operation) sowie mehreren Lebersegmenten mehr als 10 Jahre rezidivfrei überlebt.

In der reinen Palliativsituation überwiegen die Risiken eines über das regelhafte Maß erweiterten chirurgischen Eingriffs vor allem bei der Kombination mit Pankreasresektionen, da sich hierdurch die postoperative Mortalität mehr als verdoppelt. Eine multiviszerale Resektion ist hier in der Regel nicht sinnvoll.

Notfalleingriffe

Notfälle beim Kolonkarzinom signalisieren in der Regel weit fortgeschrittene Karzinome. So beträgt der Anteil synchroner Fernmetastasen 27 %, bei elektiven Operationen 15 %. Der Ileus ist mit 60–75 % die häufigste Ursache eines Notfalls (Tab. 21.**12**). Schwere Blutungen sind mit 6 % selten (eigene Daten). Notoperationen werden u. a. erforderlich nach Bariumkontrasteinläufen bei hochgradigen Stenosen, weshalb die Untersuchung in diesen Fällen unterlassen werden sollte.

Tumorobstruktion

In Abhängigkeit von der individuellen Situation muss entschieden werden, ob

- eine sofortige Operation erforderlich ist. Bei stuhlgefülltem Darm ist dann in der Regel eine intraoperative Lavage erforderlich. Die Operation verläuft nach den üblichen Radikalitätsprinzipien und, wann immer möglich, mit einer Resektion in Kontinuität. Primär irresektable Lokalbefunde und Patienten in schlechtem Allgemeinzustand sollten ein Diversionsstoma nach Dekompression erhalten.
- eine primäre Stabilisierung mit Magensonde, parenteraler Flüssigkeitszufuhr und gegebenenfalls abführenden Maßnahmen dann die frühelektive Operation möglich ist.

Darmperforation

Die Tumorperforation ist bei allen Notfalleingriffen mit der höchsten Rezidivgefahr verbunden. In Abhängigkeit der Begleitperitonitis sollte nach der regelhaften radikalen Operation die Anlage eines protektiven Stomas oder die Durchführung einer Diskontinuitätsresektion erwogen werden.

Tumorblutung

Ziel ist bei der akuten Tumorblutung die endoskopische Blutstillung und Stabilisierung des Patienten. Dann folgt die frühelektive Regeloperation. Eine sofortige Notfalloperation ist selten notwendig und hängt von der Blutungsintensität ab.

Tabelle 21.**11** Operationserweiterung aufgrund lokaler Tumorausbreitung (T4): zusätzlich entfernte Organe (ohne Fernmetastasen); Erlanger Patientengut 1978–1997

	Anzahl mitentfernter Organe (ohne Fernmetastasen) (Mehrfachnennung möglich)
Vagina	2
Adnexe +/– Ovar	24
Teilresektion des Uterus	1
Uterus +/– Adnexe/Ovar	28
Samenblasen +/– Samenstrang	6
Harnblasenteilresektion	47
Niere +/– Harnleiter	15
Magen(teil)resektion	19
Pankreas	17
Duodenum	13
Dünndarm	76
Zusätzliches Kolonsegment	3
Appendix	4
Zwerchfell	3
Teil der Bauchwand	27
Gallenblase	7
Leberkeil/-segment	12
Milz, Nebenmilz	8

Bei 220 Patienten (11,2 %) wurden zusätzlich Organe wegen lokaler Tumorausbreitung entfernt. Bei 131 Patienten (59,5 %) lag eine Tumorinfiltration in das Nachbarorgan vor.

Tabelle 21.**12** Indikationen für Notfalloperationen bei kolorektalen Karzinomen (Chirurgische Universitätsklinik Erlangen 1978–1997)

Indikation	**Anteil von n=235**
Ileus	58,6 %
Perforation	24,1 %
Obstruktion mit Perforation	6,8 %
Blutung	7,1 %
Sonstige	3,4 %

Präventive Eingriffe

Die rein prophylaktische Proktokolektomie ist nur bei nachgewiesener FAP indiziert. Tritt im Rahmen eines HNPCC oder auch bei der Colitis ulcerosa ein Karzinom im Kolon oder Rektum auf, so ist auch hier die Kolektomie oder die Proktokolektomie mit Ileorektostomie bzw. Ileumpouchbildung und pouchanaler Anastomose gerechtfertigt, um die Entstehung von Zweitkarzinomen zu verhindern (Anastomosentechnik: Kapitel 22).

Im Falle einer konventionellen Resektion bei HNPCC beträgt das Risiko, innerhalb von 10 Jahren ein kolorektales Zweitkarzinom zu entwickeln, ca. 60 %. In der Diagnostik besteht die Problematik darin, dass der zeitaufwändige genetische Nachweis eines HNPCC derzeit erst

Interdisziplinäre kurzgefasste Leitlinien der Deutschen Krebsgesellschaft

Therapie

Sondersituationen

Multiviszerale Resektionen

Bei Adhärenz benachbarter Strukturen ist neben der radikulären Lymphknotendissektion nach Möglichkeit die En-Bloc-Resektion der befallenen Organe (multiviszerale Resektion) anzustreben. Biopsien aus der Gegend der vermuteten Tumorinfiltration sind zu vermeiden, da diese zu einer lokoregionären Tumorzelldissemination mit dem Risiko eines lokoregionären Rezidivs führen können.

Fernmetastasen

Die Resektion von (syn- und metachronen) **Fernmetastasen** (Leber, Lunge, u. a.) ist indiziert, sofern eine Resektion, die den onkologischen Radikalitätssprinzipien entspricht (R0-Resektion), möglich und das Risiko des Eingriffs vertretbar ist. Bei Inoperabilität s. u. Palliativmaßnahmen.

Mehrfachkarzinom des Kolorektums

Beim Mehrfachkarzinom des Kolons orientiert sich das Resektionsausmaß an den Lymphabflussgebieten. Daraus kann sich eine Kolektomie mit Ileorektostomie ergeben. Bei gleichzeitigem Rektumkarzinom ist der Eingriff entsprechend dem Vorgehen bei Rektumkarzinom zu erweitern (Rektumkarzinom).

Begleitende Kolonadenome

Gleichzeitig vorhandene Adenome, die endoskopisch nicht abtragbar sind, können eine Erweiterung der Darmresektion notwendig machen, wobei auf eine Erweiterung des Lymphabflussgebietes verzichtet werden kann.

Colitis ulcerosa, familiäre adenomatöse Polyposis, HNPCC

Bei auf dem Boden einer Colitis ulcerosa oder familiären adenomatösen Polyposis entstandenem Karzinom ist die Proktokolektomie, soweit möglich unter Erhaltung der Kontinenz, indiziert. Die Karzinomerkrankung, zumal im begrenzten Stadium, ist keine grundsätzliche Kontraindikation für die Anlage eines ileoanalen Pouch.
Bei hereditärem Nicht-Polypose-Kolonkarzinom (HNPCC, bevorzugt ist das Colon ascendens) wird von manchen Autoren die subtotale Kolektomie empfohlen.

Karzinomdiagnose am endoskopisch entfernten Polypen

Ergibt die histologische Untersuchung eines endoskopisch entfernten Polypen ein Karzinom, kann auf eine onkologische Nachresektion nur dann verzichtet werden, wenn es sich um ein auf die Submukosa beschränktes „Low-Risk“-Karzinom (pT1, G1—G2, keine Lymphgefäßinfiltration) bei histologisch tumorfreier Polypenbasis handelt. Zur exakten pathohistologischen Beurteilung muss die Abtragungsfläche mit Tusche, Tipp-Ex oder einer Nadel markiert werden.

Notfalloperation

Bei Ileus, Tumorperforationen oder Darmperforation bei stenosierendem Tumor ist das Vorgehen abhängig von der vorliegenden Situation. Nach Möglichkeit sollten die Erfordernisse der onkologischen Chirurgie eingehalten werden.

Laparoskopische Operation

Die Ergebnisse der alleinigen laparoskopischen Resektion sind derzeit nicht abschließend beurteilbar, sodass diese Verfahren nur im Rahmen von qualifizierten Studien mit langfristiger Nachbeobachtung zur Anwendung kommen sollen. Gegen in palliativer Zielsetzung laparoskopisch vorgenommene Segmentresektionen bestehen keine Einwände.

Monate nach der Karzinomdiagnose erbracht werden kann. Hieraus ergeben sich Schwierigkeiten bei der korrekten Therapieentscheidung.

Rezidivoperationen

Siehe Abschnitt 21.13: Therapie von Metastasen und Rezidiven.

21.11.7 Komplikationen

Postoperative Letalität

Die in der „Studiengruppe Kolorektale Karzinome“ zusammengeschlossenen Kliniken wiesen beim Kolonkarzinom (n=1224) eine Gesamtletalität von 4,9 % auf (56). Die differenzierte Betrachtung zeigte einen deutlichen Unterschied zwischen Elektiveingriffen (3,4 %) und Notfalloperationen (11,6 %). Weitere Einflussfaktoren bestanden im Vorliegen von Begleiterkrankungen, dem chirurgischen Vorgehen (resektiv versus nichtresektiv), der R-Klassifikation (R2-Resektionen: 9 %) und dem Lebensalter (>70 Jahre: 7,4 %). Die geringste Letalitätsrate von 2,3 % wiesen elektiv operierte Patienten ohne Begleiterkrankungen auf. Am deutlichsten beeinflussten bestehende Begleiterkrankungen die Letalität bei Notfalloperationen (4,8 % ohne Begleiterkrankungen, 15 % bei einer und 28 % bei mehreren Begleiterkrankungen).

Postoperative Komplikationen

Die Komplikationsrate war nach Notfalloperationen (39,1 %) im Vergleich zu Elektivoperationen (23,2 %) deutlich erhöht. Weitere signifikante Einflussfaktoren bestanden in dem Vorhandensein und der Anzahl von Begleiterkrankungen, in der chirurgischen Vorgehensweise und zwischen den einzelnen Institutionen. Multiviszerale Eingriffe wiesen keine signifikante Erhöhung der postoperativen Mortalität und Morbidität auf. Ausnahme ist die multiviszerale Pankreasresektion, die eine Verdoppelung der Komplikationsrate bewirkt.

An erster Stelle der chirurgischen Komplikationen standen Störungen der Wundheilung wie Bauchdeckenabszesse, Hämatome, Serome, Nahtdehiszenzen und der Platzbauch (6,6 %), die Anastomoseninsuffizienz (3,1 %) und der Ileus (2,8 %). An nichtchirurgischen Komplikationen ereigneten sich kardiopulmonale Komplikationen bei 5,1 % und renale Komplikationen bei 5,8 % aller Elektiveingriffe. Nach Notfalleingriffen ist die kardiopulmonale Komplikationsrate mehr als verdreifacht (16,9 %), während die restlichen Komplikationen nur wenig abweichen.

21.11.8 Postoperative Maßnahmen

In der frühen postoperativen Phase steht an allgemeinen Maßnahmen die Pneumonie- und Thromboembolieprophylaxe im Vordergrund. Suprapubische Blasenkatheter eignen sich am besten zur Überwachung der Nierenfunktion bei geringem Harnwegsinfektrisiko.

21.12 Multimodale Therapiekonzepte

Standardverfahren beschränken sich beim Kolonkarzinom derzeit auf die adjuvante Chemotherapie. Die beim Rektumkarzinom etablierte Strahlenbehandlung ist für das Kolon aufgrund der Nähe zum strahlensensiblen Dünndarm mit der erforderlichen Bestrahlungsdosis nicht durchführbar.

21.12.1 Präoperative Konzepte

Beweisende Untersuchungen für die Wirksamkeit neoadjuvanter Maßnahmen liegen für das Kolonkarzinom nicht vor. In speziellen Fällen kann bei tief sitzenden Sigmakarzinomen bei primärer Inoperabilität und Stenosierung nach Anlage eines Diversionsstomas eine neoadjuvante Radio-/Chemotherapie analog zum Rektumkarzinom sinnvoll sein.

21.12.2 Intraoperative Konzepte

Beweisende Untersuchungen für die Wirksamkeit intraoperativer Zusatztherapien liegen für das Kolonkarzinom nicht vor.

21.12.3 Postoperative Konzepte

Adjuvante Chemotherapie

Definition und Zielsetzung

Definitionsgemäß setzt eine adjuvante Therapiemaßnahme eine in kurativer Intention durchgeführte Operation (hier: Kolonresektion unter Wahrung der Sicherheitsabstände mit regionärer Lymphdissektion und minimal 12 Lymphknoten) und eine konventionell histopathologisch bestätigte vollständige Resektion (R0) voraus.

Weitere potenzielle prognostische Faktoren wie immunzytochemische Knochenmark- oder Lymphknotenbefunde sowie peritoneale Spülzytologien werden außerhalb von Studien zur Indikationsstellung nicht berücksichtigt. Ziel ist es, durch zusätzliche Therapieverfahren eventuell zurückgebliebene, nicht erkennbare Tumorzellverbände zu eliminieren, potenziell daraus hervorgehende Fernmetastasen zu verringern und dadurch die Heilungsrate zu erhöhen.

Als adjuvante Therapiemodalität kommt beim Kolonkarzinom im Stadium III die Chemotherapie zum Einsatz (s. u.). Die Immuntherapie (57) bzw. die kombinierte Chemoimmuntherapie sowie die aktiv-spezifische Immunisierung (31, 71) haben in mehreren kleineren Studien in den Stadien II und III Erfolge gezeigt; für die maßgeblichen Studien wurden noch keine abschließenden Nachbeobachtungsdaten publiziert, wobei deren Aussagekraft durch methodische Mängel ohnehin limitiert sein wird.

Rationale

1989 und 1990 wurden in den USA erstmals Studien (37, 47) publiziert, die eine Verbesserung der 5-Jahres-Überlebensrate im Stadium III durch eine einjährige Behandlung mit 5-Fluorouracil (5-FU) und Levamisol beim Kolonkarzinom zeigten. Diese Ergebnisse wurden in die Empfehlungen des National Institute of Health (48) aufgenommen. Da hierzulande die Kombination 5-FU/Kalziumfolinat mindestens gleichwertige Resultate bei einer nur 6-monatigen Behandlung gezeigt hat, wurde diese in den maßgeblichen deutschen Konsensuskonferenzen empfohlen und zuletzt in Form von Leitlinien verankert.

Die Qualität der erhobenen Daten auch weiterer vergleichbarer Studien zum Einfluss der adjuvanten Therapie werden jedoch weiterhin kontrovers diskutiert. Zum einen wird die unterschiedliche Prognose der Subgruppen pN1 und pN2 im Stadium III derzeit nicht berücksichtigt, zum anderen wird der mittlerweile von der UICC anerkannte Prognosefaktor Chirurg/chirurgische Klinik außer Acht gelassen. Mögliche weitere Prognosefaktoren, insbesondere immunhistochemische und molekularbiologische Marker sind noch nicht hinreichend validiert.

Indikation

Für Patienten mit einem Kolonkarzinom in den Stadien I und II besteht derzeit keine Indikation zur adjuvanten Chemotherapie. Nach R0-Resektion von Fernmetastasen (Stadium IV) ist eine adjuvante Therapie nur innerhalb von Studien indiziert. Für Patienten im Stadium III wird eine adjuvante Chemotherapie mit 5-FU und Folinsäure über sechs Monate empfohlen, falls keine Kontraindikationen vorliegen.

Empfohlene Regime:

- 5-FU (425 mg/m² als Bolus über 5 min)
  Folinsäure (20 mg/m² über 2 h);
  Tag 1 bis Tag 5 in den Wochen 1, 4, 8, 13, 18, 23
  oder:
- 5-FU (500 mg/m² über 2 h)
  Folinsäure (500 mg/m² Bolus nach der 1. Stunde FU-Infusion);
  wöchentlich über 6 Wochen, 2 Wochen Pause; hiervon 4 Zyklen.

Eine Steigerung der Gesamtdosis und damit der Wirksamkeit bei gleichbleibender Sicherheit kann über eine kontinuierliche Infusion des 5-FU erreicht werden. Hierbei ist das „Ardalan-Schema" am weitesten verbreitet:

- Kalziumfolinat 500 mg/m² 1–2 h, dann 5-FU
  2600 mg/m² 24-h-Infusion;
  Tage 1, 8, 15, 22, 29, 36, Wiederholung Tag 57

Verläufe von Patienten im Stadium III, die diese Therapie erhalten, sind im Rahmen der Qualitätssicherung hinsichtlich des Auftretens von Rezidiven, dem Überleben und der Nebenwirkungen (Diarrhö, Leuko-, Thrombozytopenien) zu überprüfen und zu dokumentieren. Von den Empfehlungen abweichende adjuvante Therapieverfahren sollten nur innerhalb kontrollierter, prospektiver Studien durchgeführt werden.

Studienprinzipien

Zur adjuvanten Therapie liegen eine Vielzahl von Studien vor. Bei der Beurteilung von Studienergebnissen ist es wichtig, die gewählte Methodik auf die Zielvorgaben hin zu überprüfen (Tab. 21.**13**).

Interdisziplinäre kurzgefasste Leitlinien der Deutschen Krebsgesellschaft

Adjuvante Therapie (Konsensus CAO, AIO, ARO 1999)

Voraussetzung für eine adjuvante Therapie ist die R0-Resektion des Primärtumors. Grundlage für die Indikation zur adjuvanten Therapie nach Tumorresektion ist die pathologische Stadienbestimmung, insbesondere die Bestimmung des pN-Status. Zur Festlegung von pN0 sollten üblicherweise 12 oder mehr regionäre Lymphknoten untersucht werden. Immunzytologische Befunde von isolierten Tumorzellen in Knochenmarkbiopsien oder Lymphknoten sowie zytologische Tumorzellbefunde in Peritonealspülungen sollen für die Indikation zur adjuvanten Therapie außerhalb von Studien nicht berücksichtigt werden.
Für Patienten mit einem Kolonkarzinom im *Stadium I und II oder nach R0-Resektion* von Fernmetastasen ist eine adjuvante Therapie außerhalb von Studien nicht indiziert.
Patienten des *UICC-Stadium III* (jedes pT, pN1–2, M0) sollen möglichst in kontrollierte, prospektive Studien eingebracht werden, um auf diese Weise Aufschluss über die optimale adjuvante Therapie zu erhalten.
Außerhalb von klinischen Studien wird bei Kolonkarzinomen *im Stadium III* eine adjuvante Chemotherapie empfohlen. Der einjährigen Behandlung mit 5-Fluorouracil-Levamisol erwies sich die 6-monatige Gabe einer Kombination von 5-FU und Folinsäure als gleichwertig. Die 6-monatige 5-FU/Fluorouracil-Therapie ist daher heute vorzuziehen. Diese besteht entweder in der Gabe von 5-FU (425 mg/m² als Bolusgabe innerhalb von weniger als 5 Minuten) plus Folinsäure (20 mg/m²)/Tag 1 bis Tag 5, Wiederholung Woche 4 und 8, die nächsten 3 Zyklen alle 5 Wochen oder in der Gabe von 5-FU (500 mg/m²) als Bolus plus Folinsäure (500 mg/m²) als zweistündige Infusion einmal wöchentlich über 6 Wochen, dann 2 Wochen Pause, insgesamt 4 Zyklen (à 8 Wochen).
5-FU wird als Bolus (< 5 Minuten) eine Stunde nach Beginn der 2-stündigen Folinsäureinfusion verabreicht.
Die Durchführung der adjuvanten Chemotherapie erfordert einschlägige Erfahrung und insbesondere die Kenntnis der entsprechenden Dosisreduktionsschemata, die bei auftretender Toxizität eingehalten werden müssen.
Die Ergebnisse nach adjuvanter Gabe des monoklonalen Antikörpers 171 A werden derzeit im Vergleich zur Chemotherapie mit 5-FU/Folinsäure bzw. der Kombination aus Antikörper und Chemotherapie überprüft. Innerhalb der Arbeitsgruppe konnte kein Konsens erzielt werden, ob außerhalb von Studien bei bestehenden Kontraindikationen gegen die adjuvante Chemotherapie eine adjuvante Therapie mit dem Antikörper zu empfehlen ist.
Der Verlauf von Patienten, die außerhalb klinischer Studien behandelt werden, ist im Rahmen der Qualitätssicherung hinsichtlich des Auftretens von Rezidiven, der Überlebensrate und von Nebenwirkungen zu dokumentieren.

Tabelle 21.**L1** Kontraindikationen der adjuvanten Chemotherapie bei Kolonkarzinom (22)

1. Allgemeinzustand schlechter als 2 (WHO)
2. Unkontrollierte Infektion
3. Leberzirrhose Child B und C
4. Schwere koronare Herzkrankheit; Herzinsuffizienz (NYHA III und IV)
5. Präterminale und terminale Niereninsuffizienz
6. Eingeschränkte Knochenmarkfunktion
7. Unvermögen, an regelmäßigen Kontrolluntersuchungen teilzunehmen

Palliative Chemotherapie

Etwa ein Fünftel aller Patienten mit kolorektalem Karzinom entwickeln synchron oder metachron Metastasen, am häufigsten in Leber und Lunge (Kapitel 32). Zunächst ist in jedem Fall die Indikation zur Metastasenresektion zu überprüfen, da im Falle einer Resektabilität eine 5-Jahres-Überlebensrate von bis zu 35 % resultiert (61). Bei primär irresektablen oder grenzwertig resektablen Metastasen ist eine interdisziplinäre Strategie zu diskutieren; durch eine geeignete Chemotherapie kann bei einer Reihe von Patienten die Resektabilität der Metastasen herbeigeführt werden.

Der Nutzen einer solchen Strategie wird derzeit in mehreren Studien überprüft (75). Die Übergänge zur rein palliativen Chemotherapie sind fließend und zumeist a priori nicht zu entscheiden; der primär eingeschlagene Weg sollte jedoch auch hier zu geeigneten Zeitpunkten, wie nach Abschluss eines Behandlungszyklus, interdisziplinär überprüft werden.

Die Bolusapplikation von 5-FU/Kalziumfolinat gilt als Standardtherapie des metastasierten kolorektalen Karzinoms. Durch eine kontinuierliche Applikation von 5-FU konnte in der Erstbehandlung jedoch nicht nur eine wesentliche Verbesserung der Wirksamkeit, sondern auch eine Verringerung der Toxizität erzielt werden. Weite Verbreitung haben die folgenden Therapieschemata gefunden:

- Mayo-Schema:
  - 5-FU 425 mg/m², Kalziumfolinat 20 mg/m², Tag 1–5; Wiederholung Tag 28
- De Gramont-Schema:
  - 5FU 400 mg/m², Bolus, Kalziumfolinat 200 mg/m² Tag 1+2;
  - 5F-U 600 mg/m² 22-h-Infusion Tag 1+2; Wiederholung Tag 15
- Ardalan-Schema:
  - Kalziumfolinat 500 mg/m² 1–2 h, dann 5FU 2600 mg/m² 24-h-Infusion; Tage 1, 8, 15, 22, 29, 36, Wiederholung Tag 57.

Tabelle 21.**13** Beurteilung von Studien: Methodik in Bezug auf die Zielvorgaben

Zielkriterium	Methodik
Wertigkeit einer adjuvanten Therapie	adjuvante Therapie versus Kontrollarm
Optimierung der adjuvanten Therapie	adjuvante Therapie 1 versus 2 versus 3 etc.
Validierung von Prognosefaktoren	Untersuchung auf Vorliegen des Prognosefaktors; Analyse der Überlebensdaten bei identischer Therapie
Prognoseabhängige adjuvante Therapie	adjuvante Therapie versus Kontrollarm in der prognosedefinierten Subgruppe Qualitätssicherung der Chirurgie und Pathologie möglichst Stratifizierung nach Chirurg oder Institution

Interdisziplinäre kurzgefasste Leitlinien der Deutschen Krebsgesellschaft

Palliativmaßnahmen

Vor Einleitung einer palliativen Chemotherapie muss die Inoperabilität interdisziplinär geprüft werden. Dies gilt insbesondere für Lebermetastasen, aber auch für andere Organe, z. B. die Lunge. Die vollständige operative Entfernung von Metastasen beinhaltet für einen Teil der Patienten eine Heilungschance.

Auch bei nachgewiesener Fernmetastasierung empfiehlt sich, abhängig vom operativen Risiko, die Entfernung des resektablen Primärtumors zur Sicherstellung der Darmpassage (s. o.). Bei nichtresektablem Tumor ist das Vorgehen symptomorientiert. Ggf. sind operative Umleitungsverfahren indiziert.

Bei diffusen, nichtresektablen Metastasen sollte die Behandlung bei Nachweis von Metastasierung auf der Basis von 5-FU und Folinsäure begonnen werden. Außerhalb von Studien ist in der Primärbehandlung dieser Situation derzeit entweder 5-FU/Folinsäure allein oder in Kombination entweder mit CPT-11 oder mit Oxaliplatin die Therapie der Wahl. Die Therapie ist zu ändern, wenn die Kontrolluntersuchung nach 2 bis 3 Zyklen einen Progress zeigt. Bei stabiler Erkrankung oder bei Ansprechen zu diesem Zeitpunkt sollte die Therapie bis zum nachgewiesenen Progress fortgeführt werden.

Bei Tumorprogression (PD) während oder kurz nach Beendigung der First-Line-Therapie wird eine Second-Line-Behandlung eingeleitet. Als Second-Line-Therapie stehen in Abhängigkeit von der Primärtherapie eine protrahierte Infusion mit 5-FU/FS, eine Behandlung mit CPT-11, CPT-11/5-FU/FS oder Oxaliplatin/5-FU/FS zur Verfügung.

In Anbetracht der Komplikationsmöglichkeiten der regionalen Chemotherapie kann diese derzeit nicht als Standardverfahren gelten, sondern sollte nur in Studien Anwendung finden. Eine Laparotomie ausschließlich zur Einlage eines Katheters in die A. hepatica ist nur in Ausnahmefällen gerechtfertigt.

Kommt es unter oder nach diesen Therapien zum Progress, wird in Abhängigkeit der Primärtherapie eine Dosissteigerung mit protrahierter Infusion von 5-FU/Folinsäure, z. B. Dosiseskalation 500 bis 2600 mg/m^2, oder die Kombination beider Substanzen mit Oxaliplatin favorisiert. Alternativ hierzu kann Irinotecan als Monosubstanz oder in Kombination mit 5-FU eingesetzt werden.

Weitere, im Rahmen von Studien untersuchte Monosubstanzen oder Wirkstoffkombinationen beinhalten: Irinotecan, Platinderivate (Oxaliplatin, Carboplatin, Cisplatin), Gemcitabine, Capecitabine, Mitomycin C, Raltitrexed, Topoisomerasehemmer (Etoposid) und Taxane (Paclitaxel, Docetacel).

Prinzipiell stehen folgende Applikationsmodi zur Auswahl: Bolus, Kurzinfusion, kontinuierliche Infusion, zirkadiane Infusion. Hierbei konnten im Allgemeinen unter längeren Infusionsdauern bessere Remissionsraten und ein eher günstigeres Toxizitätsprofil bei gleicher Gesamtüberlebenszeit ermittelt werden. Aufgrund der lokalen Komplikationen bei peripheren Venenpunktionen und der Patientenbelastung bei der wiederholten Anlage perkutaner zentraler Venenkatheter haben sich Portkatheter zur Verabreichung der Substanzen allgemein durchgesetzt.

Die Hauptziele der palliativen Chemotherapie sind:

- Remissionsrate,
- Remissionsdauer,
- progressionsfreies Intervall,
- Überlebenszeit,
- Kontrolle von Symptomen und
- Lebensqualität.

Supportive Therapie

Im fortgeschrittenen metastasierten Stadium der Erkrankung steht die Ernährungssituation im Vordergrund. Wann immer möglich, ist die orale bzw. enterale Nährstoffzufuhr der parenteralen vorzuziehen (Kapitel 5). Eine adäquate Schmerztherapie sollte im Rahmen einer interdisziplinären Zusammenarbeit der jeweiligen Situation angepasst verabreicht werden.

21.13 Therapie von Metastasen und Rezidiven

21.13.1 Lokalrezidive

Selten gehen Lokalrezidive beim Kolonkarzinom primär von der Mukosa des Anastomosenbereichs als Folge eines ungenügenden Ausmaßes der tubulären Resektion aus. In den meisten Fällen entstehen lokoregionäre Rezidive aus Lymphknotenmetastasen oder peritonealen Metastasen und weisen so auf ein ungenügendes Dissektionsausmaß bei der Primäroperation hin. Diese Rezidive können dann sekundär die Darmwandschichten infiltrieren und auch intraluminal nachweisbar sein. In diesen Fällen ist der endoskopische Nachweis lediglich die „Spitze des Eisbergs" einer fortgeschrittenen lymphogenen Metastasierung.

Selbst in der hoch auflösenden Bildgebung kann beim frühen Verdacht in der Regel nicht zuverlässig genug zwischen Narbe und Rezidiv unterschieden werden, negative radiologisch gestützte Biopsate schließen in dieser Phase ein Rezidiv nicht aus. Die engmaschige Verlaufsbeobachtung ist in solchen Fällen angezeigt, da die „Second-Look"-Strategien und intraoperative Biopsien mit einer prognostisch entscheidenden R0-Resektion nicht vereinbar sind. Den Weg aus diesem diagnostischen Dilemma weisen Verfahren, die den Tumor über dessen gesteigerten Metabolismus (PET) oder über dessen Antigenität radionuklidmarkiert (RIGS) zur Darstellung bringen. Diese Verfahren werden derzeit am kolorektalen Karzinom in Studien untersucht.

Im Gegensatz zur Primärtherapie des Kolonkarzinoms sind im Rezidivfall neoadjuvante Therapieansätze, insbesondere die systemische Chemotherapie, interdisziplinär zu diskutieren.

Lokalrezidive stellen besondere Anforderungen an eine individuelle chirurgische Therapie, die oft erst nach dem intraoperativen Befund festgelegt werden kann. Häufig sind multiviszerale Eingriffe mit nicht unerheblichen Konsequenzen für die Lebensqualität erforderlich; bestehen gleichzeitig Organmetastasen, sind wiederum interdisziplinäre Strategien festzulegen. Wenn immer möglich, sollte auch hier in erster Linie die lokoregionäre Radikalität angestrebt werden

21.13.2 Metastasenresektionen

Die Resektion von syn- oder metachronen Fernmetastasen (Leber, Lunge etc.) ist indiziert, sofern eine Resektion, die den onkologischen Radikalitätsprinzipien entspricht (R0-Resektion), möglich ist und das Risiko des Eingriffs vertretbar erscheint (Kapitel 32).

21.14 Prognose/Ergebnisse

21.14.1 Prognosefaktoren

Trotz großen Forschungsaufwandes ist derzeit kein prognostischer bzw. prädiktiver Marker verfügbar, der die konventionellen histopathologischen Prognosefaktoren der pT- und pN-Kategorien (UICC), der Vollständigkeit der Resektion (R0/1/2) (Tab. 21.**14**) sowie den Einfluss des Chirurgen bzw. der Institution (25) übertrifft (Tab. 21.**15**). Folgende Faktoren unterliegen in Bezug auf den Einfluss des Chirurgen zudem einer klinikabhängigen Variation (in %):

- R0-Resektionsrate: 70–80 %,
- intraoperative örtliche Tumorzelldissemination: 0,5–15 %,
- multiviszerale Resektion bei T4a, M0: 21–96 %,
- postoperative Letalität nach Elektiveingriff: 0–8 %,
- postoperative Letalität nach Notfalleingriff: 2–21 %.

Tabelle 21.**14** Prognosefaktoren beim kolorektalen Karzinom (College of American Pathologists Consensus Statement 1999)

Kategorie I (statistisch nachgewiesene, eindeutige prognostische Relevanz)	**Kategorie IIA** (nachweislich prognostische Relevanz, klinische Validierung steht aus)	**Kategorie IIB** (aussichtsreiche Faktoren, Daten noch nicht ausreichend)	**Kategorie III** (Datenlage unklar/ Studien noch unzureichend)	**Kategorie IV** (nachweislich keine prognostische Relevanz)
pT-Kategorie pN-Kategorie (AJCC/UICC)	Grading	histologischer Karzinomtyp	morphologische Marker: • perineurale Invasion • Kapillardichte • peritumorale Fibrose (Desmoplasie) • peritumorale inflammatorische Reaktion • fokale neuroendokrine Differenzierung	Tumorgröße
V-Kategorie (Veneninvasion) L-Kategorie (Lymphgefäßinvasion)	Resektatränder	MSI-assoziierte Faktoren, MSI-H	alle molekularen Marker*, außer DCC und MSI-H, makroskopische Tumorkonfiguration	
R-Klassifikation (Residualtumor)	ypTNM	LOH 18q (DCC-Allelverlust)	alle Tumormarker* (Zellproteine und Kohlenhydrate) außer CEA	
CEA präoperativ		Tumorrandkonfiguration	nukleäre Organisationsregionen Proliferationsmarker/ index: Ki-67, DNA-Gehalt	

MSI: Mikrosatelliteninstabilität
CEA: karzinoembryonales Antigen
ypTNM: y: Klassifikation nach Radio-/Chemotherapie, p: pathologisches Staging
* Auflistung der Marker siehe Literatur

21.14.2 Überleben

Gesamtüberleben

Rezidivraten nach kurativen Operationen sind abhängig vom Stadium des Primärtumors und liegen insgesamt bei 30–40 %. Entsprechendes gilt für das Überleben, wobei aufgrund des höheren Erkrankungsalters beim Kolonkarzinom eine Alterskorrektur deutlich günstigere Werte liefert (Tab. 21.**16**). Multiviszerale Resektionen mit erweiterter Lymphknotendissektion können heute mit einer Letalität von 2 % vorgenommen werden. Die alterskorrigierte 5-Jahres-Überlebensrate lag dabei Ende der 80er Jahre bei 89,8 %, sodass multiviszeral operierte Patienten nahezu die gleiche Prognose haben wie Patienten ohne erweiterte Resektion (34).

Lokoregionäre Rezidivierung

Häufigkeit

Eine amerikanische Meta-Analyse von 13 Studien (38) ergab eine durchschnittliche lokoregionäre Rezidivierung beim kolorektalen Karzinom von 17 %. In der SGKRK-Studie wurden lokoregionäre Rezidive bei 10,5 % aller kurativen Kolonkarzinomeingriffe berichtet. Auch hier ist die Klinikvariation mit 4–24 % erheblich ([25]; Tab. 21.**17**).

Tabelle 21.**15** Chirurgischer Einfluss auf die Prognose des Kolonkarzinoms (25)

	5-Jahres-Überlebensrate	**Klinikabhängige Variation (%)**
Stadium I	100	100
Stadium II	90,7 (+/- 7)	51-100
Stadium III	60 (+/- 8,4)	34-71
• pN1	• 72,6 (+/- 12,1)	• 58-81
• pN2, 3	• 46,4 (+/- 11,3)	• 11-63
Stadium IV	34 (+/-20)	-

Tabelle 21.**16** 5-Jahres-Überlebensraten bei kurativen Eingriffen des Kolonkarzinoms in Abhängigkeit vom Stadium und von der Institution (25)

	Beobachtet	**Alters-korrigiert**	**Klinik-variation**
UICC Stadium I	79,9 %	100 %	
UICC Stadium II	66,8 %	88,3 %	51-100 %
UICC Stadium III	42,8 %	56,6 %	34-71 %
davon:			
• pN1	• 50,1 %	• 67,8 %	
• pN2, 3	• 34,3 %	• 44,3 %	
UICC Stadium IV	23,7 %	29,8 %	
R0, alle Stadien		80,9 %	46-88 %
R1/2		3,3 %	0-18 %

Tabelle 21.**17** Häufigkeit der lokoregionären Rezidivierung beim Kolonkarzinom (SGKRK; 25)

	Alle Kliniken	Variation
Alle Patienten (n=865)	10,5 %	4–24 %
Stadium I (n=162)	3,1 %	0–9 %
Stadium II (n=369)	6,2 %	1–18 %
Stadium III (n=334)	18,9 %	9–38 %

Zeitpunkt der Diagnose

Etwa die Hälfte aller Rezidive treten während des ersten, mehr als zwei Drittel in den ersten beiden Jahren auf, nach drei Jahren haben sich 85 % aller lokoregionärer Rezidive entwickelt (1). Hierbei besteht eine Abhängigkeit von der Qualität der chirurgischen und evtl. adjuvanten Behandlung.

Stadienabhängigkeit

Die lokoregionäre Rezidivierung korreliert mit steigendem Stadium des Primärtumors (Tab. 21.**17**).

Kurative Reoperationsrate

Die kurativen Reoperationsquoten differieren zwischen den einzelnen Zentren erheblich. In der Studie der Studiengruppe Kolorektales Karzinom wurden R0-Resektionsraten zwischen 8 % und 34 % ermittelt (25). Andere Studien konnten einen Effekt der Tumornachsorge bezüglich der Rezidivresektionsraten herausstellen. Diese lagen in den Nachsorgegruppen etwa 3fach höher als in Gruppen ohne Nachsorge (33, 45).

Überleben nach Reoperation

Nach kurativer Rezidivoperation besteht eine 5-Jahres-Überlebensrate von 53 %, ein medianes Überleben von 62 Monaten im Vergleich zu 12 Monaten bei nicht kurativer Reoperation (1).

Metachrone Fernmetastasen

Häufigkeit

Metachrone Lebermetastasen treten bei 16,5 %, Lungenmetastasen bei 13 % aller Kolonkarzinome auf (1).

Zeitpunkt der Diagnose

Das mediane Intervall beträgt 17 Monate für Lebermetastasen, 20 Monate für Lungenmetasen. 70 % aller Lebermetastasen und 58 % aller Lungenmetastasen werden in den ersten beiden postoperativen Jahren diagnostiziert (1).

Kurative Reoperationsrate

Erneute R0-Resektionen sind bei 22 % aller Lebermetastasen und bei 15 % aller Lungenmetastasen möglich (1).

Prognose

Die beobachtete 5-Jahres-Überlebensrate R0-resezierter Fernmetastasen liegt bei 36 %. Hierbei besteht kein signifikanter Unterschied nach resezierten Lungen- oder Lebermetastasen (45 % bzw. 38 %) (28).

21.15 Palliativtherapie

Die Palliativtherapie wird in der entsprechenden Leitlinie (S. 431) dargestellt; siehe auch Kapitel 4.

21.16 Rehabilitation und Nachsorge

21.16.1 Rehabilitation

In der Regel verläuft die Restitution nach einer Darmkrebsoperation rasch und komplett. So sind mehr als die Hälfte aller Patienten nach einer Sigmaresektion sechs Wochen postoperativ voll belastbar und „gesund". Wenn auch der Patient nach dieser Zeit keine relevanten organspezifischen Probleme mehr angibt, so verbleiben bei eingehender Befragung dennoch nicht selten Veränderungen der körperlichen Wahrnehmung, unter Umständen auch somatische Funktionsstörungen.

Wichtig sind ferner die vielfältigen psychologischen Probleme beim Zurechtfinden mit der neuen Lebenssituation. Diese so genannten *Coping-Mechanismen* sind in Abhängigkeit des persönlichen Charakters, des sozialen Umfelds und gegebenenfalls der ethnischen Zugehörigkeit sehr unterschiedlich ausgebildet. Der nachbehandelnde und nachsorgende Arzt hat hier die Aufgabe, potenzielle Fehlentwicklungen zu erkennen und Hilfe bereitzustellen. Günstig ist der Zugang zu Selbsthilfegruppen nicht nur zur Überwindung von Ängsten und sozialer Isolation, sondern auch zum Austausch von Informationen praktischer Natur bei der Optimierung der Lebensführung nach durchgemachter Erkrankung.

21.16.2 Nachsorge

Die nach erfolgter kurativer Behandlung kolorektaler Karzinome allgemein empfohlenen Nachsorgeuntersuchungen zielen ab auf:

- Früherkennung (d. h. Erkennung im asymptomatischen Stadium) von Tumorrezidiven mit Prognoseverbesserung im Falle einer erneuten kurativen Therapieoption,
- Kontrolle und Behandlung therapiebedürftiger physiologischer und funktioneller Operationsfolgen

Interdisziplinäre kurzgefasste Leitlinien der Deutschen Krebsgesellschaft

Nachsorge

Bei Patienten mit frühem Tumorstadium (UICC I) ist nach R0-Resektion in Anbetracht der geringen Rezidivrate und der günstigen Prognose durch regelmäßige Nachuntersuchung kein prognostischer Gewinn zu erwarten. Eine Koloskopie nach 2 und 5 Jahren dient der Früherkennung von Zweittumoren (Tab. 21.**L2**). Abweichend hiervon kann im Einzelfall bei Annahme eines hohen Rezidivrisikos aufgrund des intraoperativen Befundes (z. B. erhöhtes Lokalrezidivrisiko nach intraoperativer Tumoreröffnung) oder eines pathologischen Befundes (z. B. erhöhtes Risiko für Lebermetastasen bei Invasion perikolischer Venen oder G3/4-Tumoren) eine regelmäßige oder engmaschige Nachsorge angezeigt sein. Nach palliativer Tumorresektion (R2-Resektion) sollte eine symptomorientierte Nachbetreuung durchgeführt werden.
Regelmäßige Nachuntersuchungen nach operativer Therapie eines Kolonkarzinoms sind zu empfehlen bei Patienten nach R0-Resektion von Tumoren der UICC-Stadien II und III, sofern der Allgemeinzustand und die Lebenserwartung einen Eingriff bei Rezidiv vertretbar erscheinen lassen.
Das Nachsorgeschema wird in Tabelle 21.**L3** dargestellt.
Bei Patienten mit familiärer Adenomatosis coli (FAP) sollten nach Anlage eines Ileum-Pouches eine Pouchoskopie jährlich und ab dem 30. Lebensjahr eine Gastroduodenoskopie in 3-jährigem Abstand (bei Vorliegen von Adenomen jährlich) erfolgen. Nach Ileorektostomie ist die Rektoskopie in jährlichem Abstand empfehlenswert.

Rehabilitation

Stationäre Rehabilitationsmaßnahmen sollten, soweit notwendig, ausschließlich in besonders erfahrenen Tumornachsorgekliniken durchgeführt werden, die mit der speziellen somatischen, psychischen, sozialen oder beruflichen Rehabilitationsbedürftigkeit der Patienten vertraut sind.
Ziele jeder Rehabilitation sind Sicherung und erforderlichenfalls Verbesserung der Lebensqualität des Betroffenen, wobei die Notwendigkeit rehabilitativer Maßnahmen individuell einzuschätzen ist. Der Rehabilitationsbedarf bei Patienten nach kolorektalen Tumoren ist äußerst variabel und abhängig von Art und Ausmaß des operativen Vorgehens. Rehabilitationsverfahren sollten möglichst im Anschluss an die Primärtherapie stattfinden.

Tabelle 21.**L2** Nachsorgeempfehlung bei Patienten mit Kolonkarzinom UICC-Stadium I

Untersuchung	**Monate** 6	12	18	24	36	48	60
Anamnese, körperliche Untersuchung	*			+			+
Koloskopie[a]	*			+			+

[a] 3 Monate postoperativ, wenn präoperativ Abklärung des gesamten Kolons nicht möglich. Nach dem 5. Jahr alle 3 Jahre Koloskopie;
* nach endoskopischer Abtragung.

Tabelle 21.**L3** Nachsorgeempfehlung bei Patienten mit Kolonkarzinom UICC-Stadium II–III

Untersuchung	**Monate** 6	12	18	24	36	48	60
Anamnese, körperliche Untersuchung, CEA	+	+	+	+	+	+	+
Abdomen-Sonographie	+	+	+	+	+	+	+
Röntgen-Thorax		+		+	+		+
Koloskopie[a]				+			+

[a] 3 Monate postoperativ, wenn präoperativ Abklärung des gesamten Kolons nicht möglich.
Spiral-Computertomographie Abdomen befundorientiert (z. B. bei unklarem Sonographiebefund, CEA-Anstieg).
Nach dem 5. Jahr alle 3 Jahre Koloskopie;
HNPCC: ohne subtotale Kolektomie: alle 2 Jahre Koloskopie, wenn kein Adenomnachweis in der Voruntersuchung; nach subtotaler Kolektomie: alle 2 Jahre Rektoskopie.

Die American Society of Clinical Oncology (ASCO) hat 1996 und 1999 die CEA-Bestimmung bei Patienten mit kolorektalem Karzinom des Stadiums II und III alle 2–3 Monate für 2 Jahre empfohlen, allerdings nur für Patienten, die willens und in der Lage sind, sich bei Auftreten von Metastasen einer Leberresektion zu unterziehen.

(z. B. Folgen des Organverlusts, Stoma, Narbenhernien, intraabdominelle Verwachsungen und Briden etc.),
- psychosoziale Betreuung des Patienten sowie
- Beurteilung der Therapiequalität.

Die Nachsorge des kolorektalen Karzinoms wird unter der Prämisse einer potenziellen Heilbarkeit von Rezidiven und metachronen Metastasen durchgeführt, wobei eine frühzeitige Erkennung die Resektionsrate deutlich steigert (33, 45). Diese Tatsache erklärt den innerhalb der vergangenen Jahrzehnte vollzogenen Wandel der Nachsorge von einem klinisch-administrativen und rehabilitativen zu einem diagnostischen Instrument mit dem Ziel der Rezidivfrüherkennung.

Die Nachsorge verlagert sich beim kolorektalen Karzinom zunehmend in den niedergelassenen Bereich. Durch diese Dezentralisierung tritt die Notwendigkeit von Leitlinien sowie einer Qualitätskontrolle in der Nachsorgediagnostik in den Vordergrund. Auch nach der Trennung der Institutionen der Diagnostik von denen der Datenerfassung und -auswertung ist die Nachsorgeeinrichtung weiterhin der wichtigste Datenlieferant für die Tumorzentren und für die epidemiologischen Krebsregister der Bundesländer.

Die grundlegende Veränderung der Zielrichtung hat weitere Änderungen in der Durchführung der Nachsorge bewirkt. Während die anfänglichen Nachsorgeprogramme in unveränderten Intervallen bis zum Tod des Patienten durchgeführt wurden, weisen die modernen Programme einen definierten Anfangs- und Endpunkt auf, mit einer Gewichtung der Intensität der Nachsorge und engeren Intervallen im Zeitraum der erhöhten Rezidivwahrscheinlichkeit. Seit den 80er Jahren wird das Konzept der „individualisierten Nachsorge" umgesetzt. Hier schlägt sich das individuelle Rezidivrisiko in Abhängigkeit des Tumorstadiums, der durchgeführten Operation und einer eventuellen Zusatzbehandlung in der Intensität des jeweiligen Nachsorgeprogramms nieder.

Ein Problem der Tumornachsorge scheint ihr Fortbestand in Zeiten einer zunehmenden Ressourcenknappheit zu sein. Zwar konnte durch eine regelmäßige Nachsorge nachweislich der Anteil früherer Rezidivstadien und die Rate kurativer Reoperationen deutlich gesteigert werden (33, 45). Auch zeigte sich ein signifikant besseres Gesamtüberleben nach Therapie asymptomatischer Tumorrezidive mit einer 5-Jahres-Überlebensrate von 42% versus 8% bei symptomatischen Rezidiven (15). Das dennoch berechtigte Argument der Nachsorgekritiker ist, dass geeignete Daten zum prospektiven statistischen Nachweis eines Überlebensvorteils des Gesamtkollektivs durch eine programmierte Tumornachsorge bislang nicht erbracht werden konnten (6, 33, 43).

Da der Vorteil standardisierter Nachsorgeprogramme offensichtlich nicht am Überlebensvorteil des Gesamtkollektivs ablesbar ist, sind methodisch sinnvolle Studien erforderlich, um Risikokollektive zu definieren und prospektiv zu untersuchen. Nur durch eine zielgerichtete Nachsorge in Verbindung mit ausgereiften Therapiestrategien an chirurgisch-onkologischen Zentren sind im Rezidivfall Überlebensvorteile in diesen Kollektiven zu erwarten.

21.17 Prävention

21.17.1 Primärprävention

Nährstoffe, Medikamente

Die wichtigsten Hinweise auf eine alimentäre Karzinomprotektion entstammen epidemiologischen Studien, die den Verzehr von karotinreichem Gemüse und Früchten untersuchten. Der protektive Effekt wird auf die darin enthaltenen Antioxidanzien zurückgeführt (21). Eine Empfehlung faserreicher Kost zur diätetischen Karzinomprävention kann aufgrund der uneinheitlichen Studienlage derzeit nicht erfolgen. Trotz einiger Hinweise gibt es auch derzeit keine gesicherten Daten zur wirksamen Prävention des kolorektalen Karzinoms durch Mikronährstoffe und Medikamente wie Kalzium, Magnesium, Betakarotin, Vitamine A, C, D, E, Folsäure, Selen und Aspirin. Die bewusste Einnahme dieser Substanzen mit dem Ziel einer Primärprävention sporadischer wie auch hereditärer Kolonkarzinome kann deshalb nicht empfohlen werden (63).

Bei chronisch-entzündlichen Darmerkrankungen wird der optimalen medikamentösen entzündungshemmenden Behandlung eine präventive Wirksamkeit in Bezug auf die Karzinomentstehung beigemessen.

Lebensgewohnheiten: Nikotin, Alkohol, Gewicht etc.

Auf die Rolle der Lebensgewohnheiten zur Primärprävention von Kolonkarzinomen wird in Abschnitt 21.2.2 eingegangen.

Primärprävention bei entzündlichen Darmerkrankungen

Eine optimale medikamentöse antiinflammatorische Therapie besitzt eine präventive Wirksamkeit in Bezug auf die Karzinomentwicklung (51). Dies scheint vor allem für die Substanzen Mesalazin und Sulfasalazin zuzutreffen. Ferner wird ein protektiver Einfluss von Folsäure bei lang dauernder, ausgedehnter Kolitis berichtet (36).

21.17.2 Sekundärprävention

Auf die Sekundärprävention wird im Abschnitt 21.6 eingegangen.

Literatur

1. Altendorf-Hofmann A, Stühler C, Hohenberger W. Nachsorge beim kurativ resezierten kolorektalen Karzinom. Münch Med Wschr 1995; 137: 203–206
2. Berrino, ed. Survival of cancer patients in Europe: The EUROCARE-2 Study. WHO/IARC Scientific Publications No.151, International Agency for Research on Cancer; Lyon 1999
3. Boland R. Hereditary nonpolyposis colorectal cancer. In: Vogelstein, Kinzler, ed. The genetic basis of human cancer. New York: McGraw Hill; 1998: 333–346
4. Bosman FT. The hamartoma-adenoma-carcinoma sequence. J Pathol 1999; 188: 1–2
5. Brentnall TA, Haggitt RC, Rabinovitch PS, et al. Risk and natural history of colonic neoplasia in patients with primary sclerosing cholangitis and ulcerative colitis. Gastroenterology 1996; 110: 331–338
6. Bruinvels DJ, Stiggelbout AM, Kievit J, Houwelingen van HC, Habbema DF, Velde van de CJH. Follow-up of patients with colorectal cancer. A meta-analysis. Ann Surg 1994; 219: 174–182
7. Bundesministerium für Gesundheit (BMG): Gesundheitsbericht 1998, 1999

8. Bussey HTR. Familial polyposis coli. Baltimore: John Hopkins University Press, 1975
9. Church JM: Prophylactic colectomy in patients with hereditary nonpolyposis colorectal cancer. Ann Med 1996; 28: 479–482
10. Cohen AM. Preoperative evaluation of patients with primary colorectal cancer. Cancer 1992; 70: 1328–1332
11. Compton CC, Fielding LP, Burgart LJ, et al. Prognostic factors in colorectal cancer – College of American Pathologists Consensus Statement 1999. Arch Pathol Lab Med 1999; 124: 979–994
12. Correa P, Haenszel W. The epidemiology of large bowel cancer. Advanc Cancer Res 1978; 26: 1–141
13. Dukes C. The classification of cancer of the rectum. Journal of Pathology and Bacteriology 1932; 35: 323–332
14. Dworak O, Hermanek P. Dysplasie-Karzinom-Sequenz bei chronischen entzündlichen Darmerkrankungen. Zentralbl Chir 1998; 123: 33–39
15. Eckardt VF, Bernhardt G. Nachsorge beim kolorektalen Karzinom. Dtsch Ärzteblatt 1997; 94: B-377–383
16. Fielding LP, Arsenault PA, Chapuis PH et al. Clinicopathological staging system for colorectal cancer: an International Documentation System (IDS) and an International Comprehensive Anatomical Terminology (ICAT). J Gastroenterol Hepatol 1991 6: 325–344
17. Foley EF, Kolecki RV, Schirmer BD. The accuracy of laparoscopic ultrasound in the detection of colorectal cancer liver metastases. Am J Surg 1998; 176: 262–264
18. Friedl W, Kruse R, Jungk M et al. Hamartomatöse Polyposis-Syndrome. Dt Ärztebl 1999; 96: A2285–2291
19. Giardiello FM, Offerhaus JGA. Phenotype and cancer risk of various polyposis syndromes. Eur J Cancer 1995; 31A: 1085–1087
20. Giedl J. Lymphknotenmetastasen kolorektaler Karzinome. Häufigkeit und Topographie. Fortschr Med 1986; 104: 167–170
21. Goldin-Lang P, Kreuser ED, Zunft HJF. Basis and consequences of primary and secondary prevention of gastrointestinal tumors. In: Kreuser ED, Schlag PM, eds. Recent Results in Cancer Research; Berlin-Heidelberg: Springer-Verlag; 1996: 163–192
22. Hermanek P, Hrsg. Kapitel Kolonkarzinom in: Kurzgefasste Interdisziplinäre Leitlinien 2000, Informationszentrum für Standards in der Onkologie (ISTO), Zuckschwerdt-Verlag München: 124–138
23. Hermanek P, Karrer K. Illustrierte Synopsis kolorektaler Tumoren. München: Pharmazeutische Verlagsgesellschaft; 1983
24. Hermanek P, Wichelt H, Staimmer D, Riedl S and the German Study Group Colo-Rectal Carcinoma (SGCRC). Prognostic factors of rectum carcinoma – experience of the German multicentre study SGCRC Tumori 1995; 81 Supplement: 60–64
25. Hermanek jr P, Wiebelt H, Riedl St, Staimmer D, Hermanek P und die Studiengruppe Kolorektales Karzinom. Langzeitergebnisse der chirurgischen Therapie des Coloncarcinoms. Chirurg 1994; 65: 387–397
26. Hermanek P, Wittekind Ch. Präkanzeröse Bedingungen und Läsionen des Verdauungstraktes. In: Hahn EG, Riemann JF, Hrsg. Klinische Gastroenterologie, 3. Aufl. Stuttgart, New York: Thieme; 1996
27. Hofstädter/Tumorzentrum Regensburg 1995, pers. Mitteilung
28. Hohenberger W, Altendorf-Hofmann A, Haas C. Kurative Rezidiveingriffe bei gastrointestinalen Karzinomen – Häufigkeit und Prognose. Langenbeck's Arch Chir Suppl Kongressbd 1996; 113: 218–221
29. Hohenberger W, Hermanek jr P, König HJ: Kolon-,Rektum- und Analkanaltumoren. In: Hahn EG, Riemann JF, Hrsg. Klinische Gastroenterologie. Thieme Verlag, Stuttgart, New York, 3. Auflage, 1996: 991–1024
30. Hohenberger W, Mohr VD, Göhl J. Anastomosentechniken am unteren Intestinaltrakt. Chirurg 1993; 64: 690–700
31. Hoover HC, Brandhorst JS, Peters LC, et al. Adjuvant active specific immunotherapy for human colorectal cancer: 6.5-year median follow-up of a phase III prospectively randomised trial. J Clin Oncol 1993; 11: 390–399
32. Jenkins PJ, Besser GM, Fairclough PD. Colorectal neoplasia in acromegaly. GUT 1999; 44: 585–587
33. Kjeldsen BJ, Kronborg O, Fenger C, Jorgensen OD. A prospective randomized study of follow-up after radical surgery for colorectal cancer. Brit J Surg 1997; 84: 666–669
34. Köckerling F, Hermanek P, Thom N, Gall FP. Abdominale multiviszerale Resektion beim Kolonkarzinom. Langenbeck's Arch Chir Suppl 1992 (Kongressbericht): 79–82
35. Köckerling F, Rose J, Schneider C et al. Laparoscopic colorectal anastomosis: risk of postoperative leakage. Results of a multicenter study. Laparoscopic Colorectal Surgery Study Group. Surg Endosc 1999; 13: 639–644
36. Lashner BA, Provencher KS, Seidner DL et al. The effect of folic acid supplementation on the risk for cancer or dysplasia in ulcerative colitis. Gastroenterology 1997; 112: 29–32
37. Laurie JA, Moertel CG, Fleming TR, et al. Surgical adjuvant therapy of large bowel carcinoma. An evaluation of levamisole and fluorouracil. J Clin Oncol 1989; 7: 1447–1456
38. Lee YT. Local and regional recurrence of carcinoma of the colon and rectum. Surg Oncol 1995; 4: 283–293
39. Lehnert T, Kadmon M, Herfarth C. Hereditäres Kolonkarzinom-Ansatz zur präventiven Chirurgie. In: Beger HG, Rühland D, Siewert JR, Hrsg. Kolon- und Rektumchirurgie. Kurs der DGVC zum 116. Kongress der Deutschen Gesellschaft für Chirurgie. Singen: DCS Druck-Centrum; 1999: 19–27
40. Lennard-Jones JE. Prevention of cancer mortality in inflammatory bowel disease. In: Young GP, Rozen P, Levin B. Prevention and early detection of colorectal cancer. London, Philadelphia, Toronto, Sydney, Tokyo: WB Saunders Co Ltd: 217–238
41. Lynch HT, Smyrk TC, et al. Genetics, natural history, tumor spectrum, and pathology of hereditary nonpolyposis colorectal cancer: an updated review: Gastroenterology 1993; 104: 1535–1549
42. Lynch P, Lynch H, Harris R: Hereditary proximal colonic cancer. Dis Colon Rectum 1977; 20: 661–668
43. Mäkelä J, Laitinen S, Kairaluoma MI. Five-year follow-up after radical resection for colorectal cancer. Results of a prospective randomized trial. Arch Surg 1995; 130: 1062–1067
44. Mandel JS, Bond JH, Church TR, et al. Reducing mortality from colorectal cancer by screening for fecal occult blood. N Engl J Med 1993; 328: 1365–1371
45. Mentges B, Stahlschmidt M, Brückner R. Die Effektivität der Nachsorge beim Kolonkarzinom. Langenbecks Arch Chir 1987; 370: 223–234
46. Metzinger B. Perspektiven für die zukünftige Entwicklung des kolorektalen Screenings – Realisierungschancen in der derzeitigen gesundheitspolitischen Situation. Vortrag anlässlich der Sitzung der Arbeitsgruppe „Krebsfrüherkennung" der Deutschen Krebsgesellschaft und der Deutschen Krebshilfe am 30.11.1999 in Bonn.
47. Moertel CG, Fleming TR, Macdonald JS, et al. Levamisol and fluorouracil for adjuvant therapy of resected colon carcinoma. N Engl J Med 1990; 322: 352–358
48. NIH Consensus Conference, Adjuvant therapy for patients with colon and rectal cancer. JAMA 1990; 264: 1444–1450
49. Nollau P, Moser C, Weinland G, Wagener C. Detection of K-ras mutations in stools of patients with colorectal cancer by mutant-enriched PCR. Int J Cancer 1996; 66: 332–336
50. Ohlsson B, Brehland U, Ekberg H, Graffner H, Tranberg KG. Follow-up after curative surgery for colorectal carcinoma. Randomized comparison with no follow-up. Dis Colon Rectum 1995; 38: 619–926
51. Pinczowski D, Ekbom A, Baron J, Yuen J, Adami HO. Risk factors for colorectal cancer patients with ulcerative colitis. A case-control study. Gastroenterology 1994; 107: 117–120
52. Provenzale D, Kowdley KV, Arora S, Wong JB. Prophylactic colectomy or surveillance for chronic ulcerative colitis? A decision analysis. Gastroenterology 1995; 109: 1188–1196

53. Rex DK, Lehmann GA, Ulbright TM, et al. Colonic neoplasia in asymptomatic persons with negative fecal occult blood tests: influence of age, gender, and family history. Am J Gastroenterol 1993; 88: 825–831
54. Rex DK, Rahmani EY, Hasemann JH et al. Relative sensitivity of colonoscopy and barium enema for detection of colorectal cancer in clinical practice. Gastroenterology 1997; 112: 17–23
55. Riddell RH. Implications of a diagnosis of dysplasia in ulcerative colitis. J Gastroenterol 1995; 30 Suppl 8: 25–29
56. Riedl S, Wiebelt H, Bergmann U, Hermanek jr P. Postoperative complications and fatalities in surgical therapy of colon carcinoma. Results of the German multicenter study by the Colorectal Carcinoma Study Group. Chirurg 1995; 66: 597–606
57. Riethmüller G, Holz E, Schlimok G, et al. Monoclonal antibody therapy for resected Dukes C colorectal cancer: seven-year outcome of a multicenter randomized trial. J Clin Oncol 1998; 16: 1788–1794
58. Robert Koch Institut 1997
59. Robert Koch Institut 2000
60. Rustgi AK. Hereditary gastrointestinal polyposis and nonpolyposis syndromes. N Engl J Med 1994; 331: 1694–1702
61. Scheele J, Stangl R, Altendorf-Hofmann A, Paul M. Resection of colorectal liver metastases. World J Surg 1995; 19: 59–71
62. Schmiegel W et al. Ergebnisse einer interdisziplinären Konsensuskonferenz im Auftrag der DGVS unter der Schirmherrschaft der Deutschen Krebsgesellschaft, Bochum 1999, veröffentlicht in:
63. Schmiegel W, et al. Kolorektales Karzinom: Prävention und Früherkennung in der asymptomatischen Bevölkerung – Vorsorge bei Risikopatienten – Endoskopische Diagnostik, Therapie und Nachsorge von Polypen und Karzinomen. Z Gastroenterol 2000; 38: 49–75
64. Schölmerich J. Sinn und Unsinn der Nachsorge bei kolorektalem Karzinom. Med Klin 1996; 91: 420–427
65. Slattery ML, Boucher KM, Caan BJ, Potter JD, Khe-Ni M. Eating patterns and risk of colon cancer. Am J Epidemiol 1998; 148: 4–16
66. Smith-Ravin J, England J, Talbot IC, Bodmer W: Detection of c-Ki-ras mutations in faecal samples from sporadic colorectal cancer patients. Gut 1995; 36: 81–86
67. Statistisches Bundesamt. Statistisches Jahrbuch 1998. Stuttgart: Metzler-Poeschel 1998
68. Steele GD, Mayer RJ: Adenocarcinoma of the colon and rectum. In: Zwidema GD. Shackleford's surgery of the alimentary tract. Philadelphia: Saunders; 1991
69. UICC. Klassifikation maligner Tumoren. TNM-Atlas 1997
70. VanLoon AJ, vandenBrandt PA, Golbohm RA. Socioeconomic status and colon cancer incidence: a prospective cohort study. Br J Cancer 1995; 71: 882–887
71. Vermorken JB, Claessen AME, van Tinteren H, Gall HE et al. Active specific immunotherapy for stage II and stage III human colon cancer: a randomised trial. Lancet 1999; 353: 345–350
72. Vogelstein B, Fearon ER, Hamilton SR, et al. Genetic alterations during colorectal-tumor development. N Engl J Med 1988 319: 525–532
73. Wang ZJ, Ellis I, Zauber P, et al. Allelic imbalance at the LKB1 (STK11) locus in tumours from patients with Peutz-Jeghers syndrome provides evidence for a hamartoma-(adenoma)-carcinoma sequence. J Pathol 1999; 188: 9–13
74. Watson P, Lynch HT: Extracolonic cancer in hereditary nonpolyposis colorectal cancer. Cancer 1993; 71: 677–685
75. Wein A, Riedel C, Hanke B, Lampert S, Brückl W, Reingruber B, Hohenberger W, Hahn EG. Verbesserung der palliativen Behandlung des kolorektalen Karzinoms. Dtsch med Wschr 2000; 125: 121–126
76. Wein A, Riedel C, Lehnert T, et al. Adjuvante Behandlung beim Kolonkarzinom. Resultate und Perspektiven. Dtsch med Wschr 1998; 123: 674–680
77. WHO, International agency for research on cancer, European Commission; IARC Scientific Publications No.151. Berrino F, Capocaccia R, Esteve J et al., eds. Lyon, France 1999: 187
78. Winawer SJ, Fletcher RH Miller L et al. Colorectal cancer screening: Clinical guidelines and rationale. Gastroenterology 1997; 112: 594–642

22 Rektumkarzinom

(Die mit * gekennzeichneten Abschnitte werden im Kapitel 21 ebenfalls, z. T. ausführlicher, erläutert.)

22.1 Einleitung

Das Rektumkarzinom ist zusammen mit dem Kolonkarzinom der häufigste maligne Tumor im Gastrointestinaltrakt. Seit der ersten Beschreibung der abdominoperinealen Rektumexstirpation unter einem kurativen Ansatz durch Miles (226) hat sich ein enormer Wandel in der Rektumchirurgie abgespielt. Die wichtigsten Fortschritte der Rektumchirurgie wurden allerdings erst in den letzten Jahren erreicht: Mit der Etablierung und anschließend weiten Verbreitung des Konzepts der „totalen mesorektalen Exzision (TME)" konnte die Prognose des Rektumkarzinoms entscheidend verbessert werden (130–132, 210).

Der Chirurg und seine operative Technik sind ein unabhängiger prognostischer Faktor für das Überleben des Patienten (91, 129, 146, 147, 162, 218, 254, 258). In einem sehr hohen Prozentsatz kann heutzutage allein durch die Chirurgie eine Heilung der Patienten erreicht werden. Und die systematische Verbesserung der chirurgischen Qualität hat einen direkten Einfluss auf die Prognose der Patienten (215).

22.2 Epidemiologie*

Das kolorektale Karzinom ist die häufigste Karzinomentität des Gastrointestinaltrakts (11). Von den kolorektalen Karzinomen ist wiederum ein Großteil im Rektum lokalisiert (11, 43) (Abschnitt 22.5.1). Die Prävalenz kolorektaler Karzinome unterliegt erheblichen geographischen Unterschieden: Sie ist gering in Afrika, Mittel- und Südamerika, höher in den USA, Kanada, Japan, am höchsten in Westeuropa, Skandinavien, Australien and Neuseeland (149, 328).

Die Epidemiologie des kolorektalen Karzinoms wird ausführlich in Abschnitt 22.1 Kolonkarzinom abgehandelt.

22.2.1 Prävalenz*

Die Gesamtzahl der an einem Rektumkarzinom neu Erkrankten in der Bundesrepublik Deutschland wurde zuletzt für das Jahr 1997 auf etwa 19300 Menschen geschätzt (11).

22.2.2 Demographie*

Tabelle 22.**1** zeigt die standardisierten Inzidenzraten im Bereich der ehemaligen DDR im Zeitraum 1970–1972 und 1985–1987 (11). Danach zeigt sich, dass die Inzidenz mit zunehmendem Lebensalter zunimmt und dass die Inzidenz bei Männern höher ist als bei Frauen. Diese Beobachtung wird in anderen Populationen bestätigt (149, 352, 353).

22.2.3 Mortalität*

Entsprechend der unterschiedlichen Inzidenz unterliegt auch die Sterberate für das Rektumkarzinom erheblichen geographischen Schwankungen mit niedrigen Zahlen für Entwicklungsländer und hohen Zahlen für Europa und Neuseeland (Tab. 22.**2**).

Dabei zeigt es sich, dass in einigen Populationen im Verlauf einer Dekade die Sterberate an einem Rektumkarzinom zunimmt, in anderen hingegen abnimmt.

22.2.4 Überleben

Nach Stellung der Erstdiagnose eines Rektumkarzinoms Ende der 80er-Jahre lag die 5-Jahres-Überlebensrate in Deutschland bei etwa 33% für Männer und 37% für Frauen (Tab. 22.**3**).

Diese Überlebensraten werden sich in Zukunft wahrscheinlich deutlich ändern, wenn sich die weit günstigeren Zahlen spezialisierter Zentren (85, 159, 210) auch in größerem Rahmen reproduzieren lassen (Abschnitt 22.2.5 und 22.14).

Tabelle 22.**1** Inzidenz des Rektumkarzinoms, Tumorregister der DDR (11)

	Erkrankte (n)	**Standardisierte Inzidenz pro 100 000/Jahr Männer/Frauen**		
	Männer/Frauen	**Bis 50-Jährige**	**Bis 60-Jährige**	**Bis 70-Jährige**
1970–1972	4258/4723	2,3/1,9	6,0/5,4	13,8/10,9
1985–1987	4860/5431	2,4/2,0	8,0/5,5	17,7/11,9

Tabelle 22.2 Alterskorrigierte Sterberate für das Rektumkarzinom pro 100 000 Einwohner 1985/86 und 1993/94 (149, 252, 353)

	1985/1986 Männer	Frauen	1993/1994 Männer	Frauen
Mauritius	1,4	2,4	4,6	3,2
Chile	1,6	2,1	1,6	1,8
USA	3,9	3,2	3,5	2,9
Kanada	6,4	4,6	5,7	4,0
Japan	8,0	5,6	10,2	6,1
Schweiz	8,5	7,8	8,5	6,7
Deutschland	11,5	11,7	10,8	11,0
England	13,5	10,7	8,5	6,7
Neuseeland	13,1	8,2	12,8	8,4

Tabelle 22.3 Überlebensraten nach Diagnosestellung eines Rektumkarzinoms zwischen 1985 und 1988 im Saarland (mittleres Alter bei Diagnosestellung: Männer: 67,2 Jahre; Frauen: 69,6 Jahre) (11)

Jahr nach Diagnosestellung	Kumulativ beobachtete Überlebensrate in % Männer/Frauen
1	71,5/69,7
2	53,6/56,2
3	43,0/48,9
4	37,5/42,5
5	32,9/37,0
6	30,4/33,4
7	27,0/32,3
8	25,0/29,3
9	24,2/25,7

22.2.5 Langzeitprognose und prognostische Faktoren

Die Prognose beim Rektumkarzinom wird entscheidend durch 2 Faktoren bestimmt:

- Tumorstadium (TNM) und Grading (G) sowie
- Qualität der Chirurgie

Der Chirurg ist ein unabhängiger Faktor für das Überleben. Dies zeigen zum einen vielfältige Untersuchungen, die größtenteils prospektiv durchgeführt wurden (91, 146, 147, 162, 218, 254, 258), zum anderen der Vergleich zwischen Zentren mit einer standardisierten Rektumchirurgie und solchen Institutionen mit hergebrachter Chirurgie (129) sowie der Vergleich innerhalb einer Institution vor und nach Einführung der totalen mesorektalen Exzision (215).

Die 5-Jahres-Überlebensrate nach radikalen Operationen unter kurativem Ansatz konnte in den letzten Jahrzehnten in spezialisierten Kliniken für die Patienten aller Tumorstadien auf durchschnittlich über 80% verbessert werden (210): Im UICC-Stadium I erreichen 100%, im Stadium II 69–90% und im Stadium III 39–61% der Patienten nach einer R0-Resektion die 5-Jahres-Überlebensgrenze (107, 318).

22.3 Ätiologie*

Da die ätiologischen Faktoren für das Kolon- und das Rektumkarzinom identisch sind, wird deren Ätiologie ausführlich in Abschnitt 21.2 gemeinsam abgehandelt. Deshalb sollen hier im Folgenden nur die wichtigsten ätiologischen Faktoren kurz dargestellt werden.

22.3.1. Genetische Faktoren

Familiäre adenomatöse Polyposis (FAP)

Die FAP ist eine autosomal dominant vererbte Erkrankung mit einer Penetranz von 95%. Etwa 40% der beobachteten Fälle treten sporadisch auf. Die Inzidenz der FAP wird mit 1,3 pro 1 Million Einwohner pro Jahr, die Erkrankungsprävalenz mit 10 pro 100 000 Einwohnern angegeben (47).

Das durchschnittliche klinische Manifestationsalter liegt bei 28–30 Jahren. Im späten Kindes- und frühen Erwachsenenalter entwickeln sich bis zu 1000 und mehr Polypen (8). Das durchschnittliche Lebensalter der Patienten zum Zeitpunkt der definitiven Karzinomdiagnose wird mit 39 Jahren für Frauen und mit 40 Jahren für Männer angegeben (52).

Ausgangspunkt der FAP ist eine germinale Mutation im *APC*-Gen, welches auf dem langen Arm des Chromosoms 5 kartiert wurde (5q21–q22) (33, 51, 199). Nach Verlust des anderen Allels bildet sich ein Polyp. Mutationen in anderen Genen führen zum Übergang in ein Karzinom (302, 326).

Gardner-Syndrom

Das Gardner-Syndrom (109, 148) ist charakterisiert durch zahlreiche Adenome des Intestinaltrakts, vor allem im Kolon und im Magen, aber auch im Duodenum und Dünndarm. Zusätzlich bestehen extraintestinale Manifestationen wie Exostosen und Osteome, verschiedene mesenchymale Tumoren (Fibrome, Lipome), Desmoidtumoren und häufig multiple Epidermoidzysten (Atherome).

Die Adenomatose ist eine obligate Präkanzerose. Es besteht ein autosomal dominanter Erbgang. Die Häufigkeit beträgt 1 zu 14 025 Geburten. Das durchschnittliche Manifestationsalter der malignen Entartung beträgt 31 Jahre.

Lynch-Syndrom (hereditary non-polyposis colorectal cancer syndrome [HNPCC])

Etwa 6% aller kolorektalen Karzinome werden dem Lynch-Syndrom zugerechnet (206, 207, 208, 257). Es besteht ein autosomal dominanter Erbgang. Molekulargenetisch konnten mindestens 4 Gen-Mutationen, so genannte Mismatch-Reparaturgene (MMR), nachgewiesen werden (Abschnitt 21.4.2.). HNPCC-Tumoren treten überproportional häufig im rechten Kolon auf.

Die Definition des HNPCC-Syndrom ist, da eindeutige klinische Marker fehlen, in den „AMSTERDAM-Kriterien“ festgelegt (Kapitel 21, Tab. 21.**2**).

Man unterscheidet ein *Lynch-I-Syndrom* von einem *Lynch-II-Syndrom*; bei Letzterem treten die Kolonkarzinome assoziiert mit anderen Malignomen auf, vor allem Endometrium-, Ovarial- und Pankreaskarzinomen; aber auch Karzinome der Gallenwege, des Duodenums, der Mamma, der Nieren, maligne Hirntumoren, Leukämien und maligne Lymphome sind beschrieben worden (208).

22.3.2 Adenom-Karzinom-Sequenz

Die überwiegende Anzahl kolorektaler Karzinome entsteht auf dem Boden von Adenomen. Diese so genannte Adenom-Karzinom-Sequenz wurde im Detail von Vogelstein aufgeklärt (326) (Abschnitt 21.3 und Kapitel 1). Sie bedeutet, dass die in mehreren Stufen ablaufenden histopathologischen Veränderungen vom Adenom zum Karzinom mit einer Reihe von genetischen Mutationen korrelieren.

22.3.3 Chronisch-entzündliche Darmerkrankungen

Colitis ulcerosa

Die kolorektalen Karzinome, die auf dem Boden einer chronisch-entzündlichen Darmerkrankung (CED: Colitis ulcerosa, Morbus Crohn) entstehen, stellen mit 0,9% an der Gesamtheit aller diagnostizierten kolorektalen Karzinome einen geringen Anteil dar (76). Dies korrespondiert mit der niedrigen Prävalenz der CED. Für den einzelnen, an einer Colitis ulcerosa erkrankten Patienten hingegen ist das Risiko, an einem kolorektalen Karzinom zu erkranken, gegenüber der Normalbevölkerung je nach Ausdehnung der Erkrankung auf das 2–15fache erhöht (80). Risikofaktoren sind die Laufzeit der Erkrankung und Ausdehnung der Entzündung; bei der Pankolitis ist das Risiko am höchsten. Das Risiko der Entstehung eines Karzinoms beginnt nach einer Erkrankungsdauer von etwa 10 Jahren, steigt dann kontinuierlich in exponentieller Form an und wird nach einer Laufzeit von 30 Jahren mit 10–25% beziffert (7).

Vorstufen der mit einer Kolitis assoziierten Karzinome sind Dysplasien. Diese werden nach der Riddell-Klassifikation eingeteilt (265). Die Diagnose einer Dysplasie muss durch 2 unabhängige Pathologen bestätigt werden.

Bei bioptisch nachgewiesener Dysplasie findet sich im Kolektomie-Präparat häufig schon ein fortgeschrittenes Karzinom (202, 351). Nachgewiesene Dysplasien, ob high-grade-dysplasia (HGD) oder low-grade-dysplasia (LGD) oder dysplasia-associated lesion or mass (DALM) sind als Präkanzerosen anzusehen und entsprechend operativ durch eine Proktokolektomie zu behandeln (21, 303) (Abschnitt 22.11.7).

Besonderheiten des mit einer Kolitis assoziierten Karzinoms sind:
- gleichmäßige Verteilung im gesamten Kolon/Rektum,
- synchrone Zweit- (und Dritt-)Tumoren (12–28%),
- infiltratives und nicht exophytisches Wachstum (209).

Kolitis-Karzinome sind bei Diagnosestellung und Operation oft weit fortgeschritten und haben deshalb eine schlechte Prognose.

Morbus Crohn

Ob Patienten mit Morbus Crohn ein erhöhtes Risiko besitzen, an einem kolorektalen Karzinom zu erkranken, ist nicht eindeutig geklärt. Es häufen sich jedoch die Hinweise, dass bei einer Colitis Crohn ähnlich wie bei der Colitis ulcerosa dieses Risiko erhöht ist (104, 275).

22.3.4 Vorausgegangenes kolorektales Karzinom

Ein mit Erfolg entferntes kolorektales Karzinom stellt gleichzeitig einen Risikofaktor für das Auftreten eines metachronen Zweitkarzinoms dar. So ist bei 11% aller Patienten, die einen ersten operativen Eingriff 5 Jahre überlebt haben, mit der Entwicklung eines Zweitkarzinoms zu rechnen (336).

22.4 Molekulargenetische Pathogenese des kolorektalen Karzinoms

Die molekulargenetische Grundlage der Entstehung kolorektaler Karzinome ist als ein genetischer Mehrstufenprozess (genetic multistep process) sehr genau beschrieben (35, 86, 125, 287). Eine ausführliche Darstellung erscheint in Kapitel 1.

Mindestens 6 Genloci sind an der Entstehung eines Kolonkarzinoms beteiligt. Es sind somatische Mutationen in 2 rezessiven Onkogenen (*k-RAS 1, k-RAS 2, c-MYC, c-SRC, c-ERBB-2*) und 4 dominante Tumorsuppressorgene (*APC, MCC, DCC, P53*) sowie weitere chromosomale Deletionen und Methylierungsveränderungen (42, 49, 126, 294) bekannt.

22.5 Pathologie und Pathomorphologie

22.5.1 Lokalisation kolorektaler Karzinome*

Etwa die Hälfte aller kolorektaler Karzinome sind im Rektum lokalisiert, etwa zwei Drittel aller Karzinome in Rektum und Sigma (24, 31) (Tab. 22.4).

22.5.2 Makroskopisch-pathologische Klassifikation des Rektumkarzinoms

Makroskopisch werden 3 Formen der Karzinome unterschieden:

- *Ulzeröse Karzinome* weisen einen zentralen schüsselförmigen Krater und wallartig aufgeworfene Ränder auf. Der Hauptteil aller kolorektalen Karzinome gehört diesem Typ an.
- *Polypös wachsende Karzinome* wachsen „blumenkohlartig" ins Lumen, sind zumeist breitbasig und können oft eine beträchtliche Größe erreichen. Ihr Anteil an den kolorektalen Karzinomen beträgt ca.10 %.
- *Diffus infiltrierende, szirrhöse Karzinome* sind gekennzeichnet durch eine derbe Durchsetzung der Darmwand mit erheblicher Schrumpfungstendenz und daraus resultierenden Strikturen. Diese kommen selten vor.

22.5.3 Mikroskopisch-histologische Klassifikation des Rektumkarzinoms

Histologisch werden folgende Differenzierungsmuster des kolorektalen Karzinoms unterschieden:

- *Adenokarzinome* sind die häufigste pathohistologische Entität (85–90 %). Sie treten als tubuläre, papilläre, azinöse oder cribriforme Adenokarzinome auf.
- *Muzinöse Adenokarzinom* (5–10 %): Mehr als 50 % der Tumormasse bestehen aus Muzinsubstanzen. Bei einem hohen Anteil an Siegelringzellen werden muzinöse Adenokarzinome nach Vorgaben der WHO als niedrig differenziert eingestuft (entspricht high grade of malignancy).
- *Siegelringzellkarzinome* sind als primäre kolorektale Karzinome selten (1 %). Die Diagnose sollte erst bei einem Anteil der Siegelringzellen von über 50 % an der Tumormasse gestellt werden. Zum Zeitpunkt der Primärdiagnose bzw. der Operation liegen bei Siegelringzellkarzinomen bereits in über 80 % Lymphknotenmetastasen vor (38).
- *Weitere seltene Manifestationsformen* (etwa 1–3 %) sind das Plattenepithel-Karzinom, das adenosquamöse Karzinom, kleinzellige Karzinome sowie undifferenzierte Karzinome.

Tabelle 22.**4** Verteilungsmuster der Lokalisation des kolorektalen Karzinoms (24, 31)

Anteil	Lokalisation
4,1 %	Caecum
4,9 %	Colon ascendens
5,7 %	Colon transversum
3,2 %	Colon descendens
20,9 %	Colon sigmoideum
8,1 %	rektosigmoidaler Übergang
22,5 %	oberes Rektumdrittel
12,9 %	mittleres Rektumdrittel
7,1 %	unteres Rektumdrittel
1,4 %	anale Lokalisation
9,3 %	ohne Höhenangabe

22.5.4 TNM-Klassifikation (UICC 1997)

Die Ausbreitung eines Rektumkarzinoms wird international durch die TNM-Klassifikation der UICC beschrieben (320).

Man unterscheidet eine klinische präoperative Klassifikation, ergänzt durch technische Untersuchungen wie CT, MRT, Endoskopie, Sonographie, Endosonographie (deren Befunde können durch ein entsprechendes Präfix, z. B. uT2, uN1 für eine endosonographisch klassifizierte Läsion, gekennzeichnet werden), von einer histopathologischen, postoperativen Klassifikation mit dem Präfix p (pTpNM).

Primärtumor

TX	Beurteilung des Primärtumors ist nicht möglich.
T0	keine Evidenz für das Vorliegen eines Primärtumors
Tis	Carcinoma in situ: intraepithelial oder Invasion der Lamina propria mucosae
T1	Tumor infiltriert die Submukosa.
T2	Tumor infiltriert die Muskularis propria.
T3	Tumor durchbricht die Muskularis propria und infiltriert die Subserosa oder das nichtperitonealisierte perikolische bzw. perirektale Gewebe.
T4	Tumor infiltriert direkt andere Organe und/oder perforiert das viszerale Peritoneum (einschließlich direkter Infiltration anderer Segmente des Kolons und/oder Rektums).

Das American Joint Committee on Cancer (AJCC) empfiehlt weitere Unterklassifikationen, da diese sich als prognostische Faktoren herausgestellt haben (354):

1. pTis zu unterteilen in:
   pTie: intraepithelial
   pTim: intramukosal
2. pT1 zu unterteilen in:
   pT1a: ohne nachweisbare Invasion von Blut- und Lymphgefäßen
   pT1b: mit nachweisbarer Invasion von Blut- und Lymphgefäßen
3. pT4 zu unterteilen in:
   pT4a: Tumor infiltriert direkt in andere Organe.
   pT4b: Tumor infiltriert das viszerale Peritoneum.

Klassifikation des regionalen Lymphknotenstatus

Nx Beurteilung der Lymphknoten nicht möglich
N0 keine regionalen Lymphknotenmetastasen
N1 Metastasen in 1–3 regionalen perikolischen oder perirektalen Lymphknoten
N2 Metastasen in 4 oder mehr regionalen perikolischen oder perirektalen Lymphknoten

„pN0“ darf nur dann zu diagnostiziert werden, wenn wenigstens 12 regionale Lymphknoten untersucht wurden (143, 320), da eine eindeutige Abhängigkeit zwischen der Anzahl der untersuchten Lymphknoten und dem Prozentsatz detektabler Lymphknotenmetastasen besteht: Werden 5 oder weniger regionale Lymphknoten untersucht, liegt der Anteil lymphknotenpositiver kolorektaler Karzinome bei 20,7%; er steigt bei Untersuchungen von 6–11 Lymphknoten auf 37,8%, bei Untersuchungen von 12–20 Lymphknoten auf 44,8% und bei Untersuchung von mehr als 20 Lymphknoten auf über 48% an (144).

Klassifikation der Fernmetastasen (M)

Mx Beurteilung nicht möglich
M0 keine Evidenz für das Vorliegen von Fernmetastasen
M1 Fernmetastasen (einschließlich extraregionale Lymphknotenmetastasen)

22.5.5 Klassifikation des Malignitätsgrades

Adenokarzinome werden nach WHO-Kriterien aufgrund der Differenzierung der Tumorzellen in verschiedene Malignitätsgrade unterteilt (Grading G):

GX Differenzierung nicht beurteilbar
G1 gut differenziert
G2 mäßiggradig differenziert
G3 schlecht differenziert
G4 undifferenziert
Anmerkung: G1 und G2 gelten als low-grade-malignancy, G3 und G4 als high-grade-malignancy

Dieses Grading hat eine zunehmende Relevanz, da eine Korrelation zwischen dem Differenzierungsgrad des Karzinoms und der Häufigkeit der lymphogenen Metastasierung und somit auch der Prognose besteht (75) (Abb. 22.1).

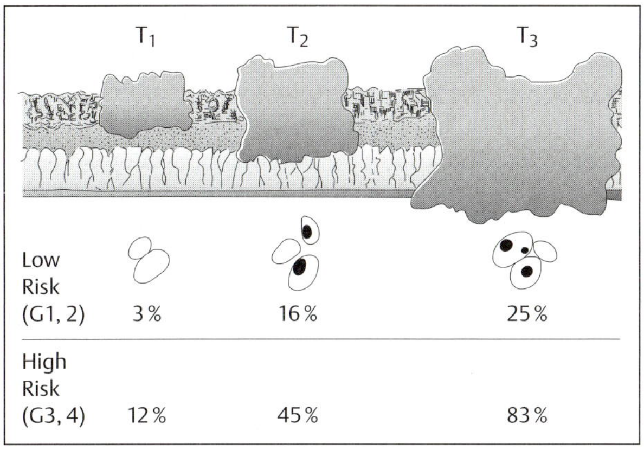

Abb. 22.1 Häufigkeit der Lymphknoten-Metastasierung in Abhängigkeit von Infiltrationstiefe und Tumor-Grading (nach Hermanek).

22.5.6 Klassifikation des Residualtumors (R)

Der wichtigste Prognosefaktor ist das postoperative Vorhandensein oder Fehlen eines Residualtumors, weshalb bei allen Tumoroperationen eine R-Klassifikation vorgenommen werden sollte:

Rx kann nicht beurteilt werden
R0 kein Residualtumor vorhanden
R1 Mikroskopischer Residualtumor, d. h. am Operationspräparat sind bei der histopathologischen Untersuchung die Ränder nicht tumorfrei.
R2 Makroskopisch wurde Tumor belassen.

22.5.7 Stadieneinteilung des Rektumkarzinoms (UICC)

Die aktuelle internationale Stadieneinteilung des Rektumkarzinoms wurde 1997 von der UICC publiziert (320) (Tab. 22.5).

Tabelle 22.5 Stadieneinteilung des Rektumkarzinoms nach UICC (320)

Stadium 0	Tis	N0	M0
Stadium I	T1	N0	M0
	T2	N0	M0
Stadium II	T3	N0	M0
	T4	N0	M0
Stadium III	jedes T	N1	M0
	jedes T	N2	M0
Stadium IV	jedes T	jedes N	M1

22.5.8 Stadieneinteilung nach Dukes

Die erste Einteilungen der Stadien des Rektumkarzinoms wurde 1930 von Dukes veröffentlicht (74). In der Folge hat diese Stadieneinteilung viele Modifikationen erfahren, wodurch die „Dukes-Stadien" untereinander nicht verglichen werden können. Sie ist bei den sehr differenzierten modernen onkologischen Konzepten zu ungenau und sollte deshalb nicht mehr angewandt werden.

22.6 Screening und Sekundärprävention

22.6.1 Screening

Das Rektumkarzinom wird durch die gesetzlich vorgesehenen Screeninguntersuchungen zur Früherkennung kolorektaler Karzinome erfasst. Für diese Tumorentität wird aufgrund ihrer hohen Inzidenz ein Massenscreening empfohlen. Screening und Sekundärprävention der kolorektalen Karzinome werden ausführlich in Abschnitt 21.6 abgehandelt.

Seit Einführung der Screeninguntersuchungen konnte eine Reduktion der Mortalität um 15–33 % erreicht werden (212). Beahrs fand eine Verbesserung der 5-Jahres-Überlebensrate von 49 % auf 71 % bei Patienten, bei denen ein kolorektales Karzinom in einem asymptomatischen Stadium diagnostiziert wurde (19, 20). Dies ist auf einen höheren Anteil an Karzinomen in einem frühen UICC-Stadium und den protektiven Effekt der Polypektomie zurückzuführen.

Zahlen aus den Vereinigten Staaten zeigen, dass der Kostenaufwand zur Verhinderung eines kolorektalen Karzinoms und derjenige zur Behandlung eines symptomatischen Patienten gleich ist (64).

Standarduntersuchungen für das Screening asymptomatischer Personen mit durchschnittlichem Risiko für die Entstehung eines kolorektalen Karzinoms sind der Guajak-Test zum Nachweis von okkultem Blut im Stuhl und die Sigmoidoskopie.

Guajak-Test

Der Test beruht auf dem Nachweis der Peroxidaseaktivität von Hämoglobin im Stuhl durch Guajak-imprägniertes Filterpapier. Da die Spezifität des Tests durch die orale Zufuhr von Hämoglobin verringert ist, soll 3 Tage vor sowie während der Durchführung auf den Genuss von rotem Fleisch verzichtet werden.

Durchgeführt wird der Test in 3 aufeinander folgenden Stuhlproben. Dadurch kann eine Sensitivität von 65 % und eine Spezifität von 93–97 % erreicht werden.

Die Untersuchung auf okkultes Blut im Stuhl sollte bei Personen ab dem 45. Lebensjahr jährlich durchgeführt werden.

Rektal-digitale Untersuchung

Die rektal-digitale Untersuchung sollte Bestandteil jeder ärztlichen Untersuchung sein. Circa 60 % der Rektumkarzinome können mit dem Finger palpiert werden.

Sigmoidoskopie

Ab dem 50. Lebensjahr sollte alle 10 Jahre eine Sigmoidoskopie durchgeführt werden. Da 40–50 % der kolorektalen Karzinome im Rektum und 20–30 % im Sigma lokalisiert sind, ist die Sigmoidoskopie zum Screening asymptomatischer Personen ohne erhöhtes Risiko für die Entwicklung eines kolorektalen Karzinoms ausreichend. Zusätzlich bietet sie die Möglichkeit der Polypektomie.

Koloskopie

Durch die Koloskopie kann in 95 % der Untersuchungen das gesamte Kolon sicher beurteilt werden (37). Da bei 0,1–0,5 % aller Koloskopien eine Darmperforation auftritt (64), sollte sie im Rahmen des Screenings symptomatischen Patienten, Personen mit positivem Guajak-Test oder besonderen Risikogruppen vorbehalten bleiben.

Virtuelle Koloskopie

Eine weitere diagnostische Möglichkeit eröffnet sich durch die virtuelle Koloskopie (88, 89). Dieses neuere Untersuchungsverfahren beruht auf der digitalen Bearbeitung eines Dünnschicht-Spiral-CT oder eines MRT des Abdomen und Becken. Die graphische Darstellung erfolgt analog einer endoskopischen Untersuchung mit „Sicht" vom Darmlumen aus. Da der Stellenwert dieser Untersuchung im Moment noch nicht geklärt ist, sollte sie auf besondere Risikogruppen oder Personen, die eine konventionelle Koloskopie ablehnen, beschränkt werden.

Weitere Stuhltests

Da sich die für den Guajak-Test erforderliche Diät negativ auf die Compliance auswirkt und die hohe Rate von falsch positiven Ergebnissen nicht notwendige Koloskopien zur Folge hat, bestehen Bestrebungen, ihn durch ein einfacheres und effektiveres Testverfahren zu ersetzen.

Seit wenigen Jahren sind Tests zum Nachweis von K-*RAS*- und *P53*-Mutationen im Stuhl mittels PCR in Erprobung. Da bisherige Studien eine hohe Sensitivität und Spezifität nachweisen, ist mit einer effektiven Ergänzung für das Screening zu rechnen (30, 78, 171, 239, 262).

Eine weitere zukünftige Möglichkeit bietet der Nachweis von Hämoglobin und Albumin im Stuhl, welcher eine hohe Spezifität aufweist (295).

Tabelle 22.**6** Richtlinien zur Durchführung von Screening und Sekundärprävention beim kolorektalen Karzinom (64, 305)

Risiko	Untersuchung	Beginn	Häufigkeit
Asymptomatisch, geringes Risiko	digitale Untersuchung Guajak-Test Sigmoidoskopie	jede ärztl. Untersuchung 45. Lebensjahr 50. Lebensjahr	1–2-jährlich alle 10 Jahre
Asymptomatisch, hohes Risiko	digitale Untersuchung Guajak-Test Koloskopie	jede ärztl. Untersuchung 35. Lebensjahr 40. Lebensjahr	jährlich 3–5-jährlich
Familiäre adenomatöse Polyposis (FAP)	FAP-Gentest	8. Lebensjahr	negativ: Wiederholung im 11.–12. Lebensjahr
	Sigmoidoskopie	10. Lebensjahr	positiv: siehe unten negativ: 1–2-jährlich bis zum 40. Lj, dann wie bei: asymptomatisch, hohes Risiko
	Koloskopie	Nachweis von Adenomen durch Sigmoidoskopie	positiv: Proktokolektomie
Colitis ulcerosa (Pankolitis)	Koloskopie	7.–10. Krankheitsjahr	zweijährlich bis zum 20. Krankheitsjahr, dann jährlich
Colitis ulcerosa (Proktosigmoiditis)	Koloskopie	15. Krankheitsjahr	zweijährlich
Symptomatische Patienten/positiver Guajak-Test	Koloskopie		
Adenom-Überwachung	Koloskopie		jährlich bis Adenomfreiheit, dann 3–5-jährlich
Hyperplasie	Koloskopie		Kontrolle nach einem Jahr, falls unauffällig wie bei: asymptomatisch, geringes Risiko

22.6.2 Sekundärprävention bei Risikogruppen*

Personen mit einem erhöhen Risiko an einem kolorektalen Karzinom zu erkranken, bedürfen einer intensivierten Sekundärprävention. Die Risikogruppen sind ausführlich in Kapitel 21 und Abschnitt 22.3 dargestellt, die Untersuchungsschemata für die einzelnen Risikogruppen sind aus Tabelle 22.**6** ersichtlich.

22.7 Klinische Symptomatik

Die Symptome, die bei Patienten mit kolorektalen Karzinomen beobachtet werden, sind unspezifisch und treten häufig erst in einem fortgeschrittenen Stadium der Erkrankung auf. Nicht selten kommt es zu einer Fehlinterpretation dieser Symptome durch den Patienten, sodass erst bei persistierenden Beschwerden der Hausarzt aufgesucht wird. Diese Verzögerung durch den Patienten beträgt durchschnittlich mehr als 3 Monate. Da die Symptome häufig und unspezifisch sind, wird die weiterführende Diagnostik durch den Hausarzt oft ebenfalls verzögert veranlasst.

Im Gegensatz zum rechtsseitig lokalisierten Kolonkarzinom treten Symptome bei Tumoren im Sigma und Rektum häufig in früheren Stadien auf. Da der Stuhl im Sigma bereits eingedickt ist, kommt es bereits bei geringeren Lumeneinengungen zur Obstipation. Blutbeimengungen im Stuhl sind häufiger als bei weiter proximal lokalisierten Tumoren und führen rascher zur diagnostischen Abklärung.

Änderung der Stuhlgewohnheiten

Eine Änderung der Stuhlgewohnheiten, wie Veränderung der Stuhlgang-Frequenz oder des Volumens, ist ein häufiges und frühes Symptom, das von Patienten mit Rektumkarzinomen bemerkt wird. Diesen Änderungen werden in der Regel erst dann ein Krankheitswert beigemessen, wenn zusätzliche Symptome auftreten.

Blutung

Aufgrund der weit distalen Lokalisation verursachen Rektumkarzinome typischerweise hellrote, frische Blutungen. Häufig werden diese auf Hämorrhoiden zurückgeführt, da Hämorrhoidalblutungen 98 % der sichtbaren peranalen Blutabgänge verursachen. Insbesondere bei Patienten mit bekannten Hämorrhoiden erfolgt die weitere diagnostische Abklärung dadurch oft verspätet.

Obstruktion

Da der Stuhl im Rektum eine festere Konsistenz hat als im proximalen Kolon, wird eine Tumorobstruktion im Rektum bereits bei einem größeren Restlumen klinisch apparent. Abhängig von der Tumorlokalisation im Rektum können bereits relativ kleine Tumoren eine Obstipation verursachen.

Pseudodiarrhö

Die Obstruktion kann zu einer bakteriellen Überwucherung des Stuhls mit nachfolgender Verflüssigung führen. Dadurch kommt es zu einem Wechsel von Obstruktion und Diarrhö.

Schleimabgang

Gelegentlich können isolierte Schleimabgänge oder Schleimbeimengungen im Stuhl beobachtet werden. Die Kombination von Schleimabgängen und rektaler Blutung ist hochgradig verdächtig auf ein Karzinom und muss auf jeden Fall weiter abgeklärt werden.

Schmerzen

Perianale Schmerzen treten typischerweise erst bei sehr großen oder weit distal lokalisierten Tumoren auf, die in den Analkanal oder in den Sphinkterapparat infiltrieren.

Abdominale Schmerzen werden in der Regel durch eine komplette oder inkomplette Tumorobstruktion verursacht. Sie gehen meist mit einem distendierten Abdomen einher. Rückenschmerzen treten bei weit fortgeschrittenem Lokalbefund auf. Sie deuten auf eine ossäre Tumorinfiltration hin.

Palpable Raumforderung

Selten können bei fortgeschrittenen Karzinomen perineale oder abdominale Tumormassen palpiert werden. Bei Abwesenheit anderer Symptome können sie auf einen langsam wachsenden und spät metastasierenden Tumor hinweisen, der durchaus noch resektabel sein kann.

Weitere Symptome

Weitere Symptome können durch eine Penetration des Tumors in Nachbarorgane mit Fistelbildung zu Blase, Vagina oder Uterus entstehen. Des Weiteren können Rektumkarzinome wie alle Malignome mit einer B-Symptomatik und selten auch mit paraneoplastischen Symptome assoziiert sein.

22.8 Diagnostik

Eine möglichst exakte präoperative Evaluation ist entscheidend, um den Patienten der optimalen Therapie zuführen zu können. Neben der lokalen Tumorausdehnung und der lymphogenen oder hämatogenen Metastasierung werden durch Anamnese und körperliche Untersuchung persönliche Risikofaktoren und Begleiterkrankungen ermittelt.

Im Folgenden werden die Aussagemöglichkeiten und die Genauigkeit der einzelnen Untersuchungsverfahren näher erläutert (Tab. 22.**7**).

22.8.1 Diagnostische Verfahren

Digitale Untersuchung

Etwa zwei Drittel aller Rektumkarzinome lassen sich mit dem Finger erreichen. Die digitale Untersuchung zeigt den Abstand zur Anokutan-Linie, die Beziehung zu Analsphinkter und vor allem die Verschieblichkeit des Tumors zur Umgebung (Vagina, Prostata) als Hinweis auf ein infiltratives Wachstum. Die digitale Untersuchung sollte in Steinschnittlage auf einem Untersuchungsstuhl durchgeführt werden.

Rektoskopie

Durch die starre Rektoskopie wird die exakte Tumorlokalisation und die intraluminale Tumorausdehnung ermittelt. Der Abstand des Tumors zur Linea dentata ist für die Möglichkeit der Sphinktererhaltung mit entscheidend.

Biopsie

Die präoperative histologische Sicherung der Tumordiagnose ist obligat. Es sollten mehrere Biopsien von verschiedenen Stellen des Tumors entnommen werden. Die histologische Diagnose eines Adenoms auch in multiplen Biopsien bedeutet nicht den Ausschluss eines Karzinoms, da die meisten Karzinome auf dem Boden eines Adenoms entstehen (Abschnitt 21.3 und 22.3.2 sowie Endosonographie und Lokale Operationsverfahren).

Tabelle 22.**7** Sensitivität, Spezifität und Genauigkeit verschiedener Untersuchungsmethoden bei der präoperativen Beurteilung des TNM-Stadiums (4, 44, 100, 113, 140, 177, 179, 191, 197, 216, 305)

	T			**N**			**M**		
Verfahren	**Sens.**	**Spez.**	**Genauigkeit**	**Sens.**	**Spez.**	**Genauigkeit**	**Sens.**	**Spez.**	**Genauigkeit**
Endosonographie	67–100 %	80–90 %	47–97 %	70–83 %	78–91 %	62–88 %	–	–	–
Sonographie			76–91 %			78–87 %	63–83 %		
CT Abdomen/Becken	88 %	33 %	46–94 %	44–91 %	22–66 %	57–70 %	85–90 %		89 %
MRT			55–91 %	35–80 %	70–91 %	39–94 %			

Koloskopie

Ist ein Rektumkarzinom histologisch gesichert, muss das gesamte Kolon dargestellt werden um ein Zweitkarzinom auszuschließen. Dies geschieht in der Regel durch eine Koloskopie. Ist dies, z. B. aufgrund einer Tumorstenose, nicht möglich, kann alternativ ein Kolonkontrasteinlauf oder eine virtuelle Koloskopie erfolgen.

Kolonkontrasteinlauf

Der Kolonkontrasteinlauf (CKE) gehört nicht mehr zu den Standarduntersuchungen, da die Endoskopie zuverlässigere Ergebnisse liefert und dabei gleichzeitig Biopsien aus Zweittumoren entnommen oder weitere Polypen abgetragen werden können.

Virtuelle Koloskopie

Die virtuelle Koloskopie (Abschnitt 22.6.1) kann bei Patienten, bei denen ein stenosierendes Rektumkarzinom die endoskopische Passage des Tumors und damit die Abklärung des proximalen Kolons zum Ausschluss eines Zweitkarzinoms unmöglich macht, eine Ergänzung der diagnostischen Möglichkeiten darstellen.

Endosonographie

Die Endosonographie (EUS) liefert im Rektum hochspezifische Informationen über die lokale Tumorausdehnung und Infiltrationstiefe. Die exakte Übereinstimmung zwischen endosonographisch festgestelltem und postoperativ histopathologischem T-Stadium liegt bei 71 %; wenn man einerseits die Stadien T1 und T2 zu einer Gruppe, andererseits T3 und T4 zu einer 2. Gruppe zusammenfasst, ergibt sich eine Sensitivität für wandüberschreitendes Wachstum von 95 % (101). Generell besteht bei der Endosonographie eine Tendenz zum Overstaging des Tumors (188).

Weniger befriedigend ist die Zuverlässigkeit der EUS bezüglich des Lymphknotenbefalls. Dies erklärt sich zum einen durch die niedrige Spezifität pathologisch vergrößerter Lymphknoten, zum anderen durch die geringe Eindringtiefe der Schallwellen des Endoschallkopfs. Eine weitere Limitation der Methode ist, dass sie bei hochgradig stenosierenden Tumoren nicht angewandt werden kann.

Obligat ist die Endosonographie bei der Indikationsstellung zu einem lokal resezierenden Verfahren (Abschnitt 22.11.6).

Im eigenen Vorgehen wird die Endosonographie – wann immer technisch durchführbar – als Standarduntersuchung durchgeführt.

Sonographie des Abdomens

Beim Rektumkarzinom wird die Sonographie zum Ausschluss einer Lebermetastasierung durchgeführt. Da die Computertomographie deutlich zuverlässigere Ergebnisse erbringt, kann die Sonographie des Abdomens zusätzlich zu einer CT-Untersuchung durchgeführt werden, sollte diese jedoch nicht ersetzen.

Computertomographie des Abdomens und Beckens

Bezüglich des T-Stadiums eines Rektumkarzinoms wird das CT an Genauigkeit durch die Endosonographie übertroffen (100). Ein T4-Stadium mit Tumorinfiltration in benachbarte Organe kann durch das CT jedoch genauer eingeschätzt werden. Dies gewinnt zunehmend an Bedeutung je mehr sich neoadjuvante Konzepte bei fortgeschrittenen Tumoren etablieren. Ein CT des Abdomens und Beckens ist nicht nur zur Einschätzung des Lokalbefundes, sondern zum Ausschluss einer intraabdominalen lymphogenen und hämatogenen Metastasierung erforderlich. Die Zuverlässigkeit des CT in Bezug auf eine Lebermetastasierung liegt bei über 85 %.

Im eigenen Vorgehen ist ein präoperatives Spiral-CT des Abdomens und Beckens obligat.

Magnetresonanztomographie

Falls die Endosonographie und das CT keine zuverlässige Einschätzung des Tumorstadiums erbringen, kann zur weiteren Klärung des Befundes eine MRT durchgeführt werden. Nach Ergebnissen in der Literatur kann das korrekte Tumorstadium durch dieses Untersuchungsverfahren in 59–95 % ermittelt werden. Sehr hilfreich kann die MRT bei der Differenzierung von unklaren Leberläsionen sein.

Positronenemissionstomogramm

Das Positronenemissionstomogramm (PET) mit 18-Fluorodeoxyglucose ermöglicht die bildgebende Darstellung metabolischer Veränderungen, die für maligne Prozesse sehr spezifisch sind. Nach Ergebnissen in der Literatur wird eine Sensitivität in der Detektion intraabdominaler maligner Tumoren von 100 % erreicht, die Spezifität liegt bei 85,7 % (27). Das PET ist nicht geeignet zum Staging eines Primärtumors, sondern wird angewandt zur Detektion von lokoregionären Rezidiven.

22.8.2 Diagnostik des Rektumkarzinom-Rezidivs

Die Patienten, welche an einem Rektumkarzinom operiert wurden, werden nach einem festgelegten Nachsorge-Schema nachbetreut, um Tumorrezidive möglichst in einem kurablen Stadium zu entdecken (Abschnitt 22.16.1). In regelmäßigen Abständen wird neben Anamnese und klinischem Befund der Serum-CEA-Spiegel bestimmt, das Abdomen sonographiert, eine Rektoskopie und in größeren Zeitabständen eine Koloskopie durchgeführt sowie eine Röntgen-Thorax-Aufnahme angefertigt. Ein CT des Beckens erfolgt, wenn sich durch die oben angegebenen Untersuchungen der Verdacht auf ein Lokalrezidiv ergibt. Das CT des Abdomens dient

Tabelle 22.8 Sensitivität, Spezifität und Genauigkeit verschiedener Untersuchungsmethoden in der Diagnostik des Rektumkarzinom-Rezidivs
(27, 28, 29, 98, 178, 186, 191, 201, 272, 322)

Verfahren	Sensitivität	Spezifität	Genauigkeit
Serum-CEA-Spiegel	90–100 %	89 %	93 %
Endosono. (Lokalrezidiv)			
Sonographie	83 %		
CT	64–88 %	43–96 %	56–95 %
MRT	90 %		85–100 %
PET	92–100 %	80–98 %	94 %
CEA-Szintigraphie			75–89 %

CEA: karzinoembryonales Antigen

zur weiteren Klärung bei Verdacht auf Lebermetastasen. Bestehen bei der Interpretation der Befunde Zweifel, stehen als Zusatzuntersuchungen die EUS, die MRT, die PET und das CEA-Szintigramm zur Verfügung (ITZ).

Die diagnostische Sicherheit, die mit den verschiedenen Untersuchungsverfahren erreicht werden kann, wird in Tab. 22.8 dargestellt. Besondere Bedeutung kommt der Endosonographie in der Diagnostik des Lokalrezidivs zu, da im Gegensatz zur Rekto- und Koloskopie nicht nur die relativ seltenen endoluminalen Rezidive erfasst werden. Die exzellenten Ergebnisse, die bei der PET erreicht werden, legen eine großzügige Indikationsstellung für dieses Untersuchungsverfahren nahe. Die relativ hohen Kosten können so durch die Einsparung anderer Untersuchungen ausgeglichen werden.

22.10 Indikationsstellung

22.10.1 Zielsetzung der Rektumkarzinom-Chirurgie

Die heutige Zielsetzung bei der Chirurgie des Rektumkarzinoms beinhaltet:

- Kuration, d. h. lokale Tumor-Kontrolle, Vermeidung eines lokoregionären Rezidivs und Verhinderung einer systemischen Ausbreitung;
- Erhalt der analen Kontinenz, d. h. Erhaltung des Analsphinkters und der Sphinkterfunktion und Wiederherstellung der Darmkontinuität;
- Bewahrung der Sexual- und Blasenfunktion, d. h. Schonung der autonomen Nervenstrukturen im Becken.

Diese Ziele können durch eine adäquate Chirurgie in einem hohen Prozentsatz bei denjenigen Tumoren erreicht werden, die zum Zeitpunkt der Operation noch keine Fernmetastasierung aufweisen.

Diese Ziele stehen nicht gleichwertig nebeneinander: Bei den Patienten, bei denen mit einem vertretbaren Risiko ein kuratives Konzept verfolgt werden kann, hat die Kuration immer Vorrang vor dem Funktionserhalt. Bei den Patienten, bei denen eine Kuration nicht oder nur mit einem hohen Risiko möglich ist, haben auch eingeschränkt radikale Therapiemodalitäten, deren Ziel lediglich eine lokale Kontrolle des Tumorgeschehens ist und die keine Funktionsausfälle bewirken, eine Berechtigung.

22.10.2 Verfahrenswahl

Radikale Verfahren

Aus der Vielzahl der in der Literatur beschriebenen Operationsverfahren mit kurativem Ansatz haben nur 2 Verfahren überlebt:

- die sphinktererhaltende (und im besten Fall auch kontinenzerhaltende) *anteriore Rektumresektion* mit kolorektaler, koloanaler oder kolo-pouch-analer Anastomose (im englischen Schrifttum: „sphincter saving resection [SSR]")
- die *abdominoperineale Rektumexstirpation*, auch Rektumamputation genannt (im englischen Schrifttum: „abdomino-perineal excision of the rectum [APER oder APE]").

Beide Verfahren sind vom abdominellen Vorgehen absolut identisch, sie beinhalten beide die En-Bloc-Resektion des Rektums mit kompletter Entfernung des Mesorektums (totale mesorektale Exzision) und des gesamten Lymphabflussgebiets (üblicherweise mit Ligatur der A. mesenterica inferior und der V. mesenterica inferior).

In den letzten 2 Jahrzehnten hat sich das Verhältnis von anteriorer Rektumresektion und abdominoperinealer Exstirpation deutlich geändert. Während noch in den 70er-Jahren die große Mehrheit aller Patienten mit einem Karzinom im mittleren oder unteren Rektum mittels einer abdominoperinealen Exstirpation und selbst in spezialisierten Zentren 50 % der Patienten auf diese Art behandelt wurden, kann heute ein Großteil der Patienten sphinktererhaltend operiert werden.

In spezialisierten Zentren beträgt der Anteil der abdominoperinealen Exstirpationen bei den Rektumkarzinomen aller Höhenlokalisationen insgesamt nur noch weniger als 10 % (174, 182, 252). Für die Karzinome des unteren und mittleren Rektumdrittels gilt Ähnliches: In der Basingstoke-Serie von R. J. Heald wurde seit 1978 bei keinem Tumor (T1 bis T3) oberhalb 4 cm ab ano eine Exstirpation durchgeführt (210) und bei Tumoren unterhalb 5 cm nur in 23 %, sodass Heald bezüglich der abdominoperinealen Exstirpation von einer „endangered operation" spricht (134).

Dieser Wandel ist begründet durch:

- das neugewonnene Verständnis für die Anatomie des Rektums (135),
- die Einführung und mittlerweile weite Verbreitung der zirkulären Klammernahtgeräte, die sichere tiefe Anastomosen ermöglichen,

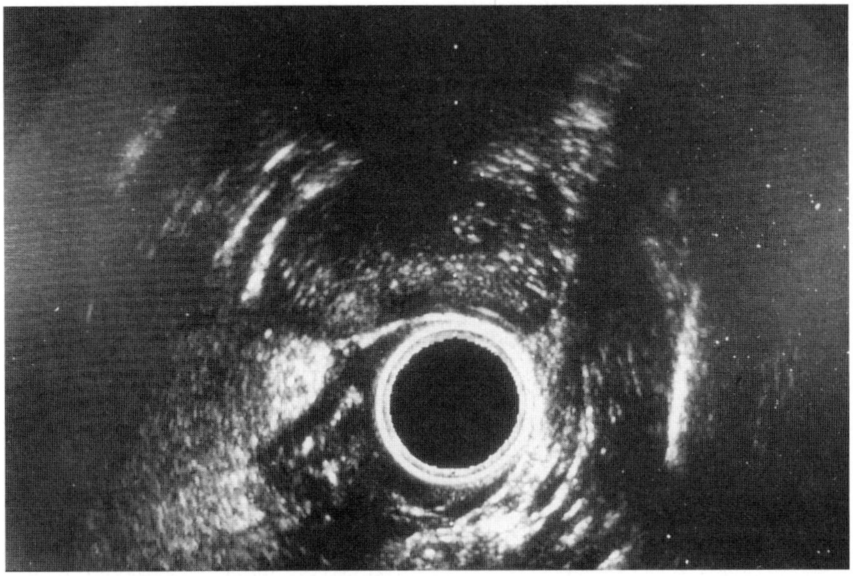

Abb. 22.**2** Endosonographisches Bild eines infiltrierend wachsenden Rektumkarzinoms.

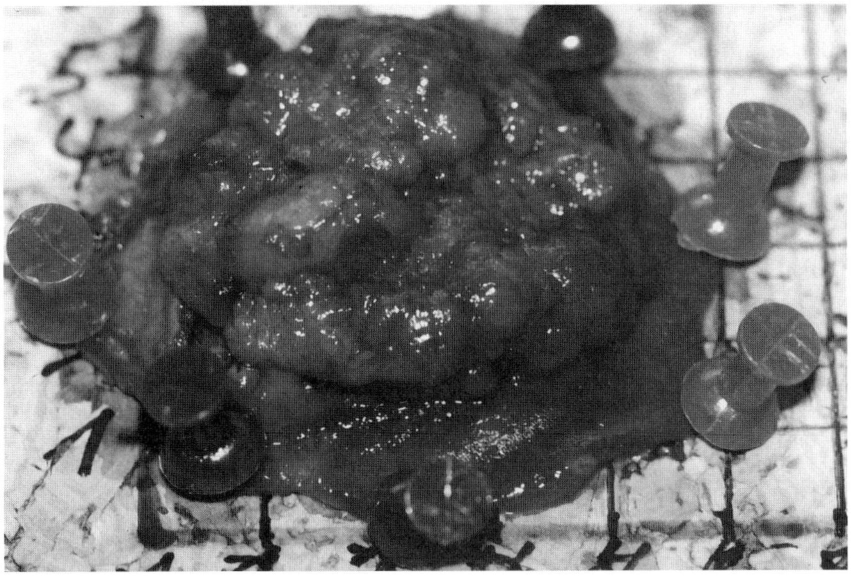

Abb. 22.**3** Rektumadenom; mittels transanaler endoskopischer Mikrochirurgie (TEM) in toto reseziert.

- die Erkenntnis, dass eine Rektumexstirpation die Radikalität nicht erhöht (10, 34, 73, 90, 219, 236, 251, 342, 343, 344), und
- die Belege, dass auch ein geringer distaler Sicherheitsabstand an der Darmwand adäquat ist (3, 151, 324, 341).

Lokale Operationsverfahren

In Ausnahmefällen können beim Rektumkarzinom auch lokale tumorresezierende Verfahren zur Anwendung kommen (Abschnitt 22.11.6).

Diese Ausnahmen sind:

- unter einem kurativen Ansatz: „Low risk"-T_1-Karzinome,
- unter einem palliativen Ansatz: Tumoren in einem höheren Stadium bei Patienten, die aufgrund eines hohen Operationsrisikos nicht transabdominell operiert werden können.

Voraussetzung für alle lokal-resezierenden Verfahren ist die Durchführung einer präoperativen Endosonographie. Mit dieser Methode lässt sich präoperativ sehr exakt das Tumorstadium bestimmen (Abb. 22.**2**) (Abschnitt 22.8.1).

Rektumadenome lassen sich jedoch endosonographisch von T1-Karzinomen nicht unterscheiden. Die Folge davon ist, dass sich nicht zu selten in Adenompräparaten (Abb. 22.**3**) histopathologisch ein T1-Karzinom nachweisen lässt.

Da das Risiko einer lokoregionären Lymphknotenmetastasierung nicht nur vom T-Stadium, sondern auch vom Grading abhängt (75) (Abb. 22.**1**), ist auch bei einem High-Risk-T1-Karzinom die abdominelle Nachoperation mit Entfernen des Mesorektums und des Lymphabflussgebiets zwingend erforderlich, es sei denn, der Patient lehnt dies ab oder der Patient hat zu hohe Operationsrisiken für einen abdominellen Eingriff. Die lokale Exzision höhergradiger Tumoren weist ein sehr hohes Rezidivrisiko auf (138, 307).

Auch die Kombination einer lokalen Exzision mit einer postoperativen Radiochemotherapie hat eine sehr hohe lokoregionäre Rezidivrate und kann deshalb nicht empfohlen werden (307).

Palliative Verfahren

Bei Patienten, bei denen aufgrund eines sehr schlechten Allgemeinzustandes nicht einmal ein lokales operatives Vorgehen infrage kommt, können lokale ablative Verfahren eingesetzt werden, um das Lumen offen zu halten (Abschnitt 22.11.6). Zur Anwendung kommt vor allem die Argonplasmakoagulation (APC), eventuell auch in Kombination mit Spiral-Stents. Auch die Anlage eines Ileo- oder Kolostomas gehört natürlich zu den palliativen Maßnahmen. Bei Schmerzen durch Infiltration des Tumors in das Sakrum oder die Beckenwand kann eine palliative Schmerzbestrahlung erfolgen (Abschnitt 22.15).

22.10.3 Radikalität und Sicherheitsabstand

Die onkologische Radikalität in der Rektumkarzinomchirurgie begründet sich auf 3 Prinzipien, die strikt beachtet werden müssen (Abb. 22.**4**):

- Radikalität nach proximal, also der Lymphgefäßabfluss,
- Radikalität nach lateral, also die Entfernung des Mesorektums, und
- Radikalität nach distal, also der distale Sicherheitsabstand.

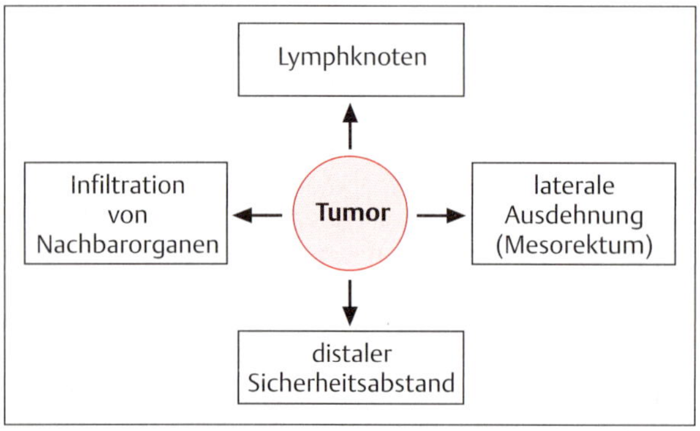

Abb. 22.**4** Radikalitätsprinzipien in der Rektumchirurgie.

Radikalität nach proximal

Der Lymphabfluss des Rektums erfolgt streng entlang der Arterien, also der A. rectalis superior und der A. mesenterica inferior. In diesem Bereich sind deshalb auch befallene Lymphknoten anzutreffen. Die komplette Mitnahme des Lymphabflussgebiets beinhaltet deshalb die aortennahe Ligatur der A. mesenterica inferior und die Ligatur der V. mesenterica inferior.

Die überlegene onkologische Radikalität dieses Vorgehens („high tie") gegenüber lediglich der Ligatur der A. rectalis superior an ihrem Abgang aus der A. mesenterica inferior („low tie") ist bislang in keiner kontrollierten Studie nachgewiesen worden (137, 345). Auch ist die alte TNM-Klassifikation mit einem N3 für den Befall des so genannten „Grenzlymphknotens" an der radikulären Absetzungsebene der A. mesenterica inferior verlassen worden (320).

Dennoch erscheint uns der „high Tie" onkologisch logisch. Ein technischer Vorteil bei der radikulären Ligatur der A. mesenterica inferior ist die leichtere Mobilisation des linken Kolons für die Anastomosierung (s. u.), eine Gefahr dabei ist die Verletzung des Plexus hypogastricus superior (s. u.).

Radikalität nach lateral

Die wichtigste Maßnahme der Radikalität nach lateral ist die komplette Mitnahme des Mesorektums. Schon in den 60er Jahren sprach Stelzner von einer „Grenzlamelle" des Rektums und wies damit auf die richtige Schicht der Präparation hin (308). Es ist jedoch das Verdienst von R. J. Heald, mit seinen grundlegenden Arbeiten „The mesorectum in rectal cancer surgery: the clue to pelvic recurrence?" (130) und „The holy plane of rectal surgery" (132) das Bewusstsein für die Bedeutung des Mesorektums für das lokale Rezidiv erweckt zu haben. Spätestens seit der Publikation der Ergebnisse aus Basingstoke (210) ist die komplette Entfernung des Mesorektums (totale mesorektale Exzision) als onkologischer Standard anzusehen. Parallel zu diesen Bemühungen in Großbritannien und der Ausbreitung dieser Methode in ganz Europa (133) wurden in den USA von Enker mit einem ähnlichen chirurgischen Ansatz vergleichbar gute Ergebnisse erzielt (83, 85).

Grundlage des Konzepts der totalen mesorektalen Exzision sind Beobachtungen, nach denen zwar der Lymphabfluss oberhalb der Linea dentata streng in kranialer Richtung und dann entlang der A. rectalis superior erfolgt, dass sich aber in einem erheblichen Prozentsatz der Rektumkarzinom-Patienten bei sorgfältiger histopathologischer Untersuchung so genannte „Satelliten-Metastasen" auch lateral und bis zu 4 cm distal des unteren Tumorrandes im Mesorektum finden lassen (130, 151, 261, 288).

Vor allem von japanischen Arbeitsgruppen (231, 232) wird eine zusätzliche Erweiterung der lateralen Radikalität propagiert, nämlich die Dissektion auch der parailiakalen Lymphknoten. Ob diese Dissektion der so

Tabelle 22.**9** Intramurale und extramurale (mesorektale) Tumorausbreitung nach distal nach Hida (151)

Intramurale Tumorausbreitung nach distal:	**n**	**Gesamt (%)**	**≤1 cm (%)**	**≤2 cm (%)**	**≤3 cm (%)**	
T1	8	0	0	0	0	
T2	38	0	0	0	0	
T3	128	11,7	8,6	3,1	0	
T4	24	25	16,7	8,6	0	
Alle T	198	10,6	7,6	3	0	
Mesorektale Tumorausbreitung nach distal:	**n**	**Gesamt (%)**	**≤1 cm (%)**	**≤2 cm (%)**	**≤3 cm (%)**	**≤4 cm (%)**
T1	8	0	0	0	0	0
T2	38	0	0	0	0	0
T3	128	21,9	7	7	5,5	2,4
T4	24	50	20,8	16,7	8,3	4,2
Alle T	198	20,2	7,1	6,6	4,5	2

genannten „D3-Lymphknotenstation“ (129) wirklich einen Benefit für den Patienten bedeutet, wird kontrovers diskutiert. Die Nachteile dieser Operation, nämlich die in einem erheblichen Ausmaß zu beobachtenden Störungen der Blasen- und Sexualfunktion (161), scheinen mittlerweile in geübten – japanischen – Händen durch eine gezielte Freilegung und Schonung der pelvinen autonomen Nerven („pelvic autonomic nerve preservation“, PANP) nicht mehr ganz so häufig zu sein (313). Der postulierte Vorteil dieser Operation, nämlich eine Verbesserung der Radikalität, lässt sich nicht belegen: Sowohl beim lokoregionären Rezidiv als auch bei der tumorspezifischen Überlebensrate gibt es keine Unterschiede im Vergleich zu der alleinigen totalen mesorektalen Exzision (83, 129, 137, 210, 232).

Da nur bei einem Drittel der Patienten mit einem Tumornachweis im Mesorektum und nur bei 15 % aller Rektumkarzinom-Patienten auch ein Befall der parailiakalen Lymphknoten nachgewiesen werden kann, würden die meisten Patienten übertherapiert. Es wird auch diskutiert, dass der Befall der parailiakalen Lymphknoten der Ausdruck einer schon systemischen Erkrankung ist, die adjuvant oder neoadjuvant behandelt werden müsste (84).

Als weitere Prinzipien der Radikalität nach lateral ist die Nichteröffnung des Tumors und die Tumorentfernung en bloc zu fordern.

Bei Tumoreröffnung durch den Chirurgen entsteht aus einer potenziellen R0-Resektion eine R1-Resektion. Dadurch steigt das Risiko eines lokoregionären Rezidivs deutlich an (108).

Bei Einwachsen des Rektumkarzinoms in benachbarte Strukturen (Blase, Uterus, Vagina, Ureter, Prostata) ist eine Tumorexzision en bloc zu fordern. Eine Abpräparation des Tumors von diesen Strukturen macht onkologisch keinen Sinn. Aus diesen Überlegungen heraus entstand das Prinzip der multiviszeralen Resektion (Abschnitt 22.11.4).

Bei Patienten, bei denen durch das präoperative Staging (Endosonographie, CT, MRT) mit großer Wahrscheinlichkeit eine T4-Situation vorliegt, sollte ein neoadjuvantes Konzept mit präoperativer Radiochemotherapie (Abschnitt 22.12.1) durchgeführt werden.

Distaler Sicherheitsabstand

Die viele Jahrzehnte postulierte „5-cm-Regel“ als Abstand an der distalen Darmwand kann nicht aufrecht erhalten werden, da nur wenige Rektumkarzinome sich submukös intramural ausbreiten (293, 341, 342). Mehrere kontrollierte Studien zeigen, dass ein distaler Sicherheitsabstand an der Darmwand von 1–2 cm ausreicht (174, 256, 324, 341). Dieser distale Sicherheitsabstand bezieht sich immer auf das frische, unfixierte, nicht aufgespannte Präparat in situ: aufgespannte Präparate überschätzen, fixierte Präparate unterschätzen den Sicherheitsabstand (189).

Der distale Sicherheitsabstandes an der Rektumwand hat im Vergleich zum Sicherheitsabstand im Bereich des Mesorektums (Abschnitt 22.10.3: Radikalität nach lateral) eine weit geringere Bedeutung (151) (Tab. 22.**9**).

22.11. Operative Therapie

22.11.1 Wichtiges zur chirurgischen Anatomie

Neben den Anatomen haben zu den neueren Erkenntnissen der Anatomie des Rektums in den letzten Jahren vor allem Chirurgen und Urologen beigetragen. Noch immer taucht der Begriff „Mesorektum“ in keinem anatomischen Lehrbuch auf. Ein Grund dafür mag darin liegen, dass der sehr einflussreiche Anatom Waldeyer 1899 forderte, der Begriff „Mesorektum“ solle aus der anatomischen Nomenklatur gestrichen werden (zitiert nach

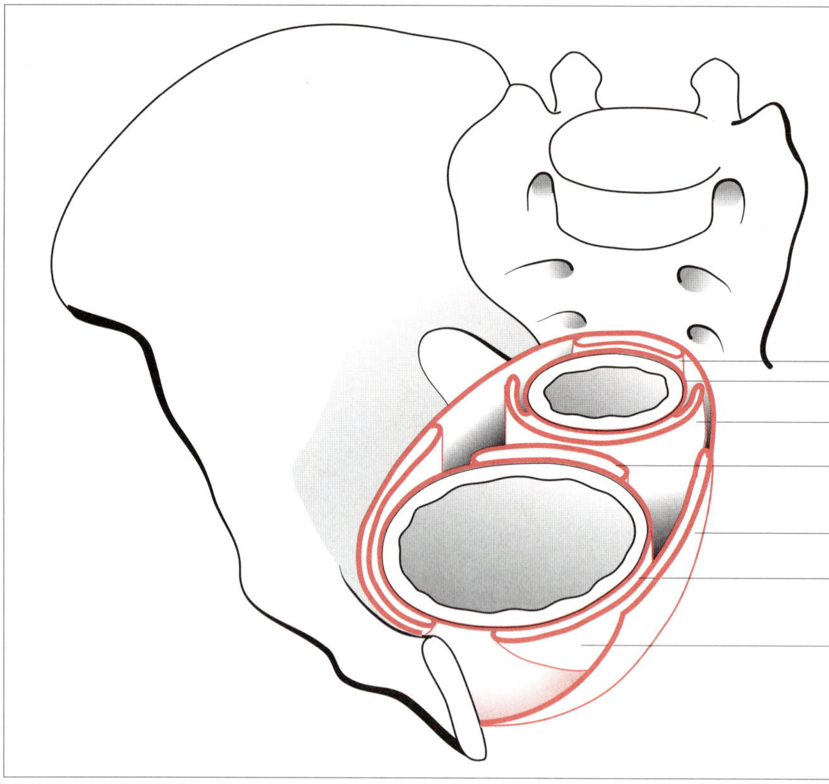

Abb. 22.**5** Schematische Darstellung der Grenzlamellen des Beckens nach Stelzner (312).

312). Der wichtigere Grund dafür liegt darin, dass nur der Chirurg beim lebenden Organismus die zarten embryonalen Verschiebeschichten erkennen – und präparieren – kann, die dem Anatomen am fixierten Leichenpräparat entgehen (135).

Das Rektum erstreckt sich zwischen dem Analkanal und dem Colon sigmoideum und weist eine Länge von ca. 15 cm auf. Anatomisch ist die Grenze des Sigmas zum Rektum der Übergang der Taenien des Sigmas in die durchgehende Längsmuskulatur des Rektums. Das Rektum wird unterteilt in das untere, das mittlere und das obere Rektumdrittel von jeweils 5 cm Länge. Das Rektum weist 2 Krümmungen auf, die Flexura perinealis, bedingt durch den Zug der Puborektalisschlinge, und die Flexura sacralis, verursacht durch den parallelen Verlauf des Rektums zum Os sacrum im mittleren und oberen Drittel.

Für den Chirurgen wichtig sind erstens die Blutversorgung und der Lymphabfluss des Rektums, zweitens die Grenzschichten des Rektums und des Mesorektums und drittens der Verlauf der Nerven im kleinen Becken.

Blutversorgung, Lymphabfluss

Die Blutzufuhr des Rektums erfolgt vorwiegend über die A. rectalis superior, der Blutabfluss vorwiegend über die V. rectalis superior. Die in den anatomischen Lehrbüchern beschriebene A. rectalis media wird in nur ca. 20 % angetroffen (274, 279). Dementsprechend ist auch das Lymphabflussgebiet des Rektums entlang der A. rectalis superior und der A. mesenterica inferior. Ob ein zusätzlicher Lymphabfluss entlang der A. iliaca interna für die chirurgische Dissektion von Bedeutung ist, wird kontrovers diskutiert (Abschnitt 22.10.3: Radikalität nach lateral, 22.11.4: Laterale Lymphknoten-Dissektion).

Grenzschichten des Rektums

Schon Stelzner sprach in den 60er-Jahren von „Grenzlamellen" des Rektums (308) (Abb. 22.**5**).

Das Bewusstsein für die Bedeutung dieser Grenzlamellen wurde jedoch erst durch die Arbeiten von Heald (130, 132) geweckt. Die Kenntnis dieser Faszienräume erlaubt dem Chirurgen eine völlig blutungsarme Präparation in einem nahezu avaskulären Raum mit kompletter Entfernung des potenziell tumortragenden Mesorektums und gleichzeitiger Schonung der wichtigen autonomen Nervenstrukturen (Abb. 22.**6a**, **b**).

Nervenstrukturen im kleinen Becken

Die grundlegenden Erkenntnisse über die nervalen Strukturen im kleinen Becken wurden von Chirurgen und Urologen publiziert (196, 234, 298).

Die nervalen Strukturen im kleinen Becken haben eine wichtige Bedeutung für die Lebensqualität, näm-

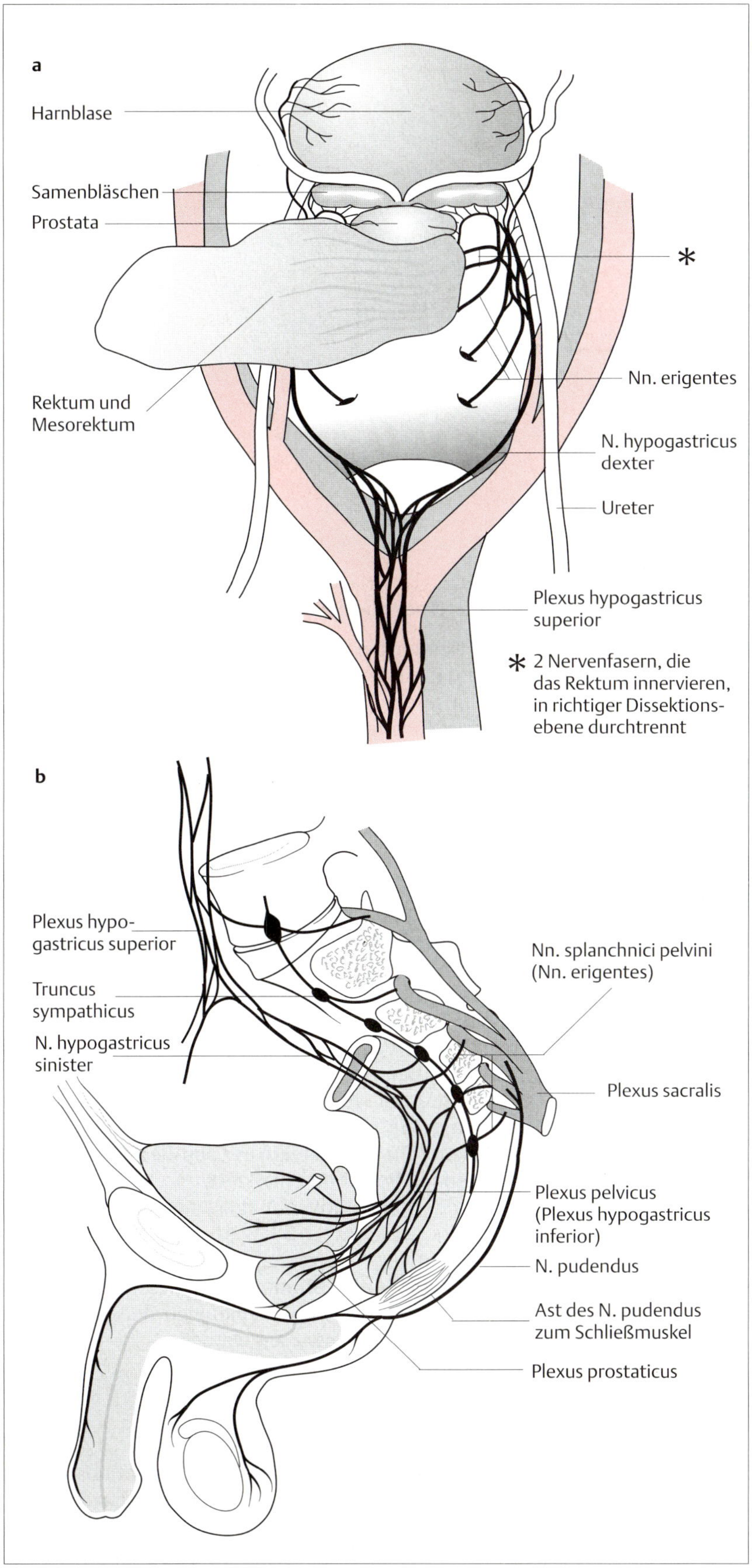

Abb. 22.**6** Schematische Darstellung der autonomen Nervenstrukturen im Becken: **a** Sicht des Operateurs von kranial in das kleine Becken hinein; 2 Nervenfasern der Innervation des Rektums aus dem Plexus hypogastricus inferior sind in der richtigen Dissektionsebene durchtrennt (nach 136, 274); **b** von links-lateral gesehen (nach 136).

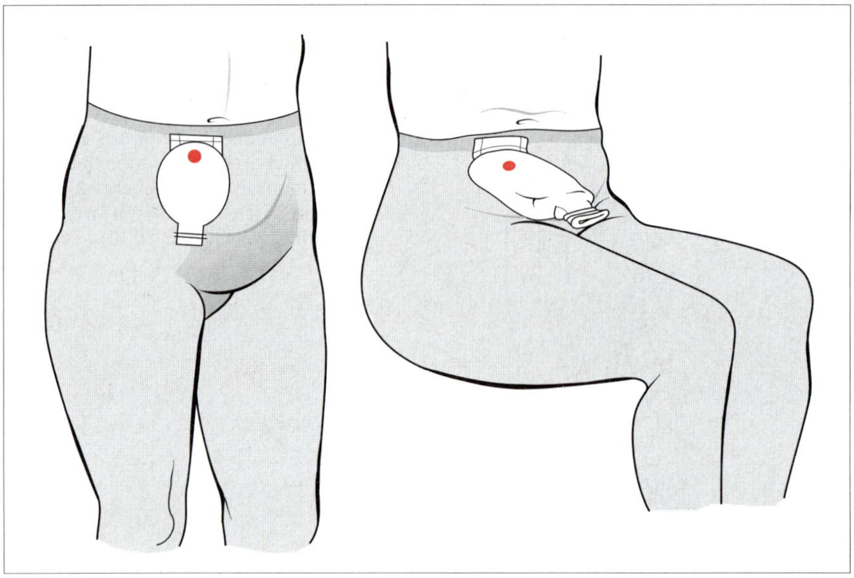

Abb. 22.7 Präoperatives Anzeichnen eines Enterostomas; dies sollte immer in sitzender Position geschehen.

lich bei Mann und Frau für die Blasenentleerung, beim Mann für die Ejakulation und Erektion, bei der Frau für die Lubrikation der Scheide und die Orgasmusfähigkeit. Wichtig für den Chirurgen sind deshalb die Kenntnisse über den Verlauf der dafür verantwortlichen Nerven.

Die Beckenorgane haben eine sympathische und eine parasympathische Versorgung. Die sympathische Innervation kommt vom Ganglion mesentericum superius. Dieses liegt vor der Aorta im Bereich des Abganges der A. mesenterica inferior. Die postganglionären Fasern bilden den Plexus hypogastricus superior, der vor der Aorta nach kaudal verläuft. In Höhe des Promontoriums teilt er sich auf in den linken und rechten N. hypogastricus. Diese können bei richtiger Präparation eindeutig identifiziert werden. Die Nn. hypogastrici ziehen dann medial der Ureteren an der lateralen Beckenwand zum Plexus hypogastricus inferior (196).

Die Ursprünge der parasympathischen Innervation liegen in den Wurzeln S2–S4. Aus den Sakralnerven S2–S4, auch „Plexus sacralis" genannt, zweigen kleine Nervenäste, als Nn. pelvici splanchnici oder Nn. erigentes bezeichnet, ab, die anterolateral in den Plexus hypogastricus inferior einstrahlen (Abb. 22.**6b**). Aus S2–S4 kommt auch die parasympathische Innervation des M. puborectalis.

Aus dem Plexus hypogastricus inferior verläuft die sympathische und parasympathische Innervation gemeinsam zu den Erfolgsorganen (205). Kurze Ästchen strahlen in das Mesorektum und Rektum ein. Diese Nerven bilden als „neurovaskuläres Bündel" (274) die so genannten lateralen Ligamente, in denen nur in etwa 20% eine A. rectalis media zu finden ist (279). Distal der lateralen Ligamente ziehen die Nerven ventral der Denonvillier-Faszie nach medial und versorgen die Harnblase, beim Mann Prostata und Corpora cavernosa, bei der Frau Scheide und Klitoris.

22.11.2 Operationsvorbereitung und -aufklärung

Alle Patienten, bei denen eine Rektumoperation geplant ist, werden präoperativ mit einer Darmlavage vorbereitet. In unserem Vorgehen trinkt der Patient dazu 2–4 Liter einer Kleanprep-Lösung. Bei hochgradig stenosierenden Tumoren muss diese Darmreinigung schonend und evtl. sogar über mehrere Tage erfolgen. Ansonsten wird sie am Tag vor der Operation durchgeführt.

Obligat ist die präoperative Anzeichnung einer optimalen Stomadurchtrittsstelle an den Bauchdecken – entweder durch die Stomatherapeutin oder durch den Operateur. Dieses Anzeichnen des Stomas muss im sitzenden Zustand durchgeführt werden (Abb. 22.**7**). An der Stomadurchtrittsstelle darf keine Hautfalte sein und der Patient muss das Stoma im Sitzen sehen können. Die richtige Stomaposition ist entscheidend für eine gute Versorgbarkeit des Stomas und somit für die Lebensqualität des Patienten.

In unserem Vorgehen werden prinzipiell sowohl linksseitig für ein endständiges Kolostoma als auch rechtsseitig für ein protektives Loop-Ileostoma die entsprechenden Positionen markiert.

Bei der präoperativen Aufklärung durch den Operateur muss unbedingt auf das Risiko eines temporären oder definitiven Stomas, auf eine temporäre oder bleibende postoperative Stuhlinkontinenz und auf temporäre oder definitive Einschränkungen der Blasen- und Sexualfunktion hingewiesen werden.

22.11.3 Präoperative Vorbereitung im Operationssaal

Die Operation erfolgt prinzipiell in Intubationsnarkose. Von Seiten der Anästhesie wird in unserem Vorgehen obligat ein zentraler Venenkatheter gelegt. Meist wird auch ein transurethraler Blasenkatheter gelegt. Dieser erleichtert bei der Rektumexstirpation die Orientierung. Alternativ kann intraoperativ ein Cystofix-Katheter gelegt werden. Alle Patienten erhalten eine perioperative Antibiotikaprophylaxe in Form einer einmaligen Gabe, welcher nach Einleitung der Narkose vom Anästhesisten appliziert wird. Die Patienten werden in Steinschnittlagerung auf dem Operationstisch gelagert.

22.11.4 Operationsablauf

■ Zugangswege

Der typische Zugang ist die mediane Laparotomie, beginnend wenige Zentimeter unterhalb des Xiphoids und bis zur Symphyse ziehend. Dieser Zugang erlaubt die onkologische Operation im Becken und im Bereich des Lymphabflussgebiets; er erlaubt weiterhin die Mobilisation der linken Kolonflexur zur spannungsfreien Rekonstruktion. Von diesem Zugang kann auch die Leber exploriert werden, gegebenenfalls können synchrone Lebermetastasen reseziert werden und zuletzt ist auch, falls erforderlich, die Mobilisation der rechten Kolonflexur möglich.

Andere Schnittführungen, wie der linksseitige paramediane Zugang oder der mediane Unterbauchschnitt mit schräger Verlängerung vom Nabel zum linken Rippenbogen, sind möglich, aber unserer Ansicht nach aufwändiger, traumatisierender und bieten eine schlechtere Übersicht.

■ Intraoperative Befunderhebung

Nach Eröffnen des Abdomens werden der gesamte Dünndarm, das Kolon und die Leber inspektorisch und palpatorisch nach Zweittumoren oder Metastasen abgesucht. Bei Verdacht auf Peritonealkarzinose wird dieser Befund mittels Schnellschnittuntersuchung intraoperativ abgeklärt.

■ Präparatives Vorgehen am Kolon

Im eigenen Vorgehen wird die komplette Präparation mit dem Elektrokauter durchgeführt. Diese Art der Präparation erlaubt eine völlig blutungsfreie Präparation, die embryonalen Verschiebeschichten stellen sich von alleine dar.

Begonnen wird die Präparation am Sigma: Das Sigma und das Colon descendens werden von lateral mobilisiert; es wird darauf geachtet, dass sowohl das Mesenterium des linken Kolons völlig intakt bleibt als auch die Gerota-Faszie nicht eröffnet wird. Zu starker Zug muss vermieden werden, da ansonsten die Ovarial- bzw. Testikulargefäße einreißen und bluten können. Die Präparation wird von lateral bis fast an die Aorta geführt.

Anschließend inzidiert man von medial her das Peritoneum am Meso des Colon descendens und präpariert die A. mesenterica inferior an ihrem Abgang aus der Aorta. In diesem Bereich muss besonders darauf geachtet werden, den gut sichtbaren Plexus hypogastricus superior zu schonen. Die A. mesenterica inferior wird ca. 1–2 cm (136) distal ihres Abgangs aus der Aorta ligiert und durchtrennt; bei diesem Abstand wird der Plexus hypogastricus superior sicher geschont. Anschließend wird die V. mesenterica inferior am Pankreasunterrand ebenfalls ligiert und durchtrennt.

Wir lassen die Ligaturen an der A. und V. mesenterica inferior lang, um den Pathologen die Absetzungsebene zu markieren. Die frühere TNM-Klassifikation dieser „Grenzlymphknoten“ als N3-Stadium wurde zwar verlassen, wir halten jedoch den Befall dieser Lymphknoten nach wie vor für ein schlechtes prognostisches Zeichen.

Anschließend wird das Mesosigma durchtrennt und ligiert, das ganze Lymphabflussgebiet des Rektums, von Heald „pedicle“ genannt, verbleibt an der A. rectalis superior und an der A. mesenterica inferior. Bei Vorliegen einer Riolan-Anastomose, also der Verbindung zwischen Versorgungsgebiet der A. colica media und der A. colica sinistra, die in ca. 80 % aller Patienten angetroffen werden kann, können auf diese Weise meist das komplette Colon descendens und häufig sogar Teile des Sigmas gut durchblutet erhalten werden (338).

Im eigenen Vorgehen wird die Präparation am Kolon abgeschlossen mit der Durchtrennung des Sigmas mittels eines Klammernahtgeräts (GIA, Autosuture, oder Linear Cutter, Ethicon). Dadurch kann das gesamte Dünndarmpaket samt linksseitigem Kolon und Netz nach kranial verlagert und mit einem Retraktor dort gehalten werden. Auf diese Art und Weise gewinnt man einen optimalen Überblick für die nun folgende Präparation des Rektums mittels der totalen mesorektalen Exzision (136). Dieses Durchtrennen des Sigmas ist jedoch nicht obligat.

Die Frage, ob die linke Kolonflexur „en principe“ mobilisiert werden soll (338), ist eher durch Glaubensbekenntnisse als durch Daten beantwortbar. Befürworter der prinzipiellen Mobilisation begründen diese damit, dass dadurch nie Kompromisse bezüglich einer spannungsfreien Anastomose einzugehen seien. Fakt ist, dass bei hoher Ligatur der A. und V. mesenterica inferior proximal des Abgangs der A. colica sinistra und bei vorhandener Riolan-Anastomose häufig die Länge des linken Kolons auch ohne Mobilisation der Flexur für eine tiefe kolorektale oder gar kolopouchanale Anastomose ausreicht. Und die Mobilisation der linken Kolonflexur beinhaltet auch bei sorgfältiger Präparation ein Risiko der Milzverletzung.

Im eigenen Vorgehen wird die linke Kolonflexur nur dann mobilisiert, wenn die Länge des linken Kolons für eine spannungsfreie Anastomose nicht ausreicht oder wenn keine Riolan-Anastomose existiert.

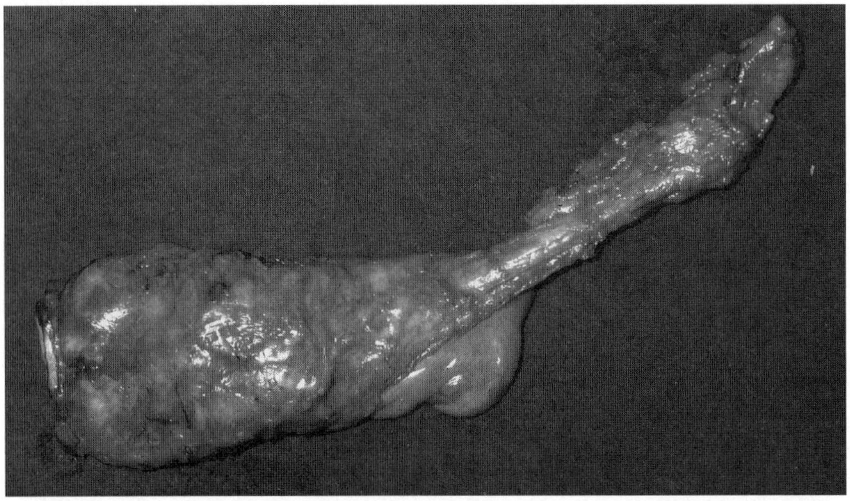

a

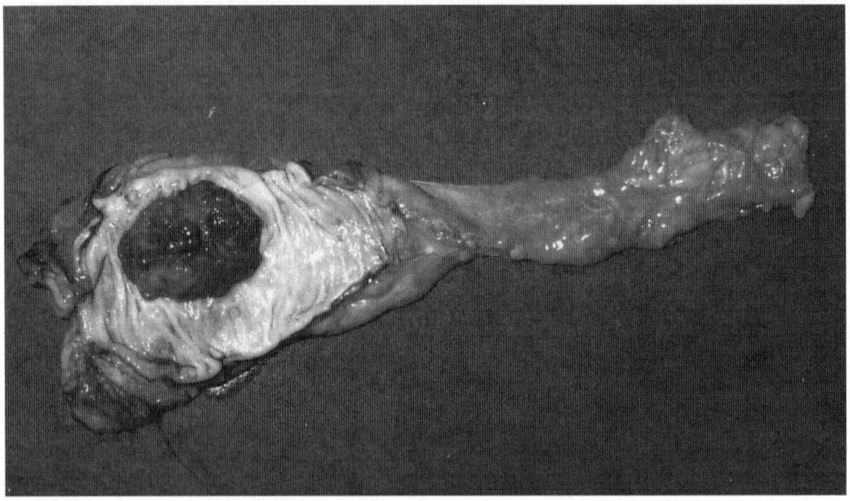

b

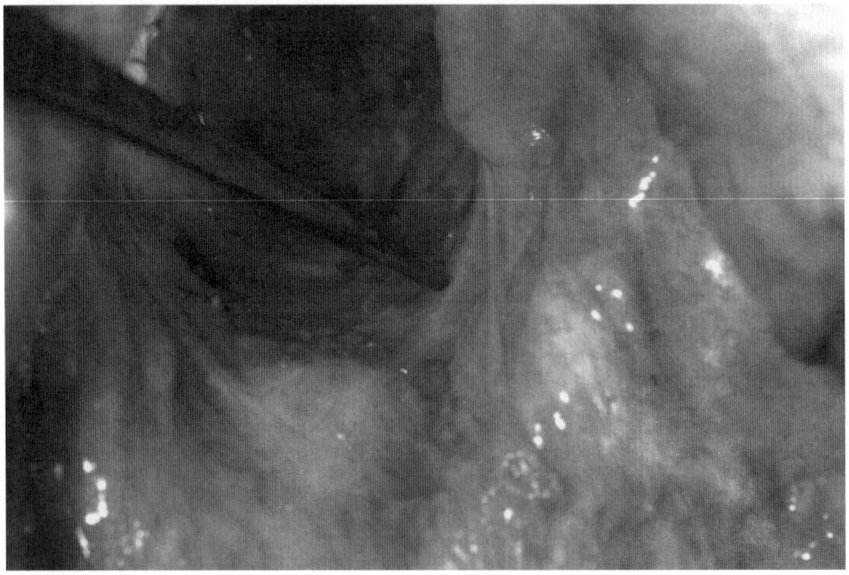

c

Abb. 22.**8a–c** Präparat nach totaler mesorektaler Exzision von dorsal mit intaktem „bilobärem" Mesorektum samt zentral ligierter A. und V. mesenterica inferior (**a**). Dasselbe Präparat aus ventraler Sicht; das Rektum wurde an der Vorderwand eröffnet (**b**). Situs des kleinen Beckens (eines anderen Patienten) aus der Sicht des Operateurs nach kompletter Entfernung des Mesorektums mit intakter endopelviner Faszie und sichtbarem Verlauf der erhaltenen Nn. hypogastrici (rechter N. hypogastricus mit Pinzettenspitze markiert) (**c**).

Totale Exzision des Mesorektums (total mesorectal excision)

Nun erst beginnt die eigentliche Präparation am Rektum. Dazu wird das abgestapelte Rektosigmoid samt dem Gefäß-/Lymphknotenbündel („pedicle") mit einer Klemme angeklemmt und nach ventrokaudal gezogen. Man geht vorsichtig wenige Millimeter hinter der A. rectalis superior ein und gelangt dann leicht in den von Heald als „holy plane of rectal surgery" bezeichneten Raum zwischen mesorektalem Fettkörper und präsakraler Faszie (132). Beim Eingehen in diesen Raum muss wiederum sorgsam auf die sich hier aufzweigenden Nn. hypogastrici geachtet werden. Diese müssen sicher identifiziert und geschont werden. Bei Präparation in der richtigen Schicht spannt sich das lockere Bindegewebe spinnwebartig auf und weist den richtigen Weg der Dissektion.

Ziel der weiteren Präparation ist es, das Mesorektum komplett zu entfernen und gleichzeitig die nervalen Strukturen zu schonen. Bei ausgebrochenem Tumor hat natürlich die onkologische Radikalität Vorrang vor der Schonung der nervalen Strukturen. Diese Tumoren sollten jedoch in einem modernen Konzept neoadjuvant mittels Radiochemotherapie vorbehandelt werden (s. u.).

Die Präparation erfolgt in kleinen Schritten, wobei laufend die Einstellung geändert wird. Hilfreich bei der Präparation ist das Einsetzen eines Pelvishakens (St. Marks' retractor).

Die Präparation dorsal ist recht einfach: sie erfolgt scharf mit dem elektrischen Messer und unter direkter Sicht. Im Bereich der Krümmung des Os sacrums befindet sich in der Mittellinie eine strangartige Faszienverdickung, welche die dorsale Seite des Mesorektums an die präsakrale Faszie fixiert. Diese Struktur wird von Heald „rektosakrales Ligament" (136), von Stelzner „Umschlagsfalte der Grenzlamelle" (312) genannt. Die stumpfe Mobilisation des Rektums ist hier unbedingt zu unterlassen, da dadurch zum einen das Mesorektum einreißt, zum anderen der präsakrale Venenplexus verletzt werden kann. Dorsal kann man mit dieser scharfen Präparation problemlos bis zum Beckenboden gelangen.

Weit schwieriger ist die Präparation anterolateral, vor allem beim Mann. In diesem Bereich ist die Gefahr einer Nervenverletzung wieder sehr groß. Auch hier kann scharf mit dem elektrischen Messer präpariert werden. Eine „echte" A. rectalis media, die ligiert werden muss, wird nur bei ca. 20% der Patienten angetroffen (274, 279). Im Bereich der Samenbläschen und der Prostatahinterwand muss peinlichst darauf geachtet werden, in der richtigen Schicht zu präparieren: die Samenbläschen sollte man *nicht* sehen, sie sollen *nicht*, wie von Stelzner beschrieben „wie die Nüsse aus der Schale springen" (312). Die richtige Präparation lässt – außer bei Tumoren der Rektumvorderwand – die Denonvillier-Faszie intakt, da ansonsten mit nervalen Läsionen zu rechnen ist.

Bei der Frau ist die anteriore Grenzschicht zwischen Rektum und Vaginalhinterwand sehr eng. Bei Tumorinfiltration kann problemlos die Vaginalhinterwand en bloc mitreseziert werden.

Das Mesorektum wird nach distal immer dünner und verschwindet am Beckenboden vollständig. Das Rektum wird hier dann im typischen Vorgehen mit einem Klammernahtgerät (z. B. TA30, Autosuture) verschlossen. Anschließend kann das komplette Präparat entfernt werden. Die Abb. 22.**8a** zeigt ein typisches Präparat nach einer totalen mesorektalen Exzision von hinten mit komplett entferntem, „bi-lobärem" Mesorektum und mit dem „pedicle", dem kompletten Lymphabflussgebiet; Abb. 22.**8b** zeigt dasselbe, nun eröffnete Präparat von vorne mit dem Tumor und dem Sicherheitsabstand; Abb. 22.**8c** zeigt das kleine Becken (eines anderen Patienten) völlig fettfrei mit intakten Faszien und leicht erkennbarem Verlauf der Nn. hypogastrici.

Bei sehr tief sitzenden Tumoren kann man von abdominal her in den intersphinktären Raum weiter vorpräparieren; dann kann das Rektum von abdominal her in der Höhe der Linea dentata mit dem TA30 abgestapelt werden. Dies gelingt in der Regel bei älteren Frauen mit schlaffem Beckenboden immer. Bei jüngeren Patienten, vor allem Männern mit einem engen Becken und bei adipösen Patienten ist dies nicht immer möglich. Bei diesen Patienten wird peranal, wegen der guten Exposition am besten unter Verwendung eines Lone-Star-Retraktors, das Rektum in Höhe der Linea dentata zirkulär durchtrennt und die Präparation dann im intersphinktären Raum weitergeführt. Dieses Vorgehen wird von manchen Autoren als separate Operationsmethode angesehen und als „abdominoperanale Resektion" bezeichnet (160).

Bei Tumoren des oberen Rektumdrittels ist eine totale Exzision des Mesorektums nicht notwendig; das Mesorektum kann 5 cm distal des Tumors durchtrennt werden (203). Wichtig ist dabei jedoch, dass das Mesorektum nicht ausgedünnt („coning"), sondern horizontal durchtrennt wird (160).

Laterale Lymphknoten-Dissektion

Wie schon oben erwähnt (Abschnitt 22.10.3: Radikalität nach lateral) wird in Japan die zusätzliche Dissektion der parailiakalen Lymphknoten propagiert, in jüngster Zeit auch unter besonderer Beachtung und möglichst auch Schonung der autonomen Nerven (313). Da ein Vorteil dieser Ausweitung der Operation bisher nicht bewiesen ist und sie potenziell eine erhebliche zusätzliche Traumatisierung für den Patienten bedeuten kann, wird die laterale Dissektion von uns weder durchgeführt noch empfohlen.

Ausspülen des Rektumstumpfs

Von Heald und anderen Autoren wird das Ausspülen des zugestapelten Rektumstumpfs mit einer zytotoxischen Lösung (Proflavine oder Polyvidon-Jod) empfohlen

(136). Dieses Vorgehen soll die Implantation luminal aus dem Tumor abgeschilferter Tumorzellen in die distal davon gelegene Mukosa und die Anastomose selbst verhindern. Von einzelnen Autoren wird zu diesem Zweck sogar nach dem Ausspülen eine weitere Staplernaht distal der ersten empfohlen, bevor das Rektum durchtrennt und die Anastomose gestapelt wird (so genanntes „triple-stapling") (230). Für den Sinn dieser Vorgehensweise gibt es keinerlei Belege und intraluminäre Tumorrezidive im Bereich der Anastomose sind – im Vergleich zu den extraluminären lokoregionären Rezidiven – eher selten (156).

Rektumexstirpation

Bei Tumoren, die den Sphinkterapparat infiltrieren oder die bis zur Linea dentata gehen, muss eine Rektumexstirpation durchgeführt werden. Die Präparation bis zum Beckenboden ist identisch mit der bei der anterioren Rektumresektion. Es wird nur zusätzlich der perineale Akt angeschlossen: Zunähen des Analkanals, Umschneidung des Anus (spindelförmig beim Mann, tropfenförmig bei der Frau), dorsales Eingehen auf das Os coccygis, Eingehen präsakral in den Abdominalraum. Die weitere Präparation kann dadurch erleichtert werden, dass man das abgestapelte Rektum durch dieses dorsale Fenster nach perineal durchzieht.

Anschließend wird der Sphinkterapparat umschnitten, das Rektum wird ventral von der vaginalen Hinterwand bzw. von der Prostatahinterwand abpräpariert. Der Beckenboden wird von unten mit Einzelknopfnähten approximiert oder – wenn möglich – verschlossen. Subkutane Nähte und Hautverschluss mit Einzelknopfnähten beenden den perinealen Akt. Die perineale Wunde offen zu lassen, ist obsolet.

Eine besondere perineale Drainage ist unseres Erachtens bei subtiler Präparation und Blutstillung nicht notwendig. Im eigenen Vorgehen wird auch bei der Rektumexstirpation lediglich eine abdominale Drainage in die Sakralhöhle platziert. Zusätzlich wird im eigenen Vorgehen das Omentum majus gestielt als Netzplombe im kleinen Becken platziert, das Beckenperitoneum wird nicht veschlossen.

Von manchen chirurgischen Schulen wird die Durchführung einer Rektumexstirpation mit 2 OP-Teams propagiert. Da im heutigen Vorgehen die Präparation von abdominal her bis zum Beckenboden erfolgt und dementsprechend der perineale Akt keine zeitaufwändige Operation bedeutet, können wir dieses Vorgehen mit 2 Teams nicht empfehlen.

Bei der Rektumexstirpation wird ein endständiges Deszendostoma angelegt. Dabei muss darauf geachtet werden, dass das ausgeleitete Kolon intraabdominell gerade und gestreckt verläuft und keinen bogenförmigen Verlauf aufweist. Ansonsten kann der Patient später keine Irrigation durchführen. Auch ist bei langem, bogenförmigem Sigma/Colon descendens das Risiko eines Stomaprolapses sehr hoch.

Multiviszerale Resektion

Bei Diagnosestellung eines Rektumkarzinoms liegt bei 5–10 % der Patienten schon eine Infiltration in Nachbarorgane vor (71, 79, 87, 165). Am häufigsten infiltriert sind Uterus, Adnexe, Vaginalhinterwand, Blase, Ureter, Dünndarm, Samenblasen und Prostata (244).

Bei wiederum 50 % dieser Patienten mit lokal fortgeschrittenem Tumorwachstum ist die Tumorausbreitung auf das kleine Becken beschränkt ohne Hinweis auf Fernmetastasierung (59). In diesen Fällen ist also eine Operation mit kurativer Intention möglich. Diese multiviszeralen Resektionen sind häufig gleichzeitig auch multidisziplinäre Resektionen in Zusammenarbeit von Viszeralchirurgen, Gynäkologen und Urologen.

Bei bereits präoperativ bekannter oder vermuteter T4-Tumorsituation sollte nicht primär operiert, sondern eine präoperative neoadjuvante Radiochemotherapie zum Down-Staging durchgeführt werden (222) (Abschnitt 22.12.1). Ziel der multiviszeralen Resektion muss immer die En-Bloc-Resektion des Tumors ohne Tumoreröffnung sein.

Die Ergebnisse limitierter multiviszeraler Resektionen unterscheiden sich wenig von denen nach alleiniger tiefer anteriorer Resektion oder Rektumexstirpation. Auch die 5-Jahres-Überlebensraten bewegen sich in einem ähnlich hohen Bereich (Tab. 22.**10**).

Tabelle 22.**10** Ergebnisse der limitierten multiviszeralen Resektion beim lokal fortgeschrittenen Rektumkarzinom (214)

	Patienten (n)	Morbidität (%)	Mortalität (%)	5-Jahres-Überleben (%)
Bonfanti 1982 (39)	61	30,3	8,2	60
Fedorov 1989 (87)	313	49,5	5,4	42,1
Orkin 1989 (244)	65	20	1,5	52
Eisenberg 1990 (79)	58	31	1,7	62
Devine 1992 (72)	65	15,4	1,5	52
Hohenberger 1992 (158)	97	n.a.	7,2	49
Talamonti 1993 (315)	74	n.a.	4,3	47,9
Izbicki 1995 (165)	83	44	1,2	40
Rowe 1997 (273)	118	n.a.	n.a.	50,5

n.a.: nicht angegeben

Deutlich schlechtere Ergebnisse werden erzielt, wenn eine totale pelvine Exenteration notwendig ist (214); diese Eingriffe sind jedoch bei der primären Operation eines Rektumkarzinoms selten und werden meist bei Rektumkarzinom-Rezidiven durchgeführt (Abschnitt 22.13.2).

Ein Problem stellt das präoperative Staging der Infiltration dar: Trotz Verwendung modernster Untersuchungsmethoden (CT, MRT, Endosonographie) zeigt es sich, dass nur 40–60 % der präoperativ als infiltriert eingeschätzten Organe im Operationsresektat dann letztendlich histologisch von Tumor befallen sind, in den übrigen Fällen sind die Nachbarorgane nur durch entzündliche Umgebungsreaktionen adhärent (39, 71, 87, 244, 273, 304).

Das bedeutet, dass etwa die Hälfte der Patienten durch eine multiviszerale Resektion übertherapiert wird. Andererseits verschlechtert sich die Prognose bei Patienten, bei denen bei Tumorinfiltration der Nachbarorgane keine Resektion en bloc, sondern eine Tumoreröffnung durchgeführt und somit zumindest eine R1-Situation geschaffen wird, dramatisch: In der Studie von Gall sinkt die 5-Jahres-Überlebensrate in dieser Situation von 49 % auf 17 % (108). Deshalb gilt die Regel, bei intraoperativem Verdacht einer Infiltration in Nachbarorgane eine En-Bloc-Resektion durchzuführen.

Laparoskopische Chirurgie beim Rektumkarzinom

In den letzten Jahren wird zunehmend diskutiert, ob die nun als Standard zu fordernde Rektumresektion samt totaler mesorektaler Exzision auch laparoskopisch durchgeführt werden kann. In spezialisierten Zentren wurde der Nachweis geführt, dass diese Operation mit der gleichen onkologischen Radikalität durchgeführt werden kann (14, 45, 97, 183, 350). Auch die stadienadaptierten 2- und 4-Jahres-Überlebensraten bewegen sich in einem ähnlichen Bereich wie nach offener Chirurgie (259). Es gibt auch Hinweise darauf, dass die Visualisierung der autonomen Nerven im kleinen Becken beim laparoskopischen Vorgehen einfacher ist. Tatsache ist, dass das laparoskopische Vorgehen sich zunehmend verbreitet, obwohl viele Fragen, vor allem die nach den Langzeitergebnissen und nach der Häufigkeit der „Port-site-Metastasen“ (der Metastasen an der Stelle der ehemaligen Trokarinzisionen), noch nicht definitiv beantwortet sind (46, 58, 235).

Im Moment kann die laparoskopische Chirurgie beim Rektumkarzinom nicht als Standard empfohlen werden, sondern sollte nur unter Studienbedingungen in entsprechend ausgewiesenen Zentren durchgeführt werden.

22.11.5 Rekonstruktion

Kolorektale Anastomose

Bei Tumoren des oberen Rektumdrittels ist keine totale mesorektale Exzision notwendig (203). In dieser Situation kann das Mesorektum ca. 5 cm distal des unteren Tumorrandes ligiert und durchtrennt werden. Es ist dann eine kolorektale Anastomose möglich. Diese kann durch Handnaht (meist als einreihige Naht) oder als Klammernaht-Anastomose durchgeführt werden. Dabei ist darauf zu achten, dass erstens das heruntergezogene Kolon gut durchblutet ist, zweitens keine Spannung auf der Anastomose besteht, drittens kein mesorektales oder mesokolisches Fett in der Anastomose interponiert ist und dass viertens bei der Klammernaht-Anastomose die Anastomosenringe komplett sind.

Im Tübinger Vorgehen wird obligat von transanal her ein Blasenkatheter über die Anastomose vorgeschoben, und das Restrektum und das darüber liegende anastomosierte Kolon werden prall mit Blaulösung gefüllt. Bei positiver Blauprobe wird an der undichten Stelle die Anastomose übernäht.

Alternativ dazu kann eine intraoperative Rektoskopie durchgeführt werden (Erlanger Vorgehen).

Koloanale Anastomose

! *Vorbemerkung:* Der Begriff „koloanale Anastomose“ wird in der Literatur sehr unterschiedlich benützt. Während einige Autoren diesen Begriff ausschließlich für die Situation reservieren, in der keine Rektumschleimhaut mehr zurückbleibt, also für eine Anastomose an die Linea dentata, wird von der Mehrzahl der Autoren eine Anastomose im Bereich des Levator ani oder der Puborektalisschlinge, also an den funktionellen Analkanal, auch bei Belassung von 1 oder 2 cm Rektumschleimhaut als koloanale Anastomose bezeichnet. Im Folgenden halten wir uns ebenfalls an letztere Definition.

Bei der bei Tumoren des mittleren und unteren Rektums zu fordernden totalen mesorektalen Exzision kommt man mit der Resektionsgrenze immer in den Bereich des Beckenbodens oder in den intersphinktären Spalt. Die Folge bei der Rekonstruktion ist eine koloanale Anastomose. Die koloanale Anastomose kann sowohl als Klammernaht-Anastomose (Double-Stapling-Technik) oder als transanale Handanastomose durchgeführt werden. Bei der transanalen Handanastomose ist die Verwendung eines Lone-Star-Rahmens von großem Vorteil.

Im eigenen Vorgehen bevorzugen wir die Double-Stapling-Technik. Bei koloanalen Anastomosen wird im eigenen Vorgehen prinzipiell ein doppelläufiges Ileostoma vorgeschaltet. Grund dafür ist, dass bei koloanalen Anastomosen in fast allen größeren Zentren die Insuffizienzrate zwischen 10 und 20 % liegt (123, 338). Ein protektives Stoma verhindert zwar nicht die Anastomoseninsuffizienz, das Stoma kann jedoch die Konsequen-

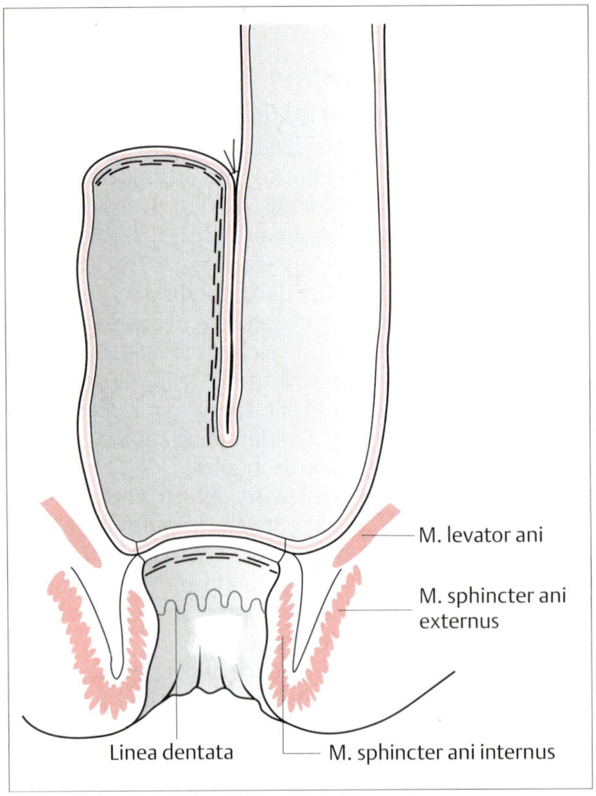

Abb. 22.**9** Schematische Darstellung einer kolopouchanalen Anastomose: Anastomose in Double-Stapling-Technik ca. 1 cm oberhalb der Linea dentata.

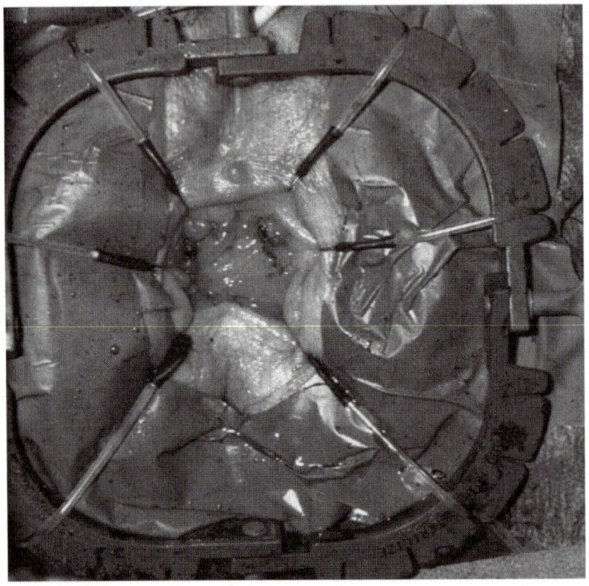

Abb. 22.**10** Verwendung eines „Lone-Star-Retraktors" für eine handgenähte koloanale Anastomose.

zen einer Anastomoseninsuffizienz, nämlich septische Komplikationen im kleinen Becken, Anastomosenstenose, definitives Kolostoma oder gar einen postoperativen Exitus, vermeiden (175, 286).

Kolopouchanale Anastomose

Die funktionellen Ergebnisse nach „gerader" koloanaler Anastomose sind nicht besonders gut. Es mehren sich die Hinweise, dass durch die Konstruktion eines Kolonpouches die postoperative Funktion bezüglich Stuhlkontinenz und vor allem Stuhlfrequenz verbessert werden kann (Abschnitt 22.11.9). Ein weiterer Vorteil des Kolonpouches ist, dass der für die Seit-zu-End-Anastomose verwendete Kolonabschnitt besser durchblutet ist als das distale Ende des Kolons (122). Die Daten aus vergleichenden Studien deuten darauf hin, dass als Folge davon das Risiko einer Anastomoseninsuffizienz geringer als bei einer „geraden" Anastomose ist (25, 60, 71, 346).

Der Kolonpouch wird üblicherweise mit einem Klammernahtgerät (GIA 60, Autosuture, oder Linear Cutter 75, Ethicon) konstruiert. Im eigenen Vorgehen wird dazu das Klammernahtgerät vom tiefsten Punkt des zu konstruierenden Pouches eingeführt. Die Staple-Line sollte möglichst exakt antimesenterial zu liegen kommen.

Die Länge des Kolonpouches sollte 5–6 cm nicht überschreiten, da sonst Evakuationsprobleme auftreten können (123, 150, 194) (Abschnitt 22.11.9).

Die Anastomose des Pouches zum Analkanal kann entweder mit transanaler Handnaht oder in Double-stapling-Technik durchgeführt (Abb. 22.**9**).

Bei der transanalen Handnaht ist die Verwendung eines Lone-Star-Rahmens (Abb. 22.**10**) von Vorteil, da hierbei der Analkanal optimal exponiert werden kann.

Im eigenen Vorgehen wird auch bei der kolopouchanalen Anastomose obligat ein Loop-Ileostoma für 6 Wochen vorgeschaltet. Vor Rückverlagerung des Ileostomas wird die Dichtigkeit der Anastomose in einem Defäkogramm mit Gastrografin überprüft (Abb. 22.**11**).

Andere Rekonstruktionen

Eine interessante Alternative der Rekonstruktion stellt die von der Baseler Arbeitsgruppe inaugurierte ileozökale Interposition dar (95, 96). Das operative Vorgehen ist jedoch relativ kompliziert. Da bisher zu diesem Verfahren kontrollierte Langzeitergebnisse an größeren Patientengruppen fehlen, kann es zum jetzigen Zeitpunkt nicht empfohlen werden.

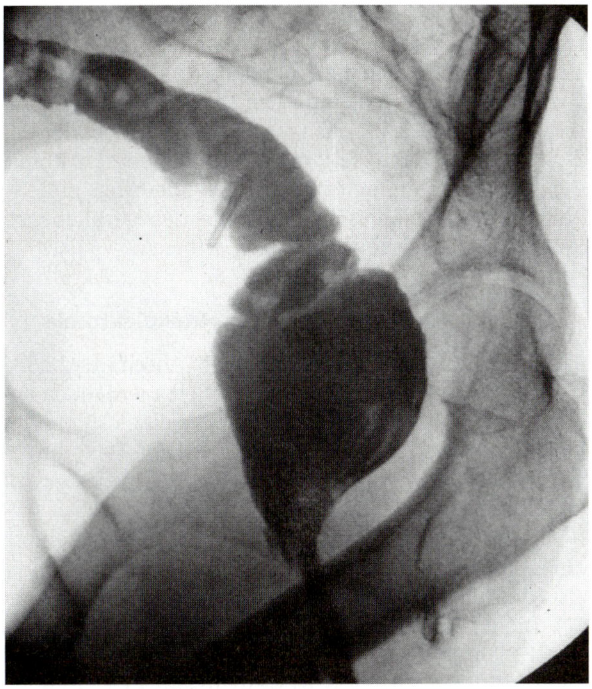

Abb. 22.**11** Radiologische Darstellung einer kolopouchanalen Anastomose im Defäkogramm mit Gastrografin von lateral.

22.11.6 Lokale Operationsverfahren

In Ausnahmefällen können beim Rektumkarzinom sowohl in einem kurativen (Abschnitt 22.10.2). als auch in einem palliativen Konzept (Abschnitt 22.15) lokale tumorresezierende Verfahren zur Anwendung kommen.

Transanale endoskopische Mikrochirurgie

Die unseres Erachtens beste Methode zur lokalen Resektion von Rektumtumoren ist die transanale endoskopische Mikrochirurgie (TEM). Diese Technik wurde von Buess 1984 zur Resektion großer Rektumadenome inauguriert (48) (Abb. 22.**12**). Die Vorteile der transanalen endoskopischen Mikrochirurgie gegenüber allen anderen posterioren Verfahren sind erstens die exzellente Übersicht mittels einer stereoskopischen vergrößernden Optik bei durch geringen Gasdruck dilatiertem Rektum und zweitens die Möglichkeit, Tumoren bis ins obere Rektum resezieren zu können. Die funktionellen Ergebnisse nach transanaler endoskopischer Mikrochirurgie sind ebenfalls sehr gut (16, 184).

In der Chirurgischen Universitätsklinik Tübingen wurden zwischen 1989 und 1995 113 Patienten mit Rektumkarzinom mittels transanaler endoskopischer Mikrochirurgie operiert. 64 Patienten hatten pT1-, 33 pT2- und 16 pT3-Tumoren. 2 Patienten der pT2-Low-Risk-Gruppe entwickelten ein lokales Rezidiv, welches jeweils kurativ nachoperiert werden konnte, keiner der Patienten mit einem T1-Karzinom entwickelte Lymphknoten-Metastasen. Die Operationsletalität war 0% (224).

Die geringe Morbidität und Mortalität dieser Operationsmethode werden auch durch andere Studien bestätigt (138, 277, 348).

Bei den Risikopatienten, bei denen in der Intention einer lokalen Tumorbeherrschung ohne kurativen Ansatz operiert wird, stellt die transanale endoskopische Mikrochirurgie aufgrund ihrer niedrigen Morbidität und Mortalität eine hervorragende Therapieoption dar. Dies muss insbesondere im Vergleich zu anderen palliativen Verfahren (Kapitel 22.15.1) betont werden.

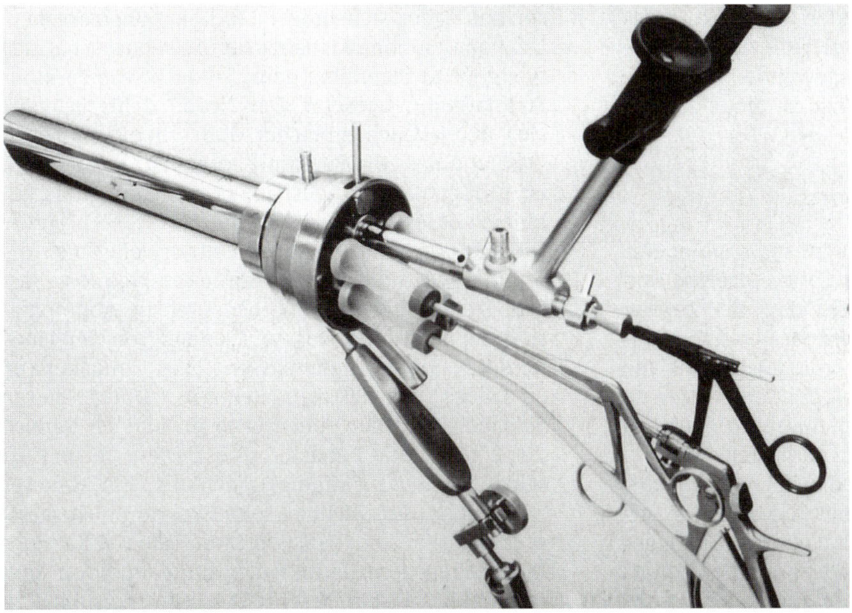

Abb. 22.**12** Operationsrektoskop mit Instrumentarium für die transanale endoskopische Mikrochirurgie (TEM) nach Buess (48).

Andere posteriore Operationsmethoden

Die Operation nach Parks mit dem Parks-Spreizer ist nur geeignet für kleine Tumoren in unmittelbarer Nähe des Analkanals. Weiter oralwärts gelegene Tumoren lassen sich dadurch nicht entfernen. Zudem ist die Übersicht schlecht und deshalb das lokale Rezidivrisiko gegenüber der transanalen endoskopischen Mikrochirurgie erhöht (282).

Die Operationen nach Kraske und Mason finden heutzutage wegen ihrer sehr hohen Morbidität nur noch in Ausnahmefällen Anwendung.

Ebenfalls in Ausnahmesituation kann die Operation nach Altemeier durchgeführt werden (9). Bei dieser Operationstechnik handelt es sich um eine posteriore Rektumresektion: Dabei wird der Analkanal exponiert (am besten mit dem Lone-Star-Retraktor), es wird zirkulär oberhalb der Linea dentata inzidiert, anschließend wird die Präparation in das pararektale Fett fortgeführt, das Rektum wird sukzessive unter Ligatur der Gefäße nach unten gezogen und letztendlich vor dem Analkanal reseziert. Zuletzt erfolgt eine rektoanale oder sigmoidoanale Anastomose. Diese Operation ist vor allem bei älteren Frauen mit komplett mobilem Rektum leicht durchführbar und hat eine geringe Morbidität (103). Onkologische Daten zu dieser Operationsmethode existieren nicht. Es gibt lediglich funktionelle Daten nach dieser Operation, wenn sie bei Rektumprolaps durchgeführt wird (114).

Lokale ablative Verfahren

Bei Patienten, bei denen aufgrund eines sehr schlechten Allgemeinzustandes nicht einmal ein lokales operatives Vorgehen infrage kommt oder die aufgrund eines fortgeschrittenen Tumorleidens nur noch kurze Zeit zu leben haben, können lokale ablative Verfahren eingesetzt werden, um das Lumen offen zu halten (Abschnitt 22.15). Dies waren früher Kryosonden, Elektrokoagulation (278) oder Nd-YAG-Laser (334). Heute wird eher die Argonplasmakoagulation (APC) angewandt (118). Eine ebenfalls selten angewandte Methode ist die endokavitäre Radiatio (248).

22.11.7 Proktokolektomie

Eine Sonderform der Rektumchirurgie stellt die operative Behandlung der Patienten mit Colitis ulcerosa und familiärer adenomatöser Polyposis dar. Bei beiden Krankheiten besteht ein hohes Risiko der Entstehung eines kolorektalen Karzinoms (Abschnitt 22.3.1) (auf die weiteren Operationsindikationen bei der Colitis ulcerosa soll an dieser Stelle nicht eingegangen werden). Deshalb soll das operative Konzept hier kurz dargestellt werden.

Bei beiden Erkrankungen wird die Operation als tumorpräventive Maßnahme, aber auch bei schon manifestem kolorektalem Karzinom durchgeführt. Die Operation beinhaltet die komplette Entfernung des Kolons und Rektums. Segmentale Kolonresektionen sind obsolet. Die Standardoperation in beiden Fällen ist die restaurative Proktokolektomie mit ileopouchanaler Anastomose. Jedoch auch die Proktokolektomie mit definitivem terminalem Ileostoma hat nach wie vor ihre Daseinsberechtigung. In Ausnahmefällen kann bei der Colitis ulcerosa eine Kolektomie mit Ileorektostomie durchgeführt werden. Es muss dann allerdings eine lebenslange endoskopische Kontrolle des verbliebenen Rektums in jährlichen Abständen erfolgen.

Indikation zur präventiven Proktokolektomie

Patienten mit nachgewiesener FAP (Abschnitt 22.3.1) sollten vor dem 25. Lebensjahr operiert werden, da anschließend das Risiko der Entwicklung eines kolorektalen Karzinoms deutlich ansteigt (166). Das durchschnittliche Alter bei der Diagnose eines manifesten Kolonkarzinoms ist 39 Jahre (52).

Bei der Colitis ulcerosa ist das Risiko der Entstehung eines kolorektalen Karzinoms nur bei der Pankolitis, also dem Befall des gesamten Kolons, deutlich erhöht (7). Dieses Risiko steigt nach einer Erkrankungsdauer von 12 Jahren deutlich an. Die Proktokolektomie allein aufgrund der Laufzeit wird deshalb nur bei Patienten mit Pankolitis empfohlen (21). Der einmalige Nachweis einer Dysplasie ist jedoch eine zwingende Operationsindikation (303) (Abschnitt 22.3.3). Beim koloskopisch-bioptischen Nachweis einer Dysplasie findet sich im Operationspräparat häufig schon ein manifestes Karzinom (202, 351).

Entwicklung der restaurativen Proktokolektomie

Die Technik der restaurativen Proktokolektomie wurde zeitgleich von Parks und Utsunomiya 1980 beschrieben (250, 321). In den vergangenen 20 Jahren, in denen dieses Operationsverfahren eine weltweite Verbreitung gefunden hat, haben sich einigen Modifikationen ergeben:

- Der von Utsunomiya inaugurierte „J-Pouch", hat sich weitgehend gegenüber dem „S-Pouch" von Parks als Standard durchgesetzt. Der Grund dafür ist, dass sich der J-Pouch einfacher und schneller anlegen lässt und dass die Funktion besser ist: der S-Pouch ist größer und hat deshalb öfter Evakuationsprobleme (243).
- Die meisten Zentren haben mittlerweile auch die originale Methode der Proktomukosektomie verlassen. Proktomukosektomie bedeutet die Abpräparation der Rektummukosa ausgehend von der Linea dentata und Stehenlassen des muskulären Schlauchs des distalen Rektums. Durch diesen Schlauch wird der Pouch gezogen und im Bereich der Linea dentata anastomosiert. Diese Technik ist schwierig, zeitaufwändig und blutig. Ein weiterer Nachteil ist, dass nicht zu selten Rektummukosa zurückbleibt: es sind in der Literatur Fälle von Karzinomen neben dem Ileumpouch ausgehend von Rektummukosa-Inseln beschrieben. Die meisten Zen-

tren führen deshalb eine intersphinktäre Resektion mit Absetzen des Rektums etwa 1 cm oberhalb der Linea dentata durch. Dadurch bleibt die so genannte „Transitionszone" erhalten.

- Die Pouchlänge sollte 10–12 cm betragen. Der Pouch dehnt sich im Laufe der Zeit auf das 2–3fache des ursprünglichen Volumens aus (243). Zu große Pouches können vom Patienten schlecht entleert werden.
- Meist wird heute der Pouch mit Klammernahtgeräten gefertigt und auch die ileopouchanale Anastomose wird meist in Double-Stapling-Technik angelegt. Es gibt Hinweise darauf, dass die Sphinkterfunktion nach gestapelter Anastomose wegen des geringeren Traumas besser ist (124, 290).

Technik der restaurativen Proktokolektomie

Bei präventiven Operationen ohne vorherigen Karzinomnachweis oder Karzinomverdacht wird keine radikale Operation bezüglich des Lymphknotenabflusses durchgeführt. Bei präoperativem Karzinomnachweis oder intraoperativem Karzinomverdacht wird in dem entsprechenden Bereich des Kolons oder am Rektum eine onkologische Operation durchgeführt. Von Bedeutung ist, dass bei der Colitis ulcerosa häufig simultane Zweit- und Drittkarzinome auftreten.

Kolektomie

Zu Beginn der Operation wird der komplette Dünndarm durchgemustert, um einen Morbus Crohn makroskopisch auszuschließen.

Bei der Kolektomie wird das Kolon von rechts und links komplett mobilisiert, das Netz wird vom Querkolon abpräpariert und erhalten, es sei denn, bei dem Patienten besteht ein Transversum-Karzinom. Das Ileum wird unmittelbar vor der Bauhin-Klappe mit einem Klammernahtgerät (Linear Cutter oder GIA) durchtrennt, die A. ileocolica wird identifiziert und geschont. Das Kolon wird ebenfalls am rektosigmoidalen Übergang durchtrennt. Das Präparat wird aufgeschnitten und makroskopisch nach Hinweisen auf ein Malignom betrachtet. Bei verdächtigen Befunden wird intraoperativ eine Schnellschnitt-Untersuchung durchgeführt.

Proktektomie

Bei Vorliegen eines Rektumkarzinoms wird in der oben beschriebenen Weise mit hoher Ligatur der A. mesenterica inferior und einer totalen mesorektalen Exzision vorgegangen. Bei Vorliegen eines Rektumkarzinoms wird auch keine ileopouchanale Anastomose durchgeführt, sondern das Rektum direkt oberhalb des Analkanals blind verschlossen, in die Sakralhöhle wird das große Netz als Plombe platziert, und es wird ein endständiges Ileostoma angelegt. Nach definitiver Histologie und nach evtl. durchgeführter Radiochemotherapie kann dann sekundär eine ileopouchanale Anastomose durchgeführt werden.

Falls kein Rektumkarzinom besteht, wird im eigenen Vorgehen am Rektum nicht in der gefäßfreien Schicht außerhalb des Mesorektums präpariert, sondern direkt an der Rektumwand *im* Mesorektum. Der Grund dafür ist, bei den durchweg sehr jungen Menschen nicht das geringste Risiko einer Schädigung der autonomen Nerven einzugehen. Diese Präparation im Mesorektum mit Ligatur vieler Gefäße ist zeitaufwändig. In jüngster Zeit benützen wir regelhaft das Ultracision-Gerät (Ultracision, Ethicon), was eine deutliche Zeitersparnis bedeutet. Auf diese Weise wird bis zum Beckenboden und dann in den intersphinktären Spalt präpariert. Wichtig ist, bei den Frauen die Vagina gut vom Rektum abzupräparieren. Die ausreichende Tiefe der Präparation lässt sich am einfachsten überprüfen, wenn der Zeigefinger der linken Hand in den Analkanal eingeführt wird. Das Rektum wird dann mit dem TA30-Klammernahtgerät abgestapelt.

Falls – vor allem bei Männern – die Präparationstiefe nicht ausreichend erscheint, kann man die so genannte „Eversionsmethode" anwenden: Dabei wird das Rektum einige Zentimeter oberhalb des Analkanals abgestapelt; mit 2 transanal eingeführten Allis-Klemmen wird die Klammernaht-Reihe von innen gepackt und der Rektumstumpf wird vor den Anus gezogen. Unter Sicht wird dann ein zweiter TA30 oder TA50 etwa 1 cm oral der Linea dentata gesetzt, das überstehende Rektumgewebe abgeschnitten und der Stumpf wieder transanal reponiert.

Konstruktion des J-Pouches

Das Wichtigste bei der ileopouchanalen Anastomose ist, dass der Pouch locker und ohne Zug anastomosiert werden kann. Dazu muss sich der tiefste Punkt des vorgesehenen Pouches gut bis zur Symphyse ziehen lassen. Dies lässt sich meist problemlos bewerkstelligen, indem man die Mesenterialwurzel von beiden Seiten komplett mobilisiert; zusätzliche Länge bringt die Mobilisation des Duodenums von rechts (Kocher-Manöver) und links (Mobilisation der Flexura duodenojejunalis). Sollte in seltenen Fällen die Länge trotzdem nicht ausreichen, können – nach vorsichtigen Klemmversuchen mit Bulldog-Klemmchen – die A. ileocolica oder die letzte ileale Arterie oder auch zusätzlich ileale Arkaden ligiert werden.

Der Pouch wird im eigenen Vorgehen mit zwei Linear-Cutter-75 mm-Magazinen gebildet, die von der tiefsten Stelle des Pouches eingeführt werden. Der Pouch erhält so eine Länge von 10–12 cm. Nach handgestochener Tabaksbeutelnaht wird der Kopf des Klammernahtgeräts eingeknotet und die Anastomose in Double-Stapling-Technik angelegt. Dabei ist darauf zu achten, dass der Pouch nicht um seine mesenteriale Achse gedreht wird und dass kein Gewebe (vor allem die Vagina) in die Klammernaht interponiert wird.

Das erhaltene Netz kann als Plombe ins kleine Becken platziert werden. Mit der Anlage eines Loop-Ileostomas ca. 40 cm proximal des Pouches wird die Operation beendet. 6 Wochen später kann das Ileostoma verschlossen werden.

22.11.8 Komplikationen

Intraoperative Komplikationen

Die häufigsten intraoperativen Komplikationen sind Milzverletzung bei der Mobilisation der linken Kolonflexur, größere Blutungen, vor allem aus dem präsakralen Venenplexus, und Ureterenverletzungen.

Bei glatter Durchtrennung des Ureters ohne größeren Defekt kann eine End-zu-End-Anastomose mit Schienung des Ureters über einen Doppel-J-Katheter, bei langstreckigen Defekten muss eine Ureterozystoneostomie (Psoas-Hitch oder Boari-Plastik) durchgeführt werden.

Blutungen aus dem präsakralen Venenplexus sind bei scharfer Präparation in der richtigen Schicht fast immer zu vermeiden. Falls diese auftreten, sind sie häufig schwer zu stillen und können sogar dazu führen, dass die Sakralhöhle austamponiert werden muss.

Postoperative Komplikationen

Neben den allgemeinen Komplikationen wie Wundinfekt, Pneumonie und Thrombose kommen bei der Rektumchirurgie spezielle Komplikationen hinzu.

Die wichtigste Komplikation bei der anterioren Rektumresektion ist die *Anastomoseninsuffizienz*. Man unterscheidet eine Früh- und eine Spätinsuffizienz. Die Frühinsuffizienz tritt am 1. oder 2. postoperativen Tag auf. Sie ist Ausdruck eines schwerwiegenden technischen Fehlers bei der Anastomosierung und ist sehr selten. Die Spätinsuffizienz ist weitaus häufiger, sie tritt typischerweise zwischen dem 5. und 7. postoperativen Tag auf. Die in der Literatur angegebene Häufigkeit schwankt zwischen 3 und 18 % und liegt bei allen größeren, auf die Rektumchirurgie spezialisierten Zentren bei 8–10 % (93, 115, 221, 336). Als Ursachen werden die Anastomosentechnik, vor allem nicht spannungsfreie Anastomosen, Durchblutungsstörungen des anastomosierten Kolons und Infektionen in der Sakralhöhle diskutiert; die Durchblutung des Rektumstumpfs scheint keine Bedeutung für die Anastomoseninsuffizienz zu haben (32).

Bei kolopouchanalen Anastomosen scheint das Risiko einer Anastomoseninsuffizienz geringer ausgeprägt zu sein (122, 123).

Beim Auftreten einer klinisch relevanten Anastomoseninsuffizienz muss sekundär ein Stoma vorgeschaltet werden, wir bevorzugen im eigenen Vorgehen ein Loop-Ileostoma. Zusätzlich wird das kleine Becken drainiert. Als weitere Maßnahme kann, falls nicht schon vorher beim Ersteingriff geschehen, eine „Netzplombe" im kleinen Becken platziert werden.

Bei den sehr seltenen klinisch relevanten Anastomoseninsuffizienzen bei schon angelegtem protektiven Stoma wird der sakrale Abszess transanal durch die insuffiziente Anastomose hindurch mit einem Kaspar-Katheter drainiert.

Die bei der abdominoperinealen Rektumexstirpation auftretenden Komplikationen sind perineale *Wundheilungsstörungen* und *pelvine Abszesse*. Diese können durch Eröffnen der perinealen Wunde meist beherrscht werden. Die Folge können jedoch nur sehr langsam abheilende perineale Wundhöhlen sein. Ein zweites Problem bei der Exstirpation kann aus einem schlecht angelegten Stoma resultieren. Stomanekrose und Stomaretraktion sind unmittelbare postoperative Komplikationen, die eine Revision erforderlich machen.

Im längeren postoperativen Verlauf kann es zu einem *Stomaprolaps* oder zu *parastomalen Hernien* kommen.

Ein häufiges postoperatives Problem sind *Blasenentleerungsstörungen*. Diese können temporär oder bleibend sein. Die meisten Blasenentleerungsstörungen verbessern sich spontan im postoperativen Verlauf.

Eine weitere häufige Komplikation ist die temporäre oder bleibende *Einschränkung der Sexualfunktion*, beim Mann der Erektion und Ejakulation, bei der Frau der Lubrikation der Scheide und der Orgasmusfähigkeit (Abschnitt 22.11.1; Nervenstrukturen im kleinen Becken). Der früher sehr hohe Prozentsatz bleibender Störungen hat sich seit Einführung der totalen mesorektalen Exzision mit Visualisierung und Schonung der autonomen Nerven deutlich verringert (128).

22.11.9 Postoperative Maßnahmen

Die allgemeinen postoperative Maßnahmen nach Rektumoperationen sind identisch mit denen nach anderen Bauchoperationen: Bilanzierung der Flüssigkeitszufuhr und -ausfuhr, intravenöse Substitution von Flüssigkeit und Elektrolyten, Frühmobilisation, Antithrombosestrümpfe und niedermolekulare Heparine zur Prophylaxe der Thromboembolie, ausreichende Analgesie; physiotherapeutische Atemgymnastik und Mukolytika zur Prophylaxe der Pneumonie. Eine prinzipielle Applikation von H2-Blockern zur Stressulkus-Prophylaxe ist nicht notwendig (169).

Die Fördermenge der intraoperativ eingelegten Drainagen werden kontrolliert, die Drainagen werden regelhaft am 2. postoperativen Tag entfernt, auch wenn diese größere Mengen seröser Flüssigkeit fördern. Eine Drainage über einen längeren Zeitraum ist nicht sinnvoll.

Der *postoperative Nahrungsaufbau* wird in den einzelnen Kliniken sehr unterschiedlich gehandhabt. Das Tübinger Vorgehen beinhaltet: Intraoperativ eingelegte Magensonden werden noch im Aufwachraum entfernt. Die Patienten dürfen ab dem Abend des Operationstags beliebig trinken. Beim Vorliegen von Darmgeräuschen bei der Auskultation dürfen die Patienten unabhängig davon, ob eine Stuhl- oder Flatuspassage stattgefunden hat, Suppe und Joghurt zu sich nehmen. Am 2. postoperativen Tag bekommen die Patienten ein orales Laxans. Nach der 1. Stuhlpassage erfolgt ein sehr rascher Kostaufbau, sodass die meisten Patienten ab dem 5. oder 6. postoperativen Tag normal essen. Sollte bis zum 4. oder 5. postoperativen Tag unter oraler Laxanziengabe keine Stuhlpassage aufgetreten sein, wird im eigenen Vorgehen Prostigmin als Prokinetikum eingesetzt (185).

22.11.10 Funktionelle Ergebnisse

Die meisten Patienten mit einem Rektumkarzinom können heute sphinktererhaltend operiert werden. Die Rationale für ein sphinktererhaltendes Operationsverfahren ist, bei gleicher onkologischer Sicherheit (131, 134, 344), dem Patienten durch die Vermeidung eines definitiven Kolostomas eine bessere postoperative Lebensqualität zu ermöglichen (53, 119, 342). Das technisch machbare und onkologisch sinnvolle Vorgehen stößt jedoch dann an seine Grenzen, wenn die Funktion des Kontinenzorgans so stark beeinträchtigt wird, dass der Sphinktererhalt keinen Sinn mehr macht. Nicht der anatomische Sphinktererhalt bringt dem Patienten ein Plus an Lebensqualität, sondern der Erhalt der Kontinenz.

In der Literatur wurde in retrospektiven Studien immer wieder darauf hingewiesen, dass die funktionellen Ergebnisse nach anteriorer Rektumresektion von der Höhe der Anastomose abhängen würden: je tiefer die Anastomose, desto schlechter die funktionellen Ergebnisse (154, 220). Dies gilt jedoch nur für Anastomosen im oberen und mittleren Rektum (18). Bei den Anastomosen, die aus onkologischen Gründen heute fast alle im unteren Rektum oder in Höhe des Beckenbodens angelegt werden, stimmt dies nicht (170): Generell ist postoperativ bei allen Patienten die Kontinenz bezüglich aller Stuhlqualitäten (Flatus, flüssiger und fester Stuhl), die Diskriminationsfähigkeit und das Verzögerungsvermögen stark eingeschränkt, die Stuhlfrequenz ist deutlich erhöht (170). Diese Symptomatik verbessert sich in den ersten postoperativen Monaten spontan (170). Hilfreich ist in jedem Fall eine Biofeedback-Therapie, die in einem hohen Prozentsatz eine Verbesserung der Funktion bewirkt (82).

Noch schlechtere funktionelle Ergebnisse sind nach intersphinktärer Resektion mit koloanaler Anastomose zu beobachten (200).

Die 1986 simultan von Lazorthes et al. aus Toulouse (192) und Parc et al. aus Paris (249) vorgestellte Technik der kolopouchanalen Anastomose wurde aufgrund der verbesserten funktionellen Ergebnisse von vielen Gruppen aufgegriffen.

Neben mehreren, nichtkontrollierten Studien liegen nun 5 randomisierte Studien vor (123, 155, 194, 245, 291). Alle diese Studien zeigen in geringerem oder größerem Ausmaß eine bessere postoperative Funktion nach kolopouchanaler Anastomose im Vergleich zur geraden koloanalen Anastomose, vor allem bezüglich Stuhlfrequenz und Urgency. Kurze Pouches (5–6 cm) verbessern die Funktion in gleicher Weise wie lange Pouches (10 cm) unter Vermeidung der Evakuationsprobleme der längeren Pouches (150, 194), sodass man nur die Anlage eines kurzen Kolon-Pouches empfehlen kann (71).

22.12 Multimodale Therapiekonzepte

Die adäquate chirurgische Therapie ist der zentrale Behandlungsmodus in den multimodalen Therapiekonzepten des Rektumkarzinoms.

Trotz der verbesserten chirurgischen Techniken und dem Wissen um die notwendige chirurgische Radikalität liegen die Lokalrezidivraten nach R0-Resektion kolorektaler Karzinome, die primär bei ca. 80 % der Patienten möglich ist, noch zwischen 2,6 und 32 % (164), im Median bei über 15 % für alle Stadien (1). Bei Patienten mit einem T3N1-Tumor liegt die Rate lokoregionärer Rezidive bei 50 %. Um eine Verbesserung der hohen Rezidivraten und der damit korrelierenden schlechten Prognose der Erkrankung zu erreichen, wurden in den letzten 20 Jahren unterschiedliche multimodale Konzepte entwickelt.

Die weiteste Verbreitung haben postoperative „adjuvante" Therapiekonzepte gefunden, die jedoch in jüngster Zeit zunehmend kritisch hinterfragt werden. Intraoperative multimodale Therapieansätze werden im Moment noch evaluiert. Die neueste Entwicklung geht eindeutig in Richtung präoperativer „neoadjuvanter" Konzepte.

Neben der multimodalen Therapie unter kurativer Intention gibt es multimodale Konzepte für die Palliativsituation.

22.12.1 Präoperativ: Neoadjuvante Konzepte

Das Ziel einer „Vorbehandlung" ist primär eine Tumormassenreduktion und damit eine Verbesserung der Operabilität (13) bzw. in der präoperativen Bildgebung als nicht kurativ resektabel eingeschätzte Tumoren in das Stadium der Resektabilität zu überführen.

Für Patienten mit einem primär schon resektablen Rektumkarzinom könnte der Benefit einer solchen Vorbehandlung in der Verbesserung der Chance bestehen, eine sphinktererhaltende Operation durchführen zu können. Eine weitere Rationale könnte sein, durch eine Vorbehandlung die intraoperative Dissemination vitaler Tumorzellen zu verringern (15).

Strahlentherapie

Im Gegensatz zum Kolonkarzinom steht beim Rektumkarzinom das Lokalrezidiv eher im Vordergrund als die systemische Metastasierung; daher sind primär auch die alleinigen strahlentherapeutischen Verfahren, deren grundsätzliche Wirksamkeit hinsichtlich der lokalen Tumorkontrolle in zahlreichen Studien belegt ist (61, 66, 120), als neoadjuvante Therapie untersucht worden.

Gegenüber einer postoperativen Bestrahlung bietet die präoperative Strahlentherapie die Vorteile, dass das Gewebe noch gut oxygeniert und somit strahlensensibler ist, der Dünndarm nicht in die Bestrahlungsregion vorgefallen ist und die Bestrahlung des im Becken anastomosierten Kolon vermieden wird.

Tabelle 22.**11** Präoperative Strahlentherapie beim Rektumkarzinom in randomisierten Studien

Studie	Patienten			Strahlentherapie			Lokalrezidiv			5-Jahres-Überlebensrate		
	Jahr	Radiatio (n)	Kontrollgruppe (n)	Dosis (Gy)	Frequenz (Tage)	Resektion kurativ (%)	Radiatio (%)	Kontrollgruppe (%)	p	Radiatio (%)	Kontrollgruppe (%)	p
MRC I (289)	1984	277 272	275 275	5 20	1 10	70 70	45 48	43 44	n.s. n.s.	42 40	38 38	n.s. n.s.
VASOG II (152)	1986	180	181	31,5	24	85	-	-	-	43	46	-
EORTC (111)	1988	166	175	34,5	18	-	15	30	<0,03	52	59	n.s.
Norwegen (67)	1990	155	145	31,5	18	85	14	21	n.s.	57	58	n.s.
Stockholm II (54)	1994	272	285	25	5	85	10	21	-	-	-	-
ICRF (112)	1994	234	234	15	5	-	17	24	<0,05	-	-	-
NWRRCG (213)	1994	143	141	20	4	48	13	36	0,0001	38	28	n.s.
Stockholm I (55)	1995	424	425	25	5	78	14	28	<0,01	36	36	n.s.
MRC II (222)	1996	139	140	40	28	47	32	48	0,04	26	19	0,09
SRCT (314)	1997	583	585	25	5	82	11	27	<0,001	58	48	<0,001

Einige frühe Studien mit geringen Strahlendosen von 20 Gy und weniger konnten keine Verminderung der Lokalrezidivrate oder eine Verbesserung der Überlebensraten zeigen (222, 266, 270, 306). In späteren Studien wurden dann mit höheren Strahlendosen und verschiedenen Fraktionierungen ein positiver Effekt der Vorbehandlung nachweisbar.

In 8 von 10 kontrollierten randomisierten Studien (Tab. 22.**11**) konnte eine Reduktion der Lokalrezidivrate beobachtet werden, wobei in 6 Studien ein signifikanter Unterschied zur Kontrollgruppe mit alleiniger Operation bestand. Trotzdem konnte nur in 1 Studie, dem Swedish Rectal Cancer Trial, auch ein signifikanter Überlebensvorteil gesichert werden (314).

Ein direkter Vergleich der kumulativen Daten dieser randomisierten Studien scheint jedoch aufgrund der unterschiedlichen Patientenkollektive nur von begrenzter Aussagekraft. So wurden bei 5 Studien (54, 55, 111, 112, 314) alle Tumorstadien in die Studie eingeschlossen, während in 2 Arbeiten (213, 222) nur fortgeschrittene Tumoren berücksichtigt wurden.

Für die Subgruppe der kurativ resezierten Patienten jedoch konnte in 2 weiteren Studien (54, 213) ein signifikanter Überlebensvorteil nachgewiesen werden. Die SRCT-, die MRCII- und die Stockholm-II-Studie konnten neben der Reduktion der Lokalrezidivrate auch eine Reduktion der Fernmetastasen nachweisen, wobei der ursächliche Mechanismus dieser Reduktion unklar bleibt.

Bezüglich der Nebenwirkungen der präoperativen Radiotherapie ergaben sich uneinheitliche Ergebnisse. Während in der Stockholm-I- und in der ICRF-Studie Todesfälle, die auf die Strahlentherapie zurückzuführen waren, auftraten, fand sich in dem SRCT und der Stockholm-II-Studie keine durch die Strahlentherapie verursachte erhöhte Mortalitätsrate, aber ein erhöhtes Risiko für Wundinfekte. Wahrscheinlich ist die unterschiedliche Bestrahlungstechnik der Grund für diese divergenten Ergebnisse. Unter Verwendung moderner Bestrahlungstechniken, wie der 3- bzw. 4-Felder-Technik ist jedoch ein Rückgang der Morbidität zu beobachten (242).

Kombinierte Radiochemotherapie

Die Rationale für die Kombination von Strahlen- und Chemotherapie in einem neoadjuvanten Konzept ist die zusätzliche Strahlensensibilisierung der Tumorzellen durch die Chemotherapeutika sowie deren systemische Wirkung auf Mikrometastasen.

Als wirksame Einzelsubstanz wird hierbei 5-Fluorouracil (5-FU) eingesetzt. Die Wirksamkeit dieses Pyrimidin-Analogons konnte in vielen Studien zur Therapie von kolorektalen Karzinomen nachgewiesen werden. Therapeutische Fortschritte wurden in den vergangenen Jahren durch die biochemische Modulation von 5-FU durch zusätzliche Gabe von Leukovorin (LV) erzielt. So konnte in 2 Metaanalysen nachgewiesen werden, das sich die Ansprechrate durch die Kombination mit Leukovorin gegenüber der alleinigen 5-FU-Therapie nahezu verdoppelt (5, 6).

Für die kombinierten Therapien mit einem 5-FU-haltigen Chemotherapieregime plus Strahlentherapie konnte gezeigt werden, dass sie zu erheblich mehr kompletten Remissionen führen als die alleinigen neoadjuvanten Radiotherapien (57). Bis auf eine ältere EORTC-

Tabelle 22.**12** Präoperative hypertherme Radiotherapie beim Rektumkarzinom in randomisierten Studien

Gruppe	Jahr	Patienten (n)	Therapie	Lokalrezidiv (%)	p	5-Jahres-Überleben (%)	p
Berdov (23)	1990	59	40 Gy	–		7	
		56	40 Gy + HT	–	n.s.	36	<0,05
You (335)	1993	40	keine	–		41	
		38	30–40 Gy	–		50	
		44	30–40 Gy + HT	–	n.s.	67	n.s.
Barsukov (17)	1997	70	keine	23		57	
		68	25 Gy	13		73	
		64	25 Gy + HT	3	n.s.	82	n.s.

Studie lagen bisher leider keine endgültigen Daten randomisierter Studien vor, die auch einen positiven Effekt auf das 5-Jahres-Überleben nachwiesen. Die Ergebnisse der jetzt laufenden Studien, vor allem der Schwedischen neoadjuvanten Radiochemotherapie-Studie, werden jedoch in Kürze publiziert werden.

Hyperthermie

Durch eine lokale Gewebeüberwärmung auf mehr als 40°C mittels Mikrowellen, die von extern oder endokavitär appliziert werden, kommt es zu einer Steigerung der Zytotoxizität sowie einer Sensibilisierung des Tumorgewebes gegenüber der parallel applizierten Radio- und Chemotherapie (106).

Die Kombination von Hyperthermie mit Strahlentherapie wurde in 3 randomisierten Studien (17, 23, 355) untersucht, wobei sich gegenüber der alleinigen Strahlentherapie bessere 5-Jahres-Überlebensraten ergaben (Tab. 22.**12**). Bemerkenswert ist der geringe Prozentsatz von Lokalrezidiven (17).

In einer deutschen Arbeitsgruppe wurde jetzt in einer Phase-II-Studie die Hyperthermie mit einer Radiochemotherapie kombiniert (263). Die hierbei erzielten positiven Ergebnisse werden nun in einer Phase-III-Studie überprüft.

22.12.2 Intraoperative Strahlentherapie

Der potenzielle Vorteil der intraoperativen Radiotherapie (IORT) liegt in der Möglichkeit, die Gesamtstrahlendosis in einer lokal begrenzten Region zu erhöhen, ohne dass sich dabei strahlensensible Organe wie Blase, Ureteren, Dünndarm und auch Kolon im Strahlenfeld befinden und somit die üblichen Komplikationen der perkutanan Bestrahlung, wie die radiogene Kolitis oder strahlenbedingte Dünndarmstenosen, zu reduzieren. Als Limitierung dieser Methode müssen die Spätkomplikationen wie Neuropathien oder die Ausbildung pelviner Abszesse angesehen werden.

Zur Anwendung kommen hierbei intraoperative Strahlendosen zwischen 10 und 20 Gy, teilweise kombiniert mit neoadjuvanten oder adjuvanten Radio- oder Radiochemotherapien.

Erste klinische Studien, in denen sowohl lokal fortgeschrittene wie auch Rezidivtumoren intraoperativ bestrahlt wurden, konnten zeigen, dass sich zumindest für die R0- bzw. R1-resezierten Patienten eine Verlängerung des rezidivfreien Intervalls ergab (77, 120, 181, 190, 296). Im Falle einer R2-Resektion war dieser Vorteil dagegen nicht zu beobachten. In der deutschen Studie (77) konnte bei Patienten, die eine zusätzliche Chemotherapie mit 5-FU erhielten, sogar eine Reduktion der Fernmetastasen registriert werden. In dieser Studie fand sich aber auch eine erhöhte Anzahl lokaler Komplikationen bei Anwendung der IORT.

Aufgrund der unterschiedlichen IORT-Schemata mit zusätzlicher prä- oder postoperativer Radiochemotherapie, ist eine Bewertung der Methode zurzeit nicht möglich. Die derzeit international laufenden Phase-III-Studien können erst die therapeutische Wertigkeit dieser Methode evaluieren.

22.12.3 Postoperativ: Adjuvante Konzepte

Das am weitesten verbreitete multimodale Therapiekonzept ist die adjuvante Radiochemotherapie. Diese wird von der amerikanischen und deutschen Konsensus-Konferenz bei fortgeschrittenen Rektumkarzinomen empfohlen (173, 238). Voraussetzung für eine adjuvante Therapie ist eine R0-Resektion und das Fehlen von Fernmetastasen.

Der Vorteil einer adjuvanten Therapie liegt in der Möglichkeit, nur diejenigen Patienten für die Behandlung auswählen zu können, die aufgrund der postoperativen histopathologischen Klassifizierung ihres Tumors ein erhöhtes Risiko für ein Rezidiv haben. Nachteilig bei einem adjuvanten Konzept ist, dass postoperativ meist erst nach 4 Wochen mit der Therapie begonnen werden kann, was einen weiteren Tumorprogress bedeuten kann. Ein weiterer Nachteil bei einer postoperativen Bestrahlung ist die Mitbestrahlung von Dünndarmschlingen und des anastomosierten Kolons mit den daraus resultierenden Komplikationen.

Ob die adjuvante Radiochemotherapie im bisherigen Ausmaß auch in Zukunft eingesetzt werden wird, ist nach der deutlichen Verbesserung der Ergebnisse der alleinigen chirurgischen Therapie und durch die Entwicklung der neoadjuvanten Konzepte zweifelhaft.

Tabelle 22.**13** Postoperative Strahlentherapie beim Rektumkarzinom in randomisierten Studien

Studie	Jahr	Patienten (n)	Strahlen-therapie	Lokalrezidiv (%)	p	5-Jahres-Überleben (%)	p
Dänemark (15)	1986	250	keine	18		–	
		244	50 Gy	16	n.s.	–	n.s.
GITSG (110)	1985–1988	58	keine	24		43	
		50	40–48 Gy	20	n.s.	50	n.s.
NSABP R-01 (94)	1988	184	keine	25		43	
		184	46,5 Gy	16	n.s.	41	n.s.
Holland (TREUR.)	1991	84	keine	33		57	
		88	50 Gy	24	n.s.	45	n.s.
MRC III (223)	1996	235	keine	34		38	
		234	40 Gy	20	0,001	41	n.s.

Radiotherapie

In einer randomisierten Studie wurde die postoperative Bestrahlung mit einer präoperativen Radiotherapie verglichen (105). Es zeigte sich, dass in der Gruppe der postoperativ bestrahlten Patienten die Rate an Lokalrezidiven signifikant höher war als in der vorbestrahlten Gruppe. Niederschlag im Überleben fand dieser Nachteil der adjuvanten Behandlung jedoch nicht. Bezüglich der therapiebedingten Morbidität ergab sich ebenfalls ein deutlicher Nachteil für die nachbestrahlte Gruppe: diese lag bei 90%. Spätkomplikationen wie eine radiogene Enteritis traten hier doppelt so häufig auf.

In den randomisierten Studien (Tab. 22.**13**) konnte zwar in allen Fällen tendenziell eine Reduktion der Lokalrezidivrate festgestellt werden, die Signifikanzschwelle unterschritten wurde jedoch nur in der MRC-III-Studie. Aber auch in dieser, wie in all den anderen Studien, ergab sich kein Überlebensvorteil für die Gruppe der Nachbestrahlten.

Chemotherapie

Der therapeutische Wert einer alleinigen adjuvanten Chemotherapie beim Rektumkarzinom ist umstritten. Die meisten vorliegenden Studien, die einen Überlebensvorteil für die adjuvante Chemotherapie nachgewiesen haben, hatten sowohl Kolon- als auch Rektumkarzinome eingeschlossen (99, 225, 349, 356). In 3 dieser Studien zeigte aber eine Subgruppenanalyse, dass die Patienten mit Rektumkarzinomen nicht von der adjuvanten Therapie profitiert hatten. Nur die NSABP-R-01-Studie (94) konnte eine signifikante Verbesserung des Überlebens nach adjuvanter Therapie mit 5-FU, Methyl-CCNU und Vincristin von 43 auf 53% beschreiben – ohne nachgewiesene Verbesserung der Lokalrezidivraten.

Ebenfalls kontrovers diskutiert werden die Ergebnisse bei der regionalen Chemotherapie. Bei der intraarteriellen Applikation von Mitomycin C in einer japanischen Studie (62) ergab sich für die adjuvant therapierten Patienten ein Überlebensvorteil, jedoch war zwischen der intraarteriellen Therapie mit Mitomycin und der systemischen Gabe kein Unterschied im Überleben auszumachen.

Auch bei der intraportalen Applikation konnte bisher kein Nachweis eines Überlebensvorteils im Vergleich zur systemischen Chemotherapie erbracht werden.

Radiochemotherapie

Erstmalig überprüft wurde die kombinierte adjuvante Radiochemotherapie in einer Studie der Gastrointestinal Tumor Study Group (110). Hierbei wurden die alleinige chirurgische Therapie mit der postoperativen Strahlentherapie, der postoperativen Chemotherapie und der kombinierten Radiochemotherapie verglichen. Richtungweisend wurde gezeigt, dass durch die kombinierte Radiochemotherapie eine signifikante Senkung der Lokalrezidivrate und eine Verbesserung der 5-Jahres-Überlebensrate erreicht werden kann. Dagegen konnten die adjuvanten Monotherapien keine signifikanten Verbesserungen gegenüber der alleinigen Chirurgie erzielen.

Während in der GITSG- und in der NCCTG-Studie 5-FU plus Methyl-CCNU verwandt wurde, konnte später gezeigt werden, dass Methyl-CCNU für die Wirksamkeit nicht erforderlich ist und dass die Ergebnisse mit einer 5-FU-Dauerinfusion gegenüber der Bolusgabe noch verbessert werden können (110, 241).

Die NCCTG-Studie konnte zeigen, dass die kombinierte Radiochemotherapie signifikant die Lokalrezidivrate senkt und das 5-Jahresüberleben verbessert und wurde damit zum Auslöser aller Therapie-Empfehlungen (228) (Tab. 22.**14**).

Auch die beiden neueren Studien (271, 319) bestätigen in ihren Ergebnissen die schon nachgewiesenen Vorteile der kombinierten Radiochemotherapie gegenüber den adjuvanten Monotherapien.

In den derzeit laufenden Studien werden verschiedene auf 5-FU basierende Chemotherapien miteinander verglichen. Die ersten Ergebnisse der Intergroup 0114 (317) zeigen dabei interessanterweise keinen Vorteil für die verschiedenen 5-FU-Modulationen (+Folinsäure, +Levamisol, +Folinsäure/Levamisol) gegenüber der al-

Tabelle 22.14 Postoperative Radio-/Chemotherapie beim Rektumkarzinom in randomisierten Studien

Studie	Jahr	Therapie	Patienten (n)	Lokalrezidiv (%)	p	5-Jahres-Überleben (%)	p
GITSG (110)	1985	RT	50	20	n.s.	52	n.s.
		MeCCNU+5-FU	48	27	n.s.	56	
		RT/5-FU, MeCCNU+5-FU	46	11	0,009	59	
		keine	58	24	–	46	
NCCTG (187)	1991	RT/5-FU, MeCCNU+5-FU	104	13	0,036	57	0,02
		RT	100	25		47	
NSABP R-02 (271)	1994	MOF	741	11		–	
		5-FU/Fol					
		RT+MOF			0,045		
		RT+5-FU/Fol		7			
Norwegen (319)	1995	RT+5-FU	72	12	0,01	69	0,05
		keine	72	30		49	
Intergr. 0114 (317)	1997	RT+5-FU	421	12		78*	
		RT+5-FU+Lv	425	9		80*	
		RT+5-FU+Lae	426	13		79*	
		RT+5-FU+Lv/Lae	424	9		79*	n.s.

* 3 Jahre mediane Nachbeobachtung

leinigen 5-FU-Gabe im kombinierten Protokoll. In anderen Studien wird zusätzlich Interleukin mit 5-FU kombiniert und wieder andere Gruppen arbeiten zusätzlich mit intraportaler 5-FU-Gabe.

Eine abschließende Bewertung der therapeutischen Möglichkeiten der Radiochemotherapie ist zum jetzigen Zeitpunkt jedenfalls noch nicht absehbar.

22.12.4 Andere adjuvante multimodale Konzepte

In Abwandlung der oben genannten klassischen Therapiestrategien wurden die verschiedensten Variationen auf ihre Wirksamkeit hin untersucht.

„Sandwich-Techniken"

Die Kombination von prä- und postoperativen Therapien zu so genannten „Sandwich-Techniken" wurde in mehreren Arbeiten untersucht. Bei einem Protokoll mit 5 Gy präoperativ und 45 Gy postoperativ war kein Vorteil gegenüber der alleinigen postoperativen Radiatio nachzuweisen (280), bei einem Protokoll mit einer präoperativen Dosis von 25 Gy und weiteren 30 Gy postoperativ war jedoch ein Rückgang der Lokalrezidivrate gegenüber den lediglich mit 50 Gy postoperativ nachbestrahlten Patienten von 30% auf 18% zu verzeichnen (40).

Gute Ergebnisse lassen sich mit einem Sandwich-Radiochemotherapie-Protokoll erzielen: Bei der Behandlung lokal weit fortgeschrittener Rektumkarzinome (präoperativ mit Bestrahlung von 40 Gy und mit einer Chemotherapie-Kombination aus Mitomycin C (MMC), 5-FU und Folinsäure (FA), postoperativ Bestrahlung mit 18 Gy und dieselbe Chemotherapie) konnte im Vergleich zur Kontrollgruppe (alleinige präoperative Radiochemotherapie mit 40 Gy + MMC und 96 h 5-FU) konnte die 4-Jahres-Überlebensrate von 41 auf 72% gesteigert werden und die Resektabilitätsrate betrug 100% (56).

Diese überzeugenden Ergebnisse lassen den Weg einer intensivierten Radiochemotherapie in einem Sandwich-Protokoll als viel versprechendes Konzept zur Therapie lokal fortgeschrittener Rektumkarzinome erscheinen.

Lokale Tumorexzision und adjuvante Therapie

Eine lokale Behandlung von Rektumkarzinomen unter kurativem Ansatz ist nach heutigem Verständnis nur bei T1-Low-Grade-Tumoren indiziert (Abschnitt 22.10.2 und 22.11.6), da die lokoregionäre Rezidivrate nach lokaler operativer Therapie in einer Metaanalyse für T2-Karzinome bei 17% und bei T3-Karzinomen bei 36% liegt (180). Es wurden Studien mit unterschiedlichem Design, teils mit neoadjuvanter Radiotherapie (229), teils mit adjuvanter Radio- oder Radiochemotherapie durchgeführt, um die Ergebnisse bei höhergradigen Tumoren zu verbessern.

Bei einer Metaanalyse von Studien mit jeweils kleinen Fallzahlen ergaben sich mit adjuvanten Konzepten lokoregionäre Rezidivraten von 5% (0–8%) bei T1-Tumoren, 6% (0–25%) bei T2-Tumoren und 22% (0–33%) bei T3-Tumoren (180).

In einer neuen prospektiven Monozenterstudie mit 100 Patienten, in welcher als Einschlusskriterium histologisch nachgewiesene tumorfreie Resektionsränder definiert war, ergaben sich nach lokaler Exzision und adjuvanter Radiochemotherapie nach einem mittleren Follow-up von 42 Monaten für T1-Karzinome ein lokale Rezidivrate von 5% und eine insgesamte Rezidivrate von 7%, für T2-Karzinome eine lokale Rezidivrate von 12% und eine insgesamte Rezidivrate von 17% (307).

Die Schlussfolgerung aus diesen Studien ist, dass eine lokale Tumorresektion mit adjuvanter Therapie kein kuratives Behandlungskonzept darstellt.

Immuntherapie

Die Rationale dieses Therapieansatzes ist, dass sich bei vielen Patienten mit immunzytochemischen Methoden zum Zeitpunkt der Operation Mikrometastasen im Knochenmark nachweisen lassen (246). Die Präsenz dieser epithelialen Zellen im Knochenmark ist ein Indikator für eine frühe systemische Tumorzell-Dissemination (247). Diese Mikrometastasen befinden sich in der G0-Phase des Zellzyklus ohne mitotische Aktivität („dormant cells") und sind somit gegenüber einer konventionellen Chemotherapie nicht sensibel. Der therapeutische Ansatz ist, diese Mikrometastasen mit einem monoklonalen Antikörper (MAK 17-1A, Panorex) zu eliminieren. In einer ersten randomisierten Studie bei fortgeschrittenem Rektumkarzinom (UICC Stadium III) wurden die Patienten nach R0-Resektion mit 5 Infusionen MAK 17-1A behandelt. Nach 5 Jahren konnte ein Überlebensvorteil von 30% gegenüber der Kontrollgruppe und insbesondere eine Reduktion der Fernmetastasierung beobachtet werden (267). Nach 7 Jahren hat sich dieser Überlebensvorteil weiter vergrößert: in der Behandlungsgruppe ist kein weiterer Patient verstorben (268).

In neuesten Phase-III-Studien auch in Kombination mit anderen adjuvanten Therapien (5-FU) konnten diese Ergebnisse nicht bestätigt werden, sodass Panorex aus dem Handel gezogen wurde.

22.12.5 Palliative Radiochemotherapie

Vor Einleitung einer palliativen Therapie, vor allem bei einem lokoregionären Rezidiv, muss sehr sorgfältig überprüft werden, ob nicht doch noch ein kurativer Therapieansatz möglich ist. Die Indikation und die Durchführung einer palliativen Chemotherapie oder Strahlentherapie wird patientenbezogen sehr individuell gehandhabt und muss immer zusammen mit dem Patienten bezüglich der zu erwartenden Vor- und Nachteile abgewogen werden. Diese Therapien müssen immer im Kontext mit anderen palliativen Maßnahmen erfolgen (Abschnitt 22.15).

Bei verbliebenem Resttumor (R1- oder R2-Resektion) kann eine kombinierte Radiochemotherapie durchgeführt werden.

Bei diffuser Lebermetastasierung, die einer anderen Behandlungsmodalität nicht zugänglich ist, kann eine chemotherapeutische Behandlung auf der Basis von 5-FU und Folinsäure erfolgen. Sollte sich nach 2–3 Zyklen ein Progress unter der Therapie zeigen, muss das Behandlungsschema geändert werden. Bei stationärem Tumorstatus („stable disease") oder Tumorverkleinerung ist bis zu einem Progress die Behandlung fortzuführen.

Als Second-Line-Therapie kommt eine Behandlung mit der Kombination Oxaliplatin/5-FU/Folinsäure in Betracht.

Die Laparotomie zur Einlage eines Katheters in die A. gastroduodenalis für eine arterielle Perfusion der Leber ist nicht gerechtfertigt.

Für das inoperable lokoregionäre Rezidiv ist die Strahlentherapie die Therapie der Wahl, vorausgesetzt, es wurde nicht schon zuvor eine neoadjuvante oder adjuvante Radiatio durchgeführt und somit die Grenzbelastungsdosis erreicht.

22.12.6 Empfehlungen für multimodale Therapien

Die oben ausführlich dargestellten Studienergebnisse fanden Niederschlag in Therapie-Empfehlungen der gemeinsamen Konsensus-Konferenz der Chirurgischen Arbeitsgemeinschaft Onkologie der Deutschen Gesellschaft für Chirurgie (CAO), der Arbeitsgemeinschaft für Internistische Onkologie (AIO) und der Arbeitsgemeinschaft Radiologische Onkologie (ARO). Diese Therapieempfehlungen werden hier wiedergegeben, obwohl sie durchaus diskussionswürdig sind: Vor allem ist der Nutzen einer adjuvanten Radiochemotherapie unter den veränderten Bedingungen deutlich verbesserter Ergebnisse durch die moderne Rektumchirurgie sehr fraglich (301). Auch ist der Benefit bei Tumoren des Stadiums UICC II (pT3 und pT4, pN0, M0) nicht eindeutig belegt (318).

- Bei T4-Tumoren wird eine neoadjuvante präoperative Radiotherapie (vermutlich günstiger Radiochemotherapie) dann empfohlen, wenn aufgrund des präoperativen Stagings oder nach explorativer Laparotomie (Laparoskopie) eine R0-Resektion nicht erreichbar erscheint.
- Bei Patienten im UICC-Stadium I (pT1 und pT2, pN0, M0) oder nach R0-Resektion von Lokalrezidiven und Fernmetastasen ist eine adjuvante Therapie (außerhalb von Studien) nicht indiziert.
- Patienten mit Tumoren der Stadien UICC II (pT3 und pT4, pN0, M0) und UICC III (jedes pT, pN1 und pN2, M0) sollten in kontrollierte Studien eingebracht werden, um dadurch Daten über die optimale adjuvante Therapie zu erhalten.
- Außerhalb von Studien wird bei Patienten mit Tumoren der Stadien UICC II (pT3 und pT4, pN0, M0) und UICC III (jedes pT, pN1 und pN2, M0) eine postoperative adjuvante Radiochemotherapie in Anlehnung an das Protokoll des National Cancer Institute empfohlen (241). Statt der 5-FU-Bolus-Injektion kann auch eine niedrig dosierte 5-FU-Dauerinfusion erfolgen (173).

22.13 Therapie von Metastasen und Rezidiven

Die Prognose des Patienten wird determiniert durch das Auftreten eines lokoregionären Rezidivs und/oder von Fernmetastasen. Doch auch in dieser Situation muss immer evaluiert werden, ob ein erneuter kurativer Ansatz möglich ist.

22.13.1 Therapie von Metastasen

Die Therapie von Metastasen beim Rektumkarzinom wird ausführlich im Kapitel 34 abgehandelt. Deshalb erfolgt hier an dieser Stelle nur eine kurze Zusammenfassung.

Am häufigsten sind die Metastasen des Rektumkarzinoms in der Leber lokalisiert, am zweithäufigsten in der Lunge. Lungenmetastasen treten häufig in Kombination mit Lebermetastasen auf. Auch bei Auftreten von Leber- und/oder Lungenfiliae ist prinzipiell die Indikation eines operativen Eingriffs in kurativer Intention zu überprüfen.

Leberfiliae

Operative Therapie

Eine operative Therapie von Lebermetastasen ist nur unter einem kurativen Ansatz gerechtfertigt. Kurativer Ansatz bedeutet:

- Keine weitere Tumormanifestationen in der präoperativen Bildgebung und in der intraoperativen Exploration; Ausnahmen bilden ein noch nicht operierter resektabler Primärtumor, ein resektables lokoregionäres Rezidiv und der Nachweis von resektablen Lungenfiliae (s. u.).
- Resektion aller nachweisbaren Metastasen mit einem Sicherheitsabstand von mindestens 1 cm; eine R1- oder R2-Resektion bringt dem Patienten keinen Überlebensvorteil.

Beim Nachweis von Leberfiliae sollte vor Planung einer Resektion eine portalvenös kontrastierte CT-Untersuchung zum Ausschluss weiterer Läsionen durchgeführt werden. Die bisher als Standard zu fordernde intraoperative Sonographie (299) wird aufgrund der verbesserten präoperativen Bildgebung an Bedeutung verlieren.

Die Resektion kann als atypische Resektion eines oder mehrerer Lebersegmente erfolgen oder auch als Hemihepatektomie (281). Bei bilobärem Befall kann zusätzlich zu einer einseitigen Resektion eine Keilexzision im anderen Leberlappen erfolgen, vorausgesetzt, es bleibt genügend Leberparenchym übrig (281).

Auch die Kombination von Resektion in einem Leberlappen und Radiofrequenzablation einer nicht resektablen Metastase im anderen Leberlappen wird unter Studienbedingungen erprobt (s. u.).

Andere Verfahren mit kurativem Ansatz

In neuerer Zeit werden unter kurativer Intention nichtoperative, lokal destruierende Verfahren, vor allem die Kryotherapie (333) und die Thermotherapie (327) in Rahmen von Studien erprobt. Eine Anwendung dieser Verfahren zur Palliation ist nicht indiziert.

Während die Kryotherapie meist durch eine Laparotomie oder laparoskopisch appliziert wird, kann die Radiofrequenzablation, die lokale Applikation von thermischer Energie, interventionell CT-gesteuert angewandt werden. Es können jeweils auch mehrere Läsionen in beiden Leberlappen angegangen werden. Die Limitationen der Radiofrequenzablation sind die Größe der einzelnen Läsionen und die Nachbarschaft zu großen intrahepatischen Gefäßen, insbesondere der Pfortaderäste. Auch die Kombination der operativen Entfernung von Leberfiliae mit einer lokalen Destruktion operativ nicht angehbarer Läsionen wird experimentell untersucht.

Langzeitergebnisse dieser Therapieformen liegen bisher nicht vor, sodass sie außerhalb von Studien nicht empfohlen werden können.

Neoadjuvante Therapie

Retrospektive Analysen haben ergeben, dass durch eine Vorbehandlung mit 5-FU eine Resektabilität von zuvor technisch nicht resektablen Metastasen erreicht werden konnte (26). Dieses Konzept wird gegenwärtig in prospektiven Studien überprüft.

Palliative Verfahren

In der Palliativsituation lässt sich durch eine systemische oder intarterielle Behandlung mit 5-FU eine Verlängerung der Überlebenszeit im Vergleich zu unbehandelten Patienten erzielen (281). Die lokale Ansprechrate bei einer hoch dosierten Organperfusion über ein Portsystem in die A. hepatica ist höher als bei systemischer Applikation, ein Überlebensvorteil gegenüber der systemischen Applikation konnte jedoch nicht belegt werden (204). Eine Laparotomie zur Einführung eines Perfusionskatheters über die A. gastroduodenalis ist deshalb nicht gerechtfertigt. Diese Option bleibt für die Patienten reserviert, bei denen im Rahmen der Laparotomie zur Resektion des Primärtumors oder zu einer geplanten Leberresektion intraoperativ eine Irresektabilität der Leberfiliae festgestellt wurde.

Eine Steigerung der Remissionsrate kann durch die Kombination von 5-FU mit neueren Chemotherapeutika (z. B. Oxaliplatin) erreicht werden (70).

Lungenfiliae

Die Therapie von Lungenfiliae wird ausführlich in Kapitel 11 „Lungentumoren“ abgehandelt.

Die Resektion von Lungenfiliae eines kolorektalen Karzinoms ist dann gerechtfertigt, wenn kein weiterer Resttumor besteht, wenn also der Primärtumor R0-reseziert ist, kein Hinweis auf ein lokoregionäres Rezidiv besteht und weitere Fernmetastasen entweder nicht vorhanden oder reseziert sind. Die Resektion von Lungenmetastasen ist ein Verfahren mit geringer Morbidität und Letalität und hat potenziell einen kurativen Ansatz (102).

Auch die sequenzielle Resektion von Leber- und Lungenfiliae ist unter einem kurativen Ansatz gerechtfertigt (264, 269). Junge Patienten mit einem langen Intervall zwischen Primärtumoroperation und dem Auftreten von Lungenfiliae profitieren am meisten von der Operation (264). Für die lungenresezierten Patienten gibt es einen Überlebensvorteil gegenüber den nicht resezierten (269).

22.13.2 Therapie des lokoregionären Rezidivs

Lokoregionäre Rezidive eines Rektumkarzinoms sind zum größten Teil extraluminäre Rezidive (156). Anastomosenrezidive sind sehr selten und können am einfachsten therapiert werden. Auch bei extraluminären Rezidiven muss immer überprüft werden, ob eine erneute chirurgische Therapie unter einem kurativen Ansatz möglich ist.

Operative Therapie

Anastomosenrezidiv

Die chirurgische Therapie des Anastomosenrezidivs unterscheidet sich nicht von der eines primären Rektumkarzinoms. Es kann, je nach Höhe des Tumors, eine anteriore Resektion oder eine Rektumexstirpation durchgeführt werden. Falls nicht bei der primären Operation ausgeführt, wird nun eine totale mesorektale Exzision oder die Vervollständigung derselben durchgeführt. Durch die bestehenden narbigen Veränderungen ist dies technisch deutlich anspruchsvoller und mit mehr Gefahr für die Verletzung der nervalen Strukturen behaftet als die primäre Operation.

Perineales Rezidiv

Ein isoliertes perineales Rezidiv im Bereich der Narbe nach Rektumexstirpation ist selten und lässt sich durch einfache lokale Exzision mit entsprechendem Sicherheitsabstand behandeln. Häufiger handelt sich um das Durchbrechen eines Rezidivs im kleinen Becken nach außen, was dementsprechend behandelt werden muss (s. u.).

Extraluminäres Rezidiv im kleinen Becken

Extraluminäre Rezidive im kleinen Becken infiltrieren bei Diagnosestellung meist schon benachbarte Strukturen. Diese Infiltration muss nicht prinzipiell eine Kontraindikation für ein erneutes operatives Vorgehen bedeuten; lediglich das Einwachsen in die laterale Beckenwand stellt eine absolute Kontraindikation für ein operatives Vorgehen dar.

Rezidivtumoren mit Infiltration in Prostata, Harnblase, Uterus, Vagina, in die Ureteren oder in das Sakrum könnnen hingegen operativ angegangen werden. Diese Operationen beinhalten die En-Bloc-Resektion des Rezidivtumors samt infiltrierter Nachbarorgane; sie sind deshalb häufig sehr ausgedehnt und können die Entfernung der Harnblase oder Resektion der Ureteren mit konsekutiver Anlage eines Ileumconduits, die Resektion des Sakrums oder auch die Resektion der Iliakalgefäße mit konsekutivem Gefäßersatz beinhalten. Häufig wird diese Operation zweizeitig – zuerst der abdominale Eingriff und zeitversetzt der sakroperineale Eingriff – durchgeführt (330).

Für die Indikationsstellung zur Reoperation gelten jedoch folgende Voraussetzungen:

- Es dürfen keine Fernmetastasen vorhanden sein.
- Es muss die Chance einer kurativen Operation gegeben sein.
- Der Patient muss in einem hinreichend guten Allgemeinzustand sein, um den ausgedehnten Eingriff mit großer Wahrscheinlichkeit zu überleben.
- Der Patient muss in Kenntnis der hohen Mortalität und Morbidität des Eingriffs bereit sein, die Chance eines kurativen Eingriffs mit schwerwiegenden und bleibenden Funktionsausfällen zu erkaufen.

Eine Reoperation unter einem palliativen Ansatz ist unserer Ansicht nach nicht gerechtfertigt.

Aufgrund dieser strengen Indikationsstellung kommen nur wenige Patienten für eine Reoperation infrage. Dementsprechend gering sind die in der Literatur vorhandenen Daten und dementsprechend schwierig ist es, den Benefit für den einzelnen Patienten zu beziffern.

In der Serie von Wanebo et al. war die Mortalität 8,5 % und die Morbidität 100 % (330). Neuere Arbeiten mit kleinen Fallzahlen zeigen, dass diese Eingriffe auch ohne perioperative Todesfälle und mit deutlich geringerer Morbidität ausgeführt werden können (2, 195). Die 5-Jahres-Heilungsrate nach diesen Eingriffen wird zwischen 18 und 33 % beziffert (2, 276, 316, 330).

Eine abschließende Beurteilung der Wertigkeit dieser Operationen lässt sich im Moment nicht durchführen.

Neoadjuvante Therapie, intraoperative Strahlentherapie

Falls bei der Operation des Primärtumors keine neoadjuvante oder adjuvante Radiotherapie eingesetzt wurde, kann vor der Operation eines Rektumkarzinom-Rezidivs eine neoadjuvante Radiochemotherapie durchgeführt werden (292). Ebenfalls möglich ist eine intraoperative Radiatio (329). All diese Konzepte bedürfen der prospektiven Überprüfung.

Palliative Verfahren

Als palliative chirurgische Maßnahmen kommen bei einem Rezidiv eine Diskontinuitätsresektion oder die Anlage eines doppelläufigen Enterostomas infrage. Ansonsten ist die Palliativtherapie des pelvinen Rezidivs eine Domäne der Strahlentherapie (Abschnitt 22.12.5).

22.14 Gesamtprognose

Der entscheidende prognostische Faktor für das Rektumkarzinom ist das Tumorstadium (Tab. 22.**15**). Stadienabhängig liegen die 5-Jahres-Überlebensraten zwischen 15 und 100 % (Tumorzentrum München). Hierbei gehen alle Kriterien des TNM-Systems als unabhängige Faktoren in die Prognose mit ein. Daneben wird die Prognose durch den Resektionsstatus (R), also das Ausmaß der lokal zu erzielenden chirurgischen Radikalität, mitbestimmt.

Der zweite unabhängige Prognosefaktor ist die Qualität der Chirurgie (Abschnitt 22.2.5). Ob weitere Parameter wie Alter und Geschlecht des Patienten, CEA-Wert bei Diagnosestellung oder Aneuploidie des Tumors unabhängige prognostische Faktoren sind, ist umstritten.

22.15 Palliativtherapie

Vor der Einleitung palliativer Therapiemaßnahmen muss immer sehr sorgfältig evaluiert werden, ob nicht noch ein kurativer Therapieansatz möglich ist.

Alle therapeutischen Maßnahmen im Rahmen der Palliation müssen neben dem Ziel der Verlangsamung des Krankheitsprozesses oder der Herstellung einer „stable disease" immer die Lebensqualität des Patienten in den Mittelpunkt stehen. Auch sollte immer die limitierte Lebenserwartung in die Therapieentscheidung miteinfließen.

Zur Palliativtherapie stehen neben den genannten chirurgischen, endoskopischen, strahlentherapeutischen, chemotherapeutischen und interventionell radiologischen Maßnahmen (Abschnitt 22.11.6, Lokale ablative Verfahren, und 22.12.5) auch die medikamentösen Therapien vor allem zur Analgesie zur Verfügung.

Die chirurgische Therapie beinhaltet neben der Möglichkeit einer Entfernung des Primärtumors auch im metastasierten Stadium, wobei neben dem operativen Risiko die Beeinträchtigung der Lebensqualität durch eine Kolostomie besondere Berücksichtigung finden sollte, auch die endoskopischen Verfahren. Zur Anwendung bei der Rekanalisation des Darmlumens kommen hierbei außer der nur kurzfristig wirksamen Dilatation die Laserapplikation und die Argon-Plasma-Koagulation (APC). Diese lokalen Verfahren sollten gegenüber der Kolostomie im Rahmen der Palliation favorisiert werden.

Tabelle 22.**15** Stadienabhängige 5-Jahres-Überlebensraten bei Rektumkarzinom (Tumorzentrum München)

Stadium UICC	TNM	5-Jahres-Überlebensrate (%)
I	T1N0	100
II	T2N0	90
II	T3N0	69–78
II	T4N0	69
III	TxN1	61
III	TxN2	39
IV	TxNxM1	15–20
Dukes	A	88–93
	B	71–79
	C	29–41

In Konkurrenz zur Metastasenchirurgie stehen mittlerweile die neueren radiologisch-interventionellen Verfahren (Radiofrequenzablation, laserinduzierte Thermotherapie, Alkoholinstillation, endotumorale Chemotherapie, Chemoembolisation, Kryotherapie), die als Palliativtherapie wegen ihrer geringen Morbidität gut geeignet sind und teilweise eine lokale Tumorkontrolle mit Verbesserung des Überlebens bewirken (327). Bei diffusen nicht resektablen Metastasen sollte die Behandlung auf der Basis von 5-FU und Folinsäure erfolgen. Sollte sich nach 2–3 Zyklen ein Progress unter der Therapie zeigen, muss die Behandlung geändert werden. Sonst, d. h. bei einer „stable disease" bzw. einem Ansprechen auf die Therapie, ist bis zu einem Progress die Behandlung fortzuführen.

Als Second-Line-Therapie kommen in Abhängigkeit von der Primärtherapie die protrahierte Infusion mit 5-FU/Folinsäure, eine Behandlung mit CPT-11 oder die Kombination Oxaliplatin/5-FU/Folinsäure in Betracht.

Regionale Chemotherapieverfahren sollten wegen der Komplikationsmöglichkeiten derzeit nicht als Standardverfahren gelten. Ihr Einsatz sollte nur im Rahmen von kontrollierten Studien erfolgen.

Das inoperable lokoregionäre Rezidiv ist mit den systemischen Therapien nicht beherrschbar, sodass in diesem Fall die Strahlentherapie die Therapie der Wahl darstellt.

22.16 Nachsorge und Rehabilitation

22.16.1 Nachsorge

Aufgabe der Tumornachsorge ist die frühzeitige Erkennung von Rezidiven, um die Möglichkeit einer potenziell kurativen Nachoperation offen zu halten.

Da 80–90 % der Rezidive in den ersten 3 Jahren nach der Operation auftreten, und da in den meisten Fällen die Patienten beim Auftreten eines Rezidivs völlig

Tabelle 22.**16** Nachsorgeplan für das Rektumkarzinom (UICC-Stadium II und III) nach kurativer Resektion

	Monate nach Primärtherapie								
	3	**6**	**12**	**18**	**24**	**36**	**48**	**60**	**anschließend**
Anamnese, Untersuchung, CEA		+	+	+	+	+	+	+	jährlich
Abdomensonographie		+	+	+	+	+	+	+	jährlich
Rektoskopie		+	+	+		+[1]	+[1]		
Koloskopie					+			+	alle 3 Jahre
Röntgen-Thorax			+		+	+			
CT Becken	+[2]								

[1] Bei Patienten nach adjuvanter Radiochemotherapie
[2] 3 Monate nach Abschluss der tumorspezifischen Therapie (OP oder adjuvanter Radiochemotherapie)

Tabelle 22.**17** Nachsorgeplan für das operierte Rektumkarzinom im Tumorstadium UICC I

	Monate nach Primärtherapie							
	6	**12**	**18**	**24**	**36**	**48**	**60**	**Danach**
Anamnese, Untersuchung				+			+	
Koloskopie				+			+	3-jährlich

Tabelle 22.**18** Nachsorgeplan für das Rektumkarzinom nach lokaler Exzision

	Monate nach Primärtherapie							
	6	**12**	**18**	**24**	**36**	**48**	**60**	**danach**
Anamnese, Untersuchung	+	+	+	+	+	+	+	
Rektoskopie bzw. Sigmoidoskopie	+	+	+					
Endosonographie, Koloskopie				+			+	3-jährlich

symptomfrei sind, ist eine routinemäßige Nachsorge mit festgelegten Untersuchungsintervallen und festgelegtem Untersuchungsprogramm dringend zu empfehlen (Tab. 22.**16**).

Abweichend von der Standardnachsorge sollte nach den aktuellen Empfehlungen der Deutschen Krebsgesellschaft, der Deutschen Gesellschaft für Endoskopie und der Deutschen Gesellschaft für Verdauungs- und Stoffwechselkrankheiten bei Patienten mit einem frühen Tumorstadium (UICC I) wegen des geringen Rezidivrisikos nur nach 2 und 5 Jahren eine Kontrolle erfolgen (Tab. 22.**17**).

Bei Patienten, bei denen eine lokale Tumorexzision erfolgt ist und somit ein erhöhtes Rezidivrisiko besteht, sollten die Kontrollen entsprechend engmaschig durchgeführt werden (Tab. 22.**18**).

Eine Modifikation dieser Nachsorgepläne in Anpassung an die individuelle Prognose ist natürlich jederzeit möglich. Als besonders rezidivgefährdet werden Patienten angesehen, bei denen ein positiver Lymphknotenbefall, eine hohe Invasionstiefe oder ein perirektaler Befall vorlag. Ebenfalls mit einem höheren Rezidivrisiko sind präoperativ hohe CEA-Werte, Tumorperforation oder niedriger histologischer Differenzierungsgrad verbunden (160).

Die Standard-Nachsorge umfasst folgende Untersuchungen:

Anamnese

Fragen nach körperlicher Verfassung, Gewichtsverlust, Appetitlosigkeit, Schmerzen, Stuhlverhalten und Blutungen sind obligat.

Schmerzen müssen jedoch nicht auf ein Rezidiv zurückzuführen sein, sondern können in unterschiedlichster Form aber auch im Rahmen des so genannten Postproktektomie-Syndroms auftreten (Tab. 22.**19**) (69).

Rezidivtypische Schmerzen sind meist im Bereich des Perineums lokalisiert und sollten eine spezifische Diagnostik nach sich ziehen.

Körperliche Untersuchung

Die allgemeine klinische Untersuchung sollte neben Lunge, Herz, Abdomen, Wirbelsäule etc. auch immer die rektal-digitale Untersuchung des Rektums bzw. Neorektums oder die Inspektion und digitale Untersuchung des Kolostomas beinhalten.

Laboruntersuchungen

Neben Blutbild, Gerinnung und Elektrolyten sollten die Retentionswerte, die Transaminasen und der Tumormarker CEA bestimmt werden.

Da bei der Bestimmung des CEA nur der Verlauf einen Hinweis auf ein Rezidiv geben kann, sollte bei jeder

Tabelle 22.**19** Probleme im Rahmen des Postproktektomie-Syndroms (69)

Wundheilung	persistierende Sakralfistel Spätabszess Narbensinus
Harnwege	sekundäre retroperitoneale Narbenfibrose Blasenverlagerung neurogene Blase sekundäre Dekompensation von Miktionshindernissen persistierende oder rezidivierende Infektionen
Geschlechtsorgane	nervaler Potenzverlust psychogener Potenz- und Libidoverlust Vaginaldeviation, -stenose Vaginalfisteln
Dünndarm	Adhäsionen, Passagestörungen Fisteln
Plexus sacralis	Irritation, Neuritis
Nn. pudendi	Neurome Phantomschmerzen
Gefäßsystem	Beckenvenenthrombose Beinödem

Nachsorge dessen Bestimmung erfolgen. Wenn möglich, sollten diese Bestimmungen zur Vergleichbarkeit der Werte immer in demselben Labor durchgeführt werden.

Abdomensonographie

Die Abdomensonographie wird bei jeder Nachsorgeuntersuchung durchgeführt. Die Suche nach lokoregionären Lymphomen, nach Leberfiliae und nach einem Harnstau stehen dabei im Vordergrund. Bei verdächtigen Sonographiebefunden müssen diese – auch außerhalb des Standarduntersuchungsintervalls – mittels einer Computertomographie abgeklärt werden.

Computertomographie

Nach Erstellung eines Ausgangsbefundes ist das CT das diagnostische Mittel der Wahl zur Erkennung extraluminärer Rezidive. Zur differenzialdiagnostischen Klärung Rezidiv/Narbe hat die MRT auch eine Bedeutung.

Endoskopie

Die rektoskopische Untersuchung sollte halbjährlich, ab dem 3. Jahr jährlich erfolgen. Zur Abklärung des Restkolons auf Zweitkarzinome sollte nach 2 und 5 Jahren eine Koloskopie statt der Rektoskopie durchgeführt werden. Bei der Rektoskopie kann gleichzeitig eine endoluminäre Ultraschall-Untersuchung (EUS) durchgeführt werden.

PET

Die Positronen-Emissions-Tomographie (PET) ist die sensitivste Methode zum Erkennen eines extraluminären Rezidivs. Wegen begrenzter Verfügbarkeit und hoher Kosten kann die PET im Moment nicht als Routine-Diagnostik empfohlen werden.

22.16.2 Rehabilitation

Das Ziel einer Rehabilitation ist die Wiederherstellung bzw. die Verbesserung der postoperativen Lebensqualität. Der Beginn der rehabilitativen Maßnahmen sollte direkt im Anschluss an die Therapie erfolgen.

Nach Rektumexstirpation bzw. nach Anlage eines protektiven Anus praeter ist die möglichst rasche Schulung zur selbstständigen Stomaversorgung anzustreben.

Bei den Problemen im Rahmen des Postproktektomie-Syndroms (Tab. 22.**19**), vor allem den Blasenentleerungsstörungen, den Inkontinenzproblemen für Harn und Stuhl sowie den Beeinträchtigungen der Sexualfunktion, ist nach entsprechender Diagnostik eine spezifische Therapie erforderlich. Diese beinhaltet eine medikamentöse Therapie für Blasenentleerungsstörungen und Impotenz, Biofeedback-Therapie und stuhleindickende Maßnahmen eventuell in Kombination mit abführenden Maßnahmen bei der Stuhlinkontinenz. Gelegentlich ist auch eine psychotherapeutische Betreuung notwendig.

Selten verläuft die Restitution nach einem großen abdominalchirurgischen Eingriff rasch und komplett. Wenn auch der Patient nach einigen Wochen und Monaten keine relevanten organspezifischen Probleme mehr angibt, so verbleiben bei eingehender Befragung dennoch häufig Veränderungen der körperlichen Wahrnehmung und sexuelle Funktionsstörungen.

Wichtig sind ferner die vielfältigen psychologischen Probleme beim Zurechtfinden mit der neuen Lebenssituation. Diese so genannten Coping-Mechanismen sind in Abhängigkeit des persönlichen Charakters, des sozialen Umfeldes und gegebenfalls der ethnischen Zugehörigkeit sehr unterschiedlich ausgebildet. Der nachbehandelnde und nachsorgende Arzt hat hier die Aufgabe, potenzielle Fehlentwicklungen zu erkennen und Hilfe bereitzustellen. Günstig ist der Zugang zu Selbsthilfegruppen nicht nur zur Überwindung von Ängsten und sozialer Isolation, sondern auch zum Austausch von Informationen praktischer Natur bei der Optimierung der Lebensführung nach durchgemachter Erkrankung.

Literatur

1. Abulafi AM, Williams SN. Local recurrence of colorectal cancer: the problem, mechanism, management and adjuvant therapy. Br J Surg 1994; 81: 7–19
2. Adachi W, Nishio A, Watanabe H, et al. Reresection for local recurrence of rectal tumor. Surg Today. 1999; 29: 999–1003
3. Adam IJ, Mohamdee MO, Martin IG, et al. Role of circumferential margin involvement in the local recurrence of rectal cancer. Lancet. 1994; 344: 707–711
4. Adams DR, Blatchford GJ, Lin KM, Ternent CA, Thorson AG, Christensen MA. Use of preoperative ultrasound staging for treatment of rectal cancer. Dis Colon Rectum 1999; 42: 159–166
5. Advanced Colorectal Cancer Meta-Analysis Project. Modulation of fluorouracil by leucovorin in patients with advanced colorectal cancer: evidence in terms of response rate. J Clin Oncol 1992; 10: 896–903
6. Advanced Colorectal Cancer Meta-Analysis Project. Meta-analysis of randomized trials testing the biochemical modulation of fluorouracil by methotrexat in metastatic colorectal cancer. J Clin Oncol 1994; 12: 960–969
7. Ahnen DJ. Gastrointestinal malignancies in inflammatory bowel disease. In: Kirsner JB, ed. Inflammatory bowel disease. 5th ed. Philadelphia: WB Saunders; 2000: 379–396
8. Alm T, Licznerski G. The intestinal polyposis. Clin Gastroenterol 1973; 2: 577–602
9. Altemeier WA, Culbertson WR, Schowengerdt C, Hunt J. Nineteen years‘ experience with the one-stage perineal repair of rectal prolapse. Ann Surg 1971; 6: 72–80
10. Amato A, Pescatori M, Buti A. Local recurrence following abdominoperineal excision and anterior resection for rectal carcinoma. Dis Colon Rectum 1991; 34: 317–322
11. Arbeitsgemeinschaft Bevölkerungsbezogener Krebsregister in Deutschland, Robert-Koch-Institut (eds.). Krebs in Deutschland. Häufigkeiten und Trends. 2. Auflage. Saarbrücken; 1999.
12. Arbman G, Nilsson E, Hallböök O, Sjodahl R. Local recurrence following total mesorectal excision for rectal cancer. Br J Surg 1996; 83: 375–379
13. Arnaud JP, Nordlinger B, Bosset JF, Hoctin-Boes G. Radical surgery and postoperative radiotherapy as combined treatment in rectal cancer. Final results of a phase III study of the EORTC. Br J Surg 1997; 84: 352–357
14. Bärlehner E, Heukrodt B, Anders S. Laparoscopic rectum surgery in carcinoma. Zentralbl Chir 1998; 123: 1164–1168
15. Balslev I, Pedersen M, Teglbjaerg PS. Postoperative radiotherapy in Dukes‘ B and C carcinoma of the rectum and rectosigmoid. Cancer 1986; 58: 22–28
16. Banerjee AK, Jehle EC, Kreis ME, et al. Prospective study of the proctographic and functional consequences of transanal endoscopic microsurgery. Br j Surg 1996; 83: 211–203
17. Barsukov UA, Shwezova GN. Preoperative thermoradiotherapy in combined treatment of rectal cancer patients. Eur J Cancer 1997; 38: 763
18. Batignani G, Monaci I, Ficari F, Tonelli F. What affects continence after anterior resection of the rectum? Dis Colon Rectum 1991; 34: 329–235
19. Beahrs OH. Colorectal cancer staging as a prognostic factor. Cancer 1982; 50: 2615–2617
20. Beahrs OH, Sanfelippo PM. Factors in prognosis of colon and rectal cancer. Cancer 1971; 9: 213–218
21. Becker JM, Lashner BA, Ekbom A. Consensus statement on ulcerative colitis and colon carcinoma. J Gastrointestinal Surg 1998; 2: 305–309
22. Bedenne L, Faivre J. Adenoma-carcinoma sequence or „de novo“ carcinogenesis ? Cancer 1992; 17: 1177–1186
23. Berdov BA, Menteshashvili GZ. Thermoradiotherapy of patients with locally advanced carcinoma of the rectum. Int J Hyperthermia 1990; 6: 881
24. Berg JW, Howell MA. The geographic pathology of bowel cancer. Cancer 1974; 13: 807
25. Berger A, Tiret E, Parc R, et al. Excision of the rectum with colonic J-pouch-anal anastomosis for adenocarcinoma of the low and mid rectum. World J Surg 1992; 16: 470–477
26. Bismuth H, Adam R, Levi F, et al. Resection of nonresectable liver metastases from colorectal cancer after neoadjuvant chemotherapy. Ann Surg 1996; 224: 509–520
27. Blahd WH, Brown CV, Khonsary SA, et al. PET scans of abdominal malignancy. World J Surg 1996; 20: 245–247
28. Blend MJ, Abdel-Nabi H. New methods for the staging of colorectal cancer using noninvasive techniques. Semin Surg Oncol 1996; 12: 253–263
29. Blomqvist L, Holm T, Goranson H, Jacobsson H, Ohlsen H, Larsson SA. MR imaging, CT and CEA scintigraphy in the diagnosis of local recurrence of rectal carcinoma. Acta Radiol 1996; 37: 779–784
30. Blum HE. Kolonkarzinom: molekulare Diagnostik und Therapie. Schweiz Rundsch Med Prax 1997; 86: 1504–1509
31. Bockelmann D, Drüner HU. Klinik und Prognose der Colon- und Rektum-Karzinome. Dtsch Med Wochenschr 1972; 97: 1590
32. Bockhorn H, Heinz P. Notwendigkeit einer protektiven Enterostomie bei der tiefen anterioren Rektumresektion. In: Büchler MW, Heald RJ, Maurer CA, Ulrich B, Hrsg. Rektumkarzinom: Das Konzept der Totalen Mesorektalen Exzision. Basel: Karger; 1998: 194–199
33. Bodmer WF, Bailey CJ. Localization of the gene for familial adenomatous polyposis on chromosome 5. Nature 1987; 328: 614–616
34. Bokey EL, Chapuis PH, Dent OF, Newland RC, Koorey SG, Zelas PJ. Factors affecting survival after excision of the rectum for cancer: a multivariate analysis. Dis Colon Rectum 1997; 40: 3–10
35. Boland CR. The biology of colorectal cancer. Cancer 1993; 71: 4180–4186
36. Bond, JH. Small flat adenomas appear to have little clinical importance in Western countries. Gastrointest Endosc 1995; 42: 184–1847
37. Bond JH. Screening guidelines for colorectal cancer. Am J Med 1999; 106: 7–10
38. Bonello JC, Sternberg SS. The significance of the signet-cell variety of adenocarcinoma of the rectum. Dis Colon Rectum 1980; 23: 180–183
39. Bonfanti G, Bozzetti F, Dopci R, et al. Results of extended surgery for cancer of the rectum and sigmoid. Br J Surg 1982; 69: 305–307
40. Botti C, Cosimelli M, Impiombato FA, et al. Improved local control and survival with the „sandwich“ technique of pelvis radiotherapy for resectable rectal cancer. A retrospective, multivariate analysis. Dis Colon Rectum 1994; 37: 6–15
41. Boulis-Wassif S, Gerard A, Loygue J, Camelot D, Buyse M, Duez N. Final results of a randomized trial on the treatment of rectal cancer with preoperative radiotherapy alone or in combination with 5-FU, followed by surgery. Trial of the EORTC Gastrointestinal Tract Cancer Cooperative Group. Cancer 1984; 53: 1811–1818
42. Boylan MO, Wolfe MM. Colorectal carcinogenesis: Searching for the lost genes. Selected summaries. Gastroenterology 1993; 105: 1579–1581
43. Bresalier RS, Kim YS. Malignant neoplasms of the large intestine. In: Feldman M, Scharschmidt BF, Sleisenger MH, eds. Sleisenger & Fordtran's Gastrointestinal and Liver Disease. 6th edition. Philadelphia: WB Saunders; 1998: 1906–1942
44. Brown G, Richards CJ, Newcombe RG, et al. Thin Section MR Imaging for Staging in 28 Patients. Radiology 1999; 211: 215–222
45. Buchmann P, Christen D, Bischofsberger U, Flury R. Die laparoskopische Chirurgie des Kolonkarzinomes. Ein Ver-

gleich mit der offenen Technik. Langenbecks Arch Chir 1995; 112: 497–500
46. Buchmann P, Christen D, Moll C, Flury R. Intraperitoneale Tumoraussaat bei lolorektaler Karzinomchirurgie – ein Vergleich laparoskopischer versus offener Verfahren im Längsverlauf. Langenbecks Arch Chir 1996; 113: 573–576
47. Bülow S. Familial adenomatous polyposis. Ann Med 1989; 21: 299–307
48. Buess G, Hutterer J, Theiss M, Böbel W, Isselhard W, Pichlmaier H. Das System für die transanale endoskopische Rektumresektion. Chirurg 1984; 55: 677–680
49. Burmer GC, Crispin DA. Frequent loss of a p53 allele in carcinomas and their precursors in ulcerative colitis. Cancer Commun 1991; 3: 167–172
50. Burns FJ. Synchronous and metachronous malignancies of the colon and rectum. Dis Colon Rectum 1980; 23: 578–579
51. Burt RW, Groden J. The genetic and molecular diagnosis of adenomatous polyposis coli. Gastroenterology 1993; 104: 1211–1214
52. Bussey HJR. Gastrointestinal polyposis. Gut 1970; 11: 970–978
53. Camilleri-Brennan J, Steele RJC. Quality of life after treatment for rectal cancer. Br J Surg 1998; 85: 1036–1043
54. Cedermark B. The Stockholm II trial on preoperative short term radiotherapy in operable rectal carcinoma: a prospective randomised trial. Proceedings of the American Society of Clinical Oncology 1994; 13: (Abstract)
55. Cedermark B, Johansson H, Rutqvist LE, Wilking N, Stockholm Colorectal Cancer Group. The Stockholm I trial of the pre-operative short-term radiotherapy in operable rectal carcinoma. A prospective randomised trial. Cancer 1995; 75: 2269–2275
56. Chan AK, Wong AO, Langevin JM, et al. „Sandwich" preoperative and postoperative combined chemotherapy and radiation in tethered and fixed rectal cancer: impact of treatment intensity on local control and survival. Int J Radiat Oncol Biol Phys 1997; 37: 629–637
57. Chari RS, Tyler DS, Anscher MS, et al. Preoperative radiation and chemotherapy in the treatment of adenocarcinoma of the rectum. Ann Surg 1995; 221: 778–786
58. Cirocco WC, Schwartzman A, Golub RW. Abdominal wall recurrences after laparoscopic colectomy for colon cancer. Surgery 1994; 116: 842–846
59. Cohen AM, Minsky BD. Aggressive surgical management of locally advanced primary and recurrent rectal cancer. Dis Colon Rectum 1990; 33: 432–438
60. Cohen AM. Colon J-pouch reconstruction after total or subtotal proctectomy. World J Surg 1993; 17: 267–270
61. Coia S, Hanks G. The role of adjuvant radiation in the treatment of rectal cancer. Semin Oncol 1991; 18: 571–584
62. Colorectal Cancer Chemotherapy Study Group of Japan (CCCSGJ). Five year results of a randomized trial of adjuvant chemotherapy for curatively resected colorectal carcinoma. Jpn J Clin Oncol 1995; 25: 91
63. Connell WR, Lennard Jones JE. Factors affecting the outcome of endoscopic surveillance for cancer in ulcerative colitis. Gastroenterology 1994; 107: 934–944
64. Corman ML. Colon and rectal surgery. Lippincott-Raven Publishers 1998
65. Crawford BE, Stromeyer FW. Small nonpolypoid carcinomas of the large intestine. Cancer 1983; 51: 1760–1763
66. Cummings J. Rectal cancer. In: Dobelbower RR (ed.): Gastrointestinal cancer. 1990; Springer, Berlin.
67. Dahl O, Horn A, Morild I, Halvorsen JF, Odland G, Reinertsen S. Low dose preoperative irradiation postpones recurrences in operable rectal cancer. Cancer 1990; 66: 2286–2294
68. DeHaas-Kock DFM, Baeten CGMI, Jager JJ, et al. Prognostic significance of radial margins of clearance in rectal cancer. Br J Surg 1996; 83: 781–785
69. Delbrück H, Kruck P, Braun G, Gärtner G. Rehabilitation und Nachsorge beim Rektumkarzinom. Onkologe 1995; 1: 48–56
70. De Gramont A, Fieger A, Seymour M, et al. A randomized trial on Leucovorin (LV) and 5-Fluorouracil (5-FU) with or without Oxaliplatin inadvanced colorectal cancer (CRC). Proc Am Soc Clin Oncol 1998; 17: 257
71. Dennett ER, Parry BR. Misconceptions about the colonic J-pouch. What the accumulating data show. Dis Colon Rectum 1999; 42: 804–811
72. Devine RM, Dozois RR. Surgical management of locally adenocarcinom of the rectum. World J Surg 1992; 16: 486–489
73. Dixon AR, Maxwell WS, Holmes J, Thornton R. Carcinoma of the rectum: a 10-year experience. Br J Surg 1991; 78: 308–311
74. Dukes CE. The spread of cancer of the rectum. Br J Surg 1930; 17: 643–648
75. Dworak O. Number and size of lymphnodes and node metastases in rectal carcinoma. Surg Endosc 1989; 3: 96–99
76. Dworak O, Hermanek P. Dysplasie-Karzinom-Sequenz bei chronischen entzündlichen Darmerkrankungen. Zentralbl Chir 1998; 123: 33–39
77. Eble MJ, Lehnert T, Herfarth C, Wannenmacher M. Intraoperative radiotherapy as adjuvant treatment for stage II/III rectal carcinoma. Recent Res Cancer Res 1998; 146: 152–160
78. Eguchi S, Kohara N, Komuta K, Kanematsu T. Mutations of the p53 gene in the stool of patients with resectable colorectal cancer. Cancer 1996; 77: 1707–1710
79. Eisenberg SB, Krabill WG, Lopez MJ. Long-term results of surgical resection of locally advenced colorectal carcinoma. Surgery 1990; 108: 779–786
80. Ekbom A, Helmick C, Zack M, et al. Ulcerative colitis and colorectal cancer. A population-based study. N Engl J Med 1990; 323: 1228–1233
81. Enblad P, Busch C. The adenoma-carcinoma-sequence in rectal adenomas. Am J Clin Pathol 1988; 90: 121–130
82. Enck P, Daublin G, Lübke HJ, Strohmeyer G. Long-term efficacy of biofeedback training for fecal incontinence. Dis Colon Rectum 1994; 37: 997–1001
83. Enker WE, Thaler HAT, Cranor ML, Polyack T. Total mesorectal excision in the operative treatment of carcinoma of the rectum. J Am Coll Surg 1995; 181: 335–346
84. Enker WE. Designing the optimal surgery for rectal carcinoma. Cancer 1996; 78: 1847–1850
85. Enker WE, Merchant N, Cohen AM, et al. Safety and efficacy of low anterior resection for rectal cancer. 681 consecutive cases from a specialty service. Ann Surg 1999; 230: 544–254
86. Fearon ER, Vogelstein B. A genetic model for colorectal tumorigenesis. Cell 1990; 61: 759–767
87. Fedorov VD, Odaryuk TS, Shelgyn YA. Results of radical surgery of advanced rectal cancer Dis Colon Rectum 1989; 32: 567–571
88. Fenlon HM, Nunes DP, Clarke PD, Ferrucci JT. Colorectal neoplasm detection using virtual colonoscopy: a feasibility study. Gut 1998; 43: 806–811
89. Fenlon HM, McAneny DB, Nunes DP, Clarke PD, Ferrucci JT. Occlusive colon carcinoma: virtual colonoscopy in the preoperative evaluation of the proximal colon. Radiology 1999; 210: 423–428
90. Fick TE, Baeten CG, von Meyenfeldt MF, Obertop H. Recurrence and survival after abdominoperineal and low anterior resection for rectal cancer without adjunctive therapy.Eur J Surg Oncol 1990; 16: 105–108
91. Fielding LP, Stewart-Brown S, Dudley HA. Surgeon-related variables and the clinical trial. Lancet 1978; ii: 778–779
92. Fielding LP, Arsenault PA. Clinico-pathological staging for colorectal cancer: An International Documentation System (IDS) and an International Comprehensive Anatomical Terminology (ICAT). J Gastroenterol Hepatol 1991; 6: 325–344
93. Fingerhut A, Elhadad A, Hay JM, Lacaine F, Flamant Y. Infraperitoneal colorectal anastomosis: Handsewn versus

circular staples.A controlled clinical trial. Surgery 1994; 116: 484–490
94. Fischer B, Wolmark N, Rockette H, et al. Postoperative adjuvant chemotherapy or radiation therapy for rectal cancer: Results from the NSABP protocol R-01. J Natl Cancer Inst 1988; 80: 21–29
95. von Flüe MO, Harder FH. New technique for pouch-anal reconstrucion after total mesorectal excision. Dis Colon Rectum 1994; 37: 1160–1162
96. von Flüe M, Degen L, Beglinger C, Helwig A, Rothenbühler JM, Harder F. Ileo-cecal reservoir reconstruction with physiological function after total mesorectal cancer excision. Ann Surg 1996; 224: 204–212
97. Franklin ME Jr, Rosenthal D, Abrego-Medina D, et al. Prospective comparison of open vs. laparoscopic colon surgery for carcinoma. Five-year results. Dis Colon Rectum 1996; 39: S35–46
98. Franzius C, Sciuk J, Schober O. Die Rolle der F-18-FDG-Positronen-Emissions-Tomographie für chirurgische Fragestellungen. Langenbecks Arch Chir Suppl II (Kongressbericht). 1998; II: 261
99. Frasci G, Leone F, Monaco M, et al. 5-Fluorouracil-Interferon-a2b adjuvant treatment of Dukes C colorectal cancer. Dis Colon Rectum. 1994; 37: 643–650
100. Frenken M, Schellen B, Ulrich B. Preoperative instrumental diagnosis of rectal carcinoma. Value of various methods with reference to therapeutic decision making. Langenbecks Arch Chir Suppl Kongressbd 1997; 114: 480–482
101. Frenken M, Schellen B, Ulrich B. Endosonographie des Rektums. Stellenwert für das Staging des Rektumkarzinoms. In: Büchler MW, Heald RJ, Maurer CA, Ulrich B, Hrsg. Rektumkarzinom: Das Konzept der Totalen Mesorektalen Exzision. Basel: Karger; 1998: 73–80
102. Friedel G, Pastorino U, Buyse M, et al. Resektion von Lungenmetastasen. Langzeitresultate prognostischer Faktoren auf der Basis von 5206 Fällen – The International Registry of Lung Metastases. Zentralbl Chir 1999; 124: 96–103
103. Friedman R, Muggia-Sulum M, Freund HR. Experience with the one stage perineal repair of rectal prolapse. Dis Colon Rectum 1983; 26: 789–791
104. Friedman S, Rubin PH, Goldstein N, Harpaz N, Bodian C, Present DH. The efficacy of a 10 year surveillance study in 260 chronic Crohn's colitis (CC) patients. Gastroenterology 1999; 116: A566
105. Frykholm, GJ. Glimelius, B. Pahlman, L. Preoperative or postoperative irradiation in adenocarcinoma of the rectum: final treatment results of a randomised trial and an evaluation of secondary effects. Dis Colon Rectum 1993; 36: 564–572
106. Furuta K, Konishi F, Kanazawa K, Saito K, Sugawara T. Synergistic effects of hyperthermia in preoperative radiochemotherapy for rectal carcinoma. Dis Colon Rectum 1997; 40: 1303
107. Gall FP, Hermanek P. Gegenwärtiger Stand der Therapie des Rektumkarzinoms. Zentralbl Chir 1987; 112: 943
108. Gall FP, Tonak J, Altendorf A. Multivisceral resection in colorectal cancer. Dis Colon Rectum 1987; 30: 337–341
109. Gardner EJ. Follow up study of a family group exhibiting dominant inheritance for a syndrome including intestinal polyps, osteomas, fibromas and epidermal cysts. Am J Hum Genet 1962; 14: 376–390
110. Gastrointestinal Tumor Study Group (GITSG). Radiation therapy and fluorouracil with or without semustine for the treatment of patients with surgical adjuvant adenocarcinoma of the rectum. J Clin Oncol 1992; 10: 549–557
111. Gerard A, Buyse M, Nordlinger B, Loygue J, Pene F, Kempf P. Pre-operative radiotherapy as adjuvant treatment in rectal cancer. Final results of a randomised study of the European Organisation on Research and Treatment of Cancer Gastrointestinal Tract Cancer Cooperative Group. Ann Surg 1988; 208: 606–614
112. Goldberg PA, Nicholls RJ, Porter NH, Love S, Grimsey JE. Long-term results of a randomised trial of short-course low-dose adjuvant pre-operative radiotherapy for rectal cancer: Reduction in local treatment failure. Eur J Cancer 1994; 30A: 1602–1604
113. Gomille T, Aleksic M, Ulrich B, Christ F. Bedeutung der CT für die Beurteilung regionärer Lymphknotenmetastasen bei kolorektalen Karzinomen. Radiologe 1998; 38: 1077–1082
114. Gopal KA, Amshel AL, Shonberg IL, Eftaiha M. Rectal prolapse in elderly and debilitated patients: experience with the Altemeier procedure. Dis Colon Rectum 1984; 27: 376–381
115. Grabham JA, Moran BJ, Lane RHS. Defunctioning colostomy for low anterior resection: A selective approach. Br J Surg 1995; 82: 1331–1332
116. Graf W, Ekström K, Glimelius B, Pahlman L. A pilot study of factors influencing bowel function after colorectal anastomosis. Dis Colon Rectum 1996; 39: 744–749
117. Groden J. Identification characterization of the familial adenomatous polyposis coli-gene. Cell 1991; 66: 589–600
118. Grund KE. Argon plasma coagulation (APC): ballyhoo or breakthrough? Endoscopy 1997; 29: 196–198
119. Grundmann R, Said S, Krinke S. Lebensqualität nach Rektumresektion und -exstirpation. Dtsch Med Wochenschr 1989; 114: 453–457
120. Gunderson LL. Combined-treatment approaches in the management of rectal cancer. In: Schlag P, Hohenberger P, Metzger U, eds. Combined modality therapy of gastrointestinal tract cancer. Recent Results Cancer Res 1988; 10
121. Haenszel WM, Kurihara M. Studies of Japanese migrants. Mortality from cancer and other diseases among Japanese in the Unitad States. J Nat Cancer Inst 1968; 40: 43–68
122. Hallböök O, Johansson K, Sjödahl R. Laser Doppler blood flow measurement in rectal resection for carcinoma-comparison between the straight and colonic J pouch reconstruction. Br J Surg 1996; 83: 389–392
123. Hallböök O, Pahlman L, Krog M, Wexner SD, Sjödahl R. Randomised comparison of straight and J pouch anastomosis after low anterior resection. Ann Surg 1996; 224: 58–65
124. Hallgren TA, Fasth SB, Oresland TO, Hulten LA. Ileal pouch anal function after endoanal mucosectomy and handsewn ileoanal anstomosis compared with stapled anastomosis without mucosectomy. Eur J Surg 1995; 161: 915–921
125. Hamilton SR. The molecular genetics of colorectal neoplasia. Gastroenterology 1993; 105: 3–7
126. Hanski CH, Bornhoeft G. Expression of p53-protein in invasive colorectal carcinomas of different histologic types. Cancer 1992; 70: 2772–2777
127. Havenga K, De Ruiter MC, Enker WE, Welvaart K. Anatomical basis of autonomic nerve-preserving total mesorectal excision for rectal cancer. Br J Surg 1996; 83: 384–388
128. Havenga K, Enker WE, McDermott K, Cohen AM, Minsky BD, Guillem J. Male and female sexual and urinary function after total mesorectal excision with autonomic nerve preservation for carcinoma of the rectum. J Am Coll Surg 1996; 182: 495–502
129. Havenga K, Enker WE, Norstein J, et al. Improved survival after total mesorectal excison or D3 lymphadenectomy in the treatment of primary rectal cancer: an international analysis of 1411 patients. Europ J Surg Oncol 1999; 25: 368–374
130. Heald RJ, Husband EM, Ryall RDH. The mesorectum in rectal cancer surgery – the clue to pelvic recurrence? Br J Surg 1982; 69: 613–616
131. Heald RJ, Ryall RDH. Recurrence and survival after total mesorectal excision for rectal cancer. Lancet 1986: 1479
132. Heald RJ. The 'holy planeof rectal surgery. J Roy Soc Med 1988; 81: 503–508
133. Heald RJ. Total mesorectal excision is optimal surgery for rectal cancer: A Scandinavian consensus. Br J Surg 1995; 82: 1297–1299

134. Heald RJ, Smedh RK, Kald A, Sexton R, Moran BJ. Abdominoperineal excision of the rectum- an endangered operation. Dis Colon Rectum 1997; 40: 747–751
135. Heald RJ, Moran BJ. Embryology and anatomy of the rectum. Semin Surg Oncol 1998; 15: 66–71
136. Heald RJ, Maurer CA. Totale mesorektale Exzision beim Rektumkarzinom: Prinzip und Technik. In: Büchler MW, Heald RJ, Maurer CA, Ulrich B, Hrsg. Rektumkarzinom: Das Konzept der Totalen Mesorektalen Exzision. Basel: Karger; 1998: 82–103
137. Heald RJ, Moran BJ, Ryall RD, Sexton R, MacFarlane JK. Rectal cancer. The Basingstoke experience of total mesorectal excision, 1987–1997. Arch Surg 1998; 133: 894–899
138. Heintz A, Mörschel M, Junginger T. Ergebnisse der transanalen endoskopischen Opertationstechnik im Vergleich zum radikalchirurgischen Vorgehen beim T1-Karzinom der Rektumschleimhaut. In: Büchler MW, Heald RJ, Maurer CA, Ulrich B, Hrsg. Rektumkarzinom: Das Konzept der Totalen Mesorektalen Exzision. Basel: Karger; 1998: 8–16
139. Herbay A, Herfarth C. Cancer and dysplasia in ulcerative colitis: a histologic study of 301 surgical specimen. Z Gastroenetrol 1994; 32: 382–388
140. Heriot AG, Grundy A, Kumar D. Preoperative staging of rectal carcinoma. Br J Surg 1999; 86: 17–28
141. Hermanek P, Gall FP. Prognostic groups in colorectal carcinoma. J Cancer Res Clin Oncol 1980; 98: 185–193
142. Hermanek P. Pathology of the adenoma-carcinoma-sequence. Coloproctology 1982; 4: 57–64
143. Hermanek P. Onkologische Chirurgie/pathologisch-anatomische Sicht. Langenbeck's Arch Chir 1991; Suppl.II: 277–281
144. Hermanek P. Internationales Dokumentationssystem für colorektale Karzinome – Pathologische Befunde. Verh Dtsch Ges Pathol 1991; 75: 386–388
145. Hermanek P, Hermanek P, Gall FP. Decision-making in curative rectum surgery. Oncology 1992; 15: 209
146. Hermanek P jr., Wiebelt H, Riedl S, Staimmer D, Hermanek P, Studiengruppe Kolorektales Karzinom (SGKRK). Langzeitergebnisse der chirurgischen Therapie des Coloncarcinoms. Ergebnisse der Studiengruppe Kolorektales Karzinom (SGKRK). Chirurg 1994; 65: 287–297
147. Hermanek P, Wiebelt H, Staimmer D, Riedl S. Prognostic factors of rectum carcinoma- experience of the German Multicentre Study SGCRC. German Study Group Colorectal Carcinoma. Tumori 1995; 81: 60–64
148. Herrera L, Kakati S. Gardner syndrome in a man with an interstitial deletion of 5q. Am J Med Genet 1986; 25: 473–476
149. Herzog U. Epidemiologie und Pathogenese des Rektumkarzinoms. In: Büchler MW, Heald RJ, Maurer CA, Ulrich B, Hrsg. Rektumkarzinom: Das Konzept der Totalen Mesorektalen Exzision. Basel: Karger; 1998: 8–16
150. Hida J, Yasutomi M, Fujimoto K, et al. Functional outcome after low anterior resection with low anastomosis of rectal cancer using in the colonic J-pouch: Prospective randomized study for determination of optimum pouch size. Dis Colon Rectum 1996; 39: 986–991
151. Hida J, Yasutomo M, Maruyama T, Fujimoto K, Uchida T, Okuno K. Lymph node metastases detected in the mesorectum distal to carcinoma of the rectum by the clearing method: justification of total mesorectal excision. J Am Coll Surg 1997; 184: 584–588
152. Higgins GA, Humphrey EW, Dwight TW, Roswit B, Lee LE Jr, Keehn RJ. Preoperative radiation and surgery for cancer of the rectum: Veterans Administration Surgical Oncology Group Trial II. Cancer 1986; 58: 352–359
153. Hill M. Epidemiology and etiology of colon cancer. In: Grundmann E, ed. Colon cancer, vol. 2. Stuttgart, New York: Fischer; 1978: 15–27
154. Ho YH, Wong J, Goh HS. Level of anastomosis and anorectal manometry in predicting function following anterior resection for adenocarcinoma. Int J Colorect Dis 1993; 8: 170–174
155. Ho YH, Tan M, Seow-Choen F. Prospective randomized controlled study of clinical function and anorectal physiology after low anterior resection: comparison of straight and colonic J pouch anastomoses. Br J Surg 1996; 83: 978–980
156. Hoffman JP, Riley L, Carp NZ, Litwin S. Isolated locally recurrent rectal cancer: A review of incidence, presentation and management. Semin Oncol 1993; 20: 506–519
157. Hohenberger W, Schlag P, Kretzschmar U, Herfarth C. Regional mesenteric recurrence of coloectal cancer after anterior resection or left hemicolectomy: Inadequate primary resection demonstrated by angiography of the remaining arterial supply. Int J Colorect Dis 1991; 6: 17–23
158. Hohenberger W, Thom N, Hermanek P, Gall FP. Pelvine multiviszerale Resektion aus Sicht der Chirurgie. Langenbeck's Arch Chir 1992; 377: 83–88
159. Hohenberger W, Schick CH, Göhl J. Mesorectal lymph node dissection: is it beneficial? Langenbeck's Arch Surg 1998; 383: 402–408
160. Hohenberger W, Sauer R. Kommentar: Diagnostik und Therapie von Rektumkarzinomen. In: Junginger T, Hossfeld DK, Müller RP, Hrsg. Leitlinien zur Diagnostik und Therapie von Tumoren des Gastrointestinaltrakts und der Schilddrüse. Stuttgart: Demeter; 1999: 172–177
161. Hojo K, Sawada T, Moriya Y. An analysis of survival and voiding, sexual function after wide iliopelvic lymphadenectomy in patients with carcinoma of the rectum, compared wizh conventional lymphadenectomy. Dis Colon Rectum 1989; 32: 128–133
162. Holm T, Johansson H, Cedermark B, Ekelund G, Rutqvist LE. Influence of hospital- and surgeon-related factors on outcome after treatment of rectal cancer with or without preoperative radiotherapy. Br J Surg 1997; 84: 657–663
163. Hughes, KS. Rosenstein, RB. Simon, R. Resection of the liver for colorectal carcinoma metastases – a multiinstitutional study of indication for resection. Surgery 1988; 103: 278
164. Hurst PA, Prout WG, Kelly JM, Banniater JJ, Walker RT. Local recurrence after low anterior resection using the staple gun. Br J Surg 1982; 69: 275–276
165. Itzbicki JR, Hosch BS, Knoefel WT, Passlick B, Bloechle C, Broelsch CE. Extended resections are beneficial for patients with locally advanced colorectal cancer. Dis Colon Rectum 1995; 38: 1251–1256
166. Itzkowitz SH, Kim YS. Colonic polyps and polyposis syndromes. In: Feldman M, Scharschmidt BF, Sleisenger MH, eds. Sleisenger & Fordtran's Gastrointestinal and liver disease. 6th edition. Philadelphia: WB Saunders; 1998: 1865–1905
167. Iwama, T. Mishima, J. The impact of familial adenomatous polyposis on the tumorgenesis and mortality at several organs. Ann Surg 1993; 217: 101–108
168. Jacobs, LR. Fiber and colon cancer. Gastroenterol Clin North Am 17: 747–760
169. Jehle EC, Castiglione F, Blum AL. Prophylaxe der Stressulcus-Blutung: Eine Risiko-Nutzen-Analyse. Z Gastroenterol 1990; 28: 315–321
170. Jehle EC, Haehnel T, Starlinger MJ, Becker HD. Level of the anastomosis does not influence functional outcome after anterior rectal resection for rectal cancer. Am J Surg 1995; 169: 147–153
171. Jen J, Johnson C, Levin B. Molecular approaches for colorectal cancer screening. Eur J Gastronenterol Hepatol 1998; 10: 213–217
172. Junginger, T. Rezidivbehandlung und adjuvante Therapiemaßnahmen beim Rektumkarzinom. Onkologe 1995; 1: 43
173. Junginger T, Hohenberger W, Hossfeld DK, Sauer R. Adjuvante und neoadjuvante Therapie des Rektumkarzinoms. In: Junginger T, Hossfeld DK, Müller RP, Hrsg. Leitlinien zur Diagnostik und Therapie von Tumoren des Gastrointestinaltrakts und der Schilddrüse. Stuttgart: Demeter; 1999: 178–182
174. Karanjia ND, Schache DJ, North WRS, Heald RJ. 'Close shave in anterior resection. Br J Surg 1990; 77: 510–512

175. Karanjia ND, Corder AP, Holdsworth PJ, Heald RJ. Risk of peritonitis and fatal septicaemia and the need to defunction the low anastomosis. Br J Surg 1991; 78: 196–198
176. Karanjia ND, Corder AP, Bearn P, Heald RJ. Leakage from stapled low anastomosis after total mesorectal excision for carcinoma of the rectum. Br J Surg 1994; 81: 1224–1226
177. Kauffmann GW, Grenacher L. Fortschritte der bildgebenden Diagnostik im Bereich des Kolons und Rektums (Hydro-CT, MRT, virtuelle Endoskopie). Langenbeck's Arch Chir Suppl II (Kongressbericht). 1998; II: 270
178. Keogan MT, Lowe VJ, Baker ME, McDermott VG, Lyerly HK, Coleman RE. Local recurrence of rectal cancer: evaluation with F-18 fluorodeoxyglucose PET imaging. Abdom Imaging 1997; 22: 332–337
179. Kienle P, Glaser F, Kuntz C, Düx M, Herfarth C. Endosonographie, CT und MRT im diagnostischen Konzept des Rektumkarzinoms. Langenbeck's Arch Chir Suppl II Kongressband. 1997: 477–479
180. Kim DC, Madoff RD. Transanal treatment of rectal cancer: Ablative methods and open resection. Semin Surg Oncol 1998; 15: 101–113
181. Kim HK, Jessup JM, Beard CJ, et al. Locally advanced rectal carcinoma: pelvic control and morbidity following preoperative radiation therapy, resection, and intraoperative radiation therapy. Int J Radiat Oncol Biol Phys 1997; 38: 777–783
182. Kirwan WO, O'Riordain MG, Waldron R. Declining indications for abdominoperineal resections. Br J Surg 1989; 76: 1061–1063
183. Köckerling F, Reymond MA, Schneider C, et al. Prospective multicenter study of the quality of oncologic resections in patients undergoing laparoscopic colorectal surgery for cancer. The Laparoscopic Colorectal Surgery Study Group. Dis Colon Rectum 1998; 41: 963–970
184. Kreis ME, Jehle EC, Haug V, et al. Functional results after transanal endoscopic microsurgery. Dis Colon Rectum 1996; 39: 1116–1121
185. Kreis ME, Zittel TT, Kasparek M, Thiers G, Huge A, Jehle EC. Which neostigmin dose is effective to treat postoperative colonic ileus? Lessons from colonic motility studies. Anaesthesiol Intensivmed Notfallmed Schmerzther (AINS) 1998; 33: 609–610
186. Krestin GP. Is magnetic resonance imaging the method of choice in the diagnosis of recurrent rectal carcinoma? Abdom Imaging 1997; 22: 343–345
187. Krook JE, Moertel CG, Gunderson LL, et al. Effective surgical adjuvant therapy for high-risk rectal carcinoma. N Engl J Med 1991; 324: 709–715
188. Kruskal JB, Kane RA, Sentovich SM, Longmaid HE. Pitfalls and sources of error in staging rectal cancer with endorectal US. Radiographics 1997; 17: 609–626
189. Kwok, SPY. Lau, WY. Leung, KL. Liew, CT. Li, AKC. Prospective analyses of the distal margin of clearance in anterior resection for rectal carcinoma. Br J Surg 1996; 83: 969–672
190. Lanciano RM, Calkins AR, Wolkov HB, et al. A phase I/II study of intraoperative radiotherapy in advanced unresectable or recurrent carcinoma of the rectum: a Radiation Therapy Oncology Group (RTOG) study. J Surg Oncol 1993; 53: 20–29
191. Lassau N, Leclere J, Elias D, Lasser P. Role of imaging in abdominopelvic follow-up after resection of colorectal cancer. J Chir Paris 1997; 134: 51–58
192. Lazorthes, F. Fages, P. Chiotasso, P. Lemozy, J. Bloom, E. Resection of the rectum with construction of a colonic reservoir and colo-anal anastomosis for carcinoma of the rectum. Br J Surg 1986; 73: 136–138
193. Lazorthes, F. Voigt, JJ. Roques, J. Chiotasso, P. Chevreau, P. Distal intramural spread of carcinoma or the rectum correlated with lymph nodal involvement. Surg Gynecol Obstet 1990; 170: 45–48
194. Lazorthes F, Gamagami R, Chiotasso P, et al. Prospective, randomized study comparing clinical results between small and large colonic J-pouch following coloanal anstomosis. Dis Colon Rectum 1997; 40: 1409–1413
195. Law WL, Chu KW, Choi HK. Total pelvic exenteration for locally advanced rectal cancer. J Am Coll Surg 2000; 190: 78–83
196. Lee JF, Maurer VM, Block GE. Anatomic relation of pelvic anatomic nerves to pelvic operations. Arch Surg 1973; 107: 324–328
197. Lee P, Oyama K, Horner L, Sullivan E. Effects of endorectal ultrasonography in the surgical management of rectal adenomas and carcinomas. Am J Surg 1999; 177: 388–391
198. Lee TK, Barringer M. Multiple primary carcinomas of the colon and associated extracolonic primary malignant tumors. Ann Surg 1982; 195: 501–507
199. Leppert M, Dobbs M. The gene for familial adenomatous polyposis maps to the long arm of chromosome 5. Science 1987; 238: 1411–1413
200. Lewis WG, Holdsworth PJ, Stephenson BM, Finan PJ, Johnston D. Role of the rectum in the physiological and clinical results of coloanal and colorectal anastomosis after anterior resection for rectal carcinoma. Br J Surg 1992; 79: 1082–1086
201. Lippert H. Bedeutung und Wertung für den Chirurgen – Die Rolle der chirurgischen Untersuchung. Endosonographie im Bereich der Kolon- und Rektumchirurgie. Langenbeck's Arch Chir Suppl Kongressbd. 1998; 115: 271–273
202. Lindberg B, Persson B, Veress B, et al. Twenty years' colonoscopic surveillance of patients with ulcerative colitis. Detection of dysplastic and malignant transformation. Scan J Gastroenterol 1996; 31: 1195–1199
203. Lopez-Kostner F, Lavery IC, Hool GR, Rybicki LA, Fazio VW. Total mesorectal excision is not necessary for cancers of the upper rectum. Surgery 1998; 124: 612–618
204. Lorenz M, Staib-Seebler E, Gog C, et al. Die Stellung der regionalen Langzeitchemotherapie bei Lebermetastasen. Chirurg 1999; 70: 141–153
205. Lützeler J. Anatomie des Rektums einschliesslich der Nerven im Kleinen Becken. In: Büchler MW, Heald RJ, Maurer CA, Ulrich B, Hrsg. Rektumkarzinom: Das Konzept der Totalen Mesorektalen Exzision. Basel: Karger; 1998: 2–7
206. Lynch HAT, Lanspa SJ. Hereditary non polyposis colorectal cancer – Lynch syndromes I and II. Gastroenterol Clin North Am 1988; 17: 679–712
207. Lynch HAT, Smyrk T. Upper gastrointestinal manifestation in families with hereditary flat adenoma syndrome. Cancer 1993; 71: 2709–2714
208. Lynch HAT, Smyrk T. Genetics, natural history tumor spectrum and pathology of hereditary nonpolyposis colorectal cancer: An updated review. Gastroenterology 1993; 104: 1535–1549
209. MacDermott RP. Review of clinical aspects of cancer of the colon in patients with ulcerative colitis. Dig Dis Sci 1985; 30: 114–119
210. MacFarlane JK, Ryall RDH, Heald RJ. Mesorectal excision for rectal cancer. Lancet 1993; 341: 457–460
211. Mandel JS, Bond JH, Church TR, et al. (Minnesota Colon Cancer Control Study) Reducing mortality from colorectal cancer by screening for fecal occult blood. N Engl J Med 1993; 328: 1365–1371
212. Mandel JS, Church TR, Ederer F, Bond JH. Colorectal cancer mortality: effectiveness of biennial screening for fecal occult blood. J-Natl-Cancer-Inst 1999; 3: 434–437
213. Marsh PJ, James RD, Schofield PF. Adjuvant preoperative radiotherapy for locally advanced rectal carcinoma. Dis Colon Rectum 1994; 37: 1205–1214
214. Marti WR, Schnider A, Metzger U. Multiviszerale Resektion beim Rektumkarzinom. In: Büchler MW, Heald RJ, Maurer CA, Ulrich B, Hrsg. Rektumkarzinom: Das Konzept der Totalen Mesorektalen Exzision. Basel: Karger; 1998: 138–144

215. Martling L, Holm T, Rutqvist LE, Moran BJ, Heald RJ, Cedermark B. Effect of surgical training programme on outcome of rectal cancer in the county of Stockholm. Lancet 2000; 356: 93–96
216. Massari M, De Simone M, Cioffi U, Rosso L, Chiarelli M, Gabrielli F. Value and limits of endorectal ultrasonography for preoperative staging of rectal carcinoma. Surg Laparosc Endosc 1998; 8: 438–444
217. McArdle CS, Hole D. Prospective study of colorectal cancer in West Scotland. 10 year follow up. Br J Surg 1990; 77: 280
218. McArdle CS, Hole D. Impact of variability among surgeons on postoperative morbidity and mortality and ultimate survival. Br Med J 1991; 302: 1501–1503
219. McDermott FT, Hughes ES, Pihle E, Milne BJ, Price AB. Comparative results of surgical management of single carcinomas of colon and rectum: a series of 1939 patients managed by one surgeon. Br J Surg 1981; 68: 850–855
220. McDonald PJ, Heald RJ. A survey of postoperative function after rectal anastomosis with circular stapling devices. Br J Surg 1983; 70: 727–729
221. Mealy K, Burke P, Hyland J. Anterior resection without defunctioning colostomy: Questions of safety. Br J Surg 1992; 79: 305–307
222. Medical Research Council Rectal Cancer Working Party (MRC2). Randomised trial of surgery alone versus radiotherapy followed by surgery for potentially operable locally advanced rectal carcinoma. Lancet 1996; 348: 1605–1610
223. Medical Research Council Rectal Cancer Working Party (MRC3). Randomised trial of surgery alone versus radiotherapy followed by surgery for mobile cancer of the rectum. Lancet 1996; 348: 1610–1614
224. Mentges B, Buess G, Effinger G, Manncke K, Becker HD. Indications and results of local treatment of rectal cancer. Br J Surg 1997; 84: 348–351
225. Metzger U, Laffer U, Egeli R, et al. Stellenwert der portalen Perfusion beim colorectalen Carcinom. Chirurg 1994; 65: 509–513
226. Miles EW. A method of performing abdominoperineal excision for carcinoma of the rectum and of the terminal portion of the pelvic colon. Lancet 1908; ii: 1812–1814
227. Minsky BD, Enker WE, Cohen AM, Lauwers G. Local excision and postoperative radiation therapy for rectal cancer. Am J Clin Oncol 1994; 17: 411–416
228. Moertel CG, Fleming TR, Macdonald JS, et al. Levamisole and fluorouracil for adjuvant therapy of resected colon carcinoma. N Engl J Med 1990; 322: 352–358
229. Mohiuddin M, Marks G, Bannon J. High-dose preoperative radiation and full thickness local excision: a new option for selected T3 distal rectal cancers. Int J Radiat Oncol Biol Phys 1994; 30: 845–849
230. Moran BJ, Docherty A, Finnis D. Surgical workshop: Novel stapling technique to facilitate low anterior resection for rectal cancer. Br J Surg 1994; 81: 1230
231. Moriya Y, Hojo K, Sawada T, Koyama Y. Significance of lateral node dissection for advanced rectal carcinoma at or below the pelvic reflection. Dis Colon Rectum 1989; 32: 307–315
232. Moriya Y, Sugihara K, Akasu T, Fujita S. Importance of extended lymphadenectomy with lateral node dissection for advanced lower rectal cancer. World J Surg 1997; 21: 729–732
233. Mortensen NJM, Ramirez JM, Takeuchi N, Smilgin Humphreys MM. Colonic J pouch-anal anastomosis after rectal excision for carcinoma: Functional outcome. Br J Surg 1995; 82: 611–613
234. Mundy AR. An anatomical explanation for bladder dysfunction following rectal and uterine surgery. Br J Urol 1982; 54: 501–504
235. Nduka CC, Darzi A. Port-site metastasis in patients undergoing laparoscopy for gastrointestinal malignancy. Br J Surg 1997; 84: 583
236. Nicholls RJ, Ritchie JK, Wadsworth J, Parks AG. Total excision or restorative resection for carcinoma of the middle third of the rectum. Br J Surg 1979; 66: 625–627
237. Nicholls, RJ. Lubowski, DZ. Donaldson, DR. Comparison of colonic reservoir and straight colo-anal reconstruction after rectal excision. Br J Surg 1988; 75: 318–320
238. NIH Consensus Conference: Adjuvant therapy for patients with colon and rectal cancer. JAMA 1990; 264: 1444–1449
239. Nollau P, Moser C, Weinland G, Wagener C. Detection of K-ras mutations in stools of patients with colorectal cancer by mutant-enriched PCR. Int J Cancer 1996; 66: 332–336
240. Nusko G, Mansmann U. Invasive carcinoma in colorectal adenomas: multivariate analysis of patient and adenoma characteristics. Endoscopy 1997. 29: 626-631
241. O'Connell MJ, Martenson JA, Wieand HS, Krook JE, Macdonald JS, Haller DG. Improving adjuvant therapy for rectal cancer by combining protracted-infusion fluorouracil with radiation therapy after curative surgery. N Engl J Med 1994; 331: 502–507
242. Ooi BS, Tjandra JJ, Green MD. Morbidities of adjuvant chemotherapy and radiotherapy for resectable rectal cancer. Dis Colon Rectum 1999; 42: 403–418
243. Oresland T, Fasth S, Nordgren S, Akervall S, Hulten L. Pouch size: the important functional determinant after restorative proctocolectomy. Br J Surg 1990; 77: 265–269
244. Orkin BA, Dozois RR, Beart RW Jr., Patterson DE, Gunderson LL, Ilstrup DM. Extended resection for locally advanced primary adenocarcinoma of the rectum. Dis Colon Rectum 1989; 32: 286–292
245. Ortiz H, De Miguel M, Armendariz P, Rodriguez J, Chocarro C. Coloanal anastomosis: Are functional results better with a pouch? Dis Colon Rectum 1995; 82: 608–610
246. Pantel K, Riethmüller G. Methods for detection of micrometastatic carcinoma cells in bone marrow, blood and lymph nodes. Onkologie 1995; 18: 394–401
247. Pantel K, von Knebel-Doeberitz M, Izbicki JR, Riethmüller G. Disseminierte Tumorzellen: Diagnostik, prognostische Relevanz, Phänotypisierung und therapeutische Strategien. Chirurg 1997; 68: 1241–1250
248. Papillon J. Endocavitary irradiation of early rectal cancers for a cure: a series of 123 cases. Proc R Soc Med 1973; 66: 1179–1181
249. Parc R, Tiret E, Frileux P, Moszkowski E, Loygue J. Resection and colo-anal anastomosis with colonic reservoir for rectal carcinoma. Br J Surg 1986; 73: 139–141
250. Parks AG, Nicholls RJ, Belliveau P. Proctocolectomy with ileal reservoir and anal anstomosis. Br J Surg 1980; 67: 533–537
251. Patel SC, Tovee EB, Langer B. Twenty-five years experience of radical surgical treatment of carcinoma of the extraperitoneal rectum. Surgery 1977; 82: 460–465
252. Paty PB, Enker WE, Cohen AM, Lauwers GY. Treatment of colorectal cancer by low anterior resection with coloanal anastomosis. Ann Surg 1994; 219: 365–373
253. Peltomäki, P. Aaltonen, LA. Genetic mapping of a locus predisposing to human colorectal cancer. Science 1993; 260: 810–812
254. Phillips RKS, Hittinger R, Blesovsky L, Fry JS, Fielding LP. Local recurrence following curative surgery for large bowel cancer. I. The overall picture. Br J Surg 1984; 71: 12–16
255. Philipps RKS, Hittinger R, Blesovsky L, Fry JS, Fielding LP. Local recurrence following curative surgery for large bowel cancer – the rectum and the rectosigmoid. Br J Surg 1984; 71: 17–20
256. Pollett WG, Nicholls RJ. The relationship between the extent of distal clearance and survival and local recurrence rates after curative anterior resection for carcinoma of the rectum. Ann Surg 1983; 198: 159–163
257. Ponz de Leon M, Sassatelli R. Identification of hereditary nonpolyposis colorectal cancer in the general population. Cancer 1993; 71: 3493–51.

258. Porter GA, Soskolne CL, Yakimets WW, Newman SC. Surgeon-related factors and outcome in rectal cancer. Ann Surg 1998; 227: 157–167
259. Poulin EC, Mamazza J, Schlachta CM, Gregoire R, Roy N. laparoscopic resection does not adversely affect early survival curves in patients undergoing surgery for colorectal adenocarcinoma. Ann Surg 1999; 229: 487–492
260. Powell, SM. APC mutations occur early during colorektal tumorigenesis. Nature 1992; 359: 235–237
261. Quirke P, Durdey P, Dixon MF, Williams NS. Local recurrence of rectal adenocarcinoma due to inadequate surgical resection. Histopathological study of lateral tumour spread and surgical excision. Lancet 1986; ii: 996–998
262. Ratto C, Flamini G, Sofo L, et al. Detection of oncogene mutation from neoplastic colonic cells exfoliated in feces. Dis Colon Rectum 1996; 39: 1238–1244
263. Rau B, Wust P, Gellermann J, et al. Phase-II-Studie zur präoperativen Radio-Chemo-Thermotherapie beim lokal fortgeschrittenen Rektum-Karzinom. Strahlenth Onkol 1998; 174: 556–565
264. Regnard JF, Grunenwald D, Spaggiari L, et al. Surgical treatment of hepatic and pulmonary metastases from colorectal cancers. Ann Thorac Surg 1998; 66: 214–219
265. Riddell RH. Dysplasia and cancer in colitis. New York: Elsevier; 1991.
266. Rider WD, Palmer JA, Mahoney LJ, Robertson CT. Preoperative irradiation in operable cancer of the rectum: report of the Toronto trial. Can J Surg 1977; 20: 335–338
267. Riethmüller G, Schneider-Gädicke E. Randomized trial of monoclonal antibody for adjuvant therapy of resected Dukes C colorectal cancer. Lancet 1994; 343: 1177–1183
268. Riethmüller G, Holz E, Schlimok G, et al. Monoclonal antibody adjuvant therapy of Dukes C colorectal carcinoma – 7 year update of a prospective randomized trial. Proc Annu Am Soc Clin Oncol 1996; 15: 444
269. Robinson BJ, Rice TW, Strong SA, Rybicki LA, Blackstone EH. Is resection of pulmonary and hepatic metastases warranted in patients with colorectal cancer? J Thora Cardiovasc Surg 1999; 117: 66–76
270. Roswit B, Higgins GA, Keehn RJ. Preoperative irradiation for carcinoma of the rectum and rectosigmoid colon: report of a National Veterans Administration randomized study. Cancer 1975; 35: 1597–1602
271. Rockette H, Deutsch M, Petrelli N, et al. Effect of postoperative radiation therapy (RTX) when used with adjuvant chemotherapy in Dukes B and C rectal cancer; results from NSABP R-02 (rsum). Proc Annu Meet Am Soc Clin Oncol 1994; 13: 560
272. Rotondando G, Esposito P, Pellechia L, Novi A, Romano G. Early detection of locally recurrent rectal cancer by endosonography. Br J Radiol 1997; 70: 567–571
273. Rowe LV, Frost DB, Huang S. Extended resection for locally advanced colorectal carcinoma. Ann Surg Oncol 1997; 4: 131–136
274. Rutegard J, Sandzen B, Stenling R, Wiig J, Heald RJ. Lateral rectal ligaments contain important nerves. Br J Surg 1997; 84: 1544–1545
275. Sachar DB. Cancer in Crohn's disease: Dispelling the myths. Gut 1994; 35: 1507–1508
276. Sagar PM, Pemberton JH. Surgical management of locally recurrent rectal cancer. Br J Surg 1996; 83: 293–304
277. Salm R, Lampe H, Bustos A, Matern U. Experience with TEM in Germany. Endosc surg Allied Technol 1996; 2: 251–254
278. Salvati EP, Rubin RJ, Eisenstat TE, et al. Electrocoagulation of selected carcinoma of the rectum. Surg Gyn Obstet 1988; 166: 393–396
279. Sato K, Sato T. The vascular and neuronal composition of the lateral ligament of the rectum and the rectosacral fascia. Surg Radiol Anat 1991; 13: 17–22
280. Saue WT, Pajak TF, Noyes RD, et al. Evaluation of preoperative radiation therapy in operable colorectal cancer. Ann Surg 1994; 220: 668–675
281. Scheele J, Hossfeld K. Kommentar: Diagnostik und Therapie von Lebermetastasen. In: Junginger T, Hossfeld DK, Müller RP, Hrsg. Leitlinien zur Diagnostik und Therapie von Tumoren des Gastrointestinaltrakts und der Schilddrüse. Stuttgart: Demeter; 1999: 91–99
282. Schiessel R, Wunderlich M, Karner-Hanusch J. Transanale Excision und Anastomosentechnik. Chirurg 1986; 57: 773–778
283. Schlag P, Hohenberger W,. Herfarth C. Resection of liver metastases in colorectal cancer comparative analysis of treatment results in synchronous versus metachronous metastases.Eur J Surg Oncol 1990; 16: 360
284. Schlemper RJ, Itabashi M. Differences in the diagnostic criteria used by Japanese and western pathologists to diagnose colorectal carcinoma. Cancer 1998; 82: 60–69
285. Schottenfeld, D. Winaver, SJ. Cholecystectomy and colorectal cancer. Gastroenterology 1983; 85: 966–970
286. Schrock TR, Deveney CW, Dunphy JE. Factors contributing to leakage of colonic anastomoses. Ann Surg 1973; 177: 513–518
287. Scott N, Quirke P. Molecular biology of colorectal neoplasia. Gut 1993; 34: 289–292
288. Scott N, Jackson P, Al-Jaberi T, Dixon MF, Quirke P, Finan PJ. Total mesorectal excision and local recurrence: A study of tumour spread in the mesorectum distal to rectal cancer. Br J Surg 1995; 82: 1031–1033
289. Second report of an MRC Working Party. The evaluation of low dose preoperative X-ray therapy in the management of operable rectal cancer: results of a randomly controlled trial. Br J Surg 1984; 71: 21–25
290. Seow-Choen F, Tsunoda A, Nicholls RJ. Prospective randomized trial comparing anal function after hand-sewn ileoanal anstomosis with mucosectomy versus stapled ileoanal anastomosis without mucosectomy in restorative proctocolectomy. Br J Surg 1991; 78: 430–434
291. Seow-Choen F, Goh HS. Prospective randomised trial comparing J colonic pouch-anal anastomosis and straight coloanal reconstruction. Br J Surg 1995 48: 849–855
292. Shumate CR, Rich TA, Skibber JM, Ajani JA, Ota DM. Preoperative chemotherapy and radiation therapy for locally advanced primary and recurrent rectal carcinoma. Cancer 1993; 71: 3690–3696
293. Shirouzu K, Isomoto H, Kakegawa T. Distal intramural spread in colorectal cancer and optimal distal margin of resection for sphincter-preserving surgery. Cancer 1995; 76: 388–392
294. Sidransky D, Tokino T. Identification of ras oncogene mutations in the stool of patients with curable colorektal tumors. Science 1992; 256: 102–105
295. Sieg A, Hertel A, John MR, Luthgens K, Schmidt-Gayk H. Screening for colorectal neoplasms with a new immunological human faecal haemoglobin and albumin test. Eur J Cancer Prev 1998; 7: 279–285
296. Skoropad V, Berdov B, Mardynsky Y, Titova L. Randomized trial of intraoperative radiotherapy for colorectal cancer. Eur J Cancer 1995; 31A: 157
297. Slisow W, Möhner M. Zur Häufigkeit des isolierten metastatischen Organbefalls beim Rektumkarzinom im Obduktionsgut. Zentralbl Chir 1990; 115: 399
298. Smith PH, Ballantyne B. The neuroanatomical basis for denervation of the urinary bladder following major pelvic surgery. Br J Surg 1968; 55: 929–933
299. Solomon MJ, Stephen MS, Gallinger S, White GH. Does intraoperative hepatic ultrasonography change surgical decision making during liver resection. Am J Surg 1994; 168: 307–310
300. Sondenaa K, Kjellevold KH. A prospective study of the length of the distal margin after low anterior resection for rectal cancer. Int J Colorect Dis 1990; 5: 103–105
301. Soreide O, Norstein J, Fielding LP, Silen W. International standardisation and documentation of the treatment of rectal cancer. In: Soreide O, Norstein J (eds). Rectal cancer

surgery. Optimisation – standardisation – documentation. Berlin: Springer; 1997: 430
302. Stanbridge EJ. Identifying tumor suppressor genes in human colorectal cancer. Science 1990; 247: 12–13
303. Stange EF, Fleig WE, Bruch HP. Diagnostik und Therapie der Colitis ulcerosa. Ergebnisse einer evidenzbasierten Konsensuskonferenz der Deutschen Gesellschaft für Verdauungs- und Stoffwechselerkrankungen. Z Gastroenterol 2001; 39: 19–72
304. Staniunas RJ, Schoetz DJ. Extended resections for carcinoma of colon and rectum. Surg Clin N Am 1993; 73: 117–127
305. Starlinger, M. Björnsgard, M. Bokemeyer, et al. Kolorektale Tumoren. Empfehlungen zur Diagnostik, Therapie und Nachsorge. Interdisziplinäres Tumorzentrum Tübingen; 1996.
306. Stearns MW, Deddish MR, Quan SH, Leaming RH. Preoperative roentgen therapy for cancer of rectum and rectosigmoid. Cancer 1974; 37: 2866–2874
307. Steele GD jr. Local excision: Is breast cancer treatment the new paradigm for managing rectal cancer? ACS, 84th Clinical Congress, Orlando 1998
308. Stelzner F. Die gegenwärtige Beurteilung der Rektumresektion oder Rektumamputation beim Mastdarmkrebs. Bruns Beitr 1962; 204: 41–47
309. Stelzner F. Die Begründung, die Technik und die Ergebnisse der knappen transanoabdominalen Kontinenzresektion. Langenbeck's Arch Chir 1989; 374: 303–314
310. Stelzner F, Fritsch H, Fleischhauer K. Die chirurgische Anatomie der Genitalnerven des Mannes und ihre Schonung bei der Excision des Rektums. Chirurg 1989; 60: 228–234
311. Stelzner F. Chirurgie an viszeralen Abschlußsystemen. Georg Thieme Verlag Stuttgart New York. 1998
312. Stelzner F. Über 50 Jahre persönliche Erfahrungen mit der Radikaloperation des Rektumkarzinoms. In: Büchler MW, Heald RJ, Maurer CA, Ulrich B, Hrsg. Rektumkarzinom: Das Konzept der Totalen Mesorektalen Exzision. Basel: Karger; 1998: 248–259
313. Sugihara K, Moriya Y, Akasu T, Fujita S. Pelvic autonomic nerve preservation for patients with rectal carcinoma. Cancer 1996; 78: 1871–1880
314. Swedish Rectal Cancer Trial. Improved survival with preoperativ radiotherapy in resectable rectal cancer. N Eng J Med 1997; 336: 980–987
315. Talamonti MS, Shumate CS, Carlson GW, Curley SA. Locally advanced carcinoma of the colon and rectum involving the urinary bladder. Surgery 1993; 177: 481–487
316. Temple WJ, Ketcham AS. Sacral resection for control of pelvic tumors. Am J Surg 1992; 163: 370–374
317. Tepper JE, O'Connell MJ, Petroni GR, et al. Adjuvant postoperative fluorouracil-modulated chemotherapy combined with pelvic radiation therapy for rectal cancer: initial results of intergroup 0114. J Clin Oncol 1997; 15: 2030–2039
318. Tumorzentrum München. Empfehlungen zur Diagnostik, Therapie und Nachsorge gastrointestinaler Tumoren. 5. Auflage. München: Tumorzentrum; 1997
319. Tveit KM, Guldvog I, Hagen S, et al. Randomized controlled trial of postoperative radiotherapy and short-term time-scheduled 5-fluorouracil against surgery alone in the treatment of Dukes B and C rectal cancer. Br J Surg 1997; 84: 1130–1135
320. UICC. Sobin LH, Wittekind C, eds. TNM classification of malignant tumours. 5th edition. New York: John Wiley & Sons; 1997
321. Utsunomiya J, Iwama T, Imajo M, et al. Total colectomy, mucosal proctectomy, and ileoanal anstomosis. Dis Colon Rectum 1980: 23: 459–463
322. Valk PE, Abella-Columna E, Haseman MK, et al. Wholebody PET imaging (18F) fluorodeoxyglucose in management of recurrent colorectal cancer. Arch Surg 1999; 134: 503
323. Van der Meer, JWM. Weening, RS. Colorectal cancer in patients with X-linked gammaglobulinaemia. Lancet 1993; 11: 1439–1440
324. Vernava AM, Moran M. A prospective evaluation of distal margins in carcinoma of the rectum. Surg Gynecol Obstet 1992; 175: 333–336
325. Vernick, LJ. Kuller, LH. Relationship between choecystectomy and ascending colon cancer. Cancer 1980; 45: 392–395
326. Vogelstein B, Fearon ER, Hamilton SR, et al. Genetic alterations during colorectal tumor development. N Engl J Med 1988; 319: 525–532
327. Vogl TJ, Mack MG, Straub R, et al. Percutaneous MRI-guided laser-induced thermotherapy for hepatic metastases of colorectal cancer. Lancet 1997; 350: 29–30
328. Wagner G. Epidemiologie des colorektalen Karzinoms. In: Frühmorgen, P. Prävention und Früherkennung des colorektalen Karzinoms. Springer, Berlin Heidelberg New York Tokyo. 1984; 1–16
329. Wallace HJ, Willett CG, Shellito PC, Coen JJ, Hoover HC. Intraoperative radiation therapy for locally advanced recurrent rectal or rectosigmoid cancer. J Surg Oncol 1995; 60: 122–127
330. Wanebo HJ, Koness RJ, Vezeridis MP, Cohen SI, Wrobleski DE. Pelvic resection of recurrent rectal cancer. Ann Surg 1994; 220: 586–597
331. Wargovich, MJ. Baer, AR. Dietary factors and colorectal cancer. Gastroenterol Clin North Am 1988; 17: 727–745
332. Warren, S. Sommers, SC. Pathogenesis of ulcerative colitis. Am J Pathol 1949; 25: 657–679
333. Weaver ML, Ashton JG, Zemel R. Treatment of colorectal liver metastases by cryotherapy. Semin Surg Oncol 1998; 14: 163–170
334. Weinstock LB. Laser treatment to prevent obstruction in nonresectable rectal cancer. Semin Colon Rectal Surg 1996; 7: 243–251
335. Weiss, W. Asbestos and colorectal cancer. Gastroenterology 1990; 99: 876–884
336. Welch JP. Multiple colorectal tumors. An appraisal of natural history and therapeutic options. Am J Surg 1981; 142: 274–280
337. West of Scotland and Highland Anastomosis Study Group: Suturing or stapling in gastrointestinal surgery: A prospective randomized study. Br J Surg 1991; 78: 337–341
338. Wexner SD, Alabaz O. Anastomotic integrity and function: Role of the colonic J-pouch. Semin Surg Oncol 1998; 15: 91–100
339. Wilcox GM, Beck JR. Early invasive cancer in adenomatous colonic polyps („malignant polyps"). Gastroenterology 1987; 92: 1159–1168
340. Willett CG, Haller D, Steele G. Controversies in the management of localized rectal cancer. ASCO Yearbook 1999; 212–221
341. Williams NS, Dixon MF, Johnston D. Reappraisal of the 5 centimetre rule of distal excision for carcinoma of the rectum: A study of distal intramural spread and of patients' survival. Br J Surg 1983; 70: 150–154
342. Williams NS. The rationale for preservation of the anal sphincter in patients with lower rectal cancer. Br J Surg 1984; 71: 575–581
343. Williams NS, Johnston D. Survival and recurrence after spincter saving resection and abdominoperineal resection for carcinoma of the middle third of the rectum. Br J Surg 1984; 71: 278–282
344. Williams NS, Durdey P, Johnston D. The outcome following sphincter-saving resection and abdominoperineal resection for low rectal cancer. Br J Surg 1985; 72: 595–598
345. Williams NS. Surgical treatment of rectal cancer. In: Keighley MRB, Williams NS, eds. Surgery of the anus, rectum and colon. London: WB Saunders; 1993: 939–1053

346. Williams NS, Seow-Cheon F. Physiological and functional outcome following ultra-low anterior resection with colon pouch-anal anastomosis. Br J Surg 1998; 85: 1029–1035
347. Winawer SJ, Zauber AG. Prevention of colorectal cancer by colonoscopic polypectomy. N Engl J Med 1993; 329: 1977–1983
348. Winde G, Nottberg H, Keller R, Schmid KW, Bünte H. Surgical cure for early rectal carcinoma (T1): Transanal endoscopic microsurgery versus anterior resection. Dis Colon Rectum 1996; 39: 969–976
349. Windle R, Bell PRF, Shaw D. Five year results of a randomized trial of adjuvant 5-fluorouracil and levamisole in colorectal cancer. Br J Surg 1987; 74: 569–572
350. Wishner JD, Baker JW Jr, Hoffman GC, et al. Laparoscopic-assisted colectomy. The learning curve. Surg Endosc 1995; 9: 1179–1183
351. Woolrich AJ, DaSilva MD, Korelitz BI. Surveillance in the routine management of ulcerative colitis: The predictive value of low-grade dysplasia. Gastroenterology 1992; 103: 431–434
352. World Health Organisation. 1986 World Health Statistics Annual. Gnve: WHO; 1987
353. World Health Organisation. 1995 World Health Statistics Annual. Gnve: WHO; 1996
354. Yarbro JW, Page DL, Fielding LP, Partridge EE, Murphy GP. American Joint Committee on Cancer prognostic factors consensus conference. Cancer 1999; 86: 2436–2446
355. You QS, Wang RZ, Suen GQ, Yan FC. Combination preoperative radiation and endocavitary hyperthermia for rectal cancer: long-term results of 44 patients. Int J Hyperthermia 1993; 9: 19
356. Zoetmulder FAN, Taal BG, van Tinteren H. Adjuvant 5-FU/Levamisole Therapy after curative resection in colorectal cancer. Eur J Surg Oncol 1998; 24: 235

23 Tumoren der Analregion

23.1 Epidemiologie

Im Vergleich zu Dickdarmtumoren treten Karzinome der Analregion mit einer Häufigkeit von 1–2% relativ selten auf (12). Aus Schweden, das eine Population von 8,6 Millionen aufweist, wird über 90 Neuerkrankungen pro Jahr berichtet (13). Die klinische Bedeutung der Analkarzinome hat aufgrund des entscheidenden Wandels in der Behandlung durch Einführung eines kombinierten Therapieregimes durch Nigro (23) im Jahre 1974 stark zugenommen. Innerhalb der Analkarzinome muss zwischen den Analkanalkarzinomen und den Analrandkarzinomen unterschieden werden. Analrandkarzinome sind etwa 5- bis 10-mal seltener als Analkanalkarzinome (28).

Im Zeitraum von 1985–1996 wurden in Erlangen 62 Patienten mit einem Karzinom des Analkanals durch eine primäre Radiochemotherapie (RCT) behandelt. Dagegen fanden sich im eigenen Krankengut zwischen 1974 und 1998 nur 27 Patienten mit Tumoren des Analrandes.

Der Altersgipfel liegt für beide Erkrankungen laut Literaturangaben bei ca. 65 Jahren, wobei im seltenen Fall auch junge Menschen ab der 3. Lebensdekade betroffen sein können.

Für das *Analkanalkarzinom* ist ein eindeutiges Überwiegen der Frauen charakteristisch. Je nach Studie ergibt sich ein Verhältnis Männer zu Frauen (M/F) zwischen 1 zu 8,1 (27) und 1 zu 1,9 (10). Bei den eigenen Patienten errechnet es sich mit 1 zu 5,9.

Beim *Analrandkarzinom* wird über eine M/F-Ratio von 1 zu 0,7 (40) bis 1 zu 2,5 berichtet (28). Im Erlanger Krankengut liegt sie bei 1 zu 0,6.

Das primäre anorektale Melanom stellt eine sehr seltene Erkrankung dar. In den Niederlanden wird seine Inzidenz auf 6–7 Fälle pro Jahr geschätzt. Der Altersgipfel liegt in der 6. Und 7. Lebensdekade. Die M/F-Ratio beträgt 2 zu 3 (31). An allen malignen kolorektalen Erkrankungen hat es einen Anteil von weniger als 1% und an den malignen Melanomen einen Anteil von unter 2% (38).

23.2 Ätiologie

Epidemiologische Untersuchungen zeigen, dass Analkarzinome mit homosexuellen Verhaltensweisen bei Männern, mit Genitalwarzen, genitalen Infektionen durch Chlamydia trachomatis und Herpes-simplex-Typ 2 sowie mit Zigarettenrauchen bei beiden Geschlechtern assoziiert sind (8). Bis zu 70% von untersuchten Plattenepithelkarzinomen des Anus sind positiv für Humanes-Papilloma-Virus-DNA (Typ 6 und 11 bei Analrandkarzinom, Typ 16 und Typ 18 bei Analkanalkarzinomen), was einen ursächlichen Zusammenhang zwischen Papillomavirusinfektionen (HPV-Infektion) und der Entstehung von Plattenepithelkarzinomen nahelegt (3, 17, 30).

Die embryologisch ähnlichen Übergangszonen von Endozervix und Analkanal sind prädisponiert für die Entwicklung von gewissen präkanzerösen und malignen Läsionen, die in einer Zahl von Fällen mit einer HPV-Infektion vergesellschaftet sind (35).

23.3 Anatomie

Der chirurgische oder funktionelle *Analkanal* im Sinne der UICC (20, 41) reicht vom oberen Rand des M. sphincter ani internus (entsprechend dem Levator- oder Anorektalring) bis zur Linea anocutanea (Abb. 23.**1**). Er misst beim Mann zwischen 3,2 und 5,3 cm (im Mittel 4,4 cm) und bei der Frau zwischen 3 und 5 cm (im Mittel 4 cm) (24).

Die Schleimhautauskleidung des Analkanals wird in 3 Zonen unterteilt. Die obere kolorektale Zone weist im Gegensatz zum Rektum unregelmäßigere Krypten auf. Die mittlere Transitionalzone zeigt in individuell variabler Ausdehnung so genanntes Übergangsepithel. In der unteren Plattenepithelzone findet sich nichtverhornendes Plattenepithel ohne Hautanhangsgebilde. Die Linea dentata bildet die Grenze zwischen Transitional- und Plattenepithelzone (Abb. 23.**1**).

Als *Analrand* wird die Linea anocutanea und die sich daran anschließende perianale Haut (mit Plattenepithel und Hautanhangsgebilden) bis maximal 5–6 cm von der Linea anocutanea bezeichnet (41). Um die Vergleichbarkeit von Studien zu verbessern, sollte die nicht korrekte Verwendung der Bezeichnung Analrand für das Gebiet distal der Linea dentata vermieden werden.

Die primären Lymphabflussgebiete des Analkanals sind die perirektalen Lymphknoten und die Lymphknoten entlang der A. iliaca interna (Abb. 23.**1**). In der TNM-Klassifikation (41) werden auch die inguinalen Lymphknoten zu den regionären Lymphknotenstationen gerechnet (s. u.). Die Lymphe des Analrands drainiert zunächst in die Nodi lymphatici inguinales superomediales, in einem geringen Prozentsatz aber auch in

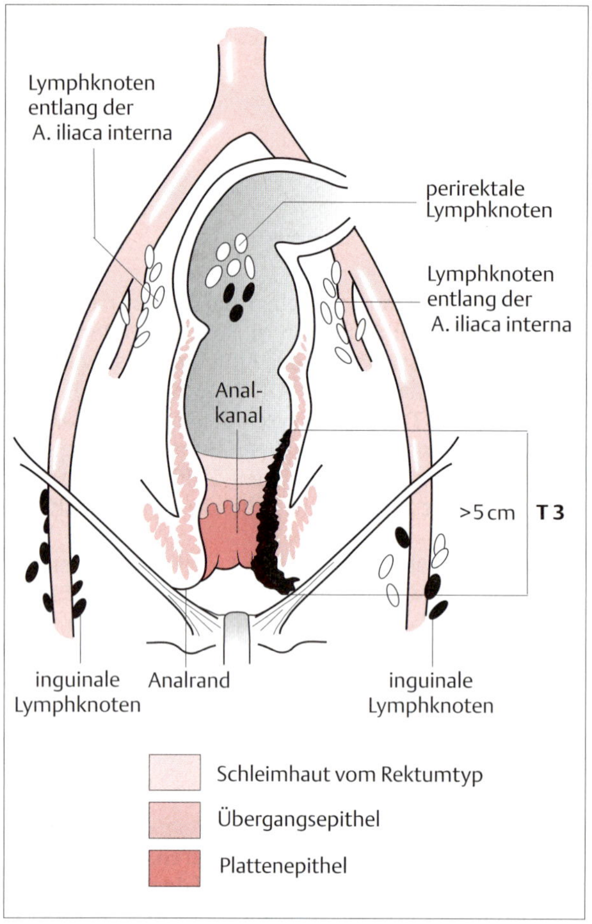

Abb. 23.**1** Anatomie der Analregion;
die Abbildung zeigt einen T3N3-Tumor des Analkanals.

die Lymphabflussgebiete des Analkanals. Allerdings zählen in der TNM-Klassifikation nur die inguinalen Lymphknoten zu den regionären Lymphknotengruppen.

23.4 Pathologie und Pathomorphologie

Nach der TNM-Klassifikation werden die Tumoren des Analkanals wie folgt eingeteilt:

Primärtumor

Tis	Carcinoma in situ
T1	≤2 cm
T2	>2–5 cm
T3	>5 cm
T4	Infiltration benachbarter Organe

Lymphknoten

N0	keine regionären Lymphknotenmetastasen
N1	perirektale Lymphknotenmetastasen
N2	unilaterale Lymphknotenmetastasen entlang der A. iliaca interna und/oder inguinal
N3	perirektale und inguinale Lymphknotenmetastasen und/oder bilaterale Lymphknotenmetastasen entlang A. iliaca interna und/oder inguinal

Fernmetastasen

M0	keine Fernmetastasen
M1	Fernmetastasen

Histopathologisches Typing

Das histopathologische Tumortyping erfolgt nach den Richtlinien der WHO (18). Die *aktuelle WHO-Klassifikation* unterscheidet vor allem Plattenepithelkarzinome von Adenokarzinomen (Tab. 23.**1**).

Die Karzinome vom basaloiden Subtyp, die früher eine eigene Entität darstellten, sind nach neueren Untersuchungen histogenetisch und tumorbiologisch den Plattenepithelkarzinomen zuzuordnen (22). Die Bezeichnung kloakogenes Karzinom wird im Schrifttum z. T. als Synonym für alle Plattenepithelkarzinome des Analkanals, z. T. lediglich für den basaloiden und großzelligen, nichtverhornenden Subtyp verwendet. Der letztere wurde früher auch als Transitionalkarzinom bezeichnet (20).

Die primären Adenokarzinome des Analkanals machen nur 5–10 % der Karzinome des Analkanals aus (20). Von 121 Patienten mit einem Karzinom im Analkanal wurde im Erlanger Krankengut zwischen 1974 und 1998 bei 7 Patienten (5,8 %) ein Adenokarzinom beobachtet. Am häufigsten ist das Adenokarzinom vom Rektumtyp, das sich in der Zone vom kolorektalen Schleimhauttyp entwickelt und mit dem Rektumkarzinom identisch ist. Die Zuordnung muss nach dem überwiegenden Sitz des

Tabelle 23.**1** Histopathologisches Tumortyping von Karzinomen des Analkanals nach WHO (18)

Plattenepithelkarzinom	großzellig verhornend großzellig nichtverhornend basaloid
Adenokarzinom	vom Rektumtyp der Analdrüsen in anorektalen Fisteln
Kleinzelliges Karzinom (oat cell carcinoma)	
Undifferenziertes Karzinom	

Tumors erfolgen. Adenokarzinome der Analdrüsen und Adenokarzinome in anorektalen Fisteln stellen Raritäten dar.

Auch für den Analrand gilt die Klassifikation der WHO, wobei hier überwiegend Tumoren auftreten, die man auch an der Haut sehen kann. Von den insgesamt 27 Patienten des Erlanger Krankenguts mit Analrandkarzinom hatten 74% ein Plattenepithelkarzinom, 7% einen Morbus Bowen und 4% einen Morbus Paget. In 15% der Fälle lag ein malignes Melanom des Analrandes vor.

23.5 Klinische Symptomatik

Die peranale Blutung ist das häufigste Initialsymptom; daneben wird über Pruritus, Schmerz, Schleimabgang und seltener veränderte Stuhlgewohnheiten berichtet. Bei fortgeschrittenen Tumoren können Schmerzen im Bereich des kleinen Beckens und Obstruktion oder Diarrhö als Zeichen einer zunehmenden Stenosierung auftreten. Von Patienten mit perianalen Tumoren werden zusätzlich häufig chronisches Analekzem, Hämorrhoidalleiden und Fissuren anamnestisch angegeben. Die Diagnose wird nicht selten verschleppt, weil fälschlicherweise Hämorrhoiden oder eine Analfissur angenommen werden. Persistierende derbe Knoten oder nicht abheilende Ulzera in der Analregion sind stets malignitätsverdächtig. Sie müssen biopsiert und histologisch untersucht werden.

23.6 Diagnostik

Inspektion, Palpation, Rektoskopie und Proktoskopie sind die ersten Maßnahmen. Für die Festlegung der T-Kategorie ist hierbei die Bestimmung der Längenausdehnung des Tumors in Zentimetern von Bedeutung. Die *Palpation* des Analkanals vermittelt einen ersten Eindruck über die Infiltration des Sphinkterorgans durch den Tumor.

Bei nichtstenosierenden Tumoren wird die genaue Infiltrationstiefe und gegebenenfalls das Übergreifen auf angrenzende Organe wie die Vagina durch die *Endosonographie* erfasst. Durch die *Rektoskopie* werden zusätzliche Malignome im Rektum ausgeschlossen. Zur klinischen Untersuchung gehört auch die Palpation der Leistenregion. Falls eine histologische Diagnose noch nicht vorliegt, erfolgt als nächster Schritt eine *Gewebsentnahme*. Hierbei sind Zangenbiopsien oder minimale Exzisionen völlig ausreichend. Größere Exzisionen in Narkose zur gleichzeitigen Tumorreduktion führen häufig zu einer Mitentfernung von Sphinkteranteilen und sollten daher unterbleiben.

Die *Sonographie* und *Computertomographie* von Abdomen, Becken und Leistengegend dienen dem Nachweis von Lymphknoten- bzw. Fernmetastasen in der Inguinal-, Iliakal- oder Paraaortalregion sowie in der Leber. Die Computertomographie ermöglicht zudem eine Beurteilung der Ausdehnung des Primärtumors. Die Röntgenthoraxaufnahme schließt die Diagnostik zur exakten Stadienfestlegung der Tumoren der Analregion ab.

23.7 Staging

Die Einteilung des klinischen und pathologischen Stadiums der Analkanal- und Analrandkarzinome erfolgt nach der TNM-Klassifikation der UICC (41). Die aktuelle Fassung für die Karzinome des Analkanals ist oben angegeben. Hierbei ist zu beachten, dass eine Infiltration der Sphinktermuskulatur alleine nicht als T4 gilt. Eine direkte Ausbreitung eines Analkanalkarzinoms auf die Rektumwand, in das perirektale Binde- und Fettgewebe oder auf die perianale Haut wird bei der T-Klassifikation nicht berücksichtigt. In Abb. 23.**1** ist ein T3N3-Tumor dargestellt.

Tumoren des Analrandes werden wie Hauttumoren klassifiziert. Nur die inguinalen Lymphknotengruppen gelten bei Analrandtumoren als regionäre Lymphknoten.

Eine pathologische Klassifikation (pTNM) von Tumoren der Analregion ist seit der Einführung der multimodalen Therapie nur noch in wenigen Fällen möglich. Um eine Vergleichbarkeit der Ergebnisse verschiedener Studien weiterhin zu gewährleisten, ist daher eine genaue klinische und computertomographische Klassifikation um so bedeutender. Insofern ist auch ein Vergleich des Lymphknotenbefalls zwischen früheren chirurgischen Serien und Berichten nach kombinierter Therapie nur bedingt möglich. Nach Rektumexstirpation ergab sich eine lymphogene Metastasierung in 24–47%. Dabei zeigte sich eine eindeutige Abhängigkeit von der Tumorgröße (≤2 cm: 15%, >2–5 cm: 36%, >5 cm: 41%) (4, 10, 20).

Computertomographisch bzw. klinisch lassen sich in 10–25% der Fälle positive Lymphknoten nachweisen (9, 12, 16, 33, 42). Entsprechend der häufigeren Lokalisation von Karzinomen in der oberen Hälfte des Analkanals und dem bei dieser Lokalisation durchschnittlich höheren Malignitätsgrad lassen sich Lymphknotenmetastasen rektal häufiger nachweisen als inguinal (43).

23.8 Indikationsstellung zur chirurgischen Therapie

Analkanalkarzinome infiltrieren bereits bei Diagnosestellung häufig die Sphinktermuskulatur, sodass eine adäquate lokale Exzision bei gleichzeitigem Sphinkterhalt nicht möglich ist. Bis zur Einführung der kombinierten Therapie durch Nigro (23) galt die Rektumexstirpation als Therapie der Wahl. Nach radikaler Chirurgie bewegten sich die 5-Jahres-Überlebensraten zwischen 47% und 71% bei einer Lokalrezidivrate bis zu 43% (34). Mit den verschiedenen Radio- bzw. Radiochemotherapie-Protokollen ließen sich 5-Jahres-Überlebensraten von 64–86% erzielen (33). In den letzten Jahren wurde versucht, mit größeren Behandlungsserien in Form von randomisierten Phase-III-Studien optimierte Therapieschemata hinsichtlich Überlebensraten, Rezidivfreiheit und Komplikationen zu erarbeiten.

Eine Rektumexstirpation ist heute nur noch indiziert, wenn nach Abschluss der Radiochemotherapie Residualtumor zurückbleibt oder während der Nachsorge ein Lokalrezidiv festgestellt wird. Auch T1-Karzinome des Analkanals werden fast durchweg der primären Radiochemotherapie zugeführt, solche des Analrandes hingegen exzidiert.

23.9 Multimodale Therapiekonzepte

23.9.1 Radiotherapie des Analkanalkarzinoms

Die externe Radiotherapie (RT) allein oder in Kombination mit einer interstitiellen Brachytherapie wird in französischen und schweizerischen Zentren mit sehr gutem Erfolg ausgeführt (6, 11, 32, 39). Die alleinige externe Radiotherapie ist eine effektive Methode zur Kontrolle kleiner Tumoren im Analkanal. Patienten mit Tumoren mit einer Länge von <4 cm bleiben mit einer Wahrscheinlichkeit von 62–96% 5 Jahre tumorfrei.

Bemerkenswert erscheint, dass die alleinige externe Radiotherapie, um eine ausreichend hohe Tumorkontrolle zu erreichen, mit bis zu 65 Gy relativ hoch dosiert werden muss. Hieraus resultieren lokale, zum Teil operationspflichtige Späteffekte, die zur Rektumexstirpation zwingen. So lag in einer Untersuchung von Touboul et al. (39) nach alleiniger externer Radiotherapie bis 65 Gy der Prozentsatz von Patienten mit erhaltenem Sphinkter lediglich bei 65.

Eine hoch effektive Methode der lokalen Dosisaufsättigung, die nicht notwendigerweise mit einer erhöhten Spättoxizität einhergehen muss, liegt in der interstitiellen Radiotherapie mit Iridium-192. Papillon et al. (26) erzielten so bei 159 Patienten eine lokale Tumorkontrolle von 88% nach 5 Jahren, wobei die Komplikationsrate bei 3% lag.

Die Überlegenheit einer kombinierten Radiochemotherapie (45 Gy, 5-FU, Mitomycin C) über eine alleinige Radiotherapie bei der Behandlung fortgeschrittener Analkarzinome konnte in einer aktuellen randomisierten Phase-III-Studie (EORTC) gezeigt werden (1) (Tab. 23.**2**). Durch zusätzliche Chemotherapie verbesserte sich die Rate der kompletten Remission von 54% auf 80%. Lokoregionäre Kontrolle und kolostomafreies Intervall unterschieden sich signifikant (p = 0,002) zugunsten des kombinierten Studienarms. Keine Unterschiede ergaben sich allerdings bezüglich Komplikationsrate und Gesamtüberleben.

Tabelle 23.**2** Behandlungsresultate des Analkanalkarzinoms

Studie	Patienten	Therapie	Tumorspezifische 5-JÜL (%)	NED-5-JÜL (%)	Kolostomafreie 5-JÜL (%)
Touboul et al. (1994)	270	RT	74,3 +/- 2,9	k.A.	67
Touboul et al. (1995) (2 Studienarme)	147 38	RT RT+APR	61 +/- 4,5 66 +/- 8,5 (p = 0,48)	k.A.	k.A.
Flam et al. (1996) (RTOG) (2 Studienarme)	145 146	RT + 5-FU RT + 5-FU + MMC	k.A.	51 (4-JÜL) 73 (4-JÜL) (p = 0,0003)	77 (4-JÜL) 91 (4-JÜL) (p = 0,014)
Northover et al. (1996) (UKCCCR) (2 Studienarme)	290 295	RT RT + 5-FU + MMC	ca. 55 (a) ca. 65 (a) (p = 0,02)	k.A	59% 36% (p = 0,0001) (Lokalrezidiv)
Bartelink (1997) (2 Studienarme)	52 51	RT RT + 5-FU + MMC	ca. 52 (b, a) ca. 58 (b, a) n.s.	k.A.	40 (a) 70 (a) (p = 0,002)
Peiffert et al. (1997)	118	RT + 5-FU + MMC	75	k.A.	84 (T1) 71 (T2) 45 (T3) 43 (T4)
Grabenbauer et al. (1998)	62	RT + 5-FU + MMC	81 +/- 6	76 +/- 6	86 +/-5

a: ermittelt aus graph. Darstellung
b: Gesamtüberleben
k.A.: keine Angaben
NED: no evidence of disease = tumorfrei
n.s.: nicht signifikant
RT: Radiotherapie
5-FU: 5-Fluorouracil
MMC: Mitomycin C
APR: abdominoperineale Rektumexstirpation
JÜL: Jahres-Überlebensrate

23.9.2 Simultane Radiochemotherapie des Analkanalkarzinoms

Die ursprünglich von Nigro et al. (23) angegebene Kombinationsbehandlung aus einer externen Radiotherapie und einer Chemotherapie mit Mitomycin C (MMC) und 5-Fluorouracil (5-FU) war lediglich als neoadjuvante Behandlung vor definitiver Rektumexstirpation gedacht. Die Tatsache, dass man nach 30 Gy und einem Kurs Chemotherapie in bis zu 90 % der histologisch untersuchten Tumorpräparate keinen vitalen Resttumor mehr fand, führte rasch zur Etablierung der Radiochemotherapie als definitive primäre Behandlung. Eine große Zahl von in der Folgezeit publizierten Phase-II-Studien, die mindestens 50 Gy und 2 Kurse Chemotherapie applizierten, zeigten lokoregionäre Kontrollraten von 80–90 % nach 5 Jahren (6, 15, 16, 26).

Von besonderer Bedeutung ist in diesem Zusammenhang, dass die Radiochemotherapie im Gegensatz zur höher dosierten, möglicherweise gleich effektiven alleinigen Radiotherapie eine deutlich geringere Spättoxizität aufweist und damit mehr als 80 % der Patienten die natürliche anale Kontinenzfunktion erhalten blieb (6, 15, 16, 29, 36). Nach externer Radiotherapie allein traten operationspflichtige Spätfolgen (Analstenosen, Ulzera, Schenkelhalsfrakturen) mit einer Inzidenz von 10–14 % auf (6, 11, 32). Die kombinierte Radiochemotherapie zeigte operationspflichtige Spätfolgen in 0–7 % der Fälle (16, 29, 36, 44). Cummings (6) berichtete nach Bestrahlung mit hohen Einzeldosen bis 2,5 Gy von Spätfolgen bei 12 % der Patienten.

In einer multizentrischen, randomisierten Studie aus England (42) mit 585 Patienten konnte gezeigt werden, dass nach alleiniger Radiotherapie mit einem medianen Follow-up von 42 Monaten die Lokalrezidivrate 59 % war. Die Patienten, die zusätzlich 5-FU und MMC erhalten hatten, wiesen Lokalrezidive nur in 36 % auf ($p = 0{,}0001$). Das Risiko am Analkarzinom zu sterben war im Radiochemotherapie-Arm der Studie ebenfalls signifikant erniedrigt ($p = 0{,}02$; Tab. 23.**2**).

Eine amerikanische randomisierte Phase-III-Studie (RTOG) überprüfte bei 310 Patienten mit Analkanalkarzinom die Bedeutung von Mitomycin C im Rahmen der kombinierten Radiochemotherapie (12). Biopsien aus dem Tumorgebiet 4–6 Wochen nach Abschluss der Therapie waren positiv bei 15 % der Patienten, die eine Radiochemotherapie mit 5-FU erhalten hatten, im Gegensatz zu 7,7 % der Patienten nach RCT mit 5-FU und MMC ($p = 0{,}135$). Nach 4 Jahren waren das kolostomiefreie ($p = 0{,}014$) und das krankheitsfreie Überleben ($p = 0{,}0003$) im 5-FU/MMC-Arm der Studie signifikant höher (Tab. 23.**2**). Ein signifikanter Unterschied bezüglich des Gesamtüberlebens nach 4 Jahren ließ sich jedoch nicht nachweisen.

Über den Einsatz von Cisplatin und 5-FU bei der kombinierten Radiochemotherapie wird berichtet. Im historischen Vergleich zur Radiotherapie mit 5-FU und MMC konnten nach Radiotherapie, 5-FU und Cisplatin niedrigere Lokalrezidivraten ermittelt werden (9). Im Rahmen der RTOG-Studie (12) wurden Cisplatin und 5-FU zur Salvage-Radiochemotherapie bei Patienten mit Residualtumor nach Abschluss der Primärtherapie eingesetzt.

Eine aktuelle, größere Phase-II-Studie (14) über 95 Patienten zeigte, dass die RCT mit 5-FU/Cisplatin eine Gesamtüberlebensrate, tumorfreie Überlebensrate und ein kolostomiefreies Überleben von 84 %, 90 % und 71 % nach 5 Jahren bringen kann. Diese bewegen sich in der gleichen Größenordnung wie bei einer RCT mit 5-FU und Mitomycin C (15).

Aufgrund der Ergebnisse der oben aufgeführten Studien wird bei allen Analkanalkarzinomen (jedes T, jedes N) die Primärtumorregion einschließlich der perirektalen, inguinalen und Lymphknoten entlang der A. iliaca interna mit externer Radiotherapie in einer Einzeldosis von 1,8 Gy in einem nicht unterbrochenen Kurs bis zu einer medianen Gesamtdosis von 50,4 Gy behandelt (Abb. 23.**2**).

5-FU wird als Dauerinfusion über 120 Stunden in einer Dosierung von $1000 mg/m^2/24h$ in der 1. und 5. Therapiewoche verabreicht. Am 1. und 29. Therapietag erhalten die Patienten zusätzlich Mitomycin C in einer Dosis von $10 mg/m^2$ (Abb. 23.**2**). Dieses Schema gilt auch für T1N0-Karzinome, da zur vollständigen Exzision eines bis zu 2 cm großen Tumors Anteile der Sphinktermuskulatur mitentfernt werden müssen und somit die Gefahr einer Herabsetzung der analen Kontinenz besteht. Im Gegensatz hierzu kann gemäß den Leitlinien der Deutschen Krebsgesellschaft die alleinige lokale Exzision eines mikroinvasiven, d. h. nur in die Schleimhaut

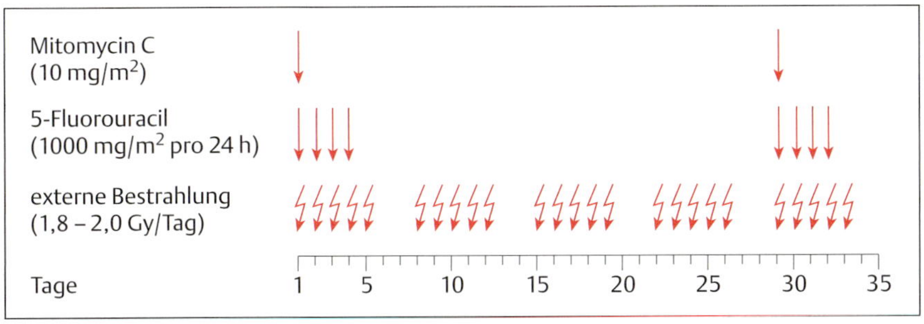

Abb. 23.**2** Protokoll zur Radiochemotherapie des Analkarzinoms.

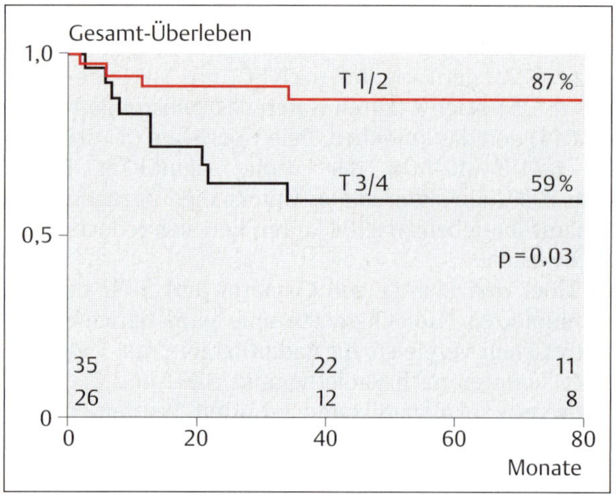

Abb. 23.**3** Krankheitsfreies Überleben (NED: no evidence of disease) in Abhängigkeit von der T-Kategorie.

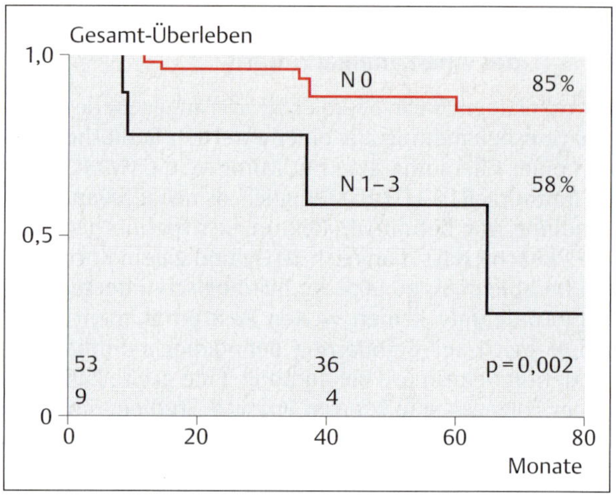

Abb. 23.**4** Tumorspezifisches Überleben in Abhängigkeit von der N-Kategorie.

und das subepitheliale Gewebe infiltrierten, sicher im Gesunden exzidierten, hoch differenzierten T1-Tumors vertreten werden.

Bei ungenügender Remission erfolgt eine zusätzliche Dosisaufsättigung mit externer Radiotherapie bis 59,4 Gy oder eine interstitielle Brachytherapie mit Iridium-192 (12–16 Gy). Der 2. Kurs Chemotherapie wird in Abhängigkeit von der therapiebedingten Toxizität durchgeführt.

2 Monate nach dem Ende der Therapie werden alle Patienten nachuntersucht (rektal-digitale Austastung, Rektoskopie, CT des Beckens). Verdächtige Bezirke werden in Allgemeinnarkose biopsiert. Minimale Tumorreste werden zunächst mit interstitieller Brachytherapie behandelt und nach 6–8 Wochen nachuntersucht. Alle Patienten mit größeren, histologisch gesicherten Tumorresten oder einem Lokalrezidiv werden durch eine Rektumexstirpation behandelt.

Mit dieser Therapie wurde bei 62 Patienten ein tumorspezifisches Gesamtüberleben von 81 % nach 5 Jahren erzielt. Tumorfreies und kolostomafreies Überleben lagen bei 76 % bzw. 86 % (Tab. 23.**2**). Die lokale Tumorkontrolle errechnete sich mit 85 % (15).

In der univariaten Analyse ergab sich bei T1,2-Tumoren ein signifikant höheres tumorfreies Überleben (87 % vs. 59 %, p = 0,03; Abb. 23.**3**). Auch beim kolostomiefreien Überleben bestand ein signifikanter Überlebensvorteil für Patienten mit kleineren Tumoren (94 % vs.73 %, p = 0,05).

Die N-Kategorie (N0 vs. N1–3) beeinflusste Gesamtüberleben (85 % vs. 58 %, p = 0,002) (Abb. 23.**4**) und tumorfreies Überleben (80 % vs. 53 %, p = 0,02).

Bei der multivariaten Analyse wurde das tumorspezifische Gesamtüberleben nur durch die N-Kategorie beeinflusst (p = 0,03), das krankheitsfreie Überleben durch N-Kategorie (p = 0,03) und Mitomycin-C-Dosis (p = 0,04).

Bei 13 (21 %) der 62 Patienten kam es während des Follow-up zu einem erneuten Auftreten der Tumorerkrankung. In 4 Fällen handelte es sich um ein Lokalrezidiv, in 2 Fällen um regionäre Lymphknoten-Metastasen. Lokoregionäre Rezidive wurden nach einem Zeitintervall von 2–25 Monaten festgestellt (Median 8 Monate). 9 Patienten (15 %) entwickelten Fernmetastasen zwischen 3 und 34 Monaten nach Therapieende.

Eine Rektumexstirpation wurde bei 8 von 62 Patienten durchgeführt. Trotz Rektumexstirpation erlitten 3 Patienten ein erneutes Lokalrezidiv. Die übrigen konnten langfristig geheilt werden.

Funktion des Analsphinkters

Nach Radiochemotherapie kam es bei 4 von 54 Patienten mit erhaltenem Sphinkter zu einer partiellen Inkontinenz. Hierbei handelte es sich hauptsächlich um sphinkterinfiltrierende Tumore bzw. um lokale Exzisionen vor RCT (15). Eine andere Studie berichtet über die Sphinkterfunktion von 75 Patienten, die eine kombinierte Radiochemotherapie mit 5-FU und Cisplatin erhalten hatten. Die Ergebnisse wurden als ausgezeichnet bei 37 und als gut bei 35 Patienten bezeichnet. Bei 2 Patienten bestand mäßige Kontinenz, ein Patient war inkontinent (14).

Im Gegensatz dazu berichten Touboul et al. (1994) über 190 Patienten, bei denen durch alleinige Bestrahlung eine lokale Tumorkontrolle erreicht werden konnte. Aus dieser Gruppe musste in 19 Fällen ein Kolostoma wegen unzureichender Analfunktion angelegt und in 8 Fällen eine Rektumexstirpation aufgrund unerträglicher Folgeerscheinungen von Behandlung oder initialem Tumorschaden durchgeführt werden.

Toxizität

Bei einigen Patienten wurde eine schwere *Akuttoxizität* beobachtet. 39% der Patienten erlitten eine Enteritis Grad 3 und 2% eine Enteritis Grad 4 (WHO). Eine drittgradige Leukozytopenie wurde in 24% und eine viertgradige in 2% der Fälle konstatiert. 3 Patienten verstarben an therapiebedingten Komplikationen (15). Die Daten der RTOG-Studie weisen darauf hin, dass Mitomycin C eine Leukopenie und Thrombozytopenie begünstigt. Insgesamt erlitten 7% des 5-FU-Arms und 23% des 5-FU/MMC-Arms eine Toxizität vom Grad 4 (12).

Es fand sich eine nur mäßig ausgeprägte *Spättoxizität*. Grad 3 nach Eschwege (11) wurde nur bei 3% der Patienten festgestellt (15).

23.10 Therapiekonzept des Analrandkarzinoms

Im Gegensatz zu den Analkanalkarzinomen steht bei den Analrandkarzinomen neben alleiniger Radiotherapie und kombinierter Radiochemotherapie auch die lokale Exzision als primäre therapeutische Option zur Verfügung, da kleine perianale Tumoren ohne Kompromittierung des Sphinkters komplett exzidiert werden können. Beahrs (2) berichtete über 27 von 31 Patienten mit *In-Situ-* oder mikroinvasiven Tumoren des Analrands, die durch lokale Exzision geheilt werden konnten.

Papillon und Chassard (25) erzielten bei 54 Patienten mit Analrandkarzinomen nach 5 Jahren eine Gesamtüberlebensrate von 59,2% und eine tumorspezifische Überlebensrate von 79,7% (Tab. 23.**3**). T1- und T2-Karzinome erhielten nach lokaler Exzision eine externe Radiotherapie bis 40 Gy. Größere Tumoren wurden mit Kobalt-60-Bestrahlung bis 40 Gy in Einzeldosen von 4 Gy und bei einem Teil der Patienten mit zusätzlicher Chemotherapie (5-FU und MMC) behandelt. Nur bei verdächtigen Leistenlymphknoten wurde eine partielle Leistendissektion durchgeführt, die 3–4 Wochen später von einer Kobalt-60- und einer Elektronenbestrahlung gefolgt wurde. Bei 6 Patienten mit unauffälligem Leistenbefund traten im weiteren Verlauf Leistenmetastasen auf.

In vielen französischen Zentren wird die alleinige Radiotherapie bevorzugt (Tab. 23.**3**) (7, 28, 40). Bei hohen Bestrahlungsdosen von 60–70 Gy (7, 40) traten in Einzelfällen schwere strahlungsbedingte Komplikationen auf, die zur Rektumexstirpation führten. Der Analsphinkter war nach 5 Jahren bei 82–90% der Patienten erhalten. Nach prophylaktischer Bestrahlung der Leistenlymphknoten hauptsächlich bei Tumoren über 5 cm Durchmesser berichtet Touboul über eine regionale Kontrollrate von 92%.

In Erlangen stand zu Beginn des langen Beobachtungszeitraums (1974–1998) die alleinige chirurgische Therapie im Vordergrund. Später schlossen sich chirurgisch-radiotherapeutische und radiochemotherapeutische Verfahren an. Die Ergebnisse bei 23 Patienten (ohne malignes Melanom) finden sich in Tab. 23.**3**.

Aktuell werden T1N0-Analrandkarzinome durch eine alleinige lokale Exzision behandelt. Bei allen höheren Stadien erfolgt eine kombinierte Radiochemotherapie entsprechend dem Schema der Analkanalkarzinome. Eine prophylaktische Leistendissektion sollte wegen der erhöhten Gefahr von Wundheilungsstörungen bei nachfolgender Bestrahlung unterbleiben.

23.11 Nachsorge und Rehabilitation

Nachsorgeuntersuchungen haben die Beurteilung des Lokalbefundes nach Therapie sowie die Früherkennung eines Tumorrezidivs bzw. einer Tumorpersistenz zum Ziel. Nach den Leitlinien der Deutschen Krebsgesellschaft und der Deutschen Gesellschaft für Chirurgie erfolgen diese Untersuchungen erstmals 6 Wochen nach Abschluss der Therapie und dann in 3-monatlichen Abständen (Tab. 23.**4**). Lokalrezidive fallen bei der digitalen Austastung als deutlich verhärtete Bezirke auf und müssen zur histologischen Sicherung ausgiebig in Narkose gestanzt werden. Eine erste CT oder MRT des Beckens wird nach 6 Monaten durchgeführt und dient als Aus-

Tabelle 23.**3** Behandlungsresultate des Analrandkarzinoms

Studie	Patienten	Therapie	5-Jahres-Gesamt-Überlebensrate	Tumorspezifische 5-JÜL	Lokale Tumorkontrolle	Regionale Tumorkontrolle
Cutuli et al. (1988)	21	RT	52%	k.A.	k.A.	k.A.
Papillon et al. (1992)	54	CT u. RT, RT, RCT	59,2%	79,7%	k.A.	k.A.
Touboul et al. (1995)	17	RT	86,2%	86,2%	86,5%	92%
Peiffert et al. (1997)	32	RT	67%	89%	77%	k.A.
Schneider (1999) (unveröffentlicht)	23	CT, CT u. RT, CT u. RCT, RT, RCT	42%	70%	65%	88%

CT: chirurgische Therapie
RT: Radiotherapie
RCT: Radiochemotherapie
k.A.: keine Angaben
JÜL: Jahres-Überlebensrate

Tabelle 23.4 Nachsorgeempfehlung für Patienten mit Analkarzinom

Untersuchung	Wochen	Monate								
	6*	3	6	9	12	18	24	36	48	60
Anamnese, klinische Untersuchung	+	+	+	+	+	+	+	+	+	+
Abdomen-Sonographie	+		+		+	+	+	+	+	+
Rö-Thorax in 2 Ebenen					+			+		+
Rektoskopie, ggf. Endosonographie	+	+	+	+	+	+	+			
MRT bzw. CT-Becken			+		+	+	+			

* nach Abschluss der Radiochemotherapie

gangsbefund. Durch bildmorphologische Veränderungen können sich Hinweise auf ein Lokalrezidiv ergeben. Die Nachsorge endet nach 5 Jahren. Ob jedoch das empfohlene engmaschige Nachsorgeschema angemessen ist, bleibt dahingestellt. Prospektive randomisierte Untersuchungen dazu gibt es nicht.

Ein *lokoregionäres Rezidiv* nach Radiochemotherapie des Analkarzinoms entsteht meist in den ersten 2 Jahren nach Therapie, die Rezidivrate liegt bei 15–29 % (46). Es sollte frühzeitig diagnostiziert werden, da in der Regel durch die Rektumexstirpation eine hohe Heilungschance besteht (19). Longo berichtet über eine 5-Jahres-Überlebensrate von 53 % bei den Patienten, bei denen das Rezidiv durch Rektumexstirpation behandelt wurde. Im Vergleich dazu lebten nach 5 Jahren noch 19 % der Patienten, die chemotherapeutisch, mit oder ohne Strahlentherapie behandelt wurden (21).

Als integrierter Bestandteil von Tumornachsorge und Rehabilitation ist die psychosoziale Betreuung ebenfalls unverzichtbar. Durch die Etablierung der kombinierten Radiochemotherapie als Primärbehandlung des Analkarzinoms kann für viele Patienten die einschneidende körperliche Veränderung einer permanenten Kolostomie vermieden werden, sodass die Lebensqualität weitgehend erhalten bleibt. Die Angst vor einem erneuten Auftreten des Tumorleidens bleibt aber für die Betroffenen bestehen. Daher sollten die mögliche Unsicherheit und Angst auch immer ein Thema der Arzt-Patient-Kommunikation sein.

23.12 Therapie des anorektalen Melanoms

Die primären Therapieoptionen *lokale Exzision* oder *Rektumexstirpation* werden in der Literatur kontrovers diskutiert. Thibault (38) berichtet über 50 Patienten mit anorektalem Melanom, die in der Mayo-Klinik behandelt wurden. Gesamtüberlebensrate und tumorfreies Überleben nach 5 Jahren betrugen 22 % bzw. 16 %. Alle Patienten, die zum Zeitpunkt der Diagnose bereits Metastasen hatten, starben innerhalb von 12 Monaten. 37 Patienten mit lokalisierter Erkrankung wurden mit Rektumexstirpation (n = 26) oder Lokalexzision (n = 11) behandelt. Überlebenszeit und die Zeit bis zum Rezidiv wiesen für beide Gruppen keinen statistisch signifikanten Unterschied auf. Auch für 428 Patienten aus verschiedenen Literaturberichten konnten Thibault et al. keinen Unterschied hinsichtlich des tumorfreien Überlebens nach 5 Jahren zwischen lokaler Exzision und Rektumexstirpation erkennen.

Eine retrospektive Analyse aus den Niederlanden (31) berichtet über 63 Patienten mit anorektalem Melanom. Bei 34 Patienten mit lokalisierter Erkrankung wurde in 16 Fällen eine lokale Exzision und in 18 Fällen eine Rektumexstirpation durchgeführt. Ein Überlebensvorteil konnte für keine der beiden Gruppen gefunden werden. Allerdings traten nach lokaler Exzision 12-mal häufiger Lokalrezidive auf. Trotz der hohen Lokalrezidivrate wird die sphinktererhaltende Lokalexzision als Therapie der Wahl empfohlen, da das Langzeitüberleben für beide Therapieoptionen gleich ist und nach Rektumexstirpation höhere Morbidität und verminderte Lebensqualität zu erwarten sind (31).

Im Gegensatz dazu stellten Brady et al. (5) eine Serie von 85 Patienten mit anorektalem Melanom vor, darunter 43 Patienten, die durch Rektumexstirpation und 13 Patienten, die mit Lokalexzision behandelt wurden. Das tumorfreie Überleben 5 Jahre nach Rektumexstirpation lag bei 27 % im Vergleich zu 5 % nach lokaler Exzision. Der Unterschied ist zwar nicht signifikant ($p = 0{,}11$), wegen des zu erkennenden Trends empfehlen die Autoren aber die Rektumamputation als Therapie der Wahl.

Der einzige ***prognostische Faktor*** scheint das Stadium der Erkrankung zum Zeitpunkt der Diagnose zu sein. Slingluff (37) konnte zeigen, dass Patienten mit anorektalem Melanom im Stadium I signifikant länger überlebten als im Stadium II ($p = 0{,}0003$) oder im Stadium III ($p = 0{,}022$). Wanebo et al. berichteten, dass krankheitsfreies Überleben mit der Tumordicke korreliert ist, da alle Patienten mit einer Tumordicke unter 2 mm unabhängig von der Art der chirurgischen Therapie mehr als 12 Jahre überlebten (45).

Eine Verbesserung der Prognose durch Kombination von chirurgischen Maßnahmen mit Immun- oder Chemotherapie konnte bisher nicht nachgewiesen werden (37).

Literatur

1. Bartelink H, Roelofsen F, Eschwege F et al. Concomitant radiotherapy and chemotherapy is superior to radiotherapy alone in the treatment of locally advanced anal cancer: Results of a phase III-randomized trial of the European Orga-

nisation for Research and Treatment of Cancer Radiotherapy and Gastrointestinal Cooperative Groups. J Clin Oncol 1997; 15: 2040
2. Beahrs O, Wilson S. Carcinoma of the anus. Ann Surg 1976; 184: 422–428
3. Beckman A, Daling J, Sherman K et al. Human papilloma virus infection and anal cancer. Int J Cancer 1989; 43: 1042–1049
4. Boman B, Moertel C et al. Carcinoma of the anal canal. Cancer 1984; 54: 114–125
5. Brady M, Kavolius J, Quan S. Anorectal melanoma: a 64-year experience at Memorial Sloan-Kettering Cancer Center. Dis Colon Rectum 1995; 38: 146–151
6. Cummings B, Keane T et al. Epidermoid anal cancer: Treatment by radiation alone or by radiation and 5-Fluorouracil with and without Mitomycin C. Int J Radiat Oncol Biol Phys 1991; 21: 1115–1125
7. Cutuli B, Fenton J et al. Anal margin carcinoma: 21 cases treated at the institut Curie by exclusive conservative radiotherapy. Radiother Oncol 1988; 11: 1–6
8. Daling J, Weiss N, Hislop T et al. Sexual practices, sexually transmitted diseases, and the incidence of anal cancer. N Engl J Med 1987; 317: 973–977
9. Doci R, Zucali R et al. Primary chemoradiation therapy with fluorouracil and cisplatin for cancer of the anus: Results in 35 consecutive patients. J Clin Oncol 1996; 14: 3121–3125
10. Dougherty B, Evans H. Carcinoma of the anal canal: a study of 79 cases. Am J Clin Pathol 1985; 83: 159–164
11. Eschwege F, Laser P, Chavy A et al. Squamous cell carcinoma of the anal canal: treatment by external beam radiation. Radiother Oncol 1985; 3: 145–150
12. Flam MS, John M, Pajak T et al. Role of mitomycin in combination with fluorouracil and radiotherapy, and of salvage chemoradiation in the definitive nonsurgical treatment of epidermoid carcinoma of the anal canal: Results of a phase III randomized intergroup study. J Clin Oncol 1996; 14: 2527–2539
13. Friberg B, Svensson C, Goldman S, Glimelius B. The swedish national care programme for anal carcinoma. Acta Oncologica 1998; 37: 25–32
14. Gerard J-P, Ayzac L, Hun D et al. Treatment of anal canal carcinoma with high dose radiation therapy and concomitant fluorouracil-cisplatinum. Long-term results in 95 patients. Radiother Oncol 1998; 46: 249–256
15. Grabenbauer G, Matzel K, Schneider I et al. Sphincter preservation with chemoradiation in anal canal carcinoma. Dis Colon Rectum 1998; 41: 441–450
16. Grabenbauer G, Schneider I, Gall F, Sauer R. Epidermoid carcinoma of the anal canal: treatment by combined radiation and chemotherapy. Radiother Oncol 1993; 27: 59–62
17. Higgins G, Uzelin D, Phillips G et al. Differing characteristics of human papillomavirus RNA-positive and RNA-negative anal carcinomas. Cancer 1991; 68: 561–567
18. Jass J, Sobin L. Histological typing of intestinal tumours. WHO international classification of tumours. 2nd ed. Berlin, Heidelberg, New York, London, Paris, Tokyo, Hong Kong: Springer; 1989
19. Junginger Th, Hossfeld K, Müller R, Hrsg. Leitlinien zur Diagnostik und Therapie von Tumoren des Gastrointestinaltrakts un der Schilddrüse. Georg Thieme Verlag 1999
20. Klimpfinger M, Hauser H, Berger A, Hermanek P. Aktuelle klinisch-pathologische Klassifikation von Karzinomen des Analkanals. Acta Chir Austriaca 1994; 26: 345–51
21. Longo W, Vernava A, Wade T et al. Recurrent squamous cell carcinoma of the anal canal. Predictors of initial treatment failure and results of salvage therapy. Ann Surg 1994; 220: 40–49
22. Miller E, Quan S, Thaler H. Treatment of squamous cell carcinoma of the anal canal. Cancer 1991; 67: 2038–2041
23. Nigro ND, Vaitkevicius VK, Considine B. Combined therapy for cancer of the anal canal: A preliminary report. Dis Colon Rectum 1974; 17: 354–356
24. Ninatvongs S, Stern S, Fryd S. The length of the anal canal. Dis Colon Rectum 1981; 24: 600–601
25. Papillon M, Chassard M. Respective roles of radiotherapy and surgery in the management of epidermoid carcinoma of the anal margin. Dis Colon Rectum 1992; 35: 422–429
26. Papillon J, Montbaron J, Gerard J et al. Role of combined radiation and chemotherapy: the Lyon experience. In: Sauer ed. Interventional radiation therapy. Berlin: Springer; 1991
27. Peiffert D, Bey P, Pernot M et al. Conservative treatment by irradiation of epidermoid cancers of the anal canal: Prognostic factors of tumoral control and complications. Int J Radiation Oncology Biol Phys 1997; 37: 313–324
28. Peiffert D, Bey P, Pernot M, et al. Conservative treatment by irradiation of epidermoid carcinomas of the anal margin. Int J Radiation Oncology Biol Phys 1997; 39: 57–66
29. Pipard G. Combined therapy of anal canal cancer: a report on external irradiation with or without chemotherapy followed by interstitial Ir-192. In: Sauer, ed. Interventional radiation therapy. Berlin: Springer; 1991
30. Ramanujam P, Venkatesh K, Barnett T, Fietz M. Study of human papillomavirus infection in patients with anal squamous carcinoma. Dis Colon Rectum 1996; 39: 37–39
31. Roumen R. Anorectal melanoma in the Netherlands: a report of 63 patients. European Journal of Surgical Oncology 1996; 22: 598–601
32. Schlienger M, Krzisch C, Pene F et al. Epidermoid carcinoma of the anal canal: treatment results and prognostic variables in a series of 242 cases. Int J Radiat Oncol Biol Phys 1989; 17: 1141–1151
33. Schneider I, Grabenbauer G et al. Combined radiation and chemotherapy for epidermoid carcinoma of the anal canal. Int J Colorect Dis 1992; 7: 192–196
34. Schneider I, Grabenbauer G et al. Die Therapie des Analkanalkarzinoms. In: Bünte H, Junginger T, Hrsg. Jahrbuch der Chirurgie 1993. Zülpich: Biermann; 1993: 63–73
35. Scholefield H. Anal neoplasia – epidemiological considerations. Acta Chir Austriaca. 1994; 26: 352–357
36. Sischy B. The use of radiation therapy combined with chemotherapy in the management of squamous cell carcinoma of the anus. Int J Radiat Oncol Biol Phys 1985; 11: 1587–1593
37. Slingluff C, Vollmer R, Seigler H. Anorectal melanoma: Clinical characteristics and results of surgical management in twenty-four patients. Surgery 1990; 107: 1–9
38. Thibault C, Sagar P, Nivatvongs S et al. Anorectal Melanoma – an incurable disease? Dis Colon Rectum 1997; 40: 661–668
39. Touboul E, Schlienger M, Buffat L et al. Epidermoid carcinoma of the anal canal. Cancer. 1994; 73: 1569–1579
40. Touboul E, Schlienger M, Buffat L et al. Epidermoid carcinoma of the anal margin: 17 cases treated with curative-intent radiation therapy. Radiother Oncol 1995; 34: 195–202
41. UICC. in Sobin L, Wittekind C, eds. TNM Classification of malignant tumours. 5th ed. New York, Chichester, Weinheim. Brisbane, Singapore, Toronto: Wiley-Liss; 1997
42. UKCCCR Anal Canal Cancer Trial Working Party. Epidermoid anal cancer: results from the UKCCCR randomised trial of radiotherapy alone versus radiotherapy, 5-fluorouracil, and mitomycin. Lancet 1996; 348: 1049
43. Wade D, Herrera L, Castillo N, Petrelli N. Metastases to the lymph nodes in epidermoid carcinoma of the anal canal studied by a clearing technique. Surg Gynecol Obstet 1989; 169: 239–242
44. Wagner J, Mahe M et al. Radiation therapy in the conservative treatment of carcinoma of the anal canal. Int J Radiat Oncol Biol Phys 1994; 29: 17–23
45. Wanebo H, Woodruff J et al. Anorectal melanoma. Cancer 1981; 47: 1891–900
46. Witzigmann H, Sagasser J, Meyer F, Witte J. Therapie des Analkarzinoms. Chirurg 1994; 65: 344–351

Notwendigkeit zur Entfernung der Faszie. Bei Einhaltung dieser Richtlinien kann in der Mehrzahl der Fälle ein primärer Wundverschluss erreicht werden.

Bei größeren Defekten und an kosmetisch exponierten Stellen sind lokale Verschiebelappenplastiken anzuwenden. Vor allem am Stamm und den Extremitäten kommt auch eine Defektdeckung mit Spalthaut zur Anwendung. Freie Lappenplastiken sind praktisch nie erforderlich. Wundkomplikationen haben im Vergleich zum früheren Vorgehen drastisch abgenommen (Leitlinien der Deutschen Krebsgesellschaft und der Deutschen Dermatologischen Gesellschaft).

An besonderen Lokalisationen, wie im Gesicht und an den Phalangen, sind Sicherheitsabstände von 2–3 cm oft nicht zu verwirklichen. Bei dünnen Melanomen (< 1 mm) kann hier der Abstand teilweise auf 0,5 cm reduziert werden. Insbesondere in diesen Fällen haben einige Autoren über den Einsatz einer speziellen, standardisierten histologischen Schnittrandbeurteilung berichtet („mikrographische Chirurgie" [74]), mit deren Hilfe dennoch die Sicherung einer R0-Resektion möglich ist. Endgliedamputationen der Finger und Zehen sollten nur noch bei dickeren Melanomen vorgenommen werden.

24.1.5 Diagnostische und therapeutische Eingriffe an den Lymphknotenstationen

Prophylaktische Lymphknotendissektion

Um lymphogene Metastasen eines malignen Melanoms bereits im präklinischen Stadium zu erfassen, wurde das Konzept der prophylaktischen oder elektiven regionalen Lymphknotendissektion (ELND) entwickelt, welche im direkten zeitlichen Zusammenhang mit der Resektion des Primärtumors erfolgt. Bei Tumoren des Stammes und im Kopf-Hals-Bereich muss hierzu vorher mit einer Lymphabstromszintigraphie festgestellt werden, in welche(s) Lymphknotengebiet(e) der Lymphabstrom erfolgt, um die Operation auf die oder das relevante(n) Lymphknotengebiet(e) auszurichten.

Bei einer elektiven Lymphknotendissektion werden in ca. 13–33% der Fälle histologisch Mikrometastasen nachgewiesen, wobei die Häufigkeit mit der Dicke des Primärtumors zunimmt (26, 29, 73, 76, 81, 143). Während Tumoren mit einer Dicke <0,76 mm nur in Ausnahmefällen metastasieren (0–3%), beträgt die Wahrscheinlichkeit regionaler Lymphknotenmetastasen bei einer Tumordicke von 0,76–1,5 mm bereits 3–7%, und von 1,5–4 mm 13–18%. Bei größeren Tumoren (>4 mm) beträgt das Risiko >30%; über 70% dieser Patienten entwickeln jedoch im Verlauf systemische Metastasen (2, 73, 79, 143), sodass hier kein Vorteil mehr durch eine frühzeitige Resektion okkulter lymphogener Metastasen erwartet werden kann.

Zahlreiche retrospektive Studien vor allem aus den USA und Australien haben einen zum Teil sehr deutlichen Überlebensvorteil für die Patienten aufgezeigt, bei denen zuätzlich zur Primärtumorresektion eine ELND durchgeführt worden war. Aufgrund dieser Untersuchungen, die z. T. an sehr großen Kollektiven von 1000 bis über 2000 Patienten (8, 117) durchgeführt wurden, hatte sich vielfach eine generelle Empfehlung zur elektiven Lymphknotendissektion bei Melanomen mit einer Tumordicke von 1,5–4 mm durchgesetzt. Die Problematik von retrospektiven Analysen zeigen Ergebnisse einer Auswertung von 1278 Patienten aus der Sydney Melanoma Unit (SMU). Hierbei fand sich kein Überlebensvorteil mehr für Patienten mit ELND, obwohl frühere Arbeiten aus der gleichen Arbeitsgruppe die elektive Dissektion immer eindeutig favorisiert hatten (26). Eine Untersuchung aus mehreren deutschen Kliniken an insgesamt 3616 Patienten ergab Vorteile der ELND für einige Untergruppen mit speziellen Risikofaktoren (36).

In mehreren randomisierten Studien (WHO-Studiengruppe, Mayo-Klinik, Intergroup Study) konnte kein genereller Überlebensvorteil durch eine ELND aufgezeigt werden gegenüber Patienten, die erst im Falle von klinisch manifesten Lymphknotenmetastasen operiert wurden (7, 141, 164). In der Intergroup-Studie (7) fand sich für Untergruppen (Alter < 60 Jahre, Tumordicke 1,0–2,0 mm) eine signifikante Verlängerung des Überlebens, und auch die WHO-Studie bei Patienten mit Melanomen am Stamm zeigte einen Vorteil für die Untergruppe mit einer Tumordicke von 1,5–4 mm.

Aus der Intergroup-Studie wurden vor kurzem Langzeitergebnisse veröffentlicht (9), die den positiven Effekt für Patienten mit nichtulzerierten Melanomen, Tumoren zwischen 1 und 2 mm und Extremitätenmelanomen bestätigten. Insgesamt ergab sich aber kein signifikanter Unterschied bzgl. des Gesamtüberlebens zwischen den einzelnen Therapiearmen.

Aufgrund der vorliegenden Daten kann heute keine allgemeine Empfehlung mehr für eine elektive Lymphknotendissektion beim malignen Melanom gegeben werden. Hinzu kommt, dass durch Einführung der Sentinel-Node-Methode eine sehr zuverlässige Identifizierung der Patienten mit okkulten Lymphknotenmetastasen möglich ist, die einer kompletten Lymphdissektion zuzuführen sind.

Therapeutische Lymphknotendissektion

Eine therapeutische Lymphknotendissektion bei klinisch manifesten Lymphknotenmetastasen eines malignen Melanoms ist grundsätzlich das einzige Verfahren, welches dem Patienten noch eine Möglichkeit der kurativen Behandlung bietet. Voraussetzung ist jedoch, dass keine anderweitigen Fernmetastasen vorliegen. Die 5-Jahres-Überlebensraten von Patienten mit histologisch positiven Lymphknoten schwanken zwischen 31% und 48% (29, 81, 121, 125); an dem sehr großen Krankengut von über 1100 Patienten mit Lymphknotenmetastasen der John Wayne Cancer Clinic, Santa Monica, USA betrug die 5-Jahres-Überlebensrate immerhin 46% (121). Als günstige prognostische Faktoren für diese Patientengruppe erwiesen sich:

Interdisziplinäre kurzgefasste Leitlinien der Deutschen Krebsgesellschaft und der Deutschen Dermatologischen Gesellschaft

Malignes Melanom der Haut

Das insbesondere bei hellhäutigen Bevölkerungsgruppen weltweit in Zunahme begriffene Melanom entsteht als maligne melanozytäre Geschwulst ganz überwiegend an der Haut und ist für etwa 90 % der Mortalität an malignen Hauttumoren verantwortlich. Klinisch und histologisch lassen sich 4 Haupttypen unterscheiden: superfiziell spreitendes Melanom (SSM), noduläres Melanom (NM), akrolentiginöses Melanom (ALM), Lentigo-maligna-Melanom (LMM). Einige Typen sind nicht klassifizierbar oder stellen seltenere Sonderformen dar (z. B. amelanotische Melanome oder Melanome in Riesennävus).

Präoperative Diagnostik und Tumorstaging

Notwendige Untersuchungen

Präoperativ:
- Klinische Untersuchung
- Auflichtmikroskopie
- Diagnosesicherung im Rahmen einer großzügigen Exzisionsbiopsie (wenn möglich)

Nach Diagnosesicherung:
- Histologie (Angaben zu Melanomtyp, Tumordicke nach Breslow, Clark-Level, Ulzeration)
- klinische Untersuchung: Ausschluss unabhängiger Zweitmelanome oder weiterer potentieller Melanomvorläuferläsionen im Haut-, HNO- und Augenbereich
- Labor (BSG, Blutbild, LDH, alkalische Phosphatase und Leberenzyme)
- Lymphknotensonographie
- Röntgen-Thoraxaufnahme (2 Ebenen)
- Sonographie des Abdomens einschließlich Becken und Retroperitoneum
- Bei dickeren Melanomen (> 1,5 mm Tumordicke) zusätzlich: Schädel-CT, Skelettszintigraphie

Im Einzelfall nützliche Untersuchungen

Präoperativ:
- hochauflösender Ultraschall zur Dickenabschätzung

Nach Diagnosesicherung:
- PET-Diagnostik als Alternative zu den konventionellen Staginguntersuchungen
- Labor: S100 Protein im Serum
- „sentinel node biopsy“ als Routinestaging zur Prognoseeinschätzung bei Melanomen mit einer Dicke von > 1 mm, vorzugsweise im Rahmen laufender Studien

Therapie

Operative Therapie in kurativer Zielsetzung

Bei gesicherter Melanomdiagnose ist die Therapie im klinischen Stadium I primär operativ. Die Wahl des Sicherheitsabstandes der Exzision gestaltet sich variabel in Abhängigkeit vom Metastasierungsrisiko. Bei Patienten mit dünnen Melanomen sind ausgedehnte Eingriffe nicht notwendig, und bei Patienten mit dicken Primärtumoren bleibt ein radikales operatives Vorgehen ebenfalls ohne Einfluss auf das Risiko der Fernmetastasierung.
Allerdings ist ein zu kleiner Abstand möglicherweise mit dem Risiko von vermehrten Lokalrezidiven verbunden. Diesem Umstand trägt eine abgestufte Exzisionsstrategie Rechnung: hierbei werden dünne Melanome (bis 1 mm Tumordicke nach Breslow) mit 1 cm, mitteldicke Melanome mit 2 cm und dicke Melanome (> 4 mm Tumordicke) mit 3 cm Sicherheitsabstand reseziert. In der Regel sind die Eingriffe in Lokalanästhesie mit Defektversorgung durch lokale Lappenplastiken möglich. Beim Lentigo-maligna-Melanom kann die mikrographische Chirurgie im Paraffinschnitt-Verfahren mit reduziertem Sicherheitsabstand angewandt werden.
Der therapeutische Nutzen adjuvanter operativer Maßnahmen (elektive Lymphadenektomie, hypertherme Extremitätenperfusion, lymphabflusszintigraphisch kontrollierte Kontinuitätsdissektionen) ist nicht erwiesen. Der diagnostische und/oder therapeutische Stellenwert der Entfernung des Schildwächterlymphknotens nach vorheriger Lymphabflusszintigraphie („sentinel node biopsy“) wird gegenwärtig geprüft.

Operative Therapie in metastasierten Stadien

Bei Satelliten- und/oder Intransit-Metastasen erfolgt möglichst die operative Entfernung aller Filiae im Gesunden, bei lymphknotenbenachbarter Lage zusätzlich eine Kontinuitätsdissektion, bei lymphknotenferner Lage wird die diskontinuierliche Lymphadenektomie empfohlen. Im Extremitätenbereich ist die hypertherme Zytostatikaperfusion in therapeutischer Indikation zu erwägen.
Bei regionären Lymphknotenmetastasen erfolgt die radikale Lymphadenektomie, ggf. en bloc zusammen mit noch vorhandenem Primärtumor und dem regionalen Lymphknotenabflussgebiet. Kann damit eine lokoregionäre Tumorfreiheit nicht erreicht werden oder ist der Eingriff nicht zumutbar, wird zusätzlich eine fraktionierte Radiatio empfohlen.
Im klinischen Stadium IV (Fernmetastasen) sollten bei Vorliegen einer Metastasierung in einem Organ und der Möglichkeit einer R0-Resektion die Metastasen operativ entfernt werden.

Adjuvante Therapie

Bei Melanomen mit hohem Metastasierungsrisiko (Tumordicke mehr als 1,5 mm) und bei Zustand nach Lymphknotenmetastasierung ist vorrangig die Behandlung mit IFN-α in Erwägung zu ziehen. Eine Verlängerung des Gesamtüberlebens konnte bisher nicht gezeigt werden. Der Hochdosistherapie steht die Gabe niedriger dosierter Injektionen gegenüber.
Therapieoptimierungsprotokolle prüfen gegenwärtig die bessere Verträglichkeit und Wirksamkeit unterschiedlicher Dosierungen.

Strahlentherapie

Die Radiatio kommt im Stadium des Primärtumors bei inoperablen Patienten mit Lentigo-maligna-Melanomen in Betracht. Sie wird palliativ bei zerebralen Filiae und Skelettbefall, gelegentlich auch bei Lymphknoten- oder Weichteilmetastasen ergänzend oder alternativ zum operativen Vorgehen erwogen. Bei solitären zerebralen Metastasen existiert die Möglichkeit der einzeitigen stereotaktischen Bestrahlung (oder auch Gamma-Knife-Therapie).

Palliative Chemotherapie

Therapeutische Bemühungen sind im Hinblick auf die Erhaltung der Lebensqualität kritisch zu würdigen. Generell sprechen Metastasen der Haut, Weichteile, Lymphknoten und Lunge („limited disease") besser auf eine Chemotherapie an als viszerale, Skelett- oder Hirnmetastasen („extensive disease"). Als Standard gilt nach wie vor, insbesondere bei Patienten in bereits reduziertem Allgemeinzustand, die Mono-Chemotherapie mit Dacarbazin (DTIC). Die Ansprechrate liegt etwa zwischen 14 und 25%. Fotemustin wird bei Hirnmetastasen eingesetzt. Als oral verabreichbare und ebenfalls liquorgängige DTIC-Vorstufe (MTIC) befindet sich gegenwärtig Temozolomid in klinischer Erprobung.
Alternativ stehen Kombinationschemotherapien mit höherer Remissionsrate zwischen 25 und 55% und allerdings nicht sicher verlängerter Überlebensdauer der Responder gegenüber, z. B. das BHD-Schema (BCNU, Hydroxyurea, DTIC), das BOLD-Schema (Bleomycin, Vincristin, CCNU, DTIC), das DVP-Schema (DTIC, Vindesin, Cisplatin) oder das DBCT-Schema (DTIC, BCNU, Cisplatin, Tamoxifen).

Immuntherapie und Immunochemotherapie

Die Zytokinmonotherapie (IL-2, Interferonalpha) hat enttäuscht. Nach Hinweisen für eine Verlängerung des Gesamtüberlebens nach Zugabe von Zytokinen zu klassischen Chemotherapien wird der mögliche Nutzen der Chemoimmuntherapie weiterhin im Rahmen von Studien überprüft. Erste positive Ergebnisse von Vakzinierungsstudien mit melanomassoziierten Tumorpeptiden bzw. peptidbeladenen dendritischen Zellen sprechen für eine klinische Wirksamkeit dieser Strategie beim malignen Melanom.

Nachsorge

Der Umfang und die Frequenz der Nachsorgeuntersuchungen orientiert sich analog dem therapeutischen Vorgehen an den initialen Tumorparametern bzw. dem Tumorstadium. Die Nachsorge ist in den ersten 3 postoperativen Jahren intensiver zu gestalten, da hier 70 – 80% der Metastasen auftreten. Spätmetastasen auch nach über 10 – 20 Jahren sind jedoch beim Melanom nicht ungewöhnlich, sodass generell eine weitere Nachsorge empfohlen wird. Dies trägt auch dem erhöhten Risiko des Auftretens von unabhängigen Zweitmelanomen Rechnung.
Als Basis beinhaltet die Nachsorge die klinische Untersuchung, die Inspektion des Hautorgans, die Lymphknoten-Palpation und -Sonographie. Thoraxröntgen und Oberbauchsonographie werden ab den Stadien der lokoregionären Metastasierung in halbjährlichen Abständen empfohlen. In den Stadien des Primärtumors ist der Wert dieser Untersuchung ungeklärt. Weitere Untersuchungen erfolgen nur nach klinischer Fragestellung.

Literatur

1. Garbe C. Primäre Diagnostik, Ausbreitungsdiagnostik und Prognoseeinschätzung des malignen Melanoms. Onkologie 1996 2: 441 – 448
2. Garbe C, (Hrsg.). Diagnostische und therapeutische Standards in der Dermatologischen Onkologie. München Berlin New York: Zuckschwerdt 1998
3. Kaufmann R, Tilgen W, Garbe C. Malignes Melanom. Hautarzt 1998 48 (suppl 1): S30–S38

Verfahren zur Konsensbildung

Aktualisierte Kurzfassung erstellt im Auftrag der Deutschen Krebsgesellschaft und der Deutschen Dermatologischen Gesellschaft, basierend auf den „Diagnostischen und therapeutischen Standards der Dermatologischen Onkologie" (C. Garbe, ed.), Kapitel Malignes Melanom von R. Kaufmann, Frankfurt (Main), W. Tilgen, Homburg/Saar und C. Garbe, Tübingen.

Redaktion

R. Kaufmann, Frankfurt (Main), W. Tilgen, Homburg/Saar und C. Garbe, Tübingen
Beratend haben bei der Erstellung der aktualisierten Kurzfassung mitgewirkt:
Prof. Dr. med. R. Andreesen, Regensburg (DGHO), Prof. Dr. med. P. Hermanek, Erlangen (ISTO), Prof. Dr. med. K. Höffken, Jena (AIO), Prof. Dr. H. J. Sauer, München (ADT).

Koordination

Informationszentrum für Standards in der Onkologie (ISTO) der Deutschen Krebsgesellschaft, Hanauer Landstraße 194, 60 314 Frankfurt/Main
Erstellungsdatum: 27. Dezember 1997
letzte Überarbeitung: Dezember 1999
geplantes Update: April 2001

- eine Lokalisation des Primärtumors im Extremitätenbereich und eine geringe Tumordicke nach Breslow
- nur mikroskopischer Lymphknotenbefall
- Befall von weniger als 3 Lymphknoten und
- kein extranodales Wachstum (30, 121).

Auch bei Vorliegen von Metastasen in mehr als einem Lymphabstromgebiet kann eine Operation noch indiziert sein. In einer Untersuchung von Barth et al. überlebten 27% dieser Patienten mindestens 5 Jahre (12).

Operationstechnik

Zervikale Dissektion

Die Metastasierung des Melanoms im Kopf-Hals-Bereich ist sehr von der Tumorlokalisation (Gesicht, Hinterkopf, Nacken) abhängig. Die therapeutische Lymphknotendissektion beinhaltet daher lokalisationsabhängig auch andere Lymphknotenstationen als z. B. das Schilddrüsenkarzinom, welches primär in die Lymphknoten des zervikozentralen Kompartments metastasiert. Dies betrifft u. a. die submandibuläre und submentale Gruppe, die oberen zervikalen Lymphknoten retroaurikulär und im jugulodigastrischen Winkel, oder auch die Lymphknoten in der Gl. parotis (125). Eine Resektion von V. jugularis und M. sternocleidomastoideus wurde in der Literatur empfohlen, sollte aber heute nur noch bei direkter Infiltration durchgeführt werden.

Vergleichende Daten mit einer modifiziert radikalen Dissektion liegen nicht vor. Letztere wurde bisher nur im Rahmen einer prophylaktischen Dissektion durchgeführt, da ansonsten eine deutlich höhere Rezidivrate befürchtet wird (124). Sie beträgt nach zervikaler Lymphknotendissektion in einer Untersuchung der Sydney Melanoma Unit 24 % (125).

Axilladissektion

Gemäß der UICC-Konvention wird die Axilla in 3 Level eingeteilt:

- Level I (untere Axilla): Lymphgewebe lateral des M. pectoralis minor und unterhalb der V. axillaris
- Level II (mittlere Axilla): Lymphgewebe zwischen medialem und lateralem Rand des M. pectoralis minor sowie interpektorale (Rotter-) Lymphknoten
- Level III (obere Axilla): Lymphgewebe medial des M. pectoralis minor, einschließlich supra- und infraklavikuläre Lymphknoten

Die axilläre Lymphknotendissektion beim Melanom beinhaltet grundsätzlich zusätzlich zur Dissektion der Lymphknoten von Level I, II auch die Gruppe III medial des M. pectoralis minor und entlang der Subklavia-Gefäße. Dieser Unterschied zum operativen Ausmaß bei der Therapie des Mammakarzinoms begründet sich darin, dass die Axilladissektion beim Mammakarzinom überwiegend diagnostischen Charkater hat. Für das Melanom stellt sie im Stadium der lymphatischen Metastasierung dagegen die einzige kurative therapeutische Option dar.

Der Arm sollte beweglich gelagert werden, um gegebenenfalls durch Anheben des Arms einen besseren Zugang zur oberen Axilla zu ermöglichen. Die Inzision beginnt ventral am Pektoralisrand nach kaudal, und wird dann bogenförmig in die Axilla verlängert. Die Wundränder werden nach dorsal bis zum lateralen Rand des Latissimus dorsi, nach kaudal bis in Höhe der 6. Rippe, und nach ventral bis auf den Pektoralis mobilisiert. Im eigenen Vorgehen wird nun am Pektoralisrand in die Axilla eingegangen, wobei zunächst die interpektoralen Lymphknoten disseziert werden.

Eine Verletzung des N. pectoralis medialis sollte hierbei vermieden werden, um eine kosmetisch störende Atrophie des M. pectoralis major zu vermeiden. Von hier aus kann dann sehr gut die V. axillaris dargestellt werden. Im Unterschied zum Mammakarzinom wird hier jedoch auch das Gewebe ventral und kranial des Gefäßnervenstrangs mitentfernt. Zum Erreichen der Level-III-Lymphknoten wird von einigen Autoren der M. pectoralis minor reseziert (14) oder temporär am Processus coracoideus abglöst. Die Exposition kann jedoch auch durch Anzügeln des Muskels und Zug nach kranial und lateral erleichtert werden.

Bei ausgedehntem Befall der oberen Axilla oder auch bei einem hier gelegenen Rezidiv nach vorheriger Axilladissektion kann ein infraklavikulärer Zugang gewählt werden, um die Tumorresektion zu ermöglichen.

Nach Darstellung und Schonung der Nn. thoracodorsalis und thoracicus longus sowie der dazugehörigen Gefäße wird dann die Ausräumung der Axilla nach kaudal komplettiert. Eine weitere Besonderheit gegenüber dem Vorgehen beim Mammakarzinom liegt darin, dass das Fettgewebe auf der Sehne des M. latissimus bis zu seinem Ansatz hinter der V. axillaris entfernt wird. Die Nn. intercostobrachiales können bei einem tumorösen Befall in der Axilla in der Regel nicht geschont werden.

Inguinale und iliakale Dissektion

Die *inguinale Dissektion* beinhaltet die Ausräumung des gesamten Lymph- und Fettgewebes der Leistenregion. Dies ist lateralseitig begrenzt durch den M. sartorius bis zur Spina iliaca anterior superior, medial bis zum Tuberculum pubicum und dem Ansatz des M. gracilis und proximal das Fett- und Lymphgewebe ventral der Externusaponeurose bis ca. 5 cm oberhalb des Leistenbandes. Das Bein wird leicht abduziert und gebeugt gelagert. Der Hautschnitt verläuft von oberhalb des Leistenbands in kraniokaudaler Richtung über den Gefäßen bis zur Spitze des Trigonum femorale.

Bei *simultaner inguinaler und iliakaler Dissektion* wird die Inzision im eigenen Vorgehen parallel zum Leistenband nach lateral verlängert, andere bevorzugen eine S-förmige Inzision. Die Schnittführung ist streng senkrecht bis zur subkutanen Faszie, um Wundkomplikationen durch Hautnekrosen vorzubeugen; hierbei kann auch ein 2–4 cm breiter Hautstreifen reseziert werden. Nach Bildung der Hautlappen und Präparation bis an die oben genannten Grenzen werden medial die Adduktorenfaszie und lateral die Sartoriusfaszie inzidiert und zum Präparat geschlagen. Hierdurch kann auch bei ausgedehnterem Lymphknotenbefall in der Regel eine gesunde Präparationsschicht erreicht werden. Die V. saphena magna wird grundsätzlich mit reseziert, um das hier verlaufende Lymphbündel mit zu erfassen.

Nun kann von kaudal her an der Kreuzungsstelle von M. sartorius und den Adduktoren begonnen werden, auf den Femoralis-Superficialis-Gefäßen nach kranial bis zum Leistenband zu präparieren. Dort wird die V. saphena am Eintritt in die Femoralvene abgesetzt. Lateral der Gefäße müssen die Äste des N. femoralis sorgfältig geschont werden. Anschließend kann von kranial vor der Externusfaszie bis zum Leistenband präpariert werden, und die inguinale Dissektion ist somit komplett. Der medial der Vene am Eintritt der Lacuna vasorum gelegene Lymphknoten (Rosenmüller) sollte als oberster Lymphknoten unbedingt gesondert zur histologischen Untersuchung eingesandt werden.

Im Anschluss an eine inguinale Dissektion ist zum Schutz der Femoralgefäße eine *Sartoriusplastik* möglich. Hierzu wird der M. sartorius an der Spina iliaca abgelöst, mobilisiert und über die Femoralgefäße gelegt. Dort wird er mit Einzelknopfnähten am Leistenband fixiert.

Die *Indikation* zu einer grundsätzlichen kombinierten inguinalen und iliakalen Dissektion ist nicht unumstritten. Daten aus Arbeiten zur elektiven Lymphknotendissektion (ELND) zeigen aber bereits eine hohe Wahrscheinlichkeit des metastatischen Befalls der tiefen Lymphknoten bei positiven inguinalen Lymphknoten (18% [76]), sodass die iliakalen und auch die Obturatorlymphknoten dann en bloc mit ausgeräumt werden sollten. Dies trifft insbesondere bei Befall des oberen inguinalen Lymphknotens (Rosenmüller-Lymphknoten, Cloquets node in der angloamerikanischen Literatur), wo bei 27% der Patienten iliakale Lymphknotenmetastasen gefunden wurden (76).

Der Zugang der inguinalen Dissektion wird hierzu nach kranial und lateral hin verlängert. Nach Durchtrennung der Bauchwandmuskulatur werden die Iliakalgefäße retroperitoneal freigelegt (Abb. 24.**2a**, **b**). Zur Retention des Peritoneums ist hier ein Thoraxsperrer gut geeignet. Der Ureter ist in jedem Fall sicher darzustellen. Die Iliakalbifurkation stellt die obere Begrenzung der Dissektion dar, und nur bei klinisch oder histologisch nachweisbaren Befall sollte die Operation bis in Höhe der Aortenbifurkation fortgesetzt werden. Die Resektion des überwiegend medial der Gefäße gelegenen Lymphbündels wird in jedem Fall zur Tiefe hin bis in die Fossa obturatoria ausgedehnt. Der N. obturatorius wird hierbei dargestellt und geschont. Ventromedial erfolgt die Dissektion auch an den epigastrischen Gefäßen und bis hin zur Blasenwand.

Einige Autoren befürworten die prinzipielle Dissektion auch der tiefen Lymphknoten nicht, da sie in diesem Fall von einer disseminierten Erkrankung ohne Aussicht auf Prognoseverbesserung für den Patienten ausgehen (29). Demgegenüber stehen allerdings z. B. die Ergebnisse von Jonk et al. (78), die nach Resektion von iliakalen und Obturatormetastasen nach 5 Jahren bei 32% der Patienten keine neuen Metastasen beobachteten.

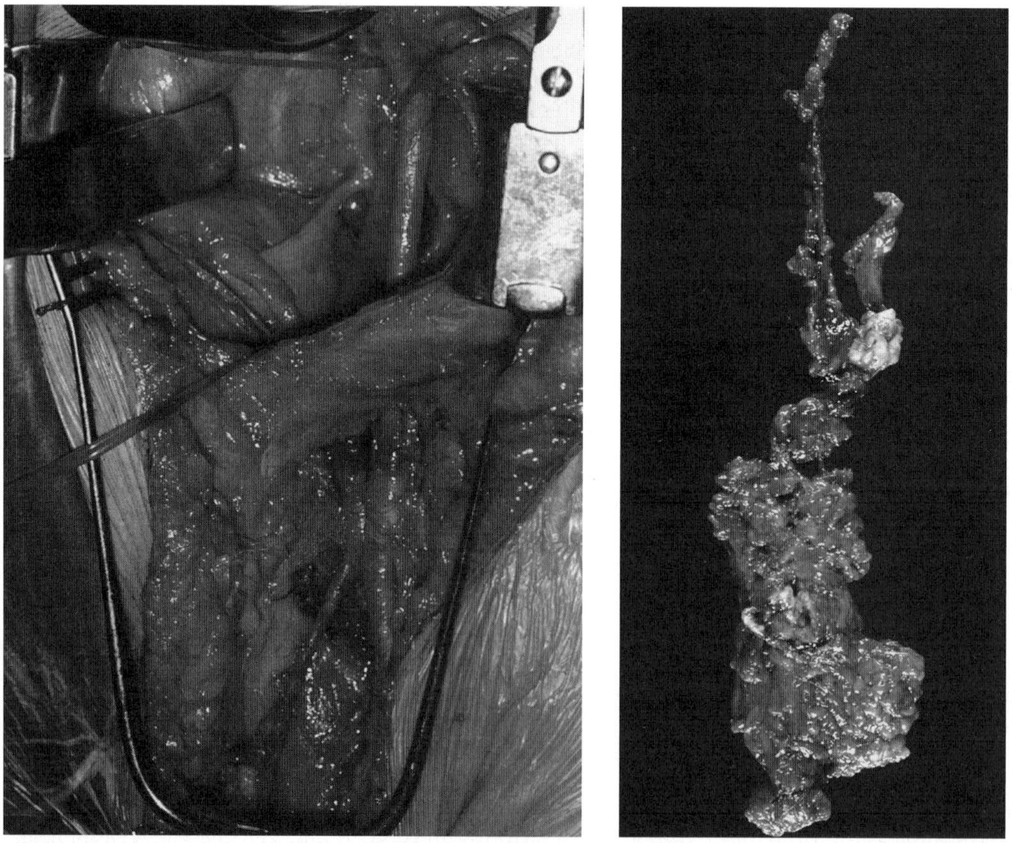

a b

Abb. 24.**2 a**,**b** Kombinierte inguinale und iliakale Lymphadenektomie.
Situs nach Abschluss der Dissektion mit erhaltenem Leistenband (**a**). En-Bloc-Präparat der Lymphknoten (**b**).

Komplikationen

Peri- und postoperative Komplikationen sind nach inguinaler Lymphknotendissektion häufiger als nach axillärer. Wundrandnekrosen und Infektionen treten bei 5–48 % der Patienten auf (2, 13, 63, 78, 82). Ödeme des Beines (4–21 %) sind nach einer kombinierten Ausräumung der oberflächlichen und tiefen Lymphknoten vermehrt zu erwarten (13, 63, 73, 78, 81). Der Anteil chronischer Lymphödeme liegt bei 3 % und 8 %. Die Häufigkeit eines Lymphödems des Arms (4 %) nach Axilladissektion liegt nach Angaben von Karakousis (82) nicht über den Zahlen für das Mammakarzinom, obwohl das Operationsausmaß deutlich höher ist. Perioperative Komplikationen, insbesondere Wundinfekte begünstigen ein chronisches Ödem (2, 13, 73, 81). Eine konsequente Kompressionsbehandlung ist in den ersten 6 Monaten nach inguinaler Dissektion daher dringend zu empfehlen.

Zur Behandlung einer Lymphozele (Häufigkeit 5–27 %) sind gelegentlich wiederholte Punktionen erforderlich. Hierbei sollte der Punktionskanal möglichst lang subkutan verlaufen, um die Ausbildung einer Fistel zu vermeiden. Von einigen Autoren wird dagegen eine Neuplatzierung einer Drainage durch eine perkutane Punktion bevorzugt (73).

■ Sentinel-Node-Konzept

Das Prinzip des „Sentinel-Node-Konzepts" beruht darauf, den metastatischen Befall eines Lymphabstromgebiets durch selektive Entnahme eines repräsentativen Lymphknotens zu bestimmen. Dieser erste, das Lymphabstromgebiet drainierende „Sentinel"-(=„Wächter"-) Lymphknoten wird dann histopathologisch und immunhistochemisch, z. T. auch mit molekularbiologischen Techniken untersucht. Dieses bereits in den 60er- und 70er-Jahren vorwiegend für das Peniskarzinom beschriebene Konzept wurde zunächst für das Melanom (122), dann auch für das Mammakarzinom (94) weiterentwickelt (Kapitel 9). Ziel ist, eine lymphatische Metastasierung mit einem begrenzten operativen Eingriff bereits im Frühstadium zu entdecken und diese Patienten dann einer kompletten Dissektion bzw. einer stadiengerechten systemischen Therapie zuführen zu können.

Nodal negativen Patienten kann dagegen eine weitere Operation der regionären Lymphknoten mit den entsprechenden Risiken und Begleiterscheinungen erspart werden.

Voraussetzung für die intraoperative Darstellung und Entnahme des Sentinel-Lymphknotens ist eine *präoperative Lymphabstromszintigraphie*, um die die Tumorregion drainierende Lymphknotenstation korrekt zu bestimmen. Insbesondere Tumoren des Stamms und der Kopf-Hals-Region können mehrere Lymphknotenstationen beteiligt sein. Bei der Szintigraphie wird peritumoral ein Radionuklid injiziert; am gebräuchlichsten sind hier ^{99m}Tc-Nanocoll-Albumin und ^{99m}Tc-Schwefelkolloid. Durch eine dynamische Szintigraphie kann dann bereits nach kurzer Zeit der erste drainierende Lymphknoten dargestellt werden. Für den operativen Eingriff wird dieser Lymphknoten auf der Haut markiert.

Gerade bezüglich der szintigraphischen Technik gibt es in der Literatur eine Vielzahl unterschiedlicher Verfahren. Diese betreffen die Art und die Dosis des Radiopharmakons sowie das Intervall zwischen der Injektion und der Operation (52). Im eigenen Vorgehen wird ^{99m}Tc-Nanocoll-Albumin eingesetzt und die Injektion erfolgt 17–18 Stunden präoperativ (72, 130).

Intraoperativ wird zunächst Methylenblau peritumoral injiziert (0,5–1 ml). Mithilfe einer Szintillationsmesssonde (Gamma-probe) wird dann die Lokalisation des zuvor auf der Haut markierten Lymphknotens mit der höchsten Aufnahme des Radionuklids überprüft, und die Hautinzision kann dann exakt darüber platziert werden (Abb. 24.**3a–f**). In den meisten Fällen kann der Sentinel-Lymphknoten dann sowohl an der deutlichen Blaufärbung als auch an der szintigraphischen Aktivität sicher identifiziert werden. Die blau gefärbten afferenten Lymphbahnen können dabei das Aufsuchen des Sentinel-Lymphknoten erleichtern. Bei einigen Patienten werden mit den beiden Techniken unterschiedliche Lymphknoten detekiert, welche dann auch alle exzidiert werden.

Nach Entnahme des Sentinel-Lymphknoten wird mit der Szintillationssonde das Wundgebiet abgesucht, um evtl. weitere starkspeichernde Lymphknoten zu entfernen. Durch die Kombination der Farbstoff- und der szintigraphischen Methode ist eine Steigerung der Detektionsrate des sentinel node zu erreichen (80, 132). Diese liegt nach einer Lernphase des Operateurs bei über 90 %, z. T. sogar bei 95–98 % (71, 72, 95, 132, 166). Die Rate der falsch negativen Biopsien geht mit zunehmender Erfahrung deutlich zurück, sodass die Vorhersagegenauigkeit in der Regel zwischen 95–100 % liegt.

Nach erfolgreicher Entnahme des Sentinel-Lymphknoten erfolgt dessen genaue histopathologische Untersuchung. Die Häufigkeit des Nachweises von Mikrometastasen im Sentinel-Lymphknoten ist abhängig von der Dicke des Primärtumors. Sie beträgt für Tumoren <1,5 mm 4–7 %, zwischen 1,5 und 4 mm 18–19 % und bei Tumoren >4 mm bis über 30 % (49, 79). Im Gegensatz zur Routinemethode mit 2–4 Serienschnitten und Hämatoxylin-Eosin-Färbung kann der singuläre Sentinel-Lymphknoten sowohl einer höheren Anzahl an Serienschnitten als auch einer immunhistochemischen Färbung unterzogen werden, was als Routinemethode für alle Lymphknoten einer kompletten Dissektion wegen des logistischen und finanziellen Aufwandes nicht möglich ist. Dies führt zur Detektion von ca. 5–15 % zusätzlicher, so genannter „okkulter" Mikrometastasen, die eine signifikante prognostische Bedeutung für die Überlebenszeit der Patienten haben (148).

Eine noch höhere Sensitivität besitzen *molekularbiologische Techniken*, wie z. B. der Nachweis von Tyrosinase durch Reverse-Transkriptase-Polymerasekettenreaktion (RT-PCR) beim Melanom. Inwieweit diese Befunde aber tatsächlich die Prognose der Patienten wi-

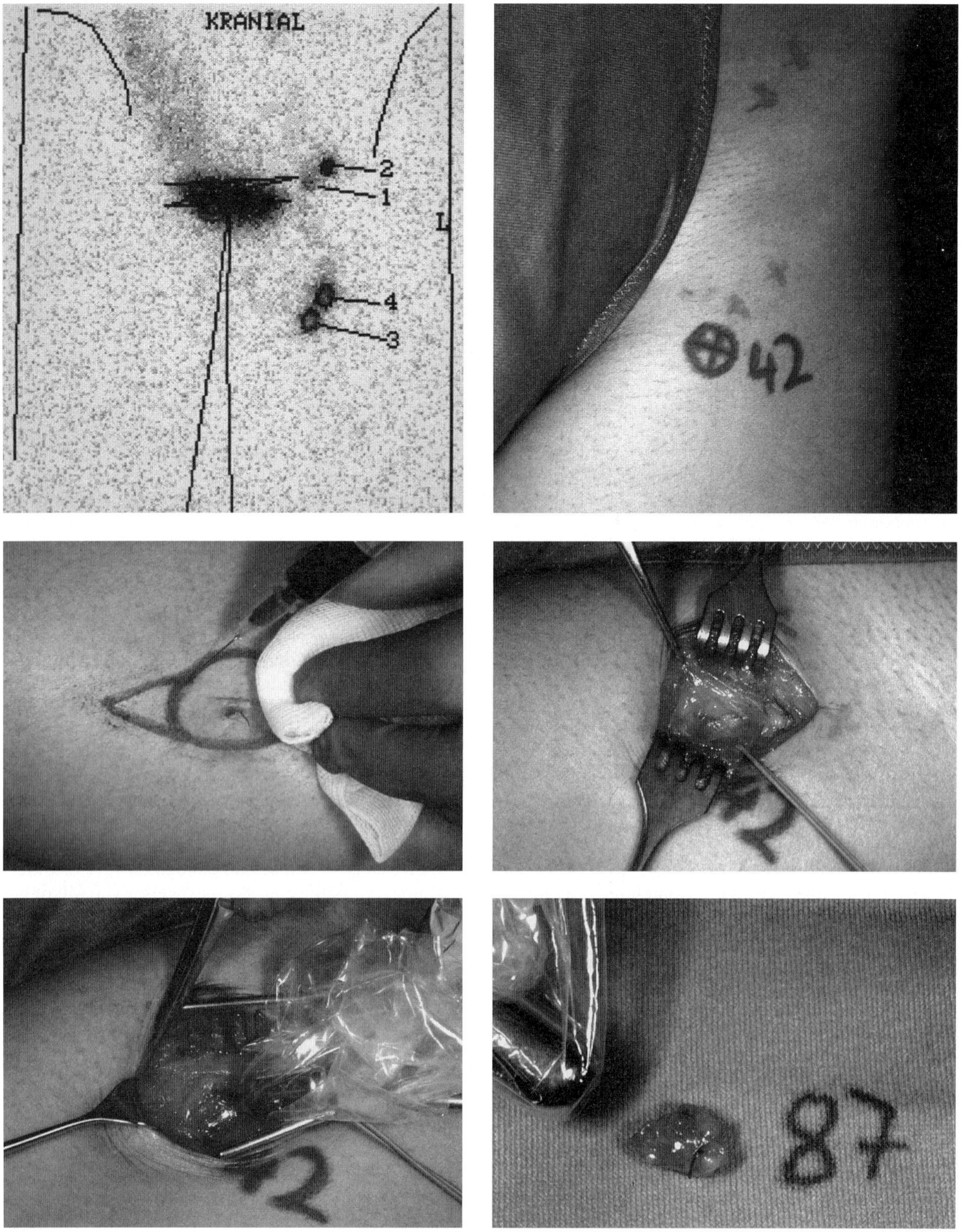

a b c d e f

Abb. 24.3 **a – f** Sentinel-Node-Detektion bei malignem Melanom.
a Präoperative Lymphabstromszintigraphie mit Darstellung eines inguinalen Lymphknotens.
b Präoperative Markierung der szintigraphisch dargestellten Lymphknoten auf der Haut.
c Peritumorale Injektion von Farbstoff.
d Intraoperative Darstellung der blau gefärbten Lymphbahn mit dem Sentinel-Lymphknoten.
e Parallele Detektion mittels Gammasonde.
f Ex-Vivo-Überprüfung der szintigraphischen Speicherung im entnommenen Lymphknoten.

derspiegeln oder ob durch die extrem hohe Sensitivität der PCR nicht Befunde überinterpretiert werden, ist noch nicht abzusehen (56). In die konkrete Therapieentscheidung für einzelne Patienten sollten diese Befunde derzeit noch nicht einbezogen werden.

Die Sentinel-Node-Technik muss heute bereits als Standardmethode eingeordnet werden, mit deren Hilfe bei Patienten mit Tumoren mittlerer Dicke (Breslow 1,5–4 mm) die differenzierte Indikation zur kompletten Lymphadenektomie gestellt werden kann. Darüber hinaus dient sie im Rahmen klinischer Studien zur adjuvanten Therapie als wichtiges diagnostisches Hilfsmittel, um eine exakte Risikostratifizierung zu erlauben. Von der Deutschen Gesellschaft für Dermatologie wird derzeit in Kooperation mit der Deutschen Krebsgesellschaft eine Studie vorbereitet, in der der Einfluss einer kompletten Dissektion des Lymphabstromgebiets bei Patienten mit positiven Sentinel-Lymphknoten überprüft werden soll.

Satelliten- und Intransit-Metastasen

Im Verlauf der intra- und subkutan verlaufenden Lymphabflüsse können sich Tumorknoten, die als Satelliten- (<3 cm Abstand zum Primärtumor) bzw. Intransit-Metastasen (>3 cm) bezeichnet werden, manifestieren. Die Häufigkeit des Auftretens einer derartigen regionalen Metastasierung ist abhängig von den gleichen Faktoren, die auch die Gesamtprognose der Patienten beeinflussen, wobei der Eindringtiefe der Tumoren (Breslow) die größte Bedeutung zukommt (16, 25, 103, 104).

In einer Untersuchung an 3445 Patienten im Stadium I (nur Primärtumor) (158) betrug die lokoregionäre Rezidivrate 2,7%; sie stieg von 0,2% bei einer Tumordicke von 0,75 mm auf 13,2% bei >4 mm an. Im Krankengut der Duke University entwickelten 15% von über 4000 Patienten lokoregionäre kutane Metastasen (143). In der von Veronesi veröffentlichten WHO-Studie zum Exzisionsabstand bei Tumoren bis 2 mm Dicke (165) entwickelten 4/612 Patienten ein Lokalrezidiv und ebenfalls 4 Patienten Intransit-Metastasen. Cascinelli et al. (21) beobachteten bei 7% ihrer 1503 Patienten im klinischen Stadium I und II Lokalrezidive, bei 8% Intransit-Metastasen und bei 4% beides.

Die Therapie der ersten Wahl auch bei lokoregionärer Metastasierung ist die chirurgische Resektion (Tab. 24.**1**). Bei Vorliegen multipler Tumorknoten sind jedoch die Möglichkeiten der operativen Therapie beschränkt. Hinzu kommt, dass mit zunehmendem Krankheitsverlauf das Intervall zwischen der Entfernung eines Herdes und dem Auftreten des nächsten Knotens immer kürzer wird und eine neue Resektion erforderlich werden kann, bevor die Wunden des letzten Eingriffs verheilt sind.

Bei fehlenden Möglichkeiten der chirurgischen Tumorresektion müssen auf der Basis der individuellen Patientensituation verschiedene Therapieoptionen gegeneinander abgewogen werden. Neben der isolierten Extremitätenperfusion (s. u.) können Tumorknoten z. B. auch durch Kryotherapie oder durch Laserkoagulation zerstört werden. Eine lokale Tumorkontrolle kann hierdurch in vielen Fällen, vor allem bei kleineren kutanen Läsionen erreicht werden (66). Die Abheilung der Nekrosen kann jedoch z. T. mehrere Wochen in Anspruch nehmen, was die Einsatzmöglichkeiten bei rascher Tumorprogredienz einschränkt.

Auch durch eine intraläsionale Injektion mit Interferonen oder Bacille-Calmette-Guérin (BCG) kann bei bis zu 50% der Patienten eine Tumorremission erreicht werden (38). Die besten Ergebnisse konnten hierbei mit Interferon-β erzielt werden.

Tabelle 24.**1** Therapiemöglichkeiten bei Satelliten- und Intransit-Metastasierung

	Erstmanifestation			**Rezidive**	
	1–3 Tumorknoten	**4–10 Tumorknoten**	**> 10 Tumorknoten**	**langes Intervall, geringe Zahl**	**kurzes Intervall, höhere Zahl**
Primäre Therapieoption	Resektion	Resektion	Extremitätenperfusion	Resektion	Extremitätenperfusion
Weitere Therapieoptionen	Extremitätenperfusion lokale Injektion von Interferon, IL-2 Bestrahlung	Extremitätenperfusion Laser-/Kryotherapie Bestrahlung Kontakttherapie mit DNCB (+ DTIC) systemische Therapie Interferon-α Vindesin DTIC+/−IFN	systemische Therapie Interferon-α Vindesin DTIC+/−IFN Resektion Laser-/Kryotherapie Kontakttherapie mit DNCB (+ DTIC) Bestrahlung	Extremitätenperfusion Bestrahlung Kontakttherapie mit DNCB (+ DTIC) lokale Injektion von Interferon, IL-2	systemische Therapie Interferon-α Vindesin DTIC+/−IFN Kontakttherapie mit DNCB (+ DTIC) Bestrahlung

Die Unterteilung der aufgeführten Therapiemöglichkeiten in Abhängigkeit von der Tumorzahl dient als Orientierungshilfe und ist in jedem Fall an die individuellen Gegebenheiten anzupassen.
DTIC: Dacarbazin
DNCB: Dinitrochlorobenzol

Mit einer systemischen Chemo- oder Immuntherapie kann bei einem Teil der Patienten mit Intransit-Metastasen eine Tumorrückbildung erreicht werden. Hier werden vor allem Interferon-α, Vindesin und Dacarbazin (DTIC) (+/– Interferon) eingesetzt. Durch Kombination einer intrafokalen Interferonbehandlung mit einer systemischen Chemotherapie oder Strahlentherapie (155,156) kann die Remissionsrate gesteigert werden. Auch durch eine topische Sensibilisierung mit dem Kontaktallergen Dinitrochlorobenzol (DNCB) und paralleler systemischer Therapie mit DTIC kann in Fällen ausgedehnter Intransit-Metastasen eine Tumorkontrolle erreichbar sein.

Die Indikation zur Gliedmaßenamputation beim Melanom sollte nur in Ausnahmefällen und bei Versagen anderer Therapieoptionen gestellt werden, da die Patienten in den allermeisten Fällen bereits innerhalb weniger Monate ein Rezidiv bzw. Metastasen entwickeln. In der größten vorliegenden Untersuchung zur Amputation waren 15 von 43 unter kurativer Intention operierten Patienten nach 5 Jahren noch rezidivfrei, dagegen waren alle 15 Patienten, die aufgrund ausgedehnter exulzerierter Tumoren mit Gefäß- oder Nerveninfiltration amputiert worden waren, bereits nach 33 Monaten verstorben (77).

24.1.7 Isolierte Extremitätenperfusion

Historische Entwicklung

Das Konzept der regionalen, intraarteriellen Applikation von Zytostatika wurde bereits Anfang der 50er-Jahre mit dem Ziel entwickelt, die tumorizide Wirkung der Zytostatika bei gleichzeitig verringerter systemischer Toxizität zu steigern (92, 150). Beim ersten, bereits 1957 behandelten Patienten handelte es sich um einen 76-jährigen Mann mit multiplen (ca. 80) Intransit-Metastasen eines Melanoms am Unterschenkel. Die Perfusion mit 120 mg Melphalan führte zu einer über 16 Jahre anhaltenden kompletten Remission des Melanoms (33, 97).

Aufbauend auf In-Vitro-Untersuchungen zur zytotoxischen Wirkung einer Hyperthermie an Zelllinien wurde von Cavaliere die Extremitätenperfusion mit erhitztem Blut untersucht (24). Bei Gewebetemperaturen von 42–44°C wurden deutliche Tumorrückbildungen beobachtet, begleitet wurde dieser Erfolg aber von einer stark erhöhten Komplikationsrate. In Fortführung dieser Ergebnisse und eigener In-Vitro-Daten (51) wurde am M.D. Anderson Hospital mit der Perfusion bei konstanten Gewebetemperaturen von 38,8–40,0° C begonnen (145). Hiermit wurde eine deutliche Verbesserung sowohl der Remissionsraten als auch der Überlebenszeiten erreicht.

Tabelle 24.**2** M.D. Anderson Klassifikation des malignen Melanoms (145)

Ausdehnung	Stadium
Primärtumor	I
Lokalrezidiv	IIa
Satellitenmetastasen	IIb
Intransit-Metastasen	III
• ohne Lymphknotenbefall	• IIIa
• mit Lymphknotenbefall	• IIIab
Regionale Lymphknotenmetastasen	IIIb
Fernmetastasen	IV

Stadieneinteilung

Für die Beschreibung der regionalen Metastasierung des malignen Melanoms hat sich im Rahmen der Perfusionstherapie die M.D. Anderson Klassifikation durchgesetzt (145) (Tab. 24.**2**). Das Stadium I betrifft Patienten mit Primärtumoren ohne Berücksichtigung der lokalen Tumorausdehnung. Lokalrezidive und Satelliten- bzw. Intransit-Metastasen (Stadium II und III) bilden die Hauptgruppe der Patienten, die mit einer isolierten Extremitätenperfusion behandelt werden. Im Stadium der Fernmetastasierung (IV) besteht nur noch in Ausnahmefällen eine Indikation zur isolierten Perfusionsbehandlung.

Technik der Perfusion

Zur Isolierung der Extremität vom Systemkreislauf werden die jeweils hauptversorgende Arterie und Vene operativ freigelegt. Der Gefäßzugang wird dabei in Abhängigkeit von der zu perfundierenden Region gewählt. Als Standardzugang haben sich für die untere Extremität die retroperitoneale Darstellung der A. und V. iliaca externa und für die Armperfusion die infraklavikuläre Exposition der axillären Gefäße bewährt (86) (Abb. 24.**4**).

Nach Unterbindung oder temporärem Abklemmen der Kollateralen werden die Gefäße mit geeigneten Kathetern kanüliert (14–16 Charr.). Hierüber wird nach systemischer Heparinisierung (200 IE/kg) die Verbindung zur Herz-Lungen-Maschine hergestellt und die extrakorporale Zirkulation aufgebaut. Der Gasaustausch erfolgt im Oxygenator (Membran- oder Bubble-Oxygenator) in dem das Perfusat gleichzeitig erwärmt wird. Die Messung der Gewebetemperatur erfolgt über 2–4 Nadelelektroden, die proximal und distal an der Extremität im Subkutangewebe und der Muskulatur platziert werden.

Nach Erreichen der angestrebten Gewebetemperatur und konstanter Perfusionsverhältnisse werden die Medikamente in den arteriellen Schenkel der extrakorporalen Zirkulation injiziert. Die Perfusionszeit beträgt üblicherweise 60–90 Minuten, einige Gruppe befürworten aber auch eine Ausdehnung dieser Zeit bis zu 2 Stunden (59). Anschließend wird die Extremität mit mehre-

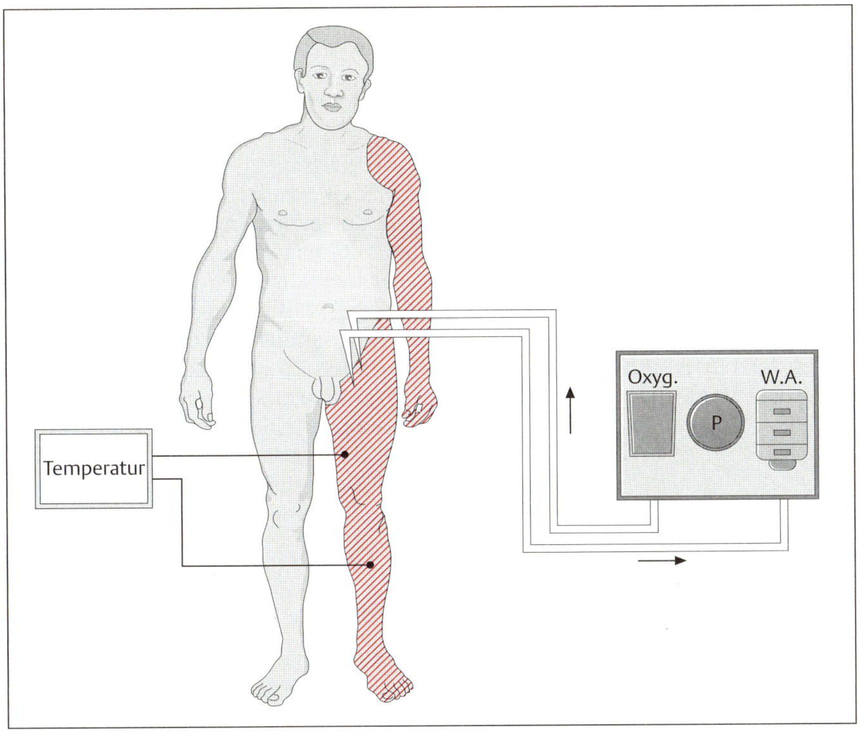

Abb. 24.**4** Schematische Darstellung der isolierten Extremitätenperfusion.

ren Litern eines Volumenersatzmittels (Dextran, Hydroxyäthylstärke) ausgewaschen, und die normale Zirkulation wird nach Gefäßnaht wieder freigegeben.

Der Druck im Perfusionskreislauf liegt 15–20 mmHg unter dem systemischen arteriellen Mitteldruck (40). Bei höheren Druckverhältnissen ist mit einem vermehrten Übertritt der Zytostatika in die systemische Zirkulation zu rechnen. Arterielle Flussraten von 30–40 ml/l Extremitätenvolumen/min sind nach Literaturangaben und auch in der eigenen Erfahrung ausreichend (98), von anderen Autoren werden jedoch auch Flussraten von 1200–1500 ml/min beschrieben (107).

Um eine ausreichende Abdichtung des Extremitätenkreislaufs zum Stammkreislauf zu erzielen, wird körpernah mit einer Esmarch-Binde oder einem Gummischlauch ein Tourniquet angelegt. Anschließend sollte eine Leckkontrolle durchgeführt werden, um die adäquate Isolierung des extrakorporalen Kreislaufs gegenüber der systemischen Zirkulation zu bestätigen und bei Änderung der Situation gegebenenfalls sofort reagieren zu können (z. B. Korrektur des Tourniquets, Änderung der Flussrate, Abbruch der Perfusion). Die gebräuchlichsten Verfahren sind eine Farbstoffverdünnungsmethode (50) bzw. nuklearmedizinische Verfahren mit radioaktiv markiertem Albumin (4).

In unseren Händen hat sich eine Doppeltracermethode mit mit Indium markierten autologen Erythrozyten und mit Technetium markiertem Humanalbumin bewährt (114, 144). Hierdurch besteht die Möglichkeit, sowohl das intravasale als auch das interstitielle Kompartiment kontinuierlich zu überwachen. Bei technisch exakter Durchführung der Perfusionstherapie können ca. zwei Drittel der Behandlungen ohne nachweisbaren Übertritt der Zytostatika in die systemische Zirkulation beendet werden. Wenn mehr als 10 % der applizierten Zytostatika in den Systemkreislauf übertreten, sollte die Perfusion abgebrochen werden.

Medikamente

Melphalan

Bereits bei der ersten klinischen Extremitätenperfusion 1957 wurde Melphalan eingesetzt. Die Rationale für seine Anwendung beruhte auf seiner Strukturverwandschaft zum Phenylalanin, wodurch man sich eine Konzentrierung in Zellen mit aktiver Melaninsynthese erhoffte (33). Dieses Zytostatikum ist bis heute das Standardmedikament in der Perfusionsbehandlung des malignen Melanoms geblieben. Neben seiner alkylierenden Aktivität führt es über Brückenbildungen zur Schädigung der DNA. Die synergistische zytotoxische Wirkung von Melphalan und Hyperthermie beim malignen Melanom konnte experimentell belegt werden (55).

In Anlehnung an die systemische Therapie mit Melphalan wurde auf der Basis des Körpergewichts eine Dosis von 0,6–1,0 mg/kg Körpergewicht bei der Perfusion der oberen und von 0,8–1,2 mg/kg Körpergewicht bei der Perfusion der unteren Gliedmaße ermittelt (96). Dieses Verfahren zur Dosisbestimmung ist auch heute, vor allem in den USA, weit verbreitet. Konstitutionelle Unterschiede der einzelnen Patienten bezüglich Größe, Muskelmasse und Verhältnis von Extremität zum Restkörper bleiben jedoch hierbei unberücksichtigt.

Von Wieberdink (172) wurde die Bestimmung des Volumens der zu perfundierenden Extremität mittels Wasserverdrängungsmethode eingeführt. Die hierdurch ermittelte Dosierung für Melphalan beträgt 10 mg/Liter perfundiertes Extremitätenvolumen bei Beinperfusionen und 13 mg/Liter bei Armperfusionen. Die relativ höhere Dosierung bei Behandlung der oberen Extremität kommt durch unterschiedliche Perfusatvolumina zu Stande. Die Dosierung der Zytostatika auf der Basis des Extremitätenvolumens hat sich in den letzten Jahren zunehmend durchgesetzt und wurde auch im eigenen Vorgehen adaptiert.

Andere Medikamente

Neben Melphalan werden eine Reihe von Medikamenten bei der isolierten Extremitätenperfusion eingesetzt. Vor allem in den USA wurden *Thiotepa* und *Stickstoff-Lost* auch an größeren Kollektiven angewendet (139). Dies ist z. T. auch Folge der fehlenden Zulassung von Melphalan in den USA außerhalb von klinischen Studien. Im Vergleich zu Melphalan liegt die erreichbare Ansprechrate nach einer Perfusion mit diesen Substanzen jedoch niedriger. Eingesetzt werden sie auch heute noch in Kombination mit Melphalan, z. B. bei einem erneuten Rezidiv nach vorausgegangener Perfusion mit Melphalan allein.

In der Kombinationsbehandlung mit Melphalan wird auch *Actinomycin D* verwendet (0,006–0,01 µg/kg bzw. 0,008–0,12 µg/kg). Diese Substanz kann jedoch zu einer starken regionalen Toxizität führen.

Dacarbazin ist eine der wirksamsten Einzelsubstanzen in der systemischen Chemotherapie des Melanoms. Obwohl für eine zytotoxische Wirkung dieser Substanz eine Aktivierung durch hepatische Enzyme erforderlich ist, wurde sie von verschiedenen Gruppen bei der isolierten Extremitätenperfusion eingesetzt (3, 5, 35, 160). Die vermutete Aktivierung des Zytostatikums durch Lichteinwirkung auch in der extrakorporalen Zirkulation konnte von den Untersuchern nicht bestätigt werden (35). Dass dennoch in einigen Fällen eine Tumorremission beobachtet wurde, ist möglicherweise als Folge der isolierten Perfusion unter Hyperthermie zu bewerten.

Cisplatin ist die am besten untersuchte Substanz für die isolierte hypertherme Extremitätenperfusion neben Melphalan. Die maximal tolerierte Dosis beträgt nach Dosiseskalationsstudien zwischen 3 mg/kg KG (34) und 4–6 mg/kg KG bzw 250 mg/m2 (39). Die klinische Ansprechrate bei alleiniger Perfusion mit Cisplatin differiert stark zwischen den einzelnen Gruppen (39, 67, 91, 153), was möglicherweise auf die sehr unterschiedlichen Dosierungen (50–250 mg/m^2) zurückzuführen ist. Vor allem in der Kombination mit höheren Gewebetemperaturen wurde wiederholt über eine gesteigerte periphere Neurotoxizität berichtet.

Im eigenen Vorgehen wurde Cisplatin in Kombination mit Melphalan bei Patienten mit regional metastasiertem Melanom eingesetzt, ohne dass hierbei eine im Vergleich zu anderen Verfahren gesteigerte Toxizität zu verzeichnen war (86).

Von einer portugiesischen Arbeitsgruppe wurde erstmalig ***Fotemustin***, eine neuere Substanz in der systemischen Therapie des malignen Melanoms, auch bei der isolierten Extemitätenperfusion eingesetzt (129). Alle Patienten erhielten zuvor eine niedrig dosierte systemische DTIC-Gabe (400 mg/m^2) zur Chemosensibilisierung. Bei 9/11 Patienten konnte durch diese Behandlung eine objektive Tumorrückbildung (6 komplett, 3 partiell) erreicht werden. Bemerkenswert war hierbei vor allem die fast fehlende regionale Toxizität nach der Perfusion. Diese Daten bilden die Grundlage für eine prospektive Untersuchung dieser Substanz im Rahmen einer Studie der EORTC, welche derzeit vorbereitet wird.

Rolle der Hyperthermie

Die Hyperthermie wurde in den 60er Jahren in die Perfusionsbehandlung eingeführt, nachdem zuvor in In-Vitro-Untersuchungen eine synergistische zytotoxische Wirkung von Zytostatika und Hyperthermie gegen Tumorzellen nachgewiesen werden konnte (24, 55, 145). Stehlin (145) konnte eine Verbesserung der 5-Jahres-Überlebensrate von 22 % auf 76 % nach Einführung der Hyperthermie mit Gewebetemperaturen zwischen 38,8 und 40 °C aufzeigen.

Die Bedeutung der Gewebetemperatur für die Tumorremission konnte am deutlichsten von Cavaliere und Mitarbeitern aufgezeigt werden (23, 34), die die Ergebnisse aus 2 Tumorzentren analysierten. Insgesamt wurden 327 Patienten im Stadium IIIa und IIIb behandelt. Die Rate kompletter Tumorremissionen stieg von 27 % bei Temperaturen <41,5 °C auf 54 % bei Temperaturen >41,5 °C an (Rom), bzw. von 32 % bei Temperaturen <40 °C auf 76 % bei Temperaturen >41 °C (Mailand). Bereits in den ersten Berichten zeigte sich allerdings auch schon eine gesteigerte *Toxizität* bei Temperaturen zwischen 42 °C und 46 °C (24, 145).

Diese Probleme wurden auch in neueren Untersuchungen einer italienischen Gruppe bestätigt (135). Bei 7/16 Patienten, bei denen eine Gewebetemperatur von 42 °C erreicht wurde, kam es zu neurologischen Schädigungen, und bei 2/16 Patienten wurde sogar eine Amputation erforderlich. Kroon und Mitarbeiter (99) berichten über eine ähnliche Komplikationsrate nach isolierter Extremitätenperfusion mit Melphalan und Gewebetemperaturen über 42 °C.

Klinische und experimentelle Untersuchungen der Erlanger Arbeitsgruppe (53, 119) bestätigen dagegen die bessere Wirksamkeit einer Perfusion bei konstanten Gewebetemperaturen von 40,5–41,5 °C, ohne dass vermehrte Komplikationen auftraten.

Durch den Einsatz einer kontrollierten Hyperthermie mit Gewebetemperaturen von maximal 37–38 °C sollen vor allem die Komplikationen einer echten Hyperthermiebehandlung vermieden werden. In retrospektiven Analysen vor allem niederländischer Arbeitsgruppen sind die Behandlungsergebnisse gleichwertig wie nach Perfusion unter Bedingungen mit „milder" Hyperthermie (88).

Indikationen und Ergebnisse

Adjuvante Perfusion im Stadium I

Durch eine adjuvante Extremitätenperfusion mit Melphalan wurde von vielen Autoren versucht, das Rezidivrisiko dieser Patienten zu senken und das Gesamtüberleben der Patienten damit gleichzeitig zu verbessern. Nur wenige Studien beinhalten aber einen direkten Vergleich von perfundierten und nicht perfundierten Patienten. In retrospektiven Analysen konnten keine signifikanten Unterschiede bzgl. lokoregionärer rezidivfreier Zeit, Zeit bis zum Auftreten von Lymphknoten- oder Fernmetastasen, gesamter Zeit der Rezidivfreiheit oder Gesamtüberleben festgestellt werden (37, 43).

Von der WHO und der EORTC wurde gemeinsam eine prospektiv randomisierte Studie zu dieser Fragestellung durchgeführt. Bei 412 Patienten wurde eine weite Exzision des Tumors durchgeführt, und bei 420 Patienten zusätzlich eine isolierte Extremitätenperfusion mit Melphalan. Bei 353 Patienten erfolgte – in Abhängigkeit vom Vorgehen der einzelnen Zentren – eine ELND. Nach einer medianen Nachbeobachtungszeit von 6,4 Jahren ergab sich durch die zusätzliche Extremitätenperfusion eine Verringerung der Intransit-Metastasierung von 6,6% auf 3,3% und einer regionären Lymphknotenmetastasierung von 16,7% auf 12,6% (93).

Ein Vorteil hinsichtlich des fernmetastasenfreien Intervalls oder des Gesamtüberlebens konnte in den randomisierten Therapiearmen jedoch nicht festgestellt werden.

Insgesamt kann aufgrund der vorliegenden Ergebnisse keine Indikation für eine isolierte Extremitätenperfusion als adjuvante Maßnahme in der Primärtherapie des malignen Melanoms abgeleitet werden.

Therapeutische Perfusion

Primäres Ziel der isolierten Extremitätenperfusion beim lokal rezidivierten oder regional metastasierten malignen Melanom ist die lokoregionäre Tumorfreiheit (Abb. 24.**5**). Der Anteil der kompletten und partiellen Remission ist abhängig vom eingesetzten Medikament und z. T. auch von der erreichten Gewebetemperatur (s. o.).

Durch eine Perfusion mit Melphalan kann eine komplette Remission bei 26–80% der Patienten erreicht werden (Tab. 24.**3**). In einer Zusammenstellung von 743 in der Literatur berichteten Patienten betrug der Anteil kompletter und partieller Remissionen 50% bzw. 32% (154).

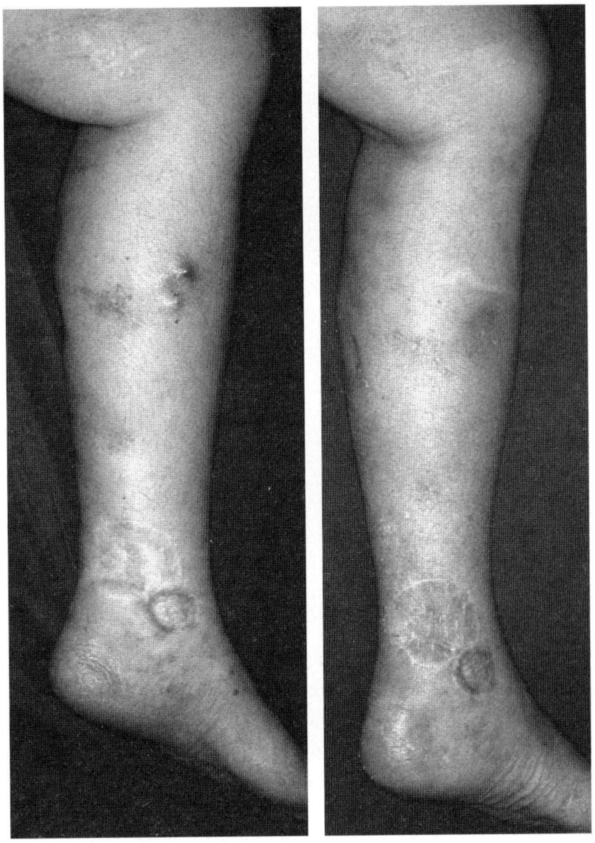

Abb. 24.**5** Rezidiv-Intransit-Metastase am Unterschenkel (links) mit kompletter Rückbildung nach isolierter Extremitätenperfusion mit TNF und Melphalan (rechts).

Die Angaben über die Remissionsdauer bzw. die Häufigkeit von Rezidiven in der perfundierten Extremität sind uneinheitlich. In vielen Fällen ist lediglich das krankeitsfreie Intervall oder das Gesamtüberleben angegeben, ohne dass eine genauere Differenzierung erfolgt. Die mittlere lokoregionäre progressionsfreie Zeit für Patienten mit kompletter Remission nach Extremitätenperfusion beträgt in verschiedenen Studien zwischen 5 und 9,6 Monaten (154).

Die lokoregionäre Rezidivrate beträgt zwischen 19% und 54% der Patienten nach therapeutischer Extremitätenperfusion im Stadium II–IV (34, 89, 107, 138, 142, 154). Der überwiegende Anteil der Patienten entwickelt jedoch Fernmetastasen, sodass nach 5 Jahren nur noch weniger als 30% der perfundierten Patienten krankheitsfrei sind.

Die in der Literatur angegebenen Überlebenszeiten nach therapeutischer Extremitätenperfusion im Stadium III bzw. IV sind sehr unterschiedlich und von der Zusammensetzung des jeweiligen Krankenguts abhängig. Es liegen keine Daten aus prospektiven Studien vor, die eine Verlängerung des Überlebens nach einer Extremitätenperfusion beim Melanom belegen.

Tabelle 24.3 Tumorrückbildung nach isolierter Extremitätenperfusion mit Melphalan

Autor	Patienten (n)	Komplette Remission	Partielle Remission
Rosin 1980 (131)	80	26 %	36 %
Lejeune 1983 (106)	23	65 %	26 %
Storm 1985 (147)	26	81 %	-
Minor 1985 (120)	28	81 %	19 %
Santinami 1989 (135)	85	46 %	48 %
Di Filippo 1989 (34)	69	39 %	44 %
Skene 1990 (142)	67	78 % CR+PR	
Klaase 1994 (89)	120	54 %	25 %
Würl 1995 (174)	27	70 %	30 %
Thompson 1997 (154)	111	73 %	13 %

CR: komplette Remission
PR: partielle Remission

Extremitätenperfusion mit Tumornekrosefaktor

Der Einsatz von TNF-α in Kombination mit IFN-γ und Melphalan bei der isolierten Extremitätenperfusion wurde erstmals von Lejeune und Mitarbeitern (110) beschrieben. Die Ergebnisse der Pilotstudie, und auch erste Mitteilungen aus der Phase-II-Studie (109) bei In-transit-Metastasen eines malignen Melanoms, zeigten eine Ansprechrate von 100 % mit 90 % kompletten Remissionen. Durch die regionale Applikation konnten die Probleme der systemischen Toxizität von TNF-α überwunden werden, die klinisch eine therapeutisch wirksame Dosierung bis dahin nicht gestatteten. Die bei der isolierten Extremitätenperfusion eingesetzte Dosis von 4 mg TNF-α liegt um den Faktor 10 über der systemisch maximal tolerierten Dosis (MTD).

Voraussetzung für diese Therapie ist daher eine effiziente *Abdichtung der extrakorporalen Zirkulation* gegenüber dem Systemkreislauf und eine kontinuierliche Leckkontrolle, um therapiebedingte Todesfälle zu vermeiden (42, 85, 151).

Von August 1993 bis Dezember 1999 wurde in Berlin bei 46 Patienten (33 Frauen, 13 Männer, Durschnittsalter 57 Jahre) mit einem malignen Melanom eine isolierte hypertherme Extremitätenperfusion mit rhTNF-α und Melphalan durchgeführt. Ein großer Teil der Patienten war bereits durch z. T. mehrfache Voroperationen, systemische Chemo- und Immuntherapien, isolierte Extremitätenperfusionen oder Bestrahlungen vorbehandelt. Die Daten von 44 Patienten konnten hinsichtlich der Tumorrückbildung nach der Perfusionstherapie ausgewertet werden. Bei 21 der behandelten Patienten wurde eine komplette und bei 7 Patienten eine partielle Tumorrückbildung erreicht (Ansprechrate 64 %). Nach einer mittleren Nachbeobachtungszeit von 23 Monaten entwickelten 8 der 21 Patienten mit einer kompletten Remission ein regionales Rezidiv.

Ergebnisse mit einer Ansprechrate von 100 % wurden außer von Lienard et al. (110) auch von einer amerikanischen Gruppe berichtet (41). Eine italienische Arbeitsgruppe konnte dagegen nur bei 67 % der behandelten Patienten eine komplette Remission erzielen (159). Die eigenen früheren (85) und auch aktuellen Ergebnisse beim malignen Melanom mit einer Ansprechrate von insgesamt 64 % und 48 % kompletten Tumorremissionen bleiben ebenfalls deutlich hinter den Daten der Erstuntersucher zurück. Inwieweit diese Behandlungsoption in Bezug auf den Anteil der kompletten Remissionen und insbesondere auch Dauer der Remissionen einer Melphalan-Mono-Perfusionstherapie überlegen ist, muss in weiteren Studien geklärt werden.

Regionale Toxizität

Akuttoxizität

Für die akute Toxizität im Bereich der perfundierten Extremität nach isolierter hyperthermer Extremitätenperfusion gibt es prinzipiell 3 mögliche Ursachen:

- die hohe lokale Konzentration an Zytostatika, die bei einigen Substanzen bis über das 10fache der systemisch tolerierten Dosis bezogen auf das Körpergewicht betragen kann,
- der Einfluss der Hyperthermie und
- die Hypoxie während der Zeit der Kanülierung bzw. Dekanülierung der Gefäße bis zum Aufbau einer suffizienten Perfusion mit Oxygenierung.

Die Systematik der Einteilung der akuten regionalen Toxizität wurde von Wieberdink et al. (172) erarbeitet. Der Schwerpunkt dieser Klassifikation liegt in der Beurteilung der Reaktion der Haut und Subkutis. Der überwiegende Anteil der Patienten zeigt nach der Perfusionsbehandlung eine deutliche *Schwellung und Rötung der Extremität* (Grad II, Tab. 24.**4**). Auch *Blasenbildungen* (Grad III) sind bei einem Teil der Patienten zu erwarten. Die akuten Veränderungen sind innerhalb weniger Wochen rückbildungsfähig. Ein *Lymphödem* kann jedoch auch noch längere Zeit persistieren.

Ursächlich hierfür ist vor allem auch die Unterbrechung der inguinalen bzw. axillären Lymphbahnen bei der Operation, insbesondere wenn gleichzeitig eine radikale Lymphknotendissektion durchgeführt wurde. Eine schwerwiegende Beeinträchtigung der *sensiblen und motorischen Funktion* (Grad IV) ist nur bei einem geringen Teil der Patienten zu erwarten (1–2 %). Eine *Amputation* als Folge der Perfusionsbehandlung ist in Einzelfällen beobachtet worden. In einer Literaturübersicht von über 2000 Fällen betrug die Häufigkeit 0,8 % (152). Es besteht kein Zusammenhang zwischen dem Ausmaß der regionalen Toxizität und der Ansprechrate nach isolierter Extremitätenperfusion (169).

Durch die Bestimmung des Myoglobins und der Kreatinkinase im Serum kann im postoperativen Verlauf der Gewebeschaden (Myolyse) abgeschätzt werden (69, 70). Die regionale Toxizität ist zu einem erheblichen Teil auch von dem bei der Perfusion eingesetzten Zytostati-

Tabelle 24.4 Regionale Toxizität nach isolierter Extremitätenperfusion

Autor	Patienten (n)	Schweregrad nach Wieberdink				
		I	II	III	IV	V
Lejeune 1989 (107)	206	5%	57%	36%	2%	-
Klaase 1995 (88)	166	3%	84%	11%	1%	1%
van Geel 1989 (162)	57	8%	72%	16%	2%	2%
Kettelhack 1990 (86)	113	13%	67%	18%	2%	-

kum abhängig. Im Vergleich zu Melphalan kommt es beim Einsatz von Cisplatin bei einem wesentlich höheren Anteil der Patienten zu neurologischen Schädigungen. Hierbei bestehen jedoch erhebliche Unterschiede in Abhängigkeit von der verwendeten Dosis und der Gewebetemperatur (67).

Daten über eine verstärkte regionale Toxizität nach Perfusion mit TNF-α/Melphalan gegenüber einer Perfusion mit Melphalan allein (167) sind bisher nicht bestätigt. Weitere Medikamente mit gesteigerter regionaler Toxizität sind Actinomycin D, Methotrexat (174), Adriamycin und Stickstoff-Lost (139).

Spätkomplikationen und funktionelle Langzeitergebnisse

Obwohl die hypertherme Extremitätenperfusion seit inzwischen mehr als 40 Jahren eingesetzt wird, gibt es nur wenige Untersuchungen über Spätfolgen (162, 168, 170). Die wichtigsten Langzeitfolgen sind

- ein Lymphödem (28%),
- fibrotische Veränderungen des Subkutangewebes und der Muskulatur,
- Bewegungseinschränkungen der großen Gelenke (20–50%) oder
- Störungen der Feinmotorik und Sensibilität.

Insgesamt ist der Anteil der Patienten, bei denen nach 6–12 Monaten noch deutliche Beeinträchtigungen der Gliedmaßenfunktion nachweisbar sind, jedoch gering.

24.1.8 Systemische Therapie

Chemotherapie

Adjuvante Chemotherapie

In den letzten 30 Jahren wurden mehrere Studien zum Vergleich einer adjuvanten Chemotherapie und einer nur operativen Therapie bei malignem Melanom durchgeführt. Neben Dacarbazin wurden hierbei vor allem Nitrosoharnstoffe (z. B. CCNU), aber auch Vinca-Alkaloide untersucht. Alle großen randomisierten Studien stimmten dahingehend überein, dass durch eine adjuvante Chemotherapie weder eine bessere lokale Tumorkontrolle noch eine Verlängerung der Überlebensdauer erreicht werden kann (10, 62).

In einer der umfangreichsten prospektiv randomisierten Studien mit insgesamt 174 Patienten von der Central Oncology Group (COG) in den USA ließ sich sogar eine Verschlechterung der Überlebensrate bei Patienten der adjuvant mit DTIC therapierten Gruppe nachweisen (65). Eine adjuvante Chemotherapie wird daher zur Zeit *nur unter Studienbedingungen* empfohlen.

Chemotherapie beim metastasierten Melanom

Zur systemischen Chemotherapie beim malignen Melanom erwiesen sich Dacarbazin, Nitrosourea, Vincaalkaloide und platinhaltige Zytostatika als die wirksamsten Einzelsubstanzen. Einen additiven Effekt besitzen Pflanzenalkaloide wie Vinblastin oder Vincristin, Hydroxyurea und Tamoxifen. Neuere Medikamente wie Temozolamid, Fotemustin oder Taxane werden zur Zeit hinsichtlich ihrer Wirksamkeit in klinischen Phase-II-Studien getestet (155). Bei einer Monotherapie werden maximale Ansprechraten zwischen 14 und 33% erreicht.

Dacarbazin (DTIC) gehört zu den ersten Medikamenten, deren Wirksamkeit beim malignem Melanom nachgewiesen werden konnte. Mit Ansprechraten zwischen 14 und 33%, einer kompletten Remissionsrate von 5% und einer Ansprechdauer von 3–6 Monaten stellt Dacarbazin das Standardtherapeutikum der Melanomtherapie dar (64, 65, 155). Die besten Rückbildungsraten mit bis zu 33% werden bei Haut- und subkutanen Metastasen sowie bei viszeralen Absiedelungen erzielt. Bei zerebralen, ossären oder hepatischen Metastasen wird nur noch eine Remissionsrate von 5–10% erreicht (101, 155).

Fotemustin, ein neueres Nitrosoureapräparat, besitzt aufgrund der Fähigkeit, die Blut-Hirn-Schranke zu überwinden, eine besonders gute Wirksamkeit bei Hirnmetastasen mit Remissionsraten von bis zu 28% (90)(90).

Möglicherweise wird das Standardtherapeutikum DTIC in Zukunft durch das sehr gut verträgliche und biologisch ähnlich wirkende *Temozolamid* ersetzt. Temozolamid ist ein Prodrug von Monomethyl-5-triazenoimidazol-carboxyamid (MTIC), dass den aktiven Metaboliten von DTIC darstellt. Im Gegensatz zu DTIC benötigt Temozolamid keine hepatische Metabolisierung, es wandelt sich spontan zu MITC um. Die Vorteile von Temozolamid liegen in der peroralen Applikation, der guten ZNS-Penetration und in den wesentlich geringeren Nebenwirkungen. Die Wirksamkeit muss jedoch noch in weiteren Studien geprüft werden.

In ersten Studien zur Monotherapie mit dem Hormonantagonisten *Tamoxifen* konnten nur sehr niedrige Ansprechraten bis maximal 6% nachgewiesen werden. Dagegen zeigte sich bei der Kombinationstherapie mit DTIC eine Tumorrückbildung in 28% der Fälle und darüber hinaus eine Überlebenszeitverlängerung für Frauen. (27). McClay et al. fanden sogar eine Ansprechrate von 51% bei einer Kombination von DTIC, BCNU, Cisplatin und Tamoxifen (116).

Auch mit anderen Kombinationstherapien werden höhere Ansprechraten erzielt, jedoch ist dies fast immer mit einer höheren Toxizität verbunden. Einige Therapieschamata, wie zum Beispiel Bleomycin, Vincristin, Lomustin und Dacarbazin (BOLD), oder Bleomycin, Vindesin, Carmustin und Dacarbazin (BELD), sowie Cisplatin, Vindesin und Dacarbazin (CVD) erreichten unter Studienbedingungen Ansprechraten bis über 40%. Dennoch wird aber nur in 1–2% der Fälle eine lang anhaltende Tumorremission erreicht (155), und es konnte bisher in keiner Studie eine signifikante Verlängerung der Überlebenszeit durch eine Polychemotherapie im Vergleich zu einer Monotherapie nachgewiesen werden. Die mittlere Überlebenszeit der Patienten im metastasierten Stadium liegt weiterhin bei ca. 6 Monaten (100).

Chemoimmuntherapie

Mit Interferon-α kann bei Patienten mit metastasiertem Melanom in 15–20% eine Remission erreicht werden. Die Kombinationsbehandlung von *DTIC mit IFN-α*; ist heute eine der Standardtherapien mit Ansprechraten zwischen 6 und 55% (155). Die Überlegenheit gegenüber einer DTIC-Monotherapie konnte aber bisher nicht in randomisierten Studien belegt werden.

Interleukin-2 (IL-2) besitzt ebenfalls eine deutliche Aktivität beim Melanom mit Ansprechraten bis zu 24% (83, 155). In verschiedenen Kombinationstherapien mit Zytostatika wurden z.T. Ansprechraten von über 40% angegeben. Problematisch bei diesen Therapien ist sicherlich die erhebliche Toxizität von IL-2, ohne dass eindeutige Daten über eine Verlängerung der Überlebenszeit der Patienten vorliegen (83, 84, 155).

Immuntherapie

Interferon-α

Die adjuvante Therapie mit Interferon-α ist in mehreren Studien untersucht worden. In einer WHO-Studie (22) mit einer niedrig dosierten Therapie (3 Mio Einheiten 3-mal/Woche) über 36 Monate nach Resektion von Lymphknotenmetastasen konnte keine Verlängerung des rezidivfreien oder Gesamtüberlebens gezeigt werden. Für Patienten nach Resektion von Hochrisiko-Primärtumoren – aber ohne Lymphknotenmetastasen – konnte in 2 Studien an 489 bzw. 311 Patienten eine signifikante Verlängerung des rezidivfreien Intervalls festgestellt werden, die Verlängerung der Gesamtüberlebenszeit war jedoch nicht signifikant (57, 128).

1996 wurden die Ergebnisse der ECOG-1684-Studie publiziert, in der ein signifikanter Überlebensvorteil für Patienten mit fortgeschrittenen und z.T. lymphatisch metastasierten Melanomen aufgezeigt werden konnte, wenn eine hoch dosierte (bis zu 20 Mio Einheiten/m^2 i.v) Interferon-α-Therapie durchgeführt wurde (87). Diese Studie war Grundlage für eine Zulassung von hoch dosiertem Interferon-α zur adjuvanten Therapie des Melanoms durch die FDA in den USA. Neuere Daten aus der Folgestudie der ECOG (Studie 1690) konnten diese positive Wirkung aber nicht mehr bestätigen.

Zum jetztigen Zeitpunkt besteht weiterhin kein sicherer Nachweis einer Wirksamkeit von Interferon-α in der adjuvanten Therapie des Melanoms, sodass eine Therapie nur innerhalb von Studien gerechtfertigt ist.

Vakzinierungen und Gentherapie

Seit vielen Jahren wird vor allem im amerikanischen Schrifttum über den Einsatz von BCG, aber auch von Corynebacterium parvum (C. parvum) zur *unspezifischen Immunstimulation* in der adjuvanten Therapie des Melanoms berichtet. Einzelne, vor allem monozentrische Studien konnten dabei einen günstigen Einfluss auf die Prognose aufzeigen. In multizentrischen randomisierten Studien mit BCG oder C. parvum, welche z.T. auch in Kombination mit DTIC oder anderen Zytostatika geprüft wurden, ließ sich kein signifikanter Effekt auf Rezidivfreiheit oder Überlebenszeit nachweisen (28, 163).

Für das maligne Melanom lassen sich eine Reihe von *tumorspezifischen Antigenen* definieren, welche eine Basis für Vakzinierungsstrategien darstellen können (Tab. 24.**5**). Ziel ist die Generierung einer Antikörperproduktion bei Immunisierung mit Gangliosiden oder einer zytotoxischen T-Zell-Antwort (CTL) bei der Immunisierung mit definierten Peptiden. Die Expression der Antigene in den Tumoren ist sehr heterogen, und z.T. mit verschieden HLA-Typen assoziiert (z.B. MAGE-1 mit HLA-A1) (115, 161). Bei den derzeitigen Therapiestudien mit Peptidantigenen handelt es sich fast ausschließlich um Phase-I/II-Studien, in denen vor allem die immunologischen Voraussetzungen sowie die Verträglichkeit der einzelnen Präparationen geprüft werden. Aussagen zur tumorbezogenen Wirksamkeit sind daher noch nicht zu erwarten, auch wenn einzelne Remissionen beobachtet wurden.

In einer randomisierten Studie zur Immunisierung mit GM2-Gangliosid (+ BCG als Adjuvans) bei 122 Patienten konnte kein signifikanter Effekt nachgewiesen werden (111). In dieser Studie fand sich jedoch eine signifikant längere rezidivfreie und Gesamtüberlebenszeit für die Patienten mit Antikörperbildung gegen GM2. Diese viel versprechenden Ergebnisse bilden die Basis für randomisierte Phase-III-Studien zur adjuvanten Vakzinierung mit GM2 (KEH-QS21 als Adjuvans) sowohl in den USA als auch in der EORTC (Studie Nr 18961).

Neben den Studien, welche einzelne definierte Antigene untersuchen, gibt es Untersuchungen mit *polyva-*

Tabelle 24.5 Übersicht über melanomspezifische Antigene (Auswahl)

Antigen	Lokalisation	Immunantwort
Ganglioside	Zelloberfläche	Antikörper
• GM2		
• GD2		
Peptide		T-Zellen (CTL)
• MAGE	• intrazellulär	
• BAGE, GAGE	• intrazellulär	
• Tyrosinase	• Melanosomen	
• Melan-A/MART-1	• Zytoplasma	
• gp100	• Melanosomen	
• gp75	• Melanosomen und Zelloberfläche	

lenten Antigenen. Hier sind alle Ansätze mit autologen virusmodifizierten Tumorvakzinen sowie mit Präparationen aus verschiedenen Zelllinien zu nennen, welche z. T. auch kommerziell vertrieben werden (z. B. CancerVax). Obwohl es in fast allen Publikationen Patienten mit andauernden kompletten oder partiellen Tumorremissionen gibt, liegt bisher nur eine größere randomisierte Studie zur adjuvanten Therapie vor. Hierbei konnte bei insgesamt 217 Patienten mit positivem Lymphknotenbefall keine signifikante Verbesserung der Rezidivfreiheit oder der Überlebenszeit festgestellt werden (171).

Gentherapeutische Therapieansätze haben immer eine spezifische Aktivierung zytotoxischer T-Zellen zum Ziel. Dies kann prinzipiell durch verschiedene Ansätze erfolgen:

- Beeinflussung der antigenpräsentierenden Zellen (z. B. dentritische Zellen).
- Transfektion der Melanomzellen durch Zytokingene (z. B. IL-2, IL-12, GM-CSF) oder kostimulatorische Moleküle (B7), um diese immunogen zu machen.
- Steigerung der Effizienz zytotoxischer tumorspezifischer Lymphozyten nach Isolierung aus individuellen Tumoren; Expansion in vitro und Transfektion z. B. mit dem TNF-Gen.

In einer Vielzahl von PhaseI/II-Studien werden derzeit diese Ansätze untersucht, wobei die Wahl des speziellen Gens, die Effizienz und Stabilität der Transfektion, das Ausmaß der tatsächlichen T-Zell-Antwort und die Therapiesicherheit im Vordergrund der Studien stehen. Aussagen zur therapeutischen Wirksamkeit dieser Verfahren können dabei bisher noch nicht getroffen werden.

24.1.9 Radiotherapie

Die ursprünglich angenommene Strahlenresistenz des malignen Melanoms konnte durch eine Vielzahl von Studien über die Strahlenbiologie der Melanomzellen widerlegt werden. Heutzutage wird das Melanom nur als vermindert strahlensensibel eingestuft. Darüber hinaus unterscheiden sich die einzelnen Melanomformen in ihrer Sensibilität gegenüber einer Strahlentherapie.

Nur in Ausnahmefällen wird die Strahlentherapie als primäres Verfahren bei der kurativen Therapie des Melanoms eingesetzt. Beim Lentigo-maligna-Melanom im Gesichtsbereich zeigt die primäre Strahlentherapie gegenüber der chirurgischen Exzision gleichwertige Resultate und stellt somit hierfür eine Standardtherapie dar, insbesondere wenn die chirurgische Therapie aufgrund der Tumorgröße problematisch ist (127). Beim Aderhautmelanom kann durch Protonenbestrahlung mit einer lokalen Tumorkontrolle von bis zu 96% gerechnet werden, womit die Strahlentherapie gegenüber der Enukleation die Therapie der Wahl darstellt.

Bei einer 5-Jahres-Überlebensrate von lediglich 40% nach chirurgischer Therapie eines Lokalrezidivs, bzw. von 20–30% bei Patienten mit Lymphknotenmetastasenresektion, ist die Möglichkeit einer weiteren tumorspezifischen Therapie in Sinne einer adjuvanten Strahlentherapie sowohl der Primärtumorregion als auch der regionären Lymphknotenstationen vielfach untersucht worden. Mehrere strahlentherapeutische Ansätze, z. B. mit schnellen Neutronen, lokaler Hyperthermie, Radiosensitizern und modifizierten Fraktionierungsschemata wurden in klinischen Phase-II- und Phase-III-Studien untersucht (137), jedoch konnten bisher noch keine eindeutigen Verbesserungen der Überlebensraten nachgewiesen werden.

Nach Exzision von Lymphknotenmetastasen kann die Rezidivmetastasierungsrate in der gleichen Lymphknotenstation bis zu 50% betragen (19, 32). Durch eine adjuvante Radiotherapie konnte diese in einigen Studien auf ca. 20% gesenkt werden. Daten aus prospektiv randomisierten Studien, insbesondere nach kompletter und korrekt durchgeführter Lymphknotendissektion, liegen jedoch nicht vor. Problematisch ist sicherlich die gesteigerte Lymphödembildung nach kombinierter chirurgischer und strahlentherapeutischer Behandlung.

Ihren hauptsächlichen Einsatz findet die Strahlentherapie in der *palliativen Therapie* von Lungen-, Skelett-, Hirn-, Lymphknoten- und subkutanen Metastasen.

Abgesehen von den Skelettmetastasen hat sich eine *High-Dose-Bestrahlung* mit einer Einzelfraktion von 6 Gy gegenüber der Low-Dose-Bestrahlung mit einer Einzelfraktion von 2 Gy als signifikant wirksamer herausgestellt. Bei Lymphknoten- und Hautmetastasen liegen die einzelnen Fraktionen bei 5–6 Gy und die Gesamtdosis von 60 Gy. Bei schnell proliferierenden Metastasen besteht die Möglichkeit einer Hyperfraktionierung mit z. B. 150 cGy 2-mal täglich oder 200–400 cGy 1-mal täglich (32, 157).

Hirnmetastasen zeigen zwar eine Rückbildung nach palliativer Bestrahlung, jedoch konnte eine Überlebensverlängerung nur durch die vorherige Metastasenresektion und dann anschließende adjuvante Strahlentherapie nachgewiesen werden (32).

Habermalz et al. konnten in einer Studie über die Bestrahlung von 33 Metastasen feststellen, dass 29 davon bei einer Fraktionsdosis von 6 Gy 1- bis 2-mal pro Woche eine partielle oder gar komplette Rückbildung zeigten (58). Dagegen konnte keine Remission bei 11 Läsionen nachgewiesen werden, welche mit 2 Gy Einzeldosen bestrahlt wurden.

Zu einem ähnlichen Ergebnis kommen Hornsey et al., die 52 Patienten an insgesamt 3 großen Zentren in England retrospektiv untersuchten. Ein besseres Ansprechen zeigten diejenigen Läsionen, die mit High-Dose-Fraktionen von 4–8 Gy bestrahlt wurden, im Gegensatz zu Läsionen, die nur Low-Dose mit 2,0–2,99 Gy pro Fraktion behandelt wurden (75).

Hierzu konträr sind Daten einer Analyse von Lobo et al., der eine Ansprechrate von 68 % bei täglichen Fraktionen von 1,8–3 Gy und einer Gesamtdosis von 30 Gy nachweisen konnte (112). An tierexperimentellen Modellen zeigten Trott et al., dass die Effektivität der Radiotherapie nicht von den Einzelfraktionen, sondern vielmehr von der Gesamtbestrahlungszeit und der Anzahl der Fraktionen abhängt (157).

In der bisher einzigen prospektiv randomisierten Studie der Radiation Therapy Oncology Group (RTOG), in der Hochdosis- mit Niederdosistherapie verglichen wurde, konnte kein signifikanter Unterschied in der Gesamtansprechrate festgestellt werden (136).

24.1.10 Melanome des Anorektums und des Ösophagus

Primäre Melanome des Ösophagus und des Anorektums sind seltene Tumoren. Lediglich ca. 0,1–0,2 % der Ösophagusmalignome sind Melanome, und für anorektale Malignome beträgt dieser Anteil ca. 0,5–1 % (149). Aufgrund der geringen Patientenzahlen gibt es keine fundierten einheitlichen Therapieempfehlungen. Über das Ausmaß der chirurgischen Radikalität bei der Therapie des Primärtumors gibt es intensive Diskussionen.

Insbesondere beim *Analmelanom* wurde immer wieder für eine radikale Therapie in Form einer abdominoperinealen Rektumextirpation plädiert (123). Bisher konnte jedoch in keiner Untersuchung gezeigt werden, dass hierdurch die Überlebenszeiten gegenüber einer alleinigen lokalen Tumorexzision verbessert sind (149). Die mittleren Überlebenszeiten schwanken in den einzelnen Untersuchungen zwischen 10 und 20 Monaten. Vor diesem Hintergrund sollte die Indikation zur Rektumextirpation beim Melanom prinzipiell sehr zurückhaltend gestellt werden, und vor allem auf die Patienten beschränkt bleiben, bei denen ein lokales Tumorrezidiv anders nicht zu kontrollieren ist.

Die Prognose der Patienten mit einem *primären Ösophagusmelanom* ist ebenfalls sehr schlecht, bisher sind erst 2 Patienten beschrieben worden, die länger als 5 Jahre überlebt haben. Zwei Drittel der Patienten versterben innerhalb des ersten Jahres (149). Der Hauptgrund hierfür ist darin zu sehen, dass es sich in den allermeisten Fällen um Tumoren mit größerer Eindringtiefe (>1 cm nach Breslow) handelt und einer damit verbundenen hohen Metastasierungsrate. Die Indikation zu einer chirurgischen Therapie mit Ösophagusresektion oder zu einer konservativen Radio- bzw. Chemotherapie muss daher sehr individuell gestellt werden.

24.1.11 Fernmetastasen

Die Prognose der Patienten mit Fernmetastasen eines malignen Melanoms ist sehr schlecht. In der größten bisher vorliegenden Untersuchung an 1521 Patienten mit metastasiertem Melanom betrug die mediane Überlebenszeit 7,5 Monate und die 5-Jahres-Überlebensrate 6 % (11). Eine Metaanalyse von 6322 Patienten im Stadium IV ergab eine mediane Überlebenszeit von 8,1 Monaten (102). Innerhalb dieser Patientengruppe gibt es jedoch deutliche Unterschiede. Die wichtigsten prognostischen Faktoren sind

- der Ort der ersten Metastase,
- das krankheitsfreie Intervall bis zur Metastasierung und
- das Erkrankungsstadium vor der Metastasierung.

Auch die Zahl der Metastasen wurde als prognostisch bedeutend herausgestellt (133).

Nach der Lokalisation der Metastasierung lassen sich abhängig von der Prognose 3 Gruppen herausstellen (11):

- Patienten mit Metastasen in der Haut, den Lymphknoten oder im Gastrointestinaltrakt. Das mediane Überleben beträgt hier 12,5 Monate.
- Patienten mit Lungenmetastasen, die eine mediane Überlebenszeit von 8,3 Monaten haben.
- Patienten mit Leber-, Knochen- oder Hirnmetastasen mit einer medianen Überlebenszeit von lediglich 4,4 Monaten.

Diese Faktoren sind bei der Entscheidung zur Therapie eines Patienten mit metastasiertem Melanom zu berücksichtigen. Hierbei muss klar sein, dass nur eine operative Behandlung die Prognose des Patienten verbessern kann, und im Einzelfall hierdurch sogar eine Kuration zu erreichen ist. Eine chirurgische Therapie ist daher immer dann zu erwägen, wenn die Metastasen auf ein Organ beschränkt sind, und wenn gleichzeitig eine radikale (R0-)Resektion möglich ist (Abb. 24.**6a**–**e**, Abb. 24.**7a**–**c**).

Gastrointestinale Metastasen zeigen die beste Prognose neben Haut- und Lymphknotenmetastasen. Der größte Anteil entfällt auf Metastasen im Dünndarm. In einer Serie von 41 Patienten der Mayo Klinik (20) konnten bei 52 % der Patienten die Metastasen vollständig reseziert werden. Nach einer medianen Nachbeobachtungszeit von 10 Monaten waren 6/41 Patienten noch am Leben. 2/19 Patienten einer anderen Untersuchung waren 13 bzw. 52 Monate nach Resektion noch rezidivfrei (173).

112 von 945 Patienten mit Lungenmetastasen eines Melanoms an der Duke University konnten operiert werden (61). Bei 98 dieser Patienten war die Resektion vollständig. Die mittlere Überlebenszeit betrug hier 1,7 Jahre im Vergleich zu 0,7 Jahren bei den nicht komplett resezierten Metastasen. Bei der Planung einer Resektion sollte neben der Resektabilität der Metastasen die Anzahl derselben und vor allem auch das krankheitsfreie Intervall berücksichtigt werden.

Durch eine Resektion von *Hirnmetastasen* kann in Einzelfällen eine sehr gute Palliation erreicht werden (15). Überlebenszeiten für operierte Patienten von bis zu 25 Monaten werden angegeben. In allen anderen Fällen stellt die Strahlentherapie die wichtigste Behandlung für Patienten mit Hirnmetastasen dar.

Patienten mit *Lebermetastasen* eines Melanoms haben eine ähnlich schlechte Prognose wie Patienten mit Hirnmetastasen. Die mediane Überlebenszeit von 293 Patienten betrug 4 Monate (11). In der Literatur sind jedoch einige Fälle einer erfolgreichen Resektion mit lang anhaltender Remission dokumentiert. Stoelben et al. berichteten über 2 Patienten, die 2 bzw. 10 Jahre nach der Leberresektion noch rezidivfrei waren (146). Wenn die Möglichkeit einer R0-Resektion der Lebermetastasen gegeben ist, sollte diese angestrebt werden.

Bei fehlender Resektabilität kann mit einer regionalen Infusionschemotherapie oder Immuntherapie möglicherweise eine Remission erreicht werden. Die mediane Überlebenszeit in einer Studie zur intraarteriellen Therapie mit Fotemustin bei 30 Patienten betrug 14 Monate, eine partielle Tumorremission konnte bei Patienten erreicht werden (108). Bei 5 bisher an unserer Abteilung nach diesem Protokoll behandelten Patienten haben wir in 2 Fällen eine Tumorremission beobachtet.

24.1.12 Nachsorge

Wie bei anderen malignen Erkrankungen auch wird der Wert einer regelmäßigen Nachuntersuchung bei Melanompatienten kontrovers diskutiert. Es gibt keine Studie, die eine Verlängerung der Überlebenszeit der Patienten durch ein intensives Untersuchungsprogramm belegt. Hinzu kommt, dass ein großer Anteil der Rezidive und Metastasen durch die Patienten selbst zwischen den einzelnen Untersuchungsterminen bemerkt wird (140). Der regelmäßige Einsatz aufwändiger Untersuchungsverfahren im Rahmen eines Nachsorgepro-

a 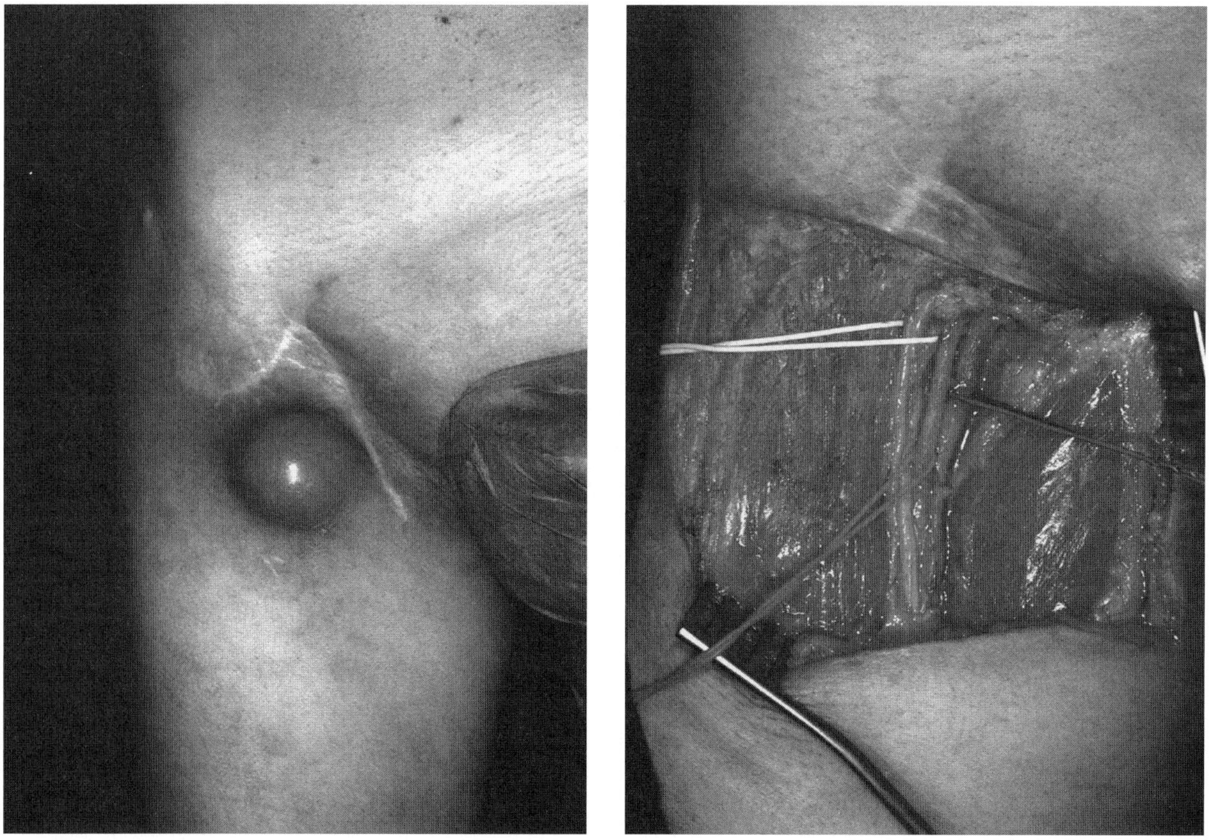 b

Abb. 24.**6a–e** Resektion einer Rezidivlymphknotenmetastase inguinal in vorbestrahltem Gebiet.
a Präoperative Situation.
b Situs nach erfolgter Resektion mit angeschlungenen Gefäßen/Nerven.

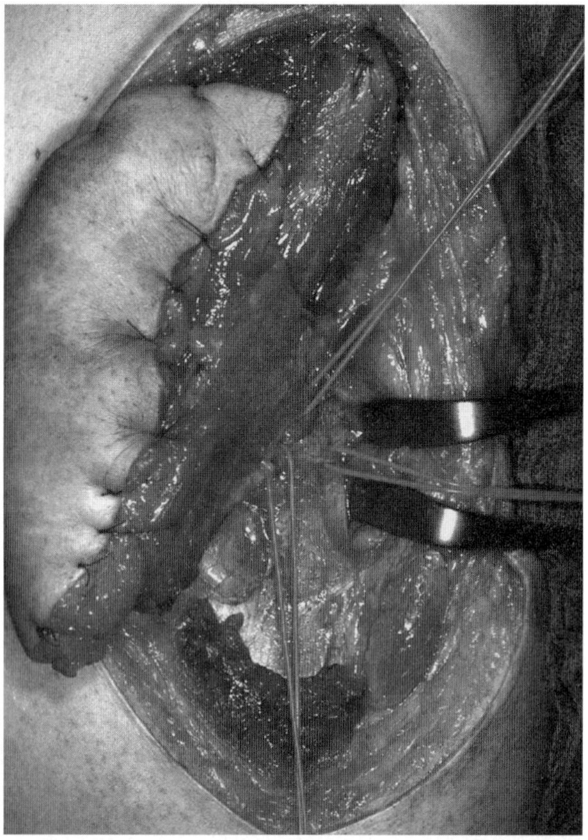

c

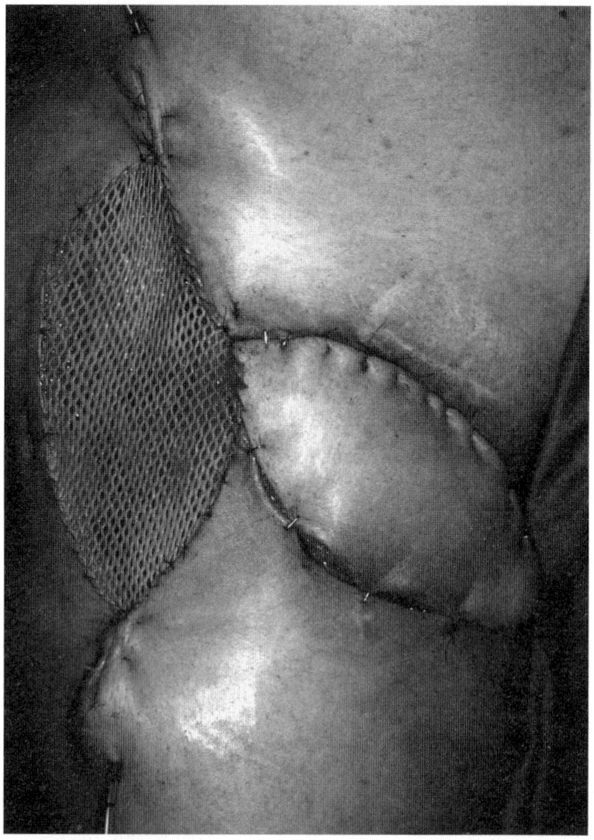

d

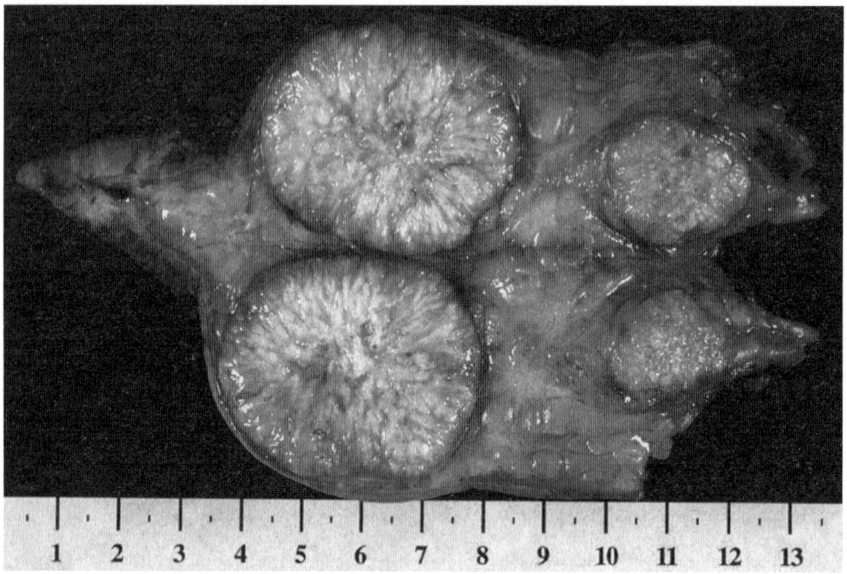

e

Abb. 24.**6c–e**
c Hebung eines gefäßgestielten Tensor-Fasciae-latae-Lappens,
d Defektdeckung.
e Resektionspräparat.

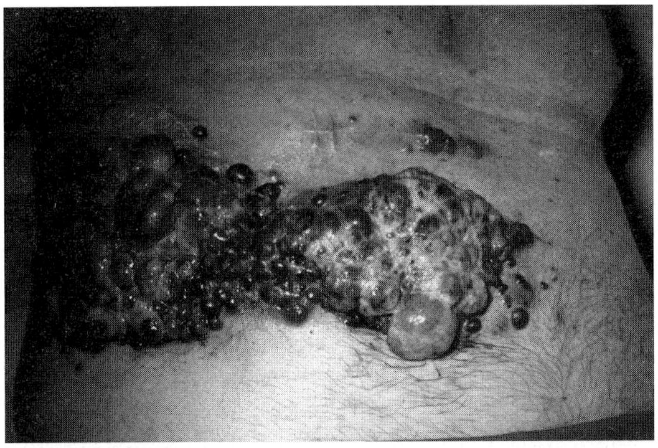

a

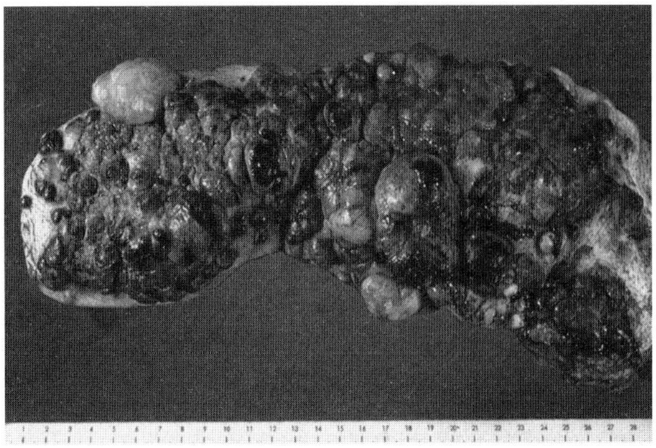

b

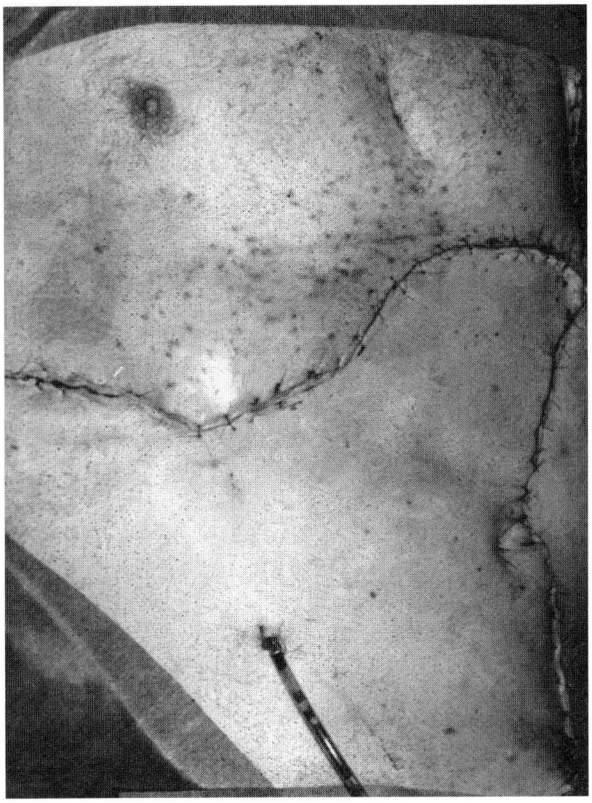

c

Abb. 24.7**a – c** Exulzerierte multifokale Thoraxwandmetastase eines Melanoms (**a**). Resektionspräparat (**b**); Defektdeckung durch ausgedehnte Verschiebelappen (**c**).

gramms ist daher nicht gerechtfertigt. Vielmehr sind die apparativen Methoden in Abhängikeit von der Symptomatik der Patienten gezielt einzusetzen. Bei Patienten mit geringem Rezidiv- und Metastasierungsrisiko (Tumordicke <0,75 mm) sind engmaschige Nachuntersuchungen kaum zu rechtfertigen.

Eine wichtige Aufgabe der Nachsorgeuntersuchung besteht in der frühzeitigen Erkennung von weiteren Melanomen bei den Patienten. Daher ist eine sorgfältige Inspektion des gesamten Integuments bei jeder Untersuchung erforderlich.

24.2 Merkel-Zell-Karzinom

24.2.1 Einleitung

Das Merkelzellkarzinom zählt zu den seltenen Tumoren der Haut. Ausgangspunkt dieser Tumoren ist wahrscheinlich die so genannte Merkel-Zelle, die zu den neuroendokrinen Zellen gezählt wird. Die Bezeichnung „*Neuroendokrines Karzinom der Haut*" weist auf diesen Ursprung hin. Hinweise für die Ätiopathogenese liegen nicht vor. Neben morphologischen Kriterien basiert die Diagnose auf dem immunhistologischen Nachweis einer starken Expression von Zytokeratin-20 (191) und NSE. NSE kann in vielen Fällen auch im Serum erhöht sein, ebenso wie Chromogranin A.

Aufgrund der Seltenheit der Tumoren basieren die therapeutischen Empfehlungen nicht auf den Ergebnissen randomisierter Studien, sondern überwiegend auf Patientenserien mit relativ kleinen Fallzahlen.

24.2.2 Klinik

Die häufigste Tumorlokalisation für Merkel-Zell-Karzinome ist das Gesicht. Ca. 30% der Tumoren treten an den Extremitäten und am Stamm auf. Überwiegend sind ältere Menschen betroffen. Eine ungleiche Geschlechtsverteilung ist nicht sicher belegt.

Die Tumoren sind derb und meistens rötlich-livide. Die Epidermis über dem Tumor ist oft intakt, in der Tiefe kann sich der Tumor dabei weit fortsetzen. Auch exophytische Wachstumsformen sind möglich.

Die Wachstumsgeschwindigkeit der Merkel-Zell-Karzinome ist sehr hoch. Parallel hierzu besteht eine erhebliche lymphogene und hämatogene *Metastasierungstendenz*. Ca. 15% der Patienten haben bei der Präsentation bereits Lymphknotenmetastasen, die im weiteren Verlauf der Erkrankung bei insgesamt 50–60% der Patienten auftreten.

Die *Gesamtprognose* der Patienten ist schlecht. In der größten publizierten Studie von 109 Patienten betrug die 5-Jahres-Überlebensrate 74% (175), andere Autoren berichten dagegen von 2-Jahres-Überlebensraten von lediglich 50% (185). Die Tumorgröße und hohe Mitosezahl sind wichtige prognostische Parameter (193).

Die gebräuchliche Stadieneinteilung unterscheidet Patienten mit lokalisiertem Primärtumor (Stadium I), mit lokoregionären (Intransit-) oder lymphogenen Metastasen (Stadium II) und mit Fernmetastasen (Stadium III).

24.2.3 Chirurgische Therapie

Die Entfernung des Primärtumors mit einem Sicherheitsabstand von mindestens 2–3 cm stellt die Therapie der Wahl im Stadium I dar (175, 183). Im Gesichtsbereich ist dies naturgemäß kaum möglich, sodass die Resekionsgrenzen geringer sind. Lokale Tumorrezidive sind häufig; nach knapper Resektion werden sie 25–40% der Fälle beobachtet (190, 192, 197).

Bei Lymphknotenmetastasen erfolgt die komplette Dissektion des regionären Lymphabflussgebiets. Wegen der hohen Rate an Rezidiven wird teilweise eine zusätzliche Strahlentherapie empfohlen. Ob dies auch nach einer systematischen Dissektion tatsächlich erforderlich ist oder ob die Rezidive überwiegend nach unzureichend ausgeführten Eingriffen auftreten, ist aufgrund der geringen Fallzahlen in der Literatur kaum zu klären. Eine prophylaktische Lymphknotendissektion bei fehlendem klinischen oder sonographischen Nachweis vergrößerter Lymphknoten wird nicht empfohlen. Es ist zu vermuten, dass in Zukunft durch den Einsatz der Sentinel-Node-Methode auch hier eine Selektion der Patienten mit subklinischen Metastasen für die komplette Dissektion möglich sein wird (176, 184, 186, 195).

Die operative Therapie von Fernmetastasen ist ist nur in Ausnahmefällen indiziert und erfolgt überwiegend unter palliativen Gesichtspunkten.

Bei lokoregionärer Metastasierung gibt es neben der Radiotherapie und systemischen Chemotherapie auch einzelne Beschreibungen über eine isolierte Extremitätenperfusion mit länger anhaltender Remission (179, 181).

24.2.4 Radiotherapie

Merkel-Zell-Karzinome sind strahlensensibel. Die erforderliche Dosis beträgt 40–60 Gy (177). Die lokale Tumorkontrolle nach Radiotherapie in Kombination mit einer adäquaten Tumorresektion ist jedoch höher als nach alleiniger Strahlentherapie. Die adjuvante Strahlentherapie wird derzeit nach Exzision größerer Tumoren und vor allem bei eingeschränktem chirurgischem Sicherheitsabstand empfohlen (187, 188, 189, 196).

Nach operativer Therapie von Lymphknotenmetastasen wird ebenfalls vielfach die Indikation zu einer adjuvanten Bestrahlung gestellt (s. o.) (180, 190). Aufgrund der Erfahrungen bei anderen Tumorentitäten wie dem Mammakarzinom oder dem malignen Melanom ist jedoch bei einer Kombination beider Therapiemodalitäten eine deutliche Zunahme der funktionell bedeutenden Spätkomplikationen zu erwarten.

Im metastasierten Stadium stellt die Radiotherapie zur lokalen Kontrolle symptomatischer Metastasen neben der systemischen Therapie die wichtigste Therapieform dar.

24.2.5 Chemotherapie

In der adjuvanten Situation besteht beim Merkel-Zell-Karzinom keine Indikation zu einer systemischen Chemotherapie. Im metastasierten Stadium (II und III) kann durch eine Polychemotherapie z. T. eine Vollremission erreicht werden. Das progressionsfreie Intervall ist jedoch bis auf Ausnahmefälle nur von kurzer Dauer. Die Therapie erfolgt oft in Anlehnung an Schemata für das kleinzellige Bronchialkarzinom (180, 181, 183, 194).

Analog zu anderen neuroendokrinen Tumoren gibt es Untersuchungen zum Einsatz des Somatostatinanalogons Octreotid sowohl im Rahmen der szintigraphischen Diagnostik als auch zur Therapie des metastasierten Merkel-Zell-Karzinoms (178, 181).

Literatur

1. Krebsatlas der Bundesrepublik Deutschland. Berlin, Heidelberg, New York: Springer, 1997
2. Cutaneous melanoma. St. Louis: Quality Medical Publishing, Inc., 1998
3. Aigner K, Schwemmle K. Technik der isolierten Extremitätenperfusion. Langenbecks Arch Chir 1983; 359: 113–122
4. Alexander C, Berberich R, Omlor G, Schmidt S. Measurement of blood leakage during isolation perfusion by 99mTc blood pool labelling. Reg Cancer Treat 1991; 3: 312–315
5. Ariyan S, Mitchell MS, Kirkwood JM. Regional isolated perfusion of high risk melanoma of the extremities with imidazole carboxamide. Surg Gynecol Obstet 1984; 158: 238–242
6. Autier P, Dore JF. Influence of sun exposures during childhood and during adulthood on melanoma risk. EPIMEL and EORTC Melanoma Cooperative Group. European Organisation for Research and Treatment of Cancer. Int J Cancer 1998; 77: 533–537
7. Balch CM, Soong SJ, Bartolucci AA, et al. Efficacy of an elective regional lymph node dissection of 1 to 4 mm thick melanomas for patients 60 years of age or younger. Ann Surg 1996; 224: 255–263
8. Balch CM, Soong SJ, Milton GW, et al. A comparison of prognostic factors and surgical results in 1786 patients with localized (stage I) melanoma treated in Alabama, USA and New South Wales, Australia. Ann Surg 1982; 196: 677–684
9. Balch CM, Soong SJ, Ross MI, et al. Long-term results of a multi-institutional randomized trial comparing prognostic factors and surgical results for intermediate thickness melanomas (1.0 to 4 mm). Annals of Surgical Oncology 2000; 7: 87–97
10. Barth A, Morton DL. The role of adjuvant therapy in melanoma management. Cancer 1995; 75: 726
11. Barth A, Wanek LA, Morton DL. Prognostic factors in 1521 melanoma patients with distant metastases. J Am Coll Surg 1995; 181: 193–201
12. Barth RJJ, Venzon DJ, Baker AR. The prognosis of melanoma patients with metastases to two or more lymph node areas. Ann Surg 1991; 214: 125–130
13. Beitsch P, Balch C. Operative morbidity and risk factor assessment in melanoma patients undergoing inguinal lymph node dissection. Am J Surg. 1992; 164: 462–465
14. Bevilacqua RG, Coit DG, Rogatko A, Younes RN, Brennan MF. Axillary dissection in melanoma. Prognostic variables in node-positive patients. Ann Surg 1990; 212: 125–131
15. Brega K, Robinson WA, Winston K, Wittenberg W. Surgical treatment of brain metastases in malignant melanoma. Cancer 1990; 66: 2105–2110
16. Breslow A. Thickness, cross-sectional areas and depth of invasion in the prognosis of cutaneous melanoma. Ann Surg 1970; 172: 902–908
17. Breslow A, Macht SD. Optimal size of resection margin for thin cutaneous melanoma. Surg Gynecol Obstet 1977; 145: 691–692
18. Buttner P, Garbe C, Bertz J, et al. Primary cutaneous melanoma. Optimized cutoff points of tumor thickness and importance of Clark's level for prognostic classification. Cancer 1995; 75: 2499–2506
19. Byers RM. The role of modified neck dissection in treatment of cutaneous melanoma of the head and neck. Arch Surg 1986; 121: 1338–1341
20. Caputy GC, Donohue JH, Goellner JR, Weaver AR. Metastatic melanoma of the gastrointestinal tract – results of surgical management. Arch Surg 1991; 126: 1353–1358
21. Cascinelli N, Bufalino R, Marolda R, et al. Regional non-nodal metastases of cutaneous melanoma. Eur J Surg Oncol 1986; 12: 175–180
22. Cascinelli N, Bufalino R, Morabito A, MacKie R. Results of adjuvant interferon study in WHO melanoma programme. Lancet 1994; 343: 913–914
23. Cavaliere R, Cavaliere F, Deraco M, et al. Hyperthermic antiblastic perfusion in the treatment of stage IIIa–IIIab melanoma patients. Comparison of two experiences. Melanoma Res 1994; 4(Suppl 1): 5–11
24. Cavaliere R, Ciocatto EC, Giovanella BC, et al. Selective heat sensitivity of cancer cells. Biochemical and clinical studies. Cancer 1967; 20: 1351–1381
25. Clark WH, From L, Bernardino EA, Mihm MC. The histiogenesis and biological behavior of primary malignant melanomas of the skin. Cancer Res 1969; 29: 705
26. Coates AS, Ingvar CI, Petersen Schaefer K, et al. Elective lymph node dissection in patients with primary melanoma of the trunk and limbs treated at the Sydney Melanoma Unit from 1960 to 1991. J Am Coll Surg 1995; 180: 402–409
27. Cocconi G, Bella M. Treatment of metastatic malignant melanoma with dacarbazine plus tamoxifen. N Engl J Med 1992; 327: 516–523
28. Cochran AJ, Buyse ME, Lejeune FJ, Macher E, Revuz J, Rumke P. Adjuvant reactivity predicts survival in patients with „high-risk" primary malignant melanoma treated with systemic BCG. EORTC Malignant Melanoma Cooperative Group Writing Committee. Int J Cancer 1981; 28: 543–550
29. Coit DG, Brennan MF. Extent of lymph node dissection in melanoma of the trunk or lower extremity. Arch Surg 1989; 124: 162–166
30. Coit DG, Rogatko A, Brennan MF. Prognostic factors in patients with melanoma metastatic to axillary or inguinal lymph nodes. A multivariate analysis. Ann Surg 1991; 214: 627–636
31. Cooper PH, Wanebo HJ, Hagar RW. Regression in thin malignant melanoma. Microscopic diagnosis and prognostic importance. Arch Dermatol 1985; 121: 1127–1131
32. Corry J, Smith JG. Nodal radiation therapy for metastatic melanoma. Int J Radiation Oncology Biol Phys 1999; 44: 1065–1069
33. Creech O, Krementz ET, Ryan RF, Winblad JN. Chemotherapy of cancer: regional perfusion utilizing an extracorporal circuit. Ann Surg 1958; 148: 616–631
34. Di Filippo F, Calabro A, Giannarelli D, Carlini S, Cavaliere F, Moscarelli F. Prognostic variables in recurrent limb melanoma treated with hyperthermic antiblastic perfusion. Cancer 1989; 63: 2551–2561
35. Didolkar MS, Fitzpatrick JL, Jackson AJ, Johnston GS. Toxicity and complications of vascular isolation and hyperthermic perfusion with imidazole carboxamide (DTIC) in melanoma. Cancer 1986; 57: 1961–1966
36. Drepper H, Kohler CO, Bastian B, et al. Benefit of elective lymph node dissection in subgroups of melanoma patients. Results of a multicenter study of 3616 patients. Cancer 1993; 72: 741–749
37. Edwards MJ, Soong SJ, Boddie AW, Balch CM, McBride CM. Isolated limb perfusion for localized melanoma of the extremity. Arch Surg 1990; 125: 317–321
38. Fierlbeck G, d'Hoedt B, Stroebel W, Stutte H, Bogenschütz O, Rassner G. Intraläsionale Therapie von Melanommetastasen mit rekombinanten Interferon-beta. Hautarzt 1992; 43: 16–21
39. Fletcher WS, Woltering EA, Moseley HS, et al. Hyperthermic isolation limb perfusion (HILP) in the management of extremity melanoma and sarcoma with particular reference to the dosage, pharmacokinetics, and toxicity of cisplatin. Cancer Treat Res 1993; 62: 241–244
40. Fontijne WPJ, Mook PH, Schraffordt Koops H, Oldhoff J, Wildevuur CRH. Improved tissue perfusion during pressure regulated hyperthermic regional perfusion. Cancer 1985; 55: 1455–1461

41. Fraker DL, Alexander HR. The use of tumour necrosis factor (TNF) in isolated perfusion: results and side effects. The NCI results. Melanoma Res 1994; 4(Suppl 1): 27–29
42. Fraker DL, Alexander HR, Andrich MP, Rosenberg SA. Treatment of patients with melanoma of the extremity using hyperthermic isolated limb perfusion with melphalan, tumor necrosis factor, and interferon-gamma: results of a tumor necrosis factor dose-escalation study. J Clin Oncol 1996; 14: 479–489
43. Franklin HR, Schraffordt Koops H, Oldhoff J, et al. To perfuse or not to perfuse? A retrospective comparative study to evaluate the effect of adjuvant isolated regional perfusion in patients with stage I extremity melanoma with a thickness of 1.5 mm or greater. J Clin Oncol 1988; 6: 701–708
44. Garbe C.Risikofaktoren fur die Entwicklung maligner Melanome und Identifikation von Risikopersonen im deutschsprachigen Raum. Hautarzt. 1995; 46: 309–314
45. Garbe C, Buttner P, Bertz J, et al. Primary cutaneous melanoma. Identification of prognostic groups and estimation of individual prognosis for 5093 patients. Cancer 1995b; 75: 2484–2491
46. Garbe C, Buttner P, Bertz J, et al. Primary cutaneous melanoma. Prognostic classification of anatomic location. Cancer 1995a; 75: 2492–2498
47. Garbe C, Buttner P, Ellwanger U, et al. Das Zentralregister Malignes Melanom der Deutschen Dermatologischen Gesellschaft in den Jahren 1983–1993. Epidemiologische Entwicklungen und aktuelle therapeutische Versorgung des malignen Melanoms der Haut. Hautarzt 1995; 46: 683–692
48. Garbe C, Buttner P, Ellwanger U, Orfanos CE. Die Versorgung des primären Malignen Melanoms der Haut im deutschen Sprachraum in den Jahren 1983–1993. Eine Studie des Zentralregister Malignes Melanom der Deutschen Dermatologischen Gesellschaft. Hautarzt 1995; 46: 762–770
49. Gershenwald JE, Thompson W, Mansfield PF, et al. Multi-institutional melanoma lymphatic mapping experience: the prognostic value of sentinel lymph node status in 612 stage I or II melanoma patients. J Clin Oncol 1999; 17: 976–983
50. Ghussen F, Nagel K, Sturz J, Isselhard W. A modified dye dilution method to estimate leakage during regional isolated perfusoin of the extremity. Res Exp Med 1982; 180: 179–187
51. Giovanella BC, Stehlin JS, Williams LJ. Selective lethal effect of supranormal temperatures on mouse sarcoma cells. Cancer Res 1973; 33: 2658–2578
52. Giuliano AE, Kirgan DM, Guenther JM, Morton DL. Lymphatic mapping and sentinel lymphadenectomy for breast cancer. Ann Surg 1994; 220: 391–401
53. Göhl J, Hohenberger W. Die regionale hypertherme Perfusion – Therapiekonzept und Langzeitergebnisse. Langenbeck's Arch Chir Suppl Kongressbd. 1992; 494–501
54. Goldstein AM, Tucker MA. Genetic epidemiology of familial melanoma. Dermatol Clin 1995; 13: 605–612
55. Goss P, Parsons PG. The effect of hyperthermia and melphalan on survival of human fibroblast strains and melanoma cell lines. Cancer Res 1977; 37: 152–156
56. Goydos JS, Ravikumar TS, Germino FJ, Yudd A, Bancila E. Minimally invasive staging of patients with melanoma: sentinel lymphadenectomy and detection of the melanoma-specific proteins MART-1 and tyrosinase by reverse transcriptase polymerase chain reaction. J Am Coll Surg 1998; 187: 190
57. Grob JJ, Dreno B, de-la-Salmoniere P, et al. Randomised trial of interferon alpha-2a as adjuvant therapy in resected primary melanoma thicker than 1.5 mm without clinically detectable node metastases. French Cooperative Group on Melanoma. Lancet 1998; 351: 1905–1910
58. Habermalz HJ, Fischer JJ. Radiation therapy of malignant melanoma: experience with high individual treatment doses. Cancer 1976; 38: 2258–2262
59. Hafström L, Mattson J. Regional chemotherapy for malignant melanoma. Cancer Treat Rev 1993; 19: 17–28
60. Handley WS. The pathology of melanotic growths in relation to their operative treatment. Lancet 1907; 1: 927–935
61. Harpole DHJ, Johnson CM, Wolfe WG, George SL, Seigler HF. Analysis of 945 cases of pulmonary metastatic melanoma. J Thorac Cardiovasc Surg 1992; 103: 743–748
62. Hauschild A, Sterry W. Adjuvante Therapie des malignen Melanoms. Dt Med Wsch 1992; 117: 303–306
63. Henneking K, Binder J, Weyers W, Schwemmle K. Chirurgische Behandlung und regionale Chemotherapie beim Extremitätenmelanom. Chirurg 1993; 64: 134–138
64. Hill GJ, Krementz ET. Dimethyltriazeno imidazole carboxamide and combination therapy for melanoma. IV. Late results after complete response to chemotherapy (Central Oncology Group Protocols 7130, 7131, 7131A). Cancer 1984; 53: 1299–1305
65. Hill GJ, Moss SE, Golomb FM. DTIC and combination therapy of melanoma, II: DTIC (NSC 45388) Surgical Adjuvant Study COG protocol 7040. Cancer 1981; 47:
66. Hill S, Thomas JM. Use of the carbon dioxide laser to manage cutaneous metastases from malignant melanoma. Br J Surg 1996; 83: 509–512
67. Hoekstra HJ, Schraffordt Koops H, De Vries LGEJ, Van Weerden TW, Oldhoff J. Toxicity of hyperthermic isolated limb perfusion with cisplatin for recurrent melanoma of the lower extremity after previous perfusion. Cancer 1993; 72: 1224–1229
68. Hoffmann K, Happe M, Schuller S, et al. Ranking of 20 MHz sonography of malignant melanoma and pigmented lesions in routine diagnosis. Ultraschall Med 1999; 20: 104–109
69. Hohenberger P, Haier J, Kettelhack Ch, Schulze G, and Schlag PM. Erfassung regionaler und systemischer Toxizität der isolierten hyperthermen Extremitätenperfusion mit Tumor-Nekrose-Faktor-alpha und Melphalan. Der Chirurg 1997, 68: 914–920
70. Hohenberger P, Haier J, and Schlag PM. Rhabdomyolysis and renal function impairment after isolated limb perfusion – comparison between the effects of perfusion with rhTNF-alpha and a „triple-drug“ regimen. European Journal of Cancer 1997, 33: 596–601
71. Hohenberger P, Kettelhack C. Clinical management and current research in isolated limb perfusion for sarcoma and melanoma. Oncology 1998; 55: 89–102
72. Hohenberger P, Reuhl T, Markwardt J, Schlag PM. „Sentinel node detection“ beim Mammakarzinom. Chirurg 1998; 69: 708–716
73. Hohenberger W, Gohl J, Altendorf HA, Meyer T. Lymphknotendissektionen beim malignen Melanom. Chirurg. 1996; 67: 779–787
74. Holzschuh J, Breuninger H. A histological technique for processing excised skin tumors for continuous tumor margin control. Pathologe 1996; 17: 127–129
75. Hornsey S. The relationship between total dose, number of fractions and fraction size in response of malignant melanoma in patients. Br J Radiol 1978; 51: 905–909
76. Illig L, Aigner KR, Biess B, et al. Diagnostic excision of the Rosenmuller's node. Screening for occult metastases before elective regional lymph node dissection in patients with lower limb melanoma? Cancer 1988; 61: 1200–1206
77. Jaques DP, Coit DG, Brennan MF. Major amputation for advanced malignant melanoma. Surg Gynecol Obstet 1989; 169: 1–6
78. Jonk A, Kroon BB, Rumke P, van der Esch EP, Hart AA. Results of radical dissection of the groin in patients with stage II melanoma and histologically proved metastases of the iliac or obturator lymph nodes, or both. Surg Gynecol Obstet 1988; 167: 28–32
79. Joseph E, Brobeil A, Glass F, et al. Results of complete lymph node dissection in 83 melanoma patients with positive sentinel nodes. Ann Surg Oncol 1998; 5: 119–125

80. Kapteijn BAE, Nieweg OE, Liem I, et al. Localizing the sentinel node in cutaneous melanoma: gamma probe detection versus blue dye. Ann Surg Oncol 1997; 4: 156–160
81. Karakousis CP, Emrich LJ, Driscoll DL, Rao U. Survival after groin dissection for malignant melanoma. Surgery 1991; 109: 119–126
82. Karakousis CP, Hena MA, Emrich LJ, Driscoll DL. Axillary node dissection in malignant melanoma: results and complications. Surgery 1990; 108: 10–17
83. Keilholz U, Conradt C, Legha SS, et al. Results of interleukin-2-based treatment in advanced melanoma: a case record-based analysis of 631 patients. J Clin Oncol 1998; 16: 2921–2929
84. Keilholz U, Goey SH, Punt CJ, et al. Interferon alfa-2a and interleukin-2 with or without cisplatin in metastatic melanoma: a randomized trial of the European Organization for Research and Treatment of Cancer Melanoma Cooperative Group. J Clin Oncol 1997; 15: 2579–2588
85. Kettelhack C, Hohenberger P, and Schlag PM. Die isolierte hypertherme Extremitätenperfusion beim malignen Melanom mit Melphalan und Tumornekrosefaktor. Deutsche Medizinische Wochenschrift 1997; 122: 177–181
86. Kettelhack C, Kraus T, Hupp T, Manner M, Schlag PM. Hyperthermic limb perfusion for malignant melanoma and soft tissue sarcoma. Eur J Surg Oncol 1990; 16: 370–375
87. Kirkwood JM, Strawderman MH, Ernstoff MS, Smith TJ, Borden EC, Blum RH. Interferon alpha-2b adjuvant therapy of high-risk resected cutaneous melanoma: the Eastern Cooperative Oncology Group Trial EST 1684 (see comments). J Clin Oncol 1996; 14: 7–17
88. Klaase JM, Kroon BBR, Eggermont AMM, et al. A retrospective comparative study evaluating the results of mild hyperthermic versus controlled normothermic perfusion for recurrent melanoma of the extremities. Eur J Cancer 1995; 31A: 58–63
89. Klaase JM, Kroon BBR, van Geel AN, Eggermont AMM, Franklin HR, Hart AAM. Prognostic factors for tumor response and limb recurrence-free interval in patients with advanced melanoma of the limbs treated with regional isolated perfusion with melphalan. Surgery 1994; 115: 39–45
90. Kleeberg UR, Engel E. Palliative therapy of melanoma patients with fotemustin. Inverse relationship between tumour load and effectiveness. A multi-centre phase II trail of EORTC-melanoma cooperative group (MCG). Melanoma Res 1995; 5: 195–200
91. Klein ES, Ben-Ari GY. Isolation perfusion with cisplatin for malignant melanoma of the limbs. Cancer 1987; 59: 1068–1071
92. Klopp CT, Alford TC, Bateman J. Fractional intra-arterial cancer chemotherapy with methyl-bis-amine hydrochloride. Ann Surg 1950; 132: 811–832
93. Koops HS, Vaglini M, Suciu S, et al. Prophylactic isolated limb perfusion for localized, high-risk limb melanoma: results of a multicenter randomized phase III trial. European Organization for Research and Treatment of Cancer Malignant Melanoma Cooperative Group Protocol 18832, the World Health Organization Melanoma Program Trial 15, and the North American Perfusion Group Southwest Oncology Group-8593. J Clin Oncol 1998; 16: 2906–2912
94. Krag DN, Weaver DL, Alex JC, Fairbank JT. Surgical resection and radiolocalization of the sentinel lymph node in breast cancer using a gamma probe. Surg Oncol 1993; 2: 335–340
95. Krag DN, Weaver DL, Ashikaga T, et al. The sentinel node in breast cancer. N Engl J Med 1998; 339: 941–946
96. Krementz ET. Regional perfusion – current sophistication, what next? Cancer 1986; 57: 416–432
97. Krementz ET, Creech O, Ryan RF, Wickstrom J. Treatment of malignant tumors of the extremities by perfusion with chemotherapeutic agents. J Bone Joint Surg 1959; 41: 977–987
98. Kroon BBR. Regional isolation perfusion in melanoma of the limbs; accomplishments, unsolved problems, future. Eur J Surg Oncol 1988; 14: 101–110
99. Kroon BBR, Klaase JM, van Geel AN, Eggermont AMM. Application of hyperthermia in regional isolated perfusion for melanoma of the limbs. Reg Cancer Treat 1992; 4: 223–226
100. Lakhani S, Selby P. Chemotherapy for malignant melanoma: combinations and high-doses produce more responses without survival benefit. Br J Cancer 1990; 61: 334
101. Lee SM, Betticher DC. Melanoma: chemotherapy. Br Med Bull 1995; 51: 609–630
102. Lee ML, Tomsu K, Von-Eschen KB. Duration of survival for disseminated malignant melanoma: results of a meta-analysis. Melanoma Research 2000; 10: 81–92
103. Lee YM. Loco-regional recurrent melanoma: I. natural history. Cancer Treat Rev 1980; 7: 59–72
104. Lee YM. Loco-regional primary and recurrent melanoma: III. Update of natural history and non-systemic treatments (1980–1987). Cancer Treat Rev 1988; 15: 135–162
105. Lees VC, Briggs JC. Effect of initial biopsy procedure on prognosis in stage I invasive cutaneous malignant melanoma: review of 1086 patients. Br J Surg 1991; 78: 1108–1110
106. Lejeune FJ, Deloof T, Ewalenko P, et al. Objective regression of unexcised melanoma in-transit metastases after hyperthermic isolation perfusion of the limbs with melphalan. Rec Res Cancer Res 1983; 86: 268–276
107. Lejeune FJ, Lienard D, El Douaihy M, Vadoud Seyedi J, Ewalenko P. Results of 206 isolated limb perfusions for malignant melanoma. Eur J Surg Oncol 1989; 15: 510–519
108. Leyvraz S, Spataro V, Bauer J, et al. Treatment of ocular melanoma metastatic to the liver by hepatic arterial chemotherapy. J Clin Oncol 1997; 15: 2589–2595
109. Lienard D, Eggermont AMM, Schraffordt Koops H, et al. Isolated perfusion of the limb with high-dose tumor necrosis factor-alpha (TNF-α), interferon-gamma (IFN-γ) and melphalan for melanoma stage III. Results of a multi-centre pilot study. Melanoma Res 1994; 4 (S1): 21–26
110. Lienard D, Ewalenko P, Delmotte JJ, Lejeune FJ. High-dose recombinant tumor necrosis factor alpha in combination with interferon gamma and melphalan in isolation perfusion of the limbs for melanoma and sarcoma. J Clin Oncol 1992; 10: 52–60
111. Livingston PO, Wong GY, Adluri S, et al. Improved survival in stage III melanoma patients with GM2 antibodies: a randomized trial of adjuvant vaccination with GM2 ganglioside. J Clin Oncol 1994; 12: 1036–1044
112. Lobo PA, Liebner EJ, Chao JJ, Kanji AM. Radiotherapy in the management of malignant melanoma. Int J Radiat Oncol Biol Phys 1981; 7: 21–26
113. MacKie RM, Aitchison T, Sirel JM, McLaren K, Watt DC. Prognostic models for subgroups of melanoma patients from the Scottish Melanoma Group database 1979–86, and their subsequent validation. Br J Cancer 1995; 71: 173–176
114. Manner M, Sinn H, Bubeck H, Kettelhack C, Schlag P. Verbesserte intraoperative Leckkontrolle bei der isolierten Zytostatikaperfusion von Extremitätentumoren. Langenbeck's Arch Chir 1990; 375: 208–213
115. Marchand M, van-Baren N, Weynants P, et al. Tumor regressions observed in patients with metastatic melanoma treated with an antigenic peptide encoded by gene MAGE-3 and presented by HLA-A1. Int J Cancer 1999; 80: 219–230
116. Mc Clay EF, Mastrangelo M. Effective combination chemo/hormonal therapy for malignant melanoma: experience with three consecutive trails. Int J Cancer 1992; 50: 553–556
117. McCarthy WH, Shaw HM, Milton GW. Efficacy of elective lymph node dissection in 2347 patients with clinical stage

l malignant melanoma. Surg Gynecol Obstet 1985; 161: 575–580
118. McGovern VJ, Shaw HM, Milton GW. Prognosis in patients with thin malignant melanoma: influence of regression. Histopathology 1983; 7: 673–680
119. Meyer T, Göhl J, Haas C, Hohenberger W. Hyperthermic isolated limb perfusion – 23 years experience and improvement of results by modification of technique. Onkologie 1998; 21: 198–202
120. Minor DR, Allen RE, Alberts D, Peng Y, Tardelli G, Hutchinson J. A clinical and pharmacokinetic study of isolated limb perfusion with heat and melphalan for melanoma. Cancer 1985; 55: 2638–2644
121. Morton DL, Wanek L, Nizze JA, Elashoff RM, Wong JH. Improved long-term survival after lymphadenectomy of melanoma metastatic to regional nodes. Analysis of prognostic factors in 1134 patients from the John Wayne Cancer Clinic. Ann Surg 1991; 214: 491–499
122. Morton DL, Wen DR, Wong JH, et al. Technical details of intraoperative lymphatic mapping for early stage melanoma. Arch Surg 1992; 127: 392–399
123. Nast KD, Landthaler M, Schweiberer L, Braun FO. Anorectale maligne Melanome: Bericht von 7 eigenen Fällen und 374 Fällen aus der Literatur. Chirurg 1985; 56: 100–104
124. O'Brien CJ, Coates AS, Petersen Schaefer K, et al. Experience with 998 cutaneous melanomas of the head and neck over 30 years. Am J Surg 1991; 162: 310–314
125. O'Brien CJ, Gianoutsos MP, Morgan MJ. Neck dissection for cutaneous malignant melanoma. World J Surg. 1992; 16: 222–226
126. Olsen G. The malignant melanoma of the skin: new theories based on a study of 500 cases. Acta Chir Scand 1966; 365: 1–222
127. Panizzon RG. Radiotherapie des Melanoms. In: Garbe C, Dummer R, Kaufmann R, Tilgen W, Hrsg. Dermatologische Onkologie. Berlin, Heidelberg, New York: Springer; 1997: 349–351
128. Pehamberger H, Soyer HP, Steiner A, et al. Adjuvant interferon alpha-2a treatment in resected primary stage II cutaneous melanoma. Austrian Malignant Melanoma Cooperative Group. J Clin Oncol 1998; 16: 1425–1429
129. Pontes L, Lopes M, Ribeiro M, Santos JG, Azevedo MC. Isolated limb perfusion with fotemustine after chemosensitization with dacabazine in melanoma. Reg Cancer Treat 1997; Suppl 1: 22
130. Reuhl T, Kaisers H, Markwardt J, Haensch W, Hohenberger P, Schlag PM. Axillaausräumung bei klinisch nodal-negativem Mammakarzinom. Dtsch Med Wochenschr 1998; 123: 583–587
131. Rosin RD, Westbury C. Isolated limb perfusion for malignant melanoma. Practitioner 1980; 224: 188–198
132. Ross MI, Reintgen DS. Role of lymphatic mapping and sentinel node biopsy in the detection of melanoma nodal metastases. Eur J Cancer 1998; 34: S7–S11
133. Ryan L, Kramar A, Borden E. Prognostic factors in metastatic melanoma. Cancer 1993; 71: 2995–3005
134. Salopek TG, Slade J, Marghoob AA, et al. Management of cutaneous malignant melanoma by dermatologists of the American Academy of Dermatology. I. Survey of biopsy practices of pigmented lesions suspected as melanoma. J Am Acad Dermatol 1995; 33: 441–450
135. Santinami M, Belli F, Cascinelli N, Rovini D, Vaglini M. Seven years experience with hyperthermic perfusions in extracorporal circulation for melanoma of the extremities. J Surg Oncol 1989; 42: 201–208
136. Sause WT, Cooper JS, Rush S, et al. Fraction size in external beam radiation therapy in the treatment of melanoma. Int J Radiat Oncol Biol Phys 1991; 20: 429–432
137. Scherer E, Müller RD. Die Strahlentherapie des malignen Melanoms. Chirurg 1986; 57: 612–618
138. Schraffordt Koops H, Oldhoff J, Oosterhuis JW, Beekhuis H. Isolated regional perfusion in malignant melanoma of the extremities. World J Surg 1987; 11: 527–533
139. Shiu MH, Knapper WH, Fortner JG, et al. Regional isolated limb perfusion of melanoma intransit metastases using mechlorethamine (nitrogen mustard). J Clin Oncol 1986; 4: 1819–1826
140. Shumate CR, Urist MM, Maddox WA. Melanoma recurrence surveillance – patient or physician based? Ann Surg 1996; 221: 566–571
141. Sim FH, Taylor WF, Ivins JC, Pritchard DJ, Soule EH. A prospective randomized study of the efficacy of routine elective lymphadenectomy in management of malignant melanoma:preliminary results. Cancer 1978; 41: 948–956
142. Skene AI, Bulman AS, Williams TR, Thomas JM, Westbury G. Hyperthermic isolated limb perfusion with melphalan in the treatment of advanced malignant melanoma of the lower limb. Br J Surg 1990; 77: 765–767
143. Slingluff CL, Stidham KR, Ricci WM, Stanley WE, Seigler HF. Surgical management of regional lymph nodes in patients with melanoma. Ann Surg 1994; 219: 120–130
144. Sprenger H-J, Markwardt J, Schlag PM. Ouantitative Leckbestimmung bei der isolierten Extremitätenperfusion. Nukl Med 1994; 33: 248–253
145. Stehlin JS, Giovanella BC, delpolyi PD, Muenz LR, Anderson RF. Results of hyperthermic perfusion for melanoma of the extremities. Surg Gynecol Obstet 1975; 140: 339–348
146. Stoelben E, Sturm J, Schmoll J, Keilholz U, Saeger HD. Resektion von solitären Lebermetastasen des malignen Melanoms. Chirurg 1995; 66: 40–43
147. Storm FK, Morton DL. Value of therapeutic hyperthermic limb perfusion in advanced and recurrent melanoma of the lower extremity. Am J Surg 1985; 150: 32–35
148. Stosiek P, Gerber B, Kasper M. Zur prognostischen Bedeutung von Mikrometastasen in axillären Lymphknoten beim Mammakarzinom. Pathologe 1996; 17: 433–439
149. Stremmel C, Schlag PM. Malignes Melanom des Ösophagus und des Anorectums. Dtsch Med Wochenschr 1996; 121: 1573–1575
150. Sullivan RD, Jones R, Schnabel TG, Shorey JM. The treatment of human cancer with intra-arterial nitrogen mustard (methylbis (2-chloroethyl) amine hydrochloride) utilizing a simplified catheter technique. Cancer 1953; 6: 121–134
151. Swaak AJG, Lienard D, Schraffordt Koops H, Lejeune FJ, Eggermont AMM. Effects of recombinant tumor necrosis factor (rTNF-alpha) in cancer. Observations on the acute phase protein reaction and immunoglobulin synthesis after high-dose recombinant TNF-alpha administration in isolated limb perfusions in cancer patients. Eur J Clin Invest 1993; 23: 812–818
152. Taber, S. W. and Polk, H. C. Mortality, major amputation rates, and leukopenia after isolated limb perfusion with phenylalanine mustard for the treatment of melanoma. Annals of Surgical Oncology 1997; 4(5): 440–445
153. Thompson JF, Gianoutsos MP. Isolated limb perfusion for melanoma: effectiveness and toxicity of cisplatin compared with that of melphalan and other drugs. World J Surg 1992; 16: 227–233
154. Thompson JF, Hunt JA, Shannon KF, Kam PC. Frequency and duration of remission after isolated limb perfusion for melanoma. Arch of Surg 1997; 132(8): 903–907
155. Tilgen W. Therapie des malignen Melanoms: Derzeitiger Stand und Perspektiven. In: Macher E, Kolde G, Bröcker EB, Hrsg. Jahrbuch der Dermatologie 1994/1995 – Tumoren und Haut. Zülpich: Biermann-Verlag: 1995; 310–323
156. Tilgen W, Kaufmann R. Malignes Melanom. Forum DKG 1995; 10: 310–323
157. Trott KR. The radiosensitivity of malignant melanomas part I: Experimental studies. Int J Radiot Oncol Biol Phys. 1981; 7: 9–13
158. Urist MM, Balch CM, Soong SJ, Shaw HM, Milton GW, Maddox WA. The influence of surgical margins and prognostic factors predicting the risk of local recurrence in 3445 pa-

tients with primary cutaneous melanoma. Cancer 1985; 55: 1398–1402
159. Vaglini M, Belli F, Ammatuna M, et al. Treatment of primary or relapsing limb cancer by isolation perfusion with high-dose alpha-tumor necrosis factor, gamma-interferon, and melphalan. Cancer 1994; 73: 483–492
160. Vaglini M, Belli F, Marolda R, Prada A, Santinami M, Cascinelli N. Hyperthermic antiblastic perfusion with DTIC in stage IIIA-IIIAB melanoma of the extremities. Eur J Surg Oncol 1987; 13: 127–129
161. van-der-Bruggen P, Traversari C, Chomez P, et al. A gene encoding an antigen recognized by cytolytic T lymphocytes on a human melanoma. Science 1991; 254: 1643–1647
162. van Geel AN, Van Wijk J, Wieberdink J. Functional morbidity after regional isolated perfusion of the limb for melanoma. Cancer 1989; 63: 1092–1096
163. Veronesi U, Adamus J, Aubert C, et al. A randomized trial of adjuvant chemotherapy and immunotherapy in cutaneous melanoma. N Engl J Med 1982; 307: 913–916
164. Veronesi U, Adamus J, Bandiera DC, et al. Delayed regional lymph node dissection in stage I melanoma of the skin of the lower extremities. Cancer 1982; 49: 2420–2430
165. Veronesi U, Cascinelli N. Narrow excision (1-cm margin). A safe procedure for thin cutaneous melanoma. Arch Surg 1991; 126: 438–441
166. Veronesi U, Paganelli G, Galimberti V, et al. Sentinel-node biopsy to avoid axillary dissection in breast cancer with clinically negative lymph-nodes. Lancet 1997; 349: 1864–1867
167. Vrouenraets, BC. Toxicity and morbidity of isolated limb perfusion. University of Amsterdam; 1997.
168. Vrouenraets BC, Eggermont AMM, Klaase JM, van Geel BN, Van Dongen JA, Kroon BBR. Long-term neuropathy after regional isolated perfusion for melanoma of the limbs. Eur J Surg Oncol 1994; 20: 681–685
169. Vrouenraets BC, Klaase JM, Eggermont AMM, et al. No relation between limb toxicity and treatment outcome after isolated limb perfusion (ILP) for measurable melanoma. Reg Cancer Treat 1997; Suppl 1: 28
170. Vrouenraets BC, Klaase JM, Kroon BBR, van Geel BN, Eggermont AMM, Franklin HR. Long-term morbiditiy after regional isolated perfusion with melphalan for melanoma of the limbs. Arch Surg 1995; 130: 43–47
171. Wallack MK, Sivanandham M, Balch CM, et al. Surgical adjuvant active specific immunotherapy for patients with stage III melanoma: the final analysis of data from a phase III, randomized, double-blind, multicenter vaccinia melanoma oncolysate trial. J Am Coll Surg 1998; 187: 69–77
172. Wieberdink J, Benckhuysen C, Braat RP, Van Slooten EA, Olthuis GAA. Dosimetry in isolation perfusion of the limbs by assesment of perfused tissue volume and grading of toxic tissue reactions. Eur J Cancer Clin Oncol 1982; 18: 905–910
173. Wong JH, Skinner KA, Kim KA, Foshag LJ, Morton DL. The role of surgery in the treatment of nonregionally recurrent melanoma. Surgery 1993; 113: 389–394
174. Würl P, Eichfeld U, Pauer HD, Rose U, Dralle H. Hyperthermic regional cytostatic limb perfusion in patients with malignant melanoma – comparison between methotrexate and melphalan. Int J Surg Sci 1995; 2: 241–244
175. Allen PJ, Zhang ZF, Coit DG. Surgical management of Merkel cell carcinoma. Ann Surg 1999; 229: 97–105
176. Ames SE, Krag DN, Brady MS. Radiolocalization of the sentinel lymph node in Merkel cell carcinoma: a clinical analysis of seven cases. J Surg Oncol 1998; 67: 251–254
177. Bischof M, van-Kampen M, Huber P, Wannenmacher M. Merkel cell carcinoma: the role of radiation therapy in general management. Strahlenther Onkol 1999; 175: 611–615
178. Cirillo F, Filippini L, Lima GF, Caresana G, Alquati P. Merkel cell tumor. Report of case and treatment with octreotide. Minerva Chir 1997; 52: 1359–1365
179. Dawson R, Williams OM, Mansel RE. Isolated hyperthermic limb perfusion chemotherapy in Merkel cell tumour: a case report. J R Coll Surg Edinb 1996; 41: 255–256
180. Fenig E, Brenner B, Katz A, Rakovsky E, Hana MB, Sulkes A. The role of radiation therapy and chemotherapy in the treatment of Merkel cell carcinoma. Cancer 1997; 80: 881–885
181. Feun LG, Savaraj N, Legha SS, Silva EG, Benjamin RS, Burgess MA. Chemotherapy for metastatic Merkel cell carcinoma. Review of the M.D. Anderson Hospital's experience. Cancer 1988; 62: 683–685
182. Garcia VA, Soriano CA, Alonso FJ, Soler E, Garcia-del CE. Merkel cell carcinoma. Utility of scintigraphy with 111In-DTPA-pentetreotide. Rev Esp Med Nucl 1999; 18: 287–291
183. Hauschild A, Garbe C, Rademacher D, Christophers E. Der Merkel-Zell-Tumor der Haut. Dtsch Med Wochenschr 1997; 122: 753–756
184. Hill AD, Brady MS, Coit DG. Intraoperative lymphatic mapping and sentinel lymph node biopsy for Merkel cell carcinoma. Br J Surg 1999; 86: 518–521
185. Kokoska ER, Kokoska MS, Collins BT, Stapleton DR, Wade TP. Early aggressive treatment for Merkel cell carcinoma improves outcome. Am J Surg 1997; 174: 688–693
186. Messina JL, Reintgen DS, Cruse CW, et al. Selective lymphadenectomy in patients with Merkel cell (cutaneous neuroendocrine) carcinoma. Ann Surg Oncol 1997; 4: 389–395
187. Meyer PU, Kummerfeldt K, Boubaris P, Caselitz J. Merkel-Zell-Tumor oder neuroendokrines Hautkarzinom. Langenbeck's Arch Chir 1997; 382: 349–358
188. Mistiaen WP, Mertens M, Van-den-Weyngaert D, Bare L. Merkel cell carcinoma: the use of surgery and radiotherapy for locoregional control. Acta Chir Belg 1997; 97: 52–54
189. Ott MJ, Tanabe KK, Gadd MA, et al. Multimodality management of Merkel cell carcinoma. Arch Surg 1999; 134: 388–392
190. Queirolo P, Gipponi M, Peressini A, et al. Merkel cell carcinoma of the skin. Treatment of primary, recurrent, and metastatic disease: review of clinical cases. Anticancer Res 1997; 17: 673–677
191. Scott MP, Helm KF. Cytokeratin 20: a marker for diagnosing Merkel cell carcinoma. Am J Dermatopathol 1999; 21: 16–20
192. Shaw JH, Rumball E. Merkel cell tumour: clinical behaviour and treatment. Br J Surg 1991; 78: 138–142
193. Skelton HG, Smith KJ, Hitchcock CL, McCarthy WF, Lupton GP, Graham JH. Merkel cell carcinoma: analysis of clinical, histologic, and immunohistologic features of 132 cases with relation to survival. J Am Acad Dermatol 1997; 37: 734–739
194. Voog E, Biron P, Martin JP, Blay JY. Chemotherapy for patients with locally advanced or metastatic Merkel cell carcinoma. Cancer 1999; 85: 2589–2595
195. Wasserberg N, Feinmesser M, Schachter J, Fenig E, Gutman H. Sentinel-node guided lymph-node dissection for Merkel cell carcinoma. Eur J Surg Oncol 1999; 25: 444–446
196. Wilder RB, Harari PM, Graham AR, Shimm DS, Cassady JR. Merkel cell carcinoma. Improved locoregional control with postoperative radiation therapy. Cancer 1991; 68: 1004–1008
197. Yiengpruksawan A, Coit DG, Thaler HT, Urmacher C, Knapper WK. Merkel cell carcinoma. Prognosis and management. Arch Surg 1991; 126: 1514–1519

25 Weichgewebssarkome

25.1 Epidemiologie

Weichgewebssarkome im *Erwachsenenalter* sind seltene Tumoren mit einer Inzidenz von weniger als 1/100 000. Sie machen etwa 1% aller malignen Tumoren aus. Exakte Inzidenzangaben aus neuerer Zeit liegen für Deutschland nicht vor. Nur ca. 15% aller operierten Weichteiltumoren sind maligne.

Die relative Inzidenz der malignen Weichteiltumoren im *Kindesalter* ist deutlich höher; hier stehen sie hinter Tumoren des Zentralnervensystems, Lymphomen und Neuroblastomen mit 6% an 4. Stelle in der Häufigkeit maligner Tumoren. Die Altersverteilung der Tumoren zeigt eine Häufung in den höheren Lebensaltersstufen. Etwa 30% der Tumoren treten zwischen dem 60. und 80. Lebensjahr auf.

25.1.1 Prädisponierende Faktoren

Strahleninduzierte Sarkome

Strahleninduzierte Sarkome betreffen weniger als 5% aller Weichgewebssarkome. Die Latenzzeit zwischen der Strahlentherapie und der Entwicklung eines Weichgewebssarkoms beträgt im Mittel 8–10 Jahre. Das Risiko für die Sarkomentstehung ist für bestrahlte Patienten 8- bis 50fach erhöht. Die häufigsten histologischen Typen sind Fibrosarkome und maligne fibröse Histiozytome.

Chemikalien

Die chemische Induktion von Sarkomen ist tierexperimentell möglich. In der industriellen Produktion ist eine Häufung von Sarkomen nach chronischer Exposition mit Polyvinylchlorid beschrieben worden, was zur weitgehenden Elimination dieser Substanzklasse geführt hat. Die Latenzzeit bis zum Auftreten der Tumorerkrankung bei beruflich exponierten Personen kann 10–20 Jahre betragen. Genaue Expositionsanalysen sind nach einer solchen Zeit kaum noch verlässlich möglich.

Der Zusammenhang zwischen Phenoxy-Herbiziden, Chlorophenolen und vor allem Dioxin (2,3,7,8-tetradichlorodibenzo-para-dioxin) und Sarkomen ist wiederholt aufgezeigt worden. Nach der Seveso-Katastrophe 1976 wurde eine 3fach erhöhte Sarkominzidenz beobachtet.

Narben, mechanische Irritation

Es gibt immer wieder einzelne Patienten mit Sarkomen in Narben oder auch nach osteosynthetischer Versorgung von Frakturen. Ein eindeutiger ätiologischer Zusammenhang ließ sich jedoch bisher in keiner Studie belegen. Dies ist vor allem dann schwierig, wenn die Zeit zwischen dem Ereignis und der Tumordiagnose nur relativ kurz ist, und hier eher von einer inzidenziellen Diagnosestellung ausgegangen werden muss.

Für die Entstehung des Lymphangiosarkoms auf dem Boden einer chronischen Lymphabflussstauung (Stewart-Treves-Syndrom) dürften vor allem die rezidivierenden chronisch-entzündlichen Vorgänge von Bedeutung sein.

25.2 Histologie

25.2.1 Histologische Klassifikation

Die Einteilung der Weichgewebssarkome erfolgt überwiegend nach morphologischen Kriterien (40, 61). Zusätzliche immunhistochemische Untersuchungen dienen vor allem der Bestätigung der diagnostischen Einteilung und der Entscheidung bei morphologisch nicht eindeutigem Befund. Eine elektronenmikroskopische Untersuchung oder zunehmend auch eine molekulargenetische Analyse erlaubt eine verbesserte Klassifizierung. In Tabelle 25.**1** werden die wichtigsten Tumortypen aufgeführt.

Immunhistologie

Es gibt keinen einzelnen immunhistochemischen Marker, der eine sichere Zuordnung zu einer definierten Tumorgruppe erlaubt. Häufig sind Marker aus der Gruppe der Intermediärfilamente positiv (32). Desmin ist z. B. in Rhabdomyosarkomen und in gut differenzierten Leiomyosarkomen am stärksten exprimiert, aber auch in epitheloiden Sarkomen und beim malignen fibrösen Histiozytom. Actin ist in fast allen Rhabdomyosarkomen nachweisbar, und kann gelegentlich der einzige Anhalt für die myogene Differenzierung eines Sarkomes sein. Vimentin ist in mesenchymalen Tumoren häufig positiv. Die Aussagekraft dieses Antigens ist jedoch eingeschränkt, da auch epitheliale Tumoren diesen Marker exprimieren können.

Maligne periphere Nervenscheidentumoren (MPNST) sind zu ca. 50% positiv für das S100-Protein. Obwohl Zytokeratin als Marker epithelialer Zellen gilt, lässt es sich regelmäßig z. B. in synovialen und epitheloiden Sarkomen nachweisen.

Molekulargenetische Befunde

Genetische Ursachen von Sarkomen finden sich z. B. beim hereditären Retinoblastom mit einer Deletion des *RB*-Tumorsuppressorgens (Chromosom 13). Eine Mutation des NF-1-Gens (Chromosom 17) ist für die Entwicklung multipler Neurofibrome, aus denen maligne Schwannome entstehen können, beim Morbus Recklinghausen verantwortlich. Auf Chromosom 17 ist auch das Tumorsuppressorgen *p53* lokalisiert. Eine autosomal dominant vererbte Mutation dieses Gens führt zum Li-Fraumeni-Syndrom mit Entwicklung von Weichgewebssarkomen, aber auch von anderen Tumoren wie Mammakarzinomen, Osteosarkomen, Hirntumoren, Leukämien u. a.

Zwischen der Expression des *p53*-Tumorsuppressorgens und der Prognose der Patienten mit Weichgewebssarkomen besteht eine Korrelation (58). Eine zusätzliche Überexpression von mdm2 (murine double minute 2), einem Protein, welches die Aktivität des *p53*-Genprodukts inhibieren kann, führt zu einer Verschlechterung der Prognose (14, 77). Für mdm2 ist auch eine Korrelation mit einer verstärkten Expression des Retinoblastom-1-Gens (*RB-1*) beschrieben (76).

Eigene Untersuchungen belegen eine Korrelation zwischen der Expression des *GLI*-Gens – einem Transkriptionsfaktor – und dem Tumorgrading bei Weichteil- und Osteosarkomen (68). Inwieweit dieser Faktor auch eine eigenständige prognostische Bedeutung hat, muss noch in klinischen Untersuchungen ausgewertet werden.

Ein wichtiger Hinweis für eine mögliche genetische Ursache des Liposarkoms ergibt sich aus neueren Arbeiten zur experimentellen Induktion solcher Tumoren nach Transfektion mit einem Fusionsgen (FUS-CHOP) bei Mäusen (65). Auch beim Ewing-Sarkom ist ein Fusionsgen (EWS/FLI-1) konstant nachweisbar, welches in Folge einer Translokation entsteht (17, 51).

Genetische Translokationen können bei Sarkomen häufig nachgewiesen werden (Tab. 25.**2**) (32). Bei einigen Tumorentitäten ist hierdurch eine fast sichere Zuordnung möglich geworden. Darüber hinaus konnten hierdurch aber auch Zusammenhänge zwischen einzelnen Tumorentitäten aufgezeigt werden, was eine gemeinsame Zuordnung oder auch eine Abgrenzung erlaubt.

Tabelle 25.**1** Klassifikation der Weichgewebssarkome (WHO 1994)

Ursprungsgewebe	Tumortypen und Untergruppen
Fibröse Tumoren	Fibrosarkom
Fibrohistiozytäre Tumoren	• storiform-pleomorph • myxoid • riesenzellig • inflammatorisch
Gefäßendothel	Angiosarkom Lymphangiosarkom Kaposisarkom
Knochen-/Knorpeltumoren	extraskelettales Chondrosarkom extraskelettales Osteosarkom
Lipomatöse Tumoren	Liposarkom • lipomartig • myxoid • rundzellig • pleomorph • dedifferenziert
Mesotheliale Tumoren	malignes Mesenchymom
Tumoren der glatten Muskulatur	Leiomyosarkom epitheloides Leiomyosarkom
Tumoren der Skelettmuskulatur	Rhabdomyosarkom • embryonal • Botyroides • alveolär • pleomorphes
Neurogene Tumoren	malignes Schwannom (MPNST) Klarzellsarkom Triton-Tumor maligner Granularzelltumor malignes melanozytäres Schwannom Neuroblastom Ganglioneuroblastom Neuroepitheliom
Paraganglionäre Tumoren	malignes Paragangliom
Perivaskuläre Tumoren	malignes Hämangioperizytom maligner Glomustumor
Synoviale Tumoren	maligner tenosynovialer Riesenzelltumor
Verschiedene	alveoläres Weichteilsarkom epitheloides Sarkom extraskelettales Ewing-Sarkom Synovialsarkom • monophasisch • biphasisch desmoplastischer Tumor
Unklar	nicht näher klassifiziertes Sarkom

25.2.2 Metastasierung

Die Metastasierung der Weichgewebssarkome erfolgt in erster Linie hämatogen. Mehr als 70% der ersten Metastasen betreffen die Lungen (1, 73). Skelett-, Leber, Weichgewebs- und Hirnmetastasen sind dagegen seltener. Primäre Lebermetastasen sind fast ausschließlich bei retroperitonealen und viszeralen Sarkomen festzustellen. 90% der Metastasen entstehen innerhalb der ersten 2 Jahre nach Diagnosestellung.

Lymphknotenmetastasen sind bei Sarkomen im Vergleich zu anderen soliden Tumoren wesentlich seltener.

Tabelle 25.**2** Molekulargenetische Befunde bei Weichgewebssarkomen

Histologischer Tumortyp	Translokation	Häufigkeit (%)
Ewing-Sarkom/primitiver neuroektodermaler Tumor	t(11;22)(q24;q12)	85
	t(21;22)(q22;q12)	5–10
	t(1;16)(q11–25;q11–24)	11
Klarzellsarkom	t(12;22)(q13;q12)	>65
Extraskelettales myxoides Chondrosarkom	t(9;22)(q22;q12)	75
Myxoides und rundzelliges Liposarkom	t(12;16)(q13;p11)	75
Synoviales Sarkom	t(X;18)(p11;q11)	>90
Alveoläres Rhabdomyosarkom	t(2;13)(q35;q14)	68
	t(1;13)(p36;q14)	14

Sie betreffen ca. 3 % der Patienten (22). Bei einigen histologischen Typen werden Lymphknotenmetastasen gehäuft beobachtet (bis 17 % der Fälle). Dies betrifft Angiosarkome, synoviale, Rhabdo- und epiteloide Sarkome.

25.2.3 Stadieneinteilung

Die UICC-Klassifikation von 1997 berücksichtigt neben Tumorgröße und Grading auch die Lage der Tumoren (Tab. 25.**3**).

Primärtumor

- TX Tumor kann nicht beurteilt werden.
- T0 kein Anhalt für Primärtumor
- T1 Tumor mit einem Durchmesser ≤5 cm
  - T1a oberflächlicher Tumor
  - T1b tiefer Tumor
- T2 Tumor mit einem Durchmesser >5 cm
  - T2a oberflächlicher Tumor
  - T2b tiefer Tumor

Oberflächliche Tumoren liegen komplett oberhalb der Körperfaszie, ohne diese zu infiltrieren. Alle anderen Tumoren gelten als tiefe Tumoren. Retroperitoneale, intraabdominelle und mediastinale Tumoren sind immer tiefe Tumoren.

Regionäre Lymphknoten

- NX Lymphknotenstatus nicht beurteilbar.
- Nx keine regionären Lymphknotenmetastasen
- N1 regionäre Lymphknotenmetastasen

Tabelle 25.**3** Stadieneinteilung für Weichgewebssarkome (UICC/AJCC 1997)

Stadium	Grading	Tumor	Lymphknoten	Fernmetastasen
IA	G1, 2	T1a	N0	M0
	G1, 2	T1b	N0	M0
IB	G1, 2	T2a	N0	M0
IIA	G1, 2	T2b	N0	M0
IIB	G3, 4	T1a	N0	M0
	G3, 4	T1b	N0	M0
IIC	G3, 4	T2a	N0	M0
III	G3, 4	T2b	N0	M0
IV	G1–4	T1–2	N1	M0
	G1–4	T1–2	N0–1	M1

Fernmetastasen

- MX Fernmetastasenstatus nicht beurteilbar
- M0 keine Fernmetastasen
- M1 Fernmetastasen

Histologisches Grading

- GX Grading nicht beurteilbar
- G1 gut differenziert
- G2 mäßig differenziert
- G3 schlecht differenziert
- G4 undifferenziert

25.2.4 Prognosekriterien

Übereinstimmend werden das Tumorgrading und die Tumorgröße als die wesentlichsten prognostischen Faktoren bei Weichgewebssarkomen angesehen (13, 23, 44). In der 1997 eingeführten neuen TNM-Klassifikation hat darüber hinaus die Lage des Tumors eine Bedeutung für die Stadieneinteilung, nachdem dieser Faktor als unabhängiges prognostisches Kriterium beschrieben worden ist (27). Der histologische Typ eines Weichgewebssarkoms spielt dagegen nur eine untergeordnete Rolle für die Prognose, wenn es auch Hinweise auf einen negativen Einfluss einiger Subtypen (Leiomyosarkom, MPNST) gibt (56).

Der wichtigste therapieabhängige Faktor ist das Erreichen einer R0-Resektion, und dieser Parameter ist wiederum mit der Durchführung der definitiven Resektion durch in der Chirurgie der Weichgewebssarkome erfahrenen Ärzten in entsprechenden Zentren verbunden (15, 24, 50, 54, 80). In einer neueren multizentrischen französischen Studie betrugen die 5-Jahres-Überlebensraten im Stadium I 96%, im Stadium II 78%, im Stadium III 51% und im Stadium IV 45% (13).

In einer deutschen Arbeit an Patienten mit Primärtumoren, die ausschließlich an den Extremitäten und am Stamms lokalisiert waren, wurden die 5-Jahres-Überlebensraten mit 90%, 80%, 65% und 33% in den Stadien I–IV angegeben (54).

25.3 Klinik der Weichgewebssarkome

Das führende Symptom bei Weichgewebssarkomen ist die schmerzlose Schwellung. Die oft nur geringe Symptomatik ist Hauptgrund für die verzögerte Diagnosestellung. Häufige Verdachtsdiagnosen lauten: „posttraumatische Schwellung (Hämatom), rheumatische Schwellung, Muskelverhärtung, Lipom oder Fibrom". Bei größeren Tumoren kann es aufgrund der Tumorausdehnung zu einer venösen Thrombose kommen, was dann Anlass für die Diagnose ist (Abb. 25.**1a**, **b**). Eine typische Fehldiagnose bei Tumoren der Fossa poplitea mit konsekutiven Beschwerden im Bereich des Kniegelenks ist eine Meniskusläsion bzw. eine Baker-Zyste.

Schmerzen durch direkte Infiltration von Nerven sind eher selten, können aber bei neurogenen Tumoren, die von größeren Nervenstämmen ausgehen, auch führendes Symptom sein. Retroperitoneale Tumoren mit einer Kompression der paravertebralen Nerven oder auch des Plexus ileosacralis werden immer wieder verkannt und die Patienten wegen vermeintlicher Bandscheibenbeschwerden behandelt. Bei Infiltration oder Obstruktion des harnableitenden Systems oder des Verdauungstrakts sind im fortgeschrittenen Stadium von Weichgewebssarkomen auch Hämaturie, Koliken, gastrointestinale Blutungen oder Ileuserscheinungen möglich.

Abhängig von der Lokalisation können bei 44–87% der Patienten derartige Symptome vorhanden sein (43).

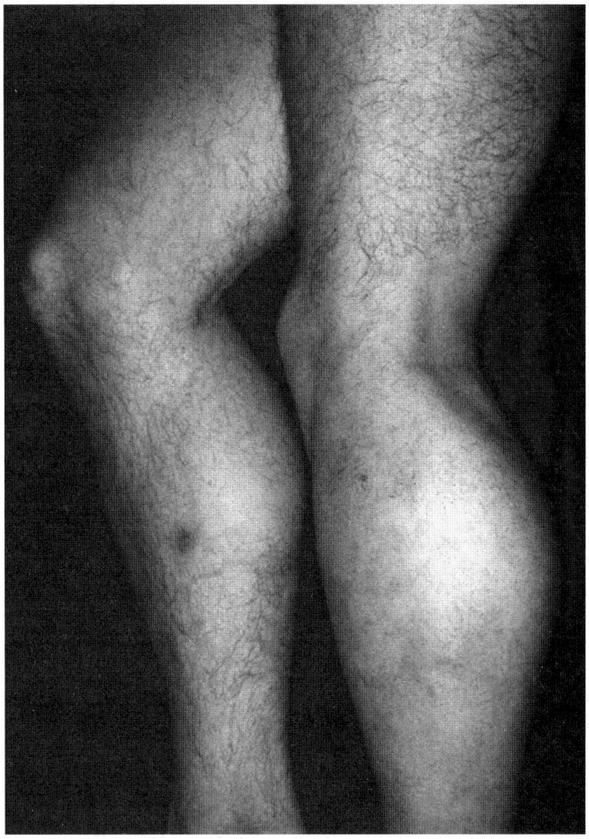
a

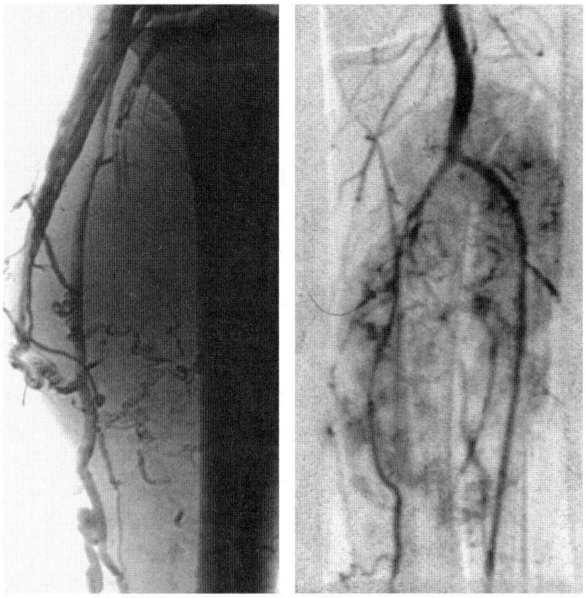
b

Abb. 25.**1a**, **b** Ausgedehntes Weichgewebssarkom des Unterschenkels (**a**) mit Ausbildung einer Thrombose (**b** links) und pathologischem Gefäßmuster (**b** rechts).

Funktionelle Einschränkungen aufgrund des Tumorwachstums sind vor allem bei Extremitätentumoren mit Infiltration größerer Muskelabschnitte zu erwarten. Hier kann es zu erheblichen Bewegungseinschränkungen bis hin zur Gelenkkontraktur kommen. Diese Tumoren können z.T. auch stärkere Schmerzen verursachen.

25.4 Lokalisation

Der überwiegende Anteil der Weichgewebssarkome im Erwachsenenalter entsteht im Bereich der Extremitäten, und hier bevorzugt an den proximalen Abschnitten. In einer Zusammenstellung aus dem Memorial Sloan Kettering Cancer Center waren 53% von 2044 Tumoren an den Extremitäten lokalisiert, die Mehrheit hiervon an der unteren Extremität (38%) (2, 26). 14% der Tumoren lagen retroperitoneal und 13% viszeral. Im Stammbereich lagen weitere 9% der Sarkome, und 11% betrafen seltenere Tumorlokalisationen wie Mediastinum und Kopf/Hals. Im Kindesalter sind Tumoren im Kopf-Hals-Bereich, Retroperitoneum und im Mediastinum wesentlich häufiger als bei Erwachsenen.

25.5 Diagnostik

25.5.1 Bildgebende Verfahren

Ziel der Diagnostik ist – wie bei anderen Tumoren auch – neben der Klärung der Dignität die Beurteilung der Ausdehnung eines Tumors und die Beziehung zu benachbarten anatomischen Strukturen bzw. Organen. Darüber hinaus sind die häufigsten Metastasenlokalisationen mit einzubeziehen, um somit auf der Basis einer exakten TNM-Stadieneinteilung eine Therapieentscheidung treffen zu können.

Der wesentliche Schritt in der Diagnostik von Weichgewebstumoren ist es, überhaupt an die Möglichkeit eines malignen Tumors zu denken. Immer wieder werden Tumoren in Lokalanästhesie partiell exzidiert oder es wird unter der Annahme eines Hämatoms eine Inzision und unvollständige Ausräumung eines tief gelegenen Tumors unternommen.

Röntgenuntersuchung

Die Bedeutung der konventionellen Röntgenaufnahme in der Diagnostik der Weichgewebssarkome hat in den letzten Jahren deutlich abgenommen. Auch wenn der Weichteilschatten einen Anhalt für die Tumorausdehnung liefern kann, so ist diese doch in den Schnittbildverfahren in jedem Fall besser zu beurteilen. Selbiges gilt auch für eine Beteiligung von Knochen, Gefäßen und anderen wichtigen anatomischen Leitstrukturen. Eine Dignitätsbeurteilung anhand von eventuell vorhandenen Verkalkungen ist nicht möglich, sodass auch diese Begründung für eine konventionelle Weichteilaufnahme entfällt.

Sonographie

Kleinere (bis 3 cm) und oberflächlich gelegene Tumoren können durch eine alleinige Sonographie untersucht werden. Hierbei ist insbesondere die Beziehung des Tumors zu Faszie mit zu beurteilen. Auch die Erkennung von Lymphknotenmetastasen ist eine Domäne der Sonographie. Eine Inhomogenität der Läsion (z.B zystische Areale) ist sonographisch gut zu beurteilen, was für die Planung einer Gewebeentnahme wichtig sein kann. Bei größeren Tumoren ist eine Sonographie dagegen nicht ausreichend, weil eine sichere Einschätzung der Lagebeziehung nicht mehr möglich ist.

Neuere sonographische Untersuchungstechniken, wie z.B die Durchblutungsmessung mittels Dopplerflussmessung oder die intravaskuläre Ultraschalluntersuchung (IVUS), können vor allem für gezielte Fragestellungen von Bedeutung sein. Hier sind zum einen die Veränderung der Tumordurchblutung nach systemischen oder regionalen Therapieverfahren und zum anderen die Beurteilung der Gefäßinfiltration durch ein Sarkom zu nennen.

Die größte Bedeutung hat die Sonographie sicherlich in der frühzeitigen Erkennung von Lokalrezidiven in der Nachsorge von Patienten mit Weichgewebssarkomen.

Computertomographie

Die CT erlaubt eine Darstellung der Tumorausdehnung in Beziehung zu benachbarten Strukturen. So ist insbesondere eine intra- bzw. extrakompartmentale Tumorlage exakt zu beurteilen, ebenso wie eine mögliche Infiltration von Nerven oder Gefäßen. Eine Infiltration von Knochen bzw. eine Periostreaktion lassen sich computertomographisch besonders gut beurteilen.

Die hoch auflösende Spiral-CT-Untersuchung des Thorax ist heute die sensitivste Methode zur Erkennung von Lungenmetastasen. Sie ist im Rahmen der primären Ausbreitungsdiagnostik von allen histologisch gesicherten Weichgewebssarkomen mit höherem Malignitätsgrad zu fordern. Auch vor allen ausgedehnten operativen Eingriffen mit erheblichen Funktionsverlusten ist eine aktuelle CT-Untersuchung des Thorax zu empfehlen, um die Indikation zu einem solchen Eingriff zu überprüfen.

Magnetresonanztomographie

Mit zunehmender Verbreitung der MRT ist dieses Verfahren zur wichtigsten diagnostischen Maßnahme bei der Beurteilung von Weichgewebstumoren geworden. Die Zugehörigkeit eines Tumors zu einem Muskelkompartment ist genau zu beurteilen, und einzelne Muskeln lassen sich leicht identifizieren, was für die Operationsplanung entscheidend ist. Der Vorteil der MRT-Untersuchung gegenüber dem CT liegt in der Darstellung sowohl in der Transversal- als auch in der Sagittalebene, was eine Beurteilung der Tumorlage und -ausdehnung erleichtert.

Mit der technischen Weiterentwicklung der MRT und der verwendeten Kontrastmittel gewinnt auch die MR-Angiographie sowie die 3D-Rekonstruktion zunehmend an Bedeutung.

Angiographie und Phlebographie

Bei allen malignitätsverdächtigen Tumoren, die in Nachbarschaft großer Gefäße liegen, sollte prätherapeutisch eine Angiographie (gegebenenfalls MR-Angiographie) durchgeführt werden. Die Angiographie gibt Aufschluss über die Vaskularisation eines Tumors und über die Verdrängung bzw. Infiltration der Gefäße. Pathologische Gefäßmuster sind in vielen Fällen ein wichtiger Malignitätshinweis (Abb. 25.**2**).

Die Indikation zu einer Phlebographie ist individuell zu stellen, wenn anhand der Bildgebung der Verdacht auf eine Veneninfiltration besteht oder wenn der Tumor bereits zu einer Thrombose geführt hat. Bei rechtsseitigen retroperitonealen Tumoren sollte die Indikation zur Kavographie großzügig gestellt werden.

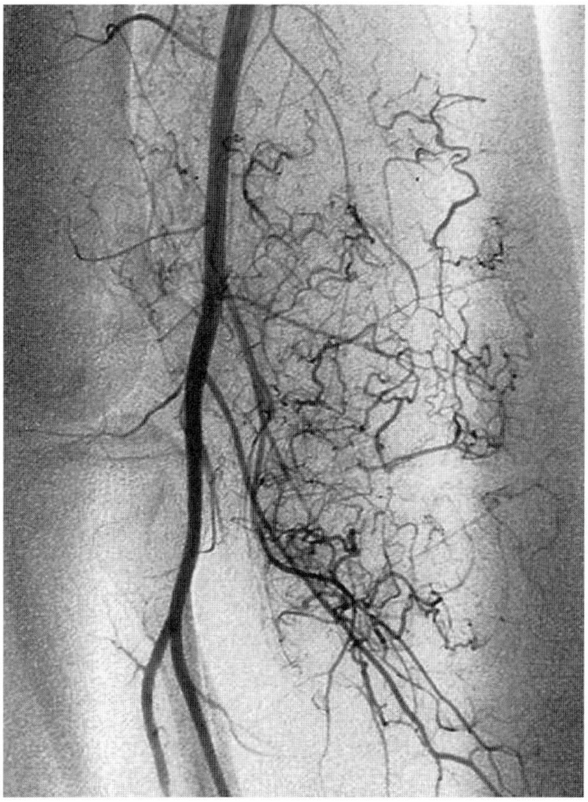

Abb. 25.**2** Ausgedehntes Liposarkom der Fossa poplitea, welches zunächst als Baker-Zyste fehldiagnostiziert wurde. Typisches angiographisches Bild mit pathologischer Gefäßzeichnung.

Nierenszintigraphie

Bei der operativen Therapie retroperitonealer und intraabdomineller Tumoren ist oft eine einseitige Nephrektomie erforderlich, um eine kurative Resektion zu ermöglichen. Daher ist eine seitengetrennte Nierensequenzszintigraphie bei diesen Tumoren wichtiger Bestandteil der Diagnostik.

Die *Positronen-Emissionstomographie* (PET) hat bisher keinen Stellenwert in der Diagnostik von Weichgewebstumoren erlangt. Eine routinemäßige Knochenszintigraphie ist ebenfalls nicht indiziert.

25.5.2 Diagnosesicherung

Die Sicherung der Diagnose als Voraussetzung für die Planung der definitiven Therapie ist nur histologisch möglich. Das Risiko einer primären Resektion ohne vorherige Sicherung liegt in einem sehr hohen Anteil von Patienten mit verbleibenden Tumorresten (48). Beispielhaft sei hier die Analyse von Noria et al. (50) angeführt: In 23 von 65 Tumorresektaten nach vorangegangener Resektion fanden sich residuelle Tumoranteile, obwohl von Seiten des Erstoperateurs angeblich eine komplette Resektion erfolgt war.

Inzisionsbiopsie

Das Standardverfahren mit der höchsten Aussagekraft zur histologischen Sicherung und zur Bestimmung des Tumorgradings bei Weichgewebssarkomen ist die Inzisionsbiopsie.

Eine Inzisionsbiopsie erfolgt grundsätzlich in Regional- oder Allgemeinanästhesie. Die Inzision liegt über dem Tumor und dieser wird auf dem kürzesten Weg freigelegt. Ganz entscheidend ist, dass bei der Wahl der Inzision die Schnittführung für die definitive Tumorresektion mitberücksichtigt wird, da die Narbe komplett mit zu entfernen ist. Eine reine Orientierung an den Hautspaltlinien führt dagegen oft zu Narben, die bei der späteren Operation große Probleme bei der Defektdeckung bereiten können (Abb. 25.**3a–c**). Im Extremitätenbereich werden daher in der Regel längsgerichtete Inzisionen vorgenommen. Die genaue Kenntnis der Lagebeziehung des Tumors ist für die korrekte Inzisionsbiopsie entscheidend, da in keinem Fall ein nicht tumorbefallenes Kompartment bei der Biopsie eröffnet werden darf.

Die Gewebeentnahme muss sicher aus dem Tumor erfolgen. Nicht selten kommt es vor, dass lediglich aus dem makroskopisch veränderten peritumoralen Ödem oder aus der Pseudokapsel biopsiert wird. Die Biopsie sollte sowohl Anteile aus der Tumorperipherie enthalten als auch tiefe Anteile. Bei ausgedehnter Nekrosenbildung muss unbedingt Gewebe aus vital erscheinenden Arealen mit entnommen werden, um eine korrekte Klassifizierung des Tumors zu ermöglichen.

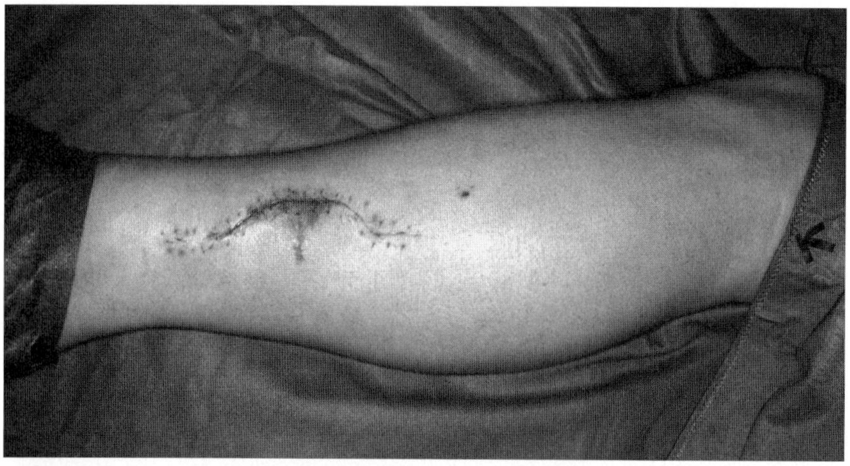

a

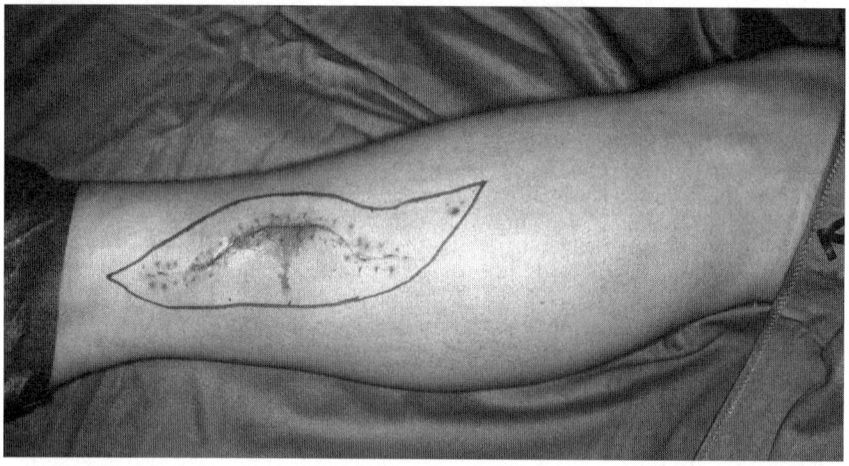

b

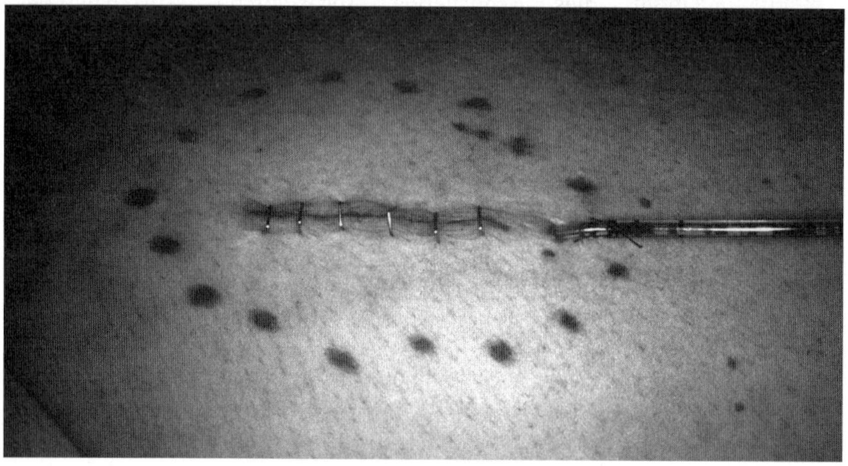

c

Abb. 25.**3a-c** Korrigierender Eingriff eines auswärtig inkomplett resezierten Myxofibrosarkoms am Unterschenkel.

a Falsche Schnittführung bei der auswärtigen inkompletten Resektion. Die Lappenbildung hat zu einer Wundrandnekrose geführt.

b Die Redon-Drainage wurde weit entfernt und seitlich von der Inzision gelegt. Dies macht bei der Nachresektion ein erheblich vergrößertes Resektionsausmaß erforderlich und eine plastische Deckung notwendig.

c Korrekte Schnittführung für eine Inzisionsbiopsie bei einem Tumor am Oberschenkel zum Vergleich: Der Schnitt liegt direkt über der Raumforderung und die Drainage wird in Verlängerung der Inzision ausgeleitet.

Durch Entnahme eines ausreichend großen Gewebeanteils (mindestens 2 cm^3) ist eine genaue histologische Begutachtung auch bei stärker inhomogen erscheinenden Tumoren möglich. Oft ist es günstig, eine intraoperative Schnellschnittuntersuchung vorzunehmen, um sich vom Pathologen bestätigen zu lassen, dass die Gewebeprobe repräsentativ und ausreichend ist. Bereits bei der Entnahme muss das Gewebe entsprechend der durchzuführenden Untersuchungen asserviert werden. Neben formalinfixiertem Material kann so Frischgewebe in flüssigem Stickstoff gewonnen werden – oder auch Gewebe in Kulturmedium zur zytogenetischen Analyse.

Bei einer Inzisionsbiopsie sollte immer eine Drainage eingelegt werden, die transvulnär oder in Verlängerung der Wunde auszuleiten ist. Serome oder Hämatome können sonst leicht zu einer Tumorzellkontamination anderer Kompartmente führen. Bei Ausleitung der Drainagen in größerer Entfernung zum Wundrand wird die komplette Narbenexzision bei der definitiven Tumorresektion erheblich erschwert. Die erforderlichen rekonstruktiven Maßnahmen sowie die resultierenden funktionellen Defizite einer solchen Nachresektion sind dabei z. T. erheblich größer als nach einer primär korrekt geplanten Biopsie.

Stanzbiopsie

Auch durch eine Stanzbiopsie ist es möglich, einen repräsentativen Gewebszylinder für die histologische und immunhistologische Diagnostik zu gewinnen. Durch Entnahme von mehreren Stanzzylindern aus unterschiedlichen Gewebsarealen können inhomogene Tumoren hinsichtlich des Gradings besser beurteilt werden. Hierbei kann eine zusätzliche Sonographie zur „Steuerung" der Biopsie von Vorteil sein.

Ein direkter *Vergleich der Aussagekraft und Treffsicherheit* von Stanzbiopsie und Inzisionsbiopsie ist kaum möglich, da hierzu keine prospektiv randomisierten Studien vorliegen. In einer prospektiven Studie an 62 Patienten mit Stanzbiopsien betrug die diagnostische Genauigkeit zwar 84%. Obwohl die Biopsie durch erfahrene Ärzte durchgeführt wurde, enthielt sie jedoch in 13% kein Tumormaterial. Bei 50 im gleichen Zeitraum durchgeführten offenen Biopsien betrug die Genauigkeit dagegen 96% (67).

In einer anderen Studie an 60 Patienten konnten durch eine Stanzbiopsie in 95% der Fälle die Malignität, in 88% das Grading und in 75% der histologische Subtyp korrekt bestimmt werden (30). Wenn bei einem Weichgewebstumor eine Stanzbiopsie entnommen wird, so sollte dies von einem in der Sarkomchirurgie erfahrenen Operateur durchgeführt werden, im Idealfall von dem Chirurgen, der später die definitive Resektion vornehmen wird. Das Risiko von Implantationsmetastasen entlang des Biopsiekanals setzt voraus, dass dieser mit der gleichen Sorgfalt gewählt wird wie bei einer offenen Inzisionsbiopsie. Eine Mitnahme der Biopsiestelle bei der späteren Tumorresektion ist selbstverständlich.

Gerade bei retroperitonealen oder intraabdominellen Tumoren wird häufiger eine Stanzbiopsie durchgeführt, da eine Inzisionsbiopsie bereits einen größeren operativen Eingriff darstellt, und eine Resektion der Biopsienarbe natürlich nur bedingt möglich ist. Prinzipiell bleibt jedoch festzustellen, dass durch die Stanzbiopsie evtl. eine Tumorzellverschleppung möglich ist, und die Indikation zu dieser Maßnahme bei sicher resektablen Befunden kontrovers diskutiert wird.

Gerade in diesen Fällen kann die Staging-Laparoskopie sehr hilfreich sein, da sie zum einen eine Aussage zur Tumorausbreitung zulässt und zum anderen hierbei eine gezielte Biopsie des Tumors unter Sicht möglich ist.

Durch eine *Feinnadelaspirationszytologie* (FNP) kann zwar gelegentlich die Dignität eines Weichgewebstumors festgestellt werden, jedoch ist eine sichere histogenetische Zuordnung oder eine Bestimmung des Gradings nur in Ausnahmefällen möglich. Die FNP wird daher nicht zur Diagnosesicherung empfohlen.

Die bioptische Sicherung von Fernmetastasen vor Einleitung einer sytemischen Therapie kann ebenfalls durch eine Stanzbiosie erfolgen; gegebenenfalls im Rahmen einer CT-gestützten Punktion. Dies sollte aber prinzipiell nur dann durchgeführt werden, wenn eine Resektion der Metastase auch zu einem späteren Zeitpunkt nicht möglich ist. Kleinere Lungenmetastasen können heute sehr gut im Rahmen einer videoassistierten Thorakoskopie exzidiert werden.

Exzisionsbiopsie

Bei einer Exzisionsbiopsie wird der Tumor mit einem schmalen Saum gesunden Gewebes komplett entfernt. Dieses Vorgehen kann nur für oberflächlich gelegene und kleinere (<3 cm) Tumoren empfohlen werden, da bei größeren Befunden immer die Gefahr besteht, dass anatomische Grenzschichten verletzt werden, die bei einer evtl. erforderlichen Nachresektion als Resektionsgrenzen einzubeziehen sind.

25.6 Chirurgische Therapie

25.6.1 Definition der Eingriffe

Eine Entfernung des Tumors knapp im Gesunden wird als *marginale Resektion* bezeichnet. Sehr oft geschieht dies fälschlicherweise sogar durch ein Ausschälen des Tumors entlang seiner Pseudokapsel (shelling out). Bei diesem Verfahren besteht eine sehr große Gefahr, dass vitale Tumorreste zurückbleiben, da die Pseudokapsel der Weichgewebssarkome in der Regel eine komprimierte Tumorschicht enthält.

Gerade wenn ein Weichgewebssarkom sehr dicht an vitale Strukturen heranreicht, ist eine Resektion nur mit einem wenige Millimeter betragenen Sicherheitsabstand möglich, wenn eine Amputation vermieden werden soll. Es muss jedoch klar sein, dass dieses Vorgehen mit einer erhöhten Rate an Lokalrezidiven verbunden ist und dass eine zusätzliche Radiotherapie in der Regel erforderlich ist.

Bei einer *weiten Resektion* wird der Tumor mit einem Sicherheitsabstand von 2–5 cm reseziert. Diese Abstände sind zwar zur Seite hin oft zu realisieren, zur Tiefe hin entsprechen diese Vorstellungen aber wegen der jeweiligen anatomischen Verhältnisse nicht immer der Realität. Wesentlich wichtiger als der absolute Sicherheitsabstand ist das operative Vorgehen entlang anatomischer Grenzstrukturen und die Resektion des Tumors unter Mitnahme mindestens einer gesunden und nicht tumorbefallenen Schicht. Hierdurch kann auch bei geringerem metrischem Abstand von einer radikalen (R0-)Tumorresektion ausgegangen werden.

Bei einer *kompartmentalen Resektion* wird eine Muskelgruppe von ihrem Ursprung bis zum Ansatz reseziert. Inwieweit die Resektion des gesamten Kompartments bei Lokalisation eines Tumors im Randbereich desselben oder bei einer geringen Tumorgröße tatsächlich erforderlich ist, bleibt bisher ungeklärt. Im Rahmen der zunehmend funktionserhaltenden operativen Therapiekonzepte sind modifizierte Kompartmentresektionen bzw. Muskelgruppenresektionen unter Erhaltung einzelner – sicher tumorfreier – Muskelgruppen beschrieben worden (39, 57).

25.6.2 Planung der chirurgischen Therapie

Die Planung des operativen Eingriffes ist anhand der präoperativen MRT-Untersuchung in verschiedenen Schnittebenen exakt möglich. Der Zugang und die zu resezierenden anatomischen Strukturen können eindeutig festgelegt werden. Biopsiekanäle und alte Operationsnarben sind potenziell tumorkontaminiert und müssen daher zum Resektat gehören (63).

Bei Rezidiven nach vorangegangener Strahlentherapie ist möglicherweise auch eine Resektion des kompletten Strahlenfelds erforderlich, um evtl. auftretenden postoperativen Wundheilungsstörungen vorzubeugen. In dieser Situation ist die präoperative Markierung des Bestrahlungsfelds wichtig, da die Feldgrenzen in der Regel deutlich über die vorbestehenden Operationsnarben hinausgehen können. Die optimale Schnittführung sollte dabei vom Operateur angezeichnet werden.

Weite und kompartmentale Resektionen sind die häufigsten Eingriffe. Gerade bei großen Tumoren kann unter funktionserhaltenden Gesichtspunkten oft nur eine marginale Resektion erfolgen. Hier muss in jedem Fall ein Vorgehen entlang einer gesunden Grenzschicht (z. B. durch Periostresektion, Epineurektomie oder Adventitiadissektion) angestrebt werden. Am Knochen kann auch durch Abmeißeln einer Knochenlamelle noch eine „Grenzschicht" erreicht werden; soweit dies nicht erreichbar ist, besteht die Möglichkeit einer weiten En-Bloc-Resektion mit nachfolgender endoprothetischer Rekonstruktion.

Besonders problematisch ist die Situation bei auswärts anoperierten Patienten. Im MRT ist oft eine Abgrenzung zwischen Resttumor und Hämatom bzw. Serom nicht sicher möglich. Auch kann die anatomische Zuordnung im frischen Operationsgebiet erschwert sein. Bei der Nachresektion müssen alle potenziell involvierten Strukturen sicher reseziert werden, und eine Eröffnung der alten Wundhöhle muss unbedingt vermieden werden.

Ist dies nicht sicher erreichbar, so sollte vor der Nachresektion eine neoadjuvante Therapie eingeleitet werden. Bei primärer Nachresektion sollte ein Intervall von ca. 4 Wochen zum Ersteingriff abgewartet werden, um das Risiko der Eröffnung der Wundhöhle zu verringern und infektiöse Probleme zu vermeiden.

25.6.3 Defektdeckung und rekonstruktive Maßnahmen

Die Deckung des durch die Resektion ausgedehnter Tumoren oder Strahlenfelder entstandenen Gewebedefekts ist bereits in die Planung des Eingriffs mit einzubeziehen. Kleinere Defekte lassen sich durch lokale Verschiebelappen oder auch Mesh-Graft-Plastiken verschließen. Vielfach ist aber eine myogene Deckung erforderlich. Die hierzu am häufigsten eingesetzten (wegen einfacher Präparation und günstigem Drehpunkt) freien oder gestielten muskulokutanen Lappen sind der M.-latissimus-dorsi-Lappen und der M.-rectus-abdominis-Lappen.

Nach ausgedehnten Muskelresektionen mit Funktionsverlusten im Bereich der Extremitäten besteht die Notwendigkeit eines Muskel- oder Sehnentransfers zur Funktionswiederherstellung (69). Hier sind z. B. der Bizepssehnentransfer zum Ersatz der Quadrizepsfunktion oder die Gastrocnemiusplastik als Patellarsehnenersatz als effiziente und Verfahren zu nennen.

25.6.4 Gefäß- und Nervenresektion

Anhand der präoperativen Angiographie und gegebenenfalls Phlebographie sowie der MRT-Untersuchung kann die Beziehung des Tumors zu den größeren Gefäßen beurteilt werden. Bei Nachweis einer Gefäßinfiltration ist die Indikation zur Gefäßresektion und -rekonstruktion von Vornherein zu stellen (Abb. 25.**4a**–**c**).

Bei Verdrängung der Tumoren ist intraoperativ zu prüfen, inwieweit eine Dissektion entlang der Adventitia möglich ist; im Zweifelsfall ist auch hier die Gefäßresektion zu empfehlen (33, 34). Hierbei ist evtl. auch der histologische Typ des Tumors mit zu berücksichtigen, da eine direkte Gefäßinfiltration z. B. bei Liposarkomen weniger wahrscheinlich ist als bei Leiomyosarkomen, die z. T. auch von der Gefäßwand ihren Ausgang nehmen können. Die Rekonstruktion erfolgt gerade nach ausgedehnten Resektionen im Oberschenkelbereich und bei Überbrückung von Gelenken mit ringverstärkten Prothesen aus Polytetrafluorethylen (PTFE), da eine adäquate weichgewebliche Deckung und Stützung der Interponate fehlt.

Bei Lage der distalen Anastomosen im Unterschenkelbereich sollten nach Möglichkeit autologe Veneninterponate eingesetzt werden. Besteht die Notwendigkeit einer postoperativen Strahlentherapie, ist neben einer extraanatomischen Bypasslage auch ein autogenes Interponat anzustreben.

Durch eine Dissektion innerhalb des Epineuriums kann bei Tumoren in Nervennähe eine tumorfreie Gewebeschicht erreicht werden. Bei vorsichtiger Präparation sind hierbei kaum neurologische Ausfälle zu erwarten. Findet sich aber eine Infiltration des Nervs, so ist eine Resektion nicht zu vermeiden. Gerade bei malignen Schwannomen muss hierbei auf einen ausreichenden Sicherheitsabstand nach proximal und distal geachtet werden, da bei diesen Tumoren eine langstreckige Tu-

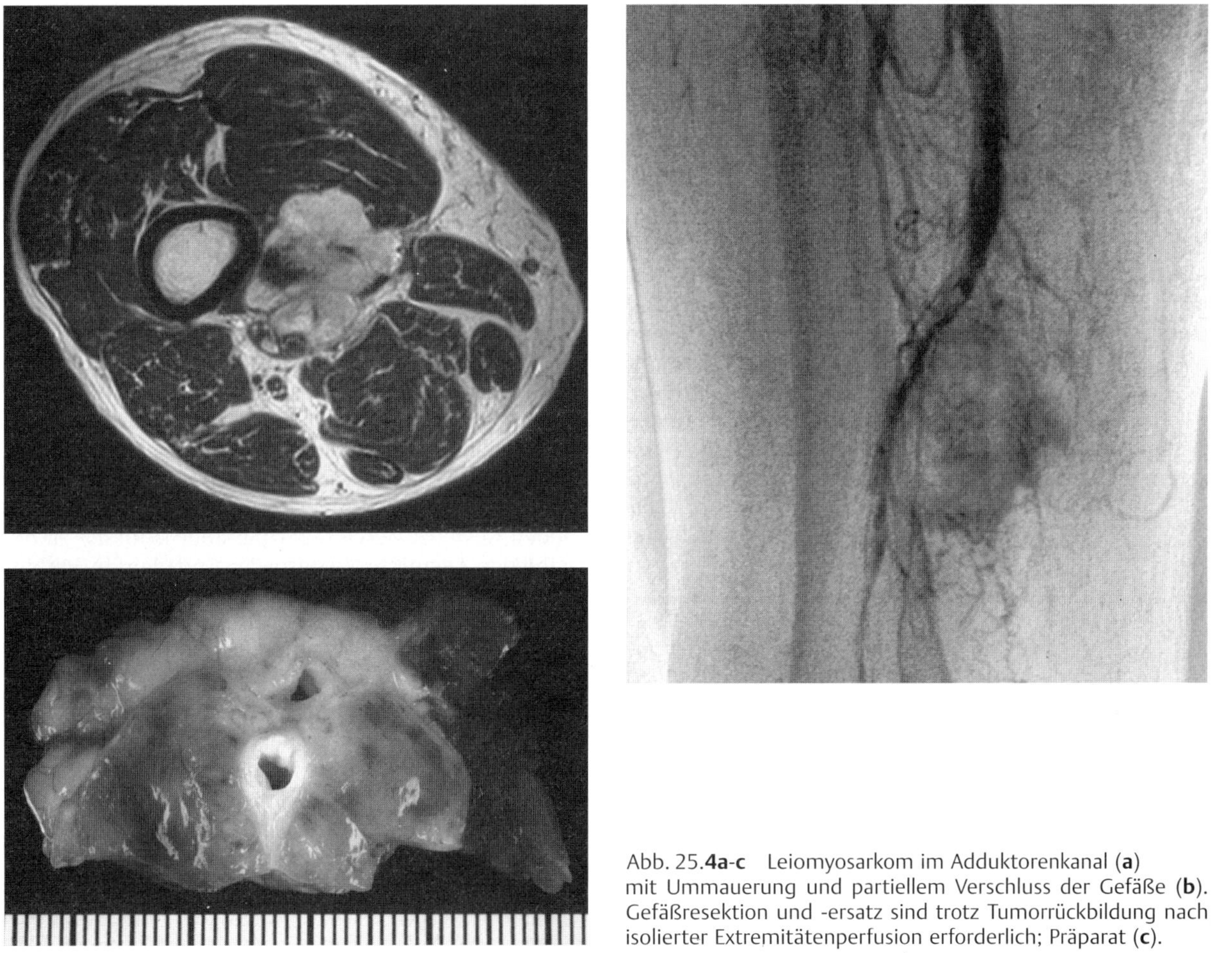

a b c

Abb. 25.**4a-c** Leiomyosarkom im Adduktorenkanal (**a**) mit Ummauerung und partiellem Verschluss der Gefäße (**b**). Gefäßresektion und -ersatz sind trotz Tumorrückbildung nach isolierter Extremitätenperfusion erforderlich; Präparat (**c**).

morausbreitung im Nerven vorliegen kann. Bei kurzstreckigen Nervenresektionen besteht die Möglichkeit eines Suralis-Interponats; ist dies z. B. nach Resektion des N. ischiadicus nicht möglich, so müssen orthopädische Hilfsmittel (Redressionsstrumpf, Heidelberger Winkel, Schienenapparate) kompensatorisch zur Anwendung kommen.

25.6.5 Indikation zur Amputation

Die Indikation zur Amputation bei Weichgewebssarkomen der Extremitäten wird im Vergleich zu früher nur noch selten gestellt. Der Rückgang der Amputationsfrequenz wird aus Zahlen einer Erhebung im nationalen Krebsregister der USA deutlich (58): 1988 wurden noch 29% der Patienten mit Extremitätensarkomen durch Amputation behandelt; 1993 betrug dieser Anteil nur noch 9%.

Insbesondere bei stammnahen Tumoren mit Infiltration des N. ischiadicus oder des Plexus brachialis kann gelegentlich die Amputation (Hemipelvektomie bzw. interthorakoskapuläre Amputation) die einzige kurative Option darstellen. In diesen Fällen sollte zunächst immer eine neoadjuvante multimodale Therapie erwogen werden, um bei einer deutlichen Tumorremission evtl. doch noch eine extremitätenerhaltende Resektion zu ermöglichen.

Wenn aufgrund der Tumorlage und -ausdehnung auch durch eine Amputation keine R0-Resektion erreicht werden kann, so ist eine marginale, funktionserhaltende Resektion mit anschließender additiver Therapie (z. B. Brachytherapie) vorzuziehen.

Tumoren der distalen Extremitäten, insbesondere im Fußwurzel- und Mittelfußbereich haben oft Ausläufer zwischen den einzelnen Knochen des Fußskeletts. Dadurch sind sie häufig nicht kurativ resektabel. Gerade bei diesen Tumoren lassen sich aber durch modifizierte Teilamputationen und Stumpfbildungen gute funktionelle und kosmetische Ergebnisse erzielen.

Die Indikation zu einer palliativen Amputation, auch bei Vorliegen von Fernmetastasen, ist bei großen exulzerierten Tumoren sowie bei therapierefraktären Tumorschmerzen zu erwägen. Prinzipiell sollte die Entscheidung zu einer Amputation bei Patienten mit Weichgewebssarkomen heute nur nach Vorstellung des Patienten bei in der Chirurgie dieser Tumoren erfahrenen Ärzten in einem entsprechenden Zentrum getroffen werden.

25.7 Multimodale Primärtherapie

25.7.1 Strahlentherapie

Weichgewebssarkome sind insgesamt nur mäßig strahlensensibel. Die erforderliche Strahlendosis zur lokalen Tumorkontrolle im Erwachsenenalter beträgt bei makroskopischem Resttumor bis zu 72 Gy. Während die postoperative adjuvante Strahlentherapie nach weiter Resektion höhergradig maligner extrakompartmentaler Sarkome heute als Standardtherapie anzusehen ist, sind die Erfahrungen mit der präoperativen, und insbesondere auch mit der intraoperativen Bestrahlung, limitiert.

Neuere Ansätze zur hyperfraktionierten Therapie und auch zur kombinierten Radiochemotherapie müssen in Studien erst noch näher evaluiert werden.

Präoperative Radiotherapie

Ziel einer präoperativen Bestrahlung ist die Devitalisierung des Tumors bei gleichzeitiger Verringerung des Tumorvolumens. Auch wenn die makroskopische Tumorrückbildung meist nur gering ist, kann z. T. eine deutliche Regression vitaler Tumorzellen erreicht werden. Bei 10 von 27 vorbestrahlten Patienten (47–52 Gy) konnten Willet et al. (75) eine komplette Remission histologisch nachweisen. Von einer kanadischen Arbeitsgruppe wurden bei 35 % der Tumoren histologisch ein Nekroseanteil von über 80 % festgestellt (31), eine komplette Tumornekrose konnte allerdings nur bei 1 von 48 Patienten erreicht werden.

Das Problem dieser Angaben liegt darin, dass die Nekroseraten nach Bestrahlung nicht mit den bereits prätherapeutisch bestehenden Nekroseanteilen korreliert wurden. Die erreichte lokale Tumorkontrollrate nach präoperativer Radiotherapie und anschließender funktionserhaltender Operation wird mit bis zu 97 % angegeben (72).

Von einer deutschen Arbeitsgruppe wurde in einer Phase-II-Studie eine neoadjuvante Radiochemotherapie (60 Gy + Adriamycin/Ifosfamid) bei Patienten mit rezidivierten oder nichtresektablen Sarkomen evaluiert (62): Angaben zur Nekroserate wurden nicht gemacht, ein Downstaging konnte jedoch in 4/21 Fällen erreicht werden. Die lokale Tumorkontrollrate betrug 100 %. Über vermehrte Komplikationen wurde nicht berichtet.

Daten aus randomisierten Studien, die eine verbesserte lokale Tumorkontrolle oder des Gesamtüberlebens nach präoperativer Radiotherapie im Vergleich zur postoperativen Therapie belegen, liegen bisher nicht vor. Insbesondere bei fortgeschrittenen Tumoren mit eingeschränkter Resektabilität ist dieses Verfahren aufgrund der erreichbaren Tumorrückbildung wichtig. Auch wenn in den aufgeführten Studien z. T. Patienten mit gut differenzierten Tumoren (G1) eingeschlossen wurden, so ist doch aufgrund der umfangreicheren Daten zur postoperativen Strahlentherapie (s. u.) davon auszugehen, dass diese Patienten nicht im gleichen Maße von einer präoperativen Therapie profitieren wie Patienten mit höhergradig malignen Tumoren.

Ein Problem der präoperativen Radiotherapie ist die deutlich gesteigerte Rate postoperativer Wundheilungsstörungen (25–37 %) (5, 11). Im Krankengut des Massachussetts General Hospital traten bei 202 präoperativ bestrahlten Patienten in 37 % postoperative Komplikationen auf, wobei 33 Patienten deswegen reoperiert werden mussten (5). Bei 6 dieser 33 Patienten musste hierbei sekundär eine Amputation erfolgen.

Intraoperative Radiotherapie

Mit einer intraoperativen Strahlentherapie (IORT) kann gezielt eine hohe Strahlendosis auf einen intraoperativ verbleibenden Tumorrest oder an einer Stelle mit nur marginalem Resektionsabstand appliziert werden – bei gleichzeitig nur relativ geringer Belastung der umliegenden Gewebe. Durch den Operateur kann die zu bestrahlende Region exakt festgelegt werden. In Verbindung mit einer präoperativen oder postoperativen Radiotherapie lässt sich durch die IORT effektiver eine wirksame Gesamtdosis im Tumorareal erreichen.

Vor allem bei retroperitonealen Tumoren mit oft nur sehr knappen Resektionsgrenzen konnte durch die IORT eine Verbesserung der lokalen Tumorkontrolle erzielt werden. In einer prospektiv randomisierten Studie am National Cancer Institute, USA, wurde durch die IORT die Rate an Lokalrezidiven von 80 % auf 40 % gesenkt (66), was auch durch die guten Ergebnisse zur lokalen Tumorkontrolle einer französischen Arbeitsgruppe untermauert wurde (6). In einer Heidelberger Untersuchung bei 30 Patienten mit Extremitätensarkomen (64), welche intraoperativ und postoperativ bestrahlt wurden, trat nach einer mittleren Nachbeobachtungszeit von 24 Monaten nur 1 Rezidiv auf.

Das wesentliche Problem der IORT sind der große apparative Aufwand und die hohen Investitionskosten, sodass die Verfügbarkeit auch auf absehbare Zeit limitiert bleiben wird.

Postoperative Radiotherapie

Seit Einführung der kombinierten chirurgischen und radiotherapeutischen Behandlung ist die funktions- und vor allem gliedmaßenerhaltende Therapie der Weichgewebssarkome verbessert worden. Die erzielbaren lokalen Tumorkontrollraten (5 Jahre) bei Einsatz der postoperativen Bestrahlung betragen 82–91 % (11, 29, 72).

In einer randomisierten Studie konnten Yang et al. (78) eindeutig zeigen, dass bei High-Grade-Sarkomen die Lokalrezidivrate signifikant gesenkt werden kann (0 % versus 22 %, p = 0,003). Die erforderliche Strahlendosis beträgt 60–66 Gy. Prinzipiell muss hierbei das gesamte Operationsgebiet mit einem Sicherheitssaum von mindestens 5 cm bestrahlt werden. Das ehemalige Tumorareal wird dann gezielt aufgesättigt (Boost-Dosis). Intraoperativ sollte von Seiten des Chirurgen unbedingt eine Clip-Markierung an den Stellen erfolgen, an wel-

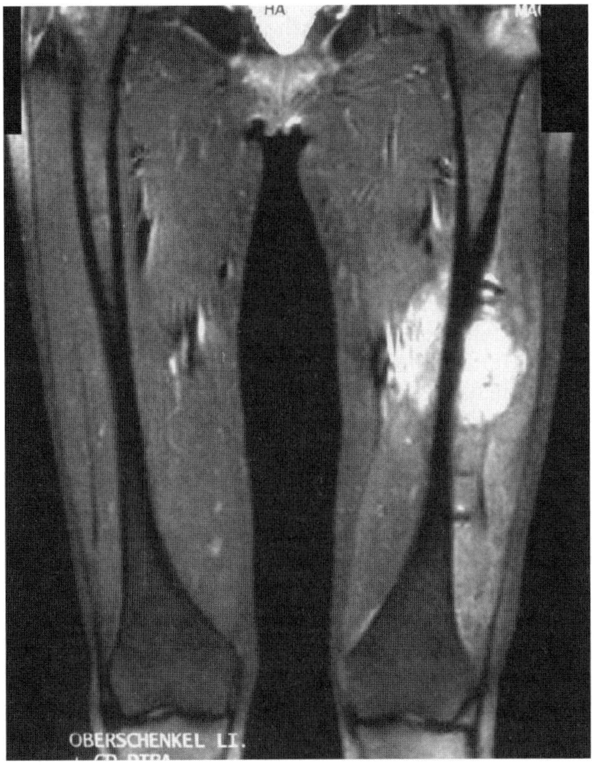

a

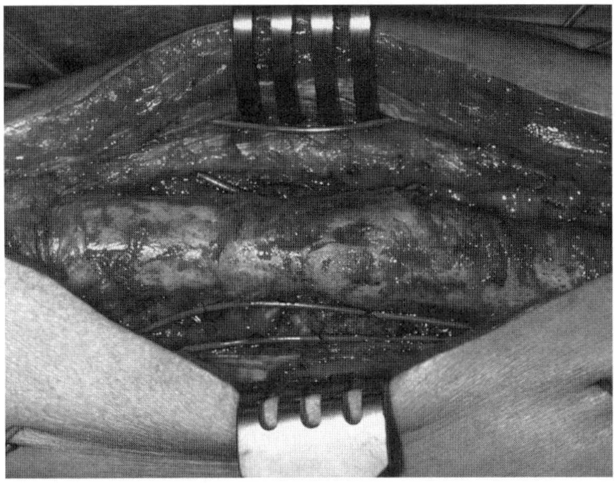

b

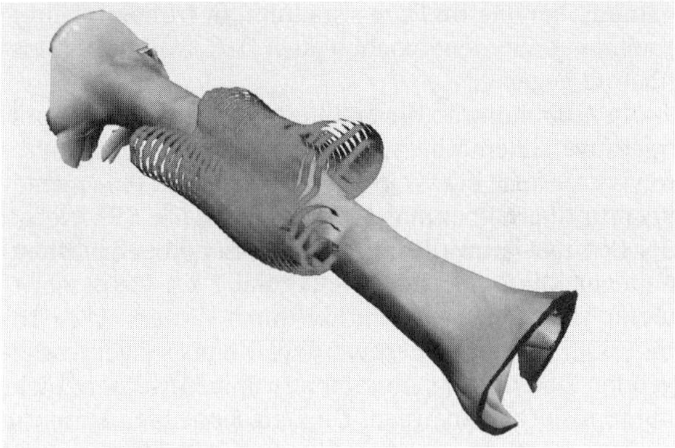

c

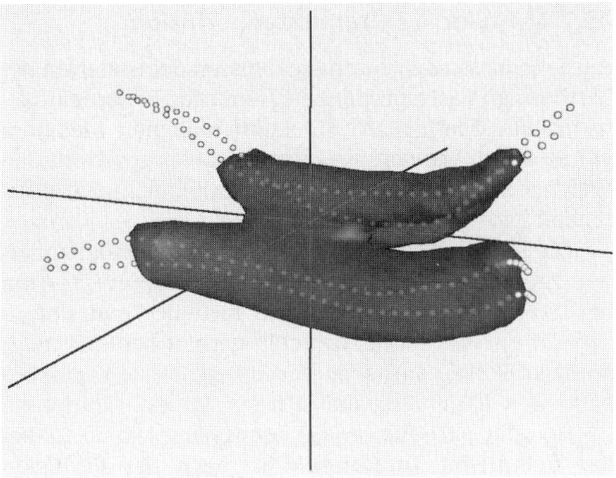

d

Abb. 25.**5a-d** Liposarkomrezidiv am Oberschenkel. (Mit freundlicher Genehmigung von Dr. S. Koswig, Abteilung für Strahlentherapie, Charité, Campus Buch).
a Ummauerung des Femur durch das Rezidiv.
b Zustand nach neoadjuvanter Chemotherapie und Hyperthermie. Situs nach Resektion des M. quadriceps femoris und Platzierung der Afterloading-Sonden zur postoperativen Brachytherapie.
c Computersimulation der Tumorausdehnung und
d Lage der Sonden mit Bestimmung des Bestrahlungsvolumens.

cher der geringste Sicherheitsabstand erreicht werden konnte, um hier die gezielte Bestrahlung zu erlauben.

Bei mikroskopisch befallenem Resektionsrand besteht grundsätzlich ein deutlich erhöhtes Risiko für ein lokales Tumorrezidiv. Durch eine postoperative Strahlentherapie kann auch in dieser Situation die Wahrscheinlichkeit der lokalen Tumorkontrolle erhöht werden. Der größte Nutzen der postoperativen Bestrahlung lässt sich dabei für Patienten mit High-Grade-Sarkomen nachweisen (4, 29). Herbert et al. (29) konnten zeigen, dass 55% ihrer postoperativ bestrahlten Patienten, bei denen eine R1-Situation vorlag, nach 5 Jahren noch ohne Lokalrezidiv waren.

Eine Brachytherapie des Wundbetts ermöglicht durch gezielte intraoperative Platzierung der eingelegten Katheter an Stellen mit geringem Sicherheitsabstand eine effektive Strahlendosis in diesen Bereichen (Abb. 25.**5a-d**).

Mit dieser Technik kann vor allem auch bei vorbestrahlten Patienten das bereits belastete Gewebe geschont werden. In einer randomisierten Studie mit 164 Patienten wurde über einen Zeitraum von 4–6 Tagen eine Gesamtdosis von 42–45 Gy appliziert (56). Nach einer medianen Nachbeobachtungszeit von 76 Monaten waren 82% der Patienten in der Bestrahlungsgruppe lokal rezidivfrei, dagegen nur 69% in der Kontrollgruppe.

Ein Einfluss auf das Gesamtüberleben der Patienten konnte jedoch nicht nachgewiesen werden. Auch bei positivem Resektionsrand kann durch dieses Therapieverfahren noch in vielen Fällen ein lokales Tumorrezidiv verhindert werden (4).

Ein Problem der postoperativen Brachytherapie ist die erhöhte Wundkomplikationsrate. Erfolgt die Applikation der Strahlenträger erst ab dem 5. postoperativen Tag, soll die Komplikationsrate verringert sein (4).

25.7.2 Chemotherapie

Adriamycin/Epirubicin und Ifosfamid sind die Einzelsubstanzen mit der besten Wirksamkeit bei Weichgewebssarkomen im metastasierten Stadium. Sie sind daher heute auch die am häufigsten eingesetzten Zytostatika in Therapiestudien zur neoadjuvanten oder adjuvanten Therapie im Primärstadium. In früheren Untersuchungen wurden daneben auch DTIC und Cyclophosphamid gegeben.

In Anlehnung an die etablierten Ergebnisse der präoperativen Chemotherapie bei primären Knochentumoren wurde auch bei Weichgewebssarkomen eine neoadjuvante Chemotherapie untersucht (8, 55, 59). Neben der Devitalisierung des Primärtumors und evtl. vorhandenener Mikrometastasen soll gerade bei fortgeschrittenen Tumoren die Resektion durch die erreichte Tumorreduktion erleichtert werden. Die bisherigen vorliegenden Daten (59) stammen aus unizentrischen, nicht randomisierten Analysen. Die Angaben über klinische oder histologisch gesicherte Tumorrückbildungen sind sehr uneinheitlich und schwanken zwischen 3% (8) und 40% (55).

Zur Wertigkeit der adjuvanten systemischen Chemotherapie nach Resektion von Weichgewebssarkomen gibt es eine Reihe von prospektiv randomisierten Studien. Nur in 2 von 12 Studien konnte eine Verbesserung des krankheitsfreien und Gesamtüberlebens durch die Chemotherapie nachgewiesen werden, in 5 Studien fand sich ein verlängertes rezidivfreies Intervall (Übersicht bei (25, 47). In einer Metaanalyse der bisher durchgeführten Studien konnte dagegen ein signifikanter Vorteil für die therapierten Patienten bezüglich des Gesamtüberlebens festgestellt werden (79). Außerhalb von klinischen Studien ist eine adjuvante Chemotherapie beim Weichgewebssarkom derzeit nicht indiziert.

Im Rahmen der EORTC wird eine adjuvante Studie (Studie Nr 62931) bei Hochrisikopatienten (G2/3) durchgeführt. Die Therapie erfolgt mit Doxorubicin (75 mg/m² Tag 1) und Ifosfamid (5 g/m² Tag 1) sowie granulocyte colony stimulating factor (G-CSF) Tag 1–10 über 5 Zyklen. Eine evtl. erforderliche postoperative Radiotherapie bei extrakompartmentaler Tumorlage wird nach Abschluss der Chemotherapie appliziert, um den möglichen Effekt der systemischen Therapie nicht zu verzögern.

25.7.3 Regionale Hyperthermie

Im Rahmen der EORTC wird eine randomisierte Studie zur neoadjuvanten Chemotherapie mit zusätzlicher regionaler Hyperthermie bei lokal fortgeschrittenen Weichgewebssarkomen durchgeführt (Studien-Nr. EORTC 62961/ESHO RHT-95). Diese Studie basiert u. a. auf Ergebnissen der monozenrischen RHT-91-Studie, bei welcher durch diese Therapie bei 10 der 33 in München behandelten Patienten mit fortgeschrittenen und nichtresektablen Tumoren eine deutliche klinische Tumorrückbildung (bei 2 komplette, bei 8 partielle Remission) erreicht werden konnte (35).

In die aktuelle Studie können Patienten mit Tumoren eingeschlossen werden, die ein Grading von 2–3 haben, größer als 5 cm und extrakompartmental lokalisiert sind. Die Chemotherapie besteht aus 4 Zyklen Etoposid, Ifosfamid und Adriamycin (EIA). Zusätzlich zur Chemotherapie erfolgt randomisiert die regionale Hyperthermiebehandlung. Nach der definitiven Tumorresektion wird eine evtl. erforderliche lokale Nachbestrahlung durchgeführt, bevor noch 4 weitere Therapiezyklen gegeben werden. Ziel dieser Behandlung ist eine Steigerung der Resektabilität und der langfristigen lokalen Tumorkontrolle durch die zusätzliche regionale Hyperthermie.

25.7.4 Isolierte Extremitätenperfusion

Ausgehend von den guten Ergebnissen der isolierten hyperthermen Extremitätenperfusion mit Tumornekrosefaktor und Melphalan (46) beim malignen Melanom wurde dieses Verfahren auch bei lokal fortgeschrittenen Weichgewebssarkomen im Rahmen einer multizentrischen Phase-II-Studie untersucht.

Die Analyse von 186 mit dieser Methode behandelten Patienten zeigt eine komplette Tumorregression bei 25% der Patienten und eine partielle Remission in 57% (18), sodass ein Extremitätenerhalt bei 82% möglich war. Von 61 bisher in der Robert Rössle Klinik behandelten Patienten fand sich bei 38 eine komplette (n=13) oder partielle (n=25) Remission (Abb. 25.**6**). Bei der definitiven Tumorresektion nach der Perfusion musste nur bei 8 von 46 bisher operierten Patienten eine Amputation vorgenommen werden (Gliedmaßenerhalt 78%).

25.7.5 Intraarterielle Chemotherapie und Bestrahlung

In den 80er Jahren wurde von Eilber et al. ein Therapieprotokoll mit der Kombination aus intraarterieller Adriamycingabe und externer Radiotherapie zur neoadjuvanten Therapie fortgeschrittener Weichgewebssarkome der Extremitäten entwickelt (19). Eine extremitätenerhaltende Operation war anschließend bei fast allen Patienten möglich. Neuere Daten einer anderen Arbeitsgruppe (74) bestätigen die Ergebnisse. 62 der 66 mit diesem Verfahren behandelten Patienten konnten glied-

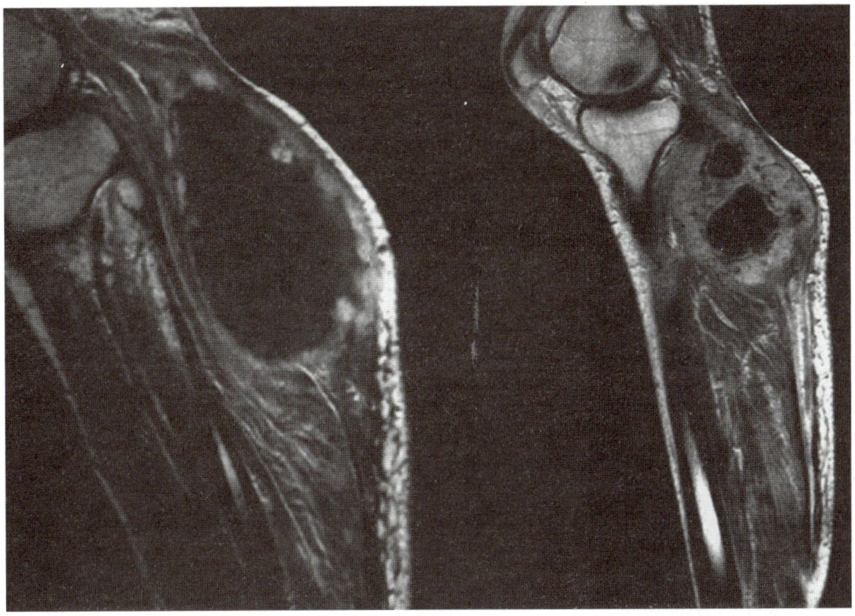

Abb. 25.**6** Tumorremission durch Extremitätenperfusion. Extraskelettales Chondrosarkom am proximalen Unterschenkel mit Ausdehnung bis in die Poplitea vor (links) und nach (rechts) isolierter Extremitätenperfusion mit TNF und Melphalan.

maßenerhaltend operiert werden, und nur 1 Patient entwickelte im Verlauf ein lokales Tumorrezidiv.

Ein wesentliches Problem dieses Vorgehens bestand aber in einer deutlich gesteigerten Komplikationsrate (41%) mit Gewebsnekrosen nach Adriamycininfusion und auch vermehrten postoperativen Wundinfektionen. Bei 2 von 66 Patienten musste therapiebedingt eine Amputation vorgenommen werden.

25.8 Lokalisationsabhängige Therapieentscheidung

25.8.1 Tumoren der Extremitäten und des Stamms

Primäre chirurgische Therapie

Ausschließlich kutan und subkutan wachsende Weichgewebssarkome können in fast allen Fällen durch eine weite Resektion sicher entfernt werden. Zur Tiefe hin ist die oberflächliche Körperfaszie als Grenzschicht mit zu resezieren. Der resultierende Weichteildefekt kann eine Deckung mit einem Hauttransplantat oder auch mit einer Muskellappenplastik erforderlich machen.

Bei streng *intrakompartmental gelegenen Tumoren*, die sicher komplett zu resezieren sind (R0-Resektion) besteht klassischer Weise die Indikation zur Resektion des gesamten Muskelkompartments von seinem Ursprung bis zum Ansatz (21). Ob die Mitresektion der Muskelstümpfe weit entfernt vom Tumor aber einen messbaren Vorteil für den Patienten darstellt, ist nicht bewiesen.

Problematisch wird die Therapieentscheidung bei großen Tumoren, und solchen, die randbegrenzend in einem anatomischen Kompartment liegen. Diese Tumoren sind zwar technisch als Kompartmentresektion resezierbar, eine R0-Resektion ist aber nicht in jedem Fall sicher erreichbar. In dieser Situation ist häufig die Indikation zu einem neoadjuvanten Therapieverfahren zu stellen.

Der überwiegende Teil der *extrakompartmental gelegenen Tumoren* erfordert aufgrund der mangelnden anatomischen Begrenzung ein multimodales therapeutisches Vorgehen. Eine Ausnahme besteht allerdings bei gut differenzierten Tumoren (z. B. Liposarkom G1) mit einer geringeren Sensibilität gegenüber einer Chemo- oder Strahlentherapie.

Indikation zum multimodalen Vorgehen

Mit Ausnahme der oben genannten speziellen Therapiesituationen sollten alle Patienten mit lokalisierten primären Weichgewebssarkomen im Rahmen multimodaler Therapiekonzepte behandelt werden (63). Bei Vorliegen von Rezidivtumoren ist per se schon von einer gesteigerten biologischen Aggressivität auszugehen, sodass hier eine primäre und alleinige chirurgische Therapie auf Ausnahmesituationen beschränkt bleibt (z.B G1-Liposarkom).

Bei fortgeschrittenen und hochmalignen Tumoren sollte die Indikation zu einer neoadjuvanten Therapie entweder in Form einer isolierten hyperthermen Extremitätenperfusion mit TNF und Melphalan, einer Vorbestrahlung oder der randomisierten EORTC-Studie zur regionalen Hyperthermie großzügig gestellt werden.

Auch wenn durch die anschließende Operation eine R0-Situation erreicht werden kann, so ist bei höhergradig malignen extrakompartmentalen Tumoren immer eine Nachbestrahlung bis zu einer Gesamtdosis von 60–70 Gy erforderlich. Bei geringen Sicherheitsabständen

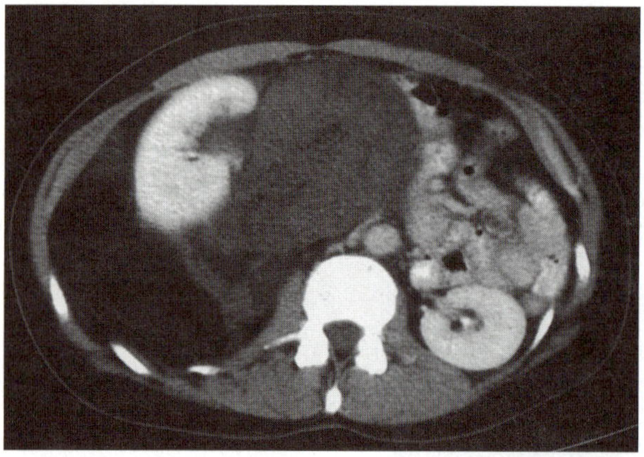

a

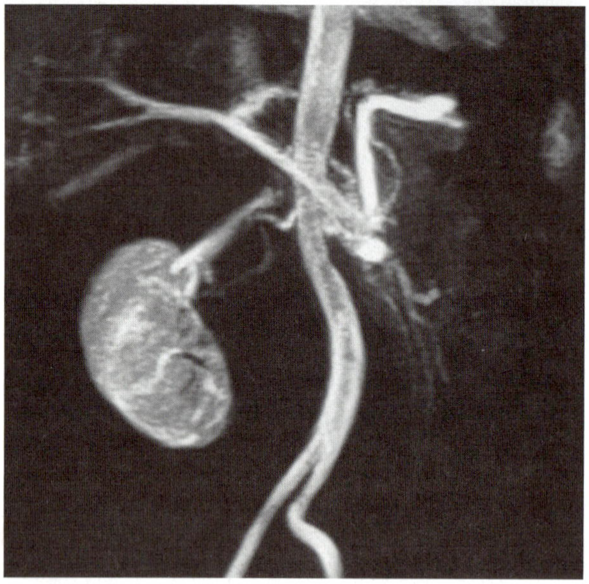

b

Abb. 25.**7** Retroperitoneales Liposarkom mit Verdrängung und Verlagerung der Niere und Mesenterialwurzel.
a Der Tumor ist im MRT bildmorphologisch inhomogen mit einem großen eher lipomatösen Anteil dorsal-lateral, und einem zentralen sklerosierenden Anteil.
b Kompression der V. cava, die aber in der MR-Angiographie noch durchgängig ist.

und auch in einigen Fällen bei einer R1-Situation kann durch eine zusätzliche intraoperative Radiotherapie oder Brachytherapie (Afterloading) noch eine Tumorkontrolle erreicht werden.

25.8.2 Retroperitoneale und viszerale Sarkome sowie gastrointestinale Stromatumoren

Epidemiologie, Klinik

Neben den Weichgewebssarkomen im Extremitätenbereich stellen die retroperitonealen und intraabdominellen Sarkome die zweithäufigste Gruppe dar. Liposarkome und Leiomyosarkome sind in dieser Lokalisation die häufigsten histologischen Typen. Zu den viszeralen Sarkomen zählen die Tumoren der parenchymatösen Organe und die gastrointestinalen Sarkome. Bezüglich dieser Organsarkome sei auch auf die entsprechenden Organkapitel verwiesen.

Retroperitoneale Sarkome werden häufig erst in einem fortgeschrittenen Stadium diagnostiziert (Abb. 25.**7a**, **b**). Erst bei ausgeprägtem Tumorwachstum kommt es zu klinischen Symptomen durch Verdrängung und gelegentlich auch Infiltration von Nachbarorganen. Die z. T. monströsen Tumoren können fast das gesamte Abdomen ausfüllen und ein Gewicht von mehr als 10 kg erreichen. Lewis et al. (45) fanden bei insgesamt 500 Patienten in 60 % der Fälle Tumoren >10 cm, und nur in 6 % Tumoren <5 cm Größe.

Diagnostik

Grundsätzlich ist bei retroperitonealen oder intraabdominellen Tumoren eine *histologische Sicherung* vor der definitiven Operation anzustreben. Differenzialdiagnostisch sind hierbei neben den Keimzelltumoren auch Lymphome auszuschließen. Problematisch ist, dass bereits eine Inzisionsbiopsie einen erheblichen Eingriff darstellen kann und daher vielfach ein einzeitiges operatives Vorgehen favorisiert wird. Die Wertigkeit einer präoperativen Stanzbiopsie ist auch wegen der möglichen Tumorzellverschleppung (langer Biopsiekanal) umstritten.

Die Entscheidung, einen retroperitonealen Tumor ohne vorherige histologische Sicherung primär zu resezieren, sollte nur dann getroffen werden, wenn eine komplette Resektion (R0) mit großer Sicherheit erreichbar ist. Ist dies nicht gegeben, so muss die Indikation für eine neoadjuvante Therapie überprüft werden. In diesem Fall ist immer eine Biopsie erforderlich, um anhand der histologischen Kriterien den Patienten gegebenenfalls in eine Therapiestudie einbringen zu können. Eine Laparoskopie mit gezielter Gewebeentnahme kann hier sehr hilfreich sein.

Die *spezielle Diagnostik* bei Tumoren des Retroperitoneums richtet sich nach der genauen Tumorlokalisation und den verdrängten bzw. infiltrierten Nachbarorganen. Endoskopische und röntgenologische Verfahren können eine Hohlorganbeteiligung nachweisen. Eine Kavographie bei rechtsseitigen und retrohepatischen Tumoren oder eine indirekte portalvenöse Darstellung bei mesenterialer Manifestation können für die Operationsplanung hilfreich sein. Dabei müssen von Vornherein mögliche multiviszerale Resektionen berücksichtigen werden. Dies trifft insbesondere für eine Nierenfunktionsanalyse vor einer evtl. notwendigen Nephrektomie zu.

Therapie

Wann immer die Tumorsituation es erlaubt, sollte die Dissektionsebene so gewählt werden, dass eine tumorbedeckende Grenzschicht erhalten bleibt. Dies kann z. B. durch En-Bloc-Resektion von Niere oder Nierenfettkapsel, M. psoas und Hemikolektomie erreicht werden (Abb. 25.**8a**, **b**) oder bei Tumorlage im linken Oberbauch durch Splenektomie, Adrenalektomie, Nephrektomie, Flexurenresektion und Pankreasschwanzresektion.

Multiviszerale Resektionen waren in einer deutschen Studie bei 23/53 Patienten erforderlich, wobei Niere, Nebenniere und Milz die am häufigsten resezierten Nachbarorgane waren (49). Zusätzlich zu viszeralen Organen wurden in einer amerikanischen Publikation Gefäßresektionen bei 34% der Patienten durchgeführt (42). Über eine Nephrektomie im Rahmen der Resektion eines retroperitonealen Weichgewebssarkoms wurde in einer größeren Studie bei 75/371 Patienten (20%) berichtet (60).

Das Erreichen einer *kompletten Resektion* (R0) ist der entscheidende prognostische Faktor für das Überleben der Patienten mit retroperitonealen Sarkomen. Der Grund für die insgesamt schlechtere Prognose der Patienten mit retroperitonealen oder intraabdominellen Tumoren liegt in der im Vergleich zu anderen Lokalisationen deutlich geringeren kurativen Resektabilitätsrate. Auch in größeren Studien wird eine R0-Resektion bei lediglich 43–75% der Patienten angegeben (10, 37, 42, 45, 49, 70). Lediglich in einer Studie wird über eine Resektabilitätsrate von 100% (96% komplett) berichtet (38), was möglicherweise Ausdruck einer Patientenselektion ist.

Die 5-Jahres-Überlebensraten der Patienten mit retroperitonealen Sarkomen betragen 20–72% (9, 37, 38, 49), mit deutlichen Vorteilen für Patienten, bei denen der Tumor im Rahmen einer R0-Resektion entfernt werden konnte.

Die Bedeutung der R0-Resektion für die Prognose der Patienten wird an der Studie von Lewis et al. aus dem Sloan Kettering Center deutlich (45). Bei den 185 mittels R0-Resektion operierten Patienten betrug die mediane Überlebenszeit 103 Monate versus 18 Monate bei den 46 Patienten nach einer R1- oder R2-Resektion, was nicht signifikant besser im Vergleich zu den nicht operierten Patienten war. Eine Ausnahme bilden hier sicherlich Patienten mit gut differenzierten Liposarkomen, bei denen z. T. über Jahre hinweg mit wiederholten Tumorresektionen eine Kontrolle erreicht werden kann.

Einheitliche *Therapierichtlinien* für viszerale Sarkome liegen aufgrund fehlender Studien anhand größerer Fallzahlen nicht vor. Vor allem das erforderliche Ausmaß der Resektionsgrenzen ist immer wieder unterschiedlich bewertet worden. Die Erfahrungen an Patienten mit Magensarkomen zeigen aber, dass eine lokale Exzision des Tumors mit ca. 2 cm Sicherheitsabstand ausreichend ist, und eine Gastrektomie keine Verbesserung der Ergebnisse bedingt (7). Ebenso besteht keine Indikation zu einer erweiterten Lymphknotendissektion – es sei denn, es besteht ein klinischer oder histologisch nachgewiesener Lymphknotenbefall.

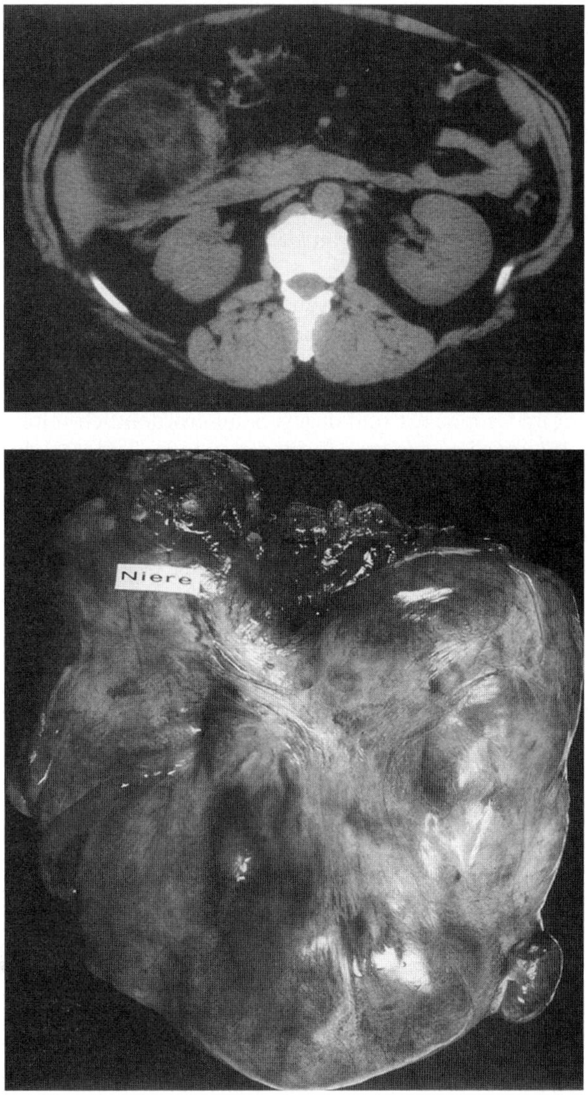

Abb. 25.**8** Retroperitoneales Liposarkom. En-Bloc-Resektion mit Hemikolektomie rechts und Nephrektomie.

Bei fortgeschrittenen und infiltrierend wachsenden Tumoren kann auch bei den GIST (s. u.) eine multiviszerale Resektion erforderlich werden. Im technischen Vorgehen und der Indikation besteht hier kein Unterschied zu den klassischen retroperitonealen Sarkomen (s. u.). Die Indikation sollte – in Abhängigkeit vom Zustand des Patienten – dann gestellt werden, wenn nur durch eine solche Operation eine R0-Resektion erreicht werden kann.

Die 5- und 10-Jahres-Überlebensraten für gastrointestinale Sarkome werden zwischen 32–78% bzw. 19–63% angegeben (43). In einer Gruppe von 80 Patienten, bei denen einen komplette Tumorresektion möglich war, betrug die 5-Jahres-Überlebensrate 54% (16).

Gastrointestinale Stromatumoren

Die *gastrointestinalen Stromatumoren* (GIST) werden heute aufgrund pathohistologischer Kriterien als eigene Entität angesehen, während sie früher oft als Leiomyome oder Leiomyosarkome des Magens bzw. Darms zusammengefasst wurden. Der hohe Anteil viszeraler Sarkome in älteren Publikationen mit z. T. bis 15% aller Patienten ist sicher auf diese Gruppe der Tumoren zurückzuführen.

Der häufigste Manifestationsort der GIST ist der Magen. Ca. 40–50% dieser Tumoren entstehen hier, während ca. 30% im Duodenum und Dünndarm und 15% im Kolon/Rektum auftreten (16, 43). Tumoren dieser Entität im Ösophagus sind dagegen außerordentlich selten. GIST machen nur ca. 1% aller malignen Tumoren des Magens aus, was die geringe Inzidenz dieser Neoplasien im Vergleich zu den Karzinomen verdeutlicht.

Die klinische und auch die histologische Unterscheidung zwischen malignen und benignen GIST kann sehr schwierig sein, wenn nicht die Tumorbiologie, z.B durch das Vorliegen von Lebermetastasen, deutlich wird. Generell gilt, dass die Wahrscheinlichkeit eines malignen Tumors mit steigender Tumorgröße steigt, wobei aber auch kleinere Tumoren maligne sein können.

Sarkome der Leber

Primäre *Sarkome der Leber* sind ausgesprochen seltene Tumoren. Am bekanntesten sind hier die primären Angiosarkome. Diese Tumoren können z. T. ätiologisch auf definierte exogene Einflüsse zurückgeführt werden. Neben den durch Thorotrast induzierten Tumoren sind hier auch eine verstärkte Arsenexposition bei Arbeitern im Weinbau oder das PVC-Monomer zu erwähnen. Die Tumoren dieser histopathologischen Entität sind in der Regel außerordentlich aggressiv. Andere histologische Typen sind z. B. epitheloide Hämangioendotheliome, maligne Mesenchymome oder undifferenzierte (embryonale) Sarkome der Leber. Letztere treten bis auf wenige Ausnahmen fast ausschließlich im Kindesalter auf (26).

Aufgrund der geringen Fallzahlen liegen auch entsprechend wenig Erfahrungen zur Resektion dieser Tumoren vor. Durch eine R0-Resektion kann aber eine längerfristige Tumorfreiheit erreicht werden. Peiper et al. (53) berichten, dass 7/8 Patienten, bei denen eine R0-Resektion erreicht werden konnte, rezidivfrei waren – mit einer mittleren Überlebenszeit von 57 Monaten.

Die Leber ist nur bei ca. 1–2% der Patienten mit disseminierten Sarkomen der primäre Metastasierungsort (73). In einer Zusammenstellung von Patienten aus dem Memorial Sloan Kettering Cancer Center (36) hatten 61/65 Patienten mit Lebermetastasen eine Primärtumorlokalisation im Retroperitoneum oder viszeral. Histologisch handelte es sich zu 85% um Leiomyosarkome. 22% der 272 Patienten mit intraabdominellen/viszeralen Tumoren entwickelten Lebermetastasen – im Vergleich zu nur 3/637 (0,5%) der Patienten mit Extremitätensarkomen.

Nur ein geringer Teil der Patienten kann durch eine Resektion behandelt werden. Ursachen hierfür sind extrahepatische Tumormanifestation, bilobärer Befall oder ungünstige Metastasenlokalisation. Nach erfolgter Metastasenresektion (14/65 Patienten) war zwar die mediane Überlebenszeit signifikant verlängert (30 versus 11 Monate), dieser Unterschied war aber in einer multivariaten Analyse nicht mehr signifikant (36). Eine französische Arbeitsgruppe berichtet über eine 5-Jahres-Überlebensrate von 18% bei 13 operierten Patienten mit Lebermetastasen (20).

Sarkome des Uterus

Sarkome des Uterus machen 2–6% der malignen Tumoren des Uterus aus. Im Vordergrund stehen hierbei Leiomyosarkome, die ca. 45% der Sarkome an dieser Lokalisation ausmachen. Ein eindeutiger Zusammenhang mit einer vorangegangenen endokavitären Strahlentherapie ist nicht sicher nachgewiesen. Die Richtlinien der Therapie unterscheiden sich nicht von anderen Lokalisationen. Im Vordergrund steht die Operation mit dem Ziel der R0-Resektion. Neben Lebermetastasen können Uterussarkome gelegentlich Ausgangspunkt einer diffusen intraabdominellen Sarkomatose sein. In Analogie zur peritonealen Karzinomatose gibt es hier Ansätze einer aggressiven zytoreduktiven Therapie mit anschließender intraperitonealer Chemotherapie (71).

25.9 Problematik des Lokalrezidivs

Die Häufigkeit eines lokalen Tumorrezidivs nach alleiniger operativer Therapie ist sehr stark von der chirurgischen Radikalität abhängig. Sie schwankt im Extremitätenbereich zwischen 7 und 21% nach Amputationen und 50–93% nach lediglich marginalen Exzisionen (Übersicht bei (47)). Durch den konsequenten Einsatz multimodaler Therapieverfahren konnte die Rate lokaler Tumorrezidive in den letzten Jahren deutlich gesenkt werden, sodass davon ausgegangen werden kann, dass heutzutage funktions- und extremitätenerhaltende Therapieverfahren gleichwertig mit einer Amputation sind. Dementsprechend ist eine primäre Amputation nur noch selten erforderlich.

Ein lokales Tumorrezidiv ist assoziiert mit einer *schlechten Gesamtprognose* (3, 28). Möglicherweise ist ein lokales Tumorrezidiv aber lediglich Ausdruck einer insgesamt schlechten Prognose und weniger Ursache der Fernmetastasierung (3). Hauptindiz hierfür ist, dass trotz Steigerung der lokalen Tumorkontrolle durch multimodale Lokaltherapie keine Verbesserung des Gesamtüberlebens der Patienten erreichbar ist.

Vor diesem Hintergrund sind in Zukunft Indikationen zu mutilierenden Eingriffen, insbesondere Gliedmaßenamputationen, noch strenger zu stellen. Gerade bei R1-Situationen und marginalen Tumorresektionen sollten zuvor alle Möglichkeiten einer additiven Therapie ausgeschöpft werden, da die Gesamtprognose mehr durch die (okkulte) Fernmetastasierung als durch das Lokalrezidiv bestimmt wird.

25.10 Metastasierte Sarkome

25.10.1 Chirurgische Therapie von Lungenmetastasen

Die Lungen sind mit über 70% der häufigste primäre Metastasierungsort der Weichgewebssarkome. 90% der Metastasen treten innerhalb der ersten 2 Jahre nach Primärtherapie auf. In einer Studie der Mayo Klinik waren die wichtigsten *prognostischen Kriterien* für die Überlebenszeit der Patienten mit Lungenmetastasen das krankheitsfreie Intervall (> versus <18 Monate), die Metastasenzahl (> versus <2), der Tumortyp (malignes fibröses Histiozytom versus andere) und das Alter (> versus <50 Jahre) (12). Die 5-Jahres-Überlebensrate nach kurativer Metastasenresektion wurde in dieser Untersuchung mit 40% angegeben. Auch in einer großen Studie aus dem Memorial Sloan Kettering Cancer Center an 719 Patienten mit Lungenmetastasen hatten die Patienten mit einer kompletten Resektion der Metastasen die beste Prognose, die 3-Jahres-Überlebensrate betrug hier 46% (1).

Die 3-Jahres-Überlebensrate aller Patienten wurde dagegen mit 25% angegeben; bei einer medianen Überlebenszeit von 15 Monaten nach Auftreten von Lungenmetastasen.

Bei der Indikation zur Resektion sind die prognostischen Faktoren zu berücksichtigen. Vor allem nach längerem Intervall und bei kleiner Metastasenzahl kann eine primäre Resektion befürwortet werden, die gleichzeitig der histologischen Sicherung dient. Bei kurzem krankheitsfreiem Intervall sollte zunächst eine systemische Chemotherapie eingeleitet werden. Kommt es hierunter zu einer Rückbildung, oder zumindest zu einem Erkrankungsstillstand, wird sich daran die Resektion anschließen. Der Vorteil dieses Vorgehens liegt darin, dass anhand der histologischen Aufarbeitung der resezierten Metastasen Hinweise für die Effektivität der eingesetzten Chemotherapie gewonnen werden können.

Die mediane Sternotomie ist der Standardzugang bei der Resektion von Lungenmetastasen. Sie erlaubt die simultane Exploration beider Lungen, wobei in vielen Fällen zusätzliche Metastasen gefunden werden und somit der Anteil der potenziell kurativ operierten Patienten erhöht werden kann. Gerade bei dorsal oder zentral gelegenen Herden kann die Resektion jedoch über einen lateralen Zugang leichter sein. In diesen Fällen ist ein zweizeitiges bilaterales Vorgehen zu erwägen.

Seit Einführung minimal invasiver Techniken auch in der Lungenchirurgie ist die bioptische Sicherung einer Metastasierung für den Patienten wesentlich weniger belastend geworden, womit bei solitären Herden gleichzeitig die Therapie erreicht ist. Inwieweit thorakoskopische Metastasenresektionen gleichwertig mit offenen Resktionsverfahren sind, ist bisher noch strittig.

Der Wert einer adjuvanten systemischen Therapie nach erfolgreicher (R0) Metastasenresektion ist bisher nicht belegt und muss in prospektiven Studien weiter abgeklärt werden.

25.10.2 Palliative Chemotherapie

Die wirksamsten *Einzelsubstanzen* in der systemischen Chemotherapie von Weichgewebssarkomen sind die Anthrazykline Adriamycin und Epirubicin, sowie Ifosfamid. Die Ansprechraten einer Monotherapie werden für Adriamycin zwischen 17–40%, für Epirubicin 18–48% und Ifosfamid 17–36% angegeben (41). Dacarbazin (DTIC) wird aufgrund seiner geringeren Wirksamkeit heute kaum noch als Monotherapie eingesetzt.

Mit einer *Kombinationschemotherapie* lassen sich auch in mehreren randomisierten Studien höhere Ansprechraten erreichen als durch eine Monotherapie. Eine komplette Remission ist für 5–15% der Patienten erreichbar. Die wichtigsten Therapieschemata sind die Kombinationen aus Adriamycin/ Epirubicin und Ifosfamid, z. T. in Verbindung mit DTIC, VP-16 oder Vincristin. Die früher häufig eingesetzte Therapie mit Cyclophosphamid (CYVADIC-Schema) ist im Vergleich zu den neueren Kombinationen weniger gut wirksam.

Trotzt z. T. deutlich höheren Ansprechraten durch eine Polychemotherapie konnte eine signifikante Verlängerung der progressionsfreien oder auch der Gesamtüberlebenszeit bisher nicht in prospektiv randomisierten Studien nachgewiesen werden. Ziel neuer Therapiestudien, insbesondere mit Hochdosisprotokollen, ist es, die Rate kompletter Remissionen zu steigern, um somit auch bei diesen Patienten die möglichen Voraussetzungen für ein längerfristiges Überleben zu schaffen. In diesem Zusammenhang sollte bei einer partiellen oder kompletten Remission immer auch die Operationsindikation zur Resektion verbleibender Metastasen erneut geprüft werden.

25.10.3 Behandlung des Primärtumors im metastasierten Stadium

Im metastasierten Stadium ist jede Behandlungsindikation für einen lokalisierten Primär- oder Rezidivtumor aufgrund der individuellen Situation des Patienten zu stellen. Im Vordergrund der therapeutischen Überlegungen muss die in der jeweiligen Situation bestmögliche Lebensqualität des Patienten stehen. Diese kann jedoch durchaus von Arzt und Patient sehr unterschiedlich beurteilt werden.

Zu berücksichtigen sind bei der Therapieentscheidung auch Daten über eine mögliche *humorale Kontrolle* der Metastasen durch einen Primärtumor (wie z. B. mit Angiostatin (52)). Die Bedeutung dieser Daten in der konkreten klinischen Situation ist derzeit noch nicht abzusehen.

Größere mutilierende Eingriffe, insbesondere Amputationen von Gliedmaßen, sollten bei gleichzeitiger Metastasierung nur in Ausnahmefällen erwogen werden. Dies kann z. B. bei ausgedehnten exulzerierenden Tumoren und bei anders nicht beherrschbaren Tumorschmerzen der Fall sein.

Die systemische Metastasierung stellt den lebensbegrenzenden Faktor für den Patienten dar. Deshalb steht die *palliative Chemotherapie* im Vordergrund. Kommt es auch hierunter zur Progression der Erkrankung, so ist die chirurgische Lokaltherapie des Tumors nur bei therapieresistenten Schmerzen oder Exulzeration erforderlich. Bei fehlender Progredienz muss entschieden werden, ob der lokale Tumor unter funktionserhaltenden Gesichtspunkten zu resezieren ist.

Gerade bei ausgedehnten Tumoren der Extremitäten kann in dieser Situation durch die *isolierte Extremitätenperfusion* mit TNF/Melphalan eine noch weitere Tumorremission erreicht werden. In mehreren Fällen konnte allein durch diese Maßnahme das lokale Tumorwachstum für die verbleibende Überlebenszeit des Patienten kontrolliert werden; bei gleichzeitig weitgehend uneingeschränkter Funktion.

Wenn bei Patienten mit manifester systemischer Metastasierung die Indikation zur Resektion eines lokal fortgeschrittenen Tumors gestellt wird, sollte eine R0-Resektion angestrebt werden, soweit dies funktionserhaltend möglich ist. Bei unmittelbarer Nähe zu Gefäßen oder Nerven sollte in dieser Situation jedoch sorgfältig zwischen einer zur Erlangung der R0-Situation erforderlichen Gefäß- oder Nervenresektion (und gegebenenfalls Rekonstruktion) und einer Adventitiadissektion bzw. Epineurektomie abgewogen werden, auch wenn letztere in einer R1-Situation resultiert.

Zu bedenken ist hierbei auch, dass der Patient evtl. für seine verbleibende Lebenszeit durch weitere Therapiemaßnahmen oder aber durch ein rasch auftretendes Lokalrezidiv erneut an die Klinik gebunden wird.

25.11 Nachsorge

Die Nachsorgeuntersuchung dient neben der Erkennung eines Lokalrezidivs oder von Metastasen natürlich auch der Beurteilung des funktionellen Ergebnisses und von Spätfolgen der Therapie. Weitere Aspekte sind die Verlaufsdokumentation für wissenschaftliche Analysen und die Qualitätskontrolle. Wissenschaftliche Untersuchungen, die einen Vorteil für die Patienten, bei denen eine systematische Nachsorge durchgeführt wird, belegen, gibt es bisher nicht. Überlegungen, dass ein frühzeitig erkanntes Lokalrezidiv aber eher unter funktionserhaltenden Gesichtspunkten therapiert werden kann als ein fortgeschrittener Befund, ebenso wie Daten über eine mögliche kurative Therapie von Lungenmetastasen (s. o.), stellen aber dennoch eine Grundlage für regelmäßige Nachuntersuchungen dar.

Im Extremitätenbereich sind insbesondere Schwellungen und Ödemneigung sowie die Kraftentwicklung der verbliebenen Muskelanteile genau zu untersuchen. Auch das Bewegungsausmaß der benachbarten Gelenke und evtl. vorhandene muskulär oder ligamentär bedingte Instabilitäten sollten dokumentiert werden. Nur so ist ein gezielter Einsatz physiotherapeutischer Maßnahmen und auch von Lymphdrainagebehandlungen sinnvoll möglich. Nach ausgedehnten Muskelresektionen und insbesondere nach Nervenresektionen kann die Verordnung von Orthesen erforderlich werden.

Zur Erkennung eines lokalen Tumorrezidivs ist neben einer sorgfältigen klinischen Untersuchung eine *Sonographie* indiziert. Bei intraabdominellen und retroperitonealen Tumoren ist diese aufgrund von Darmgasüberlagerungen und postoperativen Veränderungen oft nicht ausreichend, sodass neben der sonographischen Diagnostik die CT-Untersuchung hier einen hohen Stellenwert besitzt. Endoskopische Verfahren haben vor allem nach Resektion von gastrointestinalen Tumoren (GIST) eine Bedeutung.

Für Extremitätentumoren ist bei klinischem oder sonographischen Rezidivverdacht, oder auch bei sonographisch nicht ausreichend beurteilbarer Situation, eine zusätzliche *MRT-Untersuchung* angezeigt. Letzteres ist insbesondere nach ausgedehnten Kompartmentresektionen der Fall sowie bei vorangegangenen multimodalen Therapien, insbesondere unter Einschluss von Radiotherapien. Zur besseren Vergleichbarkeit einzelner Befunde ist es unter Umständen sinnvoll, ca. 3 Monate nach Abschluss der Primärtherapie ein „Ausgangs"-MRT zu erstellen, und im weiteren Verlauf dann sonographische und MRT-Untersuchungen im Wechsel durchzuführen.

Laboruntersuchungen haben in der Nachsorge von Patienten mit Weichgewebssarkomen keinen Stellenwert. Eine Ausnahme stellen hier lediglich Patienten nach systemischer Chemotherapie dar, bei denen hämatologische und renale Störungen auftreten können.

Eine Sonographie des Abdomens zur Metastasensuche ist bei Tumoren der Extremitäten und des Stamms nicht routinemäßig erforderlich, da intraabdominelle Metastasen hier ausgesprochen selten sind. Im Gegensatz dazu sind z. B. Lebermetastasen nach retroperitonealen Sarkomen oder vor allem auch Leiomyosarkomen des Uterus wesentlich häufiger (36).

Der häufigste Metastasierungsort bei Weichgewebssarkomen ist die Lunge. Daher sind regelmäßige *Röntgenaufnahmen des Thorax* in 2 Ebenen Bestandteil der Nachsorge. Ein CT der Thoraxorgane bei Risikopatienten wird in den ersten 2 Jahren in halbjährigen Abständen empfohlen.

Die Skelettszintigraphie und die PET-Untersuchung sind in der Nachsorge von Patienten mit Weichgewebssarkomen nicht indiziert.

Literatur

1. Billingsley KG, Burt ME, Jara E, et al. Pulmonary metastases from soft tissue sarcoma: analysis of patterns of diseases and postmetastasis survival. Ann Surg 1999; 229: 602–610
2. Brennan MF. Chirurgische Therapie und Prognose des Weichteilsarkoms. Chirurg 1993; 64: 449–454
3. Brennan MF. The enigma of local recurrence. Ann Surg Oncol 1997; 4: 1–12
4. Brennan MF, Casper ES, Harrison LB, Shiu MH, Gaynor JJ, Hajdu SI. The role of multimodality therapy in soft-tissue sarcoma. Ann Surg 1991, 214(3): 328–336
5. Bujko K, Suit HD, Springfield DS, Convery K. Wound healing after preoperative radiation for sarcoma of soft tissues. Surg Gynecol Obstet 1993; 176: 124–134
6. Bussires E, Stöckle EP, Richaud PM, et al. Retroperitoneal soft tissue sarcomas: a pilot study of intraoperative radiation therapy. J Surg Oncol 1996; 62: 49–56
7. Carson W, Karakousis CP, Douglass H, Rao U, Palmer ML. Results of aggressive treatment of gastric sarcoma. Ann Surg Oncol 1994; 1: 244–251
8. Casper ES, Gaynor JJ, Harrison LB, Panicek DM, Hajdu SI, Brennan MF. Preoperative and postoperative adjuvant combination chemotherapy for adults with high grade soft tissue sarcoma. Cancer 1994; 73: 1644–1651
9. Catton C, Davis A, Bell R, O'Sullivan B, Fornasier VL, Wunder J, McLean M. Soft tissue sarcoma of the extremity. Limb salvage after failure of combined conservative therapy. Radiother and Oncol 1996; 41: 209–214
10. Catton CN, O'Sullivan B, Kotwall C, Cummings B, Hao Y, Fornasier V. Outcome and prognosis in retroperitoneal soft tissue sarcoma. Int J Radiation Oncol Biol Phys 1994; 29: 1005–1010
11. Cheng EY, Dusenbery KE, Winters MR, Thompson RC. Soft tissue sarcomas: preoperative versus potoperative radiotherapy. J Surgical Oncol 1996; 61: 90–99
12. Choong PF, Pritchard DJ, Rock MG, Sim FH, Frassica FJ. Survival after pulmonary metastasectomy in soft tissue sarcoma. Prognostic factors in 214 patients. Acta Orthop Scand 1995; 66(6): 561–578
13. Coindre JM, Terrier P, Binh Bui N, et al. Prognostic factors in adult patients wtih locally controlled soft tissue sarcoma: a study of 546 patients from the French Federation of Cancer Centers Sarcoma Group. J Clin Oncol 1996; 14: 869–877
14. Cordon-Cardo C, Latres E, Drobnjak M, et al. Molecular abnormalities of mdm2 and p53 genes in adult soft tissue sarcomas. Cancer Res 1994; 54: 794–799
15. Davis A, Kandel RA, Wunder JS, et al. The impact of residual disease on local recurrence in patients treated by initial unplanned resection for soft tissue sarcoma of the extremity. J Surg Oncol 1999; 66: 81–87
16. DeMatteo RP, Lewis JJ, Leung D, Mudan SS, Woodruff JM, Brennan MF. Two hundred gastrointestinal stromal tumors: recurrence patterns and prognostic factors for survival. Ann Surg 2000; 231: 51–58
17. Dockhorn DB, Schafer KL, Dantcheva R, et al. Nachweis von EWS/FLI-1-Genfusionstranskripten mit RT-PCR als diagnostische Hilfe bei Tumoren der Ewing-Sarkom-Gruppe. Verh Dtsch Ges Pathol 1994; 78: 214–219
18. Eggermont AMM, Schraffordt Koops H, Klausner JM, et al. Isolated limb perfusion with tumor necrosis factor and melphalan for limb salvage in 186 patients with locally advanced soft tissue extremity sarcomas. Ann Surg 1996; 224: 756–765
19. Eilber FR, Guiliano AE, Huth J, Mirra J, Morton DL. Limb salvage for high-grade soft tissue sarcomas of the extremity: experience at the University of California, Los Angeles. Cancer Treatment Symposia 1985; 3: 49–57
20. Elias D, Cavalcanti-de-Albuquerque A, Eggenspieler P, et al. Resection of liver metastases from noncolorectal primary: indications and results based on 147 monocentric patients. J Am Coll Surg 1998; 187: 487–493
21. Enneking WF, Spanier SS, Malawer MM. The effect of the anatomic setting on the results of surgical procedures for soft parts sarcoma of the thigh. Cancer 1981; 47: 1005–1022
22. Fong Y, Coit DG, Woodruff JM, Brennan MF. Lymph node metastasis from soft tissue sarcoma in adults. Analysis of data from a prospective database of 1772 sarcoma patients. Ann Surg 1993; 217: 72–77
23. Gaynor JJ, Tan CC, Casper ES, et al. Refinement of clinicopathologic staging for localized soft tissue sarcoma of the extremity: A study of 423 adults. J Clin Oncol 1992; 10: 1317–1329
24. Goodland JR, Fletcher CDM, Smith MA. Surgical resection of primary soft-tissue sarcoma. J Bone Joint Surg 1996; 78-B: 658–661
25. Gortzak E and van Coevorden F. Soft tissue sarcoma – messages from completed randomized trials. European J Surgical Oncol 1995; 21: 469–477
26. Grazi GL, Galluci A, Masetti M, et al. Surgical therapy for undifferentiated (embryonal) sarcomas of the liver. Am Surg 1996; 62: 901–906
27. Guillou L, Coindre J-M, Bonichon F, et al. Comparative study of the National Cancer Institute and French Federation of Cancer Centers Sarcoma Groupgrading systems in a population of 410 adult patients with soft tissue sarcoma. J Clin Oncol 1997; 15: 350–362
28. Gustafson P, Rööser B, Rydholm A. Is local recurrence of minor importance for metastases in soft tissue sarcoma? Cancer 1991; 67: 2083–2086
29. Herbert SH, Corn BW, Solin LJ, et al. Limb-preserving treatment for soft tissue sarcomas of the extremities. Cancer 1993; 72: 1230–1238
30. Heslin MJ, Lewis JJ, Woodruff JM, Brennan MF. Core needle biopsy for diagnosis of extremity soft tissue sarcoma. Ann Surg Oncol 1997; 4: 425–431
31. Hew L, Kandel R, Davis A, O'Sullivan B, Catton C, Bell R. Histological necrosis in soft tissue sarcoma following preoperative radiation. J Surgical Oncol 1994; 57: 11–114
32. Hibshoosh H, Lattes R. Immunohistochemical and molecular genetic approaches to soft tissue tumor diagnosis: a primer. Semin Oncol 1997; 24: 515–525
33. Hohenberger P, Allenberg JR, Schlag PM, Reichardt P. Results of surgery and multimodal therapy for patients with soft tissue sarcoma invading to vascular structures. Cancer 1999; 85: 396–408
34. Hohenberger P. Chirurgische Technik und chirurgisch-onkologische Taktik bei Tumoren der Weichgewebe und Extremitäten mit Gefäßbeteiligung. Chirurg 1998; 69: 19–27
35. Issels RD, Bosse D, Starck M, et al. Weichteiltumoren: Indikation und Ergebnisse der Hyperthermie. Chirurg 1993; 64: 461–467
36. Jaques DP, Coit DG, Casper ES, Brennan MF. Hepatic metastases from soft-tissue sarcoma. Ann Surg 1995; 221: 392–397
37. Jenkins MP, Alvaranga JC, Thomas JM. The management of retroperitoneal soft tissue sarcomas. Eur J Cancer 1996; 32A: 622–626
38. Karakousis CP, Gerstenbluth R, Kontzoglou K, Driscoll DL. Retroperitoneal sarcomas and their management. Arch Surg 1995; 130: 1104–1109
39. Karakousis CP, Kontzoglou K, Driscoll DL. Anterior compartment resection of the thigh in soft-tissue sarcomas. Eur J Surg Oncol 1998; 24: 308–312
40. Katenkamp D. Maligne Weichgewebstumoren: Betrachtungen zum diagnostischen Beitrag der Pathologie. Dtsch Ärzteblatt 2000; 97: 452–456
41. Keohan ML, Taub RN. Chemotherapy for advanced sarcoma: therapeutic decisions and modalities. Semin Oncol 1997; 24: 572–579

42. Kilkenny JW, Bland KI, Copeland EM. Retroperitoneal sarcoma: the University of Florida experience. J Am Coll Surg 1996; 182: 329–339
43. Lehnert Th. Gastrointestinal sarcoma (GIST) – a review of surgical management. Annales Chirurgiae et Gynaecologiae 1998; 87: 297–305
44. Levine EA. Prognostic factors in soft tissue sarcoma. Semin Surg Oncol 1999; 17: 23–32
45. Lewis JJ, Leung D, Woodruff JM, Brennan MF. Retroperitoneal soft-tissue sarcoma: analysis of 500 patients treated and followed at a single institution. Ann Surg 1998; 228: 355–365
46. Lienard D, Ewalenko P, Delmotte JJ, Lejeune FJ. High-dose recombinant tumor necrosis factor alpha in combination with interferon gamma and melphalan in isolation perfusion of the limbs for melanoma and sarcoma. J Clin Oncol 1992; 10: 52–60
47. Lise M, Rossi CR, Alessio S, Foletto M. Multimodality treatment of extra-visceral soft tissue sarcomas M0: state of the art and trends. European J Surgical Oncol 1995; 21: 125–135
48. Mankin HJ, Mankin CJ, Simon MA. The hazards of biopsy, revisited. J Bone Joint Surg 1996; 78-A: 656–663
49. Nagel M, Ockert D, Stoelben E, Saeger HD. Ergebnisse der chirurgischen Therapie bei Weichteilsarkomen des Retroperitoneums. Zentralbl Chir 1994; 119: 884–494
50. Noria S, Davis A, Kandel R, et al. Residual disease following unplanned excision of a soft-tissue sarcoma of an extremity. J Bone Joint Surg 1996; 78-A: 650–655
51. Ohno T, Ouchida M, Lee L, Gatalica Z, Rao VN, Reddy ES. The EWS gene, involved in Ewing family of tumors, malignant melanoma of soft parts and desmoplastic small round cell tumors, codes for an RNA binding protein with novel regulatory domains. Oncogene 1994; 9: 3087–3097
52. O'Reilly MS, Holmgren L, Shing Y, et al. Angiostatin: a novel angiogenesis inhibitor that mediates the suppression of metastases by a Lewis lung carcinoma. Cell 1994; 79: 315–328
53. Peiper M, Rogiers X, Zornig C. Primary sarcoma of the liver in adults. Langenbecks Arch Chir 1994; 379: 368–371
54. Peiper M, Zurakowski D, Zornig C. Survival in primary soft tissue sarcoma of the extremities and trunk. Langenbeck's Arch Chir 1997; 382: 203–208
55. Pezzi CM, Pollock RE, Evans HL, Lorigan JG, Pezzi TA, Benjamin RS, Romsdahl MM. Preoperative chemotherapy for soft-tissue sarcomas of the extremities. Ann Surg 1990; 211(4): 476–481
56. Pisters PW, Harrison LB, Leung DH, Woodruff JM, Casper ES, Brennan MF. Long-term results of a prospective randomised trial of adjuvant brachytherapy in soft tissue sarcoma. J Clin Oncol 1996, 14(3): 859–868
57. Pitcher ME, Thomas JM. Functional compartmental resection for soft tissue sarcoma. Eur J Surg Oncol 1994; 20: 441–445
58. Pollock RE, Karnell LH, Menck HR, Winchester DP. The National Cancer Data Base report on soft tissue sarcoma. Cancer 1996; 78: 2247–2257
59. Rosen G, Eilber F, Eckhardt J, et al. Präoperative Chemotherapie in der Behandlung von Weichteilsarkomen. Chirurg 1993; 64: 443–448
60. Russo P, Kim Y, Ravindran S, Huang W, Brennan MF. Nephrectomy during operative management of retroperitoneal sarcoma. Ann Surg Oncol 1997; 4: 421–424
61. Salzer-Kuntschik M. Klassifikation und Grading der Weichgewebstumoren. Chirurg 1993; 64: 435–442
62. Sauer R, Schuchardt U, Hohenberger W, et al. Neoadjuvante Radiochemotherapie von Weichteilsarkomen. Optimierung der lokalen funktionserhaltenden Tumorkontrolle. Strahlenther Onkol 1999; 175: 259–266
63. Schlag PM, Tunn PU, Kettelhack Ch. Diagnostik und Therapie von Weichgewebssarkomen. Chirurg 1997; 68: 1309–1317
64. Schwarzbach M, Willecke F, Eble M, et al. Intraoperative Radiotherapie bei fortgeschrittenen Weichgewebssarkomen der Extremitäten. Langenbeck's Arch Chir Suppl Kongressbd 1996; 113: 214–217
65. Schwarzbach M, Willecke F, Mechtersheimer G, et al. FUS-CHOP NIH 3T3 mouse fibroblasts transfected with variant FUS-CHOP fusion genes lead to malignant soft tissue tumor growth in nude mice. 24. Deutscher Krebskongress, Berlin 2000; S0236–PV4
66. Sindelar WF, Kinsella TJ, Chen PW, DeLaney TF. Intraoperative radiotherapy in retroperitoneal sarcomas. Final results of a prospective, randomized, clinical trial. Arch Surg 1993; 128: 402
67. Skrzynski MC, Biermann JS, Montag A, Simon MA. Diagnostic accuracy and charge-savings of outpatient core needle biopsy compared with open biopsy of musculoskeletal tumors. J Bone Joint Surg 1996; 78-A: 644–649
68. Stein U, Eder C, Karsten U, Haensch W, Walther W, Schlag PM. GLI gene expression in bone and soft tissue sarcomas of adult patients correlates with tumor grade. Cancer Res 1999; 59: 1890–1895
69. Steinau HU, Hebebrand D, Hussmann J. Rekonstruktionsmöglichkeiten nach erweiterter Resektion maligner Weichgewebsgeschwülste. Chirurg 1993; 64: 517–526
70. Storm FK and Mahvi DM. Diagnosis and management of retroperitoneal soft-tissue sarcoma. Annals of Surgery 1991; 214: 2–10
71. Sugarbaker TA, Chang D, Koslowe P, Sugarbaker PH. Patterns of spread of recurrent intraabdominal sarcoma. Cancer Treat Res 1996; 82: 65–77
72. Suit HD, Mankin HJ, Wood WC, et al. Treatment of the patient with stage M0 soft tissue sarcoma. J Clin Oncol 1988; 6: 854–862
73. Vezeridis MP, Moore R, Karakousis CP. Metastatic patterns in soft-tissue sarcomas. Arch Surg 1983; 118: 915–918
74. Wanebo HJ, Temple WJ, Popp MB, Constable W, Aron B, Cunningham SL. Preoperative regional therapy for extremity sarcoma. Cancer 1995; 75: 2299–2306
75. Willet CG, Schiller AL, Suit HD, Mankin HJ, Rosenberg A. The histologic response of soft tissue sarcoma to radiation therapy. Cancer 1987, 60: 1500–1504
76. Würl P, Meye A, Berger D, et al. Significance of retinoblastoma and mdm2 gene expression as prognostic markers for soft tissue sarcoma. Langenbeck's Arch Surg 1998; 383: 99–103
77. Würl P, Meye A, Schmidt H, et al. High prognostic significance of Mdm2/p53 co-overexpression in soft tissue sarcomas of the extremities. Oncogene 1998; 16: 1183–1185
78. Yang JC, Chang AE, Baker AR, et al. Randomized prospective study of the benefit of adjuvant radiation therapy in the treatment of soft tissue sarcomas of the extremity. J Clin Oncol 1998; 16: 197–203
79. Zalupski MM, Ryan JR, Hussein ME. Defining the role of adjuvant chemotherapy for patients with soft tissue sarcoma of the extremities. In Salmon SE, ed. Adjuvant therapy of cancer VII. J.B. Lippincott Company, 1993; 385–392
80. Zornig C, Peiper M, Schröder S. Re-excision of soft tissue sarcoma after inadequate initial operation. Br J Surg 1995; 82: 278–279

Leitlinien der Deutschen Krebsgesellschaft und der Deutschen Gesellschaft für Chirurgie

Diagnostik und Therapie von Weichteilsarkomen der Extremitäten, der Brust- und Bauchwand und des Retroperitoneums bei Erwachsenen

Diagnostik und Therapie von Weichteilsarkomen erfordern eine hochqualifizierte interdisziplinäre Zusammenarbeit. Deshalb sollten Patienten mit Verdacht auf Weichteilsarkom a priori einer hierfür ausgewiesenen Institution zugewiesen werden.

Diagnostik

Notwendige Maßnahmen

- Anamnese,
- klinische Untersuchung,
- kontrastmittelunterstützte MRT bei allen Lokalisationen außer Retroperitoneum*,
- CT bei retroperitonealen Tumoren*,
- Röntgen-Thoraxaufnahme in 2 Ebenen,
- histologische Diagnose (s. unten).

Ergänzende Maßnahmen

- Sonographie (lokoregionäre Lymphknoten, Leber),
- CT Thorax (Risikopatient bzw. Verdacht auf Metastasen).

Chirurgische Therapie

Die chirurgische Therapie steht im Vordergrund der Behandlung der Weichteilsarkome. Ziel ist die vollständige Tumorresektion entsprechend den Radikalitätsprinzipien, um ein lokoregionäres Rezidiv zu verhindern. Bei Extremitätensarkomen ist es darüber hinaus Ziel der Behandlung, die betroffene Extremität ohne wesentliche Funktionseinschränkungen zu erhalten.
Ergänzend zur operativen Therapie kommt situationsabhängig eine Reihe weiterer Maßnahmen prä-, intra- und postoperativ zur Anwendung mit dem Ziel, die Sicherheit der lokalen Tumorkontrolle zu erhöhen oder die Tumorentfernung zu ermöglichen und das Risiko der Tumorgeneralisierung zu senken (multimodale Therapie). Viele dieser Therapieansätze werden derzeit in Studien überprüft, sodass das Einbringen von Patienten mit Weichteiltumoren in prospektive Studien mit Nachdruck empfohlen werden muss.

Weichteilsarkome der Extremitäten

Bei der Planung des operativen Vorgehens ist zu berücksichtigen, dass Weichteilsarkome vielfach von einer teilweise durch den Tumor infiltrierten Pseudokapsel umgeben werden und in ihrer näheren Umgebung häufig nur mikroskopisch nachweisbare diskontinuierliche Tumorherde (sog. Satelliten) vorhanden sind. Dies erfordert die Einhaltung eines Sicherheitsabstands (s. nachfolgend). Grundsätzlich ist auch die Mitresektion der Inzisionsstelle zur diagnostischen Gewebsentnahme einschließlich Haut, Subkutis und Muskulatur erforderlich.
Niemals sollte eine Ausschälung (Enukleation) des Tumors bzw. eine Präparation in oder an der Pseudokapsel erfolgen („Der Operateur soll den Tumor nicht zu Gesicht bekommen").
Zur Resektion eines Weichteilsarkoms im Gesunden (Resektionsränder histologisch tumorfrei) kommen in erster Linie die Kompartmentresektion und die weite Exzision infrage, fallweise auch die Amputation:

- Tumoren, die sich innerhalb einer durch Hüllfaszien umgebenden Muskelgruppe ausgebreitet haben, werden durch vollständige Entfernung der Muskelgruppe reseziert (*Kompartmentresektion*). Strittig dabei ist, ob auch Ursprünge und Ansätze der Muskeln zu resezieren sind, da diese teilweise den Insertionszug auf belassene Muskeln übertragen können und daher für die Restfunktion von Vorteil sind. Beschränkt sich das Tumorwachstum auf nur einen Muskel einer Muskelgruppe, ist die Entfernung dieses Muskels (Myektomie) vermutlich ausreichend (9).
- Tumoren, die sich außerhalb vorgegebener Kompartimente entwickeln, werden durch eine *weite Exzision* entfernt. Dabei ist ein minimaler Sicherheitsabstand von 1 cm einzuhalten (12). Nur dort, wo oberflächlich tumorfreie anatomische Grenzstrukturen wie Muskelfaszien, Periost, Perineurium oder Adventitia großer Gefäße vorliegen, kann der Sicherheitsabstand in kurzen Abschnitten verringert werden. Ob der Sicherheitsabstand vor allem in longitudinaler Richtung auf 2 cm oder mehr erweitert werden soll, wird im Schrifttum unterschiedlich beurteilt. Zur Verbesserung der lokalen Tumorkontrolle ist ggf. die adjuvante Strahlentherapie indiziert (s. u.). Bei subkutanen Tumoren kann der Sicherheitsabstand unter Mitentfernung der darunter liegenden Muskelfaszie allseits erweitert werden (≥ 3 cm), sodass eine adjuvante Strahlentherapie entbehrlich wird (s. u.).
Infiltrieren Tumoren der Extremitäten Gefäße oder Nerven, erfolgt zur Wahrung der Radikalität die Resektion der befallenen Strukturen und die simultane Rekonstruktion. Arterien und Venen können durch Venentransplantate und/oder Kunststoffinterponate ersetzt werden. Bei Nervenresektion besteht die Möglichkeit eines Suralisinterponats. Ausgedehnte Defekte nach radikaler Tumorresektion können durch freie oder gestielte myokutane Lappen gedeckt werden (M.-latissimus-dorsi-Lappen, M.-rectus-abdominis-Lappen).
- Die Indikation zur *Amputation* ist nur in Einzelfällen gegeben. Bei fehlender Resektabilität kann vor einer primären Amputation eine neoadjuvante Therapie oder eine marginale Resektion mit anschließender multimodaler Therapie erwogen werden. Indikationen zur Amputation sind:
  - stammnahe Tumoren mit ausgedehnter Infiltration des N. ischiadicus bzw. des Plexus brachialis,
  - Tumorinfiltration von Hand- oder Fußwurzelknochen,
  - nicht ausreichende Funktion der Restextremität.

Die Indikation zur Amputation sollte nur im interdisziplinären Konsens erfolgen.

---

* Eine Multicenterstudie der Radiology Diagnostic Oncology Group (RDOG) in den USA zeigte keinen signifikanten Unterschied zwischen MRT und CT für das lokale Staging maligner Knochen- und Weichteiltumoren; die MR-Untersuchungen erfolgten jedoch bei dieser Studie ohne Kontrastmittelapplikation (6).

Weichteilsarkome der Brust- und Bauchwand

Um eine Resektion im Gesunden zu erreichen, erfordern diese Tumoren oft die Resektion der Thorax- bzw. Bauchwand in voller Schichtdicke, einschließlich der betroffenen Rippen bzw. aller Bauchwandschichten und der angrenzenden Pleura bzw. des angrenzenden Peritoneums. Der für die Extremitätensarkome geltende Sicherheitsabstand gilt auch für diese Tumoren. Ausgedehnte Defekte erfordern zum Verschluss myokutane Lappen (ggf. mit Stabilisierung der Thoraxwand). Bei fehlender Resektabilität kann durch präoperative Radiochemotherapie versucht werden, eine Tumorverkleinerung zu erzielen, um dann anschließend die Resektion durchzuführen.

Weichteilsarkome des Retroperitoneums

Die prätherapeutische histologische Klärung ist insbesondere zur Abgrenzung von Lymphknotenmetastasen eines Keimzelltumors, von Lymphomen oder retroperitonealen, extragonadalen Keimzelltumoren erforderlich, da diese Tumoren primär chemotherapeutisch behandelt werden.
Bei retroperitonealen Sarkomen eröffnet derzeit nur die vollständige Resektion einschließlich tumorbefallener benachbarter Strukturen eine Heilungschance. Ist nach explorativer Laparotomie eine vollständige Entfernung nicht möglich, sollte nach Markierung der Tumorausdehnung der Versuch der Tumorverkleinerung durch Radio-(Chemo-)Therapie mit anschließender Resektion unternommen werden.

Lymphknotendissektion

Die Lymphknotendissektion ist abgesehen von Rhabdomyosarkomen nur bei Verdacht auf Tumorbefall und nach histologischer Bestätigung indiziert, sofern hierdurch eine vollständige Tumorentfernung möglich wird.

Strahlentherapie

Definitive Strahlentherapie

Mit alleiniger hochdosierter Strahlentherapie (>70 Gy) kann bei einem Teil der Patienten mit Weichteilsarkomen eine lang dauernde Tumorkontrolle erreicht werden bei nicht unerheblicher Spätmorbidität, sodass die *alleinige* Strahlentherapie nur als „ultima ratio" in besonderen Situationen (hohes Operationsrisiko, großer Funktionsverlust) gelten kann.

Präoperative Radio- und Radiochemotherapie

Bei ausgedehnten und fraglich resektablen Tumoren kann eine Strahlentherapie (50 Gy, 4–5 Wochen) mit dem Ziel der Tumorverkleinerung (Down-Staging) eingesetzt werden. Erfahrungen liegen hierzu erst in begrenztem Umfang vor. Zur kombinierten präoperativen Radiochemotherapie existieren bisher keine gesicherten Erkenntnisse.

Intraoperative Strahlentherapie

Die Bewertung der intraoperativen Strahlentherapie des Tumorbettes oder eines Residualtumors ist derzeit abschließend nicht möglich.

Brachytherapie

Die Brachytherapie wurde in einer prospektiven Phase-3-Studie in direktem Vergleich mit der alleinigen Tumorresektion eingesetzt und führte bei hochmalignen Tumoren zu einer signifikanten Verbesserung der lokalen Kontrollraten (7). Auch bei vorbestrahlten Rezidiven kann die Brachytherapie in Verbindung mit einer Tumorresektion nochmals eingesetzt werden.

Postoperative (adjuvante) Strahlentherapie

- Nach weiter Exzision von hochgradig malignen Weichteilsarkomen (T1/T2, G2 und G3 nach Coindre et al. (3), G3 und G4 nach UICC führt die postoperative Strahlentherapie zu einer Reduktion der Lokalrezidivrate (7, 15).
- Nach weiter Exzision von niedrigmalignen Weichteilsarkomen (T1/T2, G1 nach Coindre et al., G1 und G2 nach UICC) ist der Wert einer postoperativen adjuvanten Strahlentherapie nicht gesichert (7, 15).
- Bei subkutanen Weichteilsarkomen kann nach weiter Exzision (>3 cm Sicherheitsabstand) inkl. der darunter liegenden Faszie genau wie bei intramuskulären Tumoren nach kompletter Muskelresektion auf eine Nachbestrahlung verzichtet werden.
- Es ist bislang nicht untersucht worden, ob durch eine adjuvante Strahlentherapie nach adäquater Kompartmentresektion mit ausreichenden Sicherheitsabständen das lokoregionäre Rezidivrisiko gesenkt werden kann. Retrospektive Studien ohne Einbeziehung der Strahlentherapie belegen für diese Patientengruppe ein Lokalrezidivrisiko von unter 5 % (1). Deshalb kann in diesen Fällen auf eine Nachbestrahlung verzichtet werden.

Chemotherapie

Die wirksamsten Substanzen sind Doxorubicin und Ifosfamid, gefolgt von Dacarbazin. Für Doxorubicin und Ifosfamid besteht eine Dosis-Wirkungs-Beziehung. Die optimale Dosis in der Monotherapie beträgt für Doxorubicin 70–80 mg/m² alle 3 Wochen und für Ifosfamid 9 g/m² alle 3 Wochen.

Adjuvante Therapie

Die adjuvante Chemotherapie ist bei Patienten mit Weichteilsarkomen, ausgenommen die kleinzelligen Sarkome, keine Standardtherapie und sollte – wenn immer möglich – nur in kontrollierten Studien durchgeführt werden. Die bisher vorliegenden Ergebnisse kontrollierter Studien erbrachten zwar überwiegend keinen Überlebensvorteil für adjuvant behandelte Patienten, die Patientenzahl in den meisten Studien war jedoch so klein, dass statistisch signifikante Unterschiede in der Überlebenszeit nicht erkannt werden konnten. Metaanalysen sprechen dafür, dass eine adjuvante doxorubicingestützte Chemotherapie die rezidivfreie Zeit verlängert und die Überlebensrate tendenziell verbessert (4 % Verbesserung der 10-Jahres-Rate, 11). Bei diesen Tumoren kann eine adjuvante Chemotherapie zumindest erwogen werden.

Chemotherapie im Stadium der Fernmetastasierung

Die Lungen sind der mit Abstand häufigste Ort der Fernmetastasierung. Ist eine operative Entfernung von Lungenmetastasen nicht möglich, sollte eine Chemotherapie erwogen werden. Eine optimal dosierte Monotherapie mit Doxorubicin führt zu einer Remissionsrate (überwiegend Teilremissionen) von etwa 20–25 %. Kombinationschemotherapien mit Doxorubicin/Ifosfamid ± Dacarbacin erhöhen zwar die Remissionsrate auf 30–50 %, dies geht aber nicht mit einer besseren Überlebenszeit im Vergleich zu einer Monotherapie mit Doxorubicin einher. Die Toxizität der Kombinationschemotherapie ist jedoch höher als die der Monotherapie mit Doxorubicin (2, 4, 10). Ob die Ganzkörperhyperthermie die Resultate der Chemotherapie verbessern kann, ist Gegenstand laufender Studien.

Neoadjuvante (präoperative) Therapie

Eine Prognoseverbesserung durch präoperative Chemotherapie bei Patienten mit resektablen Tumoren ohne Lymphknoten- und Fernmetastasen ist bislang nicht belegt. In besonderen Fällen kann sie ggf. in Kombination mit Bestrahlung zu einer Verbesserung der operativen Therapieresultate führen (z. B. Funktionserhaltung).
Bei Patienten mit *primär fernmetastasiertem Weichteilsarkom* ist ein interdisziplinäres Therapiekonzept angezeigt. Dies beinhaltet die initiale Chemotherapie. Bei Patienten mit partieller Remission folgt die Operation ggf. in Kombination mit Strahlentherapie und einer nochmaligen Chemotherapie.
Bei Patienten mit *primär inoperablem Primärtumor ohne Lymphknoten- und Fernmetastasen* kommen mehrere Verfahren in Betracht. Durch eine neoadjuvante Chemotherapie, die mit einer möglichst hohen Remissionsrate einhergeht (Kombinationschemotherapie mit Doxorubicin/Ifosfamid ± Dacarbacin) kann versucht werden, einen primär inoperablen Primärtumor so zu verkleinern, dass eine funktionserhaltende Operation möglich wird, wenngleich das lokale und systemische Rezidivrisiko hoch ist (8). Ähnliches gilt für eine präoperative Strahlentherapie, kombinierte Chemo-/Strahlentherapie oder eine isolierte Extremitätenperfusion mit Zytostatika und Zytokinen. Welche Methode zur Anwendung kommt, hängt auch von der Erfahrung der behandelnden Kliniken ab.

Literatur

1. Alho A, Alvegard TA et al.: Surgical margin in soft tissue sarcoma. Acta Orthop Scand 1989: 6: 687–92
2. Antman K, Crowley J et al.: An Intergroup Phase III randomized study of doxorubicin and dacarbazine with or without ifosfamide and mesna in advanced soft tissue and bone sarcomas. J Clin Oncol 1993: 7: 1276–85
3. Coindre JM, Trojani M, Contesso G, David M, Rouesse J, Bui NB et al.: Reproducibility of a histopathological grading system for adult tissue sarcoma. Cancer 1986: 58: 306–9
4. Edmonson JH, Ryan LM, Blum RH, Brooks JSJ, Shirak M, Frytak S, Parkinson DR: Randomized comparison of doxorubicin alone versus ifosfamide plus doxorubicin or mitomycin. doxorubicin and cisplatin against advanced soft tissue sarcomas. J Clin Oncol 1993: 7: 1269–75
5. Enneking WF, Spanier Schnellschnitt, Malawer MM. The effect of the anatomic setting on the results of surgical procedures for soft parts sarcoma of the tigh. Cancer 1981: 47: 1005–22
6. Panicek DM, Gatsonis C, Rosenthal DI, Seeger LL, Huvos AG, Moore SG, Caudry DJ, Palmer WE, Mc Neil BJ. CT and MR imaging in the local staging of primary malignant musculoskelectal neoplasms: Report of the Radiology Diagnostic Oncology Group. Radiology 1997: 202: 237–46
7. Pisters PWT, Harrison LB Leung DHY, Woodruff JM, Casper ES, Brennan MF. Long-term results of a prospective randomized trial of adjuvant brachytherapy in soft tissue sarcoma. Clin Oncol 1996: 14: 859–68
8. Rouesse JG, Friedmann S et al. Preoperative induction chemotherapy in the treatment of locally advanced soft tissue sarcomas. Cancer 1987: 60: 296–300
9. Rydholm A, Rööser B.: Surgical margins for soft-tissue sarcoma. J Bone Joint Surg 1987: 69: 1074
10. Santoro A, Tursz Th et al.: Doxorubicin versus CYVADIC versus doxorubicin plus ifosfamide in first-line treatment of advanced soft tissue sarcomas: A randomized study of the European Organization for Research and Treatment of Cancer Soft Tissue and Bone Sarcoma Group. J Clin Oncol 1995: 7: 1537–45
11. Sarcoma Meta-analysis Collaboration. Adjuvant chemotherapy for localised resectable soft-tissue sarcoma of adults: meta-analysis of individual data. Lancet 1997: 6: 1647–54
12. Suit HD, van Groeningen CJ. Mankin HJ, Rosenberg AE. Sarcoma of the soft tissues. In: Peckham M, Pinedo H, Veronesi J (eds.) Oxford textbook of oncology. Oxford University Press, Oxford 1995
13. Weiss SW. Histological typing of soft tissue tumor, 2nd ed. Springer, Berlin, Heidelberg, New York 1994
14. Wittekind Ch, Wagner G. (Hrsg.) UICC TNM-Klassifikation maligner Tumoren. 5. Aufl. Springer, Berlin Heidelberg New York 1997
15. Yang JC, Chang AE et al. Randomized prospective study of the benefit of adjuvant radiation therapy in the treatment of soft tissue sarcomas of the extremity. J Clin Oncol 1998: 1: 197–203

26 Knochentumoren

26.1 Epidemiologie und Ätiologie

Maligne Knochentumoren gehören zu den seltenen Malignomen und machen etwa 1 % aller bösartigen Neuerkrankungen beim Erwachsenen und etwa 7 % derer im Kindesalter aus. Nahezu 60 % der Knochentumoren werden im Jugendalter, im Zeitraum des stärksten Knochenwachstums und der Pubertät diagnostiziert. Sie treten vorwiegend in den kniegelenksnahen Metaphysen der Tibia und des Femurs (etwa 50 %) und in der Metaphyse des proximalen Humerus auf. Prinzipiell können jedoch alle Skelettabschnitte betroffen sein.

Der häufigste maligne Knochentumor ist das Osteosarkom. Jährlich werden etwa 140 Neuzugänge in Deutschland beobachtet (26). An 2. Stelle steht das Chondrosarkom, gefolgt vom Ewing-Sarkom. Das maligne fibröse Histiozytom, der maligne Riesenzelltumor, das Angiosarkom, das Fibrosarkom, das Liposarkom und das Leiomyosarkom des Knochens als auch das Adamantinom der langen Röhrenknochen sind absolute Raritäten (7, 12, 16, 37, 56).

Die Ätiologie der primär malignen Knochentumoren ist weitgehend unbekannt. Neben den primär malignen Knochentumoren gibt es auch sekundär transformierte maligne Knochentumoren. Sie sind außerordentlich selten und können auf dem Boden eines Morbus Paget (2 %), insbesondere der polyostotischen Form, bei multiplen hereditären Exostosen (3 %), chronischen Osteomyelitiden, der fibrösen Dysplasie und nach vorausgegangener Radiotherapie extraskelettärer Primärtumoren (Uteruskarzinom, Mammakarzinom etc.), um nur einige zu nennen, entstehen.

Bei strahleninduzierten malignen Knochentumoren wird eine Latenzzeit von mindestens 2 Jahren, im Mittel zwischen 7 und 15 Jahren angenommen (26, 56). Verbindliche Fakten, die die Wahrscheinlichkeit der Entwicklung eines sekundär malignen Knochentumors begünstigen, sind nicht sicher bekannt. Das Erkrankungsalter der Patienten mit einem sekundär malignen Knochentumor liegt in der Regel in der 2. Lebenshälfte.

Abzugrenzen von den primär und sekundär malignen Knochentumoren sind die myelogenen Tumoren des Knochens, das maligne Lymphom und das Plasmozytom, die ihren Ausgang vom myeloproliferativen Gewebe des Knochenmarks nehmen, und die Knochenmetastasen extraskelettärer Primärtumoren.

Aufgrund der Seltenheit der malignen Knochentumoren werden einzelne Ärzte, sowohl Allgemeinmediziner als auch Orthopäden, Chirurgen oder Pädiater, nur ausnahmsweise mit dieser Erkrankung konfrontiert. Dies hat zur Folge, dass subjektive Beschwerden und die zu Beginn der Erkrankung meist uncharakteristischen Befunde relativ häufig fehlinterpretiert werden und es dadurch zu einer Verzögerung der Tumordiagnose und der dringend erforderlichen adäquaten Therapie kommt. Dadurch kann sich die Prognose verschlechtern. Aus diesem Grund ist eine stetige Sensibilisierung aller beteiligten Fachdisziplinen anzustreben.

Die Diagnose und die Therapie dieser Tumoren kann nur im interdisziplinären Rahmen erfolgreich sein. Es ist insbesondere E. Uehlinger zu verdanken, die verschiedenen medizinischen Fachgebiete (Pathologen, Radiologen, Orthopäden und Chirurgen) zur gemeinsamen Bewältigung dieses Problems zusammengeführt zu haben (79). Heutzutage ist die Behandlung eines malignen Knochentumors außerhalb eines Knochentumorzentrums nicht mehr denkbar und nicht mehr akzeptabel, um dem Anspruch der meist jungen Patienten nach Heilung gerecht werden zu können.

26.2 Pathologie

Die WHO-Klassifikation (74) unterscheidet zwischen benignen und malignen Knochentumoren sowie geschwulstähnlichen Läsionen („tumor-like lesions"). Die Klassifikation erfolgt unter Berücksichtigung der Histiogenese nach der von den Tumorzellen gebildeten Matrix. So sind beispielsweise die Zellen des Osteosarkoms zur Bildung von Tumorosteoid und die des Chondrosarkoms zur Bildung von Tumorknorpel, aber nicht von Tumorknochen befähigt. Hinsichtlich der Dignität sind die Zahl der Zellen und Mitosen sowie Zellatypien von Bedeutung. In Tabelle **26.1** sind die Entitäten der Knochentumoren zusammengestellt.

26.3 Symptomatik

Maligne Knochentumoren werden extrem selten als Zufallsbefunde diagnostiziert. Die anamnestischen Angaben und die klinischen Befunde sind bei Knochentumoren wenig charakteristisch. Die Symptomatik wird weitgehend von der Lokalisation, der Größe und der Wachstumsgeschwindigkeit der Tumoren bestimmt. Meist ist eine größenprogrediente, schmerzhafte und therapieresistente Schwellung mit nachfolgender Funktionseinschränkung das führende Symptom eines malignen

Tabelle 26.1 Histologische Klassifikation der Knochentumoren (WHO 1995)

Benigne		Maligne
I. Knochenbildende Tumoren		
Osteom		Konventionales zentrales Osteosarkom
Osteoidosteom/Osteoblastom		Teleangiektatisches Osteosarkom
		Intraossäres, differenziertes (low grade) Osteosarkom
		Rundzell-Osteosarkom
		Parosteales (juxtakortikales) Osteosarkom
		Periostales Osteosarkom
		High-grade-Oberflächen-Osteosarkom
	Dignität intermediär oder ungewiss: aggressives (malignes) Osteoblastom	
II. Knorpelbildende Tumoren		
Enchondrom		Chondrosarkom
Periostales (juxtakortikales) Chondrom		Juxtakortikales (periosteales) Chondrosarkom
Solitäres Osteochondrom		Mesenchymales Chondrosarkom
Multiple hereditäre Osteochondrome		Dedifferenziertes Chondrosarkom
Chondroblastom (epiphyseales)		Klarzellchondrosarkom
Chondromyxoidfibrom		Malignes Chondroblastom
III. Riesenzelltumor (Osteoklastom)		
IV. Myelogene Tumoren		Ewing-Sarkom
		Primitiver neuroektodermaler Tumor (PNET)
		Malignes Lymphom
		Plasmozytom
		Myelom
V. Vaskuläre Tumoren		
Hämangiom		Angiosarkom
Lymphangiom		Malignes Hämangioperizytom
Glomustumor		
	Dignität intermediär oder ungewiss: Hämangioendotheliom Hämangioperizytom	
VI. Sonstige Weichteiltumoren		
Benignes fibröses Histiozytom		Fibrosarkom
Lipom		Malignes fibröses Histiozytom
		Liposarkom
		Malignes Mesenchymom
		Leiomyosarkom
		Undifferenziertes Sarkom
	Dignität intermediär oder ungewiss: desmoplastisches Fibrom	
VII. Sonstige Tumoren		
Chordom		
Adamantinom der langen Röhrenknochen		
Neurilemom		
Neurofibrom		
VIII. Unklassifizierbare Tumoren		
IX. Tumor-like lesions		
Solitäre Knochenzyste		
Aneurysmatische Knochenzyste		
Intraossäres Ganglion		
Metaphysärer fibröser Kortikalisdefekt (nichtossifizierendes Fibrom)		
Eosinophiles Granulom		
Fibröse Dysplasie		
Osteofibröse Dysplasie		
Myositis ossificans (heterotope Ossifikation)		
Brauner Tumor bei Hyperparathyreoidismus		
Riesenzellgranulom (reparatives Riesenzellgranulom)		

Knochentumors. Ebenso können pathologische Frakturen, Deformierungen, Fieber, neurologische Ausfälle, Belastungsschmerzen, um nur einige Beispiele aufzuzählen, das erste Krankheitssymptom sein. Gewichtsverlust, erhebliches Krankheitsgefühl und Leistungseinbruch sind eher als Spätsymptome aufzufassen, können aber bei Ewing-Sarkomen auch zu Beginn der Erkrankung in Erscheinung treten.

Die häufigsten malignen Knochentumoren des Kindes- und Jugendalters sind das Osteosarkom und das Ewing-Sarkom. Schmerzen im Bereich des Bewegungsapparates werden deshalb häufig auf wachstumsbedingte Beschwerden zurückgeführt und somit fehlgedeutet. Auch der Patient versucht, seinem Kausalitätsbedürfnis folgend, die Ursache seiner Beschwerden meist mit einem vorausgegangenen Trauma zu begründen. Die Latenzzeit zwischen der primären Schmerzsymptomatik und der Diagnose eines malignen Knochentumors beträgt im Kindes- und Jugendalter durchschnittlich 2–3 Monate.

Der 2. Altersgipfel der malignen Knochentumoren liegt jenseits des 50. Lebensjahres und wird vor allem durch das Chondrosarkom bedingt. Hier werden oftmals sehr lange zeitliche Intervalle von den primären Beschwerden bis zur Diagnose beobachtet.

26.4 Diagnostik

Es wird aufgrund der zunehmenden Digitalisierung der Informationen und der breiten Palette hoch auflösender bildgebender Verfahren vergessen, dass am Anfang der Skelettdiagnostik nach wie vor die Röntgen-Nativaufnahme in 2 Ebenen steht. Allein die Röntgenaufnahme berechtigt zur Entscheidung über die Notwendigkeit weiterer bildgebender Verfahren.

26.4.1 Konventionelles Röntgen

Die Indikation zur Röntgenuntersuchung ist nach Erhebung der Anamnese und der klinischen Untersuchung bei Auftreten der geschilderten klinischen Symptomatik sehr großzügig und frühzeitig zu stellen. Der betroffene Skelettabschnitt ist mit den benachbarten Gelenken prinzipiell in 2 Ebenen zu röntgen. Bei der ersten Röntgenuntersuchung ist dringend zu empfehlen, auch die kontralaterale Seite zur vergleichenden Beurteilung zu röntgen, um sicherzustellen, dass auch sehr diskrete Veränderungen erkannt werden können.

Die Nativröntgenaufnahme in 2 Ebenen besitzt hinsichtlich der Einschätzung der Dignität und Entität von Knochentumoren unter Berücksichtigung der klinischen Symptome, des Alters der Patienten, der topographischen Besonderheiten und der strukturellen Veränderungen die größte Aussagefähigkeit. Alle weiteren bildgebenden Verfahren können nur ergänzende Informationen liefern.

Der von Lodwick (49) inaugurierte Algorithmus der Wachstumstendenz von Knochentumoren und tumorähnlichen Knochenläsionen basiert auf einer systematischen Auseinandersetzung mit dem Röntgenbild unter Einbeziehung der pathologischen Anatomie und des biologischen Verhaltens der Knochentumoren (Tab. 26.**2**). Die Beschreibung eines Röntgenbildes unter

Tabelle 26.**2** Algorithmus der Wachstumsgeschwindigkeit von Knochentumoren nach Lodwick (49)

Röntgenmuster (Grad)	**IA**	**IB**	**IC**	**II**	**III**
Destruktionstyp	immer geographisch	immer geographisch	immer geographisch	immer geographisch, kombiniert mit mottenfraßartigen und/oder permeativen Destruktionen	mottenfraßartig und/oder permeativ ohne geographische Komponente
Begrenzung	1. regulär 2. lobuliert 3. multizentrisch, aber immer scharf	1. regulär 2. lobuliert 3. multizentrisch 4. höckerig-riffartig/unscharf	1. regulär 2. lobuliert 3. multizentrisch 4. riffartig/unscharf/zerfetzt, nicht mit mottenfraßartiger oder permeativer Destruktion zu verwechseln		
Kompaktapenetration	nicht oder partiell	nicht oder partiell	immer vollständige Penetration	definitionsgemäß total	definitionsgemäß total
Sklerosesaum	immer	möglich	möglich	möglich, aber ungewöhnlich	möglich, aber ungewöhnlich
Schalenartige Ausbeulung der Kompakta (Pseudokompakta, Neokortikalis)	möglich, aber nur 1 cm oder weniger	mehr als 1 cm und oder kein Sklerosesaum	möglich	möglich, aber ungewöhnlich	möglich, aber ungewöhnlich

Berücksichtigung der aufgeführten morphologischen Kriterien erlaubt vielfach eine relativ sichere Art- und Dignitätsbestimmung eines Tumors, die beim Verdacht auf einen malignen Prozess selbstverständlich prinzipiell durch eine histologische Untersuchung ergänzt werden muss. Bei benignen Tumoren ermöglicht die Methode eine exakte Verlaufsbeurteilung und Vergleichbarkeit der Befunde.

Die konventionelle Tomographie kann dem Nativ-Röntgenbild bei der Beurteilung subchondraler Läsionen und der Lokalisation von intratumoralen, insbesondere kalzifizierten Strukturen, überlegen sein. Sie wurde jedoch weitgehend von der Computertomographie abgelöst.

Die Angiographie hat nach Einführung der CT und der MRT hinsichtlich der Lokalisationsdiagnostik und der Beurteilung der lokalen Ausdehnung des Tumors an Bedeutung verloren. Im Vordergrund stehen heute die präoperative Bestimmung des Verlaufs und des Kalibers der Gefäße bei geplanten gefäßgestielten Knochentransplantationen, z. B. der Fibula, und die präoperative Tumorembolisierung bei voraussichtlich hohem Blutungsrisiko, insbesondere bei Becken- und Wirbelsäulentumoren (68). Bei sehr großen Beckentumoren kann ein zusätzlich zum CT und/oder MRT angefertigtes Angiogramm nützlich für die präoperative Beurteilung der Gefäßtopographie sein (26).

Im Falle der Verdachtsdiagnose eines malignen Knochentumors ist prinzipiell bei der Erstuntersuchung eine Thoraxaufnahme in 2 Ebenen zum Ausschluss oder Nachweis bereits vorhandener Lungenmetastasen anzufertigen, die im Verlauf der weiteren Diagnostik durch eine Spiral-CT ergänzt werden sollte.

26.4.2 Computertomographie

Die Computertomographie ist durch ihre hohe Dichteauflösung und die Möglichkeit der transversalen Schnittführung in der Lage, eine ossäre Läsion in ihrer dreidimensionalen Ausdehnung zu erfassen und darzustellen. Vorteile sind die präzise Beurteilung der kortikalen Strukturen (Vorteil gegenüber der MRT), der intraossären Gewebezusammensetzung und der Infiltration des extraossären Weichgewebes.

26.4.3 Magnetresonanztomographie

Die Magnetresonanztomographie ist in der Primärdiagnostik und der Verlaufskontrolle maligner Knochentumoren nicht mehr zu entbehren. Die Überlegenheit gegenüber anderen bildgebenden Verfahren ist in der präzisen Darstellung der intraossären und extraossären Tumorausdehnung begründet. Sie bietet den größten Informationsgewinn hinsichtlich der Kompartmentzugehörigkeit, der Infiltration und der Tumorgröße und kann Hinweise zur Dignität und Entität vermitteln. Durch die Darstellung des Tumors in den verschiedenen Schnittebenen und in den unterschiedlichen Gewichtungen (T1, T2) ist eine exakte anatomische Zuordnung möglich. Erweitert wird die Aussagefähigkeit der MRT durch die Anwendung der Angio-MRT, die dynamische Gadolinium-MRT und die Magnetresonanzspektroskopie. Die präoperative Planung ist ohne Kenntnis des MRT-Bildes nicht mehr denkbar.

26.4.4 Knochenszintigraphie

Die Ganzkörperskelettszintigraphie gehört zum Spektrum der routinemäßig durchgeführten Diagnostik bei Knochengeschwülsten. Sie ist eine sehr sensitive, aber wenig spezifische Untersuchungsmethode. Da die malignen Knochentumoren eine pathologische Mehrspeicherung, d. h. einen gesteigerten Knochenumbau aufweisen, wird die Skelettszintigraphie zum Ausschluss bzw. Nachweis von Skip-Läsionen und ossären Metastasen eingesetzt. Ein weiterer Vorteil ist in der szintigraphischen Verlaufsbeurteilung (digitale 3-Phasen-Szintigraphie) bei Patienten mit Osteo- und Ewing-Sarkomen nach erfolgter neoadjuvanter Chemo- oder Radiochemotherapie zu sehen. Von einem Ansprechen des Tumors auf die neoadjuvante Therapie kann im Falle einer Abnahme des Grades und der Ausdehnung der pathologischen Speicherung ausgegangen werden.

26.4.5 Sonographie

Die sonographische Untersuchung eines Knochentumors hat ebenfalls einen ergänzenden Charakter. Sie kommt zur Anwendung, wenn eine extrakompartmentale Tumormanifestation vorliegt. Sie kann die parossale Tumorausdehnung, den Umfang des Kortikalisdefekts, die Infiltration oder Verdrängung der angrenzenden Weichteile sowie der Gefäß- und Nervenstrukturen beschreiben. Durch technische Weiterentwicklungen ist es möglich, ein dreidimensionales Bild eines Knochentumors mithilfe der Ultraschalldiagnostik zu erfassen.

Im Rahmen der Verlaufskontrolle unter der präoperativen Chemotherapie, z. B. beim Ewing-Sarkom und Osteosarkom, kann die Remission des extraossären Weichteiltumoranteils sonographisch gut verfolgt und dokumentiert werden. Darüber hinaus kann die Sonographie als eine leicht und schnell durchzuführende Methode in der Tumornachsorge zum frühzeitigen Nachweis oder Ausschluss möglicher Lokalrezidive herangezogen werden.

26.4.6 Labor

Es gibt keine spezifischen „Tumormarker" und keine Laborparameter, die die Diagnose eines malignen Knochentumors sichern helfen. Das Osteosarkom geht aufgrund seiner Tendenz zur Bildung von Tumorknochen und der Destruktion des originären Knochens häufig mit einer Erhöhung der *alkalischen Phosphatase* im Serum einher. Beim Ewing-Sarkom wird dieses Phänomen seltener beobachtet, hier wird eher eine Erhöhung der *Laktatdehydrogenase* (LDH) nachgewiesen.

Die Normalisierung primär erhöhter Werte der alkalische Phosphatase beim Osteosarkom und der LDH beim Ewing-Sarkom im Verlauf einer systemischen Chemotherapie können als Ausdruck eines guten Ansprechens des Tumors gewertet werden. Umgekehrt ist ein erneuter Anstieg der alkalischen Phosphatase oder der LDH nicht selten das erste Zeichen einer beginnenden Metastasierung oder eines Lokalrezidivs. Gelegentlich besteht eine beschleunigte Blutkörperchensenkungsgeschwindigkeit, insbesondere beim Ewing-Sarkom.

26.5 Biopsietechnik

Besteht aufgrund von bildgebenden Verfahren die Verdachtsdiagnose eines malignen Knochentumors, so ist diese obligat durch die histologische Untersuchung zu sichern oder auszuschließen. Dazu muss repräsentatives vitales Tumorgewebe gewonnen werden, dessen Volumen nicht kleiner als 1 cm^3 sein sollte. Dem Pathologen sind neben dem Bioptat anamnestische und klinische Daten sowie das Röntgenbild zu übermitteln, da die exakte Diagnose eines malignen Knochentumors von diesen Informationen abhängig sein kann. Noch besser ist, wenn der Pathologe bei der Biopsie zugegen ist und gemeinsam mit dem Operateur und Radiologen die für eine sichere histologische Diagnose geeigneteste Region des Tumors bestimmt.

Für die Gewinnung von repräsentativem Tumorgewebe stehen prinzipiell 2 Methoden zur Verfügung: die offene Biopsie und die Stanz- oder Feinnadelbiopsie.

26.5.1 Inzisionsbiopsie

In den meisten Fällen wird bei dem Verdacht auf einen malignen Knochentumor eine offene Biopsie in Form der Inzisionsbiopsie favorisiert (Abb. 26.**1a**, **b**). Die Inzisionsbiopsie bietet die günstigsten Voraussetzungen für die Gewinnung von ausreichend repräsentativem Tumorgewebe. Vitales Tumorgewebe befindet sich überwiegend in der Peripherie der Tumoren, im Zentrum sind sie häufig nekrotisch.

Die stets durchzuführende intraoperative Schnellschnittuntersuchung gibt Auskunft über die Dignität des Tumors. Demgegenüber ist die Artdiagnose des Tumors anhand des Schnellschnitts nicht immer mit hinreichender Sicherheit zu stellen. Aus diesem Grund muss das Ergebnis des Paraffinschnitts und der Immunhistologie abgewartet werden. Der operative Eingriff ist erst zu beenden, wenn der Pathologe bestätigt, dass ausreichend repräsentatives Tumorgewebe für eine definitive Diagnose vorliegt.

Die Schnittführung ist bei der Inzisionsbiopsie so zu wählen, dass die definitive Tumorresektion nicht behindert wird und die Biopsienarbe mit dem Resektat problemlos entfernt werden kann. Es werden nur die Kom-

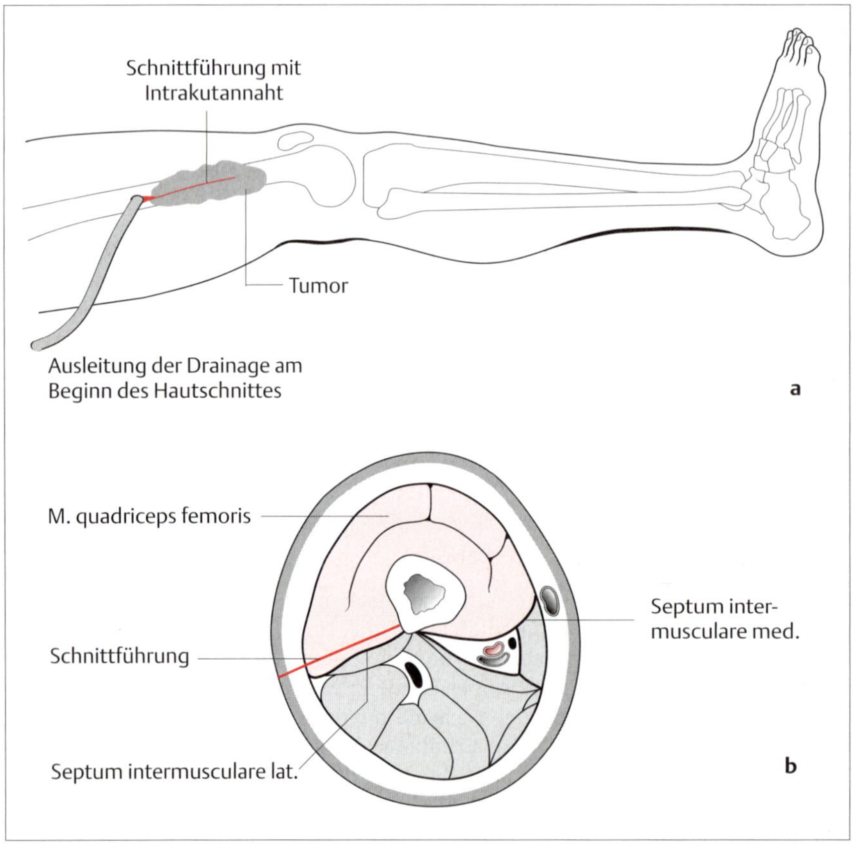

Abb. 26.**1a**, **b** Inzisionsbiopsie in der lateralen Ansicht (**a**) und im Querschnitt im Bereich des distalen Oberschenkels (**b**).

partmente eröffnet und nach der Biopsie sorgfältig verschlossen, die durch den Tumor infiltriert sind. Der Hautverschluss erfolgt intrakutan und die Wunddrainage wird im Hautschnitt ausgeleitet. Eine falsch platzierte Inzisionsbiopsie kann den definitiven operativen Eingriff erheblich beeinträchtigen, Folgeeingriffe, unnötige rekonstruktive Verfahren und unnötige funktionelle Einbußen nach sich ziehen. Aus diesen Gründen ist anzustreben, dass die Inzisionsbiopsie in der Klinik durchgeführt wird, in der auch die weitere operative Tumortherapie erfolgt.

26.5.2 Stanzbiopsie

Stanz- oder Feinnadelbiopsien werden in der Regel sonographisch oder computertomographisch gestützt durchgeführt. Anwendung finden sie vor allem bei Tumoren, die aufgrund ihrer Lokalisation für eine offene Biopsie schwer zugänglich sind, zum Beispiel Tumoren der Wirbelsäule, des Schädels und des Beckens. Vorteile sind die geringe Morbidität, die gezielte Gewinnung von Tumorgewebe aus dem suspekten Areal und die zumutbare Wiederholbarkeit dieses Verfahrens. Der Nachteil besteht in der im Vergleich zur offenen Biopsie geringen Menge des Gewebes, die die histologische Diagnose schwierig machen kann. Feinnadelbiopsien kommen bei Knochentumoren seltener zur Anwendung.

26.6 Staging

26.6.1 TNM-Klassifikation

Die Stadieneinteilung der Tumoren im Allgemeinen und der Knochentumoren im Besonderen ist aus therapeutischen und prognostischen Gesichtspunkten erforderlich. Darüber hinaus begünstigt ein einheitliches Staging-System eine bessere Kontrolle der Behandlungsergebnisse und erlaubt einen exakten Vergleich mit den in anderen Tumorzentren erzielten Behandlungsresultaten.

Prinzip der TNM-Klassifikation (35) ist die Feststellung der anatomischen Ausdehnung des Tumors, die auf der Beschreibung der folgenden 3 Parameter beruht:

- T: Ausdehnung des Primärtumors,
- N: Fehlen oder Vorhandensein regionärer Lymphknotenmetastasen und
- M: Fehlen oder Vorhandensein von Fernmetastasen.

Durch Hinzufügen von Ziffern wird das Ausmaß der Tumorkrankheit beschrieben. Für Knochentumoren gilt:

Primärtumor

TX	Primärtumor kann nicht beurteilt werden
T0	Kein Anhalt für Primärtumor
T1	Tumor überschreitet Kortikalis nicht
T2	Tumor infiltriert jenseits der Kortikalis

Lymphknoten

NX	Regionäre Lymphknoten können nicht beurteilt werden
N0	Keine regionären Lymphknotenmetastasen
N1	Regionäre Lymphknotenmetastasen

Fernmetastasen

MX	Das Vorliegen von Fernmetastasen kann nicht beurteilt werden
M0	Keine Fernmetastasen
M1	Fernmetastasen

Liegt eine histologische Verifizierung vor, wird den Buchstaben T, N und M ein „p" für „pathologische Klassifikation" vorangestellt.

Eine weitere Spezifizierung erfolgt mithilfe des histopathologischen Grading, welches mit einem „G" gekennzeichnet wird. Dabei bedeuten:

GX	Differenzierungsgrad kann nicht bestimmt werden
G1	Gut differenziert
G2	Mäßig differenziert
G3	Schlecht differenziert
G4	Undifferenziert

Fakultativ kann mit einem vorangestellten „y" gekennzeichnet werden, dass die Festlegung der TNM-Klassifikation während oder nach initialer multimodaler Therapie erfolgte. Ein vorangestelltes „r" bringt zum Ausdruck, dass es sich um einen Rezidivtumor handelt.

Die beschriebenen Kategorien lassen sich zu folgenden Stadien gruppieren:

Stadium IA	G1, 2	T1	N0	M0
Stadium IB	G1, 2	T2	N0	M0
Stadium IIA	G3, 4	T1	N0	M0
Stadium IIB	G3, 4	T2	N0	M0
Stadium III	nicht definiert			
Stadium IVA	jedes G	jedes T	N1	M0
Stadium IVB	jedes G	jedes T	jedes N	M1

26.6.2 Surgical Staging System nach Enneking

In vielen Knochentumorzentren erfolgt die Klassifikation der malignen Knochentumoren nach dem von Enneking inaugurierten Surgical-Staging-System (18). In diesem wird der Malignitätsgrad „G“ nicht nur durch histologische, sondern auch durch klinische und röntgenologische Kriterien bestimmt. Unterschieden werden 2 Gruppen:

G1 niedrigmaligne Tumoren
G2 hochmaligne Tumoren

Ein entscheidender Faktor für die Prognose eines malignen Knochentumors ist seine Beziehung zum anatomischen Kompartment. Intrakompartmental lokalisierte Sarkome, also Sarkome die im Inneren des Knochens gelegen sind und die Kortikalis nicht durchbrochen haben, weisen eine wesentlich bessere Prognose auf als Tumoren, die die Kortikalis zerstört und durchdrungen haben und extrakompartmental das benachbarte Weichgewebe infiltrieren. Die Kompartmentbeziehung des Tumors wird mit „T“ bezeichnet. Unterschieden werden:

T1 intrakompartmentale Tumormanifestation
T2 extrakompartmentale Tumormanifestation

Aufgrund der seltenen lymphogenen Metastasierung der malignen Knochentumoren, die wie die übrigen Metastasen prognostisch als ungünstig einzuschätzen sind, verzichtete Enneking auf die Trennung von Lymphknotenmetastasen und Fernmetastasen. Der Metastasenstatus wird durch „M“ gekennzeichnet. Es bedeuten:

M0 keine Metastasen
M1 Metastasen

Die Parameter G, T und M werden zu Stadien gruppiert (Tab. 26.**3**).

Tabelle 26.**3** Surgical-Staging-System der malignen Knochentumoren nach Enneking (1986)

Stadium	Grading	Kompartment	Metastasen
I A	G1	T1	M0
I B	G1	T2	M0
II A	G2	T1	M0
II B	G2	T1	M0
III A	G1–2	T1	M1
III B	G1–2	T2	M1

26.7 Chirurgische Techniken

Die Behandlung maligner Knochentumoren erfolgte bis zum Ende der 70er Jahre fast ausschließlich durch ablative Operationen. Trotz sofortiger Amputation oder Exartikulation, also radikaler Entfernung des Tumors, verstarben mehr als 80% der Patienten mit Osteosarkomen und Ewing-Sarkomen innerhalb von 2,5 Jahren an Metastasen. Erst nach Einführung einer systematischen adjuvanten und vor allem neoadjuvanten Chemotherapie konnte die Metastasierungsrate deutlich gesenkt und die Prognose der Patienten quoad vitam erheblich verbessert werden (4, 29, 40, 67, 84).

Verbunden mit den günstigeren Heilungschancen war der Wunsch, auch die Lebensqualität der Patienten zu steigern und auf verstümmelnde Operationen möglichst weitgehend zu verzichten. Auch hier erwies sich die neoadjuvante Chemotherapie als vorteilhaft. Zum einen kam es während der präoperativen Phase der Chemotherapie zu Remissionen und Sklerosierungen des Primärtumors, wodurch die Chancen verbessert wurden, den Tumor durch eine weite Resektion ohne ein erhöhtes Rezidivrisiko entfernen zu können. Zum anderen konnte die Zeit vom Beginn der Chemotherapie bis zur Operation für die Operationsplanung und gegebenenfalls für die Anfertigung von individuellen Tumorendoprothesen, sollten die modularen Systeme nicht ausreichen, genutzt werden.

Inzwischen hat das Verhältnis von ablativen zu extremitätenerhaltenden Eingriffen eine Umkehr erfahren. Derzeit können in Tumorzentren, in denen die technischen und personellen Voraussetzungen gegeben sind und die entsprechenden Erfahrungen bestehen, über 80% der Patienten bein- und armerhaltend operiert werden.

26.7.1 Allgemeine Grundsätze

Ziel der operativen Therapie eines malignen Knochentumors ist seine Entfernung im Gesunden. In Abhängigkeit von der Lokalisation und Größe des Tumors sowie vom Ausmaß seiner Infiltration in die benachbarten Weichteile kann die angestrebte radikale Entfernung nur unter Inkaufnahme bleibender, oft erheblicher funktioneller Schäden erreicht werden. In diesen Fällen ist in Erwägung zu ziehen, ob ein ablativer Eingriff für den Patienten nicht nur das Rezidivrisiko vermindert, sondern ihm nach Versorgung mit einer passgerechten Prothese auch in funktioneller Hinsicht größeren Gewinn bringt. Bei Patienten, bei denen die onkologisch gebotene radikale Entfernung des Tumors durch Resektion von vornherein nicht gewährleistet werden kann, ist ein ablativer Eingriff unumgänglich.

Enneking (18), der der Beziehung des Tumors zum Kompartment – intrakompartmental oder extrakompartmental gelegen – wesentliche Bedeutung beimisst, unterscheidet die im Folgenden genannten 4 Möglichkeiten der Tumorexzision bzw. Resektion (Abb. 26.**2**).

Intraläsionale Exzision

Die intraoperative Verletzung des Tumors bzw. seiner Pseudokapsel, die bei monströsen Tumoren und ungünstiger Lokalisation, z. B. im Becken, trotz sorgfältiger Präparation nicht absolut zu vermeiden ist, hinterlässt mikroskopisch und makroskopisch kontaminierte Resektionsgrenzen, die früher oder später zum Lokalrezidiv führen. Eine intraläsionale Tumorexzision ist prinzipiell als palliativer Eingriff zu bewerten und nach Möglichkeit zu vermeiden.

Marginale Resektion

Eine marginale Tumorresektion liegt vor, wenn der Tumor einschließlich seiner randbildenden Pseudokapsel makroskopisch knapp im Gesunden en bloc entfernt wird. Die Pseudokapsel kann von Tumorzellen durchwandert sein, die dann satellitenartig im umgebenden, makroskopisch gesund erscheinenden Gewebe Tumorzellnester bilden. Aus diesen entwickeln sich Rezidive, die später trotz vermeintlich radikaler Tumorentfernung in Erscheinung treten.

Da bei marginaler Resektion mit verbleibenden mikroskopischen Tumorresten gerechnet werden muss, sollte diese Art der Operation auf monströse Becken- und Schultertumoren beschränkt werden, die aufgrund der anatomischen Gegebenheiten in der Regel weder „weit“ noch „radikal“ reseziert werden können.

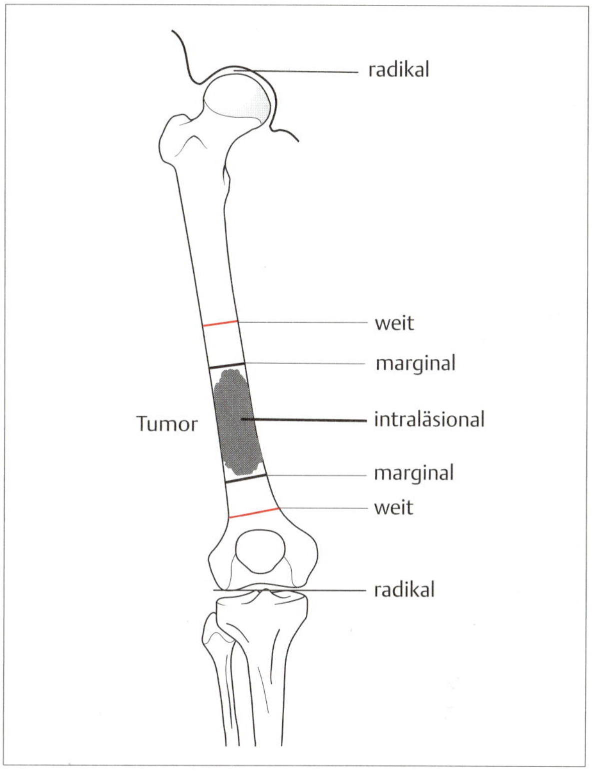

Abb. 26.**2** Definition der chirurgischen Resektionsgrenzen bei Knochentumoren nach Enneking.

Weite Resektion

Bei der weiten Resektion wird der Tumor einschließlich seiner Pseudokapsel unter Mitnahme einer ausreichend breiten Schicht gesunden Gewebes en bloc reseziert. Die Resektionsränder, die durch das befallene Kompartment verlaufen, sind makroskopisch und mikroskopisch tumorfrei. Die Methode ist geeignet, bei der überwiegenden Mehrzahl der malignen Knochentumoren den Tumor zu resezieren. Bei der Osteotomie des Knochens wird ein Sicherheitsabstand zum Tumor von 5 cm für notwendig, aber auch als ausreichend erachtet. Sicherheitshalber muss zum Ausschluss mikroskopischer Tumorzapfen oder von Skip-Läsionen eine intraoperative Schnellschnittuntersuchung des Knochenmarks im Bereich der Resektionslinie erfolgen. Sollte das Ergebnis positiv sein, muss nachreseziert, gegebenenfalls der gesamte Knochen exstirpiert werden.

Radikale Resektion

Bei der radikalen Resektion wird das den Tumor enthaltende Kompartment, das nicht eröffnet werden darf, in toto entfernt. Das bedeutet für bösartige Knochentumoren, dass der tumortragende Knochen in seiner Gesamtheit einschließlich des Periosts und des Gelenkknorpels exstirpiert werden muss.

26.7.2 Resektionen

Der Anteil extremitätenerhaltend operierter Patienten mit malignen Knochentumoren ist im Laufe der letzten 20 Jahre von weniger als 10 % auf etwa 80 % angestiegen. Diese Entwicklung ist in vielerlei Hinsicht interessant und durch das Streben nach anatomischen und optimalen funktionellen Rekonstruktionsmöglichkeiten geprägt.

Nachdem trotz einer sofortigen operativen Therapie des Osteo- und Ewing-Sarkoms bis zum Ende der 70er-Jahre, fast ausschließlich durch ablative Verfahren, die Überlebensraten nicht verbessert werden konnten, begann nach Einführung der Chemotherapie eine neue Ära in der Behandlung der malignen Knochentumoren. Es wurde dem Operateur die Möglichkeit einer exakten Operationsplanung und die Herstellung von zunächst individuellen Tumorendoprothesen gegeben. Durch die Chemotherapie wurde eine lokale Remission des Tumors erreicht, sodass unter kurativer Zielsetzung die Resektionsränder exakt bestimmt werden konnten. Nach resezierenden Verfahren war unter Berücksichtigung onkologischer Richtlinien die Lokalrezidivrate im Vergleich zu ablativen Eingriffen nicht mehr erhöht.

Resektion ohne Defektüberbrückung

Knochentumoren einiger spezieller Lokalisationen bedürfen nach der Resektion des tumortragenden Knochenabschnitts keiner Defektüberbrückung. Hierzu zählen das Os pubis, Os ischii und Os ilium unter der Voraussetzung, dass der Tumor auf diese Knochen beschränkt ist und das Azetabulum nicht infiltriert hat sowie die Klavikula, Skapula, proximale Fibula und isolierte Rippentumoren. Das funktionelle Defizit ist nach Resektion der proximalen Fibula, der Klavikula und einzelner Rippen zu vernachlässigen. Nach Resektion der Skapula sowie Beckenteilresektionen müssen infolge möglicher Muskelinsuffizienzen mehr oder weniger stark ausgeprägte Funktionsstörungen in Kauf genommen werden.

Resektion mit Defektüberbrückung

Die größte Zahl der malignen Knochentumoren der oberen und unteren Extremität inklusive des Beckens erfordert nach der Tumorresektion unter Berücksichtigung von statischen und funktionellen Aspekten eine Überbrückung des entstandenen Knochendefekts. Knöcherne Defekte nach erfolgter Resektion werden im Bereich des Humerus, des Femurs, der proximalen Tibia und selten auch des Beckens sowie der Wirbelsäule vorwiegend endoprothetisch versorgt. Alternativen stellen Arthrodesen, die Implantation von Allografts, autologe Rekonstruktionsmöglichkeiten, z. B. gefäßgestielte Fibula, Beckenspan und Tibiaspan sowie Manteltransplantate dar.

Die operative Behandlung maligner Knochentumore ist stets individuell und patientenorientiert zu gestalten. Ziel ist es, die untere Extremität belastungsstabil und die obere Extremität übungsstabil zu versorgen. Im Folgenden werden die verschiedenen defektüberbrückenden Rekonstruktionsmöglichkeiten dargestellt.

Autologer Ersatz

Der autologe Defektersatz bietet sich an der oberen Extremität an. Hier können der proximale Humerus, der komplette Humerus und partiell Radius als auch Ulna mit einer autologen, gefäßgestielten, seltener nicht gefäßgestielten Fibula ersetzt werden. Bei kleineren Defekten und parossalen Tumoren können ein Beckenspan oder Tibiaspan zur Anwendung kommen. Eine seltene Indikation stellt die Operationstechnik nach Winkelmann (82) „clavicula pro humero" im Kindesalter bei kleineren Tumoren des proximalen Humerus dar.

Es ist darauf aufmerksam zu machen, dass nach Defektüberbrückung des proximalen Humerus, gleichgültig ob gefäßgestielte Fibula oder „clavicula pro humero" eine postoperative Ruhigstellung im Thorax-Arm-Abduktionsgips für 6 Wochen erforderlich ist. Zu berücksichtigen ist, dass während der Chemotherapie die Knochenheilung verzögert verläuft. Selbstverständlich bedeutet diese lange Gipsruhigstellung, besonders in der Phase der postoperativen Chemotherapie, für den Patienten eine große Belastung.

An der unteren Extremität besteht bei juxtakortikalen Tumoren die Möglichkeit der Resektion und Defektüberbrückung mittels autologem Tibia- oder Beckenspan (Abb. 26.**3a**–**d**). Weiterhin besteht die Möglichkeit einer Fibulaimplantation (Abb. 26.**4a**–**g**).

Eine Sonderform stellen die Manteltransplantate dar (Abb. 26.**5**). Die autologe Fibula – gefäßgestielt oder nichtgefäßgestielt – wird mit einem Allograft „ummantelt", sodass nach der erforderlichen Osteosynthese schneller eine belastungsstabile Situation bei geringerem Infektionsrisiko erreicht werden kann. Dieses Verfahren bietet sich alternativ zur Endoprothetik an der Tibia und dem Femur an. Voraussetzung ist eine adäquate Osteosynthese und eine zusätzliche Spongiosaplastik am Übergang des Allografts zum autogenen Knochenbett.

Arthrodesen

Die Arthrodese kann nach Resektion von becken- und kniegelenksnahen Tumoren in Erwägung gezogen werden. Der Vorteil der Arthrodese ist darin zu sehen, dass der Patient unter der Voraussetzung, dass keine Komplikationen – Osteomyelitiden, Pseudarthrosen und Materialbrüche – auftreten, durch eine einmalige Operation definitiv und dauerhaft versorgt ist. Der Nachteil ist die bleibende Versteifung und der daraus resultierende Funktionsverlust sowie die Veränderung der Statik, die früher oder später zu rezidivierenden, oft therapieresistenten Beschwerden in den benachbarten Gelenken und der Wirbelsäule führt.

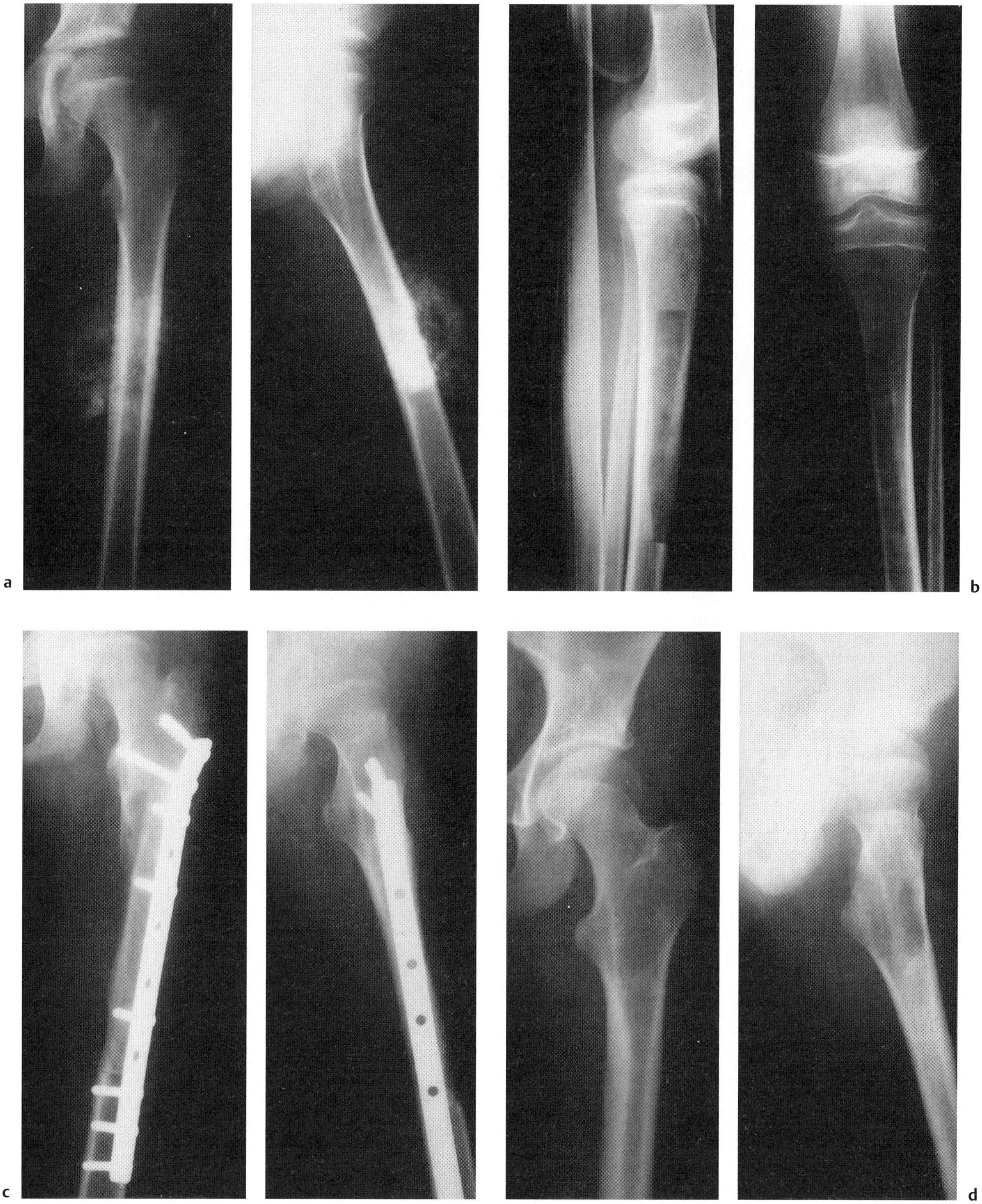

Abb. 26.**3a–d** Hochmalignes parossales Osteosarkom des linken Femur: Defektrekonstruktion mittels Tibiaspan.
a Diaphysär gelegenes parossales Osteosarkom im Röntgenbild des linken Femur.
b Zustand nach Entnahme eines Tibiaspans für die geplante Defektrekonstruktion.
c Zustand nach Tumorresektion, Defektrekonstruktion mittels Tibiaspan der ipsilateralen Seite und Plattenosteosynthese.
d 6 Jahre nach Entfernung des Osteosynthesematerials: restitutio ad integrum.

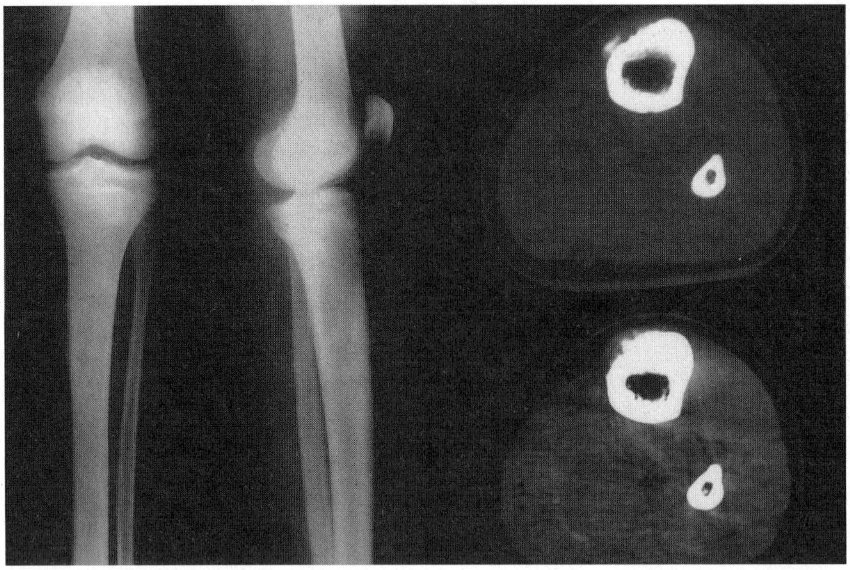

Abb. 26.**4a–g** Parossales Osteosarkom der linken Tibia: Fibulaimplantation.

a Parossales Osteosarkom der proximalen Diaphyse im Nativröntgen und CT.

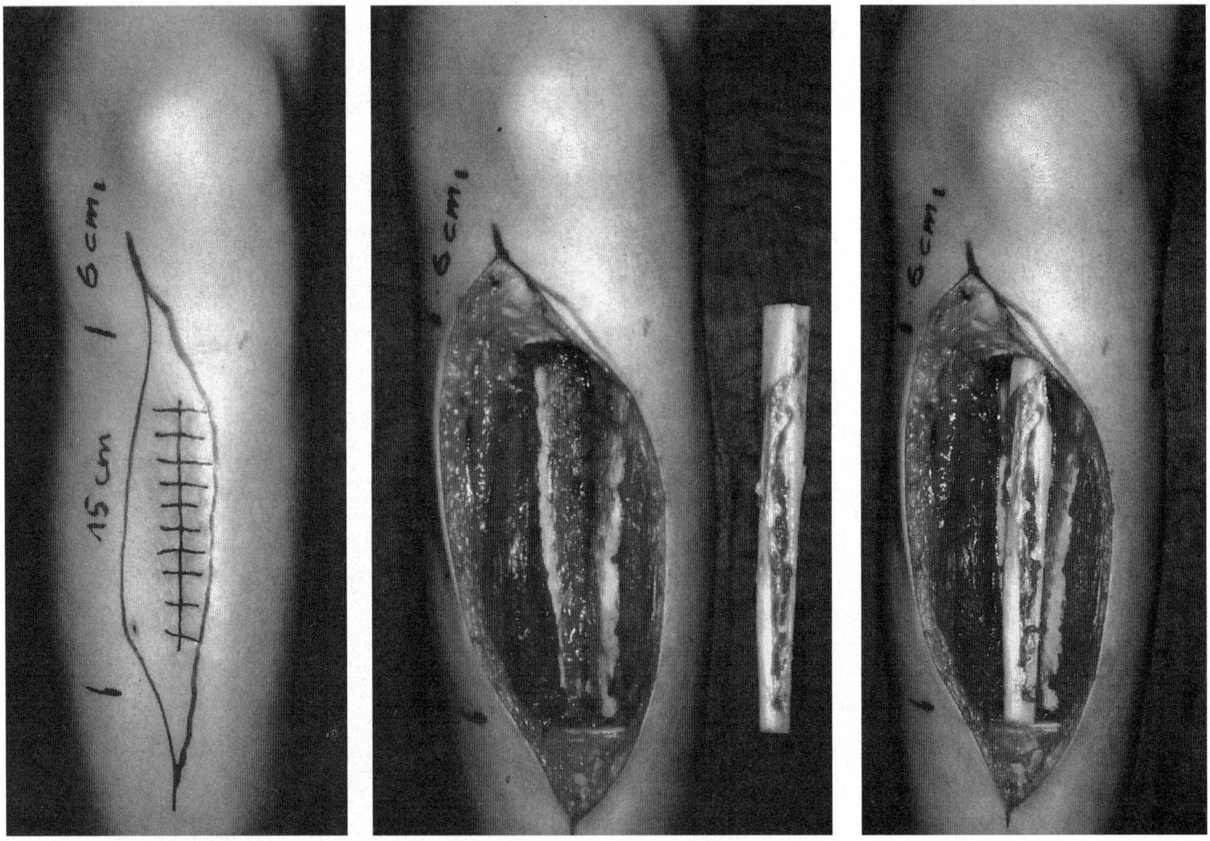

b **c** **d**

b Operationsplanung. Beachte: fehlerhafte Inzisionsbiopsie (keine Intrakutannaht, Drainage außerhalb der Schnittführung ausgeleitet).

c Intraoperativer Situs nach tangentialer Tumorresektion und bereits gehobenem Fibulatransplantat.

d Intraoperativer Situs nach Fibulaimplantation.

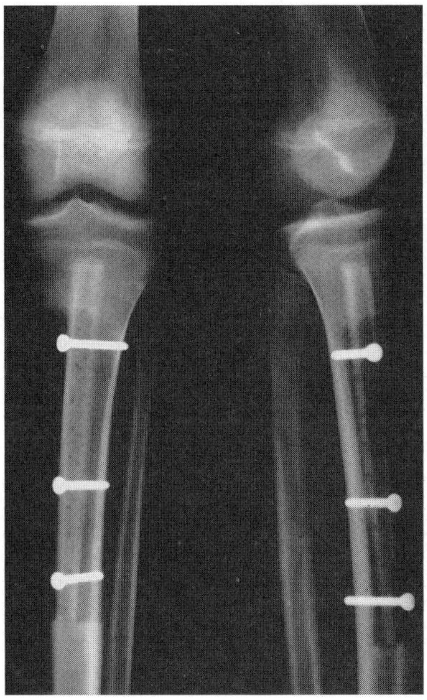

e

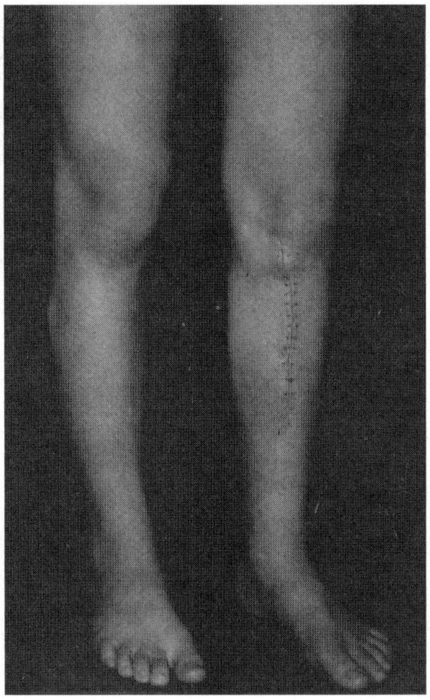

f

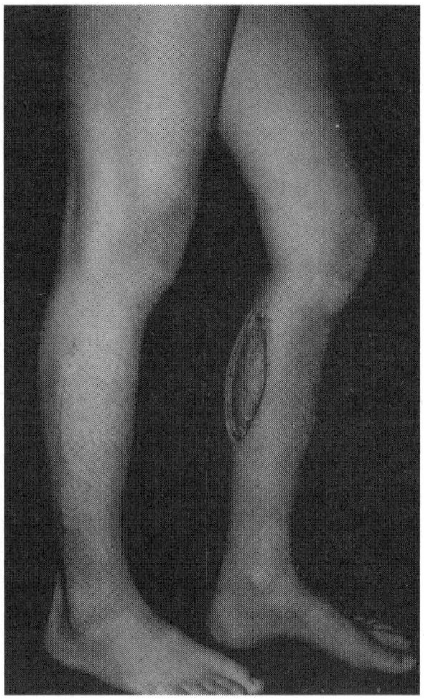

g

e Postoperative Röntgendemonstration.
f Klinisches Resultat.
g Klinisches Resultat bei Zustand nach fasziokutaner Verschiebelappenplastik, die aufgrund der falschen Inzisionsbiopsietechnik erforderlich war.

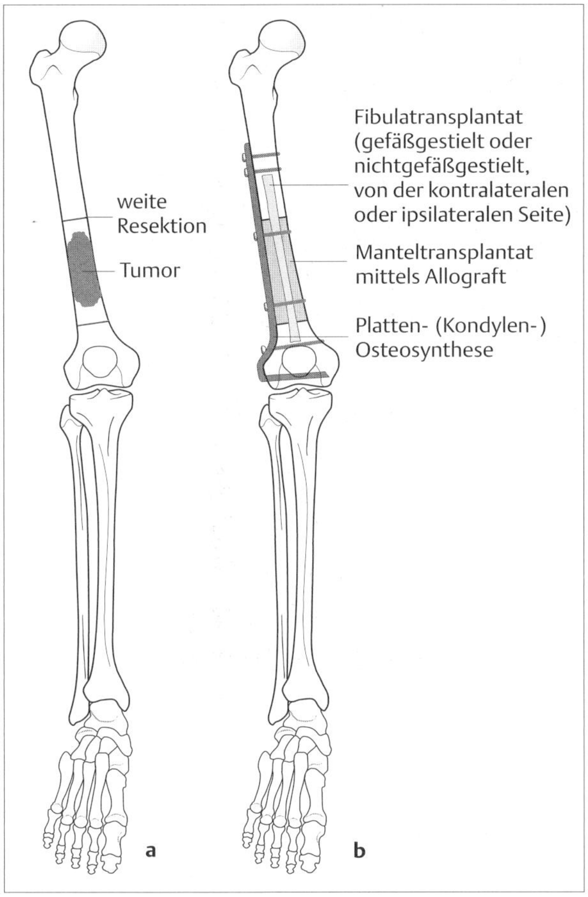

Abb. 26.**5a**, **b** Manteltransplantat.
a Weite Resektion des Tumors.
b Schema des Fibulatransplantats, das von dem Manteltransplantat umgeben wird. Wichtig ist hier die Osteosynthese.

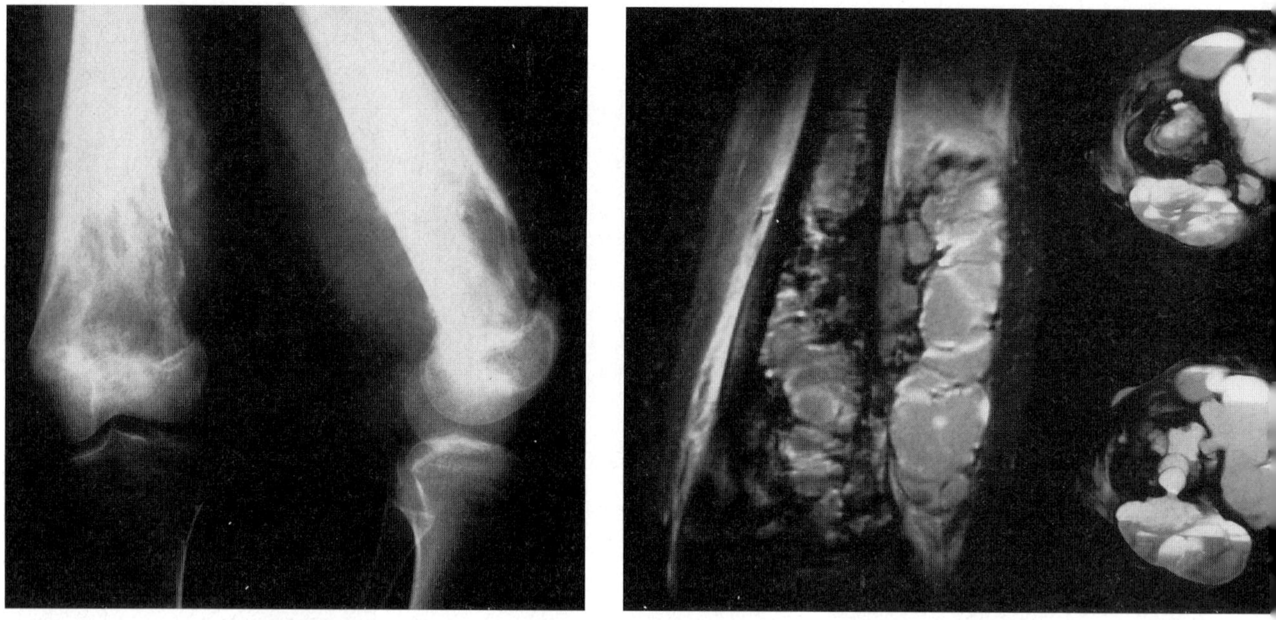

a b

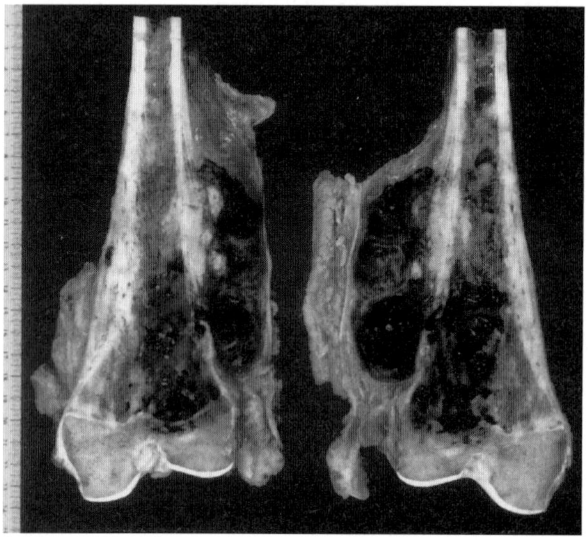

c

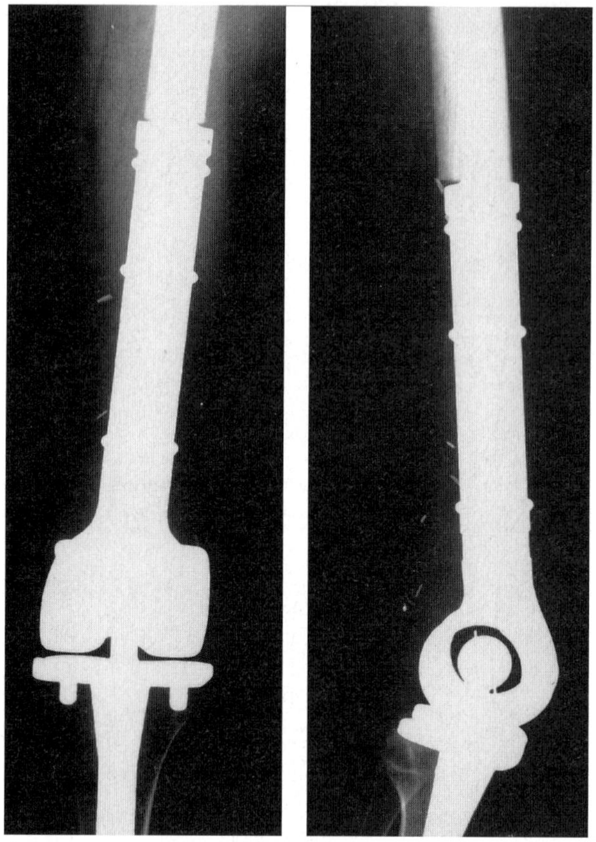

d

Abb. 26.**6 a–d** Endoprothese als „distaler Femurersatz" beim Osteosarkom des Femur.

a Röntgendemonstration eines Osteosarkoms des rechten Femur an der distalen Epi-Meta-Diaphyse.

b Darstellung des ausgedehnten Osteosarkoms im MRT mit Einblutung (zystisch imponierend) in das Weichgewebe.

c Resektionspräparat nach präoperativer Chemotherapie im Rahmen des COSS-96-Protokolls.

d Postoperatives Röntgenbild nach weiter Tumorresektion und Implantation einer Endoprothese „distaler Femursatz" (MUTARS).

Alloplastischer Ersatz

Die Tumorendoprothetik hat seit Ende der 70er Jahre eine enorme Entwicklung genommen. Nachdem zunächst vorwiegend gelenknahe alloplastische Rekonstruktionen zur Anwendung kamen, wurde durch eine Weiterentwicklung der Verankerungstechniken und der klinischen Erfahrung der alloplastische Ersatz des proximalen, distalen und totalen Humerus, des proximalen, distalen (Abb. 26.**6a–d**) und totalen Femur, der proximalen Tibia (Abb. 26.**7a–c**) und der Beckenteilersatz möglich (8, 30, 31, 43, 50, 59, 62).

Überschattet wird der alloplastische Ersatz durch eine Anzahl von *Komplikationen*, von denen die Früh- und Spätinfektionen, die durch hochdosierte Polychemotherapie und Radiotherapie begünstigt werden, die gefährlichsten sind. Außerdem kann es zu aseptischen Endoprothesenlockerungen, zum Materialbruch und zur Luxation infolge Verschleißes der Gelenkkomponenten kommen, wobei sich diese Komplikationen in der Regel gut beherrschen lassen. Da es sich überwiegend um jugendliche Patienten und junge Erwachsene handelt, sind Folgeoperationen nach rezidiv- und metastasenfreiem Langzeitüberleben in vielen Fällen notwendig.

Folgende Hinweise sind bei der Endoprothesenimplantation unter funktionellen Gesichtspunkten zu berücksichtigen.

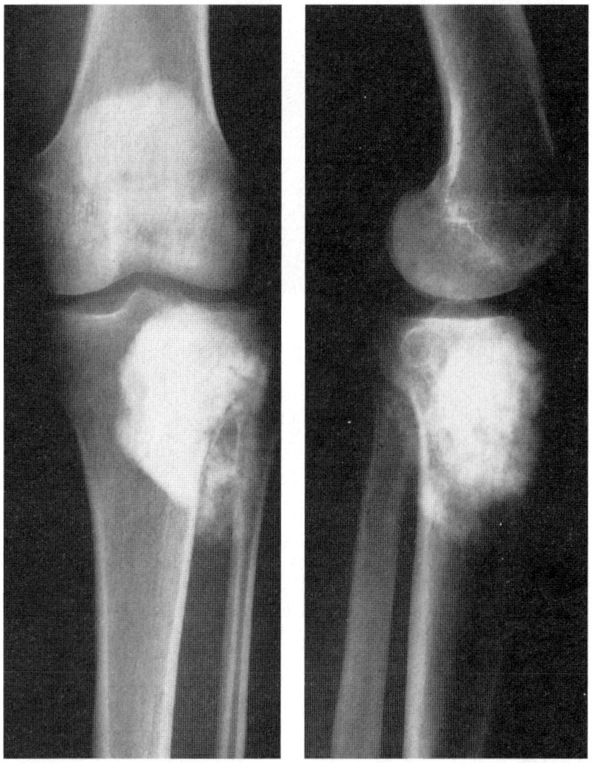
a

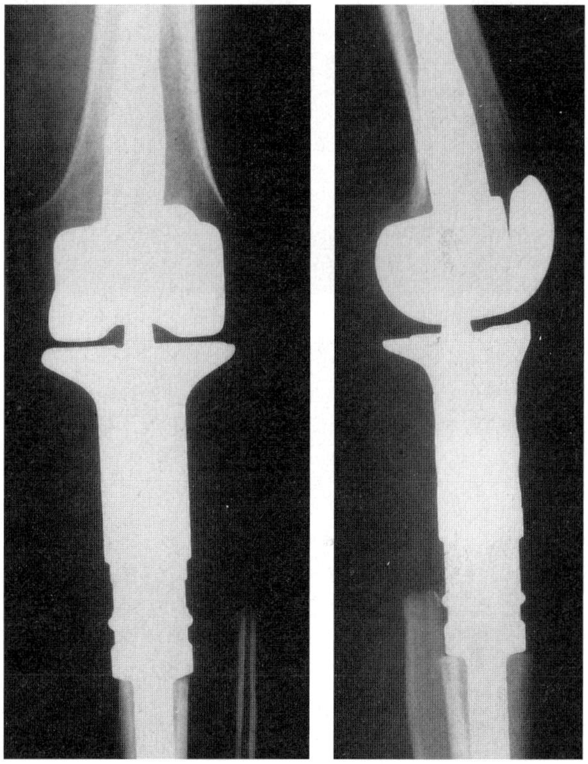
c

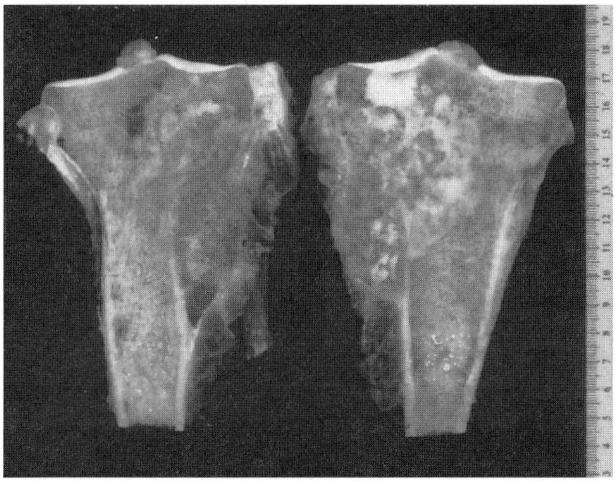
b

Abb. 26.**7a–c** Endoprothese als „proximaler Tibiaersatz" beim Osteosarkom der Tibia.

a Osteoblastisches Osteosarkom der linken Tibia, proximal; Röntgendarstellung.

b Resektionspräparat nach präoperativer Chemotherapie.

c Postoperative Röntgendemonstration nach Implantation einer Endoprothese „proximaler Tibiaersatz" (MUTARS).

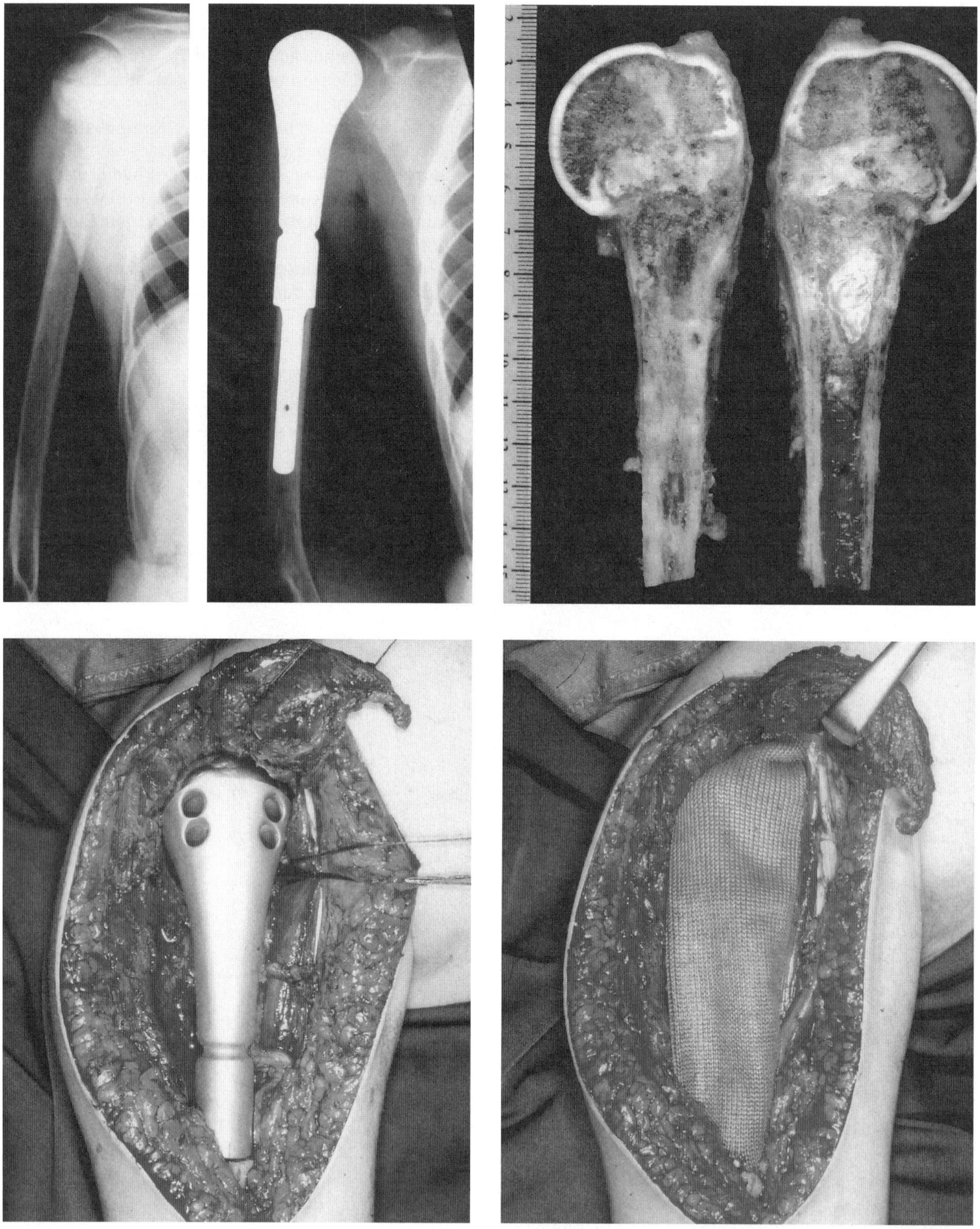

Abb. 26.**8a–d** Endoprothesenimplantation unter Verwendung eines Anbindungsschlauchs beim Osteosarkom des Humerus.

a Röntgendarstellung eines Osteosarkoms des rechten Humerus, proximal, und Zustand nach weiter Tumorresektion mit Implantation einer Endoprothese „proximaler Humerusersatz" (zementfrei).

b Operationspräparat.

c Intraoperativer Situs nach Endoprothesenimplantation (MUTARS).

d Intraoperativer Situs nach Fixierung des Anbindungsschlauchs zur Reduktion der Luxationstendenz und Adaptation der Muskulatur.

Beim endoprothetischen Ersatz des proximalen Humerus ist davon auszugehen, dass meist große Anteile der Schultergelenkskapsel, der Rotatorenmanschette und des M. deltoideus aufgrund der Größe und Ausdehnung des Knochentumors reseziert werden müssen (13). Die Funktion des Schultergelenks bleibt deshalb eingeschränkt.

Um das funktionelle Ergebnis zu verbessern, kann ein „Anbindungsschlauch" über die Endoprothese gezogen werden, der am Rest der verbliebenen Schultergelenkskapsel und am Periost des distalen Humerus fixiert wird und der „Anbindung" der erhaltenen muskulären Strukturen (M. deltoideus, M. biceps brachii, M. subscapularis) dient (Abb. 26.**8a**–**d**). Ein Anbindungsschlauch stellt kein erhöhtes Infektionsrisiko dar. Das gleiche Konzept wird am proximalen Femur und der proximalen Tibia mit dem Ziel der Reduktion der Luxationstendenz und eines besseren funktionellen Ergebnisses verfolgt.

Die operative Behandlung eines Tumors der proximalen Tibia ist kompliziert und verlangt besondere Erfahrungen. Zum einen muss auf Grund der engen anatomischen Beziehungen zwischen dem tumortragenden Knochenabschnitt und den benachbarten Gefäßen und Nerven die Resektion, die onkologisch radikal zu erfolgen hat, als besonders diffizil betrachtet werden. Zum anderen stellt die funktionstüchtige Verankerung des Lig. patellae, die zur Gewährleistung der Streckfunktion im Kniegelenk erforderlich ist, ein erhebliches Problem dar. Darüber hinaus kann infolge der gegebenen anatomischen Haut-Muskel-Verhältnisse die anzustrebende, möglichst komplette muskuläre Deckung der Endoprothese Schwierigkeiten bereiten.

Ein zufrieden stellendes Resultat lässt sich durch eine Gastrocnemiusplastik erreichen. Dabei wird der Muskel in seinem sehnigen Anteil vom Femur abgelöst und unter Schonung des Gefäß-Nerven-Bündels so weit mobilisiert, dass die Sehne spannungsfrei mit dem Lig. patellae vernäht werden kann (Abb. 26.**9a**–**c**). Durch die Ventralverlagerung des M. gastrocnemius kommt es gleichzeitig zur muskulären Ummantelung der Endoprothese.

Der totale Humerus- und Femurersatz sowie der Beckenteilersatz sollte Knochentumorzentren vorbehalten bleiben, in denen die technischen und personellen Voraussetzungen sowie Erfahrungen hinsichtlich der Indikation, der präoperativen Planung, der Durchführung der Operation und Beherrschung möglicher Komplikationen bestehen.

Allografts

Insbesondere in den USA, aber auch in einigen Zentren Europas werden massive Allografts anstelle von Endoprothesen zur Defektüberbrückung nach Resektion maligner Knochentumoren implantiert. Ziel ist es, eine knöcherne „Einheilung" des Allografts und eine anatomische Rekonstruktion der korrespondierenden Gelenkflächen zu erreichen. Voraussetzung ist eine adäquate Osteosynthese, die im weiteren Verlauf, zumindest an der unteren Extremität, belastungsstabil sein muss. Dieses Verfahren hat ebenso wie der alloplastische Ersatz seine Grenzen und Risiken (1, 3, 20, 42, 51).

26.7.3 Umkehrplastik

Die Umkehrplastik wurde primär zur Therapie von angeborenen und erworbenen Fehlbildungen der unteren Extremität, erstmals im Jahre 1927 von Borggreve durchgeführt. M. Salzer (69) hat diese Operationsmethode 1974 zur Behandlung von Osteosarkomen des distalen Femur im Kindesalter übernommen.

Bei diesem Operationsverfahren wird nach Segmentresektion des distalen Femur einschließlich des gesamten Weichteilmantels mit Ausnahme des N. ischiadicus und der großen Gefäße, die, falls erforderlich, ebenfalls reseziert werden müssen, der Unterschenkel um 180° gedreht. Danach erfolgt zwischen Tibia und proximalem Femurstumpf eine Osteosynthese, die so gestaltet wird, dass die transversale Achse des oberen Sprunggelenks der Höhe der transversalen Achse des kontralateralen Kniegelenks entspricht.

Die Technik der Umkehrplastik wurde durch Winkelmann weiterentwickelt, sodass heute Patienten mit malignen Knochentumoren jedweder Lokalisation im Femur und der proximalen Tibia unter der Voraussetzung, dass der N. ischiadicus zu erhalten ist, mit einer Umkehrplastik versorgt werden können (Abb. 26.**10a**, **b**). Winkelmann (83) bevorzugt anstelle der Bezeichnung „Umkehrplastik" die Bezeichnung „Umdrehplastik".

Die Indikation zur Umkehrplastik ist vor allem bei Kindern gegeben, bei denen die endoprothetische Defektüberbrückung wegen des noch nicht abgeschlossenen Längenwachstums problematisch ist. Sie kann selbstverständlich auch bei erwachsenen Patienten, z. B. bei intraartikulärem Tumorbefall und bei ausgedehnter Weichteil- und Gefäßinfiltration, die keine radikale Resektion des Tumors und Implantation einer Endoprothese erlauben, in Erwägung gezogen werden.

Im Vergleich zur alternativen hohen Oberschenkelamputation hat ein Patient mit einer Umkehrplastik den Vorteil, dass sein „Neokniegelenk" einen aktiv beweglichen Gliedmaßenabschnitt darstellt, der mit einer modifizierten Unterschenkelprothese versorgt werden kann. Durch den Erhalt der Propriozeption der endbelastbaren Fußsohle ist ein sicheres, häufig fast normales Gangbild zu erreichen. Phantomschmerzen, die die Patienten nach Amputationen erheblich beeinträchtigen können, werden kaum beobachtet.

Nachteil der Umkehrplastik ist der kosmetische Aspekt, der vom Patienten, wenn er seinen funktionellen Vorteil gegenüber einem Oberschenkelamputierten erkannt hat, fast ausnahmslos akzeptiert wird. Als Komplikation kann es relativ frühzeitig zu degenerativen Gelenk- und Achillessehnenveränderungen sowie zu einer dauerhaften Kalksalzminderung der betroffenen Extremität kommen (33, 69, 83).

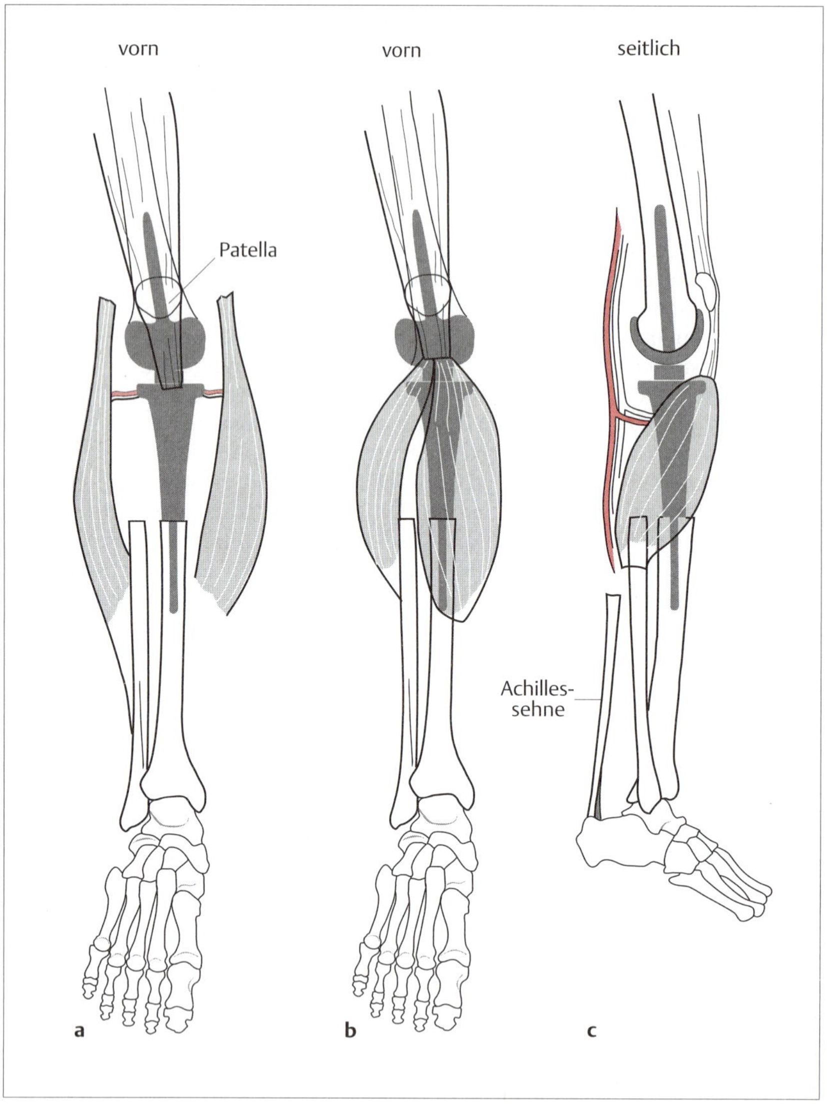

Abb. 26.**9–c** Rekonstruktion des Streckapparats nach endoprothetischem Ersatz der proximalen Tibia.

a Ansicht von vorn: Der M. gastrocnemius medialis ist so weit mobilisiert, dass er nur noch über den Gefäß-Nervenstrang fixiert ist (rechts im Bild). Die Sehne des M. gastrocnemius lateralis wird abgelöst und mobilisiert (links im Bild).

b Ansicht von vorn: Ventralisierung des M. gastrocnemius medialis zur muskulären Deckung der Endoprothese und Vernähen der Sehnen der Mm. gastrocnemius medialis et lateralis mit dem Lig. patellae.

c Seitliche Ansicht des unter (**b**) genannten Verfahrens.

26.7.4 Ablative Eingriffe

Durch multimodale Therapiekonzepte und die Weiterentwicklung operativer Techniken und Rekonstruktionsverfahren ist heute die Indikation zu ablativen Eingriffen bei bösartigen Knochentumoren nur dann gerechtfertigt, wenn durch keine der zuvor aufgeführten Operationsverfahren die Chance besteht, den Tumor onkologisch radikal zu entfernen und eine funktionsfähige Extremität zu erhalten.

Die Indikation zu ablativen Eingriffen wird unter kurativer Zielsetzung bei monströsen Tumoren mit Infiltration der versorgenden Gefäß- und Nervenstrukturen der Extremitäten, des Beckens und Schultergürtels gestellt (Abb. 26.**11a**, **b**). Auch bei Tumoren des Hand- und Fußskeletts, die auf Grund der engen anatomischen Gegebenheiten nicht immer mit hinreichender Sicherheit radikal reseziert werden können, bei pathologischen Frakturen und bei Tumorprogress während der Phase der präoperativen systemischen Chemotherapie ist die Indikation zu einem ablativen Eingriff zu diskutieren. Bei Patienten mit bereits metastasierten Knochensarkomen sollten bei drohender oder bereits eingetretener Tumorexulzeration, nicht beherrschbarer Schmerzsymptomatik und zur Optimierung der Pflege des Patienten ablative Operationen als palliative Maßnahme in Erwägung gezogen werden (2, 5, 32).

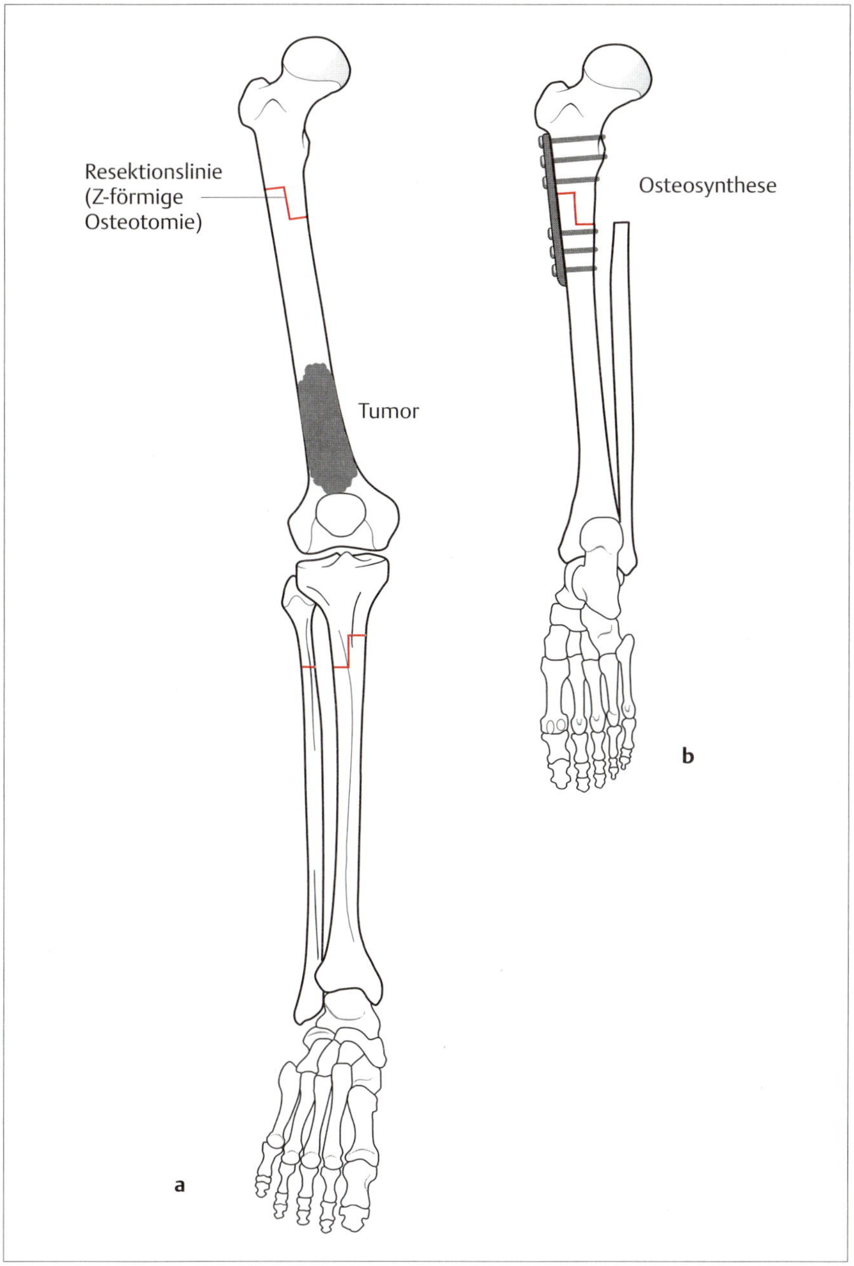

Abb. 26.**10a**, **b** Schematische Darstellung der Umkehrplastik (Typ AI nach Winkelmann).
a Darstellung der Resektionslinie.
b Osteosynthese.

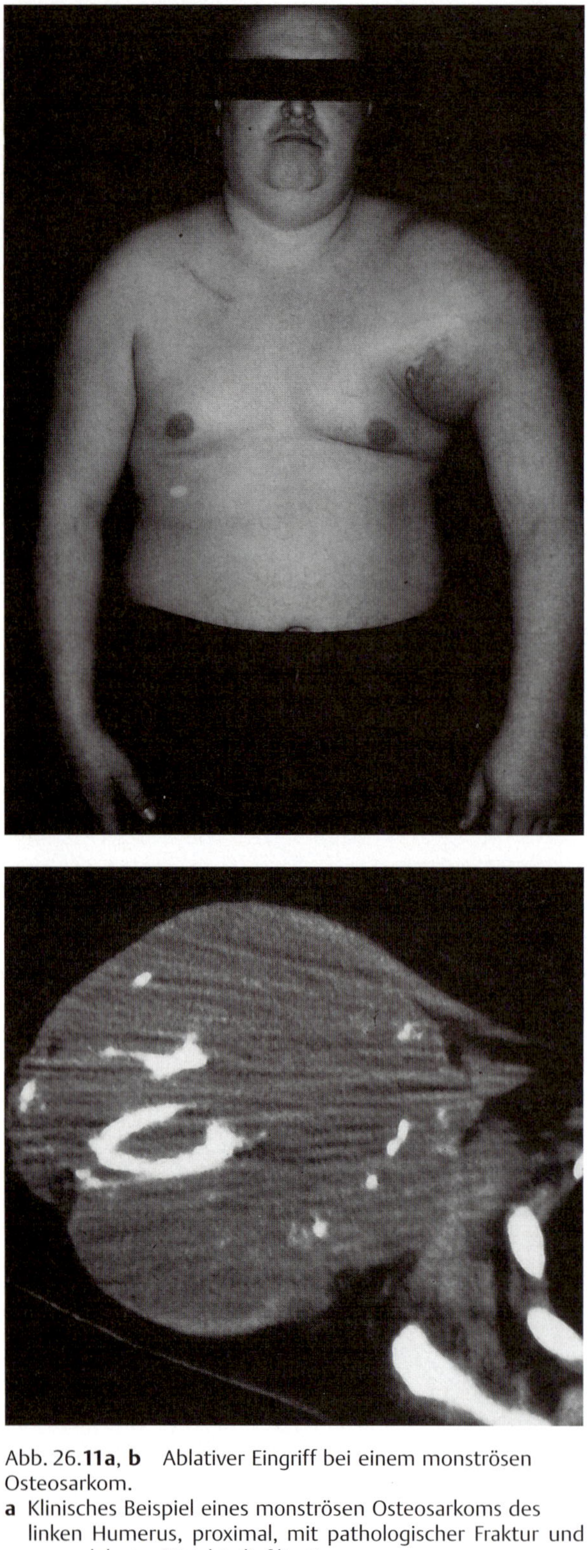

a

b

Abb. 26.**11a**, **b** Ablativer Eingriff bei einem monströsen Osteosarkom.
a Klinisches Beispiel eines monströsen Osteosarkoms des linken Humerus, proximal, mit pathologischer Fraktur und ausgedehnter Weichteilinfiltration.
b Darstellung des Tumors im CT vor Amputatio interthoracoscapularis.

26.8 Spezielle Knochentumoren

26.8.1 Osteosarkom

> **!** WHO-Definition (74): Das Osteosarkom ist eine maligner Tumor, der dadurch charakterisiert ist, dass die Tumorzellen direkt Osteoid oder Knochen bilden.

Neben der neoplastischen Knochensubstanz finden sich in unterschiedlichem Ausmaß chondro- und fibromatöse sowie undifferenzierte anaplastische Tumoranteile, aber auch reaktiv entstandenes normales Knochengewebe.

In Abhängigkeit von der Dominanz der histologischen Differenzierung wird zwischen osteoblastischen, chondroblastischen, fibroblastischen und kleinzelligen Osteosarkomen unterschieden. Unter Berücksichtigung der Topik der Tumoren im Knochen – zentral/peripher – sowie klinischer, radiologischer, histopathologischer Befunde und prognostischer Gesichtspunkte werden das konventionell zentrale von den seltenen teleangiektatischen, juxtakortikalen (45, 80, 85), periostalen, low-grade-intraossären und den noch selteneren hoch malignen Oberflächen-Osteosarkomen abgegrenzt.

Epidemiologie

Das Osteosarkom ist mit etwa 40 % der häufigste der insgesamt seltenen malignen Knochentumoren. Seine Inzidenz beträgt 0,3 bis 0,5 je 100 000 der Bevölkerung.

Das konventionell zentrale Osteosarkom tritt bevorzugt in den ersten 3 Lebensjahrzehnten mit einem absoluten Häufigkeitsgipfel in der 2. Dekade auf. Nach dem 30. Lebensjahr werden Osteosarkome selten beobachtet. Bezüglich der Geschlechtsverteilung besteht mit 1 zu 0,7 eine leichte Prävalenz für das männliche Geschlecht.

Das „klein-rundzellige" Osteosarkom wird nach dem 20. Lebensjahr so gut wie nicht beobachtet. 60 % der Patienten mit einem Low-Grade-Osteosarkom werden zwischen dem 11. und 30. Lebensjahr diagnostiziert, die restlichen 40 % zeigen bis zum 70. Lebensjahr ein nahezu konstantes Auftreten.

Pathologie

Beim konventionell zentralen Osteosarkom handelt es sich histopathologisch um die osteoblastischen, chondroblastischen und fibroblastischen Varianten dieses hochmalignen Tumors. Vom klassischen Osteosarkom abzugrenzen sind das „klein-rundzellige" Osteosarkom, das histomorphologisch einem Ewing-Sarkom ähnelt, wegen seiner Osteoidbildung jedoch als Osteosarkom bewertet werden muss (37). Sie sind zentral im Knochen gelegen, wachsen permeativ durch die Kortikalis, die im Laufe der Zeit zerstört wird, und heben das Periost, das zunächst als Barriere wirkt, von der Kortikalis ab. An den Enden des abgehobenen Periosts entstehen reaktiv

Sporne aus normalen Knochengewebe, die als *Codman-Dreieck* bezeichnet werden.

In etwa 60 % der Osteosarkome werden *Spiculae* beobachtet, die jedoch auch bei anderen Knochentumoren auftreten und somit für das Osteosarkom nicht pathognomonisch sind. Die Spiculae kommen durch die Ablagerung von Faserknochen an den durch die Periostabhebung ausgezogenen Sharpey-Fasern zustande. Radiologisch können osteolytische, osteoblastische und gemischtförmige Destruktionen dominieren.

Prädilektionsstellen des Osteosarkoms sind die Metaphysen langer Röhrenknochen, insbesondere die distale Femur-, die proximale Tibia- und die proximale Humerusmetaphyse. Etwa 50 % der Osteosarkome sind im Bereich des Kniegelenks lokalisiert. Prinzipiell können Osteosarkome, wenn auch außerordentlich selten, an allen Skelettabschnitten entstehen.

Metastasierung

Zum Zeitpunkt der Diagnose eines Osteosarkoms sind in 15–20 % der Fälle Metastasen, vorwiegend in der Lunge, nachweisbar. Bei Patienten, bei denen zum Zeitpunkt der Diagnose des Primärtumors bildgebend noch keine Metastasen zu verifizieren sind, werden in nahezu 80 % der Fälle okkulte Metastasen angenommen. Diese okkulten Metastasen waren vor der Ära der systemischen Chemotherapie die Ursache dafür, dass wenige Monate nach sofortiger radikaler Entfernung des Primärtumors durch ablative Eingriffe Metastasen klinisch und radiologisch manifest wurden, an denen die Patienten innerhalb der ersten 2–3 postoperativen Jahre verstarben. Die 5-Jahres-Überlebensraten betrugen weit weniger als 20 %.

Therapie

Erst nach Einführung und Etablierung der systemischen Polychemotherapie konnten die bis dahin schlechten Behandlungsergebnisse Ende der 70er- und Anfang der 80er-Jahre deutlich verbessert werden. Es war insbesondere das Verdienst von Rosen et al., dass die Chemotherapie in den 70er-Jahren in das Behandlungskonzept des Osteosarkoms aufgenommen wurde (67). Als wirksamste Substanzen haben sich im Laufe der Jahre Adriamycin, Cisplatin, Methotrexat hoch dosiert, Ifosfamid, Carboplatin und Etoposid in entsprechenden Kombinationen erwiesen. In Deutschland und Österreich werden unter Federführung der Gesellschaft für Pädiatrische Onkologie und einiger orthopädischer Knochentumorzentren seit 1977 fortlaufend kooperative Osteosarkomstudien (COSS) durchgeführt.

Durch die standardisierte und weitgehend zentralisierte interdisziplinäre Behandlung ist es zu einer erheblichen Steigerung der Überlebensraten gekommen. Die neoadjuvante Chemotherapie hat es möglich gemacht, dass heute anstelle der früher beim Osteosarkom als obligat geltenden Amputation in etwa 80 % der Fälle extremitätenerhaltende Operationen vorgenommen werden können. Die *Vorteile der präoperativen Chemotherapie* lassen sich in 4 Punkten zusammenfassen:

- Die Therapie eventuell vorhandener okkulter Metastasen kann ohne zeitlichen Verlust durch mögliche postoperative Wundheilungsstörungen unmittelbar nach Sicherung der Diagnose, bei zweifelsfreiem Ergebnis der Schnellschnittuntersuchung sogar am Tag der Inzisionsbiopsie, begonnen werden.
- Durch die Phase der präoperativen Chemotherapie gewinnt der Operateur Zeit für eine exakte Operationsplanung und für die Anfertigung eventuell erforderlicher, individuell angepasster Tumorendoprothesen.
- Eine zytostatisch bewirkte Remission des Primärtumors, die sich meist weniger in einer echten Verkleinerung des Tumors, sondern mehr in seiner Verdichtung und besseren Abgrenzung durch Zunahme sklerotischer Strukturen zeigt, begünstigt die onkologisch radikale Resektion des Tumors.
- Durch Bestimmung des Regressionsgrades am Operationspräparat können die Sensibilität des Tumors gegenüber der verabfolgten Polychemotherapie überprüft werden. Somit besteht die Möglichkeit, in der postoperativen Phase der systemischen Chemotherapie ein risikoadaptiertes Therapiekonzept durchzuführen. Darüber hinaus erlaubt das Verhalten des Tumors prognostische Aussagen.

Derzeit werden die Patienten nach dem Studienprotokoll COSS-96 behandelt.

26.8.2 Ewing-Sarkom

! WHO-Definition (74): Das Ewing-Sarkom ist ein maligner Tumor mit einförmiger histologischer Struktur aus dicht gepackten schmalen Zellen mit runden Kernen, aber ohne scharfe Zytoplasmagrenzen und ohne prominente Nukleoli. Oft wird das Tumorgewebe durch fibröse Septen gegliedert. Ein interzelluläres Netzwerk aus Retikulinfasern wird nicht beobachtet.

In Abhängigkeit von der Expression der neuronalen Marker werden das atypische Ewing-Sarkom und der periphere (primitive) neuroektodermale Tumor (PNET) abgegrenzt. Da diese Differenzierung hinsichtlich der Therapie und der Prognose keine Unterschiede im Vergleich zum „typischen" Ewing-Sarkom aufzeigt, kann auf eine gesonderte Abhandlung verzichtet werden.

Das Ewing-Sarkom ist nach dem Chondrosarkom der dritthäufigste maligne Knochentumor. Es ist zumeist im diaphysären Bereich der langen Röhrenknochen lokalisiert. Etwa 25 % der Tumoren werden im Femur beobachtet, in nahezu gleichmäßiger Häufigkeit gefolgt vom Humerus, der Tibia und dem Becken. Fibula, Rippen, Wirbelsäule und Skapula sind seltener betroffen.

Das Ewing-Sarkom tritt überwiegend im Kindes- und Jugendalter auf. Etwa 80 % der Ewing-Sarkome werden vor dem 20. Lebensjahr diagnostiziert. Bei Patienten, bei denen nach dem 30. Lebensjahr die Diagnose eines Ewing-Sarkoms gestellt wird, sind Fehldiagnosen auszuschließen (38).

Symptomatik

Im Gegensatz zum Osteosarkom, bei dem bei relativem Wohlbefinden der Lokalbefund im Vordergrund steht, kann es bei Ewing-Sarkomen auch zu allgemeinen Krankheitserscheinungen kommen. Insbesondere bei Kindern können rasche Ermüdung und Erschöpfung, Abgeschlagenheit, Fieber, Anämie sowie eine Beschleunigung der Blutkörperchensenkungsgeschwindigkeit in Erscheinung treten.

In Verbindung mit dem Lokalbefund, der an der betroffenen Extremität eine schnell an Größe zunehmenden Schwellung, Überwärmung und Funktionseinschränkung erkennen lässt, wird in der Regel zunächst an eine akute Osteomyelitis gedacht, die die wesentlichste Differenzialdiagnose zum Ewing-Sarkom darstellt. Problematisch ist, dass auch der Röntgenbefund einer akuten Osteomyelitis dem eines Ewing-Sarkoms ähnlich sein kann, was nicht selten zur Fehlinterpretation und somit zur Therapieverzögerung führt. Dies wiederum ist bei der Aggressivität des Ewing-Sarkoms, insbesondere seiner Neigung zur frühzeitigen Metastasierung verhängnisvoll für die Prognose.

Metastasierung

Das Ewing-Sarkom metastasiert vorwiegend hämatogen. Ob es daneben auch eine lymphogene Metastasierung gibt, ist nicht eindeutig geklärt. Uehlinger et al. (79) konnten keine Lymphknotenmetastasen nachweisen. Friedmann und Gold (28) haben Lymphknotenmetastasen beschrieben. Ewing-Sarkome metastasieren bevorzugt in das Skelett. Metastasen werden vor allem im Schädel, der Wirbelsäule, im Becken, der Skapula und Klavikula beobachtet, können aber auch in allen anderen Knochen, in der Lunge, im Gehirn und Rückenmark sowie letztendlich, insbesondere im Endstadium der Krankheit, auch in allen anderen Organen auftreten.

Therapie

Patienten mit einem Ewing-Sarkom werden im Rahmen kontrollierter Studien nach einem etablierten und standardisierten Therapieprotokoll (derzeit EURO-E.W.I.N.G.-99) behandelt. Dieses risikoadaptierte Therapieschema beinhaltet neben der systemischen, hoch dosierten Polychemotherapie, die lokale, hyperfraktionierte Strahlentherapie und die weite Tumorresektion. Ablative Eingriffe sind nur noch selten gerechtfertigt. Zu beachten ist das Risiko der Entstehung eines strahleninduzierten Zweitsarkoms, meist eines Osteosarkoms, welches in der Regel eine schlechte Prognose hat. Durch eine Optimierung der Radiotherapie wird versucht, dieses Risiko zu senken.

Prognose

Vor der Ära der systemischen Polychemotherapie war die Prognose des Ewing-Sarkoms infaust. Trotz sofortiger Amputation der betroffenen Extremität oder einer hoch dosierten lokalen Strahlentherapie sind in etwa 85% der Fälle im ersten Jahr nach der Behandlung des Primärtumors Metastasen aufgetreten, an denen die Patienten verstorben sind.

26.8.3 Chondrosarkom

> **!** WHO-Definition (74): Das Chondrosarkom ist ein maligner Knochentumor, dessen Zellen Knorpel, aber keinen Knochen bilden. Der Tumor unterscheidet sich vom Chondrom durch stärkeren Zellreichtum und Pleomorphie sowie das Vorkommen von plumpen Zellen mit großen Kernen und/oder deutlicher Doppelkernzahl. Mitosen sind selten.

Das Chondrosarkom ist nach dem Osteosarkom der zweithäufigste maligne Knochentumor. Wie beim Osteosarkom wird zwischen primären und sekundären, aus präexistenten gutartigen Prozessen hervorgehenden Chondrosarkomen unterschieden. Das primäre Chondrosarkom wird unter Berücksichtigung der Topik des Tumors im Knochen in 2 Varianten, das *zentrale* und das *periphere oder exzentrische Chondrosarkom*, unterteilt. Sonderformen des primären Chondrosarkoms sind das juxtakortikale (46, 73), das mesenchymale (34, 47, 65, 77), das dedifferenzierte (11, 25, 55, 57), das Klarzellchondrosarkom (6, 10, 44, 70, 80) und das maligne Chondroblastom.

Im Gegensatz zum Osteosarkom und Ewing-Sarkom, die bevorzugt in den ersten 3 Lebensdekaden auftreten, kommt das Chondrosarkom überwiegend im mittleren und höheren Lebensalter vor. Der Häufigkeitsgipfel liegt in der 6. Lebensdekade, in der fast ein Viertel der Chondrosarkome diagnostiziert werden. Das Geschlechtsverhältnis männlich zu weiblich wird mit 2–3 zu 1 angegeben.

Lokalisation

Chondrosarkome können prinzipiell in allen knorpelig präformierten Knochen entstehen. Prädilektionsorte sind das Femur, deutlich bevorzugt die proximale Meta-Diaphyse, gefolgt vom Becken, dem Humerus und den Rippen. Marcove et al. (52, 53) fanden, dass 60% der Chondrosarkome im Becken und proximalen Femur lokalisiert sind.

Hinsichtlich der Topik des Tumors im Knochen werden beim Chondrosarkom 2 Varianten unterschieden. Das zentrale Chondrosarkom und die peripheren oder exzentrischen Chondrosarkome, wobei letztere von den juxtakortikalen und den auf dem Boden solitärer oder multipler Osteochondrosen entstandenen sekundären Chondrosarkomen abzugrenzen sind. Das Häufigkeitsverhältnis der zentralen zu den peripheren Chondrosarkomen beträgt an den langen Röhrenknochen etwa 2,5 zu 1 und an den Beckenknochen etwa 1 zu 1. An den Rippen und der Skapula überwiegen die peripheren Chondrosarkome.

Die zentralen Chondrosarkome der langen Röhrenknochen entstehen meist in der Metaphyse und breiten sich diaphysär aus, wobei sich die Ausdehnung, ohne dass sie immer präoperativ bildgebend zu verifizieren ist, zapfenförmig über den gesamten Markraum erstrecken kann. Periphere Chondrosarkome entstehen breitbasig an der Knochenoberfläche und wachsen bevorzugt expansiv in die benachbarten Weichteile, wobei sie eine beträchtliche Größe erlangen können. Die Kortikalis kann usuriert, auch infiltriert sein, wird in der Regel zum Markraum hin aber nicht durchbrochen.

Therapie

Chondrosarkome gelten als weitgehend strahlenresistent und lassen sich aufgrund ihrer geringen Proliferationsrate auch chemotherapeutisch wenig beeinflussen. Die Therapie der Wahl des Chondrosarkoms ist die operative Entfernung des Tumors im Gesunden. Infrage kommen in Abhängigkeit von der Lokalisation und Größe der Tumoren sowohl extremitätenerhaltende als auch ablative Eingriffe. Bei der Operation ist die Neigung der Chondrosarkome zur Infiltration benachbarter Venen, in denen sich Tumorzapfen über lange Strecken ausbreiten können, sowie die bereits erwähnte intramedulläre Ausdehnung zu beachten. Aus diesem Grund ist bei Resektionen eine intraoperative Schnellschnittuntersuchung des der Osteotomielinie benachbarten Knochenmarks unverzichtbar. Die möglichen Rekonstruktionsverfahren nach Tumorresektion wurden im Abschnitt 26.7.2 erläutert.

Im Falle eines Lokalrezidivs ist nachdrücklich zu prüfen, ob die radikale Entfernung durch eine nochmalige Resektion gewährleistet ist oder ob im Interesse der Vermeidung eines erneuten Rezidivs die Indikation zur Ablatio gestellt werden muss.

Das Chondrosarkom metastasiert hämatogen, bevorzugt in die Lunge. An 2. Stelle steht das Skelettsystem, in dem McKenna et al. (54) *Metastasen* mit bis zu 18 % angegeben haben. Letztendlich können Chondrosarkome, wenn auch außerordentlich selten, insbesondere terminal in allen Organen Metastasen setzen.

Solitäre Metastasen werden operativ behandelt. Bei multiplen Metastasen ist der Versuch einer systemischen Chemotherapie und/oder Strahlentherapie unter palliativer Zielstellung gerechtfertigt.

Prognose

Die Prognose der Chondrosarkome ist in erster Linie vom histopathologischen Malignitätsgrad, der Größe der Tumoren und der Radikalität der Erstoperation abhängig. Lindbom et al. (48) und McKenna et al. (54) fanden bei Chondrosarkomen mit einem Malignitätsgrad I und II eine 5-Jahres-Überlebensrate von 42–48 % und beim Grad III von 0–22 %. Evans et al. (19) sahen bei Grad I eine 5-Jahres-Überlebensrate von 90 %, bei Grad II von 81 % und bei Grad III von 29 %. Dorfman und Czerniak (17) geben die 5-Jahres-Überlebensrate für Chondrosarkome insgesamt mit 73 % an.

Nach Marcove und Huvos (52) haben Chondrosarkome, deren Durchmesser kleiner als 4 cm ist, eine bessere Prognose als die, deren Durchmesser 4 cm überschreitet. Letzteres trifft auch dann zu, wenn es sich um niedrigmaligne Chondrosarkome handelt. Insgesamt ist festzustellen, dass die individuelle Prognose eines Patienten mit einem Chondrosarkom maßgeblich von der Radikalität der Erstoperation abhängig ist. Wenn die Tumoren im Rahmen einer R0-Resektion operiert werden können, ist die Prognose als günstig einzuschätzen und eine tumorfreie Überlebensrate von annähernd 80 % zu erreichen. Kommt es aber zum Lokalrezidiv, das häufig mit einer Dedifferenzierung und einem daraus resultierenden erhöhten Metastasierungsrisiko einhergeht, verschlechtert sich die Prognose zunehmend.

Literatur

1. Alman BA, De Bari A, Krajbich J. Massive allografts in the treatment of osteosarcoma and Ewing sarcoma in children and adolescents. J Bone Joint Surg 1995; 77: 54–64
2. Apffelstaedt JP, Deborah LD et al. Complications and outcome of external hemipelvectomy in the management of pelvic tumors. Ann Surg Oncol 1996; 3: 304–309
3. Aranguren MSJ, Leyes M et al. Consolidation of massive bone allografts in limb-preserving operations for bone tumours. Int Orthop 1995; 19: 377–382
4. Bacci G, Ruggieri P, Picci P, et al. Changing pattern of relapse in osteosarcoma of the extremities treated with adjuvant and neoadjuvant chemotherapy. J Chemoth 1995; 7: 230–239
5. Bhagia SM, Elek EM, Grimer RJ, Carter SR, Tillman RM. Forequarter amputation for high-grade malignant tumours of the shoulder girdle. J Bone Joint Surg 1997; 79: 924–926
6. Bjornsson J, Unni KK, Dahlin DC et al. Clear-cell chondrosarcoma of bone: Observations in 47 cases. Am J Surg Pathol 1984; 8: 223
7. Campanacci M. Bone and soft tissue tumors. New York: Springer; 1990
8. Capanna R et al. Modular uncemented prostetic reconstruction after resection of bone tumor of the distal femur. J Bone Joint Surg 1994; 76-B: 178–186
9. Dahlin D. Bone Tumors; General aspects and data on 6211 cases. 3rd ed. Springfield: Thomas; 1978
10. Dahlin DC. Case report 54 – clear cell chondrosarcoma. Skelet Radiol 1978; 2: 247
11. Dahlin DC, Beabout IW. Dedifferentiation of low-grade chondrosarcomas. Cancer 1971; 28: 461–466
12. Dahlin DC, Unni KU. Bone Tumors: General aspects and data on 8542 cases. 4rd ed. Springfield: Thomas; 1986
13. Damron TA, Rock MG, OConnor MI, Johnson ME, et al. Distal upper extremity function following proximal humeral resection and reconstruction for tumors: contralateral comparison. Ann Surg Oncol 1977; 4: 237–246
14. De Vita VT, Hellmann S, Rosenberg SA. Important advances in oncology. Philadelphia: JB Lippincott; 1986
15. Dockhorn-Dworniczak B, Schäfer KL, Dantcheva R, et al. Molekulargenetischer Nachweis der t(11;22)(q24;q12)-Translokation in Ewing-Sarkomen und malignen peripheren neuroektodermalen Tumoren (MPNT). Pathologe 1994; 15: 103–112

16. Dominok G, Knoch HG. Knochengeschwülste und geschwulstähnliche Knochenerkrankungen. 2. Aufl., Jena: VEB Gustav Fischer; 1977
17. Dorfman HD, Czerniak B. Bone cancers. Cancer 1995; 75: 203–210
18. Enneking WF. A system of staging musculoskeletal neoplasms. Clin Orthop 1986; 204: 9
19. Evans HL, Ayala AG, Rohmsdahl MD. Prognostic factors in chondrosarcoma of bone. A clinicopathologic analysis with emphasis on histologic grading. Cancer 1977; 40: 808
20. Exner GU, Kan Min, Malinin TI, Schreiber A. Rekonstruktion segmentaler Knochendefekte durch massive ossäre und osteokartilaginäre Allografte. Schweiz Rundschau Med (Praxis) 1994; 83: 300–306
21. Feldmann F, Norman D. Intra- and extraosseous malignant histiocytoma (malignant fibrous xanthoma). Radiology 1972; 104: 497–508
22. Firooznia H, Pinto RS. Chordoma. In: Handb med Radiol. Bd V/6. Berlin Heidelberg New York: Springer; 1976: 354–416
23. Fischer B. Über ein primäres Adamantinom der Tibia. Franfurt Z Pathol 1913; 12: 422
24. Frassia FJ et al. Ewing sarcoma of the pelvis. J Bone Joint Surg 1993; 75: 1457–1465
25. Frassia FJ, Unni KK, Sim FH. Case report 347. Skeletal Radiol 1986; 15: 77
26. Freyschmidt J, Ostertag H, Jundt G. Knochentumoren. 2. Aufl. Berlin Heidelberg New York: Springer; 1998
27. Freyschmidt J, Ostertag H, Majewski A, Korvalian Z. Das maligne fibröse Histiozytom des Knochens (MFH) – eine neue Tumorentität? Fortschr Röntgenstr 1981, 135: 1–12
28. Friedman B, Gold H. Ultrastructure of Ewing's sarcoma of bone. Cancer 1986; 22: 307
29. Fuchs N, Bielack S, Epler D, et al. Long-term results of the co-operative German-Austrian-Swiss osteosarcoma study groups protocol COSS-86 of intensive multidrug chemotherapy and surgery for osteosarcoma of the limbs. Ann Oncol 1998; 9: 893–899
30. Gradinger R, Rechl H, Ascherl R, Plötz W, Hipp E. Endoprothetischer Teilersatz des Beckens bei malignen Tumoren. Z Orthop 1993; 22: 167–173
31. Ham SJ, Koops HS, Veth RPH, van Horn JR, Eisma WH, Hoekstra HJ. External and internal hemipelvectomy for sarcomas of the pelvic girdle: consequences of limb-salvage treatment. Eur J Surg Oncol 1997; 23: 540–564
32. Hefti F. Bösartige Knochentumoren – ist die Amputation heutzutage noch notwendig? Schweiz Rundschau Med 1993; 82: 307–315
33. Heise U, Minet-Sommer S. Die Umkehrplastik nach Borggreve. Z Orthop 1993; 131: 452–460
34. Henderson ED, Dahlin DC. Chondrosarcoma of bone – a study of two hundred and eightyeight cases. J Bone Joint Surg 1963; 45-A: 1450
35. Hermanek P, Scheibe O, Spiessl B, Wagner G. TNM-Klassifikation maligner Tumoren. 4. Aufl. Berlin Heidelberg New York: Springer; 1993
36. Hoffmann Ch, Jabar S, Ahrens S, et al. Prognose bei Ewingsarkompatienten mit initialen pathologischen Frakturen. Klin Pädiatr 1995; 207: 151–157
37. Huvos AG. Bone tumors. Diagnosis, treatment and prognosis. Philadelphia: Saunders; 1979
38. Jaffe HL. Tumors and tumorous conditions of bones and joints. Philadelphia: Lea and Febiger; 1958
39. Jones B, Gosh BC, Shelton HG. Cordoma with cutaneous metastasis. Cutis 1994; 54: 250
40. Jürgens H. Interdisziplinäre Therapie des Ewing-Sarkoms. Schweiz Rundschau Med (Praxis) 1995; 84: 1005–1009
41. Kamrin RP, Potanos JN, Pool JL. An evaluation of the diagnosis and treatment of chordoma. J Neurol Neurosurg Psychiatry 1964; 27: 157
42. Köhler P, Kreicbergs A. Chondrosarcoma treated by reimplantation of resected bone after autoclaving and supplementation with allogeneic bone matrix. Clin Orthop 1993, 294: 281–284
43. Kotz R. Tumorendoprothesen bei malignen Knochentumoren. Orthopäde 1993; 22: 160–166
44. Kumar R, David R, Cierney G. Clear-cell chondrosarcoma. Radiology 1985; 154: 45
45. Levine E, De Smeet A, Huntrakoon M. Juxtacortical osteosarcoma: a radiologic and histologic Spectrum. Skeletal Radiol 1985; 14: 38
46. Lichtenstein L. Tumors of periostal origin. Cancer 1955; 8: 1060
47. Lichtenstein L, Bernstein D. Unusual benign and malignant chondroid tumors of bone. A survey of some mesenchymal cartilage tumors and malignant chondroblastic tumors, including a few multicentric ones, as well as many atypical benign chondroblastomas and chondromyxoid fibromas. Cancer 1959; 12: 1142
48. Lindbom A, Söderberg G, Spjut HJ. Primary chondrosarcoma of bone. Acta Radiol Diagn 1961; 55: 81
49. Lodwick GS, Wilson AJ, Farrel C, et al. Determining growth rates of focal lesions of bone from radiographs. Estimating rate of growth in bone lesions: observer performance and error. Radiology 1980; 134: 577
50. Malawer M, Chou LB. Prosthetiv survival and clinical results with use of large-segment Replacements in the treatment of high-grade bone sarcomas. J Bone Joint Surg 1995; 77-A: 1154–1165
51. Mankin HJ, Gebhardt MC, Tomford WW. The use of frozen cadaveric allografts in the management of patients with bone tumors of the extremities. Clin Orthop 1987; 18: 275–289
52. Marcove RC, Huvos AG. Cartilaginous tumors of the ribs. Cancer 1971; 27: 794
53. Marcove RC, Mike V, Hutter RVP, et al. Chondrosarcoma of the pelvis and upper end of the femur. J Bone Joint Surg 1972; 54-A: 561
54. McKenna RJ, Schwinn CP, Soong KY, Higinbotham NL. Sarcomata of the osteogenic series (osteosarcoma, fibrosarcoma, chondrosarcoma, parosteal osteosarcoma and sarcoma arising in abnormal bone): An analysis of 552 cases. J Bone Joint Surg 1966; 48-A: 1
55. Mercurri M, Picci P, Campamacci L, et al. Dedifferentiation of chondrosarcoma. Skeletal Radiol 1995; 24: 409
56. Mirra JM. Bone tumors: clinical, radiologic and pathologic correlations. Philadelphia: Lea and Febiger; 1989
57. Mirra JM, Marcove RC. Fibrosarcomatous dedifferentiation of primary and secondary chondrosarcoma. J Bone Joint Surg 1974; 56-A: 285
58. Moon NF. Adamantinoma of the appendicular skeleton in children. Int Orthop 1994; 18: 379
59. Morris HG, Capanna R, Del Ben M, Campanacci MD. Prosthetic reconstruction for bone tumors. J Arthropl 1995; 10: 293–299
60. NCBT (The Netherlands Committee on bone tumours). Radiological atlas of bone tumours, vol II, Den Haag: Mouton; 1973
61. Niida H, Tanaka R, Tamura T, et al. Clival chordoma in early childhood without bone involement. Childs Nerv Syst 1994; 10: 533
62. O'Conner MI. Malignant pelvic tumors. Limb-sparing resection and reconstruction. Seminars in Surgical Oncology 1997; 13: 49–54
63. O'Connor MI, Pritchard DJ. Ewing's sarcoma. Prognostic factors, disease control, and the reemerging role of surgical treatment. Clin Orthop 1991; 262: 78–87
64. Paulussen M, Braun-Munzinger G, Burdach S, et al., Behandlungsergebnisse beim primär ausschließlich pulmonal metastasierten Ewingsarkom. Klin Pädiatr 1993; 205: 210–216
65. Pepe AJ, Kuhlmann RF, Miller DB. Mesenchymal chondrosarcoma. A case report. J Bone Joint Surg 1977; 59-A: 256
66. Rehan N, Bieling P, Winkler P, et al. Die prognostische Bedeutung des Tumorvolumens beim Osteosarkom unter neoadjuvanter Chemotherapie. Klin Pädiatr 1993; 205: 200–209

67. Rosen G, Caparros B, Huvos AG. Preoperative chemotherapy for osteogenetic sarcoma. Cancer 1982; 49: 1221–1230
68. Salai M, Garniek A, Rubinstein Z, Segal A, Morag B. Preoperative angiography and embolization of large pelvic tumors. J Surg Oncol 1999; 70: 41–44
69. Salzer M, Knahr K, et al. Treatment of osteosarcoma of the distal femur by rotationsplasty. Arch Orthop Traumat Surg 1981; 99: 131–136
70. Salzer-Kuntschik M. Clear-cell chondrosarcoma. J Cancer Res Clin Oncol 1981; 101: 171
71. Salzer-Kuntschik M. Aktuelle Klassifikation primär maligner Knochentumoren. Z Orthop 1992; 130: 257–258
72. Sanjay BKS, Kadhi SM. Giant cell tumour of bone with pulmonary metastases. Int Orthop 1998; 22: 200–204
73. Schajowicz F, Bessone JE. Chondrosarcoma in 3 brothers. A pathological and genetic study. J Bone Joint Surg 1967; 49-A: 129
74. Schajowicz F, Sissons HA, Sobin LH. The World Health Organization's histologic classification of bone tumors. Cancer 1995; 75: 1208–1214
75. Schwartz HS. Update on giant cell tumor of bone. Comp Ther 1998; 24(10): 488–493
76. Siebenrock KA, Unni KK, Rock MG. Giant-cell tumour of bone metastasing to the lungs: A long-term follow-up. J Bone Joint Surg 1998; 80: 43–47
77. Spjut HJ, Dorfman HD, Fechner RE, Ackerman LV. Tumors of bone and cartilage. In: Atlas of Tumor Pathology 2. Ser Fasc 5 Armed Forces Institute of Pathology Washington: 1971
78. Taconis WU, Mulder JD. Fibrosarcoma and malignant fibrous histiocytoma of long bones: radiographic features and grading. Skeletal Radiol 1984; 11: 237
79. Uehlinger E, Botsztejn Ch, Schinz HR. Ewing-Sarkom und Knochenretikulosarkom. Klinik, Diagnose und Differenzialdiagnose. Oncologia 1948; 1: 193
80. Unni KK, Dahlin DC, Beabout JW, et al. Chondrosarcoma: clear-cell variant. J Bone Joint Surg 1976; 58-A: 676
81. Wang CD, James jr AE. Chordoma: Brief reviews of the literature and a report of a case with widespread metastases. Cancer 1968; 22: 162–167
82. Winkelmann W. Clavicula pro humero. Eine neue Operationsmethode bei malignen proximalen Humerustumoren. Mitteilungsblatt der DGOT 1990; Nr. 3: 70
83. Winkelmann W. Die Umdrehplastiken. Orthopäde 1993; 22: 152–159
84. Winkler K, Bielack ST, Delling G, Jürgens H, Kotz R, Salzer-Kuntschik M. Treatment of osteosarcoma: experience of the Cooperative Osteosarcoma Study Group (COSS). In: Humphrey GB, ed. Osteosarcoma in adolescents and young adults. Boston: Kluwer Academic Publisher; 1993: 269–277
85. Wold LE, Unni KK, Beabout JW, et al. High grade surface osteosarcoma. Am J Surg Pathol 1984; 8: 181
86. Yokoyama R, Tsuneyoshi M, et al. Prognostic factors of malignant fibrous histiocytoma of bone. Cancer 1993; 72: 1902–1908

27 Maligne Tumoren der Schilddrüse

27.1 Epidemiologie

Malignome der Schilddrüse sind mit 90 % die häufigsten Malignome endokriner Organe (25). Zwischen der Inzidenz – 1–4 pro 100 000 Personen (53) – und der Mortalität mit 0,5 % unter den Krebstodesfällen besteht eine Diskrepanz, die auf den günstigen Krankheitsverlauf nach adäquater Therapie bei der Mehrzahl der Patienten mit einem Schilddrüsenmalignom zurückzuführen ist.

Unter dem Begriff der Schilddrüsenmalignome wird ein breites Spektrum verschiedener Tumorentitäten zusammengefasst, die sich in ihrer Epidemiologie, im Verlauf und ihrer Prognose unterscheiden.

Schilddrüsenkarzinome gehen entweder von den follikulären Zellen, die u. a. für die Kolloidbildung und Hormonproduktion verantwortlich sind, oder den parafollikulären kalzitoninbildenden „C"-Zellen aus. Von ersteren Zellen leiten sich die *papillären und follikulären Karzinome*, die als differenzierte Tumoren zusammengefasst werden, sowie die *gering differenzierten* und *undifferenzierten (anaplastischen) Karzinome* ab. C-Zellen sind der Ausgangsort des *medullären Karzinoms*.

Von Bindegewebszellen und Immunzellen nehmen *Sarkome* und *Lymphome* ihren Ausgang. 80–90 % der Malignome der Schilddrüse sind differenzierte Karzinome, 3–5 % medulläre Karzinome, 2–4 % anaplastische Karzinome; in 1–3 % ist das maligne Lymphom anzunehmen und weniger als 1 % machen Sarkome und andere Tumoren aus, wobei Unterschiede zwischen Regionen und Ländern bestehen (25).

Bezogen auf alle histologischen Entitäten überwiegt mit 75 % der Erkrankten das *weibliche Geschlecht*. Schilddrüsentumoren können in allen Altersstufen auftreten, eine Häufung findet sich zwischen dem 45. und 59. Lebensjahr. Das Durchschnittsalter liegt bei 51,1 Jahren (40).

27.2 Differenzierte Karzinome der Schilddrüse

27.2.1 Epidemiologie und Ätiologie

Unter den differenzierten Karzinomen überwiegen die papillären Karzinome, wobei diese in den USA häufiger (81 %) als in Deutschland (66 %) auftreten. Dagegen ist das follikuläre Karzinom in Deutschland mit 27 % fast doppelt so häufig wie in den USA (14 %), wofür vermutlich die unzureichende Jodversorgung verantwortlich ist (s. u.; 40).

Tabelle 27.**1** Verhältnis papillärer und follikulärer Karzinome in Abhängigkeit von der Jodversorgung (53)

		Jodmangelgebiet	Anteil (%)	
			papilläres Karzinom	follikuläres Karzinom
Island	1955–1984	–	85	15
Japan	1977–1986	–	82	18
USA	1973–1983	–	80	20
Norwegen	1970–1985	–	77	23
Schweden	1960–1977	–	76	24
Österreich	1990–1995	–	80	20
Österreich	1970–1975	+	54	46
Österreich	1952–1959	+	17	83

–: kein Jodmangel
+: Jodmangel

Der einzig bekannte *exogene Risikofaktor* für ein differenziertes Schilddrüsenkarzinom ist eine Strahlenexposition der Halsregion durch externe oder interne Applikation (26, 86). Ursächlich kommen eine medizinisch indizierte Strahlentherapie oder die Folgen von nuklearen Katastrophen (Hiroshima, Tschernobyl) infrage. Dabei scheint das Risiko um so höher, je jünger der Betroffene und je höher die einwirkende Dosis war. Die Applikation von Radiojod zur Schilddrüsendiagnostik und -therapie führt nicht zu einem erhöhten Karzinomrisiko. Unter Einschluss dieser Methoden ist in Deutschland eine Strahlenexposition bei Patienten mit Schilddrüsenkarzinom in etwa 4 % eruierbar und damit nur selten Ursache eines Karzinoms (40).

Zwar liegt in Deutschland in bis zu 80 % bei den Patienten mit einem Schilddrüsenmalignom eine Struma vor (40), dennoch gilt der Jodmangel nicht als Risikofaktor für die Entstehung eines Schilddrüsenkarzinoms, das in Gebieten mit Jodmangel nicht häufiger auftritt (53). In Regionen mit normaler Jodversorgung treten jedoch überwiegend papilläre Karzinome, im Jodmangelgebiet vermehrt (bis zu 50 %) follikuläre und anaplastische Karzinome (53, 101) auf, was den zahlenmäßigen Unterschied zwischen Deutschland und USA erklären könnte (s. o.) (Tab. 27.**1**). Weitere Ernährungsfaktoren oder andere exogene Risikofaktoren konnten bisher für differenzierte Schilddrüsenkarzinome nicht identifiziert werden.

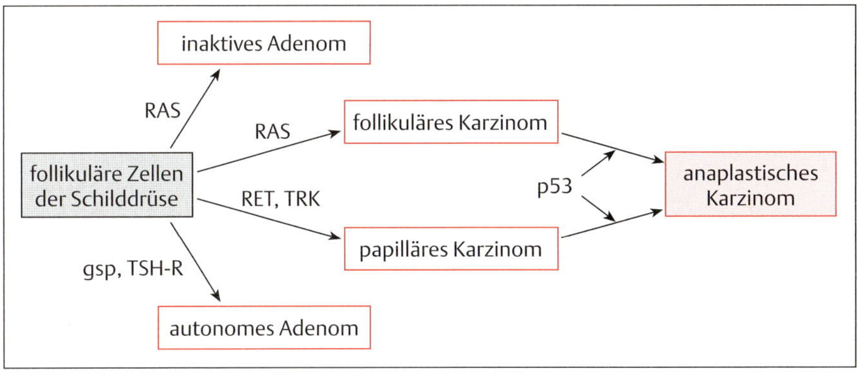

Abb. 27.**1** Modell der Tumorgenese von Schilddrüsenkarzinomen.

Endogene Risikofaktoren sind das Alter und das weibliche Geschlecht (s. o.), eine familiäre Häufung als Hinweis auf eine hereditäre Genese ist bislang nicht bekannt.

Molekularbiologisch werden zahlreiche *Mutationen* gefunden, die für die Entwicklung eines Karzinoms aus einer Schilddrüsenzelle verantwortlich sein könnten. Zu ihnen gehören Mutationen in den *RAS*-Onkogenen und den Tumorsuppressorgenen (Abb. 27.**1**). Möglicherweise sind diese Veränderungen im Jodmangelgebiet häufiger und hinweisend auf eine ungünstige Prognose (30).

27.3 Pathologie

27.3.1 Papilläre Karzinome

Das papilläre Karzinom tritt vermehrt bei Frauen (Häufigkeitsverteilung von 3,5 zu 1 bei Frauen und Männern) und gehäuft zwischen dem 35. und 59. Lebensjahr auf; das höchste Erkrankungsrisiko besteht in der Altersgruppe zwischen 50. und 54. Lebensjahr (40). Die meisten papillären Karzinome liegen intrathyreoidal und bilden entweder gekapselte, zur Umgebung abgegrenzte oder diffus infiltrierend wachsende Knoten. Zystenbildung und Verkalkungen können auftreten. Das papilläre Erscheinungsbild gab dem Tumor seinen Namen.

Typische *zytologische Kriterien* sind unregelmäßig große, optisch leere Kerne mit deutlicher Kernmembran („*Milchglasphänomen*"). Dieses kann jedoch durch ein follikuläres Bild teilweise ersetzt werden (gemischte Formen), wobei das biologische Verhalten und die Neigung zur lymphogenen Metastasierung vom papillären Anteil geprägt wird.

Bei 40 % der Patienten sind *Psammon-Körper* nachweisbar. Ein weiteres diagnostisches Kriterium ist eine ausgeprägte *desmoplastische Stromareaktion.*

Papilläre Karzinome neigen zu frühzeitiger *Lymphgefäßinvasion*, was – neben einer multizentrischen Entstehung – den häufigen bilateralen Tumornachweis (21 % (59), 37 % (83), 88 % 877]) und den damit korrelierenden zervikalen Lymphknotenbefall (33–45 %, [54]) erklärt (Abb. 27.**2**). Dabei besteht eine erhebliche Diskrepanz zwischen mikroskopischem Befund und klinischem Verlauf. Das Auftreten eines Rezidivs im verbliebenen Schilddrüsenrest nach alleiniger Lobektomie wegen eines papillären Karzinoms ist wesentlich geringer als aufgrund des histologischen Befundes zu erwarten und bei Verzicht auf eine Lymphknotendissektion wird der Lymphknotenbefall nur bei 10–15 % der Erwachsenen klinisch manifest (16). Bei Kindern ist dieser Prozentsatz mit 50–80 % (34) wesentlich höher.

Fernmetastasen werden bei Diagnosestellung in 1–2 % und erst im Spätstadium beobachtet. Sie treten häufiger in der Lunge als im Skelett auf (40).

Pathohistologisch lassen sich neben dem typischen gut differenzierten papillären Karzinom (66 %) in 34 % Varianten nachweisen (Tab. 27.**2**), von denen der follikuläre Typ (22,5 %) und der diffus sklerosierende Typ (2,5 %) eine dem klassischen papillären Karzinom entsprechende günstige Prognose besitzen; der solide Typ (1,5 %), der großzellige Typ (Tall-Cell-Typ, TCV = tall cell variant) (4,5 %) und der schlecht differenzierte Typ (3 %) ein aggressiveres Verhalten zeigen (83). Eine weitere sehr seltene Variante ist der Zylinderepithel-(Columnar-Cell-)Typ, der sich klinisch gleichfalls aggressiv verhält (27).

Das *papilläre Mikrokarzinom* stellt eine Untergruppe mit besonders günstiger Prognose dar. Die Definition ist nicht einheitlich. Nach der WHO werden Tumoren bis zu 1 cm Durchmesser unabhängig vom Vorhandensein einer Kapsel und unabhängig davon, ob die Tumoren zufällig oder aufgrund von klinischen Symptomen entdeckt wurden, dieser Gruppe zugezählt. Abhängig von der Zusammensetzung des Krankenguts beträgt der Anteil unter allen papillären Karzinomen um 30 % (36). In 14–43 % finden sich ipsilaterale, regionäre und in 7 % bilaterale Lymphknotenmetastasen (4), sehr selten (0,2 %) Lungenmetastasen (36).

Multifokale Herde sind in 40 %, bilaterale in 16 % zu erwarten (4). Der bilaterale Befall bei multizentrischem Auftreten beträgt 53 %, bei unilateralem Herd 19,8 %, was die Thyreoidektomie bei multiplem Auftreten begründet (s. u.). Der häufige Nachweis eines papillären Schild-

Tabelle 27.**2** Varianten des papillären Karzinoms und tumorbedingte Mortalität (mittlere Nachbearbeitungszeit 8 Jahre [0,4–25]) (83)

Papilläres Karzinom	**n**	**Tumorbedingte Mortalität**
Gut differenziertes Karzinom	132 (66 %)	5/132 (3,8 %)
Follikulärer Typ	45 (22,5 %)	2/45 (4,4 %)
Diffus sklerosierender Typ	5 (2,5 %)	0
Solider Typ	3 (1,5 %)	2/3 (66,7 %)
Tall-Cell-Typ	9 (4,5 %)	5/9 (55,6 %)
Schlecht differenzierter Typ	6 (3 %)	5/6 (83,3 %)

drüsenkarzinoms in Autopsiestudien – 6,2 % bei einem Durchmesser von 0,5–10,5 cm, wobei alle Altersstufen gleich betroffen waren (36) – spricht für die eher geringe klinische Relevanz, die sich auch an der günstigen Prognose der Patienten zeigt, bei denen anlässlich der Operation wegen einer gutartigen Schilddrüsenerkrankung zufällig ein papilläres Mikrokarzinom gefunden wurde.

27.3.2 Follikuläres Karzinom

Auch für das follikuläre Karzinom gilt die Bevorzugung des weiblichen Geschlechts (73 % Frauen, 27 % Männer, [40]). Im Durchschnitt sind Patienten mit follikulärem Karzinom älter (Mittelwert: 38,2 Jahre [58]) als Patienten mit papillärem Tumor (Mittelwert: 34,4 Jahre [58]). Bei Männern steigt das Risiko mit dem Lebensalter linear und erreicht das Maximum zwischen dem 70. und 75. Lebensjahr. Frauen weisen die höchste Erkrankungsinzidenz zwischen dem 50. und 55. sowie dem 65. und 70. Lebensjahr auf (40).

Follikuläre Karzinome können in eine minimal invasive (gekapselte) und eine grob invasive Variante unterteilt werden. Der Tumor neigt zur Kapselbildung und zur Gefäßinvasion, deren Nachweis die Malignität beweist. Das *minimal invasive (gekapselte) follikuläre Karzinom* ist von einem follikulären Adenom nur durch den Nachweis der vollständigen Kapselpenetration oder durch die Invasion von Gefäßen der Kapsel oder außerhalb des Knotens abzugrenzen. Dies ist zytologisch nicht und nur selten im Schnellschnitt möglich, sodass die Differenzierung erst nach endgültiger Aufarbeitung des Resektats möglich wird und die Veränderung bis dahin als *follikuläre Neoplasie* bezeichnet wird. Die Prognose dieser Variante des follikulären Karzinoms ist mit einer 5-Jahres-Überlebenswahrscheinlichkeit von fast 95 % gut (79).

Die *grob invasive Variante des follikulären Karzinoms* ist durch infiltrierendes Wachstum mit Gefäßeinbrüchen gekennzeichnet. Die geringe Neigung zur Lymphgefäßinvasion erklärt die Seltenheit von Lymphknotenmetastasen in den frühen Tumorkategorien T0–T3. Andererseits ist die frühe hämatogene Metastasierung (2–34 % zum Diagnosezeitpunkt) (101) vorwiegend in Lunge (6,4 %) und Knochen (5,9 %) typisch (Abb. 27.**3**). In 27 % ist mit einem Befall beider Schilddrüsenlappen zu rechnen (101). Die Prognose dieses Tumortyps ist deutlich ungünstiger (20-Jahres-Überlebensrate von 35 % [79]).

Das onkozytäre (oxyphile) follikuläre Karzinom (Hürthle-Zell-Karzinom) wird nach der WHO-Klassifikation nicht als eigene Variante unterschieden, sondern dem follikulären Karzinom zugeordnet.

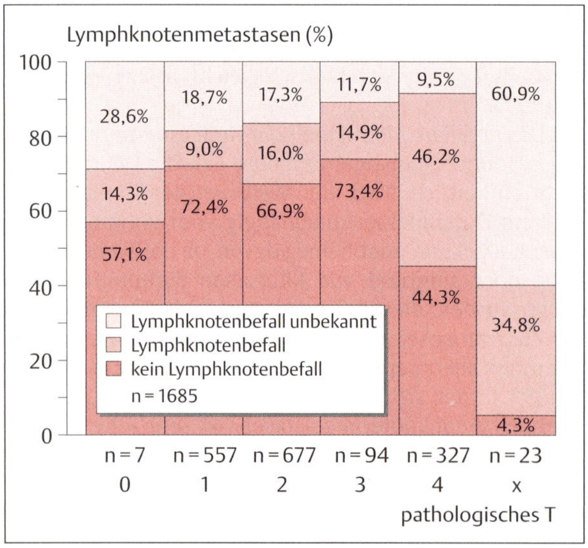

Abb. 27.**2** Lymphknotenbefall in Abhängigkeit von der Größe des Primärtumors beim papillären Karzinom (40).

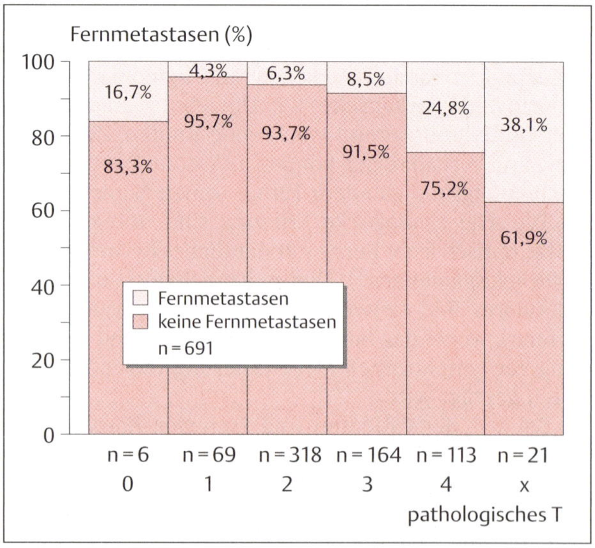

Abb. 27.**3** Fernmetastasen in Abhängigkeit von der Größe des Primärtumors beim follikulären Tumor (40).

27.4 Diagnostik

27.4.1 Symptomatik

Diagnostisch führend ist beim differenzierten Karzinom der sich rasch vergrößernde *palpable Schilddrüsenknoten*, meist bei vorhandener Struma (80 % [40]). Auch ein vergrößerter Halslymphknoten kann, vor allem beim papillären Karzinom, Erstsymptom sein. Bei zwei Drittel dieser Patienten misst der Primärtumor (meist ein papilläres Karzinom) 1 cm oder weniger (3). In 65 % finden sich bei der Operation dann weitere Lymphknotenmetastasen (3). Die übrigen Symptome sind mit zunehmender Tumorausdehnung:

- Schluckbeschwerden (25 %),
- Stridor oder Atembeschwerden (11 %),
- Heiserkeit (5 %),
- Halsschmerzen (7 %),
- Knochenschmerzen (2 %) und
- Gewichtsverlust (1 %).

Stridor, Heiserkeit und Knochenschmerzen sind beim follikulären Karzinom – wegen der Diagnosestellung im späteren Stadium – häufiger als beim papillären Karzinom, bei dem die Halslymphknotenvergrößerung häufiger feststellbar ist (Tab. 27.**3**, 40).

27.4.2 Klinische Untersuchung und Sonographie

In der *Diagnostik* ist zunächst die *klinische Untersuchung* mit Beurteilung der Schilddrüse und der Halslymphknoten entscheidend. Je größer und derber der Knoten, um so wahrscheinlicher liegt eine maligne Veränderung zugrunde. Ergänzend erfolgt die *Sonographie*, bei der meist ein echoarmer hypodenser Knoten auf ein Malignom hinweist. Seltener findet sich ein zystisch-degenerierter Knoten, eine echoreiche oder auch echonormale Veränderung. Die T-Kategorie ist sonographisch in etwa 80 %, der Lymphknotenbefall jedoch nur in 37 % diagnostizierbar (Tab. 27.**4**). Nicht geeignet ist die perkutane Sonographie zum Nachweis der Tumorinfiltration in extrathyreoidale Strukturen (84).

Tabelle 27.**4** Vergleich der Sonographie mit dem pathohistologischen Befund bei papillärem Karzinom (84)

Sonographie		pT1	pT2	pT3	pT4
uT1	8	7	–	–	1
uT2	36	–	27	–	9
uT3	10	–	–	7	3
uT4	23	–	1	–	22
		pN0	**pN1a**	**pN1b**	
uN0	56	25	10	21	
uN1a	15	3	6	6	
uN1b	6	0	0	6	

27.4.3 Magnetresonanztomographie

Bei ausgedehnt infiltrierendem Tumor kann eine MRT-Untersuchung von Hals und Mediastinum angezeigt sein, wenngleich die Beurteilung des Resektabilität hiermit nur mit Einschränkungen möglich ist.

27.4.4 Szintigraphie

Eine Szintigraphie ist präoperativ nicht grundsätzlich erforderlich. Spezifität und positiver Vorhersagewert von Technetium- oder Jodszintigramm liegen um 10 % (21). Nachdem jedoch in 80 % eine Struma mit Knotenbildung vorliegt, wird zumindest in Deutschland die Szintigraphie häufig zur Abklärung der Aktivität der Knoten eingesetzt. Das Vorhandensein einer Struma erklärt die Häufigkeit pathologischer Befunde sowohl bei der sonographischen wie bei der szintigraphischen Untersuchung, die jedoch oft nicht beweisend für ein Karzinom sind. Nach einer prospektiven Erfassung in Deutschland zeigte die präoperative Sonographie nur in 39 % und die Szintigraphie in 45 % einen karzinomverdächtigen Befund (40).

Dies weist auf die Notwendigkeit hin, aufgrund der *Beurteilung der Gesamtsituation*, d. h. aufgrund von Anamnese sowie der klinischen und morphologischen

Tabelle 27.**3** Symptome bei den differenzierten Karzinomen (40)

	Papilläre Karzinome Anzahl	**%**	**Follikuläre Karzinome** Anzahl	**%**
Tastbarer Tumor	1276	75,7 %	546	79,0 %
Dysphagie	412	24,5 %	185	26,8 %
Halsschmerzen	115	6,8 %	54	7,8 %
Heiserkeit	65	3,9 %	46	6,7 %
Vergrößerte Halslymphknoten	111	6,6 %	23	3,3 %
Stridor	154	9,1 %	97	14,0 %
Knochenschmerzen	19	1,1 %	35	5,1 %
Pathologische Frakturen	9	0,5 %	15	2,2 %
Gewichtsverlust	59	3,5 %	39	5,6 %
Andere	275	16,3 %	115	16,6 %

Befunde, über das weitere Vorgehen, insbesondere die Operationsindikation zu entscheiden. Bei Knotenbildung in der Schilddrüse ist die Wahrscheinlichkeit eines Schilddrüsenkarzinoms höher bei jüngeren (<20. Lebensjahr) und älteren (>60. Lebensjahr) Patienten, bei raschem Knotenwachstum, bei Vorliegen eines solitären Knotens bei ansonsten normaler Schilddrüse, bei derber Konsistenz des Knotens und bei Männern. Eine Schilddrüsenresektion senkt das Karzinomrisiko nicht, sodass auch der rasch sich vergrößernde Knoten bei Rezidivstruma tumorverdächtig ist.

27.4.5 Feinnadelpunktion

Mithilfe der Schilddrüsenfeinnadelpunktion kann mit hoher Treffsicherheit zwischen benignen und malignen Veränderungen unterschieden und auch zum Tumortyp Stellung genommen werden (11). Der höchste positive prädiktive Wert hinsichtlich des histologischen Typs fand sich beim undifferenzierten (anaplastischen) (6/6) und medullären Karzinom (4/5), geringer war die Trefferrate für das papilläre Karzinom (24/43) und das Lymphom (4/6) (11).

Die Differenzierung zwischen follikulärem Adenom und Karzinom (s. o.) ist aufgrund zytopathologischer Kriterien nicht möglich. Diese Veränderungen werden als follikuläre Neoplasie bezeichnet und erfordern die operative Abklärung. In 8–20% (19, Prinz: Kommentar zu 19, 21) ist bei dieser Diagnose mit einem Karzinom zu rechnen. Abhängig von der Einbeziehung follikulärer Adenome schwanken Sensitivität und Spezifität der Feinnadelpunktion. Bezogen auf histologisch überprüfte Präparate und unter Einbeziehung der follikulären Adenome als benigne Veränderung ist die Sensitivität der Feinnadelpunktion 86% und die Spezifität 74% (11), die ohne Berücksichtigung der follikulären Neoplasie auf über 90% ansteigt.

Die Schilddrüsenfeinnadelpunktion wird in Deutschland seltener als in anderen europäischen Ländern und den USA eingesetzt. Möglicherweise bedingt durch die geringere zytopathologische Erfahrung oder eher durch Veränderungen bei gleichzeitig vorliegender Struma finden sich häufig falsch negative Befunde (35%) bei geringer Nachweisrate des Karzinoms (65% [39]). Deshalb wurde die Feinnadelpunktion der Schilddrüse in Deutschland im Rahmen der präoperativen Diagnostik bei Verdacht auf ein Schilddrüsenmalignom nicht als notwendige, sondern als wünschenswerte Maßnahme eingestuft (42).

27.4.6 Weitere Maßnahmen

Die weitere Diagnostik umfasst die Röntgen-Thoraxaufnahme in 2 Ebenen, die Prüfung der Stimmbandfunktion, die Laborparameter der Schilddrüsenfunktion, den Serumkalziumwert und das Kalzitonin. Durch routinemäßige Kalzitoninbestimmung bei Knotenstruma ist in 0,37–1,37% ein medulläres Schilddrüsenkarzinom nachweisbar (s. u.) (38).

Thyreoglobulin ist bei noch vorhandenem Schilddrüsenparenchym zur Diagnose eines Schilddrüsenkarzinoms nicht geeignet; nach Thyreoidektomie und Ausschaltung des Drüsenparenchyms jedoch ein wichtiger Marker in der Tumornachsorge zur Rezidivfrüherkennung.

Die weiteren diagnostischen Maßnahmen richten sich nach den vorhandenen Beschwerden und dem individuellen Befund.

27.4.7 Schilddrüsenfunktion

Die Mehrzahl der Patienten mit Schilddrüsenkarzinom weist eine *euthyreote Stoffwechsellage* auf, in 18% ist jedoch eine Überfunktion meist als thyreoidale Autonomie zu erwarten (40). Nur selten, insbesondere bei Hashimoto-Thyreoiditis und dem sich daraus entwickelnden malignen Lymphom, besteht eine Unterfunktion. Wenngleich eine Hyperthyreose als Symptom eines Schilddrüsenkarzinoms selten ist, schließt sie ein Karzinom nicht aus (0,4–21,5% [100]), wobei sich die Streu-

„Kurzgefasste interdisziplinäre Leitlinien 2000"
Zuckschwerdt-Verlag, München

Maligne Tumoren der Schilddrüsen

Diagnostik vor Primäreingriff

Notwendige Untersuchungen

Anamnese und klinische Untersuchung
Sonographie Hals
Szintigraphie (üblicherweise Tc-99m-Szintigraphie zur Beurteilung der funktionellen Aktivität von Knoten)
Schilddrüsenfunktionsparameter
Röntgen-Thorax in 2 Ebenen
Stimmbandbeweglichkeit
Serumkalzium

Im Einzelfall nützliche Untersuchungen

Feinnadelpunktion (s. u.)
Kalzitonin im Serum, CEA
Halslymphknotenexstirpation
Abklärung MEN-(multiple endokrine Neoplasie) II-Syndrom (Nebenniere? Nebenschilddrüse?)
MRT oder CT ohne Kontrastmittel, ggf. Ösophagus-Breischluck,
Trachea-Zielaufnahmen bei Verdacht auf organüberschreitendes Wachstum
Bei medullärem und undifferenziertem Karzinom weiterhin Diagnostik zum Ausschluss von Fernmetastasen

breite der Häufigkeitsangaben aus Unterschieden in der genetischen Disposition, der Jodaufnahme, der Operationsindikation bei Hyperthyreose, dem Ausmaß der Operation und der histologischen Aufarbeitung erklärt.

Die Karzinominzidenz ist nach den meisten Serien häufiger bei thyreoidaler Autonomie, wo sich etwa zwei Drittel der Karzinome außerhalb, ein Drittel innerhalb des autonomen Adenoms finden, als bei Morbus Basedow. Hinweisend auf ein Karzinom sind der palpable und szintigraphisch kalte Knoten bei einer Hyperthyreose vom Typ Basedow und sonographische bzw. szintigraphisch verdächtige Befunde bei thyreoidaler Autonomie. Im Kindesalter findet sich beim autonomen Adenom vermehrt (bis zu 25%) ein Karzinom (31). Diese Hinweise bzw. Befunde sprechen im Einzelfall für ein operatives und gegen ein konservatives Vorgehen bei hyperthyreoter Stoffwechsellage.

27.5 Operative Therapie bei differenziertem Schilddrüsenkarzinom

Die Therapie des differenzierten Schilddrüsenkarzinoms erfolgt interdisziplinär, wobei die Operation den einzigen kurativen Therapieansatz darstellt, der durch Radiojod- und Hormontherapie ergänzt wird.

27.5.1 Indikation zur Operation

Die Indikation zur Operation ist gegeben bei präoperativ zytologisch oder histologisch (z. B. nach Biopsie eines Halslymphknotens) nachgewiesenem Karzinom oder bei Karzinomverdacht, der sich aus Anamnese, klinischen sowie sonographischen und szintigraphischen Befunden ergibt. Auch der zytologische Tumorverdacht sowie der Nachweis einer follikulären Neoplasie bedürfen der definitiven Abklärung durch eine Operation.

Der Nachweis von Fernmetastasen eines differenzierten Karzinoms schließt bei vertretbarem Operationsrisiko und entsprechender Lebenserwartung die operative Entfernung des Primärtumors durch Thyreoidektomie nicht aus, die als Voraussetzung für eine Radiojodtherapie der Metastasen erfolgt. Unter den gleichen Voraussetzungen kann auch bei lokal fortgeschrittenem Tumor die Thyreoidektomie mit Belassen nicht resezierbarer Tumoranteile sinnvoll sein, die dann einer Radiojod- oder Radiochemotherapie zugeführt werden.

27.5.2 Thyreoidektomie oder eingeschränkt radikales Vorgehen?

Die Diskussion über das adäquate Vorgehen bei differenzierten Schilddrüsentumoren ist nicht abgeschlossen und wird in den einzelnen Ländern unterschiedlich geführt, insbesondere in den USA, wo ein eher zurückhaltendes operatives Vorgehen favorisiert und eine geringere Komplikationsrate beobachtet wird (40).

Die Argumente für die Thyreoidektomie beziehen sich vor allem auf die Verminderung der lokoregionären Rezidivrate und eine Verbesserung der Prognose (15) sowie die Optimierung der Radiojodtherapie. Die Argumente für ein eingeschränkt radikales Vorgehen bei auf die Schilddrüse beschränktem Tumor sind vor allem das geringere Risiko einer permanenten Rekurrensparese und eines Hypoparathyreoidismus, bei – nach entsprechender Radiojodtherapie und Thyreoidektomie bei Auftreten eines Rezidivs – vergleichbarer Prognose (13).

In der Absicht, das Risiko der Erkrankung zu klassifizieren und das operative Vorgehen entsprechend anzupassen, wurden in den USA verschiedene Score-Systeme entwickelt (s. u.) und beim Low-Risk-Karzinom lediglich eine Lobektomie mit Isthmusresektion empfohlen (89). In Deutschland gilt die Thyreoidektomie mit zentraler Lymphknotendissektion als Regeleingriff, ohne dass schlüssige Beweise für die Überlegenheit dieses Konzepts vorliegen.

Ausgenommen vom Konzept der Thyreoidektomie ist das *solitäre papilläre Karzinom mit einem Durchmesser von 1 cm und weniger*. Langzeitbeobachtungen haben bei dieser Tumorentitiät keinen Unterschied in der Gesamtprognose nach den verschiedenen operativen Verfahren ermittelt (37). Nach alleiniger Lobektomie ist jedoch vermehrt mit einem Rezidiv in den belassenen Schilddrüsenlappen zu rechnen (20% in 20 Jahren), das jedoch gleichfalls eine gute Prognose nach operativer Therapie besitzt. Lobektomie oder subtotale Resektion mit anschließender Hormontherapie stellen bei dieser speziellen Tumorentität somit adäquate Verfahren dar.

Ergibt sich nach subtotaler Strumaresektion postoperativ bei der histologischen Aufarbeitung ein kleines solitäres papilläres Karzinom (≤1 cm), das allseits von gesundem Parenchym umgeben ist, besteht somit bei fehlenden Lymphknotenmetastasen keine Indikation für eine Nachoperation, eine Radiojodtherapie (37) oder eine engmaschige Tumornachsorge. Ist der Lymphknotenbefall weder prä- noch intraoperativ ausgeschlossen, sollte dieser 3 bis 6 Monate postoperativ durch Palpation und Sonographie geprüft werden. Bei *multiplen* Tumorherden ist wegen des höheren Rezidivrisikos die Thyreoidektomie indiziert (4).

Inwieweit dies auch für das kleine follikuläre Karzinom insbesondere bei minimaler Kapselinvasion gilt, ist unklar, da nur wenige Daten zu dieser Situation vorliegen. Baudin et al. (4) beobachteten bei 32 follikulären Mikrokarzinomen der Schilddrüse nach unterschiedlichen Operationsverfahren kein Rezidiv. Simon et al. (88) beschrieben bei einem von 8 Patienten (13%) mit T1-Karzinom nach eingeschränkt radikalem Vorgehen ein lokoregionäres Rezidiv. Bekannt ist andererseits, dass Fernmetastasen bereits bei kleinen und okkulten follikulären Karzinomen auftreten können, was unter dem Aspekt der verbesserten Radiojodtherapie die Thyreoidektomie auch bei kleinen follikulären Karzinomen begründet.

Japanische Untersuchungen haben bei differenzierten Tumoren bis zu 2 cm Durchmesser nach eingeschränkt radikalem Vorgehen nur in 13% ein Rezidiv beobachtet (85), sodass zumindest bei hohem operativem Risiko der Verzicht auf eine Nachoperation vertretbar erscheint.

27.5.3 Lymphknotendissektion bei papillärem Karzinom

Lymphabfluss der Schilddrüse

Die intrathyreoidalen Lymphbahnen, die über den Isthmus kommunizieren, münden in die Lymphbahnen der Schilddrüsenkapsel. Diese Kapselbahnen, die zwischen dem viszeralen und parietalen Blatt der Organkapsel verlaufen, werden in 2 Kategorien eingeteilt: Die selbstständigen Gefäße (ohne begleitende Blutgefäße) finden sich an der Trachealseite der Schilddrüse und münden in die präläryngealen und prätrachealen Lymphknoten (Nr. 1 und 8).

Die an der lateralen Oberfläche der Schilddrüse verlaufenden Lymphgefäße finden sich in der Nähe der Gefäße der Schilddrüsenkapsel (Trabantengefäße) und sammeln sich im oberen und unteren Schilddrüsenpol. Vom oberen Pol ziehen sie mit den Polgefäßen zum Winkel zwischen V. jugularis interna und V. facialis communis. Die Lymphbahnen, die die A. thyreoidea inferior begleiten, münden in die tiefen, lateralen, zervikalen Lymphknoten. Die Lymphknoten entlang der V. thyreoidea inferior drainieren zu den Lymphknoten unterhalb des unteren Schilddrüsenpols und von dort in die supraklavikulären Lymphknoten. Von den zervikalen Lymphknoten fließt die Lymphe über den Truncus cervicalis zum Ductus lymphaticus dexter bzw. links zum Ductus thoracicus (9).

Entsprechend diesem Lymphabflussgebiet wird ein zentrales Gebiet (Kompartment), (Lymphknoten Nr. 1, 2 und 8), ein laterales Gebiet (Lymphknoten Nr. 3 bis 7) und ein mediastinales Gebiet, das die oberen tracheoösophagealen Lymphknoten und den Thymus mit den umliegenden anterioren, mediastinalen Lymphknoten umfasst, unterschieden (Abb. 27.4). Erste Lymphknotenstation sind die paratrachealen Lymphknoten (71, 53), die zervikalen Lymphknoten können gleichzeitig befallen sein, aber auch der Befall der zervikalen Lymphknoten bei freiem zentralen Kompartment ist möglich.

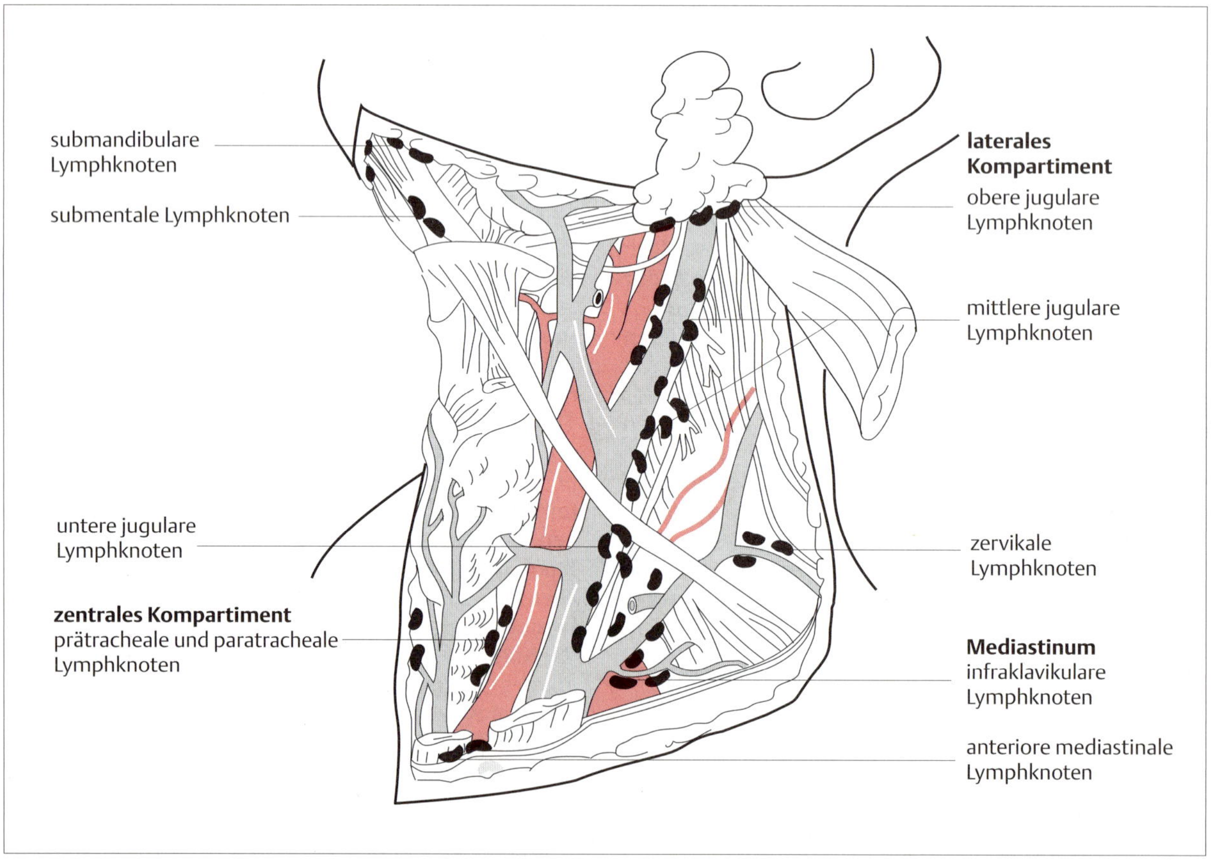

Abb. 27.4 Lymphabfluss der Schilddrüse.

Häufigkeit von Lymphknotenmetastasen

35–45 % der Patienten mit papillärem Karzinom der Schilddrüse haben zum Zeitpunkt der Diagnosestellung Lymphknotenmetastasen (58). Systematische Untersuchungen ergaben einen deutlich höheren Anteil, wobei die Häufigkeit mit zunehmender Tumorgröße ansteigt und bei Kindern und Jugendlichen höher als bei Erwachsenen ist (14). Am häufigsten sind die zentralen paratrachealen (51 % [57]) und die lateralen Lymphknoten (47 %) betroffen. An dritter Stelle folgen die supraklavikulären Lymphknoten (36 % ipsilateral, 7 % kontralateral). In den mediastinalen Lymphknoten sind in 2–15 % Metastasen zu erwarten, wobei für diese Lymphknotengruppe systematische Untersuchungen nicht vorliegen.

Kontralaterale Lymphknoten finden sich bei einseitigem Tumor in 18 % (57). Zentrale und laterale Lymphknoten sind etwa gleich häufig befallen (23 % bzw. 41 % bei positivem Lymphknotenbefall). Wesentlicher ist, dass bei 18 % der Patienten mit Lymphknotenmetastasen nur die lateralen Lymphknoten befallen sind und die alleinige Überprüfung der zentralen Gruppe somit den Lymphknotenstatus unterschätzen kann.

Prognose bei Lymphknotenmetastasen und nach Lymphknotendissektion

Im Vergleich zu den mikroskopischen Befunden ist die Häufigkeit eines klinisch manifesten Rezidivs bei Belassen der Lymphknoten mit 10–15 % wesentlich geringer (16), sodass sich – im Gegensatz zu anderen soliden Tumoren – aus den pathologischen Befunden eine prophylaktische Lymphknotendissektion nicht begründen lässt.

„Kurzgefasste interdisziplinäre Leitlinien 2000"

Zuckschwerdt-Verlag, München

Maligne Tumoren der Schilddrüsen

Primärtherapie

Regeleingriff ist die (totale) Thyreoidektomie mit zentraler Lymphknotendissektion und unter Identifizierung der Nn. recurrentes inferiores und Erhaltung zumindest einer Nebenschilddrüse.
Die Thyreoidektomie ist indiziert bei:

1. papillärem Karzinom mit einem Durchmesser von mehr als 1 cm (ab T2) sowie multifokalem papillärem Karzinom jeder Größe (jedes T mit Zusatz b),
2. follikulärem Karzinom,
3. medullärem Karzinom sowie
4. undifferenziertem Karzinom, sofern kein organüberschreitendes Wachstum vorliegt (s. u.).

Ausnahmen:

1. Bei solitärem papillärem Karzinom mit einem größten Durchmesser von 1 cm oder weniger (pT1a) und fehlendem Hinweis auf Lymphknotenmetastasen ist die Lobektomie oder Hemithyreoidektomie onkologisch adäquat.
2. Bei nach beidseitiger subtotaler Schilddrüsenresektion zufällig gefundenem solitärem papillären Karzinom bis 1 cm (pT1a) ist eine Nachoperation nicht erforderlich, sofern der Tumor im Gesunden reseziert ist und keine Hinweise auf Lymphknotenmetastasen bestehen.
3. Bei gekapseltem follikulärem Karzinom mit einem Größendurchmesser von 1 cm oder weniger (pT1a), das postoperativ nach Lobektomie oder subtotaler Resektion nachgewiesen wird, ist unklar, ob die komplette Entfernung des restlichen Schilddrüsengewebes die Prognose verbessert.

Lymphknotendissektion

Das Lymphabflussgebiet der Schilddrüse kann in ein zentrales, laterales und mediastinales Kompartment unterteilt werden.

1. Zentrale Lymphknotendissektion
*(Lymphknotengruppen Nr. 1, 2 und 8, Abb. 27.**L1**)*

Die Thyreoidektomie wegen eines Karzinoms schließt die zentrale Lymphknotendissektion ein. Dabei werden die perithyreoidalen, prälaryngealen und prätrachealen isthmusnahen Lymphknoten (Nr. 8) entfernt; die submentalen (Nr. 1) und submandibulären (Nr. 2) Lymphknoten werden nicht prophylaktisch entfernt.

2. Laterale Lymphknotendissektion
*(Lymphknotengruppen Nr. 3–7, Abb. 27.**L1**)*

- papilläres und follikuläres Karzinom
  Bei palpablen oder sonographisch verdächtigen lateralen Halslymphknoten erfolgt die systematische, ipsilaterale, ggf. auch kontralaterale Dissektion der lateralen Halslymphknoten.
  Wegen der Häufigkeit von Lymphknotenmetastasen bei fortgeschrittenem differenziertem Karzinom (T3/4) (65 – 90 %) wird von manchen Autoren die prinzipielle ipsilaterale Lymphknotendissektion unabhängig vom Palpations- und Sonographiebefund empfohlen.

3. Mediastinale Lymphknotendissektion

Die mediastinale Lymphknotendissektion erfolgt befundabhängig (nicht prophylaktisch) und umfasst die oberen tracheoösophagealen Lymphknoten und den Thymus mit den anliegenden Lymphknoten (anteriore mediastinale Lymphknoten).

- medulläres Karzinom
  Bei sporadischem und familiärem medullärem Karzinom erfolgt zusätzlich zur zentralen Dissektion obligat die beidseitige systematische laterale Halslymphknotendissektion.
  Ausnahme:
  Bei allein durch Genscreening identifizierten Patienten erfolgt lediglich die Thyreoidektomie mit oder ohne Lymphknotendissektion in Abhängigkeit von Mutation, Alter und pentagastrinstimuliertem Kalzitoninspiegel.

Zudem ist der Einfluss eines Lymphknotenbefalls auf die Gesamtprognose eher gering. Nach großen Statistiken wird die Prognose des papillären Schilddrüsenkarzinoms wesentlich vom Alter des Patienten, dem Geschlecht, der Tumorgröße, dem Vorliegen von Fernmetastasen und weniger vom Vorliegen von Lymphknotenmetastasen bestimmt.

Daraus erklärt sich, dass jüngere Erwachsene trotz Lymphknotenbefall eine gute Prognose aufweisen. Bei älteren Patienten wirkt sich der Lymphknotenbefall ungünstiger aus (35). Mazzaferri und Ihiang (58) wiesen bei Lymphknotenmetastasen eine höhere lokoregionäre Rezidivrate nach, ohne dass diese die Prognose beeinflusst hat.

Durch die systematische Halslymphknotendissektion kann nach mehreren Untersuchungen im Vergleich zur alleinigen Metastasenexzision („cherry picking") das Auftreten von Rezidiven vermindert, die Prognose jedoch nicht verbessert werden (18, 60, 61); in Untergruppen (Patienten mit Lymphknotenbefall, extrathyreoidalem Tumorwachstum, Frauen über 60 Jahre) konnte eine Prognoseverbesserung erzielt werden. Prospektive randomisierte Studien zur grundsätzlichen (prophylaktischen) Lymphknotendissektion liegen nicht vor.

Indikation und Umfang der Lymphknotendissektion

Aus den vorliegenden Daten lassen sich unterschiedliche Strategien der Lymphknotendissektion ableiten (14). Die Deutsche Gesellschaft für Chirurgie empfiehlt in jedem Fall einer Thyreoidektomie eine zentrale Lymphknotendissektion und die laterale und mediastinale Lymphknotenentfernung nur bei histologischem Nachweis von Metastasen oder dringendem Metastasenverdacht.

Gründe für die zentrale Lymphknotendissektion sind ein genaueres Tumorstaging, vor allem die Vermeidung komplikationsträchtiger Rezidiveingriffe im voroperierten Gebiet und – möglicherweise – die Verbesserung der Radiojodtherapie durch die Beseitigung speichernder Schilddrüsenkarzinomzellen in den regionären Lymphknoten (9). Vereinzelt wird die grundsätzliche laterale Lymphknotendissektion bei großem Primärtumor (≥T3) empfohlen (31).

27.5.4 Lymphknotendissektion bei follikulärem Karzinom

Bei follikulärem Karzinom sind bei 5–20% der Patienten zum Diagnosezeitpunkt Lymphknotenmetastasen zu erwarten. Da gemischt papillär-follikuläre Karzinome häufig nicht den papillären Karzinomen zugeordnet werden, dürfte die Quote befallener Lymphknoten beim follikulären Karzinom noch geringer sein. Im Gegensatz zum papillären Karzinom beeinflusst der Lymphknotenbefall neben anderen Faktoren die Prognose ungünstig (9). Daten, die den Nutzen einer prophylaktischen Lymphknotendissektion bei follikulärem Karzinom belegen, liegen nicht vor. Die zentrale Lymphknotendissektion wird in Deutschland aus den beim papillären Karzinom genannten Überlegungen grundsätzlich bei einer Thyreoidektomie empfohlen.

27.5.5 Operative Strategie

Tumorverdächtige Knoten

Die operative Strategie differiert in den einzelnen Zentren. Finden sich bei der Revision des Halses vergrößerte Lymphknoten, empfiehlt sich deren Schnellschnittuntersuchung. Der Nachweis von Schilddrüsengewebe in einem Lymphknoten belegt die Diagnose und rechtfertigt die Thyreoidektomie mit Lymphknotendissektion.

Zur Abklärung eines tumorverdächtigen intrathyreoidalen Knotens wird sowohl die Exzision im Gesunden, bei vorhandener Struma meist gleichbedeutend mit einer subtotalen Resektion, oder die Lobektomie durchgeführt. Für das erstere Vorgehen spricht das geringere Risiko, für das zweite die größere onkologische Sicherheit und das höhere Risiko einer Rekurrensparese bei erforderlichem Zweiteingriff.

Unklare Schnellschnittdiagnose

Während die Treffsicherheit der intraoperativen Schnellschnittuntersuchung bei papillärem Karzinom hoch ist (94% [95]), bleibt die Dignität vor allem bei einer follikulären Neoplasie – wegen des im Schnellschnitt häufig nicht zu führenden Nachweises einer Gefäß- oder Kapselinvasion – offen (Treffsicherheit bei follikulärem Karzinom 44%), sodass sich auch hier die Frage der Exzision bzw. der Lobektomie stellt. Die höhere Wahrscheinlichkeit einer gutartigen Veränderung und die höhere Komplikationsrate einer Lobektomie sprechen für das parenchymerhaltende Vorgehen, das deutlich höhere Pareserisiko bei einer Nachoperation für die primäre Lobektomie (15).

Schlüssige Daten liegen nicht vor, sodass die Entscheidung befundabhängig zu treffen ist: je größer der Tumorverdacht und je ausgeprägter das Parenchym knotig verändert ist, umso eher ist die Lobektomie begründet.

Zeitpunkt der Nachoperation

Die postoperativ sich ausprägende Narbenbildung spricht bei erst postoperativ nachgewiesenem differenzierten Karzinom dafür, die Nachoperation entweder innerhalb von 7 Tagen oder erst nach 3 Monaten vorzunehmen. Die akuten Veränderungen sind dann abgeklungen, was die Identifizierung der wichtigen Halsstrukturen erleichtert. Prospektive Daten, die diese Empfehlung stützen, liegen jedoch nicht vor.

27.5.6 Operative Technik

Thyreoidektomie

Voraussetzung für eine Thyreoidektomie ist der histologische Nachweis des Karzinoms. Bei einer zytologischen Tumordiagnose empfiehlt sich vor einer Thyreoidektomie die Bestätigung durch eine intraoperative Schnellschnittuntersuchung (s. o.). Ziel des Eingriffs ist die Entfernung des Tumors im Gesunden einschließlich des gesamten Schilddrüsenparenchyms unter Schonung der Nn. recurrentes und unter Erhalt mindestens einer gut durchbluteten Nebenschilddrüse.

Bei einseitig lokalisiertem Tumor kann zumindest auf der Gegenseite ein Epithelkörperchen mit dem zugehörigen Gefäßstiel und der N. laryngeus recurrens inferior geschont werden.

Die Schnittführung geht von einem Kocher-Kragenschnitt aus, der situationsabhängig beidseits nach kranial entlang dem medialen Rand des M. sternocleidomastoideus bis zum Kieferwinkel erweitert wird (Abb. 27.**5**). Zunächst erfolgt die Befundüberprüfung an Schilddrüse und Lymphknoten und gegebenenfalls die histologische Abklärung.

Die Thyreoidektomie beginnt dann mit der Durchtrennung der oberen Polgefäße zwischen Ligaturen möglichst schilddrüsennahe, um den N. laryngeus superior zu schonen, jedoch außerhalb des Schilddrüsenparenchyms. Die weitere Präparation erfolgt von lateral in Höhe der Gefäßscheide nach medial und hat nach Durchtrennung der seitlichen Venen die Identifikation der unteren Schilddrüsenarterie, des N. laryngeus inferior und der Epithelkörperchen zum Ziel.

Liegt der Tumor intrathyreoidal, erfolgt die Durchtrennung der Äste der unteren Schilddrüsenarterie parenchymnahe, um die Durchblutung der Epithelkörperchen zu erhalten. Hat der Tumor die Kapsel überschritten, muss die Unterbindung der A. thyreoidea inferior unter Umständen peripher in Höhe der A. carotis communis erfolgen. Nach Versorgung der Schilddrüsenarterie und Identifikation von Stimmbandnerv und Epithelkörperchen erfolgt die Durchtrennung des Isthmus nahe am nichtbefallenen Lappen, sodass der Isthmus am tumortragenden Lappen verbleibt.

Anschließend wird der Schilddrüsenlappen mit dem Tumor von kaudal nach kranial unter Schonung des N. laryngeus recurrens inferior von der Trachea und der Umgebung abpräpariert. Die *kritische Zone* ist der Eintrittsbereich des Nerven in den Kehlkopf. Hier kann die Schilddrüse nur in kleinen Schritten und in Kenntnis der anatomischen Verhältnisse abpräpariert werden. Hilfreich sind ein bluttrockenes Operationsgebiet und die Lupenvergrößerung.

Muss der N. recurrens mitentfernt werden, empfiehlt sich die genaue Dokumentation auch des pathohistologischen Befundes, insbesondere wenn die Funktion präoperativ ungestört war. Wird ein Epithelkörperchen von der Blutversorgung und vom Parenchym getrennt, wird es auf Eis gelagert und vor dem Verschluss der Wunde nach Lamellierung in kleine Scheiben in den M. sternocleidomastoideus implantiert.

Nach der Hemithyreoidektomie mit Tumorentfernung schließt sich die Lobektomie der Gegenseite an. Besonders zu achten ist auf einen Lobus pyramidalis, der mitentfernt werden muss. Ergänzend erfolgt die Entfernung der paratrachealen Lymphknoten um die Nn. recurrentes nach kaudal bis in Jugulumhöhe.

Die nächsten Schritte umfassen die Überprüfung der Lymphabflussgebiete beidseits entlang der Gefäßnervenscheide und im lateralen Halsdreieck. Verdächtige Lymphknoten werden histologisch untersucht. Bei Tumornachweis schließt sich die modifizierte Halslymphknotenausräumung an, deren Ziel die Entfernung von Lymphknoten, Fett- und Bindegewebe unter Erhalt lymphknotenfreier Strukturen (M. sternocleidomastoideus, N. accessorius, A. carotis, V. jugularis) ist (s. o.). Die Mitentfernung befallener Strukturen erfolgt befundabhängig unter dem Ziel eine R0-Resektion bei vertretbarem Risiko zu erreichen.

27.5.7 Technik der Lymphknotendissektion

Das *zentrale Kompartment* enthält die submentalen und submandibulären Lymphknoten, die prälaryngealen und paratrachealen Lymphknoten. Der Bereich reicht nach kranial bis zum Zungenbein, nach kaudal bis zum Jugulum und den Schlüsselbeinen, nach lateral bis zur Gefäß-Nerven-Scheide und wird dorsal von der Fascia cervicalis profunda begrenzt.

Die submentalen und submandibulären Lymphknoten sind nur selten (1 % [Clark: Kommentar zu 57]) befallen und werden daher bei der zentralen Lymphknotendissektion nicht routinemäßig entfernt, die sich bei differenziertem Karzinom vor allem auf die Mitentfernung der perithyreoidalen und der paratrachealen Lymphknoten sowie des Fettbindegewebes beidseits entlang des N. recurrens konzentriert (Kapitel 28).

Das *laterale Kompartment* reicht von der Gefäß-Nerven-Scheide medial bis zum M. trapezius lateral, kranial bis zum N. hypoglossus und kaudal bis zum Jugulum bzw. zur V. subclavia. Belassen werden tumorfreie Strukturen (Gefäß-Nerven-Bündel, M. sternocleidomastoideus, N. accessorius, N. hypoglossus, N. phrenicus, M. scalenus anterior, Truncus sympathicus), die nur bei Tumorinfiltration mitentfernt werden (modifizierte, radikale Halslymphknotendissektion).

Für die Dissektion ist die Erweiterung des Kocher-Kragenschnitts entlang des medialen Randes des M. sternocleidomastoideus bis zum Kieferwinkel erforderlich (Abb. 27.**5**). Das gesamte Gewebe um die Gefäß-Nerven-Scheide wird von kaudal nach kranial abpräpariert und die Strukturen der Scheide isoliert.

Kranial endet die Präparation in Höhe der G. submandibularis und parotis, wobei insbesondere auf den N. hypoglossus zu achten ist. Dorsal wird die Präparation von der tiefen Halsfaszie begrenzt. Hinter ihr liegen der N. phrenicus, der Truncus sympathicus und der M. scalenus anterior. Nach lateral wird die Dissektion bis

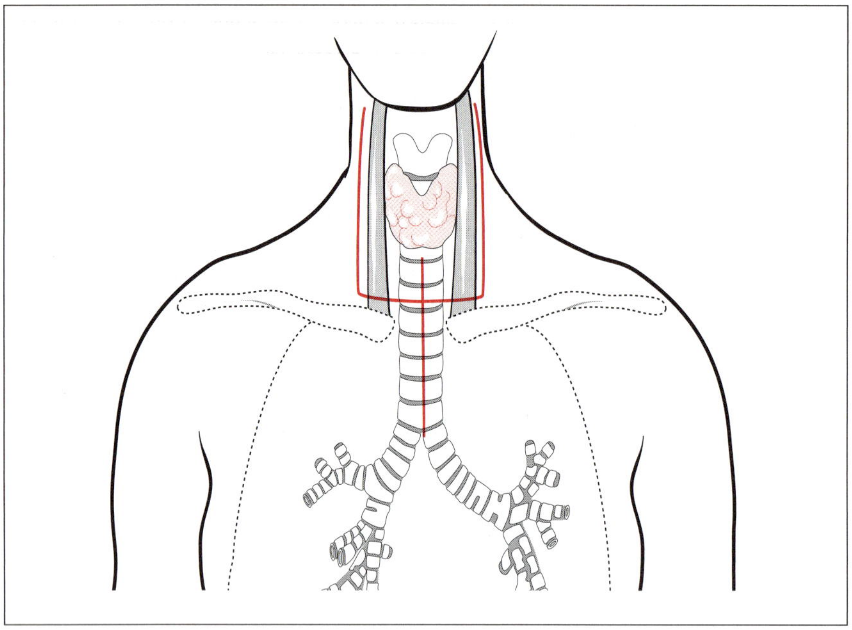

Abb. 27.**5** Operative Zugänge zur Thyreoidektomie und Lymphknotendissektion.

zum M. trapezius fortgeführt. Zu achten ist insbesondere auf den N. accessorius, der etwa in Höhe der Mitte des M. sternocleidomastoideus nach lateral verläuft. Kaudal sind die Lymphgefäße durch Unterbindung oder Umstechung zu versorgen, um einer Lymphfistel vorzubeugen.

Die *mediastinale Lymphknotendissektion* erfordert zumindest die obere halbe Sternotomie. Nach Darstellung der V. brachiocephalica wird der Thymus mit dem umgebenden Gewebe dargestellt und nach zentraler Ligatur der abführenden Venen vollständig entfernt. Es schließt sich die Entfernung der Lymphknoten im vorderen Mediastinum lateral bis zur Pleura mediastinalis und kaudal bis zum Lungenhilus bzw. zum Herzbeutel an. Die Entfernung der dorsalen Lymphknoten im hinteren Mediastinum ist nur selten und nur bei Verdacht auf Lymphknotenbefall indiziert.

27.5.8 Multiviszerale Resektion

Die Mitentfernung infiltrierter Nachbarstrukturen ist dann sinnvoll, wenn hierdurch eine vollständige Tumorentfernung möglich wird (R0-Resektion). Bei differenzierten Schilddrüsentumoren ist ein organüberschreitendes Wachstum bei 16–19% zu erwarten. Betroffen sind hiervon vor allem die Halsmuskulatur, die Halsvenen, die Wand der Trachea (65) und des Ösophagus, während die Adventitia der Arterien lange Zeit vom Tumorwachstum respektiert wird. Die Prognose ist bei diesen Patienten ungünstiger als bei früheren T-Kategorien (13), dennoch ist mit einer 15-Jahres-Überlebensrate bei papillären T4-Karzinomen in bis zu 84% zu rechnen (73).

Ist die vollständige Tumorentfernung nur unter Inkaufnahme eines hohen Risikos und einer hohen Komplikationsrate möglich, stellt die Tumorverkleinerung meist einschließlich einer Thyreoidektomie in Kombination mit einer postoperativen Radiojodtherapie oder – bei fehlender Speicherung – einer externen Strahlentherapie eine therapeutische Alternative dar.

27.5.9 Postoperative Komplikationen

Die Angaben zu der Häufigkeit von Komplikationen schwanken abhängig von der Ausdehnung des Eingriffs, vermutlich der Erfahrung des Operateurs (90) und der Intensität und Dauer der Erfassung. Insgesamt ist eine Rückbildung im postoperativen Verlauf zu erwarten. Nach einer Erfassung an mehreren Institutionen Deutschlands (40) (Tab. 27.**5**) waren, bezogen auf alle Operationsarten, die häufigsten postoperativen Komplikationen

- eine Nachblutung (2,9%),
- ein Hypoparathyreoidismus (15,8%) und
- eine Rekurrensparese (12,9%).

Nach Thyreoidektomie und lateraler Halslymphknotenentfernung waren die Prozentsätze höher. Seltenere Komplikationen sind:

- die Parese des N. accessorius,
- ein Horner-Syndrom und
- eine Lymphfistel.

Tabelle 27.5 Postoperative Komplikationen nach operativer Therapie eines papillären Schilddrüsenkarzinoms ohne Differenzierung in temporäre und permanente Funktionsstörungen –Ergebnis einer PCE-Studie in Deutschland (40)

Postoperative Komplikation	Thyreoidektomie ohne Lymphknotendissektion	Thyreoidektomie mit Lymphknotendissektion
Hypoparathyreoidismus	91/705 (13 %)	81/451 (18 %)
Rekurrensparese	86/613 (12 %)	73/453 (16 %)

Therapeutisch steht bei einseitiger Rekurrensparese die logopädische Behandlung im Vordergrund, bei beidseitiger Rekurrensparese ist ein Tracheostoma in der Regel nicht zu umgehen, das nach Wiederherstellung der Stimmbandfunktion bzw. Lateralfixation der Stimmbänder bei irreversibler Parese wieder entfernt werden kann.

Die Behandlung der Hypokalzämie besteht zunächst in der oralen oder intravenösen Kalziumsubstitution. Ist diese über den stationären Aufenthalt hinaus erforderlich, empfiehlt sich die Verabreichung von Vitamin-D-Metaboliten und die Einstellung des Serumkalziums auf 2 mmol/l.

Eine Lymphfistel wird zunächst konservativ behandelt (parenterale Ernährung). Besteht sie fort, erspart die frühzeitige Revision mit Verschluss des Lymphgangs dem Patienten eine lange Behandlungsphase.

27.6 Radiojodtherapie

Nach operativer Therapie differenzierter Schilddrüsenkarzinome sollen die Patienten einer Radiojoddiagnostik und -therapie zugeführt werden. Hierdurch können nicht nur die lokoregionären Rezidivraten und das Auftreten von Fernmetastasen gesenkt, sondern auch die Prognose verbessert werden (58, 78, 92), wobei in den meisten Studien nicht zwischen Thyreoidektomie und „Near-Total-Thyreoidektomie“ differenziert wird.

Ziel der Radiojodtherapie ist neben der Ablation von noch vorhandenem restlichem Schilddrüsengewebe (z. B. Lobus pyramidalis), wodurch die spätere Metastasendiagnostik und -therapie und die Aussagekraft der Thyreoglobulin-Bestimmung verbessert werden, auch der Nachweis bzw. Ausschluss von speichernden Lymphknoten und Fernmetastasen.

Ausgenommen von der Radiojoddiagnostik und -therapie sind Patienten mit kleinem papillären Karzinom (pTla $\leq$ 1 cm) und eingeschränkt radikaler Operation (37). *Kontraindikation* für die Radiojodtherapie sind Gravidität, da der Fetus einer erheblichen Strahlenexposition ausgesetzt würde, und Stillperiode.

Die Radiojodtherapie beginnt 3–4 Wochen nach Thyreoidektomie, damit als Folge eines ausreichend hohen Spiegels des die Thyreoidea stimulierenden Hormons (TSH >30 mU/l) die Aufnahme des Radiojods und die Nachweisrate Jod speichernden Gewebes erhöht werden. Zwischenzeitlich sind die Substitution von Schilddrüsenhormonen, aber auch die Verabreichung jodhaltiger Medikamente und Nahrungsmittel oder von Kontrastmitteln zu vermeiden. Möglicherweise kann in Kürze mithilfe des rekombinanten humanen TSH eine exogene Stimulation erfolgen und auf die endogene Stimulation über eine Hypothyreose verzichtet werden.

In Deutschland ist die Radiojodtherapie nach der Richtlinie „Strahlenschutz in der Medizin“ grundsätzlich nur unter stationären Bedingungen möglich. Die Standarddosis beträgt 1–3 GBq (Gigabecquerel) Jod-131. *Frühe Nebenwirkungen* (8–10 Tage nach Abschluss der Behandlung) sind:

- eine lokale schmerzhafte Schwellung der Restschilddrüse,
- eine passagere Gastritis,
- Knochenmarkveränderungen in bis zu 70 % und
- eine radiogene Sialadenitis.

Spätfolgen, deren Häufigkeit abhängig von der kumulativen Therapieaktivität ist, sind:

- das Sicca-Syndrom,
- Knochenmarkdepression,
- eine Leukämie mit einer Häufigkeit von etwa 3 % und
- sehr selten eine Azoospermie.

Schwangerschaften innerhalb von 12 Monaten nach hoch dosierter Radiojodtherapie sollten vermieden werden.

27.7 Perkutane Strahlentherapie

Nach vollständiger Tumorentfernung und Thyreoidektomie (R0-Resektion) und adäquater Radiojodtherapie kann bei differenzierten Karzinomen durch eine adjuvante perkutane Strahlentherapie die Prognose nicht verbessert werden (92), möglicherweise hat die adjuvante Strahlentherapie sogar einen ungünstigen Einfluss (92).

Eine Strahlentherapie kann allenfalls bei verbliebenen mikroskopischen oder makroskopischen Tumorresten (R1- oder R2-Resektion), wenn die operative Entfernung (Reoperation) und/oder die Ausschaltung mit Radiojod nicht möglich sind, indiziert sein. In der Regel wird eine Referenzdosis von 50–60 Gy im Bereich der regionalen Lymphabflussgebiete und von 60–66 Gy im primären Tumorausbreitungsgebiet, dem so genannten Schilddrüsenbett, verabreicht, wobei der höhere Wert bei makroskopischen Tumorresten im jeweiligen Zielvolumen gilt (42).

„Kurzgefasste interdisziplinäre Leitlinien 2000"

Zuckschwerdt-Verlag, München

Maligne Tumoren der Schilddrüsen

Radioiodtherapie

Ziel der Radioiodtherapie (RIT) nach Thyreoidektomie ist neben der Ablation von evtl. noch vorhandenem restlichem Schilddrüsengewebe (z. B. Lobus pyramidalis) der Nachweis bzw. Ausschluss von speichernden Lymphknoten- und Fernmetastasen.
Keine Indikation zur RIT stellen das solitäre papilläre Mikrokarzinom (pT1a, N0, M0; Durchmesser ≤ 1,0 cm) nach eingeschränkter radikaler Operation sowie das medulläre und anaplastische Karzinom dar.

Kontraindikationen

Gravidität (die bei Frauen im gebärfähigen Alter durch einen Schwangerschaftstest auszuschließen ist) und Stillperiode.
Nach RIT: Kontrazeption für 6 bis 12 Monate!
Die *vorbereitende Diagnostik* erfolgt 3 bis 4 Wochen nach der Thyreoidektomie. Dabei soll der basale TSH-Spiegel über 30 mU/l liegen, zwischenzeitlich sind Hormonsubstitution bzw. Applikation iodhaltiger Medikamente oder Kontrastmittel zu vermeiden.
Diagnostik vor RIT:
- Zwischenanamnese und klinische Untersuchung
- Labor: Thyreoglobulin mit Wiederfindung, Blutbild, Calcium
- Hals-Sonographie
- Radioiodtest (^{131}I: 10 – 20 MBq):
  mit Uptake-Messung nach 24 Std. (Bei einem Uptake > 20 % sollte eine Reoperation diskutiert werden!)
  mit Szintigraphie der Halsregion und bei Verdacht auf Fernmetastasen
  Ganzkörperszintigraphie unter Verwendung höherer ^{131}I-Aktivitäten.

Durchführung
In Deutschland ist die RIT nach Richtlinie Strahlenschutz in der Medizin grundsätzlich nur unter stationären Bedingungen möglich.
- Standardaktivität (1 – 3 GBq ^{131}I) oder individuelle Aktivitätsabschätzung (nach Marinelli) für eine Herddosis > 300 Gy
- Messung der individuellen Kapselaktivität unmittelbar vor Applikation
- Tägliche intratherapeutische Aktivitätsmessung des Patienten zur Dosimetrie
- Ganzkörperszintigraphie zum endgültigen Staging (am Entlassungstag, jedoch nicht früher als 72 Std. nach Applikation)

Nebenwirkungen
Frühe: (8 – 14 Tage nach Abschluss der RIT)
- lokale schmerzhafte Schwellung der Restschilddrüse, des Tumors bzw. der Metastasen (Häufigkeit: 10 – 20 %, abhängig von der Gewebsmasse),
- passagere Gastritis (Häufigkeit ca. 30 %),
- passagere Knochenmarksveränderungen mit Thrombo-/Leukozytopenie (Häufigkeit bis zu 70 %, abhängig von der Therapieaktivität) sowie
- radiogene Sialadenitis (Häufigkeit ca. 30 %).

Späte:
- Sicca-Syndrom (Häufigkeit 10 – 20 %),
- Knochenmarkdepression (Häufigkeit abhängig von der kumulativen Aktivität; sehr selten von klinischer Relevanz),
- Leukämie mit einer Latenz von 5 und mehr Jahren (Häufigkeit abhängig von der kumulativen Therapieaktivität: ca. 1 %) sowie
- Azoospermie (sehr selten; Häufigkeit abhängig von der kumulativen Therapieaktivität).

„Kurzgefasste interdisziplinäre Leitlinien 2000"

Zuckschwerdt-Verlag, München

Maligne Tumoren der Schilddrüsen

Perkutane Strahlentherapie

Eine perkutane Strahlentherapie ist indiziert
1. nach Thyreoidektomie eines auf die Schilddrüse beschränkten undifferenzierten Karzinoms;
2. nach Verbleiben eines mikroskopischen oder makroskopischen Tumorrests (R1- oder R2-Resektion) eines differenzierten Schilddrüsenkarzinoms, wenn die operative Entfernung (Reoperation) und/oder eine Ausschaltung mit Radioiod nicht möglich sind.

In der Regel wird eine Referenzdosis von 50 – 60 Gy im Bereich der regionalen Lymphabflusswege und von 60 – 66 Gy im primären Tumorausbreitungsgebiet, dem sog. „Schilddrüsenbett", verabreicht. Der obere Dosiswert gilt bei makroskopischem Tumorrest im jeweiligen Zielvolumen.

Adjuvante perkutane Strahlentherapie

Nach R0-Resektion und adäquater Radioiodtherapie differenzierter Karzinome ist in der Regel eine adjuvante perkutane Strahlentherapie nicht erforderlich. Sollte sie in Studien erwogen werden, ist ein negativer szintigraphischer Befund Voraussetzung.
Nach operativer Therapie des medullären Karzinoms ist die Wirksamkeit einer adjuvanten perkutanen Strahlentherapie nicht erwiesen.

27.8 Therapie des lokoregionären Rezidivs

Bei einem lokoregionären Rezidiv ist zwischen einem Rezidiv im bereits voroperierten bzw. im noch nicht operierten Bereich sowie einem Rezidiv bei gleichzeitigem Vorliegen von Fernmetastasen zu differenzieren. Liegt ein laterales Halslymphknotenrezidiv in nicht voroperiertem Gebiet vor, erfolgt die systematische laterale Halslymphknotenentfernung von einem Schnitt, der von der Kocher-Kragenschnittnarbe ausgeht und entlang des medialen Randes des M. sternocleidomastoideus zum Kieferwinkel führt.

Lymphknoten- und Tumorrezidive im zentralen, voroperierten Kompartment werden durch isolierte Resektion soweit möglich unter Schonung des N. recurrens ausgeschaltet. An den Wiederholungseingriff schließt sich die Radiojoddiagnostik und bei Nachweis speichernden Gewebes eine Radiojodtherapie an.

Liegen bei einem lokoregionären Rezidiv gleichzeitig Fernmetastasen vor, ist abhängig von der Tumormasse primär eine Radiojodtherapie zu erwägen. Bei aggressivem, irresektablem oder nicht vollständig reseziertem und nicht speicherndem Lokalrezidiv kann versucht werden, durch eine perkutane Strahlentherapie im Einzelfall kombiniert mit einer Chemotherapie (s. u.) Einfluss auf den Erkrankungsverlauf zu nehmen.

27.9 Therapie von Fernmetastasen

Nur bei solitären Fernmetastasen in Knochen, Lunge oder Leber ist die vollständige operative Entfernung sinnvoll und anzustreben. Sofern Inoperabilität besteht oder multiple Metastasen vorliegen, erfolgt bei speichernden Metastasen eines papillären oder follikulären Karzinoms eine Radiojodtherapie.

Eine vollständige Metastasenrückbildung ist nicht ungewöhnlich und kann bei Patienten mit *Lungenmetastasen* in bis zu 36 % eintreten (71). Patienten mit kleinen, radiologisch nicht nachweisbaren Herden haben bessere Überlebenschancen als solche mit großen Herden. Patienten mit mikronodulären Metastasen sind meist jünger und haben ein papilläres Schilddrüsenkarzinom, das in mehr als 80 % Jod aufnimmt. Patienten über 40 Jahre haben im Allgemeinen eine schlechtere Prognose. Situationsabhängig ist die Resektion einzelner Lungenmetastasen im Anschluss an die Radiojodtherapie sinnvoll (31).

Bei *ossären Metastasen* ist unabhängig vom Vorliegen weiterer Metastasen bei eingetretener oder drohender Fraktur die Resektion mit nachfolgender Osteosynthese sinnvoll, da die Patienten häufig eine lange Lebenserwartung haben und die Ergebnisse der Radiojodtherapie unbefriedigend sind.

Die *perkutane Strahlentherapie* ist indiziert zur symptomatischen Therapie bei fehlender oder unzureichender Radiojodspeicherung. Je nach Lokalisation der Metastasen können Bestrahlungsdosen von 30 Gy (10 × 3 Gy) in 2 Wochen oder 45–50 Gy (25 × 1,8–2 Gy) in 5 Wochen verabreicht werden (42).

Bei *diffuser Metastasierung* differenzierter Schilddrüsenkarzinome haben die bisher angewandten Chemotherapien keine überzeugenden Resultate erbracht. Die Ansprechraten der einzelnen Substanzen liegen bei etwa 30 % (Doxorubicin 30 %, Bleomycin 30 %, Cisplatin 30 %, Folsäureantagonisten 21 %, Fluorouracil 14 %, Cyclophosphamid 15 %). Epirubicin und Aclarubicin haben vergleichbare Wirkungen. Aufgrund der geringeren Toxizität bei ähnlicher Wirksamkeit sollte bei der Behandlung diffus metastasierter differenzierter Schilddrüsenkarzinome die Monotherapie mit Adriamycin (Doxorubicin) gegenüber einer Polychemotherapie bevorzugt werden (82).

In einer Zusammenstellung verschiedener Studien wurde unter dieser Therapie bei 33–39 % der Fälle eine partielle Remission gesehen (1). Eine gute Verträglichkeit ist in der Regel gegeben. Anzustreben sind 60–150 mg Doxorubicin/m² Körperoberfläche alle 3 Wochen. Alternativ können auch 10 mg/m² wöchentlich verabreicht werden. Die Gesamtdosis sollte 550 mg/m² nicht überschreiten. Ein Einfluss auf das Gesamtüberleben ist nicht erwiesen, was die Indikation einschränkt und situationsabhängig für die Bevorzugung supportiver Maßnahmen spricht (82).

27.10 Hormontherapie

Bei papillärem und follikulärem Karzinom ist die Gabe von Levothyroxin in TSH-suppressiver Dosierung lebenslang erforderlich (basaler TSH-Spiegel 0,1–0,2 mU/l) (42).

27.11 Nachsorge

Langzeitbeobachtungen bei Patienten mit differenziertem Karzinom haben ergeben, dass die Rezidivwahrscheinlichkeit, entsprechend der altersabhängigen Tumorbiologie, bei Kindern und Jugendlichen besonders hoch ist, in den mittleren Altersstufen abfällt, um bei über 50-Jährigen wieder anzusteigen. Etwa 80 % der Tumorrezidive treten in den ersten 10 postoperativen Jahren auf, die restlichen zu einem noch späteren Zeitpunkt (58). Dies begründet eine lebenslange Nachsorge beim Schilddrüsenkarzinom mit dem Ziel, die Hormonsubstitution zu überwachen und Tumorrezidive frühzeitig zu erfassen.

In einer retrospektiven Untersuchung war die Prognose wesentlich günstiger, wenn das Rezidiv mittels Radiojoddiagnostik und nicht aufgrund der klinischen Untersuchung erfasst wurde (17). Prospektiv randomisierte Studien hierzu liegen nicht vor. Bei 25,3 % (18) der Patienten mit papillärem Karzinom ist ein Tumorrezidiv zu erwarten, wobei das Risiko mit zunehmendem Tumorstadium ansteigt (9,3 % bei auf Schilddrüse be-

„Kurzgefasste interdisziplinäre Leitlinien 2000"

Zuckschwerdt-Verlag, München

Maligne Tumoren der Schilddrüsen

Nachsorge

Medikamentöse Therapie

Bei papillärem und follikulärem Karzinom erfolgt die Gabe von Levothyroxin in TSH-suppressiver Dosierung (basaler TSH-Spiegel 0,1 – 0,2 mU/l bzw. niedrig normal bei nicht differenziertem Karzinom) lebenslang.
Beim medullären und undifferenzierten Karzinom ist die Substitutionsdosis richtig gewählt, wenn das basale TSH im Normbereich liegt. Erfahrungswert: ca. 150 µg Levothyroxin pro Tag.

Nachsorge bei differenzierten Karzinomen

Die Nachsorge differenzierter Schilddrüsenkarzinome sollte risikoorientiert und lebenslang durchgeführt werden. Das halbjährlich, nach 5 Jahren jährlich durchzuführende Basisprogramm umfasst: Anamnese, klinischen Befund, Sonographie des Halsbereichs und die Bestimmung des Thyreoglobulinspiegels. Die ^{131}Iod-Ganzkörperszintigraphie erfolgt 3 bis 4 Monate nach der Radioiodtherapie sowie 1 Jahr danach. Nur bei Patienten mit erhöhtem Risiko wird ein ^{131}Iod-Ganzkörperszintigramm etwa alle 2 Jahre empfohlen. Bei Anstieg des Thyreoglobulins (Tg) dienen zur Lokalisation des Rezidivs ^{131}Iod-Ganzkörperszintigraphie, Sonographie und Computertomographie von Hals und Thorax, die Sonographie des Abdomens und die ^{18}F–FDG-PET oder ^{99m}Tc-MIBI-Szintigraphie.

Nachsorge bei medullärem Karzinom

Nach Operation eines medullären Karzinoms muss eine hereditäre Form durch Familienscreening belegt oder ausgeschlossen werden und beim betroffenen Patienten die Suche nach assoziierten Endokrinopathien (Phäochromozytom, primärer Hyperparathyreoidismus) erfolgen.
Die Nachsorge bei medullärem Karzinom schließt in der Verlaufskontrolle die Bestimmung des Kalzitoninspiegels und des CEA-Werts im Serum ein. Bei Anstieg der Tumormarker kann die weitere Abklärung durch ^{18}F–FDG-PET oder ^{n111}Octreotid-Szintigraphie erfolgen.

schränktem Tumor bis 50% bei metastasiertem Karzinom). Am häufigsten sind lokoregionäre (81%) Rezidive, seltener Fernmetastasen (13%) oder kombinierte Rezidive (6%) (17).

Derzeit wird eine risikoorientierte Nachsorge bei differenzierten Schilddrüsenkarzinomen empfohlen, die halbjährlich, nach dem 5. Jahr jährlich, ein Basisprogramm umfasst. Bei Patienten mit erhöhtem Risiko (pT4, N0–1, M0, pTx, Nx, M1) wird ein Jod-Ganzkörperszintigramm alle 2 Jahre bis zum 5. postoperativen Jahr empfohlen (Tab. 27.**L1**).

Bei einem Anstieg des Thyreoglobulins dienen zur Lokalisation des Rezidivs die Radiojod-Ganzkörperszintigraphie, die Sonographie vom Hals, evtl. in Kombination mit der Feinnadelpunktion, die Röntgenthoraxaufnahme, und die MRT-Untersuchung von Hals und Thorax und die Sonographie des Abdomens. Die Technetium-99-Metajodbenzylguanidin-(MIBG-)Szintigraphie kann insbesondere nicht Radiojod speichernde, aber Thyreoglobulin produzierende Rezidive nachweisen (67).

Zunehmend dürfte die 118-FDG-(Fluordeoxyglukose-)PET bei Verdacht auf ein Rezidiv Bedeutung erhalten.

27.12 Prognose

Zur Beurteilung der Prognose des *papillären Schilddrüsenkarzinoms* (Tab. 27.**7**) wurden u. a. die AGES-Klassifikation (age, grade, extent und size [36]) und die AMES-Klassifikation (age, metastases, extent, size [10]) vorgeschlagen (Tab. 27.**6**). In der AGES-Klassifikation sprechen ein Alter unter 40 Jahre (Männer) bzw. 50 Jahre (Frauen), ein gut differenzierter Tumor, die Begrenzung des Tumorwachstums auf die Schilddrüse und eine Tumorgröße von unter 4 cm für eine günstige Prognose. In der AMES-Klassifikation wurde das Grading durch das Fehlen von Fernmetastasen als günstiger Prognosefaktor ersetzt.

Beide Klassifikationen erlauben eine Beurteilung der Prognose. In der Low-Risk-Gruppe beträgt das Risiko am papillären Karzinom zu versterben unter 5%, in der High-Risk-Gruppe 40% (14). In Deutschland wird vorwiegend das TNM-System verwendet, das als Altersgrenze das 45. Lebensjahr zugrunde legt.

Der Ausdehnung des Eingriffs kommt im Vergleich zu den genannten Faktoren geringe Bedeutung zu. In einer Erhebung aus den USA (41) ergaben sich ebenso wie in anderen Studien (13) keine signifikanten Unterschiede der 5-Jahres-Überlebensrate in Abhängigkeit vom Resektionsverfahren, wobei offen bleibt, inwieweit eine postoperative Radiojodtherapie und eine langfristigere Verlaufsbeobachtung für die Ergebnisse von Bedeutung sind.

Die Prognose des *follikulären Karzinoms* (Tab. 27.**8**) wird teilweise ungünstiger (10-Jahres-Überlebensrate von 79%, 20-Jahres-Überlebensrate von 65% [101]), teilweise ähnlich wie die bei papillärem Karzinom gesehen (58). Entscheidende prognostische Faktoren sind das Alter (unter bzw. über 40 Jahre) und das Tumorstadium (101). Nicht eindeutige Faktoren sind Geschlecht, Tumorgröße und Kapselinvasion. Offen ist auch beim follikulären Karzinom die Bedeutung der Ausdehnung des Ersteingriffs für die Prognose.

Die Bedeutung der *Radiojodtherapie* für die Prognose wurde in mehreren, nichtrandomisierten Studien nachgewiesen. In einer retrospektiven Untersuchung des MD Anderson Cancer Center an 1599 Patienten mit gut differenziertem Schilddrüsenkarzinom (78) war das tumorfreie Überleben in erster Linie von der Durchführung einer Radiojodtherapie abhängig. Mazzaferri et al. (58) konnten nach Thyreoidektomie bei Patienten des Stadium II und III nach Radiojodtherapie eine niedrigere tumorspezifische Mortalität (3 versus 9%) und eine niedrigere Rezidivrate (16 versus 38%) als ohne Radiojodgabe nachweisen. Ähnliche Ergebnisse stammen von De Groot et al. (18).

Tabelle 27.**6** Klassifikationen differenzierter Schilddrüsenkarzinome

AGES	AMES	MACIS
Age	Age	Age
Grade	Metastases	Metastases
Extent	Extent	Completeness of surgery Invasion of adjacent tissue
Size	Size	Size

Tabelle 27.**7** Prognose bei papillärem Schilddrüsenkarzinom

Papilläres Karzinom		Überlebensraten		
	n	10 Jahre	20 Jahre	30 Jahre
Mazzaferi (1994)	1077	92%	84%	78%
Pelizzo (1997)	677	94%	89%	
Literaturzusammenstellung (1997)	4460	81% (71–90)	–	
Knijpens (1998)	149	79%	68%	
Sebastian (2000)	200	90%	84%	

Tabelle 27.**8** Prognose beim follikulären Schilddrüsenkarzinom

Follikuläres Karzinom		Überlebensraten		
	n	10 Jahre	20 Jahre	30 Jahre
Mazzaferi (1994)	278	87%	78%	70%
Literaturzusammenstellung (1997)	1779	67% (53,5–71,5)		
Knijpens (1998)	111	59%	53%	
Zidan (2000)	82	79%	6	

27.13 Undifferenziertes (anaplastisches) Karzinom

27.13.1 Epidemiologie und Ätiologie

Die Inzidenz des undifferenzierten (anaplastischen) Karzinoms der Schilddrüse ist in den letzten Jahrzehnten auf derzeit etwa 4% zurückgegangen, was mit der besseren Jodversorgung in Zusammenhang gebracht wird. Das Geschlechtsverhältnis weiblich zu männlich beträgt 2 zu 1. Der Tumor tritt vor dem 35. Lebensjahr selten, dann linear zunehmend auf. 40% der Erkrankten sind älter als 70 Jahre (40).

Der Übergang differenzierter Tumoren in entdifferenzierte und anaplastische Formen wird diskutiert. Daneben wird ursächlich für das Auftreten des undifferenzierten (anaplastischen) Karzinoms die Jodunterversorgung angesehen, jedoch kann der Tumor auch ohne präexistente Erkrankung de novo entstehen, ohne dass diesen Entstehungsmechanismen prognostische Bedeutung zukommt.

27.13.2 Pathologie

Undifferenzierte (anaplastische) Karzinome sind *aggressive Tumoren*, die bei mehr als der Hälfte der Patienten bereits bei Diagnosestellung die Organgrenzen überschritten, zu Tumorthromben in den großen Halsvenen und in bis zu 50% (54) zu Fernmetastasen geführt haben. Sie sind nicht gekapselt und zeigen mikroskopisch spindelige, riesenzellige oder plattenepithelartige („squamoide") Wachstumsformen.

Ausgedehnte Nekrosen, eine hohe Mitoserate und Infiltration in benachbarte Strukturen sind typisch. Abzugrenzen ist insbesondere beim kleinzelligen, undifferenzierten Karzinom ein malignes Lymphom, was oft erst nach immunhistochemischer Untersuchung und in der Regel nicht im Schnellschnitt möglich ist. Nicht selten – 24–89% (54) – finden sich auch Anteile eines gut differenzierten Karzinoms.

Orte der *Fernmetastasierung* waren bei Diagnosestellung die Lunge (25%), Knochen (4%), entfernte Lymphknoten (4%) und die Leber (2%) (40); in anderen Serien fanden sich Lungenmetastasen in 88% und Knochenmetastasen in 15% bezogen auf Patienten mit Fernmetastasen (96).

27.13.3 Diagnostik

Die Verdachtsdiagnose ergibt sich aufgrund des raschen Tumorwachstums am Hals (60% [96]) oder einer vorbestehenden Struma (11%), wobei entsprechend dem infiltrativen Wachstum häufig zusätzliche Symptome bestehen wie:

- Dyspnoe,
- Heiserkeit,
- Schmerzen,
- Stridor und, wenn auch seltener,
- Gewichtsverlust.

Die Diagnostik hat neben dem Malignomnachweis die Klärung der lokalen Tumorausdehnung, der Resektabilität sowie des Vorliegens von Fernmetastasen zum Ziel. Neben der Sonographie erfolgt die Kernspintomographie des Halses und des Mediastinums nativ und mit Kontrastmittel. Allerdings ist die Beurteilung der Resektabilität mit diesen Verfahren nur mit Einschränkung möglich. Befundabhängig werden die Speiseröhre und die Trachea untersucht, um eine Infiltration ins Lumen, was in der Regel Irresektabilität bedeutet, abzuklären. Eine Schilddrüsenszintigraphie ist bei Verdacht auf ein anaplastisches Karzinom unnötig.

Entsprechend der Häufigkeit von Fernmetastasen erfolgt neben der Röntgen-Thoraxaufnahme die MRT- oder CT-Untersuchung des Thorax sowie die perkutane Sonographie der Leber. Weitere Maßnahmen (Knochenszintigraphie, Schädel-CT u. a.) erfolgen bei klinischem Verdacht auf Fernmetastasen.

Für das weitere Vorgehen ist die Kenntnis des pathohistologischen Befundes, insbesondere die Abgrenzung zu einem malignen Lymphom, das primär einer Radio- oder Radiochemotherapie zugeführt werden kann (s. u.) bedeutsam. Zytologisch ist der maligne Charakter des zugrunde liegenden Tumors meist eindeutig abzuklären.

Weniger eindeutig ist die Diagnose der Tumorentität, sodass diese im Zweifelsfall nach operativer Freilegung und Biopsie, evtl. auch Thyreoidektomie, geklärt werden muss.

27.13.4 Therapie

Die Therapie von Patienten mit undifferenziertem (anaplastischem) Karzinom ist vorwiegend palliativ, da zum Diagnosezeitpunkt meist ein fortgeschrittenes Tumorstadium vorliegt (T4-Kategorie 78 % (72) bis 100 % (54), das Tumorwachstum und die Prognose nur gering beeinflussbar und die Patienten wenig belastbar sind.

Vorrangiges Therapieziel ist die Kontrolle des lokoregionären Tumorwachstums, um ein Ersticken des Patienten, die häufigste Todesursache, zu vermeiden. Hierzu dienen die operative Resektion und multimodale Therapiekonzepte.

Operative Therapie

Ein operatives Vorgehen ist primär indiziert bei auf die Schilddrüse beschränktem Tumor und Fehlen von Fernmetastasen. In dieser Situation erfolgt in der Regel die Thyreoidektomie mit zentraler und lateraler Lymphknotendissektion bei nachgewiesenem Befall. Wegen des hohen lokoregionären Rezidivrisikos, auch nach R0-Resektion, empfiehlt es sich, eine adjuvante Strahlentherapie (50–60 Gy) frühestmöglich, d. h. nach Abschluss der Wundheilung, anzuschließen, wobei offen ist, ob hierdurch die Prognose beeinflusst werden kann (54).

In aller Regel liegen zum Diagnosezeitpunkt ein fortgeschrittenes Tumorstadium mit Infiltration umgebender Strukturen (T4-Kategorie) und in bis zu 50 % Fernmetastasen vor. Wegen des hohen operativen Risikos und der ungünstigeren Prognose sind in dieser Situation ausgedehnte Eingriffe unter Mitentfernung von Teilen der Trachea oder des Ösophagus nicht gerechtfertigt. Vertretbar ist die Mitentfernung von Anteilen der Halsmuskulatur, wenn hierdurch eine R0-Resektion erzielt werden kann.

Andernfalls empfiehlt sich die Beendigung des Eingriffs als Probefreilegung und die Durchführung eines multimodalen Therapiekonzepts. Durch einen Tracheal-Stent kann eine tumorbedingte Trachealstenose oft erweitert und ein Tracheostoma damit umgangen werden.

Multimodale Therapie

Durch präoperative Chemo- und Strahlentherapie, gefolgt von einer Tumorresektion (Debulking) ist eine verbesserte lokoregionäre Tumorkontrolle möglich (68) und damit oft ein Tracheostoma vermeidbar (45, 68, 94) (Abb. 27.**6**). Unter der Therapie mit Adriamycin sowie einer fraktionierten prä- und postoperativen Strahlentherapie waren nach Tumorreduktion bei 16 von 33 Patienten (48 %) kein Lokalrezidiv und in 4 von 33 Kranken eine Vollremission von mehr als 2 Jahren zu verzeichnen.

Die Kombinationsbehandlung hat jedoch die mediane Überlebensrate von 3,5–4,5 Monaten nur wenig beeinflusst (94).

Das multimodale Therapiekonzept ist indiziert bei Patienten mit lokal fortgeschrittenem Tumor und relativ gutem Allgemeinzustand. In Anbetracht der Seltenheit des Tumors sollte die Behandlung möglichst unter Studienbedingungen an Zentren erfolgen.

Adjuvante Chemotherapie

Der Wert einer adjuvanten Chemotherapie ist bisher nicht erwiesen.

27.13.5 Fernmetastasen

Undifferenzierte (anaplastische) Schilddrüsentumoren sind häufig chemotherapieresistent. Als wirksamste Chemotherapie gilt Doxorubicin, gegebenenfalls in Kombination mit Cisplatin, sodass bei Vorliegen von Fernmetastasen ein entsprechender Behandlungsversuch vertretbar ist (82). In-Vitro- und In-Vivo-Studien haben gezeigt, dass auch Paclitaxel das Tumorwachstum anaplastischer Schilddrüsenkarzinome beeinflussen kann, ohne jedoch die Überlebensrate entscheidend zu verbessern (2).

Erste experimentelle Untersuchungen wiesen einen positiven Effekt von 13cis-Retinsäure auf die Redifferenzierung von Tumorzellen nach. Retinsäure stimuliert die 5-Dejodase-Aktivität, die das biologisch inaktive T4 in das aktive T3 umwandelt und somit eine indirekte Jodaufnahme bewirkt. Diese adjuvante Therapie könnte zur Behandlung nicht Jod speichernder Metastasen herangezogen werden.

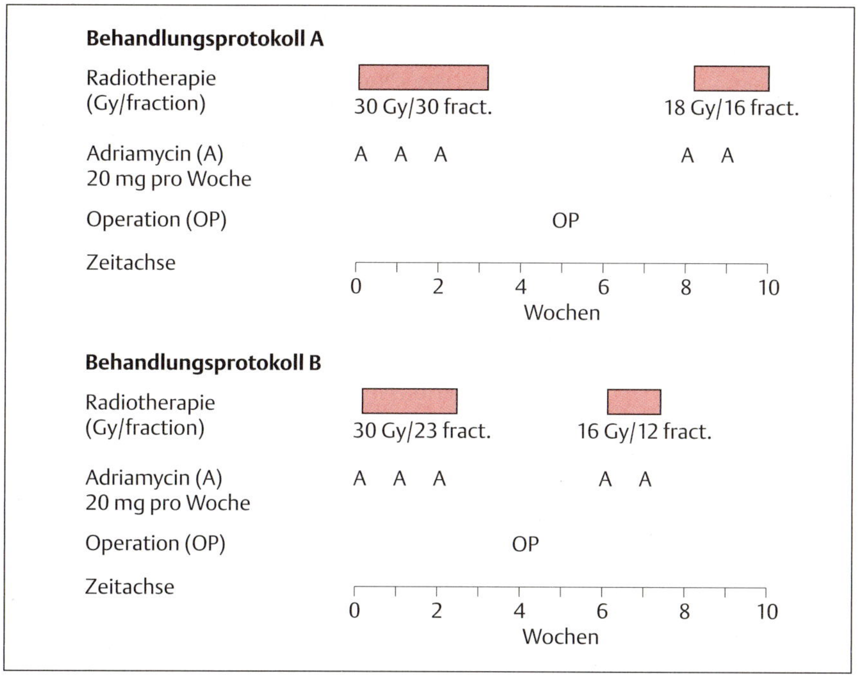

Abb. 27.**6** Multimodale Therapie bei anaplastischem Schilddrüsenkarzinom (nach 94).

In einer Studie (87) konnte gezeigt werden, dass die thyreoidale Jodaufnahme bei etwa der Hälfte der Patienten (mit differenziertem und undifferenziertem Schilddrüsenkarzinom) gesteigert werden kann, wobei derzeit offen ist, ob hierdurch eine Beeinflussung des Krankheitsverlaufs von undifferenzierten Tumoren möglich wird.

27.13.6 Palliativmaßnahmen

Bei der schlechten therapeutischen Beeinflussbarkeit stehen meist supportive Maßnahmen im Vordergrund. Eine Beseitigung der tumorbedingten Trachealstenose ist häufig mithilfe eines Tracheal-Stents möglich, evtl. unterstützt durch eine palliative Strahlentherapie (60,8 Gy in 20–24 Tagen). Hierdurch ist in 59 % eine partielle oder komplette Remission zu erwarten (n=21), die mediane Überlebensrate betrug in dieser Untersuchung (63) 10 Wochen.

27.13.7 Prognose

Die Prognose des undifferenzierten (anaplastischen) Karzinoms ist ungünstig. Nach einer Literaturzusammenstellung von Ain (2) beträgt die mittlere Überlebenszeit 2,5–7,4 Monate und die mediane Überlebenszeit 4–12 Monate (Tab. 27.**9**). Ein Drittel der Patienten verstirbt kurz nach Diagnosestellung (54). Bei weniger als der Hälfte der Patienten ist eine R0-Resektion möglich. Nach R0-Resektion ist die Prognose günstiger (5-Jahres-Überlebensraten von 15 ± 5 %) als nach R1- oder R2-Resektion (5-Jahres-Überlebensrate: 0 [72]). Das Risiko der Operation ist höher (Morbidität 17 %, Letalität 6–10 %) als bei Patienten mit differenziertem Schilddrüsenkarzinom.

Prognostisch günstige Faktoren sind das Alter unter 65 Jahren (54), eine Tumorgröße unter 6 cm und das Fehlen von Fernmetastasen. Den verschiedenen morphologischen Tumortypen kommt keine prognostische Bedeutung zu (96).

Tabelle 27.**9** Ergebnisse der multimodalen Therapie bei anaplastischem Schilddrüsenkarzinom (Karolinska Hospital, Nilsen 1998)

	n	Chemotherapie	Radiotherapie	OP	Überlebende
1971–1972	7	Methotrexat	30–40 Gy	0	0
1973–1975	9	BCF	46 Gy	2 (22 %)	1
1975–1983	26	BCF	46 Gy	14 (54 %)	3
1983–1988	13	Doxorubicin	46 Gy	7 (54 %)	2
1989–1993	14	Doxorubicin	46 Gy	8 (57 %)	1
1994–1997	12	Doxorubicin	46 Gy präop.	11 (92 %)	1

BCF: Bleomycin, Cyclophosphamid, 5-Fluorouracil

27.14 Gering differenziertes (insuläres) Karzinom

Von Carcangiu et al. wurden 1984 (12) das gering differenzierte Karzinom (insuläres Karzinom) als eigene Entität vom undifferenzierten (anaplastischen) Karzinom unterschieden. Mit einer Häufigkeit von bis zu 3% wird es morphologisch und biologisch zwischen den differenzierten und undifferenzierten (anaplastischen) Karzinomen eingestuft, wobei angenommen wird, dass gut differenzierte Karzinome durch Dedifferenzierung in gering differenzierte und schließlich in undifferenzierte (anaplastische) Tumoren übergehen können (51).

Patienten mit gering differenziertem Karzinom sind im Mittel jünger (65 versus 70 Jahre) als Kranke mit undifferenziertem (anaplastischem) Tumor, haben eine kleinere Geschwulst (5 cm versus 8 cm), häufiger einen einseitigen Schilddrüsenbefall und eine *günstigere Prognose* (5-Jahres-Überlebensrate 46% versus 15%, 10-Jahres-Überlebensrate 42% versus 3%). Molekularbiologisch ist *P53*, dem Bedeutung für die Tumordedifferenzierung zukommt, häufiger beim anaplastischen Karzinom (ca. 50%) als beim gering differenzierten Karzinom (20%) nachweisbar.

Therapeutisch ist bei dem eher lokoregionär begrenzten Tumorwachstum ein aggressives, operatives Vorgehen (Thyreoidektomie) angezeigt, wobei vereinzelt ergänzend auch eine Radiojodtherapie erfolgt (51). Eine Abgrenzung der beiden Tumorentitäten erfolgt häufig nicht, was die Unterschiede der Ergebnisse bei undifferenzierten (anaplastischen) Karzinomen in den einzelnen Studien erklärt. In Anbetracht der tumorbiologischen Unterschiede erscheint jedoch die Differenzierung zwischen den beiden Tumorentitäten sinnvoll.

27.15 Medulläres Karzinom

27.15.1 Epidemiologie und Ätiologie

Beim medullären Karzinom ist das Überwiegen des weiblichen Geschlechts geringer ausgeprägt (3 zu 2) als bei den differenzierten Karzinomen. Es sind alle Altersstufen betroffen, bei familiär bedingter Erkrankung jedoch vorwiegend jüngere Erwachsene (15.–20. Lebensjahr). Das medulläre Karzinom ist nicht mit einer Strahlenexposition assoziiert. Es tritt in 60–70% als *sporadische*, nichtfamiliäre, meist unilaterale Form und in 30–40% in 3 verschiedenen *hereditären Entitäten* auf: als familiäres medulläres Karzinom im Rahmen eines *MEN-IIa-* bzw. *MEN-IIb-Syndroms* (8) oder ausschließlich als *familiäres medulläres Karzinom*.

> **!** Dabei gelten die folgenden Definitionen:
> *MEN IIa*: Familien mit medullärem Thyreoidalkarzinom (MTC) und Phäochromozytom und/oder primärem Hyperparathyreoidismus (pHPT).
> *MEN IIb*: Familien mit MTC mit oder ohne Phäochromozytom, aber ohne pHPT sowie Ganglioneurose, Skelettveränderungen, marfanoider Habitus.
> *Familiäres medulläres Thyreoidalkarzinom* (FMTC): Familien mit mindestens 4 MTC-Betroffenen ohne Phäochromozytom oder pHPT.

Pathogenetisch liegt den *hereditären Formen* eine Onkogenaktivierung (im Gegensatz zum MEN-I-Syndrom, wo ein Funktionsverlust eines Tumorsuppressorgens vorliegt) durch Punktmutationen des so genannten *RET*-Protoonkogens vor. Dieses Gen ist auf dem Chromosom 10 lokalisiert und besteht aus 21 Exons. Das *RET*-Protoonkogen kodiert für einen membranständigen Rezeptor mit Tyrosinkinase-Aktivität. Der Ligand ist GDNF (glial-cell derived neutrotrophic growth factor). Die Mutationen bewirken eine permanente ligandenunabhängige Aktivierung der Rezeptor-Tyrosinkinase-Aktivität mit der Folge der Zellproliferation und der Tumorbildung in den beschriebenen endokrinen Organen.

Ein defektes Allel bzw. ein mutationstragendes *RET*-Protoonkogen ist ausreichend, um zur Erkrankung zu führen (autosomal dominante Vererbung). Die verschiedenen hereditären Formen unterscheiden sich durch die Lokalisation der Punktmutationen und sind spezifisch. Molekulargenetische Untersuchungen erlauben damit die zuverlässige Identifizierung der Krankheitsträger, sodass bereits im Vorschulalter die präventive Thyreoidektomie erfolgen kann und soll.

Oft ist allerdings zum Diagnosezeitpunkt eines medullären Karzinoms die familiäre Genese unklar, sodass bei allen Patienten mit medullärem Karzinom eine genetische Untersuchung erfolgen sollte. In 5–10% der vermeintlich sporadischen Tumoren kann dadurch der hereditäre Charakter identifiziert werden (43).

27.15.2 Pathologie

Medulläre Karzinome leiten sich von den parafollikulären Zellen (C-Zellen), embryologisch von der Neuralleiste stammend, ab. Die Zellen gehören zum APUD-System, enthalten u. a. Chromogranin und die neuronenspezifische Enolase, sind in der Lage, eine Reihe von Peptiden zu bilden und vorwiegend im dorsalen Kapselbereich des oberen und mittleren Drittels der Schilddrüse lokalisiert.

Medulläre Karzinome zeigen ein umschriebenes oder auch infiltratives Wachstum. Mikroskopisch finden sich verschiedene Zellformen. Bei 75% lassen sich im Stroma Amyloidablagerungen nachweisen. Die histologische Diagnose wird durch den immunhistochemischen Nachweis von Kalzitonin bestätigt, wobei ein geringer Anteil von sich anfärbenden Zellen (unter 25%) auf ein aggressives Wachstum schließen lässt (25).

Tabelle 27.**10** Häufigkeit von Lymphknotenmetastasen bei medullären Karzinomen in Abhängigkeit vom Tumorsitz (64)

	Lymphknotenmetastasen		
	zentral	**ipsilateral**	**kontralateral**
Unilateraler Tumor (n=32)	26/32 (81 %)	26/32 (81 %)	14/32 (44 %)
Bilateraler intrathyreoidaler Tumor (n=41)	32/41 (78 %)	29/41 (71 %)*	20/41 (49 %)

* bezogen auf den größten Tumor

Diagnostisch hinweisend ist auch der immunhistochemische CEA-Nachweis, insbesondere bei fehlender Kalzitoninexpression. Neben Kalzitonin lassen sich in den Tumorzellen eine Reihe von Peptidhormonen, z. B. ACTH, gelegentlich auch Mucin und Melanin, nachweisen.

Entgegen früheren Untersuchungen, wonach die sporadische Form des medullären Karzinoms meist unilateral und die hereditäre Form meist bilateral auftreten, haben neuere Untersuchungen bei hereditären Karzinomen in 85 %, aber auch bei sporadischen Karzinomen in 65 % bilaterale Tumoren nachgewiesen (43). Systematische Untersuchungen zum Lymphknotenbefall ergaben bei palpablem unilateralem Tumor in 81 % eine Beteiligung der zentralen, gleichfalls in 81 % der ipsilateralen und in 44 % der kontralateralen Lymphknoten. Bei bilateralem Tumorsitz waren diese Werte ähnlich (zentral in 81 %, ipsilateral in 71 %, kontralateral in 49 % Lymphknotenbefall) (Tab. 27.**10**).

Auch Tumoren unter 2 cm zeigten diesen häufigen Lymphknotenbefall, ohne dass Unterschiede zwischen hereditärem und sporadischem Karzinom bestehen (64). Allerdings haben Patienten, die durch Gen-Screening erfasst wurden, bei nichtpalpablem Tumor eine deutlich niedrigere Lymphknoteninzidenz (64).

Die hämatogene Metastasierung erfolgt – im Gegensatz zu anderen Schilddrüsentumoren – bevorzugt in die Leber. Zum Diagnosezeitpunkt sind bereits Metastasen in der Leber (4,3 %), Lunge (2,9 %), Knochen (1,4 %) oder entfernten Lymphknoten (1,4 %) zu erwarten (40).

Medulläre und differenzierte Karzinome können gleichzeitig auftreten. Im Krankengut von Kebebew et al. (43) wurde bei 4 von 58 Patienten (6,9 %) mit sporadischem medullärem Karzinom gleichzeitig ein papilläres Mikrokarzinom beobachtet.

Tumoren mit einem Durchmesser von <1 cm werden definitionsgemäß als Mikrokarzinome bezeichnet. Mit 0–0,8 % sind sie in Autopsiestudien seltener als Mikrokarzinome differenzierter Schilddrüsenkarzinome (32). In 18,5 % sind multiple Herde zu erwarten, was für die Thyreoidektomie mit zentraler Lymphknotendissektion als Regeleingriff bei diesen Tumoren spricht (32).

Die frühzeitige Indikation zur Operation bei hereditären Erkrankungsformen hat zum Nachweis der so genannten *C-Zell-Hyperplasie* geführt. Dabei ist die physiologische (reaktive) von einer neoplastischen Hyperplasie, die als Vorstufe des hereditären und sporadischen medullären Karzinoms gilt, abzugrenzen, was morphologisch, insbesondere durch den Nachweis atypischer Zellen in der neoplastischen Form, möglich ist. Während Pery et al. (74) die physiologische C-Zell-Hyperplasie nicht bei sporadischem, medullärem Karzinom beobachteten, fanden sie Scheuba et al. in 42 % (80).

Damit ist offen, ob es sich um 2 differente Entitäten handelt. Nach Scheuba et al (80) unterscheiden sich die verschiedenen Formen der C-Zell-Hyperplasie biochemisch weder im basalen, noch im pentagastrinstimulierten Kalzitonintest, sodass bei Kalzitoninerhöhung das weitere Vorgehen vom Ergebnis des Pentagastrintests und der molekulargenetischen Untersuchung abhängig ist (s. u.).

27.15.3 Diagnostik

Die *Symptome* des medullären Karzinoms sind wie bei den übrigen Schilddrüsenkarzinomen von der Tumorausdehnung abhängig. Charakteristisch ist auch hier die Knotenbildung am Hals (74 %). Mit zunehmender Umgebungsinfiltration kommt es zu Heiserkeit, Dysphagie und Atemnot (16 %). Bei etwa 10 % bestehen systemische Symptome wie Diarrhö (durch extrem hohe Kalzitoninwerte bedingt), Flushsymptome oder Knochenschmerzen (43). Durch Gen-Screening identifizierte Patienten sind meist asymptomatisch. Bezogen auf alle herediäten Tumoren wurden etwa die Hälfte der Patienten durch Gen-Screening, die andere Hälfte durch Symptome identifiziert (43).

Beweisend für ein medulläres Karzinom ist die basale *Kalzitoninerhöhung* und der pathologische Anstieg nach Stimulation. Dabei hat sich die Verabreichung von 0,5 µg Pentagastrin/kg Körpergewicht i. v. mit Blutentnahme nach 1, 3, 5 und 15 Min. am besten bewährt. Die Werte schwanken abhängig vom verwendeten Assay. Bei dem am häufigsten verwendeten Assay liegt der basale Kalzitoninwert bei Männern <10 pg/ml und bei Frauen <4,5 pg/ml. Ein pathologischer Anstieg nach Pentagastrinstimulation liegt bei Werten >40 pg/ml (Männern) bzw. 35 pg/ml (Frauen) vor, wobei eine Korrelation zwischen Tumormasse und Kalzitoninwerten besteht (80).

Ist die basale Kalzitoninkonzentration nur geringgradig erhöht, ist für die Operationsindikation der stimulierte Wert entscheidend. Bei einem Anstieg auf über 100 pg/ml ist die Indikation zur Thyreoidektomie (als Minimaleingriff s. u.) unstrittig (80).

Bei 30 % der Patienten mit medullärem Schilddrüsenkarzinom ist der CEA-Wert erhöht. Das übrige diagnostische Vorgehen entspricht dem bei differenzierten Karzinomen. Zur Metastasensuche wurden zahlreiche nuklearmedizinische Verfahren (Thalliumchlorid-201 oder Technetium-99m) eingesetzt, die sich jedoch bisher als nicht zuverlässig erwiesen. Lediglich die Somatostatin-Szintigraphie (111-IN-Octeotrid) hat eine höhere Treffsicherheit, wobei dies jedoch nicht für kleine Tumoren (<1 cm) und Lebermetastasen gilt (25).

Bei familiärem medullären Karzinom ist das Vorliegen eines Phäochromozytoms und eines Hyperparathyreoidismus abzuklären.

27.15.4 Therapie

Weder die Chemotherapie noch die externe Strahlentherapie oder die Radiojodtherapie sind beim medullären Karzinom wirksam. Dies begründet das operative Vorgehen mit den Zielen, durch die Primäroperation eine Normalisierung der Kalzitoninwerte zu erzielen, die hohe Rezidivrate (20–65% [24]) zu senken und die Prognose zu verbessern. Die Chancen, bei einem Zweiteingriff eine Normalisierung des Kalzitonins zu erreichen, sind ungleich ungünstiger.

Der *Regeleingriff* ist *beim palpablen Tumor* die Thyreoidektomie mit zentraler Lymphknotendissektion und beidseitiger Halslymphknotenausräumung (s. u.). Auch bei nachgewiesenen Fernmetastasen kann die Thyreoidektomie zur Vermeidung lokaler Tumorkomplikationen indiziert sein.

Ergibt sich die Diagnose eines medullären Karzinoms nach subtotaler Resektion bei einem sporadischen Karzinom und sind postoperativ die Kalzitoninwerte basal und stimuliert normal, ist eine Nachoperation nicht zwingend erforderlich. Dagegen ist sie bei einem hereditären Tumor wegen des Malignitätspotenzials jeder verbliebenen C-Zelle immer gegeben.

Der hohe Anteil bilateraler Tumormanifestationen, auch bei sporadischem Tumor und die hohe Rate befallener Lymphknoten (s. o.) begründet die Thyreoidektomie mit zentraler und beidseitiger zervikaler Lymphknotendissektion als Regeleingriff. Es gibt auch Empfehlungen, die beidseitige laterale Lymphknotendissektion nur bei Befall der zentralen Lymphknoten durchzuführen (28). Allerdings sind Sensitivität (64%) und Spezifität (71%) der intraoperativen Palpation gering (64), sodass bei diesem Vorgehen relativ häufig befallene Lymphknoten belassen würden mit der Notwendigkeit einer Zweitoperation.

Andere Empfehlungen sprechen sich bei unilateralem sporadischem Karzinom für die laterale Lymphknotendissektion nur dieser Seite aus (24).

Operatives Vorgehen

Das *operative Vorgehen* entspricht dem bei differenzierten Karzinomen, wobei bei der Lymphknotendissektion subtil alles Fettbindegewebe mit den Lymphknoten entfernt wird, sodass Vorder- und Seitenfläche der Trachea, des Ösophagus und die Nn. recurrentes sowie die Strukturen der Gefäß-Nerven-Scheide freiskelettiert werden. Dorsal umfasst die Lymphknotendissektion auch das Gewebe zwischen den Nervensträngen.

Eine Sternotomie ist indiziert bei Verdacht auf Befall der mediastinalen Lymphknoten, was insbesondere bei fortgeschrittenen Tumoren zu erwarten ist. Allerdings ist offen, inwieweit in dieser Situation durch operative Maßnahmen Einfluss auf den Krankheitsverlauf genommen werden kann.

Die unteren *Epithelkörperchen* können bei zentraler, ausgedehnter Lymphknotendissektion meist nicht mit ihrer Gefäßdurchblutung erhalten werden, sodass diese Epithelkörperchen nach histologischer Sicherung in den M. sternocleidomastoideus implantiert werden. Die oberen Epithelkörperchen sollten frühzeitig identifiziert werden, um sie schonen zu können. Unter der Zielsetzung der größtmöglichen Radikalität bei der zentralen Lymphknotendissektion wurde die grundsätzliche Parathyreoidektomie bei allen Formen des medullären Karzinoms und die Autotransplantation in den M. sternocleidomastoideus (sporadischer Tumor, MEN II b) oder Unterarm (MEN II a) empfohlen (60), auch unter dem Aspekt, die hohe Rate eines Hypoparathyreoidismus bei Rezidivoperationen (24) zu vermeiden. Umfangreiche Studien hierzu liegen jedoch nicht vor.

Therapie von Anlageträgern des MEN-IIa und MEN-IIb

Bei den durch Gen-Screening identifizierten *Anlageträgern des MEN-IIa* erfolgt im Vorschulalter (6. Lebensjahr) die Thyreoidektomie, da dies für das Kind relativ wenig belastend ist, mit zunehmendem Alter die Wahrscheinlichkeit eines Karzinoms und von Lymphknotenmetastasen ansteigt. Ab dem 10. Lebensjahr wird daher auch bei unauffälligen Lymphknoten die gleichzeitige zentrale und ab dem 15. Lebensjahr auch die beidseitige laterale Lymphknotendissektion (23) empfohlen. Inwieweit unabhängig davon erhöhte Kalzitoninwerte neben der Thyreoidektomie eine Lymphknotendissektion mit der Gefahr der Nebenschilddrüsenläsion begründen (23), ist offen.

Hinsichtlich der Nebenschilddrüsen sprechen die bisherigen Daten für ein Belassen der Drüsen, gegebenenfalls deren Clipmarkierung, um die Funktion zu sichern, wenngleich in bis zu 30% im weiteren Verlauf ein Hyperparathyreoidismus zu erwarten ist.

Bei *Anlageträgern des MEN-IIb* wird die Thyreoidektomie im Säuglingsalter empfohlen, da bereits in diesem Alter ein Karzinom auftreten kann (93). Etwa die Hälfte der Patienten mit MEN-II-Syndrom entwickeln ein Phäochromozytom meist erst im weiteren Verlauf. Bei gleichzeitigem Auftreten sollte das Phäochromozytom vor dem medullären Karzinom operiert werden (subtotale Nebennierenresektion), um einer hypertensiven Krise vorzubeugen.

27.15.5 Familienscreening

Für das Familienscreening existieren molekulargenetische Analysemethoden, die routinemäßig einsetzbar sind und die früher erforderlichen belastenden, biochemischen Untersuchungen (Pentagastrintest) abgelöst haben. Sie erfolgen aus einer Blutprobe (EDTA-Vollblut) des Patienten, aus der später mithilfe der Polymerasekettenreaktion (PCR) die DNA isoliert wird. Grundsätzlich sollten die Untersuchungen in 2 voneinander unabhängigen Blutproben erfolgen. Ist die Mutation identifiziert, ist die Suche nach dieser Mutation bei den weiteren Familienmitgliedern ausreichend.

Bei sporadisch aufgetretenem Karzinom muss abhängig vom Typ der Erkrankung eine umfassendere Überprüfung erfolgen. Bei positivem Resultat dient die regelmäßige Überwachung auch der frühzeitigen Erfassung eines Phäochromozytoms (Katecholamine im 24h-Urin) bzw. eines Hyperparathyreoidismus (Serumkalzium, Parathormon). Zusätzlich werden die Familienangehörigen untersucht (s. o.).

27.15.6 Nachbehandlung und Nachsorge

Infolge der fehlenden Radiojodaufnahme und Strahlensensibilität ergibt sich weder für die Radiojodtherapie noch für die externe Strahlentherapie eine Berechtigung nach vollständiger Tumorresektion. Eine Verminderung der Lokalrezidivrate bei mikroskopischen Tumorresten (R1-Resektion) durch externe Strahlentherapie wurde in retrospektiven Untersuchungen beobachtet (7), ebenso ein Rückgang der Kalzitoninwerte (24), ohne dass dies die Überlebensrate beeinflusst (29). Möglicherweise hat die Strahlentherapie sogar einen ungünstigen Effekt (29).

Die Nachsorge umfasst die adäquate Hormonsubstitution mit dem Ziel, einen normalen TSH-Spiegel zu erreichen (Tagesdosis etwa 15 mg Levo-Thyroxin) und schließt in der Verlaufskontrolle die Bestimmung des Kalzitonin und des CEA-Werts im Serum ein. Bei grenzwertigem Kalzitoninanstieg dient der Pentagastrintest der weiteren Abklärung. Die Lokalisationsdiagnostik umfasst Sonographie, Feinnadelpunktion, MRT und nuklearmedizinische Verfahren (118-FDG-PET, 111-In-Octeotrid).

Problematisch sind Situationen, bei denen nach ausgedehnter Operation (s. o.) bei erhöhten Kalzitonin-Werten kein morphologisches Korrelat gefunden werden kann. Überzeugende Hinweise, dass durch ein aggressives operatives Vorgehen die Prognose verbessert werden kann, liegen nicht vor. Trotz erhöhter Kalzitoninwerte wurde ein günstiger Langzeitverlauf beobachtet (43). Hinzu kommt, dass auch nach subtilster Reoperation häufig keine Normalisierung des Kalzitoninwerts erreichbar ist (24), sodass sich bei Patienten mit erhöhten Kalzitoninwerten und fehlendem morphologischen Tumornachweis die engmaschige (alle 3–6 Monate) Verlaufsbeobachtung mit bildgebender Diagnostik und die operative Therapie erst bei eindeutiger Rezidivlokalisation empfiehlt.

Kommt es demgegenüber nach inkompletter Lymphknotendissektion zu einer Hyperkalzitoninämie, ist die Nachoperation mit dem Ziel der systematischen (zentralen und lateralen) Lymphknotendissektion angezeigt.

27.15.7 Lokales Rezidiv und Fernmetastasen

In beiden Situationen sind die Ergebnisse der Strahlentherapie und Chemotherapie wenig befriedigend, sodass nach Möglichkeit eine operative Entfernung anzustreben ist, solange diese in Anbetracht der Gesamtsituation sinnvoll erscheint.

Bei nachgewiesenem lokoregionären Rezidiv orientiert sich das Vorgehen am Ergebnis der Lokalisationsdiagnostik und dem Ausmaß der Voroperation. Lymphknotenmetastasen in nicht oder unvollständig operiertem Bereich werden im Rahmen einer systematischen Lymphknotendissektion entfernt, eine Normalisierung der Kalzitoninwerte ist in maximal 38% (24) zu erwarten.

Nach bereits erfolgter Lymphknotendissektion beschränkt sich das operative Vorgehen auf die Tumorentfernung. Bestehen Hinweise auf einen Befall mediastinaler Lymphknoten, ist die Sternotomie zur entsprechenden Lymphknotendissektion indiziert.

Fernmetastasen treten meist multipel (miliar) in den befallenen Organen auf und stellen nur bei Vorliegen solitärer Herde eine Indikation zur Operation dar. Die *Chemotherapie* hat nur vereinzelt zu Teilremissionen geführt. Derzeit ist es vertretbar, bei Tumorgeneralisierung einen Behandlungsversuch mit Cyclophosphamid, Vincristin und Dacarbacin durchzuführen (82). 2 von 7 Patienten haben mit einer partiellen Remission reagiert, bei 2 weiteren Patienten konnte ein Tumorstillstand erzielt werden (99).

27.15.8 Palliativmaßnahmen

Eine Tumorreduktion (Debulking) bei drohender Trachealkompression, Diarrhö und anderen gravierenden Symptomen kann zur Verbesserung der Lebensqualität führen (56).

Zur symptomatischen Behandlung von Knochenschmerzen und Diarrhö wurde das Radiojod-Guanethedin-Analogon 131-Jod-MIBG eingesetzt. Ca. 30–40% der Patienten mit medullärem Schilddrüsenkarzinom nehmen diese Substanz auf, die sich bei Dosisaktivitäten von 370–550 MBq zur Behandlung von Knochenschmerzen und Diarrhö als effektiv erwies. Die Kalzitoninkonzentration geht bei 20% der Patienten um mehr als 50% zurück (31, 39).

Symptomatische Besserungen sind auch mit dem Somatostatin-Analogon Octeotrid zu erreichen, dessen Anwendung jedoch auch mit Nebenwirkungen (Flush, Diarrhö) verbunden sein kann. Ein Einfluss auf das Tumorwachstum wurde bisher nicht belegt. Auch die Kombination mit Interferon α2b hatte Einfluss auf den Kalzitoninspiegel (55).

27.15.9 Prognose

Zur Beurteilung der Prognose wurden neben dem TNM-System von der EORTC, der National Thyroid Cancer Cooperative Study (NTCCS) und der SEER (surveillance, epidemiologic and end results) eigene Klassifikationen vorgeschlagen:

NTCTCS	
Stadium I	C-Zell-Hyperplasie
Stadium II	Tumorgröße < 1 cm
Stadium III	Tumorgröße > 1 cm oder positive zervikale Lymphknoten
Stadium IV	Extrathyreoidales Tumorwachstum oder extrazervikale Metastasen
SEER	
lokal	Tumor auf Schilddrüse beschränkt
regional	extrathyreoidale Ausbreitung oder regionale Lymphknotenmetastasen
Metastasierung	Metastasierung in extrazervikale Lymphknoten oder Organe
TNM	
Stadium I	T1, N0, M0
Stadium II	T 2–4, N0, M0
Stadium III	jedes T, N1, M0
Stadium IV	jedes T, jedes N, M1

Entscheidende Prognosefaktoren sind das Alter (</>45 Jahre), das jedoch im TNM-System keine Berücksichtigung findet, und das Tumorstadium (5-Jahres-Überlebensrate im Stadium I: 100 %, Stadium II: 90 %, Stadium III: 87 % und Stadium IV: 56 %, 43) (Abb. 27.7).

Daneben haben Bergholm et al. (5) auch das Ausmaß der operativen Therapie als Prognosefaktor ermittelt. Der pathogenetische Typ des medullären Karzinoms war im Krankengut von Kebebew in einer multivariaten Analyse kein unabhängiger Prognosefaktor. Raue et al. (75) fanden bei Patienten mit sporadischem Karzinom eine 10-Jahres-Überlebensrate von 62 % und bei hereditärem Karzinom eine Rate von 72 %. Für alle Patienten mit medullärem Karzinom beträgt die 10-Jahres-Überlebensrate um 65 %.

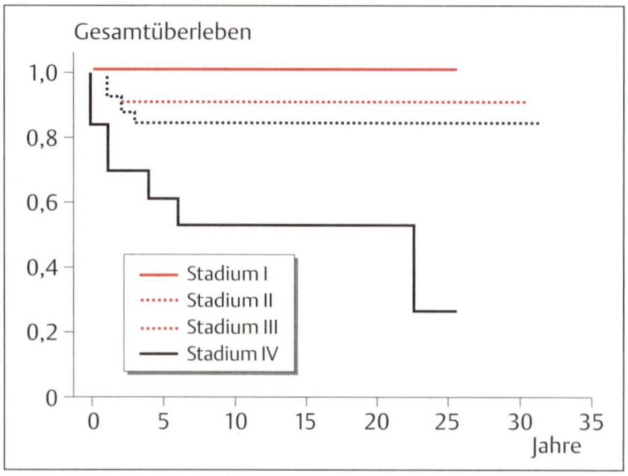

Abb. 27.7 Prognose des medullären Schilddrüsenkarzinoms in Abhängigkeit vom Tumorstadium (43).

27.16 Lymphome der Schilddrüse

27.16.1 Epidemiologie und Ätiologie

Lymphome der Schilddrüse kommen mit einer Häufigkeit von etwa 3 % unter den malignen Schilddrüsentumoren vor. Während Hodgkin-Lymphome in der Schilddrüse extrem selten sind, manifestieren sich etwa 3–12 % der extranodalen Non-Hodgkin-Lymphome intrathyreoidal, wobei hier der Anteil der Frauen überwiegt. In bis zu 70 % besteht gleichzeitig eine chronische lymphozytäre Thyreoiditis Hashimoto. Das Haupterkrankungsalter ist das 60.–70. Lebensjahr.

Die meisten Non-Hodgkin-Lymphome (NHL) der Schilddrüse sind B-Zell-Lymphome; T-Zell-Lymphome sind äußerst selten. Trotz unterschiedlicher Klassifikationen lassen sich hinsichtlich der Prognose die häufigeren (69 %–82 %) (52, 62) hochmalignen von den selteneren niedrigmalignen Lymphomen unterscheiden. Möglicherweise stammen die Non-Hodgkin-Lymphome der Schilddrüse von mukosaassoziiertem lymphatischem Gewebe (MALT) ab.

27.16.2 Diagnostik

Der *klinische Verdacht* ergibt sich wie bei den übrigen Schilddrüsentumoren bei rascher (im Median 3,5 Monate [51]) Größenzunahme der Schilddrüse oder Knotenbildung, insbesondere bei bekannter Hashimoto-Thyreoiditis. Bei einem Drittel der Patienten finden sich vergrößerte Halslymphknoten. Bei Fortschreiten des Tumorwachstums und Befall der Nachbarstrukturen treten die entsprechenden Symptome wie Dysphagie, Stridor u. a. auf.

Zytologisch kann insbesondere die Abgrenzung zwischen Thyreoiditis und Non-Hodgkin-Lymphom schwierig sein, sodass sich die definitive Diagnose unter Umständen erst nach histologischer Untersuchung einer Gewebebiopsie ergibt. Hierbei ist vor allem das prognostisch ungünstigere, undifferenzierte (anaplastische) Karzinom abzugrenzen (51).

Zum *Staging* sind neben der klinischen Untersuchung Laboruntersuchungen (Blutbild einschließlich Differenzialblutbild, BSG, Leberdiagnostik mit Elektrophorese, Immunglobuline), die Röntgen-Thoraxaufnahme in 2 Ebenen, ein Sonogramm des Abdomens, ein Computertomogramm des Thorax, eine Knochenmarkbiopsie und eine endoskopische Untersuchung des oberen Gastrointestinaltrakts angezeigt. Die Einteilung der Erkrankung erfolgt nach dem Ann-Arbor-Staging-System.

27.16.3 Therapie

Zur Therapie stehen die Strahlentherapie, die Chemotherapie und, wenn auch selten durchgeführt, die operative Therapie zur Verfügung. Infolge der Seltenheit der Erkrankung, unterschiedlicher Klassifikationen und differenter therapeutischer Stategien liegen umfangreiche Daten oder randomisierte Studien zum Lymphom der Schilddrüse nicht vor.

Niedrig- und hochmaligne Lymphome sind strahlensensibel, was die hohe Heilungsrate nach alleiniger Strahlentherapie bei lokal begrenztem Tumorwachstum erklärt. Die systemische Rezidivierung wird allerdings durch die Strahlentherapie nicht beeinflusst. Durch eine zusätzliche Polychemotherapie (z. B. CHOP-Schema: Cyclophosphamid; Doxorubicin, Vincristin und Prednisolon), insbesondere bei lokal fortgeschrittenen Tumoren und Tumoren von hohem Malignitätsgrad, kann die Prognose verbessert werden: Eine Zusammenfassung der Rezidivmuster nach den verschiedenen Therapiemodalitäten ergab die geringste Rate lokaler und systemischer Rezidive nach kombinierter Radiochemotherapie.

Aufgrund dieser Behandlungen empfiehlt sich bei niedrigmalignem Lymphom des Stadiums CSIE und CSIIE die alleinige Strahlentherapie und bei hochmalignen Lymphomen die Kombination von Polychemotherapie (4–6 × CHOP) und Strahlentherapie (30–40 Gy). Die Bedeutung der operativen Entfernung, die vereinzelt in Kombination mit der Radiochemotherapie empfohlen wird (52), ist derzeit für die Primärtherapie offen, bei Rezidiv nach Strahlentherapie jedoch zu erwägen (51).

27.16.4 Prognose

Die Prognose ist abhängig vom Stadium und Malignitätsgrad des Lymphoms sowie dem therapeutischen Vorgehen. Im Stadium IE schwankt die 5-Jahres-Überlebensrate um 80% (60–100%) und im Stadium IIE um 50% (62). In 9% wurde das Auftreten des Lymphoms im Gastrointestinaltrakt oder anderen Organen beobachtet.

27.17 Sarkome und seltene Tumoren

Sarkome der Schilddrüse sind äußerst selten und ähneln in ihrem biologischen Verhalten entdifferenzierten (anaplastischen) Karzinomen. Am häufigsten ist das Hämangiosarkom (epitheloides Angiosarkom), das vor allem in Jodmangelgebieten vorkommt. Das klinische Erscheinungsbild entspricht dem undifferenzierten (anaplastischen) Karzinom. Therapeutisch steht die Thyreoidektomie mit Lymphknotendissektion im Vordergrund, sofern ein lokal begrenztes Tumorwachstum vorliegt (49). Die Prognose entspricht der bei undifferenziertem Karzinom mit einer medianen Überlebenszeit von wenigen Monaten (49).

Noch seltener sind Leiomyosarkome, Liposarkome und Karzinosarkome. Nur kasuistisch wurden in der Schilddrüse Teratome (vor allem bei Neugeborenen, Prognose ungünstig), Plasmozytome (Therapie: Thyreoidektomie und Strahlentherapie, Prognose günstig), Paragangliome (günstige Prognose), Plattenepithelkarzinome (33) u. a. beschrieben.

27.18 Metastasen

Die Metastasierung in die Schilddrüse ist im klinischen Krankengut selten. In Autopsiestudien wurden – abhängig von der Intensität der Suche – im nicht selektionierten Autopsiegut bei 1,25% und bei 24% der Patienten mit Tumorgeneralisierung Metastasen in der Schilddrüse gefunden (66). Gehäuft sind in klinischen Studien Metastasen in der Schilddrüse eines *Nierenzell-, Lungen- und Mammakarzinoms*, wobei die Metastasen insbesondere bei Nieren- und Mammakarzinom häufig erst viele Jahre nach Entfernung des Primärtumors (Mittelwert 131 Monate) (66) auftreten.

Hinweisend auf eine Schilddrüsenmetastase ist jede Knotenbildung in der Schilddrüse bei Patienten mit bekannter Tumorerkrankung, auch nach langem rezidivfreiem Intervall. Zur Diagnose ist die Feinnadelpunktion in hohem Maße geeignet.

Das Auftreten von Metastasen in der Schilddrüse ist meist Zeichen einer Prognoseverschlechterung. Dies gilt insbesondere für Metastasen bei Bronchialkarzinom, wo die Überlebenszeit der Patienten nach Diagnosestellung nur wenige Monate beträgt (6). Andererseits werden in Einzelfällen nach operativer Entfernung von Schilddrüsenmetastasen eines Nierenzellkarzinoms lange Überlebenszeiten beobachtet (44).

Die *Indikation zur Operation* bei nachgewiesenen Fernmetastasen ergibt sich damit ähnlich bei Vorliegen von Fernmetastasen in anderen Organen: Sind weitere Metastasen ausgeschlossen, fehlen therapeutische Alternativen und erlaubt der Zustand des Patienten einen operativen Eingriff, ist die vollständige Tumorentfernung (Thyreoidektomie oder Lobektomie) indiziert.

Literatur

1. Ahuja S, Ernst H. Chemotherapy of thyroid carcinoma. Endocrinol Invest 1998; 10: 303–310
2. Ain KB. Anaplastic thyroid carcinoma: behaviour biology and therapeutic approaches. Thyroid 1998; 8: 715–726
3. Attie JN, Setzin M, Klein I. Thyroid carcinoma presenting as an enlarged cervical lymph node. Am J Surg 1993; 166: 428–430
4. Baudin E, Travagli JP, Ropers J, et al. Microcarcinoma of the thyroid gland. The Gustave-Roussy Institute Experience. American Cancer Society 1998; 83: 553–559
5. Bergholm U, Bergstroem R, Ekborn A. Long-term follow-up of patients with medullary carcinoma of the thyroid. Cancer 1997; 79: 132–138
6. Brady LW, ONeill EA, Farber SH. Unusual sites of metastases. Termin Oncol 1977; 4: 59–64
7. Brierley J, Tsang R, Simpson WJ et al. Medullary thyroid cancer: analyses of survival and prognostic factors and the role of radiation therapy in local control. Thyroid 1996; 6: 305–310

8. Brunt LM, Wells SA jr. Advances in the diagnosis and treatment of medullary carcinoma. Endocrine Surg 1987; 67: 263
9. Buhr HJ, Mann B. Thyreoidektomie und Lymphadenektomie. Chirurg 1999; 70: 987–998
10. Cady B, Rossi R. An expanded view of risk-group definition in differentiated thyroid carcinoma. Surgery 1988; 104: 947–953
11. Cap J, Ryska A, Rehorkova P, Hovorkova E, Kerekes Z, Pohnetalova D. Sensitivity and specificity of the fine needle aspiration biopsy of the thyroid: clinical point of view. Clinical Endocrinology 1999; 51: 509–515
12. Carangiu ML, Zampi G, Rosai J. Poorly differentiated („insular“) thyroid carcinoma. A reinterpretation of Langhans „wandernde Struma“. Am J Surg Pathol 1984; 8: 655
13. Carangiu ML, Zampi G, Pupi A, Castagnoli A, Rosai J. Papillary carcinoma of the thyroid. A clinicopathologic study of 241 cases treated at the University of Florence, Italy. Cancer 1985; 55: 805–828
14. Chen H, Udelsman R. Papillary thyroid carcinoma. Justification for total thyroidectomy and management of lymph node metastases. Surg Oncol Clinics Of North America 1998; 4: 645–663
15. Chen H, Nicole TL, Uldelsman R. Follicular lesions of the thyroid. Ann of Surg 1995; 222: 101–106
16. Clark OH. Predictors of thyroid tumor aggressiveness. West J Med 1996; 165: 131
17. Coburn M, Teates D, Wanebo HJ. Recurrent thyroid cancer. Ann of Surg 1994; 219: 587–595
18. De Groot LJ, Kaplan EL, Mc Cortick M. Natural history, treatment and course of papillary thyroid carcinoma. J Clin Endocrin Metabol 1990; 71: 936
19. Delbridge L, Lean CL, Russell P, et al. Proton magnetic resonance and human thyroid neoplasia II: potential avoidance of surgery for benign follicular neoplasms. World J Surg 1994; 18: 512–517
20. Demeter JG, Jong SA, de Lawrence AM, Palogan E. Anaplastic thyroid carcinoma: risk factors and outcome. Surgery 1991; 110: 956–63
21. Diderick BW, van Zuidewijn R, Songun I, et al. Preoperative diagnostic tests for operable thyroid disease. World J Surg 1994; 18: 506–511
22. Dralle H, Gimm O. Lymphadenektomie beim Schilddrüsenkarzinom. Chirurg 1996; 67; 788–806
23. Dralle H, Gimm O, Simon D, et al. Prophylactic thyroidextomy in 75 children and adolescents with hereditary medullary thyroid carcinoma: German and austrian experience. World J Surg 1998; 22: 744–751
24. Fleming JB. Surgical strategy for the treatment of medullary thyroid carcinoma. Ann Surg 1999; 5: 697–707
25. Fraker DC, Skarulis M, Livolsi V. Thyroid tumors. In: De Vita jr., Hellman S, Rosenberg StA. Cancer principles and practice of oncology. 8th ed. Philadelphia, New York: Lippincott-Raven; 1993
26. Frandeschi S, Boyle P, Maisonneuve P, et al. The epidemiology of thyroid carcinoma. Cort Rev Oncogen 1993; 4: 25
27. Gaertner EM, Davidson M, Wenig BM. The Columnar cell variant of thyroid papillary carcinoma. Case report and discussion of an unusually aggressive thyroid papillary carcinoma. Am J Surg Pathol 1995; 19: 940–947
28. Gimm O, Ukkat J, Dralle H. Determinative factors of biochemical cure after primary and reoperative surgery for sporadic medullary thyroid carcinoma. World J of Surg 1998; 22: 562–568
29. Giuffrida D, Gharib H. Current diagnosis and management of medullary thyroid carcinoma. Ann Oncology 1998; 9: 695–701
30. Goretzki PE, Lyons J, Stacy-Phillips S. Mutational activation of ras and gsp oncogens in differentiated cancer and their biological implications. World J Surg 1992; 16: 576
31. Goretzki PE. Schilddrüsenkarzinom. In: Oncologie systematisch. Schmitt G, Hrsg. Bremen: Unimed Verlag; 1999: 401
32. Guyetant S, Dupre F, Bigorgne JC, et al. Medullary thyroid microcarcinoma: a clinicopathologic retrospective study of 38 patients with no prior familial disease. Human Pathology 1999; 8: 957–963
33. Harada T, Shimaoka K, Katagiri M, Shimizu M, Hosoda Y, Ito K. Rarity of squamous cell carcinoma of the thyroid: autopsy review. World J Surg 1994; 18: 542–546
34. Harness JK, Thompson NW, Mc Leud MK. Differentiated thyroid carcinomas in children and adolescents. World J Surg 1992; 16: 437
35. Harwood J, Clark OH, Dumphy JE. Significance of lymphnode metastases in differentiated thyroid cancer. Am J Surg 1978; 136: 107
36. Hay ID, Bergstralh EJ, Goeliner JG, Ebersold JR, Grant CS. Predicting outcome in papillary thyroid carcinoma: Development of a reliable prognostic scoring system in a cohort of 1779 patients surgically treated at one institution during 1940 through 1989. Surgery1993; 6: 1050–1058
37. Hay ID, Grant CS, van Heerden JA, Goeliner JR, Ebersold JR, Bergstralh EJ. Papillary thyroid microcarcinoma: A study of 535 cases observed in a 50-year period. Surgery 1992; 6: 1139–1147
38. Henry JF, Denizot A, Puccini M, et al. Latent subclinical medullary thyroid carcinoma: diagnosis and treatment. World J Surg 1998; 22: 752–757
39. Hoefnagel CA, Delprat CC, Zanin D, van der Schoot JB. New radionuclide tracers for the diagnosis and therapy of medullary thyroid carcinoma. Clin Nucl Med 1988; 13: 159–165
40. Hölzer S. Studie zur Diagnostik, Therapie und Verlauf des Schilddrüsenkarzinoms. Institut für Med. Informatik der Universität Gießen
41. Hundahl SA, Fleming ID, Frenagan AM, Meuck HR. A national cancer data base report on 53856 cases of the thyroid carcinoma treated in the US 1985–1995. Cancer 1998; 83: 2638
42. Junginger Th, Hossfeld DK, Müller RP. Leitlinien zur Diagnostik und Therapie von Tumoren des Gastrointestinaltraktes und der Schilddrüse. Stuttgart: Demeter Verlag, 1999
43. Kebebew E., Ituarte PHG, Siperstein AE, Duh QY, Clark OH. Medullary thyroid carcinoma. Cancer 2000; 5: 1139–1148
44. Kierney PC, van Heerden JA, Segura JW, Weaver AL. Surgeons role in the management of solitary renal cell carcinoma metastases occuring subsequent to inital curative nephrectomy: an institutional review. Am Surg Oncol 1994; 1: 345
45. Kim JH, Leeper RD. Treatment of anaplastic giant and spindle cell carcinoma of the thyroid gland with combination of adriamycin and radiation therapy. A near approach. Cancer 1983; 52: 954
46. Kobayashi T, Arakawa H, Umeshita K, Jaheda T. Treatment of 37 patients with anaplastic carcinoma of the thyroid. Head Neck 1996; 18: 36–41
47. Kober F, Heiss A, Kemminger R. Chemotherapie hochmaligner Schilddrüsentumoren. Wien Klin Wschr 1990; 102: 274–276
48. Kuijpens JL, Hansen B, Hamming JF, Ribot JG, Haak HR, Coebergh JW. Trends in treatment and long-term survival of thyroid cancer in southeastern netherlands, 19601992. Eur J of Cancer 1998; 34: 1235–1241
49. Ladurner D, Toesch M, Lutze T, et al. Das anaplastische Haemangioendotheliom der Schilddrüse. Pathologie, Klinik und Prognose. Wien Klin Wschr 1990; 102: 256–259
50. Lairmore TC, Wells SA. Molecular biology of endocrine tumors. In: De Vita jr, Hellman S, Rosenberg StA. Cancer: principles and practice of oncology. Philadelphia: Lippincott-Raven Publishers; 1993: 1617

51. Lam KY, Lo CY, Chan Kw, Wan Ky. Insular and anaplastic carcinoma of the thyroid. Ann Surg 2000; 3: 329–338
52. Lam KY, Lo CY, Kwong DLW; Lee J, Srivastava G. Malignant lymphoma of the thyroid. Am J Clin Patho 1999; 112: 263–270
53. Lind P, Langsteger W, Molnar M, Gallowitsch HJ, Mikosch P, Gomez I. Epidemiology of thyroid diseases in iodine sufficiency. Thyroid 1998; 12: 1179–1183
54. Lo Cy, Lam Ky, Wan Ky. Anaplastic carcinoma of the thyroid. Am J of Surg 1999; 177: 337–339
55. Lupoli G, Gascone E, Arlotta F. Treatment of advanced medullary thyroid carcinoma with a combination of recombinant interferon-α-26 and octeotride. Cancer 1996;76: 1114–1118
56. Machens A, Gimm O, Ukkat J, Sutter Th, Dralle H. Repeat mediastinal lymph-node dissection for palliation in advanced medullary thyroid carcinoma. Langenbecks Arch Surg 1999; 384: 271–276
57. Maralli E, Visset J, Sagan Ch, Hamy A, Le Bodic MF, Paineau J. Localization of cervical node metastasis of papillary thyroid carcinoma. World J Surg 1999; 23: 970–974
58. Mazzaferri EL, Ihiang SM. Long term impact of initial surgical and medical therapy on papillary and follicular thyroid cancer. Am J Med 1994; 97: 418–438
59. McConahey WM, Hay ID, Woolner LB, van Heerden JA, Taylor W. Papillary thyroid cancer treated at the Mayo Clinic, 1946 through 1970: initial manifestations, pathologic findings, therapy and outcome. Mayo Clin Proc, 1986; 61: 977–996
60. McGregor GI, Luoma A, Jackson SM. Lymph node metastases from well-differentiated thyroid cancer: A clinical review. Am J Surg 1985; 149: 610
61. McHenry CR, Rosen IB, Walfish PC. Prospective management of nodal metastases in differentiated thyroid cancer. Am J Surg 1991; 162; 353
62. Meusers P. Non-Hodgkin-Lymphom der Schilddrüse. In: Usadal K-H, Weinheimer B, Hrsg. Schilddrüsenerkrankungen in verschiedenen Lebensabschnitten. Berlin, New York: Verlag de Gruyter; 1996, 385
63. Mitchell G, Huddart R, Harmer C. Phase II evaluation of high dose accelerated radiotherapy for anaplastic thyroid carcinoma. Radiother Oncol 1999; 50: 33–38
64. Molley JF, De Benedetti MK. Patterns of nodal metastases in palpable medullary thyroid carcinoma. Recommendations for extent of node dissection. Ann Surg 1999; 229: 880–888
65. Musholt ThJ, Musholt PB, Behrend M, Raab R, Scheumann GFW, Klempnauer J. Invasive differentiated thyroid carcinoma: Tracheal resection and reconstruction procedures in the hands of the endocrine surgeon. Surgery 1999; 126: 1078–1088
66. Nakhjavani MK, Gharib H, Goellner JR, van Heerden JA. Metastases to the thyroid gland. Cancer 1997;79: 574–578
67. Nemec J, Nyvltova O, Plazek T. Positive thyroid cancer scintigraphy using technetium-99 m methoxyisobutylisometride. Eur J Nucl Med 1996; 23: 69–71
68. Nilson O, Lindberg J, Zedenicus J. Anaplastic giant cell carcinoma of the thyroid gland: treatment and survival over a 25 year period. World J Surg 1998; 22: 725–730
69. Noguchi S, Murakami N, Kawamoto H. Classification of papillary cancer of the thyroid based on prognosis. World J Surg 1994; 18: 552–558
70. Noguchi S, Murakami N, Yamashita H, Toda M, Kawamoto H. Papillary thyroid carcinoma. Arch Surg 1998; 133: 276–280
71. Pacini F, Cetani F, Miccoli P, et al. Outcome of 309 patients with metastatic differentiated thyroid carcinoma treated with radioiodine. World J Surg 1994; 18: 600–604
72. Passler Ch, Scheuba Ch, Prager G, et al. Anaplastic (undifferentiated) thyroid carcinoma (ATC). A retrospective analysis. Langenbeck's Arch Surg 1999; 384: 284–293
73. Pelizzo MR, Toniato A, Grigoletto R. Surgical treatment of papillary thyroid carcinoma: uni- and multivariate analysis of prognostic factors (TNM-classification: Staging System Included). J Exp Clin Cancer Res 1997; 16: 261–265
74. Perry A, Molberg K, Albores-Saavedra J. Physiologic versus neoplastic C-cell hyperplasis of the thyroid. Cancer 1996; 77: 750–755
75. Raue F, Kotzerke J, Reinwein D. Prognostic factors in medullary thyroid carcinoma: evaluation of 741 patients from the german medullary thyroid carcinoma register. Clin Invest 1993; 71: 7–12
76. Roka R, Niederle B, Raht T, Wenzl E, Kirsch K, Frische A. Die Bedeutung der beidseitigen diagnostischen Lymphadenektomie beim Schilddrüsenkarzinom: Operationstaktisches Vorgehen beim Ersteingriff. Chirurg 1982; 53: 499
77. Russel WO, Ibanes ML, Clark RL, White EL. Thyroid carcinoma classification intraglandular dissemination and clinico-chole organ sections of 80 glands. Cancer 1963; 16: 1425
78. Samaan NA, Schultz PA, Hidney RC, et al. The results of various modalities of treatment of well-differentiated thyroid carcinoma. A retrospective review of 1599 patients. Clin Endocrinol Metab 1992; 75; 714–720
79. Sanders LE, Silvermann M. Follicular and Hürthle cell carcinoma: Predicting outcome and directing therapy. Surgery 1998; 124: 967
80. Scheuba C, Kasera K, Weinhäusl A, et al. Is medullary thyroid cancer predictable? A prospective study of 86 patients with abnormal pentagastrin tests. Surgery 1999; 126: 1089–1096
81. Scheumann GFW, Gimm O, Wegener G, Hundeshaben H, Dralle H. Prognostic significance and surgical management of locoregional lymph node metastases in papillary thyroid cancer. World J Surg. 1994; 18: 559–568
82. Schott M, Scherbaum WA, Feldkamp J. Medikamentöse Therapie endokriner Karzinome. Med Klinik 2000; 95: 20–25
83. Sebastian O, Gonzalez JMR, Parizio PP, et al. Papillary thyroid carcinoma. Arch Surg 2000; 135: 272–277
84. Shimamoto K, Satake H, Sawaki A, Ishigaki T, Funahashi H, Imai T. Preooperative staging of thyroid papillary carcinoma with ultrasonography. Europ J Radiology 1998; 29: 4–10
85. Shingu K, Sugenoya A, Kobayashi S, et al. Postoperative outcome of insufficient surgery for small differentiated thyroid carcinoma. Jpn J Surg 1997; 27: 491–494
86. Shore RE. Issues and epidemiological evidence regarding radiation-induced thyroid cancer. Radiat Res 1992; 131: 98
87. Simon D, Kohrle J, Schnitzler C. Redifferentation therapy of differentiated thyroid carcinoma with retinoic acid basics and first clinical results. Exp Clin Endocrinol Diabetes 1996; 104 (Suppl.4): 13–15
88. Simon D, Witte J, Cupisti K, et al. Das postoperativ zufällig entdeckte Schilddrüsenkarzinom. Viszeralchirurgie 1998; 33: 106–111
89. Skalia AR, Byers RM, Terz JJ. Thyroid cancer surgical practice guidelines: scope and format of guidelines. Oncology 1997; 11; 1228
90. Sosa JA, Bowman HM, Tielsch JM, Powe NR, Gordon TA, Udelsman R. The importance of surgeon experience for clinical and economic outcomes from thyreoidectomy. Ann Surg 1998; 228: 320–330
91. Sugitani I, Yanagisawa A., Shimizu A, Kato M., Fujimoto Y. Clinicopathologic and immunhistochemical studies of papillary thyroid microcarcinoma presenting with cervical lymphadenopathy. World J Surg 1998; 22: 731–737
92. Taylor T, Specker B, Robbins J, et al. Outcome after treatment of high-risk papillary and non-Hürthle-cell follicular thyroid carcinoma. Ann Intern Med 1998; 129: 622–627
93. Telander RL, Zimmermann D, Sizemore GW, Heerden JA, Grant CS. Medullary carcinoma in children. Results of early detection and surgery. Arch Surg 1989; 124: 841–843

94. Tennvall J, Lundell G, Hallquist A. Combined doxorubicin, hyperfractimated radiotherapy and surgery in anaplastic thyroid cancer group. Cancer 1994; 74: 1348–1354
95. Tielens ET, Sherman St, Hruban RH, Ladenson PW. Follicular variant of papillary thyroid carcinoma. Cancer 1994; 73: 424–431
96. Venkatesh YS, Ordonez NG, Schultz PN, Hickey RC, Goepfert H, Samaan NA. Anaplastic carcinoma of the thyroid. Cancer 1990; 9: 321–330
97. Whiteman ML, Serafini AN, Telischi FF, Civantos FJ, Falcone St. In octreotide scintigraphy in the evaluation of head and neck lesions. Am J Neuroradiol 1997; 18: 1073–1080
98. Witte J, Schlotmann D, Simon C, Dotzenrath C, Ohmann C, Goretzki PE. Bedeutung der Lymphknotenmetastasen differenzierter Schilddrüsenkarzinome und C-Zell-Karzinome für deren Prognose – eine Metaanalyse. Zentralbl. F Chir 1997; 122: 259–265
99. Wu LT, Averbuch, Ball DW. Treatment of advanced medullary thyroid carcinoma with combination of cycles phosphamide, vincristine and dacarbazine. Cancer 1994; 73: 432–36
100. Zanella E, Rulli F, Muzi M, et al. Prevalence of thyroid cancer in hyperthyroid patients treated by surgery. World J Surg 1998; 22: 473–478
101. Zidan J, Kassem S, Kuten A. Follicular carcinoma of the thyroid gland: prognostic factors, treatment and survival. Am J Clin Oncol 2000; 23: 1–5

28 Maligne Nebenschilddrüsentumoren

28.1 Einleitung

Maligne Nebenschilddrüsentumoren sind – im Gegensatz zu den Malignomen anderer endokriner Organe – überwiegend hormonell aktiv. 1991 wurden in 2 Literaturzusammenstellungen 271 hormonaktive Nebenschilddrüsenkarzinome (20) und lediglich 14 hormoninaktive maligne Tumoren erfasst (15). Bei der Mehrzahl der Patienten mit einem Nebenschilddrüsenkarzinom wird damit die klinische Symptomatik von den Folgen der Parathormon-Überproduktion und der exzessiven Hyperkalzämie bestimmt. Dabei besteht ein breites Spektrum im biologischen Verhalten. Während bei einem Teil der Patienten nach radikal chirurgischem Vorgehen der weitere Verlauf günstig ist, werden bei aggressivem Charakter Tumorrezidive innerhalb kurzer Zeit mit progressiver Verschlechterung des Befindens und letalem Verlauf infolge der exzessiven Hyperkalzämie beobachtet (11, 24).

28.2 Epidemiologie

Nebenschilddrüsenkarzinome sind selten (0,005% der in der National Cancer Data Base erfassten Karzinome der USA (14)). Bezogen auf die Patienten mit primärem Hyperparathyreoidismus wird in etwa 1% mit einem Nebenschilddrüsenkarzinom gerechnet (28). Da Patienten mit Hyperparathyreoidismus meist in speziellen Zentren behandelt werden, dürfte die tatsächliche Inzidenz der Nebenschilddrüsenkarzinome eher geringer sein (0,14% [10]).

Während bei primärem Hyperparathyreoidismus das weibliche Geschlecht überwiegt, sind beim Nebenschilddrüsenkarzinom beide Geschlechter etwa gleich betroffen (14). Am häufigsten tritt die Erkrankung zwischen dem 45. und 59. Lebensjahr auf (medianes Alter 55,1 Jahre, Range 14–88 Jahre [14]).

Ätiologische Faktoren sind nicht bekannt, abgesehen von kasuistischen Beobachtungen, in denen eine externe Strahlenexposition einem Nebenschilddrüsenkarzinom vorausging (30), die jedoch häufiger mit einem Nebenschilddrüsenadenom in Verbindung gebracht wird. Das Auftreten eines Nebenschilddrüsenkarzinoms im Rahmen eines MEN-I-Syndroms wurde berichtet, aber auch ein familiäres Auftreten ohne MEN-Belastung (10).

Selten wurde bei Patienten mit sekundärem renalen Hyperparathyreoidismus nach Autotransplantation von Epithelkörperchen ein malignes Wachstumsverhalten beobachtet, was auf einen möglichen Übergang von einer Hyperplasie in ein Karzinom hinweist (3, 22).

28.3 Pathologie

Makroskopisch sind Epithelkörperchenkarzinome größer (2,9 cm (8) bis 3,3 cm Durchmesser) (14) als Adenome (1,5 cm (25)), von derber Konsistenz mit entzündlicher Kapselverdickung und infiltrieren häufig in benachbarte Strukturen wie Schilddrüse, Halsmuskulatur, Ösophagus, Trachea und N. recurrens. Die Metastasierung erfolgt zunächst lymphogen (15% (14) bis 17% (20)) zum Diagnosezeitpunkt, später auch in Lunge, Skelett, Leber u. a. Die Schnittfläche des Tumors ist grauweiß bis graubraun, während sie beim Epithelkörperchenadenom rötlichbraun (rehbraun) erscheint. Mikroskopisch handelt es sich in 80% (14) um gut differenzierte Karzinome, die vorwiegend von Hauptzellen, selten von oxyphilen und transitional oxyphilen Zellen ausgehen.

Mikroskopische Hinweiskriterien auf ein Karzinom sind ein trabekuläres Wachstumsmuster, eine hohe Mitoserate, polymorphe Zellen und interstitielle fibröse Septen (25). Diese Zeichen sind jedoch nicht pathognomonisch und nicht bei allen Patienten mit einem Karzinom nachweisbar. Zellatypien, eine gesteigerte Mitoserate, fibröse Septen und eine Infiltration der Drüsenkapsel finden sich auch bei so genannten atypisch degenerierten Adenomen, bei denen es zur spontanen Einblutung kam (17). Beweisend für ein Malignom sind letztlich Gefäßeinbrüche, Tumorinfiltration in benachbarte Strukturen, Lymphknoten- und Fernmetastasen.

Auch der Nachweis aneuploider Zellen beweist nicht das Vorliegen eines Malignoms, da auch bei Adenomen in bis zu einem Drittel der Fälle Aneuploidie vorkommen kann (20). Möglicherweise ist jedoch der Nachweis aneuploider Zellen hinweisend auf eine ungünstige Prognose (2). Ob der Nachweis des Verlusts des Retinoblastom-Suppressorgens das Vorliegen eines Karzinoms beweist, ist offen. Allelverluste im Retinoblastom-Gen werden auch bei benignen Schilddrüsenadenomen beobachtet (6, 7).

Tabelle 28.1 Symptome bei Nebenschilddrüsenkarzinom und -adenom

Symptome	Nebenschilddrüsenkarzinom	Nebenschilddrüsenadenom
Renale Symptome	60 % (27–90 %)	18 %
Ossäre Symptome	55 % (19–73 %)	13–20 %
Renale und ossäre Symptome	32 % (0–50 %)	<5 %
Gastroduodenales Ulkus	38 % (22–84 %)	3–13 %
Rekurrensparese	10 %	0
„Halstumor“	38 % (6–69 %)	<2 %
Hyperkalzämische Krise	14 % (0–27 %)	<2 %
Keine Symptome	3 % (0–27 %)	38–61 %

28.4 Symptomatik

Entsprechend der exzessiven Parathormonproduktion wird die klinische Symptomatik von den Folgen der *Hyperkalzämie* bestimmt (Tab. 28.1). Wesentlich häufiger als bei Nebenschilddrüsenadenomen finden sich renale (27–60 % Nierensteine, Koliken, Nephrokalzinose, Niereninsuffizienz) und ossäre Symptome (18–75 % Osteoporose, Knochenschmerzen), die auch gleichzeitig auftreten können (8).

Bei bis zu 20 % ist ein gastroduodenales Ulkus, in 14 % eine hyperkalzämische Krise (10) und in 10 % eine Rekurrensparese zu erwarten (20). Ein palpabler Tumor findet sich bei etwa einem Drittel der Fälle (10). Eine asymptomatische Hyperkalzämie liegt allenfalls in frühen Tumorstadien vor (2–27 % (8)). Die Symptome eines *hormoninaktiven Karzinoms* entsprechen denen eines Schilddrüsenkarzinoms (Kapitel 27).

28.5 Diagnostik

Der Verdacht auf ein Nebenschilddrüsenkarzinom ergibt sich aufgrund der Anamnese, bei tastbarem Tumor am Hals, vergrößerten Halslymphknoten und hohen bis sehr hohen Kalzium- und Parathormonwerten. Diese Werte sind höher als bei einem typischen Epithelkörperchenadenom (Serumkalzium >3,5 mmol/l in 27–70 % (8)). Allerdings gibt es präoperativ keine malignombeweisenden Untersuchungen. Im Krankengut von Favia mit 16 Nebenschilddrüsenkarzinomen wurde die Diagnose in keinem Fall präoperativ gestellt.

Besteht der Verdacht auf ein Nebenschilddrüsenkarzinom, erfolgen zum Staging die Röntgen-Thoraxaufnahme in 2 Ebenen, die Sonographie von Hals und Abdomen und die MRT-Untersuchung von Hals und Mediastinum (Abb. 28.1). Die Verabreichung von Kontrastmittel ist bei der oft eingeschränkten Nierenfunktion nicht möglich, was gegen eine computertomographische Untersuchung spricht. Der Nachweis einer Rekurrensparese kann auf das Vorliegen eines Nebenschilddrüsenkarzinoms hinweisen (s. o.). Befundabhängig erfolgen Ösophago- und Tracheoskopie.

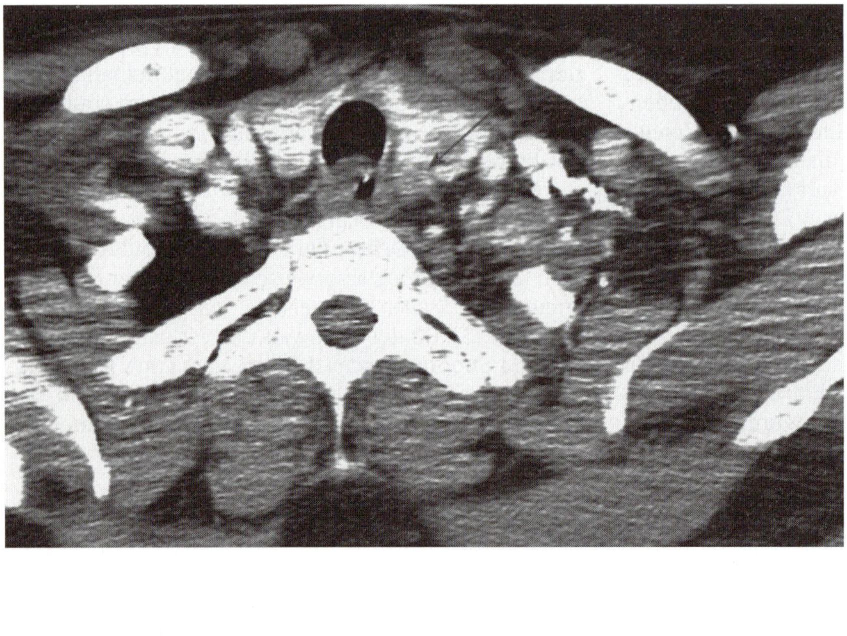

Abb. 28.1 Nebenschilddrüsenkarzinom (Pfeil) im MRT.

Intraoperativ weist der makroskopische Befund (großer, derber, infiltrierender Epithelkörperchentumor) auf ein Nebenschilddrüsenkarzinom. Wichtig ist es bei einem derartigen Befund, ein Karzinom zu erwägen und entsprechend zu handeln (s. u.), um eine Tumorzellverschleppung oder eine Entfernung des Tumors in Teilen, die nach einer Erhebung in den USA in 27–39 % erfolgte (14), mit entsprechend hoher Rezidivgefahr zu vermeiden. Die Häufigkeit, intraoperativ ein Epithelkörperchenkarzinom zu übersehen, schwankt zwischen 11 % (1, 9) und 86 % (6, 7, 10). In diesen Situationen weisen unter Umständen erst die rezidivierende Hyperkalzämie (s. u.), Lymphknoten- und Fernmetastasen auf das Nebenschilddrüsenkarzinom.

28.6 Therapie

Nur die operative Tumorentfernung eröffnet eine Heilungschance. Die Indikation ergibt sich in der Regel zur Behandlung der schweren Hyperkalzämie bei primärem Hyperparathyreoidismus, seltener bei asymptomatischem Hyperparathyreoidismus oder – bei Hormoninaktivität – bei Verdacht auf ein Schilddrüsenkarzinom.

28.6.1 Ausmaß der Operation

Daten zum operativen Vorgehen liegen bei der Seltenheit des Tumors nur eingeschränkt vor. Frühere Untersuchungen zeigten nach Tumorenukleation oder stückweiser Entfernung eine hohe lokoregionale Rezidivrate (40–60 % [13, 20, 23, 29, 31]). Sandelin et al. (23) ermittelten als Prognosefaktoren in einer multivariaten Analyse neben dem Alter zum Diagnosezeitpunkt und der Tumorinvasion bzw. dem Vorliegen von Lymphknotenmetastasen auch die Ausdehnung des Ersteingriffs.

Hinzu kommt, dass die Chancen, ein lokales Rezidiv zu vermeiden, mit jedem weiteren Eingriff sinken. Aus diesen Gründen empfiehlt sich als adäquates Vorgehen die En-Bloc-Resektion von Tumor, ipsilateralem Schilddrüsenlappen und adhärenten Strukturen. Auch die Mitresektion des N. recurrens kann erforderlich werden, wenn nur hierdurch eine vollständige Tumorentfernung möglich ist.

Wie bei differenzierten Schilddrüsentumoren sollte die ipsilaterale zentrale Lymphknotendissektion (20) und eine modifizierte laterale Halslymphknotendissektion bei klinischem Verdacht auf Befall nach intraoperativer Bestätigung erfolgen. Die grundsätzliche Entfernung dieser Lymphknoten wird nur vereinzelt durchgeführt (13).

28.6.2 Anatomische Vorbemerkung

Die Mehrzahl der Epithelkörperchenkarzinome gehen von typisch lokalisierten Epithelkörperchen aus (1). Karzinome in atypisch gelegenen Nebenschilddrüsen sind extrem selten. Die oberen Epithelkörperchen finden sich oberhalb der Kreuzungsstelle von N. laryngeus recurrens inferior und A. thyreoidea inferior und können ins hintere Mediastinum (4 %) oder nach retropharyngeal wandern, am oberen Schilddrüsenpol (2,8 %) oder auch intrathyreoidal (0,2 %) gelegen sein.

Die unteren Epithelkörperchen sind lagevariabler und liegen im Bereich des unteren Schilddrüsenpols (61 %) oder auf dem Schilddrüsenlappen (17 %). Nicht selten finden sie sich im Thymus (28 %) oder außerhalb des Thymus im vorderen Mediastinum (0,2 %). Die wichtigsten Strukturen bei der Auffindung der Epithelkörperchen sind die untere Schilddrüsenarterie und der N. recurrens, der bei unübersichtlicher Situation, am besten von kaudal kommend, in der Rinne zwischen Ösophagus und Trachea aufgesucht wird. Meist kann er gut palpiert und dann nach kranial verfolgt werden.

28.6.3 Operatives Vorgehen

Zugangsweg ist der Kocher-Kragenschnitt, der beidseits über den medialen Rand des M. sternocleidomastoideus hinausgeführt wird.

Besteht aufgrund des makroskopischen Befundes (s. o.) der Verdacht auf ein Nebenschilddrüsenkarzinom, erübrigt sich zunächst eine Schnellschnittuntersuchung, die die Dignität oft nicht klären kann und eine Tumoreröffnung mit der Gefahr der Zellverschleppung beinhaltet. Allerdings sollten vergrößerte Lymphknoten untersucht werden, um damit die Diagnose zu stellen und gegebenenfalls im Anschluss an die Tumorentfernung die laterale Halslymphknotendissektion vorzunehmen.

Die Operation beginnt mit der Isolierung des meist infiltrierten Schilddrüsenlappens unter Durchtrennung der oberen Polgefäße schilddrüsennah. Anschließend werden von seitlich kommend die untere Schilddrüsenarterie und der N. recurrens identifiziert und das Gefäß schilddrüsenfern zwischen Ligaturen durchtrennt. Es folgt die weitere Mobilisation des Schilddrüsenlappens mit dem Nebenschilddrüsentumor von lateral. Die Abtrennung des Epithelkörperchens von der Schilddrüse sollte möglichst vermieden werden. Zieht der N. recurrens durch den Epithelkörperchentumor, ist in der Regel die Resektion des Nervs nicht zu umgehen.

Im weiteren Verlauf erfolgt die Durchtrennung des Isthmus über der Trachea und die Abpräparation von der Tracheavorderfläche. Zur Identifizierung des Ösophagus empfiehlt sich bei ausgedehntem Tumor das Legen einer Magensonde. Eine Wandinfiltration durch den Tumor ist selten. Meist sind nur die äußeren Schichten durch die ausgeprägte Bindegewebsbildung einbezogen, die sich gegebenenfalls unter Mitresektion von Teilen der Muskularis entfernen lassen.

Nach Tumorentfernung sollte durch Schnellschnittuntersuchung der Nebenschilddrüsentumor als Ursache der Hyperkalzämie verifiziert werden. Vermutlich ist die intraoperative Bestimmung des Parathormonspiegels im Venenblut in gleicher Weise geeignet.

28.6.4 Lymphknotendissektion

Die Lymphknotendissektion erfolgt wie beim Schilddrüsenkarzinom. Regelhaft werden die ipsilateralen zentralen Lymphknoten entlang des N. recurrens entfernt und die lateralen Lymphknoten, insbesondere entlang der Gefäßscheide und im lateralen Halsdreieck, überprüft (Vorgehen siehe Schilddrüsenkarzinom [Kapitel 27]).

28.7 Komplikationen

Der postoperative Abfall des Serumkalziums und des Parathormons beweist die Effektivität der Operation, wobei eine therapiebedürftige Hypokalzämie für 2–6 Monate (8) auftreten kann. Abhängig vom intraoperativen Vorgehen kann eine temporäre oder persistierende Rekurrensparese resultieren. Eine persistierende Hyperkalzämie über den 4. Tag hinaus mit gleichzeitiger Parathormonerhöhung spricht für einen persistierenden Tumor und muss Anlass für weitere diagnostische Maßnahmen geben (Abschnitt 28.9).

28.8 Nachsorge

Die Nachbetreuung umfasst den Ausgleich des Serumkalziums bei Hypokalzämie und eine logopädische Behandlung bei Rekurrensparese. Zur Früherkennung eines Rezidivs dient die Bestimmung des Serumkalziums. Meist geht die Serumkalziumerhöhung dem morphologischen Nachweis eines Tumorrezidivs voraus, wobei die bildgebenden Verfahren erst 3–6 Monate nach dem Wiederanstieg des Kalziums den Tumor lokalisieren lassen (8). Ob durch eine engmaschige regelmäßige Nachsorge die Prognose verbessert werden kann, ist bei der Seltenheit der Erkrankung nicht belegbar.

28.9 Lokoregionäres Rezidiv und Metastasen

Nach operativer Therapie ist insbesondere bei inadäqater Erstoperation in 40–60 % ein Rezidiv, meistens innerhalb von 2–5 Jahren, zu erwarten (24). In bis zu zwei Dritteln findet sich das Rezidiv im Binde- und Narbengewebe des Halses oder in zervikalen oder mediastinalen Lymphknoten; in 25 % treten Fernmetastasen, vor allem in Lunge (15 %), Skelett (6 %) und Leber (4 %) auf (20).

Das Wiederauftreten einer Hyperkalzämie nach operativer Therapie eines primären Hyperparathyreoidismus aus benigner Ursache kann auf ein bislang verkanntes Nebenschilddrüsenkarzinom hinweisen. Allerdings können auch benigne Veränderungen zu einem Hyperkalzämie-Rezidiv führen, wie die partielle Entfernung eines benignen Adenoms, ein übersehenes 2. Adenom, eine verkannte Mehrdrüsenhyperplasie oder auch die Verschleppung von Adenomzellen bei der Erstoperation. Zur Abklärung tragen unter Umständen der Befund bei der Erstoperation und die erneute pathohistologische Überprüfung der dabei entnommenen Präparate bei.

Ziel der Diagnostik ist die Lokalisation des hormonaktiven Gewebes als Voraussetzung einer möglichst vollständigen Entfernung. Dabei kann der Nachweis kleiner oder diffus sich ausbreitender Tumorherde am Hals schwierig sein.

Zur Lokalisationsdiagnostik stehen das Sonogramm des Halses, das Computertomogramm oder die MRT-Untersuchung und die ^{99m}Tc-MIBI-Szintigrafie (18), in neuerer Zeit auch die Positronen-Emissionstomographie (^{18}F-Fluordeoxyglukose, FDG-PET [19]) zur Verfügung. Entspricht dem szintigrafischen Befund ein Korrelat im Computertomogramm oder in der MRT-Untersuchung, ist die Lokalisation des Tumorrezidivs weitgehend sicher. Gelingt die Lokalisation nicht, kann die Blutentnahme aus Hals- und Mediastinalvenen zur Bestimmung des Parathormons hilfreich sein.

Szintigraphie und PET-Untersuchung ergeben auch Hinweise auf Fernmetastasen, deren Vorliegen gegebenenfalls durch weitere Maßnahmen geklärt werden muss.

Die Bedrohung der Patienten bei einem Tumorrezidiv besteht weniger im infiltrativen Tumorwachstum als in der progredienten Hyperkalzämie, die zu lebensbedrohlichen Herzrhythmusstörungen und metabolischen Entgleisungen führen kann (hyperkalzämische Krise). In Anbetracht des Fehlens therapeutischer Alternativen ist zumindest eine Verkleinerung des Tumorgewebes (Debulking) anzustreben, um Einfluss auf die Symptomatik zu nehmen (Abschnitt 28.11). Unter diesem Aspekt ist auch die Entfernung von Metastasen, soweit technisch möglich und sinnvoll, gerechtfertigt (9).

Das operative Vorgehen umfasst abhängig vom präoperativen Befund die Revision des Operationsgebiets, wobei bei Verdacht auf mediastinale Lymphknotenmetastasen zusätzlich die (obere halbe) Sternotomie erfolgt. Selten findet sich ein isoliertes Rezidiv, das in toto exstirpiert werden kann. Meist hat sich das Tumorgewebe diffus unter Einbeziehung vitaler Strukturen und des N. recurrens ausgebreitet, wobei die Differenzierung zwischen Narben- und Tumorgewebe nicht eindeutig ist. Bei der Operation wird man versuchen, sämtliches Tumorgewebe unter Erhalt der nicht resezierbaren Strukturen zu entfernen. Dennoch gelingt eine langfristige Heilung nur selten (12), in Einzelfällen wurden jedoch auch nach wiederholten Resektionen lange rezidivfreie Intervalle beschrieben (16).

28.10 Multimodale Therapie

Nebenschilddrüsenkarzinome sind weitgehend strahlenresistent. Nur in einer Kasuistik wurde eine lang dauernde Remission nach nicht erfolgreicher Reoperation beschrieben (32), in anderen Mitteilungen hat sich dies nicht bestätigt (8). Ein Ansprechen auf Chemotherapeutika (5-FU, Cyclophosphamid, Dacarbazin) wurde beobachtet, ist jedoch eher die Ausnahme als die Regel (32). Eine Teilremission wurde auch nach alleiniger Gabe von Dacarbacin berichtet, das derzeit als effektivstes Chemotherapeutikum gilt, ohne dass die Überlebensrate hierdurch beeinflusst werden kann (27).

28.11 Palliativtherapie

Die palliativen Behandlungsverfahren zielen auf die Behandlung der Hyperkalzämie bzw. der hyperkalzämischen Krise. Neben einer ausreichenden Flüssigkeitszufuhr und Diurese kommen Glukokortikoide, bevorzugt jedoch Biphosphonate (5 x 60 mg Pamitronat i. v. innerhalb einer Woche) zur Anwendung. Auch die orale Gabe von Biphosphonaten (Cladronat) wurde versucht, ebenso wie Vitamin D oder Calcitrid, das vorübergehend die PTH-Sekretion hemmt (21). Abhängig von der vorliegenden Situation ist die Möglichkeit einer Tumorverkleinerung (Debulking) unter palliativer Zielsetzung in das therapeutische Konzept einzubeziehen, da die Wirkung der Biphosphonate trotz Dosissteigerung mit zunehmender Anwendungsdauer abnimmt (8).

Derzeit nicht beurteilbar sind Therapieoptionen mit Modulatoren des Kalziumrezeptors, die die Folgen der PTH-Überproduktion mindern (5), Immuntherapien zur Antikörperbildung gegen Parathormon (4) oder die Applikation dentritischer Zellen gegen Tumorantigene (26). Die früher propagierte Therapie mit dem Zytostatikum Plicamycin (Mitramycin) ist aufgrund der erheblichen Nebenwirkungen, insbesondere des hohen Blutungsrisikos, verlassen (27).

28.12 Prognose

Wegen der Seltenheit des Tumors wurde von der UICC bisher keine TNM-Klassifikation entwickelt; Vorschläge liegen vor (14).

Entsprechend dem unterschiedlichen biologischen Verhalten der Tumoren und der differenten pathohistologischen Einschlusskriterien schwanken die Überlebensraten bei Patienten mit Nebenschilddrüsenkarzinom. Nach operativer Therapie ist nach einer Zusammenstellung von Fraaker (10) mit einer 5-Jahres-Überlebensrate von 57 % und einer 10-Jahres-Überlebensrate von 39 % (30–40 %) zu rechnen. Im Krankengut von Favia et al. (8) (n=16) betrug die mediane rezidivfreie Überlebenszeit 24 Monate, die mediane Gesamtüberlebenszeit 31 Monate (Tab. 28.**2**).

Die prognostische Bedeutung von Tumorgröße und Lymphknotenstatus wird unterschiedlich beurteilt. In einer Registerstudie in den USA konnten Hundal et al. (14) keine Korrelation nachweisen, während Sandelin et al. (23) neben anderen Faktoren (s. o.) den Lymphknotenbefall als prognostischen Faktor ermittelten. Das Auftreten eines Rezidivs verschlechtert die Prognose erheblich (5-Jahres-Überlebensraten 0–15 % [10]).

Tabelle 28.**2** Überlebensraten bei Nebenschilddrüsenkarzinomen (Literaturzusammenstellung)

	n	5-Jahres-Überlebensrate	10-Jahres-Überlebensrate
Holmes (1969)	43	50 %	13 %
Shane (1982)	62	50 %	35 %
Sandelin (1992)	95	85 %	70 %
Hundal (1999)	286	85 %	70 %

Literatur

1. Akerström Q, Malmaeus R, Bergström R. Surgical anatomy of human parathyroid glands. Surgery 1984; 95: 14–21
2. August DA, Flynn SD, Iones MA, Bagwell CB, Kinder BK. Parathyroid carcinoma: relationship of nuclear DNA content to clinical outcome. Surgery 1993; 113: 290
3. Boyle NH, Ogg, CS, Hartley RB, Owen WJ. Parathyroid carcinoma secondary to prolonged hyperplasia in chronic renal failure and in coeliac disease. Eur J Surg Oncol 1999; 25: 100–3
4. Bradwell AR, Harvey TC. Control of hypercalcemia of parathyroid carcinoma by immunisation. Lancet 1999; 353: 370–373
5. Collins MR, Skarnelis MC, Bilezikian JP, Silverberg SJ, Spiegel AM, Marx SJ. Treatment of hypercalcemia secondary to parathyroid carcinoma with a novel calcimetric agent. J Clin Endocrinol Metab 1998; 83: 1983–1988
6. Cryns VL, Thor A, Xu HJ, Hu SX, Wiemann ME et al. Loss of the retinoblastoma tumor-suppressor gene in parathyroid carcinoma. N Engl J Med 1994; 330: 757
7. Dotzenrath C, Teh BT, Farnebo F, Cupisti, K, Svensson A, Toell A, Goretzki P, Larsson C. Allelic loss of the retinoblastoma tumor suppressor gene: a marker for aggressive parathyroid tumors? J Clin Endocrin Metab 1996; 81: 3194
8. Favia G., Lumachi F, Polistina F, D'Amico DF. Parathyroid carcinoma: Sixteen new cases and suggestions for correct management. World J Surg 1998; 22: 1225–1230
9. Flye MW, Brennan MF. Surgical resection of metastatic parathyroid carcinoma. Ann Surg 1981; 193: 425
10. Fraker DL. Parathyroid Tumors. in: De Vita VT jr., Hellmann S, Rosenberg SA, eds. Cancer: Principles and Practice of Oncology. Philadelphia: Lippincott-Raven; 1997: 1652–1659
11. Hakaim AG, Esselstyn CB jr. Parathyroid carcinoma. 50 year experience at the Cleveland Clinic Foundation. Clev Clin J Med 1993; 60: 331
12. Heerden van JA, Weiland LH, ReMine WH, Walls JT, Parnell DC. Cancer of the parathyroid gland. Arch Surg 1979; 114: 475
13. Holmes EC, Martin DL, Ketcham AS. Parathyroid carcinoma: a collective review. Ann Surg 1969; 169: 631–640
14. Hundal SA, Fleming ID, Fremgen AM, Menck HR. Two hundred eighty-six cases of parathyroid carcinoma treated in the U.S. between 1985 and 1995. Cancer 1999; 3: 538–544
15. Klink BK, Karulf RE, Mahnon WN, Peoples JB. Nonfunctioning parathyroid carcinoma. Am Surg 1991; 57: 463
16. Levin KE, Galante M, Clark OH. Parathyroid carcinoma versus parathyroid adenoma in patients with profound hypercalcemia. Surgery 1987; 101: 649
17. LiVolsi VA, Hamiltion R. Intraoperative assessment of parathyroid gland pathology: a common view from the surgeon and the pathologist. Am J Clin Pathol 1994; 102
18. Lu G, Shih WJ, Zin JY. Technetium-99 m MIBI uptake in recurrent parathyroid carcinoma and brown tumors. J Nucl Med 1995; 36: 811

19. Neumann DR, Esselstyn CB, Kim EY. Recurrent postoperative parathyroid carcinoma. FDG-PET and sestamibi-SPECT findings. J Nucl Med 1996; 37: 2000–2001
20. Obara T, Fujimoto Y. Diagnosis and treatment of patients with parathyroid carcinoma: an update and review. World J Surg 1991; 15: 738
21. Palmieri-Sevier A, Palmieri GMA, Baumgartner CJ, Britt LG. Case report: long term remission of parathyroid cancer: possible relation to Vitamin D and calcitrid therapy. Am J Med Sci 1993; 306: 309–312
22. Rosen IB, Young JEM, Archibald SD, Walfish PG, Vale J. Parathyroid cancer: clinical variations and relationship to autotransplantation. C J S 1994; 37: 465
23. Sandelin K, Auer G, Bondeson L, Grömelius L, Farnebo LD. Prognostic factors in parathyroid cancer: a review of 95 cases. World J Surg 1992; 16: 724
24. Sandelin K, Tullgren O, Farnebo LO. Clinical course of metastatic parathyroid cancer. World J Surg 1994; 18: 594
25. Schantz A, Castleman B. Parathyroid carcinoma: a study of 70 cases. Cancer 1973; 31: 600
26. Schott M, Feldkamp J, Schattenberg D et al. Dendritic cell immunotherapy in disseminated parathyroid carcinoma. Lancet 1999; 353; 1188–1189
27. Schott M, Scherbaum WA, Feldkamp J. Medikamentöse Therapie endokriner Karzinome. Med Klin 2000; 95: 20–25
28. Shaha AR, Shah JP. Parathyroid carcinoma. A diagnostic and therapeutic challenge. Cancer 1999; 86: 378–380
29. Shane E., Bilezikian J. P. Parathyroid carcinoma: a review of 62 cases. Endocrin Rev 1982 (3): 218
30. Takeidi N, Dohi K, Ho H, et al. Parathyroid tumors in atomic bomb survivors in Hiroshima: a review. J Radiat Res Suppl 1991; 189
31. Wang C, Gaz RD. Natural history of parathyroid carcinoma diagnosis, treatment and results. Am J Surg 1985; 145: 522
32. Wynne AG, van Heerden J, Carney JA, Fitzpatrick LA. Parathyroid carcinoma: clinical and pathological features in 43 patients. Medicine 1992; 71: 197

29 Maligne Tumoren der Nebenniere

29.1 Epidemiologie

Maligne Tumoren der Nebenniere sind extrem seltene Neoplasien. Aufgrund des Aufbaus der Nebenniere mit Nebennierenrinde und Nebennierenmark unterscheiden wir 2 Gruppen an malignen Tumoren, nämlich das maligne Phäochromozytom – vom Nebennierenmark ausgehend – und die Nebennierenrindenkarzinome.

Die Inzidenz der malignen *Nebennierenrindenkarzinome* beträgt etwa 2 Neuerkrankungen pro 1 Million Einwohner der Weltbevölkerung. Im Gegensatz dazu sind Adenome der Nebennierenrinde recht häufig, sie werden in 2 % aller Autopsien gefunden (12). Nebennierenrindenkarzinome zeigen ein zweigipfliges Auftreten, mit einem Höhepunkt vor dem 5. Lebensjahr und einer 2. Häufung in der 4. und 5. Lebensdekade.

Phäochromozytome sind extrem seltene Tumoren. In Autopsiestudien lassen sich lediglich in 0,1 % der Fälle diese benignen Tumoren nachweisen. Das Auftreten von malignen Phäochromozytomen in einem Phäochromozytom wird je nach Untersuchung mit 5–46 % angegeben, wobei die meisten Studien Zahlen um die 10 % angeben (2).

Die zufällig entdeckte Raumforderung der Nebenniere wird als *Inzidentalom* bezeichnet und stellt die häufigste pathologische Veränderung der Nebennieren dar. Anhand von 2 größeren Studien durch Gajraj (5) und Aso (1), die Nebenniereninzidentalome untersuchten, zeigte sich, dass lediglich 5–7 % dieser Zufallsbefunde einen malignen Nebennierentumor aufwiesen.

29.2 Ätiologie

Die Ätiologie der malignen Nebennierenrindentumoren ist unklar. Ein Tumorgenesemodell, analog zum Kolorektalkarzinom, wird auch für das Nebennierenrindenkarzinom postuliert, ein schlüssiger Beweis steht jedoch noch aus. Die Entwicklung von einer Hyperplasie über ein Adenom zu einem Karzinom über viele Jahre hinweg wird dadurch unterstützt, dass einige Patienten mit Nebennierenrindenkarzinomen abnorme Steroidabkömmlinge produzieren.

Zytogenetische Analysen lassen vermuten, dass der Verlust der Heterozygozität für die Chromosomen 11p, 13q oder 17p eine wichtige Rolle in der Entstehung dieser Karzinome spielt. Wie zahlreiche andere solide Karzinome weisen auch Nebennierenrindenkarzinome Mutationen des *P53* als späten Entartungsschritt in der Tumorgenese auf (11).

Auch die Pathogenese des malignen Phäochromozytoms ist ungeklärt. In 90 % der Fälle gehen die malignen Phäochromozytome von den chromaffinen Zellen des Nebennierenmarks aus. Die verbleibenden 10 % entstehen aus den Paraganglien. Zwar tritt das benigne Phäochromozytom häufig im Rahmen von hereditären Erkrankungen wie MEN IIa oder MEN IIb auf, oder auch 25 % der Patienten mit von-Hippel-Lindau- Syndrom entwickeln Phäochromozytome, jedoch herrscht zur Zeit die Lehrmeinung, dass das maligne Phäochromozytom nicht mit den MEN-Syndromen vergesellschaftet ist.

29.3 Pathologie

Eine maligne Entartung ist nach *histologischen Kriterien* weder bei Nebennierenrinden- noch Marktumoren am Primärtumor sicher zu diagnostizieren. Zwar deuten Kernpolymorphien, große Nukleoli, Hyperchromasie in Verbindung mit vielen Mitosen und vaskulärer Invasion auf Malignität hin, jedoch sind dies keine sicheren Marker. Auch der Anteil der Tumornekrose und Fibrosierung des Tumors gibt nur Hinweise auf das Vorliegen einer Malignität, keine Beweise.

Das *immunhistochemische Bild* von benignen und malignen Nebennierenrindentumoren ist ebenfalls sehr ähnlich. Die Ergebnisse aus einer großen französischen Studie mit 156 Patienten zeigten, dass das mittlere Gewicht der Karzinome etwa 714 g bei einer durchschnittlichen Größe von 12 cm betrug (8).

Die Wahrscheinlichkeit, dass ein Nebennierentumor ab einer Größe von mehr als 6 cm maligne entartet ist, wird auf 35–98 % eingeschätzt (3). Ein ähnliches Bild zeigt sich beim Phäochromozytom, auch hierbei ist eine Differenzierung von malignen gegenüber benignen Phäochromozytomen allein durch die Pathologie nicht möglich (2). Das einzige sichere Kriterium für einen malignen Nebennierentumor ist das Rezidiv oder eine Metastasierung.

In sehr seltenen Fällen verbirgt sich hinter einem Nebennierentumor auch gelegentlich ein *Lymphom*. *Metastasen* in der Nebenniere treten vor allem beim nichtkleinzelligen Bronchialkarzinom auf, bei 41 % der Patienten mit einem solchen Primärtumor werden bei Autopsien Nebennierenmetastasen gefunden. Metastasen der Nebenniere sind meistens asymptomatisch.

29.4 Klinik

Nebennierenrindenkarzinome werden in Hormon produzierende und in inaktive Tumoren eingeteilt. Die Erfahrungen aus dem Memorial Sloan-Kettering zeigten, dass 60 % der malignen Tumoren in der Nebennierenrinde hormonell aktiv waren. Davon zeigten:

- 50 % ein Cushing-Syndrom,
- 34 % eine Virilisation,
- 11 % beides,
- 2 % eine Feminisierung und
- 2 % einen Hyperaldosteronismus.

Bei den hormoninaktiven Tumoren traten folgende Symptome auf:

- 69 % hatten Schmerzen,
- 7 % zeigten Gewichtsverlust,
- weitere 7 % hatten eine Hämaturie,
- 3 % eine Varikozele und
- 10 % der Patienten waren asymptomatisch.

Generell muss festgestellt werden, dass *Nebennierenrindenkarzinome* nur eine geringe Symptomatik im frühen Stadium zeigen. Deshalb werden diese Karzinome meistens erst im fortgeschrittenen Stadium entdeckt (11). Es gibt jedoch einige Konstellationen, die einen malignen Nebennierenrindentumor erwarten lassen. Ein Cushing-Syndrom mit in der Bildgebung vergrößerter Nebenniere und darüber hinaus in Kombination mit einem tastbaren Tumor und einem nicht funktionierenden Dexamethason-Hemmtest sowie ein Alter von weniger als 20 Jahren oder erhöhte 17-Ketosteroidspiegel im Urin sind hoch suspekt für ein Malignom.

Eine entsprechende Bildgebung, wie oben angegeben, in Kombination mit Virilisierung oder Feminisierung oder einer B-Symptomatik sind gute Hinweise auf das Vorliegen eines Karzinoms (11).

Die führende Symptomatik bei *malignen Phäochromozytomen* lässt sich von der Funktion des Nebennierenmarks ableiten. Es handelt sich hierbei um:

- Hypertonie (paroxysmal)
- Kopfschmerzen
- Schwitzen und
- Herzklopfen.

Die chronisch erhöhten Katecholamine führen bei der Hälfte der Patienten zur Hyperglykämie, darüber hinaus entstehen Krankheitsbilder wie die ischämische Kolitis oder Arteriosklerose. Jedoch keine dieser Symptome ist spezifisch für das maligne Phäochromozytom.

29.5 Diagnose

Die beiden Verfahren der Wahl in der *Bildgebung* der Nebennierentumoren sind das CT sowie das MRT mit gleicher Sensitivität (≥ 90 %) und Spezifität (ca. 90 %). Mit dem CT können Nebennierentumoren mit einer Größe von 0,5–1 cm zuverlässig nachgewiesen werden.

Die Substanz Metaiodbenzylguanidin (MIBG) ist verwandt mit Norepinephrin und wird von adrenergem Gewebe aufgenommen. Die Spezifität der ^{131}I-MIBG-Szintigraphie für das Phäochromozytom beträgt zwischen 96–100 % bei einer Sensitivität von etwa 87 % und kommt vor allem bei der Rezidiv- und Metastasendiagnostik zum Einsatz.

Die ^{131}I-6-β-Iodmethylnorcholesterol-Szintigraphie kann nützlich sein in der Differenzierung von benignen zu malignen Nebennierentumoren, da diese Substanz normalerweise nicht von Karzinomen aufgenommen wird.

Neben diesen bildgebenden Verfahren sind vor allem *Hormonanalysen* hilfreich, da sie helfen, einen Nebennierentumor besser zu charakterisieren. Dabei kommt zum Einsatz das Kortisol-Tagesprofil und der Dexamethason-Hemmtest beim Cushing-Syndrom, Aldosteron in Serum beim Conn-Syndrom, Serumtestosteron und Dehydroepiandosteron (DHEA) bei androgenen bzw. Östradiol bei feminisierenden Tumoren. Beim Phäochromozytom wird das Adrenalin, Noradrenalin und Dopamin im Serum sowie die Vanillinmandelsäure und das Metanephrin im Urin zur Diagnose bestimmt.

Diese Hormonanalysen helfen jedoch nicht, um benigne von malignen Nebennierentumoren zu differenzieren. Erhöhte Dopaminspiegel deuten auf ein malignes Phäochromozytom hin, da diese nicht bei benignen Phäochromozytomen erhöht sind, jedoch bei 60 % der malignen Phäochromozytome.

29.6 Staging

Nebennierenrindenkarzinome werden nach der TNM-Klassifikation eingeteilt. Die Originaleinteilung geht auf MacFarlane von 1958 zurück.

Primärtumor (T)

T1 Tumor weniger als 5 cm in größter Ausdehnung
T2 Tumor mehr als 5 cm in größter Ausdehnung
T3 Tumor infiltriert Fettgewebe außerhalb der Nebenniere.
T4 Tumor infiltriert umgebende Organe.

Regionäre Lymphknoten (N)

N0 keine regionären Lymphknotenmetastasen
N1 Metastasen in regionären Lymphknoten

Stadieneinteilung

Stadium I	T1, N0, M0
Stadium II	T2, N0, M0
Stadium III	T1–2, N1, M0
	T3–4, N0, M0
Stadium IV	T3–4, N1, jedes M1

Werden die Daten von verschiedenen Studien zusammengefasst, so ergibt sich eine Verteilung auf die einzelnen Stadien wie folgt: Lediglich 2 % der Patienten befinden sich im Stadium I, 19 % im Stadium II, 18 % im Stadium III und die Mehrzahl der Patienten ist bei Diagnosestellung bereits im Stadium IV (61 %).

Da die Diagnose des malignen Phäochromozytoms meistens erst zuverlässig durch eine Metastasierung oder ein Rezidiv gestellt werden kann und dies häufig erst retrospektiv erfolgte, existiert keine TNM-Klassifikation seitens der UICC.

29.7 Therapie

29.7.1 Indikationsstellung

Die Indikation zur Operation ist bei allen hormonaktiven Tumoren gegeben. Des Weiteren wird die Indikation zur Operation von der Prognose des Malignoms bestimmt. Die Therapie der Wahl bei malignen Nebennierenkarzinomen ist die chirurgische Entfernung. Dadurch wird die beste Prognose für das Überleben des Patienten erzielt: Auch bei dieser Tumorentität ist die kurative Resektion (R0) wichtigste Voraussetzung für eine Heilung (Tab. 29.1). Soweit der Allgemeinzustand des Patienten eine chirurgische Therapie zulässt, ist diese auch das Verfahren der Wahl bei Rezidiven und Metastasen.

29.7.2 Operative Therapie

Auch wenn bei benignen Nebennierentumoren mittlerweile die Laparoskopie vermehrt eingesetzt wird, so gilt für die malignen Tumoren immer noch der *transabdominelle Zugang* als das Verfahren der Wahl. Beim großen Tumor und beim malignen Nebennierentumor ist der transabdominelle Zugang vor allem aus Gründen der nicht immer vorhersehbaren Eingriffserweiterung und der erforderlichen Radikalität von Vorteil.

Bei größeren Tumoren wird teilweise auch ein *thorakoabdomineller Zugang* durch den 7. oder 8. Interkostalraum bevorzugt. Diese Zugänge ermöglichen im Gegensatz zum dorsalen Zugang die Untersuchung von Leber, Omentum, Peritoneum und paraaortalen Lymphknoten, was die häufigsten Metastasierungsorgane darstellen. Bei Verdacht auf ein Nebennierenkarzinom wird eine elektive, paraaortale Lymphknotendissektion durchgeführt.

Hat der maligne Nebennierentumor auf der rechten Seite bereits Niere, Leber, Kolon oder Zwerchfell infiltriert, so ist eine *multiviszerale Resektion* mit En-Bloc-Resektion der betroffenen Organe angezeigt. Das Gleiche gilt auf der linken Seite für Pankreasschwanz, Magen, Milz und das Kolon. Der maligne Tumor sollte in jedem Falle komplett und en bloc exstirpiert werden, da auch bei diesen fortgeschrittenen Tumoren die chirurgische Therapie die einzige Option darstellt. Die obligate Resektion der Niere auf der betroffenen Seite ist nicht angezeigt.

Es sollte bei lokaler Inoperabilität eine Tumorreduktion angestrebt werden. Beim malignen Phäochromozytom ist eine frühzeitige Ligatur der Zentralvene zur Vermeidung eventueller Tumorthromben-Embolisierung wichtig, ansonsten gilt das gleiche Vorgehen wie beim Nebennierenrindenkarzinom. Beim Phäochromozytom ist eine präoperative Therapie mit α-Rezeptorblockern obligat.

Die *Eingriffsletalität* beträgt etwa 2 %. Die meisten Patienten nach Nebennierenoperationen besitzen ein erhöhtes Risiko für Infektionen, Wundheilungsstörungen, Abszesse und Pneumonien. Eine perioperative und postoperative Kortisonsubstitution sollte bei Nebennierenoperationen standardmäßig durchgeführt werden.

29.7.3 Medikamentöse Therapie

Nebennierenrindenkarzinom

Bis jetzt konnten die unterschiedlichen *Chemotherapieprotokolle* sowohl für das maligne Phäochromozytom sowie für das Nebennierenrindenkarzinom keine Kuration auf Dauer erzeugen. Bei Nebennierenrindenkarzinomen ist das Chemotherapeutikum Mitotane am er-

Tabelle 29.1 Prognose von Nebennierenkarzinomen nach operativer Entfernung (11)

Studie	Gruppe	Jahr	n	5-Jahres-Überlebensrate insgesamt	kurative Resektion	palliative Resektion
Pommier und Brennan	MSKCC	1992	73	35 %	47 %	0
Icard et al.	Frankreich	1992	156	34 %	42 %	0
Haak et al.	Holland	1995	96	27 %	49 %	9 %
Crucitti et al.	Italien	1996	129	35 %	48 %	7 %

folgversprechendsten, mit einer Ansprechrate von 25%. Dieses Medikament wurde ursprünglich als Insektizid entwickelt, wird von der Nebennierenrinde aufgenommen und hemmt die verschiedenen Steroidenzymsysteme.

Es verursacht Nekrosen in der Nebennierenrinde und ist besonders wirksam gegen hormonaktive Malignome. Die Dosis kann in Abhängigkeit von den Nebenwirkungen bis zu 12g/Tag betragen. Die häufigsten Nebenwirkungen sind Übelkeit und Erbrechen (79%), Tremor und Muskelschwäche (50%) und Hautausschlag (15%); derartige Symptome treten bereits bei geringen Dosen auf. Aufgrund der eingeschränkten Kortisolproduktion unter Mitotane ist eine Glukokortikoidsubstitution notwendig.

Chemotherapien in Kombination oder als Einzeltherapie mit Cisplatin, Etoposid, 5-FU, Doxorubicin oder BCNU brachten keine besseren Ergebnisse als Mitotane alleine in Bezug auf Remissionen und Gesamtüberleben. Die Anwendung von Antiprotozoenmitteln und Antimykotika (Suramin, Ketoconazol) haben weiterhin experimentellen Charakter (10). In Einzellfällen ist jedoch ein guter Suppressionseffekt belegt.

Malignes Phäochromozytom

Beim malignen Phäochromozytom hat vor allem die präoperative symptomatische antihypertensive Therapie mit der Blockade der α-Rezeptoren (Phenoxybenzamin) einen wichtigen Stellenwert. Die Anfangsdosis von 2-mal 10mg täglich sollte auf eine durchschnittliche Dosis von 0,5–1 mg/kg Körpergewicht täglich gesteigert werden. Weiterhin kommen Kalziumantagonisten und bei Arrhythmien β-Rezeptorenblocker zum Einsatz.

Die *Chemotherapie* beim malignen Phäochromozytom leiten sich aus den Erfahrungen beim Neuroblastom ab. Zum Einsatz kommen vor allem Kombinationen mit Cyclophosphamid und Vincristin oder Darcarbazin. Da es sich jeweils um kleine Studien mit 3–12 Patienten handelte, sind die Ergebnisse nur schwer zu verallgemeinern. Es zeigten sich Ansprechraten von bis zu 50%.

Alle Patienten, die auf die Chemotherapie ansprachen, zeigten deutliche Besserungen der hypertonen Blutdruckwerte. Einzelne Patienten profitierten auch von Therapien mit Streptozotozin oder Cisplatin. Insgesamt gesehen sind die Ergebnisse der Chemotherapie beim malignen Phäochromozytom jedoch enttäuschend.

Beim malignen Phäochromozytom kommt auch die *^{131}I-MIBG-Szintigraphie* als Therapie bei Metastasen zum Einsatz. Es gibt Berichte, die eine Ansprechrate von 50% angeben, jedoch ist dies in keiner prospektiven Studie belegt worden (10). Die Rolle von Interferon-γ muss durch Studien ebenfalls noch belegt werden (10). Für beide Malignome gilt, dass eine Chemotherapie im Rahmen von einer Studie erfolgen sollten, da diese Tumoren so selten auftreten.

29.7.4 Radiotherapie

Der Nutzen der Strahlentherapie beim malignen Nebennierenkarzinom konnte nicht eindeutig gezeigt werden. Bei großen Tumoren (>8 cm) verringert die adjuvante Bestrahlung des Tumorbetts die Lokalrezidivrate ohne Einfluss auf das Gesamtüberleben des Patienten. Sie hat lediglich einen Stellenwert in der palliativen Bestrahlung von Skelettmetastasen.

29.7.5 Therapie von Metastasen und Rezidiven

Besonders auch für Rezidive und Metastasen ist die Chirurgie die Therapie der Wahl. In einer Studie von Pommier und Brennan konnte gezeigt werden, dass Patienten mit einem Rezidiv oder Fernmetastasen nach erneuter Resektion im Mittel 56 Monate und die Vergleichsgruppe, die lediglich medikamentös behandelt wurde, 19 Monate lebte (9). Icard et al. fanden in einer französischen Studie eine 5-Jahres-Überlebensrate von 28% nach kurativer Resektion eines Rezidivs. Die postoperative Mortalität und Morbidität entsprach den Zahlen bei der Erstoperation (8). Langzeitüberlebende waren nach einer medikamentösen Therapie nicht aufgetreten.

29.8 Prognose

Patienten mit unbehandelten Nebennierenrindenkarzinomen haben eine Lebenserwartung von etwa 3 Monaten. Zusammengefasste Daten von verschiedenen Institutionen wiesen für 61% der Patienten bereits ein Stadium IV auf. Metastasen wurden am häufigsten in der Leber (47%), Lunge (43%), Lymphknoten (25%) oder Knochen (15%) gefunden.

Der wichtigste prognostische Faktor waren ein günstiges Tumorstadium und eine kurative Resektion. Andere Prognosefaktoren wie Alter des Patienten oder Hormon produzierender Tumor waren nur in einer von 4 Studien relevant. In einer Studie des Memorial Sloan-Kettering wurden noch die Größe des Tumors, mehr als 6 abnorme Mitosen und Einblutungen in den Tumor als negative prognostische Marker ausgemacht. Patienten mit all diesen 3 negativen Markern waren nach 5 Jahren bereits verstorben – trotz kurativer Resektion (11).

Die Angaben bezüglich der 5-Jahres-Überlebensrate bei den unterschiedlichen Tumorstadien schwanken sehr von Studie zu Studie, da die meisten Studien weniger als 60 Patienten pro Studie umfassten. Legt man die Zahlen von Crucitti et al. (4) zugrunde, die immerhin auf 129 Patienten beruhen, so beträgt das 5-Jahres-Überleben im Stadium I und II 54%, im Stadium III 21% und im Stadium IV 7%.

Zu ähnlichen Ergebnissen kommt eine große französische Studie mit 156 Patienten. Es muss bedacht werden, dass das 5-Jahres-Überleben nicht mit einer Heilung gleichgesetzt werden kann. Von den kurativ resezierten Patienten entwickelten etwa 85% ein Rezidiv oder Metastasen, d. h. die meisten Patienten lebten nach 5 Jahren mit dem Tumorleiden.

Überlebensdaten für das maligne Phäochromozytom sind, aufgrund der Seltenheit der Erkrankung, nur unvollständig vorhanden; laut einer Studie der Mayo-Klinik liegt die 5-Jahres-Überlebensrate bei 36% (7).

29.9 Nachsorge

Alle Phäochromozytome sollten halbjährlich mit einer klinischen Untersuchung, Hormonbestimmungen (Katecholamine), jährlichen CT- bzw. MRT-Untersuchungen und ^{131}I-MIBG-Szintigraphie kontrolliert werden. Wegen häufiger Rezidive bei Nebennierenrindenkarzinomen sollten vierteljährlich klinische Untersuchungen, Hormonanalysen, Röntgen-Thorax sowie CT-Abdomen- und -Thorax-Darstellungen in den ersten beiden Jahren und später halbjährlich erfolgen. Aufgrund von Spätrezidiven werden diese Nachuntersuchung lebenslang empfohlen.

Da bei *benignen Nebennierentumoren* in 10–30% der Fälle ein Malignom nicht ausgeschlossen werden und erst durch Fehlen eines Rezidivs oder Metastasen die Gutartigkeit bewiesen werden kann, ist eine routinemäßige Nachsorge für 5 Jahre indiziert.

29.10 Schlussfolgerung

Maligne Tumoren der Nebenniere stellen eine seltene Tumorentität dar, wobei die klinischen Symptome des Patienten sowie die diagnostischen Verfahren nur in seltenen Fällen Hinweise auf das Vorliegen eines Malignoms geben. Auch der Pathologe kann nicht eindeutig einen malignen Tumor der Nebenniere feststellen. Die chirurgische Therapie ist das Verfahren der Wahl.

Aufgrund der Seltenheit dieser Tumorentität sollten diese in Multicenterstudien behandelt und nachgesorgt werden, um Verbesserungen in der Diagnostik, histomorphologischen Eingliederung sowie Therapie und Prognose zu erzielen. Alle Patienten mit Tumoren der Nebenniere gehören, unabhängig von deren Dignität, in ein Nachsorgeprogramm.

Literatur

1. Aso Y, Homma Y. A survey on incidental adrenal tumors in Japan. J Urol 1992; 147: 1478–1481
2. Beierwaltes WH, Sisson JC, Shapiro B, et al. Malignant potential of pheochromocytoma. Proc AACR 1986; 27: 617–623
3. Belldegrun A, Hussain S, Seltzer SE, et al. Incidentally discovered mass of the adrenal gland. Surg Gynecol Obstet 1986; 163: 203–208
4. Crucitti F, Bellantone R, Ferrante A, et al. The Italian registry for adrenal cortical carcinoma: analysis of a multiinstitutional series of 129 patients. Surgery 1996; 119: 116–119
5. Gajray H, Young AE. Adrenal incidentaloma. Br J Surg 1993; 80: 422–426
6. Goldstein DS, Stull R, Eisenhofer G, et al. Plasma 3,4-dihydroxyphenylalanin (Dopa) and catecholamines in treatment of malignant pheochromocytoma. Ann Intern Med 1986; 105: 887–894
7. Heerden van JA, Sheps SG, Hamberger B, et al. Pheochromocytoma: current status and changing trends. Surgery 1982; 91: 783–788
8. Icard P, Chapuis Y, Adnreassian B, Bernard A, Proye C. Adrenocortical carcinoma in surgically treated patients: a retrospective study on 156 cases by the French Association of Endocrine Surgery. Surgery 1992; 112: 972–980
9. Pommier RF, Brennan MF. An eleven-year experience with adrenalcortical carcinoma. Surgery 1992; 112: 963–971
10. Schott M, Scherbaum WA, Feldkamp J. Medikamentöse Therapie endokriner Karzinome. Med Klein 2000 1995; 95: 20–25
11. Schulick RD, Brennan MF. Adrenal carcinoma. World J. Urol. 1999; 17: 26–34
12. Third National Cancer Survey. Incidence data. National Cancer Institute, Bethesda, Maryland 1975; 775–777

30 Neuroendokrine Tumoren

30.1 Gastrointestinale neuroendokrine Tumoren („Karzinoide")

30.1.1 Epidemiologie

Die Inzidenz klinisch apparenter Karzinoide wird mit 0,3–2 pro 100 000 Personen angegeben (7, 30, 44). Dabei ist zu berücksichtigen, dass eine große Zahl von Patienten asymptomatisch bleibt. Deshalb steigt die Häufigkeit von Karzinoidtumoren unter Einbeziehung von chirurgischen Präparaten und Autopsien bis auf 8,4 Fälle pro 100 000 Personen an (44).

Über Jahrzehnte war die häufigste Lokalisation die Appendix (Tab. 30.**1**). In einer kürzlich veröffentlichten Studie des National Cancer Institute zwischen 1973 und 1991 über 5468 Patienten ergab sich ein prozentualer Anstieg von Karzinoiden im Tracheobronchialsystem und ein Abfall von Karzinoiden in der Appendix (57). Die Autoren erklären diese Veränderungen mit der Diagnostik und der Tatsache, dass gutartig erscheinende Karzinoide dem Register bis 1986 nicht gemeldet wurden.

Bezogen auf den Gastrointestinaltrakt stellen die Karzinoide 1–2 % aller gastrointestinalen Tumoren dar. Sie sind mit etwa 56 % die häufigsten endokrinen Tumoren des Gastrointestinaltrakts (96).

30.1.2 Ätiologie

Der Begriff Karzinoid ist ein historischer und aufgrund neuer pathologisch-anatomischer Befunde und dem Malignitätsverhalten dieser Tumoren nicht präzise genug (43). Die Definition Karzinoid sollte nur den EC-Zell-Tumor – den von enterochromaffinen Zellen ausgehenden Tumor – beinhalten.

Deshalb wird als Überbegriff die Bezeichnung neuroendokrine Tumoren vorgeschlagen. Darunter fallen die gesamten endokrinen Tumoren der Lunge, des Thymus, des Pankreas und des Gastrointestinaltrakts.

Dieser Begriff kann auch die Bezeichnung APUDome ablösen (16), der nach Pearse (65) besagt, dass Zellen dieser Tumoren die Eigenschaft besitzen, Vorstufen von biogenen Aminen aufzunehmen und zu decarboxylieren (amine precursor uptake and decarboxylation).

Für den klinischen Gebrauch ist nach wie vor die Klassifikation von Karzinoiden nach ihrem Ursprungsort üblich (Tab. 30.**2**) (16). Diese Einteilung berücksichtigt den embryologischen Ursprung, das Muster der Hormonsekretion und damit die Klinik.

Tabelle 30.**1** Anatomische Verteilung der Karzinoidtumoren in USA (1950–1991)*

Lokalisation	ERG (1950–1969) (%)	TNCS (1969–1971) (%)	SEER (1973–1991) (%)
Lunge, Bronchus, Trachea	10,2	14,1	32,7
Magen	2,2	2,0	3,8
Duodenum	1,8	2,3	2,1
Jejunum	1,0	2,0	2,3
Ileum	10,8	13,8	17,6
Appendix	43,9	35,5	7,6
Coecum	2,7	3,0	5,0
Kolon	4,7	3,9	6,3
Rektum	15,4	12,3	10,1
Andere	7,3	11,1	12,5

* aus Modlin and Sandor (57)
ERG: (End Results Group)
TNCS: (Third National Cancer Survey)
SEER: (Surveillance, Epidemiology and End Results Program) of the National Cancer Institute

Tabelle 30.2 Klassifikation der Karzinoide modifiziert nach (16)

Ursprung	Organ	Klinik	Immunhistochemie
Foregut	Bronchialsystem	Karzinoid-Syndrom*, selten Cushing-Syndrom	vorwiegend Serotonin, Hypophysenhormone, Neuropeptide, gastrointestinale Peptide, Serotonin, Histamin
	Magen	Flush, Hypersekretion des Magens	
	Duodenum		
	Jejunum	Diarrhö, Diabetes, Cushing-Syndrom	
Midgut	Ileum	Karzinoid-Syndrom*	vorwiegend Serotonin, Tachykinine (Substanz P, Neurokinin A, Neuropeptid K)
	Appendix	keine	
	rechtes Kolon	Karzinoid-Syndrom*	
Hindgut	linkes Kolon	keine	multiple Darmhormone (z. B. Somatostatin, Glicentin, PYY, Enkephalin, Substanz P, Serotonin, Insulin)
	Rektum	keine	

* Symptomatik erst bei ausgedehnter Metastasierung (meist Lebermetastasen)

30.1.3 Tumorbiologie

Bei den Karzinoiden ist das prognostisch wichtigste Unterscheidungsmerkmal die histologische Differenzierung und die Größe des Tumors (43). Die neue Klassifikation der neuroendokrinen Tumoren basiert auf diesen morphologischen Kriterien. Eine weitere Differenzierung erfolgt durch die Hormonaktivität oder Inaktivität des Primärtumors. Dabei ist zu berücksichtigen, dass der Nachweis von Tumorangioinvasion unabhängig von der Hormonaktivität eine Verschlechterung der Prognose bedeutet.

30.1.4 Genetik

Bisher ist bei wenigen sporadisch aufgetretenen Karzinoiden des Magens eine Dysregulation der p53-Funktion nachgewiesen worden (67). Immunhistochemisch findet sich häufig eine Expression von Onkogenen (98).

30.1.5 Pathologie und Pathomorphologie

Die Karzinoide zeigen immunhistochemisch in den Zellen vorwiegend Serotonin (Tab. 30.**2**), das zu 5-Hydroxyindolessigsäure abgebaut und im Urin ausgeschieden wird. Daneben finden sich aber auch Hypophysenhormone bei den Foregut-Karzinoiden. Im Bereich des Magens, Duodenums und Jejunums zeigen sie Granula, die gastrointestinale Peptide und Histamin enthalten. Im Bereich des Ileums finden sich wiederum serotoninhaltige Zellen, aber auch solche mit Tachykininen, wie Substanz P und andere Neurotransmitter. Karzinoide des Hindgut-Bereichs zeigen eine Vielzahl von Darmhormonen in ihren Granula.

Die Freisetzung von Serotonin und anderen vasoaktiven Substanzen wie Kallikrein, Tachykinin und auch Prostaglandin scheint die Klinik des Karzinoidsyndroms auszulösen (16, 17).

30.1.6 Klinische Symptomatik

Aufgrund des langsamen Wachstums des Tumors bestehen oft über Jahre (bis zu 12) uncharakteristische abdominale Beschwerden (76). Das klassische Bild des Karzinoidsyndroms mit *Flush* entwickelt sich dann, wenn der Primärtumor in die Leber, in die mesenterialen Lymphknoten oder andere Bereiche metastasiert ist. Das führende Symptom des Karzinoidsyndroms ist der *Flush*, der in 90% vorhanden ist (Tab. 30.**3**) (30). Im Rahmen des Flush kann es zu Begleitreaktionen wie Schwitzen, Gesichtsödem, Herzklopfen kommen. Zweithäufigste Manifestation ist der Durchfall mit abdominellen Krämpfen in 70–80%.

Eine Besonderheit stellt ein *Flush-Syndrom bei Magenkarzinoiden* dar (76, 96). Es beginnt als hellrote Flecken, die auch zusammenfließen können. Der Flush kann durch Nahrung wie scharf gewürzte Speisen oder Alkohol ausgelöst werden. Außerdem ist der Flush bei Tumoren im Foregut-Bereich intensiver und kann manchmal mehrere Stunden andauern, gefolgt von Teleangiektasien. Der Flush tritt am Stamm und an den Beinen auf, die akrozyanotisch werden können. Auch die Gesichtshaut kann ödematös werden.

Im Gegensatz dazu ist der *Flush, der von Tumoren des Midguts ausgeht*, eher blasser oder rötlich und von kürzerer Dauer. Anfangs kann der Flush durch Alkohol oder thyraminhaltige Nahrungsmittel, wie Käse, Schokolade, Rotwein ausgelöst werden.

Differenzialdiagnose

Neben anderen Flush-Syndromen, wie in der Menopause, muss das medulläre Schilddrüsenkarzinom, VIPom, Phäochromozytom, Mastozytose, die diabetische Neuropathie, Drogen- oder Alkoholentzug und ein idiopathischer Flush genannt werden. Ferner kommen andere Erkrankungen nach Zellaktivierung infrage, die bei myeloproliferativen und myelodysplastischen Erkrankungen auftreten kann.

In der Mehrzahl – fast 90% aller Patienten mit Karzinoiden – wird die Symptomatik jedoch nicht durch das

Tabelle 30.3 Symptomatik des Karzinoid-Syndroms

Symptome	Inzidenz (%)	Erläuterungen
Flush	90	Ein Flush • kann Minuten bis Stunden dauern, • Symptomdauer nimmt mit Fortschreiten der Erkrankung zu, • kann subjektiv unbemerkt verlaufen, • kann spontan auftreten oder • nach Stress, Alkohol, Nahrung oder nach Palpation des Abdomens, • kann begleitet sein von Schwitzen, Weinen, Jucken, Gesichts- oder konjunktivalem Ödem, Herzklopfen, Blutdruckabfall oder Durchfall
Andere Hauterscheinungen	< 1	Teleangiektasien, Verdickung, Pellagra (Tryptophanmangel)
Durchfall	70–80	? weniger bei Magenkarzinoiden (DD: Subileus)
Herzerkrankung	< 40	? weniger bei Magenkarzinoiden, langsam fortschreitende Endokardfibrose des rechten Herzens > 5 Jahre nach Erstdiagnose
Asthma	10	
Andere Erkrankungen		periarterielle Fibrose großer Gefäße Retroperitonealfibrose Verwirrtheit Augenveränderungen Arthralgien Myopathie

Karzinoidsyndrom gebildet (76, 96). Insbesondere bei Magen- und Rektumkarzinoiden handelt es sich oft um Zufallsbefunde, ebenso bei dem Karzinoid der Appendix, das erst im histologischen Präparat diagnostiziert wird. Dünndarmkarzinoide fallen oft durch eine Ileussymptomatik oder eine untere gastrointestinale Blutung auf (30). Die Obstruktion kann mechanisch oder aber auch durch eine fibröse Reaktion bedingt sein, die von dem Tumor ausgeht. Es ist zu erwähnen, dass gastrointestinale Karzinoide häufig mit einem weiteren malignen Tumor vergesellschaftet sind und entsprechend sorgfältig ist bei der Laparotomie vorzugehen.

Bei bereits metastasierten Karzinoiden kann die Masse der Metastasen (Lymphknoten, Leber) die Größe des Primärtumors bei weitem übertreffen. Dies kann bei ausgeprägter Lymphknotenmetastasierung in die mesenterialen Lymphknoten zu einer erheblichen Schrumpfung des Mesenteriums mit Durchblutungsstörungen führen (30). Deshalb ist die klinische Symptomatik beim metastasierten Karzinoid im Wesentlichen durch die Hormonsekretion als Karzinoidsyndrom und durch lokale Komplikationen einschließlich Hepatomegalie gekennzeichnet.

30.1.7 Diagnostik

Labordiagnostik

Bei Patienten mit Flush oder anderen Symptomen des Karzinoidsyndroms ist die Bestimmung von *5-Hydroxyindolessigsäure* im 24h-Urin (5-HIAA) hinweisend (76, 90). Relativ sicher wird die Diagnose, wenn es zu einer Ausscheidung von 5-HIAA von mehr als 150 µmol/d (30 mg/d) kommt. Erhöhungen der 5-HIAA-Ausscheidung im Urin können auch bei Patienten mit Mastozytose, bei Subileus oder nichttropischer Sprue auftreten.

Neuere Daten zeigen, dass *Plasmachromogranin A* einen verlässlichen Marker für neuroendokrine Tumoren darstellt (6). Insbesondere ist es ein sensitiver Marker für die Erkennung von Patienten mit disseminierter Erkrankung. Die Bestimmung von Chromogranin A kann auch als Verlaufsparameter nach Operation oder medikamentöser Therapie herangezogen werden. Es besteht eine Korrelation mit dem Progress der Erkrankung – auch bei Lebermetastasen – und dem Anstieg von Chromogranin A im Plasma.

Lokalisationsdiagnostik

Neben den bereits erwähnten Zufallsbefunden bei einer Endoskopie oder Appendektomie kann durch routinemäßigen Ultraschall eine Lebermetastasierung festgestellt werden.

Bei manifestem Karzinoidsyndrom wird als diagnostische Maßnahme eine Röntgendarstellung des Dünndarms nach Sellink durchgeführt, um ein Dünndarmkarzinoid darzustellen (42). Zusätzlich kann mittels Ultraschall oder CT ein Primärherd oder die Metastasierung verifiziert werden. Ähnliche Ergebnisse wie die CT ergibt die Kernspintomographie. Generell ist zu berücksichtigen, dass 20–40 % der Metastasen mit diesen Techniken nicht dargestellt werden (42).

Ein *Somatostatinrezeptor-Szintigramm* sollte bei allen Patienten mit Karzinoidtumor durchgeführt werden (42, 45, 62, 99, 102). Einzige Ausnahme ist ein kleines Appendixkarzinoid unter 1 cm. Die Ganzkörpersomatostatinrezeptor-Szintigraphie scheint der CT in der Darstellung extraintestinaler oder extraabdominaler Metastasen überlegen zu sein. Einschränkend ist festzu-

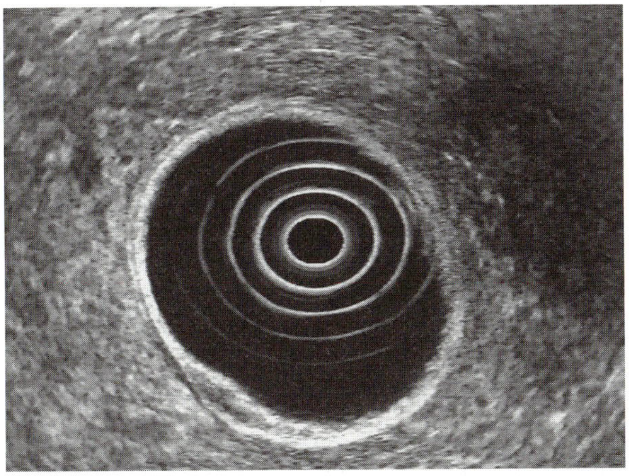

Abb. 30.1 Endosonographie bei duodenalem Karzinoid: Submukös gelegener Tumor mit erhaltener Schleimhaut und ohne Wandüberschreitung.

stellen, dass die Szintigraphie natürlich bei rezeptornegativem Status außerhalb der Leber keinen Tumor entdecken kann und Tumoren < 1 cm ebenfalls nicht zur Darstellung kommen (42).

Die Somatostatinrezeptor-Szintigraphie kann falsch positive Daten bei entzündlichem Gewebe und bei Tumoren nichtendokrinen Ursprungs liefern. Zu berücksichtigen ist ferner, dass sie lediglich die Lokalisation, aber nicht die Größe eines Tumors korrekt wiedergibt, da die Szintigraphie von der Dichte der Somatostatinrezeptoren abhängig ist.

Bei neuroendokrinen Tumoren des Foregut und Hindgut zeigt die Endosonographie die höchste Sensitivität (99, 100). Sie erlaubt die korrekte Angabe der Tumorgröße und der Eindringtiefe des Tumors (Abb. 30.1).

Die Bedeutung der PET scheint weniger in der Lokalisation von neuroendokrinen Tumoren zu liegen als in der Differenzierung zwischen vitalem Tumorgewebe und Nekrosen (62). Es eignet sich deshalb zur Dokumentation des Ansprechens auf eine Tumortherapie.

30.1.8 Indikationsstellung

Ist ein Primärtumor nachgewiesen, so wird, wenn nicht allgemeine Kontraindikationen gegen die Operation bestehen, der Primärherd endoskopisch oder über eine Laparotomie entfernt. Ebenso besteht häufig eine Indikation auch zur Resektion von Metastasen.

Zielsetzung

Entsprechend der neuen Klassifikation der neuroendokrinen Tumoren im Gastrointestinaltrakt (43) ist die Zielsetzung die kurative Exzision bzw. Resektion. Ferner ist zur Unterstützung der medikamentösen Therapie eine palliative Entfernung von Tumormasse lokal oder der Metastasen sinnvoll, da die Tumoren langsam wachsen und auch schmerzhafte Nekrosen hervorrufen können (1, 62).

Prognose in Abhängigkeit von Lokalisation und Stadium

Die Langzeitprognose der Patienten mit Karzinoiden ist selbst bei metastasiertem Leiden gut (57). Dabei zeigt das Appendixkarzinoid insgesamt die beste Prognose einer 5-Jahres-Überlebensrate von 86% (Tab. 30.4). Prognostisch ebenfalls günstig sind bei lokaler Erkrankung die Karzinoide des Rektums, des Tracheobronchialsystems und der Lunge. Im Gegensatz dazu sind bei der lokalen Erkrankung die Prognosen für Patienten mit Magen-, Dünndarm- oder Kolonkarzinoid deutlich schlechter (5-Jahres-Überlebensraten von 48%, 55% und 42%). Aus diesen Daten geht auch hervor, dass Magenkarzinoide, die Fernmetastasen aufweisen, eine sehr schlechte Prognose besitzen (10%).

Verfahrenswahl bei operativer Therapie

Inwieweit eine lokale chirurgische Maßnahme, eine endoskopische Entfernung des Tumors oder per Laparotomie erforderlich ist, wird entsprechend der Klassifikation neuroendokriner Tumoren durch deren Tumorbiologie bestimmt.

Tabelle 30.4 Karzinoidsyndrom. 5-Jahres-Überlebensrate in Abhängigkeit von der Primärlokalisation und Stadium (Angaben in %); modifiziert nach (57)

Lokalisation	Stadium lokal	lokal metastasiert	fernmetastasiert	Alle Stadien
Magen	64	40	10	48
Dünndarm	65	65	36	55
Appendix	94	85	34	86
Kolon	71	44	21	42
Rektum	81	47	18	72
Trachea/Bronchus/Lungen	85	70	14	77
Alle Lokalisationen	80	59	22	50

Entscheidend ist, dass bei lokaler Entfernung des Tumors eine exakte histologische Aufarbeitung durchgeführt wird, um eine mögliche Angioinvasion oder eine Infiltration über die Submukosa hinaus eindeutig pathologisch erkennen zu können (43). Dies bedeutet, dass die Tumoren in toto und nicht mittels Piece-Meal-Technik abzutragen sind.

Für die im Rektum gelegenen Tumoren eignet sich neben der Endoskopie besonders die *transanale endoskopische mikrochirurgische Abtragung* (75). Grundsätzlich gilt, dass im Rahmen der Klassifikation der neuroendokrinen Tumoren diese Verfahren auf benigne Tumoren beschränkt bleiben. Ist eine endoskopische oder mikrochirurgische Abtragung nicht in toto erfolgt oder aus anatomischen Gründen technisch nicht möglich, dann ist die chirurgische Abtragung absolut indiziert.

Für alle anderen Befunde, d. h. niedrigmaligne und hochmaligne Tumoren, muss eine onkologische *radikale Therapie* durchgeführt werden.

Bei *hochmalignen Tumoren* wird meist nur eine *palliative Operation* in Betracht kommen. Dies beinhaltet bei Karzinoiden des Dünndarms im Wesentlichen die Beseitigung eines Ileus. Ansonsten kommt bei diffuser Lebermetastasierung die Embolisation infrage. Des Weiteren muss eine medikamentöse Behandlung erfolgen.

30.1.9 Spezielle operative Therapie

Neuroendokrine Tumoren des Magens (Tab. 30.5)

Benigne Tumoren

Benigne neuroendokrine Tumoren des Magens sollten endoskopisch entfernt werden (2, 43, 99). Auch bei Vorliegen von multiplen Tumoren ist die Endoskopie ausreichend. Regelmäßige endoskopische Kontrollen sind erforderlich. Aufgrund der Größe auch gutartiger Tumoren ist häufig eine chirurgische Exzision erforderlich.

Niedrigmaligne Tumoren

Niedrigmaligne Tumoren müssen nach onkologisch-chirurgischen Prinzipien behandelt werden (2, 43). Dies bedeutet, dass eine Magenresektion bzw. Gastrektomie unter Mitnahme der regionären Lymphknoten erforderlich wird. Dabei ist darauf hinzuweisen, dass bei Patienten mit Zollinger-Ellison-Syndrom im Rahmen einer multiplen endokrinen Neoplasie I (MEN I) ebenfalls eine onkologisch-chirurgische Therapie erfolgen muss, da in 14 % Lymphknotenmetastasen vorkommen können (83).

Hochmaligne Tumoren

Die chirurgische Therapie kann in einer Magenresektion oder Gastrektomie in Abhängigkeit der Tumorlokalisation, der Größe und Ausdehnung der Metastasierung bestehen. Diese Patienten haben aufgrund der frühen Metastasierung eine sehr schlechte Prognose; 75 % aller Patienten sind bereits innerhalb eines Jahres nach Diagnosestellung verstorben (43).

Enterochromaffin-Like-Zell-Hyperplasie

Eine länger währende Hypergastrinämie kann zu Enterochromaffin-Like-(ECL-)Zell-Hyperplasien im Fundus und Korpus des Magens führen (41). Pathologisch-anatomisch finden sich in der nicht tumorös veränderten Schleimhaut multiple Herde von ECL-Zellen in Form von Hyperplasien oder Mikronoduli (43). Pathophysiologisch scheint eine Infektion mit Helicobacter pylori wesentlich für das Fortschreiten von ECL-Zell-Hyperplasien bei Langzeittherapie mit Protonenpumpeninhibitoren zu sein (26).

Differenzialdiagnostisch sind Mikrokarzinoidformationen von einer Hyperplasie schwer zu unterscheiden. Dies kann mittels Endosonographie ermöglicht werden.

Therapeutisch kommt hier keine Operation in Betracht, sondern ein Absetzen der Protonenpumpeninhibitoren.

Tabelle 30.5 Neuroendokrine Tumoren des Magens

Gutartig	hormoninaktiver, gut differenzierter Tumor bis 1 cm • ECL-Zell-Tumor in der Fundusmukosa assoziiert mit chronisch atrophischer Gastritis und Hypergastrinämie
Benigne oder niedrigmaligne	hormoninaktiver, gut differenzierter Tumor in der Mukosa-Submukosa, 1–2 cm +/– Angioinvasion • ECL-Zell-Tumor in der Fundusmukosa assoziiert mit chronisch atrophischer Gastritis und Hypergastrinämie • selten MEN-I-assoziierter oder sporadischer ECL-Zell-Tumor
Niedrigmaligne	hormoninaktiver, gut differenzierter Tumor >2 cm oder Infiltration über die Submukosa hinaus • meist sporadischer ECL-Zell-Tumor, selten Serotonin produzierender Tumor • selten mit einer MEN I oder chronisch atrophischer Gastritis assoziierter ECL-Zell-Tumor hormonaktiver, gut differenzierter Tumor jeglicher Größe: • Gastrinom, Serotonin produzierender Tumor o.Ä.
Hochmaligne	hormonaktives oder hormoninaktives, schlecht differenziertes Karzinom vom intermediären Typ oder kleinzelliges Karzinom

aus (43)

Tabelle 30.6 Neuroendokrine Tumoren des Duodenums

Gutartig	hormoninaktiver, gut differenzierter Tumor (< 1 cm) innerhalb der Mukosa-Submukosa ohne Gefäßinvasion Gastrin oder Serotonin produzierende Tumoren im proximalen Duodenum gangliozytäres Paragangliom (jeglicher Größe periampullär)
Benigne oder niedrigmaligne	hormoninaktiver, gut differenzierter Tumor innerhalb der Mukosa-Submukosa (> 1–2 cm) ohne Gefäßinvasion oder kleiner bis mittelgroßer Tumor (bis zu 2 cm) mit Gefäßinvasion • Serotonin produzierender Tumor u. a. (jeglicher Größe) • Somatostatin produzierender Tumor (ampulläre Region) mit oder ohne Morbus Recklinghausen
Niedrigmaligne*	hormoninaktiver, gut differenzierter, großer Tumor (> 2 cm) oder über die Submukosa hinausgehend • Gastrin oder Serotonin produzierender Tumor (jeder Größe) • Somatostatin produzierender Tumor (ampulläre Region) (mit oder ohne Morbus Recklinghausen) hormonaktiver, gut differenzierter Tumor jeglicher Größe und Ausdehnung • sporadisches Gastrinom, Serotonin produzierender Tumor o.Ä. • hereditäres mit einer MEN I assoziiertes Gastrinom, meist multipel
Hochmaligne	hormonaktives oder hormoninaktives, schlecht differenziertes Karzinom vom intermediären Typ oder kleinzelliges Karzinom (meist ampullär)

* Falls Metastasen oder größere Infiltrationen nachweisbar sind, sollte der Tumor niedrigmalignes neuroendokrines Karzinom genannt werden.
aus (43)

Duodenale neuroendokrine Tumoren

Die häufigsten duodenalen neuroendokrinen Tumoren mit mehr als 60% sind Gastrin produzierende Tumoren (1, 43) (Tab. 30.6). Davon sind ein Drittel mit einem Zollinger-Ellison-Syndrom vergesellschaftet. Bei Patienten mit MEN I und Zollinger-Ellison-Syndrom kann in bis zu 90% ein duodenales Gastrinom bestehen. Häufig sind bei MEN I die duodenalen Gastrinome multipel (1, 43). Dabei ist zu bemerken, dass selbst bei kleinen Tumoren beim Zollinger-Ellison-Syndrom bereits Lymphknotenmetastasen vorhanden sind. Diese Metastasen können oft größer als die Primärläsion sein. Lebermetastasen sind jedoch selten.

Häufig werden die Tumoren endoskopisch nicht gesehen, selbst unter Zuhilfenahme einer endoskopischen Transillumination bei der Operation (59). Deshalb ist eine Längsduodenotomie und die Inspektion und Palpation der Duodenalmukosa zu empfehlen. Benigne Tumoren können lokal exzidiert werden. Bei niedrigmalignen Tumoren ist abzuwägen, inwieweit eine lokale Exzision ausreichend oder eine Pankreatikoduodenektomie erforderlich ist. Die Überlebensrate nach Entfernung duodenaler Gastrinome, sowohl bei sporadischem Vorkommen als auch bei Zollinger-Ellison-Syndrom im Rahmen einer multiplen endokrinen Neoplasie, beträgt bis zu 85% nach 10 Jahren (1).

Ein gleiches Vorgehen würde man für Somatostatinome oder Paragangliome empfehlen. Lediglich große Tumoren bedürfen einer Duodenohemipankreatektomie. Selten wird ein neuroendokrines Karzinom noch operabel sein.

Neuroendokrine Tumoren des Jejunum und Ileum

Benigne kleine Tumoren des Jejunum und Ileum werden kaum zu einer chirurgischen Intervention führen (Tab. 30.7). Die Besonderheit bei selbst kleinen Tumoren besteht darin, dass das Mesenterium infiltriert wird und zu Abknickungen und Schrumpfung des Mesenteriums führt – bis hin zum Ileus (85). Tumoren über 2 cm sollten primär als maligne angesehen werden (30, 85).

Bei der chirurgischen Inspektion ist immer auch darauf zu achten, ob multiple Tumoren vorliegen, was in bis zu 40% möglich ist. Die Operation besteht somit in einer Dünndarmresektion mit angrenzendem Mesenterium unter Mitnahme der regionären Lymphknoten. Ein Sicherheitsabstand von 5 cm zu beiden Seiten des Tumors sollte ausreichen. Handelt es sich bereits um größere Tumormassen und Einbeziehung mehrerer Schlingen, so ist auch hier eine Resektion sinnvoll, nicht zuletzt um Tumormasse zu beseitigen. Es ist weiter darauf hinzuweisen, dass bei der Inspektion des Abdomens auch nach anderen Adenokarzinomen gesucht werden muss, da in bis zu 29% gleichzeitig in anderen Teilen des Gastrointestinaltrakts Tumoren auftreten können (85).

Neuroendokrine Tumoren der Appendix

Sie sind meist an der Spitze der Appendix lokalisiert (Tab. 30.8). Ist bei der Operation ein Tumor bereits feststellbar, dann wird aufgrund des biologischen Verhaltens und der Metastasierung bei einem Tumordurchmesser < 1 cm die alleinige Appendektomie erfolgen (30, 85). Tumoren mit einer Größe von mehr als 2 cm

Tabelle 30.**7** Neuroendokrine Tumoren des Jejunums und Ileums

Gutartig	hormoninaktiver, gut differenzierter Tumor (< 1 cm) innerhalb der Mukosa-Submukosa ohne Gefäßinvasion • gewöhnlich Serotonin produzierender Tumor im terminalen Ileum
Benige oder niedrigmaligne	hormoninaktiver, gut differenzierter Tumor von mittlerer Größe (> 1–2 cm), aber ohne Gefäßinvasion oder Ausdehnung jenseits der Submukosa • gewöhnlich Serotonin produzierender Tumor des terminalen Ileums
Niedrigmaligne*	hormoninaktiver, gut differenzierter großer Tumor (> 2 cm) oder Ausdehnung jenseits der Submukosa oder Angioinvasion (oder beides) • gewöhnlich Serotonin produzierender Tumor des terminalen Ileums hormonaktiver, gut differenzierter Tumor jeglicher Größe und Ausdehnung • Serotonin produzierender Tumor mit Karzinoidsyndrom** oder • sporadisches Gastrinom (oberes Jejunum)
Hochmaligne	hormonaktives oder hormoninaktives, schlecht differenziertes Karzinom vom intermediären Typ oder kleinzelliges Karzinom

* Falls Metastasen oder größere Tumorinfiltrationen vorhanden sind, sollte der Tumor niedrigmalignes neuroendokrines Karzinom genannt werden.

** Da Serotonin metabolisiert und inaktiviert wird durch die Leber, rufen Serotonin produzierende Tumoren des Darms nur das Syndrom hervor, wenn Lebermetastasen bereits vorhanden sind.

aus (43)

Tabelle 30.**8** Neuroendokrine Tumoren der Appendix

Gutartig	hormoninaktiver, gut differenzierter, kleiner Tumor (< 2 cm) ohne Ausdehnung in die Mesoappendix • Serotonin produzierender Tumor an der Spitze der Appendix • selten Enteroglukagon produzierender Tumor*
Benigne oder niedrigmaligne	hormoninaktiver, gut differenzierter großer Tumor (> 2 cm) mit Ausdehnung in die Mesoappendix • Serotonin produzierender Tumor an der Spitze der Appendix oder • selten Enteroglukagon produzierender Tumor*
Niedrigmaligne**	hormoninaktiver, gut differenzierter großer Tumor (> 3 cm) mit tiefer Invasion in die Mesoappendix; Serotonin produzierende Tumoren hormonaktiver, gut differenzierter Tumor jeglicher Größe und Ausdehnung; Serotonin produzierender Tumor mit Karzinoidsyndrom
Hochmaligne	hormonaktives oder hormoninaktives, schlecht differenziertes Karzinom vom intermediären Typ oder kleinzelliges Karzinom

* Auch L-Zell-Tumoren genannt, die Glukagon, PP oder PYY produzieren

** Falls Metastasen oder größere Infiltrationen vorhanden sind, sollte der Tumor niedrigmalignes neuroendokrines Karzinom genannt werden.

aus (43)

sollten generell onkologisch mittels Hemikolektomie rechts reseziert werden.

In der neuen Klassifikation neuroendokriner Tumoren (43) wird darauf hingewiesen, dass bei Tumoren > 1–2 cm als weiterer Faktor zu berücksichtigen ist, ob eine Infiltration in die Mesoappendix vorliegt. Wenn dies histologisch einwandfrei nachzuweisen ist oder bereits eine Angioinvasion vorliegt, dann sollte insbesondere beim jüngeren Patienten die onkologische Resektion im Sinne einer Hemikolektomie rechts erfolgen (30, 85). Bei allen Patienten mit erhöhtem operativem Risiko ist abzuwägen, inwieweit eine radikale Operation durchgeführt werden sollte, zumal bei weniger als 1 % der Patienten eine Metastasierung stattfindet. Für die eingeschränkte Radikalität spricht auch, dass bisher kein Patient nach einfacher Appendektomie mit einem Appendixkarzinoid < 2 cm am Tumorleiden verstorben ist (85).

Neuroendokrine Tumoren des Kolons und Rektums

Die Karzinoide des Kolons und Rektums (Tab. 30.**9**) finden sich meist im rechtsseitigen Kolon. Benigne Tumoren werden lokal exzidiert. Besteht jedoch eine Gefäßinvasion, oder ist der Tumor > 2 cm, dann ist eine entsprechende onkologische Resektion als Hemikolektomie rechts oder analog durchzuführen (85). Sollte bei einer endoskopischen Abtragung als Zufallsbefund ein Karzinoid von < 2 cm erfasst werden, so ist bei der histologi-

Tabelle 30.9 Neuroendokrine Tumoren des Kolons und Rektums

Benigne	hormoninaktiver, gut differenzierter Tumor (< 2 cm) innerhalb der Mukosa-Submukosa und ohne Gefäßinvasion • trabekulär Enteroglukagon produzierende Tumoren, gewöhnlich im Rektum • Serotonin produzierende Tumoren, gewöhnlich im Caecum oder Kolon
Benigne oder niedrigmaligne	hormoninaktiver, gut differenzierter kleiner Tumor (< 2 cm) in der Mukosa-Submukosa, aber mit Gefäßinvasion • trabekulär Enteroglukagon produzierende Tumoren, gewöhnlich im Rektum • Serotonin produzierende Tumoren, gewöhnlich im Caecum oder Kolon
Niedrigmaligne*	hormoninaktiver, gut differenzierter großer Tumor (> 2 cm), manchmal über die Submukosa hinausreichend • trabekulär Enteroglukagon produzierende Tumoren, gewöhnlich im Rektum • Serotonin produzierende Tumoren, gewöhnlich im Caecum oder Kolon hormonaktive, gut differenzierte Tumoren jeglicher Größe und Ausdehnung, Serotonin produzierende Tumoren mit Karzinoidsyndrom
Hochmaligne	hormonaktives oder hormoninaktives, schlecht differenziertes Karzinom vom intermediären Typ oder kleinzelliges Karzinom

* Falls Metastasen oder größere Infiltrationen vorhanden sind, sollte der Tumor niedrigmalignes neuroendokrines Karzinom genannt werden.
aus (43)

schen Aufarbeitung des Präparats ganz entscheidend, inwieweit eine Gefäßinvasion besteht. Bei den Karzinoiden des Rektums gilt ein gleiches Vorgehen.

Tumoren mit einem Durchmesser von < 2 cm lassen sich endoskopisch entfernen. Dies ist sowohl über das Rektoskop, Kolonoskop oder auch als Exzision mittels transanaler endoskopischer mikrochirurgischer Technik möglich (75, 85). Benigne Karzinoide liegen meist submukös und sind von normaler Mukosa überzogen. Blutungen oder Ulzerationen treten häufiger bei malignen Tumoren auf. Auch hier ist die Angioinvasion ein entscheidendes histologisches Kriterium dafür, ob eine lokale Exzision ausreichend ist. Dabei ist insbesondere auch das Alter des Patienten und die Komorbidität zu berücksichtigen, da die onkologische Operation eine anteriore bzw. tiefe anteriore Resektion oder abdominoperineale Exstirpation bedeuten würde. Auch ist eine lokale Exzision bei metastasiertem Leiden ausreichend.

30.1.10 Postoperative Maßnahmen

Regelmäßige endoskopische Kontrollen sind bei Karzinoiden des Magens, Kolons und Rektums zu empfehlen (1, 85). Bei Karzinoiden des Dünndarmes sind jährliche Nachuntersuchungen mittels Somatostatinrezeptor-Szintigraphie bei initial malignem Tumor vorzuschlagen, um frühzeitig eine Metastasierung aufzuzeigen. Rezidive können sehr spät, nach mehr als 15 Jahren noch auftreten (30).

32.1.11 Multimodale Therapiekonzepte

Patienten mit Karzinoidsyndrom und metastasierter Erkrankung profitieren von multimodalen Therapiekonzepten.

Ist durch die Operation keine Heilung zu erzielen, lassen sich die oft schweren Symptome des Karzinoidsyndroms medikamentös mit *Somatostatinanaloga* unterdrücken (4, 5, 44, 66, 80). Von bisher 5 charakterisierten Somatostatinrezeptoren vermag das Somatostatinanalogon Octreotid an die Rezeptorsubtypen 2, 3 und 5 zu binden (44). Der klinische Erfolg scheint jedoch abhängig zu sein von der Bindung an den Rezeptorsubtyp 2. Die Anfangsdosis besteht meist in einer subkutanen Gabe von 3-mal 100 µg pro Tag und führt bei 90% aller Patienten zu einer Verbesserung der Symptomatik (36).

Bei einigen Patienten gelingt es nicht, die Diarrhö zu unterdrücken. In solchen Fällen kann eine Behandlung mit *Loperamid oder Serotoninantagonisten* (Cyproheptadin, Methysergid, p-Chlorophenylalanin) zur Anwendung kommen (4). Wenn einer Pellagra ähnliche Symptome auftreten, die durch das Niacin-Defizit entstehen, können die Veränderungen durch die Gabe von Niacin verbessert werden.

Die Therapie mit Slow-Release-Lanreotid (92), einem lang wirkenden Somatostatinanalogon, dessen Aktivität bis 14 Tage anhält, scheint die Therapie zu vereinfachen. Lanreotid kann alle 10 Tage mit einer Dosis von 30 mg intramuskulär verabreicht werden. Die Wirksamkeit scheint dabei gleich dem Octreotid zu sein (79, 92).

Perioperative Gabe von Octreotid

Vor einer geplanten Operation eines Karzinoids ist die Gabe von 2 mg/kg Körpergewicht Octreotid subkutan zu empfehlen, um eine Karzinoidkrise einschließlich lebensbedrohlicher asthmatischer Anfälle zu verhindern (85).

30.1.12 Therapie von Metastasen und Rezidiven

Lebermetastasen

Lebermetastasen sind ein wesentlicher prognostischer Faktor (50).

Der Stellenwert der *Embolisation* und der *Chemoembolisation* bei Lebermetastasen muss seit Einführung des Somatostatins neu evaluiert werden (4). Bisher gibt es keine randomisierte Studie, die nachweist, dass eine Chemoembolisation die Überlebenszeit von Patienten mit Lebermetastasen beim Karzinoid verbessert (1). Eine Studie (24) zeigt, dass Patienten, deren Symptome unter der Therapie mit Somatostatinanaloga progredient waren, nach intraarterieller 5-FU-Chemotherapie für 5 Tage, gefolgt von einer Polyvinylalkohol-Chemoembolisation mit Doxorubicin, Cisplatin und Mitomycin C, sich wieder verbesserten. Es bleibt weiteren Studien vorbehalten zu klären, wann eine Chemoembolisation beim Karzinoidsyndrom und Lebermetastasen einzusetzen wäre (1, 95).

Dabei gilt es zu bedenken, dass die Chemoembolisation eine stationäre Behandlung erfordert, und die Patienten auch mit Nebenwirkungen wie Fieber, Unwohlsein und Übelkeit belastet werden. Als Kontraindikationen für eine Chemoembolisation gilt eine Tumordurchsetzung der Leber von mehr als 50 % (1). Auch ein Verschluss der Pfortader ist als Kontraindikation anzusehen. Des Weiteren wird die Indikation durch die Leberfunktion bestimmt.

Singuläre Lebermetastasen können operativ entfernt bzw. Lokalrezidive reoperiert werden (1). Bei beidseitigem Leberbefall wird die Embolisation in Kombination mit einer Octreotidtherapie empfohlen (Abb. 30.**2**).

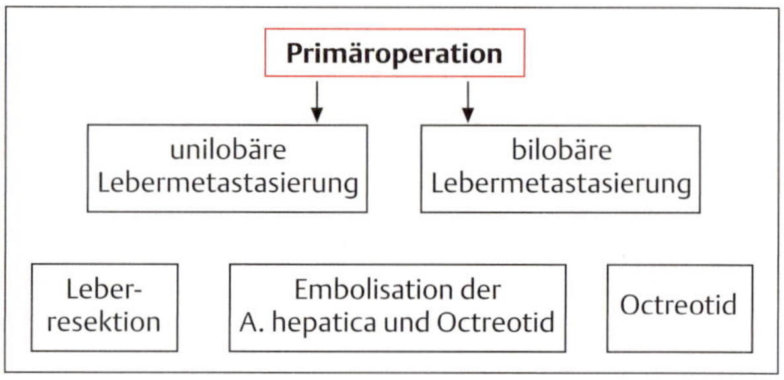

Abb. 30.**2** Therapie des metastasierten Midgut-Karzinoidsyndroms in Göteborg (1).

Die alleinige Octreotidbehandlung wird in der Göteborger Studie nur für Patienten vorgesehen, bei denen die Embolisation kontraindiziert war. Mit diesem Konzept ergab sich eine 5-Jahres-Überlebensrate von insgesamt 70 %.

Lungenmetastasen

Die Indikation zur Resektion von Lungenmetastasen sollte gestellt werden, wenn keine extrathorakalen Tumormanifestationen nachweisbar sind (40).

Palliativtherapie

In erster Linie ist es erforderlich, das Karzinoidsyndrom medikamentös zu behandeln (Abschnitt 30.1.11). Somatostatinanaloga wurden – basierend auf In-Vitro-Daten – auch unter der Vorstellung eingesetzt, ein Tumorwachstum zu verhindern (5).

Tabelle 30.**10** fasst Phase-II-Studien mit *Somatostatinanaloga* zusammen (66). Keine der Studien konnte bisher Gruppen von Patienten identifizieren, die von dem antiproliferativen Effekt langfristig profitierten.

Interferon-α wurde ebenfalls in mehreren Studien untersucht. Die Ergebnisse zeigten kurzfristige Tumorreduktionen (4, 99). Möglicherweise ergibt die Kombination von Octreotid und Interferon-α eine bessere tumorizide Wirkung (27, 28).

Tabelle 30.**10** Phase-II-Studien mit Somatostatinanaloga bei gastrointestinalen neuroendokrinen Tumoren; aus (66)

Studie	Präparat	Ansprechraten radiographisch, n	biochemisch n oder %	subjektiv (%)
Saltz et al.	Octreotid	0/34	7/21	71
DiBartolomeo et al.	Octreotid	2/31 0/12	10/13	73 –
Arnold et al.	Octreotid	0/103	33 %	75
Ruszniewski et al.	Lanreotid-LAR	0/39	42 %	54
Eriksson et al.	Hochdosis-Lanreotid	0/13 1/6	7/13 4/6	– –
deVries et al.	Lanreotid-LAR	0/38 0/8	40 % 71 %	47
Eriksson et al.	RC-160	0/35	23 %	63

Eine *Lebertransplantation* kann bei ausgewählten Patienten erwogen werden (47). Die 5-Jahres-Überlebensraten erreichen 69%.

Enttäuschend sind bisher auch die Ergebnisse der Studien mit Kombinationen von Chemotherapien, die nur bei schlecht differenzierten Tumoren und nur in Studien oder als ultima ratio angewendet werden sollten (4, 44, 99). Nur hochmaligne Karzinoide scheinen auf eine Kombination von Cisplatin und Etoposid anzusprechen (27). Ansonsten sind die Ansprechraten enttäuschend gering.

Neue Hoffnungen werden in *Chemotherapeutika* wie Taxane, Antrazyklinanaloga und Topoisomerase-I-Inhibitoren gesetzt (66).

Eine neue Möglichkeit der palliativen Therapie besteht in der *In-Situ-Strahlentherapie* mit ^{111}In-Pentetreoitid (56). Dabei werden 2 Dosen von 180 mCi im Abstand von 1 Monat intravenös injiziert. Eine klinische Besserung trat bei 6 von 10 Patienten auf. Weitere Studien müssen die klinische Bedeutung zeigen.

30.2 Neuroendokrine Tumoren des Pankreas

Im Rahmen der Klassifikation neuroendokriner Tumoren muss beachtet werden, dass Tumoren > 3 cm als maligne eingestuft werden müssen (Tab. 30.**11**).

30.2.1 Insulinom

Epidemiologie

Die Inzidenz der Insulinome ist gering (1 pro 100000). Insulinome stellen 70–75% aller endokriner Tumoren des Pankreas dar (3).

Tumorbiologie

Insulinome entstehen aus den β-Zellen der Langerhans-Inseln. Von Seiten der Evolution gehören sie nicht zum diffusen endokrinen System (16). Funktionell gesehen sind sie jedoch auch Zellen des APUD-Systems.

Genetik

Bei Patienten mit einem Insulinom findet man gehäuft einen LOH auf Chromosom 3p14.2–3p21 (58). Es wird ein Tumorsuppressorgen in dieser Region vermutet.

Pathologie und Pathomorphologie

Die meisten Insulinome (90%) sind benigne (3). Etwa 1% der Tumoren sind außerhalb des Pankreas lokalisiert. Innerhalb des Organs besteht eine gleichmäßige Verteilung der Tumoren. Bei Erwachsenen sind die Tumoren meistens solitär (90%). In 30% sind sie < 1 cm. Auch bei Erwachsenen können multiple Adenome oder eine Mikroadenomatose auftreten. Bei der Mehrzahl der Kinder, selten bei Erwachsenen, kommt eine Nesidioblastose vor. Es handelt sich hierbei um fokale Adenomatosen von β-Zellen oder eine β-Zellhyperplasie. Die Differenzialdiagnose zu Mikroadenomatosen ist nicht klar.

Bei Vorliegen von multiplen Tumoren muss immer an ein MEN-Syndrom gedacht werden.

Karzinome kommen in etwa 5–10% vor.

Immunhistochemisch lassen sich neben Insulin oft weitere Hormone nachweisen, wie humanes Choriogonadotropin, Kortikotropin, Serotonin, Gastrin, Glukagon, Somatostatin oder Pankreatisches Polypeptid (17). In der Regel wird zu einem Zeitpunkt eine Hormonsekretion, z. B. Insulin vorherrschen. Im Laufe der Erkrankung kann aber auch ein anderes Hormon vornehmlich sezerniert werden.

Tabelle 30.**11** Neuroendokrine Tumoren des Pankreas

Gutartig	hormonaktive, gut differenzierte kleine Tumoren ohne Gefäßinfiltration • Insulinome (< 2 cm) • andere* (< 1 cm) hormoninaktive, gut differenzierte kleine Tumoren (< 2 cm) ohne Gefäßinfiltration
Gutartig oder niedrigmaligne	hormonaktive, gut differenzierte Tumoren mittlerer Größe ohne Gefäßinfiltration • Insulinome (2–3 cm) • andere* (1–2 cm) hormoninaktive, gut differenzierte Tumoren mittlerer Größe (2–3 cm) ohne Gefäßinfiltration
Niedrigmaligne	hormonaktive, gut differenzierte große Tumoren und/oder mit Gefäßinfiltration • Insulinome (> 3 cm) • andere* (> 2 cm) hormoninaktive, gut differenzierte Tumoren (> 3 cm) und/oder mit Gefäßinfiltration
Hochmaligne	hormonaktive oder hormoninaktive, niedrig differenzierte Karzinome intermediärer oder kleinzelliger Struktur

* Bei Vorliegen von Metastasen oder größerer Invasion sollten die Tumoren niedrigmaligne neuroendokrine Karzinome genannt werden.
Andere hormonaktive Tumoren: Gastrinome, Vipome, Glukagonome, Serotonin produzierende Tumoren u. a.
aus (43)

Tabelle 30.**12** Klinische Klassifikation der Hypoglykämie

Postabsorptive (nüchtern) Hypoglykämie	Postprandiale (reaktive) Hypoglykämie
Medikamente • besonders Insulin, Sulfonylharnstoffe, Alkohol, auch Pentamidine, Kinine, selten Salyzylate und Sulfonamide • ? andere	kongenitale Enzymdefekte des Kohlenhydratmetabolismus • hereditäre Fruktoseintoleranz • Galaktosämie
Schwere Krankheiten • Lebererkrankungen • Herzerkrankungen • Nierenerkrankungen • Sepsis • Entkräftung	alimentäre Hypoglykämie
Hormondefizienz • Kortisol oder Wachstumshormon oder beide • Glukagon und Epinephrin	idiopathische (funktionelle) postprandiale Hypoglykämie
Nicht-Betazelltumoren	

Endogener Hyperinsulinismus
• Erkrankungen der Betazellen des Pankreas
  – Tumor (Insulinom)
  – nicht tumorös
• Betazellstimulantien (z. B. Sulfonylharnstoffe)
• Autoimmunhypoglykämie
  – Insulinantikörper
  – Insulinrezeptorantikörper
  – ? Betazellantikörper
• ektopische Insulinsekretion	

Hypoglykämie des Säuglings und des Kindes	

Klinische Symptomatik

Die klinische Symptomatik wird geprägt durch Symptome der Neuroglykopenie wie Sehen von Doppelbildern, Verschwommensehen, Schwitzen, Palpitationen, Schwäche (3, 17). Hinzukommen *neurologische Symptome* wie Apathie, abnormales Verhalten, Verwirrtheit bis hin zur Bewusstlosigkeit oder Amnesie. Grand-Mal-Anfälle können in 12 % vorkommen. Die Symptome treten häufig vor dem Frühstück auf, da über Nacht meist die längste Phase zwischen 2 Mahlzeiten ist. Da Nahrungsaufnahme die Symptome bessert, erleiden viele Patienten eine Insulinmast. Die Diagnose ist gestellt durch die Whipple-Trias, bestehend aus

1. hypoglykämischen Attacken während des Fastens,
2. einer Blutglukosekonzentration <2 mmol/l während einer Attacke und
3. der Besserung der Symptomatik durch Gabe von Glukose.

In der Diagnostik wird deshalb der 24h-Hungertest, und falls notwendig 48–72 h, durchgeführt (3, 17). Dabei wird simultan die Blutglukose und Seruminsulin im 6-stündlichen Intervall abgenommen bzw. dann, wenn Symptome auftreten. Bei Vorhandensein eines Insulinoms kommt es zu keiner Suppression der Insulinfreisetzung während des Fastens, sodass bei Vorliegen einer Hypoglykämie normale oder erhöhte Werte von Insulin im Blut nachweisbar sind. Die Diagnose kann erhärtet werden, wenn gleichzeitig das C-Peptid im Plasma mitbestimmt wird, um eine Hypoglycaemia factitia, bei der die Patienten sich selbst Insulin spritzen, auszuschließen. Patienten mit Insulinomen zeigen hohe Werte von C-Peptid.

Zur *Differenzialdiagnose* wird auch die Abklärung einer Autoimmunhypoglykämie, bei der Autoantikörper gegen Insulin nachweisbar sind, durchgeführt. Bei den Patienten kommt es zu postabsorptiven Hypoglykämien. Auch sind mittlerweile inselzellstimulierende Antikörper bei Patienten mit Hypoglykämie nachgewiesen worden. Daneben gibt es noch eine Vielzahl von Erkrankungen, die eine Hypoglykämie hervorrufen können (17, 84) (Tab. 30.**12**). Eine sorgfältige Diagnostik ist deshalb essenziell.

Lokalisationsdiagnostik

Präoperativ

Zur Darstellung von Insulinomen werden Sonographie, CT (hypervaskulär), Kernspintomographie, Angiographie, perkutane transhepatische Pfortaderkatheterisierung (PTP) mit Insulinbestimmung, Endosonographie und Somatostatinrezeptor-Szintigraphie eingesetzt (9).

Tabelle 30.**13** Sensitivität der präoperativen Lokalisationsdiagnostik bei soliden Tumoren – Literaturanalyse; modifiziert nach (9)

	n/n	%	Bereich (%)	Publikationen (n)
Sonographie	162/571	28,4	0–80	21
Computertomographie	253/781	32,4	0–72	27
Kernspintomographie	25/41	58,5	0–100	7
Angiographie	576/1081	53,5	0–86	25
PTP	265/318	83,3	0–100	14
Endosonographie	63/75	84	79–100	6
Octreotid-Szintigraphie	24/38	63	50–78	3

PTP: perkutane transhepatische Pfortaderkatheterisierung

Darüber hinaus zeigen neuere Studien, dass durch selektive intraarterielle Injektion von Kalzium und Bestimmung von Insulin in den hepatischen Venen Tumoren zu lokalisieren sind (12, 22, 68, 69). Diese Methode hat in entsprechenden Zentren die perkutane transhepatische Pfortaderkatheterisierung abgelöst, die eine höhere Morbidität aufweist.

In einer Literaturanalyse (9) (Tab. 30.**13**), in der die Daten von 1430 Patienten ausgewertet wurden, zeigte lediglich die Endosonographie und perkutane transhepatische Pfortaderkatheterisierung mit Hormonbestimmung eine Sensitivität von über 80%.

Vergleicht man diese Zahlen mit den Ergebnissen der intraoperativen Lokalisation, so liegen diese deutlich darunter (9, 11). Unter Berücksichtigung dieser Situation erscheint es für den Primäreingriff und ohne MEN-Syndrom gerechtfertigt, auf invasive präoperative Maßnahmen zu verzichten. An präoperativer Diagnostik wäre somit der Ultraschall, eine CT und die Endosonographie zu empfehlen (77).

Lokalisationsdiagnostik bei Rezidiveingriff, multiplen Adenomen oder multipler endokriner Neoplasie

Vor einem Rezidiveingriff und bei Patienten, bei denen primär kein Tumor gefunden werden konnte, sollte ein Kalziumstimulationstest durchgeführt werden, der eine Regionalisierung der höchsten Insulinfreisetzung ermöglicht.

Der Versuch, multiple Adenome mit präoperativen Methoden darzustellen, ergab wesentlich schlechtere Ergebnisse (9, 72). Für die Endosonographie liegen für diese Situation noch zu wenig Daten vor, um hier abschließend urteilen zu können.

Bei Patienten mit MEN-I-Syndrom können mehr als 10 Adenome vorkommen. Für die Lokalisationsdiagnostik ergibt sich hier die gleiche Problematik wie bei spontan vorkommenden multiplen Adenomen.

Intraoperativ

Die intraoperative Palpation ermöglicht eine Lokalisation in bis zu 95% der Tumoren (9, 101). Ähnliche Ergebnisse werden mit der intraoperativen Sonographie erreicht. Durch die Kombination von Palpation und intraoperativem Ultraschall erhöht sich die Quote auf fast 100%. Dies gilt auch für diejenigen Insulinome, die mittels präoperativer Diagnostik nicht erfassbar waren. Wenn der seltene Fall eintritt, dass bei der Operation der Tumor nicht palpiert oder sonographiert werden kann, dann sollte eine intraoperative Katheterisierung des Pfortadervenensystems mit entweder sofortiger Bestimmung des Insulins oder aber nachträglicher Bestimmung der Proben erfolgen, um eine Regionalisierung der höchsten Insulinsekretion darzustellen (88).

Staging

Etwa 5–15% aller Insulinome sind maligne und haben in etwa 15–30% zum Zeitpunkt der Diagnose bereits Metastasen gebildet. Am häufigsten sind Lymphknoten- und Lebermetastasen (3).

Falls diese im Rahmen des Ultraschalls und der CT nicht nachweisbar sind, wird die Diagnose eines malignen Insulinoms erst histologisch mit Nachweis von Gefäßinvasion oder Metastasen in Lymphknoten erfolgen.

Indikationsstellung

Bei Patienten mit nachgewiesenem organischen Hyperinsulinismus besteht die Operationsindikation. Da ca. 90% der Tumoren singulär sind und in fast 100% erfolgreich entfernt werden können, ist damit eine sehr hohe Heilungschance gegeben.

Operative Therapie

Vorzugsweise wird eine *quere Oberbauchlaparotomie* durchgeführt. Nach Eröffnen des Lig. gastrocolicum und einer ausgedehnten Mobilisation des Duodenums nach Kocher wird das Pankreas und die Milz komplett mobilisiert. Das Organ wird bidigital oder bimanuell abgetastet, ein bereits identifiziertes Insulinom mit Ultraschall verifiziert. Bei kleinen Adenomen im Bereich des Pankreaskopfes und -korpus wird die Enukleation als Therapie der Wahl vorzunehmen sein. Tumoren im Bereich des Pankreasschwanzes können enukleiert oder durch Linksresektion entfernt werden. Eine blinde Pankreasresektion ist obsolet.

Bei multiplen Adenomen empfiehlt sich je nach Lokalisation die Enukleation bzw. eine Kombination von Resektion und Enukleation (49, 82).

Die sehr seltene Nesidioblastose kann mit einer subtotalen Linksresektion behandelt werden.

Mittels intraoperativer Insulinbestimmung (20 min) besteht die Möglichkeit, bei atypischen Situationen die komplette Entfernung des Tumors zu überprüfen (72).

Findet sich durch Inspektion, Palpation und Ultraschall kein Tumor, so sollte über einen Seitenast einer V. mesenterica eine Katheterisierung des Portalvenensystems mit Entnahme von Blutproben für die Insulinbestimmung durchgeführt werden. Dabei schiebt man den Katheter retrograd auch in die V. lienalis. Damit kann die höchste Insulinkonzentration regionalisiert werden (3, 88).

Bei Inselzellkarzinomen erscheint bei den publizierten Fällen eine kurative Resektion kaum durchführbar (35). Allerdings ist zu erwägen, die Tumormasse zu reduzieren, um die Symptomatik zu verbessern – auch bei hormoninaktiven Tumoren (51).

In einer Zusammenstellung von internationalen Daten von 419 Operationen ergaben sich in 31 % Komplikationen, die in 6 % zu Reoperationen führten (78). Im Rahmen des Ersteingriffs war die Sterblichkeit 1,6 %; bei Reoperationen stieg sie auf 5,7 %. Bei den Komplikationen überwiegen Pankreasfisteln und Pankreatitis, die zusammen fast die Hälfte aller Komplikationen ausmachen. Seltener sind Abszesse, Wundinfektionen, Peritonitis oder Blutungen.

Multimodale Therapiekonzepte

Für das seltene metastasierte Insulinom gibt es nur wenige Daten über die Gabe des Somatostatinanalogon Octreotid (53). Ein Ansprechen war in 30 % der Patienten zu sehen. Dabei kann es zu einer Verstärkung der Hypoglykämiesymptomatik durch Inhibition der Sekretion kontrainsulinärer Hormone kommen.

Als Therapie der Wahl bei inoperablem malignen Insulinom bleibt *Diazoxid* (17, 33), das die Insulinsekretion hemmt. Eine Langzeittherapie kann ohne größere Probleme durchgeführt werden (300–400 bis 800 mg/d per os).

Die chemotherapeutischen Ergebnisse sind schlecht. Eine Kombinationstherapie aus *Streptozotocin und 5-Doxorubicin* zeigte eine Ansprechrate von 69 % (66).

Bei Patienten mit Insulinom sollte eine Untersuchung auf Vorliegen des MEN-Syndroms erfolgen. Sollte ein MEN-Syndrom vorhanden sein, dann muss die Diagnostik auf die gesamten Komponenten erweitert werden. Zusätzlich muss eine Untersuchung der Blutsverwandten durchgeführt werden, um Genträger oder Erkrankte zu identifizieren.

30.2.2 Gastrinom

Epidemiologie

Das Gastrinom ist der zweithäufigste endokrine Tumor des Pankreas (20–25 %) (3). Gewöhnlich treten sie bereits bei jüngeren Leuten auf, bevorzugt bei Männern (60–70 %).

Ätiologie

Das Gastrinom stellt einen ektopen Tumor des Pankreas dar (3). Andererseits sind 30–40 % der Gastrinome außerhalb des Pankreas, insbesondere dem Duodenum und dem Lig. hepatoduodenale lokalisiert (Gastrinoma triangle, Abb. 30.**3**) (64).

Tumorbiologie

Die neue Klassifikation neuroendokriner Tumoren berücksichtigt die unterschiedliche Tumorbiologie der duodenalen Gastrinome (43).

Gastrinome sind in 60–100 % bei der Erstdiagnose bereits maligne (3). Metastasen finden sich am häufigsten in den Lymphknoten und in der Leber. Der Tumor selbst ist häufig < 2 cm, wobei die kleinsten Gastrinome in der Duodenalwand von etwa 1–2 mm Größe vorkommen können. Multiple Gastrinome finden sich meist im Rahmen eines MEN-I-Syndroms.

Typischerweise sind die Gastrinome solide Tumoren mit einer fibrösen Kapsel.

Klinische Symptomatik (Zollinger-Ellison-Syndrom)

Typischerweise finden sich Ulzerationen bei Patienten mit Zollinger-Ellison-Syndrom im distaleren Duodenum (3). In 20 % der Patienten kommt es zu Komplikationen wie Blutung, Perforation oder Pylorusstenose. Häufig ist das erste klinische Symptom auch die Diarrhö, begleitet von abdominellen Schmerzen. Seltener sind Malabsorptionserscheinungen, die durch Inaktivierung der Pankreaslipase bei niedrigem pH-Wert im Duodenum hervorgerufen werden.

Diagnostik

Die Diagnose (3) wird gestellt durch erhöhte Serumgastrinkonzentrationen. Dabei ist zu beachten, dass Serumgastrinwerte von Tag zu Tag unterschiedlich sein können und dass einige Patienten mit Gastrinom keine Hypergastrinämie aufweisen und eine Hypergastrinämie differenzialdiagnostisch von einem zurückbelassenen Antrumrest nach Resektion, Magenausgangsstenose, antraler G-Zell-Hyperplasie, Short-Bowel-Syndrom sowie Niereninsuffizienz abgegrenzt werden muss.

Dazu wird in erster Linie der Sekretintest durchgeführt, bei dem eine intravenöse Gabe von 2 E/kg Sekretin als Bolus verabreicht, und vor Gabe und 2, 5, 10, 20

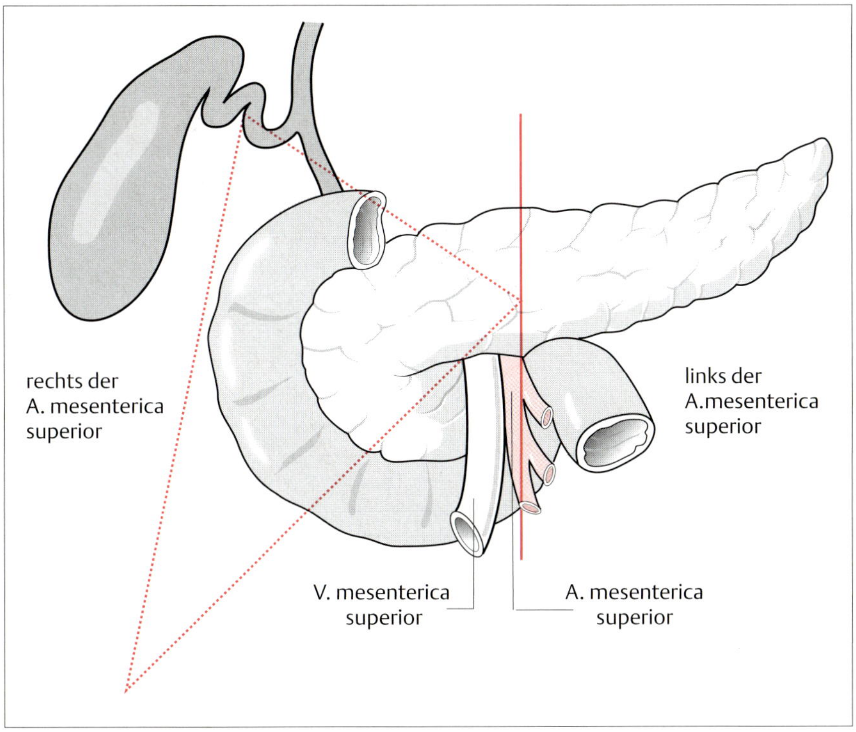

Abb. 30.**3** Gastrinom-Dreieck (aus 64).

und 30 Minuten nach Gabe von Sekretin Gastrin im Serum bestimmt wird. Klassischerweise zeigen Patienten mit Gastrinom einen rapiden Anstieg von Gastrin.

Des Weiteren kann es bei einer Hyposekretion oder Achlorhydrie des Magens wie bei perniziöser Anämie und atrophischer Gastritis oder der Behandlung mit Säureblockern reaktiv zu einer Hypergastrinämie kommen.

In der Klinik sollte bei Vorliegen einer Ulkuserkrankung immer an ein Zollinger-Ellison-Syndrom gedacht werden, wenn die Ulkuskrankheit bei sehr jungen Leuten auftritt, sie sehr ausgeprägt ist – mit peptischen Ulzerationen an ungewöhnlicher Stelle wie dem distalen Duodenum, bei Anastomosenulzerationen nach Billroth-II-Resektion, unerklärbaren Durchfällen und vor allem bei einer Familienanamnese von Ulkuskrankheit oder Gastrinom.

Eine Bestimmung der basalen und maximalen Säuresekretion im Magen ist obsolet.

Lokalisationsdiagnostik

Präoperativ

Mittels Ultraschall, CT oder Kernspintomographie lassen sich nur wenige Gastrinome darstellen, da es sich meistens um Tumoren mit einer Größe von < 1 cm handelt (42, 77, 99, 102). Gute Ergebnisse sind mit dem endoluminalen Ultraschall, insbesondere bei duodenalen Gastrinomen, erzielt worden (77, 102). Das Somatostatinrezeptor-Szintigramm scheint beim Gastrinom die beste Darstellung zu erzielen (13, 32, 39, 72, 93).

Von den invasiven Methoden zeigte die intraarterielle Injektion von Sekretin in Pankreasgefäße mit Bestimmung von Gastrin in der Lebervene in 77–100% eine korrekte Lokalisation (31, 37, 86). Der Vorteil gegenüber der perkutanen transhepatischen Katheterisierung des Pfortadersystems ist die geringere Morbidität. Der Nachteil liegt darin, dass die Methode nur die Region der höchsten Gastrinkonzentration darzustellen vermag und vor dem Eingriff eine säuresuppressive Therapie abgesetzt werden muss, um die Gastrinwerte nicht zu beeinflussen.

Intraoperative Lokalisation

Ähnlich wie beim Insulinom ist beim Gastrinom im Pankreas die bidigitale Palpation und der intraoperative Ultraschall entscheidend (59, 101). Bei extrapankreatischen Gastrinomen zeigt der intraoperative Ultraschall im Vergleich schlechtere Ergebnisse (101).

Wenig Daten liegen über die intraoperative Lokalisation mittels Gammadetektor nach vorheriger Gabe von radioaktiv markiertem Octreotid vor (8, 100).

Duodenale Gastrinome werden im Abschnitt 30.1.9: Duodenale neuroendokrine Tumoren beschrieben.

Indikationsstellung

Die Indikation zur Operation ist bei Vorliegen eines sporadischen Zollinger-Ellison-Syndroms stets zu stellen (10, 60).

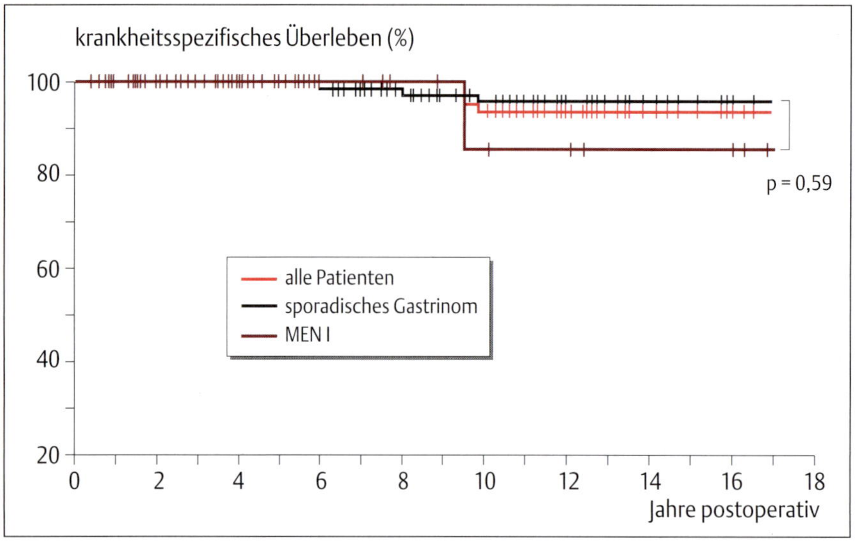

Abb. 30.**4** Überlebensrate von Patienten mit einem Gastrinom (aus 60).

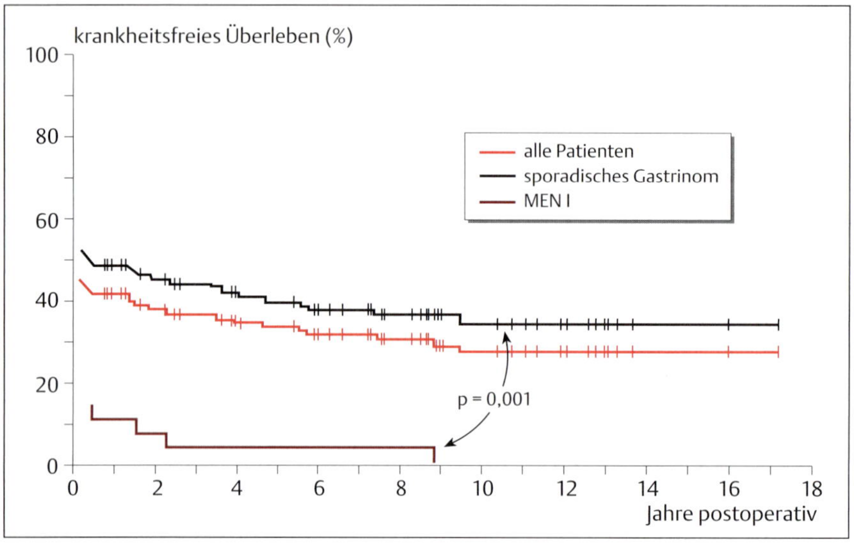

Abb. 30.**5** Krankheitsfreies Überleben von Patienten mit einem Gastrinom (aus 60).

Die krankheitsspezifische 10-Jahres-Überlebensrate (Abb. 30.**4**) betrug bei sporadischen Tumoren über 90 %, das krankheitsfreie Überleben 45 % (Abb. 30.**5**). Reoperationen waren in einer Studie in 30 % erfolgreich (38).

Bei Patienten mit MEN-I-Syndrom dagegen lässt sich keine Symptomfreiheit erzielen. Die Indikation zur Operation muss deshalb sehr kritisch gestellt werden.

Verfahrenswahl

Da sich nahezu 90 % aller Gastrinome im so genannten *Gastrinomdreieck* zwischen Pankreaskopf, Duodenum und Lig. hepatoduodenale befinden (Abb. 30.**3**) (64), muss hier eine sorgfältige Exploration erfolgen. Insbesondere wird ein ausgedehntes Kocher-Manöver das Duodenum und den Pankreaskopf mobilisieren. Es ist zu beachten, dass andere ungewöhnliche Lokalisationen wie Magen, Jejunum, peripankreane Lymphknoten, Omentum, Mesenterium, Leber oder Ovar vorkommen können.

Immer wird das Lig. gastrocolicum eröffnet und das Pankreas komplett freigelegt. Mittels bidigitaler Palpation und Ultraschall wird versucht, die oft nur Millimeter großen Tumoren zu identifizieren. Findet sich kein Tumor im Pankreas, dann ist eine Längsduodenotomie vorzunehmen, um mögliche submuköse Tumore zu erkennen (59). Kleine Adenome können enukleiert werden. Kommt es insbesondere im Bereich des Pankreaskopfes und des Duodenums bei der Enukleation zu einem größeren Defekt oder Eröffnung des Pankreasgangs, so ist eine Pankreatikojejunostomie nach Roux-Y an dieser Stelle vorzunehmen.

Größere Tumore im Bereich des Pankreasschwanzes können durch Linksresektion entfernt werden. Eine

Whipple-Operation erscheint heute bei Vorliegen vieler medikamentöser Möglichkeiten und der insgesamt äußerst günstigen Prognose der Erkrankung selbst bei Metastasen nur selten gerechtfertigt zu sein (70).

Eine gleichzeitig durchgeführte proximal selektive Vagotomie kann die Menge an benötigten Säureblockern verringern (55). Andererseits ist die pharmakologische Säureblockade äußerst effektiv.

Die Klärung der Frage, inwieweit die intraoperative Gastrinbestimmung zur Verifizierung der kompletten Entfernung des Tumors/der Tumoren die Ergebnisse verbessern kann, bedarf weiterer Studien (20, 74).

Medikamentöse Therapie

Zur Säuresuppression werden in erster Linie *Protonenpumpeninhibitoren* – auch als Langzeitmedikation – eingesetzt (54). Dabei zeigt sich kein proliferativer Einfluss auf die ECL-Zellen.

Slow-Release-Somatostatinanaloga, die alle 10–14 Tage intramuskulär verabreicht werden müssen, können eingesetzt werden (92). Chemotherapien zeigen schlechte Ergebnisse (97).

30.3 Multiple endokrine Neoplasien

Unter multipler endokriner Neoplasie (MEN) versteht man das synchrone oder metachrone Auftreten von 2 oder mehr endokrinen Tumoren bei einem Patienten. Dabei unterscheidet man eine multiple endokrine Neoplasie Typ I und Typ II; letztere wird weiter unterteilt in MEN IIa und IIb.

30.3.1 MEN-I-Syndrom

Epidemiologie

Ein MEN-I-Syndrom tritt in allen Altersgruppen auf, wobei 80% der Patienten bis zu ihrem 50. Lebensjahr Symptome ihrer Erkrankung entwickeln (89). Beim MEN-I-Syndrom ist das gemeinsame Auftreten von Tumoren der Nebenschilddrüsen, des endokrinen Pankreas und des Hypophysenvorderlappens charakteristisch (Wermer-Syndrom). Daneben können aber auch Tumoren in der Nebenniere, neuroendokrine Tumoren im Magendarmtrakt (Karzinoide), Lipome oder Schilddrüsenadenome vorkommen (Tab. 30.**14**) (18).

Am häufigsten – bei manchen Untersuchungen in bis zu 100% – findet sich ein Hyperparathyreoidismus. Bei den Pankreastumoren überwiegen Gastrinome, bei den Hypophysenadenomen chromophobe. Es ist darauf hinzuweisen, dass in den Epithelkörperchen und im Pankreas oft Hyperplasien oder multiple Adenome vorkommen (18, 89), nicht jedoch in der Hypophyse (61).

Tabelle 30.**14** Relative Häufigkeit des Vorkommens endokriner Tumoren bei MEN-I-Syndrom

	Häufigkeit in %
Hyperparathyreoidismus	> 80
Pankreastumor	
• Gastrinom	
– benigne	• 20
– maligne	• 30
• Insulinom	
– benigne	• 20
– maligne	• 5
• Hormoninaktiv	
– benigne	• <5
– maligne	• <5
Hypophysentumor	
• Chromophob oder hormoninaktiv	
– benigne	• 40
– maligne	• <5
• Eosinophil oder akromegal (benigne)	• 15
• Morbus Cushing, basophil	• 5
• Gemischte oder andere Typen (benigne)	• <5
• Prolaktin sezernierende Tumoren	• 15
Andere Tumoren	
• Karzinoid des Bronchialsystems	• <5
• Lipom/Liposarkom	• 5
• Nebennierenadenom	• 10
• Schilddrüsenadenom	• 5

Genetik

MEN I wird durch Mutation eines Tumorsuppressorgens, Menin, auf dem langen Arm von Chromosom 11 hervorgerufen (15, 46, 52) (Tab. 30.**15**). Der Verlust beider Allele führt zu einem ungezügelten Wachstum (29). Eine Vielzahl von Mutationen sind mittlerweile bei Patienten mit MEN-I-Syndrom beschrieben.

MEN-I wird autosomal dominant vererbt. Die Ausprägung der Krankheit variiert jedoch stark (14).

Tumorbiologie

Hyperparathyreoidismus

Bei Patienten mit MEN-I-Syndrom sind in der Regel alle 4 Epithelkörperchen hyperplastisch oder es finden sich multiple Adenome (18, 89).

Endokrine Pankreastumoren

Gastrinome sind die häufigsten endokrinen Pankreastumoren bei Patienten mit MEN I (18, 89). Bei der Mehrzahl der Patienten mit MEN-I-Syndrom finden sich häufig multiple oder extrapankreatische Gastrinome, insbesondere im Duodenum.

Tabelle 30.**15** Molekulare Veränderungen bei multiplen endokrinen Neoplasien; modifiziert nach (29)

Endokriner Tumor/ Syndrom	Hereditär/ sporadisch	Chromosom	ursächliches Gen	Mechanismus
MEN I	hereditär	11q	Menin	Tumorsuppressor
MEN IIa/b, FMTC	hereditär	10q	RET-Protoonkogen	aktivierende Mutation der Tyrosinkinase
Medulläres Schilddrüsenkarzinom	sporadisch	10q	RET-Protoonkogen Mutation des Kodons 918 in 25 %	aktivierende Mutation des Tyrosinkinaserezeptors
Endokrine Tumoren assoziiert mit NF1	hereditär/ sporadisch	17	Neurofibromin	Inaktivierung des GTPase-aktivierenden Proteins
Carneys complex	hereditär	2p	?	? Tumorsuppressor

Tabelle 30.**16** Kosteneffektives Screening für MEN nach Feststellung des Genträger-Status; modifiziert nach (29)

Syndrom	Test	Häufigkeit	Alter (J) bei Testung
MEN I	Ca^{++}	alle 3–5 Jahre	15–50
	Prolaktin	alle 3–5 Jahre	> 15
	Gastrin	alle 3–5 Jahre	> 25
	Darstellung der Hypophyse	alle 5–10 Jahre	20–60
MEN IIa	Kalzitonin nach Pentagastrin-Stimulation	alle 1–2 Jahre, dann alle 5 Jahre	lebenslang
	12–24h-Sammelurin auf Katecholamine	jährlich	5–60
	Ca^{++}	alle 2 Jahre	lebenslang
MEN IIb	Kalzitonin nach Pentagastrin-Stimulation	alle 1–2 Jahre, dann alle 5 Jahre	lebenslang
	12–24h-Sammelurin auf Katecholamine	jährlich	5–60

Bei dem Großteil der Patienten finden sich Tumoren, die pankreatisches Polypeptid freisetzen, das auch als Serummarker dienen kann. Endokrine Pankreastumoren bei Patienten mit MEN I stellen die häufigste Todesursache dar (21).

Klinische Symptomatik

Die Patienten werden üblicherweise im 3. oder 4. Lebensjahrzehnt mit den Symptomen eines Hyperparathyreoidismus, eines endokrinen Pankreastumors, oder eines Hypophysentumors diagnostiziert (29). Heute besteht mit Hilfe der Genanalyse die Möglichkeit, asymptomatische Familienangehörige oder Verwandte zu identifizieren. Es muss jedoch stets berücksichtigt werden, dass es bei dem Krankheitsbild häufig zu Rezidiven oder Auftreten von neuen Tumoren kommen kann.

Die Symptomatik bei fortgeschrittenem Krankheitsbild entspricht dem des Hyperparathyreoidismus oder Gastrinoms oder Insulinoms (s. o.).

Hyperparathyreoidismus

Familienuntersuchungen haben ergeben, dass eine gesteigerte Parathormonsekretion bereits bei Patienten mit MEN I im Alter von 17 Jahren auftreten kann und im Alter von 40 Jahren praktisch alle Individuen hyperkalzämisch sind (29). Dabei unterscheidet sich die Pathophysiologie von der eines sporadischen Hyperparathyreoidismus. Es wird ein Defekt im Feedback-Mechanismus zwischen extrazellulärer Kalziumkonzentration und Parathormonsynthese diskutiert. Ferner scheint ein kontinuierlicher Stimulus auf die Epithelkörperchen einzuwirken, der ein kontinuierliches Wachstum induziert. Weiterhin wird ein Serumfaktor postuliert, der das Wachstum der Endothelzellen in den Nebenschilddrüsen stimulieren soll. Zudem findet sich bei der Hyperplasie im Rahmen der MEN-I-Symptomatik eine Expansion multipler Zellklone.

Screening

Besteht der klinische Verdacht auf ein MEN-I-Syndrom, dann empfiehlt sich ein Screeningprogramm (Tab. 30.**16**) (29). Als erstes müssen die Genträger identifiziert werden, sodass 50 % der Familienmitglieder bereits ausgenommen werden können. Danach zielt das Screening auf die Früherkennung, insbesondere der Hypophysentumoren. Bei den Pankreastumoren im Rahmen von MEN I ist noch nicht geklärt, ob ein aggressives Screening die Morbidität des Auftretens von Metastasen und die Mortalität tatsächlich beeinflusst (29, 34).

Diagnostik

Zur Diagnostik wird auf die entsprechenden Kapitel verwiesen.

Spezielle operative Therapie bei MEN-I-Syndrom

Hyperparathyreoidismus

Da üblicherweise bei MEN-I-Syndrom alle 4 Nebenschilddrüsen befallen sind, wird die *Parathyreoidektomie und autologe Epithelkörperchentransplantation* durchgeführt (80). Allerdings kommt es bei mehr als 50% der Patienten zu einem Rezidiv der Hyperkalzämie, sodass eine weitere Tumorreduktion der transplantierten Epithelkörperchen im Unterarm erfolgen muss. Vergleichsweise ist jedoch die Reoperation keine große Belastung, da sie in Lokalanästhesie durchführbar ist.

Endokrine Pankreastumoren

Unter dem Gesichtspunkt, dass bei MEN-I-Syndrom häufig duodenale Gastrinome vorkommen, ist eine *chirurgische Exploration* stets indiziert (60, 91). Dabei wird genauso vorgegangen wie bei der Operation eines sporadisch aufgetretenen Tumors. Besondere Sorgfalt wird dabei im Bereich des Duodenums erforderlich. Von größeren Resektionen sollte Abstand genommen werden, da im Rahmen des MEN-I-Syndroms die Gastrinome häufig rezidivieren (60). Bei Vorliegen von Lebermetastasen besteht jedoch keine Indikation zur Operation.

Im Rahmen einer Konsensuskonferenz (99) kam man zu dem Schluss, dass die chirurgische Therapie Metastasen verhindern kann. Allerdings ist nach wie vor offen, inwieweit eine Verbesserung der Überlebensrate erzielbar ist.

Bei einem Tumorrezidiv ist ebenfalls die erneute Operation zu erwägen. Ab welcher Größe des Tumors reoperiert werden soll, bleibt umstritten (99). Das krankheitsfreie Überleben der Patienten mit MEN-I-Syndrom ist signifikant schlechter als bei Patienten mit sporadischem Gastrinom (60) (Abb. 30.**5**). Dagegen ist die Überlebensrate insgesamt nicht signifikant vermindert. Sie liegt nach 18 Jahren noch immer bei 86% (Abb. 30.**4**).

30.3.2 MEN-II-Syndrom

Bei der multiplen endokrinen Neoplasie Typ IIa handelt es sich um das synchrone oder metachrone Auftreten von medullärem Schilddrüsenkarzinom, Phäochromozytom und Hyperparathyreoidismus in einem Patienten (Sipple-Syndrom, Tab. 30.**17**) (18). Bei MEN IIb kommt es zum Auftreten von medullärem Schilddrüsenkarzinom, Phäochromozytom sowie multiplen Neurinomen und einem marfanähnlichen Habitus. Bei beiden Syndromen ist führend das medulläre Schilddrüsenkarzinom, das in über 90% vorhanden ist (18, 29).

Ätiologie

Bei MEN-IIa- und -IIb-Syndrom liegt ein Gendefekt zugrunde (29). Es fanden sich Punktmutationen des *RET*-Protoonkogens auf Chromosom 10q (Tab. 30.**15**).

Screening für MEN II

Ein Screening für MEN II ist absolut zu fordern (19, 29, 48) (Tab. 30.**16**), da eine prophylaktische Thyreoidektomie im Kindesalter die Überlebensrate verbessert (23, 48, 71).

Die *RET*-Protoonkogen-Analyse identifiziert die Patienten mit MEN-IIa- oder -IIb-Syndrom. Bei diesen Patienten wird im Abstand von 1–2 Jahren und dann alle 5 Jahre Serumkalzitonin vor und 2,5 und 10 Minuten nach intravenöser Gabe von Pentagastrin (0,5 µg/kg Körpergewicht) gemessen. Ein positiver Test zeigt entweder erhöhte Basalwerte oder eine Erhöhung nach Gabe von Pentagastrin. Jedoch sollte eine prophylaktische Thyreoidektomie immer empfohlen werden. Ebenso müssen jährliche Kontrollen des 24-h-Urins auf Katecholamine erfolgen.

Wenn im Rahmen eines Familienscreenings jemand wiederholt einen negativen genetischen Test aufweist, so kann man heute mit 100%iger Sicherheit davon ausgehen, dass keine *RET*-Protoonkogen-Mutation vorliegt. Diese Patienten bedürfen keiner weiteren Überwachung.

Wesentlich ist die Aufklärung der Patienten bzw. der Familienangehörigen.

Tumorbiologie

Medulläres Schilddrüsenkarzinom

Bei dem medullären Schilddrüsenkarzinom im Rahmen von MEN IIa finden sich meist bilaterale oder multizentrische C-Zell-Karzinome oder das Vorstadium der C-Zell-Hyperplasie (23, 29, 48). Der Übergang von einer C-Zell-Hyperplasie in ein medulläres Schilddrüsenkarzinom kann über mehrere Jahrzehnte gehen. Bei einer C-Zell-Hyperplasie kommt es extrem selten zu Lymphknotenmetastasen.

Tabelle 30.**17** Häufigkeiten des Auftretens endokriner und nichtendokriner Neoplasien bei MEN IIa und IIb

MEN IIa	Häufigkeit %	MEN IIb	Häufigkeit %
Medulläres Schilddrüsenkarzinom	97	medulläres Schilddrüsenkarzinom	90
Phäochromozytom	50	Phäochromozytom	45
Hyperparathyreoidismus	30	multiple Neurinome der Mukosa	100
		marfanoider Habitus	65

Die *Metastasierung* in die regionalen Lymphknoten tritt beim medullären Schilddrüsenkarzinom früh auf, sodass bei Patienten, die eine Tumorgröße von 1 cm aufweisen, Metastasen bereits vorhanden sind.

Phäochromozytom bei MEN IIa

Üblicherweise finden sich einzelne oder multiple Phäochromozytome auf dem Boden einer diffusen Hyperplasie (29). Findet sich ein einseitiges Phäochromozytom, dann besteht eine 50 %ige Wahrscheinlichkeit, dass sich innerhalb der nächsten 10 Jahre auch in der anderen Nebenniere ein Tumor entwickeln wird.

Operative Therapie

Medulläres Schilddrüsenkarzinom

Die Therapie des medullären Schilddrüsenkarzinoms im Rahmen vom MEN-II-Syndrom entspricht der bei sporadisch auftretendem C-Zell-Karzinom.

Wird im Rahmen eines Screenings bei Kindern eine *RET*-Protoonkogen-Mutation festgestellt, so wird heute die Thyreoidektomie nach dem 5. Lebensjahr empfohlen, da es in über 90 % der Patienten zur Ausbildung eines medullären Schilddrüsenkarzinoms kommt (29). Darüber hinaus wurden bei Kindern im Alter von 6 Jahren Metastasen beschrieben.

Findet sich eine C-Zell-Hyperplasie oder ein nur mikroskopisch nachweisbares medulläres Schilddrüsenkarzinom, so ist eine Thyreoidektomie mit Lymphknotenentfernung des zentralen Kompartments ausreichend.

Phäochromozytom

Ein Phäochromozytom sollte bei gleichzeitigem Vorliegen eines medullären Schilddrüsenkarzinoms stets zuerst operiert werden. Da bei Vorliegen eines Phäochromozytoms im Rahmen eines MEN-II-Syndroms die kontralaterale Nebenniere innerhalb von 10 Jahren ebenfalls bei 50 % der Patienten einen Tumor aufweisen wird, empfehlen viele Zentren eine *bilaterale Adrenalektomie* als Erstoperation (25). Um eine Nebenniereninsuffizienz zu vermeiden, wurde auch das Verfahren einer subtotalen Adrenalektomie mit Belassen eines vaskularisierten Randes von Nebennierenrindengewebe durchgeführt.

Multiple endokrine Neoplasien vom gemischten Typ (Tabelle 30.**15**) (29)

Verschiedene Kombinationen von MEN-I-Syndrom mit anderen endokrinen Tumoren sind beschrieben. Definierte Varianten des MEN-IIa-Syndroms sind das familiäre medulläre Schilddrüsenkarzinom und das familiäre Phäochromozytom.

MEN-Register

Mögliche Ansprechpartner zur Identifikation und Registrierung von Patienten mit MEN-Syndrom in Deutschland sind:

MEN-I-Patienten:

- Deutsches MEN-I-Register:
  Priv.-Doz. Dr. L. Schaaf, Max-Planck-Institut für Psychiatrie, Arbeitsgruppe Endokrinologie und Klinische Chemie, Kraepelinstraße 10, 80804 München; Tel./Fax: 0 89/3 06 22–4 54,
  Email: schaaf.mpipsykl.mpg.de
  Homepage: http://www.mpipsykl.mpg.de/men1/index.htm

MEN-II-Patienten:

- Prof. Dr. F. Raue, Endokrinologische Gemeinschaftspraxis, Brückenstraße 21, 69120 Heidelberg

Patientenseren zur Identifikation von MEN-I- und MEN-II-Genmutationen können in der Bundesrepublik in das Labor von

- Prof. Dr. W. Höppner, Institut für Hormon- und Fortpflanzungsforschung, Grandweg 64, 22529 Hamburg, geschickt werden (Tel. 0 40/30 62 82 80).

Zur Genanalyse sind 2–5 ml EDTA-Blut erforderlich.

Literatur

1. Ahlmann H, Westberg G, Wängberg B, et al. Treatment of liver metastases of carcinoid tumors. World J Surg 1996; 20: 196–202
2. Åkerström G. Management of carcinoid tumors of the stomach, duodenum, and pancreas. World J Surg 1996; 20: 173–182
3. Aldridge MC, Williamson RCN. Surgery of endocrine tumours of the pancreas. In: Lynn J, Bloom SR, eds. Surgical endocrinology. Oxford, London, Boston, Munich, New Dehli, Singapore, Sydney, Tokyo, Toronto, Wellington: Butterworth-Heinemann; 1993: 503–520
4. Arnold R. Medical treatment of metastasizing carcinoid tumors. World J Surg 1996; 20: 203–207
5. Arnold R, Trautmann ME, Creutzfeldt W, et al. and the German Sandostatin Multicentre Study Group. Somatostatin analogue octreotide and inhibition of tumour growth in metastatic endocrine gastroenteropancreatic tumours. Gut 1996; 38: 430–438
6. Bajetta E, Ferrari L, Martinetti A, et al. Chromogranin A, neuron specific enolase, carcinoembryonic antigen, and hydroxyindole acetic acid evaluation in patients with neuroendocrine tumors. Cancer 1999; 86: 858–865
7. Bax NDS, Woods HF, Batchelor A, Jennings M. Clinical manifestations of carcinoid disease. World J Surg 1996; 20: 142–146
8. Benevento A, Dominioni L, Carcano G, Dionigi R. Intraoperative lolalization of gut endocrine tumors with radiolabeled somatostatin analogs and a gamma-detecting probe. Semin Surg Oncol 1998; 15: 239–244
9. Böttger TC, Junginger T. Is preoperative radiographic localization of islet cell tumors in patients with insulinoma necessary? World J Surg 1993; 17: 427–432
10. Bornman PC, Radebold K. Changing therapy for gastrinoma. HPB Surg 1998; 10: 411–413

11. Boukhman MP, Karam JM, Shaver J, Siperstein AE, DeLorimier AA, Clark OH. Localization of insulinomas. Arch Surg 1999; 134: 818–823
12. Brown CK, Bartlett DL, Doppman JL, et al. Intraarterial calcium stimulation and intraoperative ultrasonography in the localization and resection of insulinomas. Surgery 1997; 122: 1189–1193
13. Cadiot G, Lebtahi R, Sarda L, et al. Preoperative detection of duodenal gastrinomas and peripancreatic lymph nodes by somatostatin receptor scintigraphy. Group D'etude du syndrome de Zollinger-Ellison. Gastroenterology 1996; 111: 845–854
14. Carty SE, Helm AK, Amico JA, et al. The variable penetrance and spectrum of manifestations of multiple endocrine neoplasia type 1. Surgery 1998, 124: 1106–1113
15. Chandrasekharappa SC, Guru SC, Manickam P, et al. Positional cloning of the gene for multiple endocrine neoplasia-type 1. Science 1997; 276: 404–407
16. Creutzfeldt W. Carcinoid tumors: development of our knowledge. World J Surg 1996; 20: 126–131
17. Cryer PE, Polonsky KS. Glucose homeostasis and hypoglycemia. In: Wilson JD, Foster DW, Kronenberg HM, Larsen PR, eds. Williams textbook of endocrinology. 9th ed. Philadelphia, London, Toronto, Montreal, Sydney, Tokyo; WB Saunders; 1998: 939–971
18. Deftos LJ, Catherwood BD, Bone III HG. Multiglandular endocrine disorders. In: Felig P, Baxter JD, Frohman LA, eds. Endocrinology and Metabolism. 3rd ed. New York, St Louis, San Francisco, Auckland, Bogotá, Caracas, Lisboa, London, Madrid, Mexico City, Milan, Montreal, New Dehli, San Juan, Singapore, Sydney, Tokyo, Toronto: McGraw-Hill Inc; 1995: 1703–1732
19. Delbridge L, Robinson B. Genetic and biochemical screening for endocrine disease: III. Costs and logistics. World J Surg 1998; 22: 1212–1217
20. D'Herbomez M, Pattou F, Nocaudie M, Carnaille B, Proye C. Usefulness and limits of intraoperative hormone measurements in surgery of endocrine duodeno-pancreatic tumors: experience of 72 cases. Ann Biol Clin Paris 1999; 57: 185–190
21. Doherty GM, Olson JA, Frisella MM, Lairmore TC, Wells SA, Norton JA. Lethality of multiple endocrine neoplasia type I. World J Surg 1998; 22: 581–586
22. Doppman JL, Miller DL, Chang R, Gordon P, Eastman RC, Norton JA. Intraarterial calcium stimulation test for detection of insulinomas. World J Surg 1993; 17: 439–443
23. Dralle HD, Grimm O, Simon D, et al. Prophylactic thyroidectomy in 75 children and adolescents with hereditary medullary thyroid carcinoma: German and Austrian experience. World J Surg 1998; 22: 744–751
24. Drougas JG, Anthony LB, Blair TK, et al. Hepatic artery chemoembolization for management of patients with advanced metastatic carcinoid tumors. Am J Surg 1998; 175: 408–412
25. Edström E, Gröndal S, Norström F, et al. Long term experience after subtotal adrenalectomy for multiple endocrine neoplasia type IIA. Eur J Surg 1999; 165: 431–435
26. Eissele R, Brunner G, Simon B, Solcia E, Arnold R. Gastric mucosa during treatment with lansoprazole: Helicobacter pylori is a risk factor for argyrophil cell hyperplasia. Gastroenterology 1997; 112: 707–717
27. Faiss S, Scherubl H, Riecken EO, Wiedemann B. Drug therapy in metastatic neuroendocrine tumors of the gastroenteropancreatic system. Recent Results Cancer Res 1996; 142: 193–207
28. Frank M, Klose KJ, Wied M, Ishaque N, Schade-Brittinger C, Arnold R. Combination therapy with octreotide and alpha-interferon: effect on tumor growth in metastatic endocrine gastroenteropancreatic tumors. Am J Gastroenterol 1999; 94: 1381–1387
29. Gagel RF. Multiple endocrine neoplasia. In: Wilson JD, Foster DW, Kronenberg HM, Larsen PR, eds. Williams textbook of endocrinology. 9th ed. Philadelphia, London, Toronto, Montreal, Sydney, Tokyo: WB Saunders; 1995: 1627–1649
30. Galland RB. Surgical aspects of carcinoid tumours. In: Lynn J, Bloom SR, eds. Surgical endocrinology. Oxford, London, Boston, Munich, New Dehli, Singapore, Sydney, Tokyo, Toronto, Wellington: Butterworth-Heinemann; 1993: 494–502
31. Gibril F, Doppman JL, Chang R, Weber HC, Termanini B, Jensen RT. Metastatic gastrinomas: localization with selective arterial injection of secretin. Radiology 1996; 198: 77–84
32. Gibril F, Reynolds JC, Doppman JL, et al. Somatostatin receptor scintigraphy: its sensitivity compared with that of other imaging methods in detecting primary and metastatic gastrinomas. a prospective study. Ann Intern Med 1996; 125: 26–34
33. Gill GV, Rauf O, MacFarlane IA. Diazoxide treatment for insulinoma: a national UK survey. Postgrad Med J 1997; 73: 640–641
34. Goretzki PE, Höppner W, Dotzenrath C, et al. Genetic and biochemical screening for endocrine disease. World J Surg 1998; 22: 1202–1207
35. Grant S. Surgical management of malignant islet cell tumors. World J Surg 1993; 17: 498–503
36. Harris AG, Redfern JS. Octreotide treatment of carcinoid syndrome: analysis of published dose-titration data. Aliment Pharmacol Ther 1995; 9: 387–394
37. Imamura M, Takahashi K. Use of arterial secretin injection test to guide surgery in patients with Zollinger-Ellison Syndrome. World J Surg 1993; 17: 433–438
38. Jaskowiak NT, Fraker DL, Alexander HR, Norton JA, Doppman JL, Jensen RT. Is reoperation for gastrinoma excision indicated in Zollinger-Ellison syndrome? Surgery 1996; 120: 1055–1062
39. Jensen RT, Gibril F, Termanini B. Definition of the role of somatostatin receptor scintigraphy in gastrointestinal neuroendocrine tumor localization. Yale J Biol Med 1997; 70: 481–500
40. Khan JH, McElhinney DB, Rahman SB, George TI, Clark OH, Merrick SH. Pulmonary metastasis of endocrine origin: the role of surgery. Chest 1998; 114: 526–534
41. Kidd M, Modlin I, Tang L. Gastrin and the enterochromaffin-like cell: an acid update. Dig Surg 1998; 15: 209–217
42. Kisker O, Weinel Rj, Geks J, Zacara F, Joseph K, Rothmund M. Value of somatostatin receptor scintigraphy for preoperative localization of carcinoids. World J Surg 1996; 20: 162–167
43. Klöppel G, Heitz PU, Capella C, Solcia E. Pathology and nomenclature of human gastrointestinal neuroendocrine (carcinoid) tumors and related lesions. World J Surg 1996; 20: 132–141
44. Kulke MH, Mayer RJ. Carcinoid tumors. N Engl J Med 1999; 340: 858–868
45. Kwekkeboom DJ, Krenning EP. Somatostatin receptor scintigraphy in patients with carcinoid tumors. World J Surg 1996; 20: 157–161
46. Lemmens I, Van-de-Ven WJ, Kas K, et al. Identification of the multiple endocrine neoplasia type 1 (MEN1) gene. The European Consortium on MEN1. Hum Mol Genet 1997; 6: 1177–1183
47. Le-Treut YP, Delpero JR, Dousset B, et al. Results of liver transplantation in the treatment of metastatic neuroendocrine tumors. A 31-case French multicentric report. Ann Surg 1997; 225: 355–364
48. Lips CJM, Landsvater RM, Höppener JWM, et al. Clinical screening as compared with DNA analysis in families with multiple endocrine neoplasia type 2A. N Engl J Med 1994; 331: 828–835
49. Lo CY, Lam KY, Fan ST. Surgical strategy for insulinomas in multiple endocrine neoplasia type I. Am J Surg 1998; 175: 305–307

50. Madeira I, Terris B, Denys A, et al. Prognostic factors in patients with endocrine tumours of the duodenopancreatic area. Gut 1998; 43: 422–427
51. Madura JA, Cummings OW, Wiebke EA, Broadie TA, Goulet RL Jr, Howard TJ. Nonfunctioning islet cell tumors of the pancreas: a difficult diagnosis but one worth the effort. Am J Surg 1997; 63: 573–578
52. Marx SJ, Agarwal SK, Heppner C, et al. The gene for multiple endocrine neoplasia type 1: recent findings. Bone 1999; 25: 119–122
53. Maton PN. Use of octreotide acetate for control of symptoms in patients with islet cell tumors. World J Surg 1993; 17: 504–510
54. Maton PN, Lack EE, Collen MJ, et al. The effect of Zollinger-Ellison syndrome and omeprazole therapy on gastric oxyntic endocrine cells. Gastroenterology 1990; 99: 943–950
55. McArther KE, Richardson CT, Barnett CC, et al. Laparotomy and proximal gastric vagotomy in Zollinger-Ellison Syndrome: results of a 16-year prospective study. AJG 1996; 91: 1104–1111
56. McCarthy KE, Woltering EA, Espenan GD, Cronin M, Maloney TJ, Anthony LB. In situ radiotherapy with ^{111}In-pentetreotide: initial observations and future directions. Cancer J Sci Am 1998; 4: 94–102
57. Modlin IM, Sandor A. An analysis of 8305 cases of carcinoid tumors. Cancer 1997; 79: 813–829
58. Nikiforova MN, Nikiforov YE, Biddinger P, et al. Frequent loss of heterozygosity at chromosome 3p14.2–3p21 in human pancreatic islet cell tumours. Clin Endocrinol (Oxf) 1999; 51: 27–33
59. Norton JA. Intraoperative methods to stage and localize pancreatic and duodenal tumors. Ann Oncol 1999; 10 Suppl 4: 182–184
60. Norton JA, Fraker DL, Alexander HR, et al. Surgery to cure Zollinger-Ellison syndrome. N Engl J Med 1999; 341: 635–644
61. O'Brien T, O'Riordan DS, Gharib H, Scheithauer BW, Ebersold MJ, van Heerden JA. Results of treatment of pituitary disease in multiple endocrine neoplasia, type I. Neurosurgery 1996; 39: 273–278
62. Öberg K. Biology, diagnosis, and treatment of neuroendocrine tumors of the gastrointestinal tract. Curr Opin Oncol 1994; 6: 441–451
63. Öberg K. Advances in chemotherapy and biotherapy of endocrine tumors. Curr Opin Oncol 1998; 10: 58–65
64. Passaro E, Howard TJ, Sawicki MP, Watt PC, Stabile BE. The origin of sporadic gastrinomas within the gastrinoma triangle. A theory. Arch Surg 1998; 133: 13–16
65. Pearse AGE. The cytochemistry and ultrastructure of polypeptide hormone producing cells of the APUD series and the embryologic, physiologic and pathologic implications of the concept. J Histochem Cytochem 1969; 17: 303
66. Pelley RJ, Bukowski RM. Recent advances in systemic therapy for gastrointestinal neuroendocrine tumors. Curr Opin Oncol 1999; 11: 32–37
67. Peny MO, Donckier V, Gelin M, Haot J, Noel JC. Sporadic carcinoid of the stomach: a highly proliferative disease with aprobable role for p53 protein dysregulation. Eur J Gastroenterol Hepatol 1999; 11: 677–679
68. Pereira PL, Dammann F, Schott U, Huppert PE, Duda SH, Teichmann R, Claussen CD. Intraarterial calcium stimulation for preoperative localization of insulinoma. Fortschr Röntgenstr 1998; 168: 369–373
69. Pereira PL, Roche AJ, Maier GW, et al. Insulinoma and islet cell hyperplasia: value of the calcium intraarterial stimulation test when findings of other preoperative studies are negative. Radiology 1998; 206: 703–709
70. Phan GQ, Yeo CJ, Cameron JL, Maher MM, Hruban RH, Udelsman R. Pancreaticoduodenectomy for selected periampullary neuroendocrine tumors: fifty patients. Surgery 1997; 122: 989–996
71. Proye C, Carnaille B, Vanhove L. Morbidity from total thyroidectomy in subjects less than 15 years of age. A multicenter study of 107 cases. Ann Endocrinol Paris 1998; 59: 93–98
72. Proye C, Malvaux P, Pattou F, et al. Noninvasive imaging of insulinomas and gastrinomas with endoscopic ultrasonography and somatostatin receptor scintigraphy. Surgery 1998; 124: 1134–1143
73. Proye C, Pattou F, Carnaille B, Lefebvre J, Decoulx M, d'Herbomez M. Intraoperative insulin measurement during surgical management of insulinomas. World J Surg 1998; 22: 1218–1224
74. Proye C, Pattou F, Carnaille B, Paris JC, d'Herbomez M, Marchandise X. Intraoperative gastrin measurement during surgical management of patients with gastrinomas: experience with 20 cases. World J Surg 1998; 22: 643–650
75. Raestrup H, Manncke K, Mentges B, Buess G. Karzinoid des Rektums: Lokale Resektion durch TEM ausreichend? Endoskopie heute 1999; 1
76. Redfern J, O'Dorisio TM. Gastrointestinal hormones and carcinoid syndrome. In: Felig P, Baxter JD, Frohman LA, eds. Endocrinology and metabolism. 3rd ed. New York, St Louis, San Francisco, Auckland, Bogotá, Caracas, Lisboa, London, Madrid, Mexico City, Milan, Montreal, New Dehli, San Juan, Singapore, Sydney, Tokyo, Toronto: McGraw-Hill; 1995: 1675–1701
77. Rösch T, Lightdale CL, Botet JF, et al. Localization of pancreatic endocrine tumors by endoscopic ultrasonography. N Engl J Med 1992; 326: 1721–1726
78. Rothmund M, Angelini L, Brunt LM, et al. Surgery for benigne insulinoma: an international review. World J Surg 1990; 14: 393–399
79. Rubin J, Ajani J, Schirmer W, et al. Octreotide acetate long-acting formulation versus open-label subcutaneous octreotide acetate in malignant carcinoid syndrome. J Clin Oncol 1999; 17: 600–606
80. Saida Z, Lynn J. Surgery of the parathyroid. In: Lynn J, Bloom SR, eds. Surgical endocrinology. Oxford, London, Boston, Munich, New Dehli, Singapore, Sydney, Tokyo, Toronto, Wellington: Butterworth-Heinemann; 1993: 380–392
81. Saslow SB, O'Brien MD, Camilleri M, et al. Octreotide inhibition of flushing and colonic motor dysfunction in carcinoid syndrome. Am J Gastroenterol 1997; 92: 2250–2256
82. Simon D, Starke A, Goretzki PE, Roeher HD. Reoperative surgery for organic hyperinsulinism: indications and operative strategy. World J Surg 1998; 22: 666–672
83. Solcia E, Rindi G, Fiocca R, Villani L, Riva C, Capella C. Endocrine proliferations and carcinoids in hypergastrinemia. In: Walsh JH, ed. Gastrin. New York: Raven Press; 1993: 361–371
84. Stanley C, Lieu Y, Hsu B, et al. Hyperinsulinism and hyperammonemia in infants with regulatory mutations of the glutamate dehydrogenase gene. N Engl J Med 1998; 338: 1352
85. Stinner B, Kisker O, Zielke A, Rothmund M. Surgical management for carcinoid tumors of small bowel, appendix, colon, and rectum. World J Surg 1996; 20: 183–188
86. Takasu A, Shimosegawa T, Fukudo S, et al. Duodenal gastrinoma – clinical features and usefulness of selective arterial secretin injection test. J Gastroenterol 1998; 33: 728–733
87. Teh BT, Zedenius J, Kytölä S, et al. Thymic carcinoids in multiple endocrine neoplasia type 1. Ann Surg 1998; 228: 99–105
88. Teichmann RK, Spelsberg F, Heberer G. Intraoperative biochemical localization of insulinomas by quick radioimmunoassay. Am J Surg 1982; 143: 113–115
89. Thakker RJ. Multiple endocrine neoplasia type 1. In: De-Groot LJ, Besser M, Burger HG, Jameson JL, Loriaux DL, Marshall JC, Odell WD, Pottis JT Jr, Rubenstein AH, ed. Endocrinology. 3rd ed. Philadelphia, London, Toronto, Montreal, Sydney, Tokyo: WB Saunders; 1995: 2815–2831

90. Thompson GB, Service FJ, van Heerden JA, et al. Reoperative insulinomas, 1927 to 1992: an institutional experience. Surgery 1993; 114: 1196–1206
91. Thompson NW. Current concepts in the surgical management of multiple endocrine neoplasia type 1 pancreatic-duodenal disease. Results in the treatment of 40 patients with Zollinger-Ellison syndrome, hypoglycemia or both. J Intern Med 1998; 243: 495–500
92. Tomassetti P, Migliori M, Gullo L. Slow-release lanreotide treatment in endocrine gastrointestinal tumors. Am J Gastroenterol 1998; 93: 1468–1471
93. van Eyck CHJ, Bruining HA, Reubi JC, et al. Use of isotope-labeled somatostatin analogs for visualization of islet cell tumors. World J Surg 1993; 17: 444–447
94. Vandevenne JE, Deckers F, Mana F, Kücükaycan M, d'Archambeau O, Schepper AM. Insulinoma associated with liver lesions: value of MR imaging. Am J Gastroenterol 1998; 93: 1559–1562
95. Venook AP. Embolization and chemoembolization for neuroendocrine tumors. Curr Opin Oncol 1999; 11: 38–41
96. Vinik AI, Renar IP. Neuroendocrine tumors of carcinoid variety. In: DeGroot LJ, Besser M, Burger HG, Jameson JL, Loriaux DL, Marshall JC, Odell WD, Pottis JT Jr, Rubenstein AH, eds. Endocrinology. 3rd ed. Philadelphia, London, Toronto, Montreal, Sydney, Tokyo: WB Saunders; 1995: 2803–2814
97. von Schrenk T, Howard JM, Doppman JL, et al. Prospective study of chemotherapy in patients with metastatic gastrinoma. Gastroenterology 1988; 94: 1326–1334
98. Wang DG, Johnston CF, Buchanan KD. Oncogene expression in gastroenteropancreatic neuroendocrine tumors: implications for pathogenesis. Cancer 1997; 80: 668–675
99. Wiedemann B, Jensen RT, Mignon M, et al. Preoperative diagnosis and surgical management of neuroendocrine gastroenteropancreatic tumors: general recommendations by a consensus workshop. World J Surg 1998; 22: 309–318
100. Woltering EA, O'Dorisio MS, O'Dorisio TM. The role of radiolabeled somatostatin analogs in the management of cancer patients. In: DeVita VT Jr, Hellman S, Rosenberg SA, eds. Cancer. Principles & Practice of Oncology. 4th ed. Philadelphia: Lippincott; 1995
101. Zeiger MA, Shawker TH, Norton JA. Use of intraoperative ultrasonography to localize islet cell tumors. World J Surg 1993; 17: 448–454
102. Zimmer T, Ziegler K, Bäder M, et al. Localization of neuroendocrine tumours of the upper gastrointestinal tract. Gut 1994; 35: 471–475

31 Rolle der Chirurgie in der Diagnostik und Therapie hämatologischer Neoplasien und onkologische Indikationen zur Splenektomie

31.1 Einleitung

Neoplasien des hämatolymphatischen Systems sind Erkrankungen mit unkontrollierter Expansion Blut bildender Zellen verschiedener Differenzierungslinien und Reifungsstufen. Die daraus resultierenden Krankheitsbilder unterscheiden sich in ihrer Symptomatik, der Inzidenz, dem Altersgipfel, dem Ausgangsort und Ausbreitungsmuster sowie den Therapieoptionen und der Prognose. Bemerkenswert ist, dass manche hämatologische Tumoren auch in fortgeschrittenen, ausgedehnten Stadien noch durch medikamentöse Intervention geheilt werden können.

31.2 Epidemiologie

Die Inzidenz hämatologischer Neoplasien liegt in der westlichen Welt bei etwa 20–30/100 000 Einwohner. Speziell Non-Hodgkin-Lymphome (NHL) haben zahlenmäßig erheblich zugenommen, und zwar besonders bei älteren Menschen. Die Ursachen hierfür sind unklar, ein wesentlicher Grund dürfte in der Intensivierung und der erheblichen Verbesserung der Diagnostik liegen. Bei Kindern sind hämatologische Neoplasien nach den Unfällen die zweithäufigste Todesursache.

31.3 Ätiologie

Wenn auch den meisten Patienten mit hämatologischen Neoplasien nicht gesagt werden kann, was bei ihnen zu dieser Erkrankung geführt hat, sind doch eine Vielzahl von Faktoren als ätiologisch relevant benannt worden. Hohe Strahlendosen, Chemikalien wie Benzol, Pestizide oder vorangegangene Chemotherapie, etwa für sekundäre Leukämien nach Etoposid oder Alkylanzien wie Cyclophosphamid, konnten als ursächlich nachgewiesen oder wahrscheinlich gemacht werden. Auch die Assoziation mit Virusinfektionen ist gesichert, nämlich bei dem Retrovirus HTLV-1 mit dem vornehmlich in der Karibik und in Japan vorkommenden adulten T-Zell-Leukämie/Lymphom.

Auch zur Epstein-Barr-Virus-(EBV-)Infektion besteht eine Assoziation, und zwar nicht nur in Afrika zur späteren Entwicklung eines Burkitt-Lymphoms, sondern auch zu hochmalignen Lymphomen unter immunsuppressiver Therapie und im Rahmen der Aids-Erkrankung. Bei einigen seltenen Lymphomen, wie dem primären Effusionslymphom, scheint das humane Herpesvirus (HHV) Typ 8 eine wichtige Rolle zu spielen. Mit Helicobacter pylori ist auch ein Bakterium identifiziert, dessen Interaktion mit dem Immunsystem offensichtlich die Bildung von MALT-Lymphomen (mucosa associated lymphoid tissue) hervorrufen kann.

31.4 Symptomatik

Die Symptome hämatologischer Neoplasien sind zum einen bestimmt durch Raumforderungen, häufig gefolgt von Funktionsstörungen. Die Symptomatik der Krankheitsbilder ist ähnlich, allerdings mit unterschiedlichen Betonungen und vor allem unterschiedlicher Dynamik: akut oder chronisch, aggressiv oder indolent. *Lymphknotenvergrößerungen* werden als solche bemerkt oder führen durch Verdrängung zu Beschwerden, etwa retroorbital zu Exophthalmus, bei Druck auf die V. iliaca zu Beinvenenthrombosen, bei mediastinalen Lymphomen zu oberer Einflussstauung.

Die „Verdrängung", die wohl durch Zytokine vermittelte Inhibition der normalen Knochenmarkszellen, führt andererseits zu *hämatologischer Insuffizienz*: Anämien mit Müdigkeit, Blässe, Tachykardie, Beinödemen und Thrombopenie mit Blutungsneigung sowie eine Granulozytopenie, die Infektionen Vorschub leistet. Eine Vermehrung maligner Zellen im Blut ist hingegen nicht immer vorhanden; so lassen sich z. B. Hodgkin-Zellen praktisch nie im Blut nachweisen. Eine Leukozytose ist keineswegs obligat, die Hälfte der Patienten mit akuten Leukämien hat keine erhöhte Leukozytenzahl. Andererseits können Hyperleukozytosen mit sehr hohen Zellzahlen auftreten, gerade bei chronischen Leukämien, wie der chronischen lymphatischen Leukämie (CLL), der Prolymphozytenleukämie (PLL) oder der chronischen myeloischen Leukämie (CML).

Patienten mit lymphatischen Neoplasien leiden zudem häufig unter *Funktionsstörungen des Immunsystems*: beim multiplen Myelom (Plasmozytom) oder beim Immunozytom (Morbus Waldenström) etwa kommt es zur Bildung eines pathologischen monoklonalen Immunglobulins (M-Protein/Paraprotein) oft bei gleichzeitiger Verminderung der normalen Immunglobuline (sekundäres Antikörper-Mangelsyndrom). Auch Autoimmunopathien, wie autoimmunhämolytische Anämie oder Immunthrombozytopenie, können im Rahmen lymphatischer Neoplasien auftreten.

Typisch für maligne Lymphome sind Nachtschweiß, Fieber ohne erkennbare andere Ursache und Gewichtsabnahme. Bei Vorliegen mindestens eines dieser Symptome spricht man von B-Symptomatik. Für das *multiple Myelom* sind neben Anämiezeichen Knochenschmerzen bis zur pathologischen Fraktur, durch Hyperviskosität bedingte Sehstörungen, Kopfschmerzen oder Bewusstseinsveränderungen sowie Nierenfunktionsstörungen und Infektionsneigung aufgrund eines Antikörpermangels typisch.

Bei der sich langsam entwickelnden *CML* steht häufig die massive Organvergrößerung von Milz und Leber mit entsprechenden Oberbauchschmerzen im Vordergrund (3), bis später die Zeichen der hämatologischen Insuffizienz hinzutreten. Bei den *akuten Leukämien*, einschließlich den Myelodysplasien sind Infekte aufgrund der Granulozytopenie und Blutungen (Nasen-, Zahnfleischblutungen, petechiale Blutungen) aufgrund der Thrombozytopenie meist führend.

Bei der akuten Promyelozytenleukämie können auch plasmatische Gerinnungsstörungen noch zu der Thrombozytopenie komplizierend hinzutreten.

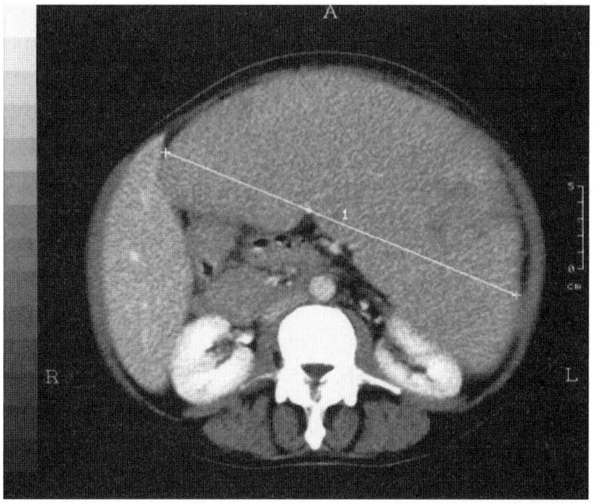

Abb. 31.**1** Computertomographie einer Riesenmilz mit einem Gewicht von 4,5 kg bei Osteomyelofibrose (1: Längenmessung).

31.5 Diagnostik

31.5.1 Laboruntersuchungen

Eine sorgfältige Anamnese unter Berücksichtigung der oben genannten Leitsymptome wird durch eine gründliche körperliche Untersuchung ergänzt. Spezielles Augenmerk wird hierbei der Suche nach Hämatomen bzw. petechialen Blutungen, den Lymphknotenstationen sowie der Milz- und Lebergröße gewidmet.

Die Laboruntersuchungen umfassen in der engeren Orientierung das *C-reaktive Protein* sowie *Blutbild* und *Differenzialblutbild*. Besteht im Differenzialblutbild ein Anhalt für eine CML oder finden sich pathologische Blasten, kann direkt eine Immunphänotypisierung angeschlossen werden. In der Serummehrfachanalyse wird der *Laktatdehydrogenase* (LDH) und der *Harnsäure* unter dem Aspekt der Zellproliferation besondere Beachtung geschenkt; das Beta-2-Mikroglobulin kann bei Patienten mit lymphoproliferativem Geschehen erhöht sein.

Beim multiplen Myelom ist es erforderlich, zusätzlich zur Immunelektrophorese eine quantitative Bestimmung der *Immunglobuline* und des *Kalziums* durchzuführen. Im Urin wird die *Leichtketten-Ausscheidung* bestimmt. Zumindest bei akuten Leukämien wird zudem die *plasmatische Gerinnung*, bei der CML die *Thrombozytenaggregationsfähigkeit* interessant sein.

Falls eine Knochenmark- oder eine periphere Blutstammzelltransplantation therapeutisch in Betracht kommt, sollte die rechtzeitige Typisierung hinsichtlich der Gewebsmerkmale (HLA-Transplantationsantigene) erfolgen.

31.5.2 Bildgebende Verfahren

Mit den bildgebenden Verfahren (Ultraschall, CT und Kernspintomographie) werden vor allem die der Palpation nicht zugänglichen Lymphknotenareale erfasst und die Milzgröße (Abb. 31.**1**) bestimmt. Das Galliumszintigramm kann bei dem Auffinden bis dato verborgener Lymphommanifestationen hilfreich sein und sollte eingesetzt werden, falls dies für die sich aus diesen Stagingmaßnahmen ergebende Therapie relevant ist. Indikationen für die PET sollten zur Zeit noch besonders kritisch gestellt werden. Die Immunszintigraphie für Lymphome befindet sich noch im experimentellen Stadium.

Abhängig von der Art des Tumors können endoskopische Untersuchungen wie Gastroskopie, Koloskopie, und endosonographische Untersuchungen notwendig werden (25). Sie sind insbesondere bei aggressiven Lymphomen angezeigt, bei denen in Abhängigkeit von diesen Befunden die therapeutische Vorgehensweise differiert.

31.5.3 Histopathologische und molekularbiologische Untersuchungen

Naturgemäß steht im Zentrum der Abklärung bei Verdacht auf hämatolymphatische Neoplasien die Analyse von pathologisch veränderten Lymphknoten oder Knochenmark. Wenn auch schon die Klinik eine gewisse Differenzierung zulässt, erlaubt eine adäquate zytologische bzw. histologische Diagnostik auch mittels Immunphänotypisierung (monoklonale Antikörper), Zytogenetik und Molekulargenetik eine klarere Erfassung insbesondere von Subentitäten der NHL und Leukämien. Findet sich eine charakteristische immunologische oder molekulare Markerkonstellation, kann diese später auch zur Therapiekontrolle eingesetzt werden.

Bei tastbaren peripheren Lymphomen sollte, falls auch andere Lymphknotenstationen befallen sind, möglichst nicht aus der Leiste biopsiert werden. Es sollte darauf geachtet werden, ausreichende Materialmengen (ganze Lymphknoten) zu gewinnen, wird doch oft durch die sich hieraus ergebende Diagnose eine Therapieentscheidung mit weitreichender Konsequenz getroffen. Sowohl auf eine Fixierung des Materials in Formalin für eine spätere Paraffineinbettung und wenn möglich auch nativ (in Kochsalzlösung) etwa für Gefrierschnittuntersuchungen, ist zu achten.

31.5.4 Biopsieverfahren

Eine Referenzhistologie durch einen erfahrenen Hämatopathologen sollte angestrebt werden. Die Diagnose mediastinaler und abdomineller Lymphome kann bei 80–95 % der Fälle durch *transkutane Stanzbiopsie* (39, 47, 61, 79) gesichert werden, wobei allerdings die Subtypisierung nicht immer gelingt (17, 75, 79). Gastrointestinale Lymphome stellen mehr als ein Drittel aller extranodalen Lymphommanifestationen dar. Einige Lymphome sind mit einer Enteropathie assoziiert und vom T-lymphozytären Typ, häufiger sind aber MALT-Lymphome niedrigen oder hohen Malignitätsgrades.

Sofern weniger invasive Maßnahmen nicht erfolgreich sind, kann eine *chirurgische Biopsie* mit dem Vorteil ausreichender Materialgewinnung über eine Mediastinoskopie (12, 53, 74), Laparotomie oder Laparoskopie (4, 31, 40, 46, 68, 71) angezeigt sein. Das laparoskopische Staging erreicht die gleiche Sensitivität wie das offene Verfahren. Daher und weil oft therapeutisch nicht von entscheidender Bedeutung, kann auf die Staging-Laparotomie meist verzichtet werden. Auch bei einer vermeintlich lokalisierten Erkrankung wie dem MALT-Lymphom ist immer ein komplettes Staging erforderlich, um Fehldiagnosen zu vermeiden.

Die *Knochenmarkspunktion* wird in lokaler Anästhesie heute meist am Beckenkamm durchgeführt. Dies ist zum einen risikoloser und für den Patienten angenehmer als die Sternalpunktion und erlaubt zusätzlich zur Aspiration für Ausstrichpräparate gegebenenfalls auch für Immunzytologie und Zytogenetik die Gewinnung einer Stanzbiopsie (Histologie). Bei Hinweisen für einen ZNS-Befall oder bei hochmalignen Lymphomen, wie dem lymphoblastischen NHL, Burkitt-Lymphom oder zumindest ZNS-nahem Lymphombefall, ist nach Ausschluss eines Hirndrucks eine *Liquorpunktion* sinnvoll, im Bedarfsfall mit Einleitung einer intrathekalen medikamentösen Prophylaxe.

31.6 Staging

Die den biologischen Gegebenheiten für maligne Lymphome am besten gerecht werdende und auch durch die amerikanischen Pathologen akzeptierte Klassifikation ist die *Revised European American Lymphoma (REAL)-Klassifikation*, die auch Grundlage für die neue WHO-Klassifikation ist (33, 34). Diese Klassifikationen berücksichtigen neben der Histomorphologie die Ergebnisse molekularbiologischer Untersuchungen und der Immunphänotypisierung. Bei der chronischen myeloischen Leukämie werden chronische Phase, akzelerierte Phase mit zunehmenden Promyelozyten- und Blastenanteil und letztlich die terminale Blastenphase unterschieden.

Die Myelodysplasien werden ebenso wie die akute myeloische Leukämie nach der *FAB-Klassifikation* eingeteilt (7); die akuten lymphatischen Leukämien sind heute in der REAL-Klassifikation aufgenommen. Zur Einteilung der klinischen Stadien hat sich, inzwischen modifiziert nach Musshoff, die *Ann-Arbor-Klassifikation* bewährt. Unterschieden wird dabei der Befall einzelner oder mehrerer Lymphknotenstationen oder extranodaler Manifestationen, sowie die Lokalisation auf einer Seite oder beidseits des Zwerchfells. Der Befall extralymphatischer Organe oder von Knochenmark und Leber wird gesondert bewertet.

Die *chronische lymphatische Leukämie* als indolentes lymphozytisches Non-Hodgkin-Lymphom ist wegen der Häufigkeit und der Konsequenz hinsichtlich Prognose und Therapie noch einmal zu subklassifizieren, entweder nach Rai (60) oder vielleicht zweckmäßiger nach Binet (9). Das multiple Myelom wird nach Durie und Salmon eingeteilt (20). Für Magenlymphome ist eine Stadieneinteilung nach Musshoff (52) oder Fischbach (26) hilfreich.

31.7 Operative Therapie bei Lymphomen und Leukämien

Operative Interventionen mit therapeutischer Zielsetzung sind aufgrund der effektiven und raschen Wirkung von Radio- und Chemotherapie selten indiziert. Unveränderte Bedeutung hat die Chirurgie bei akuten intestinalen Problemen wie Obstruktion, Perforation oder bei der umschriebenen Blutung. Bei primären Lymphomen des Gastrointestinaltrakts und der Lunge, die sich durch einen lokal begrenzten Befund auszeichnen, kann die chirurgische Entfernung des Tumors zur Sicherung der Diagnose führen sowie das Risiko einer lokalen Komplikation wie Blutung, Perforation oder Fistelbildung beseitigen.

MALT-Lymphome imponieren in bildgebenden Verfahren oder endoskopisch als solide Tumoren und werden gelegentlich unter der Verdachtsdiagnose eines Karzinoms operiert. Diese B-Zell-Lymphome des mukosaassoziierten lymphatischen Gewebes sind zu etwa 80 % im Gastrointestinaltrakt, zu 20 % in der Lunge und sehr selten anderswo lokalisiert. Initial muss eine zweifelsfreie Feindiagnose des Lymphoms erfolgen (25). Ist dies endoskopisch nicht möglich, ist eine chirurgische Intervention mit gleichzeitiger Resektion sinnvoll.

Bei lediglich endoskopischem Verfahren werden zwar 95 % der MALT-Lymphome diagnostiziert, jedoch kann die korrekte histopathologische Einordnung, insbesondere aggressiver Lymphome, schwierig sein. In manchen Serien konnten anhand endoskopisch gewonnener Biopsien nur 33 % der Fälle korrekt pathologisch eingeordnet werden (70), und zwar mit erheblicher therapeutischer Relevanz, wenn es sich um hochmaligne Lymphome handelt. Der Befall regionärer Lymphknoten wird im Computertomogramm nur mit geringer Sensitivität erfasst (22), wobei allerdings der therapeutische Nutzen dieser Erkenntnis fraglich ist (73).

Eine Besonderheit der MALT-Lymphome und gelegentlich auch anderer Non-Hodgkin-Lymphome mit intestinalem Befall ist, dass neben Radio- und Chemotherapie auch chirurgisch resezierende Verfahren unter den primären Therapieoptionen sind (14, 23, 24, 37, 41). Allerdings besteht kein Konsens bezüglich der Anwendung von alleiniger Chemotherapie, Radio- und Chemotherapie oder der Durchführung chirurgischer Maßnahmen, da alle Therpiestrategien erfolgreich sein können (6, 43, 45, 56, 58, 59, 63, 64). Niedrigmaligne MALT-Lymphome im Stadium EI 1 werden bei Helicobacter-pylori-Nachweis einer antibakteriellen Eradikationstherapie zugeführt und engmaschig nachbeobachtet.

Bei gesicherter Diagnose in *fortgeschritteneren Stadien* bietet die operative Entfernung des Tumors im Gesunden einen kurativen Therapieansatz und gleichzeitig die Möglichkeit zum exakten Staging. Die Indikation zur operativen Therapie beschränkt sich dabei sowohl bei niedrig- als auch bei hochmalignen Lymphomen des Magens auf Stadien mit ausschließlichem Befall der Magenwand und maximal der regionalen Lymphknoten (Stadium EI 2 – EII 1). Gesicherte Daten über Sicherheitsabstände an den Resektionsgrenzen und über das Ausmaß der Lymphknotendissektion liegen nicht vor. Empfohlen werden kann ein Abstand von 3 cm am frischen Präparat analog zum Vorgehen beim Magenkarzinom vom intestinalen Typ nach Lauren sowie eine D-2-Lymphknotendissektion.

R0-Resektionen bei fortgeschrittenen Lymphomen sollten aufgrund gleichwertiger Ergebnisse des multimodalen Therapieansatzes keinesfalls zu Lasten der funktionellen Therapieergebnisse erzwungen werden.

Ab Stadium E III der indolenten Lymphome oder bei aggressiven Lymphomen in jedwedem Stadium ist die *Chemotherapie erste Wahl.* Die Chirurgie bietet allerdings den Vorteil eines genauen Stagings bei guter Effektivität, muss aber immer gegen den Umfang des Eingriffs und die postoperativen Probleme abgewogen werden (Genaueres zur Therapie in Kapitel 14).

31.8 Onkologische Indikationen zur Splenektomie

31.8.1 Funktion und Bedeutung der Milz

Die Milz ist das größte lymphatische Organ des Menschen. Sie besitzt immunologische Funktionen, wie Unterstützung der T- und B-Lymphozyten, Interaktion bei Infektionen, die Opsonisierung von Bakterien durch die Bildung von Tuftsin und Properdin und die Speicherung von 40 % aller im Organismus vorhandenen Lymphozyten. Die Milz funktioniert auch als Abbauort überalterter Thrombozyten und Erythrozyten. Hämatopoese findet in der Milz nach der Geburt nicht mehr statt, kann aber unter pathologischen Bedingungen, beispielsweise bei Myelofibrose, reaktiviert werden.

Unter onkologischen Gesichtspunkten verdient die Milz Interesse wegen ihrer häufigen Mitbeteiligung bei systemischen hämatolymphatischen Erkrankungen, als Sitz hämatogener und lymphogener Metastasen und aufgrund der möglichen direkten Einbeziehung durch Tumoren des Magens, Kolons, Pankreas, der Niere und Nebenniere.

31.8.2 Maligne Erkrankungen der Milz

Bei fast allen malignen hämatologischen Erkrankungen kann die Milz als Organ des hämatolymphatischen Systems mitbetroffen sein. Einige Lymphome, wie etwa die chronische lymphatische Leukämie, das Marginalzonenlymphom der Milz, die Gamma-Delta-T-Zell-Lymphome, die Haarzell-Leukämie und der Morbus Waldenström weisen klassischerweise eine Milzmitbeteiligung auf. Besonders große Milzen findet man bei chronischen myeloproliferativen Erkrankungen, zu denen neben der CML auch die Polycythaemia vera, die essenzielle Thrombozytämie und die Osteomyelofibrose zählen.

Der Begriff *Hypersplenismus* bezeichnet folgenden Symptomenkomplex:
- Verminderung der Zahl der peripheren zellulären Blutelemente, die vermehrt in der Milz abgebaut werden,
- Schmerzen aufgrund der Kapselspannung des Organs oder Milzinfarkten bis hin zu Spontanrupturen sowie
- Beschwerden, die aus der Platzverminderung für andere Oberbauchorgane (Magen, Darm, Leber) resultieren. Hier kann es insbesondere zu erheblichen Gewichtsverlusten durch verminderte Nahrungsaufnahme kommen.

Aber auch solide Tumoren können die Milz betreffen, in die Milz metastasieren. Zu nennen sind hier das Mammakarzinom, Bronchialkarzinom und maligne Melanom, die hämatogen metastasieren, während Magenkarzinom, Pankreaskarzinom oder Dickdarmkarzinom sowohl hämatogen als auch lymphogen absiedeln.

Die lymphogene Metastasierung erfolgt retrograd aus der Umgebung, da die Milz keine afferenten Milzbahnen besitzt. Bei 7 % der metastasierenden Karzinome wurden Metastasen in der Milz beschrieben; vergleichbar mit der Häufigkeit von Metastasen in Nieren und Gehirn (8).

Primäre maligne Tumoren der Milz sind als Raritäten ebenfalls beschrieben. Diese sind Lymphome (36) oder den Hämangiosarkomen und den Lymphangiosarkomen zuzuordnen.

31.8.3 Splenektomie bei primären Lymphomen der Milz oder bei Milzbefall durch maligne Lymphome

Bei lymphoproliferativen und myeloproliferativen Erkrankungen sowie bei den primär malignen Erkrankungen der Milz ist die Indikation zur Splenektomie grundsätzlich in interdisziplinärer Absprache mit den Hämatologen und internistischen Onkologen zu klären (5, 13). Der übliche kurative Denkansatz des onkologischen Chirurgen wird bei dieser Indikation ersetzt durch die wesentlich weniger abgrenzbare individuelle Entscheidung auf der Grundlage von Chancen zur Besserung des Krankheitsverlaufs unter Einbeziehung der operativen Therapie in ein multimodales Behandlungsverfahren.

Die Indikation zur Splenektomie ist vielfach kontrovers diskutiert (38). Schwere mechanische Störungen durch Riesenmilzen – zusammen mit der hämatologischen Insuffizienz typisch für die CLL und myeloproliferative Erkrankungen –, die chemo- und radiotherapeutisch nicht hinreichend angehbar sind (interdisziplinäre Absprache!), können durch Splenektomie gebessert werden. Wesentliche Gründe dafür, an eine Splenektomie zu denken sind daher:

- schmerzhafte Splenomegalie mit
- Übelkeit, Druckgefühl, Behinderung der Nahrungsaufnahme und Passagestörungen durch Verdrängung der Abdominalorgane sowie
- rezidivierende Infarkte, Anämie und Thrombozytopenie (3).

Hier sollte im Einzelfall auch eine Panzytopenie keine Kontraindikation darstellen, darf doch die die Erythrozyten und Thrombozyten abbauende Wirkung einer großen Milz nicht unterschätzt werden. Symptomlose Milzinfarkte sind keine Operationsindikation. Im Gegensatz dazu besteht eine dringliche Indikation zur elektiven Operation bei:

- ausgedehnten und oft schmerzhaften Einblutungen in Riesenmilzen.

Ziel ist es, der lebensbedrohlichen und dann sofort notfallmäßig unter schwierigen Bedingungen zu operierenden Spontanruptur zuvorzukommen, um eine weitere Steigerung der postoperativen Letalität zu vermeiden, die in negativ selektierten Gruppen mit Splenomegalie bereits bei elektivem Vorgehen bis zu 9% beträgt (35).

Die *Erfolgsraten der Splenektomie* im Hinblick auf die Verbesserung der Symptomatik oder des Krankheitsverlaufs hämatoonkologischer Erkrankungen liegen zwischen 40% und 80%. Die Anämie und die Thrombozytopenie lassen sich durch Splenektomie (11, 15, 19, 42, 48, 51, 53, 67) Erfolg versprechend behandeln; der Therapieerfolg ist im Einzelfall jedoch schwer vorhersehbar (38).

Frühe Krankheitsstadien, größere Milz und nicht chemotherapeutische Vorbehandlung sind prognostisch günstig (19). In Einzelfällen wurde sogar nach Knochenmarktransplantation eine bessere Transplantatfunktion nach Splenektomie gezeigt (62).

Während bei der Autoimmunthrombozytopenie und manchen Anämieformen die Splenektomie zweifelsfrei indiziert sein kann, *wird bei hämatologischen Neoplasien das Organ heute selten operativ entfernt*. Die Überlebenschancen bei hämatoonkoloischen Erkrankungen werden – außer in fraglichen Einzelfällen wie bei der CLL (15) – von der Splenektomie nicht beeinflusst. Auch bei primären Lymphomen der Milz ist ein Einfluss auf die Gesamt-Überlebensrate ist nicht gesichert.

Allerdings ergab sich für die Untergruppe der Patienten mit korrigierter Anämie und Thrombozytopenie eine bessere Prognose (50). Die Splenektomie führte zu einer verlängerten mittleren Überlebenszeit von 24 auf 108 Monate. Gerade bei primären Lymphomen der Milz wird unabhängig vom onkologischen Therapieaspekt allerdings schon im Rahmen der Diagnosesicherung eine Splenektomie erforderlich sein; sie ist gleichzeitig Therapie der bei 77% der Patienten auftretenden Anämie und Thrombozytopenie. Bei der *Haarzell-Leukämie* war früher die Splenektomie die erste therapeutische Maßnahme und brachte gute Erfolge. Heute wird allerdings bei exzellenter, teilweise kurativer Wirksamkeit der Purinanaloga wie Desoxycoformicin (Pentostatin) oder Chlorodesoxy-Adenosin (2 CDA) diese Indikation nur noch in seltenen Ausnahmefällen zu stellen sein.

31.8.4 Splenektomie im Rahmen abdominaler Tumoroperationen

Die *Indikation* zur inzidentellen, also der onkologisch geplanten Enfernung der Milz im Rahmen anderer Tumoroperationen an Nachbarorganen wird auf der Basis onkologischer Therapieergebnisse diskutiert. Die Splenektomie aufgrund direkter Tumorinfiltration en bloc mit dem restlichen Präparat ist nur dann indiziert, wenn eine Entfernung des Malignoms ohne Resttumor (R0-Situation) erreicht werden kann. Bei direkter Tumorinfiltration erscheint die En-Bloc-Resektion einschließlich der Milz mit dem Ziel der R0-Resektion beim Karzinom der linken Kolonflexur, beim Magenkarzinom, beim Nebennieren- und Nierenkarzinom sowie beim Pankreasschwanz-Karzinom gerechtfertigt.

Die *Erfolge der inzidentellen Splenektomie* bei direkter Tumorinfiltration sind an der Bedeutung der R0-Resektion für die Langzeit-Überlebensrate abschätzbar. Beim Kolonkarzinom beträgt die die 5-Jahres-Überlebensrate bei organüberschreitenden Tumoren (T4) für alle Stadien bei R0-Resektion 69,8%, bei R2–Resektionen hingegen nur 5,5%. Der Vergleich beim Magenkarzinom ergibt 52,4% versus 0%, sodass nicht auf eine Splenektomie verzichtet werden darf, wenn nur durch eine Erweiterung der Operation eine R0-Resektion ermöglicht wird.

Kontrovers wird die Frage der Entfernung der Milz *im Rahmen der Lymphknotendissektion* diskutiert (16). Dies gilt sowohl für die Frage, wann die mit der Splenektomie angestrebte Entfernung der Hiluslymphknoten onkologisch erforderlich ist, als auch für die Frage, ob zur Entfernung der Hiluslymphknoten eine Splenektomie durchgeführt werden muss. Bei Magenkarzinomen im distalen Drittel ist die Häufigkeit von Lymphknotenmetastasen im Milzhilus gering (6%). Bei Karzinomen der beiden proximalen Drittel und der Kardia steigt die Wahrscheinlichkeit von Metastasen im Milzhilus abhängig vom histologischen Typ und vom Tumorstadium erheblich (8–32%).

Dennoch kann aufgrund der publizierten Langzeitergebnisse die frühere Empfehlung, im Rahmen der Gastrektomie zur Behandlung von proximal lokalisierten *Magenkarzinomen* die Splenektomie en bloc grundsätzlich durchzuführen, nicht aufrecht erhalten werden. Als organerhaltende Alternative empfiehlt sich die zeitaufwändigere Absetzung der Vasa gastricae breves und der Vasa gastroepiploica dextra am Stamm sowie die Dissektion des Milzhilus und der A. lienalis am Pankreasoberrand. Letzteres Vorgehen setzt die komplette Mobilisierung der Milz mit dem linken Pankreas und die Verlagerung beider Organe vor die Bauchdecken voraus.

Die Ergebnisse der Splenektomie im Rahmen der Lymphknotendissektion sind für das Magenkarzinom ungeklärt. In einer eigenen Serie von 664 tumorresezierten Patienten wurden in 261 Fällen Lymphknoten im Milzhilus histologisch untersucht. In 53 Fällen (20,3%) waren Lymphknoten tumorbefallen. In nur 3 Fällen war dabei der Primärtumor im unteren Magendrittel lokalisiert. In 44 Fällen (83%) handelte es sich um Metastasen eines diffusen Tumortyps nach Lauren. Der Erwartungshaltung aus theoretischen Erwägungen stehen Berichte gegenüber, die einen positiven Effekt der Splenektomie in Bezug auf die onkologischen Langzeitergebnisse nicht bestätigen konnten oder gar eine schlechtere Überlebensrate der splenektomierten Patienten fanden (77, 78). Deshalb kann derzeit regelhaft die Splenektomie bei der Behandlung des Magenkarzinoms nicht empfohlen werden (57).

31.8.5 Splenektomie bei Milzmetastasen

Die Indikation zur Splenektomie aufgrund von Metastasen kann gestellt werden, wenn in anderen Lokalisationen keine weiteren Metastasen vorhanden sind und damit aus der Splenektomie potenziell eine Verbesserung der Überlebenschancen oder zumindest der Überlebenszeit resultiert. In selektierten Einzelfällen, beispielsweise bei Metastasen von Kolonkarzinomen und malignen Melanomen sind Erfolge möglich.

31.9 Verfahrenswahl

Die Entfernung der Milz kann offen über eine mediane Laparotomie oder über einen linksseitigen Rippenbogen-Randschnitt erfolgen. Beim *offenen Vorgehen* empfiehlt sich zunächst die Mobilisierung der linken Flexur und die Durchtrennung des Lig. gastrocolicum, anschließend die laterale Mobilisation der Milz, sodass sie mit dem Pankreasschwanz bis vor die Bauchdecken luxiert werden kann (Abb. 31.**2**). Die Milzgefäße können dann selektiv dargestellt und unter Schonung des Pankreasschwanzes einzeln ligiert werden.

Alternativ kann die Milz auch über ein *minimal-invasives Verfahren* entfernt werden. Allerdings wird die laparoskopische Splenektomie unter onkologischen Gesichtspunkten wegen Limitationen der histologischen Untersuchung nach Morcellierung kontrovers diskutiert. Es gelten die gleichen Indikationen wie für die konventionelle Operationstechnik (5, 18, 27, 28, 30, 65, 76), allerdings steigt die technische Schwierigkeit und damit das Blutungsrisiko bei Riesenmilzen, insbesondere wenn diese die Mittellinie überschreiten.

Zur laparoskopischen Splenektomie sind in Rechts-Schräglagerung 4 Trokars im linken Abdomen erforder-

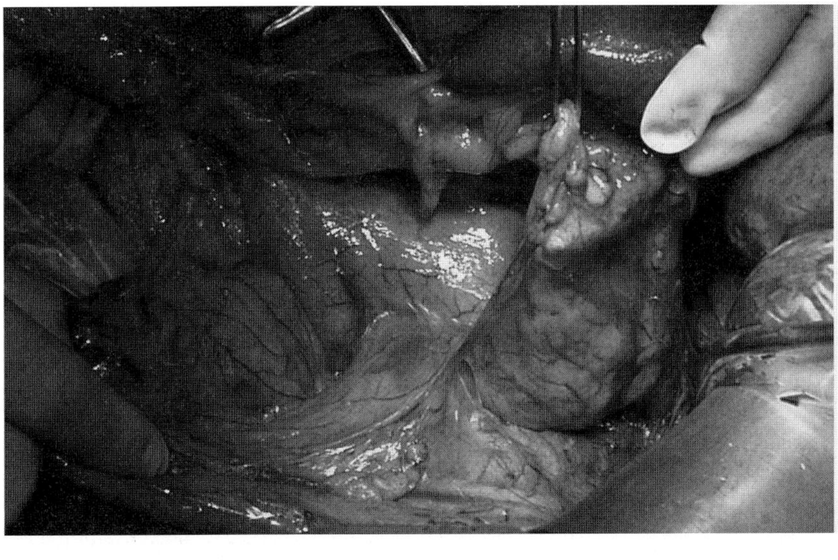

Abb. 31.**2** Situs nach Mobilisation der Milz und des Pankreasschwanzes.

lich. Die Präparation und die Blutstillung wird durch die Verwendung des Ultraschall-Dissektors sowie durch das Absetzen der Hilusgefäße mit dem endoskopischen Klammernahtgerät (Gefäßmagazin) erheblich erleichtert. Die Bergung der Milz erfolgt durch Morcellierung im Bergebeutel, aus dem die Milzpartikel dann abgesaugt oder mit der Zange geborgen werden. Die Verschleppung maligner Tumorzellverbände im Bauchraum kann durch die Verwendung eines stabilen Bergebeutels verhindert werden.

Die histologische Aufarbeitung des zerteilten Präparats ist gegenüber dem konventionell gewonnenen Milz-Präparat erschwert und die Aussagekraft kann wesentliche Einschränkungen erfahren. Dieser Gesichtspunkt ist bei der Verfahrenswahl mit dem Hämatologen und dem Pathologen abzuklären.

Abhängig von der Größe der Milz und dem damit verbundenen technischen Schwierigkeitsgrad war in bis zu 19%, in einer kürzlich publizierten Serie (72) in 7,4%, der Fälle eine Konversion in das offene Verfahren erforderlich.

31.10 Risiken und Folgen

Unmittelbare Risiken der Splenektomie sind
- Blutung,
- erhöhte Infektionsneigung,
- Pankreasschwanz-Fisteln und Pankreatitis.

Dazu kommen pulmonale und kardiale Komplikationen. Die postoperative Morbidität und Letalität schwankt erheblich (1, 10, 19, 35, 38, 54, 55), abhängig von der Grunderkrankung und der Größe der Milz (44, 55). Bei Riesenmilzen über 2000 g stieg die postoperative Morbidität von 29 auf 63% (35).

Abhängig von der Ausprägung der hämatologischen Insuffizienz und der Milzgröße betrug die Letalität bis zu 9% (35). Die Häufigkeit von operationspflichtigen Nachblutungen liegt bei 2–3%, wobei größere Blutungen zu akut lebensbedrohlichen Situationen führen können und die notfallmäßige Relaparotomie erfordern. Die alleinige Splenektomie ist mit einer Infektionsrate von 4%, insbesondere in Form subphrenischer Abszesse vergesellschaftet. Die inzidentelle Splenektomie erhöhte die Morbidität und Letalität nach Gastrektomie signifikant (21, 49).

Der Milzverlust führt aber auch zu teils *lebenslang anhaltenden Folgen* mit daraus resultierenden Komplikationsrisiken. Die in der Regel passager auftretende *Thrombozytose* bedarf außer der üblichen postoperativen Thromboseprophylaxe nach Abdominaleingriffen keiner weiteren Behandlung. Langfristig betroffen durch die Splenektomie ist die *Infektabwehr*. Gehäufte Infektionen der oberen Luftwege, Tonsillitis, Sinusitis und Pyodermien wurden bei 30% der splenektomierten Patienten beobachtet. Außerdem fand sich eine Häufung schwerer infektiöser Krankheitsbilder wie Pneumonie, Septikämie, Abszess und Meningitis (32).

Die am meisten gefürchtete Komplikation ist die *Postsplenektomie-Sepsis* (OPSI, Overwhelming Post Splenectomy Infection) (66, 69). Die Inzidenz wird in Sammelstatistiken mit 1–5% angegeben, die Letalität dieses foudroyant verlaufenden Krankheitsbildes beträgt 60–80%. *Klinisch* imponiert das Krankheitsbild zunächst mit grippeähnlichen Symptomen, innerhalb von 1–2 Tagen entwickelt sich dann das Vollbild eines septischen Schocks. Ein infektiöser Fokus ist in der Regel nicht zu finden. Typisch ist die extrem hohe Keimzahl im Blut; üblicherweise werden Meningokokken, Pneumokokken, Haemophilus influenzae sowie Escherichia coli oder Streptokokken isoliert.

Als *pathophysiologische Erklärung* wird ein durch die Splenektomie erworbener Immundefekt der Opsonisierung und der Phagozytose dieser Keime angenommen. Das Risiko der Postsplenektomie-Sepsis hängt insbesondere von der Grunderkrankung ab, die zur Splenektomie führt. Während bei inzidenteller Splenektomie das Risiko bei 1–2% und damit bereits höher als bei traumabedingter Splenektomie liegt, steigt es bei hämatoonkologischen Erkrankungen deutlich und erreicht 5–20%. Das Krankheitsbild wird am häufigsten während der ersten 3 Jahre nach Splenektomie beobachtet, aber es wurde auch von Fällen berichtet, die mehr als 10 Jahre danach auftraten.

31.11 Antibiotikaprophylaxe und Impfschutz

Aufgrund des erhöhten Infektions- und Sepsis-Risikos wird bei splenektomierten Patienten bei eindeutigen Zeichen einer Infektion wie Fieber und Leukozytose die großzügige Anwendung von Antibiotika, in der Regel von Penicillinen empfohlen. Zur Prophylaxe der Postsplenektomie-Sepsis (2, 29) ist die Impfung mit Pneumovax 1–2 Wochen vor einer elektiven Operation, die potenziell eine Splenektomie einschließt, oder 2–4 Wochen postoperativ als Standard anzusehen. Damit werden 85–90% der klinisch relevanten Pneumokokken-Stämme erfasst. Die Auffrischung sollte nach 6 Jahren erfolgen.

Bei hämatoonkologischen Erkrankungen wird zusätzlich die Impfung zum gleichen Zeitpunkt mit Vaccinol gegen Haemophilus influenzae Typ B empfohlen, wozu allerdings keine gesicherten Daten vorliegen.

Literatur

1. Al-Salem AH. Is splenectomy for massive splenomegaly safe in children? Am J Surg 1999; 178(1): 42–45
2. Task force on adult immunization and infectious diseases society of America. American college of physicians guide for adult immunization/ACP, 3rd ed., Philadelphia; 1994
3. Athale UH, Kaste SC, Bodner SM, Ribeiro RC. Splenic rupture in children with hematologic malignancies. Cancer 2000; 88: 480–490

4. Baccarani U, Carroll BJ, Hiatt JR, et al. Comparison of laparoscopic and open staging in Hodgkin disease. Arch Surg 1998; 133(5): 517–521; discussion 521–522
5. Baccarani U, Terrosu G, Donini A, Zaja F, Bresadola F, Baccarani M. Splenectomy in hematology. Current practice and new perspectives. Haematologica 1999; 84: 431–436.
6. Banks PM, Isaacson PG. MALT lymphomas in 1997. Where do we stand? Am J Clin Pathol 1999; 111 (1 Suppl 1): S75–83
7. Bennett JM, Catovsky D, Daniel MT, et al. Proposed revised criteria for the classification of acute myeloid leucemia. A report of the French-American-British Cooperative Group. Ann Intern Med 1985; 103: 620–625
8. Berge T. Splenic metastases. Frequencies and patterns. Acta Pathol Microbiol Scand A 1974; 82: 499–506
9. Binet JL, Auquier A, Dighiero G, et al. A new prognostic classification of chronic lymphocytic leukemia derived from a multivariate survival analysis. Cancer 1981; 48: 198–206
10. Bohner H, Tirier C, Rotzscher VM, Heit W. Indications for and results of splenectomy in different hematological disorders. Langenbecks Arch Chir 1997; 382: 79–82
11. Bouvet M, Babiera GV, Termuhlen PM, Hester JP, Kantarjian HM, Pollock RE. Splenectomy in the accelerated or blastic phase of chronic myelogenous leukemia: a single-institution, 25-year experience. Surgery 1997; 122: 20–25
12. Capoferri M, Furrer M, Ris HB. Chirurgische Diagnostik und Therapie bei Patienten mit mediastinalen Raumforderungen. Eine retrospektive Analyse von 223 Eingriffen unter spezieller Berücksichtigung des Langzeitverlaufes. Swiss Surg 1998; 4: 121–128
13. Coon WW. Surgical aspects of splenic disease and lymphoma. Curr Probl Surg 1998; 35: 543–646
14. Crump M, Gospodarowicz M, Shepherd FA. Lymphoma of the gastrointestinal tract. Semin Oncol 1999; 26: 324–337
15. Cusack JC, Jr., Seymour JF, Lerner S, Keating MJ, Pollock RE. Role of splenectomy in chronic lymphocytic leukemia. J Am Coll Surg 1997; 185: 237–243
16. Cuschieri A. Surgical treatment of patients with invasive gastric cancer: dogma, debate and data. Eur J Surg Oncol 1999; 25: 205–208
17. Das DK. Value and limitations of fine-needle aspiration cytology in diagnosis and classification of lymphomas: A review. Diagn Cytopathol 1999; 21: 240–249
18. Decker G, Millat B, Guillon F, Atger J, Linon M. Laparoscopic splenectomy for benign and malignant hematologic diseases: 35 consecutive cases. World J Surg 1998; 22: 62–68
19. Delpero JR, Houvenaeghel G, Gastaut JA, et al. Splenectomy for hypersplenism in chronic lymphocytic leukaemia and malignant non-Hodgkin's lymphoma. Br J Surg 1990; 77: 443–449
20. Durie BG, Salmon SE. A clinical staging system for multiple myeloma. Correlation of measured myeloma cell mass with presenting clinical features, response to treatment, and survival. Cancer 1975; 36: 842–854
21. Dürig M. Spätverläufe nach Splenektomie beim Erwachsenen. In: Dürig M, Hrsg. Die Splenektomie und ihre Alternativen. Bern Stuttgart Toronto: Huber, 1985: 39–42
22. Ferreri AJ, Ponzoni M, Cordio S, et al. Low sensitivity of computed tomography in the staging of gastric lymphomas of mucosa-associated lymphoid tissue: impact on prospective trials and ordinary clinical practice. Am J Clin Oncol 1998; 21: 614–616
23. Fischbach W. Aktuelle Aspekte zu Pathogenese, Diagnostik und Therapie primärer Lymphome des MALT. Z Gastroenterol 1998; 36: 307–312
24. Fischbach W. MALT Lymphome des Magens. Aktueller Stand und Ausblick. Dtsch Med Wochenschr 1999; 124: 1142–1147
25. Fischbach W. Primary gastric non-Hodgkin's lymphoma: requirements for diagnosis and staging. Recent Results Cancer Res 2000; 156: 63–68
26. Fischbach W, Bohm S. Therapie primärer Magenlymphome. Dtsch Med Wochenschr 1993; 118: 913–915
27. Flowers JL, Lefor AT, Steers J, Heyman M, Graham SM, Imbembo AL. Laparoscopic splenectomy in patients with hematologic diseases. Ann Surg 1996; 224: 19–28
28. Friedman RL, Hiatt JR, Korman JL, Facklis K, Cymerman J, Phillips EH. Laparoscopic or open splenectomy for hematologic disease: which approach is superior? J Am Coll Surg 1997; 185: 49–54
29. Funk EM, Schlimok G, Ehret W, Witte J. Standortbestimmung der Impf-und Antibiotikaprophylaxe bei Splenektomie. Chirurg 1997; 68: 586–590
30. Glasgow RE, Mulvihill SJ. Laparoscopic splenectomy. World J Surg 1999; 23: 384–388
31. Gossot D, de Kerviler E, Brice P, et al. Surgical endoscopic techniques in the diagnosis and follow-up of patients with lymphoma. Br J Surg 1998; 85: 1107–1110
32. Green JB, Shackford SR, Sise MJ, Fridlund P. Late septic complications in adults following splenectomy for trauma: a prospective analysis in 144 patients. J Trauma 1986; 26: 999–1004
33. Harris NL, Jaffe ES, Stein H, et al. A revised European-American classification of lymphoid neoplasms: a proposal from the International Lymphoma Study Group. Blood 1994; 84: 1361–1392
34. Hiddemann W, Longo DL, Coiffier B, et al. Lymphoma classification – the gap between biology and clinical management is closing. Blood 1996; 88: 4085–4089
35. Horowitz J, Smith JL, Weber TK, Rodriguez-Bigas MA, Petrelli NJ. Postoperative complications after splenectomy for hematologic malignancies. Ann Surg 1996; 223: 290–296
36. Isaacson PG. Primary splenic lymphoma. Cancer Surv 1997; 30: 193–212
37. Isaacson PG. Mucosa-associated lymphoid tissue lymphoma. Semin Hematol 1999; 36: 139–147
38. Jacobs P, Wood L, Dent DM. Splenectomy in the chronic myeloproliferative syndromes. A retrospective risk-versus-benefit analysis. S Afr Med J 1992; 81:499–503
39. Jeffers MD, Milton J, Herriot R, McKean M. Fine needle aspiration cytology in the investigation on non-Hodgkin's lymphoma. J Clin Pathol 1998; 51: 189–196
40. Johna S, Lefor AT. Laparoscopic evaluation of lymphoma. Semin Surg Oncol 1998; 15: 176–182
41. Junginger T, Hossfeld DK, Muller RP. Diagnostik und Therapie des primären Magenlymphoms. Konsensus der Chirurgischen Arbeitsgemeinschaft Onkologie (CAO), der Arbeitsgemeinschaft Internistische Onkologie (AIO) und der Arbeitsgemeinschaft Radiologische Onkologie (ARO). Dtsch Med Wochenschr 1997; 122: 1569–1572
42. Kalhs P, Schwarzinger I, Anderson G, et al. A retrospective analysis of the long-term effect of splenectomy on late infections, graft-versus-host disease, relapse, and survival after allogeneic marrow transplantation for chronic myelogenous leukemia. Blood 1995; 86: 2028–2032
43. Kodera Y, Yamamura Y, Nakamura S, et al. The role of radical gastrectomy with systematic lymphadenectomy for the diagnosis and treatment of primary gastric lymphoma. Ann Surg 1998; 227: 45–50
44. Letoquart JP, La Gamma A, Kunin N, Grosbois B, Mambrini A, Leblay R. Splenectomy for splenomegaly exceeding 1000 grams: analysis of 47 patients. Br J Surg 1993; 80: 334–335
45. Lucandri G, Stipa F, Mingazzini PL, Ferri M, Sapienza P, Stipa S. The role of surgery in the treatment of primary gastric lymphoma. Anticancer Res 1998; 18: 2089–2094
46. Mann GB, Conlon KC, LaQuaglia M, Dougherty E, Moskowitz CH, Zelenetz AD. Emerging role of laparoscopy in the diagnosis of lymphoma. J Clin Oncol 1998; 16: 1909–1915
47. McNeely TB. Diagnosis of follicular lymphoma by fine needle aspiration biopsy. Acta Cytol 1992; 36: 866–868
48. Merl SA, Theodorakis ME, Goldberg J, Gottlieb AJ. Splenectomy for thrombocytopenia in chronic lymphocytic leukemia. Am J Hematol 1983; 15: 253–259
49. Meyer HJ, Jahne J, Weimann A, Pichlmayr R. Chirurgische Therapie des Magenkarzinoms – Indikationen zur Splenektomie bei der Gastrektomie. Chirurg 1994; 65: 437–440

50. Morel P, Dupriez B, Gosselin B, et al. Role of early splenectomy in malignant lymphomas with prominent splenic involvement (primary lymphomas of the spleen). A study of 59 cases. Cancer 1993; 71: 207–215
51. Musser G, Lazar G, Hocking W, Busuttil RW. Splenectomy for hematologic disease. The UCLA experience with 306 patients. Ann Surg 1984; 200: 40–45
52. Musshoff K. Klinische Stadieneinteilung der Nicht-Hodgkin-Lymphome. Strahlentherapie 1977; 153: 218–221
53. Naylor AR, Elliott RC, Walker WS, Lamb D, Cameron EW, Dark J. Role of mediastinoscopy in the diagnosis of mediastinal masses. J R Coll Surg Edinb 1990; 35: 98–100
54. Neal TF, Jr., Tefferi A, Witzig TE, Su J, Phyliky RL, Nagorney DM. Splenectomy in advanced chronic lymphocytic leukemia: a single institution experience with 50 patients. Am J Med 1992; 93: 435–440
55. Nelson EW, Mone MC. Splenectomy in high-risk patients with splenomegaly. Am J Surg 1999; 178: 581–586
56. Neubauer A, Thiede C, Morgner A, et al. Cure of Helicobacter pylori infection and duration of remission of low-grade gastric mucosa-associated lymphoid tissue lymphoma. J Natl Cancer Inst 1997; 89: 1350–1455
57. Nurnberger HR, Awwad E, Lohlein D. Ist die Splenektomie „en principe“ für die Radikalität der Gastrektomie mit systematischer Lymphadenektomie beim Magenkarzinom notwendig? Zentralbl Chir 1996; 121: 144–147
58. Pinotti G, Zucca E, Roggero E, et al. Clinical features, treatment and outcome in a series of 93 patients with low-grade gastric MALT lymphoma. Leuk Lymphoma 1997; 26: 527–537
59. Popescu RA, Wotherspoon AC, Cunningham D, Norman A, Prendiville J, Hill ME. Surgery plus chemotherapy or chemotherapy alone for primary intermediate- and high-grade gastric non-Hodgkin's lymphoma: the Royal Marsden Hospital experience. Eur J Cancer 1999; 35: 928–934
60. Rai KR, Sawitsky A, Cronkite EP, Chanana AD, Levy RN, Pasternack BS. Clinical staging of chronic lymphocytic leukemia. Blood 1975; 46: 219–234
61. Ravinsky E, Morales C, Kutryk E, Chrobak A, Paraskevas F. Cytodiagnosis of lymphoid proliferations by fine needle aspiration biopsy. Adjunctive value of flow cytometry. Acta Cytol 1999; 43: 1070–1078
62. Richard C, Romon I, Perez-Encinas M, et al. Splenectomy for poor graft function after allogeneic bone marrow transplantation in patients with chronic myeloid leukemia. Leukemia 1996; 10: 1615–1618
63. Sano T, Sasako M, Kinoshita T, et al. Total gastrectomy for primary gastric lymphoma at stages IE and IIE: a prospective study of fifty cases. Surgery 1997; 121: 501–505
64. Schechter NR, Portlock CS, Yahalom J. Treatment of mucosa-associated lymphoid tissue lymphoma of the stomach with radiation alone. J Clin Oncol 1998; 16: 1916–1921
65. Schlachta CM, Poulin EC, Mamazza J. Laparoscopic splenectomy for hematologic malignancies. Surg Endosc 1999; 13: 865–868
66. Schwartz PE, Sterioff S, Mucha P, Melton LJd, Offord KP. Postsplenectomy sepsis and mortality in adults. JAMA 1982; 248: 2279–2283
67. Schwartz SI. Role of splenectomy in hematologic disorders. World J Surg 1996; 20: 1156–1159
68. Silecchia G, Fantini A, Raparelli L, et al. Management of abdominal lymphoproliferative diseases in the era of laparoscopy. Am J Surg 1999; 177: 325–330
69. Singer DB. Postsplenectomy sepsis. Perspectives in pediatric pathology. Chicago: HS Rosenberg, RP Bolande Year Book Medical Publishers; 1973: 295
70. Strecker P, Eck M, Greiner A, et al. Die diagnostische Aussagekraft der Magenbiopsie im Vergleich zum Resektat bei primären gastralen B-Zell-Lymphomen vom MALT-Typ. Pathologe 1998; 19: 209–213
71. Strickler JG, Donohue JH, Porter LE, Habermann TM. Laparoscopic biopsy for suspected abdominal lymphoma. Mod Pathol 1998; 11: 831–836
72. Targarona EM, Espert JJ, Bombuy EM, et al. Complications of laparoscopic splenectomy. Arch Surg 2000; 135: 1137–1140
73. Thieblemont C, Berger F, Dumontet C, et al. Mucosa-associated lymphoid tissue lymphoma is a disseminated disease in one third of 158 patients analyzed. Blood 2000; 95: 802–806
74. Venuta F, Rendina EA, Pescarmona EO, et al. Ambulatory mediastinal biopsy for hematologic malignancies. Eur J Cardiothorac Surg 1997; 11: 218–221
75. Wakely PE, Jr. Fine-needle aspiration cytopathology in diagnosis and classification of malignant lymphoma: accurate and reliable? Diagn Cytopathol 2000; 22: 120–125
76. Walsh RM, Heniford BT. Laparoscopic splenectomy for non-Hodgkin lymphoma. J Surg Oncol 1999; 70: 116–121
77. Wanebo HJ, Kennedy BJ, Winchester DP, Stewart AK, Fremgen AM. Role of splenectomy in gastric cancer surgery: adverse effect of elective splenectomy on longterm survival. J Am Coll Surg 1997; 185: 177–184
78. Yoshino K, Yamada Y, Asanuma F, Aizawa K. Splenectomy in cancer gastrectomy: recommendation of spleen-preserving for early stages. Int Surg 1997; 82: 150–154
79. Zinzani PL, Corneli G, Cancellieri A, et al. Core needle biopsy is effective in the initial diagnosis of mediastinal lymphoma. Haematologica 1999; 84: 600–603

32 Metastasenchirurgie

32.1 Einleitung

Fernmetastasen stellen neben lokoregionären Rezidiven ein wesentliches Problem bei der Behandlung maligner Tumoren dar. Während der vergangenen 30 Jahre ist durch Verbesserung der chirurgischen Technik und Verfügbarkeit multimodaler Behandlungskonzepte die Inzidenz von Lokalrezidiven nachhaltig gesunken. Nahezu unverändert entwickeln jedoch die Mehrzahl aller Tumorpatienten Fernmetastasen, die den weiteren Verlauf der Erkrankung schicksalhaft bestimmen. Leber, Lunge und Knochen stellen dabei die häufigsten Metastasierungsorte dar, wobei die mediane Überlebenszeit im Spontanverlauf nur weniger als 15 Monate beträgt (83).

Eine solche systemische Manifestation des Tumorleidens wurde früher prinzipiell als inkurabel angesehen, die Möglichkeit einer dauerhaften Heilung durch eine lokale (z. B. chirurgische) Therapie nur in Ausnahmefällen für möglich gehalten (1). So wurden Lungen- und Lebermetastasen zunächst nur bei wenigen selektierten Patienten, überwiegend solchen mit solitären Läsionen und langem tumorfreien Intervall, reseziert.

Erst mit dem besseren Verständnis der Tumorbiologie, den Mechanismen der Metastasierung und Kenntnis der prognostischen Faktoren hat sich der Stellenwert der Metastasenchirurgie während der vergangenen 20 Jahre entscheidend gewandelt. Durch die Verfügbarkeit multimodaler Therapieverfahren hat sich zwischenzeitlich ein differenzierteres Behandlungskonzept entwickelt.

32.2 Epidemiologie

In Sektionsstatistiken finden sich bei 60 % aller Patienten mit malignen Tumoren Fernmetastasen. Davon hat jeder 5. keine weitere Metastasenlokalisation (223). Die Inzidenz und bevorzugte Lokalisation von Fernmetastasen schwankt zwischen den verschiedenen Tumortypen erheblich. So tritt ein Befall der Lunge besonders häufig bei malignen Knochen-, Embryonal- und Hodentumoren sowie beim malignen Melanom in 60–80 % auf (Tab. 32.**1**). Unter den epithelialen Malignomen werden besonders beim Hypernephrom und Mammakarzinom häufig Lungenmetastasen beobachtet.

Die Leber ist insbesondere bei kolorektalen Karzinomen, Melanomen, Mamma-, Nieren- und Hodentumoren betroffen. Eine ossäre Metastasierung tritt überwiegend bei Karzinomen auf, insbesondere von Prostata, Mamma, Schilddrüse, Lunge oder Niere. Innerhalb der einzelnen Tumortypen wird die Metastasierungsfrequenz, neben phänotypischen Tumorcharakteristika, vor allem vom Ausmaß der Ausbreitung des Primärtumors im Entstehungsorgan beeinflusst. Hierbei sind vor allem Malignitätsgrad, Vaskularisation, Lymphknotenbefall und Veneninvasion maßgebend (72).

Tabelle 32.**1** Inzidenz (%) von Metastasen in Lunge, Leber und Knochen verschiedener Primärtumore in Sektionsstatistiken (219)

Primärtumor (-lokalisation)	Lunge	Leber	Knochen
Osteosarkom	75	5	25
Ewing-Sarkom	77	27	59
Hoden	70–80	50–80	20
Wilms-Tumor	60	40	70
Melanom	60–80	70	30–40
Mamma	60	45–60	50–85
Niere	50–75	35–40	30–50
Kolon/Rektum	20–43	71	5–10
Blase	25–30	30–50	12–25
Lunge	20–30	30–50	30–50
Kopf und Hals	13–40	6–14	5–12

32.3 Ätiologie

32.3.1 Tumorbiologie

Der Prozess der Metastasierung läuft in verschiedenen Phasen ab. Obwohl die exakten Mechanismen, welche sie steuern, noch unbekannt sind, zeigen grundlegende molekularbiologische Untersuchungen, dass dieser Prozess das komplexe Resultat einer Kette von Interaktionen zwischen Tumorzelle, „Wirtszelle" und Gewebe darstellt (Abb. 32.**1**).

Der entscheidende erste Schritt für eine Tumorzelldissemination ist die *Neovaskularisation* des Primärtumors. So führt lokales Wachstum (über 2 mm) und Gewebeinfiltration zunächst zum Einsprossen von Blutgefäßen und zur Zelldissemination. Dieser Prozess der Angiogenese wird durch ein kompliziertes Zusammenspiel von verschiedenenen Peptiden, z. B. TGFβ und FGF gesteuert.

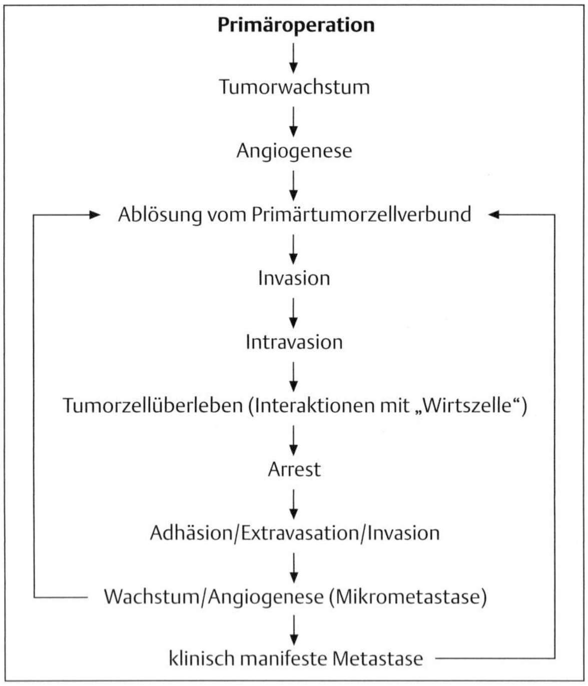

Abb. 32.**1** Stufenweiser Prozess der Metastasierung (modifiziert nach 65).

Beim Mammakarzinom konnte gezeigt werden, dass das Ausmaß der Angiogenese – durch Erfassung der Zahl der Gefäße am Tumorrand – prädiktiv im Hinblick auf eine spätere Metastasierung ist (65, 217). Durch Blockierung dieser Angiogenese kann, zumindest tierexperimentell, eine Reduktion von Tumorgröße und Metastasierungsfrequenz demonstriert werden (46, 65).

Um den Primärtumorzellverbund zu verlassen, verlieren die Tumorzellen zunächst ihre Eigenschaft, bestimmte Adhäsionsmoleküle zu exprimieren. So führt das Fehlen von E-Cadherin zur *Desintegration und Dissoziation* von Tumorgewebe und ermöglicht der Tumorzelle die Basalmembran zu durchdringen und letztlich in das Gefäßsystem zu gelangen. Es konnte gezeigt werden, dass Patienten mit Magen- oder Kolonkarzinomen, bei welchen hohe E-Cadherin-Konzentrationen gemessen wurden, eine bessere Prognose aufweisen als solche mit niedrigen Werten (178).

Für den Prozess der *Invasion und Intravasation* sind weitere Enzyme wie Proteasen bzw. Kollagenasen erforderlich, wobei klinisch die prognostische Bedeutung dieser Proteinasen für verschiedene Primärtumoren (Mamma-, Magenkarzinom) gezeigt wurde (65, 83, 101).

Um während der Dissemination im Gefäßsystem der Immunabwehr zu entgehen, verlieren Tumorzellen die Oberflächenerkennungsmerkmale, z. B. MHC-I, sodass zytotoxische T-Lymphozyten nicht mehr ankoppeln können. Nach der „Seed-and-Soil-Theorie" von Paget sind für die Adhäsion und Extravasion im Zielorgan weitere spezielle Zellleistungen erforderlich, wobei die Überexpression verschiedener Zelladhäsionsmoleküle (z. B. ELAM-1: endothelial leucocyte adhesion molecule) und des CD44, ein Lymphozyten-Homing-Molekül, von Bedeutung ist (65).

So lassen sich bei einer Vielzahl unterschiedlicher Primärtumoren bereits im nichtmetastasierten Stadium disseminierte epitheliale Zellen in Knochenmark und Leber nachweisen. Dies bedeutet, dass offensichtlich ein organspezifisches Umgebungsmilieu und spezielle Wachstumsfaktoren notwendig sind, damit eine disseminierte Tumorzelle tatsächlich zu einer Metastase heranwachsen kann.

Insbesondere HGF (hepatic growth factor), welcher über das *c-MET*-Onkogen kodiert wird, besitzt die Fähigkeit, sowohl Proliferation als auch die Motilität von Tumorzellen zu stimulieren (65). Basierend auf Experimenten an Nacktmäusen ist nach der Rezeptorentheorie von Carney zur Metastasenentstehung in einem bestimmten Organ auch ein spezifischer Rezeptor erforderlich (19).

32.3.2 Kaskadentheorie der hämatogenen Metastasierung

Neben diesen prinzipiellen biologischen Überlegungen ist für ein onkologisch-chirurgisches Behandlungskonzept die Kaskadentheorie der hämatogenen Metastasierung nach Viadana et al. grundlegend (209). Hiernach tritt primär noch keine diffuse Tumorzelldissimination auf. Nach Gefäßinvasion der Tumorzelle kommt es vielmehr zunächst zur begrenzten Absiedelung im ersten nachgeschalteten Kapillargebiet (Schlüsselorgan 1. Ordnung). Erst sekundär werden von dort aus weitere Organe befallen.

Prinzipiell können hierbei im Hinblick auf den Weg des Tumorzellabstroms der portale, kavale, prävertebrale und arterielle Typ unterschieden werden. Beim portalen Typ (kolorektales Karzinom) treten so primär Lebermetastasen, beim kavalen Typ (tiefes Rektumkarzinom, Nieren- oder Hodentumore, Extremitätensarkome) zunächst Lungenmetastasen auf.

Zumindest theoretisch kann durch Entfernung der Metastasen im ersten Filterorgan Lunge oder Leber die sekundäre disseminierte Metastasierung verhindert werden. Eine kurative Resektion erscheint aus tumorbiologischer Sicht somit nur dann denkbar, wenn die Metastasen auf Schlüsselorgane 1. Ordnung beschränkt bleiben. Bei Tumoren mit primär arterieller Metastasierung (Bronchialkarzinom), etwa in Knochen, Gehirn und Nebennieren oder bei Metastasen, die nach Passage des ersten Kapillarfilters bereits sekundär eine arterielle Streuung aufweisen, ist durch eine Metastasenresektion ebenso wenig eine Heilung möglich wie bei Tumoren mit hämatogenem Abstrom über die prävertebralen Venen und Befall der Wirbelsäule (Prostatakarzinom).

Diese theoretischen Überlegungen entsprechen auch weitgehend den Erfahrungen in der klinischen Praxis, wo einer Resektion in kurativer Intention am häufigsten Patienten mit Lungen- oder Lebermetastasen zugeführt werden können.

32.4 Lungenmetastasen

32.4.1 Pathologie und Pathomorphologie

Gemäß der oben skizzierten Kaskadentheorie treten Lungenmetastasen am häufigsten entweder primär – entsprechend dem kavalen Typ (1. Kapillarfilter) – oder bei Tumoren mit portalem Abstrom, z. B. Kolonkarzinom, sekundär nach Passage der Leber als 1. Filter auf. Überwiegend handelt es sich dabei um multiple Herde. Solitäre Lungenmetastasen werden hingegen nur in etwa 10–15 % beobachtet. Die bevorzugte Lokalisation ist das äußere Drittel des Lungenparenchyms, welches überwiegend durch die A. pulmonalis versorgt wird.

Die Perfusion der selteneren zentralen Metastasen erfolgt hauptsächlich über die A. bronchialis. Entsprechend der Perfusionsverteilung in der Lunge nehmen Zahl und Größe der Metastasen in basaler Richtung zu (161). Die Herde sind überwiegend kleiner als 2 cm und zu 80 % glatt begrenzt. Insbesondere bei Osteosarkomen, aber auch bei Tumoren des Uterus oder des Magendarmtrakts können intensive Verkalkungen vorliegen. Auch Einschmelzungen können gelegentlich beobachtet werden (206).

Entsprechend den infrage kommenden Primärtumoren lassen sich Metastasen von Sarkomen, epithelialen Tumoren (Karzinome), Melanomen oder Embryonal- bzw. Hodentumoren in der Lunge finden. Diese Metastasen sind aus Zellen einer Subpopulation des Primärtumors aufgebaut, stellen also das Ergebnis einer Art Selektion dar. Da maligne Tumoren eine genetische Instabilität und Heterogenität aufweisen, können sich Metastasen phänotypisch beachtlich vom Primärtumor unterscheiden. Klinische Bedeutung erlangt dieses Phänomen, wenn sich Lungenmetastasen etwa bezüglich der Ansprechbarkeit einer Chemotherapie oder Expression von Tumormarkern und Oberflächenantigenen (Diagnostik und Therapie mit monoklonalen Antikörpern) völlig anders verhalten als ihr Primärtumor und die Therapie dadurch nachhaltig beeinflusst wird (72).

32.4.2 Klinische Symptomatik

Die Mehrzahl der Patienten mit Lungenmetastasen (85–95 %) sind asymptomatisch (90, 113, 124, 148). *Dyspnoe* kann sich als Folge einer Bronchialobstruktion, bei Pleuraerguss, Lymphangiosis carcinomatosa oder bei Verdrängung des Lungenparenchyms durch große oder zahlreiche Metastasen entwickeln. *Reizhusten und Hämoptysen* reflektieren in der Regel eine zentrale Tumorlokalisation mit Infiltration der Bronchien oder der Trachea. *Thoraxschmerzen* sind stets verdächtig auf das Vorliegen pleuraler Metastasen und weisen auf eine inkurable Situation hin.

Bei großen, die Brustwand infiltrierenden Tumoren werden gelegentlich Exulzeration und Tumorzerfall mit *Blutung* beobachet. Selten können bei Infiltration des Perikards, des N. phrenicus oder N. recurrens *respiratorische und kardiale Symptome* bzw. *Heiserkeit* auftreten (124). Bei Metastasen endokriner Tumore (z. B. Karzinoid, Nebenschilddrüsenkarzinom, Nebennierenkarzinom) werden zusätzlich in etwa 10 % aller Patienten Symptome beobachtet, die auf eine vermehrte Hormonproduktion zurückzuführen sind (90).

32.4.3 Diagnostik

Laboruntersuchungen

Die Routinelabordiagnostik beschränkt sich in erster Linie auf die Abklärung der allgemeinen Operabilität (Ausschluss einer Anämie, respiratorischen Insuffizienz, Nieren- oder Leberfunktionsstörung bzw. Gerinnungsstörung). Die Bestimmung von Tumormarkern des bestehenden oder vorausgegangenen Primärtumors ist zur Verlaufskontrolle hilfreich, als Screening-Methode für die Detektion von Lungenmetastasen jedoch nicht geeignet.

Bildgebende Verfahren

Röntgen

Basis der bildgebenden Diagnostik ist die *Standard-p.a.-Röntgenuntersuchung* des Thorax in 2 Ebenen. Häufig ist ein auffälliger Befund im Rahmen des Stagings des Primärtumors oder der Tumornachsorge Anlass für die weitere bildgebende Abklärung. Ihre Exaktheit bezüglich der Zahl und Lokalisation von Lungenmetastasen ist mit 40 % relativ gering. Daher muss als 2. Schritt eine *Computertomographie* des Thorax durchgeführt werden, um Anzahl, Größe und Lokalisation der Herde zu bestimmen.

Auf eine CT kann verzichtet werden, wenn zweifelsfrei eine disseminierte Metastasierung vorliegt und sich keine weiteren therapeutischen Konsequenzen ergeben.

Konventionelle Computertomographie

Die Sensitivität der konventionellen CT für die Detektion von Metastasen (>5 mm) wird zwischen 60 und 80 % (verglichen mit dem intraoperativen Palpationsbefund) angegeben, die diagnostische Exaktheit mit 35–60 % (88, 137). Ein wesentlicher Schwachpunkt der konventionellen CT ist die mangelnde Differenzierung zwischen zentral gelegenen Läsionen und Gefäßanschnitten (82,149). So ist ihre Sensitivität in den zentralen Lungenanteilen signifikant niedriger als in der Lungenperipherie.

Die unbefriedigende diagnostische Wertigkeit der konventionellen radiologischen Diagnostik wird durch die Daten der International Registry of Lung Metastases (IRLM) demonstriert. In einem Kollektiv von 3498 Patienten, bei denen im Zeitraum von 1991–95 Lungenmetastasen reseziert wurden und gleichzeitig Informationen über die präoperativ radiologisch vermutete Metas-

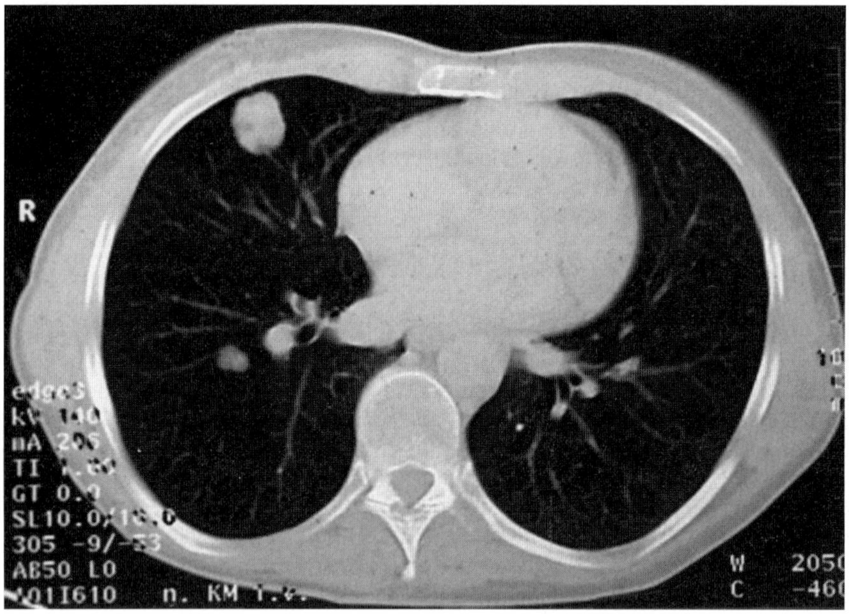

Abb. 32.**2** Spiral-Computertomographie zur Lokalisation von Lungenmetastasen.

tasenzahl vorlag, betrug die Exaktheit der Bildgebung insgesamt nur 61%. In 25% wurden intraoperativ mehr, in 14% weniger Metastasen gefunden als vermutet. Bei jenen Patienten, die beidseitig exploriert wurden, lag die Fehlerquote sogar bei 63% (137).

Übereinstimmende Ergebnisse werden auch von verschiedenen anderen Untersuchern berichtet (171, 180). Vor diesem Hintergrund führen verschiedene thoraxchirurgische Zentren stets beidseits eine chirurgische Exploration durch, um palpatorisch an der kollabierten Lunge nach radiologisch okkulten Metastasen zu suchen.

Spiral-Computertomographie

Seit Entwicklung der *Spiral-CT-Technik* hat sich die Bildgebung pulmonaler Rundherde mittlerweile ganz entscheidend verbessert. Durch Abbildung der gesamten Lunge während einer einzigen Atempause, Wegfall der üblichen Schichtabstände und optimierter (auch retrospektiver) Rekonstruktionsmöglichkeiten ermöglicht sie auch die Darstellung von sehr kleinen Herden, welche selbst durch den Chirurgen intraoperativ kaum tastbar sind.

So konnten Studien zeigen, dass mit der Spiral-CT bis zu 42% mehr Rundherde darstellbar sind als mit der konventionellen CT, wobei die zusätzlich entdeckten Läsionen überwiegend kleiner als 1 cm sind (Abb. 32.**2**) (162). Ein wesentlicher Vorteil ist außerdem, dass die Lagebeziehung zur Pulmonalvene bzw. -arterie mit der Spiral-CT und nachfolgender dreidimensionaler Rekonstruktion wesentlich einfacher möglich ist, ebenso die Detektion mediastinaler Lymphknoten (88).

Bislang liegen nur Studien mit kleiner Fallzahl vor, welche die Befunde der Spiral-CT mit denen der intraoperativen Palpation vergleichen. Unter Ausschöpfung sämtlicher technischer Möglichkeiten ist jedoch davon auszugehen, dass nahezu sämtliche Rundherde von 1–3 mm Größe durch die Spiral-CT gezeigt werden können (179). Die geschätzte Sensitivität dürfte über 95% liegen. Allerdings ist die Spezifität bezüglich der Dignität der Läsion relativ gering (ca. 50%) (179). Insbesondere ergibt sich bei Patienten mit vorausgegangenen Operationen an der Lunge, bedingt durch Narben oder Fibrose, ein hoher Anteil an falsch positiven Befunden (50%), die Anlass für eine unnötige Thorakotomie sein können oder eventuell zum Ausschluss von der Operation führen.

Um eine qualitativ adäquate Diagnostik von Lungenmetastasen zu gewährleisten, sollte die CT heute ausschließlich unter Berücksichtigung der Mindestanforderungen der Spiraltechnik mit einer Schichtdicke von höchstens 5 mm und einem Tischvorschub von 10 mm/s durchgeführt werden (74).

Kernspintomographie

Die Kernspintomographie bietet derzeit gegenüber der CT keine wesentlichen Vorteile. Ihre längeren Messzeiten erhöhen jedoch das Risiko von Atmungsartefakten und falsch positiven Befunden. Ihre Sensitivität ist vor allem bei Befunden, die kleiner als 10 mm sind, deutlich niedriger als die der Spiral-CT (108). Bei Infiltration der Thoraxwand, des Perikards oder der Zwerchfellkuppel kann sie im Einzelfall jedoch hilfreiche Zusatzinformationen liefern (Herz-, Gefäß oder Plexusinfiltration) (108, 138).

Positronenemissionstomographie

Die PET befindet sich derzeit noch im Stadium der klinischen Evaluierung. Bisherige Untersuchungen zeigen, dass die PET bei größeren Läsionen (>2 cm) offensichtlich eine sehr hohe Spezifität (80–100%) und Sensitivität (83–97%) besitzt. Die wesentlich geringere Wertigkeit bei kleineren Läsionen schränkt ihre klinische Anwendbarkeit bislang jedoch erheblich ein (145).

Radioimmunassistierte Chirurgie

Ein innovatives Konzept wird mit der „radioimmunassistierten Chirurgie" (RIAC) verfolgt. Dabei wird dem Patienten ein radioaktiv markierter monoklonaler Antikörper, z. B. gegen CEA gerichtet, injiziert, welcher in Metastasen eines kolorektalen Karzinoms anreichert. Mittels einer Gamma-Detektionssonde können die radiologisch okkulten Herde intraoperativ (auch thorakoskopisch) lokalisiert und reseziert werden. Erste klinische Erfahrungen zeigen, dass mit dieser Methode offensichtlich auch kleinste Metastasen in der Lunge entdeckt werden können. Allerdings wurde die RIAC bisher nur bei wenigen Patienten angewendet und muss somit erst noch an einem größeren Patientengut evaluiert werden (144).

Bronchoskopie

Eine Bronchoskopie ist routinemäßig nicht erforderlich. Nur bei zentraler Metastasenlokalisation oder klinischer Symptomatik (Hämoptysen, Blutung) sollte präoperativ flexibel endoskopiert werden. Hierbei ist nach einem Bronchuseinbruch zu suchen und die weitere chirurgische Strategie festzulegen (Pneumektomie, Manschettenresektion, Lobektomie). Da Lungenmetastasen überwiegend peripher lokalisiert und nicht bronchogenen Ursprungs sind, ist der diagnostische Nutzen der Bronchoskopie insgesamt jedoch gering (74).

Bei bildgebendem Metastasenverdacht ist bei geplanter Resektion eine präoperative histologische Untersuchung entbehrlich. Die transthorakale Biopsie weist ein Pneumothoraxrisiko von 40% auf und beeinflusst bei vermuteten Lungenmetastasen in der Regel die therapeutische Strategie nicht (26). Sofern es sich um solitäre Herde handelt, sollte der Befund – bei therapeutischer Konsequenz – eher thorakoskopisch entfernt und histologisch aufgearbeitet werden.

Thorakoskopie

Die diagnostische Wertigkeit der *Thorakoskopie* konnte in einer Serie von 104 Patienten, bei denen bildgebend Lungenmetastasen vermutet wurden, klar aufgezeigt werden. Bei insgesamt 80 Patienten konnte sie erfolgreich eingesetzt werden, während 24-mal aufgrund von Verwachsungen oder technischer Probleme zur Thorakotomie konvertiert werden musste. Bei 39 (49%) aller Thorakoskopien ergab sich im Vergleich zum konventionellen Staging ein zusätzlicher Befund, welcher bei 32 (40%) Patienten eine unmittelbare therapeutische Konsequenz nach sich zog. Insbesondere konnten 17-mal eine Metastase ausgeschlossen und bei 22 Patienten eine Pleuritis carcinomatosa bzw. mehr Metastasen als bildgebend gezeigt, diagnostiziert werden (155).

Kardiopulmonale Funktionsdiagnostik

Bei jedem Patienten mit Lungenmetastasen sollte zur Abschätzung der funktionellen Operabilität eine *Lungenfunktionsdiagnostik* mit einfacher Spirometrie (Einsekundenkapazität (FEV1), Vitalkapazität) und arterieller (kapillärer) Blutgasanalyse (PCO_2, PO_2) durchgeführt werden. Eine respiratorische Globalinsuffizienz oder eine FEV1 in der Spirometrie <1,0 l bedeutet in der Regel Inoperabilität.

Bei einer FEV1 von >1,75 l ist Operabilität gegeben. Bei Grenzfällen ist eine erweiterte pulmonologische Funktionsdiagnostik (Ergospirometrie, Diffusionskapazität, Lungenperfusionsszintigrafie) erforderlich, insbesondere wenn eine Lobektomie bzw. Pneumektomie geplant ist, eine Re-Resektion durchgeführt wird oder wenn der Patient kürzlich im Rahmen einer zytostatischen Therapie Bleomycin bzw. Mitomycin erhalten hat, welche eine Lungenfibrose induzieren können.

Bei Sarkom- oder anderen Tumorpatienten, die mittels Doxorubicin (Adriamycin) zytostatisch vorbehandelt wurden, muss mittels *Echokardiographie* die linksventrikuläre Ejektionsfraktion gemessen und eine Kardiomyopathie ausgeschlossen werden, besonders wenn die Dosis höher als 500 mg/m² war.

32.4.4 Staging

Vor einer möglichen Resektion von Lungenmetastasen muss das präoperative Staging neben der Erfassung der Tumorausbreitung in der Lunge insbesondere eine extrapulmonale Metastasierung sowie ein Lokalrezidiv

Leitlinien der Deutschen Krebsgesellschaft zur Diagnostik bei Lungenmetastasen

Als diagnostische Maßnahmen bei Lungenmetastasen werden neben Staging-Untersuchungen und kardiopulmonaler Funktionsdiagnostik eine Bronchoskopie sowie eine Spiral-Computertomographie mit Kontrastmittel gefordert.

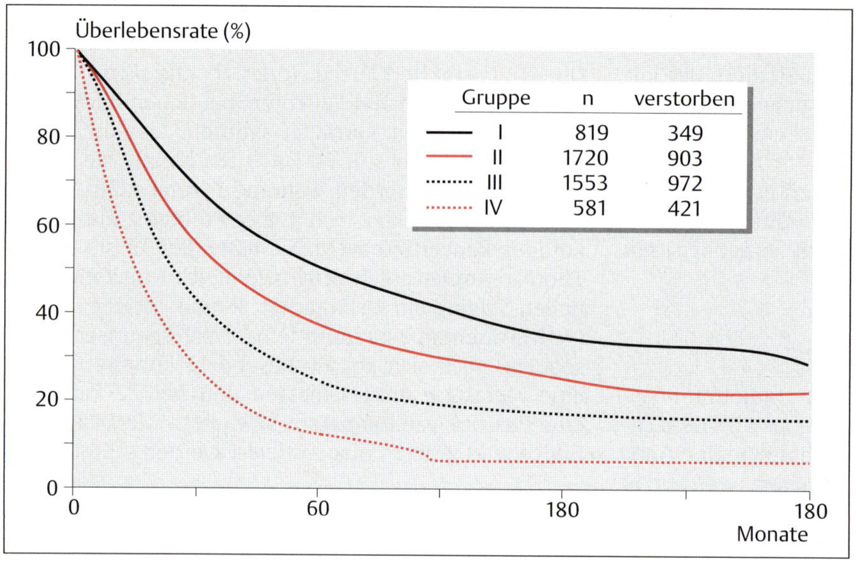

Abb. 32.**3** Langzeitüberleben nach Resektion von Lungenmetastasen in Abhängigkeit vom Risikoscore (137).

des Primärtumors ausschließen. Da sich die verschiedenen infrage kommenden Primärtumore hinsichtlich ihres Metastasierungsmusters erheblich unterscheiden, variieren die notwendigen diagnostischen Maßnahmen.

So sind bei Sarkomen, da diese bevorzugt isoliert pulmonal metastasieren, eine Kernspintomographie der Primärtumorregion, Skelettszintigraphie und Sonographie des Abdomens ausreichend. Melanome und Karzinome zeigen hingegen eine variablere Metastasierung, sodass hier zusätzlich eine Computertomographie des Abdomens und gegebenenfalls des Schädels durchgeführt werden sollte. In Einzelfällen kann hier eine PET-Untersuchung hilfreich sein. Bei einem kolorektalem Karzinom mit simultaner Lungen- und Lebermetastasierung ist mittels Endorem-NMR oder CT-AP (CT mit arterieller Portographie) die prinzipielle Resektabilität der Lebermetastasen zu klären.

Zur *prognostischen Abschätzung* einer Lungenmetastasenoperation wurde von Pastorini und den Mitgliedern der Registry of Lung Metastases eine einfache klinische Klassifikation vorgeschlagen, welche die Dauer des tumorfreien Intervalls, Anzahl der Metastasen sowie die Resektabilität im Gesunden berücksichtigt (Tab. 32.**2**) (Abb. 32.**3**). Diese Einteilung in 4 unterschiedliche prognostische Gruppen beruht auf prospektiv erfassten Verläufen von 5206 Patienten, bei denen in einem 5-jährigen Zeitraum Lungenmetastasen reseziert wurden.

Mit Ausnahme von Hoden- bzw. Wilms-Tumoren, welche eine besonders gute Prognose haben, lässt sich diese Klassifikation auf alle anderen Primärtumore gleichermaßen anwenden (137).

Tabelle 32.**2** Klinischer Score zur Prognoseabschätzung; nach Pastorini et al. (137)

Gruppe I	R0-Resektion TFI* >/= 36 Monate solitäre Metastase
Gruppe II	R0-Resektion entweder TFI* <36 Monate oder multiple Metastasen
Gruppe III	RO-Resektion TFI* <36 Monate und multiple Metastasen
Gruppe IV	R1- oder R2-Resektion

*TFI: tumorfreies Intervall

32.4.5 Indikationsstellung

Zielsetzung

Eine Entfernung von Lungenmetastasen ist onkologisch nur dann sinnvoll, wenn eine *R0-Resektion* gelingt. Je größer also die Wahrscheinlichkeit von klinisch okkulten, extrapulmonalen Metastasen ist, desto kritischer muss die Indikation zur Lungenmetastasenresektion gestellt werden. Im Zweifel ist eine kurzfristige Verlaufskontrolle empfehlenswert. Prinzipiell kann bei jenen Tumoren auf Heilung oder Überlebensverlängerung gehofft werden, bei denen die Wahrscheinlichkeit einer extrapulmonalen Metastasierung gering ist und bei denen effektive multimodale Therapiekonzepte zur Verfügung stehen.

Bei Embryonal- und Hodentumoren müssen nach Beendigung der Chemotherapie verbleibende Läsionen reseziert und eine mediastinale Lymphadenektomie durchgeführt werden. Hierdurch wird entweder eine komplette Remission bestätigt und Narbengewebe bzw. reifes Teratom, das erneut wachsen und Symtome verursachen kann, entfernt. Bei partieller Remission kann noch vitales Resttumorgewebe reseziert und dadurch eine Kuration ermöglicht werden.

Da Knochen- und Weichteilsarkome fast ausschließlich in die Lunge metastasieren und hierdurch überwiegend die onkologische Prognose bestimmt wird, erfolgt die Metastasenresektion hier stets in kurativer bzw. lebensverlängernder Intention, sofern sie technisch im Gesunden möglich ist. Anderenfalls sollte sie nicht erfolgen. Auch bei einem Kolon- oder Rektumkarzinom bzw. Hypernephrom kann – bei kritischer Selektion – selbst bei multiplen Metastasen nach vollständiger Resektion dauerhafte Heilung erhofft werden.

Die kurativen Perspektiven beim metastasierenden Mammakarzinom sind hingegen eher gering. Die Resektion des Herdes ermöglicht jedoch Informationen über den Hormonrezeptorstatus und erlaubt einen primären Lungentumor auszuschließen. Auch beim malignen Melanom sind die Chancen auf Heilung allenfalls bei solitären Lungenmetastasen gegeben.

Angestrebt wird immer die Entfernung aller Metastasen im Gesunden. Ausnahmen sind Schmerzen, Blutung oder drohende Exulzeration, sofern diese mit konservativen Maßnahmen nicht beherrscht werden können und die geschätzte Lebenserwartung des Patienten eine Operation vertretbar erscheinen lässt. Ansonsten verbessert eine inkomplette Resektion von ausgedehnten Tumormassen mit makroskopisch sichtbaren Tumorresten (Debulking) weder die Prognose des Patienten noch ist sie aus palliativen Gründen sinnvoll.

Indikation zur Operation

Nur ein kleiner Teil aller Patienten mit Lungenmetastasen kommt für eine Resektion infrage. Als Grundvoraussetzungen dafür wurden bisher die vollständige Entfernung des Primärtumors, das Fehlen extrapulmonaler Metastasen, ein vertretbares Risiko sowie die technische Resektabilität, d. h. die vollständige Entfernung der Metastase(n) im Gesunden mit Erhalt einer hinreichenden Funktionsreserve des betroffenen Organes und das Fehlen therapeutischer Alternativen angesehen.

Prinzipielle Voraussetzungen für eine Resektion von Lungenmetastasen in kurativer Intention sind demnach:

- R0-Resektion des Primärtumors (bzw. Lokalrezidiv mit „kurativer" Therapieoption),
- Ausschluss extrapulmonaler Metastasen (Ausnahme: resektable Lebermetastasen),
- technische Resektabilität,
- ausreichende Funktionsreserve der Lunge,
- allgemeine Operabilität und
- es ist kein effektiveres anderes Behandlungsverfahren verfügbar.

Die klinische Praxis zeigt jedoch, dass durchaus auch Patienten mit einem lokoregionären Rezidiv des Primärtumors oder Lebermetastasen einer Lungenmetastasenresektion zugeführt werden können, sofern für die extrapulmonale Tumormanifestation eine kurative Therapieoption besteht. In kleineren Serien wird hier ein medianes Überleben von 20–30 Monaten berichtet (178). Eine lokal inkomplette Resektion führt (evtl. mit Ausnahme hormonell aktiver endokriner Karzinome) nicht zu verlängertem Überleben oder einer Verbesserung der Lebensqualität, ist jedoch mit dem Risiko des Eingriffs belastet.

Prognose in Abhängigkeit vom Verfahren

Ziel der Operation ist die Entfernung sämtlicher Metastasen im Gesunden mit Erhalt eines möglichst großen Restlungenparenchyms. Hierzu steht das gesamte Spektrum lungenresezierender Maßnahmen zur Verfügung. Dies lässt sich meistens durch eine oder mehrere Wedgeresektionen erreichen. Bei den 5206 in der IRLM (137) dokumentierten Fällen war eine R0-Resektion in 88 % möglich (R1 2 %; R2 10 %). In 76 % waren hier Wedge- oder Segmentresektion ausreichend, nur in 21 % Lobektomien/Bilobektomien und 3 % Pneumektomien erforderlich.

Eine Erweiterung der Radikalität durch Entfernung gesunden Parenchyms mittels Lappenresektionen oder einer Pneumektomie führt zu keinem verbesserten Langzeitüberleben, ist jedoch mit einer erhöhten perioperativen Letalität behaftet. In einer früheren Serie aus Heidelberg-Rohrbach (1973–1991) betrug die 30-Tage-Letalität bei der Wedge-/Segmentresektion 1 % gegenüber 4 % (Lobektomie/Bilobektomie), 9 % (Manschettenresektion) und 19 % bei der Pneumektomie (180).

Im prospektiv erfassten Krankengut der IRLM (1991–1995) war die Letalität insbesondere bei der Lobektomie/Bilobektomie (1,2 %) und der Pneumektomie (3,6 %) deutlich niedriger (Wedge-/Segmentresektion 0,6 %), sofern die Resektion im Gesunden erfolgte. Auch langfristig profitieren Patienten nicht von einer radikaleren Resektion. Wright et al. fanden bei 140 Patienten keinen Unterschied bezüglich des Langzeitüberlebens, wenn Subsegmentresektion und Lobektomie bzw. Pneumektomie verglichen wurden (224).

Robert et al. berichten sogar über eine signifikant niedrigere 5-Jahres-Überlebensrate nach Lobektomie/Pneumektomie als nach Wedge- oder Segmentresektion (32 versus 54 %) (166). Diese schlechtere Prognose reflektiert aber offensichtlich mehr eine ungünstigere onkologische Ausgangssituation als tatsächlich einen negativen Einfluss einer ausgedehnteren Lungenresektion. Allerdings vermindert sie durch eine eingeschränkte verbleibende Funktionsreserve die Möglichkeit einer erneuten Resektion im Falle von Rezidivmetastasen.

Prinzipiell können – mit Ausnahme der Manschettenresektion – sämtliche oben genannten Resektionsverfahren auch *videoassistiert thorakoskopisch (VATS)* mit niedriger Morbidität und Letalität durchgeführt werden (34, 193). Allgemein akzeptiert ist die VATS derzeit jedoch nur als diagnostisches Verfahren oder zur Therapie benigner Lungenerkrankungen.

Die therapeutische Bedeutung der VATS in der Lungenmetastasenchirurgie ist noch nicht eindeutig definiert. Hauptsächliche Bedenken bestehen darin, inwieweit die onkologischen Kriterien der offenen Chirurgie auch bei der VATS eingehalten werden können. Das frühere Argument, dass der endoskopischen Chirurgie

Tabelle 32.**3** Thorakoskopische versus „offene“ Lungenmetastasenresektion: Onkologische Ergebnisse (215)

	Thorakoskopisch (n=27)	Konventionell (n=16)
3-Jahres-Überlebensrate (%)	56,4	48,6

durch den fehlenden Tastbefund kleine intrapulmonale Herde entgehen, kann durch die verbesserte bildgebende Diagnostik wahrscheinlich nicht mehr aufrecht erhalten werden.

Ob die Ergebnisse der thorakoskopischen und offenen Resektion gleichwertig sind, kann anhand der derzeit vorliegenden Pilot-Studien noch nicht sicher beurteilt werden. Watanabe et al. führten bei 27 Patienten (22 mit solitärem, 5 mit 2 Herden) eine thorakoskopische Metastasenresektion durch. Im Vergleich mit einer historischen Kontrollgruppe war die 3-Jahres-Überlebensrate in der VATS-Gruppe höher (56 versus 49%), jedoch nicht statistisch signifikant (215) (Tab. 32.**3**). De Giacomo et al. berichten über 24 thorakoskopische Resektionen von solitären Lungenmetastasen kolorektaler Karzinome. Die 5-Jahres-Überlebensrate von 50% sowie die Metastasenrezidivrate von 22% entsprachen dabei den Zahlen der offenen Chirurgie (29). Kontrollierte prospektive Studien, welche die Langzeitergebnisse der offenen und thorakoskopischen Metastasenresektion vergleichen, liegen allerdings noch nicht vor.

Verfahrenswahl

Offenes Verfahren

Die Verfahrenswahl richtet sich nach Zahl, Größe und Lokalisation der Metastasen. Aus den bereits diskutierten Gründen stellt die offene Vorgehensweise mittels einer Sternotomie bzw. (antero-)lateralen Thorakotomie gegenwärtig das Standardverfahren dar. Prinzipiell wird dabei Parenchym sparend reseziert. Kann ein primärer Lungentumor nicht ausgeschlossen werden, so ist eine Segment-/ bzw. Lappenresektion mit Lymphknotendissektion nach onkologischen Kriterien durchzuführen. Bei Patienten mit zentral sitzenden Metastasen ist dann eine Pneumektomie, Lobektomie, Bilobektomie oder Manschettenresektion indiziert, wenn nur auf diesem Weg eine R0-Situation erreichbar ist, obwohl diese ausgedehnten Resektionen mit einer höheren perioperativen Letalität behaftet sind und die Möglichkeiten einer erneuten Resektion bei Rezidivmetastasen einschränken.

Thoraskopische Resektion

Aufgrund des fehlenden Tastbefundes kann eine thorakoskopische Resektion von Lungenmetastasen gegenwärtig nur dann erwogen werden, wenn als bildgebendes Verfahren zum Staging und zum Follow-up die hochsensitive Spiral-Computertomographie verfügbar ist. So führten McCormack et al. in einer prospektiven Studie protokollgemäß zunächst eine explorative Thorakoskopie und anschließend gleichseitig eine Thorakotomie durch (117). Die Studie wurde vorzeitig nach 18 Patienten abgebrochen, da sich bei 56% weitere maligne Rundherde erst bei der Thorakotomie zeigten.

Allerdings beruhte in dieser Serie die präoperative Bildgebung nicht wie heute üblich auf einer Spiral-CT, sondern auf einer konventionellen CT mit geringer Sensitivität. Die Schlussfolgerung, dass VATS als kuratives Verfahren zur Therapie von Lungenmetastasen abzulehnen sei, muss vor dem Hintergrund modernerer Bildgebungsverfahren somit nochmals neu bewertet werden. Unterstellt man der CT-Diagnostik eine hinreichende Sensitivität, so können diese Herde in der Regel auch thorakoskopisch lokalisiert (ultraschallgesteuert oder CT-markiert) und im Gesunden entfernt werden (33, 193).

Wie in der laparoskopischen Chirurgie werden auch bei der VATS Port-Site-Metastasen (Implantationsmetastasen im Bereich der ehemaligen Trokarinzisionen) maligner Tumore beobachtet. Ob es sich dabei um technische Fehler oder um ein prinzipielles Versagen der Methode handelt, ist offen, da es sich um Kasuistiken und nicht um systematische Untersuchungen handelt. Technisch limitiert wird die thorakoskopische Metastasenresektion bei multiplen oder zentral lokalisierten Herden. Hier gelingt die Staplerplatzierung mitunter nur ungenau, sodass der Sicherheitsabstand entweder zu gering ist oder zu viel gesundes Lungengewebe mitentfernt wird. Somit beschränkt sich das potenzielle Indikationsspektrum derzeit auf solitäre (oder wenige), peripher gelegene Herde. Ein weiterführender Einsatz von VATS sollte derzeit nur im Rahmen von Studien erfolgen.

Radikalität und Sicherheitsabstand

Prinzipiell ist die Resektion der Metastase(n) mit einem Randsaum gesunden Gewebes von 1,0 cm onkologisch ausreichend. Zahlreiche Studien belegen, dass die komplette Entfernung aller sicht- und tastbaren Läsionen im Gesunden der wichtigste prognostische Faktor ist. Kontrovers wird jedoch diskutiert, wie „aggressiv“ deshalb die Exploration der Lungen hinsichtlich kleiner durch die Bildgebung nicht dargestellter Metastasen sein sollte. Im Hinblick auf die geringe Sensitivität der konventionellen Computertomographie wird die manuelle Palpation an der belüfteten und kollabierten Lunge als Standard gefordert.

Eine Reihe von Autoren propagieren sogar, generell beide Lungenhälften zu explorieren, selbst wenn die Gegenseite radiologisch unauffällig ist. Theoretisch müsste ein solch radikales Verfahren auch zu einer Verbesserung der Langzeitüberlebensrate führen. In einer Serie von Rusch et al. fanden sich jedoch bei Patienten – mit verschiedenen Primärtumoren – die einseitig thorakotomiert werden, ipsilateral genauso häufig Rezidivmetastasen wie auf der nicht explorierten Seite (171).

Roth et al. analysierten die Ergebnisse der Metastasenresektion bei Patienten mit Weichteilsarkomen, bei denen nach den Ergebnissen der bildgebenden Verfahren nur eine Lungenhälfte befallen war. Die Patienten einer Gruppe wurden dabei einseitig thorakotomiert, die der anderen Gruppen sternotomiert und hier nach kontralateralen Metastasen gesucht: Bei vergleichbaren prognostischen Parametern (tumorfreies Intervall, Tumorverdopplungszeit, Anzahl der radiologisch entdeckten Metastasen) resultierte dieses aggressivere chirurgische Vorgehen nicht in einem verbesserten Überleben (170). Auch andere frühere Studien zeigen, dass die Häufigkeit von Rezidivmetastasen durch beidseitige Exploration nicht verringert wird (114).

32.4.6 Operative Therapie

Zugangswege

Beidseitiger Befall der Lunge

Bei beidseitigem Befall konkurrieren die mediane oder auch transversale Sternotomie und zweizeitige bilaterale Thorakotomie. Erstere hat den Vorteil einer Resektion aller Metastasen in einer Sitzung mit insgesamt geringerer Krankenhausverweildauer und Kosten. Darüber hinaus sind postoperative Schmerzen und funktionelle Beeinträchtigung geringer und erlauben daher eine frühere Mobilisierung. Insgesamt ist die mediane Sternotomie mit einer etwas niedrigeren Morbidität und Mortalität behaftet als die sequenzielle bilaterale Thorakotomie. Lediglich Resektionen am linken Unterlappen können technisch schwierig sein und durch die Manipulation am Herzen zu Rhytmusstörungen führen (138).

Die anterolaterale Thorakotomie stellt bei zahlreichen oder zentral lokalisierten Herden und gleichzeitiger mediastinaler Pathologie den günstigeren Zugang dar (138). Von einigen Autoren wird bei beidseitiger Lungenmetastasierung auch die beidseitige anteriore Thorakotomie mit horizontaler Sternotomie (Clam-Shell-Zugang) empfohlen. Sie bietet eine hervorragende Übersicht vor allem der posterioren Lungenanteile und erlaubt Resektionen an sämtlichen Lungenregionen. Darüber hinaus ist das kosmetische Ergebnis insbesondere bei Frauen günstig, wenn eine submammäre Schittführung gewählt wird. Letztlich hängt es neben Art, Größe und Lokalisation der Metastasen auch von der Erfahrung und persönlichen Präferenz des Operateurs ab, welcher Zugangsweg gewählt wird.

Befall eines Lungenflügels

Handelt es sich um einseitige Metastasen, so ist die *(antero)laterale Thorakotomie* der Zugang der Wahl. Im Hinblick auf die hohe Sensitivität der Spiral-CT erscheint die routinemäßige, beidseitige Exploration nicht mehr gerechtfertigt, zumal ihr prognostischer Gewinn ohnehin nicht belegt ist. Unterstellt man dennoch okkulte Metastasen auf der Gegenseite, so ist es legitim, sich zunächst abwartend zu verhalten und kurzfristig nach 3–4 Monaten eine Kontroll-Spiral-CT durchzuführen. Eine spätere laterale Thorakotomie bei Nachweis von Metastasen scheint onkologisch kein Nachteil zu sein, da überwiegend solche Patienten mit langer Tumorverdopplungszeit von der Resektion profitieren (180).

Rezidiv

Bei Rezidiveingriffen muss der beste Zugangsweg individuell gewählt werden. Dabei sind radiologisches Bild, Alter, Zustand und Lungenfunktion des Patienten, Zahl und Lokalisation der Herde und die Art des vorausgegangenen Eingriffs maßgebend. Eine Re-Sternotomie wird wegen den aus der Herzchirurgie bekannten Gefahren nur zurückhaltend durchgeführt. Da das Perikard verschlossen bleibt, ist sie jedoch bei beidseitigen Rezidivmetastasen empfehlenswert. Bei unilateralem Befall empfiehlt sich eine erneute laterale Thorakotomie.

Intraoperative Befunderhebung

Bei allen geplanten Resektionen von Lungenmetastasen ist die endotracheale Intubation mit einem Doppellumentubus und eine seitengetrennte Beatmung unabdingbar. Sie erlaubt die bimanuelle Palpation der belüfteten und kollabierten Lunge, wobei sich auch kleinste Läsionen (<3 mm) tasten lassen. Wird ein solitärer Herd entfernt, sollte dieser noch intraoperativ im Schnellschnitt histologisch untersucht werden. Handelt es sich dabei nicht um eine Metastase, sondern um einen primären malignen Lungentumor, so ist der Eingriff zur einer adäquaten onkologischen Resektion mit mediastinaler Lymphdissektion zu erweitern.

Sofern thorakoskopisch vorgegangen wird, müssen bei der Exploration die gleichen Kriterien berücksichtigt werden wie bei der offenen Chirurgie. Die Palpation mit dem Taststab bzw. mit einem Stieltupfer kann dabei vor allem bei zentralen und/oder kleinen Metastasen unmöglich sein. Kann ein in der Bildgebung dargestellter Herd nicht aufgefunden werden, muss daher auf das offene Verfahren umgestiegen werden, ebenso wenn ein primäres Malignom gefunden wird oder wenn die Resektion der Metastase(n) nicht mit adäquatem Sicherheitsabstand gelingt.

Operationsablauf

Bei der (antero)lateralen Thorakotomie erfolgt die Hautinzision über dem 4. oder 5. Interkostalraum mit parasternaler Durchtrennung der nächsten kaudal gelegenen Rippe.

Nach Exploration des Befundes und Identifikation der Läsionen werden periphere, kleinere Metastasen (<3 cm) am besten durch eine V-förmige Wedge-Resektion entfernt (Abb. 32.**4**). Hierzu hat sich die Verwen-

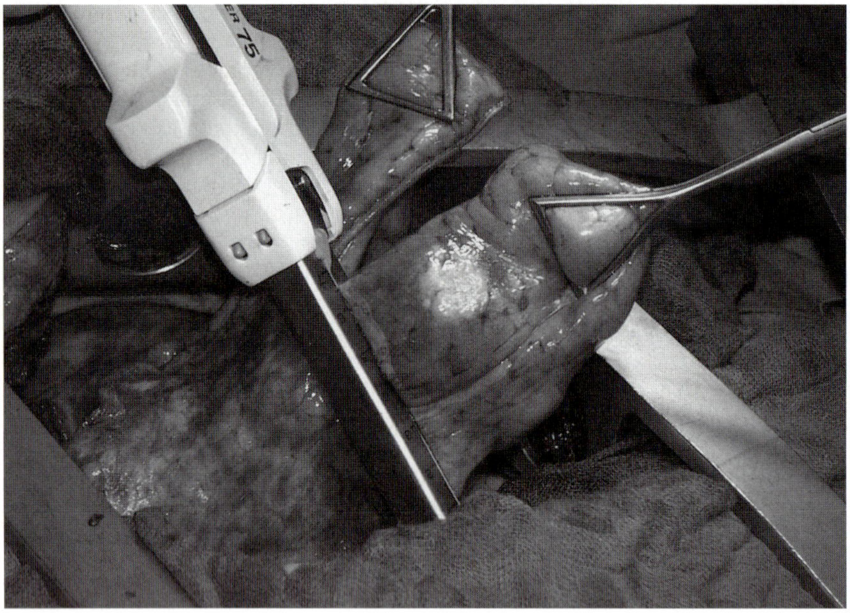

Abb 32.4 Entfernung einer Lungenmetastase durch eine Wedge-Resektion mit einem Saum (1 cm) gesunden Lungengewebes.

dung von Staplern (TA, GIA oder Endo GIA) bewährt. Unter digitaler Kontrolle werden diese so platziert, dass ein Sicherheitsabstand von 1 cm in alle Richtungen eingehalten und gleichzeitig die Obstruktion von benachbarten Segmentbronchien vermieden wird. Sind Läsionen auf diese Weise lokal nicht im Gesunden zu entfernen, so werden eine Segmentresektion, Lobektomie oder Pneumektomie gemäß der Technik bei primären Lungenmalignomen durchgeführt.

Liegt eine Infiltration von Zwerchfell, Thoraxwand oder Perikard vor muss – sofern technisch möglich – die Metastase en bloc mit den betroffenen Strukturen entfernt werden. Gelingt durch eine solch erweiterte Resektion eine Entfernung im Gesunden, ist die Langzeitprognose nicht wesentlich schlechter als bei intrapulmonal lokalisierten Läsionen (151).

Stets sollte histologisch ausgeschlossen werden, dass es sich bei der entfernten Läsion um ein primäres Bronchialkarzinom handelt, insbesondere wenn ein Malignom aus dem HNO-Bereich (v.a. Larynxkarzinom) vorausgegangen war. Bei dieser Patientengruppe wird in bis zu einem Drittel der Fälle keine Metastase, sondern ein primärer Lungentumor gefunden (45). Nicht immer ist jedoch diese Differenzierung selbst im Paraffinschnitt möglich.

Lymphadenektomie

Lymphknotenmetastasen werden, abhängig vom Primärtumor, in unterschiedlicher Häufigkeit gefunden und sind mit einer schlechteren Langzeitprognose assoziiert. In der Serie von Schirren et al. überlebten nach Metastasenresektion nur 19% mit gegenüber 41% ohne Lymphknotenmetastasen 5 Jahre (180). Ähnliche Ergebnisse werden aus früheren Serien berichtet (81, 90, 151, 197).

Allerdings ist dieser Aspekt bei den verschiedenen Primärtumoren von unterschiedlicher Bedeutung. Bei 5206 Fällen der IRLM hatten 11% der Keimzelltumoren, 8% der Melanome, 6% der epithelialen Tumoren und nur 2% der Sarkome hiläre oder mediastinale Lymphknotenmetastasen entwickelt. Da offensichtlich nicht bei allen hier erfassten Fällen eine systematische Lymphdissektion vorgenommen wurde, dürfte die tatsächliche Inzidenz noch höher liegen. Anyanwu et. al. berichteten über 104 Patienten mit Lungenmetastasen eines Hodentumors, wobei bei 68 zusätzlich zur Lungenmetastasen-Resektion eine mediastinale Lymphdissektion durchgeführt wurde. Davon fanden sich bei 29 (43%) Lymphknotenmetastasen (4). Eine ähnliche Häufigkeit (39%) wird von Cahan et. al. bei 23 Patientinnen mit pulmonal metastasierendem Mammkarzinom berichtet (17).

Von verschiedenen Autoren wird daher vorgeschlagen, eine ipsilaterale hiläre und mediastinale Lymphdissektion routinemäßig bei allen Resektionen von Lungenmetastasen durchzuführen (137, 138, 180). Allerdings ist ihr prognostischer Gewinn nicht erwiesen, die Wertigkeit der systematischen Lymphdissektion in der Lungenmetastasenchirurgie bislang nicht eindeutig definiert. Derzeit wird sie bei jenen Tumoren, welche häufig Lymphknotenmetastasen aufweisen (Mammakarzinom, Keimzelltumoren, Melanom), und bei makroskopischem Nachweis suspekter und vergrößerter Lymphknoten diskutiert (17).

Komplikationen

Verschiedene Autoren geben eine perioperative Morbidität nach Lungenmetastasenresektion zwischen 5 und 35% an (58, 113, 118, 124, 127, 186, 93, 195). Allerdings handelt es sich dabei um relativ kleine Serien, wobei

Leitlinien der Deutschen Krebsgesellschaft zur Therapie von Lungenmetastasen

Lungenmetastasen sollten mit Parenchym sparenden Resektionen im sicher gesunden Gewebe mittels in der Thoraxchirurgie gebräuchlichen Resektionsverfahren und Techniken erfolgen. Die Lymphknotendissektion sollte Bestandteil des Eingriffs sein.

zum Teil die Art der Komplikationen nicht näher spezifiziert wird. Analysen der Morbidität in größeren Kollektiven, z. B. der IRLM, liegen nicht vor. Die Häufigkeit von postoperativen Komplikationen hängt jedoch eindeutig von der Größe des Eingriffs ab. So wird sie in großen thoraxchirurgischen Kollektiven mit 5–15 % bei Wedge-Resektion(en), 15–30 % bei Lobektomie und 20–35 % bei der Pneumektomie angegeben (63).

Im Lungenmetastasenkollektiv treten am häufigsten Störungen der Bronchialreinigung, Sekretretention, Atelektase oder Pneumonie auf, des Weiteren eine vorübergehende Fistelung aus der Resektionsfläche. In 10–20 % werden peri- oder postoperativ Herzrhythmusstörungen (Tab. 32.**4**) beobachtet, die überwiegend auf intraoperative Manipulationen, besonders das Hervorluxieren der Lunge, zurückzuführen sein dürften. Gehäuft treten diese bei Pneumektomien auf, sind in der Regel aber rasch reversibel und durch Antiarrhythmika gut beherrschbar (27).

Gravierende chirurgische Probleme, wie Nachblutungen, Bronchusstumpfinsuffizienz und Infektionen sind durch technische und allgemeine Fortschritte (perioperative Antibiotikaprophylaxe, Staplergeräte, Gewebeklebung etc.) zumindest bei einfacher Wedgeresektion selten (<5 %). Entsprechend beträgt in erfahrenen Zentren die perioperative Letalität 0,6 % bei einfacher Wedge- oder Segmentresektion, 1,2 % bei Lobektomie/Bilobektomie und 3,6 % bei Pneumektomie, sofern eine komplette Metastasenresektion möglich ist. Deutlich erhöht ist die perioperative Sterblichkeit, wenn keine kurative R0-Resektion erzielt werden kann (2,4 % versus 1,0 %) (137) (Tab. 32.**5**).

Tabelle 32.**4** Postoperative Komplikationen nach Resektion von Lungenmetastasen (n=115 Operationen) (118)

Komplikation	Häufigkeit (%)
Herzrhytmusstörungen	20
Sekretretention/ Atelektase/ Pneumonie	16
Wundinfekt/ Pleuraempyem	7
Sero-/Pneumothorax	5
Phrenikusparese	4
Nachblutung	3
Bronchusstumpfinsuffizienz	3
Sonstige	11

Tabelle 32.**5** Perioperative Letalität nach Resektion von Lungenmetastasen

Autor	Jahr	n	Letalität (%)
McCormack (116)	1979	448	1,0
Gall (54)	1979	67	0,7
Morrow (123)	1980	167	1,6
Takita (197)	1981	234	2,6
Wright (224)	1982	140	0,7
Mountain (124)	1984	443	1,5
Regnard (160)	1985	324	1,5
Swoboda (195)	1987	249	4,2
Metzger (119)	1988	125	2,0
Marincola (113)	1990	140	0,7
Schirren (180)	1994	729	2,9
Shimizu (186)	1994	113	0,9
IRLM (137)	1997	5206	1,0
Khan (90)	1998	47	0
Koscielny (92)	1999	151	1,3

Postoperative Maßnahmen

Bei komplikationslosem intraoperativen Verlauf können die Patienten in der Regel unmittelbar postoperativ extubiert werden. Besteht keine Fistelung, können die Thoraxdrainagen frühzeitig gezogen werden, sofern die Lunge ausgedehnt ist und die Sekretmenge weniger als 200 ml/24 h beträgt.

Eine *suffiziente Analgesie* ist in der postoperativen Therapie von thorakalen Eingriffen essenziell. Durch Reduktion der postoperativen Schmerzen wird die Compliance bezüglich der Atemtherapie erhöht und die Mobilisierung des Patienten erleichtert. Bewährt haben sich hierbei Verfahren der patientenkontrollierten Anästhesie (PCA) über verschiedene intravenöse Pumpensysteme. Periduralkatheter ermöglichen ebenfalls eine zufriedenstellende Schmerztherapie. Das Problem von begleitenden Blasenentleerungsstörungen, gelegentlichen Kopfschmerzen oder Infektionen (Meningitis) schränken ihre klinische jedoch Anwendung ein.

Studien (evidence-based medicine)

Die derzeitigen Empfehlungen zur Therapie von Lungenmetastasen basieren überwiegend auf historischen Daten, sodass der tatsächliche prognostische Gewinn der Resektion nur schwer abschätzbar ist. Prospektive Studien, welche Spontanverlauf und Operation bei gleichen Tumorcharakteristika vergleichen, liegen nicht vor und sind in Anbetracht der günstigen Resultate der Resektionsbehandlung auch nicht vertretbar.

Obwohl alle in der Literatur mitgeteilten Serien außerordentlich heterogen im Hinblick auf Alter, Geschlecht, Primärtumor, Ausmaß der Metastasierung, chirurgische Technik, Selektionskriterien und adjuvante Therapieverfahren sind, zeigen sie übereinstimmend ein hoch signifikant schlechteres Überleben bei R1/R2- gegenüber einer R0-Resektion. Die Effektivität der Metastasenchirurgie (bei selektierten Patienten) ist somit zwar sehr wahrscheinlich, letztlich jedoch nicht bewiesen.

Aufgrund ihrer Heterogenität, kleinen Fallzahl und teilweise kurzem Follw-up erlauben die vorliegenden historischen Daten keine gesicherten Erkenntnisse über prognostische Faktoren, Patientenselektion oder Wirksamkeit adjuvanter Therapieverfahren. Als Basis für dringend notwendige prospektive Studien wurde die International Registry for Lung Metastases (IRLM) initiiert, in der in einem 5-jährigen Zeitraum prospektiv 5206 Patienten aus 18 Zentren mit Resektionen von Lungenmetastasen erfasst wurden. Dabei konnte die Überlebenswahrscheinlichkeit für verschiedene Primärtumore und Prognosefaktoren ermittelt und ein Scoresystem (Tab. 32.**2**) entwickelt werden, das als Basis für zukünftige prospektive Studien dienen soll (137).

Aus den derzeit bestehenden Kontroversen ergibt sich die Notwendigkeit für multizentrische, prospektive kontrollierte Studien um folgende Fragen zu klären:

- Wertigkeit der VATS gegenüber der offenen Metastasenresektion?
- Wirksamkeit adjuvanter/neoadjuvanter Therapieverfahren bei unterschiedlichen Primärtumoren?
- Uni- bzw. bilaterale Exploration?
- Prognostische Wertigkeit der Lymphdissektion bei verschiedenen Primärtumoren?
- Exaktheit neuerer bildgebender Verfahren bei Lungenmetastasen?
- Wertigkeit der Metastasenresektion bei Mammakarzinom und Melanom?
- Spezifische prognostische Faktoren für einzelne Tumortypen?

Eine geplante Phase-III-Studie beim metastasierenden Kolonkarzinom, welches die Wirksamkeit einer palliativen Chemotherapie mit 5-FU/Folinsäure versus 5-FU/Folinsäure +/– Oxaliplatin untersucht, beinhaltet als ein Zielkriterium die kurative Resektion primär nichtresektabler Leber- oder Lungenmetastasen. Ein solches „Downstaging" durch ein auf Oxaliplatin basierendes Chemotherapie-Regime wurde von Giachetti et al. bei primär nichtresektablen kolorektalen Lebermetasten (n=151) in 38% der Fälle berichtet, wobei die 5-Jahres-Überlebensrate der sekundär operierten Patienten (n=77) 50% betrug (56, 57). Bezüglich einer späteren Resektabilität von Lungenmetastasen liegen bislang noch keine Studienergebnisse vor.

32.4.7 Multimodale Therapiekonzepte

Adjuvante oder neoadjuvante Therapieverfahren haben bei den einzelnen infrage kommenden Primärtumoren einen unterschiedlichen Stellenwert. So gelten nichtseminomatöse ***Hodenmalignome*** als „Modelltumoren", welche durch multimodale Therapieverfahren heilbar sind. Treten Lungenmetastasen auf, so erfolgt hier prinzipiell eine auf Cisplatin basierende, neoadjuvante Polychemotherapie, wobei Remissionsquoten von annähernd 100% erreicht werden (4, 103).

Die Entfernung von persitierenden Lungenrundherden dient auch der Beurteilung der Vitalität von Tumorresten. Als Effekt der Chemotherapie lassen sich nur noch bei 32–45% der Patienten maligne Tumorzellen nachweisen, während in 25–45% ausschließlich reifes Teratom oder Nekrose bzw. Fibrose (23–30%) gefunden werden (16,103). Bei Nachweis von vitalem Tumor in den entfernten Lungenherden oder mediastinalen Lymphknoten wird in der Regel die Chemotherapie adjuvant fortgeführt.

Auch bei den kindlichen *Wilms-Tumoren* wird primär eine Chemotherapie, basierend auf Adriamycin, Vincristin und Actinomycin D eingeleitet. Danach noch sichtbare Lungenmetastasen werden operativ entfernt, wobei ebenfalls nicht selten nur noch Nekrosen gefunden werden. Nur bei Nichtansprechen auf die Chemotherapie ist eine Bestrahlung der gesamten Lunge zu erwägen (229).

Beim *Weichteilsarkom* ist die Resektion sämtlicher Metastasen die Therapie der Wahl, da die Chemotherapie allein nicht zu einer kompletten Remission führt. Einige Zentren führen zusätzlich eine neoadjuvante, seltener adjuvante Chemotherapie durch, wobei die Wirksamkeit im Sinne eines Überlebensvorteils durch Studien nicht belegt ist. Prospektive kontrollierte Studien liegen diesbezüglich nicht vor, historische Berichte erbringen widersprüchliche Ergebnisse. Zumindest erhöht eine neoadjuvante Therapie nicht die perioperative Morbidität oder Letalität (9, 204).

Die isolierte Lungenperfusion erlaubt wesentlich höhere lokale Zytostatikakonzentrationen und könnte eine zukünftige Option für nichtresektable Lungenmetastasen darstellen. Von Ratto et al. wurde die prinzipielle Durchführbarkeit bei 6 Patienten mit Lungenmetastasen unterschiedlicher Weichteilsarkome demonstriert. Bei diesen wurde in einer Sitzung eine normotherme Perfusion mit Cisplatin und Resektion der Metastasen durchgeführt. Systemische Toxizität, operative Todesfälle oder chirurgische Komplikationen wurden hierbei nicht beobachtet (154). Allerdings liegen mit diesem Verfahren noch keine Erfahrungen an einem größeren Kollektiv bzw. Langzeitergebnisse vor.

Bei *malignen Knochentumoren* muss das multimodale Therapiekonzept individuell festgelegt werden. Pulmonale Metastasen eines Ewing-Sarkoms werden in der Regel primär mittels Chemotherapie, gegebenenfalls einschließlich einer Bestrahlung der gesamten Lunge behandelt. Die chirurgische Therapie bleibt jenen

Tabelle 32.**6** Rezidive nach Metastasenresektion: Verteilungsmuster und 2. Resektion (137)

Rezidive	Karzinom n	%	Sarkom n	%	Keimzelltumor n	%	Melanom n	%
Insgesamt	917		1218		84		180	
Solitär intrathorakal	111	*12*	191	*16*	18	*21*	14	*8*
Multipel intrathorakal	291	*32*	607	*50*	30	*36*	34	*19*
Extrathorakal	515	*56*	420	*34*	36	*43*	132	*73*
2. Metastasenresektion	260	*28*	642	*53*	34	*40*	28	*16*

Fällen vorbehalten, welche auf die vorangegangene Therapie nicht ansprechen (143).

Beim *pulmonal metastasierenden Osteosarkom* gibt es bezüglich einer multimodalen Therapie derzeit keine eindeutigen Empfehlungen. So führt die adjuvante Chemotherapie nach Entfernung des Primärtumors zwar zu einem verbesserten Überleben und einer geringeren Inzidenz von Fernmetastasen, die Effektivität einer „Second-Line"-Chemotherapie ist jedoch nach klinischer Erfahrung limitiert. Bei alleiniger Chemotherapie werden keine 5-Jahres-Überlebenden beobachtet. Daher sollte primär eine Resektion der Metastasen angestrebt werden. Eine Chemotherapie beschränkt sich hier auf Patienten mit primär nichtresektablen Metastasen oder einer postoperativen R1/2-Situation, wenngleich auch von verschiedenen Zentren eine neoadjuvante Chemotherapie propagiert wird (172, 187, 188).

Die meisten *epithelialen Tumoren* und das *maligne Melanom* sind nicht oder nur wenig empfindlich gegenüber den derzeit verfügbaren Chemotherapeutika. Neuere Substanzen wie Oxaliplatin, welche ein Downstaging beim kolorektalen Karzinomen ermöglichen können, werden derzeit in Studien evaluiert. Empfehlungen bezüglich einer adjuvanten bzw. neoadjuvanten Therapie können derzeit nicht gemacht werden, da Ergebnisse kontrollierter Studien noch nicht vorliegen.

Mit der Erkenntnis, dass das *Mammakarzinom* in der Regel zu einer disseminierten Metastasierung führt, werden diese Patienten heute primär überwiegend einer Chemo- und evtl. Hormontherapie und nur noch selten einer Resektion zugeführt. Der Stellenwert der Metastasenchirurgie ist bei dieser Entität gegenwärtig nicht eindeutig definiert. Die Indikation beschränkt sich jedoch eher auf die Gewinnung von Gewebe zur Hormonrezeptorbestimmung und auf den Ausschluss eines primären Lungentumors als auf die definitive Heilung des Tumorleidens (137,171).

32.4.8 Therapie von Rezidiven

Selbst wenn alle Metastasen im Gesunden entfernt werden können, entwickeln die Mehrzahl aller Patienten im weiteren Verlauf ein Tumorrezidiv (Tab. 32.**6**). Im Krankengut der IRLM beträgt die Inzidenz 53% bei einem medianen tumorfreien Intervall von 35 Monaten. Am höchsten ist das Risiko für Sarkome und Melanome (64%), gefolgt von Karzinomen (46%). Weniger häufig treten bei Hodentumoren (26%) Krankheitsrezidive auf, sofern initial eine komplette Remission bzw. kurative Resektion der Metastasen erzielt wurde.

Für eine Entfernung von Rezidiv-Lungenmetastasen gelten dieselben Grundvoraussetzungen wie für die primäre Resektion (kein extrahepatischer Tumor, technisch resektabel, ausreichende Funktionsreserve). Am häufigsten können Patienten mit einem Sarkom (53%) oder Hodentumor (40%) einer erneuten Metastasenresektion zugeführt werden, da diese auch beim Tumorrezidiv bevorzugt isoliert pulmonal metastasieren. Bei Karzinomen oder beim Melanom hingegen sind Re-Resektionen seltener oder in Ausnahmefällen (28% bzw. 16%) indiziert, weil hier überwiegend eine extrathorakale Metastasierung vorliegt. Das kürzeste Intervall zwischen 1. und 2. Metastasenresektion wird bei den Sarkomen (Median 10 Monate) beobachtet gegenüber 17 Monaten bei epithelialen Tumoren.

Sofern eine R0-Resektion gelingt, ist die erneute Metastasenresektion ein lohnenswertes Ziel. In der IRLM entfallen ein Fünftel aller Metastasenoperationen bereits auf Rezidiveingriffe. Die perioperative Sterblichkeit und Morbidität unterscheidet sich dabei nicht von der Erstoperation (34, 186, 199). Langfristig ist die Prognose nach Re-Resektion – bei einem selektierten Patientengut – sogar besser als nach der 1. Metastasenresektion (44 versus 34%). Vereinzelt wurde über langfristiges Überleben bei Patienten mit bis zu achtmaliger Metastasenresektion berichtet (137) (Tab. 32.**7**).

32.4.9 Gesamtprognose

Bei der Analyse des Langzeitüberlebens muss berücksichtigt werden, dass es sich bei den Patienten, bei denen einen Metastasenresektion durchgeführt wurde, um ein unterschiedlich selektioniertes Krankengut

Tabelle 32.**7** 5-Jahres-Überlebensrate nach Re-Resektion bei Rezidiv-Lungenmetastasen

Autor	Jahr	n	5-JÜL (%)
Shimizu (186)	1995	27	36
IRLM (137)	1997	1041	44
Temeck (199)	1998	70	46
Kandioler (86)	1998	35	48

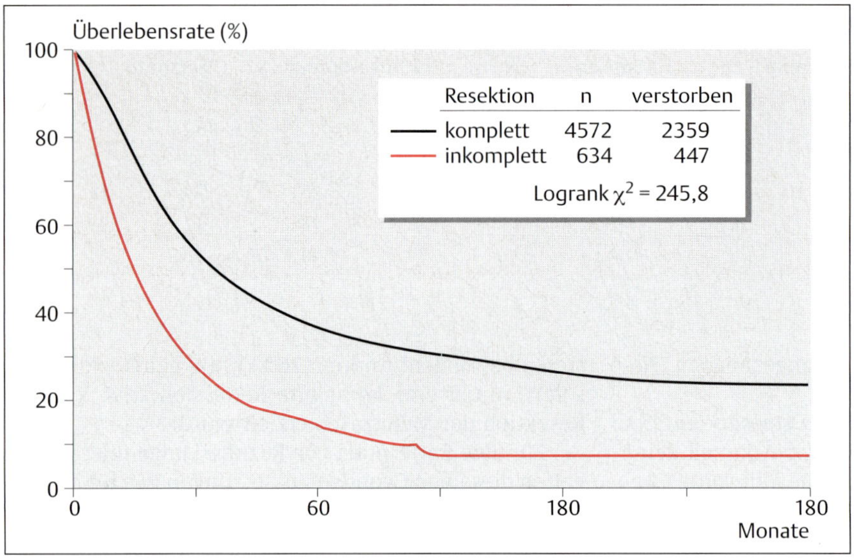

Abb. 32.5 Langzeitüberleben bei kurativer versus R1/R2-Resektion von Lungenmetastasen (137).

handelt. Die 5-Jahres-Überlebensrate schwankt in der Literatur entsprechend zwischen 20 und 45%, wobei sich die mitgeteilten Überlebensraten im Verlauf der letzten 20 Jahre nicht verbessert haben (Tab. 32.**8**). Wichtigster Prognose bestimmender Faktor stellt unverändert die Resektion aller Metastasen im Gesunden dar. Im Kollektiv der IRLM überleben bei R0-Resektion nach 5 und 10 Jahren 36% bzw. 26% aller Patienten – gegenüber 13% und 7% bei einer R1- oder R2-Situation (Abb. 32.**5**).

Die beste Prognose aller Tumortypen weisen *Metastasen nichtseminomatöser Hodentumoren* auf. Die früher in der Literatur angegebenen Überlebensraten nach 5 Jahren schwanken zwischen 51 und 86%, wobei mittlerweile sogar bis zu 90% aller Patienten nach 5 Jahren leben. Diese Verbesserung ist jedoch mehr auf die Einführung einer effektiven Chemotherapie als auf chirurgische Fortschritte zurückzuführen (4, 103).

Tabelle 32.**8** 5-Jahres-Überlebensrate nach Resektion von Lungenmetastasen

Autor	Jahr	n	5-JÜL (%)
Wilkins (222)	1978	140	31
McCormack (116)	1979	448	21
Gall (54)	1979	67	42
Morrow (123)	1980	167	29
Takita (197)	1981	234	35
Wright (224)	1982	140	26
Mountain (124)	1984	443	35
Regnard (160)	1985	324	26
Van Dongen (203)	1986	107	46
Swoboda (195)	1987	249	38
Metzger (119)	1988	115	39
Marincola (113)	1990	140	48
Schirren (180)	1994	729	33
Shimizu (186)	1994	113	29
IRLM* (137)	1997	4572*	36
Koscielny (92)	1999	151	28

* nur R0-Resektionen

Karzinommetastasen stellen in den meisten Zentren die größte Gruppe der verschiedenen Tumorentitäten dar. Das Gesamtüberleben in diesem heterogenen Kollektiv beträgt in der IRLM nach 5 Jahren 40%, nach 10 Jahren 21%. Das relative Sterberisiko in der Karzinomgruppe ist dabei am niedrigsten für Metastasen von Uterus, kolorektalem Karzinom, Tumoren im HNO-Bereich und Hypernephromen (Tab. 32.**9**).

Etwa 20% aller Patientinnen mit *Mammakarzinom* versterben mit ausschließlich pulmonalen Metastasen, wobei aber offensichtlich nur bei wenigen eine chirurgische Therapie sinnvoll ist. Die 5-Jahres-Überlebensraten nach R0-Resektion schwanken in der Literatur erheblich (10–50%) (97, 113, 124, 137, 178). Dies mag durch die biologische Heterogenität (Menopausen-, Hormonrezeptorstatus und Ansprechbarkeit auf Chemotherapie) sowie durch eine unterschiedliche Patientenselektion begründet sein.

Bei der detaillierten Analyse jener Kollektive mit günstiger Überlebensrate zeigt sich jedoch, dass es sich hier überwiegend um solitäre Läsionen handelte und die Mehrzahl der Patienten eine zusätzliche Hormon- oder Chemotherapie erhalten hatte (97, 124). Insofern ist die Wertigkeit der Metastasenchirurgie bei diesem Tumortyp nicht abschließend zu bewerten.

Eine im Vergleich zu den Karzinomen etwas schlechtere Gesamtprognose haben, trotz zum Teil mehrfacher Resektionen, Patienten mit *Sarkommetastasen*. In der IRLM werden Überlebensraten von 30% nach 5, bzw. 25% nach 10 Jahren erreicht. Unter den einzelnen Sarkomtypen ist die Prognose bei Knochentumoren etwas günstiger als bei den verschiedenen Weichteiltumoren (Tab. 32.**10**).

Übereinstimmend in allen vorliegenden Studien weisen pulmonale Metastasen des *malignen Melanoms* die ungünstigste Prognose auf. Die meisten Untersucher geben nach Resektion 5-Jahres-Überlebensraten zwischen 0 und 15% an, wobei berücksichtigt werden muss, dass es sich hier ohnehin um ein hoch selektioniertes Krankengut handelt (113, 124, 137, 165, 180). Ursache für die schlechte Prognose ist die hohe Inzidenz an nichtresektablen Tumorrezidiven, die in etwa 75% extrapulmonal lokalisiert sind. Eine Resektion von Melanommetastasen führt allenfalls dann zu langfristigem Überleben, wenn die Herde solitär und nach langem krankheitsfreien Interval auftreten (62, 87, 137).

Prognostische Faktoren

Inwieweit die Resektion von Lungenmetastasen auch tatsächlich zu einer Kuration des Tumorleidens führt, unterliegt einer Vielzahl von Faktoren (Tab. 32.**11**). Die vorliegenden unizentrischen, historischen Analysen haben diesbezüglich eine Vielzahl von potenziell prädiktiven Parametern ergeben, wobei die Ergebnisse zum Teil widersprüchlich sind und für die Patientenselektion keine entscheidende Hilfe darstellen.

Die prospektiv und multizentrisch gewonnenen Daten der IRLM lassen nun anhand einer großen Fallzahl relevante Risikofaktoren definieren und erlauben dadurch eine detailliertere Prognoseabschätzung im Hinblick auf die Rezidiv- und Überlebenswahrscheinlichkeit (137). Für alle Primärtumoren gleichermaßen günstig erweisen sich, neben der *Radikalität des Eingriffs*, *solitäre Metastasen* und ein *langes tumorfreies Intervall.*

So ergibt sich zwar eine signifikant bessere Prognose bei solitären Metastasen (5-Jahres-Überlebensrate 43%), aber auch nach Resektion von 10 oder mehr Läsionen wird eine 5-Jahres-Überlebensrate von 26% erreicht. Ähnliche Zahlen werden auch von anderen Autoren berichtet (58).

Insgesamt ist die Prognose bei solitären Metastasen günstiger als bei multiplen Herden. Allerdings hat die Zahl der Metastasen bei den verschiedenen Primärtumoren eine unterschiedliche prognostische Bedeutung. Treten Lungenmetastasen im großen zeitlichen Abstand zur Primärtumoroperation auf, so ist die Prognose günstiger als bei synchroner Manifestation oder bei nur kurzem krankheitsfreien Intervall (<36 Monate) (137). Andererseits schließen aber auch synchron oder früh auftretende Metastasen ein Langzeitüberleben (5-Jahres-Überlebensrate 32%) keineswegs aus.

Die Größe der Herde besitzt offensichtlich nur bei Sarkommetastasen, nicht jedoch bei anderen Primärtumoren prognostische Relevanz (24, 137). Auch Alter, Geschlecht oder bilaterales Auftreten sind ohne oder nur von marginaler Bedeutung. Wie oben erwähnt, stellt auch der *Befall hilärer oder mediastinaler Lymphknoten* bei verschiedenen Tumortypen ein ungünstiges prognostisches Zeichen dar. Schlechter ist die Prognose auch bei jenen Patienten, die *zentral lokalisierte Metastasen* aufweisen oder zum Zeitpunkt der Operation *symptomatisch* sind. Entsprechend der Kaskadentheorie scheinen die Überlebenschancen beim so genannten „portalen“ Metastasierungstyp insgesamt ungünstiger als beim „kavalen“ Typ zu sein, wobei verschiedene Serien diesbezüglich aber auch keinen Unterschied aufzeigen konnten.

Für alle Entitäten gleichermaßen gilt, dass ein *fortgeschrittenes Primärtumorwachstum*, unabhängig von einer späteren „kurativen“ Entfernung von Lungenmetastasen, ein höheres Risiko für eine erneute Metasta-

Tabelle 32.**9** Relative Sterbewahrscheinlichkeit (RSW) bei verschiedenen Tumortypen (durchschnittlicher Follow-up: 46 Monate) (137)

Tumortyp	n	RSW	95% Konfidenzintervall
Teratom	203	0,373	0,272, 0,510
Wilms	25	0,503	0,232, 1,088
Embryonal	92	0,571	0,373, 0,829
Uterus	83	0,796	0,555, 1,142
Darm	645	0,831	0,721, 0,959
Kopf/Hals	247	0,898	0,735, 1,096
Niere	372	0,928	0,790, 1,091
Knochensarkom (andere)	223	0,965	0,789, 1,180
Osteosarkom	734	0,990	0,836, 1,136
Synovialsarkom	174	1,026	0,833, 1,264
Leiomyosarkom	156	1,098	0,878, 1,374
Mamma	396	1,117	0,945, 1,320
Karzinom (andere)	184	1,120	0,900, 1,393
Histiozytom	186	1,150	0,937, 1,412
Weichteilsarkom	421	1,238	1,078, 1,422
Lunge	53	1,374	0,913, 2,067
Melanom	282	2,034	1,728, 2,394

Tabelle 32.**10** 5-Jahres-Überlebensraten in der Literatur nach Resektion von Lungenmetastasen verschiedener Primärtumoren

Tumortyp	Quellen	5-Jahres-Überleben (%)
Osteosarkom	(20, 112, 172, 187, 188, 214)	20–50
Weichteilsarkom	(9, 24, 81, 139, 204)	18–40
Uteruskarzinom	(124, 166)	42–53
Hypernephrom	(75, 166, 184, 200)	24–54
HNO-Tumoren	(45, 124, 216)	29–59
Hodenkarzinom	(4, 16, 103)	59–77
Mammakarzinom	(52, 97, 113, 124, 195, 224)	10–50
Kolorektales Karzinom	(15, 60, 111, 127, 176, 186, 205, 210)	21–43
Melanom	(59, 62, 124, 147)	0–25

Tabelle 32.11 Prognostische Kriterien nach „kurativer" Lungenmetastasenresektion

Prognostischer Faktor	Positiver Einfluss	Wertigkeit
Primärtumortyp	Hoden > Karzinom > Sarkom > Melanom	+++
Radikalität	R0 > R1/2	+++
Lymphknotenbefall	N- > N+	++
Tumorfreies Intervall	metachron > synchron, lange > kurz	++
Tumorverdopplungszeit	lange > kurz	++
Metastasenzahl	solitär > multipel	++
Andere Therapie wirksam	ja > nein	++
Hormonrezeptor	pos. > neg.	++*
Metastasengröße	klein > groß	+**
Lokalisation	peripher > zentral	+
Symptomatik	nein > ja	+
Primärtumorstadium	T ↓, N ↓ > T ↑, N ↑	+
Grading	G1 > G2 > G3(> G4)	+
Tumormarker	normal > erhöht	+***
Verteilung	uni-(>)bilateral	(+)
Metastasierungstyp	kaval > portal	(+)

* Mammakarzinom
** überwiegend bei Sarkommetastasen
*** kolorektales Karzinom, Hodenkarzinom

sierung darstellt. Auch die biologische Dynamik des Tumors lässt sich als Risikofaktor identifizieren. So haben insbesondere Patienten mit einer kurzen Tumorverdopplungszeit eine ungünstige Prognose (72).

Abhängig vom Tumortyp können auch *Grading, Tumormarkerwerte* (z. B. AFP, CEA), *Hormonrezeptorstatus* sowie Verfügbarkeit und Wirksamkeit anderer Therapieverfahren (Radiojod-, Hormon-, Strahlen-, Chemotherapie) den onkologisch-prognostischen Gewinn der Metastasenchirurgie beeinflussen.

32.4.10 Palliativtherapie

Wie oben ausgeführt sind die Mehrzahl aller Patienten auch bei diffuser Lungenmetastasierung asymptomatisch. Eine Indikation zur palliativen Metastasenresektion besteht daher nur selten. Ausnahmen stellen therapierefraktäre Schmerzen oder drohende Blutung bzw. Exulzeration bei Infiltration der Thoraxwand dar.

32.4.11 Nachsorge und Rehabilitation

Der Wert einer strukturierten Nachsorge zur Rezidiv-Früherkennung nach kurativer Resektion von Lungenmetastasen ist bisher nicht durch Studien belegt. Bei begrenzter Metastasierung, insbesondere bei Knochen- oder Weichteilsarkomen ist jedoch eine Re-Resektion sinnvoll (84). Unter diesem Aspekt sind regelmäßige Röntgen- bzw. CT-Thoraxuntersuchungen bei solchen Primärtumoren sinnvoll, bei denen eine Option für eine Re-Resektion besteht. Einheitliche Empfehlungen für die Nachsorge bestehen derzeit jedoch nicht.

32.5 Lebermetastasen

32.5.1 Pathologie

Nach Operation von kolorektalen Primärtumoren treten 80% der Rezidive im Abdomen auf, davon sind 50% isolierte Lebermetastasen. Bei anderen Tumoren ist dies deutlich seltener der Fall. So ist z. B. eine alleinige Lebermetastasierung beim Mammakarzinom in 3–6% der Fälle eine Rarität (85, 228). Die Ursache hierfür liegt, zumindest unter Berücksichtigung des zahlenmäßig erkennbaren Metastasierungsmusters, in unterschiedlichen venösen Abflussgebieten der jeweiligen Primärtumore.

Während beim so genannten Kava-Typ, d. h. Tumore, welche nur über die A. hepatica in die Leber metastasieren können, oftmals bereits andere primäre Filterstationen, wie die Lunge befallen sind, ist bei den so genannten Pfortadertypen (Primärtumor liegt im Gastrointestinaltrakt) die Leber die erste vorgeschaltete selektive Filterstation. Deshalb besteht bei einem Teil dieser Tumore die Chance, dass die Leber den einzigen Ort der hämatogenen Metastasenbildung darstellt.

Synchrones Vorhandensein von Metastasen zum Zeitpunkt der Diagnose des Primärtumors wird bei etwa 20% der kolorektalen Karzinome angetroffen (93). Metachrone Metastasen, d. h. Metastasen, die zu einem späteren Zeitpunkt diagnostiziert werden, waren höchstwahrscheinlich beim Auftreten des Primärtumors bereits als Zellnester oder Mikrometastasen in der Leber vorhanden. Aus diesem Grund müssen in Abhängigkeit von den diagnostischen Untersuchungsmethoden Zahlenangaben zu synchronen oder metachronen Metastasen mit Zurückhaltung beurteilt werden.

Der Grund für die hohe Inzidenz von Metastasen in der Leber bei bestimmten Tumoren liegt in der bereits genannten Filterfunktion für den portalen Blutabfluss. Aber nicht jede maligne Tumorzelle, die die Leber passiert, führt zur Metastasenbildung. Es handelt sich hierbei um einen hoch selektiven Prozess, der von der Tumorcharakteristik abhängt. Es müssen bestimmte spezifische Membraneigenschaften der Tumorzellenoberfläche und eine Sekretion von Proteinen für die selektive Zellinteraktion mit dem Lebergefäßendothel vorhanden sein. Nach Überwindung des körpereigenen Immunsystems muss die Zelle in der Lage sein, in das Parenchym zu gelangen, dort eine eigene Blutversorgung zu erreichen und zu wachsen (153).

Begünstigt wird dies, wenn es gleichzeitig zu einer gesteigerten Leberregeneration nach Resektion oder Trauma kommt (104). Aus dem Lebertrauma resultiert eine gesteigerte Freisetzung von hepatischen Wachstumsregulatoren wie dem epidermalen Wachstumsfaktor und dem Hepatozytenwachstumsfaktor. Hierdurch kommt es nicht nur zu einer Aktivierung der Leberregeneration, sondern auch zu einer Aktivierung proliferierenden Tumorzellen. So bewirkt der Hepatozytenwachstumsfaktor über entsprechende Rezeptoren an der Tumorzelloberfläche z. B. eine Erhöhung der Penetrationsfähigkeit der Tumorzelle (71).

Das Risiko Lebermetastasen zu entwickeln hängt im Wesentlichen vom Stadium des Primärtumors ab. Es steigt mit der Invasionstiefe des Primärtumors und mit dem Vorhandensein von Lymphknotenmetastasen.

32.5.2 Klinische Symptomatik

Patienten mit Lebermetastasen sind in der Regel asymptomatisch. Selten bestehen Übelkeit, Fieberschübe, Appetitlosigkeit, Oberbauchschmerzen oder Gewichtsverlust. Oft ist bei fortgeschrittenen Erkrankungen ein palpabler Tumor festzustellen, es kommt zum Ikterus oder – bedingt durch einen Aszites – zu einer Auftreibung des Abdomens.

32.5.3 Diagnostik

Fokale Leberläsionen werden meistens im Rahmen von Staging-Untersuchungen bei bekanntem Primärtumor oder in der Tumornachsorge festgestellt. Gelegentlich finden sie sich auch als Zufallsbefund intraoperativ bei der Operation des Primärtumors. Ziel der bildgebenden Diagnostik ist es, eine Artdiagnose der Leberläsion stellen zu können, die anatomische Lokalisation der Läsion innerhalb des Gefäßbaums der Leber für eine eventuelle Operationsplanung darzustellen und eine Beurteilung des verbleibenden Restvolumens nach Operation zu erlauben.

Ferner muss die bildgebende Diagnostik weiteres Tumorwachstum ausschließen. Besondere Schwierigkeiten bereiten dabei intrahepatische Läsionen mit einem Durchmesser kleiner als 1 cm, deren Charakterisierung in allen Untersuchungsverfahren schwierig ist. Bei Herden, deren Größe 2 cm übersteigt, konnte für Sonographie, Kontrastmittel-CT und MRT eine Sensivität von fast 100 % erreicht werden.

Die CT- Untersuchung des Abdomens schließt auch die Beurteilung der Primärtumorregion zum Ausschluss eines Lokalrezidivs ein. Durch eine Spiral- CT des Thorax können simultane Lungenmetastasen mit hoher Exaktheit diagnostiziert bzw. ausgeschlossen werden. In Abhängigkeit von der Art des Primärtumors erfolgt der Ausschluss weiterer potenzieller Metastasen durch eine geeignete Bildgebung.

Sonographie

Die perkutane Sonographie eignet sich als nichtinvasive, kostengünstige Screeninguntersuchung. Insbesondere in Kombination mit der Duplexsonographie erlaubt sie die Darstellung der vaskulären Leberstruktur sowie der Tumorvaskularisation. Die Treffsicherheit ist abhängig von der Vorbereitung des Patienten, Art und Größe der Läsion, dem Echomuster des umgebenden Leberparenchyms (Verfettung, Zirrhose) und v.a. von der Erfahrung des Untersuchers.

In einer Studie von Soyer (1992) wurde der präoperative Ultraschall mit CT und CT-Angiographie bei der Darstellung von Lebermetastasen verglichen. Hierbei hatte die Sonographie die geringste Sensitivität, da 33 % der Metastasen nicht gesehen wurden (189). In einer anderen Studie erreichte die Sonographie lediglich eine Sensitivität von 38 % bei einer Spezifität von 97 % (109). Der Anteil falsch negativer Befunde bei der Ultraschallsonographie überschreitet z. T. 50 % (42).

Ein gewisser Vorteil der Sonographie liegt in der hohen Spezifität von etwa 97 %. Vorteilhaft lassen sich solide von zystischen Läsionen unterscheiden. Bei der sonographischen Unterscheidung zwischen Hämangiomen und Metastasen erweist sich das so genannte Halo-Zeichen als wichtiger Parameter. In einer Studie von Wernecke (1992) erreichte dieses Halo-Zeichen, d. h. ein hypoechogener Randsaum bei malignen Läsionen, einen positiven Vorhersagewert von 86 % (221). Schwierig wird die sonographische Unterscheidung jedoch bei Läsionen, die kleiner als 1,5 cm sind, da dann die typischen Kriterien fehlen.

Bei der anatomischen Zuordnung aller Läsionen und der Beziehung zur Lebergefäßarchitektur erweist sich die Ultraschallsonographie allenfalls intraoperativ als von Bedeutung, während für die präoperative Operationsplanung CT oder MRT diesbezüglich Vorrang haben. Auch beim Nachweis einer extrahepatischen Metastasierung und der wichtigen Frage des Lokalrezidivs oder einer retroperitonealen Lymphknotenmetastasierung ist die Ultraschallsonographie von geringer Bedeutung.

Laparoskopie

Die Laparoskopie dient allenfalls dem Nachweis einer Peritonealkarzinose. Bei der Diagnostik von Lebermetastasen hat sie keinen Stellenwert. Die intraoperative Sonographie kann hilfreich zur unmittelbaren Beurteilung der Lage eines Tumors bezüglich wichtiger Strukturen der Leber, wie dem Kontakt zu Lebervenen oder zu portalen Strukturen sein. Ferner wird die intraoperative Ultraschalluntersuchung zum Screening nach weiteren hepatischen Läsionen herangezogen, die der präoperativen Bildgebung entgangen sind. Hierbei wird in geübten Händen eine Sensitivität zwischen 82 und 96 % erreicht und ist damit z. T. höher als die der präoperativen Sonographie und Bolus-CT-Untersuchung (23, 109, 189).

Computertomographie

Die CT in Spiraltechnik ist die am weitesten verbreitete Untersuchungsmethode zur Beurteilung von Leberläsionen. Die höchste diagnostische Treffsicherheit wird

Leitlinien der Deutschen Krebsgesellschaft zur Diagnostik bei Lebermetastasen

Neben der präoperativen Diagnostik des Primärtumorbereichs werden als notwendige Untersuchungen der Leber eine Sonographie und Spiral-CT des Abdomens gefordert. Bei diskrepanten Befunden oder Kontrastmittelunverträglichkeit wird eine MRT empfohlen. Als im Einzelfall notwendige Untersuchungen können Tumormarker oder bei fraglicher Operationsindikation eine Laparoskopie hilfreich sein. Wenn eine Resektion geplant ist, kann auf eine präoperative mikroskopische Diagnostik – außer bei unbekanntem Primärtumor – verzichtet werden.

unter Anwendung der Spiral-CT- Technik erzielt, bei der die Leber in einem Atemstillstand komplett erfasst wird. Die Darstellung der Leber erfolgt durch optimale Ausnutzung des Kontrastmittelbolus in einer Perfusionsphase (arteriell, portal). Unter diesen Umständen erreicht die Computertomographie eine Sensitivität bezüglich des Nachweises von Lebermetastasen von über 90%. Da normales Lebergewebe zu 75% portal-venös versorgt wird, während Metastasen überwiegend arteriell versorgt werden, können durch geeignete Kontrastmittelapplikationen Dichteunterschiede im CT auch bei kleinen Läsionen erkannt werden.

Eine konsequente Fortentwicklung dieses Ansatzes stellt die Computertomographie mit arterieller Portographie (CT-AP) dar. Mit dieser Methode können Läsionen, die auch kleiner als 1 cm sind, zur Darstellung kommen. Soyer berichtet über eine Nachweisrate für Metastasen mit der CT-AP von 94% (192). Einschränkungen können durch keilförmige Perfusionsausfälle auftreten, denen meist kein anatomisches Korrelat zugeordnet werden kann. Andererseits können diese auch manchmal durch eine Kompression von portalen Strukturen durch zentral sitzende Tumorknoten verursacht sein. Hierdurch kommt es zu segmentalen Perfusionsausfällen, die die korrekte Beurteilung der Läsionen erschweren können. Mit derartigen Artefakten ist bei etwa 20% der Patienten zu rechnen.

Angiographie

Die Angiographie hat heute keinen Stellenwert mehr in der Diagnostik von Leberläsionen und wird allenfalls für die Planung einer regionalen Chemotherapie und Portkatheterimplantation benötigt.

Nuklearmedizinische Verfahren

Die hepatobiliäre Funktionsszintigraphie hat ebenso wie andere szintigraphische Verfahren keinen Stellenwert mehr. Die Bedeutung der PET in der Diagnostik fokaler Leberläsionen ist derzeit Gegenstand wissenschaftlicher Studien.

Magnetresonanztomographie

Metastasen stellen sich in der MRT typischerweise als hypovaskularisierte Läsionen in allen Phasen der dynamischen Leberuntersuchung, d. h. hypointens im Vergleich zum umgebenden Leberparenchym, dar. Gleichzeitig findet sich oft der typische hypervaskularisierte Randsaum oder eine irreguläre segmentale Perfusion in der arteriellen Phase als Hinweis für zentrale Nekrosen.

Durch technische Fortentwicklungen (Breath-Hold-Sequenzen, Phased-Array-Spulen) hat sich die diagnostische Treffsicherheit der Kernspintomographie erheblich verbessert (14). So ist die Sensitivität der nativen MRT der der CT-AP ebenbürtig, die Spezifität sogar weitaus höher (Tab. 32.**12**) (69). Der Einsatz organspezifischer Kontrastmittel (z. B. SPIO: small particle of iron oxide) hat die diagnostische Wertigkeit der MRT der Leber in Bezug auf Detektion und Charakterisierung der Läsionen weiter erhöht. Besonders bei Läsionen <1 cm ist die MRT der Spiral-CT überlegen (69, 126).

32.5.4 Staging

Voraussetzung für die Wahl einer adäquaten Therapie ist ein exaktes Staging einschließlich Spiral-CT des Thorax und Beurteilung der prognostischen Faktoren beim individuellen Patienten. Bis zum jetzigen Zeitpunkt gibt es noch kein internationales einheitliches Klassifikationssystem für Lebermetastasen. Dies ist jedoch im Auftrag der UICC in Vorbereitung und wäre Voraussetzung für eine aussagekräftige Analyse von Therapieergebnissen und für die Qualitätssicherung der onkologischen Behandlung von Lebermetastasen (73).

Eingehen werden in das Klassifikationssystem vermutlich u. a. die Anzahl, Größe und Lokalisation der Lebermetastasen, das Stadium des Primärtumors, die R-Klassifikation und intraoperative Sicherheitsabstände.

Tabelle 32.**12** Diagnostische Wertigkeit von biphasischer Spiral-Computertomographie (S-CT), nativer und SPIO-MRT bei der Detektion und Charakterisierung fokaler Leberläsionen (69)

	S-CT	MRT nativ	SPIO-MRT	MRT ges.
Sensitivität	96%	93%	97%	100%
Spezifität	48%	71%	88%	88%
Pos. Vorhersagewert	69%	84%	93%	94%
Neg. Vorhersagewert	91%	86%	94%	100%
Treffsicherheit	74%	85%	93%	96%

Prognose bei nichtresezierten Lebermetastasen

Können Lebermetastasen kolorektaler Karzinome nicht reseziert werden, sei es wegen lokaler oder allgemeiner Inoperabilität, wird langfristiges Überleben (>5 Jahre) nur in Ausnahmefällen beobachtet. Die mediane Überlebenszeit liegt zwischen 7,5 und 15 Monaten (22, 44, 191). Stangl berichtet mit 484 Patienten über das größte Kollektiv nichtoperierter Lebermetastasen. In einer Multivarianzanalyse erwiesen sich von 21 untersuchten möglichen Variablen letzlich 6 als unabhängige prognostische Faktoren.

Es sind dies der Anteil des betroffenen Lebergewebes, das Grading und Staging des Primärtumors, extrahepatischer Tumorbefall, CEA-Spiegel und Patientenalter. Während der prozentuale Befall der Leber sich in anderen Studien als prognostischer Faktor durchgehend bestätigt, ist der Differenzierungsgrad und das Tumorstadium, zusätzlich auch noch die Höhe der alkalischen Phosphatase im Serum in 2 von 3 größeren Studien signifikant (Tab. 32.**13**).

Tabelle 32.**13** Prognostische Faktoren bei nichtresezierten Lebermetastasen

Faktor	Stangl (191) n=484	Finan (44) n=90	Chang (22) n=67
Alter	+	-	–
Stadium Primärtumor	+	+	+
Grading	+	+	–
Prozentuale Tumormasse	+	+	+
CEA	+		
Extrahepatischer Tumor	+		
Serumalbumin	–	+	–
Alkalische Phosphatase	–	+	+
Gewichtsverlust		+	

(Multivarianzanalyse: + : unabhängiger Faktor)

32.5.5 Indikationsstellung

Die chirurgische Resektion von Lebermetastasen beim kolorektalen Karzinom ist heute die einzige Behandlungsmöglichkeit, mit der 5-Jahres-Überlebensraten von über 30% erreicht werden können und bei der die Chance auf Heilung für die betroffenen Patienten besteht (131, 174). Jede Lebermetastasierung sollte operativ angegangen werden, sofern eine R0-Situation erzielt werden kann. Hierbei ist ein Mindestabstand von 1 cm im Gesunden anzustreben. Es muss genügend gesundes Lebergewebe verbleiben, um eine normale postoperative Leberfunktion sicherzustellen. Vor einer geplanten Leberresektion müssen folgende Fragen geklärt werden:

- Handelt es sich bei der Läsion der Leber um eine Metastase?
- Kann diese kurativ entfernt werden?
- Erlaubt der Allgemeinzustand und insbesondere die verbleibende Leberfunktion eine derart geplante Operation?

Nur bei einem relativ geringen Prozentsatz der Patienten mit Metastasen eines kolorektalen Karzinoms kann letzendlich reseziert werden. Obwohl etwa 50% der an einem kolorektalen Karzinom operierten Patienten innerhalb von 5 Jahren Lebermetastasen entwickeln, sind aus anatomischen Gründen oder wegen extrahepatischen Tumors nur Metastasen von 20–25% resektabel.

Diagnose der Metastasen

Die bildgebende Diagnostik wurde bereits beschrieben. Bei Verdacht auf synchrone Metastasen wird im Rahmen der Primärtumoroperation die Leber exploriert. Bei metachronen Metastasen erhärtet sich der Verdacht in der Regel durch Vergleich der aktuellen Bildgebung mit Voraufnahmen im Rahmen der Operation des Primärtumors. In der Regel sollte eine Biopsie der Metastase aufgrund der Gefahr einer Tumorzellverschleppung in die Bauchdecke vermieden werden.

Kurative Resektion

Vor der Resektion metachroner Lebermetastasen muss sichergestellt werden, dass extrahepatisch keine Tumormanifestation, insbesondere kein Lokalrezidiv des kolorektalen Karzinoms vorliegt. Synchrone Lebermetastasen werden, vor allem bei linksseitigen Kolon- und Rektumresektionen, nur dann simultan operiert, wenn diese durch eine lokale Exzision oder Segmentresektion entfernbar sind. Ausgedehntere Leberresektionen erfolgen in der Regel zweizeitig, ca. 2–3 Monate nach der Operation des Primärtumors. Ausnahmen hiervon machen wir gelegentlich in Verbindung mit rechtsseitigen Hemikolektomien.

Vor einer zweizeitigen Metastasenresektion sollte nochmals eine bildgebende Diagnostik und Staging der Lebermetastasen durchgeführt werden. Sollten zwischenzeitlich weitere Metastasen in der Leber aufgetreten sein, muss die Prognose als ungünstig eingestuft werden (8). Nach Operation des Primärtumors kann auch bei gegebener Resektabilität der Lebermetastasen eine „sekundär neoadjuvante" Chemotherapie und spätere Metastasenentfernung diskutiert werden.

Aufgrund der anatomischen Gegebenheiten müssen bei der Resektion sowohl die portalen Gefäßstrukturen als auch die Anatomie der Lebervenen respektiert und berücksichtigt werden. Dies kann einerseits anhand der präoperativen Bildgebung, andererseits aber oft erst mittels des intraoperativen Ultraschalls verifiziert werden (Abb. 32.**6**). Der Nachweis weiterer kleiner intrahepatischer Metastasen kann das ursprünglich geplante Operationsverfahren ausdehnen.

Jeder verdächtige intraabdominelle Befund oder peritoneale Knoten wird biopsiert und histologisch untersucht. Der Nachweis von Lymphknotenmetastasen im

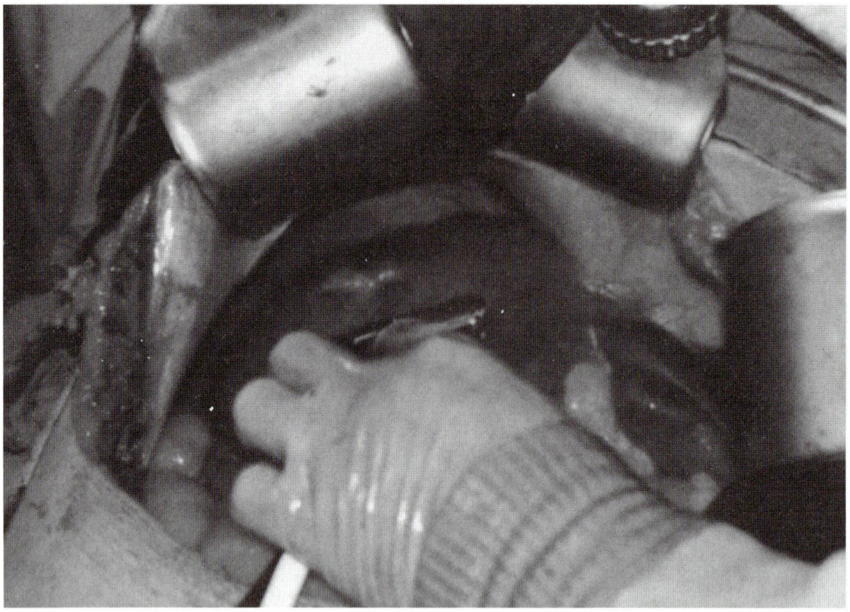

Abb. 32.**6** Intraoperative Sonographie vor Resektion von Lebermetastasen.

Bereich des Leberhilus verschlechtert die Prognose des Patienten erheblich und lässt eine Leberresektion unter dem Gesichtspunkt der Prognoseverbesserung nicht sinnvoll erscheinen. Nach Ansicht einzelner Autoren stellen sie dann keine absolute Kontraindikation dar, wenn es gelingt, diesen Lymphknotenbefall komplett zu dissezieren (131).

Ein extrahepatisches Tumorwachstum stellt dann keine Kontraindikation dar, wenn es sich um einen resektablen Primärtumor, ein resektables lokoregionäres Rezidiv oder einzelne resektable Lungenmetastasen handelt (51).

Allgemeinzustand des Patienten und Leberfunktion

Bei der Operationsplanung muss immer eine Einschätzung der verbleibenden Funktion der Restleber erfolgen. Hierdurch kann die Möglichkeit der kurativen Resektion durch die Größe oder die Lokalisation des Tumors in der Leber limitiert werden. Lebererkrankungen wie Leberzirrhose bei chronischer Hepatitis, bei Hämochromatose und ferner Stoffwechselerkrankungen wie Diabetes mellitus und Hyperthyreose können die Regenerationsfähigkeit der Leber einschränken. Auch eine vorbestehende Cholangitis und ein ausgeprägter Ikterus stellen Risikofaktoren dar.

Bei der Beurteilung des verbleibenden Leberrestvolumens muss das Tumorvolumen vom resezierten Lebergesamtvolumen abgezogen werden, um eine korrekte Einschätzung des Verlusts an funktionsfähigem Parenchym treffen zu können. Bei erweiterten Resektionen kann bei gesunder Leber bis zu 70–75 % an Lebervolumen entfernt werden. Bei der Beurteilung der Funktionsreserven der Leber können verschiedene Tests, wie der Indocyaningrün-Test oder der Aminopyrin-C-Atemtest, Verwendung finden (94).

In einigen ausgewählten Fällen kann es sinnvoll erscheinen, vor einer ausgedehnten Resektion den zu entfernenden Leberanteil portal-venös zu embolisieren, um innerhalb der nächsten 4–6 Wochen eine Hypertrophie des verbleibenden Lebergewebes zu erreichen und so die Resektion sicherer durchführen zu können (39, 89). Es gibt jedoch keine absolut zuverlässige Methode, die Funktion der Restlebersicher voraussagen zu können. Die Volumetrie der Leber mittels CT oder MRT kann hierbei hilfreich sein (67).

Weitere Faktoren, wie der intraoperative Blutverlust, die Abklemmzeit des Leberhilus (s. u.) und das Auftreten postoperativer Komplikationen beeinflussen das Risiko des postoperativen Leberversagens.

32.5.6 Operative Therapie

Chirurgische Anatomie

Aus der funktionellen Anatomie der Leber ergibt sich die Benennung der verschiedenen Resektionsverfahren an der Leber (Abb. 32.**7**). Lobektomien werden klassischerweise anhand der Fissura umbilicalis als Trennlinie in rechte und linke Lobektomien unterteilt. Für die Bezeichnung rechte oder linke Hepatektomie gilt die Gallenblase-Cava-Linie als Resektionsebene (12). Man spricht von einer typischen Leberresektion, wenn sich die Resektionsebene entlang der Segmentgrenzen bewegt, von einer atypischen wenn Leberparenchym ohne Beachtung der Segmentgrenzen reseziert wird.

Die Entfernung der funktionell rechten oder linken Leber wird als rechtsseitige Hemihepatektomie (Seg-

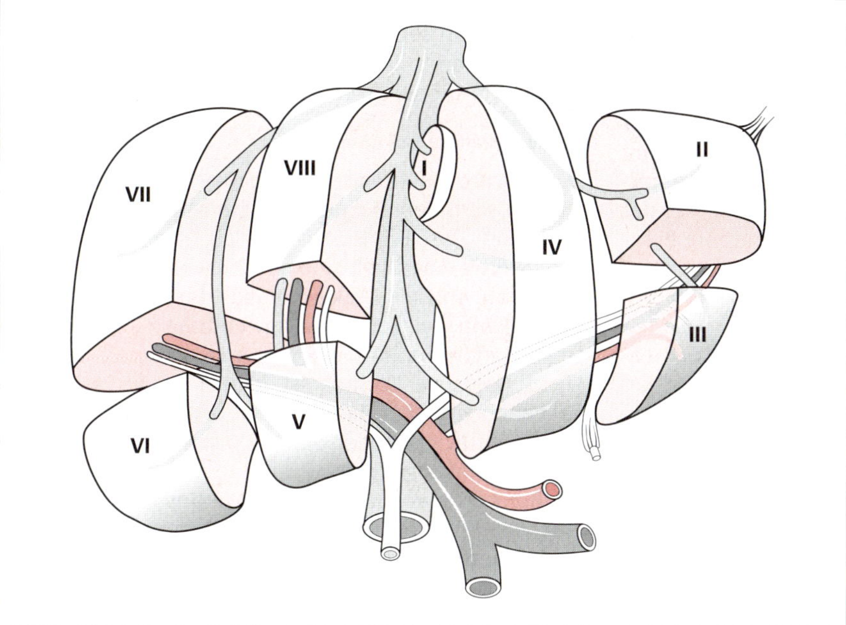

Abb. 32.7 Segmenteinteilung der Leber nach Couinaud als Basis für anatomisch definierte Resektionen von Lebermetastasen.

mente V, VI, VII, VIII) und als linksseitige Hemihepatektomie (Segmente II, III, IVa und IVb) bezeichnet. Wird eine Leberresektion auf den Lobus caudatus oder ein oder mehrere benachbarte Segmente der jeweils anderen Leberhälfte ausgedehnt, so wird diese Resektion als erweiterte Hemihepatektomie (rechts oder links) bezeichnet. Jedes einzelne Segment kann durch eine Segmentresektion entfernt werden. Entsprechend können Resektionen benachbarter Segmente einer Leberhälfte bzw. getrennte Resektionen verschiedener Segmente beider Leberhälften erfolgen.

Zugangswege

Ein übersichtlicher Zugang ist Voraussetzung für eine sichere und kontrollierte Leberresektion. Dies ist durch einen routinemäßig durchgeführten rechtsseitigen, leicht schräg verlaufenden, subkostalen Schnitt, der median bis zum Xiphoid verlängert wird (J-Zugang) gegeben. Die Inzision kann bei Bedarf nach rechtslateral bis zur mittleren Axillarlinie verlängert werden. Gleichzeitig muss der Patient im Oberkörper etwas überstreckt gelagert sein und der Operationstisch leicht in Anti-Trendelenburg-Position von 20–30° gekippt werden.

Bei größeren, linksseitig lokalisierten Leberbefunden wird ein etwa mercedessternförmiger Zugang gewählt. Hierbei wird der quere subkostale Schnitt nach links bis in den linken M. rectus hinein erweitert. Eine mediane Oberbauchlaparotomie kommt allenfalls bei kleinen linksseitigen Leberbefunden zum Einsatz. Ein thorakoabdomineller Zugang ist in der Regel nicht erforderlich, da praktisch immer von abdominell her die suprahepatische V. cava kontrolliert werden kann.

Operationsablauf

Mobilisierung

Eine vollständige Mobilisierung der Leber begünstigt ein übersichtliches Operieren und erleichtert das Beherrschen von eventuellen Blutungskomplikationen. Es werden sowohl die Ligg. teres, triangulare sinistrum und dextrum und das Omentum minus durchtrennt. Die V. cava wird von rechts freigelegt und bei rechtsseitigen Resektionen die in die V. cava einmündenden akzessorischen Lebervenen einzeln durchtrennt und umstochen.

Schrittweise gelangt man von kaudal nach kranial in Richtung rechter Lebervene. Erst nach Durchtrennung des dorsalen Ligaments der V. cava, es handelt sich dabei um einen avaskulären Bindegewebszugs rechts der Kava ziehend, gelingt die Darstellung der kranialen V. cava und der rechten Leberveneneinmündung. Diese kann nun bei Bedarf angeschlungen werden. Soll bei der Hemihepatektomie links das Segment I mitentfernt werden, muss die gesamte V. cava freigelegt werden.

Bei der Mobilisierung der linken Lebervene zeigt sich, dass die mittlere und linke Lebervene oft eine gemeinsame Mündung haben. Deshalb kann es sicherer sein, mit dem Absetzen erst bis nach der Parenchymdurchtrennung zu warten. Lediglich bei einer geplanten Segment-IV-Resektion erscheint es vorteilhaft, zur besseren Orientierung frühzeitig sämtliche Lebervenen anzuschlingen.

Erst nach vollständiger Mobilisierung der Leber ist eine komplette Beurteilung der Resektabilität möglich und erst jetzt lässt sich mittels intraoperativem Ultraschall eine exakte Befunderhebung durchführen.

Blutungskontrolle

Blutungskomplikationen bei Leberresektionen stellen eine erhöhtes Risiko für eine postoperative Morbidität und Letalität dar (115). Insbesondere Blutungen bei der Parenchymdurchtrennung vermindern die Übersicht im Operationsgebiet und erschweren die exakte anatomische Präparation. Die Gabe von Blutprodukten bei der Operation maligner Erkrankungen soll ferner die Prognose des Patienten verschlechtern, wofür Studien beim Magenkarzinom (47), beim kolorektalen Karzinom (40) und bei Lebermetastasen (192) sprechen.

Stephenson fand nach Resektion kolorektaler Lebermetastasen ein frühzeitigeres Lokalrezidiv und insgesamt eine geringere Überlebensrate, wenn perioperativ Bluttransfusionen erfolgten (192). Ähnliche Ergebnisse konnte auch Gozzetti feststellen (61). Er fand in einer univariaten Analyse nach Resektion kolorektaler Lebermetastasen eine signifikante Korrelation zwischen der Gabe von Blutprodukten und dem Patientenüberleben.

Aus diesen Gründen ist insbesondere bei ausgedehnten Leberresektionen möglichst blutungsarm zu operieren. Unter Beachtung folgender technischer Prinzipien kann bei der Mehrzahl der Leberresektionen auf Blutsubstitution ganz verzichtet werden.

Präliminäre Ligatur der Hilusgefäße bei der Hemihepatektomie

Das Grundprinzip dieser operativen Vorgehensweise geht auf Lortat-Jakob zurück, der dies erstmals 1952 bei der Hemihepatektomie rechts beschrieb (107). Mit der präliminären Ligatur der Hilusgefäße einer Leberhälfte erreicht man durch die eintretende Ischämie der abhängigen Leber eine exakte Demarkierung und die Festlegung der Resektionslinie auf der Leberoberfläche. Das Leberparenchym kann dann in der Regel ohne zusätzliches Pringle-Manöver relativ blutungsarm durchtrennt werden. Verbessert werden kann die Situation bei der rechtsseitigen Hemihepatektomie durch ein zusätzliches präliminäres Absetzen der rechten Lebervene entweder mittels Klemmen und Umstechungsligaturen oder dem Einsatz von Klammernahtgeräten (159).

Pringle-Manöver

Dieses erstmals 1908 beschriebene Verfahren (146) ermöglichte es, den Blutverlust bei Leberoperationen durch temporäres Abklemmen der Hilusgefäße drastisch zu verringern. Dieses am weitesten verbreitete Verfahren ist effektiv und leicht durchführbar. Sowohl bei der Zirrhoseleber (91, 130), also auch bei der nichtzirrhotischen Leber (134) konnte der intraoperative Blutverlust signifikant gesenkt werden. Damit verbunden war eine Reduktion der postoperativen Komplikationsrate und Mortalität.

Um vor allem in vorgeschädigten Lebern einen ischämischen Schaden durch eine zu lange isotherme Ischämie zu verhindern, wird in der Regel ein intermittierendes Pringle-Manöver mit kurzen Phasen der Reperfusion empfohlen (37, 110). Die Dauer der intermittierenden Abklemmung wird auf 30 Minuten begrenzt, unterbrochen von einer 5-minütigen Phase der Reperfusion. Hierdurch können Abklemmzeiten von mehr als 2 Stunden toleriert werden.

Totale vaskuläre Isolation

Diese wurde erstmals von Heaney beschrieben (68). Hierbei wird neben einem Pringle-Manöver zur Unterbrechung des Blutflusses im Lig. hepatoduodenale gleichzeitig eine Okklusion der V. cava infra- und suprahepatisch mittels Abklemmung durchgeführt. Hierdurch kann bei korrekter Anwendung eine blutungsfreie Durchtrennung des Leberparenchyms erfolgen. Diese operative Technik ist jedoch in des seltensten Fällen notwendig, allenfalls bei Tumoren, welche die V. cava infiltrieren oder die am Zusammenfluss der Lebervenen lokalisiert sind.

Breit angewandt wurde die Methode vor allem von Huguet (80). Die hämodynamischen Veränderungen durch diese Abklemmung können jedoch so erheblich sein, dass ca. 10–15 % der Patienten diese Maßnahme nicht tolerieren. Es kommt zu einer Abnahme des Herzschlagvolumens um 30–60 % (30). Deshalb muss im speziellen Fall im Rahmen eines Klemmversuchs das Kreislaufverhalten des Patienten geprüft werden. Eventuell muss durch genügende Volumensubsitution vor Abklemmung der V. cava einer Kreislaufdepression durch eine Verminderung des venösen Rückstroms entgegengewirkt werden.

Parenchymdurchtrennung

Zu Beginn der Leberchirurgie kam die von Lin 1958 erstmals beschriebene „Finger-Fracture"-Technik (100) zum Einsatz, wobei das Parenchym mit dem Finger zerquetscht wurde, um größere Gefäße zu schonen, die dann zwischen Ligaturen durchtrennt wurden. Diese Technik war jedoch ebenso wie das Verfahren der stumpfen Dissektion mittels Klemmchen relativ grob und vor allem im Segmentbereich nicht anwendbar.

So kamen im Lauf der Jahre verschiedene technische Hilfsmittel zum Einsatz. Mit dem Ultraschall-Aspirator (CUSA) kann bei Kontakt mit Lebergewebe dieses in einem umschriebenen Bereich unter Zerstäubung des Parenchyms durchtrennt werden. Hierbei werden festere bindegewebige Strukturen, wie Blutgefäße und Gallengänge, geschont und können dann mittels Klemmchen oder mit Metallclips abgesetzt werden. Dadurch lässt sich der Blutverlust reduzieren (102, 150).

Ein ähnliches Prinzip wird mit der so genannten Water-Cutting-Technik verfolgt. Hierbei wird durch einen dünnen Wasserstrahl mit variabel einstellbarem Druck das Parenchym durchtrennt; härtere bindegewebige Strukturen, wie Gefäße und Gallenwege jedoch für ein gezieltes Absetzen geschont (136, 156, 157).

Periphere Leberresektion

Periphere, nicht segmentorientierte Resektionen stellen eher die Ausnahme dar und kommen allenfalls für sehr oberflächlich gelegene und gut zugängliche Läsionen von kleiner als 2 cm infrage. Tiefer gelegene Läsionen sind besser durch eine typische Segmentresektion entfernbar.

Segmentresektionen

Bei metastatischen Lebertumoren wird die Segmentgrenze vom Tumor zunächst nur verschoben, jedoch nur selten früh durchbrochen. Neben dieser kontinuierlichen Tumorausbreitung kommt es auch zu einer diskontinuierlichen intra- wie extrahepatischen Streuung. Während die extrahepatische Streuung, d. h. lymphogen in Richtung Leberpforte, hämatogen nach Einbruch in die Lebervene in der Regel chirurgisch nicht kontrolliert werden kann, besteht bei einer intrahepatischen Streuung die Chance der chirurgischen Radikalität.

Dies basiert auf der Theorie, dass bei Tumoreinbruch in einen benachbarten Pfortaderast Tumorzellverbände verschleppt werden, jedoch im günstigsten Fall auf das betroffene Segment begrenzt bleiben. Dies ist die Grundlage einer segmentorientierten Resektionstechnik mit einem Optimum an Radikalität. Die segmentorientierte Resektion orientiert sich an der anatomischen Gliederung der Leber nach Couinaud (Abb. 32.**7**).

Theoretisch ist jedes Lebersegment einzeln oder in Kombination mit einem anderen resektabel (12). Das Leberparenchym wird exakt in der gefäßarmen Zone zwischen 2 Segmenten durchtrennt. Reicht der Tumor an eine Segmentgrenze heran, wird im Sinne einer Perisegmentresektion die Resektionsebene in unmittelbarer Umgebung des Tumors bis zu 10 mm in das jeweilige Nachbarsegment verschoben.

Hemihepatektomie

Die rechtsseitige Hemihepatektomie ist der am häufigsten durchgeführte Eingriff und beinhaltet die Resektion der Segmente V, VI, VII und VIII entlang einer Dissektionsebene vom Gallenblasenbett in Richtung Vorderfläche der suprahepatischen V. cava.

Die linksseitige Hemihepatektomie umfasst die Resektion der Segmente II, III, IVa und IVb. Die Schnittebene entspricht dem der rechtsseitigen Hemihepatektomie. In dieser Schnittebene liegt die mittlere Lebervene. Diese wird je nach Erfordernis der Tumorradikalität mitreseziert bzw. kann belassen werden. Die erweiterte rechtsseitige Hepatektomie umfasst zusätzlich Segment IVa bzw. IVb. Die linksseitig erweiterte Hepatektomie schließt Segment V und VIII, evtl. Segment I, ein.

Blutstillung an der Resektionsfläche

Die beste Prophylaxe einer Blutung besteht in der gezielten Umstechnung der Gefäßstümpfe im Verlauf der Parenchymdurchtrennung. Kleinere Gefäße und vor allem venöse Äste können sich bei der Parenchymdurchtrennung ins Gewebe zurückziehen und später zu Blutungen führen, wenn sich der zentralvenöse Druck oder der arterielle Druck erhöht.

Aus diesem Grund wird die Resektionsfläche entweder mit Infrarot- oder Argonkoagulation behandelt. Alternativ kann die Resektionsfläche mit Fibrinkleber, evtl. in Kombination mit einem Kollagenvlies, versiegelt werden. Vermieden werden sollten große Umstechungen an der Parenchymoberfläche, da es zu Einrissen und Nekrosen des Parenchyms kommen kann.

Komplikationen

Die Letalitätsrate nach Resektion von Lebermetastasen liegt heute unter 5% (Tab. 32.**15**) und ist vor allem in den letzten Jahren, bedingt durch Verbesserung der chirurgischen Technik und der anästhesiologischen und intensivmedizinischen Begleittherapie, gesunken. Todesursache ist vor allem eine zu ausgedehnte Leberresektion bei Unterschätzung der funktionellen Reserve der Leber.

Es besteht ein Zusammenhang zwischen dem intraoperativen Blutungsausmaß und der Restleberfunktion einerseits und der Häufigkeit postoperativer Komplikationen andererseits. Unmittelbar postoperative Nachblutungen begünstigen das Einsetzen eines Leberversagens ebenso wie das Auftreten von lokalen Infektionskomplikationen durch Gallelecks, Leberischämie oder Parenchymnekrosen.

Studien

Im Hinblick auf die hohe Rezidivrate nach R0-Resektion von Lebermetastasen ist durch chirurgische Maßnahmen keine weitere Prognoseverbesserung zu erwarten. Daher sollten multimodale Therapieverfahren in Studien geprüft werden. Eine Phase-III-Studie zur neoadjuvanten Therapie vor Operation primär resektabler Lebermetastasen ist angelaufen (EORTC Nr. 40983). Ebenfalls in Vorbereitung ist eine Studie zur Chemotherapie nichtresektabler kolorektaler Metastasen, wobei als ein Zielkriterium eine spätere „kurative" Resektion definiert wurde (218).

Durch Studien geprüft werden sollte ferner die Effektivität der verschiedenen lokal ablativen Verfahren, gegebenenfalls in Kombination mit der Metastasenresektion, welche derzeit nur in palliativer Intention eingesetzt werden sollten (32.5.10).

32.5.7 Multimodale Therapiekonzepte

Bei der adjuvanten Behandlung kommen zumindest 2 Applikationswege in Betracht: die arterielle intrahepatische oder die systemische Applikation.

Arteriell-intrahepatische adjuvante Therapie

Der wesentliche Vorteil dieser Applikation besteht in der hohen lokalen Konzentration in der Leber. Aufgrund der hepatischen Toxizität und der technischen Komplikation bei der Katheterimplantation war diese Behandlung wenigen spezialisierten Zentren vorbehalten (18, 142). In der adjuvanten Indikation wurde Fluorodeoxyuridine (FUdR) arteriell intrahepatisch in einigen Pilotstudien und in einer randomisierten Studie mit geringen Fallzahlen eingesetzt. Vorliegende Ergebnisse erlauben bisher keine Aussage zur Effizienz dieser Substanz (121, 141, 212).

In der „Arbeitsgemeinschaft Lebermetastasen" wurde in einer randomisierten multizentrischen Studie die Kombination 5-FU/Folinsäure eingesetzt. 5-FU kann nicht komplett intrahepatisch abgebaut werden und wird von einigen Arbeitsgruppen wegen wirksamer systemischer 5-FU-Metabolitenspiegel bevorzugt (105, 173). Die arteriell intrahepatische Applikation der 5-FU/Folinsäure über ein halbes Jahr erbrachte gegenüber einer Kontrollgruppe bei Zustand nach Lebermetastasenresektion keinen Vorteil. Die Studie wurde nach über 250 randomisierten Patienten vorzeitig beendet, da eine Prognoseverbesserung nicht zu erwarten war. Diese Ergebnisse haben das arteriell-intrahepatische Konzept bei der adjuvanten Behandlung in den Hintergrund rücken lassen.

Systemische adjuvante Chemotherapie

Seit 1990 gilt der Wert einer adjuvanten Therapie nach Primärtumorresektion des Kolons im UICC-Stadium III als gesichert (120). In den 80er Jahren durchgeführte Pilotstudien zur adjuvanten Therapie nach Resektion von Lebermetastasen erbrachten jedoch keine Verbesserung der Überlebensrate im Vergleich zur alleinigen Resektion. Nach einer retrospektiven Datensammlung eines Lebermetastasenregisters berichtet Hughes über eine Verbesserung der 5-Jahres-Überlebensrate von 33 % gegenüber 29 % für 155 unterschiedlich vorbehandelte Patienten (79).

Insbesondere sollen Patienten mit weniger als 3 Metastasen von einer Behandlung profitieren. In einer französischen Multicenterstudie wurden 666 von 1802 Patienten mit unterschiedlicher Medikation und mit unterschiedlichem Zugang, d. h. systemisch, intraportal oder intraarteriell etc., behandelt (131). Es ergab sich bei der retrospektiven Auswertung der Datenregister allenfalls eine kurzfristige Verbesserung der Überlebensrate in einem Zeitraum von 12–36 Monaten.

Derzeit wird die Kombination von 5-FU und Folinsäure als Bolusapplikation in 2 europäischen Studien überprüft. Ergebnisse sind hier bei einer unbefriedigenden Rekrutierungsrate vorerst nicht zu erwarten. Eine weitere Pilotstudie läuft zur Evaluierung einer aktiv-spezifischen Immuntherapie nach Lebermetastasenresektion, wobei die Tumorzellvakzine autolog aus resezierten Lebermetastasen gewonnen werden (182). Keine der laufenden Studien hat die bisher geplante Fallzahl erreicht.

Zusammenfassend sollte eine adjuvante Therapie zum jetzigen Zeitpunkt allenfalls unter Studienbedingungen zur Anwendung kommen (51). Möglicherweise kann durch eine kombiniert systemisch und regionale (arteriell-intrahepatische) Chemotherapie die Prognose verbessert werden. Kemeny et al. berichten in einer prospektiv randomisierten Studie über eine Rezidivrate in der Leber nach zwei Jahren von 30 % bei systemisch adjuvanter Chemotherapie gegenüber nur 10 % nach Kombinationstherapie (90).

Neoadjuvante Chemotherapie

Die neoadjuvante Behandlung zeigt Vorteile gegenüber der adjuvanten Behandlung bei Karzinomen des oberen und unteren Gastrointestinaltrakts und bietet sich bei der Behandlung primär resektabler Lebermetastasen zur Überprüfung an (66). Die neoadjuvante Therapie hat theoretische Vorteile, nämlich günstigere präoperative Durchblutungsverhältnisse mit verbesserter Wirksamkeit der Zytostatika, eine präoperative Devitalisierung von intrahepatischem Tumorzellen, eine frühzeitige systemische Behandlung von Mikrometastasen und evtl. sogar eine verbesserte Resektabilität bei Vergrößerung des Sicherheitsabstands bei ungünstiger Metastasenlokalisation.

Durch ein neoadjuvantes Vorgehen bei zunächst primär nichtresektablen Lebermetastasen konnte in Einzelfällen nach ansprechender Behandlung eine potenziell kurative Lebermetastasenresektion erreicht werden (Abb. 32.**8**) (13, 56, 218).

Durch eine adjuvante Therapie mit Oxaliplatin, 5-FU und Folinsäure bei primär nichtresektablen Lebermetastasen wurde von Giacchetti bei einer Ansprechrate von 68 % eine Steigerung der Resektabilität um 25 % berichtet (56). Bismuth konnte bei 330 Patienten mit primär nichtresektablen Lebermetastasen in 53 Fällen die Tumorgröße derart reduzieren, dass eine Resektion möglich war. In 87 % war eine kurative Resektion möglich. Es wurde hierdurch trotz des prognostisch ungünstigen Krankenguts eine 5-Jahres-Überlensrate von 40 % erreicht (13).

Diese Ergebnisse lassen lediglich vermuten, dass die Prognose von Patienten mit resektablen, aber prognostisch ungünstigen Vorraussetzungen (s. o.) durch eine neoadjuvante Therapie verbessert werden kann. Eine multizentrische Phase-III-Studie zur Anwendung der Kombinationstherapie 5-FU, Folinsäure und Oxaliplatin beim metastasierten kolorektalen Karzinom ist in Vorbereitung. Weitere prospektive randomisierte Studien mit Vergleich zur alleinigen Resektion müssen erst noch folgen. Somit sind neoadjuvante Therapieversuche ebenfalls nur im Rahmen von Studien anzuwenden.

32.5.8 Therapie von Rezidiven

Etwa 40–50 % der Rezidive nach Resektion kolorektaler Lebermetastasen finden sich isoliert wiederum in der Leber und sind somit einer eventuellen Re-Resektion zugänglich (Tab. 32.**14**). In mehreren Studien wurden die Ergebnisse der Leber-Reresektion nach vorausgegangener Leberresektion wegen Metastasen analysiert.

In einer amerikanischen Studie von Fernandez-Trigo fand sich ein intrahepatisches Rezidiv bei 60–70 % der Patienten innerhalb von 2 Jahren nach Leberresektion

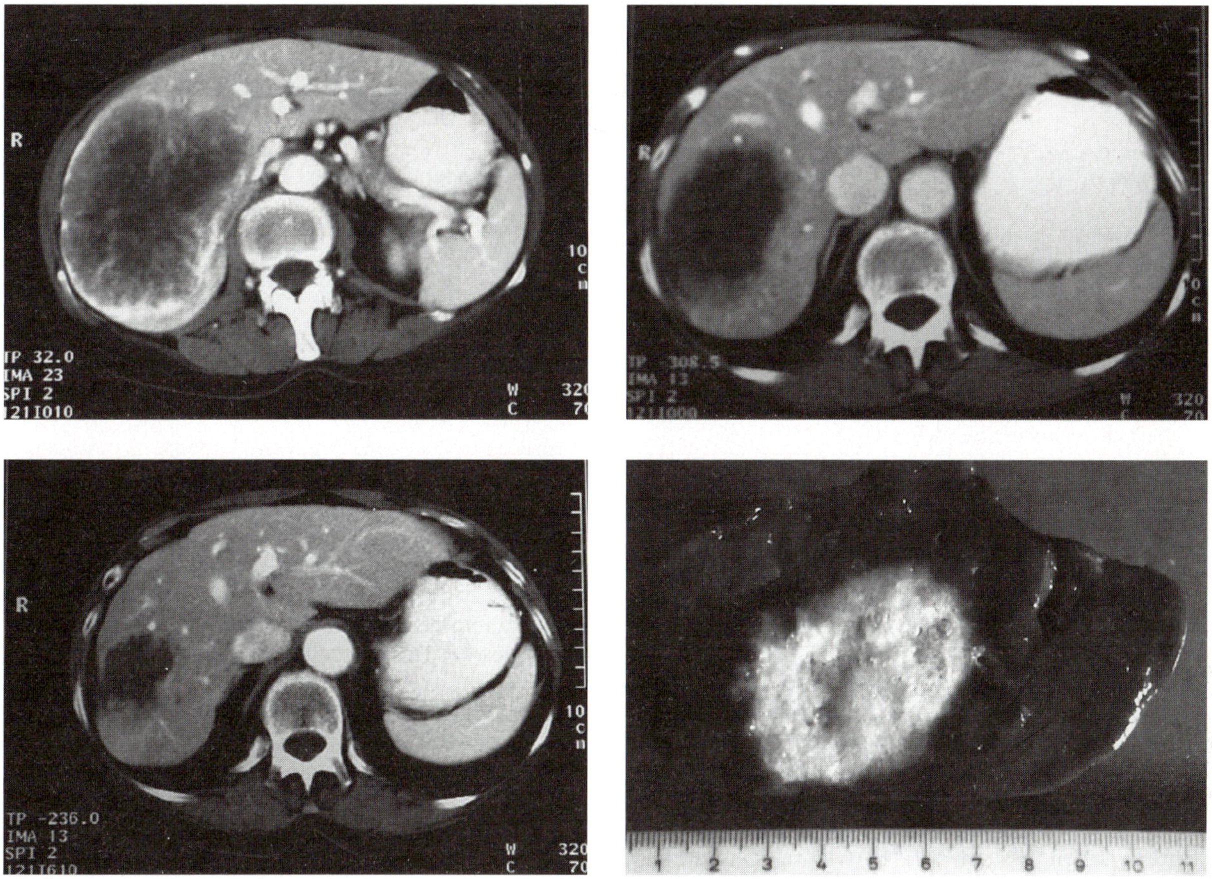

a, b, c, d

Abb. 32.**8a-d** Neoadjuvante, systemische Chemotherapie (5-Fluorouracil-Folinsäure und Oxaliplatin) vor Resektion einer kolorektalen Lebermetastase.

a Ausgangsbefund.
b Befund nach einem Zyklus der Chemotherapie.
c Befund nach 3 Zyklen der Chemotherapie.
d Präparat des resezierten Resttumors.

Tabelle 32.**14** Rezidivlokalisation nach potenziell kurativer Lebermetastasenresektion kolorektaler Karzinome

	Doci (31) n=95		**Fong (49) n=456**		**Fortner (50) n=69**		**Hohenberger (76) n=75**		**Hughes (77) n=607**		**Sugihara (194) n=107**	
	n	**%**	**n**	**%**	**n**	**%**	**n**	**%**	**n**	**%**	**n**	**%**
Rezidive gesamt	69	100	235	100	45	100	59	100	344	100	64	100
Leber	28	41	96	41	8	18	28	47	149	43	34	47
Leber und andere Organe	13	19	13	36	4	9	8	14	86	26	–	–
Lunge	19	28	49	21	16	36	23	39	73	21	20	28
Abdomen	9	12	59	26	12	26	–	–	33	10	12	17
Andere Organe	–	–	15	6	5	11	–	–	–	–	6	8

(41). Bei etwa einem Viertel dieser Patienten handelte es sich um ein isoliertes Rezidiv in der Leber. Die operative Morbidität und Mortalität war vergleichbar der Erstresektion. Bei 82% der Patienten konnte eine R0-Situation erreicht werden. Dies ist im Allgemeinen von der Größe der hypertrophierten Restleber abhängig. Aus diesem Grund erscheint es vernünftig, wenn immer möglich bei der primären Resektion von Metastasen parenchymsparend, d.h. segmentorientiert zu operieren, anstatt grundsätzlich eine Hemihepatektomie durchzuführen, wenn beide Therapieoptionen möglich sind. Ist bei ausgewählten Patienten eine Re-Resektion der Leber technisch möglich, kann hierdurch eine 5-Jahres-Überlebensrate von bis zu 50% erreicht werden (Tab. 32.**15**).

Tabelle 32.**15** Perioperative Sterblichkeit, globales und tumorfreies Überleben nach Re-Resektion kolorektaler Lebermetastasen in kurativer Intention

Quelle	Jahr	n	Globales Überleben 1 J. (%)	3 J. (%)	5 J. (%)	Median (Monate)	Tumorfreies Überleben 1 J. (%)	3 J. (%)	5 J. (%)	Median (Monate)	Perioperative Letalität (%)
Elias (38)	1993	28	83	37	–	35	68	21	–	–	2
Que (152)	1994	21	85	56	–	41	–	–	–	–	5
Fong (47)	1994	25	96	27	–	30	38	24	–	9	0
Nordlinger* (132)	1994	116	–	–	–	30	–	–	–	–	–
Fernandez-Trigo* (41)	1995	170	91	45	34	35	–	–	–	–	–
Herfarth (70)	1995	24	–	–	24	32		–	–	–	0
Riesener* (163)	1996	56	90	42	21	30–35	–	–	–	–	–
Scheele (175)	1995	34	90	53	46	50	70	46	37	29	3

* Multicenterstudie bzw. Metaanalyse

32.5.9 Gesamtprognose

Ergebnisse bei kolorektalen Lebermetastasen

Nach kurativer Lebermetastasenresektion werden von verschiedenen Autoren nach einem 5-jährigen Follow-up 51–76 % Rezidive berichtet (31, 49, 50, 76, 77, 194). 18–47 % aller Rezidive treten nur intrahepatisch und 53–82 % systemisch bzw. intrahepatisch und systemisch auf (Tab. 32.**14**). Es resultiert für alle Patienten nach Leberresektion eine mediane Überlebenszeit von ca. 30 Monaten (125, 131). Die globale 5-Jahres-Überlebensrate liegt zwischen 25 und 40 %. Es wird eine tumorfreie 5-Jahres-Überlebensrate von bis zu 34 % erreicht (Tab. 32.**16**).

Der bedeutendste prognostische Faktor nach Leberresektion ist die Tatsache der *R0-Resektion*. Wird diese intraoperativ nicht erreicht, überlebt in der Regel kein Patient 5 Jahre (177). Die mediane Überlebenszeit entspricht mit 15 Monaten etwa dem Verlauf nicht operierter Patienten (22, 44, 177). Der bei der R0-Resektion eingehaltene *Sicherheitsabstand* ist ein signifikanter prognostischer Faktor, sofern er größer oder gleich 10 mm beträgt (131, 177).

Ist jedoch wegen der Lokalisation oder Größe der Metastase nur ein Sicherheitsabstand von weniger als 10 mm oder gar weniger als 5 mm erreichbar, ist die Prognose zwar schlechter, aber es sind dennoch langfristig tumorfreie Verläufe möglich, eine R0-Situation vorausgesetzt. Deshalb sollte bei der Operationsplanung kein Patient wegen möglicherweise geringer Sicherheitsabstände von der Resektion grundsätzlich ausgeschlossen werden.

Im Gegensatz zu früheren Berichten (2, 198) stellt die Anzahl der Metastasen keine Kontraindikation zur Leberresektion dar. In größeren Serien ist die Anzahl der Metastasen nicht mehr als prognostischer Faktor zu finden (177). Die *Größe der Metastase* allerdings, d. h. deren Durchmesser oder anders ausgedrückt, deren prozentualer Anteil des Lebervolumens, stellt in den meisten Studien einen signifikanten prognostischen Faktor dar (31, 76, 177). Besonders herausgestellt wird von Scheele die prognostisch ungünstigste Situation mit *Satellitenknoten* um eine Metastase (177). Dies soll Indiz für eine ausgeprägte Aggressivität des Tumors mit der gesteigerten Fähigkeit zur Gefäßinvasion und Abschilferung von Tumorzellen sein. In dieser Studie erwies sich die Satellitenbildung sogar in der mul-

Tabelle 32.**16** Operative Sterblichkeit, globales und tumorfreies Überleben nach kurativer Resektion (R0) von Lebermetastasen kolorektaler Karzinome

Quelle	Jahr	n	Globales Überleben (%) 1 J.	3 J.	5 J.	Tumorfreies Überleben (%) 1 J.	3 J.	5 J.	Perioperative Letalität (%)
Adson (3)	1984	141	82	40	25	–	–	-	2
Hughes (78)	1988	798	–	–	33	–	–	-	-
Schlag (183)	1990	122	85	40	30	–	–	-	4
Ringe (164)	1990	119	85	37	27	–	–	-	5
Doci (31)	1991	100	–	–	30	–	–	11	0
Younes (226)	1991	116	91	–	–	49	–	-	4
Rosen (168)	1992	280	84	47	25	–	–	-	5
Gayowski (55)	1994	187	91	49	37	66	33	27	0
Nordlinger (133)	1996	1568	88	44	28	61	23	15	2
Scheele (177)	1996	376	90	49	39	66	37	34	6

Tabelle 32.17 Ungünstige prognostische Faktoren vor bzw. nach Resektion kolorektaler Lebermetastasen

Primärtumor		Metastase		Resektion	
Serosainfiltration	++	Anzahl	(+)*	R1- oder R2-Situation	+++
Mesenterialer Lymphknotenbefall	++	Satellitenmetastasen	++	hilärer Lymphknotenbefall	+++
Malignitätsgrad	++	Durchmesser	++	Sicherheitsabstand <1 cm	+*
Kurzes tumorfreies Intervall	++	bilaterales Auftreten	(+)	Resektionsausmaß	(+)
Synchrones Auftreten	++	extrahepatischer Tumor (nichtresektabel)	+++	Blutverlust > 2000 ml	+
Präoperativ erhöhter CEA-Spiegel	++	extrahepatischer Tumor (resektabel)	(+)	nichtanatomische Resektion	+
Alter	(+)*				
Lokalisation im Rektum	+				

* andere Bedeutung bei Nordlinger et. al. (131)

tivarianten Analse als unabhängiger prognostisch negativer Faktor.

Die Verteilung der Metastasen, insbesondere der Befall beider Leberlappen, hat keine prognostische Bedeutung (27, 124, 166, 169). Der CEA-Wert ist, v.a. wenn er etwa 30–50 ng/ml übersteigt, ein Zeichen für eine schlechtere Prognose (131, 177).

Der Nachweis eines *extrahepatischen Tumors* gilt als prognostisch ungünstig und ist in den meisten Fällen eine Kontraindikation für die Leberresektion. Wenn es jedoch gelingt, durch eine erweiterte Leberresektion unter Mitentfernung des Zwerchfells, durch Resektion von Lungenmetastasen oder durch chirurgische Entfernung des Lokalrezidivs letztendlich eine R0-Situation zu schaffen, können tumorfreie Langzeitverläufe mit einer 5-Jahres-Überlebensrate von 34 % erreicht werden (174).

Ein *hilärer Lymphknotenbefall* ist dagegen ein prognostisch deletäres Zeichen und in der Regel eine Kontraindikation zur Metastasenresektion.

Verläufe mit resezierten metachronen Lebermetastasen scheinen eine signifikant günstigere Prognose zu besitzen als bei synchronen Metastasen (177). Möglicherweise kommt dies dadurch zu Stande, dass bei letzteren zum Zeitpunkt der Leberresektion bereits Mikrometastasen verbleiben, während bei metachronen Metastasen ein gewisser „test of time" und eine entsprechende Patientenselektion bereits stattgefunden hat. Der Einfluss des tumorfreien Intervalls bis zum Auftreten metachroner Metastasen hat in den meisten Studien keinen Einfluss auf die Prognose.

Dagegen ist das *Stadium des Primärtumors* auch nach R0-Resektion der Lebermetastasen für den weiteren Verlauf verantwortlich. Besonders der Lymphknotenstatus des Primärtumors hat einen hoch signifikanten Einfluss auf die Prognose, da sich bei positiven Lymphknoten die 5-Jahres-Überlebenswahrscheinlichkeit fast halbiert (31, 177). Besonders augenfällig ist dies bei synchronen Lebermetastasen, da hier der unmittelbare Verlauf dieser Patientengruppe v.a. auch durch das Lokalrezidiv bestimmt wird. Ähnliche Gründe bedingen vermutlich auch den prognostischen Einfluss des Primärtumors in Bezug auf das Tumorgrading.

Der *Einfluss der Operationsmethode* auf die Prognose erscheint nicht ganz klar und ist vielschichtig. Einerseits kann bei ausgedehnten, erweiterten Leberresektionen eine entsprechend fortgeschrittene Tumorsituation vermutet werden, andererseits muss bei kleineren, jedoch extraanatomischen Resektionen eine nicht genügende Radikalität befürchtet werden. Prognostisch am günstigten ist vermutlich eine limitierte, d. h. Parenchym sparende, jedoch radikale, segmentorientierte Resektion mit einem Sicherheitsabstand von größer 1 cm. Dies reduziert die Rate an postoperativem Leberversagen und erhält dem Patienten die Chance auf eine Leberzweitresektion. Die wichtigsten prognostischen Faktoren vor bzw. nach Resektion kolorektaler Lebermetastasen sind in Tab. 32.**17** zusammengefasst.

In multivariaten Analysen der aufgeführten Parameter sind das Stadium des Primärtumors und die Größe der Lebermetastasen, bzw. deren prozentualer Leberanteil, die am häufigsten festgestellten unabhängigen prognostischen Faktoren.

Ergebnisse bei nichtkolorektalen Lebermetastasen

Bei nichtkolorektalen Lebermetastasen existieren keine größeren Patientenkollektive und in der Regel nur Einzelberichte. In einer Literaturzusammenstellung von Lorenz wurden am häufigsten Lebermetastasen von *Mammakarzinomen* aufgeführt und zusammen mit nachfolgender systemischer Chemotherapie eine mediane Überlebenszeit von 37 Monaten erzielt (106). Kein Patient nach Lebermetastasenoperation eines *Pankreas- oder Gallengangskarzinoms* überlebte 5 Jahre. Nach Resektion von *Hypernephrommetastasen* wurde eine 5-Jahres-Überlebensrate von 22 % erreicht.

Die Chance auf Heilung besteht bei Patienten mit Metastasen eines *neuroendokrinen Tumors*, sofern diese resektabel sind. In den wenigen Studien mit geringer Fallzahl wird über eine globale 5-Jahres-Überlebensrate von bis zu 79 % berichtet. Im Gegensatz hierzu liegt die 5-Jahres-Überlebensrate bei inoperablen Metastasen bei 28 % (21).

Beim *Dünndarmkarzinoid* hängt der weitere Verlauf vom Ausmaß der Metastasierung ab. Lebermetastasen können hier nicht nur die Prognose bestimmen, sondern auch die Lebensqualität beeinflussen. Durch eine Reduktion der hepatischen Tumormasse kann evtl. die Flushsymptomatik verringert werden. Während ohne weitere Therapie die 5-Jahres-Überlebensrate von Patienten mit Lebermetastasen bei nur 21% liegt, kann durch eine Leberresektion die 5-Jahres-Überlebensrate auf bis zu 70% verbessert werden.

Die Rolle der Lebertransplantation bei Lebermetastasen

Mit Ausnahme neuroendokriner Tumoren stellen Lebermetastasen keine Indikation zur Lebertransplantation dar. In den Anfangsjahren der Lebertransplantation wurde vereinzelt bei kolorektalen Lebermetastasen transplantiert und bis 1988 in Europa etwa 30 Patienten mit kolorektalen Lebermetastasen behandelt. Kein einziger Patient überlebte 5 Jahre (96). Bei neuroendokrinen Tumoren können bei entsprechender Selektion wesentlich günstigere Ergebnisse erzielt werden. In größeren Serien wird ein medianes Überleben von mehr als 60 Monaten angegeben (98). Im Hinblick auf den Mangel an Spenderorganen muss jedoch auch bei dieser Entität die Indikation zur Transplantation kritisch gestellt werden.

32.5.10 Palliative Therapie

Die Indikation zu lokalen Palliativmaßnahmen hängt von der Art des Primärtumors ab. Lediglich bei inoperablen Metastasen kolorektaler Karzinome kann in Rahmen von Studien die Therapie mittels regionaler Chemotherapie über ein Portsystem erwogen werden. Zur Palliativbehandlung von Metastasen hormonaktiver Tumoren kann bei medikamentös nicht beherrschbaren Symptomen in Einzelfällen ein operatives Debulking diskutiert werden. Alternativ steht die Chemoembolisation zur Verfügung.

Lokale ablative interstitielle Therapien

Bei technischer Irresektabilität oder Kontraindikationen für eine Operation könnnen lokale ablative Verfahren zum Einsatz kommen. Allen verschiedenen, z. T. noch in Evaluierung befindlichen Therapieansätzen ist eine Einschränkung in der Zahl und Größe der behandelbaren Metastasen gemeinsam. Sie sind nur dann angezeigt, wenn kein extrahepatisches Tumorwachstum vorliegt. Nach derzeitigem Wissensstand stellen sie bei resektablen Lebermetastasen keine Alternative zur Resektion dar.

Ohne Zweifel kann mit den physikalischen Methoden der Frierung oder Hyperthermie eine Zerstörung von Tumorgewebe erreicht werden, aber die Vollständigkeit der Maßnahme ist im Einzelfall unsicher – und damit auch die Frage der Kuration. Es besteht die Gefahr, dass diese Methoden unkritisch von in der Leberchirurgie weniger Versierten angewendet werden und dem Patienten vielleicht die Chance einer Heilung durch eine mögliche Resektion genommen wird. Zwar erlauben die lokalen Methoden eine Schonung gesunden Leberparenchyms im Vergleich zur formalen Resektion, jedoch ist dies eher bei der Behandlung des hepatozellulären Karzinoms in der Zirrhoseleber von Bedeutung. Bei Vorliegen von Lebermetastasen in meist nichtzirrhotischen Lebern ist dieser Vorteil weniger evident.

Kryotherapie

Die Tumordestruktion erfolgt hier durch lokale Hypothermie auf –160 bis –180°C. Dies wird erreicht, indem bei der Laparatomie laparoskopisch oder perkutan ultraschallgesteuert 5 mm dicke Sonden in den Tumor eingebracht werden. Durch Kühlung der Sondenspitze mit flüssigem Stickstoff wird ein bis zu 3 cm großer Eisball erzeugt, dessen Göße wiederum mittels Ultraschall verfolgt wird und der 1–2 cm bis über den Tumorrand hinausreichen muss.

Da mehrmaliges Frieren effektiver sein soll, wird nach teilweisem Auftauen mindestens ein weiterer Durchgang empfohlen. Obwohl größere perfundierte Gefäße vom Frierungsvorgang verschont bleiben sollen, verbietet sich eine Anwendung in direkter Nachbarschaft großer Gallengänge. Besonders gefürchtet sind in diesen Fällen auch das Auftreten von Gallengangsnekrosen mit Gallefisteln. Trotz des Vorschlags, bei größeren Metastasen mehrere Sonden an verschieden Stellen zu platzieren und damit doch noch eine komplette Behandlung zu erreichen, gilt nur eine Metastasengröße bis 5 cm als geeignet.

Die mit den momentan verfügbaren Geräten erforderliche Anwendungszeit von 20–40 min pro Läsion schränkt das Verfahren auch bezüglich der Anzahl der vorhandenen Metastasen relativ ein. Hinzu kommt ab einer gewissen Tumormasse die Gefahr des so genannten Tumorlyse-Syndroms mit Fieber, Thrombozytopenie und Myoglobinurie mit Nierenversagen in schweren Fällen.

Bei nahe an größeren Gefäßen lokalisierten Metastasen wird durch die Perfusion mit warmen Blut die Frierung der Herde vermindert. Die in diesen Fällen vorgeschlagene vaskuläre Okklusion nach Pringle erhöht dagegen das Risiko vaskulärer und biliärer Komplikationen. Langzeitergebnisse stehen nur spärlich zur Verfügung. In den wenigen größeren Serien werden – bei kurzen Nachbeobachtungszeitraum – der Anteil an tumorfrei Überlebenden mit bis zu 50% angegeben (122, 135, 158).

Hauptnachteil der Kryotherapie ist die Notwendigkeit, in der Regel eine Laparotomie durchführen zu müssen. Neuere Entwicklungen sind die Anwendung mittels Laparoskopie (28) oder durch perkutane Sondenapplikation (185).

Leitlinien der Deutschen Krebsgesellschaft zur Therapie von Lebermetastasen

Die kurative Resektion erfordert die Resektion aller erkennbaren Metastasen im Gesunden. Ein Sicherheitsabstand von 1 cm sollte eingehalten werden. Eine Leberresektion ist unter dem Aspekt der Prognoseverbesserung nicht sinnvoll, wenn der Tumor nicht im Gesunden entfernt werden kann, Lymphknoten im Lig. hepatoduodenale vorliegen oder wenn extrahepatisches Tumorwachstum nachgewiesen wird. Dies gilt nicht, wenn ein resektabler Primärtumor, ein resektables lokoregionäres Rezidiv oder einzelne resektable Lungenmetastasen vorliegen. Adjuvante oder neoadjuvante Therapiemaßnahmen sollten nur unter Studienbedingungen zum Einsatz kommen.

Interstitielle laserinduzierte Hyperthermie

Hier wird mittels Glasfaserkabeln die Energie eines Neodymium-YAG-Lasers übertragen. Diese verwandelt sich im Ziel in Hitze mit Induktion einer Koagulationsnekrose. Hierdurch soll es zu einer Degeneration und Verringerung des Tumorvolumens kommen. Die Sonden werden in Seldinger-Technik ultraschall- oder CT-gesteuert platziert; die Größe des Koagulationsprozesses wird mittels MRT überwacht. Da jede Faser nur eine Nekrose von ungefähr 1,5 cm Durchmesser bewirkt, müssen pro Läsion meist mehrere Sonden platziert werden. Aus diesem Grund dürfen die Metastasen nicht größer als 4 cm im Durchmesser sein. Die Anzahl sollte 5 nicht übersteigen, was den Indikationsbereich deutlich einschränkt.

Komplikationen der Behandlung sind Leberabszesse, subkapsuläre Hämatome und rechtsseitige Pleuraergüsse (211). Vorteilhaft im Vergleich zur Kryotherapie ist die perkutane Anwendbarkeit, ein Nachteil ebenfalls die Limitierung bezüglich Größe und Zahl der Metastasen. Ferner sind erst noch Studien notwendig, um den Überlebensvorteil für Patienten mit nichtresektablen Lebermetastasen, die derart behandelt werden, aufzuzeigen (211). Zu prüfen wären die lokalen ablativen Verfahren unter Umständen in einem Therapiekonzept mit einer nachgeschalteten systemischen Chemotherapie.

Interstitielle Hyperthermie durch Hochfrequenzstrom

Dieses Verfahren erlaubt mit relativ geringem apparativem Aufwand ebenfalls eine perkutane Destruktion von Lebermetastasen bis zu einer maximalen Größe von 5 cm. Einige Studien zeigen im Vergleich zum Spontanverlauf ein besseres medianes Überleben, sofern eine komplette Nekrose der Metastasen erzielt werden kann. Da bislang keine Ergebnisse über die Langzeitergebnisse der Hochfrequenztherapie vorliegen, sollten diesem Verfahren ausschließlich Patienten mit nichtresektablen Lebermetastasen zugeführt werden (7).

Die Evaluierung einer lokalen Tumordestruktion durch Kryotherapie oder interstitielle Laserkoagulation als konkurrierende Therapieverfahren mit kurativen Ziel erscheint im Rahmen von Studien sinnvoll. Bei Patienten mit nichtresektablen Metastasen neuroendokriner Tumore kann im Einzelfall eine Lebertransplantation indiziert sein.

Die Indikation zu den verschiedenen Palliativmaßnahmen wird vom Primärtumor bestimmt. Bei inoperablen, isolierten Metastasen kolorektaler Karzinome sollte eine intraarterielle, regionale Chemotherapie nur im Rahmen von Studien durchgeführt werden.

32.5.11 Nachsorge und Rehabilitation

Der Wert einer strukturierten Nachsorge zur Rezidivfrüherkennung nach Resektion von Lebermetastasen ist nicht durch Studien belegt. Allerdings können, wie oben ausgeführt, 20 % der Patienten mit einem Rezidiv von Lebermetastasen eines kolorektalen Karzinoms einer erneuten R0-Resektion zugeführt werden. Dies ist einer der wesentlichen Gründe für eine regelmäßige Nachsorge bei diesen Patienten (alle 6 Monate klinische Untersuchung, Sonographie Abdomen, Röntgen-Thorax, gegebenenfalls Tumormarker).

32.6 Knochenmetastasen

32.6.1 Pathologie und Pathomorphologie

Metastasen sind der häufigste Knochentumor und ab dem 40. Lebensjahr die primäre Differenzialdiagnose einer osteolytischen oder sklerosierenden Knochenläsion. Das Skelettsystem wird entsprechend der Kaskadentheorie auf hämatogenem Weg entweder primär (Vertebralvenenplexus), sekundär (Cavatyp) oder tertiär (Pfortadertyp) metastatisch befallen, wobei sich in der Regel (85–90 %) bereits makroskopisch multiple Knochenmetastasen finden (32, 82).

Auf die Primärtumoren von Lunge, Mamma, Prostata und Niere entfallen dabei 80 % aller Fälle (128). Die meisten Metastasen manifestieren sich im gut durchbluteten roten Knochenmark des Achsenskeletts (Wirbelsäule, Schädel, Rippen, Becken und proximale Röhrenknochen), während im peripheren Skelettsystem Metastasen nur ausnahmsweise gefunden werden (Tab. 32.**18**). Gelegentlich entstehen Knochenmetastasen auch per continuitatem. Nur 10 % der Knochenmetastasen sind primär solitär.

Tabelle 32.**18** Lokalisation von Skelettmetastasen (32)

Lokalisation	Häufigkeit (%)
Wirbelsäule	61,8
Femur	10,4
Rippen	9,5
Schädel	8,8
Becken	4,7
Sternum	2,1
Humerus	1,3
Sonstige	1,4

Tabelle 32.**19** Häufigkeit von Komplikationen bei Skelettmetastasen (25)

Komplikation	Häufigkeit (%)
Hyperkalzämie	19
Pathologische Fraktur langer Röhrenknochen	19
Spinale Kompression	10
Knochenmarkversagen/leukoerythroblastische Anämie	9

Die meisten Tumoren produzieren Osteoklasten aktivierende Substanzen (z. B. PTH-rP beim Mammakarzinom). Die daraus resultierende Osteolyse führt wiederum zur Sekretion von Wachstumsfaktoren (TGFβ), die die Wirkung von PTH-rP verstärken (129). Die genaue Ursache der histologischen und röntgenologischen Korrelate der Metastaseneinwirkung auf den Knochen sind noch immer nicht vollständig geklärt. Morphologisch zeigen sich *überwiegend osteolytische Wachstumsformen* mit durchbrochener Kortikalis und nur noch Resten von Knochenbälkchen, welche vor allem bei Mamma-, Nieren- und Schilddrüsenkarzinomen beobachtet werden.

Davon müssen *osteoplastische Metastasen*, bei denen eine reaktive Osteosklerose überwiegt, abgegrenzt werden. Sie sind die bevorzugte Wachstumsform beim Prostata-, seltener beim Mamma- oder Bronchialkarzinom. Auch gemischt osteoklastisch-osteoblastische Herde werden beobachtet.

32.6.2 Klinische Symptomatik

Dumpfe, intermittierende Knochenschmerzen sind das klinische Leitsymptom der Skelettmetastasen. Sie treten in ein bis zwei Drittel aller Patienten auf. Typischerweise sind diese nächtlich verstärkt und zeigen durch Ruhigstellung keine Besserung. Radikuläre Beschwerden, Paresen oder Sensibilitätsstörungen weisen bei Metastasen im Bereich der Wirbelsäule auf einen drohenden Querschnitt hin. Pathologische Frakturen äußern sich durch plötzliche Schmerzen, Schwellung, abnorme Knochenstellung und Bewegungseinschränkung. Internistische Komplikationen umfassen eine Hyperkalzämie sowie eine „leukoerythroblastische Anämie" (Tab. 32.**19**).

32.6.3 Diagnostik

Labordiagnostik

Eine erhöhte BSG oder eine Anämie kann ein erster Hinweis auf Skelettmetastasen sein, ebenso eine Erhöhung von Calcium, Phosphat, alkalischer Phosphatase im Serum und Hydroxyprolinausscheidung im Urin. Beim Prostatakarzinom ist häufig die saure Phosphatase erhöht (20–75 %). Insgesamt sind diese Laboruntersuchungen jedoch unspezifisch und lassen keinen Rückschluss auf das Ausmaß der Knochenmetastasierung zu. Lediglich bei massiver Osteodestruktion durch eine Knochenmetastase kann ein Hyperkalzämie-Syndrom beobachtet werden.

Bildgebende Verfahren

Das Standardverfahren zur Diagnostik symptomatischer Knochenmetastasen stellt die *Röntgenaufnahme* des betroffenen Bezirks in 2 Ebenen dar. Hierdurch können Herde ab einer Größe von 1 cm erkannt werden. Die *Kernspintomographie* erlaubt eine Früherkennung noch vor radiologischen Veränderungen sowie die exakte Größenlokalisation der Metastase und ihre Beziehung zu den umgebenden Weichteilen, insbesondere bei Wirbelsäulenmetastasen mit fraglicher spinaler oder radikulärer Beteiligung. Sie hat mittlerweile Myelographie und konventionelle Röntgen-Schichtaufnahmen verdrängt.

Als Screening-Methode bei asymptomatischen Skelettmetastasen wird bevorzugt die *Szintigraphie* mit ^{99m}Tc-Diphosphonaten verwendet, die jedoch bei kleinen osteolytischen Metastasen aufgrund mangelnder Ortsauflösung falsch negative Befunde liefern kann. Insbesondere beim Prostatakarzinom erfasst sie bereits im Frühstadium bis zu 95 % aller Metastasen. Da die Spezifität nur gering ist, erfordert sie stets eine weitergehende Röntgen- bzw. MRT-Diagnostik (STIR-Sequenz: „short tau of inversion recovery", T1-gewichtete Sequenzen, Fettunterdrückung und Kontrastmittel).

Im Bereich des Achsenskeletts besitzt die MRT mittlerweile eine höhere Sensitivität als die Szintigraphie. Bei den peripheren Skelettabschnitten kann sie die Szintigraphie bislang noch nicht ersetzen (169). In Regionen mit komplexer Skelettanatomie (z. B. Wirbelbögen, Processus articulares) stellt die CT ein sehr gutes Diagnostikum für die Abklärung metastasenverdächtiger Befunde dar. Invasive Untersuchungsverfahren (Biopsie, Angiographie, etc) sind Ausnahmefällen vorbehalten.

32.6.4 Indikationsstellung

Aufgrund der oben genannten tumorbiologischen Aspekte ist eine kurative Behandlung von Knochenmetastasen in der Regel nicht möglich. Ziele der palliativen Behandlung sind in erster Linie Schmerzlinderung sowie Erhalt bzw. Wiederherstellung von Stabilität und

Funktion des betroffenen Skelettabschnitts und damit Verbesserung der Lebensqualität oder zumindest Erleichterung der Pflege (128). Maßgeblich für die Wahl des Therapieverfahrens ist, dass mit den am wenigsten belastenden Maßnahmen der maximale Effekt erzielt wird.

Absolute Operationsindikationen bestehen bei pathologischen Frakturen der langen Röhrenknochen, des Beckens und der Wirbelsäule, sowie bei Wirbelmetastasen mit spinaler oder radikulärer Kompression und bei peripheren Nervenkompressionssyndromen. Unter konservativer Therapie im Gips kommt es durch Weiterwachsen des Tumors nicht zu einer Ausheilung der pathologischen Fraktur, sodass die Indikation zur Operation frühzeitig gestellt werden sollte.

Relative Indikationen stellen die drohende Fraktur und spinale oder radikuläre Kompression dar oder ein Tumorprogress unter lokaler Strahlen- oder systemischer Therapie. Als kritische Grenze für eine drohende Fraktur gelten eine Destruktion von mehr als 50 % der Kortikalis eines langen Röhrenknochens oder Osteolysen mit mehr als 2,5 cm Durchmesser (43). Kontraindikationen sind moribunde Patienten mit einer geringen Lebenserwartung (<4 Wochen).

32.6.5 Operative Therapie

Mit Ausnahme der seltenen isolierten Knochenmetastase steht therapeutisch nicht die radikale, sondern allenfalls marginale Tumorentfernung im Vordergrund. Wesentliches Kriterium ist vielmehr die rasche Mobilisierungs- und Belastungsfähigkeit. Hierzu steht nahezu die gesamte Palette von gebräuchlichen Operationsverfahren zur Verfügung (Tab. 32.**20**).

Zur Stabilisierung ohne Tumorentfernung eignet sich die intramedulläre Schienung mittels Mark- oder Bündelnägeln. Plattenosteosynthesen hingegen erfordern eine ausreichende knöcherne Abstützung, die im tumordestruierten Knochen nicht gegeben ist. Eine stabile Verankerung lässt sich häufig mit Verbundosteosynthesen erreichen, bei denen nach Kürretage des Tumorgewebes Metallimplantate in Kombination mit Knochenzement eingebracht werden. Die verwendeten Polymethylacrylate haben eine der Knochenkortikalis vergleichbare Druckfestigkeit und erlauben auch bei metaphysären Frakturen eine hinreichende Stabilisierung.

Im *Bereich des Beckens* wird meist eine Abstützung von Gelenkprothesen ermöglicht. An der Wirbelsäule wird die Verbundosteosynthese zur ventralen und dorsalen Spondylodese verwendet. Therapeutische Nebeneffekte des Konchenzementes durch die Hitzeentwicklung während der Polymerisation sind die Blut stillende Wirkung sowie die Zerstörung von Tumorzellen in unmittelbarer Umgebung.

Bei *isolierten Metastasen* wird die Resektion des Herdes in toto angestrebt. Zur Wiederherstellung der Funktionsfähigkeit sind gegebenenfalls eine Interpositionsplastik, Implantation von Endo- bzw. Tumorprothesen oder gar der Ersatz ganzer Knochen erforderlich. Diese aufwändigen Rekonstruktionen weisen eine erhebliche Komplikationsrate auf und sollten nur unter strenger Indikationsstellung und von erfahrenen Tumorchirurgen durchgeführt werden.

Tabelle 32.**20** Operationsverfahren bei Skelettmetastasen (128)

Tumorentfernung	Stabilisierung
Keine	intramedulläre Schienung
Kürretage	Verbundosteosynthese
Resektion	Interpositionsplastik Endoprothesen Tumorprothesen Ersatz ganzer Knochen
Dekompression des Rückenmarks	ventrale, dorsale, ventrodorsale Fusion der Wirbelsäule
Amputation, Exartikulation, Hemipelvektomie	keine

Eine Amputation, Exartikulation oder sogar Hemipelvektomie ist selten bei therapierefraktären Schmerzen oder bei riesigen, exulzerierten Metastasen zu erwägen, wenn keine chirurgischen Rekonstruktionsmöglichkeiten bestehen.

Bei *Wirbelsäulenmetastasen* ist das primäre Ziel der Operation die Beseitigung der Kompression auf Myelon bzw. Duralsack und Nervenwurzeln. Bei entsprechender neurologischer Symptomatik ist eine Notfallindikation gegeben, da bei bereits eingetretener Querschnittlähmung nur selten eine Erholung des Rückenmarks zu erwarten ist. Bei dorsalem Zugang wird die Dekompression durch eine Laminektomie über mehrere Segmente, von ventral durch die vollständige Entfernung des betroffenen Wirbelkörpers unter Einschluss der benachbarten Bandscheiben erzielt. Da hierdurch ein weiterer Stabilitätsverlust bei ohnehin tumorbedingter Instabilität resultiert, ist zusätzlich eine stabile Spondylodese erforderlich. Zugang und Wahl des Verfahrens hängen von der Lokalisation, Art des Primärtumors und Ausdehnung der Metastasierung sowie vom Allgemeinzustand des Patienten ab.

Sofern keine Instabilität oder neurologische Symptomatik und gute Ansprechbarkeit auf systemische oder Strahlentherapie vorliegen, sind bei Wirbelsäulenmetastasen Orthesen indiziert.

32.6.6 Multimodale Therapieverfahren

Die oben genannten absoluten Operationsindikationen sind allgemein akzeptiert. Sofern makroskopisch Tumor zurückgeblieben ist, sollte postoperativ eine Nachbestrahlung erfolgen, um ein erneutes Wachstum des Tumors zu verhindern oder zumindest zu verzögern. Bei R0-Resektion ist eine adjuvante Radiatio nicht indiziert und wird nur dann durchgeführt, wenn ein Lokalrezidiv auftritt.

Tabelle 32.**21** Prognose von Skelettmetastasen (25)

Primärtumor	Medianes Überleben (Monate)	5-Jahres-Überleben (%)
Myelom	20	10
Mamma	24	20
Prostata	40	25
Lunge	<6	<5
Niere	6	10
Schilddrüse	48	40
Melanom	6	5

Tabelle 32.**22** Palliative Ergebnisse der Knochenmetastasenchirurgie (220)

Metastasenlokalisation	Klinischer Effekt	n (%)
Becken, proximaler Femur	volle Gehfähigkeit	84 (62)
	Gehhilfe	36 (26)
	nicht gehfähig	16 (12)
	gesamt	*136 (100)*
Obere Extremität	Gebrauchsfähigkeit	44 (96)
	wesentliche Einschränkung	2 (4)
	gesamt	*46 (100)*
Wirbelsäulenmetastasen		
• radikuläre Läsionen	voll reversibel	12 (46)
	partiell reversibel	5 (19)
	persistierend	9 (35)
	gesamt	*26 (100)*
• partieller Querschnitt	Besserung	14 (78)
	unverändert	4 (22)
	gehfähig	18 (100)
	gesamt	*18 (100)*
• kompletter Querschnitt	Verbesserung	0
	gesamt	*9 (100)*

Stehen klinisch Schmerzen oder Frakturgefahr im Vordergrund, konkurriert die Strahlentherapie mit der Chirurgie, wobei die Indikationsstellung zum einen oder anderen Verfahren stets interdisziplinär festgelegt werden muss. Maßgeblich sind dabei in erster Linie Metastasierungsgrad, Tumorstadium, Strahlenempfindlichkeit und Dynamik des Tumorleidens. Wird bei Rückenmarkdekompression notfallmäßig bestrahlt, müssen aufgrund des begleitenden Strahlenödems hochdosiert Steroide verabreicht und auf nicht zu hohe Gesamtstrahlendosen geachtet werden. Asymptomatische Metastasen stellen keine Indikation zur Bestrahlung dar.

Bei diffuser Metastasierung kann eine systemische Halbseitenbestrahlung diskutiert werden. Eine gute Schmerzpalliation wird hier insbesondere bei der fraktionierten Bestrahlung bis 17,5 Gy erzielt, bei allerdings erhöhter Toxizität und verzögertem Wirkungseintritt. Vergleichbare Ergebnisse wie bei der externen Strahlentherapie werden mit systemischen Radionukliden, z. B. ^{131}Jod-Therapie beim gut differenzierten Schilddrüsenkarzinom und ^{32}Phosphor- und ^{89}Strontium beim Prostatakarzinom erreicht, wobei die Hämatotoxizität berücksichtigt werden muss.

Durch die Strahlentherapie ist eine Schmerzlinderung in 80 %, ein vorübergehender Stillstand progredienter Metastasen in 50–80 % und eine objektivierbare Reossifikation in 50 % zu erreichen (82, 202).

Ein relativ neues Therapiekonzept wird mit dem Einsatz von Biphosphonaten (Etidronate) verfolgt. Neben einer Vielzahl anderer antiproliferativer Effekte hemmen diese inbesondere die Osteoklastenfunktion und durchbrechen so den Circulus vitiosus von Osteolyse und Produktion von tumorstimulierenden Wachstumsfaktoren (167).

Zusätzlich zur lokalen Knochenmetastasentherapie muss, abhängig vom Primärtumor, interdisziplinär über eine systemische Chemo-, Hormon- bzw. Antihormonbehandlung entschieden werden.

32.6.7 Prognose

Die Überlebensprognose von Patienten mit Knochenmetastasen wird im Wesentlichen von der Art der zugrunde liegenden Primärtumoren bestimmt. Beim Prostatakarzinom beträgt das mediane Überleben 40 Monate, beim Bronchialkarzinom oder Melanom jedoch weniger als ein halbes Jahr (Tab. 32.**21**).

Sofern Komplikationen auftreten, ist ein medianes Überleben im gesamten Kollektiv von nur noch 9–11 Monaten zu erwarten. Wird eine Knochenmetastase im Gesunden entfernt, liegt die lokale Rezidivrate unter 10 %, sodass die Patienten selbst bei einer onkologisch marginal radikalen Resektion an anderen Ausprägungen des Tumorleidens versterben (128).

Durch die operative Therapie kann bei der Mehrzahl der Patienten durch die Operation die Geh- bzw. Gebrauchsfähigkeit der Extremität erhalten werden. In einer Serie von Weiss et. al. konnte auch bei Wirbelsäulenmetastasen mit radikulärer oder partieller Querschnittsymptomatik in 65 % bzw. 78 % eine Besserung der Beschwerden erzielt werden. Ein kompletter Querschnitt war bei keinem einzigen Patienten reversibel (220) (Tab. 32.**22**).

32.7 Zerebrale Metastasen

32.7.1 Pathologie und Pathomorphologie

Geschätzt treten bei etwa 20 % aller malignen Erkrankungen zu irgendeinem Zeitpunkt Hirnmetastasen auf. Mit der größten Wahrscheinlichkeit kommt es zu einer zerebralen Metastasierung beim malignen Melanom sowie Bronchial-, Mamma-, Nieren- und Schilddrüsenkarzinomen. Über die Hälfte aller Hirnmetastasen sind entweder auf Bronchial- oder Mammakarzinome zurückzuführen. Unabhängig vom Primärtumor handelt es sich dabei in 80–85 % um synchrone Metastasen, 50 % treten multipel auf (95, 208).

32.7.2 Klinische Symptomatik

Kopfschmerzen (56%) sind das dominierende Symptom bei Patienten mit Hirnmetastasen, gefolgt von Bewegungsstörungen der Extremitäten (23%) und Persönlichkeitsveränderungen, Verwirrtheitszuständen und Hör-/Sehstörungen. Die Trias Kopfschmerzen, Übelkeit und Erbrechen muss den Verdacht auf erhöhten Hirndruck erwecken (6).

32.7.3 Diagnostik

Die Röntgenübersichtsaufnahme kann indirekt auf eine zerebrale Metastasierung hinweisen, indem eine lokale Destruktion des knöchernen Schädels oder indirekte Hirndruckzeichen (vermehrte Impressiones digitae, Erweiterung der Schädelnähte, Ballonierung der Sella turcica) gezeigt werden.

Zur Detektion und Lokalisation von Hirnmetastasen ist jedoch eine Schichtbilduntersuchung des Gehirns unverzichtbar. Das MRT weist dabei bezüglich der Detektion von zerebralen Metastasen gegenüber der kraniellen Computertomographie eine höhere Exaktheit auf und stellt daher das diagnostische Verfahren der Wahl dar (95). Differenzialdiagnostisch muss immer ein Hirnabszess oder ein höhergradiger hirneigener Tumor (z. B. Glioblastom) ausgeschlossen werden. Hierbei kann im Einzelfall eine Angiographie hilfreich sein.

32.7.4 Indikationsstellung

Die Resektion von Hirnmetastasen wird fast ausnahmslos in *palliativer Intention* durchgeführt. Eine Heilung des Tumorleidens ist nur in wenigen Ausnahmefällen beschrieben (6). Bei entsprechender Selektion kann durch die Metastasenresektion jedoch eine Lebensverlängerung und Verbesserung der Lebensqualität erzielt werden. Zwei prospektive randomisierte Studien, welche bei solitären Hirnmetastasen Resektion und Nachbestrahlung versus alleinige Bestrahlung verglichen, zeigten im chirurgischen Arm sowohl ein signifikant längeres Überleben als auch eine bessere neurologische Funktion, sodass diese Therapie heute als Standardverfahren gilt (140, 207).

70% der Patienten, bei denen eine solitäre Metastase reseziert wurde, versterben letztlich an anderen Tumormanifestationen und nicht aufgrund neurologischer Komplikationen (207).

Nicht alle Patienten profitieren jedoch von einer chirurgischen Therapie der Hirnmetastasen. Die Indikationsstellung zur Operation hängt dabei von klinischen Kriterien, der Anzahl und Lokalisation der Metastasen sowie von der Art des Primärtumors ab. Insbesondere macht eine Resektion nur dann Sinn, sofern die extrazerebrale Tumormanifestation limitiert oder „kontrollierbar" ist. Eine Lebenserwartung <4 Monate bedeutet eine Kontraindikation zur Hirnmetastasenresektion.

Wesentliche *Selektionskriterien* stellen neben allgemeinen und kardiovaskulären Vorerkrankungen der Allgemeinzustand (Karnofsky-Index >70%) sowie das Ausmaß der neurologischen Beeinträchtigung dar. Solche Patienten, deren neurologische Funktion sich durch Kortikosteroide bessert, haben auch eine höhere Wahrscheinlichkeit einer postoperativen Erholung. Die Operationsindikation ist in der Regel nur bei solitären Herden gegeben. Des Weiteren haben infratentoriell und solche an funktionell kritischen Stellen (motorischer Kortex, Sprachzentrum) lokalisierte Metastasen ein erheblich erhöhtes operatives Risiko.

Andererseits stellen aber gerade Metastasen der hinteren Schädelgrube aufgrund geringer Kompensationsräume eine besondere Gefährdung für den Patienten dar. Darüber hinaus führen diese Prozesse häufig zu einem Hydrozephalus occlusus und sind deshalb bei ausreichendem Allgemeinzustand rasch operationsbedürftig. Dieses muss stets, abhängig vom Primärtumor, mit der Ansprechbarkeit auf andere Therapieverfahren abgewogen werden. So sollten beispielsweise Hirnmetastasen von Lymphomen, kleinzelligen Bronchialkarzinomen oder Keimzelltumoren, welche besonders chemotherapieempfindlich sind, primär nicht chirurgisch behandelt werden. Nierenzellkarzinome, Sarkome und Melanome sind überwiegend chemo- und strahlentherapieresistent und sind daher für eine Metastasenresektion eher geeignet.

Auch Patienten mit zerebralen Rezidivmetastasen können unter Umständen einer erneuten Resektion zugeführt werden, wobei perioperatives Risiko und Überlebensprognose vergleichbar mit dem Ersteingriff sind (11).

32.7.5 Operative Therapie

Bei der Resektion von Hirnmetastasen kommen, wie bei primären Hirntumoren, mikrochirurgische Verfahren zur Anwendung. In der Regel wird eine Resektion in toto ohne Mitnahme von umgebendem Hirngewebe durchgeführt. Zugang und Technik hängen im Wesentlichen von der Größe und Lokalisation der Metastase(n) ab. Durch neuere technische Entwicklungen, wie intraoperativer Ultraschall oder funktionelles Mapping, ist die Resektion von Hirnmetastasen mittlerweile mit einer relativ niedrigen perioperativen Letalität (0–10%) und Morbidität (neurologisch: 0–13%; nichtneurologisch: 0–20%) möglich (95).

32.7.6 Multimodale Therapie

Bislang wurde in den meisten Zentren nach Resektion von solitären Metastasen routinemäßig eine adjuvante Ganzschädelbestrahlung durchgeführt. Retrospektive Studien hatten diesbezüglich teilweise einen positiven, zum Teil aber auch keinen Effekt gezeigt. Beobachtungen über irreversible neurologischen Komplikationen haben dazu geführt, dass die adjuvante Ganzschädelbestrahlung zunehmend infrage gestellt wird und sich mittlerweile ein differenzierteres Behandlungskonzept entwickelt. So werden derzeit überwiegend nur noch

Patienten mit multiplen Metastasen, intrazerebralem Residualtumor und radiosensitiven Tumoren mit hohem Rezidivrisiko nachbestrahlt (95, 208).

Als alternatives, wenig invasives Verfahren wird zunehmend die stereotaktische Radiochirurgie propagiert (95, 207, 208, 227). Hierbei können unter Verzicht auf eine Kraniotomie mit dem „Gamma-Messer" oder einem Linearbeschleuniger unter stereotaktischer Platzierung Metastasen mittels ionisierender Strahlen lokal destruiert werden. Mit diesem Verfahren können auch konventionell neurochirurgisch nicht erreichbare Läsionen behandelt werden. Allerdings ist dieses Verfahren technisch auf Metastasen einer Größe von < 3 cm beschränkt.

Inwieweit die stereotaktische Radiochirurgie die konventionelle Metastasenresektion zukünftig ersetzen kann, ist derzeit noch offen, da bislang vorliegende retrospektive Studien zu divergierenden Ergebnissen kommen. So berichten Auchter et al. bei 122 mit stereotaktischer Radiochirurgie behandelter Patienten mit solitären Metastasen über ein längeres medianes Überleben (56 versus 43 Wochen) als nach Metastasenresektion (5). Bindal et al. hingegen konnten ein signifikant längeres Geamtüberleben (16,4 versus 7,5 Monate) nach konventioneller Chirurgie zeigen (10). Ergebnisse prospektiver Studien stehen noch aus.

Derzeit sind beide Verfahren mehr als komplementäre, denn als konkurrierende Therapieformen anzusehen. So werden solitäre, größere Hirnmetastasen reseziert. Die Radiochirurgie wird für Herde empfohlen, die konventionell chirurgisch nicht zugänglich sind, bei fortgeschrittener Tumorerkrankung oder medizinischer Kontraindikationen zur Resektion sowie als Teil eines multimodalen Konzepts bei multiplen Metastasen (95).

32.7.7 Prognose

Unabhängig vom zugrunde liegenden Primärtumor werden nach Resektion von Hirnmetastasen in der Literatur 1-Jahres-Überlebensraten von 44% angegeben, in einzelnen Zentren über 50% (95). Die ungünstigste Überlebensprognose weisen dabei Patienten mit Metastasen eines Melanoms oder kolorektalen Karzinoms auf. Beim Nierenzellkarzinom werden hingegen 2-Jahres-Überlebensraten über 30% erreicht (Tab. 32.**23**) (95).

Tabelle 32.**23** Prognose nach Resektion von Hirnmetastasen verschiedener Primärtumoren (95)

Primärtumor	Medianes Überleben (Monate)	1-Jahres-Überleben (%)	2-Jahres-Überleben (%)
Melanom	7	25	16
Lunge	12	51	28
Niere	10	47	35
Mamma	12	57	18
Kolon	9	27	0

Bei strikter Patientenselektion werden nach Resektion von Rezidivmetastasen 2- bzw. 5-Jahres-Überlebensraten (26% bzw. 17%) mit einer medianen Überlebenszeit von 11,5 Monaten berichtet (11). Unter Anwendung eines Risikoscores (Grad I bis V), welcher 5 negative prognostische Kriterien bewertet (Karnofsky-Index ≤ 70, extrazerebraler Tumor vorhanden, Melanom oder Mammakarzinom, Alter ≥ 40 Jahre, rezidivfreies Intervall < 4 Monate), wird eine 5-Jahres-Überlebensrate von 57% mitgeteilt, sofern nur ein Risikofaktor vorliegt. Bei 2–4 Risikofaktoren (II–IV) beträgt das mediane Überleben 13,4, 6,8 bzw. 3,4 Monate. Eine Re-Resektion von Hirnmetastasen sollte daher stets bei Grad I und II, gegebenenfalls bei Grad III erwogen werden. Grad IV bzw. V stellen keine Operationsindikation mehr dar (11).

Literatur

1. Aberg T. Selection mechanisms as major determinant of survival after pulmonary metastasectomy. Ann Thorac Surg 1997; 63: 611–612
2. Adson MA, van Heerden JA. Major hepatic resection for metastatic colorectal cancer. Ann Surg 1980; 191: 576–583
3. Adson MA, van Heerden JA, Adson MH. Resection of hepatic metastases from colorectal cancer. Arch Surg 1984; 119: 647–651
4. Anyanwu E, Krysa S, Buelzebruck H, Vogt-Moykopf I. Pulmonary metastasectomy as secondary treatment for testicular tumors. Ann Thorac Surg 1994; 57: 1222–1228
5. Auchter RM, Lamond JP, Alexander E, et al. A multiinstitutional outcome and prognostic factor analysis for radiosurgery for resctable single brain metastasis (comment in: Int J Radiat Oncol Biol Phys 1996; 36: 511–513). Int J Radiat Oncol Biol Phys 1996; 35: 27–35
6. Bauer BL. Diagnostik und Therapie zerebraler und vertebrospinaler Metastasen. In: Rothmund M, Hrsg. Metastasenchirurgie: Pathologie, bildgebende Diagnostik, Indikation, Verfahrenswahl. Stuttgart, New York: Thieme; 1989: 94–105
7. Becker D, Hansler JM, Strobel D, Hahn EG. Percutaneous ethanol injection and radio-frequency ablation for the treatment of nonresectable colorectal metastases – techniques and results. Langenbeck's Arch Surg 1999; 384 (4): 339–343.
8. Belghiti J. Synchronous and resectable hepatic metastases from colorectal cancer. Should a minimal interval be respected before performing hepatic resection? Ann Chir 1990; 44: 427–432
9. Billingsley KG, Burt ME, Jara E, et al. Pulmonary metastases from soft tissue sarcoma: analysis of patterns of diseases and postmetastasis survival. Ann Surg 1999; 229: 612
10. Bindal AK, Bindal RK, Hess KR, et al. Surgery versus radiosurgery in the treatment of brain metastasis (comment in J Neurosurg 1997; 86: 165–170). J Neurosurg 1996; 84: 748–754
11. Bindal RK, Sawaya R, Leavens ME, Hess KR, Taylor SH. Reoperation for recurrent metastatic brain tumors. J Neurosurg 1995; 83: 600–604
12. Bismuth H. Surgical anatomy and anatomical surgery of the liver. World J Surg 1982; 6: 3–9
13. Bismuth H, Adam R, Levi F, et al. Resection of nonresectable liver metastases from colorectal cancer after neoadjuvant chemotherapy. Ann Surg 1997; 224: 2165–1268
14. Borson O, Frering V, Gaillard C, Pellet O, Barral FG, Valette PJ. General review of the value of hepatic MRI in the diagnosis and preoperative staging of liver metastasis from colon and rectum cancer. Ann Chir 1999; 53 (59): 397–405

15. Brister SJ, De Varenne B, Gordon PH, Sheiner NM, Pym J. Contemporary operative management of pulmonary metastases of colorectal origin. Dis Colon Rectum 1988; 31: 786–792
16. Cagini L, Nicholson AG, Norwich A, Goldstraw P, Pastorino U. Thoracic metastasectomy for germ cell tumours: long term survival and prognostic factors. Ann Oncol 1998; 9: 1185–1191
17. Cahan WG, Castro EB. Significance of a solitary lung shadow in patients with breast cancer. Ann Surg 1975; 181: 137–143
18. Campbell CA, Burns C. Regional chemotherapy devices: effect of experience and anatomy on complications. J Clin Oncol 1993; 11: 822–826
19. Carney DN. Molecular biology of cancer. Ir J Med Sci 1990; 159 (6): 171
20. Carter SR, Grimer RJ, Sneath RS, Matthews HR. Results of thoracotomy in osteogenic sarcoma with pulmonary metastases. Thorax 1991; 46: 727–731
21. Carty SE, Jensen RT, Norton JA. Prospective study of aggressive resection of metastatic pancreatic endocrine tumors. Surgery 1992; 112: 1024–1032
22. Chang AE, Steinberg SM, Culnane M, White ED. Determinants of survival in patients with unresectable colorectal liver metastases. J Surg Oncol 1989; 40: 243–251
23. Charnley RM, Morris DL, Dennison AR, Amar SS, Hardcastle JD. Detection of colorectal liver metastases using intraoperative ultrasonography. Br J Surg 1991; 78: 45–48
24. Choong FM, Pritchard DJ, Rock MJ, Sim FH, Frassica FJ. Survival after pulmonary metastasectomy in soft tissue sarcoma. Acta Orthop Scand 1995; 66: 561–568
25. Coleman RE. Skeletal complications of malignancy. Cancer 1997; 80: 1588–1594
26. Cox JE, Chiles C, MvManus CM, Aquino SL, Choplin RH. Transthoracic needle aspiration biopsy: variables that affect risk of pneumothorax. Radiology 1999; 212: 165–168
27. Curtis JJ, Parker PM, McKenney CA, et al. Incidence and predictors of supraventricular dysrhythmias after pulmonary resection. Ann Thorac Surg 1998; 66: 1766–1671
28. Cuschieri A. Laparoscopic management of cancer patients. J Roy Coll Surg (Edin) 1995; 40: 1–9
29. De Giacomo T, Rendina RA, Venuta F, Ciccone AM, Coloni GF. Thoracoscopic resection of solitary lung metastases from colorectal cancer is a viable therapeutic option. Chest 1999; 115 (5): 1441–1443
30. Delva E, Barberousse JP, Nordlinger B, et al. Hemodynamic and biochemical monitoring during major liver resection with the use of hepatic vascular exclusion. Surgery 1984; 95: 309–318
31. Doci R, Gennari L, Bigamini T, Montalto F, Morabito A, Bozetti F. One hundred patients with hepatic metastases in colorectal cancer treated by resection: analysis of prognostic determinants. Br J Surg 1991; 78: 797–801
32. Dominok G. Knoch HG. Knochengeschwülste und geschwulstähnliche Knochenerkrankungen. Jena: Fischer; 1971.
33. Dowling RD, Landreneau RJ, Miller DL. Video-assisted thoracoscopic surgery for resection of lung metastases. Chest 1998; 113: 2–5
34. Eckersberger F. Leitlinien zur Minimal-Invasiven Chirurgie in der onkologischen Thoraxchirurgie. Langenbeck's Arch Chir 1997; Suppl II: 246–249
35. Eder M, Weiss M. Hämatogene Lebermetastasen – humanpathologische Grundlagen. Chirurg 1991; 62: 705–709
36. Edmondson HA, Peters RL. Neoplasms of the liver. In: Schiff L, Schiff EL, eds. Diseases of the liver. Philadelphia: Lippincott; 1987: 1103–1158
37. Elias D, Desruennes E, Lasser P. Prolonged intermittent clamping of the portal triad during hepatectomy. Br J Surg 1991; 78: 42–44
38. Elias D, Lasser Ph, Hoang JM, et al. Repeat hepatectomy for cancer. Br J Surg 1993; 80: 1557–1562
39. Elias D, Lasser P, Rougier P, Ducreux M, Bognel C, Roche A. Frequency, technical aspects, results and indications of major hepatectomy after prolonged intra-arterial hepatic chemotherapy for initially unresectable hepatic tumor. J Am Coll Surg 1995; 180: 213–219
40. Faenza A, Cunsolo A, Selleri S, Lucarelli S, Farnetti PA, Gozzetti G. Correlation between plasma or blood transfusion and survival after curative surgery for colorectal cancer. Int Surg 1993; 77: 264–269
41. Fernandez- Trigo V, Shamsha F, Sugarbaker Ph. Repeat liver resections from colorectal metastasis. Surgery 1996; 117: 296–304
42. Ferruci JT. Liver tumor imaging: current concepts. AJR 1990; 150: 473–484
43. Fidler M. Incidence of fracture through metastases in long bones. Acta Orthop Scand 1981; 52: 623
44. Finan PJ, Marchal RJ, Cooper EH, Giles GR. Factors affecting survival in patients presenting synchronous hepatic metastases from colorectal cancer: A clinical and computer analysis. Br J Surg 1985; 72: 373–377
45. Finley RK, Verazin GT, Driscoll TL, et al. Results of surgical resection of pulmonary metastases of squamous cell carcinoma of the head and neck. Am J Surg 1992; 164: 594–597
46. Folkman J, Langer R, Linhardt RJ, Hauenschild C, Taylor S. Angiogenesis inhibition and tumour regression caused by heparin or a heparin fragment in the presence of cortisone. Science 1983; 221: 719–725
47. Fong Y, Karpeh M, Mayer K, Brennan MF. Association of perioperative transfusions with poor outcome in resection of gastric adenocarcinoma. Am J Surg 1994; 167: 256–260
48. Fong Y, Kemeny N, Paty Ph, Blumgard L, Cohen AM. Treatment of colorectal cancer: hepatic metastases. Semin Surg Oncol 1996; 12: 219–252
49. Fong Y, Cohen AM, Fortner JG, et al. Liver resection for colorectal metastases. J Clin Oncol 1997; 15: 938–946
50. Fortner JG. Recurrence of colorectal cancer after hepatic resection. Am J Surg 1988; 155: 378–382
51. Forum DKG. Interdisziplinäre Leitlinie der Deutschen Krebsgesellschaft und der Deutschen Gesellschaft für Chirurgie, Lebermetastasen (13); Dez. 1988: 670–672
52. Friedel G, Linder A, Toomes H. The significance of prognostic factors for the resection of pulmonary metastases of breast cancer. Thorac Cardiovasc Surg 1994; 42: 71–75
53. Frost DB. Pulmonary metastasectomy for soft tissue sarcomas: is it justified? J Surg Oncol 1995; 59: 110–115.
54. Gall FP, Mühe E, Angermann B. Chirurgische Behandlung von Lungenmetastasen. Dtsch Med Wochenschr 1979; 104: 835–837
55. Gayowski TJ, Iwatsuki S, Madariaga JR, et al. Experience in hepatic resection for metastatic colorectal cancer: analysis of clinical and pathologic risk factors. Surgery 1994; 116: 703–711
56. Giacchetti S, Adam R, Alafaci E, et al. Surgery of liver and pulmonary metastases after chronomodulated chemotherapy (CMCT) in metastatic colorectal Karzinoma (MCC). Proc Soc Clin Oncol 1994; 13: 216
57. Giacchetti S, Itzhaki M, Gruia G, et al. Long-term survival of patients with unresectable colorectal cancer liver metastases following infusional chemotherapy with 5-fluorouracil, leucoverin, oxaliplatin and surgery. Ann Oncol 1999; 10(6): 663–669
58. Girard P, Baldeyrou P, Le Chevalier T, et al. Surgical resection of pulmonary resection of pulmonary metastases: up to what number? Am J Respir Crit Care Med 1994; 149: 469–476
59. Gorenstein LA, Putnam JB, Natarjan G, Balch CA, Roth JA. Improved survival after resection of pulmonary metastases from malignant melanoma. Ann Thorac Surg 1991; 52: 204–210

60. Goya T, Miyazawa N, Kondo H, Tsuchiya R, Naruke T, Suemasu K. Surgical resection of pulmonary metastases of colorectal cancer. Cancer 1989; 64: 1418–1421
61. Gozzetti G, Mazziotti A, Grazi GL, et al. Liver resection without blood transfusion. Br J Surg 1995; 82: 1105–1110.
62. Harpole DH, Johnson CM, Wolfe DG, George SL, Seigler FS. Analysis of 945 cases of pulmonary metastatic melanoma. J Thorac Cardiovasc Surg 1992; 103: 743–748
63. Harpole DH Jr, DeCamp MM Jr, Daley J, et al. Prognostic models of thirty-day mortality and morbidity after pulmonary resection. J Thorac Cardiovasc Surg 1999; 117(5): 969–979
64. Harrington KD. Orthopedic surgical management of skeletal complications of malignancy. Cancer 1997; 80(8)Suppl: 1614–1628
65. Hart IR, Saina A. biology of tumour metastasis. Lancet 1992; 339: 1453–1457
66. Hartung G, Jentschura D. Effective secondary neoadjuvant chemotherapy with 5-fluoruracil and folinic acid in a patient with cancer of the colon. Oncology 1995; 18: 142–144
67. Hashimoto D, Dohi T, Tsuzuki M, et al. Development of a computer-aided surgery system: three dimensional graphic reconstruction for treatment of liver cancer. Surgery 1991; 109: 589–596
68. Heaney JP, Jacobson A. Simplified control of upper abdominal hemorrhage from the vena cava. Surgery 1975; 78: 138–141
69. Helmberger, T, Gregor M, Holzknecht N, Rau H, Reiser MF. Comparison of dual-phase helical CT with native and ferum oxide-enhanced magnetic resonance imaging in detection and characterization of focal liver lesions. Radiologe 1999; 39: 678–684
70. Herfarth Ch, Heuschen UA, Lamade W, Lehnert Th, Otto G. Rezidiv-Resektionen an der Leber bei primären und sekundären Lebermalignomen. Chirurg 1995; 66: 949–958
71. Herlyn M, Kath R, Williams R, Valyi-Nagy I, Rodeck U. Growth regulatory factors for normal, premalignant human cells in vitro. Adv Cancer Res 1990; 54: 213–220
72. Hermanek P. Chirurgische Pathologie der regionären Lymphknotenmetastasen und der Fernmetastasen. In: Rothmund M, Hrsg. Metastasenchirurgie: Pathologie, bildgebende Diagnostik, Indikation, Verfahrenswahl. Stuttgart, New York: Thieme; 1989: 17–22
73. Hermanek P. Liver metastases: classification and staging system in malignancies of the liver. Eur Clin Dis 1992; Suppl.1: 15–22
74. Hofmann H, Dienemann H. Lungenrundherd: Thoraxchirurgische Strategie. Zentbl Chir 1999; 124: 128–135
75. Hofmann HS, Neef H, Zerkowski HR. Prognosefaktoren und sich daraus ergebende Operationsindikationen bei pulmonaler Metastasierung des Nierenzellkarzinoms. Langenbeck's Arch Chir 1998; 115(Suppl Kongressbd): 1429–1431
76. Hohenberger P, Schlag P, Schwarz V, Herfarth C. Tumor recurrence and options for further treatment after resection of liver metastases in patients with colorectal cancer. J Surg Oncol 1990; 44: 245–251
77. Hughes KS, Simon R, Songhorabodi S, et al. Resection of the liver for colorectal carcinoma metastases: a multi-institutional study of patterns of recurrence. Surgery 1986; 100: 278–284
78. Hughes KS (Registry of hepatic metastases). Resection of the liver for colorectal carcinoma metastases: a multi-institutional study of indications for resections. Surgery 1988; 103: 278–288
79. Hughes K, Forster J. The role of adjuvant chemotherapy following curative hepatic resection of colorectal metastases (abstract). Proc ASCO 1991; 10: 145
80. Huguet C, Gavelli A, Chicco A, et al. Liver ischemia for hepatic resection: where is the limit? Surgery 1992; 111: 251–259
81. Jablons D, Steinberg SM, Roth J, Pittaluga S, Rosenberg SA, Pass HI. Metastasectomy for soft tissue sarcoma. J Thorac Cardiovasc Surg 1989; 97: 695–705
82. Janjan NA. Radiation for bone metastases. Conventional techniques and the role of systemic radiopharmaceuticals. Cancer 1997; 80(8)Suppl: 1628–1645
83. Jauch KW, Koebe HG, Piltz S, Hertlein H, Dienemann H. Metastasenchirurgie – kann Metastasenchirurgie radikal sein? Zentbl Chir 1993; 118: 508–515
84. Junginger T, Hossfeld K, Müller RP, Hrsg. Leitlinien zur Diagnostik und Therapie von Tumoren des Gastrointestinaltrakts und der Schilddrüse. Stuttgart: Thieme; 1999
85. Kamby C, Dirksen H, Vejborg I, et al. Incidence and methodologic aspects of the occurence of liver metastases in recurrent breast cancer. Cancer 1987; 59: 1524–1529
86. Kandioler D, Kromer E, Tuchler H, et al. Long-term results after repeated surgical removal of pulmonary metastases. Ann Thorac Surg 1998; 65(4): 909–912
87. Karakousis CP, Velez A, Driscoll DL, Takita H. Metastasectomy in malignant melanoma. Surgery 1995; 115: 295–302
88. Kauczor HU, Hansen M, Schweden F, Strunk H, Mildenberger P, Thelen M. Computertomographie in der Diagnostik von Lungenmetastasen: Verbesserung durch Einsatz der Spiraltechnik. Radiologe 1994; 34: 569–575
89. Kawasaki S, Maakuchi M, Kahazu T, et al. Resection for multiple metastatic liver tumors after portal embolization. Surgery 1994; 115: 674–677
90. Kemeny N, Huang Y, Cohen AM, et al. Hepatic arterial infusion of chemotherapy after resection of hepatic metastases from colorectal cancer. N Engl J Med 1999; 341: 2039–2048
91. Kim YL, Nakashimo K, Kwando K, Kobayashi M. Prolonged normothermic ischaemia of human cirrhotic liver during hepatectomy: A preliminary report. Br J Surg 1993; 80: 1566–1570
92. Koscielny A, Bartel M, Lesser T. Der Aussagewert prognostischer Faktoren bei Tumorträgern nach Lungenmetastasenresktion. Zentbl Chir 1999; 124: 104–114
93. Kune GA, Kune S, Field B, et al. Survival in patients with large bowel cancer. A population-based investigation from the Melbourne Colorectal Cancer Study. Dis Colon Rectum 1990; 33: 938–946
94. Kuntz E, Kuntz H-D. Praktische Hepatologie. Historie, Morphologie, Biochemie, Klinik, Therapie. Heidelberg, Leipzig: JA Barth; 1988
95. Lang FL. Sawaya R. Surgical treatment of metastatic brain tumors. Semin Surg Oncol 1998; 14(1): 53–63
96. Lang H, Oldhafer K, Schlitt HJ, Pichlmayr R. Liver Transplantation for hepatic metastases. In: Garden OJ, Geraghty JG, Nagorney DM, eds. Liver metastases, biology, diagnosis and treatment. London: Springer; 1998: 99–108
97. Lanza LA, Natarjan G, Roth JA, Putnam JB. Long-term survival after resection of pulmonary metastases from carcinoma of the breast. Ann Thorac Surg 1992; 54: 244–248
98. Le Treut YP, Delpero JP, Houssin D. Is liver transplantation (OLT) a rational approach for neuroendocrine metastases (NEM)? Report of a French multicentric study of 31 cases. HPB Surgery 1996; 9(Suppl 2): 19
99. Levi F, Zidani R, Brienza S, et al. A multicenter evaluation of intensified, chronomodulated chemotherapy with oxaliplatin, 5-fluorouracil, and leucoverin as initial treatment of patients with metastatic colorectal carcinoma. International Organization for Cancer Chronotherapy. Cancer 1999; 85(12): 2532–2540
100. Lin T, Tsu K, Mien C, Chen C. Study on lobectomy of the liver. J Formosa Med Assoc 1958; 57: 724–759
101. Liotta LA, Steeg PS, Stetler-Stevenson WG. Cancer metastasis and angiogenesis: an imbalance of positive and negative regulation. Cell 1991; 64: 327–336
102. Little JM, Hollands MJ. Impact of the CUSA and operative ultrasound on hepatic resection. HPB Surg 1991; 3: 271–277

103. Liu D, Abolhoda A, Burt ME, et al. Pulmonary metastasectomy for germ cell tumors: a 28-year experience. Ann Thorac Surg 1998; 66: 1709–1714
104. Loizidou MC, Lawrence RJ, Holt S, et al. Facilitation by partial hepatectomy of tumor growth within the rat liver following the intraportal injection of syngeneic tumor cells. Clin Exp Metastasis 1991; 9: 335–349
105. Lorenz M, Staib-Sebler E, Roisson I, Koch B, Gog C, Encke A. Ergebnisse der Resektion und adjuvanten Therapie von Lebermetastasen kolorektaler Primärtumoren – eine Literaturübersicht. Zentbl Chir 1995; 120: 769–779
106. Lorenz M, Staib-Sebler E, Gog Ch, Waldeyer M, Encke A. Adjuvante und neoadjuvante Therapie bei sekundären Lebertumoren. Chir Gastroenterol 1997; 13: 22–36
107. Lortat- Jacob JL, Robert HG, Henry L. Un cas d'hepatectomie droite reglee. Mm Acad Chir 1952; 78: 244–251
108. Lutterbey G, Leutner C, Gieseke J, et al. Detektion fokaler Lungenläsionen mit der Magnetresonanz-Tomographie mittels T2-gewichteter Ultrashort-Turbo-Spin-Echosequenz im Vergleich zur Spiral-Computer-Tomografie. Fortschr Röntgenstr 1998; 169: 365–369
109. Machi J, Isomoto H, Kurhiji T, et al. Accuracy of intraoperative ultrasound in diagnosing liver metastases from colorectal cancer: evaluation with post-operative follow-up results. World J Surg 1991; 15: 551–557
110. Makuuchi M, Mori T, Gunven P, Yamazaki S, Hasegawa H. Safety of hepatic vascular occlusion during resection of the liver. Surg Gynecol Obstet 1987; 164: 155–158
111. Mansel JK, Zinsmeister AR, Pairolero PC, Jett JR. Pulmonary resection of metastatic colorectal adenocarcinoma. Chest 1986; 89: 109–112
112. Marina NM, Pratt CB, Rao BN, Shema SJ; Meyer WH. Improved prognosis of children with osteosarcoma metastatic to the lung(s) at the time of diagnosis. Cancer 1992; 70(11): 2722–2727
113. Marincola FM, Mark JBD. Selection factors resulting in improved survival after surgical resection of tumors metastatic to the lungs. Arch Surg 1990; 125: 1387–1393
114. Martini N, McCormack PM, Bains MS. Surgery for solitary and multiple pulmonary metastases. NY State J Med 1978; 78: 1711–1713
115. Matsumata T, Kanematsu K, Shirabe K, Sonoda T, Furuta T, Sugimachi K. Decreased morbidity and mortality rates in surgical patients with hepatocellular carcinoma. Br J Surg 1990; 77: 677–680
116. McCormack PM, Martini N. The changing role of surgery for pulmonary metastases. Ann Thorac Surg 1979; 28: 139–145
117. McCormack PM, Bains MS, Begg CB, et al. Role of video-assisted thoracic surgery in the treatment of pulmonary metastases: results of a prospective trial. Ann Thorac Surg 1996; 62(1): 213–217
118. Merkle NM, Vogt-Moykopf I. Chirurgische Therapie von Lungenmetastasen. In: Rothmund M, Hrsg. Metastasenchirurgie: Pathologie, bildgebende Diagnostik, Indikation, Verfahrenswahl. Stuttgart, New York: Thieme; 1989: 33–45
119. Metzger JU, Largiader F. Langzeitresultate chirurgischer Behandlung von Lungenmetastasen (1960–85). Schweiz Rundschau Med 1988; 77(15): 393–396
120. Moertel CG, Fleming TR, MacDonald JS, et al. Fluoruracil plus levamisole as effective adjuvant therapy after resection of stage III colon carcinoma: A final report. Ann Int Med 1995; 122: 321–326
121. Moriya Y, Sugihara K, Hojo L, Makuuchi M. Adjuvant hepatic intra-arterial chemotherapy after potentially curative hepatectomy for liver metastases from colorectal cancer: a pilot study. Eur J Surg Oncol 1991; 17: 519–525
122. Morris DL, Ross WB. Australian experience of cryoablation of liver tumors. Surg Oncol Clin N Am 1996; 5: 391–397
123. Morrow CE. Surgical resection for metastatic neoplasms of the lung: Experience at the University of Minnesota Hospitals. Cancer 1980; 45: 2981–2985
124. Mountain CF, McMurtrey MJ, Hermes KE. Surgery for pulmonary metastasis: a 20-year experience. Ann Thorac Surg 1984; 38: 323–330
125. Müller JM, Schmidt A, Strauss JM, Zieren HU. Resektion von Lebermetastasen kolorektaler Karzinome. Anspruch und Wirklichkeit. Dtsch Med Wochenschr. 1991; 116: 681–688
126. Müller RD, Vogel K, Neumann K, et al. SPIO-imaging versus double-phase spiral CT in detecting malignant lesions of the liver. Acta Radiol 1999; 40(6): 628–635
127. Murray KD. Excision of pulmonary metastasis of colorectal cancer. Semin Surg Oncol 1991; 7: 157–161
128. Mutschler W. Diagnostik und Therapie von Knochenmetastasen. In: Rothmund M, Hrsg. Metastasenchirurgie: Pathologie, bildgebende Diagnostik, Indikation, Verfahrenswahl. Stuttgart, New York: Thieme; 1989: 75–93
129. Mundy GR. Mechanisms of bone metastasis. Cancer 1997; 80(8)Suppl: 1546–1556
130. Nagasue N, Yukaya H, Ogawa Y. Segmental and subsegmental resections of the cirrhotic liver under hepatic inflow and outflow occlusion. Br J Surg 1985; 71: 565–568
131. Nordlinger B, Jaeck D, Guiguet M, Vaillant JC, Balladur P, Schaal JC. Surgical resection of hepatic metastases. Multicentric retrospective study by the French Association of Surgery. In: Nordlinger B, Jaech D, eds. Treatment of hepatic metastases of colorectal cancer. Berlin: Springer; 1992: 129–146
132. Nordlinger B, Vaillant JC, Guiguet M, Balladur P. Survival benefit of repeat liver resections for recurrent colorectal metastases: 143 cases. Association Francaise de Chirurgie. J Clin Oncol 1994; 12: 1491–1496
133. Nordlinger B, Guiguet M, Vaillant JC, et al. Surgical resection of colorectal carcinoma metastases to the liver. A prognostic scoring system to improve case selection, based on 1568 patients. Cancer 1996; 77: 1254–1262
134. Nuzzo G, Giuliante F, Murazio M.Il clampaggio del peduncolo portale nelle resezioni epatice. Chirurgia 1994; 7: 576–582
135. Onik GM, Atkinson D, Zemel R, Weaver ML. Cryosurgery of liver cancer. Semin Surg Oncol 1993; 9: 309–317
136. Papachristou DN, Barters R. Resection of the liver with a water jet. Br J Surg 1982; 69: 93–94
137. Pastorino U, Buyse M, Friedel G, et al. Long-term results of lung metastasectomy: prognostic analysis based on 5206 cases. J Thorac Cardiovasc Surg 1997; 113(1): 37–49
138. Pastorino U. Lung metastasectomy: why, when, how? Crit Rev Oncol Hematol 1997; 26: 137–145
139. Pastorino U. Metastasectomy for soft tissue sarcomas. Cancer Treatment Research 1997; 91: 65–75
140. Patchell RA, Tibbs PA, Walsh JW, et al. A randomized trial of surgery in the treatment of single metastases to the brain (comment in: N Engl J Med 1990; 322: 544–545; N Engl J Med 1990; 323: 132–133). N Engl J Med 1990; 322: 494–500
141. Patt YZ, McBride CM, Ames FC, et al. Adjuvant perioperative hepatic arterial mitomycin C and floxuridine combined with surgical resection of metastatic colorectal cancer in the liver. Cancer 1987; 59: 867–873
142. Patt YZ. Regional hepatic arterial chemotherapy for colorectal cancer metastatic to the liver: the controversy continues. J Clin Oncol 1993; 11: 815–819
143. Paulussen M, Ahrens S, Craft AW, et al. Ewing's tumors with primary lung metastases: survival analysis of 114 (European Intergroup) Cooperative Ewing's sarcoma studies patients. J Clin Oncol 1998; 16(9): 3044–3052
144. Prati U, Roveda R, Scopetta N, et al. Radioimmunoassisted surgery for lung metastases from colorectal cancer: results and perspectives. Semin Surg Oncol 1998; 15: 223–225
145. Prauer HW, Weber WA, Romer W, Treumann T, Ziegler SI, Schwaiger M. Controlled prospective study of positron emission tomography using the glucose analogue

(18)fluorodeoxyglucose in the evaluation of pulmonary nodules. Br J Surg 1998; 85: 1506–1511
146. Pringle JH. Notes on the arrest of hepatic hemorrhage due to trauma. Ann Surg 1908; 48: 541–549
147. Progrebniak HW, Stovroff M, Roth JA, et. al. Resection of pulmonary metastases from malignant melanoma: results of a 16 year experience. Ann Thorac Surg 1988; 46: 20–23
148. Progrebniak HW, Pass HI. Initial and reoperative pulmonary metastasectomy: indications, technique, and results. Semin Surg Oncol 1993; 9(2): 142–149
149. Prokop M, Schaefer-Prokop C, Galanski M. Spiral-CT der Lunge: Technik, Befunde, Stellenwert. Radiologe 1996; 36: 457–469
150. Putman CW. Techniques of ultrasonic dissection in resection of the liver. Surg Gynecol Obstet 1983; 157: 474–478
151. Putnam JB, Roth JA, Wesley MN, et. al. Analysis of prognostic factors in patients undergoing resection of pulmonary metastasis from soft tissue sarcomas. J Thorac Cardiovasc Surg 1984; 87: 260
152. Que FG, Nagorney DM. Resection or recurrent colorectal metastases to the liver. Br J Surg 1994; 81: 255–258
153. Radinsky R, Fidler IJ. The biology of liver metastasis. in: liver metastases, biology, diagnosis and treatment, Garden OJ, Geraghty JG, Nagorney DM, eds. London: Springer; 1998: 19–35
154. Ratto GB, Toma S, Civalleri D, et al. Isolated lung perfusion with platinum in the treatment of pulmonary metastases from soft tissue sarcoma. J Thorac Cardiovasc Surg 1996; 112: 614–622
155. Rau B, Hünerbein M, Barth C, Schlag PM. Thorakoskopische Diagnostik und Therapie von Lungenmetastasen. Zentbl Chir 1998; 123: 1125–1128
156. Rau HG, Arnold H, Schildberg FW. Schneiden mit dem Wasser-Strahl (jet-cutting) – eine Alternative zum Ultraschallaspirator. Chirurg 1990; 61: 735–738
157. Rau HG, Meyer G, Jauch K, Cohnert TU, Buttler E, Schildberg FW. Leberresektion mit dem Wasser-Jet. Konventionell und laparoskopisch. Chirurg 1996; 67: 546–551
158. Ravikumar TS, Kane R, Cady B, Jenkins R, Clouse M, Steele G. A 5-year study of cryosurgery in the treatment of liver tumors. Arch Surg 1991; 126: 1520–1523
159. Reck T, Köckerling F, Hohenberger W. Mobilisierung der Leber, Pringle-Manöver, totale vaskuläre Isolation, Einsatz von Klammernahtgeräten in der Leberchirurgie. In: Köckerling F, Waclawiczek HW, Hrsg. Leberchirurgie. Heidelberg: JA Barth; 1999
160. Regnard JF, Cerrina J, Silbert D. Curative surgical treatment of pulmonary metastases (abstract). 3rd European Conference on Clinical Oncology, Stockholm, (Book of abstracts) 58.
161. Reitemeyer E, Bordt J, Müller KM. Angiographische Befunde bei Lungenmetastasen. Verh Dtsch Ges Pathol. 1984; 68: 224–229
162. Remy-Jardin J, Remy-Jardin M, Giraud F. Pulmonary nodules: detection with thick section spiral CT versus conventional CT. Radiology 1993; 197: 513–520
163. Riesener KP Kasperk R, Winkeltau G, Schumpelick V. Repeat resection of recurrent hepatic metastasis – improvement in prognosis? Eur J Surg 1996; 162: 709–715
164. Ringe B, Bechstein WO, Raab R, Meyer HJ, Pichlmmayr R. Leberresektion bei 157 Patienten mit colorektalen Metastasen. Chirurg 1990; 61: 272–279
165. Robert JH, Ambrogi V, Mermillod B, Dahabreh D, Goldstraw P. Factors influencing long-term survival after lung metastasectomy. Ann Thorac Surg 1997; 63: 777–784
166. Roberts DG, Cardillo G, Dernevik I, et al. Long-term follow-up of operative treatment for pulmonary metastases. Eur J Cardiothorac Surg 1989; 3: 292–296
167. Rogers MJ, Watts DJ, Russell RGG. Overview of biphosphonates. Cancer 1997; 80(8)Suppl: 1652–1660
168. Rosen CB, Nagorney DM, Taswell HF, et al. Perioperative blood transfusion and determinants of survival after liver resection for metastatic colorectal carcinoma. Ann Surg 1992; 216: 493–505
169. Rosenthal DI. Radiologic diagnosis of bone metastasis. Cancer 1997; 89(8)Suppl: 1595–1607
170. Roth JA, Pass HI, Wesley MN, White D, Putnam JB, Seipp C. Comparision of median sternotomy and thoracotomy for resection of pulmonary metastases in patients with adult soft tissue sarcomas. Ann Thorac Surg 1986; 42: 134–138
171. Rusch VW. Pulmonary metastasectomy: current indications. Chest 1995; 107: 322–331
172. Saeter G, Hoie J, Stenwig AE, Johannson AK, Hannisdal E, Solheim OP. Systemic relapse of patients with osteogenic sarcoma. Cancer 1995; 75: 1084–1493
173. Schalhorn A, Kühl M. Pharmakologie der regionalen Chemotherapie kolorektaler Lebermetastasen. Zentbl Chir 1995; 120: 764–768
174. Scheele J, Stangl R, Altendorf- Hofmann A, Paul M. Resection of colorectal liver metastases. World J Surg 1995; 19: 59–71
175. Scheele J, Stangl R, Schmidt K, Altendorf-Hofmann A. Das Tumorrezidiv nach RO-Resektion colorectaler Lebermetastasen. Chirurg 1995; 66: 965–973
176. Scheele J, Altendorf-Hofmann A, Stangl R, Groitl H, Gall FP. Die Resektion von Lungenmetastasen des kolorektalen Karzinoms. Indikation und Indikationsgrenze. Zentbl Chir 1989; 114: 639–654
177. Scheele J, Altendorf-Hofmann A, Stangl R, Schmidt K. Chirurgische Resektion kolorektaler Lebermetastasen: Goldstandard für solitäre und radikal resektable Herde. Swiss Surg Suppl. 1996; 4: 4–17
178. Schildberg FW, Meyer G, Piltz S, Koebe HG. Surgical treatment of tumor metastases: general considerations and results. Surg Today 1995; 25: 1–10
179. Schildberg FW, Fürst H. Fortschritt der bildgebenden Diagnostik im Bereich des Thorax (CT, MRT, Intervention) – Bedeutung und Wertung für den Chirurgen. Langenbecks Arch Chir Suppl. II 1998; 255–260
180. Schirren J, Wassenberg D, Cuenond R, et al. Chirurgische Therapie von Lungenmetastasen: eine interdisziplinäre Aufgabe. Radiologe 1994; 34: 562–568
181. Schirren J, Trainer S, Schneider P, Hendricks H, Müller KM, Vogt-Moykopf I. Sind videoassistierte thoracoskopische Resektionsverfahren in der onkologischen Therapie vertretbar? Chirurg 1994; 65: 664–670
182. Schlag P, Manasterski M, Gerneth T, et al. Active specific immunotherapy with NDV modified autologous tumor cells following liver metastases resection in colorectal cancer. Cancer Immunol Immunother 1992; 35: 325–330
183. Schlag P, Hohenberger P, Herfarth Ch. Resection of liver metastases in colorectal cancer – competitive analysis of treatment results in synchonous versus metachronous metastases. Eur J Surg Oncol 1990; 16: 360–365
184. Schott G, Weismüller J, Vecera E. Methods and prognosis of the exstirpation of pulmonary metastases. Urol Int 1988; 43: 272–274
185. Schüder G, Pistorius G, Schneider G, Feifel G. Preliminary experience with percutaneous cryotherapy of liver tumours. Br J Surg 1998, 85: 1210–1211
186. Shimizu J, Oda M, Hayashi Y, et al. Results of surgical treatment of pulmonary metastases. J Surg Oncol 1995; 58: 57–62
187. Skinner KA, Eilber FR, Holmes EC, Eckhardt JJ; Rosen G. Surgical treatment and chemotherapy for pulmonary metaseses from osteosarcoma. Cancer 1992; 127: 1065–1071
188. Snyder CL, Saltzman A, Ferrell KL, Thompson RC, Leonard AS. A new approach to the resection of pulmonary osteosarcoma metastases, Results of aggressive metastasectomy. Clin Orthop Res 1991; 270: 247–253
189. Soyer P, Levesque M, Elias D, Zeitoun G, Roche A. Detection of liver metastases from colorectal cancer: comparison of

intraoperative US and CT during arterial portography. Radiology 1992; 183: 541–544
190. Soyer P, Bluemke DA, Hruban RH, Sitzmann JV, Fishman EK. Primary malignant neoplasms from colorectal cancer: detection and false positive findings with heliac CT during arterial portography. Radiology 1994; 192: 389–392
191. Stangl R, Altendorf-Hofmann A, Charnley RM, Scheele J. Factors influencing the natural history of colorectal liver metastases. Lancet 1995; 343: 1405–1410
192. Stephenson KR, Steinberg SM, Hughes KS, Vetto JT, Sugarbaker PH, Chang AE. Perioperative blood transfusions are associated with decreased time to recurrence and decreased survival after resection. Ann Surg 1988; 208: 679–687
193. Stoelben E, Wehrmann U, Ockert D, Saeger HD. VATS: Möglichkeiten und Grenzen chirurgischer Therapie maligner Lungenerkrankungen. Zentbl Chir 1998; 123: 1129–1133
194. Sugihara K, Hojo K, Moriya Y, Yamasuhi S, Kosuge T, Takayama T. Pattern of recurrence after hepatic resection for colorectal metastases. Br J Surg 1993; 80: 1032–1035
195. Swoboda L, Toomes H. Results of surgical treatment for pulmonary metastases. Thorac Cardiovasc Surg 1986; 34: 149–152
196. Takeichi M. Cadherin cell adhesion receptors as a morphogenic regulator. Science 1991; 251: 1451–1455
197. Takita H, Edgerton F, Karakousis C, Douglass HO Jr, Vincent RG, Beckley S. Surgical management of metastases to the lung. Surg Gynecol Obstet 1981; ##: 191–194
198. Taylor I. Colorectal liver metastases – to treat or not to treat? Br J Surg 1985; 201: 117–125
199. Temeck BK, Wexler LH, Steinberg SM, McClure LL, Horowitz MA, Pass HI. Reoperative pulmonary metastasectomy for sarcomatous pediatric histologies. Ann Thorac Surg 1998; 66: 908–913
200. Thrasher JB, Clark JR, Cleland BP. Surgery for pulmonary metastases from renal cell carcinoma. Urology 1990; 35: 487–491
201. Todd TR. The surgical treatment of pulmonary metastases. Chest 1997; 112(4): 287–289
202. Tordiglione M, Luraghi R, Antognoni P. Role of palliative and symptomatic radiotherapy in bone metastasis. Radiol Med (Torino) 1999; 97(5): 372–377
203. Van Dongen JA, Hart AM, Jonk A, Postuma HS, Vos AV, Zandwijk N. Resection of pulmonary metastases-results, prognostic factors, reappraisal of selection criteria. Thorac Cardiovasc Surg 1986; 34: 140–142
204. Van Geel AN, Pastorino U, Jauch KW, et al. Surgical treatment of lung metastases. The European organization for research and treatment of cancer – soft tissue and bone sarcoma group study of 255 patients. Cancer 1996; 77: 675–682
205. Van Halteren HK, van Geel AN, Hart AAM, Zoetmuldere AM. Pulmonary resection for metastases of colorectal orign. Chest 1995; 107: 1526–1531
206. Van Kaick G. Zur Differentialdiagnostik von Lungenmetastasen. Radiologe 1994; 34: 561
207. Vecht CJ, Haaxma-Reiche H, Noordijk EM, et al. Treatment of single brain metastasis: radiotherapy alone or in combination with neurosurgery? Ann Neurol 1993; 33: 583–590
208. Vermeulen SS. Whole brain radiotheray in the treatment of metastatic brain tumors. Semin Surg Oncol 1998; 14(1): 64–69
209. Viadana E, Bross IDJ, Pickren JW. Cascade spread of bloodborne metastases in solid and nonsolid cancers of humans. In: Weiss L, Gilbert HA, eds. Pulmonary metastasis. Boston: GK Hall; 1978: 142–147
210. Vigneswaran WT. Management of pulmonary metastases from colorectal cancer. Semin Surg Oncol 1996; 12: 264–266
211. Vogl T, Müller PK, Hammerstingl R, Winhold N, Felix R. Malignant liver tumors treated with imaging guided laser induced thermotherapy, technique and prospective results. Radiology 1995; 196: 257
212. Wagman LD, Kemeny MM, Leong L, et al. A prospective, randomized evaluation of the treatment of colorectal cancer metastatic to the liver. J Clin Oncol 1990; 8: 1885–1893
213. Walsh GL, Nesbitt JC. Tumor implants after thoracoscopic resection of a metastatic sarcoma. Ann Thorac Surg 1995; 59: 216–218
214. Ward WG, Mikaelian K, Dorey F, et al. Pulmonary metastases of stage IIB extremity osteosarcoma and subsequent pulmonary metastases. J Clin Oncol 1994; 12(9): 1849–1858
215. Watanabe M, Deguchi H, Sato M, et al. Midterm results of thoracoscopic surgery for pulmonary metastases especially from colorectal cancers. J Laparoendosc Adv Surg Tech A 1998; 8(4): 195–200
216. Wedman J, Balm AJ, Har AA, et al. Value of resection of pulmonary metastases in head and neck cancer patients. Head Neck 1996; 18(4): 311–316
217. Weidner N, Semple JP, Welch WR, Folkman J. Tumor angiogenesis and metastasis – correlation in invasive breast carcinoma. N Engl J Med 1991; 324: 1–8
218. Wein A, Riedel C, Köckerling F, Haack A, Hohenberger W, Hahn EG. Successful neoadjuvant chemotherapy of proven nonresectable metastases from colorectal primaries. Proc Am Soc Clin Oncol 1998; 17: 1175
219. Weiss L. Introduction to chapter No. 8. In: Weiss L. Gilbert HA, eds. Pulmonary metastasis. Boston: GK Hall; 1978: 100
220. Weiss L, Gilber HA, eds. Bone metastases. Boston: GK Hall; 1981
221. Wernecke K, Vassallo P, Bick U, Diederich S, Peters P. The distinction between benign and malignant liver tumours on sonography: value of a hypoechoic halo. AJR 1992; 159: 1005–1009
222. Wilkins EW, Head JM, Burke JF. Pulmonary resection for metastatic neoplasms on the lung. Am J Surg 1978; 135: 480–484
223. Willis RA. Pathology of tumours. London: Appleton-Century Crofts; 1967
224. Wright JO, Brandt B, Ehrenhaft JL. Results of pulmonary resections for metastatic lesions. J Thorac Cardiovasc Surg 1982; 83: 94–99
225. Yim APC, Ko K, Chau W, Ma C,Ho JKS, Kyaw K. Video-assisted thoracoscopic anatomic lung resections. The initial Hong Kong experience. Chest 1996; 109: 13–17
226. Younes M, Rogatko A, Brennen MF. The influence of intraoperative hypotension and perioperative blood transfusion on disease-free survival in patients with complete resection of colorectal liver metastases. Ann Surg 1991; 214: 107–113
227. Young RF. Radiosurgery for treatment of brain metastasis. Semin Surg Oncol 1998; 14: 70–78
228. Zinser JW, Hortobagyi GN, Buzdar AU, Smith TL, Frashini G. Clinical course of breast cancer patients with liver metastases. J Clin Oncol 1987; 5: 773–782
229. Zoller G, Lakomek M, Ringert RH. Wilms tumor 1992. State of research and results of current concepts. Urologe 1992; 31(6): 360–367

33 Malignome bei unbekanntem Primärtumor

33.1 Einleitung

Die Diagnose „Malignom bei unbekanntem Primärtumor" wird gestellt, wenn es durch Anamnese, klinische, laborchemische, histologische und apperative Untersuchungen nicht gelingt, den Primärtumor zu identifizieren. Die Inzidenz von metastasierenden Tumoren unbekannten Ursprungs liegt zwischen 5 % und 10 %, die Patienten sind durchschnittlich 60 Jahre alt, und das männliche Geschlecht ist gering bevorzugt (13, 33). Durch eine Autopsie kann in etwa 80 % der Fälle der Primärtumor lokalisiert werden, in der Mehrzahl finden sich diese in der Lunge und im Pankreas (48–56 %) (Tab. 33.**1**) (30, 70).

Das Metastasierungsmuster dieser Tumoren weicht jedoch von Tumoren mit identifizierbarem Primärherd ab (47). Während beispielsweise kolorektale Karzinome, Pankreas- und Bronchialkarzinome als Primärtumoren bei Lebermetastasen im Vordergrund stehen, findet sich bei Lebermetastasen eines unbekannten Primärtumors in wesentlich höherem Prozentsatz ein Prostata- oder Ovarialkarzinom als Primarius (67).

Tabelle 33.**1** Lokalisation des Primärtumors bei der Autopsie von Patienten mit Metastasen eines unbekannten Primärtumors

	Shild et al. (70)	Hamilton et al. (30)
Kein Primärtumor	2 (15 %)	8 (21 %)
Lunge	3 (23 %)	14 (37 %)
Pankreas	4 (33 %)	4 (11 %)
Magen		4 (11 %)
Kolon/Rektum		2 (5 %)
Leber	1 (7 %)	2 (5 %)
Niere	2 (15 %)	1 (3 %)
Ovarien		1 (3 %)
Schilddrüse		1 (3 %)
Mamma		
Urogenitaltrakt	1 (7 %)	
Gehirn		
Gallenblase		
Larynx		
Nasopharynx		
Dünndarm		
Nebenniere		
Andere		1 (3 %)
Gesamt	**13**	**38**

Die typische Verteilung der Lokalisationen der Metastasen von unbekannten Primärtumoren ist in Tabelle 33.**2** aufgeführt, dabei weist die anatomische Lokalisation unter Umständen auf den Primärtumor hin (Tab. 33.**3**) (13, 30, 41).

Tabelle 33.**2** Klinische Manifestation von Metastasen bei unbekanntem Primärtumor (Definition: histologische Sicherung, Anamnese, klinische Untersuchung und Thoraxröntgenaufnahme negativ)

	Kirsten et al. (41)	Hamilton et al. (30)
Abdomen	95 (33 %)	65 (14 %)
Leber		84 (18 %)
Thorax	82 (27 %)	79 (17 %)
Skelett	46 (17 %)	84 (18 %)
Lymphknoten	39 (14 %)	93 (20 %)
ZNS	23 (8 %)	37 (8 %)
Haut	1 (0,3 %)	
Andere		23 (5 %)

Tabelle 33.**3** Anatomische Lokalisation der Metastasen bei unbekanntem Primärtumor (nach 13)

Anatomische Lokalisation	Möglicher Primärtumor
Oberhalb des Diaphragmas	**Kopf und Hals**
• Obere zervikale Lymphknoten	• Nasopharynx, Oropharynx • Schilddrüse • Lunge
• Untere zervikale, supraklavikuläre Lymphknoten	• Kopf und Hals • Schilddrüse • linke oder rechte Lunge • linkes > rechtes Gastrointestinum
• Alle Lokalisationen oberhalb des Diaphragmas	• Lunge
Unterhalb des Diaphragmas	**Gastrointestinum**
• Nabelregion	• (Magen > andere) • Ovarien • Uterus
• Unterleib/Lymphknoten	• Anus und Rektum • Prostata • Vulva • Hoden
• Alle Lokalisationen unterhalb des Diaphragmas	• Pankreas

33.1.1 Allgemeine Diagnostik

Besteht der Verdacht auf Metastasen eines unbekannten Primärtumors, zielt die Diagnostik auf die histologische Sicherung, die Suche nach weiteren Metastasen – in 46–74% liegen bei diesen Patienten Metastasen an mehreren Orten vor – und mit Einschränkung auf die Lokalisation des Primärtumors ab (26, 30).

Anamnese

Die Anamnese über frühere Erkrankungen und Operationen kann wichtige Hinweise liefern. Nicht selten lassen sich Metastasen eines vermeintlich unbekannten Primärtumors auf ein vor vielen Jahren behandeltes Tumorleiden, insbesondere ein Melanom oder Hypernephrom, zurückführen. Der Metastasierung ohne Nachweis eines Primärtumors geht in 6,3–9% ein anderes Tumorleiden mit unterschiedlichem histologischen Typ voraus (1).

Des Weiteren muss anamnestisch geklärt werden, ob der Patient einem potenziellen Karzinogen exponiert war, insbesondere ob ein Alkohol- oder Nikotinabusus vorliegt. Die klinische Symptomatik der Patienten ist nur gelegentlich diagnostisch weiterführend (z.B. Flush-Symptomatik als Hinweis auf ein metastasierendes Karzinoid).

Klinische Untersuchung

Bei der klinische Untersuchung werden vor allem die zugänglichen Lymphknotenstationen und das Abdomen auf palpaple Resistenzen und Aszites geprüft, auch sollte auf seltene paraneoplastische Hautveränderungen geachtet werden (z.B. Acanthosis nigricans – „Baumrindenhaut" – bei Malignomen des Magens).

Laborchemische Untersuchungen

Zu den laborchemischen Routine-Untersuchungen gehören das Blutbild, die Transaminasen, die alkalische Phosphatase, die LDH, das Kreatinin, der Harnstoff, die Elektrolyte, die Blutsenkungsgeschwindigkeit, ein Urinstatus sowie die Untersuchung des Stuhls auf Blut.

Die Bestimmung der *Tumormarker* ergibt nur in begrenztem Umfang Hinweise auf den Primärtumor. Pavlidis et al. (59) untersuchten den Wert von 6 Tumormarkern (CEA, Ca19–9, Ca15–3, Ca125, Beta-HCG [humanes Choriogonadotropin] und AFP) bei 85 Patienten mit unbekanntem Primärtumor. Die Metastasen waren am häufigsten in Lymphknoten, der Lunge sowie in der Leber lokalisiert. Bei über 40% der Patienten zeigte sich eine Erhöhung aller 6 Marker, wobei Patienten mit einem Leberbefall höhere CEA- und Ca19–9-Werte aufwiesen als Patienten mit Lymphknotenmetastasen.

Während CEA, Ca19–9, Ca15–3 und Ca125 wenig organspezifisch sind (49), haben AFP und Beta-HCG durch den Hinweis auf einen Hoden- oder extragonadalen Keimzelltumor größere differenzialdiagnostische Bedeutung, ebenso wie das prostataspezifische Antigen (PSA) (Prostatakarzinom) und das Kalzitonin (medulläres Schilddrüsenkarzinom) (13). Deutlich erhöhte Thyreoglobulin-Spiegel (> 5000 ng/ml) weisen auf ein metastasiertes Schilddrüsenkarzinom hin (57). Prognostische Bedeutung kommt den Tumormarkern nicht zu (59).

Tabelle 33.**4** Nachweisrate des Primärtumors bei Metastasen eines zunächst unbekannten Primärtumors (nach 43)

Untersuchungsverfahren	Anzahl der nachgewiesenen Fälle/Patientenzahl	Anteil in %
Magendarmpassage	14/418	3%
Gastroskopie	6/79	8%
Kontrasteinlauf	18/452	4%
Thorax-Röntgen-Aufnahme	6/51	4%
Bronchoskopie	34/205	17%
CT-Abdomen	17/113	15%
Mammographie	7/162	4%
I.v.-Pyelographie	18/441	4%
Schilddrüsenszintigraphie	4/83	5%

Bildgebende Verfahren

Da ungezielte radiologische und endoskopische Untersuchungen zur Tumorlokalisationsdiagnostik nur selten den Primärtumor nachweisen (Tab. 33.**4**), häufig jedoch falsch positive Ergebnisse erbringen (43) empfiehlt sich lediglich die Durchführung einer Basisdiagnostik. Diese sollte initial eine *Sonographie* des Abdomens sowie eine *Röntgen-Thorax-Untersuchung* in 2 Ebenen beinhalten, bei unklaren Befunden kann gegebenenfalls eine *Computertomographie* angeschlossen werden. Perspektiven eröffnet möglicherweise die Positronen-Emissions-Tomographie, durch die in bis zu 26% der Fälle der Primärtumor lokalisiert werden kann (36a).

Histologische und immunhistochemische Untersuchungen

Im nächsten Schritt ist – als Basis für eine weiterführende Diagnostik – die *histologische Sicherung* der Metastase unerlässlich. Ergibt beispielsweise die histologische Untersuchung der Biopsie einer Lebermetastase ein Adenokarzinom, sollten eine Koloskopie sowie eine Gastroskopie durchgeführt werden. Zeigt demgegenüber die Histologie einer operativ entfernten Hirnmetastase ein kleinzelliges Karzinom, ist die Durchführung einer Koloskopie nicht sinnvoll.

Für die histologische Untersuchung – insbesondere für Zusatzuntersuchungen – sollte möglichst viel Material gewonnen werden. Besteht die Möglichkeit einer vollständigen Tumorentfernung bei vertretbarem Operationsrisiko, kann die histologische Klärung auch durch eine Operation erfolgen. Feinnadelbiopsien und Stanz-

Tabelle 33.**5** Spezifische Antigene zur Identifikation des Primärtumors (nach 52)

Tumor	Immunhistochemisch nachweisbares Antigen
Lymphom	„leukocyte common antigen"
Adenokarzinom	Zytokeratin, CEA, Mucinmarker
Lymphome	Immunglobuline, T-Zellsubtyp-spezifische Epitope, NK-Zellen, Aktivierungsmarker z. B. IL-2-Rezeptor)
Mammakarzinom	Milchfettglobulin, Östrogen- und Progesteronrezeptor
Melanom	Protein S100, Vimentin, neuronenspezifische Enolase, HMB45-Antigen, NKI/C3-Epitop
Schilddrüsenkarzinom	
• follikuläres	• Thyreoglobulin
• medulläres	• Kalzitonin
Bronchialkarzinom	neuronenspezifische Enolase, Chromogranin

NK: natürliche Killerzellen

zylinder erschweren aufgrund ihrer geringen Größe und des Vorliegens von Quetschartefakten häufig selbst einfache lichtmikroskopische Aussagen (32).

Histopathologisch werden in 55% der Fälle Adenokarzinome nachgewiesen, in 20% Plattenepithel- und Urothelkarzinome und in den restlichen 25% nicht näher spezifizierte Karzinome – einschließlich kleinzelliger und undifferenzierzter Karzinome (54).

Nach der lichtmikroskopischen Zuordnung zu einer der vorab aufgeführten Gruppen kann durch eine *immunhistochemische Untersuchung* eine nähere Differenzierung angestrebt werden. Dies wird dadurch möglich, dass Karzinome bis zu einem gewissen Grad die Differenzierungsleistung ihres Ausgangsgewebes rekapitulieren (z. B. Expression von Thyreoglobulin in Schilddrüsenkarzinomen).

Der Nachweis des „common leucocyte antigen" spricht für das Vorliegen eines Lymphoms, der Nachweis der neuronenspezifischen Enolase weist auf einen neuroendokrinen Tumor hin, das PSA deutet auf ein Prostatakarzinom. Beim Sarkom finden lassen sich Desmin, Vimentin und Faktor-VIII-Antigen nachweisen, beim Melanom das S100-Protein, Vimentin und HMB-45. Positive Befunde für Beta-HCG und AFP finden sich bei Keimzelltumoren (Tab. 33.**5**) (52).

Durch moderne immunhistologische Untersuchungen können somit Sarkome, maligne Melanome, Lymphome, Karzinoide und Keimzelltumoren eindeutig von Karzinomen abgegrenzt werden. Des Weiteren erlauben komplexe immunhistologische Antikörperkombinationen die Analyse der Histo- und Organogenese von Karzinommetastasen. Eingeschränkt wird die Wertigkeit der immunhistochemischen Untersuchung dadurch, dass in undifferenzierten Tumoren die Expressionshäufigkeit von typischen Expressionsprodukten abnimmt (37).

Durch *elektronenmikroskopische Untersuchungen* können in etwa 25% der Fälle über die lichtmikroskopische Untersuchung hinausgehende Informationen gewonnen werden (70). Die elektronenmikroskopische Darstellung spezifischer ultrastruktureller, zellulärer Strukturen wie beispielsweise neurosekretorischer Granula (neuroendokriner Tumor) und Premelanosomen (Melanom) erlauben Rückschlüsse auf den Primärtumor. Im Falle anaplastischer Tumoren ist die Elektronenmikroskopie bei fehlender zellulärer Differenzierung wenig aussagekräftig (13).

Genetische Untersuchungen

Zunehmende Bedeutung gewinnen genetische Analysen bei der Abklärung von Patienten mit unbekanntem Primärtumor. Bei Keimzelltumoren lässt sich ein Isochromosom des kurzen Arms von Chromosom 12 nachweisen (i12p); diese Anomalie wurde bei mehr als 90% der Patienten mit einem Keimzelltumor nachgewiesen (2, 65).

Durch die zunehmende Verfügbarkeit molekularbiologischer Untersuchungsverfahren und die Entwicklung neuer genetischer Marker sind hier Fortschritte zu erwarten.

33.1.2 Allgemeine Therapie

Lässt sich der Primärtumor nicht identifizieren, muss sich die Therapie an der vorliegenden Histologie, dem Ausmaß der Metastasierung und dem Allgemeinzustand des Patienten orientieren. Wurde eine solitäre Metastase eines *gut differenzierten Adenokarzinoms* in einem Lymphknoten oder in einem parenchymatösen Organ nachgewiesen, empfiehlt sich die Resektion.

Beim Nachweis eines diffus metastasierenden Adenokarzinoms kann bei einem jüngeren Patienten mit gutem Allgemeinzustand eine Chemotherapie diskutiert werden. Dabei werden Kombinationen von 5-Fluorouracil, Adriamycin und Mitomycin C angewendet. Die Ansprechraten liegen bei einem geringen medianen Überleben (4–11 Monate) der Patienten zwischen 7% und 39% (18, 25, 46). Ist der Allgemeinzustand des Patienten reduziert, steht eine symptomatische, palliative Therapie (z. B. adäquate Schmerzmedikation) im Vordergrund.

Wird histologisch ein *undifferenziertes Karzinom* bzw. undifferenziertes Adenokarzinom nachgewiesen, kommen cisplatinhaltige Kombinationen zur Anwendung. Die Ansprechraten liegen bei über 50% und in 10–15% der Fälle kann mit einer dauerhaften Heilung gerechnet werden (27). Dabei weisen die Patienten eine günstige Prognose auf, bei denen die Haupttumormasse im Retroperitoneum oder in peripheren Lymphknoten lokalisiert ist, nur 1 oder 2 Tumorlokalisationen nachweisbar sind, die CEA- und LDH-Werte im Normbereich liegen und kein Nikotinabusus bestand (26).

Aktuell werden neue Substanzen evaluiert; Greco und Hainsworth erzielten mit einer Kombination von

Paclitaxel, Carboplatin und Etoposid eine Remissionsrate von 47% mit einer vollständigen Remission bei 13% der Patienten. Das mediane Überleben betrug 13,4 Monaten (28).

Eine besonders günstige Prognose weisen Patienten mit einem *extragonadalen Keimzelltumor* auf, 70% der Patienten können durch eine cisplatinhaltige Kombination geheilt werden.

Beim histologischen Nachweis eines *Plattenepithelkarzinoms* unbekannten Ursprungs kommen – bei häufig als Primärmanifestation nachgewiesenem Lymphknotenbefall – kombinierte therapeutische Ansätze zur Anwendung. Diese beinhalten bei zervikalem Lymphknotenbefall eine Lymphknotendissektion in Kombination mit einer Strahlentherapie. Die 5-Jahres-Überlebensraten liegen zwischen 30% und 50% (8, 16, 44). Bei einem Lymphknotenbefall in der Leiste muss der Primärtumor im Anogenitalbereich angenommen werden; hier bestehen insbesondere für Patienten mit einem Analkarzinom Heilungschancen.

33.1.3 Überleben

Die mediane Überlebenszeit der Patienten liegt in einem unselektionierten Krankengut bei 4–5,5 Monaten, wobei lediglich 23% der Patienten länger als 12 Monate leben (1, 10). Die 3- bzw. 5-Jahres-Überlebensrate beträgt 11% bzw. 6% (33). In einigen Studien wiesen Patienten mit einem Plattenepithelkarzinom ein günstigeres medianes Überleben (9–13,5 Monate) auf als Patienten mit einem Adenokarzinom (4–6 Monate) (1). Andere Autoren konnten demgegenüber keinen Einfluss der Zelldifferenzierung auf das Überleben nachweisen (10).

Hübner et al. zeigten den Einfluss des Tumorstadiums auf das Überleben. Während in der Patientengruppe mit primär lokal begrenzter Manifestation (eine solitäre nichtlymphatische Metastase oder eine Lymphknotenmetastasierung in nur einer Lymphknotenregion) die mittlere Überlebenszeit 20 Monate betrug, lag demgegenüber das mittlere Überleben bei disseminiertem Organbefall mit/oder ohne eine Lymphknotenmetastasierung bei lediglich 3 Monaten (35).

In einer multivariaten Analyse zeigten Kirsten et al., dass der Performance-Status, das Ausmaß des Gewichtsverlusts und der Lymphknoten-Status unabhängige prognostische Faktoren für das Überleben darstellen (41). Van der Gaast et al. (77) wiesen darüber hinaus auf den Wert der alkalischen Phosphatase zur Beurteilung der Prognose der Patienten hin. Bei Patienten mit einem WHO-Performance-Status von 0 und einer alkalischen Phosphatase, deren Wert kleiner als das 1,25fache des oberen Normbereichs war, betrug das mediane Überleben mehr als 4 Jahre. Demgegenüber lag die mittlere Überlebenszeit bei Patienten mit einem WHO-Performance-Status ≥ 1 und einer alkalischen Phosphatase mit einem Wert größer als das 1,25fache des oberen Normbereichs lediglich bei 4 Monaten.

33.2 Spezielle Diagnostik und Therapie

33.2.1 Zervikale und supraklavikuläre Lymphknotenmetastasen

Zu den zervikalen Lymphknoten gehören die okzipitalen, die retroaurikulären, die Parotis-, die submandibulären, die submentalen, die bukalen, die zervikalen, die V.-jugularis-, die prälaryngealen, die trachealen sowie die retropharyngealen Lymphknoten. Bei 3–9% der Patienten mit zervikalen Lymphknotenmetastasen lässt sich kein Primärtumor nachweisen (31, 40).

Histologisch finden sich in den Lymphknoten bei mehr als 70% der Patienten Absiedelungen eines Plattenepithelkarzinoms, als Primärtumorsitz kommen vorwiegend Tumoren aus dem HNO-Bereich in Betracht (13). Die Lymphknotenmetastasierung erfolgt hier bevorzugt in die Halsseite, wo die Haupttumormasse liegt. Eine bilaterale zervikale Lymphknotenmetastasierung erklärt sich aus einem mittelliniennahen Tumorsitz oder einem oberflächlich spreitenden Tumorwachstum im lymphatischen Plexus mucosus der Schleimhäute (60).

Am häufigsten werden zervikale Lymphknotenmetastasen bei unbekanntem Primärtumor im oberen Halsdrittel nachgewiesen (20).

Im Hinblick auf den Primärtumor müssen supraklavikuläre Lymphknotenmetastasen gesondert betrachtet werden. Bei supraklavikulären Lymphknotenmetastasen handelt es sich zumeist um Absiedelungen eines Adenokarzinoms; der Primärtumor muss hier im Bereich der Lunge, der Brust, dem Gastrointestinaltrakt oder der Prostata angenommen werden. Berge und Toremalm konnten bei 2518 Sektionen von Patienten mit metastasierenden Karzinomen in 884 Fällen Lymphknotenmetastasen in der linken und in 712 Fällen in der rechten Supraklavikulärgrube nachweisen.

Die Metastasierung wurde am häufigsten durch Lungentumoren, gefolgt von Mamma- und Magenkarzinomen hervorgerufen (Tab. 33.**6**). Der Anteil der Tumoren aus dem HNO-Bereich betrug auf der linken Seite lediglich 1,5% und auf der rechten Seite 2,1% (6).

Tabelle 33.**6** Supraklavikuläre Lymphknotenmetastasen und Primärtumorsitz (nach 6)

Primärtumor	Anteil an links supraklavikulären Lymphknotenmetastasen (n=884)	Anteil an rechts supraklavikulären Lymphknotenmetastasen (n=712)
Lunge	18,7	23
Mamma	18,6	22
Magen	14,3	12
Prostata	8,3	7,0
Ovar	6,7	7,2
Kolon/Rektum	6,0	5,6
Gallenwege	5,0	
Pankreas	4,4	3,0
Uterus	3,3	2,8
Leber	2,6	2,2
Niere		1

Diagnostik

Die Diagnostik sollte bei der körperlichen Untersuchung einen kompletten Lymphknoten- sowie HNO-Status beinhalten. Daran anschließend empfiehlt sich die Durchführung einer zervikalen bzw. supraklavikulären Ultraschall-Untersuchung. Hierbei ist die Entnahme einer Punktionszytologie aus der Metastase möglich. Zur Gewinnung einer definitiven Histologie kann der Lymphknoten auch frühzeitig exstirpiert werden.

Entsprechend der Häufigkeit der wahrscheinlichsten Primärtumoren erfolgt bei *supraklavikulären Lymphknotenmetastasen* eine Computertomographie bzw. Kernspintomographie des Abdomen und des Thorax, eine gynäkologische Untersuchung mit Mammographie, eine urologische Untersuchung bei Männern sowie gegebenenfalls eine Abklärung des Gastrointestinaltrakts.

Bei *zervikalen Lymphknotenmetastasen* kann zur Primärtumorsuche eine Kernspintomographie bzw. eine Computertomographie durchgeführt werden, unverzichtbar ist die Panendoskopie zur genauen Schleimhautbeurteilung.

Therapie

Zur Therapie zervikaler Lymphknotenmetastasen bei unbekanntem Primärtumor stehen verschiedene Konzepte zur Verfügung, die von der alleinigen Lymphknotenexstirpation, über die „neck dissection" bis hin zur Radiotherapie, gegebenenfalls in Kombination mit einer Chemotherapie, reichen.

Die ausschließliche operative Entfernung der Lymphknoten oder die alleinige Bestrahlung des betroffenen Lymphabflussgebiets haben nur palliativen Charakter, da der mögliche Primärtumorsitz unberücksichtigt bleibt. Der Stellenwert der alleinigen „neck dissection" kann jedoch hier unter dem Aspekt der histologischen Sicherung und dem exakten Staging diskutiert werden.

Nach palliativer Bestrahlung der betroffenen Lymphknotengruppen liegt die 2-Jahres-Überlebensrate bei lediglich 20% (24).

Die größte Bedeutung kommt der Bestrahlung unter Einbeziehung des möglichen Primärtumorsitzes, gegebenenfalls in Kombination mit der operativen Entfernung der Lymphknoten, zu. Grundsätzlich sind 2 Vorgehensweisen zu differenzieren:

- die Bestrahlung ausgewählter Pharynxabschnitte und
- die Radiatio des kompletten Pharynx jeweils in Kombinaton mit einer Bestrahlung des zervikalen Lymphabflussgebiets (60).

In einer Übersicht über 23 Studien mit insgesamt 1726 Patienten mit zervikalen Lymphknotenmetastasen eines unbekannten Primärtumors hatten lediglich 3% der Patienten, bei denen im Verlauf der Primärherd diagnostiziert werden konnte, ein Nasopharynx-Karzinom. Die Autoren sehen daher keine Indikation für eine routinemäßige Bestrahlung des Nasopharynx, sondern bestrahlen neben den zervikalen Lymphknoten ausgewählte Pharynxabschnitte, wo entsprechend der lymphatischen Drainage der Primärtumor lokalisiert sein könnte. Die 5-Jahres-Überlebensrate liegt bei diesem Behandlungskonzept mit einer Bestrahlungsdosis von bis zu 60 Gy bei 40% (24).

Andere Autoren führen demgegenüber eine Bestrahlung des gesamten Pharynx und des zervikalen Lymphabflussgebiets durch, was mit einer „neck dissection" kombiniert werden kann (74, 78). Die 5-Jahres-Überlebensrate dieser Therapie-Modalität liegt bei 52%, wobei das Überleben der Patienten signifikant mit der Ausdehnung des Strahlenfeldes korreliert (73). Die Indikation für eine Bestrahlung in Kombination mit cisplatinhaltigen Kombinationen ergibt sich bei primärer Inoperabilität der zervikalen Lymphknotenmetastasen (23).

Während bei zervikalen Lymphknotenmetastasen eine differenzierte Therapie erfolgt, steht bei supraklavikulären Lymphknotenmetastasen eines Adenokarzinoms die operative Entfernung im Vordergrund (chemotherapeutische Ansätze: Abschnitt 33.1.2).

33.2.2 Axilläre Lymphknotenmetastasen

Beim Nachweis einer axillären Lymphknotenmetastasierung muss differenzialdiagnostisch an ein Lymphom, ein Melanom sowie – bei Frauen am häufigsten – an ein Mammakarzinom gedacht werden. Der Anteil der Mammakarzinome, die mit einer axillären Lymphknotenmetastasierung auffällig werden – ohne dass sich der Primärtumor nachweisen lässt –, ist niedrig und liegt bei 0,3–0,8% (5, 57).

Weitere Primärtumorlokalisationen können die Lunge, die Schilddrüse, der Gastrointestinaltrakt, die Niere und das Ovar sein. Berichten die Patienten über Schmerzen im Bereich der Lymphknotenvergrößerung, liegt bei nur einem Viertel der Patienten ein Malignom vor. Demgegenüber lässt sich bei asymptomatischer Lymphadenopathie in immerhin drei Viertel der Fälle eine bösartige Erkrankung nachweisen (11).

Die mittlere Größe der zum Diagnosezeitpunkt auffälligen Lymphknoten liegt bei 3 (1–7) cm (21).

Diagnostik

Bei der Diagnostik steht die klinische Untersuchung im Vordergrund, die neben der Untersuchung der verschiedenen Lymphknotenstationen bei Frauen auch eine sorgfältige Palpation beider Mammae beinhalten sollte. Grundsätzlich sollte bei Frauen (neben der in Abschnitt 33.1.1 aufgeführten Basisdiagnostik) eine beidseitige Mammographie erfolgen, diese kann gegebenenfalls durch eine Kernspintomographie oder hoch auflösende Ultraschall-Untersuchung ergänzt werden (15, 61).

Die histologische Sicherung der Metastase kann bei entsprechender Größe durch eine sonographisch gesteuerte Feinnadelpunktion oder durch Lymphknotenexstirpation erfolgen.

Besteht nach der histopathologischen Untersuchung der Verdacht auf ein *Mammakarzinom*, sollte auch bei palpatorisch und radiologisch unauffälligem Befund eine Mastektomie mit axillärer Lymphknotendissektion durchgeführt werden. Daugaard (13) zeigte in einer Literaturübersicht mit insgesamt 113 Patientinen mit axillären Lmphknotenmetastasen, dass nach Mastektomie in 36% benigne Läsionen, in 4% ein Carcinoma in situ, in 13% ein invasives Karzinom, in 20% ein Tumor <1 cm und in 27% ein Tumor >1 cm nachweisbar waren.

Therapie

Da ein Großteil der Tumoren sich im oberen äußeren Quadranten befinden, kann in der Situation des okkulten Mammakarzinoms auch eine brusterhaltende Operation diskutiert werden (52). Nach der definitiven Sicherung des Karzinoms erfolgt die adjuvante Therapie nach den Standardrichtlinien zur Behandlung des Mammakarzinoms.

Besteht der histologische Verdacht auf ein *Melanom*, sollte eine Axilladissektion erfolgen. Die 5-Jahres-Überlebensraten liegen bei einem derartigen Vorgehen bei immerhin 46% (4, 53). Beim Nachweis eines *undifferenzierten Karzinoms* erfolgt eine Chemotherapie entsprechend den in Abschnitt 33.1.2 aufgeführten Empfehlungen.

33.2.3 Knochenmetastasen

Knochenmetastasen gehören mit zu den häufigsten Manifestationen eines unbekanntem Primärtumors (Tab. 33.**2**). Bei 30–35% der Patienten mit Knochenmetastasen ist der Primärtumor zum Zeitpunkt der Diagnose nicht bekannt (64, 69). In 88% der Fälle kann der Primärtumor im Verlauf der Erkrankung diagnostiziert werden; dabei handelt es sich in 70% der Fälle um ein Bronchial-, Mamma- oder Prostatakarzinom, gefolgt von Nieren- und Schilddrüsenkarzinomen (38).

Symptomatisch werden die Patienten durch Schmerzen, pathologische Frakturen, spinale Kompressions-Syndrome und eine Hyperkalziämie. Das mediane Überleben der Patienten ist gering und liegt im Median zwischen 8 und 15 Monaten (19).

Diagnostik

Diagnostisch steht zum Nachweis von ossären Metastasen die konventionelle Röntgenaufnahme im Vordergrund. Allerdings müssen mindestens 50% des Markraums zerstört sein, bis die konventionelle Röntgenaufnahme einen pathologischen Befund zeigt. Die *Kernspintomographie* ist der Computertomographie beim Nachweis einer ossären Metastasierung überlegen. Der Vorteil der Methode liegt darin, dass kernspintomographisch sowohl die Weichteile als auch knöcherne Strukturen langstreckig in verschiedenen Ebenen dargestellt werden können.

Die Skelettszintigraphie ist bei einer hohen Sensitivität wenig spezifisch, insbesondere kann eine diffuse Metastasierung als Normalbefund fehlinterpretiert werden. Im Einzelfall kann hier eine weitere Differenzierung durch den Nachweis eines erhöhten Glukose-Stoffwechsels in der PET erreicht werden (62). In Abhängigkeit von den häufigsten Primärtumoren finden sich beim Bronchialkarzinom osteolytische Metastasen, beim Mamma- und Nierenzellkarzinom gemischt osteolytisch-osteosklerotische Metastasen und beim Prostatakarzinom osteoplastische Metastasen (39).

Therapie

Zur Therapie von ossären Metastasen stehen grundsätzlich medikamentöse, strahlentherapeutische und operative Ansätze zur Verfügung.

Die Gabe von ***Biphosphonaten*** verhindert die Knochenresorption bei gleichzeitiger analgetischer Wirkung. Über eine Hemmung der Osteoklastenaktivität und Inhibition der Differenzierung von Osteoblasten kommt es zu einer Senkung der Serumkalziums. Verschiedene Studien zeigten den günstigen Einfluss von Biphosphonaten auf ossäre Komplikationen bei Knochenmetastasen (75). Da orale Präparate nur wenig resorbiert werden, ist die intravenöse Applikation zu bevorzugen. Durch die Gabe von Pamidronat mit Dosen von 30–90 mg alle 2–4 Wochen als mehrstündige intravenöse Infusion lassen sich in den meisten Fällen gute und oft anhaltende subjektive und objektive Remissionen erzielen (36).

Liegen Hinweise vor, dass es sich bei dem Primärtumor um ein Mamma- oder Prostatakarzinom handeln könnte, ist die Durchführung einer ***Hormontherapie*** sinnvoll (Antiöstrogene, LH-RH-Agonisten, Aromataseinhibitoren, Gestagen, Anti-Androgen) (39). Auch die ***palliative Bestrahlung*** (20–30 Gy) von Knochenmetastasen ist sinnvoll; in 90% der Fälle ist ein Besserung der Schmerzsymptomatik zu verzeichnen (76).

Liegt eine solitäre Knochenmetastase an den Extremitäten vor, so ist die Kürettage der Läsion – im Hinblick auf eine Histologie-Gewinnung – mit Zementierung der Defekts zur Stabilisierung indiziert. An der Wirbelsäule reicht das Spektrum über die ***operative Dekompression*** bei spinalem Kompressionssyndrom bis hin zur dorsalen oder ventralen Stabilisierung. Vorteile des direkten, ventralen Vorgehens stellen die Möglichkeit der effektiven Tumorverkleinerung, Dekompression des Spinalkanals und Rekonstruktion des Wirbelsäulenprofils durch Einfügen von Platzhaltern dar.

Bei Verwendung eines winkelstabilen Zweistabimplantats kann über den gleichen Zugang die Wirbelsäule stabilisiert werden. Dies bietet die Möglichkeit der korsettfreien Sofortmobilisation und ambulanten Weiterbehandlung. Bei mehrsegmentalem Befall ist die langstreckige dorsale Stabilisierung zu erwägen. Die alleinige dorsale Dekompression destabilisiert die Wirbelsäule zusätzlich und sollte deshalb vermieden werden (19).

33.2.4 Intraabdominelle Metastasen

Lebermetastasen finden sich in 5–19 % als erste klinische Hinweise auf ein Karzinom unbekannten Ursprungs (13). Histologisch handelt es sich zumeist um ein hoch- bis mäßiggradig differenziertes Adenokarzinom (1). Die Abgrenzung von einem cholangiozellulären Karzinom kann pathohistologisch trotz aller diagnostischer Möglichkeiten problematisch sein.

Ergibt die histologische Aufarbeitung Hinweise auf einen *neuroendokrinen Tumor*, liegt häufig ein metastasierendes Karzinoid des Dünndarms vor, was nicht selten dem radiologischen Nachweis entgeht. Auch kleine *Schilddrüsenkarzinome*, insbesondere follikuläre und medulläre Karzinome, können zu Lebermetastasen führen, ohne dass der Primärtumor durch bildgebende Verfahren darstellbar ist. Liegt histologisch ein Plattenepithelkarzinom vor, weist dies in erster Linie auf ein *Bronchialkarzinom* hin.

Retroperitoneale Lymphknotenvergrößerungen sind meist durch ein *malignes Lymphom* bedingt und histologisch in der Regel eindeutig zu diagnostizieren. Selten finden sich retroperitoneale, um die Aorta gelegene Lymphknotenmetastasen eines Adenokarzinoms, ohne dass sich der im Gastrointestinaltrakt zu vermutende Primärtumor lokalisieren lässt.

Abzugrenzen ist bei schlecht differenzierten Karzinomen oder schlecht differenzierten Adenokarzinomen bei meist unter 50 Jahre alten Männern ein *extragonadaler Keimzelltumor*, der histologisch und blutchemisch durch die meist vorliegende Erhöhung der AFP und des Beta-HCG diagnostizierbar ist. Eine Peritonealkarzinose bei zunächst unbekanntem Primärtumor geht bei Frauen nicht selten von einem kleinen, klinisch asymptomatischen *Ovarialkarzinom*, einem *Endometrium-* oder *Zervixkarzinom* aus. In wenigen Fällen lässt sich jedoch – bei einer für ein Ovarialkarzinom typischen Histologie – kein Tumor in den Ovarien nachweisen, was an ein multifokales extraovarielles Karzinom denken lässt (3, 9, 14, 22).

Abzugrenzen sind das *Mesotheliom* und ein *Pseudomyxoma peritonei*, bei denen im Gegensatz zur Peritonealkarzinose bei Ovarialkarzinom derzeit keine effektiven Ansatzpunkte zur Beeinflussung der Prognose vorliegen. Bei Männern sind die häufigsten Ursachen eines malignen Aszites bei zunächst unbekanntem Primärtumor ein *Karzinom des Kolons*, *Rektums* und *Magens* (62).

Diagnostik

Besteht der Verdacht auf intra- oder retroperitoneale Metastasen, ist diagnostisch in der Regel eine *Computertomographie* der gesamten Bauchhöhle angezeigt. Neben dem Ausmaß der Metastasierung können sich Hinweise auf den Primärtumor, der bei Lebermetastasen häufig im Pankreas oder Ovar gelegen ist, und auf weitere Tumorabsiedlungen ergeben. Da sich durch ungezielte diagnostische Maßnahmen nur selten der Primärtumor nachweisen lässt, empfiehlt sich die frühzeitige histologische Klärung des intraabdominellen Befunds durch eine CT- oder sonographisch gesteuerte *Punktion* oder eine *Laparoskopie*.

Besteht die Möglichkeit der vollständigen Tumorentfernung, kann die histologische Klärung auch im Rahmen einer *Laparotomie* erfolgen.

Therapie

Die Therapie folgt dem für das Stadium der Metastasierung bestehendem Konzept. Dies trifft vor allem für das metastasierte Karzinoid, Ovarial-, Prostata-, Mamma- und Schilddrüsenkarzinom zu, die allerdings nur etwa 15 % der Patienten mit Metastasen eines unbekannten Primärtumors ausmachen (30).

Ergibt beispielsweise die histologische Untersuchung Hinweise auf Metastasen eines follikulären *Schilddrüsenkarzinoms*, wird man zunächst eine Thyreoidektomie durchführen um die Voraussetzung für eine Radiojodtherapie der Metastasen zu schaffen. Bei einem *Ovarialkarzinom* mit Peritonealkarzinose wird eine möglichst ausgedehnte Tumorresektion der Chemotherapie folgen (26). Einen Patienten mit metastasierendem *Prostatakarzinom* wird man bei nicht nachweisbarem Primärtumor der Hormontherapie zuführen (12).

Ergeben sich histologisch Hinweise auf Lebermetastasen eines *Karzinoids*, sollte bei vertretbarem Operationsrisiko die Indikation zur Laparotomie gestellt werden, auch wenn der Primärtumor nicht lokalisierbar war. In der Regel findet sich dieser im Dünndarm und kann entfernt werden. Nur in 2–3 % kann bei Karzinoidmetastasen in der Leber der Ausgangsherd nicht identifiziert werden. Die Indikation zur gleichzeitigen Resektion der Metastasen wird in der Regel großzügig gestellt. Unter dem Aspekt der symptomatischen Beeinflussung ist die Tumorreduktion dann sinnvoll, wenn zumindest 90 % des Tumorgewebes entfernt werden können (45).

Kann kein Primärtumor gefunden werden, ist das weitere Vorgehen abhängig von der Tumorausdehnung, dem histologischen Befund und den Möglichkeiten nichtoperativer Maßnahmen. Liegt ein begrenztes Tumorwachstum vor, sollte auch die Möglichkeit erwogen werden, dass es sich um den Primärtumor handelt und die Indikation zur Operation gestellt werden, wenn hierdurch eine vollständige Tumorentfernung möglich ist.

Besteht beispielsweise ein solitäres Adenokarzinom in der Leber, sollte nach Ausschluss weiterer intraabdomineller Tumorabsiedlungen die Tumorentfernung angestrebt werden. Nicht selten ergibt die endgültige histologische Aufarbeitung ein cholangiozelluläres Karzinom der Leber. Auch in der seltenen Situation paraaortaler Lymphknotenmetastasen eines Adenokarzinoms bei unbekanntem Primärtumor kann bei begrenztem Tumorwachstum und gutem Allgemeinzustand des Patienten die Probelaparotomie mit dem Ziel der vollständigen Tumorreduktion – als Alternative zu oder vor einer Chemotherapie – angestrebt werden.

33.2.5 Zerebrale Metastasen

Bei Patienten mit zerebralen Metastasen ist in etwa einem Drittel der Fälle der Tumor zunächst nicht bekannt; bei 58% bis 84% der Fälle gelingt im weiteren Krankheitsverlauf der Nachweis des Ausgangsherds. In 16–42% der Fälle lässt sich der Primärtumor nicht diagnostizieren; in dieser Situation liegen in mehr als 50% der Fälle multiple Metastasen vor (29, 51, 55, 66).

Ist zum Zeitpunkt der Diagnose einer Metastase der Primärtumor bekannt, stehen als Ursache ein Bronchial- (40%) und ein Mammakarzinom (19%) im Vordergrund. Ist der Primärtumor zum Diagnosezeitpunkt unbekannt, findet sich in 48% der Fälle ein Bronchialkarzinom, während in keinem Fall ein Mammakarzinom nachgewiesen werden konnte. Führende Beschwerden der Patienten sind Kopfschmerzen (49%), Lähmungen (45%), Wesensveränderungen (27%) und in bis zu 30% ein Anfallsleiden (29, 51).

Diagnostik

Diagnostisch steht neben der klinisch-neurologischen Untersuchungen die kranielle *Computertomographie* im Vordergrund. Durch die *Magnetresonanztomographie* lässt sich die Sensitivität – insbesondere für kleine Läsionen – erhöhen. Die *Positronenemissionstomographie* erlaubt Aussagen über die Stoffwechselaktivität der Läsion. Unerlässlich ist die *histologische Sicherung* der Läsion, was durch eine offene Operation oder durch eine stereotaktische Biopsie mit einer Genauigkeit von weniger als 5 mm erreicht werden kann (34). Histologisch wird in 80% der Fälle ein Adenokarzinom nachgewiesen (55).

Therapie

Zur Therapie von Metastasen eines unbekannten Primärtumors stehen *Glukokortikoide*, die *operative Entfernung*, die *Radiochirurgie* und die *Ganzhirnbestrahlung* zur Verfügung. Die Therapie mit Glukokortikoiden hat bei einem geringen medianen Überleben der Patienten (1,3 Monate) lediglich palliativen Charakter, führt aber zu einer signifikanten Minderung der neurologischen Symptomatik durch Rückbildung des perifokalen Ödems (42).

Ziel der operativen Therapie ist die vollständige lokale Tumorentfernung, insbesondere im Hinblick auf lebensbedrohliche Komplikationen. Durch die Kombination der Operation mit einer Ganzhirnbestrahlung lassen sich die Überlebenszeiten gegenüber der alleinigen Operation signifikant verbessern (medianes Überleben 1,3 Jahre versus 0,7 Jahre) (71). In einer Übersicht über 1292 Patienten bestätigten Lagerwaard et al. aktuell diese Ergebnisse (42).

Perspektiven ergeben sich durch den zunehmenden Einsatz der stereotaktischen Radiochirurgie. Hierbei wird mittels Stereotaxie eine hohe Strahlendosis – mit dem Ziel das Tumorgewebe unter Schonung des umgebenden Gewebes lokal zu zerstören – einmalig appliziert. Auch Rezidive können mit dieser Technik angegangen werden; in 90% der Fälle wird eine lokale Tumorkontrolle erzielt (17).

Eine chemotherapeutische Behandlung spielt bei Hirnmetastasen eine untergeordnete Rolle; eine Ausnahme stellen Hirnfiliae eines Keimzelltumors dar (48).

22.2.6 Lungen- und Pleurametastasen

Die häufigsten extralymphatischen Lokalisationen von Metastasen eines unbekannten Primärtumors finden sich in der Lunge (67); in 10–30% der Patienten lassen sich parenchymatöse Metastasen oder eine Pleurakarzinose nachweisen (56, 72).

Diagnostik

Diagnostisch sollte ergänzend neben der konventionellen Lungenaufnahme eine *Computertomographie* – gegebenenfalls in Kombination mit einer Feinnadelpunktion – durchgeführt werden. Die Durchführung einer *Bronchoskopie* empfiehlt sich bei Verdacht auf eine metastatische Infiltration der Bronchien, die in 2–28% aller Tumorpatienten beobachtet wird (7, 68). Bei einer pleuralen Beteiligung kann bei negativer Zytologie des Pleurapunktats ergänzend eine *Thorakoskopie* erfolgen.

Therapie

Therapeutisch kommt bei Patienten in gutem Allgemeinzustand eine Operation – auch unter dem Gesichtspunkt der Gewinnung einer definitiven Histologie – in Betracht, wenn eine extrapulmonale Manifestation nicht nachweisbar ist, die Anzahl der Metastasen gering und eine Parenchym sparende Operation möglich ist. Ist eine vollständige Tumorentfernung nicht zu erzielen (z. B. Pleura-, Zwerchfell- oder Perikardinfiltration), sollte auf die Operation verzichtet werden. In diesen Fällen erfolgt die medikamentöse Therapie in Abhängigkeit von der Histologie (49).

Greco und Hainsworth (26) zeigten bei 29 Patienten mit einem im Vordergrund stehenden pulmonalen Befall eines *undifferenzierten Karzinoms*, dass durch die Gabe von cisplatinhaltigen Kombinationen – bei einer Ansprechrate von 72% (n=21) – eine komplette Remission bei 6 Patienten (21%) erreicht werden konnte.

Liegt ein *differenziertes Adenokarzinom* vor, kann eine Kombinationen von 5-Fluorouracil, Adriamycin und Mitomycin C zur Anwendung kommen (25). Die Lebenserwartung der Patienten ist jedoch schlecht und beträgt im Median 3–4 Monate (26). Bestehen Hinweise auf ein Prostata- oder Mammakarzinom, kann eine antihormonelle Therapie erfolgen.

Pleuraergüsse finden sich bei zahlreichen Tumorerkrankungen, häufigste Ursachen sind das Bronchial- und Mammakarzinom sowie das maligne Lymphom; auch ist an ein okkultes Ovarialkarzinom zu denken (49). Sprechen die Pleurakarzinose bzw. der Pleuraerguss nicht auf eine systemische Therapie an, können im Abhängigkeit vom Allgemeinzustand des Patienten eine Pleurodese oder eine Schmerzbestrahlung erfolgen.

33.3 Zusammenfassung

Die Inzidenz von metastasierenden Tumoren unbekannten Ursprungs liegt zwischen 5% und 10%. Durch eine Autopsie kann in 80% der Fälle der Primärtumor lokalisiert werden, in der Mehrzahl der Fälle finden sich die Tumoren im Pankreas und der Lunge lokalisiert. Ziel der Diagnostik ist es, das Ausmaß der Metastasierung zu beurteilen und den Tumor histologisch zu sichern. Histologisch werden in 55% der Fälle Adenokarzinome nachgewiesen, in 20% Plattenepithel- und Urothelkarzinome und in den restlichen 25% nicht näher spezifizierte Karzinome – einschließlich kleinzelliger und undifferenzierzter Karzinome.

Vor allem geht es bei der histologischen Untersuchung um die Identifikation von Tumoren, bei denen ein kurativer Therapieansatz – auch bei fehlendem Nachweis des Primärtumors – besteht (z. B. Keimzelltumoren). Finden sich histologisch Hinweise auf den Primärtumor, erfolgt die Behandlung entsprechend den Therapieempfehlungen für das jeweilige Tumorleiden. Bei fehlender histologischer Aussage zum Primärtumor kann eine Radio- bzw. Chemotherapie in Abhängigkeit von dem wahrscheinlichsten Tumorleiden erfolgen.

Liegt ein begrenztes Tumorwachstum vor, sollte die Möglichkeit erwogen werden, dass es sich um den Primärtumor handelt und die Indikation zur Operation gestellt werden, insbesondere wenn hierdurch eine vollständige Tumorentfernung möglich erscheint.

Ist der Tumor primär lokal begrenzt, liegt die *5-Jahres-Überlebensrate* zwischen 30% und 35%. Bei disseminiertem Organ- und Lymphknotenbefall ist die Prognose infaust; in diesem Stadium der Erkrankung stehen bei einer durchschnittlichen Lebenserwartung der Patienten von 3 Monaten – bei Verzicht auf eine tumorspezifische Therapie – palliative Therapieansätze im Vordergrund.

Literatur

1. Altman E, Cadman E. An analysis of 1539 patients with cancer of unknown primary site. Cancer 1986; 57: 120–124
2. Atkin NB, Baker MC. Specific chromosome change, i (12p), in testicular tumors? Lancet 1982; 2: 1349
3. August CZ, Murad TM, Newton M. Multiple focal extraovarian serous carcinoma. Int J Gynecol Pathol 1985; 4: 11–23
4. Baab GH, Mcbride CM, Candela FC, Osborne MP, Petrek JA. Malignant melanoma: The patient with an unknown site of primary origin. Arch Surg 1975; 110: 896–900
5. Baron PL, Moore MP, Kinne DW et al. Occult breast cancer presenting with axillary metastases: updated management. Arch Surg 1990; 125: 210–214
6. Berge T, Toremalm NG. Cervical and mediastinal lymph node metastases as an otorhinolarygic problem. Ann Otol 1969; 78: 663–670
7. Braman SS, Whitcomb ME. Endobronchial metastases. Arch Intern Med 1975; 135: 543
8. Carlson LS, Fletcher GH, Oswald MJ. Guidelines for the radiotherapeutic techniques for cervical metastases from an unknown primary. Int Radiat Oncol Biol Phys 1986; 12: 2101–2110
9. Chen KT, Flams MS. Peritoneal papillary serous carcinoma with long-term survival. Cancer 1986; 58: 1371–1373
10. Chevalier TL, Cvitkovacic E, Caille P, et al. Early metastatic cancer of unknown primary origin at presentation. Arch. Intern. Med. 1988; 148: 2035–2039
11. Copeland EM, McBride CM. Axillary metastases from unknown primary sites. Ann Surg 1973; 178: 25–27
12. Cox RL, Crawford ED. Estrogens in the treatment of prostate cancer. J Urol 1995; 154: 1991–1998
13. Daugaard G. Unknown primary tumors. Cancer Treat Rev 1994; 20: 119–147
14. Dalrymple JC, Bannatyne P, Rusell P. Extraovarian peritoneal serous papillary carcinoma: a clinicopathologic study of 31 cases. Cancer 1989; 64: 110–115
15. Davis PL, Julian TB, Staiger M, et al. Magnetic resonance imaging detection and wire localisation. Breast Cancer Res Treat 1994; 32: 327–330
16. De Braud F, Heibrun LK, Ahmed K et al. Metastatic squamous cell carcinoma of an unknown primary localized to the neck: advantages of an aggressive treatment. Cancer 1989; 64: 510–515
17. Debus J, Pirzkall A, Schlegel W, Wannenmacher M. Stereotactic one-time irradiation (radiosurgery). the methods, indications and results. Strahlenther Onkol 1999; 2: 47–56
18. Eagan RT, Thernean TM, Rubin J, Long HJ, Schmitt AL. Lack of value for cisplatin added to mitomycin-doxorubicin combination chemotherapy for carcinoma of unknown primary site. Am J. Clin Oncol 1987; 10: 82–85
19. Eysel P. Indikationen zur ventralen Instrumentation. In: Eysel P, Hrsg. Die ventrale Instrumentation der Rumpfwirbelsäule. Stuttgart: Ferdinand Enke Verlag; 1989: 36–96
20. Friedl MP, Diehl WH, Brownson RJ, Sessions DG, Ogura JH. Cervical metastasis from an unknown primary. Ann Otol 1975; 84: 152–157
21. Fourquet A, de la Rochefordiere A, Campana F. Occult primary cancer with axillary metastases. In: Harris JR, Lippmann ME, Morrow M, Hellman SM, eds. Diseases of the breast. Philadelphia, New York: Lippincott-Raven; 1996: 892–896
22. Gavedy R, Poliakiff S, Rotmensch J. Primary papillary retroperitoneal neoplasia. Obstet Gynecol 1981; 58: 730–734
23. Giri PG, Shankar-LeBlanc M, Al-Sarraf M. Improved survival with chemotherapy and radiation therapy versus radiation therapy alone in advanced nasopharyngeal cancer. Preliminary results of an intergroup randomized trial. INT 0099, SWOG 8892, RTOG 8817, ECOG 2388. Int J Radiat Oncol Biol Phys 1996; 36: 8
24. Glynne-Jones RG, Anand AK, Young TE, Berry RJ. Metastatic carcinoma in the cervical lymph nodes from an occult primary: a conservative approach to the role of radiotherapy. Int J Radiat Oncol Biol Phys 1990; 18: 289–294
25. Goldberg RM, Smith FP, Ueno W Ahlgren JD, Schein PS. Fluorouracil, adriamycin and mitomycin in the treatment of adenocarcinoma of unknown primary. J Clin Oncol 1986, 4, 395–399
26. Greco FA, Hainsworth JD. Cancer of unknown primary site. In: Devita VT, Hellmann S, Rosenberg A, eds. Principles and practise of oncology. 4th ed. Philadelphia: Lippincott; 1993: 2072–2092
27. Greco FA, Hainsworth JD. Poorly differentiated carcinoma or adenocarcinoma of unknown primary site: long term results with cisplatin-based chemotherapy. Semin Oncol 1994; 21: 77–82
28. Greco FA, Hainsworth JD. The evolving role of paclitaxel for patients with carcinoma of unknown primary site. Semin Oncol 1999; 26: 129–133
29. Hamann G, Meier T, Schimrigk K. Hirnmetastasen als Erstmanifestation einer Tumorerkrankung. Nervenarzt 1993; 64: 104–107
30. Hamilton CS, Langlands AO. ACUPS (Adenocarcinoma of unknown primary site): A clinical and cost benefit analysis. Int J Rad Oncol Biol Phys 1987; 13: 1497–1503
31. Harwick RD. Cervical metastases from an occult primary site. Semin Surg Oncol 1991; 7: 2–8

32. Hegwisch-Becker S, Hossfeld D.K. Metastasen bei unbekanntem Primärtumor. Onkologe 1997; 4: 338–341
33. Holmes FF, Fouls TL. Metastatic cancer of unknown primary site. Cancer 1970; 26: 816–820
34. Hopf NJ, Perneczky A. Zerebrale Metastasen bei unbekanntem Primärtumor. Onkologe 1997; 3: 369–374
35. Hübner G, Wildfang I, Schmoll HJ. Metastasen bei unbekanntem Primärtumor – CUP-Syndrom. In: Schmoll, Hrsg. Kompendium internistische Onkologie. Heidelberg: Springer-Verlag; 1997: 2137–2194
36. Jung WF. Therapie von Skelettmetastasen. In: Schmoll, Hrsg. Kompendium internistische Onkologie. Heidelberg: Springer-Verlag; 1997: 2541–2547
36a. Jungehülsing M, Scheidhauer K, Damm M, Pietrzyk U, Eckel E, Schicha H, Stennert E. 2(^{18}F)-fluoro-2-deoxy-D-glucose positron emission tomography is a sensitive tool for the detection of occult primary cancer (carcinoma of unknown primary syndrome) with head and neck lymph node manifestation. Otolaryngol Head Neck Surg 2000; 123:294–301
37. Kaufmann O, Dietel M. Pathohistologische Diagnostik bei Karzinommetastasen eines unbekannten Primärtumors. Onkologe 1997; 3: 342–349
38. Katagiri H, Takahshi M, Inagaki J, Surgiura H, Ito S, Iwata H. Determining the site of the primary cancer in patients with skeletal metastasis of unknown origin: a retrospective study. Cancer 1999; 86: 533–537
39. Kath R, Sayer HG, Schneider CP, et al. Knochenmetastasen bei unbekanntem Primärtumor. Onkologe 1997; 3, 386–391
40. Kirschner MJ, Fietkau R, Waldfahrer F, Iro H, Sauer R. Therapy of cervical lymph node metastases of unknown primary tumor. Strahlenther Onkol 1997; 7: 362–368
41. Kirstin F, Chi CH, Leary JA, NgABP, Hedley DW, Tattersall MHM. ACUPS (Metastatic adeno or undifferentiated carcinoma of unknown primary site – Natural history and guidelines for identification of treatable subsets quarterly. J Med N Series 1987; 62: 143–161
42. Lagerwaard FJ, Levendag PC, Nowak PJ, Eijkenboom WM, Hanssens PE, Schmitz PI. Identification of prognostic factors in patients with brain metastases: a review of 1292 patients. Int J Radiat Oncol Biol Phys 1999; 43: 795–803
43. Leonhardt RJ, Nystrom JS. Diagnostic evaluation of patients with carcinoma of unknown primary tumor site. Semin Oncol 1993; 20: 244–255
44. McCunniff AJ, Raben M. Metastatic carcinoma of the neck from an unknown primary. Int J Radiat Oncol Biol Phys 1986; 12: 1849–1852
45. McEntee GP, Nagorney DM, Kvols LK, Moertel CG, Grant CS. Cytoreductive hepatic surgery for neuroendocrine tumors. Surgery 1990; 108: 1091–1096
46. McKeen E, Smith F, Haidak D. Fluorouracil, adriamycin and mitomycin C for adenocarcinoma of unknown origin. Proc Assoc Cancer R (Abstract) 1980; 21: 358
47. Mackey B., Ordonez N.G. The role of the pathologist in the evaluation of poorly differentiated neoplasma. Semin Oncol 1982; 9: 396–416
48. Mahalati K, Bilen CY, Ozen H, Aki FT, Kendi S. The managment of brain metastasis in nonseminomatous germ cell tumours. BJU 1999; 83: 457–461
49. Manegold C. Therapie von Pleura- und Lungenmetastasen bei Tumorerkrankungen ohne bekannten Primärtumor (CUP). Onkologe 1997; 3: 375–379
50. Maiche AG. Cancer of unknown primary. Am J Clin Oncol 1993; 16: 26–29
51. Merchut MP. Brain metastases from undiagnosed systemic neoplasms. Arch Intern Med 1989; 149: 1076–1080
52. Minckwitz G., Kaufmann M. Axilläre Lymphknotenmetastasen bei unbekanntem Primärtumor. Onkologe 1997; 3: 364–368
53. Milton GW, Shaw HM, McCarthy WH. Occult primary malignant melanoma: factors influencing survival. Br J Surg 1977; 64, 805–808
54. Muir C. Cancer of unknown primary site. Cancer 1994; 75: 353–356
55. Nguyen LN, Maor MH, Oswald MJ. Brain metastases as the only manifestation of an undetected primary tumor. Cancer 1998; 83: 2181–2184
56. Osteen RT, Kopf G, Wilson RF. In pursuit of the unknown primary. Am J Surg 1988; 135: 494–498
57. Owen HW, Dockerty MB, Gray HK. Occult carcinoma of the breast. Surg Gynecol Obstet 1954; 98: 302
58. Panza N, Lombardi G, Rosa M, Pacilio G., Lapenta L, Salvatore M. High serum thyreoglobulin levels, diagnostic indicators in patients with metastases from unknown primary sites. Cancer 1987; 60: 2233–2236
59. Pavlidis N, Kalef-Ezra J, Brissoulis E, et al. Evaluation of six tumor markers in patients with unknown primary. Med Pediatr Oncol 1994; 22: 162–167
60. Pfreundner L, Pahnke J, Schwager K, Flentje M. Zervikale Lymphknotenmetastasen bei unbekanntem Primärtumor. Onkologe 1997; 3: 354–363
61. Potterton AJ, Peakman I, Young R. Ultrasound demonstration of small breast cancer detected by mammographic screening. Clin Radiol 1994; 49: 808–813
62. Reske SN. Positronen-Emissions-Tomographie in der Onkologie. Deutsches Ärzteblatt 1998; 30: B-1495–1497
63. Ringerberg SQ, Doll DC, Loy TS, Yarbro JW. Malignant ascites of unknown origin. Cancer 1989; 64: 753–755
64. Romeu J, Texido A, Rosell R, Abad EA, Solans R, Carles J. Carcinoma of unknown origin. Diagnostic study of 48 cases and ist clinical yield. Med Clin Barc 1989; 92: 201–206
65. Samaniego F, Rodrigues E, Houldsworth J, et al. Cytogenetic and molecular analysis of human male germ cell tumors: chromosome 12 abnormalities and gene amplification. Genes Chromosome Cancer 1990; 1: 289–300
66. Sawaya R, Bindal RK. Metastatic brain tumors. In: Kaye AH, Laws ER, eds. Brain tumors. New York: Churchill Ivingstone; 1995: 923–946
67. Schlag PM, Hühnerbein M. Cancer of unknown primary site. Ann Chir Gynaecol 1994; 83: 8–12
68. Shepherd MP. Endobronchial metastatic disease. Thorax 1982; 37: 362
69. Shih LY, Chen TH, Lo WH. Skeletal metastases from occult carcinoma. J Surg Oncol 1992; 51: 109–113
70. Shild RA, Kennedy PS, Chen TT, Athens JW, OBryan RM, Balcerzak SP. Management of patients with metastatic adenocarcinoma of unknown origin. Southwest Oncol Group Study Cancer Treatments Reports 1983; 67: 77–79
71. Smalley SR, Laws ER Jr, O'Fallon JR, Shaw EG, Schray MF. Resection for solitary brain metastasis. Role of adjuvant radiation and prognostic variables in 229 patients. J Neurosurg 1992; 4: 531–540
72. Stewart JF, Tatterstall MWN, Woods RL, Fox RM. Unknown primary adenocarcinoma: incidence of over-investigation and natural history. BMJ 1979; 1: 1530–1533
73. Strojan P, Anicin A. Combined surgery and postoperative radiotherapy for cervical lymph node metastases from an unknown primary tumour. Radiother Oncol 1998; 49: 33–40
74. Subramaniam R, Chilla R. Lymph node metastases of the head and neck from unknown primary tumors. Clinical course in 58 patients. HNO 1995; 43: 299–303
75. Tanaka M, Fushimi H, Fuji T, Ford JM. Sclerosis of lytic metastatic bone lesions during treatment with pamidronate in a patient with adenocarcinoma of unknown primary site. Eur Spine J 1996; 3: 198–200
76. Takahashi I, Niibe H, Mitsuhashi N, Ikeda H, Imai K, Yamanaka H. Palliative radiotherapy of bone metastasis. Adv Exp Med Biol 1992; 324: 277–282
77. Van der Gaast A, Vereij J, Planting AS, Hop WC, Stoter G. Simple prognostic model to predict survival in patients with undifferentiated carcinoma of unknown primary site. J Clin Oncol 1995; 13 (7): 1720–1725
78. Wang RC, Goepfert H, Barber A, Wolf P. Unknown primary squamous cell carcinoma metastatic to the neck. Arch Otolaryngol Head Neck Surg 1990; 116: 1388–1393

Onkologische Notfälle

34 Onkologische Notfälle

34.1 Der Ileus beim fortgeschrittenen Karzinom

34.1.1 Einleitung

Eine intestinale Obstruktion ist mit ca. 30% eine der häufigsten Ursachen für Notfalleingriffe bei Tumorpatienten (12, 14). In etwa drei Viertel handelt es sich um Patienten mit einem kolorektalen Karzinom, Ovarialkarzinom oder Magenkarzinom, während bei den übrigen intraabdominellen oder extraabdominellen Tumoren (Mammakarzinom, Bronchialkarzinom, Melanom) ein Ileus seltener zu erwarten ist. Im Endstadium eines Ovarialkarzinoms liegt in bis zu 42% ein Ileus vor, im Endstadium eines kolorektalen Karzinoms findet sich dieser in 10%. Betroffen von der Obstruktion sind am häufigsten der Dünndarm (59%), gefolgt von Dickdarm und Rektum (29%), Magen und Duodenum (7%) sowie Dünndarm und Dickdarm (5–8%) (11, 13).

34.1.2 Ätiologie

Die gastrointestinale Obstruktion bei Tumorpatienten kann geschwulstbedingt sein. Trotz einer malignen Grunderkrankung findet sich in 10–31% eine benigne Ursache (Briden, strahlenbedingte Stenose) (Tab. 34.**1**). Bei Patienten mit einem Ovarialkarzinom sind benigne Veränderungen seltener (6,1%) als bei Patienten mit einem kolorektalen Karzinom (48%) zu erwarten.

Die Differenzierung zwischen benigner und maligner Ursache der Darmobstruktion ist präoperativ meist nicht möglich. Eine tumorbedingte Ursache ist wahrscheinlicher, wenn eine Metastasierung bereits bekannt ist, ein fortgeschrittener intraabdomineller Tumor insbesondere bei einem kolorektalen Karzinom vorlag oder ein kurzes Intervall zwischen Primäroperation und Ileus besteht (9). Aber auch in diesen Situationen beobachteten Osten et al. (9) bei 5 von 22 Patienten (22%) eine gutartige Ursache der Darmobstruktion.

Tabelle 34.**1** Ursachen der gastrointestinalen Obstruktion (7, 9)

- Verschluss des Lumens von außen durch ein lokales Tumorrezidiv, durch Tumorabsiedlung im Mesenterium, Omentum oder Peritoneum oder durch Verwachsungsstränge.
- Verschluss durch einen intraluminalen Prozess (Tumorrezidiv, Zweittumor, Invagination).
- Verschluss durch intramurale Veränderungen (radiogene Stenose, intramurale Metastasen oder Tumorausbreitung).
- Motilitätsstörungen (Pseudoobstruktion) durch Medikamente (Antidepressiva, Alkaloide, Spasmolytika, Opioide), Tumorinfiltration retroperitonealer Nervenplexus, paraneoplastische Neuropathie, u. a.

34.1.3 Klinische Symptomatik

Die klinische Symptomatik ist abhängig vom Stadium der Erkrankung sowie der Lokalisation und dem Ausmaß (partiell oder komplett) der Obstruktion. Akute abdominelle Symptome in Folge einer Strangulation oder Perforation mit Peritonitis sind selten. Meist entwickeln sich die Symptome langsam oder intermittierend. *Übelkeit und Erbrechen*, in über 70% vorhanden (10), finden sich früher und intensiver bei proximalen Stenosen und erst spät bei Dickdarmstenosen. *Anhaltende Schmerzen* können durch intraabdominelle Tumormassen oder eine Lebervergrößerung bedingt sein, kolikartige Schmerzen sprechen für Stenosen des Dünn- oder Dickdarms.

Die Obstruktion des Dickdarms führt zu *Meteorismus, Stuhl- und Windverhalt*. Unter Umständen besteht eine *intermittierende Diarrhö*, die einer kompletten Obstruktion vorausgehen kann. Perkutane oder vaginale Fistelungen können zu einer Besserung der Ileussymptomatik führen, verschlechtern jedoch die Lebensqualität erheblich. Mitunter sind im fortgeschrittenen Stadium bei den meist kachektischen Patienten die erweiterten Darmschlingen bereits sichtbar und der intraabdominelle Tumor tastbar.

34.1.4 Diagnostik

Der Umfang der Diagnostik richtet sich nach der Anamnese, dem klinischen Befund und der therapeutischen Konsequenz. Zunächst ist eine Funktionsstörung (Obstipation, Pseudoobstruktion) auszuschließen, wofür neben der Medikamenten- und Schmerzmittelanamnese die rektale Untersuchung mit dem Nachweis der mit hartem Stuhl gefüllten Ampulle Hinweise liefert.

Ziel der weiteren Diagnostik ist die Frage, ob lokalisierte Obstruktionen vorliegen, die einer operativen Therapie zugänglich sind, aber auch die Prüfung des distalen Kolons und Rektums im Hinblick auf eine mögliche operative Umgehung des Passagehindernisses.

Erste Hinweise ergeben sich aus der *Abdomenübersichtsaufnahme* im Stehen oder in Linksseitenlage. Weitere Hinweise erbringt die *Computertomographie* oder die *Magnetresonanztomographie* des Abdomens aus der Verteilung der erweiterten bzw. verengten Darmschlingen sowie der Nachweis von intraabdominellen Tumoren und Aszites. Die *orale Darmpassage* mit wasserlöslichem Kontrastmittel ist bei Patienten mit inkompletter Stenose hilfreich, um eine dringende Operation zunächst auszuschließen.

Eine Dünndarmfistel kann mithilfe einer Computertomographie nach oraler Kontrastmittelgabe oder durch Magnetresonanztomographie nachgewiesen werden. Bei Verdacht auf Stenosen im Dickdarm und Rektum erfolgen die *Rektoskopie* bzw. *Koloskopie*, auch unter dem Aspekt der Dehnung der Stenose. Auch die radiologische Abklärung des distalen Kolons und Rektums ist möglich. Dabei empfiehlt sich wasserlösliches Kontrastmittel zu verwenden, um ein Eindicken des Bariums kranial der Stenose zu vermeiden. Bei einem Drittel der Patienten mit klinischem Verdacht auf eine Dickdarmstenose hat sich diese radiologisch nicht bestätigt (11).

Daneben umfasst die Diagnostik die laborchemischen Untersuchungen und, sofern dem Patienten zumutbar und abhängig von den bereits vorliegenden Befunden, ein Staging (Sonographie-Abdomen, Röntgen-Thorax, gegebenenfalls Tumormarker) zur aktuellen Beurteilung der Tumorausbreitung.

34.1.5 Operative Therapie

Klinische Symptomatik und klinischer Befund sowie die Ergebnisse der bildgebenden Diagnostik bestimmen die Therapie, wobei die Frage nach einer operativen Therapie vorrangig abzuklären ist. Bei Verdacht auf Peritonitis oder Strangulation ist die Operationsindikation unmittelbar gegeben, die ansonsten dringlich nach Vorbereitung des Patienten durch Ausgleich von Flüssigkeits- und Elektrolytverlusten und nach Entlastung über eine Magensonde umgehend erfolgen muss.

Situationen, bei denen von einem operativen Vorgehen eine Besserung zu erwarten ist, sind

- das Vorliegen von nur einer oder wenigen Obstruktionen,
- die deutliche Überblähungen von Darmschlingen neben normalkalibrigen Darmabschnitten,
- das Fehlen ausgeprägter intraabdomineller Tumormassen und
- ein relativ guter Allgemeinzustand.

Andererseits ist bei schlechtem Allgemeinzustand und durch Voroperationen bereits nachgewiesener inkurabler Situation die Prognose nach operativer und konservativer Therapie mit einer mittleren Überlebenszeit von 0,7 Monaten in gleicher Weise ungünstig (13).

Das operative Vorgehen richtet sich nach dem vorliegenden Befund. Die häufigsten Verfahren, die auch kombiniert Anwendung finden, sind die Umgehungsanastomose, die Resektion von Darmabschnitten, die Ableitung nach außen und das Lösen von Verwachsungen. Zunächst ist die Bauchhöhle behutsam zu revidieren mit dem Ziel, die Ursache der Stenosierung zu finden und Darmeröffnungen, die Ausgangspunkt postoperativer Fistelungen sein können, möglichst zu vermeiden.

Wenn möglich, sollte der ganze Darm auf weitere, drohende Stenosen überprüft werden, um diese gegebenenfalls gleichzeitig zu beseitigen. Eine Darmausleitung bei ausgedehntem Befall des Beckens und Unterbauchs kann die einzige Möglichkeit sein, um die Nahrungsaufnahme wieder zu ermöglichen.

Kann die Bauchhöhle nicht vollständig revidiert werden, sollte zumindest versucht werden, erweiterte und normalkalibrige Darmschlingen so weit freizupräparieren, dass eine innere Anastomose möglich ist. Grundsätzlich sollte das Verfahren gewählt werden, das bei möglichst geringen Risiken eine ausreichende symptomatische Besserung verspricht.

Risiko und Prognose

Das Risiko operativer Maßnahmen ist abhängig von der zugrunde liegenden Ursache. Mortalität (9–54%, Median 16%) und Morbidität (18–35%, Median 31%) sind nicht unerheblich (11). Die häufigsten Komplikationen sind Wundinfekt, Fasziendehiszenz, Sepsis, enterokutane Fistel (7–10%), Nahtinsuffizienz, intraabdominelle Abszesse und allgemeine Komplikationen (10). Mit einer Beschwerdebesserung ist bei 55–96% der Patienten zu rechnen, und, abhängig vom Ausgangsbefund, mit einem erneuten Darmverschluss in 9–33%.

Mit zunehmender Tumorausbreitung werden die beschwerdefreien Intervalle kürzer und die Chancen einer Palliation durch operatives Vorgehen geringer. Die Überlebenszeit der Patienten liegt zwischen 2,5 und 11 Monaten und ist erwartungsgemäß am günstigsten, wenn eine gutartige Ursache oder ein sanierbarer Zweittumor vorlagen (11).

34.1.6 Endoskopische und interventionelle Maßnahmen

Bei isolierten Stenosen können endoskopische oder interventionell-radiologische Verfahren als Alternative oder Ergänzung zur Operation erwogen werden. Liegt ein Dünndarmverschluss vor, der operativ nicht zu beseitigen ist, kann über eine perkutan angelegte Gastrostomie das Sekret abgeleitet, Übelkeit und Erbrechen gelindert und dem Patienten eine Magensonde erspart werden. Bei inoperablen Tumoren des Rektums und Kolons haben Stentimplantation, die endoskopische Dilatation oder die Rekanalisation mit Laser (15) eine gewisse Berechtigung, sofern dem Patienten eine palliative Tumorresektion oder ein operatives Vorgehen nicht zumutbar sind.

34.1.7 Konservative Therapie

Ist die Beseitigung der Obstruktion durch operative Maßnahmen nicht möglich, steht die rein supportive Therapie im Vordergrund. Neben der intravenösen Flüssigkeitssubstitution, gegebenenfalls über einen zentralvenösen Portkatheter und die Ableitung des Darmsekrets über eine Magensonde oder besser eine perkutane Gastrostomie, wurden von den englischen Hospizen zunehmend rein symptombezogene Therapieformen ohne Magensonde und ohne parenterale Flüssigkeitszufuhr angegeben (1), Erfahrungen, die sich mittlerweile vielfach bestätigten.

Die supportive Therapie konzentriert sich auf medikamentöse Linderung der Symptome, um auf diese Weise die Lebensqualität zumindest teilweise zu verbessern (7 [Kapitel 4]).

34.2 Perforation

34.2.1 Epidemiologie

Die Hohlorganperforation ist eine relativ häufige Ursache für Notfalleingriffe bei Tumorpatienten (21 % in einer größeren klinischen Serie) (32, 35). Dabei ist die Perforation bei einem Drittel bis der Hälfte der Patienten im Bereich des Tumors gelegen, beim Rest der Patienten an anderer Lokalisation (6, 19, 34).

34.2.2 Ätiologie

Obwohl primäre *gastrointestinale Lymphome* innerhalb der Lymphome selten sind (37), stellen sie eine häufige Ursache für gastrointestinale Hohlorganperforationen dar und machen fast die Hälfte der ursächlichen Primärtumoren aus (6, 19, 34). Bis zu 20% der Patienten mit gastrointestinalen Lymphomen entwickeln im Krankheitsverlauf eine Perforation (17, 37). Dabei kommen auch Perforationen fern von der Lokalisation des Tumors vor, wie z. B. gastroduodenale Perforationen im Rahmen von Geschwüren unter Chemotherapie (4, 36).

Spontane tumorbedingte Perforationen des *Ösophagus* sind relativ selten (5). Häufiger sind iatrogene Komplikationen im Rahmen von diagnostischen Endoskopien oder beim Versuch der Bougierung oder Stentimplantation (5, 24).

Magenkarzinome sind ebenfalls eine seltenere Ursache der Perforation (29, 33) (1–4% der Magenkarzinome) (8). Dabei handelt es sich zumeist um fortgeschrittene Tumoren. In einer Untersuchung an 297 Patienten mit Magenfrühkarzinomen wurde nur einmal eine Perforation beobachtet (12).

Die Perforation durch *Kolonkarzinome* ist ebenfalls relativ selten. Bei 15–21 % der Patienten, die aufgrund einer Kolonperforation notfallmäßig operiert werden müssen, liegt ein Malignom zugrunde (15, 21). Dabei liegt bei 65 % der Patienten mit Perforation bei kolorektalem Karzinom die Perforation im Bereich des Tumors und bei 35 % liegt eine Perforation im prästenotisch dilatierten Kolon vor (2). In einer Serie von 533 Patienten mit Resektion von Kolonkarzinomen wurde nur bei 6 % eine Perforation beschrieben (38).

Perforationen *extraintestinaler Primärtumoren*, wie z. B. dem Gallenblasenkarzinom (9), perforierten Pyometra beim Zervixkarzinom (10), Blasenkarzinomen (31) oder aufgrund von *intestinal metastasierten extraabdominellen Primärtumoren* (6, 25, 34) wurden beschrieben, sind jedoch selten.

34.2.3 Klinische Symptomatik

Die klinische Symptomatik entspricht in der Regel einem akuten Abdomen bei generalisierter Peritonitis. Bei Patienten, die unter Chemotherapie oder Kortisontherapie stehen, können die klinischen Symptome abgeschwächt sein oder gänzlich fehlen, sodass hier die klinische Diagnose oft schwierig ist und eine Verzögerung der Therapie eintritt (4, 26, 36).

34.2.4 Diagnostik

Die klassische Untersuchung ist die *Abdomenleeraufnahme*, die entweder im Stehen oder in Linksseitenlage durchgeführt werden sollte. Nur 46–51 % der Patienten mit Hohlorganperforation zeigten freie intraabdominelle Luft im Röntgenbild (25, 26, 27). Dabei zeigten 23/33 Patienten (69 %) mit gastroduodenaler Perforation, 3/10 (30 %) mit Dünndarm- und 11/30 (37 %) mit Dickdarmperforation freie intraabdominelle Luft im Röntgenbild (39). Bei 5–14 % der Patienten war der Nachweis von freier Luft in der Abdomenleeraufnahme nicht mit einer Hohlorganperforation assoziiert (27, 39).

Mithilfe der *Sonographie des Abdomens* lässt sich von erfahrenen Untersuchern ebenfalls bereits kleine Mengen (>5ml) freier intraabdomineller Luft nachweisen, wobei bei freier Luft die Sensitivität nicht höher als die der Röntgenaufnahme des Abdomens ist (3). Allerdings scheinen Vorteile im Nachweis von gedeckten Perforationen zu bestehen, die im Röntgenbild meist nicht erkennbar sind (3).

Bei unklaren Fällen kann die *Computertomographie* hilfreich sein. Nicht selten kann durch die CT freie Luft bei unauffälliger Röntgenaufnahme des Abdomens nachgewiesen werden (13, 16). Außerdem ist oft eine nähere Zuordnung der freien Luft zu einer Organperforationsstelle möglich (13, 16), was für den operativen Zugangsweg bedeutsam sein kann.

34.2.5 Prognose

Eine Hohlorganperforation ist lebensbedrohlich. Für Perforationen bei Ösophaguskarzinomen beträgt die Letalität 50 % (5). Zur Letalität bei Magenkarzinomperforation existieren keine verwertbaren Angaben, jedoch wird bei gastroduodenaler Perforation unter Chemotherapie und/oder Kortisontherapie aufgrund anderer Tumoren eine Letalität von 44–53% angegeben (4, 11, 34). Die Letalität bei perforiertem Kolonkarzinom liegt zwischen 17 und 45% (2, 14, 40). Bei Kolonperforationen aufgrund eines mechanischen Ileus vor dem stenosierenden Tumor wurde eine Letalität von 48% angegeben (2).

Hinsichtlich der langfristigen Prognose existieren nur wenige Daten. Wenn das Akutereignis der Perforation überlebt wird, ist die Prognose im Wesentlichen von der Art und dem Stadium der Grunderkrankung abhängig. Nach Notfallgastrektomie bei perforiertem Magenkarzinom betrug die 5-Jahres-Überlebensrate 40% (1). Beim perforierten Kolonkarzinom ist die Prognose mit einer 5-Jahres-Überlebensrate von 10–20% nach operativer Therapie erheblich ungünstiger als für das Gesamtkollektiv der Patienten mit Kolonkarzinomen angegeben wird (14).

34.2.6 Therapie

Die Therapie der Hohlorganperforation bei Tumorpatienten ist neben der Lokalisation der Perforation von der Prognose der zugrunde liegenden Tumorerkrankung und dem Gesamtzustand des Patienten abhängig. In Anbetracht der hohen Letalität bei vorliegender Sepsis ist der effektivste Eingriff zur sicheren Kontrolle des Entzündungsherdes anzustreben. Bei früher Diagnosestellung der Perforation und ausreichend gutem Allgemeinzustand des Patienten ist der Erhalt der gastrointestinalen Kontinuität und nach Möglichkeit die chirurgische Therapie der Grunderkrankung nach onkologischen Kriterien wünschenswert.

Gastroduodenale Perforationen bei Tumorpatienten sind häufiger durch einfache Ulzera im Rahmen von Chemotherapie oder Ähnlichem bedingt als durch perforierende Magenkarzinome (4, 18, 35, 36). Die Therapie besteht in diesen Fällen nach Biopsie der Perforationsstelle in der Ulkusübernähung, gegebenenfalls mit zusätzlicher Netzdeckung (35).

In den seltenen Fällen eines *perforierten Magenkarzinoms* oder lokalisierten Magenlymphoms (36) kann die Gastrektomie und Lymphknotendissektion mit Omentektomie indiziert sein, sofern noch keine ausgeprägte Peritonitis oder Fernmetastasen vorliegen und der Allgemeinzustand des Patienten es erlaubt (1, 7, 36). In einer Zusammenstellung von 155 Patienten mit perforiertem Magenkarzinom in Japan wurde bei 128 Patienten eine Notfallgastrektomie durchgeführt. Die Letalität und 5-Jahres-Überlebensrate betrugen 7% und 40% (1).

In einer retrospektiven Analyse von 50 Patienten, die eine Gastrektomie bei T3-Magenkarzinom erhielten, wurde das Langzeitüberleben nicht durch das Vorliegen einer Tumorperforation (n=17) beeinflusst (7).

Dünndarmperforationen können in der Regel durch die Resektion des betroffenen Abschnitts und eine primäre Anastomose behandelt werden, wobei bei ausgeprägter Peritonitis in Ausnahmefällen auch die getrennte Ausleitung der Darmenden nicht zu umgehen ist (35).

Bei *Kolonperforationen* im Bereich eines Karzinoms sollte der betroffene Darmabschnitt mit dem Karzinom nach den Regeln der onkologischen Chirurgie reseziert werden (2, 20). In der Regel folgt dann die Ausleitung des proximalen Darmendes als Kolostomie und des distalen Darmendes als Schleimfistel, oder falls dies nicht möglich ist, die Anlage eines Hartmann-Stumpfs (15, 20, 21). Eine einfache Ausleitung des Darms vor der Perforation ohne Resektion des tumortragenden perforierten Darmabschnitts geht mit einer höheren Letalität einher und sollte vermieden werden (20, 40).

Unter Umständen kann bei fehlender oder gering ausgeprägter Peritonitis, insbesondere bei Tumoren im Bereich des rechten Hemikolons, eine primäre Anastomose durchgeführt werden (22, 23, 29, 30).

34.3 Maligner Aszites

34.3.1 Epidemiologie und Ätiologie

Der Aszites bei Patienten mit einer Tumorerkrankung ist ein häufiges Krankheitsbild; in einer Untersuchung waren 6% aller stationären Aufnahmen aufgrund von malignem Aszites notwendig (68). Intraperitoneale freie Flüssigkeit bei einem Tumorpatienten ist mit hoher Wahrscheinlichkeit durch eine peritoneale Aussaat bedingt. Nur bei ca. einem Drittel der Patienten mit bekanntem Tumorleiden und Aszites liegen nichtmaligne Ursachen des Aszites vor (75). Bei mehr als der Hälfte der Frauen mit malignem Aszites liegen gynäkologische Primärtumoren zugrunde, wobei das Ovarialkarzinom vor Uterus- oder Zervixkarzinomen führend ist (99).

In einer Untersuchung an Patienten beiderlei Geschlechts waren 47% der malignen Aszitesbildungen durch Ovarialkarzinome bedingt, 11% durch Non-Hodgkin-Lymhome, 9% durch Gallenblasenkarzinome, 13% unbekannter Herkunft und durch mehrere kleine Tumorgruppen (56) verursacht. In einer größeren Serie (n=164) waren nur bei 28% der Patienten Ovarialkarzinome für den malignen Aszites verantwortlich (64). Bei Männern sind in etwa 50% der Fälle gastrointestinale Tumoren verantwortlich, wobei kolorektale, Magen-, Pankreas- und Gallenblasenkarzinome am häufigsten zugrunde liegen (56, 60, 73).

Pathophysiologisch scheinen die relevantesten Faktoren eine vermehrte Flüssigkeitsproduktion in der Bauchhöhle in Kombination mit vermindertem Abstrom durch Verlegung von Lymphbahnen durch die Tumorabsiedelungen zu sein (16, 22, 34). Dabei tritt frühzeitig ein reduzierter Ausstrom von Flüssigkeit aus dem peritonealen Raum und erst spät ein vermehrter Einstrom von Flüssigkeit in den Bauchraum auf (61). Weitere Faktoren können eine gesteigerte Permeabilität peritonealer Oberflächen durch eine parakrine Sekretion des Tumors oder eine tumorbedingte Pfortaderobstruktion sein (24, 25).

34.3.2 Klinische Symptomatik

Die klinische Symptomatik ist durch Zunahme des Bauchumfangs, abdominelle Schmerzen, Übelkeit, Appetitlosigkeit, Erbrechen, Verdauungsstörungen mit Obstipation und Dyspnoe gekennzeichnet (21, 56, 74, 80, 92). Bei der körperlichen Untersuchung ist das aufgetriebene, in Rückenlage zu den Flanken hin ausladende Abdomen auffällig, der Klopfschall ist in Rückenlage im Bereich der Flanken gedämpft, wobei sich die Dämpfung bei Lagewechsel des Patienten entsprechend verschiebt, und bei Anschlagen einer Flanke ist auf der Gegenseite die ankommende Welle (Undulation) tastbar. Diese klinischen Zeichen sind erst ab einer Aszitesmenge von mehr als 1 Liter positiv.

34.3.3 Diagnostik

Bildgebende Verfahren

Erster Schritt ist die *Sonographie des Abdomens*. Dadurch lassen sich bereits kleine Aszitesmengen entdecken. Außerdem können bei 92 % der Patienten mit malignem Aszites tumorassoziierte Auffälligkeiten gesehen werden, die eine Abgrenzung zum benignen Aszites erlauben:

- Peritoneale Metastasen (25 %),
- Verklebung von Darmschlingen (26 %),
- Verdickung und Verklebungen des großen Netzes (12 %),
- Kammerung des Aszites (29 %),
- echoreiche Areale im Aszites (5 %),
- andere assoziierte Raumforderungen (32 %),
- Lymphome (48 %) und
- Lebermetastasen (40 %) (28).

Auch durch die *Computertomographie* lassen sich kleinste Flüssigkeitsansammlungen und tumorassoziierte Veränderungen in vergleichbarer Weise wie durch die Sonographie nachweisen (23, 32, 42). Durch den Einsatz der Kernspintomographie konnte keine weitere Verbesserung der Differenzialdiagnose zwischen malignem und Aszites anderer Genese erzielt werden (85).

Aszitespunktion und -untersuchung

Zur weiteren Abklärung kann die Aszitespunktion erfolgen. Diese wird unter sterilen Kautelen im Bereich des Monroe-Punkts, im dritten äußeren Viertel der Verbindungslinie zwischen Nabel und Spina iliaca anterior superior (Monroe-Richter-Linie) durchgeführt, wobei eine Verletzung der epigastrischen Gefäße im Bereich des lateralen Randes des M. rectus abdominis zu vermeiden ist. Bei kleineren Aszitesmengen kann die Punktion auch unter sonographischer Kontrolle erfolgen (28).

Für den malignen Aszites ist *makroskopisch* ein blutiger oder blutig-seröser Aspekt typisch, während ein stauungsbedingter Aszites zumeist serös imponiert. Bei ausgedehnten retroperitonealen Lymphomen mit Obstruktion großer Lymphbahnen oder nach Bestrahlung mit Lymphgefäßschaden kann auch ein chylöser Aspekt des Aszites vorliegen (49).

Zahlreiche *biochemische Parameter* zur Differenzierung von Aszites maligner und anderer Genese wurden untersucht. Bei malignem Aszites liegt zumeist ein eiweißreiches Exsudat vor. Die *Albumin- und Gesamteiweißkonzentrationen* in malignem Aszites sind höher als in nichtmalignem Aszites.

Für einen Eiweißgehalt von >3 g/dl im Aszites wurde eine Sensitivität und Spezifität von 64 % und 77 % zur Diagnose eines malignen Aszites angegeben (26). In einer anderen Untersuchung wurde für ein Gesamteiweiß im Aszites >2,5 g/dl und für ein Aszites-Albumin >1,6 g/dl eine diagnostische Treffsicherheit von 96,7 % und 97,9 % berechnet (47). Durch die Berechnung der Differenz zwischen Serum-Albumin und Aszites-Albumin (47, 97) lässt sich die Sensitivität noch erhöhen. Hier wurde für eine Differenz <1,5 g/dl, eine diagnostische Treffsicherheit von 96,8 % bei einer Sensitivität von 100 % berichtet (47).

Die Konzentration von *Cholesterol* im Aszites ist bei malignem Aszites höher als bei Aszites anderer Ursache und dessen Bestimmung wird ebenfalls zur Differenzialdiagnose empfohlen (12, 27). Für eine Aszites-Cholesterol-Konzentration von > 45 mg/dl wurde eine Sensitivität von 83–92 % (26, 27) bei einer Spezifität von 81 % (26) angegeben.

Auch die *Fibronektin-Konzentration* im Aszites wird vielfach zur Differenzialdiagnose eingesetzt (77, 86). Dabei wird für eine Aszites-Fibronektin-Konzentration >100 µg/ml über eine Sensitivität von 75 % bei einer Spezifität von 100 % berichtet (1). In anderen Untersuchungen werden für Grenzwerte zwischen 100 und 110 µg/ml eine diagnostische Treffsicherheit von 95,9–100 % angegeben (47, 86).

Die *Laktatdehydrogenase*-(LDH-)Konzentration im Aszites ist bei malignem Aszites ebenfalls erhöht (47) und wird zur Differenzialdiagnose genutzt (12, 77). Für eine Aszites-LDH-Konzentration >60 U/l ist die diagnostische Treffsicherheit zur Erkennung von malignem Aszites 94,8 % (62). Daneben wird die *Ferritin-Konzentration* im Aszites von manchen Untersuchern eingesetzt (46).

Die *Zytologie* aus dem Aszites kann beweisend für die Diagnose maligner Aszites sein; die Spezifität ist nahezu 100 % und erlaubt oft auch die Zuordnung zu einer Primärtumorlokalisation (12). Wichtig für eine adäquate zytologische Untersuchung ist das Einsenden einer ausreichenden Aszitesmenge (ca. 500 ml). Problematisch bleibt die niedrige Sensitivität von 48 % (12), auch wenn einzelne Untersucher eine höhere Sensitivität postulieren (75).

Durch die zusätzliche Verwendung von immunhistochemischen Verfahren mit monoklonalen Antikörpern gegen P53, B72,3 und ERBB-2 als Ergänzung zur Zytologie konnte die Sensitivität in einer Untersuchung deutlich gesteigert werden (19).

Die Bestimmung von *Tumormarkern* im Aszites wird zur Verbesserung der Differenzierung zwischen malignem und nichtmalignem Aszites empfohlen. Der Marker β-HCG wird als Marker für malignen Aszites empfohlen (86), wobei für β-HCG-Konzentrationen im Aszites >10 mIU/ml eine Sensitivität von 61 % bei einer Spezifität von 94 % angegeben wurde (26).

Für den Tumormarker karzinoembryonales Antigen (CEA) im Aszites wurden für eine Konzentration ≥5 ng/ml eine Sensitivität von 69 % bei einer Spezifität von 94,7 % zur Diagnose von malignem Aszites gefunden (13). Der Tumormarker Alpha-Fetoprotein im Aszites kann Hinweise auf das Vorliegen eines hepatozellulären Karzinoms geben (77).

Ein erhöhter Tumormarker CA-125 im Aszites ist typisch für gynäkologische Primärtumoren, kann aber auch bei benignen gynäkologischen Erkrankungen vorliegen (40). Insgesamt scheinen die Tumormarkerbestimmungen im Aszites weniger hilfreich in der Differenzierung zwischen malignem Aszites und Aszites anderer Genese zu sein, sondern eher Hinweise auf den Primärtumor geben zu können.

Die Bestimmung von *Zytokinen* im Aszites, wie Interleukin-1 (IL-1), Interleukin-6 (IL-6), TNF-α, TNF-α- oder Interleukin-2-Rezeptor, wird ebenfalls von einzelnen Untersuchern propagiert (2, 3, 38, 59, 66). So wurden z. B. bei Patienten mit Aszites bei Ovarialkarzinom höhere Aszites- und/oder Serumspiegel von IL-6, IL-8, IL-10 und TNF-α als bei benignen gynäkologischen Erkrankungen, die mit Aszites einhergingen, gefunden (69). In einer anderen Untersuchung wurde dagegen kein Unterschied in der Konzentration von IL-6 und TNF-α im Aszites bei malignem Aszites und Aszites auf dem Boden einer Leberzirrhose beschrieben (4).

Eine Verbesserung der Differenzialdiagnose zwischen malignem Aszites und anderen Aszitesursachen durch Zytokinbestimmung im Vergleich zu den anderen o.g. laborchemischen Parametern kann derzeit nicht belegt werden.

Laparoskopie

Die *Laparoskopie* erlaubt zusätzlich zur makroskopischen Beurteilung des Abdomens die Entnahme von *Gewebsproben*. Bei 56 von 70 Frauen (80 %) mit Aszites, die laparoskopiert wurden, konnte die Diagnose gestellt werden; dabei fand sich bei 32 Patienten eine maligne Genese (84). In einer anderen Serie wurde bei 75,5 % der Patienten mit Aszites bei Peritonealkarzinose eine korrekte Diagnose durch die Laparoskopie ermöglicht (9).

In einer größeren Untersuchung an 129 Patienten mit Aszites unbekannten Ursprungs wurde laparoskopisch bei 78 Patienten eine Peritonealkarzinose festgestellt. Bei 76 dieser Patienten wurden Biopsien entnommen, die bei 67 Patienten eine Malignität bestätigten. 5 Proben zeigten eine Tuberkulose und 4 waren nicht beurteilbar. Insgesamt konnte durch die Laparoskopie und Biopsie bei 111 der 129 Patienten (86 %) die Ursache des Aszites bestimmt werden (15). Eine perkutane Peritonealbiopsie ohne laparoskopische Kontrolle hat zum Nachweis eines malignen Aszites eine geringe Sensitivität und ist nicht zu empfehlen (41).

34.3.4 Prognose

Die Prognose bei malignem Aszites ist ungünstig. Die günstigste Prognose wird für Patienten mit malignem Aszites bei einem Ovarialkarzinom angegeben (64, 99). In einer Serie nach Anlage eines peritoneovenösen Shunts fand sich eine mediane Überlebenszeit von 80 Tagen (21). In einer anderen Untersuchung, ebenfalls nach Anlage eines peritoneovenösen Shunts, wurde für Patientinnen mit einem Ovarialkarzinom eine mittlere Überlebenszeit von 71 Wochen berichtet (18).

Die meisten Untersuchungen zur Prognose bei malignem Aszites geben keine getrennten Angaben nach Primärtumor an. In 11 Studien lag der Anteil an Ovarialkarzinomen bei 0–36 % und der Anteil an gastrointestinalen Tumoren bei 26–63 %, wobei die Prognose zwischen einer medianen Überlebenszeit von 6–33 Wochen bei einer 1-Jahres-Überlebensrate von 0–13 % lag (11, 18, 29, 35, 45, 80, 83, 88, 89). Aufgrund der ungünstigen Prognose steht zumeist die symptomatische Therapie im Vordergrund.

34.3.5 Therapie

Medikamentöse Therapie

Als die erste Stufen der Therapie eines Aszites *nichtmaligner Genese* sind allgemein anerkannt:

- Salz-Restriktion (<3 g NaCl/Tag),
- Flüssigkeitsrestriktion (<1,5 l/Tag) und
- die Gabe von Diuretika, wobei vor allem Kalium sparende Diuretika wie das Spironolacton (100–300 mg/Tag) eingesetzt werden (58).

Bei *malignem Aszites* ist jedoch aufgrund der anderen Ätiologie des Aszites ein solches Vorgehen wenig Erfolg versprechend, obwohl Autoren einzelner kleiner Serien Erfolg mit einer diuretischen Therapie berichten (31, 82). In einer Studie, in der detailliert das Aszitesvolumen unter Natriumrestriktion und Diuretikagabe untersucht wurde, zeigte sich nahezu kein Effekt bei Aszites auf dem Boden einer Peritonealkarzinose, während bei Patienten mit einem Aszites aufgrund einer ausgedehnten Leberfilialisierung ein guter Effekt erzielt wurde (67).

Therapeutische Aszitespunktion

Eine *therapeutische Aszitespunktion* ist bei Symptomen (Schmerzen, Dyspnoe, Druckgefühl), die in der Regel erst bei einem Aszitesvolumen von 1–3 Litern auftreten, indiziert. Eine Umfrage unter Ärzten in Kanada ergab, dass die Aszitespunktion oder Parazentese bei malignem Aszites als häufigste Therapieoption eingesetzt wird und dass 89% der Ärzte die Effektivität der Methode als gut beurteilen (48).

Mögliche Risiken liegen in der intraabdominellen Organverletzung, dem Infektionsrisiko und der Flüssigkeits- und Elektrolytimbalanz durch Verlust von größeren Mengen eiweißreicher Flüssigkeit (58). Bei 43 Patienten mit malignem Aszites wurden in einer Studie 109 Aszitespunktionen durchgeführt: bei 3 Patienten trat als Komplikation eine Hypotonie auf, die bei 2 Patienten tödlich verlief. Nach 87% der Punktionen trat eine Besserung der Symptome auf, die allerdings im Median nur 10,4 Tage anhielt (74).

Aszites-Drainagen und -Shunts

Um wiederholte Punktionen zu vermeiden, empfehlen einige Autoren die Einlage von *Aszites-Drainagen* (12, 57, 76). Durch die Implantation eines Aszites-Portkatheters soll die ambulante Behandlung ermöglicht und das Risiko wiederholter Punktionen minimiert werden (76). In einer Untersuchung wurde bei 17 Patienten eine Aszitesdrainage implantiert; es resultierte eine gute Palliation, wobei bei 2 Patienten eine Bauchwandphlegmone und bei einem Patienten eine Peritonitis auftrat (6).

In einer randomisierten Studie ergab sich zwischen der Implantation eines peritoneovenösen Shunts und konservativer Therapie mit rezidivierenden Aszitespunktionen hinsichtlich der Lebensqualität und der Überlebenszeit kein Unterschied (29).

Bei unter wie oben beschriebener konservativer Therapie nicht beeinflussbaren Aszites wird in zahlreichen Publikationen die Anlage *peritoneovenöser Shunts* propagiert. Die üblichen Shunt-Katheter bestehen aus einem perforierten Schlauchanteil, der in die Bauchhöhle implantiert wird und einem Katheteranteil, der ähnlich wie ein zentraler Venenkatheter in eine Halsvene oder die V. cephalica eingebracht und zur V. cava superior vorgeschoben wird.

Beide Katheter werden über ein Ventil verbunden, das nur einen unidirektionalen Fluss (vom Peritonealraum zur Vene) ermöglicht und das, wie auch die verbindenden Schlauchanteile, subkutan platziert wird. Durch den Druckgradienten zwischen Peritonealraum und zentralem Venendruck, der bei der Inspiration noch zunimmt, wird der Abstrom von Flüssigkeit vom Bauchraum in das Venensystem ermöglicht (36, 39, 50, 51, 71, 91). Die am weitesten verbreiten Shuntkatheter sind der Denver- und der LeVeen-Shunt (29), wobei die Ergebnisse bei beiden Kathetern vergleichbar sind (18).

An *Komplikationen* kann es zu einer Flüssigkeitsüberladung mit Lungenödem durch plötzlichen Einstrom von Aszites in den Körperkreislauf kommen (54), was durch Ableiten eines Großteils des Aszites bei der Shuntanlage vermieden werden kann (35, 72). Subklinische Gerinnungsstörungen werden häufig beobachtet (18), wobei es durch die im Vergleich zum Aszites anderer Ursache relativ geringe fibrinolytische Aktivität in malignem Aszites selten zu klinisch manifesten Gerinnungsstörungen kommt (81). Fieber ist häufig und in der Regel kein Zeichen einer Infektion (14, 30, 36, 45).

Ein Früh- oder Spätverschluss des Shunts wird bei 16–26% der Patienten (18, 21, 98) beobachtet. In einer Untersuchung waren die Shunts im Median 83 Tage funktionsfähig (80). Während in den meisten Studien schwere Komplikationen selten waren (18, 21, 29), berichten Schumacher et al. über eine Rate von 43% Komplikationen, 13% letalen Shuntkomplikationen und eine 30- und 60-Tage-Letalität von 43% und 61%, wobei nur 31% der Patienten nach 2 Monaten bei funktionierendem Shunt noch am Leben waren (80).

Die systemische Dissemination von Tumorzellen durch die Aszitesflüssigkeit wurde wiederholt beschrieben und wird wahrscheinlich zumeist stattfinden, wobei bei der ungünstigen Prognose der Patienten klinische Folgen im Sinne progredienter systemischer symptomatischer Metastasierung selten beobachtet werden (7, 53, 55, 87, 909). In der Regel wird eine gute Symptomkontrolle (Abnahme des Bauchumfangs, Verbesserung der Dyspnoe etc.) bei 62–84% der Patienten erzielt (18, 21, 29, 80, 98).

Die *medianen Überlebenszeiten* liegen nach Shuntimplantation bei 11–33 Wochen (18, 21, 98), wobei die Prognose auch vom Primärtumor abhängig ist. So wurde in einer Untersuchung beim Pankreaskarzinom über eine mittlere Überlebenszeit von 7 Wochen und beim Ovarialkarzinom von 71 Wochen berichtet (18). In der einzigen uns bekannten prospektiv randomisierten Studie, die zwischen konservativer Therapie mit Flüssigkeits- und Salzrestriktion, Diuretikagabe und wiederholten Aszitespunktionen versus der Anlage eines peritoneovenösen Shunts verglich, ergab sich kein Unterschied im Überleben und der Lebensqualität (29).

Intrakavitäre oder intraperitoneale Therapie

Die intrakavitäre oder intraperitoneale Therapie (also die Applikation von Wirksubstanzen intraperitoneal) beruht auf der Annahme, dass einzelne Substanzen aufgrund der geringen peritonealen Resorption mit geringen systemischen Nebenwirkungen in lokal wirksamen Konzentrationen verabreicht werden können (17, 63). Zur intraperitonealen Chemotherapie kommen vor allem Cisplatin und Mitomycin C zur Anwendung.

Cisplatin wird bevorzugt bei peritoneal metastasierten Ovarialkarzinomen eingesetzt, wobei die systemische Toxizität durch die gleichzeitige Gabe von Thiosulfat i. v. vermindert werden kann (37). Bei Patienten mit Tumorknoten <2 cm konnte in 30% der Fälle eine komplette Rückbildung der Peritonealkarzinose erzielt werden (44). Da der Erfolg einer intraperitonealen Chemotherapie von der Tumorausdehnung abzuhängen scheint, werden teilweise Debulking-Operationen (Reduktion der Tumormasse) vor geplanter intraperitonealer Chemotherapie durchgeführt (78, 96).

In einer prospektiv randomisierten Studie zur intravenösen versus intraperitonealen Chemotherapie mit

Cisplatin bei Ovarialkarzinomen ließ sich kein Unterschied bezüglich der Ansprechraten und des Überlebens demonstrieren (43). Durch die Bindung von Cisplatin an Milchsäure-Oligomer-Mikrosphären konnten in einer Untersuchung an 13 Patienten hohe intraperitoneale Wirkspiegel nach intraperitonealer Gabe und eine Rückbildung des Aszites bei 12 von 13 Patienten erzielt werden (33). Auch die zusätzliche Gabe von Interferon-α mit Cisplatin intraperitoneal scheint die Ansprechraten zu verbessern (8).

Durch hypertherme Perfusion der Bauchhöhle mit *Mitomycin C* nach operativer Tumorreduktion konnte bei 15 Patienten mit Peritonealkarzinose von kolorektalen Karzinomen über 6 Monate im Median ein Fortschreiten der Erkrankung verhindert werden (79).

Die intraperitoneale Anwendung zahlreicher *anderer Substanzen*, wie TNF-α (62, 70), Interferon-α (8, 62, 92), IL-2 mit Streptokokkenpräparation OK 432 (100), Metalloproteinaseinhibitoren (5, 65) oder an monoklonale Antikörper gegen muzingebundenes Jod-131 (10) wird für unterschiedliche Primärtumoren in kleinen Studien erprobt, wobei durch die zum Teil strenge Patientenselektion und fehlenden Vergleichsgruppen die Wertung der Ergebnisse schwierig ist.

Peritonektomie

Ein aggressiver Ansatz zur Therapie der dem Aszites zugrunde liegenden Peritonealkarzinose in der Abwesenheit von anderen Fernmetastasen, vor allem bei Appendix- und kolorektalen Karzinomen sowie beim Pseudomyxom, ist die von Sugarbaker et al. propagierte Peritonektomie (93). Diese beruht auf der operativen Entfernung des betroffenen Peritoneums mit dem Ziel der kompletten oder fast vollständigen Tumorentfernung vor geplanter intraperitonealer Chemotherapie.

Sugarbaker unterscheidet bei der Peritonektomie 6 verschiedene Operationen:

- Omentektomie großes Netz mit Splenektomie,
- Peritonektomie rechter oberer Quadrant,
- Peritonektomie linker oberer Quadrant,
- Omentektomie kleines Netz mit Cholezystektomie und Strippen des Peritoneums der Bursa omentalis,
- Peritonektomie des Beckens mit Sigmaresektion und die
- Antrektomie.

Diese werden je nach Tumorbefall kombiniert (95). Danach erfolgt die intraperitoneale Applikation von 5-FU und Mitomycin C (3 Zyklen) (94). Die Methode ist mit beachtlichen *Komplikationen* belastet: bei den ersten 45 Patienten bestand im Median für 3 Wochen ein paralytischer Ileus, 37,7% der Patienten entwickelten weitere Komplikationen (Darmfistel (n=4), Gallenfistel (n=1), Pankreatitis (n=1), Anastomoseninsuffizienz (n=1), Nachblutungen (n=4), Pneumonie (n=6), tiefe Beinvenenthrombose (n=1)) (20).

In einer neueren Publikation werden 181 Patienten analysiert (130 Appendixkarzinome und 51 kolorektale Karzinome) (93). Dabei werden die Ergebnisse in 4 prognostische Gruppen aufgeteilt:

- Bei G1-Tumoren ohne Lymphknotenmetastasen des Primärtumors und makroskopisch kompletter Tumorresektion bei der Peritonektomie ist die 3-Jahres-Überlebensrate 99%,
- bei G2- und G3-Tumoren ohne Lymphknotenmetastasen des Primärtumors und makroskopisch kompletter Tumorresektion bei der Peritonektomie ist die 3-Jahres-Überlebensrate 65%,
- bei Tumoren mit Lymphknotenmetastasen des Primärtumors, unabhängig vom Grading und makroskopisch kompletter Tumorresektion bei der Peritonektomie ist die 3-Jahres-Überlebensrate 66%,
- bei inkompletter Peritonektomie nur 20% (93).

Von einer anderen Arbeitsgruppe wurde bei 34 Patienten mit Peritonealkarzinose (80% davon hatten gastrointestinale Primärtumoren) eine Tumordebulking-Operation mit anschließender intraperitonealer hyperthermer Chemotherapie mit Mitomycin C durchgeführt. Die 1- und 2-Jahres-Überlebensraten lagen bei 75% und 49%, wobei die Patienten mit Aszites (n=12) mit 10 Monaten eine deutlich schlechtere mediane Überlebenszeit als Patienten ohne Aszites (33 Monate) hatten (52).

34.3.6 Zusammenfassung

Zusammenfassend ist ein maligner Aszites am häufigsten durch gynäkologische oder gastrointestinale Tumoren mit peritonealer Aussaat bedingt. Diagnostisch ist die laborchemische und zytologische Aufarbeitung des Aszitespunktats zumeist wegweisend. Die konservative Therapie mit Salz- und Flüssigkeitsrestriktion sowie Diuretikagabe ist selten längerfristig erfolgreich.

Eine gute Palliation bei geringen Nebenwirkungen ist durch wiederholte Parazentesen oder die dauerhafte Ableitung durch Aszitesdrainagen zu erzielen. Bei unter einer solchen Therapie nicht nicht beeinflussbarem Aszites kann die Anlage eines peritoneovenösen Shunts erwogen werden.

Vor allem nach zuvor erfolgter peritonealer Tumorreduktion im Sinne von gynäkologischen Debulking-Operationen oder der von Sugarbaker propagierten Peritonektomie bei kolorektalen Primärtumoren kann die Anwendung von Chemotherapeutika intraperitoneal Erfolg versprechend sein – hier sind neben einer längerfristigen Palliation zum Teil mehrjährige Überlebenszeiten beschrieben worden. Die Ergebnisse weiterer Therapiestudien bleiben abzuwarten.

34.4 Maligner Pleuraerguss

34.4.1 Epidemiologie

Das Auftreten eines Pleuraergusses bei einem Patienten mit maligner Grunderkrankung ist immer verdächtig auf das Vorliegen einer malignen Genese. Etwa die Hälfte aller Patienten mit disseminierten malignen Erkrankungen entwickeln im Krankheitsverlauf einen Pleuraerguss (60). In den USA treten jährlich ca. 100 000 maligne Pleuraergüsse neu auf (38). Die häufigsten zugrunde liegenden Malignome sind das Bronchialkarzinom und das Mammakarzinom (23, 41).

34.4.2 Pathogenese

Pathogenetisch kommen beim malignen Pleuraerguss verschiedene Mechanismen zum Tragen. Bedingt durch pleurales Tumorwachstum steigt der onkotische Druck in der Pleuralflüssigkeit, was zu vermehrtem Flüssigkeitseinstrom führt (24). Zusätzlich kommt es durch die peritumorale Entzündungsreaktion zu vermehrter Kapillarpermeabilität und im Falle von Tumoreinbruch in Lymphgefäße zu einer Verschlechterung des Lymphabflusses (24). In der Regel sind maligne Pleuraergüsse exsudativ mit einem Proteingehalt von >3 g/dl, einem spezifischen Gewicht von >1,015 und einem Verhältnis der pleuralen Laktat-Dehydrogenase (LDH) zur Serum-LDH von >0,6.

Durch direkte Tumorinvasion von Blutgefäßen, Verschluss von Venolen oder durch Kapillardilatation nach Freisetzung vasoaktiver Substanzen kann es zu blutigen Pleuraergüssen kommen, wobei ein blutiger Pleuraerguss immer hochgradig suspekt auf eine maligne Genese ist (39).

34.4.3 Klinische Symptomatik

Klinische Symptome sind Dyspnoe (Kompression des Lungenparenchyms durch den Erguss), Thoraxschmerzen, die auch in die seitengleiche Schulter ausstrahlen können (Infiltration der parietalen Pleura durch Tumor und/oder tumorbedingte Pleuritis) und trockener Husten (durch Kompression der Bronchialwände) (82). Etwa ein Viertel der Patienten sind bei Diagnosestellung asymptomatisch (7).

34.4.4 Diagnostik

Bildgebende Verfahren

Diagnostisch zeigt die *Röntgen-Thorax-Aufnahme* in 2 Ebenen im Stehen eine Abflachung des kostophrenischen Rezessus bei Ergüssen von etwa 300 ml (49), wobei die Sensitivität durch eine seitliche Liegendaufnahme erhöht werden kann (80). Ergüsse von mehr als 1500 ml führen zu einer weitgehenden Verschattung der betroffenen Seite (Abb. 34.**1a**, **b**) und gegebenenfalls zu einer Mediastinalverlagerung (62).

Durch die *Sonographie des Brustkorbs* lässt sich die Ergussmenge relativ genau bestimmen, wobei sonographische Zeichen wie echogene Anteile oder septierte Ergüsse unspezifische Zeichen sind, der Nachweis von pleuralen Raumforderungen jedoch charakteristisch für maligne Pleuraergüße ist (16).

Pleurapunktion

Die *Pleurapunktion* hat diagnostische und therapeutische Bedeutung. Sie wird am sitzenden Patienten durchgeführt, wobei nach Lokalisation des Ergusses durch Perkussion und Ultraschalluntersuchung nach Lokalanästhesie die Punktion in der mittleren Axillarlinie am Rippenoberrand unter Schonung der Interkostalgefäße erfolgt.

Aufgrund der Gefahr einer Leber- oder Milzverletzung sollte nicht tiefer als im 5. Interkostalraum eingegangen werden. Mögliche Komplikationen der Pleurapunktion sind die Blutung und der Pneumothorax durch Verletzung der Lunge. Durch Vagusreizung an der parietalen Pleura kann es zu Bradykardie kommen. Es sollten nicht mehr als 1000 ml in einer Sitzung abpunktiert werden, da sonst ein entlastungsbedingtes Lungenödem auftreten kann (54).

Die *Zytologie des Pleurapunktats* kann diagnostisch wegweisend sein. Die Treffsicherheit der zytologischen Untersuchung hängt von dem zugrunde liegenden Primärtumor und der Art der Aufbereitung des Materials ab (27, 28, 36, 44, 67). Die Sensitivität der Zytologie für die Diagnose eines malignen Pleuraergusses liegt zwischen 42 und 96% bei einer Spezifität von 97–100% (6, 27, 28, 36, 69).

Perkutane Pleurabiopsie

Die *perkutane Biopsie* der Pleura (z. B. durch CT-gesteuerte Nadelbiopsie) erzielt mit 40–69% keine höhere Sensitivität als die Zytologie aus dem Pleurapunktat (3, 21, 34, 65, 68). Durch Kombination beider Verfahren kann jedoch die Sensitivität auf 81–90% gesteigert werden (64, 78).

Thorakoskopie

Die Thorakoskopie, zumeist als Videothorakoskopie durchgeführt, kann bei Patienten mit vermutetem malignen Pleuraerguss, bei denen mit den anderen Verfahren keine Diagnose etabliert werden konnte, zum Einsatz kommen. Bei 93–96% der Patienten kann hierdurch die Diagnose gestellt werden (5, 76, 77). Ein Vorteil der Methode liegt darin, dass in gleicher Sitzung eine Therapie eingeleitet werden kann.

Hierbei steht z. B. die thorakoskopische Instillation von Talkum (81) oder die thorakoskopische Pleurektomie (13, 23, 73) zur Pleurodese zur Verfügung. Eine Tho-

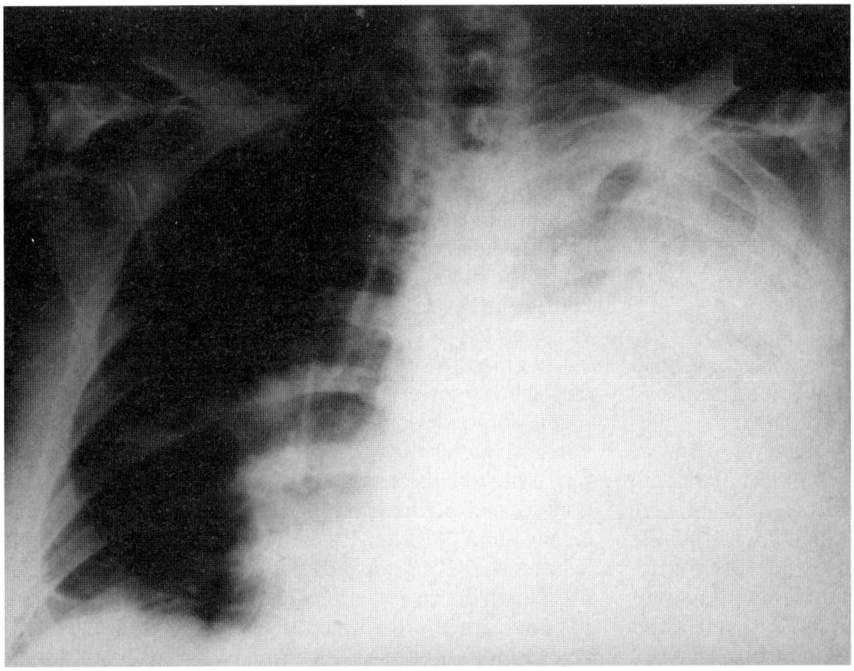

a

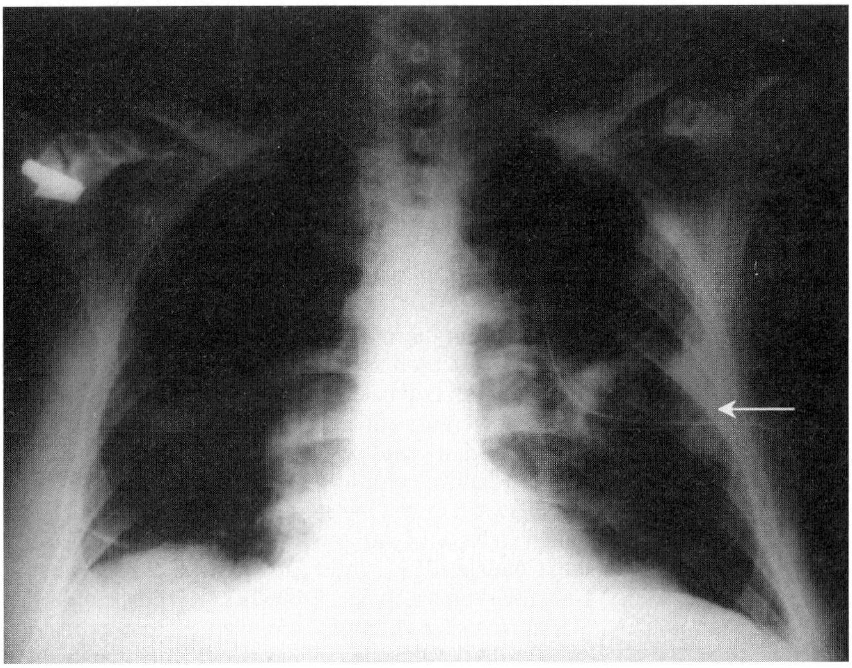

b

Abb. 34.1 Pleuraerguss im Röntgenbild
a Nahezu komplette Verschattung der linken Lunge bei linksseitigem Pleuraerguss ohne Mediastinalverlagerung bei einem Patienten mit Pleurakarzinose nach Kolonkarzinom.
b Nach Einlage einer Thoraxdrainage ist der Erguss abgelaufen und es werden pleuraständige Weichteilraumforderungen im Sinne pleuraler Tumorabsiedlungen erkennbar (Pfeil).

rakotomie zur Diagnosesicherung ist äußerst selten notwendig und sollte auch in Anbetracht der assoziierten Morbidität nur in Ausnahmefällen zur Anwendung kommen.

Diagnose der „gefesselten Lunge"

Bedeutsam für die Therapie (s. u.) ist die Erfassung von Patienten, bei denen eine „gefesselte Lunge" („trapped lung syndrome") vorliegt. Diese entsteht, wenn die Lunge ihre Ausdehnungsfähigkeit verliert, ähnlich wie im Spätstadium des Pleuraempyems durch entzündliche Verschwielung und Schwartenbildung. Im Falle des malignen Pleuraergusses entsteht eine „gefesselte Lunge" zumeist durch Tumorwachstum oder Fibrinbeläge auf der pulmonalen Pleura, die die Lunge panzerartig umgeben und die Ausdehnungsfähigkeit der betroffenen Lungenareale einschränken (1, 14, 31, 50, 57).

Die Ausdehnungsfähigkeit der Lunge lässt sich durch Messung des intrapleuralen Drucks nach Anlage einer Thoraxdrainage voraussagen (57). In einer Untersuchung wurde gezeigt, dass bei einem Abfall des intrapleuralen Drucks nach Ablassen von 500 ml Erguss um ≥ 19 cm H_2O bei 11 von 14 Patienten (80%) eine „gefesselte Lunge" vorlag, während nur bei 3 von 51 Patienten (6%) mit einem Druckabfall von weniger als 19 cm H_2O eine „gefesselte Lunge" gefunden wurde (31).

34.4.5 Prognose

Die Prognose der Patienten mit malignem Pleuraerguss ist abhängig vom zugrunde liegenden Primärtumor. In Sammelstatistiken, die nicht nach Primärtumor differenzieren, wird über mediane Überlebensraten von 4–9 Monaten berichtet (23, 41). Bei Patienten mit malignem Pleuraerguss bei Mammakarzinom werden mittlere Überlebensraten von 7–15 Monaten bei einer 3-Jahres-Überlebensrate von 20% angegeben (6, 53). Die mittleren Überlebensraten bei malignem Pleuraerguss auf dem Boden eines Bronchialkarzinoms sind mit einer Zeitdauer zwischen 2 und 7 Monaten sehr ungünstig (7, 70).

34.4.6 Therapie

Bei der Diagnose eines malignen Pleuraergusses ist in der Regel nur noch eine palliative symptomorientierte Therapie möglich. Bei manchen Primärtumoren ist eine begleitende systemische Chemotherapie möglich und sinnvoll, wie z. B. beim Hodenkarzinom, Mammakarzinom oder malignen Lymphom. In aller Regel steht jedoch die lokale Behandlung mit dem Ziel, den Pleuraerguss zu entleeren und einem Rezidiverguss mit kleinstmöglicher Belastung für den Patienten vorzubeugen.

Pleurapunktion und Sklerotherapie

Am Anfang der Therapie steht zumeist die Entlastung des Pleuraergusses durch *Pleurapunktion.* Nach alleiniger Punktion entwickeln jedoch 97% der Patienten innerhalb von 30 Tagen einen Rezidiverguss (15).

Die *Sklerotherapie* setzt in der Regel eine komplette Drainage des bestehenden Ergusses voraus. Hierzu wird zumeist eine Pleuradrainage (Bülau) angelegt. Nach kompletter Entleerung kommt die viszerale Pleura der Lunge mit der parietalen Pleura der Brustwand und des Zwerchfells in Kontakt. Durch Einbringen verschiedener Sklerosierungsmittel über die Thoraxdrainage kann eine Entzündungsreaktion der Pleura ausgelöst werden, die zu einer Fibrose des Mesothels, zum Verschluss kleiner Blutgefäße und letztlich zum Verkleben der Pleurablätter führt und somit ein Rezidiverguss verhindert wird (33).

In einer neueren prospektiv randomisierten Studie wurde gezeigt, dass anstelle einer Thoraxdrainage zur Entleerung des Ergusses und zur Applikation des Sklerosierungsmittels auch dünnere Katheter, wie z. B. ein Pleura-cath verwendet werden können, wobei sich gleich gute Ergebnisse bei geringerer Patientenbelastung erzielen lassen (8).

Verschiedene *Sklerosierungsagenzien* kommen zum Einsatz. Die intrapleurale Gabe der Antibiotika *Tetracyclin oder Doxycyclin* ist als preisgünstige und effektive Methode weit verbreitet. Der Wirkmechanismus besteht in einer Zunahme der pleuralen Kapillarpermeabilität mit Austritt von Gerinnungsfaktoren in den Pleuraraum, die die fibrinolytische Aktivität der Pleuraflüssigkeit deaktivieren und eine Anlagerung von Fibroblasten erlauben (61).

In einer prospektiven Studie konnte gezeigt werden, dass die Sklerosierungstherapie mit Tetracyclin der alleinigen Thoraxdrainage überlegen ist (46). Dosierungen von 100 mg bis mehr als 1 g werden angegeben (18, 53, 63), wobei keine verwertbaren Angaben über die optimale Dosierung existieren. An *Nebenwirkungen* werden Fieber bei 5–30% der Patienten und mittlere bis starke Schmerzen bei 42–64% der Patienten angegeben (52, 53, 56). Durch die gleichzeitige Gabe von Lidocain zum Sklerosierungsmedium können die resultierenden Schmerzen gemindert werden (72). Eine Hypotension wurde in einer Studie bei 29% der Patienten beobachtet (52).

Hinsichtlich der Effizienz der Pleurodese mit Tetracyclin oder Doxycyclin existieren Angaben mit großen Schwankungen. So werden hinsichtlich der Ergusskontrolle nach 1 Monat Raten von 33% (22, 59), 79% (48) 82% (52) und 88% (56) angegeben. Nach 3 Monaten wird eine Ergusskontrolle bei 47% der Patienten erzielt (22, 59) und nach 6 Monaten nur noch bei 35% der Patienten (9).

In anderen Untersuchungen wird allerdings eine Ergusskontrolle bei 80–83% der Patienten für im Median 6 Monate angegeben (2, 37). In einer neueren Studie an 31 Patienten, die mit 500 mg Doxycyclin intrapleural behandelt wurden, trat nach einem Monat bei keinem der Patienten und nach 3 Monaten bei 8% der Patienten ein Rezidiverguss auf (53).

Unter den zytotoxischen Agenzien existieren die besten Erfahrungen mit dem Anthracyclinderivat *Bleomycin*, wobei in den meisten Studien 60 mg intrapleural angewendet wird (40). An Nebenwirkungen tritt vor allem Fieber bei 25–77% der Patienten auf (26, 45), andere Nebenwirkungen wie Erbrechen, Schluckauf oder Schmerzen sind selten (26, 45). Viele Studien geben Ansprechraten (Kontrolle des Ergusses) ohne eine genaue Zeitangabe bezüglich der Dauer des Ansprechens an: 36% (40), 67% (20), 75% (45), 77% (26).

Zimmer berichtete über ein Ansprechen von 79% bei mittlerer Nachbeobachtung von 1,7 Monaten (83). Sinnvoller sind Angaben zur Kontrolle der Ergüsse nach 1 und 3 Monaten, da diese einen Vergleich zu anderen Therapieformen erlauben. Nach 1 Monat werden Ansprechraten von 50% (30), 64% (22, 59), 72% (47), 79% (48) und 91% (66) angegeben. Nach 3 Monaten werden Raten von 70–83% beschrieben (22, 59, 66), während in einer Studie nach 6 Monaten nur noch bei 25% der Patienten der Erguss unter Kontrolle war (9).

Andere Anthracyclinderivate, wie Doxorubicin (43) oder Pirarubicin (17) wurden mit vergleichbaren Ergebnissen wie Bleomycin eingesetzt. Die Anwendung toxischer Alkylanzien, wie Stickstoff-Lost (11) ist weitgehend verlassen worden.

Vereinzelt wurden auch günstige Ergebnisse mit der lokalen Anwendung von *Malariamitteln*, wie Mepacrin, erzielt. In einer randomisierten Studie wurden tendenziell bessere Ergebnisse mit Mepacrin (80% Ansprechen) im Vergleich zu Bleomycin (50% Ansprechen) erzielt (30). In einer weiteren Studie wurde für Mepacrin eine 90%ige Ansprechrate über 3 Monate berichtet (2).

Die intrapleurale Instillation von *Talkumpuder oder -suspension* kann im Rahmen einer Thorakoskopie oder über eine einliegende Thoraxdrainage erfolgen, wobei zwischen beiden Instillationsmöglichkeiten kein Unterschied in der Effektivität besteht (81). Zur Anwendung kommt asbestfreies steriles Talkum, wobei üblicherweise 5–8 g intrapleural appliziert werden (74, 81). Nebenwirkungen sind selten (Schmerzen bei 7% und Fieber bei 16% der Patienten [71]) und eine erfolgreiche Ergusskontrolle wird durchgehend bei einem hohen Prozentsatz der Patienten erzielt: 79% (45), 87% (74), 90% (11), 90% (83), 91% (79), 92% (10) und 100% (20), wobei in diesen Studien Angabe zur Dauer der Ergusskontrolle fehlen. In einer Untersuchung wurde nach einem und 3 Monaten eine Ergusskontrolle bei 97 und 95% der Patienten beobachtet (22).

Unterschiedliche *bakterielle Präparationen* wurden mit dem Ziel einer lokalen Entzündungsreaktion, die zur Verklebung der Pleurablätter führen soll, eingesetzt. Die breitesten Erfahrungen existieren für *Corynebacterium parvum*. Nach intrapleuraler Gabe von 5–10 mg C. parvum intrapleural (12, 63) tritt häufiger als bei Tetracyclin- (32) oder Bleomycingabe (47) Fieber auf (50–53% der Patienten [12, 47]).

Schmerzen werden bei etwa einem Drittel der Patienten beobachtet (12). Hillerdal berichtete über eine Ergusskontrolle bei 65% der Patienten nach einer Applikation und bei weiteren 29% nach 2 Anwendungen (25). Nach einem Monat wurde bei 47% (47), 88% (32), bzw. 90% (12) der Patienten eine persisitierende Rückbildung des Ergusses beobachtet. Längerfristige Nachuntersuchungen liegen uns nicht vor.

In mehreren randomisierten klinischen Studien wurden die oben genannten Verfahren zur Pleurodese miteinander verglichen (Tab. 36.**2**). Insgesamt scheint die intrapleurale Gabe von Talkum die günstigsten Ergebnisse zu liefern (in je 2 Studien bessere Ergusskontrolle als mit Bleomycin oder Tetracyclin). Unter den anderen Therapiemöglichkeiten lässt sich anhand der vorliegenden Untersuchungen keine eindeutig überlegene Methode bestimmen (Tab. 34.**2**).

Neuere Erfolg versprechende Ansätze bestehen in der Anwendung von intrapleuralem Fibrinkleber (19), Interleukin-2 (42) oder Tumornekrosefaktor α (55), wobei es sich hier um kostenintensive Therapien handelt und ein Vorteil im Vergleich zur Anwendung des äußerst kostengünstigen Talkums bisher nicht belegt ist.

Perkutane Bestrahlung

Eine perkutane Radiatio als Alternative zur Sklerosierungsbehandlung scheint nur bei malignen Pleuraergüssen auf dem Boden eines Lymphoms Erfolg versprechend, wo nahezu 90% der Ergüsse durch perkutane Bestrahlung des Mediastinums und des betroffenen Hemithorax kontrolliert werden konnten (75).

Chirurgische Pleurektomie

Entscheidend für den Erfolg der Sklerosierungstherapie ist die erhaltene Ausdehnungsfähigkeit der Lunge. Beim Vorliegen einer „gefesselten Lunge“ (s. o.) versagt die Sklerotherapie zumeist, da die Pleurablätter sich nicht aneinander legen können und somit eine entzündliche Verklebung ausbleibt (1, 14, 50).

Hier kann die chirurgische Pleurektomie, die operative Entfernung von Großteilen der parietalen Pleura zur Anwendung kommen. Obwohl neuerdings bei thorakoskopischer Durchführung initiale Erfolgsraten von bis zu 100% (23) und langfristige Kontrolle der Ergüsse über ein Jahr bei 85% der Patienten erzielt wurden (73) ist die Methode bei einer Letalität von bis zu 9% (23) nicht als primäre Therapie zu empfehlen.

Die konventionelle Pleurektomie mit Hilfe einer Thorakotomie kann bei Patienten mit therapieresistenten Ergüssen aufgrund einer „gefesselten Lunge“ indiziert sein, bei denen eine thorakoskopische Pleurektomie nicht gelungen ist. In einem solchen Krankengut kann durch operative Pleurektomie beim Großteil der Patienten eine gute Ergusskontrolle erzielt werden, wobei die Methode mit einer Letalität von bis zu 13% belastet ist (13).

Pleuroperitonealer Shunt

Eine Alternative zur chirurgischen Pleurektomie bei nicht expandierender, „gefesselter“ Lunge kann in der Anlage eines pleuroperitonealen Shunts (PPS) liegen, der komplikationsarm in Lokalanästhesie eingelegt werden kann (4, 14, 35, 50, 51). In einer aktuellen Untersuchung wurde bei 160 Patienten mit „gefesselter Lunge“ bei malignen Pleuraergüssen ein PPS angelegt: Kein Patient verstarb perioperativ und bei 3 Patienten (2%) traten Komplikationen während des Krankenhausaufenthalts auf.

Die mediane Überlebenszeit nach Shuntanlage betrug 7 Monate. 21 Patienten (15%) entwickelten im Verlauf Shuntkomplikationen (12 Verschluss, 7 Infekt, 1 Hautulzeration, 1 Defekt des abdominellen Shuntanteils). Bei 95% der Patienten wurde eine effektive Palliation der Beschwerden erzielt, eine peritoneale Tumoraussaat durch den Shunt wurde nicht beobachtet (14).

Tab. 34.2 Randomisierte Studien zu verschiedenen Sklerosierungsverfahren bei malignem Pleuraerguss

Autor, Jahr	n	Untersuchte Therapien	Ansprechraten (= Kontrolle des Ergusses)	Unterschied
Kessinger 1987 (29)	34	• Tetracyclin • Bleomycin	• nach 1 Monat 61 % • nach 1 Monat 62 %	n.s.
Ruckdeschel 1991 (59)	85	• Tetracyclin • Bleomycin	• nach 1 und 3 Monaten 33 % und 47 % • nach 1 und 3 Monaten 64 % und 70 %	signifikant
Emad 1996 (9)	60	• Tetracyclin • Bleomycin • Tetracyclin und Bleomycin	• nach 6 Monaten 35 % • nach 6 Monaten 25 % • nach 6 Monaten 70 %	signifikant
Matinez-Moragon, 1997 (40)	62	• Tetracyclin • Bleomycin	• 48 % (häufiger Schmerzen bei Tetracyclin) • 36 % (häufiger Fieber bei Bleomycin)	n.s.
Patz 1998 (48)	106	• Doxycyclin • Bleomycin	• nach 1 Monat 79 % • nach 1 Monat 72 %	n.s.
Hartmann 1993 (22)	124	• Talkum • Tetracyclin • Bleomycin	• nach 1 und 3 Monaten 97 % und 95 % • nach 1 und 3 Monaten 33 % und 47 % • nach 1 und 3 Monaten 64 % und 70 %	signifikant
Fentiman 1986 (10)	41	• Talkum • Tetracyclin	• 92 % • 48 %	signifikant
Bayly 1978 (2)	18	• Tetracyclin • Mepacrin	• 83 % für 6 Monate • 90 % für 3 Monate	n.s.
Loutsidis 1994 (37)	40	• Tetracyclin • Mechlorethamin	• 80 % über 6,1 Monate • 60 % über 4,4 Monate	signifikant
Gust 1990 (19)	40	• Tetracyclin • Fibrinkleber	• nach 1 und 3 Monaten 80 % und 70 % • nach 1 und 3 Monaten 90 % und 90 %	signifikant
Leahy 1985 (32)	32	• Tetracyclin, • Corynebacterium parvum	• nach 1 Monat 69 % • nach 1 Monat 88 % (häufiger Fieber und Schmerzen bei C. parvum)	n.s.
Hamed 1989 (20)	29	• Talkum • Bleomycin	• 100 % • 66 %	signifikant
Noppen 1997 (45)	26	• Talkum • Bleomycin	• 79 % • 75 % (Fieber und Schmerzen gleich häufig)	n.s.
Zimmer 1997 (83)	35	• Talkum • Bleomycin	• 90 % • 79 %	n.s.
Koldsland 1993 (30)	40	• Bleomycin • Mepacrin	• 50 % • 80 %	n.s.
Schmidt 1997 (66)	102	• Bleomycin • Mitoxantron	• nach 1 und 3 Monaten 91 % und 83 % • nach 1 und 3 Monaten 73 % und 61 %	n.s.
Hillerdal 1986 (25)	32	• Bleomycin, • Corynebacterium parvum	• nach 1 Behandlung 13 % • nach 1 Behandlung 65 %	signifikant
Ostrowski 1989 (47)	58	• Bleomycin, • Corynebacterium parvum	• nach 1 Monat 72 % (24 % Fieber) • nach 1 Monat 47 % (53 % Fieber, p=0,02)	n.s.
Masuno 1991 (43)	95	• Doxorubicin • Doxorubicin und LC 9018	• 40 % • 74 %	signifikant
Fentiman 1983 (11)	46	• Stickstoff-Lost • Talkum	• 56 % • 90 %	signifikant

LC 9018: Präparation aus hitzeinaktiviertem Lactobacillus casei
n.s.: nicht signifikant

34.5 V.-cava-superior-Syndrom

34.5.1 Epidemiologie und Ätiologie

Der Verschluss der oberen Hohlvene durch Thrombose, Kompression oder Invasion des Gefäßes durch Prozesse im oberen Mediastinum geht mit einer klassischen klinischen Symptomatik einher und wird als V.-cava-superior-Syndrom (VCSS) bezeichnet. Die V. cava superior drainiert das venöse Blut von Kopf, Hals, Armen und oberem Thorax und verläuft im mittleren Mediastinum. Sie ist von relativ starren Strukturen, wie dem Sternum, der Trachea, dem rechtem Hauptbronchus, der Pulmonalarterie und perihilären sowie paratrachealen Lymphknoten umgeben.

Jede Raumforderung in diesem engen Raum kann zu einer Kompression des dünnwandigen Gefäßes mit konsekutiver Stenose oder einem Verschluss führen. Mögliche Kollateralkreisläufe bestehen über die V. azygos (10), die Vv. mammariae internae, die lateralen Thoraxvenen und das venöse Netz des Ösophagus. Trotz der Kollateralkreisläufe kommt es beim VCSS zum deutlichen Druckanstieg in den Venen des oberen Kompartments, insbesondere im Kopf- und Halsbereich (61).

Während ätiologisch vor 40 Jahren noch benigne Ursachen, wie tuberkulöse Mediastinitis oder syphilitische Aortenaneurysmen im Vordergrund standen (64), sind jetzt maligne Ursachen führend, wobei das *Bronchialkarzinom* die häufigste Tumorentität darstellt (6, 28, 42, 50, 65, 80).

In größeren klinischen Serien lagen bei 78–95% der Patienten mit VCSS maligne Tumoren zugrunde. Dabei handelte es sich bei 48–81% um Patienten mit einem Bronchialkarzinom, bei 3–21% um maligne Lymphome und bei 3–16% um andere Malignome. Nur 1–22% der Patienten hatten benigne Ursachen des Syndroms (6, 34, 50, 65, 80).

Bei etwa 2–4% der Patienten mit Bronchialkarzinom tritt ein VCSS auf (3, 62). Das kleinzellige Bronchialkarzinom steht hier im Vordergrund und bei 9–19% der Patienten mit dieser Entität wird ein VCSS beschrieben (19, 66, 69, 75, 78). In ähnlicher Häufigkeit wie beim Bronchialkarzinom (2–4%) tritt auch bei *malignen Lymphomen* ein VCSS auf (3, 53), wobei histologisch hier zumeist diffuse großzellige Lymphome vorliegen (53). Seltene maligne Ursachen eines VCSS können mediastinale Thymome oder Keimzelltumoren (50, 65, 80), Angiosarkome (74), Hämangioendotheliome (23), primäre Lymphome der Wand der V. cava superior (48) oder Metastasen, vor allem des Mammakarzinoms (12), sein.

Zu den häufigsten *benignen Ursachen* eines VCSS zählt die Thrombose der V. cava superior bei einliegenden zentralvenösen Kathetern (4, 57, 71) oder Schrittmacherelektroden (60). In einer retrospektiven Analyse von 1435 Patienten trat bei 0,2% mit einliegendem zentralvenösem Katheter ein VCSS auf (31). Andere benigne Ursachen eines VCSS können intrathorakale Strumen (15, 45, 55), Thymome (77), Sarkoidose (46), idiopathische fibrosierende Mediastinitis (5, 24), Morbus Behçet (7, 26), nephrotisches Syndrom (9), zystische Fibrose (14), Aortendissektion (22) und Klebsiellenpneumonie (33) sein.

34.5.2 Klinische Symptomatik

In einer Zusammenstellung von 3 klinischen Serien fanden sich in abehmender Häufigkeit: Dyspnoe (63%), Gesichtsschwellung (50%), Völlegefühl des Kopfes (24%), Husten (18%), Armschwellung (15%), Brustschmerzen (9%) und selten Dysphagie (3, 6, 50).

Klinische Untersuchungsbefunde waren: Halsvenenstauung (66%), Brustvenenstauung (54%), Gesichtsödem (46%), Zyanose (20%), Plethora des Gesichts (19%), Armödeme (14%) (3, 6, 50).

In einer neueren Untersuchung wurden Völlegefühl des Kopfes (81%), Gesichts- und Armödem (78%), Halsvenenstauung (75%), Venenstauung der Brustwand (73%), Dyspnoe (59%) und Husten (37%) gesehen (34).

34.5.3 Diagnostik

Bei gering ausgeprägter Symptomatik kann das Pemberton-Manöver oder -Zeichen (Zunahme der klinischen Symptomatik, insbesondere der Gesichtsschwellung und Zyanose beim Heben beider Arme über längere Zeit) hilfreich sein (2).

Da in vielen Fällen des VCSS ein krankheitsspezifischer Therapieansatz besteht, wie z.B. durch Chemotherapie oder Radiotherapie beim malignen Lymphom oder kleinzelligen Bronchialkarzinom, sollte vor einer Therapie in aller Regel die ursächliche Erkrankung diagnostiziert werden.

Bildgebende Verfahren

Die *Röntgen-Thorax Aufnahme* in 2 Ebenen zeigt bei 96% der Patienten einen pathologischen Befund, wobei Mediastinalverbreiterung (51%) und Raumforderung im rechten Lungenhilus (48%) die häufigsten Befunde sind (34). Pleuraergüsse sind mit 26% der Patienten nicht selten (50).

Die *Computertomographie* des Thorax, insbesondere mit intravenöser Kontrastmittelapplikation bietet eine gute Darstellung der V. cava superior und ihrer Zuflüsse, sowie ihrer Nachbarorgane und erlaubt oft die Klärung der Diagnose. Zusätzlich ist durch die CT in vielen Fällen eine gezielte perkutane Biopsieentnahme zur feingeweblichen Diagnostik möglich (s. u.) (18, 43, 56, 58, 79). In wieweit die *Magnetresonanztomographie* zusätzliche Informationen zu liefern mag, ist noch unklar (27).

Die Durchführung von *Venographien* der V. cava superior oder *szintigraphischen* Darstellungen der V. cava ist beim heutigen Stand der Computertomographie nur noch selten mit einem Informationsgewinn verbunden (17, 40, 56, 68, 70, 76).

Zytohistologische Untersuchung

Zur Gewinnung einer *feingeweblichen Diagnose* stehen mehrere Verfahren zur Verfügung. Die Sputumzytologie kann insbesondere beim kleinzelligen Bronchialkarzinom in etwa der Hälfte der Patienten eine Diagnosestellung erlauben (29). Auch die zytologische Aufarbeitung eines Pleuraergusses kann diagnostisch sein (Abschnitt 34.4). Falls tastbare Lymphknotenschwellungen bestehen, kann durch Biopsie in zwei Dritteln der Fälle die Diagnose gesichert werden.

Die *Bronchoskopie* kann bei zentralen Bronchialkarzinomen zur Klärung der genauen Lokalisation und zur Gewebegewinnung dienen. Auch bei peripherem Sitz des Tumors kann durch Bürstenzytologie oder Lavage oft eine Diagnose etabliert werden (29).

Mediastinoskopie

Falls die oben genannten Verfahren nicht zu einer diagnostischen Klärung geführt haben, steht in der Mediastinoskopie ein Verfahren mit hoher diagnostischer Treffsicherheit zur Verfügung. Während in älteren Untersuchungen eine hohe Morbidität der Mediastinoskopie berichtet wurde (49) und daher eine VCSS von manchen Autoren als Kontraindikation zur Mediastinoskopie gesehen wurde, ergab sich in einer neueren Untersuchung zur Mediastinoskopie an 80 Patienten mit ätiologisch unklarem VCSS periinterventionell keine Letalität.

An Komplikationen wurden 5 Blutungen berichtet, von denen 4 ohne Thorakotomie gestillt werden konnten. Nur einmal war eine Sternotomie zur Blutstillung notwendig. Bei allen Patienten konnte eine histologische Diagnose etabliert werden (42). Trotzdem sollte die Mediastinoskopie erst zum Einsatz kommen, wenn durch weniger invasive Methoden, wie z. B. die CT-gesteuerte Punktion, keine diagnostische Klärung gelingt, und ihre Bedeutung ist daher eher gering.

34.5.4 Prognose

Die Prognose ist abhängig von der Grunderkrankung und wird im Rahmen der zur Verfügung stehenden Therapien abgehandelt.

34.5.5 Therapie

Aufgrund der oft raschen Progredienz der Symptomatik ist zumeist eine rasche Diagnostik und Therapie erforderlich.

Bettruhe und Lagerung des Patienten mit erhöhtem Oberkörper mit zusätzlicher Sauerstoffgabe können das Herzminutenvolumen und den Venendruck reduzieren und so zu einer symptomatischen Besserung beitragen. Ob die klinisch oft angewandte Gabe von Steroiden hilfreich ist, wurde bisher nicht untersucht.

Strahlentherapie

Während die Strahlentherapie früher als Primärtherapie des malignen VCSS ohne vorherige Diagnostik empfohlen wurde (37, 51, 63), ist sie heute vor allem beim nichtkleinzelligen Bronchialkarzinom oder bei unklarem Primarius und klinischer Verschlechterung oder Komplikationen (z. B. Bronchusobstruktion) indiziert (3, 65). Eine Symptomverbesserung kann bei 80 % der Patienten erzielt werden (3, 72), wobei bei 56–70 % der Patienten eine gute Palliation innerhalb von 2 Wochen erzielt wird.

An Nebenwirkungen wird vor allem über Dysphagie bei einem Viertel der Patienten berichtet (3). Üblicherweise wird eine Dosis von 30–50 Gy auf das Mediastinum appliziert (3), wobei eine Dosis von weniger als 24 Gy einen unzureichenden Effekt zu haben scheint (59). Die Prognose beim VCSS bei nichtkleinzelligem Bronchialkarzinom nach Strahlentherapie ist mit einer 1-Jahres-Überlebensrate von 17 % ungünstig (3).

Radiologisch interventionelle Techniken

In den letzten Jahren werden auch zunehmend radiologisch interventionelle Techniken eingesetzt. Dabei hat sich beim VCSS vor allem die Rekanalisation und Wiedereröffnung des Lumens durch Ballonangioplastie mit nachfolgender Implantation unterschiedlich gearteter Stents etabliert (35, 38, 41, 57), wobei das Verfahren beim Großteil der Patienten erfolgreich ist, zu einer guten Symptomverbesserung führt und nebenwirkungsarm ist (35, 38, 41).

Von 26 Patienten mit malignem VCSS wurde durch Stentimplantation bei 90 % eine schnelle Symptomrückbildung erzielt, nach 3 Monaten waren 83 % der Stents durchgängig (73). Andere Untersucher fanden bei 18 von 23 Patienten (78 %) mit malignem VCSS eine gute Symptomrückbildung nach Stentimplantation, die mediane Überlebenszeit betrug 145 Tage – diese Ergebnisse waren vergleichbar mit den Ergebnissen der Strahlentherapie in der gleichen Institution (72).

Kee et al. berichteten über 59 Patienten (43 mit malignem, 16 mit benignem VCSS), bei denen mit insgesamt 27 Katheter-Thrombolysen und 51 Stentimplantationen bei 56 von 59 Patienten eine Rekanalisation des Gefäßes erzielt werden konnte. Die periinterventionelle Letalität und Morbidität waren 3 und 10 %. Bei Patienten mit malignem VCSS war nach einer Nachbeobachtung von 7 Monaten eine primäre und sekundäre (nach Reintervention) Durchgängigkeitsrate von 79 % und 93 % erzielt worden. Bei benignem VCSS lag die primäre und sekundäre Durchgängigkeitsrate bei 77 % und 85 % nach einer Nachbeobachtung von 17 Monaten (32).

In einer vergleichenden Untersuchung zur Radiotherapie versus Stentimplantation bei malignem VCSS wurde durch Stentimplantation in die V. cava superior nach Rekanalisierung eine schnellere und bessere Symptomrüchbildung erzielt (47). Bei VCSS aufgrund einer Thrombose bei liegendem zentralvenösen Katheter (ZVK) kann auch eine Stentimplantation unter Belassung des ZVK durchgeführt werden (71).

Lysetherapie

Alternativ ist bei katheterbedingter Thrombose der V. cava superior auch eine alleinige Lysetherapie möglich (4). In einer Untersuchung konnte bei 8 von 11 Patienten mit katheterbedingtem VCSS eine komplette Lyse des Thrombus durchgeführt werden (16, 25), wobei Urokinase effektiver als Streptokinase erschien und die Behandlung innerhalb von 5 Tagen nach Auftreten der Symptomatik erfolgen sollte (25).

Chemotherapie und Bestrahlung

In speziellen Situationen, wie z. B. bei Patienten mit kleinzelligem Bronchialkarzinom und malignem Lymphom, ist primär eine systemische Chemotherapie indiziert.

Bei *kleinzelligem Bronchialkarzinom* ist die systemische Chemotherapie alleine oder in Kombination mit Radiotherapie die Therapie der Wahl. Hier kann eine durch eine alleinige systemische Chemotherapie bei 81–93% der Patienten eine deutliche Symptomverbesserung oder komplette Rückbildung des VCSS erzielt werden (11, 44, 75), wobei der Zeitraum bis zum Ansprechen mit 7–10 Tagen angegeben wird (19, 66). Rezidive des VCSS wurden bei 30% der Patienten nach im Median 8 Monaten beobachtet (11).

Die zusätzliche Applikation von mediastinaler Radiotherapie kann die Wahrscheinlichkeit eines Rezidiv-VCSS nicht verringern (69). Die Prognose nach Chemotherapie bei kleinzelligem Bronchialkarzinom und VCSS wird mit medianen Überlebenszeiten von 9,5–16 Monaten angegeben (11, 75, 78). In einer Untersuchung überlebten 15% der Patienten 5 Jahre (78). Die Prognose für Patienten mit VCSS ist nicht ungünstiger als beim Fehlen dieser Komplikation (19, 44, 75); in einigen Untersuchungen wurde sogar eine günstigere Prognose für Patienten mit VCSS angegeben (66, 69, 78).

In mehreren randomisierten Studien konnte eine Verbesserung der Prognose durch Radiochemotherapie im Vergleich zur alleinigen Chemotherapie beim nicht fortgeschrittenen kleinzelligen Bronchialkarzinom gezeigt werden (8, 52, 54). Ob dies auch bei Patienten mit VCSS gilt, wurde bisher nicht untersucht.

Bei *malignen Lymphomen* kann durch Chemotherapie alleine oder in Kombination mit einer Strahlentherapie bei nahezu allen Patienten eine komplette Rückbildung des VCSS innerhalb von 2 Wochen erzielt werden (53). Die Prognose ist in Abhängigkeit von der Histologie mit einer medianen Überlebenszeit von 19–21 Monaten angegeben worden (53). Bei Morbus Hodgkin im Stadium I–IIIA und bei Non-Hodgkin-Lymphomen im Stadium I kann auch die alleinige Strahlentherapie indiziert sein.

Operative Therapie

Eine operative Therapie im Sinne eines Gefäßersatzes oder einer Bypass-Anlage kommt in aller Regel nur bei benignen Ursachen des VCSS infrage (1, 5, 13, 21, 67). Dabei ist die häufigste Vorgehensweise die Anlage eines Bypasses von der V. brachiocephalica oder der V. jugularis interna auf das rechte Herzohr (21, 81), wobei ein Veneninterponat aus der V. saphena magna konstruiert werden kann (20, 21), aber auch Dacron- (61) oder PTFE-Prothesen (39) verwendet werden. Bei Nachbeobachtungszeiten von 50 Monaten bis 10 Jahren werden Durchgängigkeitsraten von 74–88% angegeben (1, 21), wobei zum Teil mehrfache Reinterventionen bei Stenosen des Bypass notwendig wurden (1). Durch die zunehmende Verbesserung der radiologisch interventionellen Techniken scheint die Indikation zum operativen Vorgehen nur noch in Ausnahmefällen gegeben zu sein.

34.6 Neutropenische Enterokolitis

34.6.1 Epidemiologie

Abdominelle Schmerzen bei Tumorpatienten sind häufig. Eine besondere Gruppe stellen neutropenische Patienten, insbesondere nach Chemotherapie bei malignen hämatologischen Systemerkrankungen, dar. Innerhalb dieser Patientengruppe ist die neutropenische Enterokolitis eine der häufigsten Ursachen von abdominellen Schmerzen. Bei 17–44% der neutropenischen Tumorpatienten, die aufgrund abdomineller Schmerzen einem Chirurgen vorgestellt wurden, ist die Diagnose einer neutropenischen Enterokolitis (NEC) gestellt worden (7, 29, 32).

Die Häufigkeit der NEC bei Patienten mit Leukämien wird mit 2,6–25% angegeben (6, 14, 17, 19, 20), wobei die große Schwankungsbreite dadurch erklärt werden kann, dass es sich zumeist um eine rein klinische Diagnose handelt.

34.6.2 Ätiologie

Die genaue Ätiologie der NEC ist unklar. Es handelt sich um eine ulzerierende, nekrotisierende Entzündung des Darms bei neutropenischen Patienten, die bevorzugt das terminale Ileum, die Appendix und das rechte Hemikolon betrifft (16). Am häufigsten ist die NEC in der neutropenischen Phase nach Chemotherapie bei Leukämien beschrieben worden (13, 14, 28). Aber auch nach Stammzelltransplantation bei soliden Tumoren (3) sowie nach Chemotherapie bei kolorektalen Karzinomen (14), Bronchial- (18, 25), oder Mammakarzinomen (8), sowie bei angeborener (5) oder durch Medikamentennebenwirkung entstandener Neutropenie (4) bei Patienten ohne Tumoren wurden Fälle von NEC beobachtet.

Pathophysiologisch wird eine medikamentöse Schädigung der Darmwandmukosa mit Störung der Barrierefunktion und der Möglichkeit der Keimtranslokation durch Darm- oder andere opportunistische Bakterien diskutiert, wobei im Rahmen der Neutropenie eine rasche Ausbreitung der Keime im Sinne einer Sepsis möglich ist (3, 26). Auch Superinfektionen durch Pilze wurden beschrieben (10).

34.6.3 Klinische Symptomatik

Im Vordergrund stehen abdominelle Schmerzen, oft im rechten Unterbauch, abdomineller Druckschmerz, Fieber und wässrige Diarrhö bei bekannter Neutropenie (3, 11, 19, 25, 28, 35). Lang anhaltender Durchfall und Blutbeimengungen sind ein Zeichen des schwereren Verlaufs des Krankheitsbildes (11). Die Diagnose wird zumeist klinisch gestellt und bei bis zu 47 % der Patienten mit der klinischen Diagnose einer NEC hat sich diese intraoperativ oder bei Autopsie nicht bestätigt (33).

Differenzialdiagnostisch muss an die Appendizitis, Divertikulitis, pseudomembranöse Enterokolitis, ischämische Kolitis und eine intestinale Pseudoobstruktion gedacht werden (9, 30). Die pseudomembranöse Enterokolitis kann durch den fehlenden Nachweis von Toxin des Clostridium difficile im Stuhl ausgeschlossen werden (33). Die Abgrenzung zur Appendizitis ist klinisch nicht immer möglich (27).

34.6.4 Diagnostik

Bildgebende Verfahren

Die *Röntgenaufnahme des Abdomens* kann eine Erweiterung des Zäkalpols und Spiegelbildungen zeigen. Zusätzlich kann eine Pneumatosis intestinalis (Gasbildung in der Darmwand) auffallen, wobei dies nicht spezifisch für die NEC ist (3, 22).

Die *Sonographie des Darms* wird von manchen Untersuchern zur Frühdiagnose der NEC bei Leukämiepatienten empfohlen (23). Bei 50–80 % der Patienten mit NEC findet sich sonographisch eine Darmwandverdickung (24, 35). Unter Zuhilfenahme von Durchblutungsmessungen des Darms mittels *Farb-Duplex-Sonographie* lässt sich bei NEC-Patienten eine vermehrte transmurale Darmwanddurchblutung feststellen (24). Allerdings ist eine Abgrenzung zu anderen entzündlichen Darmerkrankungen wie Morbus Crohn oder Enterokolitis bei Yersiniose sonographisch nicht sicher möglich. Lediglich eine entzündliche Beteiligung des Darms bei Peritonitis anderer Ursache kann dopplersonographisch abgegrenzt werden (24).

Die *Computertomographie* zeigt ähnlich wie die Sonographie eine Darmwandverdickung und freie Flüssigkeit im Bereich des betroffenen Darmabschnitts (28).

Koloskopie

Koloskopisch lassen sich petechiale Schleimhautulzerationen oder bei ausgedehnterem Befall Ulzerationen und Wandnekrosen nachweisen (15, 25). Auch die Probenentnahme zur histologischen Sicherung ist hier möglich (25), wobei *histologisch* Koagulationsnekrosen, entzündliche Veränderungen und Einblutungen der Darmwand typisch sind (31).

34.6.5 Therapie

Konservative Therapie

Die konservative Therapie besteht in der Entlastung des Darms durch parenterale Ernährung und gegebenenfalls nasogastraler Dekompression durch Anlage einer Magensonde (6, 21). In Abhängigkeit von der Ausprägung des Krankheitsbildes ist nur der intravenöse Flüssigkeits- und Elektrolytersatz oder gegebenenfalls die Transfusion von Blutbestandteilen und die medikamentöse Kreislaufunterstützung notwendig (6, 21).

Immer sollte eine Breitspektrumantibiose durchgeführt werden (6, 21), wobei keine Empfehlungen hinsichtlich der anzuwendenden Substanzklasse vorliegen. Beim Nachweis einer Pilzsuperinfektion ist zusätzlich eine antimykotische Therapie empfehlenswert (10). Einzelne Autoren haben gute Erfahrungen mit der Transfusion von Leukozyten (21) oder der Gabe von rhG-CSF (recombinant human granulocyte colony stimulating factor) zur Beeinflussung der Neutropenie (12) gemacht.

Operative Therapie

Eine Operation wird beim Eintreten von Komplikationen wie Perforation, Stenose, Abszess oder Blutung oder bei Verschlechterung unter konservativer Therapie empfohlen (1, 19, 33, 34).

Die operative Therapie besteht in der Resektion des betroffenen Darmabschnitts, was in den meisten Fällen einer Hemikolektomie rechts entspricht 813, 16). Während manche Autoren bei fehlender Peritonitis eine primäre Anastomose durchführen (2, 7), wird von der Mehrzahl der Untersucher die getrennte Ausleitung der Darmenden und die Wiederanschlussoperation nach 2–3 Monaten empfohlen (13, 15, 19). In seltenen Fällen kann bei ausgedehntem Befall des Darms eine subtotale Kolektomie notwendig werden (15).

34.6.6 Prognose

Die NEC ist immer ein lebensbedrohliches Krankheitsbild. In vielen Untersuchungen wird eine Letalität von 17–64 % angegeben (6, 11, 29, 33, 35). In einer neueren klinischen Serie mit 14 Patienten ist kein Patient verstorben (28). Die langfristige Prognose nach Abklingen des akuten Krankheitsbildes ist abhängig von der Grunderkrankung.

Literatur

Kapitel 34.1

1. Baines M, Oliver DJ, Carter RL. Medical management of intestinal obstruction in patients with advanced malignant disease. Lancet 1985;2:990
2. Bethge N, Breitkreutz Ch, Vakil N. Metal stents for the palliation of inoperable upper gastrointestinal stenoses. Am Coll Gastroenterology 1998;93:643
3. Canon CL, Baron TH, Morgan DE et al. Expandable metal stents for treatment of colonic obstruction: viable therapeutic alternative? Am Coll Gastroenterology 1979;92: 1065
4. Castaldo TW, Petrilli E, Ballon SC, Lagasse LD. Intestinal operations in patients with ovarian carcinoma. Am J Obstet Gynecol 1981;139:80
5. Choo IW, Soo Do Y, Suh SW, Chun HK, Choo SW, Park HS, Kang SK, Kim SK. Malignant colorectal obstruction: treatment with a flexible covered stent. Radiology 1998;206: 415
6. Gerard V, Aranha MD, Frank A, Folk MD, Herbert B, Greenlee MD. Surgical palliation of small bowel obstruction due to metastatic carcinoma. Am Surgeon 1981;47:99
7. Hartenstein R, Bausewein C, Hentrich M, Lutz L, Reitmeier M. Allgemeine Symptombehandlung in der Palliativmedizin. Lehrbuch der Palliativmedizin. Hrsg. Aulbert E, Zech L, Stuttgart, Schattauer, 1997;531
8. Ketcham AS, Hoye RC, Pilch YH, Morton DL. Delayed intestinal obstruction following treatment for cancer. Cancer 1970;25:406
9. Osteen RT, Guyron Sigrid, Steele G, Wilson RE. Malignant intestinal obstruction. Surgery 1980;87:611
10. Ripamonti C. Management of bowel obstruction in advanced cancer. Current Sci 1994;6:1040
11. Schwartzentruber DJ. Surgical Emergencies. Oncologic Emergencies, Chapter 49.4, 2500
12. Starnes HF Jr, Turnbull ADM, Daly JM. Colon and rectal emergencies. In: Turnbull ADM, ed. Surgical emergencies in the cancer patient. Chicago: Year Book Medical Publishers, 1987:195
13. Tang E, Davis J, Silberman H. Bowel Obstruction in cancer patients. Arch Surg 1995;130:832
14. Turnbull ADM. Abdominal and upper gastrointestinal emergencies. In: Turnbull ADM, ed. Surgical emergencies in the cancer patient. Chicago: Year Book Medical Publishers, 1987:152
15. Walfisch S, Stern H, Ball S. Use of Nd-Yaglaser ablation in colorectal obstruction and palliation in high-risk patients. Dis Colon Rect 1989;32:1060
16. Walsh HPJ, Schofield PF. Is laparotomy for small bowel obstruction justified in patients with previously treated malignancy? Br J Surg 1984;71:933
17. Wholey MH, Levine EA, Ferral H, Castaneda-Zuniga W. Initial clinical experience with colonic stent placement. Am J Surg 1998;175:194

Kapitel 34.2

1. Adachi Y, Mori M, Maehara Y, Matsumata T, Okudaira Y, Sugimachi K. Surgical results of perforated gastric carcinoma: an analysis of 155 Japanese patients. Am J Gastroenterol 1997; 92: 516
2. Carraro PG, Segala M, Orlotti C, Tiberio G. Outcome of large-bowel perforation in patients with colorectal cancer. Dis Colon Rectum 1998; 41: 1421
3. Chadha D, Kedar RP, Malde HM. Sonographic detection of pneumoperitoneum: an experimental and clinical study. Australas Radiol 1993; 37: 182
4. Chao TC, Jeng LB, Jan YY, Wang CS, Chen MF. Spontaneous gastroduodenal perforation in cancer patients receiving chemotherapy. Hepatogastroenterology 1998; 45: 2157
5. Ferguson MK. Esophageal perforation and caustic injury: management of perforated esophageal cancer. Dis Esophagus 1997; 10: 90
6. Ferrara JJ, Martin EW Jr, Carey LC. Morbidity of emergency operations in patients with metastatic cancer receiving chemotherapy. Surgery 1982; 92: 605
7. Gertsch P, Chow LW, Yuen ST, Chau KY, Lauder IJ. Long-term survival after gasrectomy for advanced bleeding or perforated gastric carcinoma. Eur J Surg 1996; 162: 723
8. Gertsch P, Yip SKH, Chow LWC, Lauder IJ. Free perforation of gastric carcinoma. Results of surgical treatment. Arch Surg 1995; 130: 177
9. Gorin BI. Perforation of malignant tumor of the gallbladder. Khirurgiia 1990; 1: 24
10. Imachi M, Tanaka S, Ishikawa S, Matsuo K. Spontaneous perforation of pyometra presenting as generalized peritonitis in a patient with cervical cancer. Gynecol Oncol 1993; 50: 384
11. Ishiwa N, Maehara T, Morohoshi T, et al. Empyema caused by perforation of metastatic colon cancer: a case report. Kyobu Geka 1995; 48: 971
12. Itano S. Early gastric cancer and its complications: bleeding, perforation and pyloric stenosis. Acta Med Okayama 1983; 37: 431
13. Jeffrey RB, Federle MP, Wall S. Value of computed tomography in detecting occult gastrointestinal perforation. J Comput Assist Tomogr 1983; 7: 825
14. Kelley WE Jr, Brown PW, Lawrence W Jr, Terz JJ. Penetrating, obstructing and perforating carcinomas of the colon and rectum. Arch Surg 1981; 116: 381
15. Kjaergaard J, Fischer AB, Baden H. Hartmann's operation as an emergency procedure for perforation of the sigmoid colon. A consecutive series. Acta Chir Scand 1984; 150: 255
16. Lee H, Vibhakar SD, Bellon EM. Gastrointestinal perforation: early diagnosis by computed tomography. J Comput Assist Tomogr 1983; 7: 226
17. Lewin KJ, Ranchod M, Dorfman RF. Lymphomas of the gastrointestinal tract. A study of 117 cases presenting with gastrointestinal disease. Cancer 1978; 42: 693
18. Liaw CC, Huang JS, Wang HM, Wang CH. Spontaneous gastroduodenal perforation in patients with cancer receiving chemotherapy and steroids. Report of four cases combining 5-fluorouracil infusion and cisplatin with antiemetics dexamethasone. Cancer 1993; 72: 1382
19. Lundy J, Sherlock P, Kurtz R, Fortner JG, Turnbull AD. Spontaneous perforation of the gastrointestinal tract in patients with cancer. Am J Gastroenterol 1975; 63: 447
20. McGregor JR, O'Dwyer PJ. The surgical management of obstruction and perforation of the left colon. Surg Gynecol Obstet 1993; 177: 203
21. Meyer C, Rochas M, Rohr S, Eynard H, Hollender LF. Perforations of the colon. Apropos of 74 cases. J Chir 1989; 126: 501
22. Müller CA. A plea for primary right hemicolectomy in perforated cancer of the right colon. Int Surg 1969; 52: 234
23. Myrvold HE. Colorectal cancer emergencies. Chir Ital 1994; 46: 28
24. Nicholson AA, Royston CM, Wedgewood K, Milkins R, Taylor AD. Palliation of malignant oesophageal perforation and proximal oesophageal malignant dysphagia with covered metal stents. Clin Radiol 1995; 50: 11
25. Rajagopalan AE, Pickleman J. Free perforation of the small intestine. Ann Surg 1982; 196: 576
26. Remine SG, McIlrath DC. Bowel perforation in steroid-treated patients. Ann Surg 1980; 192: 581
27. Roh JJ, Thompson JS, Harned RK, Hodgson PE. Value of pneumoperitoneum in the diagnosis of visceral perforation. Am J Surg 1983; 146: 830
28. Runkel NS, Schlag P, Schwarz V, Herfarth C. Outcome after emergency surgery for cancer of the large intestine. Br J Surg 1991; 78: 183

29. Sage M, Ghouti A, Delalande JP, Alexandre JH, Champault G, Patel JC. Our clinical experience in 10 cases of peritonitis caused by perforation of gastric cancer during the last decade. Ann Chir 1983; 37: 355
30. Smithers BM, Theile DE, Cohen JR, Evans EB, Davis NC. Emergency right hemicolectomy in colon carcinoma: a prospective study. Aust NZ J Surg 1986; 56: 749
31. Sorensen VT, Asklin B, Brunkwall P. Extraperitoneal perforation of the urinary bladder in association with urothelial cancer in a female. Scand J Urol Nephrol 1991; 25: 277
32. Starnes HF Jr, Turnbull ADM, Daly JM. Colon and rectal emergencies. In: Turnbull ADM, ed. Surgical emergencies in the cancer patient. Chicago: Year Book Medical Publishers, 1987: 195
33. Testart J, Jouanneau P, Perrotin J. Perforation of gastric cancer into the peritoneal cavity. Apropos of 4 cases. Chirurgie 1976; 102: 201
34. Torosian MH, Turnbull ADM. Emergency laparotomy for spontaneous intestinal and colonic perforations in cancer patients receiving corticosteroids and chemotherapy. J Clin Oncol 1988; 6: 291
35. Turnbull ADM. Abdominal and upper gastrointestinal emergencies. In: Turnbull ADM, ed. Surgical emergencies in the cancer patient. Chicago: Year Book Medical Publishers, 1987: 152
36. Wada M, Onda M, Tokunaga A, et al. Spontaneous gastrointestinal perforation in patients with lymphoma receiving chemotherapy and steroids. Report of three cases. Nippon Ika Daigaku Zasshi 1999; 66: 37
37. Weingrad DN, DeCosse JJ, Sherlock P, Straus D, Lieberman PH, Filippa DA. Primary gastrointestinal lymphoma: a 30-year review. Cancer 1982; 49: 1258
38. Willett C, Tepper JE, Cohen A, Orlow E, Welch C. Obstructive and perforative colonic carcinoma: Patterns of failure. J Clin Oncol 1985; 3: 379
39. Winek TG, Mosely HS, Grout G, Luallin D. Pneumoperitoneum and its association with ruptured abdominal viscus. Arch Surg 1988; 123: 709
40. You YT, Fan HA, Lin SE, Tang RP, Lai CR, Chen JS. Non-traumatic perforation of colon and rectum. Chang Keng I Hsueh 1989; 20: 5

Kapitel 34.3

1. Adamsen S, Jonsson P, Brodin B, Lindberg B, Jorpes P. Measurement of fibronectin concentration in benign and malignant ascites. Eur J Surg 1991; 157: 325
2. Andus T, Gross V, Holstege A, et al. High concentrations of soluble tumor necrosis factor receptors in ascites. Hepatology 1992; 16: 749
3. Andus T, Gross V, Holstege A., et al. Evidence for the production of high amounts of interleukin-6 in the peritoneal cavity of patients with ascites. J Hepato 1992; 15: 378
4. Bac DJ, Pruimboom WM, Mulder PG, Zijlstra FJ, Wilson JH. High interleukin-6 production within the peritoneal cavity in decompensated cirrhosis and malignancy-related ascites. Liver 1995; 15: 265
5. Beattie GJ, Smyth JF. Phase I study of intraperitoneal metalloproteinase inhibitor BB94 in patients with malignant ascites. Clin Cancer Res 1998; 4: 1899
6. Belfort MA, Stevens PJ, DeHaek K, Soeters R, Krige JE. A new approach to the management of malignant ascites; a permanently implanted abdominal drain. Eur J Surg Oncol 1990; 16: 47
7. Berger A, Goldberg MI. Subcutaneous cancer growth complicating the peritoneovenous shunting of malignant ascites. Surgery 1983; 93: 374
8. Bezwoda WR, Golombick T, Dansey R, Keeping J. Treatment of malignant ascites due to recurrent/refractory ovarian cancer: the use of interferon-alpha or interferon-alpha plus chemotherapy in vivo and in vitro. Eur J Cancer 1991; 27: 1423
9. Brailski C. Laparoskopie in der Diagnose und Differenzialdiagnose von Aszites. Z Gesamte Inn Med 1977; 32: 82
10. Buckman R, De Angelis C, Shaw P, et al. Intraperitoneal therapy of malignant ascites associated with carcinoma of ovary and breast using radioiodinated monoclonal antibody 2G3. Gynecol Oncol 1992; 47: 102
11. Campioni N, Pasquali Lasagni R, Vitucci C, et al. Peritoneovenous shunt and neoplastic ascites: a 5-year experience report. J Surg Oncol 1986; 33: 31
12. Castaldo G, Oriani G, Cimino L, et al. Total discrimination of peritoneal malignant ascites from cirrhosis- and hepatocarcinoma-associated ascites by assays of ascitic cholesterol and lactate dehydrogenase. Clin Chem 1994; 40: 478
13. Chen SJ, Wang SS, Lu CW, et al. Clinical value of tumour markers and serum-ascites albumin gradient in the diagnosis of malignancy-related ascites. J Gastroenterol Hepatol 1994; 9: 396
14. Cheung DK, Raaf JH. Selection of patients with malignant ascites for a peritoneovenous shunt. Cancer 1982; 50: 1204
15. Chu CM, Lin SM, Peng SM, Wu CS, Liaw YF. The role of laparoscopy in the evaluation of ascites of unknown origin. Gastrointest Endosc 1994; 40: 285
16. Coates G, Bush RS, Aspin N. A study of ascites using lymphoscintigraphy with 99 m Tc-Sulfur colloid. Radiology 1973; 107: 577
17. Dedrick RL, Myers CE, Bungay PM, DeVita VT, Jr. Pharmacokinetic rationale for peritoneal drug administration in the treatment of ovarian cancer. Cancer Treat Rep 1978; 62: 1
18. Edney JA, Hill A, Armstrong D. Peritoneovenous shunts palliate malignant ascites. Am J Surg 1989; 158: 598
19. El-Habashi A, El-Morsi B, Freeman SM, El-Didi M, Marrogi AJ. Tumoroncogenic expression in malignant effusions as a possible method to enhance cytologic diagnostic senitivity. An immunocytochemical study of 87 cases. Am J Clin Pathol 1995; 103: 206
20. Esquivel J, Vidal-Jove J, Steves MA, Sugarbaker PH. Morbidity and mortality of cytoreductive surgery and intraperitoneal chemotherapy. Surgery 1993; 113: 631
21. Faught W, Kirkpatrick JR, Krepart GV, Heywood MS, Lotocki RJ. Peritoneovenous shunt for palliation of gynecologic malignant ascites. J Am Coll Surg 1995; 180: 472
22. Feldman GB, Knapp RC. Lymphatic drainage of the peritoneal cavity and its significance in ovarian cancer. Am J Obstet Gynecol 1974; 119: 991
23. Fultz PJ, Jacobs CV, Hall WJ, et al. Ovarian cancer: comparison of observer performance for four methods of interpreting CT scans. Radiology 1999; 212: 401
24. Garrison RN, Galloway RH, Heuser LS. Mechanisms of malignant ascites production. J Surg Res 1987; 42: 126
25. Garrison RN, Kaelin LD, Galloway RH, Heuser LS. Malignant ascites. Clinical and experimental observations. Ann Surg 1986; 203: 644
26. Gerbes AL, Hoermann R, Mann K, Jungst D. Human chorionic gonadotropin-beta in the differentiation of malignancy-related and nonmalignant ascites. Digestion 1996; 57: 113
27. Gerbes AL, Jungst D, Xie YN, Permanetter W, Paumgartner G. Ascitic fluid analysis for the differentiation of malignancy-related and nonmalignant ascites. Proposal of a diagnostic sequence. Cancer 1991; 68: 1808
28. Goerg C, Schwerk WB. Malignant ascites: sonographic signs of peritoneal carcinomatosis. Eur J Cancer 1991; 27: 720
29. Gough IR, Balderson GA. Malignant ascites: a comparison of peritoneovenous shunting and nonoperative management. Cancer 1993; 71: 2377
30. Gough IR. Control of malignant ascites by peritoneovenous shunting. Cancer 1984; 54: 2226
31. Greenway B, Johnson PJ, Williams R. Control of malignant ascites with spironolactone. Br J Surg 1982; 69: 441
32. Gryspeerdt S, Clabout L, Van Hoe, L, Berteloot P, Vergote IB. Intraperitoneal contrast material combined with CT for detection of peritoneal metastases from ovarian cancer. Eur J Gynaecol Oncol 1998; 19: 434

33. Hagiwara A, Takahashi T, Sawai K, et al. Clinical trials with intraperitoneal cisplatin microspheres for malignant ascites – a pilot study. Anticancer Drug Des 1993; 8: 463
34. Hirabayashi K, Graham J. Genesis of ascites in ovarian cancer. Am J Obstet Gynecol 1970; 106: 492
35. Holm A, Halpern NB, Aldrete JS. Peritoneovenous shunt for intractable ascites of hepatic, nephrogenic, and malignant causes. Am J Surg 1989; 158: 162
36. Holman JM, Jr, Albo D, Jr. Peritoneovenous shunting in patients with malignant ascites. Am J Surg 1981; 142: 774
37. Howell SB, Pfeifle CL, Wung WE, et al. Intraperitoneal cisplatin with systemic thiosulfate protection. Ann Intern Med 1982; 97: 845
38. Hurteau JA, Simon HU, Kurman C, Rubin L, Mills GB. Levels of soluble interleukin-2 receptor-alpha are elevated in serm and ascitic fluid from epithelial ovarian cancer patients. Am J Obstet Gynecol 1994; 170: 918
39. Hyde GL, Dillon M, Bivins BA. Peritoneal venous shunting for ascites: a 15-year perspective. Am Surg 1982; 48: 123
40. Ismail MA, Rotmensch J, Mercer LJ, Block BS, Salti GI, Holt JA. CA-125 in peritoneal fluid from patients with nonmalignant gynecologic disorders. J Reprod Med 1994; 39: 510
41. Jenkins PF, Ward MJ. The role of peritoneal biopsy in the diagnosis of ascites. Postgrad Med J 1980; 56: 702
42. Kim Y, Cho O, Song S, Lee H, Rhim H, Koh B. Peritoneal lymphomatosis: CT findings. Abdom Imaging 1998; 23: 87
43. Kirmani S, Braly PS, McClay EF, et al. A comparison of intravenous versus intraperitoneal chemotherapy for the initial treatment of ovarian cancer. Gynecol Oncol 1994; 54: 338
44. Kirmani S, Lucas WE, Kim S, et al. A phase II trial of intraperitoneal cisplatin and etoposide as salvage treatment for minimal residual ovarian carcinoma. J Clin Oncol 1991; 9: 649
45. Kostroff KM, Ross DW, Davis JM. Peritoneovenous shunting for cirrhotic versus malignant ascites. Surg Gynecol Obstet 1985; 161: 204
46. Kountouras J, Boura P, Tsapas G, Charisis K, Magoula I, Tsakiri I. Value of ascitic fluid ferritin in the differential diagnosis of malignant ascites. Anticancer Res 1993; 13: 2441
47. Lee CM, Changchien CS, Shyu WC, Liaw YF. Serum-ascites albumin concentration gradient and ascites fibronectin in the diagnosis of malignant ascites. Cancer 1992; 70: 2057
48. Lee CW, Bociek G, Faught W. A survey of practice in management of malignant ascites. J Pain Symptom Manage 1998; 16: 96
49. Lentz SS, Schray MF, Wilson TO. Chylous ascites after whole-abdomen irradiation for gynecologic malignancy. Int J Radiat Oncol Biol Phys 1990; 19: 435
50. Leveen HH, Christoudias G, Ip M, Luft R, Falk G, Grosberg S. Peritoneo-venous shunting for ascites. Ann Surg 1974; 180: 580
51. Leveen HH, Vujic I, D'Ovidio NG, Hutto RB. Peritoneovenous shunt occlusion. Etiology, diagnosis, therapy. Ann Surg 1984; 200: 212
52. Loggie BW, Perini M, Fleming RA, Russell GB, Geisinger K. Treatment and prevention of malignant ascites associated with disseminated intraperitoneal malignancies by aggressive combined-modality therapy. Am Surg 1997; 63: 137
53. Lokich J, Reinhold R, Silverman M, Tullis J. Complications of peritoneovenous shunt for malignant ascites. Cancer Treat Rep 1980; 64: 305
54. Lund RH, Moritz MW. Complications of Denver peritoneovenous shunting. Arch Surg 1982; 117: 924
55. Maat B, Oosterlee J, Spaas JA, White H, Lammes FB. Dissemination of tumour cells via LeVeen shunt. Lancet 1979; 1: 988
56. Malik I, Abubakar S, Rizwana I, Alam F, Rizvi J, Khan A. Clinical features and management of malignant ascites. J Pak Med Assoc 1991; 41: 38
57. Mercadante S, La Rosa S, Nicolosi G, Garofalo SL. Temporary drainage of symptomatic malignant ascites by a catheter inserted under computerized tomography. J Pain Symptom Manage 1998; 15: 374
58. Meyer zum Büschenfelde KH, Hütteroth TH. Lebererkrankungen: Ascites. In: Siegenthaler W, Kaufmann W, Hornbostel H, Waller HD, Hrsg. Lehrbuch der Inneren Medizin. Stuttgart, New York: Georg Thieme Verlag; 1987: 1030
59. Moradi MM, Carson LF, Weinberg B, Haney AF, Twiggs LB, Ramakrishnan S. Serum and ascitic fluid levels of interleukin-1, interleukin-6, and tumor necrosis factor-alpha in patients with ovarian epithelial cancer. Cancer 1993; 72: 2433
60. Muggia FM, Baranda J. Management of peritoneal catcinomatosis of unknown primary tumor site. Semin Oncol 1993; 20: 268
61. Nagy JA, Herzberg KT, Dvorak JM, Dvorak HF. Pathogenesis of malignant ascites formation: initiating events that lead to fluid accumulation. Cancer Res 1993; 53: 2631
62. Ott MG, Mannel DN, Gallati H, Goerig M, Raeth U. Peripheral natural killer cell activity and intraperitoneal soluble p55 tumor necrosis factor receptor in patients with malignant ascites: two possible indicators for response to intraperitoneal combined tumor necrosis factor alpha and interferon gamma treatment. Cancer Immunol Immunother 1996; 42: 31
63. Ozols RF, Young RC, Speyer JL, et al. Phase 1 and pharmacological studies of adriamycin administered intraperitoneally to patients with ovarian cancer. Cancer Res 1982; 42: 4265
64. Parsons SL, Lang MW, Steele RJ. Malignant ascites: a 2-year review from a teaching hospital. Eur J Surg Oncol 1996; 22: 237
65. Parsons SL, Watson SA, Steele RJ. Phase I/II trial of batimastat, a matrix metalloproteinase inhibitor, in patients with malignant ascites. Eur J Surg Oncol 1997; 23: 526
66. Plante M, Rubin SC, Wong GY, Federici MG, Finstad CL, Gastl GA. Interleukin-6 level in serum and ascites as a prognostic factor in patients with epithelial ovarian cancer. Cancer 1994; 73: 1882
67. Pockros PJ, Esrason KT, Nguyen C, Duque J, Woods S. Mobilization of malignant ascites with diuretics is dependent on ascitic fluid characteristics. Gastroenterology 1992; 103: 1302
68. Preston N. New strategies for the management of malignant ascites. Eur J Cancer Care (Engl) 1995; 4: 178
69. Radke J, Schmidt D, Bohme M, Schmidt U, Weise W, Morenz J. Cytokine level in malignant ascites and peripheral blood of patients with advanced ovarian carcinoma. Geburtshilfe Frauenheilkd 1996; 56: 83
70. Rath U, Kaufmann M, Schmid H, et al. Effect of intraperitoneal recombinant human tumour necrosis factor alpha on malignant ascites. Eur J Cancer 1991; 27: 121
71. Reinhardt GF, Stanley MM. Peritoneovenous shunting for ascites. Surg Gynecol Obstet 1977; 145: 419
72. Reinhold RB, Lokich JJ, Tomashefski J, Costello P. Management of malignant ascites with peritoneovenous shunting. Am J Surg 1983; 145: 455
73. Ringenberg QS, Doll DC, Loy TS, Yarbro JW. Malignant ascites of unknown origin. Cancer 1989; 64: 753
74. Ross GJ, Kessler HB, Clair MR, Gatenby RA, Hartz WH, Ross LV. Sonographically guided paracentesis for palliation of symptomatic malignant ascites. AJR 1989; 153: 1309
75. Runyon BA. Malignancy-related ascites and ascitic fluid humoral tests of malignancy. J Clin Gastroenterol 1994; 18: 94
76. Sabatelli FW, Glassman ML, Kerns SR, Hawkins IF Jr. Permanent indwelling peritoneal access device for the management of malignant ascites. Cardiovasc Intervent Radiol 1994; 17: 292
77. Salerno F, Restelli B, Incerti P, et al. Utility of ascitic fluid analysis in patients with malignancy-related ascites. Scand J Gastroenterol 1990; 25: 251
78. Sayag AC, Gilly FN, Carry PY, et al. Intraoperative chemohyperthermia in the management of digestive cancers: a general review of literature. Oncology 1993; 50: 333
79. Schneebaum S, Arnold MW, Staubus A, Young DC, Dumond D, Martin EW Jr. Intraperitoneal hyperthermic perfusion

with mitomycin C for colorectal cancer with peritoneal metastases. Ann Surg Oncol 1996; 3: 44
80. Schumacher DL, Saclarides TJ, Staren ED. Peritoneovenous shunts for palliation of the patient with malignant ascites. Ann Surg Oncol 1994; 1: 378
81. Scott-Coombes DM, Whawell SA, Vipond MN, Crnojevic L, Thompson JN. Fibrinolytic activity of ascites caused by alcoholic cirrhosis and peritoneal malignancy. Gut 1993; 34: 1120
82. Sharma S, Walsh D. Management of symptomatic malignant ascites with diuretics: two case reports and a review of the literature. J Pain Symptom Manage 1995; 10: 237
83. Shepherd KE, Miller BJ. Peritoneovenous shunts: devices of last resort. Can J Surg 1988; 31: 444
84. Sheth SS. The place of laparoscopy in women with ascites. Br J Obstet Gynaecol 1989; 96: 105
85. Shiono T, Yoshikawa K, Takenaka E, Hisamatsu K. MR imaging of pleural and peritoneal effusion. Radiat Med 1993; 11: 123
86. Siddiqui RA, Kochhar R, Singh V, Rajwanshi A, Goenka MK, Mehta SK. Evaluation of fibronectin as a marker of malignant ascites. J Gastroenterol Hepatol 1992; 7: 161
87. Smith RR, Sternberg SS, Paglia MA, Golbey RB. Fatal pulmonary tumor embolization following peritoneovenous shunting for malignant ascites. J Surg Oncol 1981; 16: 27
88. Soderlund C. Denver peritoneovenous shunting for malignant or cirrhotic ascites: a prospective consecutive series. Scand J Gastroenterol 1986; 21: 1161
89. Sonnenfeld T, Tyden G. Peritoneovenous shunts for malignant ascites. Acta Chir Scand 1986; 152: 117
90. Souter RG, Wells C, Tarin D, Kettlewell MG. Surgical and pathologic complications associated with peritoneovenous shunts in management of malignant ascites. Cancer 1985; 55: 1973
91. Stanley MM. Treatment of intractable ascites in patients with alcoholic cirrhosis by peritoneovenous shunting (LeVeen). Med Clin North Am 1979; 63: 523
92. Stuart GC, Nation JG, Snider DD, Thunberg P. Intraperitoneal interferon in the management of malignant ascites. Cancer 1993; 71: 2027
93. Sugarbaker PH, Jablonski KA. Prognostic features of 51 colorectal and 130 appendiceal cancer patients with peritoneal carcinomatosis treated by cytoreductive surgery and intraperitoneal chemotherapy. Ann Surg 1995; 221: 124
94. Sugarbaker PH, Schellinx ME, Chang D, Koslowe P, von Meyerfeldt M. Peritoneal carcinomatosis from adenocarcinoma of the colon. World J Surg 1996; 20: 585
95. Sugarbaker PH. Peritonectomy procedures. Ann Surg 1995; 221: 29
96. Sun T, Feng Y. Evaluation of second cytoreductive surgery in the treatment of epithelial ovarian cancer. Chin Med J 1998; 111: 272
97. Wang SS, Lu CW, Chao Y, et al. Malignancy-related ascites: a diagnostic pitfall of spontaneous bacterial peritonitis by ascitic fluid polymorphonuclear cell count. J Hepatol 1994; 20: 79
98. Wickremesekera SK, Stubbs RS. Peritoneovenous shunting for malignant ascites. N Z Med J 1997; 110: 33
99. Wilailak S, Linasmita V, Srivannaboon S. Malignant ascites in female patients: a seven-year review. J Med Assoc Thai 1999; 82: 15
100. Yamaguchi Y, Satoh Y, Miyahara E, et al. Locoregional immunotherapy of malignant ascites by intraperitoneal administration of OK-432 plus IL-2 in gastric cancer patients. Anticancer Res 1995; 15: 2201

Kapitel 34.4

1. Aelony Y, King RR, Boutin C. Thoracoscopic talc poudrage in malignant pleural effusions: effective pleurodesis despite low pleural pH. Chest 1998; 113: 1007
2. Bayly TC, Kisner DL, Sybert A. et al. Tetracycline and quinacrine in the control of malignant pleural effusions: a randomized trial. Cancer 1978; 41: 1188
3. Bevelaque FA, Aranda C, Leon W. The role of closed pleural biopsy in suspected malignant effusions. NY State J Med 1984; 84: 229
4. Bohle AS, Kurdow R, Dohrmann P, Henne-Bruns D. Effektive Behandlung von malignen Pleuraergüssen: Thorakoskopische Talcumpleurodese und pleuroperitonealer Shunt. DMW 1999; 124: 341
5. Boutin C, Cargrino P, Viallat JR. Thoracoscopy in the early diagnosis of malignant pleural effusions. Endoscopy 1980; 12: 155
6. Ceelen GH. The cytologic diagnosis of ascitic fluid. Acta Cytol 1964; 8: 175
7. Chernow B, Sahn SA. Carcinomatous involvement of the pleura: an analysis of 96 patients. Am J Med 1977; 63: 695
8. Clementsen P, Evald T, Grode G, Hansen M, Krag Jacobsen G, Faurschou P. Treatment of malignant pleural effusion: pleurodesis using a small percutaneous catheter. A prospective randomized study. Respir Med 1998; 92: 593
9. Emad A, Rezaian GR. Treatment of malignant pleural effusions with a combination of bleomycin and tetracycline. A comparison of bleomycin or tetracycline alone versus a combination of bleomycin and tetracycline. Cancer 1996; 15: 2498
10. Fentiman IS, Rubens RD, Haward JL. A comparison of intracavitary talc and tetracycline for the control of pleural effusions secondary to breast cancer. Eur J Cancer Clin Oncol 1986; 22: 1079
11. Fentiman S, Rubens RD, Hayward JL, Control of pleural effusions in patients with breast cancer: a randomized trial. Cancer 1983; 52: 737
12. Foresti V. Intrapleural Corynebacterium parvum for recurrent malignant pleural effusions. Respiration 1995; 62: 21
13. Fry WA, Khandekar JD. Parietal pleurectomy for malignant pleural effusion. Ann Surg Oncol 1995; 2: 160
14. Genc O, Petrou M, Ladas G, Goldstraw P. The long-term morbidity of pleuroperitoneal shunts in the management of recurrent malignant effusions. Eur J Cardiothorac Surg 2000; 18: 143
15. Goff BA, Mueller PR, Muntz HG, Rice LW. Small chest-tube drainage followed by bleomycin sclerosis for malignant pleural effusion. Obstet Gynecol 1993; 81: 993
16. Gorg C, Restrepo I, Schwerk WB. Sonography of malignant pleural effusion. Eur Radiol 1997; 7: 1195
17. Gotoh T, Tanaka Y, Fujita Y, et al. Intrapleural pirarubicin (4'-O-tetrahydropyranyladriamycin) for treatment of malignant pleural effusion. Jpn J Clin Oncol 1996; 26: 328
18. Gravelyn TR, Michelson MK, Gross BH, Sitrin RG. Tetracycline pleurodesis for malignant pleural effusions. Cancer 1987; 59: 1973
19. Gust R, Kleine P, Fabel H. Fibrinkleber- und Tetracyclinpleurodese bei rezidivierenden malignen Pleuraergüssen. Eine randomisierte Vergleichsuntersuchung. Med Klinik 1990; 85: 18
20. Hamed H, Fentiman IS, Chaudary MA, et al. Comparison of intracavitary bleomycin and talc for control of pleural effusions secondary to carcinoma of the breast. Br J Surg 1989; 76: 1266
21. Hanson G, Philips T. Pleural biopsy in diagnosis of thoracic disease. Br Med J 1962; 2: 300
22. Hartman DI, Gaither JM, Kesler KA, et al. Comparison of insufflated talc under thoracoscopic guidance with standard tetracycline and bleomycin pleurodesis for control of malignant pleural effusions. J Thorac Cardiovasc Surg 1993; 105: 743

23. Harvey JC, Erdmann CB, Beattie EJ. Early experience with videothoracoscopic hydrodissection pleurectomy in the treatment of malignant pleural effusion. J Surg Oncol 1995; 59: 243
24. Hausheer FH, Yarbro JW. Diagnosis and treatment of malignant pleural effusion. Semin Oncol 1985; 12: 54
25. Hillerdal G, Kiviloog J. Nou E, Steinholtz L. Corynebacterium parvum in malignant pleural effusion. A randomized prospective study. Eur J Respir Dis 1986; 69: 204
26. Hsu WH, Chiang CD, Chen CY, Kwan PC, Hsu JY. Ultrasound-guided small-bore Elecath tube insertion for the rapid sclerotherapy of malignant pleural effusion. Jpn J Clin Oncol 1998; 28: 187
27. Jarvi OH, Kunnas RJ, Laitio MT, et al. The accuracy and significance of cytologic cancer diagnoses in pleural effusions. Acta Cytol 1972; 16: 152
28. Johnson WD. The cytologic diagnosis of cancer in serous effusions. Acta Cytol 1966; 10: 161
29. Kessinger A, Wigton RS. Intracavitary bleomycin and tetracycline in the management of malignant pleural effusions: a randomized study. J Surg Oncol 1987; 36: 81
30. Koldsland S, Svennevig JL, Lehne G, Johnson E. Chemical pleurodesis in malignant pleural effusions: a randomised prospective study of mepacrine versus bleomycin. Thorax 1993; 48: 790
31. Lan RS, Lo SK, Chuang ML, Yang CT, Tsao TC, Lee CH. Elastance of the pleural space: a predictor for the outcome of pleurodesis in patients with malignant pleural effusion. Ann Intern Med 1997; 126: 768
32. Leahy BC, Honeybourne D, Brear SG, et al. Treatment of malignant pleural effusions with intrapleural Corynebacterium parvum or tetracycline. Eur J Respir Dis 1985; 66: 50
33. Leff A, Honeywell PC, Costello J. Pleural effusion from malignancy. Ann Intern Med 1978; 88: 532
34. Liss HP. Core needle biopsy. South Med J 1984; 77: 837
35. Little AG, Kadowaki MH, Ferguson MK, Staszek VM, Skinner DB. Pleuro-peritoneal shunting. Alternative therapy for pleural effusions. Ann Surg 1988; 208: 443
36. Lopes-Cardozo PL. A critical evaluation of 3000 cytologic analyses of pleural fluid, ascitic fluid, and peritoneal fluid. Acta Cytol 1966; 10: 455
37. Loutsidis A, Bellenis I, Argiriou M, Exarchos N. Tetracycline compared with mechlorethamine in the treatment of malignant pleural effusions. Respir Med 1994; 88: 523
38. Marel M, Arustova M, Stasny B, Light RW. Incidence of pleural effusion in a well-defined region: epidemiologic study in central Bohemia. Chest 1993; 104: 1486
39. Martensson G, Pettersson K, Thiringer G. Differentiation between malignant and non-malignant pleural effusion. Eur J Respir Dis 1985; 67: 326
40. Martinez-Moragon E, Aparicio J, Rogado MC, Sanchis J, Sanchis F, Gil-Suay V. Pleurodesis in malignant pleural effusions: a randomized study of tetracycline versus bleomycin. Eur Respir J 1997; 10: 2380
41. Martinez-Moragon E, Aparicio J, Sanchis J, Menendez R, Cruz Rogado M, Sanchis F. Malignant pleural effusion: prognostic factors for survival and response to chemical pleurodesis in a series of 120 cases. Respiration 1998; 65: 108
42. Masotti A, Fumagalli L, Morandini GC. Intrapleural administration of recombinant interleukin-2 in non-small cell lung cancer with neoplastic pleural effusion. Monaldi Arch Chest Dis 1997; 52: 225
43. Masuno T, Kishimoto S, Ogura T, et al. A comparative trial of LC 9018 plus doxorubicin and doxorubicin alone for the treatment of malignant pleural effusion secondary to lung cancer. Cancer 1991; 68: 1495
44. Melamed MR. The cytologic preparation of malignant lymphomas and related disease in effusions. Cancer 1963; 16: 413
45. Noppen M, Degreve J, Mignolet M, Vincken W. A prospective, randomised study comparing the efficacy of talc slurry and bleomycin in the treatment of malignant pleural effusions. Acta Clin Belg 1997; 52: 258
46. O'Neill W, Spurr C, Muss H, et al. A prospective study of chest tube drainage and tetracycline sclerosis versus chest tube drainage in the treatment of malignant pleural effusion. Proc Am Soc Clin Oncol 1979; 21: 349
47. Ostrowski MJ, Priestman TJ, Houston RF, Martin WMC. A randomized trial of intracavitary bleomycin and Corynebacterium parvum in the control of malignant pleural effusions. Radiother Oncol 1989; 14: 19
48. Patz EF Jr, McAdams HP, Erasmus JJ, et al. Sclerotherapy for malignant pleural effusions: a prospective randomized trial for bleomycin vs doxycycline with small bore catheter drainage. Chest 1998; 113: 1305
49. Peterson JA. Recognition of infrapulmonary pleural effusion. Radiology 1960; 74: 34
50. Petrou M, Kaplan D, Goldstraw P. Management of recurrent malignant pleural effusions. The complementary role of talc pleurodesis and pleuroperitoneal shunting. Cancer 1995; 75: 801
51. Ponn RB, Blancaflor J, D'agostino RS, Kiernan ME, Toole AL, Stern H. Pleuroperitoneal shunting for intractable pleural effusions. Ann Thorac Surg 1991; 51: 605
52. Prevost A, Nazeyrollas P, Milosevic D, Fernandez-Valoni A. Malignant pleural effusions treated with high dose intrapleural doxycycline: clinical efficacy and tolerance. Oncol Rep 1998; 5: 363
53. Pulsiripunya C, Youngchaiyud P, Pushpakom R, Maranetra N, Nana A. The efficacy of doxycycline as a pleural sclerosing agent in malignant pleural effusion: a prospective study. Respirology 1996; 1: 69
54. Ratliff JL, Chavez CM, Hamchuk A, et al. Reexpansion pulmonary edema. Chest 1973; 64: 654
55. Rauthe G, Sistermanns J. Recombinant tumour necrosis factor in the local therapy of malignant pleural effusion. Eur J Cancer 1997; 33: 226
56. Robinson LA, Fleming WH, Galbraith TA. Intrapleural doxycycline control of malignant pleural effusions. Ann Thorac Surg 1993; 55: 1115
57. Rodriguez-Panadero F, Antony VB. Pleurodesis: state of the art. Eur Respir J 1997; 10: 1648
58. Roy RH, Can DT, Payne WS. The problem of chylothorax. Mayo Clin Proc 1967; 42: 457
59. Ruckdeschel JC, Moores D, Lee JY, et al. Intrapleural therapy for malignant pleural effusions: a randomized comparison of bleomycin and tetracycline. Chest 1991; 100: 1528
60. Rusch VW, Harper GR. Pleural effusions in patients with malignancy. In: Roth, JA, Ruck deschel JC, Weisenburger TH, eds. Thoracic oncology. Philadelphia: WB Saunders; 1989: 594
61. Sahn SA, Good JT. The effect of common sclerosing agents on the rabbit pleural space. Am Rev Respir Dis 1981; 124: 65
62. Sahn SA. Malignant pleural effusions. Clin Chest Med 1985; 6: 113
63. Salomaa ER, Pulkki K, Helenius H. Pleurodesis with doxycycline or Corynebacterium parvum in malignant pleural effusion. Acta Oncol 1995; 34: 117
64. Salyer MR, Eggleston JC, Eroyan YS. Efficacy of pleural needle biopsy and pleural fluid cytopathology in the diagnosis of malignant neoplasm involving the pleura. Chest 1975; 67: 536
65. Scerbo J, Keltz H, Stone DJ. A prospective study of closed pleural biopsies. JAMA 1971; 218: 377
66. Schmidt M, Schaarschmidt G, Chemaissani A. Pleurodese bei malignen Pleuraergüssen: Bleomycin versus Mitoxantron. Pneumonologie 1997; 51: 367
67. Sears D, Hajdu SI. The cytologic diagnosis of malignant neoplasm in pleural and peritoneal effusions. Acta Cytol 1987; 31: 85
68. Sisson BS, Weiss W. Needle biopsy of the parietal pleura in patients with pleural effusion. Br Med J 1962; 2: 298

69. Spriggs AL. Letter to the editor. Br Med J 1981; 282: 1972
70. Sugiura S, Ando Y, Minami H, Ando M, Sakai S, Shimokata K. Prognostic value of pleural effusion in patients with non-small cell lung cancer. Clin Cancer Res 1997; 3: 47
71. Walker-Renard PB, Vaughan LM, Sahn SA. Chemical pleurodesis for malignant pleural effusions. Ann Intern Med 1994; 120: 56
72. Wallach H. Letter to the editor. Chest 1978; 73: 246
73. Waller DA, Morritt GN, Forty J. Video-assisted thoracoscopic pleurectomy in the management of malignant pleural effusion. Chest 1995; 107: 1454
74. Walter M, Türler A, Schmitz-Rixen T. Talcum-Pleurodese bei rezidivierenden malignen Pleuraergüssen – eine prospektive Nachbeobachtungsstudie. Zentralbl Chir 1996; 121: 216
75. Weick JK, Killy JM, Harison EG, et al. Pleural effusion in lymphoma. Cancer 1973; 31: 848
76. Weissburg D, Kaufman M, Zurkowski Z. Pleuroscopy in patients with pleural effusions and pleural masses. Ann Thorac Surg 1980; 29: 205
77. Weissburg D, Kaufman M. Diagnostic and therapeutic pleuroscopy: experience with 127 patients. Chest 1980; 78: 732
78. Winkelman M, Pfitzer P. Blind pleural biopsy in combination with cytology of pleural effusions. Acta Cytol 1981; 25: 373
79. Wolters U, Turler A. Behandlungsstrategien bei malignen Pleuraergüssen des Mammacarcinoms. Zentralbl Chir 1998; 123(Suppl. 5): 128
80. Woodring JH. Recognition of pleural effusion on supine radiographs: how much fluid is required. AJR 1984; 142: 59
81. Yim AP, Chan AT, Lee TW, Wan IY, Ho JK. Thoracoscopic talc insufflation versus talc slurry for symptomatic malignant pleural effusion. Ann Thorac Surg 1996; 62: 1655
82. Zehner LC, Hoogstraten B. Malignant effusions and their management. Semin Oncol Nurs 1985; 1: 259
83. Zimmer PW, Hill M, Casey K, Harvey E, Low DE. Prospective randomized trial of talc slurry vs bleomycin in pleurodesis for symptomatic malignant pleural effusions. Chest 1997; 112: 430

Kapitel 34.5

1. Alimi YS, Gloviczki P, Vrtiska TJ, et al. Reconstruction of the superior vena cava: benefits of postoperative surveillance and secondary endovascular interventions. J Vasc Surg 1998; 27: 287
2. Anders H, Keller C. Pemberton's maneuver – a clinical test for latent superior vena cava syndrome caused by a substernal mass. Eur J Med Res 1997; 2: 488
3. Armstrong BA, Perez CA, Simpson JR, Hederman MA. Role of irradiation in the management of superior vena cava syndrome. Int J Radiat Oncol Biol Phys 1987; 13: 531
4. Baruzzi AC, Katz A, Smith MR, et al. Superior vena cava and right atrium thrombosis successfully treated with streptokinase. Arq Bras Cardiol 1997; 68: 35
5. Baslaim G, deVarennes B. Localized idiopathic fibrosing mediastinitis as a cause of superior vena cava syndrome: a case report. Can J Surg 1998; 41: 68
6. Bell DR, Woods RL, Levi JA. Superior vena caval obstruction: a 10-year experience. Med J Aust 1986; 145: 566
7. Bostankolu A, Aksungur VL, Aksungur EH, Ozpoyraz M, Yucel A, Memisoglu HR. Excessive bleeding from genital ulcers of Behcet's disease. Cutis 1997; 60: 159
8. Bunn P, Cohen M, Lichter A, et al. Randomized trial of chemotherapy versus chemotherapy plus radiotherapy in limited stage small cell lung cancer. Proc Am Soc Clin Oncol 1983; 2: 200
9. Caliskan S, Sever L, Sarioglu A, Sarioglu T, Kasapcopur O, Arisoy N. Superior vena cava syndrome as a result of thrombosis in a child with nephrotic syndrome. Turk J Pediatr 1997; 39: 561
10. Carlson HA. Obstruction of the superior vena cava: an experimental study. Arch Surg 1934; 29: 669
11. Chan RH, Dar AR, Yu E, et al. Superior vena cava obstruction in small-cell lung cancer. Int J Radiat Oncol Biol Phys 1997; 38: 513
12. Chen JC, Bongard F, Klein SR. A contemporary perspective on superior vena cava syndrome. Am J Surg 1990; 97: 1005
13. Chia HM, Anderson D, Jackson G. Pacemaker-induced superior vena cava obstruction: bypass using the intact azygous vein. Pacing Clin Electrophysiol 1999; 22: 536
14. Chow BJ, McKim DA, Shennib H, Dales RE. Superior vena cava obstruction secondary to mediastinal lymphadenopathy in a patient with cystic fibrosis. Chest 1997; 112: 1438
15. Cichon S, Barczynski M, Rogula T. Intrathoracic goiter as a cause of superior vena cava syndrome. Przegl Lek 1998; 55: 626
16. Comerota AJ. Safety and efficacy of thrombolytic therapy for superior vena cava syndrome. Chest 1991; 99: 3
17. Conte FA, Orzel JA. Superior vena cava syndrome and bilateral subclavian vein thrombosis: CT and radionuclide venography correlation. Clin Nucl Med 1986; 11: 698
18. Cosmos L, Haponik EF, Dariak JJ, Summer WR. Neoplastic superior vena caval obstruction: diagnosis with percutaneous needle aspiration. Am J Med Sci 1987; 293: 99
19. Dombernowsky P, Hansen HH. Combination chemotherapy in the management of superior vena caval obstruction in small-cell anaplastic cancer of the lung. Acta Med Scand 1978; 204: 513
20. Doty DB, Doty JR, Jones KW. Bypass of superior vena cava: fifteen years experience with spiral vein graft for obstruction of superior vena cava caused by benign disease. J Thorac Cardiovasc Surg 1990; 99: 889
21. Doty JR, Flores JH, Doty DB. Superior vena cava obstruction: bypass using spiral vein graft. Ann Thorac Surg 1999; 67: 1111
22. Fernandez Alonso L, Florez Pelaez S, Cerezal Garrido J, et al. Superior vena cava syndrome as initial manifestation of acute aortic dissection: a case report and review of the literature. An Med Interna 1997; 14: 633
23. Ferretti GR, Chiles C, Woodruff RD, Choplin RH. Epithelioid hemangioendothelioma of the superior vena cava: computed tomography demonstration and review of the literature. J Thorac Imaging 1998; 13: 45
24. Flieder DB, Suster S, Moran CA. Idiopathic fibroinflammatory (fibrosing/sclerosing) lesions of the mediastinum: a study of 30 cases with emphasis on morphologic heterogeneity. Mod Pathol 1999; 12: 257
25. Gray BH, Olin JW, Grador RA, Young JR, Bartholomew JR, Ruschhaupt WF. Safety and efficacy of thrombolytic therapy for superior vena cava syndrome. Chest 1991; 99: 54
26. Han DS, Kim JB, Lee OY, Sohn JH, Park KN, Park CK. A case of Behcet's syndrome with superior vena cava syndrome. Korean J Intern Med 1998; 13: 72
27. Hansen ME, Spritzer CE, Sostman HD. Assessing the patency of mediastinal and thoracic inlet veins: value of MR imaging. AJR 1990; 155: 1177
28. Hinojosa Mena-Bernal MC, Fernandez Martinez I, Ergueta Martin P, Gonzalez Sarmiento E. Etiologic prevalence of superior vena cava syndrome. An Med Interna 1998; 15: 531
29. Ihde DC, Cohen MH, Bernath AM, et al. Serial fiberoptic bronchoscopy during chemotherapy of small cell carcinoma of the lung. Chest 1978; 74: 531
30. Jahangiri M, Goldstraw P. The role of mediastinoscopy in superior vena caval obstruction. Ann Thorac Surg 1995; 59: 453
31. Johnson EM, Saltzman DA, Suh G, Dahms RA, Leonard AS. Complications and risks of central venous catheter placement in children. Surgery 1998; 124: 911
32. Kee ST, Kinoshita L, Razavi MK, Nyman UR, Semba CP, Dake MD. Superior vena cava syndrome: treatment with catheter-directed thrombolysis and endovascular stent placement. Radiology 1998; 206: 187

33. Kim JY, Lim CM, Koh Y, Choe KH, Kim WS, Kim WD. A case of superior vena cava syndrome caused by Klebsiella pneumoniae. Eur Respir J 1997; 10: 2902
34. Laguna Del Estal P, Gazapo Navarro T, Murillas Angoitti J, Martin Alvarez H, Portero Navio JL, Moya Mir M. Superior vena cava syndrome: a study based on 81 cases. An Med Interna 1998; 15: 470
35. Laing AD, Thomson KR, Vrazas JI. Stenting in malignant and benign vena caval obstruction. Australas Radiol 1998; 42: 313
36. Lewis RJ, Sisler GE, Mackenzie JW. Mediastinoscopy in advanced superior cava obstruction. Ann Thorac Surg 1981; 32: 458
37. Lokich JJ, Goodman R. Superior vena cava syndrome: clinical management. JAMA 1975; 231: 58
38. Mae M, Oyama K, Tatebayashi T, et al. The use of the Wallstent prosthesis in the treatment of superior vena cava syndrome. Kyobu Geka 1999; 52: 395
39. Magnan PE, Thomas P, Giudicelli R, Fuentes P, Branchereau A. Surgical reconstruction of the superior vena cava. Cardiovasc Surg 1994; 2: 598
40. Mahmud AM, Teshima T, Isawa T, et al. Follow-up of patients with superior vena cava syndrome by functional analysis of radionuclide venography. Nucl Med Commun 1998; 19: 417
41. Mathias K, Jager H, Willaschek J, Theophil B. Interventionelle Radiologie bei zentralvenösen Verschlüssen. Dilatation – Stentimplantation – Thrombolyse. Radiologe 1998; 38: 606
42. Mineo TC, Ambrogi V, Nofroni I, Pistolese C. Mediastinoscopy in superior vena cava obstruction: analysis of 80 consecutive patients. Ann Thorac Surg 1999; 68: 223
43. Moncada R, Cardella R, Demos TC, et al. Evaluation of superior vena cava syndrome by axial CT and CT phlebography. AJR 1984; 143: 731
44. Morales MP, Martin M, Diaz-Rubio E, et al. Superior vena cava syndrome in microcytic carcinoma of the lung: incidence, treatment response and prognostic importance. Rev Clin Esp 1991; 189: 268
45. Moron JC, Singer JA, Sardi A. Retrosternal goiter: a six-year institutional review. Am Surg 1998; 64: 889
46. Narayan D, Brown L, Thayer JO. Surgical management of superior vena caval syndrome in sarcoidosis. Ann Thorac Surg 1998; 66: 946
47. Nicholson AA, Ettles DF, Arnold A, Greenstone M, Dyet JF. Treatment of malignant superior vena cava obstruction: metal stents or radiation therapy. J Vasc Interv Radiol 1997; 8: 781
48. Nomori H, Nara S, Morinaga S, Soejima K. Primary malignant lymphoma of superior vena cava. Ann Thorac Surg 1998; 66: 1423
49. Painter TD, Karpf M. Superior vena cava syndrome: diagnostic procedures. Am J Med Sci 1983; 285: 2
50. Parish JM, Marschke RF, Dines DE, Lee RE. Etiologic considerations in superior vena cava svndrome. Mayo Clin Proc 1981; 56: 407
51. Perez CA, Presant CA, Van Amburg AL III. Management of superior vena cava syndrome. Semin Oncol 1978; 5: 123
52. Perez CA. Einhorn LH, Oldham RK, et al. Randomized trial of radiotherapy to the thorax in limited small cell carcinoma of the lung treated with multiagent chemotherapy and elective brain irradiation: a preliminary report. J Clin Oncol 1984; 2: 1200
53. Perez-Soler R, McLaughlin P, Velasquez WS, et al. Clinical features and results of management of superior vena cava syndrome secondary to lymphoma. J Clin Oncol 1984; 2: 260
54. Perry MC, Eaton WL, Chahinian P, et al. Chemotherapy with or without radiation therapy in limited small cell cancer of the lung. Proc Am Soc Clin Oncol 1986; 5: 173
55. Podwinska E, Niemiec A, Bednarski P. Acute superior vena cava syndrome caused by benign goiter. Wiad Lek 1998; 51: 447
56. Qanadli SD, El Hajjam M, Bruckert F, et al. Helical CT phlebography of the superior vena cava: diagnosis and evaluation of venous obstruction. AJR 1999; 172: 1327
57. Qanadli SD, El Hajjam M, Mignon F, et al. Subacute and chronic benign superior vena cava obstructions: endovascular treatment with self-expanding metallic stents. AJR 1999; 173: 159
58. Reyes CV, Thompson KS, Massarani-Wafai R, Jensen J. Utilization of fine-needle aspiration cytology in the diagnosis of neoplastic superior vena caval syndrome. Diagn Cytopathol 1998; 19: 84
59. Rodrigues CI, Njo KH, Karim ABMF. Hypofractionated radiation therapy in the treatment of superior vena cava syndrome. Lung Cancer 1993; 10: 221
60. Rosa Brusin MC, Checco L, De Bernardi A, Morello M, Mangiardi L. The superior vena cava obstruction syndrome after the implantation of a permanent pacemaker: a clinical case report. Cardiologia 1998; 43: 201
61. Roswit B, Kaplan G, Jacobson HG. The superior vena cava syndrome in bronchogenic carcinoma. Radiology 1953; 61: 722
62. Salsali M, Cliffton EE. Superior vena caval obstruction in carcinoma of lung. NY State J Med 1969; 69: 2875
63. Scarantino C, Salazar OM, Rubin R, et al. The optimum radiation schedule in the treatment of superior vena caval obstruction: importance of 99mTc-scintinangiograms. Int J Radiat Oncol Biol Phys 1979; 5: 1987
64. Schechter MM. The superior vena cava syndrome. Am J Med Sci 1954; 227: 46
65. Schraufnagel DE, Hill R, Leech JA, Pare JAP. Superior vena caval obstruction: is it an emergency? Am J Med 1981; 70: 1169
66. Sculier JP, Evans WK, Feld R, et al. Superior vena caval obstruction in small cell lung cancer. Cancer 1986; 57: 847
67. Seelig MH, Oldenburg WA, Klingler PJ, Odell JA. Superior vena cava syndrome caused by chronic hemodialysis catheters: autologous reconstruction with a pericardial tube graft. J Vasc Surg 1998; 28: 556
68. Son YH, Wetzel RA, Wilson WA. 99mTc pertechnetate scintiphotography as diagnostic and follow up aid in major vascular obstruction due to malignant neoplasm. Radiology 1968; 91: 349
69. Spiro SG, Shah S, Harper PG, et al. Treatment of obstruction of the superior vena cava by combination chemotherapy with and without irradiation in small cell carcinoma of the bronchus. Thorax 1983; 38: 501
70. Stanford W, Jolles H, Ell S, Chiu LC. Superior vena cava obstruction: a venographic classification. AJR 1987; 148: 259
71. Stockx L, Raat H, Donck J, Wilms G, Marchal G. Repositioning and leaving in situ the central venous catheter during percutaneous treatment of associated superior vena cava syndrome: a report of eight cases. Cardiovasc Intervent Radiol 1999; 22: 224
72. Tanigawa N, Sawada S, Mishima K, et al. Clinical outcome of stenting in superior vena cava syndrome associated with malignant tumors. Comparison with conventional treatment. Acta Radiol 1998; 39: 669
73. Thony F, Moro D, Witmeyer P, et al. Endovascular treatment of superior vena cava obstruction in patients with malignancies. Eur Radiol 1999; 9: 965
74. Uchita S, Hata T, Tsushima Y, Matsumoto M, Hina K, Moritani T. Primary cardiac angiosarcoma with superior vena caval syndrome: review of surgical resection and interventional management of venous inflow obstruction. Can J Cardiol 1998; 14: 1283
75. Urban T, Lebeau B, Chastang C, Leclerc P, Botto MJ, Sauvaget J. Superior vena cava syndrome in small-cell lung cancer. Arch Intern Med 1993; 153: 384
76. Van Houtte P, Fruhling J. Radionuclide venography in the evaluation of superior vena cava syndrome. Clin Nucl Med 1981; 6: 177
77. Villarreal-Jimenez A, Portales-Castanedo A, Padua y Gabriel A, Cicero-Sabido R. Surgical treatment of invasive thymoma

with superior vena cava syndrome. 3 case reports. Gac Med Mex 1998; 134: 97
78. Wurschmidt F, Bunemann H, Heilmann HP. Small cell lung cancer with and without superior vena cava syndrome: a multivariate analysis of prognostic factors in 408 cases. Int J Radiol Oncol Biol Phys 1995; 33: 77
79. Yedlicka JW, Schultz K, Moncada R, Flisak M. CT findings in superior vena cava obstruction. Semin Roentgenol 1989; 24: 84
80. Yellin A, Rosen A, Reichert N, Lieberman Y. Superior vena cava syndrome: the myth – the facts. Am Rev Respir Dis 1990; 141: 1114
81. Yesner R, Gersti B, Auerbach O. Application of the World Health Organization classification of lung carcinoma to biopsy material. Ann Thorac Surg 1965; 1: 33

Kapitel 34.6

1. Alt B, Glass NR, Sollinger H. Neutropenic enterocolitis in adults. Review of the literature and assessment of surgical intervention. Am J Surg 1985; 149: 405
2. Anderson PE. Neutropenic enterocolitis treated by primary resection with anastomosis in a leukaemic patient receiving chemotherapy. Aust NZ J Surg 1993; 63: 74
3. Avigan D, Richardson P, Elias A, et al. Neutropenic enterocolitis as a complication of high dose chemotherapy with stem cell rescue in patients with solid tumors: a case series with a review of the literature. Cancer 1998; 83: 409
4. Beck DA, Miller DD. Clozapine-associated neutropenic enterocolitis. Ann Clin Psychiatry 1994; 6: 185
5. Briars GL, Parry HF, Ansari BM. Dominantly inherited severe congenital neutropenia. J Infect 1996; 33: 123
6. Buyukasik Y, Ozcebe OI, Haznedaroglu IC, et al. Neutropenic enterocolitis in adult leukemias. Int J Hematol 1997; 66: 47
7. Chirletti P, Barillari P, Sammartino P, et al. The surgical choice in neutropenic patients with hematological disorders and acute abdominal complications. Leuk Lymphoma 1993; 9: 237
8. Clemons MJ, Valle JW, Harris M, Ellenbogen S, Howell A. Citrobacter freundii and fatal neutropenic enterocolitis following adjuvant chemotherapy for breast cancer. Clin Oncol 1997; 9: 172
9. Ettinghausen SE. Collagenous colitis, eosinophilic colitis, and neutropenic colitis. Surg Clin North Am 1993; 73: 993
10. Girmenia C, Micozzi A, Cartoni C, De Bernardis F, Cassone A, Martino P. Detection of Candida mannoproteinemia in patients with neutropenic enterocolitis. Eur J Clin Microbiol Infect Dis 1999; 18: 55
11. Gomez L, Martino R, Rolston KV. Neutropenic enterocolitis: spectrum of the disease and comparison of definite and possible cases. Clin Infect Dis 1998; 27: 695
12. Kocherlakota P, La Gamma EF. Human granulocyte colony-stimulating factor may improve outcome attributable to neonatal sepsis complicated by neutropenia. Pediatrics 1997; 100: E6
13. Koea JB, Shaw JH. Surgical management of neutropenic enterocolitis. Br J Surg 1989; 76: 821
14. Kronawitter U, Kemeny NE, Blumgart L. Neutropenic enterocolitis in a patient with colorectal carcinoma: unusual course after treatment with 5-fluorouracil and leucovorin – a case report. Cancer 1997; 80: 656
15. Kulaylat M, Doerr R, Ambrus J. A case presentation and review of neutropenic enterocolitis. J Med 1997; 28: 1
16. Kunkel JM, Rosenthal D. Management of the ileocecal syndrome. Neutropenic enterocolitis. Dis Colon Rectum 1986; 29: 196
17. Martinez Martinez L, Sastre Urgelles A, Ortega Martinez de Victoria L, et al. Neutropenic enterocolitis in children with cancer. An Esp Pediatr 1997; 46: 367
18. Millward MJ, Zalcberg J, Bishop JF, et al. Phase I trial of docetaxel and cisplatin in previously untreated patients with advanced non-small-cell lung cancer. J Clin Oncol 1997; 15: 750
19. Moir CR, Scudamore CH, Benny WB. Typhlitis: selective surgical management. Am J Surg 1986; 151: 563
20. Mower WJ, Hawkins JA, Nelson EW. Neutropenic enterocolitis in adults with acute leukemia. Arch Surg 1986; 121: 571
21. O'Brien S, Kantarjian HM, Anaissie E, Dodd G, Bodey GP. Successful medical management of neutropenic enterocolitis in adults with acute leukemia. South Med J 1987; 80: 1233
22. Pear BL. Pneumatosis intestinalis: a review. Radiology 1998; 207: 13
23. Picardi M, Selleri C, Camera A, Catalano L, Rotoli B. Early detection by ultrasound scan of severe post-chemotherapy gut complications in patients with acute leukemia. Haematologica 1999; 84: 222
24. Quillin SP, Siegel MJ. Gastrointestinal inflammation in children: color Doppler ultrasonography. J Ultrasound Med 1994; 13: 751
25. Rexroth G, Altmannsberger HM, Hassenstein EO, Rosch W. Neutropenic enterocolitis. Z Gastroenterol 1998; 36: 27
26. Sadullah S, Nagesh K, Johnston D, McCullough JB, Murray F, Cachia PG. Recurrent septicaemia in a neutropenic patient with typhlitis. Clin Lab Haematol 1996; 18: 215
27. Skibber JM, Matter GJ, Pizzo PA, Lotze MT. Right lower quadrant pain in young patients with leukemia. A surgical perspective. Ann Surg 1987; 206: 711
28. Song HK, Kreisel D, Canter R, Krupnick AS, Stadtmauer EA, Buzby G. Changing presentation and management of neutropenic enterocolitis. Arch Surg 1998; 133: 979
29. Starnes HF Jr, Moore FD Jr, Mentzer S, Osteen RT, Steele GD Jr, Wilson RE. Abdominal pain in neutropenic cancer patients. Cancer 1986; 57: 616
30. Stellato TA, Shenk RR. Gastrointestinal emergencies in the oncology patient. Semin Oncol 1989; 6: 521
31. Viscardi RM, Lyon NH, Sun CC, Hebel JR, Hasday JD. Inflammatory cytokine mRNAs in surgical specimens of necrotizing enterocolitis and normal newborn intestine. Pediatr Pathol Lab Med 1997; 17: 547
32. Wade DS, Douglass H Jr, Nava HR, Piedmonte M. Abdominal pain in neutropenic patients. Arch Surg 1990; 125: 1119
33. Wade DS, Nava HR, Douglass HO Jr. Neutropenic enterocolitis. Clinical diagnosis and treatment. Cancer 1992; 69: 17
34. Weinberger M, Hollingsworth H, Feuerstein IM, Young NS, Pizzo PA. Successful surgical management of neutropenic enterocolitis in two patients with severe aplastic anemia. Case reports and review of the literature. Arch Intern Med 1993; 153: 107
35. Wu SF, Peng CT, Tsai FJ, Tsai CH. Typhlitis in acute childhood leukemia. Zhongua Min Guo Xiao Er Ke Yi Xue Hui Za Zhi 1996; 37: 208

Sachverzeichnis

C

D

E

F

G

H

I

J

K

M

N

O

P

T

X

Z